Pediatria em Consultório

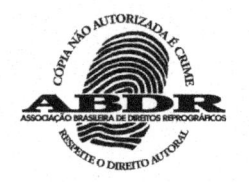
CB038095

PEDIATRIA EM CONSULTÓRIO

Coordenadores

Ana Cecilia Silveira Lins Sucupira
Maria Elisabeth Benfatti Arruda Kobinger
Maria Ignez Saito
Maria Lúcia de Moraes Bourroul
Sandra Maria Callioli Zuccolotto

Projeto Gráfico/Capa
CLR Balieiro Editores Ltda.

Fotolitos
Bartira Gráfica e Editora

Direitos Reservados
Nenhuma parte pode ser duplicada ou
reproduzida sem expressa autorização do Editor

sarvier

Sarvier Editora de Livros Médicos Ltda.
Rua dos Chanés 320 – Indianópolis
CEP 04087-031   Telefax (11) 5093-6966
E-mail: sarvier@uol.com.br
São Paulo – Brasil

Dados Internacionais de Catalogação na Publicação (CIP)
(Câmara Brasileira do Livro, SP, Brasil)

> Pediatria em consultório / coordenadoras Ana
>   Cecilia Silveira Lins Sucupira. -- 5. ed. --
>   São Paulo : SARVIER, 2010.
>
>   Outras coordenadoras: Maria Elisabeth Benfatti
> Arruda Kobinger, Maria Ignez Saito, Maria Lúcia
> de Moraes Bourroul, Sandra Maria Callioli
> Zuccolotto.
>   Vários colaboradores.
>   Bibliografia.
>
>   1. Pediatria 2. Crianças – Doenças I. Sucupira,
> Ana Cecilia Silveira Lins. II. Kobinger, Maria
> Elisabeth Benfatti Arruda. III. Saito, Maria
> Ignez. IV. Bourroul, Maria Lúcia de Moraes.
> V. Zuccolotto, Sandra Maria Callioli.
>
> | | CDD-618.92 |
> | --- | --- |
> | 10-00629 | NLM-WS 100 |

Índices para catálogo sistemático:

1. Pediatria em consultório : Medicina   618.92

Pediatria em Consultório

COORDENADORES

Ana Cecilia Silveira Lins Sucupira

Maria Elisabeth Benfatti Arruda Kobinger

Maria Ignez Saito

Maria Lúcia de Moraes Bourroul

Sandra Maria Callioli Zuccolotto

5ª edição

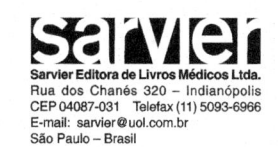

sarvier

Sarvier Editora de Livros Médicos Ltda.
Rua dos Chanés 320 – Indianópolis
CEP 04087-031   Telefax (11) 5093-6966
E-mail: sarvier@uol.com.br
São Paulo – Brasil

COLABORADORES

Ana Cecilia Silveira Lins Sucupira – Mestre em Medicina Preventiva pela FMUSP. Doutora em Pediatria pela FMUSP. Professora Colaboradora do Departamento de Pediatria da FMUSP e Médica Assistente do Ambulatório de Pediatria Geral do Departamento de Pediatria da FMUSP.

Ana Claudia da Cunha Travassos – Ex-Médica Assistente do Ambulatório de Pediatria Geral do Departamento de Pediatria da FMUSP.

Ana Maria Cocozza – Ex-Médica Assistente do Ambulatório Geral de Pediatria do Departamento de Pediatria da FMUSP.

Ana Maria Bara Bresolin – Mestre e Doutora em Pediatria pela FMUSP. Ex-Médica Assistente do Ambulatório de Pediatria Geral do Departamento de Pediatria da FMUSP.

Ana Maria de Ulhôa Escobar – Professora Associada do Departamento de Pediatria da FMUSP.

Ana Paula Scoleze Ferrer – Mestre em Pediatria pela FMUSP. Médica Assistente do Ambulatório de Pediatria Geral do Departamento de Pediatria da FMUSP.

Annete Harumi Katsuno – Médica Psiquiatra e Psicanalista Comissionada no ICr da FMUSP.

Anita S. Colli – Professora Associada, aposentada do Departamento de Pediatria da FMUSP.

Benito Lourenço – Médico Assistente da Unidade de Adolescentes do ICr do HC da FMUSP.

Bernadete A. Tavares Cunha – Cirurgiã-Dentista. Mestre em Saúde Pública pela Faculdade de Saúde Pública da USP.

Camila Lúcia Dedivitis Tiossi – Mestre em Pediatria pela Faculdade de Medicina da Santa Casa de São Paulo. Médica Assistente do Serviço de Cardiopediatria do ICr do HC da FMUSP. Chefe do Serviço de Cardiopediatria do Hospital Darcy Vargas.

Carlos Alberto Rodrigues-Alves – Professor Associado do Departamento de Oftalmologia e Otorrinolaringologia da FMUSP. Chefe do Serviço de Neuro-Oftalmologia do HC da FMUSP.

Cesar da Camara Oliveira Ferreira – Médico Assistente da Disciplina de Urologia do HC da FMUSP.

Clovis Artur Almeida da Silva – Professor Livre-Docente do Departamento de Pediatria da FMUSP. Responsável pela Unidade de Reumatologia Pediátrica do ICr do HC da FMUSP.

Daleth Rodrigues Scaramuzzi – Mestre em Pediatria pela FMUSP. Médica Assistente do Ambulatório de Pediatria Geral do Departamento de Pediatria da FMUSP.

Denise Ballester – Mestre em Pediatria pela FMUSP. Doutora em Pediatria pela FMUSP, responsável pelo Ambulatório Geral de Pediatria do Hospital Universitário da USP.

Divanice Contim – Mestre em Enfermagem Pediátrica pela UNIFESP. Doutoranda em Ciências pela UNIFESP. Enfermeira do ICr do HC da FMUSP.

Douglas A. Schneider Filho – Cirurgião-Dentista. Especialista em Saúde Pública pela Faculdade de Saúde Pública da USP.

Dulce V. M. Machado – Ex-Diretora do Serviço de Higiene Mental do ICr do HC da FMUSP.

Evandro A. Rivitti – Professor Titular de Dermatologia da FMUSP.

Fernando Kok – Professor Livre-Docente em Neurologia Infantil pela FMUSP. Médico Assistente do Serviço de Neurologia Infantil do HC da FMUSP. Pesquisador do Centro de Estudos do Genoma Humano do IBUSP.

H. Maria Dutilh Novaes – Professora Associada do Departamento de Medicina Preventiva da FMUSP.

Helena Keico Sato – Mestre e Doutora em Pediatria pela FMUSP. Diretora Técnica da Divisão de Imunização do CVE/CCD/SES – São Paulo.

Heloísa Helena de Souza Marques – Doutora em Pediatria pela FMUSP. Médica Responsável pela Unidade de Infectologia do ICr do HC da FMUSP.

Hugo Issler – Professor Doutor do Departamento de Pediatria da FMUSP. Médico Assistente do Centro de Saúde Escola "Prof. Samuel B. Pessoa" da FMUSP.

Itiro Suzuki – Mestre em Ortopedia e Traumatologia. Médico Assistente do Departamento de Ortopedia e Traumatologia da FMUSP.

Jairo Werner Jr. – Doutor em Saúde Mental pela Faculdade de Medicina da UNICAMP. Mestre em Educação pela UFF. Especialista em Pediatria. Professor Associado II, Coordenador da Psiquiatria Infantil e Desenvolvimento Infantil da Faculdade de Medicina da UFF Professor Adjunto da Área de Educação Especial da UERJ.

Jaqueline Wagenführ – Chefe da Unidade de Cardiologia Pediátrica do ICr do HC da FMUSP. Cardiologista colaboradora do Hospital Universitário da USP.

José Nélio Cavinatto – Mestre e Doutor em Pediatria pela FMUSP. Médico Assistente do Hospital Auxiliar de Cotoxó do HC da FMUSP.

Lucia Ferro Bricks – Doutora em Pediatria pela FMUSP. Ex-Médica Assistente do Ambulatório de Pediatria Geral do Departamento de Pediatria da FMUSP.

Lígia Bruni Queiroz – Médica Assistente da Unidade de Adolescentes do ICr do HC da FMUSP.

Lucia Maria Arruda Campos – Doutora em Ciências pela FMUSP. Médica Assistente da Unidade de Reumatologia Pediátrica do ICr. Professora Colaboradora do Departamento de Pediatria da FMUSP.

Luiz Eduardo Vargas da Silva – Médico Assistente da Unidade de Adolescentes do ICr do HC da FMUSP.

Marcos Dall'Oglio – Professor Livre-Docente e chefe do Grupo de Tumores da Disciplina de Urologia do Departamento de Cirurgia da FMUSP.

Maria Cristina Marino Calvo – Cirurgiã-Dentista. Mestre em Saúde Pública. Doutora em Engenharia de Produção. Professora do Departamento de Saúde Púbica da Universidade Federal de Santa Catarina.

Maria Danisi Fujimura – Doutora em Pediatria pela FMUSP. Médica Assistente da Unidade de Nefrologia do ICr do HC da FMUSP.

Maria Elisabeth Benfatti Arruda Kobinger – Médica Pediatra da Disciplina de Pediatria Geral e Comunitária do Departamento de Pediatria da UNIFESP – EPM. Médica Assistente do Ambulatório de Pediatria Geral do Departamento de Pediatria da FMUSP.

Maria Ignez Saito – Professora Livre-Docente em Pediatria pela FMUSP. Médica Chefe da Unidade de Adolescentes do ICr do HC da FMUSP.

Maria Lúcia de Moraes Bourroul – Mestre em Saúde Coletiva pelo Programa de Pós-Graduação da Coordenadoria de Controle de Doenças da Secretaria de Estado da Saúde de São Paulo. Médica Assistente do Ambulatório de Pediatria Geral do Departamento de Pediatria da FMUSP.

Maria Thereza de Barros França – Ex-Médica Assistente do Serviço de Higiene Mental do ICr do HC da FMUSP.

Maria Wany Louzada Strufaldi – Professora afiliada da Disciplina de Pediatria Geral e Comunitária do Departamento de Pediatria da UNIFESP – EPM. Chefe da Disciplina de Pediatria Geral e Comunitária do Departamento de Pediatria da UNIFESP – EPM.

Marta Miranda Leal – Mestre em Pediatria pela FMUSP. Médica Assistente da Unidade de Adolescentes do ICr do HC da FMUSP.

Mauricio de Souza Lima – Médico Assistente da Unidade de Adolescentes do ICr do HC da FMUSP. Especialista em Medicina Esportiva pela Escola Paulista de Medicina da UNIFESP e pela FMUSP.

Patrícia Ruffo – Ex-Nutricionista do ICr do HC da FMUSP.

Pedro Takanori Sakane – Médico Assistente da Unidade de Infectologia do ICr do HC da FMUSP.

Ricardo Cesar Caraffa – Mestre em Saúde Coletiva pela Faculdade de Ciências Médicas da UNICAMP. Médico Assistente do Setor de Pediatria Social do Departamento de Pediatria da Faculdade de Ciências Médicas da UNICAMP.

Roberto Guarniero – Professor Associado do Departamento de Ortopedia e Traumatologia da FMUSP. Chefe da Disciplina de Ortopedia Pediátrica da FMUSP.

Rosa Resegue – Mestre em Pediatria pela FMUSP. Doutora em Ciências pela UNIFESP. Ex-Médica Assistente do Ambulatório de Pediatria Geral do Departamento de Pediatria da FMUSP. Pediatra da Disciplina de Pediatria Geral e Comunitária do Departamento de Pediatria da UNIFESP – EPM. Coordenadora do Projeto Desenvolver do Programa de Integração Docente-Assistencial do Embu - UNIFESP - EPM.

Rosana Fiorini Puccini – Professora Titular da Disciplina de Pediatria Geral e Comunitária do Departamento de Pediatria da UNIFESP – EPM. Chefe do Departamento de Pediatria da UNIFESP – EPM.

Rui Maciel de Godoy Junior – Doutor em Ortopedia e Traumatologia pela FMUSP. Médico Assistente do Departamento de Ortopedia e Traumatologia da FMUSP.

Samuel Schvartsman – Professor Associado Aposentado do Departamento de Pediatria da FMUSP.

Sandra Josefina Ferraz Ellero Grisi – Professora Titular do Departamento de Pediatria da FMUSP. Coordenadora do Centro Nacional de Referência de Saúde da Criança do ICr do Hospital das Clínicas da FMUSP.

Sandra Maria Callioli Zuccolotto – Médica Responsável pelo Ambulatório de Pediatria Geral do Departamento de Pediatria da FMUSP.

Sérgio Rodrigues Tirico – Doutor em Ortopedia pelo Departamento de Ortopedia e Traumatologia da FMUSP.

Silmar Gannam – Mestre em Pediatria pela FMUSP, Médico Assistente do Ambulatório de Pediatria Geral do Departamento de Pediatria da FMUSP.

Talita Poli Biason – Professora Substituta da Disciplina de Medicina do Adolescente do Departamento de Pediatria da Faculdade de Medicina de Botucatu – FMB- -UNESP. Médica da Divisão de Saúde Suplementar do ICr do HC da FMUSP.

Thais Pereira Cardoso – Docente do Departamento de Pediatria, Centro de Ciências da Saúde da Universidade Estadual de Londrina. Ex-Médica Assistente do Ambulatório de Pediatria Geral do Departamento de Pediatria da FMUSP.

Uenis Tannuri – Professor Titular do Departamento de Pediatria da FMUSP. Chefe da Disciplina de Cirurgia Pediátrica do Departamento de Pediatria da FMUSP.

Vera Hermina Kalika Koch – Professora Livre-Docente do Departamento de Pediatria da FMUSP. Médica Responsável pela Unidade de Nefrologia do ICr do HC da FMUSP.

Zilda Najjar P. Oliveira – Diretora Técnica do Serviço de Saúde da Divisão de Dermatologia do HC da FMUSP. Chefe do Ambulatório de Dermatologia Infantil do HC da FMUSP.

APRESENTAÇÃO

Com os mesmos princípios e ideais que marcaram as edições anteriores, estamos lançando a 5ª edição do nosso "Pediatria em Consultório". Rever os capítulos e atualizá-los, em uma realidade na qual a produção do conhecimento ocorre em ritmo intenso, foi um trabalho longo e que exigiu muita dedicação. Manter a qualidade dos textos foi sempre nossa preocupação principal.

O livro cresceu, ficou até um pouco maior do que esperávamos, acrescentamos alguns capítulos que consideramos importantes para a prática do pediatra geral. Continuamos com o mesmo propósito de oferecer um texto que, ao procurar dar subsídios para a prática do pediatra, seja o mais objetivo possível, sem, contudo, tornar-se um simples manual.

O livro mantém sua proposta inicial de dirigir-se ao Pediatra Geral que trabalhe em qualquer região do Brasil. O foco é o atendimento em pediatria que se realiza no consultório, seja na clínica privada, seja nos serviços ambulatoriais públicos ou privados e nas Unidades Básicas de Saúde. Consideramos, também, que ele será muito útil para a prática dos profissionais de saúde que trabalham na Estratégia da Saúde da Família.

Nossa intenção é poder contribuir para a formação dos pediatras e, dessa forma, melhorar a qualidade da atenção à saúde da criança brasileira.

São Paulo, janeiro de 2010
As Coordenadoras

CONTEÚDO

PARTE III

Adolescência em Especial

UMA NOVA VISÃO DO ACOMPANHAMENTO DO CRESCIMENTO E DESENVOLVIMENTO DA CRIANÇA

ANA MARIA DE ULHOA ESCOBAR
SANDRA JOSEFINA F. ELLERO GRISI

O desenvolvimento socioeconômico e o avanço das Ciências em geral e da Medicina em particular ofereceram ao homem melhores condições de vida e aumento significativo da esperança de vida, dando a oportunidade para a expressão das doenças comuns da idade.

A expectativa de vida nos países desenvolvidos vem crescendo em média três meses a cada ano. Em alguns países, como o Japão e a França, já existem projeções para uma esperança de vida de 100 anos nas primeiras décadas no século XXII. A média de vida do brasileiro, que era de 47 anos na década de 1950, passou para 67,6 no final dos anos 1990 e estima-se alcançar 73 anos em tempos muito próximos.

Os pediatras deparam-se, então, com um novo e grande desafio – cuidar de crianças que vão ter vida longa e como contribuir para que esta seja com qualidade. Dessa forma, a pediatria deste milênio deverá incluir propostas para a prevenção das doenças do adulto e do idoso, que na sua maior parte se iniciam na infância, ou até mesmo na vida intrauterina. Em outras palavras, o pediatra precisará cada vez mais dirigir-se para o bem-estar de todo o ciclo de vida e não apenas para a prevenção dos malefícios mais imediatos, como tem sido a prática corrente.

O conceito de que há períodos críticos do crescimento humano, durante os quais estímulos ou exposições ambientais podem ser a base causal das doenças crônico-degenerativas do adulto, tem sido motivo de muitas publicações. A partir de métodos epidemiológicos identificam-se riscos cumulativos que interagem a partir da vida pré-natal e que podem ter como resultado final as doenças do adulto.

Desde os achados iniciais de Barker et al. em 1989, relatando associação entre a prevalência de baixo peso ao nascer e maior taxa de morte por doenças cardíacas no Reino Unido, inúmeros trabalhos em várias populações do mundo passaram a relatar marcadores do crescimento como preditores de doenças do adulto. Obesidade, diabetes, doença cardiovascular e dislipidemias são as doenças mais frequentemente encontradas.

Os quatro períodos de crescimento – intrauterino, lactância, infância e adolescência – podem sofrer o impacto de estímulos externos com consequências tardias.

Há evidências significativas sugerindo o elevado risco de crianças com peso baixo ao nascer e morbidade na idade adulta. Por exemplo, ao ser exposto à desnutrição intrauterina, quer por menor oferta de substratos, quer por insuficiência placentária, o feto altera seu metabolismo de modo a precaver-se dessas carências, aumentando a resistência periférica à insulina e secretando, relativamente, menores quantidades desse hormônio, visando manter a glicemia estável. Alterando, dessa forma, seu metabolismo, o feto ficaria protegido das consequências da hipoglicemia e pouparia a glicose, para ele, escassa. A consequência deste chamado *fenótipo poupador* é a diminuição do tamanho fetal e menor peso no momento do parto. A teoria do fenótipo poupador teve origem na associação entre a restrição do crescimento fetal, ou da criança jovem, e o desenvolvimento da intolerância à glicose e da síndrome metabólica no adulto, observada na coorte de homens de Hertfordshire, Inglaterra, publicada em 1991. A hipótese do fenótipo poupador de Hales propõe que a associação epidemiológica entre crescimentos fetal e infantil deficientes, diabetes tipo 2 e síndrome metabólica é resultado da desnutrição nestas idades precoces e produz alterações no metabolismo da glicose e da insulina.

A teoria do fenótipo poupador fortaleceu-se com a constatação de que, durante períodos de guerra na Europa, gestantes que se desnutriram pela escassez de alimentos deram à luz crianças que experimentaram as consequências metabólicas sugeridas pela teoria de Hales.

Modelos experimentais também demonstraram que as consequências da restrição do crescimento fetal variaram de acordo com o estágio da gestação, em que a restrição à oferta de alimentos ocorreu. Influências nutricionais diferentes levaram a resultados de fenótipos diferentes.

Portanto, uma variável que permite inferir, retrospectivamente, as condições intrauterinas às quais o feto esteve exposto é o peso da criança ao nascer. Vários estudos epidemiológicos têm demonstrado a associação entre o baixo peso ao nascer e o ganho de peso insuficiente na primeira infância, com o risco maior para distúrbios do metabolismo da glicose e insulina, índice de massa corporal elevado e hipertensão sistêmica, sendo essas crianças mais suscetíveis a diabetes tipo 2 e doença cardiovascular na vida adulta. Isto é, vicissitudes e carências intrauterinas funcionariam como uma pré-figuração metabólica do viver após o nascimento. Alterações no estilo de vida e identificação dos indivíduos com alto risco precoce é uma oportunidade importante na prevenção dessas doenças crônicas do adulto com origem na infância.

Essas alterações são genericamente referidas como programação fetal.

O crescimento rápido durante a infância parece estar associado com o aumento do risco de obesidade e diabetes tipo 2. O crescimento rápido, chamado *catch-up*, é característica das crianças pequenas para a idade gestacional. A associação também foi encontrada em crianças com peso baixo, mas dentro dos limites da normalidade.

O aleitamento materno comparado com fórmulas lácteas parece proteger as crianças da hipertensão arterial e permite o desenvolvimento de perfil lipídico mais favorável na vida futura.

Na adolescência, o ritmo do crescimento e a maturação sexual em termos de tempo e magnitude têm importante associação com os resultados mórbidos. Associações significativas também foram encontradas entre a idade de início da adiposidade na fase pré-adolescente e a subsequente obesidade no adulto. Quanto mais precoce a obesidade, maior o risco. Fatores genéticos e dietéticos também têm sido identificados para explicar essa relação.

Diante do cenário atual, o caminho a seguir é implementar estratégias e ações que aumentem a efetividade do controle dos fatores de risco causais e predisponentes, intensificando o combate aos fatores predisponentes. Inúmeras evidências clínicas e epidemiológicas indicam que as ações preventivas devem ser iniciadas na infância e adolescência, quando já ocorre prevalência crescente de dislipidemias, hipertensão, diabetes, sobrepeso e obesidade. O estilo de vida atual é o principal responsável por essa situação. As crianças e os adolescentes comem de modo inadequado, o uso excessivo da televisão estimula a inatividade física e eles estão expostos à sedução do tabagismo. A grande arma para esse combate deve ser a educação dirigida a crianças, adolescentes, pais ou responsáveis, professores e a todos aqueles com parcela de responsabilidade no problema, incluindo a mídia.

A adoção de medidas relacionadas à prevenção primária em crianças e jovens tem sido reconhecida como de enorme importância no cenário da abordagem das doenças crônicas do adulto. Por isso, é enfatizada a adoção de hábitos saudáveis, com atividade física regular e abstenção do fumo, evitando-se ainda o excesso de calorias, sal, gordura saturada e colesterol.

Nesse sentido, medidas educacionais de saúde focadas na busca de um padrão alimentar saudável, atividade física regular e melhoria do estilo de vida em geral devem ser direcionadas não só para os jovens, mas também para seus familiares, incentivadas por todos os médicos, independente da sua especialidade. A prevenção específica da obesidade por meio da dieta e da atividade física deve ser a prioridade máxima, visto que seu êxito terá repercussão direta e positiva na melhora da dislipidemia, hipertensão arterial e nas alterações do metabolismo dos carboidratos.

Somente a atuação precoce junto a crianças e adolescentes será capaz de efetivamente garantir um estilo de vida sadio para a fase adulta, e assim influir favoravelmente nas altas taxas de morbidade e mortalidade por doenças crônico-degenerativas.

O alcance de tais objetivos necessita da ação harmônica e decidida de órgãos governamentais, universidades, sociedades científicas, mídia e organizações comunitárias. Contudo, é fundamental lembrar que a credibilidade de tal processo depende do compromisso dos profissionais de saúde com as mudanças propostas no estilo de vida.

A revisão da pediatria, visando ao bem-estar do adulto e do idoso, não pode deixar de lado a revisão das orientações no campo da saúde mental. Os vínculos afetivos constituídos no início da vida dão a base da constituição do sujeito e as crianças que experimentam maiores dificuldades afetivo-emocionais têm grande tendência a se tornarem adultos com perturbações mentais. O pediatra tem, sem dúvida, um relevante papel na prevenção e na detecção precoce de distúrbios mentais, sendo na maior parte das vezes o profissional a quem a família recorre. Dessa forma, a saúde mental é uma área crítica de atuação do pediatra, visando ao bem-estar da criança e do futuro adulto.

A questão que se impõe diante desse conjunto de novos conhecimentos é se as variações do crescimento por si só programam a saúde futura ou se o crescimento é simplesmente um marcador de variações subliminares na programação fisiológica.

Não há ainda evidências suficientes para resposta, mas as associações epidemiológicas observadas parecem implicar o crescimento como um importante fator. O tamanho ao nascer e a velocidade de crescimento no início da vida pós-natal são resultantes de numerosos determinantes. Alguns desses determinantes podem ser relacionados com suscetibilidade a doenças do adulto e outros não. Há muitos determinantes genéticos e ambientais nas doenças do adulto que não estão especificamente relacionados com o crescimento.

As pesquisas têm procurado os mecanismos envolvidos na ligação entre crescimento precoce e saúde do adulto. Teorias da evolução da idade e da senescência podem prover um campo útil para esses estudos, mas não são suficientes para uma explicação de como variações do crescimento em períodos críticos na vida precoce podem levar a aumento subsequente do risco de doenças crônicas e cardiovasculares na vida adulta.

Recentes estudos sobre o degastamento do telômero* e o processo de senescência parecem trazer luz ao conhecimento das causas das doenças crônico-degenerativas do adulto e eventualmente delinear uma conexão causal entre crescimento na fase inicial da vida e doença tardia. Enquanto esse conhecimento não está disponível e aplicável, propostas sobre desenvolvimento de hábitos e costumes, com vistas a uma vida saudável, podem contribuir para a

Prevenção das doenças comuns dos adultos. Essa é uma tarefa para a nova pediatria.

A atividade pediátrica tem sido objeto de interesse na literatura médica, que ressalta a necessidade de potencializar a atividade preventiva e de promoção à saúde com vistas a uma vida saudável na fase adulta e à prevenção da doença crônica do idoso.

O fenômeno de tendência e canalização dos fatores de risco (*tracking*) propõe a detecção de fatores de risco na criança e estima a força preditiva do risco de adoecer no adulto. Deve também ser reconhecida a tendência da inter-relação de alguns fatores entre si, de modo a se ter agregações. Assim, é necessário identificar as crianças de risco elevado e modificar esses fatores ou contrapor com fatores de proteção. Além disso, é importante se ter em conta que nessas situações não deparamos com a sintomatologia senão com a história familiar e as condições de nascimento e de vida da criança. Com esses dados é necessário planejar a prevenção para cada um, como um ser único.

Assim, a prevenção precoce, adequada e individualizada conforme a particularidade de cada um é a melhor condição na qual os prováveis processos patológicos podem ser atacados na sua raiz e bloqueados por meio de orientações que preconizam o estabelecimento de hábitos e rotinas saudáveis, com a perspectiva de estilo de vida saudável e estabelecimento da saúde integral. É esperado que a modificação desses resultados possa ser alcançada cuidando das condições de vida e saúde desse indivíduo, quando ele ainda é uma criança – esse é o conceito de proteção à saúde.

Enfim, os novos conhecimentos, desde a concepção à senescência, apoiados pela epigenética**, trazem um novo conceito e abordagem do período de crescimento e desenvolvimento do ser humano – objetivo fundamental da Pediatria e transforma a Puericultura na base das práticas comprometidas com a saúde do indivíduo ao longo de toda sua existência.

---

* Telômero: os telômeros são estruturas constituídas por fileiras repetitivas de proteínas e DNA não codificante que formam as extremidades dos cromossomos. Os telômeros funcionam como um protetor para os cromossomos, assegurando que a informação genética (DNA) relevante seja perfeitamente copiada quando a célula se duplica. Os telômeros também protegem os cromossomos, de forma geral, da degradação e da recombinação.

** Epigenética: este termo refere-se à influência do ambiente na expressão gênica.

I
PARTE

ASPECTOS GERAIS DA ATENÇÃO À SAÚDE DA CRIANÇA

PRÁTICA PEDIÁTRICA NO CONSULTÓRIO

Ana Cecilia Silveira Lins Sucupira
H. Maria Dutilh Novaes

A prática pediátrica vem mudando. Além do desenvolvimento tecnológico e da crescente especialização do conhecimento médico, o cenário em que se insere a atividade do pediatra é completamente diferente daquele de algumas décadas passadas. O processo de constituição do Sistema Único de Saúde (SUS) e as novas formas de financiamento da prática médica, nos quais se destacam as diferentes modalidades de seguro de saúde, definiram para o médico novas relações de trabalho e de padrões de exercício da Medicina. Assim, o assalariamento do médico e o deslocamento da forma dominante de realização da prática médica, do consultório privado isolado para as instituições públicas ou clínicas privadas, possibilitaram maior controle dessa prática, tornando-se evidente a redução da autonomia profissional e a perda da livre escolha.

Nas últimas décadas, um outro fator que tem contribuído para mudanças na consulta médica é o enfoque na relação médico-paciente como uma das causas das constantes críticas ao atendimento médico. Novas propostas para a entrevista médica, com ênfase nas habilidades de comunicação publicadas na literatura, têm como objetivo melhorar a qualidade da atenção à saúde.

Até recentemente, a Pediatria, assim como grande parte da Medicina, era exercida basicamente no espaço da enfermaria. Os cuidados que o paciente requeria dificilmente poderiam ser ministrados em casa e, muitas vezes, a criança, mesmo em bom estado geral, passava semanas internada para investigação diagnóstica. A atividade ambulatorial era pouco valorizada, considerada mesmo uma prática menor. Uma indicação do modo como era visto o ambulatório é o espaço destinado ao atendimento ambulatorial nos hospitais, uma área pequena, com pouco conforto e geralmente situada na parte menos valorizada do hospital.

A partir dos anos 1970, principalmente, verificou-se um enorme desenvolvimento tecnológico com duas grandes consequências, entre outras. De um lado, a produção de tecnologias mais eficientes e simplificadas tornou possível a realização no ambulatório de procedimentos anteriormente só factíveis na enfermaria, permitindo que as investigações diagnósticas passassem a ser realizadas com o paciente em atendimento ambulatorial e em um período muito mais curto. Por outro lado, a partir da crescente incorporação de tecnologia, a internação hospitalar passou a exigir mais cuidados com o paciente, na medida em que se tornou necessário monitorar os aparelhos, a medicação e outros procedimentos. As análises do custo da atenção médica mostram que a internação foi ficando cada vez mais cara. Isso fez com que se procurasse reduzir o tempo de internação, priorizando-se o atendimento ambulatorial.

A consulta, seja no consultório privado, seja nas clínicas, nos ambulatórios ou nas unidades de saúde, passou a ser um momento privilegiado da prática médica. Observou-se grande expansão da atividade ambulatorial em todo o mundo, superando as internações. Entretanto, não deve ser negada a importância da internação para os casos em que o estado geral do paciente exige cuidados mais específicos e intensos. A internação deve ser vista como complementar ao cuidado ambulatorial.

Embora a principal razão para essa mudança na prática médica, da internação hospitalar para o atendimento ambulatorial, sejam os custos, é possível identificar outros aspectos que apontam as vantagens do atendimento ambulatorial:

1. Não é preciso retirar o paciente do convívio familiar, causando menos transtorno para a família e possibilitando maior aproximação, por parte do sistema de atenção médica, das condições que geraram a doença. Em pediatria, isso é fundamental, uma vez que a criança tem mais dificuldade na adaptação a ambientes estranhos, principalmente quando doente.
2. O desenvolvimento desse tipo de prática médica permitiu uma ampliação daquilo que pode ser reconhecido como "estar doente". Dessa forma, tornou-se possível incorporar como objeto do cuidado médico condições cuja gravidade não justifica uma internação. Assim, queixas vagas e sofrimentos sem a presença de uma doença orgânica puderam ser trazidos para a consulta médica.
3. Diminuição do risco de complicações que podem advir das infecções hospitalares.
4. Campo de ensino médico – a diversidade de doenças que podem ser atendidas em curto espaço de tempo tornaram o ambulatório um excelente espaço para o ensino médico.
5. Campo de pesquisa – a possibilidade de reunir uma casuística com amostra considerável de casos em pouco tempo facilita a realização de experimentos do tipo ensaio clínico, formação de coortes, entre outros.

Esta nova situação coloca a consulta como o principal momento de encontro entre o médico e o paciente. Entretanto, não se trata mais da consulta médica concebida nos moldes da medicina liberal e ainda idealizada por muitos. A nova realidade de exercício da medicina impõe repensar a prática pediátrica, no contexto em que ela ocorre atualmente, para resgatar suas especificidades, visando garantir a qualidade da atenção à saúde das crianças. Isto implica considerar que a *Pediatria de consultório é, hoje, a Pediatria do atendimento ambulatorial.*

O crescimento da atividade ambulatorial, como foi visto, coloca a consulta como um momento importante da assistência, pesquisa e, sobretudo, do ensino, tanto na graduação como na pós-graduação (residência médica e especialização).

PROCESSO DIAGNÓSTICO NA MEDICINA MODERNA

Apesar de a consulta médica acontecer em circunstâncias sempre específicas – hospitais, ambulatórios, consultórios, instituições públicas ou privadas –, que determinam quem são o médico e o paciente ali presentes, para a Medicina moderna há nesse encontro uma invariância dada pelo fato de ele se assentar na relação entre a doença (o sofrimento, o medo da morte) e um saber capaz de reconhecê-la. Ainda que a subjetividade do paciente – isto é, aquele que sofre a doença – seja ressaltada na busca de pistas que possam levar ao descobrimento da doença, o objetivo central do processo diagnóstico, tal como é realizado, não é reconhecer a pessoa na sua totalidade, mas a localização da doença no corpo e a identificação dos fatores que a causaram. Note-se que, neste processo, a subjetividade do médico parece não ter lugar, sendo importante apenas sua qualificação técnica. Essa forma de pensar a doença e as possibilidades de intervenção sobre ela decorrem do caminhar histórico da Medicina e da sua articulação com as transformações sociais, econômicas, científicas e culturais que ocorreram no mundo moderno. Esta tem sido a forma pela qual a clínica construiu o conhecimento que hoje a Medicina utiliza. É esta especificidade, do seu saber e do seu fazer, a busca da objetividade da doença no corpo, que estrutura todo o processo diagnóstico, tal qual utilizado na consulta médica: anamnese, história da moléstia atual, interrogatório sobre os diversos aparelhos, exame físico e elaboração das hipóteses diagnósticas. Torna-se mais claro, assim, porque esse modo de apreensão da realidade se mostra menos adequado quando não há uma doença orgânica presente, ou quando não há uma doença já presente a ser localizada, mas se trata de identificar elementos que prenunciam a possibilidade da doença futura, como em puericultura, no pré-natal ou nos *check-ups*.

Do ponto de vista da identificação causal e da consequente definição terapêutica, o "modelo clínico" mostra máxima adequação quando se trata de doença infecciosa, em que um microrganismo se constitui em causa necessária, ainda que não suficiente de doença. Poder-se-ia, assim, pretender uma restrição completa da explicação da doença ao mundo biológico. Nas doenças de etiologia multicausal, com associações complexas e inconstantes de fatores, há sempre maior dificuldade na padronização das hipóteses diagnósticas.

A recente e crescente incorporação de tecnologias nos processos diagnósticos e terapêuticos não altera a essência do processo de produção de conhecimento da clínica, ainda que modifique consideravelmente a organização social das práticas médicas. Estes equipamentos, procedimentos e medicamentos se inserem no mesmo processo de localização e eliminação da doença do corpo dos indivíduos, não configurando novas formas de apreensão da realidade, pois, no limite, constituem-se em prolongamento das mãos, dos olhos e das orelhas. Se antes se buscava a doença nos órgãos, desloca-se, agora, o suporte da doença do órgão para o gene ou enzima, mas a forma de pensar a doença permanece inalterada.

NOVOS MODELOS PARA A CONSULTA MÉDICA

O modelo clínico, com base na concepção biomédica, organicista da medicina, o qual fundamenta o processo diagnóstico descrito anteriormente, vem sofrendo críticas, exatamente pelas dificuldades apresentadas diante das novas demandas trazidas ao consultório e pelas maiores exigências dos pacientes. Algumas propostas de mudança têm como foco a compreensão mais ampla do paciente, não se restringindo às questões referentes à doença, mas buscando compreender todos os outros fatores que intervêm na sua produção e, ao mesmo tempo, entendendo o sofrimento e a experiência da doença vivida pelo paciente. Entre esses novos modelos para a consulta médica destacam-se o método clínico centrado no paciente, a medicina baseada na narrativa e a medicina centrada na família.

Método clínico centrado no paciente

No paradigma centrado no médico, anteriormente citado, o objetivo central do processo diagnóstico é localizar a doença no corpo e estabelecer um tratamento (o médico pensa somente no diagnóstico, conforme a racionalidade do modelo adotado). O indivíduo não é mais do que o dono desse corpo que apresenta uma doença (já o paciente está preocupado com a natureza e a gravidade do que possui). Identificam-se, portanto, duas agendas específicas e distintas. Não há espaço para a subjetividade do paciente e do médico, o que importa é a qualificação técnica do profissional.

Nesse modelo biomédico, organicista, a queixa é resolvida por meio de exames laboratoriais e de imagem, e medicamentos. Centrado na sua racionalidade, a manifestação objetiva da doença, não é possível ao médico compreender todos os fatores que intervêm na determinação de uma enfermidade. Não é possível, também, apreender toda a dimensão do sofrimento, que é resumido em uma queixa de dor.

Analisando o modelo predominante, centrado no médico, Evans (2003), caracteriza esse profissional "como paternalista, autônomo, o *expert*, cujo papel é extrair do paciente as informações relevantes (relevantes para o médico), aplicar o modelo biomédico para definir o diagnóstico correto e o tratamento apropriado (julgado pelo médico). Ao final, esse pacote de cuidado é dispensado ao paciente".

Inverter esse processo, utilizando a abordagem centrada no paciente, proposta por Stewart, Brown e Weston, 1995, citado por Caprara (2007), possibilita um entendimento maior da demanda trazida pelo sujeito, o que significa ouvir todas as suas queixas, procurando entender os determinantes que contribuíram para o adoecimento; entender a doença e o sujeito doente; e como ele vivencia sua doença. Esse aspecto é fundamental quando se trata de uma enfermidade crônica, em que as agudizações estão fortemente relacionadas ao modo como a criança e a família compreendem sua doença e as condições de que dispõem para lidar com suas manifestações. Os princípios básicos da abordagem centrada no paciente, de acordo com Stewart et al. (1995), são:

1. Exploração da doença e da experiência de estar doente.
2. Compreensão da pessoa na sua totalidade.
3. Busca do entendimento compartilhado (a natureza do problema e a definição de prioridades, objetivos do tratamento, papel do médico e do paciente).
4. Incorporação da prevenção e da promoção da saúde.
5. Reforço da relação médico-paciente.

Exploração da doença e da experiência de estar doente – é interessante chamar a atenção para as várias dimensões do sofrimento explicitado na queixa. Na língua inglesa, existem duas palavras, com significados diferentes, para nomear a doença, as quais permitem diferenciar essas dimensões: a *disease*, a doença em seus aspectos fisiopatológicos, objetivos, e a *illness*, que compreende a dimensão do sofrimento trazido pela doença (*disease*), a subjetividade.

Além de realizar todos os procedimentos necessários para esclarecer a doença (*disease*), o médico deve identificar as repercussões do problema para a criança e para a família. Para entender como a família está vivenciando a doença da criança, é importante verificar quais as hipóteses diagnósticas, ou seja, as razões para o problema apresentado, que os pais já formularam e que os levaram a procurar ajuda. As pessoas, ao perceberem alguma alteração no funcionamento do seu corpo, costumam levantar suspeitas do que pode ser a causa do problema apresentado. É preciso identificar essas suspei-

tas para que o médico possa esclarecer as possíveis causas, desfazer medos incompatíveis e conseguir tranquilizar o paciente. Para saber quais as hipóteses que a família já fez, o médico deve lhe perguntar diretamente. Quando se pergunta o que os pais acham que pode ser a causa dos sintomas de sua criança, em geral, eles respondem que não sabem, na segunda vez que lhes é feita a pergunta, eles ainda repetem que não sabem. É preciso, então, mudar a pergunta: *o que o senhor(a) tem medo que seja?* Em geral, na terceira vez que se indaga, os pais costumam dizer qual a hipótese sobre o problema que tanto os preocupa. É importante salientar que essas perguntas devem ser feitas também para as crianças maiores que já conseguem, de alguma forma, expressar o que sentem.

Na abordagem centrada no paciente, é preciso identificar as ideias da família sobre o problema de saúde da criança; os medos e os receios em relação à doença; o impacto da doença na sua funcionalidade (em pediatria, na sua escolaridade, nas relações com a família; no brincar com os amigos); e as expectativas sobre o que pode ser feito para resolver o problema. O entendimento que a família tem da doença indica ao médico que tipo de explicações deverão ser dadas e a forma como essas informações devem ser repassadas.

Compreensão da pessoa na sua totalidade – a doença descrita nos livros é, na verdade, uma abstração, construída a partir de uma série de casos descritos. A queixa de um desconforto respiratório assumirá várias características de apresentação e evolução, na dependência das condições individuais de saúde e, principalmente, das condições de vida que definem os fatores que irão interferir na evolução da doença, principalmente o acesso ao tratamento, aos cuidados nutricionais, às condições de moradia e aos processos de elaboração, por parte do sujeito, do sofrimento causado por esse desconforto.

O modo como cada um reage diante de um problema de saúde é bastante diverso e determinado pelas experiências anteriores de doenças, pelo grau de instrução e informação sobre as doenças e pela estrutura psíquica do indivíduo. Portanto, uma mesma doença pode expressar-se por vários tipos de queixas e com diferentes graus de sofrimento. É preciso entender que o problema expresso na queixa deve ser compreendido para além da dimensão física, nos seus aspectos psicológicos, sociais e culturais. Além disso, muitos problemas de ordem psicológica expressam-se por meio de sintomas que podem manifestar-se como doenças.

Busca do entendimento compartilhado (a natureza do problema e a definição de prioridades, objetivos do tratamento, papel do médico e do paciente) – na medida em que o objetivo principal dessa abordagem é o paciente, esse deve compartilhar tanto da definição das prioridades que serão enfocadas, quanto dos objetivos da terapêutica e dos papéis que deverão ser desempenhados pelo médico e pelo paciente. Muitas vezes, o paciente traz várias queixas e, em comum acordo com o médico, é preciso definir uma ordem de prioridade para a abordagem dos problemas relatados. Para tanto, as expectativas e a perspectiva do paciente sobre seu problema precisam ser consideradas. Muitas vezes, a queixa principal não será o problema mais importante do ponto de vista do médico. No método centrado no paciente, a queixa principal definida pelo paciente deve ser considerada prioridade, juntamente com aquelas entendidas pelo médico como importantes para a consulta.

Compartilhar os objetivos do tratamento, com a participação efetiva da família e, muitas vezes, da criança, aumenta a adesão às propostas terapêuticas, inclusive porque partem da viabilidade de execução colocada pela família.

Incorporação da prevenção e da promoção da saúde – pensar a criança nas suas principais características de crescimento e desenvolvimento implica dirigir a atenção para os fatores que possam causar-lhe doenças e prover informações, orientações e apoio para que tenha uma boa qualidade de vida. Para isso, é preciso conhecer as experiências da família relacionadas com a saúde e a doença, o contexto de vida e o potencial de atuação da família para melhorar suas condições de saúde. Nessa perspectiva, é fundamental discutir os conceitos que embasam as propostas de promoção da saúde e considerar os conhecimentos próprios da família sobre esses conceitos, suas diferenças culturais e sociais, aspectos fundamentais quando se pretende mudanças de atitudes e comportamentos diante da saúde e da doença.

Reforço da relação médico-paciente – essa relação é o eixo principal dessa abordagem, pois é na relação que se pode perceber o paciente como objeto principal do cuidado. Brito Sá (2002) resume os pontos mais importantes da relação nessa abordagem, destacando que o médico atua de modo empático atento às diferentes necessidades de cada paciente, sabe do valor terapêutico da relação e atua buscando o reequilíbrio das relações familiares, age como guia indicando alternativas e permitindo escolhas, tem consciência de que a relação médico-paciente o afeta também e deve ter compreensão dos processos de transferência e contratransferência. O envolvimento necessário do médico com o paciente, na clínica centrada no paciente, pode ser mais bem compreendido nas palavras de McWhinney (1996): *"No método centrado no paciente não é suficiente o entendimento do paciente pelo médico. O entendimento deve ser mútuo"*.

Caprara (2007) aponta *"O que é importante não é tanto o que o médico diz, mas o que o paciente entende e vai fazer, pois, para modificar certos comportamentos, é indispensável entender as razões e a percepção da doença pelo próprio paciente. Daí a necessidade de compreender como o paciente se percebe, o que ele acha que seja a causa de seu mal-estar e o que ele acha que deve ser feito"*.

Nessa perspectiva, é importante estabelecer uma relação médico-paciente na qual o médico permita que os pais e a criança coloquem todos seus medos e angústias, procurando identificar o significado que a doença tem para eles e as hipóteses diagnósticas que eles trazem. Quando o médico não identifica as justificativas que eles elaboram para o problema da criança, não será possível estabelecer um plano terapêutico compartilhado, pois cada um terá um diagnóstico diferente e preocupações distintas. Ao desfazer um diagnóstico suspeitado pelo paciente, por exemplo, ao se afastar a hipótese de leucemia em uma criança que apresenta dor em membros, o alívio experimentado pelos pais permitirá que eles possam entender as explicações do médico e compartilhar as propostas terapêuticas. A eficácia da terapêutica depende, em grande parte, da qualidade da relação médico-paciente estabelecida, na medida em que é por meio dessa relação que o paciente pode ser compreendido nas suas expectativas e desejos.

Medicina baseada na narrativa

A medicina baseada na narrativa é outra proposta na direção de melhorar a escuta do paciente, permitindo que a família e a criança possam relatar toda a sua história. Charon (2001) propõe que, a partir da experiência literária, o médico aprenda a ouvir, entender e visualizar o contexto de uma história. Espera-se que ele possa identificar os sentimentos, os medos, os desejos, as expectativas e as dúvidas que brotam na história que o paciente relata.

Os aspectos fundamentais da competência narrativa podem ser resumidos em: saber ouvir uma história, saber contar uma história, saber entender uma história, saber visualizar o contexto de uma história e saber identificar os sentimentos, os medos, os desejos, as expectativas, as dúvidas que brotam em uma história. Essa é uma proposta que rompe com o modelo biomédico, organicista, e passa a valorizar as histórias dos protagonistas. Pretende-se uma mudança radical na forma como é desenvolvida a anamnese durante a consulta. Entretanto, essa é uma proposta mais difícil, porque exige uma nova formação do médico. Nova em todos os sentidos, para despertar no médico o gosto pela leitura e pela escrita e, principalmente, aprender a entender o sentido da narrativa. Os autores que trabalham esse modelo propõem a complementação da formação do médico em habilidades para a narrativa com seminários de literatura e grupos de leitura. É preciso que os pediatras se acostumem a ler histórias bem escritas de doenças e aprofundem sua capacidade como leitores e intérpretes.

Cuidado centrado na família

A família é a instância primária de apoio e suporte para a criança. Reforça-se, assim, a necessidade de considerar, na consulta pediátrica, a perspectiva da criança e da família para as decisões clínicas. A Academia Americana de Pediatria, em 2003, aponta como principais aspectos dessa abordagem: o reconhecimento de que o apoio emocional e social por parte da família são componentes do cuidado em saúde. Dessa forma, o conhecimento da família passa a ser uma condição necessária para esse cuidado, sendo fundamental sua participação em todos os processos do cuidado. Os profissionais devem reconhecer o papel vital exercido pela família para assegurar a saúde e o bem-estar da criança e, consequentemente, de todos os membros da família. A presença da mãe acompanhante nas internações na emergência e nas unidades neonatais são fruto dessa perspectiva. O esquema de visitas 24 horas e a possibilidade da presença dos pais durante os procedimentos definem bem a valorização da participação da família no cuidado da saúde da criança.

Na prática ambulatorial, ainda se pode observar a proibição da presença de ambos os pais na consulta médica. Cartazes nas portas dos consultórios avisam: "Apenas um acompanhante por paciente" impedindo a participação da família na consulta. A relação médico--paciente em pediatria se dá em três termos, sendo composta pelo médico, a criança e a família. Assim, a relação centrada no paciente transforma-se, obrigatoriamente, na relação centrada na família, considerando-se tudo o que foi exposto até agora em termos da escuta da família e da participação desta em todo o processo do cuidado.

Nessas novas abordagens da consulta médica, não se trata apenas de mudanças no comportamento do médico, mas no processo diagnóstico (como foi descrito anteriormente), rompendo com o modelo biomédico, organicista, para incorporar uma outra lógica na compreensão do processo saúde-doença, considerando a multiplicidade dos determinantes envolvidos na gênese do sofrimento e da doença.

CONSULTA NO AMBULATÓRIO

A consulta constitui um momento singular da prática médica, em que se encontram médico e paciente, estabelecendo uma relação que tem como objetivo final responder a uma demanda trazida pelo paciente. É singular porque, embora envolta em uma racionalidade sustentada pelo saber médico, ocorre a partir de uma relação entre indivíduos, portanto, carregada de sentimentos, emoções, sofrimentos, desejos.

Como um momento do cuidado médico, a consulta deve ser vista como um cuidado que acontece em uma relação de seres sociais. Isso significa que os resultados esperados desse cuidado vão ser influenciados sobremaneira pela relação que se estabelece entre o médico e o paciente, no caso da pediatria, a criança e sua família, portanto, com grandes implicações no modo como os pais, a criança e o médico mantêm o processo de comunicação entre si.

Enquanto parte constitutiva da prática médica, a consulta compreende atributos e procedimentos que parecem determinados por uma lógica interna, aceita como natural e inerente à racionalidade científica. Nessa perspectiva, a consulta não é pensada em seu caráter contextual, uma vez que é assumida como natural, independente da realidade em que acontece. Torna-se, assim, uma prática automatizada, que dispensa reflexões. Ao se realizar em diferentes momentos e lugares/instituições, portanto, em realidades diferentes, ela perde essa natureza essencial e assume configurações e contornos específicos e singulares.

A consulta pode ser entendida como um momento de um processo diagnóstico terapêutico que envolve procedimentos técnicos, normatizados a partir do campo da Medicina, bem como um conjunto de outros procedimentos cuja explicação deve necessariamente passar pelo conjunto de representações que médico e paciente fazem da consulta em decorrência de suas respectivas posições institucionais e/ou sociais. Na consulta vão realizar-se as representações que especificam uma forma concreta de *ser médico* e uma forma concreta de *ser paciente,* determinadas pelo tipo de instituição onde se inserem médico e paciente e pelos próprios projetos institucionais que condicionam as relações institucionais específicas (Sucupira, 1982).

Dessa forma, a consulta não pode ser entendida apenas no seu aspecto técnico, pois estará sempre contaminada pelos indivíduos que dela participam e, principalmente, o lugar/instituição onde ela se realiza. Não se pode pensar uma consulta, mas diferentes tipos de consultas. As diferentes formas de realização da prática médica no momento da consulta têm, no entanto, um eixo comum que visa à identificação de um problema e à busca de meios para resolvê-lo, seja de forma mais reducionista ou ampliada, seja com incorporação de maior ou menor tecnologia. Os processos que se desenvolvem no ato da consulta vão sofrer o direcionamento dado pelo objetivo colocado para o cuidado médico. A consulta pode realizar-se por uma demanda de um sofrimento trazido pela criança ou o cuidado dirige-se para orientações que visam à promoção da saúde.

O modo como o médico realiza o cuidado pode ser entendido a partir da sua idealização do ser médico que, de alguma forma, antecede sua prática. Como já referido, essa concepção da prática médica tem apenas relativa autonomia sobre o real, isto é, esse agir médico está subordinado ao contexto em que se realiza a consulta. Entretanto, muitas vezes esse contexto pode ser inadequado, o que deveria obrigar o médico a refletir sobre essa prática e a recriar novas formas de atuar.

A relação entre o médico e a família na consulta ambulatorial difere bastante daquela estabelecida na enfermaria. Assim, no processo de internação hospitalar, o paciente ou seu responsável assina um contrato, no qual é dado o consentimento para a realização de todos os procedimentos que se fizerem necessários. A situação do atendimento nas consultas ambulatoriais é bastante diferente, pois esse contrato precisa ser renovado em todos os encontros da criança e da família com o médico. Trata-se de um contrato simbólico, no qual não há necessariamente uma assinatura, portanto, a adesão do paciente deve ser conquistada e negociada, para que os exames solicitados sejam realizados, a prescrição medicamentosa e dietética seja cumprida, as orientações seguidas e, principalmente, que a criança compareça aos retornos agendados. Nesse contrato, a adesão da família tem como um dos principais determinantes a relação que é construída entre ela e o médico.

CONSULTA PEDIÁTRICA
NO SISTEMA ÚNICO DE SAÚDE

A organização do Sistema Único de Saúde (SUS), fundamentada nos princípios da Reforma Sanitária de descentralização, regionalização e hierarquização, conforme seus níveis de complexidade, tem levado à diversificação das modalidades de serviços ambulatoriais. Assim, existem hoje diferentes tipos de serviços pediátricos com níveis distintos de complexidade tecnológica e racionalidades diversas, os quais definem múltiplos perfis de atuação para o pediatra.

A Unidade Básica de Saúde (UBS) constitui a porta de entrada e instância responsável pela garantia do acesso universal ao sistema de saúde. Isto significa que a UBS é a via de acesso para todos os cidadãos, tanto para as ações preventivas, exames médicos periódicos ou eventuais, quanto para a realização de procedimentos diagnósticos e terapêuticos mais complexos, mediante o encaminhamento para os serviços mais especializados.

Na área da Pediatria, isso implica modificações significativas, na medida em que o "Posto de Puericultura" deixa de ser um serviço cujo objetivo principal são as orientações educativas, para se transformar em um serviço de atendimento ambulatorial, com uma proposta de atenção integral, que não dissocia as ações preventivas das ações de assistência à saúde. Na prática, entretanto, o que ainda ocorre é o predomínio das ações que visam dar uma resposta imediata à doença. A realização de uma consulta pediátrica de qualidade na Atenção Primária à Saúde da criança tem sido, portanto, um novo desafio para o pediatra.

Nas últimas décadas, as transformações ocorridas na sociedade brasileira permitiram o acesso mais ampliado da população aos diferentes tipos de serviços de saúde, criando novas expectativas, por parte da clientela, em relação às formas de atendimento à saúde. A Pediatria não pode colocar-se à margem desse processo. Novas demandas têm sido geradas em relação ao pediatra como expressão de aspirações tanto por tratamentos especializados e sofisticados quanto por uma abordagem mais abrangente e personalizada no atendimento de primeira linha.

No campo da Pediatria Geral e do atendimento na Atenção Básica, as novas formas de pensar o processo saúde-doença e os avanços nos conhecimentos sobre os fatores envolvidos na gênese dos distúrbios e das doenças geraram um novo campo de atuação para o pediatra. Assim, o conceito de risco, a identificação de fatores e situações de risco e o conceito de vulnerabilidade possibilitam avanços na prática da puericultura, colocando-a como uma atividade, que é parte do atendimento pediátrico em qualquer nível de atendimento. Como exemplo, pode-se citar a atualização da situação vacinal na criança internada. Impõe-se, portanto, repensar a puericultura como um conjunto de orientações sobre as condições específicas, que favoreçam o processo de crescimento e desenvolvimento, assim como o aparecimento de problemas de saúde, a partir do reconhecimento das situações concretas em que ocorre o processo saúde-doença no contexto de cada paciente específico.

Uma outra modificação importante no trabalho atual do pediatra, em qualquer nível de atenção por ele desenvolvido, é o fato de este trabalho não se dar mais de forma isolada, razão pela qual é necessário agora o conhecimento do sistema de saúde no qual ele está inserido. É fundamental a integração entre os serviços de saúde, o que envolve o relacionamento entre os profissionais desses serviços e remete a uma discussão mais ampla, presente no interior da Medicina, que é justamente sobre o papel do generalista e do especialista.

A valorização crescente do especialista tem-se dado em detrimento do reconhecimento do generalista. Este é um viés que nega a importância de ambos os profissionais no atendimento ao paciente. À medida que se amplia o conhecimento médico, em cada área de saber, torna-se necessária a formação do especialista. Entretanto, no modelo hierarquizado, no atendimento realizado pelo pediatra ou generalista deve ser feita a síntese do conjunto de informações sobre o paciente, a partir de uma visão geral do plano de investigação diagnóstica e terapêutica. Esta síntese, contudo, não acontece na prática diária, dadas as características das relações entre o especialista e o generalista.

O processo de especialização tem levado à fragmentação do indivíduo em partes, em que cada uma dessas partes é assumida como se contivesse em si uma totalidade, dispensando as relações com as demais partes do indivíduo. O indivíduo é, então, decomposto nos seus sistemas ou aparelhos, que são cuidados por profissionais diferentes, desaparecendo a totalidade do paciente. Por sua vez, o pediatra geral também vem trabalhando nesta perspectiva desagregadora ao delegar ao especialista aquelas "partes" que estariam no campo de atuação deste último. De fato, tudo se reduz a um repasse do paciente ao especialista, no qual o pediatra geral assume a função de mero triador de casos para os especialistas. Não obstante, o encaminhamento para o especialista não deve dar-se em função da área do conhecimento, mas considerar a complexidade do problema trazido, levando-se em conta a necessidade de utilização de tecnologia mais especializada. Exemplificando: uma infecção urinária, embora seja uma doença na área de conhecimento da nefrologia pediátrica, não requer, na sua abordagem, tecnologia especializada fora do campo de atuação do pediatra geral. Quando se trata de uma criança com infecção urinária de repetição e comprometimento da função renal, torna-se necessária a interconsulta com o especialista e, dependendo da evolução, o acompanhamento também pelo nefrologista.

PECULIARIDADES DA PRÁTICA PEDIÁTRICA

O fato de lidar com um ser em crescimento confere à prática pediátrica características peculiares. Pedro de Alcantara, um dos organizadores da Pediatria como disciplina do curso médico no Brasil, afirmava: "O pediatra atua no ser em formação, contribuindo para a promoção e preservação da saúde de uma criança, sua recuperação e habilitação quando doente, e sua integração na sociedade". Ainda, para esse autor, a Pediatria propõe-se "à criação de indivíduos fisicamente sadios, psiquicamente equilibrados e socialmente úteis". Nessa forma de conceber o trabalho do pediatra, está implícita a concepção de saúde da Organização Mundial da Saúde (OMS) como um completo bem-estar físico, psíquico e social. No discurso dos pediatras sempre esteve presente o ideal da atenção integral, reforçado sempre nas propostas de atendimento global e sustentado pela afirmação de que seu objeto não é um órgão ou sistema, mas dirige-se à criança como um todo. Embora esse conteúdo esteja mais presente no discurso, pode-se notar, também na prática pediátrica, uma certa preocupação em se ampliar a compreensão da criança para além do biológico, procurando-se entender suas relações com os fatores psicológicos, ambientais e sociais envolvidos.

Historicamente, a atenção pediátrica dirigiu-se sempre à criança nos primeiros anos de vida. Isso explica por que as ações mais sistematizadas e tradicionais direcionadas às crianças se concentram no primeiro ano de vida. Esse direcionamento da prática pediátrica foi uma consequência das condições de vida da população, enquanto determinantes das prioridades na atenção médica. Assim, as altas taxas de morbidade e mortalidade nas crianças com idade inferior a 5 anos e, principalmente, abaixo de 1 ano de vida sempre colocaram essas faixas etárias como grupos de alto risco e prioritários nas ações de saúde. Mais recentemente, com a queda das taxas de mortalidade infantil em todo o Brasil e o aumento da morbidade e mortalidade no grupo dos adolescentes, essa população passou a merecer mais atenção, com a estruturação de programas especialmente dirigidos ao atendimento de adolescentes. Quanto à faixa etária do escolar, o fato de a criança na escola ter sido alvo de propostas de ações de saúde na área da

Educação não favoreceu o desenvolvimento de propostas específicas para esse grupo etário, nos serviços de saúde. Dessa forma, a consulta pediátrica dirigida ao lactente e ao adolescente está muito mais estruturada do que para o escolar.

CARACTERÍSTICAS DA CONSULTA PEDIÁTRICA

A consulta pediátrica é uma consulta diferente para o médico. Essas diferenças decorrem das características próprias da criança e das suas relações familiares e sociais. Algumas dessas características devem ser comentadas.

1. As peculiaridades da criança, principalmente do lactente, enquanto um ser em crescimento e desenvolvimento, apresentando acentuada imaturidade imunológica e no funcionamento de vários sistemas, traduzem-se principalmente na dificuldade em localizar os processos mórbidos. A criança reage como um todo, com manifestações sistêmicas muito evidentes, como acontece com a infecção urinária nos primeiros anos de vida, na qual não há uma sintomatologia específica. A consulta não pode limitar-se ao exame voltado apenas para o sistema ou aparelho no qual se localiza o sintoma principal, mas é necessária a avaliação da criança na sua totalidade.

2. A preocupação com as orientações sobre o cuidado com as crianças, visando seu pleno desenvolvimento e crescimento, que caracteriza o atendimento de puericultura, confere uma sistemática própria à consulta em Pediatria. Assim, grande parte da consulta pediátrica é dirigida às informações e às orientações sobre a alimentação, a vacinação, o desenvolvimento e os cuidados gerais.

3. As consultas podem ser caracterizadas por dois eixos principais: o acompanhamento do crescimento e do desenvolvimento e o atendimento em função de uma queixa específica de doença. A criança necessita de um seguimento mais frequente para que se identifiquem condições de risco ou desvios da normalidade no seu processo de crescimento e desenvolvimento. Erroneamente, fala-se em consultas preventivas e curativas, com alguns serviços chegando a ter agendamento diferente para os dois tipos de consultas. Na prática, pode-se chamar de consultas de rotina aquelas agendadas conforme um cronograma de retornos, e de consultas eventuais as que ocorrem em função de um problema de saúde. Entretanto, a puericultura – de caráter essencialmente preventivo – é uma parte importante da consulta infantil, sendo a base das consultas de rotina, e devendo estar presente, também, nas eventuais. Na criança que adoece, as orientações alimentares visando principalmente à anorexia sempre presente na criança doente, a vigilância sobre as repercussões da doença no crescimento e desenvolvimento, as orientações à família para lidar com os aspectos emocionais que sempre acompanham as

doenças são alguns exemplos do enfoque da puericultura no atendimento à criança doente. Há de se considerar que o seguimento de puericultura dirige-se a uma criança que está crescendo, mas que também adoece. Em cada período de vida da criança, as características do processo de desenvolvimento e os riscos a que estão submetidas conferem diferentes graus de vulnerabilidade, determinando necessidades diferentes de atendimentos de rotina. Assim, para o lactente, no qual esses processos acontecem em velocidade intensa, as consultas devem ser mais próximas, recomendando-se até que sejam mensais nos primeiros meses. À medida que a criança vai aumentando a idade, o processo de crescimento e desenvolvimento vai sofrendo progressiva desaceleração, ao mesmo tempo que vão aumentando as defesas próprias da criança, demandando, assim, visitas menos frequentes ao pediatra. Dessa forma, o escolar é uma idade com menor necessidade de acompanhamento médico, enquanto o adolescente, no qual novamente se observa a aceleração do crescimento e do desenvolvimento, já requer consultas mais frequentes[1].

4. A relação médico-paciente é bastante peculiar em Pediatria. Trata-se de uma relação a três: o médico, a criança e a mãe (ou o pai). O médico relaciona-se com a mãe, que deve ser vista na perspectiva de sua íntima relação com a criança. Entretanto, não se deve considerar a mãe como simples representante da criança, mas a partir da sua especificidade própria nessa relação. A criança também tem seu lugar específico na consulta, cujo modo de participação varia com a idade. Vale lembrar que a mãe se identifica com a criança e nessa identificação pode apresentar-se regredida, não correspondendo aos parâmetros de comportamento e de compreensão dos fatos esperados de um adulto. O aspecto vulnerável da criança, tanto sadia como doente e, principalmente, o significado que a criança doente assume para os pais geram ansiedade e expectativas que devem ser devidamente consideradas pelo pediatra. Todos esses fatores resultam em atitudes e comportamentos por parte dos pais, que, muitas vezes, dificultam o relacionamento com o médico. Devem ainda ser consideradas as diferenças culturais e linguísticas que podem determinar formas próprias de percepção de uma dada situação, tanto pelos pais como pelo médico.

BASES DA CONSULTA

As bases da consulta em pediatria expressam-se nas ações que visam a:

- acompanhar o processo de crescimento e desenvolvimento;

- identificar situações de risco e hábitos de vida que tornam a criança vulnerável;
- evidenciar processos mórbidos;
- estabelecer condutas e um plano mais geral de seguimento da criança.

Esses princípios estão de acordo com as propostas da pediatria definidas por Alcantara, já comentadas. Nas consultas dirigidas a um problema agudo de saúde, o foco da consulta é dirigido para o problema, mas não se deve esquecer que a criança necessita ser vista na sua totalidade, principalmente em função do modo como ela reage aos agravos.

No modelo sugerido por Calgary-Cambridge, a consulta compreende três funções: construir um relacionamento, coletar informações e gerar um plano de tratamento mutuamente acordado. Essas funções estão compreendidas nos seis momentos da consulta aqui propostos:

1. O acolhimento da criança e dos pais.
2. Os pais ou a própria criança fornecem informações: a anamnese.
3. A identificação de sinais pelo médico: o exame físico.
4. A formulação do diagnóstico.
5. A elaboração do plano terapêutico.
6. A finalização da consulta.

Acolhimento da criança e dos pais

O modo como o médico acolhe a criança e os pais marcam a relação a se estabelecer durante a consulta e institui o primeiro passo para personalizar essa relação. É importante que o médico receba o paciente em pé, como se acolhe qualquer visita. Apresente-se dizendo seu nome e sua intenção de cuidar dele. Deve, então, perguntar o nome da criança e dos pais. Chamar a mãe por "mãe" ou "mãezinha" contribui para despersonalizá-la. Para a família, é muito importante que tanto os pais como a criança sejam chamados pelo nome, assim como saber o nome do médico que os atende.

O ambiente onde se realiza a consulta deve favorecer o acolhimento. Oferecer uma cadeira, não só para o pai ou para a mãe, como também para a criança, quando for o caso, é um gesto importante para o conforto da família durante a consulta.

A dimensão afetiva da consulta tem sua expressão no acolhimento. Nas consultas em função de um problema de saúde, tem-se uma família fragilizada que deposita muitas esperanças no médico que a atende. O ato de acolher implica uma relação de respeito e solidariedade com os pais e a criança, entendendo seus medos diante do sofrimento do seu filho(a), suas expectativas, suas desconfianças. Nas consultas de puericultura, principalmente, nas consultas iniciais do primeiro filho, é comum que tanto as mães como os pais estejam inseguros, ansiosos em receber orientações, com inúmeras perguntas

---

[1] No anexo 1 está descrito o cronograma de consultas pediátricas no primeiro ano de vida que consta da Caderneta de Saúde do Ministério da Saúde.

para serem feitas. É preciso compreender esse momento e permitir que essa agenda trazida pelos pais possa ser colocada e atendida durante o desenrolar da consulta.

As palavras iniciais, a postura do médico, suas atitudes, o tom de voz, as expressões faciais, que constituem as formas de comunicação verbal e não verbal, são decisivos para que os pais se sintam acolhidos. Em um primeiro momento, é importante saber o motivo da procura do atendimento. Qual a preocupação que levou a família a vir àquele serviço. É importante ouvir atentamente os pais, sem interrompê-los, para que eles contem livremente a história da criança. Será preciso negociar o plano da consulta, levando em consideração as necessidades do paciente e do médico, ou seja, construir uma agenda do que será priorizado naquele momento.

Os pais ou a própria criança fornecem informações: a anamnese

A anamnese é o momento fundamental no qual se obtêm as informações que vão definindo a história da doença ou da queixa e permitindo o conhecimento daquela criança em especial.

Roteiro da anamnese

Na prática médica, costuma-se utilizar um roteiro para a anamnese, um instrumento que visa a organizar e direcionar as perguntas que devem ser feitas ao paciente. O roteiro pode conter perguntas abertas ou fechadas e existem diferentes graus de como um roteiro pode ser fechado ou aberto. Os roteiros, entretanto, não são instrumentos neutros e sua elaboração define que aspectos serão priorizados na investigação diagnóstica. Modelos biologicistas e mecanicistas de compreensão do processo saúde-doença darão maior relevância aos aspectos orgânicos da queixa. A percepção do processo saúde-doença como socialmente determinado direcionará de forma diferente essa investigação, voltando o olhar, também, para as condições de vida do sujeito que contribuíram para aquela doença/sofrimento. O roteiro, portanto, é parte de uma dada compreensão prévia sobre a doença. Ele pode ser muito útil, fornecendo ao clínico uma ferramenta para iniciar a investigação, mas pode ser uma armadilha, que prenda a investigação dentro dos limites de suas questões previamente formuladas. Muitas vezes, a preocupação em seguir rigidamente o roteiro faz com que as perguntas feitas pelo profissional não tenham relação com as respostas dadas pelo paciente no instante anterior. É importante que o roteiro não iniba a iniciativa e a curiosidade do médico, que deve flexibilizá-lo e personalizá-lo a partir das respostas e perguntas formuladas pelo paciente.

História da Doença Atual (HDA) ou História da Moléstia Atual (HMA)

A família traz uma queixa que deve transformar-se em uma história. É fundamental que a criança participe desse momento e, dependendo da idade, as perguntas deverão ser formuladas diretamente a ela. É importante propiciar à criança o entendimento do que se pretende com aquela entrevista, explicando-lhe todos os momentos da consulta. Algumas perguntas dirigidas à criança podem esclarecer se ela sabe por que veio ao médico.

O processo para construir essa história deve seguir a lógica de uma investigação, levantando-se suspeitas ou dúvidas que desencadeiam mais perguntas e afastam outras. Tendo como base o paradigma indiciário de Ginzburg, no qual pequenos indícios permitem identificar aspectos esclarecedores sobre a queixa inicial, devem ser levantadas hipóteses que suscitam novas indagações. É evidente que esse processo demanda uma atitude curiosa e um olhar atento para enxergar esses detalhes constituintes dos indícios que apontarão as direções de investigação clínica. Assim, essa atitude curiosa deve levar o médico a sempre indagar os porquês para cada resposta do paciente. É preciso esclarecer a cronologia dos fatos ligados à queixa, os fatores associados, as providências tomadas quanto ao tratamento, os resultados iniciais desses tratamentos e as repercussões de todo esse processo na vida da criança e da família. É preciso lembrar que a identificação de como todos os fatos ocorreram e, principalmente, a cronologia dos eventos não é um processo fácil. A família, muitas vezes, apresenta-se ansiosa, confusa, o que dificulta a realização da anamnese. Nesse aspecto, a habilidade de comunicação do médico pode ajudar a garantir uma lógica nas perguntas que ajude a família a conseguir relatar todos os fatos que aconteceram da maneira mais objetiva possível. É fundamental que o médico também procure entender a lógica do paciente.

A concepção organicista muitas vezes leva o clínico a conversar com a doença, esquecendo o sujeito que dá concretude a essa doença. Campos (2007), na sua proposta da clínica ampliada, comenta que não se deve isolar a doença para se enxergar o paciente na sua subjetividade. A doença é parte constitutiva do sujeito, não é possível compreendê-la sem o sujeito, como, também, não há doença sem sujeito.

Na descrição da queixa pela família é muito comum a "ampliação do sintoma", ou seja, há uma tendência a aumentar a intensidade dos sinais e sintomas. Essa tendência expressa o modo como ela percebe o sofrimento da criança, portanto, não se pode simplesmente classificar os pais de "exagerados" ou "mau informantes". Muito menos desqualificar a importância das queixas, porque o sofrimento está relacionado à dimensão de como a família percebe as manifestações da doença na criança. Em um atendimento realizado pela autora, a mãe de uma paciente chegou a anotar, em um recordatório sobre a diarreia da sua filha, 65 evacuações em um período de 12 horas. É preciso entender que essa era a diarreia percebida pela mãe e que deve ser considerada.

Não há nenhum benefício em tentar mostrar o exagero, o importante é compreender o significado e a magnitude que aquela diarreia estava tendo para a mãe.

A utilização de perguntas abertas facilita a narrativa do paciente, enquanto as perguntas fechadas nos momentos adequados ajudam a esclarecer dúvidas que vão surgindo. Uma atitude aberta, de escuta atenta, propicia a participação ativa do paciente que permite ao médico agregar novos dados para a compreensão do seu problema. Um recurso importante é de vez em quando sumarizar o que foi dito até então para verificar junto com a família se as informações foram corretamente entendidas pelo médico. Isso permite ao paciente agregar novas informações que tornem mais clara a compreensão da história. Um outro recurso é parafrasear a história obtida no momento em que se anotam os dados, evitando-se silêncios cansativos para a família e a criança. De acordo com Van der Mole et Lang (2007), parafrasear é a habilidade do médico de reproduzir brevemente em suas próprias palavras o ponto essencial do que o paciente disse. Dessa forma, o paciente pode verificar se o médico entendeu realmente o que ele quis dizer e, eventualmente, completar alguma informação.

É importante ressaltar que a realização da anamnese está diretamente influenciada pela relação médico-paciente estabelecida, favorecendo ou dificultando a obtenção de informações. Nesse aspecto, a comunicação entre o médico e o paciente é decisiva tanto para que o paciente compreenda aquilo que o médico necessita saber, como para que este último entenda o que o paciente lhe relata.

Deve-se ressaltar a importância de explicitar as expectativas da família em relação à consulta. Ela vem em busca de uma orientação para a resolução de uma doença ou de um sofrimento ou para a solicitação de um exame. Essas expectativas vão depender das experiências anteriores, em outros serviços de saúde, que a família teve com aquela mesma queixa e do tipo de serviço onde nesse momento se realiza a consulta. De início, saber quais os medos, as expectativas e as vivências da família em relação àquela e às outras doenças ajuda o pediatra a lidar com muitas das resistências e dificuldades na obtenção das informações e na adesão ao plano de tratamento.

Já foi comentado que é fundamental identificar quais as hipóteses diagnósticas que a família já formulou e que a levaram a procurar ajuda. As pessoas costumam levantar suspeitas do que pode ser a causa do problema apresentado. É preciso conhecer essas suspeitas para que o médico possa esclarecer as possíveis causas, desfazer medos incompatíveis e conseguir tranquilizar a criança e a família. A sistematização Canadense da Medicina Centrada na Pessoa tem a regra mnemônica chamada FIFE – *feelings, ideas, fears and expectations* (sentimentos, ideias, medos e expectativas) – que ajuda a entender o significado que o paciente dá para os dados que traz. Os canadenses dividem a anamnese em *disease* e *illness* e a FIFE corresponde ao esclarecimento da *illness*. A compreensão que o paciente tem da doença indica ao médico que tipo de explicações deverão ser dadas e a forma como essas informações devem ser repassadas.

Interrogatório sobre os diversos aparelhos

O médico busca identificar outros problemas não referidos na HDA. Alguns desses problemas podem estar diretamente relacionados à queixa principal e precisam ser detalhados para ajudar na compreensão da queixa. Por exemplo, na história de uma criança com crises de chiado no peito, podem não ter sido referidos os sintomas que indicam a presença de atopia, o que constitui mais um fator para definir o diagnóstico da sibilância como asma. Outros problemas que surgem no interrogatório deverão ser anotados para investigação. Conforme a idade da criança, algumas perguntas estarão indicadas. Por exemplo, nas crianças menores de 5 anos, indagar sobre a ocorrência de infecção de vias aéreas superiores (IVAS) de repetição, principalmente as otites. É importante esclarecer como estão as funções fisiológicas, perguntando sobre as evacuações, a diurese, o sono. No caso da criança, que tende a reagir de forma global e inespecífica, é importante conhecer todas as repercussões que o problema relatado na queixa tem sobre o organismo infantil.

Conhecendo a criança

Pré-natal e parto

Para conhecer a criança é importante desvendar seu passado, ou seja, sua história sanitária, que compreende os *antecedentes pessoais de saúde*. Iniciar desde sua concepção, indagando se a gravidez foi planejada e desejada. As informações sobre o pré-natal podem indicar problemas para o feto, com repercussões na vida pós-natal. Assim, essas informações devem abranger dados sobre agravos ocorridos durante a gestação e condições do parto. A ocorrência de infecções na gestante pode ser correlacionada com quadros infecciosos apresentados pelo recém-nascido. As condições do parto referentes ao tempo de ruptura das membranas e ao grau de contaminação trazem informações também sobre as infecções no período neonatal.

Período neonatal

As condições de vitalidade ao nascimento são dados importantes a serem obtidos. Os valores do Apgar no 1° e 5° minutos de vida ajudam a definir as condições do recém-nascido ao nascer e, principalmente, informam a presença de algum grau de anoxia neonatal. O peso ao nascer é um indicador muito importante das condições da gestação. O registro do peso, do comprimento e do perímetro cefálico ao nascer são fundamentais para o acompanhamento do processo de crescimento nos primeiros anos de vida. Como muitas das informações sobre o parto não estão disponíveis no momento da consulta no ambulatório, alguns dados indiretos permitem supor a ocorrência de agravos ao recém-nascido nos seus primeiros dias de vida. Assim, relatos sobre se o choro foi imediato ou se houve necessidade de manobras de reanimação indicam as condições de oxigenação do recém-nascido. O número de dias que a criança ficou na unidade neonatal, particularmente em unidades de tratamento intensivo, é um dado que, indiretamente, informa se houve complicações no período neonatal. Outros dados importantes referem-se a presença de icterícia e tipo de tratamento recebido, assim como permanência em incubadoras, tratamento com oxigênio ou antibióticos, exames realizados.

No processo de conhecer a criança, o estado de saúde atual informa sobre as repercussões do problema de saúde referido na queixa no organismo como um todo e, ainda, as condições que possam ter contribuído, direta ou indiretamente, para aquele agravo. Nessa avaliação, inclui-se a situação nutricional, a imunização e o desenvolvimento neuropsicomotor.

Situação nutricional: alimentação pregressa e atual

A avaliação nutricional tem início com a recuperação da história alimentar e a identificação do padrão alimentar atual e se completará ao exame físico. A recuperação da história alimentar começa com a descrição de como foi a amamentação, indagando-se sobre as dificuldades enfrentadas, a idade de início e fim do desmame, os motivos que levaram ao desmame. A época de início de cada tipo de alimento é uma informação nem sempre muito precisa, entretanto, em algumas situações, como diante de queixa de anemia, é muito importante saber a idade de introdução da refeição de sal e sua aceitação, para se avaliar a oferta alimentar de ferro. As reações à introdução dos alimentos informam sobre intolerâncias e possíveis reações alérgicas.

A descrição do padrão alimentar atual, na maioria das vezes, corresponde a um dia alimentar idealizado, com base no que seria uma alimentação adequada, o que, em geral, não corresponde à realidade da clientela mais numerosa, que é justamente a que possui piores condições socioeconômicas. Um outro fato muito frequente no relato do dia alimentar é a não referência ao consumo de guloseimas, tais como salgadinhos, refrigerantes, balas, biscoitos. As inadequações alimentares decorrentes da falta de uma rotina alimentar, com ingestão de alimentos fora do horário ou pelo excesso de guloseimas, demonstram a ausência de uma disciplina alimentar que pode estar expressando a falta de limites presente, também, em outras áreas do comportamento da criança. Portanto, é fundamental conhecer como acontecem as refeições da criança: o número e horário, o ambiente (televisão ligada durante as refeições), o local em que são realizadas, a apresentação dos alimentos, preferências e recusas alimentares e o modo como a família lida com a recusa alimentar da criança. Finalmente, entender a questão alimentar no contexto da família, o papel das refeições na dinâmica familiar, os hábitos alimentares, os rituais, o valor da alimentação, o poder de compra e a disponibilidade de alimentos na comunidade. Esses dados ajudam a compreender e lidar com queixas tais como anorexia e obesidade. As condições de habitação e de saneamento básico são decisivas para o conhecimento das possibilidades de armazenamento dos gêneros alimentares e da higiene alimentar.

Quando o conhecimento do conteúdo da alimentação é fundamental para o diagnóstico ou para a definição da terapêutica, está indicado solicitar o preenchimento, por um dos responsáveis pela criança, do recordatório ou registro alimentar de 24 horas, no qual são anotados todos os tipos de alimentos ingeridos pela criança, especificando-se a hora, a qualidade, a quantidade e a aceitação.

Todas essas formas de coletar a história alimentar constituem tentativas de se aproximar do real, mas sabe-se que ainda estão bastante distantes do que realmente acontece no quotidiano desses indivíduos. É interessante notar que as dietas relatadas ou registradas nos recordatórios, por pacientes obesos, são totalmente incompatíveis com o peso que apresentam. Devem-se entender os mecanismos de defesa que levam o paciente a *falsear* as informações. São pessoas que precisam de apoio e que necessitam ser entendidas nas suas dificuldades para seguir uma dieta. As habilidades do médico na comunicação com o paciente são fundamentais para a compreensão do significado da alimentação para o paciente.

Imunização

A situação vacinal, com descrição dos tipos de vacinas e o número de doses recebidas de cada uma delas, indica o grau de proteção dessa criança aos agravos infecciosos para os quais se dispõe de vacinas. É importante, portanto, sempre verificar na Caderneta de Saúde da Criança o registro das vacinas recebidas, conhecer as reações às vacinas e, nos casos de um esquema incompleto, esclarecer os motivos do eventual atraso ou ausência da vacinação.

Desenvolvimento neuropsicomotor (DNPM)

A avaliação do desenvolvimento neuropsicomotor é fundamental, tanto nas consultas de rotina como naquelas em que o pediatra conhece a criança na situação de uma queixa de doença. O pediatra pergunta aos pais o que a criança já sabe fazer e observa o que ela faz no consultório. Quando a família não sabe especificar o desenvolvimento anterior, pode-se perguntar "se foi tudo no tempo certo." Para os menores de 2 anos, uma maneira interessante de conhecer o desenvolvimento da criança é perguntar "que gracinhas ela já faz". As "gracinhas" que ela faz expressam o que aprendeu com os adultos ou outras crianças. Além de identificar o que a criança já aprendeu em termos de desenvolvimento, registrando o tempo em que essas habilidades foram adquiridas, é importante que o pediatra conheça as condições e os fatores que podem favorecer o desenvolvimento normal daquela criança, assim como aqueles que podem constituir-se em condições de risco para esse desenvolvimento. Quando se detectam pequenos atrasos, é preciso diferenciar se são devidos às condições vivenciadas pela criança ou se decorrem de doenças. Vale lembrar que as condições culturais, os hábitos e os costumes próprios a uma dada comunidade determinam as habilidades que serão aprendidas pela criança no seu processo de desenvolvimento. Consequentemente, as crianças que se desenvolvem em regiões urbanas apresentarão habilidades diferentes daquelas que vivem na zona rural.

Rotina de vida

Para ajudar na avaliação do desenvolvimento, o pediatra deve procurar conhecer como a criança passa o seu dia, como é a interação com os adultos e com outras crianças e que tipo de vivências lhe são oferecidas ou permitidas. Perguntando-se diretamente à criança o que ela faz durante o dia, iniciando desde quando acorda, que atividades realiza, como vai para a escola, que brincadeiras prefere, quais programas de televisão assiste, entre outros, é possível obter informações sobre seu desenvolvimento atual. Quando a criança é pequena, os pais podem informar sobre todas essas questões. O tipo de atividades realizadas pela criança nos permite avaliar coordenação motora fina e ampla, equilíbrio estático, dinâmico, entre outros. O relato de atividades, assim como a descrição de programas assistidos, informa sobre a memória visual, temporal, grau de compreensão, entre outros. Assim, de forma indireta, sem que sejam necessários testes, é possível avaliar o desenvolvimento da criança.

Doenças, acidentes e internações anteriores

Ainda nos antecedentes pessoais, deve ser investigada a ocorrência de doenças, internações e acidentes. Quando a queixa é de uma doença crônica ou recorrente, as informações sobre internações e tratamentos realizados já devem ter aparecido na história da moléstia atual. A ocorrência frequente de agravos, principalmente de acidentes, pode levar à suspeita de maus-tratos.

O conjunto de dados obtidos até agora permite ir construindo a imagem de uma criança, mas ainda não é possível individualizá-la, uma vez que faltam informações para contextualizá-la em uma família e no seu ambiente sociocultural.

Antecedentes familiares

Os antecedentes familiares permitem associar o problema da criança com doenças hereditárias apresentadas por pessoas da família. No caso de queixa de crises de chiado, a presença de antecedentes hereditários positivos para asma, ou outras manifestações de atopia, reforçam a hipótese de um quadro de asma brônquica na criança. Da mesma forma, uma história de anemia falciforme ou talassemia na família pode elucidar o diagnóstico da anemia. Oster e Nielsen chamam a atenção para a presença de parentes com queixas de dores em crianças com história de dores recorrentes.

Composição familiar

A inserção da criança em uma dada família é outro passo na definição de possibilidades diagnósticas e terapêuticas. A composição familiar define limites para o plano terapêutico. Descrever a família com seus componentes, idades, relações de parentesco e estado de saúde ajuda a entender o meio familiar em que vive a criança. Núcleos familiares com evidente comprometimento da dinâmica das suas relações podem sugerir componentes emocionais na gênese da doença ou na agudização das enfermidades crônicas. A identificação de casos semelhantes ao da criança na família obriga uma avaliação mais ampla das supostas causas para aquele agravo.

O levantamento das condições de saúde da família ajuda a compreender como a família lida com o processo saúde-doença. A presença dos familiares na consulta e a relação que mantêm com a criança podem dar uma ideia sobre o modo como a doença dela repercute no conjunto da família.

Condições sociais

A situação social é um dado com peso importante no direcionamento do diagnóstico e do tratamento, além de informar sobre o tipo de serviços de saúde que a família tem acesso. A renda familiar é um dado bastante difícil de se obter, sendo avaliada indiretamente pelas informações sobre ocupação e grau de escolarização dos pais. É importante ressaltar que a escolarização expressa também o grau de acesso às informações sobre a saúde. Algumas ocupações, embora apresentem baixa remuneração, correspondem a um nível de escolarização mais elevado, o que favorece o contato com as informações sobre a promoção da saúde e os meios para se evitar doenças. O local de moradia nas cidades onde há estratificação sociocultural geograficamente definida ajuda a formar uma ideia sobre as condições de vida da família. Na queixa de diarreia, o local e as condições de saneamento básico no domicílio apontam para determinadas etiologias. As condições de habitação e a presença de fatores alergênicos – fumantes, animais, excesso de pó – são fundamentais para identificar fatores de risco para as manifestações alérgicas e para as orientações de higiene ambiental. Na criança com queixa de infecções de repetição, antes de se pensar em deficiência imunológica, é necessário afastar as condições de salubridade do domicílio e da escola que ela frequenta. Nas consultas de rotina, a investigação sobre as condições ambientais de risco para acidentes deve fazer parte do atendimento de puericultura.

Com esse quadro completo, tem-se uma aproximação maior da realidade daquela criança específica, o que facilita o direcionamento do exame físico, a decisão sobre que tipo de investigação laboratorial deve ser feita, que hipóteses diagnósticas e planos terapêuticos são cabíveis para aquela criança. É fundamental que em todos os momentos da consulta o médico esteja direcionando as perguntas também à criança, tendo sempre presente a queixa trazida pela família.

Identificação de sinais pelo médico: exame físico

O exame físico é o momento no qual se dá a relação mais direta entre a criança e o pediatra. A reação da criança nesse momento está condicionada pelo tipo de relação que se estabelece durante a anamnese, favorecendo ou dificultando a aproximação do médico. Do ponto de vista semiológico, o exame físico possibilita obter os sinais e manifestações objetivas da doença e o estado de saúde da criança. É um momento de muita tensão para a criança. O medo dos procedimentos que serão realizados, muitas vezes desconhecidos para a criança, pode levar a diferentes reações, desde expressões de medo, choro, até comportamentos de recusa explícita. O médico deve ser bastante cuidadoso ao proceder o exame, respeitando todos esses temores. Dessa forma, é importante que ele explique o que irá realizar, para deixar a criança mais tranquila. Em todas as consultas é preciso pesar e medir a altura; aferir a pressão arterial nas crianças maiores de 3 anos; e medir o perímetro cefálico nas menores de 2 anos, registrando-se todos esses dados, para que se possa fazer a avaliação sequencial do crescimento. Recomenda-se que os procedimentos mais desagradáveis, como a oroscopia e a otoscopia, sejam deixados para o final. Nas crianças, cuja característica principal é o crescimento e o desenvolvimento, o exame físico, nas consultas ambulatoriais, deve ser sempre o mais completo possível, tendo como foco mais específico aqueles setores que podem estar mais diretamente relacionados à queixa, como é o caso do pulmão na queixa de tosse. Em todas as situações do exame físico, o médico deve seguir uma sistemática que organize os procedimentos, para que não seja esquecido nenhum componente do exame. Na criança, o exame é, preferencialmente, feito por segmentos, no sentido craniocaudal ou vice-versa.

Na prática, esse exame começa desde o instante em que a criança entra no consultório, quando se pode observar as características da marcha. A simples observação da criança enquanto o pediatra conversa com a mãe fornece informações valiosas sobre o desenvolvimento, a postura e as relações com a mãe.

Formulação do diagnóstico

O diagnóstico vai sendo elaborado ao longo de toda a consulta. As hipóteses iniciais são confirmadas ou afastadas. É possível, entretanto, terminar a consulta sem que um diagnóstico final possa ser firmado. Vão ser necessários outras consultas e alguns procedimentos a mais para que se tenha uma aproximação maior do problema trazido pelo paciente. Pode ser requerida a participação de profissionais de outras áreas médicas e não médicas, para agregar mais informações que completem a avaliação clínica.

As evidências resultantes da clínica, na grande maioria dos casos, são suficientes para elaborar os diagnósticos pertinentes a todas as queixas referidas. Daí a importância da clínica como o elemento que não só define o diagnóstico, como também orienta os exames subsidiários necessários e fornece os elementos para a definição do plano terapêutico.

Atualmente, assiste-se à desvalorização da clínica, que passa a ser suplantada pelos exames complementares. Porto (2001) define esse momento como a morte do paradigma clínico que é substituído pelo paradigma anatômico. Os exames de imagem aparecem como únicos elementos que podem firmar um diagnóstico, desqualificando todas as evidências que podem ser obtidas na clínica. Observa-se um exagero na solicitação de exames complementares que não obedecem uma linha de raciocínio, sendo pedidos todos ao mesmo tempo, quando o resultado de alguns poderia dispensar a solicitação de outros. Gianini (2004) comenta que "persiste o raciocínio de que a clínica, por melhor que fosse, deixaria escapar coisas mais complexas, que os exames laboratoriais teriam o poder de descobrir". É a mitificação dos exames e a negação da clínica. A solicitação de um exame deve ser precedida de uma hipótese sobre o que se deseja esclarecer com aquele exame, ou seja, confirmar ou refutar uma hipótese levantada pela clínica.

O mesmo exagero acontece em relação ao encaminhamento para os especialistas. A baixa resolubilidade da atenção básica é expressa no número de encaminhamentos sem justificativa convincente, ou mesmo sem nenhuma justificativa, e que mostram ser totalmente desnecessários. Esses encaminhamentos refletem deficiências na formação clínica dos médicos e o descompromisso em assumir o paciente, transferindo sempre a responsabilidade para outros profissionais.

O encaminhamento para o especialista deve ocorrer a partir do momento em que se fizer uma hipótese de se tratar de uma enfermidade mais rara, portanto, que não é do domínio do generalista, ou que demande exames laboratoriais mais específicos, que requeiram práticas, também específicas para o seu manejo.

O diagnóstico acompanha-se do prognóstico, ou seja, o que é possível pensar em termos de evolução dos problemas, a partir da análise de todas as informações que levaram a esse diagnóstico. Uma vez formuladas as hipóteses diagnósticas, um grande desafio para o médico é o modo como essa informação será transmitida para a família. Mesmo diagnósticos que parecem simples e sem gravidade podem ser percebidos pela família, a partir de experiências anteriores, como algo muito grave. Verificar qual a compreensão sobre esse problema e que expectativas surgiram após o anúncio do diagnóstico. A comunicação nesse aspecto é fundamental, incluindo tanto as habilidades de comunicação, quanto os sentimentos que são colocados na relação. Sentimentos por parte do médico que vão definir atitudes de continência, de indiferença ou de pouca importância, em relação às repercussões do diagnóstico para a criança e para a família. Sentimentos por parte da família que podem tornar a comunicação mais difícil. Muitas vezes, o conhecimento do diagnóstico, principalmente quando se trata de doença grave ou de prognóstico fechado, pode levar a família a reações inesperadas. Podem ocorrer reações de revolta, negação, contestação, até reações agressivas com o médico. O profissional precisa estar preparado para reagir adequadamente a essas manifestações e jamais entendê-las no plano pessoal, como uma reação a sua pessoa.

É importante que o médico perceba o modo como a família entendeu o diagnóstico que lhe foi informado. Deve utilizar termos que possam ser devidamente compreendidos e certificar-se de que os pais realmente estão entendendo as implicações e as consequências do problema de saúde. Saber se a família já tinha informações sobre aquela doença e acerca do seu tratamento e evolução fornece elementos para conduzir o processo de discussão do plano terapêutico. Quais os mitos e crenças sobre essa doença, quais as formas de tratamento que são do conhecimento popular – são questões para esclarecer com a família. Como já foi comentado anteriormente, o paciente tem ideias próprias sobre as causas do seu problema e inclusive elabora diagnósticos. Muitas vezes, o diagnóstico pensado pela família pode ser diferente daquele afirmado pelo médico. É preciso identificar as explicações que os pais fazem sobre a doença/sofrimento da criança para que lhes seja possível assimilar as informações dadas pelo médico.

No registro dos diagnósticos na consulta ambulatorial, uma experiência interessante é a metodologia de anotação por problemas. No primeiro contato, a queixa inicial nem sempre pode ser transformada em diagnóstico. Um exemplo mais evidente é a queixa de febre, que pode ser anotada como "febre a esclarecer". Uma queixa de "chiado no peito" pode ser anotada como crise de sibilância a esclarecer, até o momento em que os exames e a evolução clínica permitam afirmar um diagnóstico mais preciso, como asma. A sistemática de anotar os diagnósticos com números facilita o acompanhamento do que sucedeu com aquele diagnóstico nas consultas seguintes. Os números são fixos ao problema inicialmente referido. Assim, o diagnóstico de pneumonia terá o mesmo número em todas as consultas, até que, uma vez resolvido, ele desaparece e aquele número não será utilizado para outro diagnóstico. No Ambulatório de Pediatria do Departamento de Pediatria da FMUSP, as crianças recebem sempre os cinco diagnósticos básicos: 1. Crescimento; 2. Nutrição; 3. Alimentação; 4. Desenvolvimento; e 5. Imunização. O diagnóstico de número 6 convencionou-se que seria o principal. O conceito de principal não guarda relação com a gravidade, mas refere-se à preocupação maior do paciente, portanto, é o diagnóstico do problema que motivou a ida à consulta. Isso ajuda também a lembrar qual a maior expectativa trazida pelo paciente, que deve ser atendida de alguma forma.

Elaboração do plano terapêutico

A definição de um plano terapêutico efetiva-se à medida que os diagnósticos vão-se firmando. O plano terapêutico deve englobar todas as condutas, como medicamentos e exames necessários, vacinas, orientações dietéticas e aquelas referentes à adoção de hábitos de vida mais saudáveis. Quando existem vários problemas a serem tratados, é preciso estabelecer uma hierarquia para a abordagem desses problemas, definindo-se prioridades. Isso precisa ser amplamente discutido com a família, respeitando-se seu grau de compreensão. Quanto maior for a participação da família na tomada de decisões, maior será a aderência ao plano terapêutico. A não-adesão ao tratamento sempre foi assumida como decorrente da compreensão inadequada das medidas propostas, por falta de uma comunicação efetiva. Hoje, sabe-se que essa não-adesão é muito mais devida a uma forma, deliberada ou não, de resistência, pelo fato de o paciente não ter sido devidamente convencido da sua necessidade.

A decisão sobre a terapêutica deve ser amplamente negociada com o paciente, escolhendo-se qual a melhor opção que se adeque às rotinas e às condições de vida do paciente. É importante considerar os desejos, os medos, assim como as dificuldades objetivas do paciente em relação às propostas terapêuticas.

A autoridade do médico fundamentada no saber é um recurso que pode ser benéfico para se adquirir a confiança da família. Tal confiança, entretanto, será muito mais sólida se essa autoridade do saber for compartilhada com ela. Na medida em que a família se apropria dos fundamentos das condutas tomadas, torna-se mais fácil administrar as questões relativas ao tratamento.

Já as práticas autoritárias, muitas vezes observadas na transmissão das informações e das condutas terapêuticas, têm efeito reduzido no que diz respeito à adesão por parte da família. O recurso a informações aterrorizantes sobre as consequências do não-seguimento das condutas, na maioria das vezes, tem um efeito assustador e imobilizante, levando a família a não seguir tais condutas.

A maneira como o médico transmite as informações deve ter como um dos principais objetivos mobilizar expectativas de reação da família para enfrentar da melhor maneira possível as manifestações clínicas que venham a aparecer. A atuação do médico, ou melhor, a relação que é estabelecida com a família, adquire um efeito terapêutico (Balint, 1964). Alguns profissionais, entretanto, tendem a fazer afirmações bastante negativas sobre o prognóstico da doença, com a justificativa de serem realistas. Essa conduta tem como efeito, justamente, o contrário do que foi dito anteriormente.

Não se pode esquecer de que, na situação de atendimento ambulatorial, quem conduz o tratamento é a família. É ela que, em última instância, deve ter o poder de decisão sobre as condutas que serão tomadas. O médico precisa saber das possibilidades da família em aceitar suas propostas terapêuticas, o que coloca limites para suas decisões. Conseguir que a família e, às vezes, a criança também possam compreender todos os aspectos envolvidos com a doença/sofrimento e as possibilidades de tratamento disponíveis e adequadas deve ser um dos principais objetivos da consulta. Vale lembrar que essa é uma situação ainda idealizada quando se pensa no grau de instrução da grande maioria da clientela atendida nos serviços públicos de saúde no Brasil. Sempre será possível, todavia, algum grau de participação efetiva da família nas decisões sobre seu tratamento. Esse compartilhamento no processo de tratamento envolvendo médico e paciente pode ser obtido mediante um processo educativo de transformação do paciente em sujeito do seu processo de saúde-doença.

Ainda nas orientações terapêuticas, é necessário instruir a família sobre como proceder nas intercorrências que aconteçam antes do retorno agendado. Essas informações dão segurança à família. Um aspecto fundamental em todas as consultas é o enfoque educativo quanto à maneira como os indivíduos podem atuar para alcançar uma qualidade de vida melhor, do ponto de vista da saúde. Despertar a responsabilidade para a manutenção de uma vida mais saudável. Orientações de promoção da saúde e medidas específicas de prevenção de agravos que constituem a puericultura devem fazer parte de todas as consultas.

Finalizando a consulta

É fundamental que o médico ao final da consulta tenha conseguido identificar e atender às expectativas trazidas pelo paciente. Nem sempre o paciente consegue referir todas as suas queixas durante a consulta. Por isso, para que ele possa completar sua agenda de demandas é necessário que o médico lhe dê essa oportunidade, perguntando-lhe se deseja colocar mais alguma coisa ou se deseja fazer mais alguma pergunta ou ainda se está tudo bem compreendido.

Ao finalizar a consulta, o médico deve reforçar com o paciente a importância do retorno à consulta, quando for o caso.

FATORES QUE INTERVÊM NA CONSULTA

TEMPO NA CONSULTA

Uma das justificativas mais frequentes para a baixa qualidade das consultas é o tempo disponível para cada paciente. A maioria dos serviços públicos trabalha com o agendamento de 16 consultas por período de 4 horas, ou seja, 15 minutos para cada consulta. Na Inglaterra, os médicos generalistas dispõem de apenas 10 minutos.

De imediato, vem a sensação de que com esse tempo é impossível realizar todos os passos que uma boa clínica exige. Esse tempo, porém, quando bem administrado, é bastante razoável. Com uma clientela fixa, em que o médico já conhece seus pacientes, é possível organizar o tempo. As necessidades, nas consultas, não são iguais para todos os pacientes. Assim, uns precisarão de 20 ou 30 minutos, enquanto alguns retornos recentes ou consultas para verificar exames poderão ser resolvidos em 5 minutos ou menos. Cabe ao médico organizar sua agenda para distribuir os pacientes, considerando a necessidade de tempo que cada um necessita. Portanto, o fator tempo não pode ser visto como limitante da qualidade da consulta.

Diante de crianças com problemas que demandam uma investigação clínica mais prolongada, o médico pode completar a anamnese em duas ou três consultas para ter uma ideia mais completa do problema. Em geral, quando a queixa não é orgânica e é necessário compreender a dinâmica das relações familiares, as quais podem contribuir para o problema referido, essa estratégia de ouvir a família em várias ocasiões permite um conhecimento melhor da criança e das relações familiares e, consequentemente, oferece mais elementos para que o médico possa fazer suas hipóteses diagnósticas e elaborar planos de conduta.

Como o principal fator da avaliação positiva da clientela é a atenção recebida do médico, o tempo pode contribuir para um bom resultado na avaliação da consulta, na medida em que o profissional pode ter mais condições de estabelecer o diálogo na consulta. Vale destacar o fato de que o tempo não chega a ser o aspecto essencial, ou mesmo principal, para essa avaliação, pois a atenção pode ser obtida de diversas maneiras. Por outro lado, uma consulta muito longa passa a ser cansativa, sendo difícil manter o interesse da família para as condutas e orientações.

A queixa dos profissionais relativa ao pouco tempo para a consulta decorre, em parte, das exigências burocráticas de preenchimento de formulários que ocupam o médico, prejudicando o tempo de relação e, ainda, pelo despreparo dos profissionais para lidar com o tempo durante uma consulta.

DIÁLOGO NA CONSULTA

A capacidade de saber ouvir o paciente e manter o diálogo, garantindo a objetividade necessária para a obtenção dos dados relevantes da história do paciente, é essencial na clínica, constituindo um dos elementos da anamnese. Entretanto, é preciso desmistificar a ideia de que a facilidade que alguns médicos têm para manter um diálogo seja um dom ou uma arte. Atualmente, é possível entender essa facilidade como uma habilidade que pode ser aprendida. Um dos aspectos que reforçam a ideia de que a capacidade de dialogar pode ser aprendida é a observação de que aqueles que se comunicam bem são mais atentos ao que o outro fala, como se movimenta, como se expressa por meio verbal ou não-verbal, reforçando, assim, a necessidade de interagir com todas as formas de expressão do paciente.

O diálogo entre o médico e a família e a criança vai depender, portanto, de como o médico desenvolveu sua capacidade de comunicação e do modo como ele reconhece no outro tanto direitos como condições de participar desse *colóquio singular*, como o define Boltanski (1974). Os valores culturais e as diferenças no equipamento linguístico quando a relação ocorre entre o médico e pacientes de nível sociocultural diferente dificultam, mas não impedem que o diálogo se estabeleça. Nessas situações, em que os valores e os conceitos são ordenados de acordo com esquemas lógicos distintos, constituindo visões de mundo diferentes, é preciso que o médico tenha consciência dessas diferenças para que possa estabelecer uma conversação efetiva com a família e a criança.

É importante, portanto, que o médico procure entender o que a família e a criança realmente querem dizer com aquelas palavras, para poder compreender suas expectativas e desejos. Nessa perspectiva, ele deve procurar conhecer o modo de falar da população que atende, pois a diferença não é apenas nos termos, mas no significado e no peso das palavras.

Muitas vezes, a diferença de grau de instrução faz com que o médico não se empenhe na conversação. Como a anamnese tem como base principal o diálogo, essa atitude pode prejudicar o conhecimento de fatos importantes para o esclarecimento da queixa trazida.

A proximidade nos discursos entre o médico e o paciente de grupos sociais semelhantes favorece a conversação, mas, mesmo assim, é preciso atenção e cuidado para entender o que o paciente com aquelas palavras quer expressar.

O diálogo é o principal instrumento da anamnese. Muitas vezes ele é reduzido a um questionário sobre os diferentes aparelhos e sistemas, abstraindo-se o sujeito, que é visto apenas como o portador de uma doença. Na pesquisa realizada pela autora, o médico dirige o diálogo, no qual perguntas que parecem não depender de uma resposta se sucedem rapidamente. Quando uma mãe ao iniciar uma queixa se prolonga em comentários é, frequentemente, interrompida por um "tá bom, tá bom", seguido de perguntas que não esperam uma resposta. Esta forma de interrogatório é muitas vezes justificada em função da "racionalidade" que se pretende imprimir à consulta, que deve demorar o menor tempo possível. A necessidade de garantir a objetividade no diálogo não impede que se desenvolva uma escuta atenta e que se estabeleça a conversa entre o médico e o paciente.

Uma escuta atenta propicia a participação ativa do paciente, que permite ao médico agregar novas informações à anamnese. A escuta do paciente é um dos aspectos mais comprometidos em grande parte das consultas. Muitas vezes, essa escuta é dividida, enquanto o médico preenche os papéis. "Pode falar que eu estou escutando".

Marvel, Epstein, Flowers e Beckman (1999), em um estudo sobre o modo como os médicos identificam a "agenda" de queixas que o paciente traz para a consulta, observaram que o tempo médio disponível para o paciente, inicialmente, expressar suas queixas, antes de o médico fazer o primeiro redirecionamento da anamnese, foi de 23,1 segundos. De acordo com esses autores, essa interrupção do paciente ocorre, na maioria das vezes (76%), após a primeira queixa. Os médicos comumente redirecionam o foco da entrevista clínica antes de dar ao paciente a oportunidade de expressar todas as suas queixas, o que pode comprometer o diagnóstico e a proposta de tratamento.

Os autores comentam ainda a baixa frequência (28%) com que os médicos solicitam ao paciente que complete suas queixas e, uma vez que a discussão havia sido focalizada em um problema específico, o retorno para a exposição de outras queixas foi muito baixo (8%). A barreira mais frequentemente observada para que o paciente possa completar sua "agenda" é a utilização, pelo médico, de questões fechadas no interrogatório (28,4%) e a não-solicitação do médico (24,6%) para que o paciente volte a expor novas queixas. É necessário que se procure compatibilizar a agenda do paciente (suas necessidades e demandas) com a agenda do médico (a atuação do médico na perspectiva da doença). Nas observações da autora, o médico dirige a entrevista de modo que o paciente responda e pergunte apenas o que lhe interessa para firmar o diagnóstico que já formulou imediatamente após ouvir a queixa, independente da história do problema.

As diferenças de classe social vão se refletir no diálogo, nas orientações de puericultura. Ao assumir a ignorância da clientela como uma barreira ao entendimento, as orientações são dadas como ordens, não se acompanhando das razões e dos conhecimentos que as fundamentam e lhes dão sentido. Esta é uma razão apontada por vários autores como Boltanski (1974), Novaes (1979), entre outros, para explicar a ineficácia da puericultura.

O discurso do médico torna-se autoritário na tentativa de garantir o cumprimento das orientações por parte da clientela. A repetição de maneira autoritária dessas orientações, juntamente com as práticas coercitivas substituem a compreensão vista como algo impossível. Quando presentes, as explicações visam obrigar a mãe a reconhecer sua ignorância e submeter-se às condutas do saber médico oficial. A imagem desta ignorância reforça a autoridade médica. O discurso do médico, ao utilizar uma linguagem estranha à clientela, não apenas reafirma sua autoridade, como distancia seu saber. Por outro lado, é a própria clientela que, muitas vezes, espera encontrar nele essa figura inacessível, mágica, que lhe dê a segurança do domínio sobre aquele saber. É quando se reforça o caráter místico do médico, que a autoridade pelo saber é máxima para uma dada clientela. A impossibilidade de apreender a dimensão técnica do saber médico é substituída pela representação mágica. Quando se dirige às mães de nível sociocultural mais elevado, a compreensão é vista como possível. A transmissão da puericultura passa de uma ordem para um conselho, o qual se acompanha de explicações que visam obter a adesão voluntária das mães. Isto se torna possível pela proximidade com os fundamentos que embasam o comportamento destes grupos sociais. Para Boltanski (1974), nestas situações o médico tem maiores condições de se fazer entender por que "falam a mesma língua, tem os mesmos 'hábitos mentais', utilizam categorias de pensamento semelhantes, em resumo, tem sofrido a influência da mesma 'força formadora de costumes', que neste caso é o sistema de educação". Esta clientela exige informações sobre o diagnóstico. As explicações são necessárias para fundamentar as condutas e assegurar o domínio pelo médico de um saber que se reveste de complexidades mais sofisticadas. As informações que são passadas sobre a doença têm dois níveis de efeitos: 1. transmitem ao cliente a segurança que o próprio médico tem diante da doença, o que lhe assegura uma imagem de competência, a qual é necessária para que se confie no médico; 2. proporcionam a aquisição por parte do cliente desta confiança como parte do processo terapêutico. A compreensão da doença propicia às mães os meios para seu enfrentamento. Entretanto, frequentemente, para o médico explicar o diagnóstico só é necessário e possível para uma clientela com um nível de instrução suficiente para uma compreensão mínima dos processos que a doença envolve. Ao não ter acesso a uma explicação sobre o diagnóstico, as mães estabelecem relações causais que lhes permitem encontrar uma explicação própria para o diagnóstico, o que muitas vezes gera condutas conflitantes com as determinações médicas.

A predominância do autoritarismo ou de práticas de persuasão caracteriza um modo de realização do ritual médico e estabelece normas internas à consulta, enfim, configura uma dinâmica própria à relação médico-paciente. A identificação destes aspectos, assim como dos pressupostos que embasam estes comportamentos dos profissionais de saúde e do paciente, não deve levar ao imobilismo ou servir de justificativa para a forma como o médico tem-se relacionado com a clientela. A identificação das variáveis que atuam nesta relação deve ajudar o profissional a entender as dificuldades de compreensão e as resistências, por parte do paciente, às orientações e às propostas terapêuticas.

REGISTROS E SISTEMAS DE INFORMAÇÃO: A CONSULTA COMO ASSISTÊNCIA, ENSINO E PESQUISA

No decorrer da consulta, é obtido um grande volume de dados, pois as informações relatadas, os sinais obtidos ao exame físico, os resultados dos procedimentos, as hipóteses diagnósticas e a proposta terapêutica constituem-se em informações importantes para o embasamento das decisões tomadas naquela consulta, bem como em elementos para a orientação do seguimento da criança. Além do apoio à assistência, o registro adequado dessas informações constitui-se em meio essencial para o desenvolvimento do ensino e da pesquisa. Principalmente para esta última, a possibilidade de construir um conhecimento médico bem fundamentado depende, em grande parte, da existência de registros confiáveis que permitem a observação sistemática e, a longo prazo, de um grande número de pacientes.

Mais importante que o tipo de formulário ou impresso para o registro adotado das informações relativas à consulta é a valorização do registro propriamente dito e sua inserção na prática rotineira da consulta. Recentemente, acrescentaram-se outros sentidos e formas de utilização da informação médica: epidemiológica, planejamento e administração, legal e de informação social, todos polarizados pelo desenvolvimento da informática. A informatização dos registros a serem produzidos ao longo da consulta e a progressiva substituição do prontuário tradicional, de papel, são uma tendência recente, a qual não altera a necessidade do desenvolvimento de uma consulta nos moldes que foram aqui discutidos. A informatização propriamente dita do processo de atendimento se constitui em uma questão distinta daquelas até aqui colocadas (ainda que possam complementar-se), pois se sustenta em uma lógica diversa: a da eficiência, a do atendimento a uma demanda, a da racionalização.

Por definição, o conhecimento empírico constrói-se pela observação constante e, por gerar grande quantidade de dados, de informação, surge a necessidade do registro. A importância do registro está, portanto, dada pela própria natureza do saber clínico: as regularidades das doenças só se mostram a partir da observação de muitos doentes. Tão importante quanto o observador cognoscente (capaz de formular as primeiras hipóteses) é a confiabilidade do método de observação; a objetividade será garantida pela forma, pela regularidade e não pela essência. Só se pode saber "tudo" sobre um doente se muitos outros construíram o caminho. Nesta linha de raciocínio, percebe-se que a consulta organiza três tipos de objetivos: 1. dar assistência; 2. propiciar o ensino; e 3. construir a pesquisa. A Medicina só se justifica pela assistência, o aprendizado só se dá ao lado do doente e o conhecimento só existe com a observação sistemática. É evidente que, na realidade, o seguimento destes preceitos frequentemente tem mais o caráter de um ritual, até porque as condições dadas para a prática da consulta serão sempre menos do que "ideais", pelo fato de que o mundo é o concreto. Mas esses preceitos não deixam de cumprir uma função.

O registro das informações obtidas na consulta têm, também, grande importância no consultório particular. Esses dados constituem a história da saúde da criança ao longo do tempo e são um referencial para a avaliação do processo de crescimento e desenvolvimento e das intercorrências apresentadas, como, por exemplo, as infecções de repetição. Além disso, é um instrumento de amparo legal para o pediatra, servindo como testemunho do cuidado realizado anteriormente.

Vale, por último, destacar ainda que a ausência do prontuário, no qual se registram os dados importantes obtidos no atendimento, representa dupla negação por parte do profissional. Ele nega a existência do paciente, ao mesmo tempo que faz sua própria negação, a negação do seu trabalho. Anotar as informações sobre a criança, colhidas tanto por meio dela como de sua família, quanto diretamente pelo exame físico ou algum outro procedimento, significa assumir a responsabilidade pelo paciente, o que se concretiza no momento em que se subscreve o atendimento realizado. Ao não haver um registro do atendimento, o médico isenta-se de "prestar contas" do seu trabalho, ao mesmo tempo que inviabiliza a socialização das informações em serviços nos quais vários profissionais podem prestar atendimento ao mesmo paciente.

ANEXO 1

Esquema mínimo de visitas para as crianças de baixo risco (Ministério da Saúde 2007):

- Risco de agravos – 1º 2º mês
- Risco nutricional – 1º 2º 4º 6º 9º mês
- Risco no desenvolvimento – 2º 4º 9º 18º mês
- Risco de infecções – 1º 2º 4º 6º 12º 18º mês
- Somatório – 1º 2º 4º 6º 9º 12º 18º 24º mês

BIBLIOGRAFIA

1. American Academy of Pediatrics Committee on Hospital Care – Institute for family-centered care, poliicy statement – familycentered care and the pediatrician's role. Pediatrics 2003; 112:691. • 2. Boltanski L. Puericultura y moral de clase. Barcelona: Laia; 1974. • 3. Brito de Sá A. O método clínico: o diagnóstico em situações diferenciadas: método clínico centrado no paciente; A medicina geral e familiar baseada na evidência. Lisboa; 2002, 26p disponível no site: http://www.aefml.pt/med0006/aula_de_brito_sa.pdf • 4. Campos GWS. Saúde paidéa. 3ª ed. São Paulo: Hucitec; 2007. • 5. Caprara A. Aspectos culturais da interação com o paciente e a comunidade. In: Leite AJM, Caprara A, Coelho Filho JM. Habilidades de comunicação com pacientes e famílias. São Paulo: Sarvier; 2007. • 6. Charon R. Narrative medicine – a model for empathy, reflection, profession, and trust. JAMA 2001; 286:1897. • 7. Evans RG. Patient centred medicine: reason, emotion, and human spirit? Some philosophical reflections on being with patients. Med Humanities 2003;29;8. • 8. Gianini RJ. Superação de dificuldades no ensino da prática médica em atenção primária à saúde. Revista Brasileira de Educação Médica 2004;28:3,272. • 9. Ginzburg C. Mitos, emblemas, sinais: morfologia e história. São Paulo: Companhia das Letras; 1989. • 10. Kurtz SM, Silverman JD, Benson J, Draper J. The enhanced calgary-cambridge guide to the medical interview marrying content and process in clinical method teaching: enhancing the calgary-cambridge guides. Academic Medicine; 2003. • 11. Marvel MK, Epstein RM, Flowers K, Beckman HB. Soliciting the patient's agenda. Have we improved? JAMA 1999;281:283. • 12. Mcwhinney IR. The importance of being different. Br J Gen Pract 1996;46;433. • 13. Novaes HMD. A puericultura em questão. Departamento de Medicina Preventiva da FMUSP. Dissertação de Mestrado, São Paulo; 1979. • 14. Porto MAT. O crime imperfeito: paixão e morte de um paradigma clínico. Niterói, Rio de Janeiro: Bio-Ciência; 1997;9:63. • 15. Stewart MA. Effective physician-patient communication and health outcomes: a review. Can Med Assoc J 1995;152:1423. • 16. Sucupira ACSL. Relações médico-paciente nas instituições de saúde brasileiras. Departamento de Medicina Preventiva da FMUSP. Dissertação de mestrado, São Paulo; 1982. • 17. Sucupira ACSL. A relação médico-paciente em pediatria. In: Marcondes E, Vaz FAC, Ramos JLA, Okay Y. Pediatria Básica, Tomo I Pediatria Geral e Neonatal. 9ª ed., São Paulo: Sarvier; 2002. • 18. Sucupira ACSL. Estrutura da consulta. In: Leite AJM, Caprara A, Coelho Filho JM. Habilidades de comunicação com pacientes e famílias. São Paulo: Sarvier; 2007.p.11. • 19. Van der Molen HT, Lang G. Habilidades da escuta na consulta médica. In: Leite AJM, Caprara A, Coelho Filho JM. Habilidades de comunicação com pacientes e famílias. São Paulo: Sarvier; 2007.

2 RELAÇÃO MÉDICO-PACIENTE

Ana Cecilia Silveira Lins Sucupira

Nas últimas décadas, observa-se uma grande produção de textos na literatura nacional e internacional sobre a relação médico-paciente. Constata-se uma importância crescente desse tema que se manifesta sob diferentes abordagens. Vários autores comentam que grande parte da crise no setor saúde decorre da insatisfação da clientela com o atendimento do seu médico, principalmente nos aspectos da relação médico-paciente. No modelo biomédico, a ênfase é colocada nos aspectos técnicos da doença e pouca atenção é concedida ao paciente, enquanto um sujeito que traz um sofrimento. A biomedicina moderna com suas raízes na visão cartesiana, mecanicista e dualista do corpo e da mente, no seu sucesso técnico e científico tem determinado não só o conhecimento, mas também as habilidades, atitudes e mesmo valores morais necessários para o que seria um bom médico.

A medicina vem sendo frequentemente criticada por valorizar o lado científico de sua prática, desconsiderando os aspectos humanísticos. Acentua-se a dicotomia entre a ciência e o humanismo – aqui compreendido como um conceito filosófico que considera o homem como razão e sentido de todas as ações – de tal forma que a incorporação de tecnologia e o exercício de uma prática médica humanizada passaram a ser vistos como condições antagônicas.

A análise da literatura sobre o ensino médico evidencia, nos últimos anos, uma grande preocupação com a questão da relação médico-paciente na formação do médico. Em geral, nos currículos médicos, pouco espaço é destinado ao ensino da relação médico-paciente, sendo seu aprendizado visto como uma decorrência natural das vivências com o paciente na enfermaria e no ambulatório. Esta posição sobre o ensino da relação médico-paciente expressa a concepção tradicional e idealizada desta relação, ainda dominante em muitos meios acadêmicos e que pode ser apreendida nesta citação de artigo publicado em 1993. "...a relação médico-paciente é fundamental, já que contempla aspectos profissionais, morais e éticos da maior transcendência. Não se trata de uma ciência, é uma arte que se inicia com o exemplo do mestre e se aperfeiçoa ao longo do tempo, através do seu exercício diário e consciente... Trata-se de algo difícil de definir, algo etéreo que se sente, porém que não se pode palpar nem quantificar". A relação médico-paciente é vista como algo abstrato, dependente apenas de características pessoais do médico e do paciente tais como a formação moral, educacional e cultural, independente do contexto social em que ela ocorre.

Cuevas-Urióstegui et al. (1991) ponderavam que uma das razões para a escassez de estudos mais rigorosos e sistemáticos sobre os aspectos desta relação é o fato de ela ainda ser considerada por muitos como parte da chamada "arte da medicina". As tentativas de introdução de disciplinas específicas para discutir a relação médico-paciente frequentemente vinham de áreas externas ao campo médico, tais como a psicologia ou a sociologia e, por isso mesmo, eram colocadas em uma situação marginal na grade curricular. Caprara (2007) reforça essa ideia ao comentar que, na formação em medicina, pouco enfoque é dirigido às competências ligadas ao campo das humanidades e, paralelamente, há uma grande ênfase tecnicista, de modo que os conteúdos humanitários sempre permaneceram à margem, sendo consideradas como temários românticos.

A produção mais recente de textos sobre esse tema, contudo, destaca os efeitos da relação médico-paciente sobre a qualidade da consulta com diferentes abordagens como a medicina centrada no paciente, a medicina baseada na narrativa, o cuidado centrado na família e as análises que discutem a prática clínica para além das queixas orgânicas, como é o caso da clínica ampliada desenvolvida por Campos (2007). Todos esses textos têm em comum uma tentativa de mudança da prática médica, questionando em graus variáveis o modelo biomédico, fundamentado conceitualmente na abordagem empírica e reducionista que caracteriza a investigação científica do século XIX. Um dos aspectos fundamentais é a incorporação de uma visão do ser humano como um ser total e complexo, gerando a necessidade de uma prática integradora dos conhecimentos tanto da área biomédica como das ciências humanas. Ou seja, a compreensão do homem tanto nos aspectos biológicos como na sua dimensão subjetiva.

Caprara (2007) destaca ainda que, nos últimos anos, desenvolveu-se uma grande área de reflexão e pensamento, denominada "humanidades médicas", que pretende explorar como a experiência humana lida com outras práticas de pacientes, médicos, saúde, doença, sofrimento. A abordagem das humanidades prevê a incorporação de elementos das ciências humanas (filosofia, psicologia, antropologia, literatura) e busca recuperar a condição humana do paciente, um sujeito que tem sofrimentos, medos, emoções, expectativas, desejos.

Essa perspectiva que considera os aspectos mais humanos na relação médico-paciente não é nova. Balint

(1964) foi um dos pioneiros a abordar a dimensão psicossocial da doença, com publicações na década de 1950. Em 1976, More, citado por Caprara (2007), afirmava "As humanidades médicas podem não somente melhorar a relação médico-paciente, as capacidades comunicacionais dos médicos, mas também aprofundar a narrativa do paciente e procurar novas formas de promoção do bem-estar, reduzindo o impacto da doença e do sofrimento".

Para Caprara (2007), "Cada encontro com o paciente tem uma dimensão técnica, mas também experiencial e ética. A dimensão experiencial pressupõe o encontro entre dois indivíduos constituindo um momento único de relação na qual um dos sujeitos porta uma experiência de sofrimento. As humanidades abrem caminhos na formação e na prática médica trazendo a necessidade de um novo entendimento da dimensão experiencial e do sofrimento humano. A questão ética justifica toda a discussão sobre a relação médico-paciente, na perspectiva da humanização dessa relação. A ética da profissão refere-se à atitude de respeito perante os colegas e os pacientes e às qualidades morais que o médico precisa ter".

O aspecto da humanização no atendimento aos pacientes é uma das formas como vem sendo trabalhada a relação médico-paciente, principalmente nos serviços públicos de saúde. Segundo Deslandes (2004), "busca-se a humanização da assistência, um conceito que não tem uma definição precisa e que pode ser visto mais como uma diretriz ou uma política voltada para a melhoria da qualidade na assistência à saúde. Está subentendido o desejo de uma nova práxis, o que implica mudanças na organização e na estrutura física das instituições de saúde, na formação biomédica, nas relações de trabalho e na lógica de produção dos serviços de saúde".

Esses novos olhares sobre um tema antigo é uma necessidade criada a partir das análises sobre a prática médica. A preocupação com a qualidade da atenção médica tem sido, entre outros fatores, responsável pelo aumento nas publicações sobre a relação médico-paciente. Nessa linha, observa-se que um dos pontos que mais interferem na avaliação do paciente quanto à qualidade do atendimento é o tipo de relação médico-paciente estabelecido. Jensen, em 1981, comentava que paradoxalmente, apesar de o grande avanço tecnológico permitir à medicina tratar com sucesso um maior número de doenças, a insatisfação dos pacientes, principalmente com o médico, vinha crescendo. Comentários sobre o modo frio, impessoal e duro do médico tratar os pacientes começaram a surgir na imprensa médica e leiga, despertando o interesse na discussão sobre a qualidade da relação do médico com seus pacientes.

Muitas das justificativas para essa crise no relacionamento médico-paciente, produzidas no meio médico, tendem a colocar o problema como uma falha na formação acadêmica do médico. Uma linha de análise sobre as causas da insatisfação da clientela relacionada ao comportamento do médico aponta o papel da escola no que tem sido chamado de processo de desumanização do estudante durante sua formação acadêmica. Nesse processo, Jensen (1981) aponta que, ao longo do curso médico e a partir dos modelos com os quais vão se identificando, os estudantes perdem gradativamente a postura inicial de empatia e idealismo em relação aos pacientes para assumir atitudes mais impessoais. Para Klein e Mumford (1978), durante o curso médico "o jovem doutor gradualmente aprende a referir-se aos seus pacientes pelas suas doenças ou órgãos: a vesícula do quarto 408".

As análises no campo da sociologia procuram entender este modo de relação a partir das transformações ocorridas na prática médica nas últimas décadas, as quais têm criado situações novas para o encontro entre o médico e o paciente, com profundas alterações no modelo tradicionalmente concebido para a relação médico-paciente. Vale ressaltar ainda que estas transformações não se expressam igualmente nas diferentes formas de atendimento, ou seja, na medida em que a medicina se realiza de maneira desigual para os diferentes grupos sociais, podemos identificar diferenças na relação médico-paciente produto dessas desigualdades.

RELAÇÃO MÉDICO-PACIENTE E QUALIDADE DO ATENDIMENTO MÉDICO

O atendimento em saúde tem sido objeto de estudos visando definir instrumentos e métodos que permitam avaliar a qualidade desse atendimento tanto do ponto de vista técnico como da satisfação da clientela. É preciso ressaltar que, frequentemente, o resultado das avaliações feitas por profissionais sobre a qualidade técnica da consulta não é coincidente com as opiniões da clientela. O desconhecimento dos parâmetros técnicos próprios à consulta fazem com que as avaliações do paciente estejam voltadas para os elementos que definem o acesso ao atendimento e para a relação médico-paciente (Sucupira, 1982)[1].

Na literatura americana, as dificuldades de acesso ao atendimento e a conduta do médico constituem os principais focos de insatisfação da clientela. As críticas ao acesso referem-se a horários, disponibilidade de consultas, tempo de espera, forma de pagamento, enquanto a avaliação da conduta do médico diz respeito à atenção recebida e à competência do profissional. Entretanto, a avaliação da competência aparece, em geral, mediada

---

[1] Neste capítulo, muitas vezes, será feita referência à pesquisa realizada pela autora e que constituiu a Dissertação de Mestrado apresentada ao Departamento de Medicina Preventiva da Faculdade de Medicina da USP, em 1982.

pela atenção que é dispensada. Outros motivos de insatisfação referem-se à falta de calor humano, fracasso em considerar as expectativas e queixas do paciente, uso de termos não familiares e falta de explicações adequadas do diagnóstico, da causa da doença e do tratamento.

Em nosso meio, as críticas ao atendimento vão depender das condições socioeconômicas da clientela, as quais definem, também, o tipo de acesso ao sistema de saúde, ou seja, que serviços de saúde o paciente terá efetivamente direito. Em pesquisa sobre a relação médico-paciente nas instituições de saúde, realizada em São Paulo, a autora observou que as críticas da população que frequentava os serviços públicos de saúde se dirigiam ao atendimento institucional, ou seja, às dificuldades burocráticas no acesso à consulta e ao modo como os funcionários desses serviços fazem o atendimento, desde a recepção até a consulta. O médico, em geral, era poupado das críticas em função do seu saber técnico, isto é, da sua capacidade de atuar na saúde e na doença, na vida e na morte. A impossibilidade de avaliar a parte técnica da consulta levava a uma certa mistificação do médico, relevando seu comportamento no que diz respeito à relação interpessoal. Assim, as atitudes de desatenção ou mesmo agressivas dos médicos eram desculpadas por serem eles que viabilizavam o acesso ao medicamento, aos exames, à consulta com o especialista. Nos segmentos da clientela, mais diferenciados socialmente, a crítica já se dirigia à forma de relacionamento e esboçava um julgamento da competência técnica.

A importância da relação médico-paciente na qualidade dos serviços de saúde e na satisfação da clientela tem sido objeto de estudo de vários autores, assim como os efeitos dessa relação sobre a condição de saúde dos pacientes. Nesse aspecto, é célebre a afirmação de Balint: "O efeito terapêutico do médico, o médico como remédio". Não se trata de um efeito placebo. O efeito terapêutico pode ser entendido na própria fala do Balint (1964) ao se referir à escuta e ao uso da compreensão do paciente, de maneira que ela tenha efeito terapêutico. Outros estudos têm mostrado a importância de vários aspectos da relação médico-paciente nos resultados dos tratamentos propostos. As falhas inexplicadas na terapêutica não podem ser justificadas apenas pelas dificuldades de adesão do paciente ao tratamento. Busca-se no relacionamento médico-paciente uma resposta para a evidência frequentemente observada, de que mesmo dispondo-se dos meios para lidar com as enfermidades o sucesso do tratamento nem sempre é alcançado.

Outro fato que contribui para a importância da relação médico-paciente apontado por Moral (2007) é o aumento da consciência dos cidadãos sobre seus direitos e responsabilidades. Maior pressão por um atendimento com mais qualidade e respeito por parte do médico tem levado esses profissionais a modificarem suas atitudes durante a consulta. Flocke et al. (2002), analisando a aplicação do método clínico centrado no paciente, observaram maior adesão às orientações terapêuticas e redução das ações judiciais, o que pode ser entendido como indicador de satisfação do paciente. Uma das consequências observadas quando o sujeito é valorizado e reconhecido no seu sofrimento é a redução da solicitação de exames complementares e encaminhamento para especialistas. Além disso, há evidências também de redução de erros no diagnóstico e maior acerto na escolha do plano terapêutico (Stewart et al., 1995).

PECULIARIDADES DA RELAÇÃO MÉDICO-PACIENTE EM PEDIATRIA

Em Pediatria, a relação médico-paciente tem peculiaridades próprias. Aquele a quem chamamos de paciente[2], muitas vezes não é a criança, mas sim a mãe ou o pai. Na realidade, é com estes últimos que o médico constrói a relação médico-paciente de fato. A mãe (ou o pai) não aparece apenas como alguém que representa a criança. Ela (ele) tem uma especificidade própria nesta relação que permite pensar o médico e a mãe (ou o pai), como atores da relação médico-paciente e a criança o objeto a que ambos se dirigem. A criança, objeto do cuidado, entretanto, passa a ter também participação ativa nessa relação à medida que já consegue falar e exprimir suas queixas. Vale ressaltar que, cada vez mais, é o pai quem traz a criança ao pediatra e é com ele que se estabelece a relação médico-paciente. Novaes (1979) define a complexidade que assume esta relação que envolve três sujeitos: "Na pediatria, por ser a relação de três termos, a complexidade é maior: a criança é, a mãe fala sobre, sem ser, e o médico pensa e decide".

A relação médico-paciente apresenta ainda diferenças quando ela ocorre com o paciente na enfermaria ou no ambulatório. A presença dos pais acompanhantes na internação introduziu um elemento novo no trabalho da equipe responsável pela enfermaria. Os pais são participantes ativos no diagnóstico e tratamento da criança. Vários trabalhos têm mostrado que a presença do acompanhante traz inúmeros benefícios para a criança, principalmente reduzindo o tempo de internação.

No atendimento ambulatorial, novas variáveis devem ser consideradas. Diferentemente da enfermaria, onde a autorização obtida no momento da internação garante a realização do tratamento, no ambulatório o *contrato* entre o médico e o paciente tem de ser renovado em cada consulta. O retorno do paciente e a adesão às orientações e ao tratamento vão depender muito, ainda que não exclusivamente, desse *contrato*. Contrato sim-

---

[2]Quando chamamos de paciente estamos nos referindo à mãe e/ou ao pai e, ainda, em muitas ocasiões estaremos incluindo também a criança.

bólico que sintetiza o conjunto de variáveis necessárias e suficientes para que se concretize aquele atendimento, naquele local e com aqueles atores. Entre essas variáveis, sobressai a relação médico-paciente. Além disso, é por meio da participação ativa da família e da criança nesta relação que o pediatra pode ir agregando novos dados para a compreensão do problema e elaboração de uma proposta de tratamento. Essa relação constitui, portanto, uma parte fundamental do atendimento médico, influenciando também a qualidade técnica da consulta.

COMUNICAÇÃO ENTRE MÉDICO E PACIENTE

A qualidade da relação médico-paciente está fortemente influenciada pela habilidade do médico em comunicar-se com a criança e a família. Esta habilidade é fundamental para a obtenção de uma boa história clínica, assim como para facilitar a interação com a criança que favoreça a aproximação do médico para a realização do exame físico. É necessário, portanto, que a comunicação se estabeleça tanto com os pais como com a criança. É por meio da leitura das necessidades, medos e expectativas da família que o médico pode chegar a compreender a dinâmica dos pais em relação à doença da criança. Muito da ajuda que o médico pode dar ao paciente passa pela capacidade que ele tem de mobilizar expectativas positivas em relação à cura. Para Jensen (1981), a dificuldade do médico em perceber os sentimentos do paciente está na sua própria dificuldade em sentir ou expressar estes sentimentos. Friedman et al. (1980) estudaram a habilidade de 47 médicos residentes em comunicar alegria, medo e surpresa, pelo tom e inflexões da voz. Eles encontraram que a capacidade de o residente transmitir estas emoções ao grupo apresentava uma correlação positiva com a satisfação da clientela.

Inúmeras são as formas de linguagem que permitem estabelecer a comunicação entre o médico e o paciente. Deslandes (2004) ressalta que a linguagem institui o homem como um ser de relações e Ayres (2004) afirma que a "construção da identidade de cada um de nós e a comunicação entre nós são, na verdade, os dois lados de uma mesma moeda".

Wall (1996) chama a atenção para a comunicação não verbal mediada conscientemente ou não por símbolos: o avental branco, o estetoscópio, uma expressão ansiosa, uma expressão de preocupação com o paciente, um aceno de cabeça, entre outros, sendo o médico, que representa o poder de cura, o mais poderoso desses símbolos. Cuevas-Urióstegui et al. (1991) comentam que fatores tais como a atitude, a expressão e os movimentos corporais formam parte da capacidade do médico para estabelecer uma comunicação não verbal com seus pacientes. DeShazo (1993), referindo-se ao poder de comunicação da linguagem corporal do médico, cita algu-

mas atitudes que expressam mensagens negativas, tais como pouca disponibilidade para o paciente, olhar repetidamente para o relógio, levantar-se e encaminhar-se para a porta, dar as explicações ao paciente em pé. Por outro lado, o paciente também utiliza a linguagem corporal para expressar seus medos, incertezas, satisfação ou descontentamento. O comportamento dos pais com a criança informa ao médico como eles estão lidando com os problemas apresentados pela criança.

As diferenças sociais entre o médico e o paciente dificultam, embora não impeçam, o estabelecimento da conversação. Em muitas situações, Caprara (2007) comenta que "a comunicação não acontece, porque o médico e o paciente utilizam uma linguagem desconhecida sobre o mesmo sintoma, cada um no seu universo cultural e sua angústia de compreender e ser compreendido pelo outro. É comum os médicos considerarem as crenças e práticas populares barreiras culturais, e tentam muitas vezes modificar essas práticas. Na verdade, é fundamental compreender essas práticas e adaptar as propostas na área da saúde aos diversos contextos culturais. Trata-se de analisar as práticas culturais não como fatores de risco, mas como expressão de elementos positivos, abordando a comunidade como produtora de valores e de práticas de saúde e não somente como consumidora de serviços".

É somente quando o médico está atento às diferenças sociais, culturais e linguísticas evidenciadas na consulta que estas podem ser superadas e a comunicação estabelecida. A dificuldade principal de comunicação está na distância entre o que o médico e a mãe ou a criança falam. Esta distância nos discursos, que confere às palavras significados diferentes, é determinada pelas diferenças de classe social que embasam diferentes manifestações culturais. Assim, é importante que o médico perceba que a dificuldade de comunicação não se explica apenas por diferenças na linguagem ou nível de instrução. Ela não se reduz à dificuldade de entendimento de certos termos médicos. A diferença não é só léxica (não é só uma diferença nas palavras que são utilizadas), mas é também semântica (diferença no significado das palavras). Em geral, a percepção que o médico tem da distância do seu discurso é apenas formal, acreditando que a mudança na linguagem permitiria o entendimento. É comum os estudantes de medicina aprenderem que devem usar o termo "obrar" em vez de "evacuar", como se a simples substituição dos termos na linguagem eliminasse a diferença dos discursos. A diferença nos equipamentos linguísticos e a distância nos discursos, provenientes de modos de vida distintos, fazem com que o peso e a importância das palavras assumam valores completamente distintos. Um "sempre" dito pelo paciente pode não ter o mesmo significado que para o médico. Muitas vezes, o paciente informa que não melhorou dos sintomas porque "desapareceram, mas voltaram". Melhorar com o sentido de curar. A percepção que os profissionais de saúde tenham destas diferenças é necessária para que possa haver o entendimento, por parte do paciente, das condutas prescritas.

Quando se dirige à clientela de baixo nível socioeconômico, com outros valores culturais e baixo nível de escolaridade, as dificuldades na comunicação são reforçadas pela imagem que o médico tem da clientela. É como se considerasse a ignorância como própria à condição de vida desta clientela, portanto, não passível de ser superada. Muitas vezes, o médico, ao dirigir-se à clientela de renda social mais baixa, desiste de prosseguir nas explicações, por achar que elas não serão entendidas. Esta concepção justifica, para o médico, que não sejam fornecidas ao paciente as explicações necessárias sobre o diagnóstico e o plano terapêutico (Sucupira, 1982).

Maguire e Pitceathly (2002) citam autores que apontam alguns problemas referidos em função das dificuldades de comunicação:

– Somente metade das queixas e preocupações dos pacientes são identificadas pelo médico.
– Os médicos obtêm poucas informações sobre a percepção do paciente sobre seus problemas.
– Menos da metade das queixas psicológicas são reconhecidas.
– Frequentemente os pacientes não aderem ao tratamento e às orientações dadas pelo médico.

Brody (1980), em um estudo com 235 pacientes e 58 residentes de medicina interna, verificou que os médicos identificaram o não-cumprimento da terapêutica em apenas 21% das ocasiões. Neste mesmo estudo, os médicos reconheceram somente em 24% dos casos a presença recente de eventos estressantes na vida de seus pacientes.

A satisfação do paciente depende, em grande parte, do quanto o médico identifica as expectativas e as necessidades. Freidin et al. (1980), em um estudo realizado com médicos no atendimento primário, observaram que em menos da metade das situações (47%) houve concordância entre o médico e o paciente quanto ao problema principal que motivou a consulta. Stewart (1995), nessa mesma linha, cita estudos para afirmar que 50% das queixas psicossociais não são identificadas pelo médico; 54% dos problemas e 45% das preocupações do paciente não são explicitados; pacientes e médicos não concordam em relação ao diagnóstico principal em 50% das consultas e que a maioria dos pacientes está insatisfeita com as informações fornecidas pelo médico. Em muitas ocasiões, as informações fornecidas não levam em consideração o que o paciente deseja saber. Os médicos pouco verificam o que o paciente entendeu das explicações dadas (Silverman et al., 1998). Uma passagem do livro A Morte de Ivan Ilitch, de Tolstoi, exemplifica esse desencontro entre o médico e o paciente:

– "Nós os doentes, talvez façamos muitas perguntas inconvenientes. Todavia, aventuro-me a perguntar se o que eu tenho é grave ou não?
– Eu já disse ao senhor aquilo que considero necessário e oportuno. A análise da urina indicará o restante. – E fez-lhe uma saudação de despedida".

Street, em estudo sobre a avaliação da consulta pediátrica pelos pais, identifica três aspectos da comunicação no comportamento do médico e analisa o grau de influência que cada um destes aspectos exerce sobre a satisfação da clientela: 1. a disponibilidade para informar – a quantidade e qualidade de informações que são fornecidas na consulta; 2. a sensibilidade interpessoal – comportamentos na área afetiva que refletem a atenção e o interesse do médico em relação aos sentimentos e preocupações, tanto da criança como dos pais; e 3. a disponibilidade para a parceria – o grau em que o médico permite ou estimula os pais a participarem na consulta dando opiniões e sugestões. Street encontrou que a satisfação dos pais está influenciada, primeiramente, pelo grau de informação recebido, em segundo lugar, pela sensibilidade interpessoal e, em menor grau, pela possibilidade de coparticipação na consulta. Embora muitos pacientes desejassem ter suas preocupações e opiniões discutidas e suas preferências consideradas na elaboração do plano terapêutico, há uma aceitação da postura de poder do médico em função do reconhecimento do seu saber e competência. Em geral, os pais valorizam muito a quantidade e a qualidade das informações recebidas do médico sobre a saúde dos seus filhos. O autor comenta ainda que há uma tendência dos médicos a subestimarem o desejo dos pais de receberem informações sobre o diagnóstico e o tratamento, como também de participarem ativamente no estabelecimento do plano terapêutico.

Em nosso meio, a imagem da dificuldade de compreensão das informações sobre o diagnóstico, presente tanto no médico como no paciente, reduzia as expectativas deste último a que fosse informado, apenas, a localização do problema, "é na garganta" "é no rim" (Sucupira, 1982).

A capacidade do médico em estabelecer uma boa comunicação e interação com o paciente, transformando este último em um agente ativo do seu tratamento, que participe colaborando com o médico na tarefa de identificar suas necessidades e seus desejos em relação aos resultados deste tratamento, tende a resultar em um interesse maior por parte do paciente em despender esforços para o seguimento do plano terapêutico.

Mellins et al. (1992), em artigo sobre a aderência ao tratamento, reforçam a necessidade da comunicação e interação entre o médico e o paciente, ressaltando a importância de se identificar e esclarecer os medos e preocupações sobre a doença e o uso das medicações e dar condições para que o paciente ou, no caso da criança, os pais aprendam a controlar sua doença. Estes mesmos autores afirmam que 40 a 50% dos pacientes não seguem as prescrições médicas e constatam que a adesão ao tratamento independe das características pessoais do paciente ou da doença, sendo, no entanto, fortemente influenciada por aspectos da relação médico--paciente.

Embora a tendência na literatura seja reforçar a ideia de que a não-adesão à proposta terapêutica se deve a problemas na comunicação e na relação médico-paciente, Donovan e Blake (1992) citam alguns estudos que apresentam uma explicação diferente para a falta de adesão ao tratamento. Procurando identificar as razões na perspectiva do paciente, estes estudos apontam como causas: a decisão de não aceitar as instruções médicas como uma maneira de expressar seu desejo de lidar com sua própria doença; uma reação deliberada do paciente em resposta à forma de tratamento recebida do médico; ou mesmo uma forma de enfrentar o sistema rompendo com suas regras simbólicas. Para esses autores, a não-adesão deve ser vista não como um comportamento desviante, mas como resultado de um processo de decisão feito pelo paciente. Nessa perspectiva, o paciente faz sua própria análise de custo-benefício para cada tratamento que lhe é proposto. Para aumentar a adesão ao tratamento, o médico necessita reconhecer no paciente a capacidade de tomar decisões quanto a seu tratamento, tentar entender suas necessidades, seus receios e resistências e elaborar junto com o paciente o plano terapêutico mais adequado à realidade de cada um. Ao prescrever uma medicação, é preciso avaliar se o paciente poderá comprá--la e se terá condições de cumprir os horários e o tempo recomendado, ou seja, a dimensão objetiva que interfere na decisão do paciente. Enfim, o plano terapêutico não pode ser definido apenas a partir do modelo médico, mas deve levar em conta os valores, as condições de vida e as expectativas em relação ao tratamento por parte do paciente.

Caprara et al. (2007) comentam que "Um equívoco alimentado por muitos educadores de saúde e profissionais de saúde é o de que a aquisição de habilidades de comunicação se trata de um processo inato, uma espécie de dote ou arte trazida do berço por alguns. O entendimento de que uma boa comunicação com os pacientes e famílias pode ser ensinada e praticada, como já demonstrado em um número substancial de evidências científicas, é pouco difundido em nossas instituições". Daí a importância do estudo da comunicação nas escolas médicas, uma vez que a comunicação compreende também uma técnica, portanto um instrumental imprescindível nas consultas A aquisição do saber e da técnica médica constitui uma parte da formação do médico. A habilidade de comunicação, que facilite ao médico obter uma boa história clínica, é um dos atributos também necessários para sua formação. O médico precisa apren-

der não só como explicar ao paciente sobre o diagnóstico e o tratamento, mas também como se fazer entender por eles.

Vale ressaltar que as habilidades de comunicação são fundamentais para a relação médico-paciente, mas não resolvem todos os problemas da comunicação entre o médico e o paciente. Em se tratando de uma relação entre seres sociais, é necessário pensar outros fatores que intervêm nessa relação. Deslandes (2004) sobre esse aspecto comenta: "Se o ser humano é potencialmente capaz de compreender outro ser humano, porque ambos são dotados de linguagem, o jogo das interações sociais, as relações de poder, de saber, de trabalho, de gênero e de *status* podem constituir fortes impeditivos para o diálogo". Enfim, a relação médico-paciente não pode ser pensada apenas em função da comunicação, ou seja, nos elementos internos a essa relação, é preciso pensar os determinantes externos que interferem no modo como médico e paciente se relacionam e que serão abordados mais adiante.

DIÁLOGO

A comunicação entre o médico e o paciente vai expressar--se na forma como se desenvolve o diálogo na consulta. Entre as habilidades que o médico deve adquirir na sua formação está a capacidade de saber ouvir o paciente e manter o diálogo, garantindo a objetividade necessária ao desenvolvimento da consulta. A escuta é um dos aspectos mais importantes no diálogo entre o médico e o paciente. Segundo Balint (1964), "A capacidade de escutar é uma nova habilidade... aprendendo a escutar os pacientes, o médico começa a escutar do mesmo modo a si mesmo...o que requer uma limitada mas considerável mudança na personalidade". Balint (1964): "A escuta, portanto, promove mudanças no modo de ser médico". Salinsky e Sackin, citados por Evans (2003), afirmam: "Escutar é ao mesmo tempo uma habilidade, um estado da mente e um modo de ser um médico".

Van der Molen e Lang (2007) referem-se às habilidades básicas de escuta, diferenciando as habilidades não--seletivas e as seletivas de escuta. Na primeira situação, o médico dá aos pais e também à criança a oportunidade de contar suas queixas e responde apenas estando atento. É importante deixá-los contar livremente sua história. Na segunda modalidade, o médico seleciona certos aspectos da história da criança que considera importantes, fazendo perguntas abertas ou fechadas, utilizando recursos como parafrasear o conteúdo dito pelos pais, sumarizando aspectos da história, entre outros.

O olhar e a escuta atenta transmitem aos pais e à criança o interesse que o médico tem pela sua queixa, sua história e são fundamentais para a obtenção da confiança deles. Essa atenção pode-se expressar pelo contato visual, o médico ouvir a mãe, o pai e a criança olhando para cada um deles. Uma das reclamações mais frequentes dos pacientes é o fato de o médico ficar escrevendo sem sequer levantar os olhos para ele: "ele nem olhou na minha cara". A expressão facial, a postura corporal, os gestos encorajadores tanto com as mãos como com a cabeça são formas de demonstrar interesse na escuta do paciente. O acompanhamento verbal com palavras de incentivo é um recurso importante para demonstrar uma escuta atenta. É fundamental encorajar os pais para que coloquem todas as suas demandas, com respeito e interesse pelo que eles trazem para a consulta.

É preciso ouvir também a criança, introduzi-la nesse diálogo. A criança tem uma agenda própria, isto é, demandas específicas, portanto, é preciso escutar suas preocupações, seus medos e expectativas. Como ela percebe e interpreta o que está sendo dito por seus pais em relação aos problemas dos quais ela é a portadora. Além disso, essa relação direta com a criança vai ajudar o médico na realização do exame físico e na sua adesão ao tratamento.

As diferenças no padrão de realização da anamnese, nas consultas que acontecem nos diferentes tipos de instituições, expressam o modo como o paciente participa deste, *colóquio singular* referido por Boltanski (1974). Este autor relata a observação de 30 consultas, com duração de 5 a 20 minutos cada uma, realizada em serviço frequentado por esposas de peões e operários em um arrabalde parisiense, onde se constatou que as três quartas partes do que se fala na consulta é o médico quem fala. Na pesquisa da autora, na observação de uma clientela de operários, o maior contingente de palavras é pronunciado pelo paciente. O médico limita-se a fazer perguntas curtas e secas, às quais o paciente responde, muitas vezes, de maneira bastante prolixa. Para Boltanski, o colóquio singular entre o médico e o paciente reduz-se a um monólogo do primeiro. Em nosso meio, quando a clientela se situa nos grupos sociais de renda mais baixa, não se observa o diálogo de fato entre o médico e a mãe, entretanto, o monólogo ocorre mais por conta do paciente. O discurso do médico é reduzido ao mínimo necessário. É a clientela que preenche o silêncio da consulta. A mãe fala sozinha, o médico parece não ouvi-la. Ao responder às perguntas, ela costuma estender-se em comentários sobre a criança, independente da atenção do médico. Este a interrompe, indicando os limites da sua participação.

O médico submete a paciente impondo o silêncio. No momento em que interrompe os comentários da mãe, evidencia seu poder. O direito da fala pertence ao médico, que determina o momento que a clientela deve falar e impõe os limites ao que deve dizer. O médico detém a direção do diálogo fazendo perguntas e por fim dando ordens. Entre as perguntas e as ordens, o silêncio mantém o tônus da dominação. Quando se estabelece de fato o diálogo, naquelas consultas dirigidas a uma clientela mais diferenciada, desaparece o silêncio. Neste último caso, a proximidade social do médico com o paciente, que aí ocorre, favorece a conversação, embora ainda não exista o diálogo autêntico. A mãe fala da criança, conta suas proezas domésticas, faz comentários sobre outros filhos. A fala da criança também é ouvida.

A distância entre o que o médico e a mãe falam e entendem está referida, em última instância, às diferenças de classe social que embasam as diferentes manifestações culturais. Os valores e os conceitos ordenados conforme os esquemas lógicos distintos, constituindo visões de mundo diferentes, terminam por caracterizar aparentemente dois discursos que se desenvolvem paralelamente na consulta e que parecem caracterizar o diálogo possível.

PERSONALIZAÇÃO DA RELAÇÃO MÉDICO-PACIENTE

A dimensão afetiva da relação médico-paciente tem sua expressão no acolhimento da família e da criança, em geral, fragilizados diante da doença ou de um sofrimento e que depositam muitas esperanças no médico que os atende. O ato de acolher implica uma relação de respeito e solidariedade com o paciente, entendendo seus medos diante da doença, suas expectativas, suas desconfianças. O primeiro olhar, o sorriso, o aperto de mãos e a apresentação do médico e do paciente e seus acompanhantes são elementos que marcam a relação a se estabelecer entre o médico e o paciente, e instituem o primeiro passo para personalizar essa relação. As palavras iniciais, a postura do médico, suas atitudes, o tom de voz, as expressões faciais, que constituem as formas de comunicação verbal e não verbal, são decisivos para que o paciente se sinta acolhido.

O acolhimento é um aspecto importante na construção do vínculo entre o médico e o paciente, o qual vem sendo bastante discutido nas propostas de reorganização do atendimento nos serviços de saúde. A maneira pela qual a instituição acolhe o paciente e suas demandas reflete-se na forma como o médico fará esse acolhimento, quando no relacionamento direto com o paciente. O acolhimento se expressa de diferentes formas: respeito, consideração, interesse pela condição do paciente ou seu inverso, descaso, impessoalidade, desrespeito, enfim a negação do paciente enquanto pessoa portadora de necessidades e expectativas. As condições de atendimento, as acomodações para a espera da consulta, a disponibilidade de informações sobre o funcionamento da instituição são alguns aspectos que expressam uma atitude de consideração e respeito no acolhimento do paciente.

É importante que o médico receba a família e a criança em pé, como se acolhe qualquer visita. Apresente-se, dizendo seu nome e sua intenção de cuidar da criança. Deve, então, perguntar o nome dos pais e da criança. Dirigir-se às mães, como é frequente entre os pediatras, chamando-a de "mãe" ou "mãezinha" reforça o caráter impessoal da relação, na medida em que reduz a individualidade das mães à categoria formal de mãe. Ainda, é comum também o médico perguntar o nome da mãe no início da consulta e depois só chamá-la de "senhora". Para o paciente, é muito importante ser chamado pelo nome, assim como saber o nome do médico que o atende.

VÍNCULO NA RELAÇÃO MÉDICO-PACIENTE

O estabelecimento de uma relação médico-paciente personalizada pressupõe a existência de condições estruturais e funcionais que facilitem a formação de um vínculo efetivo entre o paciente e o médico, de modo a fortalecer o compromisso individual do médico com seu paciente. Isto implica pensar um sistema de agendamento de retornos que possibilite a fixação da clientela ao médico, um sistema de anotação com registro de dados que permita a identificação individualizada de cada cliente e a valorização do discurso do paciente, respeitando suas demandas e expectativas. Pressupõe, portanto, uma intenção por parte da instituição nesse sentido e uma disponibilidade efetiva do médico para assumir sua clientela. Na prática, as dificuldades colocadas, tanto pela instituição como pelo médico, para o agendamento prévio dos retornos, ou para o atendimento quando solicitado, exprimem a intenção de impedir a formação de uma clientela fixa.

A vinculação do paciente ao serviço de saúde é mediada pela matrícula, vínculo burocrático que se constitui no símbolo de um conjunto de normas determinantes do significado de ser cliente. A matrícula institui o paciente. Para o cliente, a matrícula representa sua inserção em uma relação possuidor/possuído com a instituição. Esse vínculo que a matrícula proporciona é uma necessidade da clientela, o qual lhe permite ter um ponto de referência, um lugar de identificação, em que imagina dispor de privilégios por possuir e ser parte da Instituição. Esta, por sua vez, nega essa vinculação, mas dá condições para que ela seja idealizada pela clientela. O paciente necessita personalizar a instituição, para assim assegurar sua própria personalização, sua identidade. No seu processo de institucionalização, vão sendo criados vínculos com as regras, com os horários e, até mesmo, com a sala. O paciente diz: eu sou da sala 1, sou da manhã, sou do horário das 3 da tarde.

A ausência de um vínculo efetivo entre o paciente e o médico torna essa relação impessoal. O caráter impessoal da relação pode ser bem exemplificado no modo como o médico dirige-se a seus pacientes. Muitas vezes ele desconhece o nome daquele com quem mantém a relação médico-paciente. Tudo isto não impede que a mãe estabeleça com o médico um vínculo personalizado, o qual, em geral, só existe na maneira como ela percebe aquela relação. É interessante ressaltar o modo como a

mãe recompõe determinadas características da relação médico-paciente que permite, no plano das representações, sua construção de acordo com os moldes tradicionais da medicina liberal. A elaboração desse vínculo transcende a necessidade de fixar a criança a um determinado médico, que a acompanhe e conheça sua história clínica. A mãe refere-se ao médico com a intimidade de quem convive há anos essa relação médico-paciente. É como se fosse realmente o médico de família. No entanto, tudo não passa de um vínculo unilateral (Sucupira, 1982).

Nos serviços privados, cuja clientela depende de uma opção do consumidor, no caso a empresa que contrata os serviços ou o seguro de saúde que os credencia, ou quando existe a compra direta individualizada do trabalho médico, o vínculo tende a se estabelecer e a se manter de forma diferente. Um dos fatores que contribui para isso é o fato de que a avaliação que os pacientes fazem do médico é devidamente considerada para a manutenção do contrato. Essa avaliação pauta-se em critérios nos quais a imagem da competência profissional é redefinida pelas expectativas e necessidades individuais da clientela, tendo como referencial o grupo social.

DIFERENTES ABORDAGENS DA RELAÇÃO MÉDICO-PACIENTE

No capítulo Prática Pediátrica no Consultório, deste livro, foram descritos novos modelos para a consulta médica, tais como o Método Clínico Centrado no Paciente, a Medicina Baseada na Narrativa e o Cuidado Centrado na Família, e neste capítulo será visto como esses modelos determinam novas formas de relação médico-paciente.

MODELO CLÍNICO CENTRADO NO PACIENTE

A relação médico-paciente vai ter repercussões diferentes conforme a consulta esteja centrada na perspectiva do médico ou tenha como principal objetivo as necessidades e interesses do paciente, enquanto um sujeito que, além de uma queixa de doença, traz também para a consulta seus medos, ansiedades, emoções. No paradigma centrado no médico, o objetivo central do processo diagnóstico é localizar a doença no corpo e estabelecer um tratamento (o médico pensa somente no diagnóstico, conforme a racionalidade do modelo adotado). O indivíduo não é mais do que o dono desse corpo que apresenta uma doença (já o paciente está preocupado com a natureza e a gravidade do que possui). Identificam-se, portanto, duas agendas específicas e distintas. Não há espaço para a subjetividade do paciente e do médico, o que importa é a qualificação técnica do profissional.

Na abordagem centrada no paciente, é preciso identificar as ideias da família sobre o problema de saúde da criança; os medos e receios em relação à doença; o impacto da doença na sua funcionalidade (em pediatria, na sua escolaridade, nas relações com a família; no brincar com os amigos); e as expectativas sobre o que pode ser feito para resolver o problema. O entendimento que a família tem da doença indica ao médico que tipo de explicações deverá ser dado e a forma como essas informações devem ser repassadas.

A relação médico-paciente é o eixo principal dessa abordagem, pois é na relação que se pode perceber o paciente como objeto principal do cuidado. Brito de Sá (2002) resume os pontos mais importantes da relação nessa abordagem, destacando que o médico atua de modo empático atento às diferentes necessidades de cada paciente; sabe do valor terapêutico da relação e atua buscando o reequilíbrio das relações familiares; age como guia indicando alternativas e permitindo escolhas; tem consciência de que a relação médico-paciente o afeta também e deve ter compreensão dos processos de transferência e contratransferência. O envolvimento necessário do médico com o paciente, na clínica centrada no paciente, pode ser mais bem compreendido nas palavras de McWhinney (1996): "No método centrado no paciente não é suficiente o entendimento do paciente pelo médico. O entendimento deve ser mútuo".

Do ponto de vista da pediatria, essa abordagem deve identificar as ideias da família sobre o problema da criança; os sentimentos e os medos da criança e da família sobre a doença; o impacto da doença na vida da criança e da família e as expectativas sobre o que pode ser feito para resolver o problema da criança. Nessa perspectiva, é importante estabelecer uma relação médico-paciente na qual o médico permita que os pais e a criança coloquem todos seus medos e angústias, procurando identificar o significado que a doença tem para eles e as hipóteses diagnósticas que eles trazem. A eficácia da terapêutica depende em grande parte da qualidade da relação médico-paciente estabelecida, na medida em que é por meio dessa relação que o paciente pode ser compreendido nas suas expectativas e desejos.

A relação médico-paciente na abordagem centrada no paciente pode ser entendida de outra forma a partir da concepção da clínica ampliada proposta por Campos (2007). Nessa perspectiva, a clínica está centrada nas pessoas reais em sua existência concreta, considerando também a doença como parte dessas existências. Pessoas reais, concretas, que vivenciam uma doença. A concepção organicista, no modelo biomédico, muitas vezes, leva o médico a conversar com a doença, esquecendo o sujeito que dá concretude a essa doença. O Joãozinho desaparece para dar lugar ao nefrótico. Campos comenta que não se deve isolar a doença para se enxergar o paciente na sua subjetividade. A doença é parte constitutiva do sujeito, não é possível compreendê-la sem o sujeito, como também não há doença sem sujeito. Na prática, a doença tem sido o verdadeiro objeto de trabalho da clínica. Sugere-se a ampliação do objeto de saber

e de intervenção da clínica, incluindo o sujeito e seu contexto como objeto de estudo e de prática da clínica. Entender a doença que a criança apresenta, pensando as relações que se estabelecem na família e as necessidades decorrentes da vivência da criança e da família com a doença.

MEDICINA BASEADA NA NARRATIVA

Charon (2001) comenta que, na década de 1960, a norma a ser seguida era o comportamento distanciado do médico em relação ao paciente. Atualmente, à luz de novos conhecimentos sobre a relação médico-paciente, os médicos estão tendo que aprender a praticar uma medicina fundamentada em conceitos de engajamento, o que requer disciplina e constante reflexão sobre a própria prática. A formação desse profissional requer leitura na área das humanidades e principalmente de literatura. A proposta também se fundamenta em conhecer a perspectiva do paciente. Esses são os pressupostos que embasam a "Medicina Baseada na Narrativa ou Medicina Narrativa", a qual visa estabelecer uma relação que valoriza a história do paciente e mantém uma atitude de empatia com o paciente e sua história. Uma postura de continência para o sofrimento do paciente e de reflexão sobre a própria prática, uma prática que se fundamenta no já estabelecido, no modo como o médico sempre atua, na repetição de um hábito. A reflexão deve permitir ao médico reinventar-se, criar diante de cada caso, identificar o diferente e específico em cada paciente e propor novas formas de atuação.

Os aspectos fundamentais da competência narrativa podem ser resumidos em: saber ouvir uma história, saber contar uma história, saber entender uma história, saber visualizar o contexto de uma história, saber identificar os sentimentos, os medos, os desejos, as expectativas, as dúvidas que brotam em uma história. Essa é uma proposta que rompe com o modelo biomédico, organicista e passa a valorizar as histórias dos protagonistas. Entretanto, essa é uma proposta mais difícil, porque exige uma nova formação do médico. Nova em todos os sentidos, para despertar no médico o gosto pela leitura e pela escrita e, principalmente, aprender a entender o sentido da narrativa. Os autores que trabalham esse modelo propõem a complementação da formação do médico em habilidades para a narrativa com seminários de literatura e grupos de leitura. É preciso que os pediatras acostumem-se a ler histórias bem escritas de doenças e aprofundem sua capacidade como leitores e intérpretes.

CUIDADO CENTRADO NA FAMÍLIA

Neste texto, o paciente tem sido referido quase sempre como a mãe ou o pai além da criança, entretanto, é preciso, ainda, reafirmar o papel da família na relação médico-paciente em pediatria, pois é a família a instância primária de apoio e suporte para a criança. Reforça-

-se, assim, a importância de considerar a perspectiva da criança e da família para as decisões clínicas. A Academia Americana de Pediatria, em 2003, aponta como principais aspectos dessa abordagem: o reconhecimento de que o apoio emocional e social por parte da família são componentes do cuidado em saúde, o conhecimento da família como uma condição necessária para esse cuidado e ressaltam a importância da participação da família em todos os processos do cuidado. Os profissionais devem reconhecer o papel vital exercido pela família para assegurar a saúde e o bem-estar da criança e, consequentemente, de todos os membros da família. A presença da mãe acompanhante nas internações na emergência e nas unidades neonatais são fruto dessa perspectiva. O esquema de visitas 24 horas e a possibilidade da presença dos pais durante os procedimentos definem bem a valorização da participação da família no cuidado da saúde da criança.

Na prática ambulatorial, ainda se pode observar a proibição da presença de ambos os pais na consulta médica. Cartazes nas portas dos consultórios avisam: "Apenas um acompanhante por paciente", impedindo a participação da família na consulta. Já foi afirmado, anteriormente, que a relação médico-paciente em pediatria se dá em três termos, sendo composta pelo médico, a criança e a família. Assim, a relação centrada no paciente transforma-se, obrigatoriamente, na relação centrada na família, considerando-se tudo que foi exposto até agora em termos da escuta da família e da participação desta em todo o processo do cuidado.

ABORDAGENS SOCIOLÓGICAS DA RELAÇÃO MÉDICO-PACIENTE

Todas essas abordagens da relação médico-paciente constituem avanços na perspectiva da humanização da medicina, enquanto propostas, mas tornam-se insuficientes na medida em que não se menciona o contexto no qual essas relações ocorrem e quem são os participantes dessa relação. O que não se observa na maioria dos textos sobre a relação médico-paciente, principalmente nos que abordam a comunicação, é a natureza sociológica dessa relação.

Até agora, nas abordagens da relação médico-paciente, as categorias médico e paciente são tratadas como papéis sociais, categorias formais, despojadas do seu conteúdo concreto enquanto seres sociais em relação. A naturalização da medicina, vista apenas na sua perspectiva técnica, faz com que não haja o reconhecimento da prática médica como uma prática social, que se dirige de forma diferente para os diferentes grupos sociais. Dessa forma, a crise na relação médico-paciente passa a ser vista como dependente do comportamento das pessoas envolvidas, principalmente dos atributos pessoais do médico. Na medida em que essa relação não se realiza "por fora e

acima do social", ela vai estar determinada pelas condições sociais específicas nas quais ela se efetiva. A relação médico-paciente pode ser vista como uma forma de relação social que apresenta peculiaridades próprias. É possível definir a relação médico-paciente como uma relação singular, que envolve um núcleo de saber específico, o saber médico, e que acontece entre sujeitos sociais concretos, determinada por uma relação institucional específica. Não se pode, portanto, pensar uma relação médico-paciente, mas diferentes modalidades dessa relação, e essa diversidade não se explica apenas pelas características dos indivíduos que dela participam. Trata-se de uma relação determinada pelas formas de organização do trabalho médico, pela categoria social a que pertence a clientela e pelo tipo de mediação institucional que permeia o encontro entre o médico e o paciente. A relação médico-paciente expressa o modo como a medicina se dirige de forma diferente para as diferentes categorias sociais.

Nessa perspectiva, pode-se afirmar que a relação médico-paciente está determinada pelas representações que o médico tem do paciente, que o paciente tem do médico e que ambos têm da instituição. Essas representações especificam uma forma concreta de ser médico e uma forma concreta de ser paciente. Será preciso aqui analisar os modos de organização dos serviços de saúde para se entender as formas de realização da relação médico-paciente.

ORGANIZAÇÃO DOS SERVIÇOS DE SAÚDE E RELAÇÃO MÉDICO-PACIENTE

É fundamental situar e contextualizar a relação médico-paciente, ampliando-se seus determinantes para além dos atributos individuais de cada um. Isso significa dizer que é preciso caracterizar os atores e o espaço em que se dá essa relação, uma vez que as várias instituições determinam diferentes tipos de clientela e formas de realização da prática médica, definindo condições específicas para o encontro entre o médico e o paciente.

Sob a óptica da especialização e da incorporação acelerada de tecnologia, observou-se a reorganização do trabalho médico a partir de uma nova divisão social do trabalho. De acordo com Donnangelo (1975), a decomposição do ato médico nas diversas especialidades introduziu o caráter da complementariedade e da dependência entre as diferentes formas do trabalho especializado. A prática médica passa a requisitar a atuação de vários médicos. O que antes se resolvia em uma única consulta com o antigo médico de família, hoje requer o concurso de um ou mais especialistas. O generalista, ou o pediatra, deveria ser o elemento que manteria uma relação mais direta com o paciente, sendo seu ponto de referência. Dificilmente isso ocorre, o pediatra geral é visto como um momento na direção do médico especialista.

Um outro aspecto que tem interferido na relação entre o médico e o paciente é a crescente introdução de tecnologia na prática médica. São inegáveis os avanços e as possibilidades de cura que as novas invenções tecnológicas trouxeram para o campo da medicina. O que se questiona é a forma como vem ocorrendo a incorporação desta tecnologia na prática médica. Em vez do papel complementar à clínica, observa-se que a utilização de tecnologia na prática médica tem sido vista como substitutiva dos processos clínicos de investigação diagnóstica. Dessa forma, a história clínica perde importância e não se valoriza a fala do paciente. A relação interpessoal que ocorre na consulta fica comprometida, o que, com frequência, pode interferir negativamente nos processos diagnósticos e terapêuticos. Por sua vez, a assimilação de um padrão de medicina de alto tecnicismo induz a clientela a exigir, do médico, a inclusão, na consulta, de recursos sofisticados, que passam a ser considerados indispensáveis à saúde. Assim, tanto para o médico como para a clientela, a crença na tecnologia confere aos exames subsidiários um valor diagnóstico que reduz o papel da anamnese e do exame clínico.

Muitos momentos que colocam frente a frente o médico e o paciente têm como objetivo a realização de procedimentos diagnósticos ou terapêuticos, nos quais o equipamento é a principal referência. O médico torna-se um operador da máquina ou, mesmo, um instrumento da máquina. A relação com o paciente acontece em função do equipamento: o paciente é visto como um objeto que viabiliza o funcionamento da máquina. Não se trata de um fenômeno observado exclusivamente na medicina. É a expressão do modo de vida moderno, em que o computador, o carro e outras máquinas fazem parte da vida das pessoas, substituindo antigos modos de viver e relacionar-se.

Entender o modo pelo qual tanto a especialização como a incorporação de tecnologia acontecem nos diferentes momentos de realização da prática médica, à luz das transformações ocorridas na forma de organização e produção dos serviços médicos, é um passo indispensável para a compreensão de como se dá a relação médico-paciente.

A institucionalização da prática médica – entendida aqui como o processo pelo qual a prática médica passou a ter uma organização institucional funcionando de forma grupal em clínicas, centros médicos, empresas, instituições públicas ou, ainda, a partir da visão da medicina, enquanto uma instituição passível de regulamentações, leis e fiscalização – introduziu novas relações de trabalho para o médico. Uma das consequências observadas nesse processo foi o rompimento dos padrões de organização da consulta, que se traduziu na perda de alguns pressupostos tidos como essenciais à garantia da qualidade da relação médico-paciente. Os dois aspectos considerados mais significativos, decorrentes da substituição do trabalho médico liberal pela prática médica assalariada institucional, são a perda da autonomia profissional e da possibilidade de livre escolha do médico pelo paciente. A imposição de uma clientela ao médico e a mediação burocratizada da instituição são vistas como limitantes à liberdade de relacionamento do médico e do paciente. A perda da autonomia profissional aparece sempre como algo negativo. Embora as limitações ao exercício da prática médica, imposta por algumas empresas, em função da necessidade do lucro, possam ser prejudiciais à qualidade do atendimento, a perda da autonomia profissional, em função da regulamentação e da fiscalização dessa prática pelo Estado ou entidades como Conselho Regional de Medicina, pode ser um fator desejável para a garantia dessa qualidade.

O modo como o médico assimila as novas condições de trabalho determina representações específicas da relação médico-paciente. Embora a atividade profissional predominante seja sob a forma de assalariamento, persiste a imagem do consultório particular como o único lugar onde a prática médica tem as condições ideais para sua realização. Essa valorização do trabalho médico liberal expressa nas palavras de Donnangelo (1975): "uma ideologia bastante difundida, segundo a qual a dignidade profissional, a motivação para o trabalho, a preservação dos princípios éticos e a própria qualidade da atividade médica podem ser significativamente elevadas, a partir do momento em que se assegure ao médico a possibilidade de ser livremente escolhido pelo paciente e de determinar seus próprios padrões de relacionamento com ele". Ainda que exista uma crítica objetiva às condições de exercício da medicina, muitas vezes, na justificativa para a qualidade do atendimento prestado, a referência à falta de condições de trabalho assume um caráter generalizado, enquanto expressão dessa ideologia. Assim aparece como impossível uma medicina de boa qualidade fora dos moldes tradicionais da prática liberal. As consequências imediatas das concepções que os médicos fazem do seu trabalho institucional se refletem no tipo de envolvimento com o paciente. Em nosso meio, os serviços públicos, que constituem a forma de acesso de grande parte da população ao sistema de saúde, têm finalidades específicas que, ao determinarem o tipo de assistência médica a ser realizada, definem as condições do trabalho médico, o padrão de consulta, a forma de acompanhamento do paciente e, em última instância, o modo de relacionamento entre o médico e o paciente.

O PODER NA RELAÇÃO MÉDICO-PACIENTE

O médico, ao possuir um saber específico, detém um poder que se expressa em uma relação de autoridade e em práticas autoritárias. A relação de autoridade apoia-se no reconhecimento e na legitimidade do saber médico. A autoridade do médico é real e desejada pelo paciente que vê nela a legitimação de uma responsabilidade social, segundo a qual esse profissional tem de resolver os problemas de saúde. Entretanto, essa relação reproduz também as relações sociais que se dão entre sujeitos de categorias sociais diferentes, nas quais não há o reconhecimento da condição de cidadãos que têm direitos iguais, o que permite o exercício do autoritarismo nas diferentes formas de relação do cotidiano dos sujeitos sociais. Assim, essas práticas autoritárias tornam--se mais evidentes quando o médico se dirige aos grupos de posição inferior na escala social. Autoritarismo que é legitimado por ser exercido por quem porta um saber que confere poderes para lidar com a vida, a doença e a morte.

O desejo de uma prática mais humanizada passa, necessariamente, pela identificação dos aspectos autoritários incorporados à prática habitual do pediatra. Práticas autoritárias que se expressam sob uma forma velada ou explícita de violência, a qual pode ser identificada em atitudes que vão desde desconsideração com o cliente (não respeitar a privacidade da consulta, o tempo de espera, não escutar o paciente, negar informações), até comportamentos nitidamente agressivos (o modo como o médico explicita a ignorância e ingenuidade da mãe, a maneira como ele repreende, critica e reprime as mães, as formas agressivas de lidar com a criança durante o exame físico). Observam-se comportamentos que vão de uma postura contida, educada, distante e impessoal, até aquele médico explosivo, emocional, grosseiro. Traços diferentes de personalidade que dão forma à relação de dominação autoritária.

As várias formas pelas quais os comportamentos do médico vão expressar-se em práticas autoritárias são legitimadas pela instituição. Nos serviços públicos de saúde, nos quais não se valoriza a avaliação da clientela, é onde se observam as formas mais autoritárias do comportamento médico. Geralmente é quando o médico se dirige aos grupos de nível sociocultural mais elevado que se observa, por parte dele, uma atitude educada e respeitosa com o cliente.

A dinâmica nas consultas depende da relação que se desenrola entre o poder do médico e os direitos da clientela. A instituição onde ocorre essa relação define para o médico e para o cliente direitos e obrigações específicos. Configura-se, assim, um padrão de comportamento do médico em relação ao paciente que vai mudando gradativamente, à medida que ele vai reconhecendo direitos na clientela. O significado das atitudes do médico na consulta pode ser apreendido tanto pelo lado do poder do médico, como pela imagem de ausência de direitos da clientela. Essa "ausência" de direitos na clientela, dando espaço à dominação autoritária do médico, pode ser percebida na dinâmica dada à consulta, no diálogo, na movimentação do médico e do paciente, no modo como são tratados os problemas trazidos pela clientela,

enfim, em todos os momentos que compõem a relação médico-paciente. A "ausência" de direitos pode ser exemplificada quando se impede o pai de participar da consulta junto à mãe. Não há espaço para o pai na consulta realizada na maior parte dos serviços de saúde. Contudo, mesmo quando é permitido ao pai entrar no consultório, sua presença é ignorada. O diálogo que o médico estabelece com a mãe exclui o pai. Por sua vez, a mãe sabe que não deve incluir o pai na conversação e este permanece calado, reconhecendo o lugar que lhe é destinado.

Nas instituições públicas de saúde que absorvem a clientela de renda mais baixa, o modo como médico e paciente reconhecem os direitos que cabem a este último define o espaço a ser ocupado pela mãe no interior do consultório. Parece haver, inclusive, uma espécie de marcação cênica que indica os lugares que ela pode ocupar, os movimentos que deve fazer. Os mecanismos pelos quais os serviços de saúde vão contendo a movimentação da clientela no seu interior têm efeitos, também, na consulta, contendo seus gestos, sua expressão.

Em algumas instituições, sentar e conversar não se incluem no espaço permitido à clientela ocupar (em muitos consultórios não há cadeira para o paciente). A redução do espaço que o cliente deve ocupar na consulta reflete-se na relação que as mães têm com as crianças no consultório. Frequentemente, estão contendo os filhos para que não mexam nos objetos. Durante a consulta, a curiosidade infantil aguçada diante do ambiente desconhecido é reprimida pela mãe, que tenta manter a criança junto de si. Em algumas situações, é o próprio ambiente institucional que, intimidando a criança, exerce tal controle. Assustada, ela permanece junto à mãe. A submissão da mãe diante da instituição estende-se à criança.

Os direitos da clientela tornam-se mais evidentes no consultório particular, onde o pagamento direto pelos serviços médicos explicita, também, a aquisição de direitos sobre o médico. Este é obrigado a ouvir o paciente, conversar e atender um nível mais acentuado de exigências por parte da clientela. Essa mudança na relação de direitos pode ser percebida de alguma forma, também, nos serviços que atendem uma clientela mais diferenciada socialmente. Modifica-se o espaço e a movimentação da clientela. Algumas vezes, é a família quem demarca os movimentos do médico. As mães entram, vão sentando-se e conversando. A criança invade o consultório, sobe na mesa de exame, explora o ambiente, enfim, exige atenção. O médico é obrigado a perceber a criança como indivíduo e não apenas como um objeto do seu trabalho. Ele procura agradar a criança, ganhar sua confiança para que o exame físico possa ser realizado tranquilamente. Quando a criança excede certos limites, é o médico quem gentilmente a reprime, retirando--lhe o estetoscópio ou outro objeto ameaçado.

Recentemente, observa-se, em algumas situações, a diminuição do poder do médico na medida em que o paciente reivindica para si o direito de participar da decisão clínica, isto é, quanto à forma de tratamento a que será submetido. Várias publicações sobre o processo de decisão médica baseada em evidências discutem os aspectos dessa nova forma de relação entre o médico e o paciente, enfocando principalmente a distribuição de poder e controle nessa relação. Além disso, o *consentimento informado* necessário para a realização dos procedimentos médicos e cirúrgicos garante ao cliente o poder de decidir se aceita ou não a proposta terapêutica. A escolha de um plano de tratamento por parte do médico não pode mais ser restrita ao modelo biomédico, é preciso considerar o contexto mais amplo do paciente, incluindo seus valores, desejos e expectativas. Para isto, cada vez mais é exigido ao médico fornecer as explicações necessárias ao paciente para que este possa, também, tomar decisões. Nesse sentido, o médico precisa capacitar-se para um melhor desempenho nas suas explicações, de modo a ser devidamente entendido pelo paciente. A abordagem centrada no paciente impõe essas mudanças, uma vez que o paciente deve ser ouvido e considerado na decisão conjunta sobre o plano terapêutico.

A necessidade de repensar a formação do pediatra, visando à humanização do atendimento (e, portanto, de repensar a relação médico-paciente) de acordo com Leite, "passa por uma (re)definição de atributos intelectuais, técnicos e psicoafetivos necessários ao pediatra. É imprescindível um novo instrumental para que ele possa compreender sua própria prática, enquanto prática social e histórica, e entender os meandros e a totalidade do universo de seu objeto de trabalho, a família (pais-criança, mãe-criança). Só assim, buscando e consolidando um novo referencial teórico, poderá assumir o desafio da prática, ou seja, suplantar os condicionamentos negativos impostos para a atuação prática pela atual organização dos serviços de saúde no País" (Leite, 1985).

Embora seja indiscutível a importância que a formação acadêmica exerce no desempenho futuro do médico, é necessário entender que os determinantes desta formação são também os que condicionam o exercício da medicina. Assim, é fundamental situar e contextualizar a relação médico-paciente, ampliando-se seus determinantes para além dos atributos individuais de cada um. Isto significa que é preciso manter constante a discussão sobre como se realiza a prática médica, nas suas diferentes manifestações, procurando recuperar os sujeitos que dela participam, enquanto protagonistas de uma relação que tem como objetivo o alívio de um sofrimento ou de uma forma mais ampla, o alcance da saúde tal como é idealizada pelos indivíduos.

Nessa perspectiva, McWhinney (1996) resume esse pensamento ao afirmar que "A medicina, por todo o sempre, porta problemas morais, dos quais dois são muito sérios presentemente: insensibilidade ao sofrimento e abuso do poder. O distanciamento produzido por nossas abstrações nos tornam particularmente expostos ao primeiro – insensibilidade. E nosso crescente conhecimento a respeito de prognóstico e terapêutica ao segundo – abuso do poder. Reformar nosso método clínico contém no mais alto nível um objetivo moral: a restauração do equilíbrio entre o trabalho intelectual e o sentimento, e uma renúncia ou, pelo menos, uma disposição para compartilhar o enorme poder que a moderna tecnologia coloca em nossas mãos".

Essas considerações permitem concluir que é necessário uma mudança na estrutura de poder da relação médico-paciente, possibilitando à família partilhar as decisões sobre as questões referentes à saúde de sua criança. É preciso dar realmente voz aos pais, às mães e à criança para que possam expressar seu sofrimento e esperanças que trazem para o momento da consulta. A humanização da relação médico-paciente passa necessariamente por uma atitude de respeito e solidariedade do médico para com os pais e a criança, o que se traduz no *compromisso* que ele assume com eles em relação à saúde daquela criança.

Nota final: para ser um bom pediatra, não basta gostar de crianças, mas aprender a gostar dos pais, que também são seus pacientes e sofrem com e pela criança.

BIBLIOGRAFIA

1. American Academy of Pediatrics Committee on Hospital Care – Institute for Family-Centered Care, Poliicy Statement – Family-Centered care and the Pediatrician's Role. Pediatrics 2003;112: 691. • 2. Ayres JRCM. Humanização da assistência hospitalar e o cuidado como categoria reconstrutiva. Ciênc. Saúde Coletiva 2004; 9:15. • 3. Balint M. The doctor, his patient and the ilness. London: Pitman; 1964. • 4. Brito de Sá A. O método clínico: o diagnóstico em situações diferenciadas: método clínico centrado no paciente; A medicina geral e familiar baseada na evidência. Lisboa: 2002, 26p disponível no site: http://www.aefml.pt/med0006/aula_de_brito_sa.pdf • 5. Brody DS. Physician recognition of behavioral, psychological, and social aspects of medical care. Arch Intern Med 1980;140:1286. • 6. Campos GWS. Saúde paidéa. 3ª ed. São Paulo: Hucitec; 2007. • 7. Caprara A. Aspectos culturais da interação com o paciente e a comunidade. In: Leite AJM, Caprara A, Coelho Filho JM (orgs.). Habilidades de comunicação com pacientes e famílias. São Paulo: Sarvier; 2007. • 8. Charon R. Narrative medicine – a model for empathy, reflection, profession, and trust. JAMA 2001;286:1897. • 9. Cuevas-Urióstegui ML et al. Relación entre médico y paciente en la consulta externa de unidades de primer nivel de atención médica. Salud Pública de México 1991;33:576. • 10. DeShazo RD. Two-way medicine: strategies for improving doctor-patient relationships. South Med J 1993;86:27. • 11. Deslandes SF. Análise do discurso oficial sobre a humanização da assistência hospitalar. Ciênc Saúde Coletiva 2004;9:7. • 12. Donnangelo MCF. Medicina e sociedade. São Paulo: Pioneira; 1975. • 13. Donovan JL, Blake DR. Patient noncompliance: deviance or reasoned decision-making? Soc Sci Med 1992;34:507. • 14. Evans RG. Patient centred medicine: reason, emotion, and human spirit? Some philosophical reflections on being with patients. Med Humanities 2003;29:8. • 15. Flocke SA et al. Relationships between physician practice style, patient satisfaction

and attributes of primare care. J Fam Pract 2002;51:835. • 16. Freidin RB, Goldman L, Cecil RR. Patient-physician concordance in problem identification in the primary care setting. Ann Intern Med 1980;93:490. • 17. Friedman HS, Dimatteo MR, Taranta A. A study of the relationship between individual differences in non-verbal expressiveness and factors of personality and social interation. J Res Personality 1980;14:351. • 18. Jensen P. The doctor-patient relationship: headed for impasse or improvement? Ann Intern Med 1981;95:769. • 19. Klein H, Mumford E. The bent twig: psychiatry and medical education. Am J Psychiatry 1978;135:320. • 20. Leite AJM. A questão do humanismo em pediatria. Editorial. Boletim da Sociedade Cearense de Pediatria; 1985. • 21. Maguire P, Pitceathly C. Key communication skills and how to acquire them. BMJ 2002;325:697. • 22. McWhinney IR. The importance of being different. Br J Gen Pract 1996;46:433. • 23. Mellins RB, Evans D, Zimmerman B, Clark NM. Patient compliance. Are we wasting our time and don't know it? Am Rev Respir Dis 1992;146:1376. • 24. Moral R. Relación médico-paciente: desafíos para la formación de profesionales de la salud Interface (Botucatu) v.11 n.23 Botucatu set./dez. 2007. • 25. Novaes HMD. A Puericultura em questão. Departamento de Medicina Preventiva da FMUSP. Dissertação de mestrado, São Paulo; 1979. • 26. Silverman J, Kurtz S, Draper J. The inhumanity of medicine interpersonal and communication skills can be taught. BMJ 1995;310:527. • 27. Stewart M, Brown JB et al. The impact of patient-centered care on outcomes. J Fam Pract 2000;49:796. • 28. Stewart MA. Effective physician-patient communication and health outcomes: a review. Can Med Assoc J 1995;152:1423. • 29. Sucupira ACSL. Relações médico-paciente nas instituições de saúde brasileiras. Departamento de Medicina Preventiva da FMUSP. Dissertação de mestrado, São Paulo; 1982. • 30. Tolstoi L. A morte de Ivan Ilitch. Coleção LePM Pocket. 169p. • 31. Van der Molen HT, Lang G. Habilidades da escuta na consulta médica. In: Leite AJM, Caprara A, Coelho Filho JM (orgs.). Habilidades de comunicação com pacientes e famílias. São Paulo: Sarvier; 2007. • 32. Wall LL. Ritual meaning in surgery. Obstet Gynecol 1996;88:633.

3 CRESCIMENTO

CAPÍTULO

Maria Elisabeth B. A. Kobinger
Rosana Fiorini Puccini
Maria Wany Louzada Strufaldi

O crescimento, assim como o desenvolvimento, é um processo contínuo, no qual determinantes extrínsecos, sociais, econômicos e culturais podem interferir sobre o potencial herdado pela criança. O processo biológico do crescimento e desenvolvimento do ser humano caracteriza-se por um aspecto particular – o tempo prolongado necessário até sua complementação, durante toda a infância e adolescência. Diante dessa evolução lenta e complexa, os cuidados devem ser continuados e por um período maior de tempo.

O crescimento é definido como resultado da divisão celular (hiperplasia) e do aumento do tamanho das células (hipertrofia), com consequente aumento de massa corporal que pode ser identificada em unidades de "massa" em determinada unidade de tempo, como g/dia, g/mês, kg/mês, cm/mês. O crescimento e o desenvolvimento são, portanto, processos diferentes porém paralelos, integrados e indissociáveis.

Neste capítulo, será abordado o processo de crescimento em relação aos seus fatores determinantes, nas fases pré e pós-natal, e às formas de avaliação.

FATORES DETERMINANTES

O crescimento decorre da integração entre o indivíduo e o ambiente, aquele representado pela instrução genética contida em seu DNA que determinará características metabólicas, e este, o ambiente, representado por inúmeras condições favoráveis e desfavoráveis que podem alterar a ordenação, a qualidade e a quantidade do fenômeno, a qualquer momento, desde a concepção. Os fatores que atuam no crescimento podem ser divididos em extrínsecos (nutricionais, socioeconômicos, ambientais) e intrínsecos (genéticos, sistema neuroendócrino, órgãos efetores, psicológicos), os quais atuam no crescimento pré-natal e/ou pós-natal e alguns marcam um padrão inicial que se prolonga por toda a vida, interferindo na herança genética (Quadro I-1).

O conhecimento dos fatores determinantes do crescimento nos diferentes períodos da infância permite um melhor entendimento das variações da normalidade e auxilia na avaliação das alterações do processo. Na maioria dos casos, as alterações do crescimento não podem ser atribuídas a problemas isolados como genéticos ou hormonais, sendo necessário entender a impor-

Quadro I-1 – Fatores determinantes do crescimento.

Pré-natal
- Herança genética e etnia – materna (características antropométricas e metabólicas); fetal (sexo, doenças hereditárias, malformações)
- Gestação – duração, multiplicidade, paridade; atividade placentária (hormonal, de transporte, metabólica) doenças maternas (infecções, diabetes, hipertensão, hemoglobinopatias); uso de substâncias (teratógenos, fumo, álcool, drogas)
- Ambiente físico e condições socioeconômicas
- Estado nutricional pré-concepcional e na gestação
- Atenção pré-natal e ao parto

Pós-natal
- Características antropométricas ao nascer
- Herança genética – potencial familiar; características metabólicas; regulação neuroendócrina; doenças hereditárias
- Oferta nutricional – macro e micronutrientes
- Fatores ambientais, emocionais e condições socioeconômicas
- Atividade física
- Desenvolvimento neuropsicomotor
- Morbidade e acesso a serviços de atenção médica

Adaptado de Setian, 2002.

tância dos vários fatores que podem atuar no indivíduo, para poder decidir a melhor forma de investigação diagnóstica. Por outro lado, a avaliação da adequação do crescimento não deve ser feita com base apenas em dados antropométricos, sendo necessário realizar a anamnese e o exame clínico completo para definir a normalidade ou não dos processos individuais.

Deve-se considerar também que o processo de crescimento se inicia na vida intrauterina e que a avaliação desta etapa geralmente independe da ação do pediatra, que no entanto deve tentar entender os eventos que possam ter contribuído negativamente nesta fase inicial de morfogênese.

FATORES DETERMINANTES DO CRESCIMENTO FETAL

Ao nascer, a criança apresenta dimensões corporais que refletem o crescimento intrauterino que compreende dois períodos: 1. embriogênico, até a 12ª semana de gestação,

35

quando ocorre multiplicação celular intensa e definição morfológica dos tecidos e órgãos; 2. fetal, após a 12ª semana, no qual ocorre predominantemente um aprimoramento das funções que vão permitir a adaptação à vida extrauterina. Agravos ocorridos no primeiro período podem inviabilizar a gestação ou levar a alterações dismórficas grosseiras e/ou graves comprometimentos funcionais, geralmente modificando a altura ao nascer. Por outro lado, as agressões na fase fetal podem ser menos graves, comprometem mais o ganho ponderal e costumam poupar órgãos nobres como cérebro e coração.

Crescimento fetal normal – o crescimento longitudinal fetal é um processo extremamente rápido, sendo que por volta da 20ª semana de gestação o feto cresce com uma velocidade aproximada de 10cm/mês. A maior velocidade de ganho ponderal ocorre ao redor da 33ª semana de vida intrauterina, iniciando-se uma desaceleração a partir da 36ª semana devido às limitações da função placentária e, em consequência, do fornecimento de nutrientes ao feto. Dados sugerem que, em populações com melhores condições socioeconômicas, a desaceleração do peso no final da gravidez é menor e/ou mais tardia.

Crescer adequadamente na gestação é um sinal de vitalidade fetal e vários fatores estão envolvidos: genéticos, nutricionais (pré-concepcional e ingestão durante a gestação), duração da gestação, capacidade placentária de transferir nutrientes, fatores hormonais fetais e placentários e presença de doenças maternas, ressaltando-se que a associação de diferentes fatores é frequente, assim como a intensidade de atuação de cada um é variável. Na vida pós-natal, alguns desses fatores mantêm-se atuantes, enquanto outros adquirem dimensões de atuação diferentes ou deixam de existir.

O tamanho ao nascer, especialmente o peso, é considerado um bom marcador da adequação das condições gestacionais e do feto e correlaciona-se melhor com as dimensões corporais da mãe e com algumas condições ambientais, como, por exemplo, viver em local de alta altitude pode limitar o crescimento durante a gestação. Na vida pós-natal, se as condições forem adequadas, o crescimento entre 1 e 2 anos passa a correlacionar-se com o potencial genético da criança e permite recuperação dessas limitações durante a gravidez.

O organismo materno exerce importante influência sobre o tamanho atingido pelo feto e, assim, por exemplo, mães de baixa estatura podem restringir o crescimento intrauterino sem que isto acarrete comprometimentos posteriores e mães com excesso de peso, mesmo não sendo diabéticas, tendem a gerar fetos macrossômicos. Por outro lado, fetos com comprimento ao nascer superior ao padrão familiar podem apresentar velocidade menor do crescimento linear para atingir seu potencial genético nos primeiros meses de vida.

O peso ao nascer tende a aumentar com a paridade e a diminuir quanto maior a idade materna, e estes dois fatores devem ser analisados em conjunto. Em relação às mães adolescentes, os estudos têm apresentado resultados controversos, possivelmente relacionados aos fatores socioeconômicos associados e não às características próprias da faixa etária.

Hábitos de vida da mãe expõem o feto a substâncias que podem comprometer seu crescimento e/ou causar malformações (teratógenos). Na análise destes fatores, deve-se considerar o tempo e a quantidade de uso de determinadas substâncias durante todo o período gestacional. Assim, o peso ao nascer de recém-nascidos de mães fumantes pode ser menor devido a mecanismos envolvendo altas taxas de carboxi-hemoglobina no sangue materno e fetal e pela vasoconstrição na circulação uterina, como decorrer, também, da baixa ingestão calórica das gestantes consideradas grandes fumantes. A suscetibilidade ao álcool também é variável entre os indivíduos, embora seja maior no início da gestação, explicando as diferenças observadas na incidência dos seus efeitos no feto, que vão desde a síndrome alcoólica-fetal, até a pequenos desvios fenotípicos, dificultando a definição de uma quantidade diária segura.

Doenças maternas como hemoglobinopatias, com destaque à anemia falciforme, hipertensão arterial sistêmica e outras condições que levam a alterações do fluxo sanguíneo uteroplacentário, incluindo *diabetes mellitus* com microangiopatia grave, associam-se ao nascimento de recém-nascidos pequenos para a idade gestacional. A insuficiência placentária, condição na qual a capacidade da placenta em nutrir é superada pelas necessidades do concepto, geralmente acompanha tais doenças, embora, em raras vezes, tal insuficiência esteja primariamente associada a alterações morfológicas placentárias ou no feto.

Infecções adquiridas durante a gestação determinam diferentes formas de acometimento fetal, inclusive abortamento e grandes síndromes malformativas. De modo geral, quanto mais precocemente ocorre a infecção, maiores são os riscos para o crescimento e o desenvolvimento. Portanto, o diagnóstico e o tratamento adequados das doenças que acometem a gestante são importantes para o seguimento pediátrico pós-natal.

A importância da nutrição materna durante a gestação está relacionada à condição pré-concepcional e ao ganho de peso na gestação. Assim, mães com condição nutricional insatisfatória ao início da gestação beneficiam-se de suplementação alimentar, assim como nenhum efeito é obtido em termos de crescimento fetal para aquelas com condição nutricional adequada. Tem sido descrito um limite de ganho de peso semanal durante a gestação, abaixo do qual aumenta a possibilidade de nascimento de um recém-nascido com baixo peso, cujo risco é maior se o peso pré-gravídico já estiver comprometido. Portanto, esses dois fatores são aditivos em sua influência sobre o crescimento intrauterino. Ainda, devido ao maior ganho de peso do feto no terceiro trimestre de gestação, este parece ser o período mais sensível às influências nutricionais.

Vários dos determinantes do crescimento fetal estão vinculados às condições socioeconômicas e culturais, inclusive as diferenças populacionais e de etnia. Está bem estabelecido que a maior frequência de baixo peso ao nascer em populações de baixa renda se relaciona a fatores como nutrição materna inadequada, deficiência nos cuidados pré-natais, maior porcentagem de prematuridade, entre outros. É também conhecido que tais fatores tendem a se perpetuar na vida pós-natal, contribuindo para a instalação dos estados de subnutrição e de adoecimento que continuam a comprometer o potencial de crescimento e de desenvolvimento da criança. Portanto, a análise desses fatores deve considerar que eles podem ser aditivos e atuar em diferentes intensidades ao longo da vida da criança.

Ainda na vida intrauterina, fatores fetais como doenças genéticas, cromossomopatias, infecções congênitas, anomalias congênitas, erros inatos do metabolismo e sexo determinam diferentes padrões de crescimento. Fetos do sexo masculino crescem mais do que femininos, especialmente após 32 a 34 semanas de gestação, apresentando leve predominância de massa muscular.

FATORES DETERMINANTES DO CRESCIMENTO PÓS-NATAL

No crescimento pós-natal, os fatores genéticos atuam por meio dos fatores reguladores, representados principalmente pelo sistema neuroendócrino e metabólico, e de outros que podem favorecer ou não o processo, como doenças, capacidade de aproveitamento nutricional, respostas a atividades físicas e outros. Existe uma forte semelhança entre a estatura de membros de uma família e a extensão dessa similaridade aumenta quanto mais próximas forem as relações familiares. Apesar de ser difícil separar completamente o fator genético dos fatores ambientais que influenciam o crescimento, parece haver forte intervenção genética na estatura final adquirida e no tempo do aparecimento de eventos, como o início e a progressão do estirão puberal. Possivelmente ligado a uma herança poligênica, o fator genético atua com vários genes que se expressam em diversos momentos e explicam diferenças raciais e semelhanças entre gêmeos. Em condições ótimas de saúde e ambientais, acredita-se que o fator genético responda por 80% das estaturas alcançadas, caindo para 60% em condições adversas. Assim, é possível uma razoável aproximação da altura final de um indivíduo quando se considera a estatura dos pais.

Porém, a expressão da herança genética depende das inter-relações do indivíduo com o ambiente e fatores socioeconômicos, nutricionais, psicossociais, atividade física, entre outros, que atuam de forma associada na determinação do crescimento individual. Assim, por exemplo, é de consenso que deva existir um mínimo de atividade muscular para que ocorra um crescimento normal e, embora esse mínimo não esteja bem definido, deve-se considerar que a atividade física mais importante é aquela não programada, própria das crianças saudáveis. Crianças com um bom potencial genético para o crescimento podem alterar tal processo se tiverem acometimento do seu desenvolvimento neuromotor decorrente de eventos adversos como, por exemplo, asfixia neonatal grave.

Nas últimas décadas, verificam-se mudanças significativas no crescimento das populações possivelmente relacionadas a melhorias na qualidade do ambiente para a saúde e a nutrição. Assim, a tendência secular de estatura, definida como a ocorrência de alterações na idade em que se atinge determinada estatura na infância ou na adolescência ou a estatura final alcançada pela população adulta de um país, é um fenômeno que pode ser positivo, negativo ou ausente, dependendo das características das mudanças ambientais. No Brasil, a análise da tendência secular em estatura foi feita por Monteiro et al., utilizando-se de dados produzidos em dois inquéritos antropométricos de âmbito nacional, os quais apontam aumentos superiores a 3,5cm aos 6 e 7 anos e de 1,3 e 1cm para adultos jovens, respectivamente, homens e mulheres, entretanto, esses valores ainda indicam déficits quando comparado às estaturas de jovens americanos e europeus no mesmo período.

A desnutrição, definida pela Organização Mundial da Saúde (OMS) como a síndrome que resulta da interação entre dietas carentes e a doença, constitui a maioria dos déficits antropométricos observados entre as crianças dos países menos desenvolvidos do mundo. Mesmo em áreas onde a oferta calórica-proteica energética é adequada, o crescimento pode ser comprometido se ocorrer má nutrição de micronutrientes, vitaminas e minerais essenciais requeridos em pequenas quantidades para várias funções fisiológicas que não podem ser produzidos em quantidades suficientes no organismo. Os micronutrientes associados ao crescimento linear, considerados nutricionalmente significantes ou essenciais incluem: zinco, selênio, molibdênio, cobre, cromo, vitamina A e cálcio.

Os mecanismos por meio dos quais uma doença compromete o crescimento são complexos e vários tipos de agravos podem atuar simultaneamente: doenças primariamente dos músculos, ossos e articulações; comprometimento indireto na nutrição; prejuízo na oxigenação dos tecidos; obrigatoriedade de repouso prolongado e de tratamentos com drogas que interferem no crescimento, entre outros. Doenças agudas, autolimitadas, tendem a comprometer o ganho ponderal com recuperação posterior, dependendo da qualidade da nutrição e do cuidado médico recebido. Por outro lado, as doenças crônicas tendem a comprometer também o ganho estatural e a recuperação depende, além dos fatores citados, do quanto precocemente é feito o diagnóstico e da adequação da terapêutica. Assim, por exemplo, nas doenças renais, que podem evoluir para insuficiência renal crônica, podem-se ter mudanças diferentes na evolução estatural das crianças não somente com o controle adequado dos distúrbios metabólicos, mas também com o uso da reposição de hormônio de crescimento. Na doença celíaca ou na fibrose cística, que podem ter como única manifestação clínica um processo de crescimento deficiente ou baixa estatura, podem-se ter repercussões menores sobre o crescimento se a adequação nutricional e a terapêutica forem instituídas precocemente, enquanto na asma as repercussões do uso de corticoides podem ser minimizadas com o uso da via inalatória de administração. No entanto, é importante considerar que a perda estatural em relação ao potencial genético torna-se irreversível, qualquer que seja sua magnitude.

Sabe-se que a ausência de afeto, atenção, contato físico e de vínculo mãe-filho podem determinar uma síndrome complexa: as crianças tornam-se inicialmente irritadiças, perdem peso, não têm apetite, ocorre um atraso no desenvolvimento neuropsicomotor e, finalmente, mostram-se indiferentes ao ambiente. O atraso no crescimento causado pela deprivação emocional seria decorrente de uma deficiência do hormônio de crescimento secundária ao hipopituitarismo, sendo esse processo reversível com mudanças no ambiente. Desconhece-se o mecanismo da secreção insuficiente deste hormônio nesta situação.

Uma série de aberrações cromossômicas, síndromes genéticas e dismórficas e erros inatos do metabolismo cursa, dentre outras características, com alterações do crescimento pré e/ou pós-natal e algumas podem causar baixa estatura. Em algumas dessas condições, há um comprometimento inicial somente do peso e em outras ocorre alterações na harmonia do crescimento com alterações das proporções corporais, como nas displasias ósseas. Tais crianças apresentam um processo de crescimento muito peculiar, inclusive na vida intrauterina, e em algumas situações podem ser avaliadas quanto à adequação do processo pós-natal por meio de gráficos antropométricos especiais para cada uma delas.

FATORES HORMONAIS DETERMINANTES DO CRESCIMENTO PRÉ E PÓS-NATAL

Os hormônios exercem papel importante em todo o processo de crescimento, porém atuam diferentemente nos períodos pré e pós-natal e na adolescência. No período pré-natal, predominam as ações da insulina, IGFs (*insulin-like growth factors* ou fatores de crescimento insulina-símile), lactogênio-placentário (PL – *placental lactogen*) e GH placentário (GH-V *growth hormone-variant placental*), além dos hormônios tireoidianos. No período pós-natal, participam de forma mais importante os hormônios do crescimento (*growth hormone* – GH), tireoidianos, glicocorticoides e as IGFs, e na puberdade, os hormônios sexuais.

Hormônio do crescimento – na circulação fetal, o GH pode ser determinado a partir da 12ª semana de gestação e, apesar de abundante nessa fase, não é o principal regulador hormonal do crescimento nesse período. Fetos anencefálicos, que não são capazes de produzir GH em quantidade adequada, filhos de mães hipofisectomizadas e crianças portadoras de deficiência congênita grave e isolada de GH apresentam peso e comprimento normais ao nascimento. Para o crescimento pós-natal, o GH constitui o principal fator hormonal. Sua secreção é controlada basicamente pelo GHRH (*growth hormone releasing hormone*), que é um estimulador hipotalâmico, e pela somatostatina – SRIH (*somatotropin release-inhibiting hormone*), um inibidor hipotalâmico. Vários fatores interferem na produção de GH, inclusive distúrbios do sono, estresse e privação emocional e trata-se de um agente anabólico potente que promove o aumento de tamanho em praticamente todos os tecidos.

Hormônios tireoidianos (HT) e glicocorticoides – o eixo hipófise-tireoide inicia sua atuação por volta da 10ª semana da vida intrauterina. Os hormônios desse eixo parecem não afetar o desenvolvimento estatural, já que crianças com hipotireoidismo congênito nascem com comprimento normal. No entanto, os HTs possuem grande importância no crescimento durante o período pós-natal e sua deficiência pode ser acompanhada de desaceleração do crescimento linear além de repercussões sobre o desenvolvimento, especialmente nos primeiros anos de vida. Os HTs são fundamentais, também, para o crescimento ósseo, atuando tanto no aumento de secreção de GH e IGF-I quanto por ação direta, independentemente do GH.

Quanto aos glicocorticoides, durante a gestação, originam-se na placenta e no feto e promovem o crescimento fetal de forma geral; no crescimento pós-natal, no entanto, têm pouca expressão, exceto quando por via exógena. O uso dos glicocorticoides de forma muito frequente ou contínua por longos períodos, exceto por via inalatória, tem efeito inibitório sobre o ganho estatural e pode resultar em baixa estatura.

Fatores de crescimento insulina-símile (IGFs) – o IGF-I, o IGF-II, seus receptores (tipos I e II) e correspondentes proteínas ligadoras (*insulin-like growth factor binding protein*: IGFBP-1 a IGFBP-6) desempenham papel central na regulação do crescimento fetal. Há uma correlação positiva entre níveis de IGF-I ou II e peso ao nascer, sugerindo um papel funcional do IGF-I no crescimento fetal. As IGFs apresentam grande importância, também, para o crescimento pós-natal, com base em três propriedades: mediação da ação do GH no crescimento esquelético, propriedades mitógenas e mimetismo da ação da insulina. O padrão de secreção das IGFBPs varia em diferentes tecidos e em resposta a circunstâncias fisiológicas diversas, inferindo um alto grau de especificidade para as ações dos IGFs.

Insulina – parece ser o "hormônio do crescimento fetal", constatado pelo fato de que filhos de mães diabéticas são macrossômicos e crianças com agenesia pancreática apresentam baixo peso ao nascer. Atua na captação de nutrientes e na estimulação da produção de IGF-I. Na deficiência de insulina, o feto apresenta atraso de crescimento, perda muscular, redução na gordura corporal, assim como diminuição da concentração de IGF-I. Na vida pós-natal, a insulina, ainda que relevante para importantes funções do organismo, não apresenta um papel fundamental para o crescimento como no período fetal.

Lactogênio-placentário (PL) e **GH placentário (GH-V)** – o PL e o GH-V regulam o crescimento fetal agindo sobre o metabolismo materno ao aumentar a viabilidade de substratos para o feto. Além disso, o PL age diretamente nos tecidos fetais estimulando a produção de IGF e contribui para a indução do crescimento de ilhotas pancreáticas e para a produção de insulina na mãe e no feto no final da gestação.

Hormônios sexuais – os esteroides sexuais são de extrema importância durante o crescimento puberal. Para que um adolescente desenvolva seu estirão puberal, são necessários GH e hormônios sexuais. A secreção de andrógenos e/ou estrógenos promove a aceleração do crescimento e o avanço na idade óssea, podendo comprometer a estatura final se esses eventos, dependendo de sua intensidade e duração, ocorrerem antecipadamente.

AVALIAÇÃO

Nas consultas pediátricas, a avaliação sistemática do crescimento é importante para o diagnóstico do estado de saúde e nutricional da criança. Sabe-se que fatores como baixo peso ao nascer, baixa estatura ou parada de crescimento linear, emagrecimento, sobrepeso e outros mostram alterações das dimensões corporais que podem apontar situações como oferta insuficiente ou excessiva de alimentos, atividade física insuficiente, presença de doença atual ou pregressa, risco aumentado de adoecer e/ou morrer. No entanto, tal monitorização, enquanto parte de procedimentos que visam avaliar o estado geral da criança e a detecção de situações de risco, vem sendo questionada mais recentemente quanto a sua efetividade, independente da população avaliada, e estudos demonstram que a utilização da antropometria ainda gera muitas dúvidas na prática clínica, especialmente entre os familiares que, por vezes, não entendem adequadamente os dados antropométricos. A regularidade das avaliações também é variável e parece existir até o momento falta de evidências em relação ao impacto que a avaliação rotineira do crescimento teria sobre as intervenções realizadas quando da detecção de velocidades anormais.

A monitoração do crescimento, especialmente da velocidade de crescimento, é, a princípio, a forma mais adequada de avaliação individual, desde que as medidas sejam adequadamente escolhidas e analisadas para cada período da vida e para situações especiais. Embora as avaliações sequenciais comparadas às curvas de referência permitam uma melhor determinação dos momentos de desaceleração ou parada do crescimento, quando só é possível obter uma única medida, devem-se utilizar índices ou indicadores.

Apesar da grande variabilidade do crescimento da criança, um certo padrão é previsível (Quadro I-2). O cálculo de velocidade anual, no entanto, não possibilita a detecção precoce de problemas do crescimento e pode não ser adequado para a avaliação individual de crianças com situações especiais que necessitam recuperar peso e/ou altura para compensar problemas pré ou pós-natais ou recuperar-se de situações de adoecimento. Embora o crescimento da criança seja contínuo desde a vida intrauterina até o final da adolescência, o processo ocorre em períodos com características muito próprias que devem ser considerados na avaliação da adequação do crescimento individual (como será discutido a seguir). Além disso, as condições ao nascer determinam velocidades de crescimento diferentes nos primeiros meses ou anos de vida, de tal forma que se torna importante conhecer as particularidades do crescimento em tais períodos e algumas condições específicas para tentar melhorar o diagnóstico dos indivíduos com crescimento inadequado e evitar intervenções desnecessárias.

A velocidade de crescimento linear é a medida mais importante para a identificação de crianças que requerem uma avaliação mais detalhada de seu crescimento e pode ser obtida pelo cálculo do ganho mensal ou anual ou através da curva de referência. Mais do que uma medida isolada de estatura, a velocidade de crescimento pode trazer informações sobre o padrão de crescimento, pos-

Quadro I-2 – Velocidade média de crescimento linear por faixas etárias.

Nascimento – 48 a 50cm
1º semestre – 15cm/ 6 meses
2º semestre – 10cm/6 meses
1 ano – aproximadamente 75cm de altura
1 a 2 anos – 12 a 13cm por ano
2 a 4 anos – 5 a 8cm por ano
4 anos – aproximadamente 1 metro de altura
4 a 9 anos – 5 a 7cm por ano
Estirão da puberdade – 8 a 9cm por ano (meninas) ou 10 a 11cm (meninos)

sibilitando diagnosticar de forma precoce algumas doenças que o afetam. Assim, desaceleração do crescimento estatural em curto período, ou seja, cruzar dois grandes percentis em medidas consecutivas pode ser sugestivo de endocrinopatia ou doença grave. Quando se avalia a velocidade de crescimento ponderal, estatural ou de qualquer outra medida, utilizando-se a curva de referência, a visualização de que a medida está cruzando dois grandes percentis define tanto a desaceleração quanto a aceleração do crescimento de forma pouco frequente e, portanto, de risco. Nessa condição, pode-se suspeitar que o indivíduo esteja evoluindo para baixa ou alta estatura, desnutrição ou obesidade ou micro ou macrocrania.

Apesar do questionamento quanto à eficácia da monitoração do crescimento da criança, ela é amplamente utilizada como parâmetro importante na avaliação das condições de saúde e como forma de esclarecimento aos pais sobre o cuidado com seus filhos e aceita-se que, se a criança está bem, ela irá manter um processo de crescimento harmônico e proporcionado, com velocidade própria de cada faixa etária. Se adoecer, seu crescimento modifica-se de tal forma que é possível, por meio de suas medidas, detectar doenças agudas, subagudas ou crônicas e inadequações alimentares. Em geral, quanto menor a idade da criança, maior o risco de adoecimento, de inadequações alimentares e de sequelas dos adoecimentos e, portanto, o acompanhamento sequencial nessa faixa etária deve ser mais frequente, assim como em crianças com maior risco de desnutrição e de outras morbidades e mortalidade. Aceita-se também que, na avaliação da velocidade do crescimento linear, o tempo mínimo de intervalo entre as medidas da estatura é de quatro meses para crianças com idade inferior a 3 anos ou de 6 meses para crianças acima dessa idade.

Podem ocorrer mudanças no canal de crescimento de peso e estatura de crianças sadias, tanto para cima como para baixo, desde o nascimento até os 2 anos de vida. Nesse período, fatores nutricionais influenciam mais o crescimento, sobrepondo-se aos controles genético e neuro-hormonal, que irão prevalecer a partir dessa idade. Essas flutuações no crescimento podem causar preocupações; no entanto, de forma geral, trata-se de ocorrências normais, atingindo-se, no final desse período, o canal de crescimento do indivíduo. Após os 2 anos de idade, há tendência para cada criança seguir o mesmo percentil da curva de crescimento até o estirão puberal. Tais flutuações do crescimento, no entanto, devem ser avaliadas com mais cautela em relação ao perímetro cefálico, principalmente nos primeiros 2 anos de vida, pois podem estar indicando alterações do sistema nervoso central, por meio da micro ou macrocrania.

O crescimento da criança será tanto mais lento quanto mais próximo do pico do estirão puberal, sendo essa desaceleração mais evidente nos meninos. Segundo Duck

(1996), crianças com idade entre os 3 anos e o aparecimento da puberdade, apresentando velocidade de crescimento menor que 4,5cm, deveriam ser diagnosticadas como tendo crescimento anormal. Considera-se normal um rápido crescimento durante os primeiros dois anos, após o qual a média de crescimento linear cai e mantém-se em torno de 5 a 7cm/ano durante a infância.

Uma outra forma de se avaliar a velocidade de crescimento é por meio da utilização das curvas de referência de velocidade de crescimento que podem demonstrar o padrão populacional esperado para determinada idade. Essas curvas são particularmente importantes no estirão puberal, que se mostra mais pronunciado do que é descrito nos gráficos habitualmente usados, como, por exemplo, na curva do NCHS (*National Center for Health Statistics*).

MÉTODOS DE AVALIAÇÃO

O crescimento pode ser avaliado por métodos clínicos, radiológicos e antropométricos. Os métodos clínicos têm como base a anamnese e o exame físico e são usados em conjunto com os exames subsidiários e com a antropometria. Na avaliaçao individual, a anamnese tem especial importância e devem ser obtidos dados sobre a gestação; peso e altura ao nascimento; a estatura dos pais e dos irmãos e doenças com ocorrência familiar. É importante considerar que a herança genética, além de regular o processo de crescimento, também determina as formas de adoecimento que podem modificar tal processo, transitória ou definitivamente.

Quanto ao exame físico, vale ressaltar a importância da observação de alterações, às vezes muito sutis, que podem estar presentes em anomalias genéticas ou cromossômicas que cursam com déficit de crescimento e apresentam fenótipo característico.

O crescimento ósseo é o resultado de um processo controlado de ossificação endocondral. A maturação óssea mais característica para determinada idade cronológica é definida como idade óssea (IO). Tanto a idade como a velocidade com que a maturação óssea progride são variáveis nos diferentes segmentos corporais. A região das mãos e dos punhos (convencionalmente esquerdos), por apresentar grande diversidade de núcleos epifisários, permite a observação evolutiva desse processo. Entre os vários métodos desenvolvidos para avaliar a maturação esquelética, os mais utilizados são o Atlas de Greulich e Pyle e o método de Tanner-Whitehouse (TW2).

Por fim, na avaliação do crescimento individual, além dos demais métodos já apresentados, e na avaliação populacional, a antropometria constitui método de grande utilidade, desde que as seguintes etapas sejam adequadamente cumpridas: registro exato da idade e sexo da criança e tomada periódica e precisa das medidas.

Pode-se avaliar o crescimento utilizando-se curvas de peso/idade, altura (comprimento)/idade, peso para altura/comprimento, índice de massa corporal (IMC), perímetro cefálico/idade (e outros) para a idade e, principalmente nas fases de maior velocidade, calcular o ganho médio por período (dias, meses ou ano). Todos os índices podem ser usados para avaliações de crescimento excessivo ou insuficiente e, para cada faixa etária, a interpretação dos dados obtidos deve ser feita considerando os fatores reguladores do crescimento mais importantes naquele momento.

ANTROPOMETRIA

Os dados antropométricos são de grande utilidade na avaliação do crescimento, ressaltando-se que as medições antropométricas geralmente avaliam o corpo como um todo nos seus níveis de composição molecular, celular, tecidual e os diferentes sistemas, não discriminando deficiências específicas. Assim, por exemplo, ao obter um dado antropométrico sugestivo de peso insuficiente, torna-se necessário entender se a criança tem uma constituição corporal franzinha ou pode estar tendo uma deficiência nutricional, um erro inato do metabolismo, uma cardiopatia congênita ou outras condições.

O uso e a interpretação das avaliações antropométricas em indivíduos dependem da seleção adequada de uma ou mais medidas de acordo com a história clínica de cada criança, o objetivo da mensuração e da correlação com a sequência temporal dos eventos. Assim, por exemplo, alterações nas relações peso para a idade podem ocorrer por causa de uma doença aguda em uma criança previamente sã e revelar problemas nutricionais pregressos e já resolvidos ou a presença de doenças crônicas que causam restrição do crescimento. Como princípio geral, sabe-se que, nos períodos de maior velocidade de crescimento, o peso é afetado mais precocemente e os riscos de adoecimento são maiores a curto prazo. Por outro lado, as alterações na altura (comprimento) e nas relações peso e altura/comprimento instalam-se em tempo mais prolongado e pode-se considerar que o indivíduo esteja adoecendo de forma mais grave e que as alterações verificadas possam ser definitivas.

As medidas mais utilizadas para a avaliação do crescimento são: peso, comprimento ou altura, perímetros cefálico e torácico. Outras medidas são utilizadas na estimativa da composição corporal: perímetro braquial, circunferência da perna, pregas cutâneas tricipital. As proporções corporais também são avaliadas por meio de medidas de segmentos e suas relações: envergadura, segmento superior e inferior, bem como por meio de distâncias entre regiões semelhantes, como, por exemplo, distância intercantal e intermamilar. Alterações da proporção corporal são importantes principalmente na avaliação da baixa e alta estaturas e das síndromes genéticas ou malformativas. Consideram-se valores normais da relação segmento superior/inferior: aproximadamente 1,7 ao nascer, 1,5 aos 12 meses e 1,0 ao redor dos 7 anos de idade.

CURVAS DE REFERÊNCIA E PADRÃO

Referência é definida como uma ferramenta para agrupar e analisar estudos e promove uma base comum para comparar populações. Padrão engloba a noção de uma norma ou meta a ser alcançada, envolvendo, portanto, um valor de julgamento. As referências possuem certas características ou padrões de normalidade, o que as torna ampla e inadequadamente utilizadas para inferir sobre a saúde e/ou nutrição de indivíduos e populações (WHO, 1995).

Para a elaboração das curvas, é necessária a seleção de uma população representativa de todas as variações da normalidade e que os pontos de corte possam estabelecer adequadamente o momento crítico no qual a situação de risco começa a ser significativa na população normal. Os pontos de corte são modificados na dependência dos objetivos da avaliação antropométrica, ou seja, se o objetivo é detectar mais precocemente a desnutrição, por exemplo, eleva-se o ponto de corte, embora seja previsto que com isso estarão sendo consideradas desnutridas maior proporção de crianças normais.

Alguns países avaliam o crescimento infantil utilizando suas próprias curvas, elaboradas a partir de dados regionais e/ou curvas adotadas pela OMS. No Brasil, foi bastante utilizada e difundida a curva de Santo André ou de Marcondes, resultante de um projeto desenvolvido nesse município da região metropolitana de São Paulo. A pesquisa desenvolveu-se em duas etapas: crianças de 0-12 anos (1968-1969) e de 10-20 anos (1978-1979), envolvendo quatro classes socioeconômicas, sendo que somente as crianças da classe IV (nível mais alto) foram incluídas na curva, em um total de 4.615 crianças estudadas transversalmente (Marcondes, 1994). Porgressivamente, na prática clínica, essa curva foi sendo substituída pela da NCHS, e mais recentemente pela da OMS, visando uniformizar as avaliações com um mesmo instrumento recomentado pelo Ministério da Saúde.

Trabalhos realizados para analisar a utilização das curvas de referência em 178 países do mundo verificaram que 88% incluíam cartões de crescimento em seus programas de acompanhamento de crianças e aproximadamente dois terços utilizavam a referência do NCHS, sendo que na Europa predominava o uso de curvas construídas localmente, incluindo as curvas de referência publicadas por Tanner et al. (1966), redesenhadas em 1976.

A OMS adotou a curva de referência do NCHS, de 1977 até 2006, para uso internacional, baseada na evidência de que crianças saudáveis, bem alimentadas e de diversas etnias são surpreendentemente similares. As diferenças entre origens étnicas são evidentes, porém são relativamente pequenas quando em face das grandes variações no crescimento relacionadas à saúde e à nutrição.

A curva do NCHS foi construída com a combinação de dois estudos distintos, compilados em diferentes períodos e representativos da população americana. Para crianças com idade inferior a 2 anos, foi feito um estudo longitudinal (*Fels Longitudinal Study*) de 1929-1975, em Ohio (EUA); essa curva reflete o crescimento de crianças alimentadas com fórmula láctea e introdução de alimentos complementares usualmente antes dos 4 meses. Para as crianças maiores, de 2 a 18 anos, a curva foi construída baseada em três estudos transversais, de 1963-1974, incluindo todos os grupos étnicos e as classes sociais (*National Health Examination Survey – NHES cycle II, cycle III* e *National Health and Nutrition Examination Survey – NHANES*). Essa curva apresenta algumas limitações, entre elas, citam-se: intervalos de avaliação de três meses realizados para os menores de 1 ano, sendo que o intervalo observado na curva era de um mês; diferenças no padrão de crescimento em crianças em aleitamento materno exclusivo, misto ou artificial; disjunção na curva pela associação de dois estudos não-contínuos (um do nascimento aos 3 anos e outro dos 2 aos 18 anos de idade). Após um processo de revisão entre 1992 e 1997, a qual excluiu as crianças com muito baixo peso ao nascer (< 1.500g), a versão atualizada da curva do NCHS passou a incluir os percentis 3 e 97 e foi estendida até os 20 anos de idade (CDC/NCHS, 2000). Essa revisão, publicada em 2000, apresenta mudanças que identificam com maior sensibilidade a obesidade e as alterações do perímetro cefálico.

Entretanto, permanecem ainda algumas críticas em relação à utilização dessa curva como referência internacional. Uma curva de referência deve considerar crianças saudáveis, submetidas a recomendações nutricionais adequadas, com destaque ao aleitamento materno exclusivo pelo menos até os 4 meses de vida. É esperado que crianças em aleitamento materno exclusivo ganhem menos peso e até cresçam diferentemente daquelas com aleitamento misto ou artificial e na comparação gráfica apresentem falsa evolução inadequada, o que pode induzir à interpretação de que os cuidados e/ou alimentação estão insuficientes.

A OMS lançou em abril de 2006 uma nova curva de crescimento para crianças até os 5 anos de idade. A curva foi desenvolvida a partir de um estudo multicêntrico, com cerca de 8.500 crianças, iniciado em 1997 pelo *The Multicentre Growth Reference Study (MGRS)*, envolvendo seis países: Brasil, EUA, Gana, Oman, Noruega e Índia. A proposta dessa curva é de ser um *padrão* de crescimento, de como as crianças *deveriam* crescer, partindo da premissa de que crianças nascidas em diferentes regiões do mundo, a partir de ótimas condições no início da vida, incluindo gestação, teriam o mesmo potencial de crescimento e desenvolvimento. Segundo os autores do estudo, as maiores diferenças no crescimento estariam nas populações e não entre populações. As crianças participantes do estudo receberam aleitamento materno exclusivo pelo menos até os 4 meses de vida, alimentação complementar adequada, vacinação e prevenção de infecções adequadas e as mães não eram fumantes. As curvas atualmente disponíveis são de peso/idade, altura (comprimento)/idade, peso/altura (comprimento), IMC e perímetro cefálico/idade, as quais podem ser utilizadas em percentil de 3 a 97 e em desvio-padrão (DP) ou escore Z (variando entre +2 e –2DP ou escore Z).

As diferenças entre as curvas da OMS e as do CDC-NCHS são mais evidentes durante a lactância, variando de acordo com a idade, sexo, indicador antropométrico analisado, sendo impossível construir um algoritmo que derive a prevalência estimada baseada na curva da OMS diretamente da estimada da referência do CDC-NCHS. Um efeito observado é que a estimativa de baixa estatura para a idade será maior com o uso da nova curva durante a lactância. O padrão de crescimento de lactentes em aleitamento materno na curva do CDC-NCHS apresenta-se inferior àquele apresentado pelas crianças não amamentadas, nos primeiros 6 meses de vida, recuperando-se depois dessa idade. Para o índice peso para altura/estatura baixa, também durante os dois primeiros anos de vida haverá aumento na prevalência. Em relação ao sobrepeso, o uso da curva da OMS resultará em maior prevalência, que variará de acordo com a idade, o sexo e o *status* nutricional da população de referência.

A partir de 2007, as curvas da OMS passaram a integrar a Caderneta de Saúde da Criança do Ministério da Saúde e, ainda em 2007, a OMS, a partir do tratamento estatístico das curvas do CDC (1977), disponibilizou novas curvas de crescimento para crianças e adolescentes de 5 a 19 anos de idade. Para ter acesso às novas curvas da OMS, de 0 a 19 anos, pode-se acessar o site www.who.int/childgrowth.

Todas as curvas existentes podem induzir a erros na interpretação, sendo praticamente impossível adequá-las a todas as variáveis do processo complexo de crescimento da criança e torná-las representativas do crescimento individual com suas características genéticas e de interação ambiental. Na realidade, elas facilitam a abordagem clínica ao expressarem um processo desejável de crescimento em relação a uma distribuição estatística, mas não definem uma normalidade verdadeira. Pertencer a um percentil baixo representa antes de tudo uma posição estatística e não a princípio uma indicação de desvantagem em relação a outras crianças de mesma idade e sexo e torna-se importante a diferenciação entre um dado antropométrico anormal e um indivíduo que está com seu processo de crescimento diferente do esperado. Assim, por exemplo, um dado de altura (comprimento) para a idade pode indicar que o indivíduo tem constituição baixa ou descrever um processo de parada de crescimento associado à desnutrição de longa duração ou à doença de base, dependendo da história clínica e não somente de uma medida abaixo do ponto de corte definido para uma população.

Para aplicação individual, os valores de referência devem ser usados como ferramenta para detectar indivíduos de maior risco para distúrbios nutricionais ou de saúde que geralmente se situam nos percentis limítrofes ou abaixo ou acima deles. Quanto mais distantes desses percentis limítrofes, maior a dificuldade de definir o risco. Também para uso individual, a utilização da curva permite visualizar a velocidade de processo, especialmente nas fases de crescimento lento, assim como pode indicar tendência de aceleração ou desaceleração pela mudança de percentis.

Para o acompanhamento do crescimento de portadores de síndromes genéticas, dismórficas, cromossômicas ou outras, devem ser utilizadas curvas específicas. Existem também curvas de crescimento para a avaliação de outros segmentos como mãos, pés e órgãos internos que são utilizáveis em situações de interesse na suspeita de crescimento anormal de tecidos ou sistemas, na avaliação das proporções corporais diante de atrasos de crescimento e da possibilidade de síndromes hereditárias e outros.

ÍNDICES E INDICADORES

Índices – são combinações de medidas que permitem uma interpretação clínica. Os mais utilizados na criança e no adolescente são: peso para a idade (P/I), altura (comprimento) para a idade (A/I), peso para altura (comprimento) (P/A), perímetro cefálico para a idade e para o comprimento (este último mais adequado para avaliação), índice de massa corporal ou IMC (peso em quilogramas dividido pelo quadrado da altura).

A utilização dos índices pode ser útil, sobretudo quando não se dispõe do acompanhamento longitudinal. O P/I é um índice de massa corporal e sua interpretação isolada pode ter pouco valor, exceto nos primeiros 2 anos de vida, durante os quais alterações a curto prazo indicam emagrecimento e são significativas, dadas as características do crescimento dessa fase. Nessa mesma faixa etária, grandes ganhos de peso podem não significar obesidade, pois é esperado um aumento do tecido adiposo como parte do processo de adaptação pós-natal do crescimento. Dados de A/I, ou seja, comprimento, altura ou estatura para idade, podem descrever um indivíduo normalmente baixo ou com parada de crescimento, um processo patológico resultante de comprometimento crônico do potencial de crescimento linear. Altos índices de A/I são menos frequentes e geralmente estão associados a doenças cromossômicas, genéticas ou hormonais.

Por outro lado, a relação peso para a estatura (P/A) avalia o peso corporal relativo à estatura do próprio indivíduo e tem a vantagem de dispensar o conhecimento da idade e definir melhor a perda súbita de peso do emagrecimento ou perda grave, geralmente crônica, primária ou secundária. Altos índices de P/A e IMC indicam condições de sobrepeso e obesidade. Em estudos populacionais, o P/A parece ser um indicador adequado da obesidade, pois altera-se mais precocemente do que o IMC e pode ser usado em qualquer idade. O IMC é verificado por meio de gráficos por idade e serve para definir sobrepeso, obesidade e emagrecimento. O maior incremento do IMC por ano de idade ocorre no primeiro ano de vida e depois na puberdade, pois nessas fases ocorre maior ganho de peso do que de altura. Por outro lado, para a avaliação da má nutrição, o IMC é útil quando o acometimento do peso é maior do que a altura ou quando a altura está relativamente estável, o que acontece na fase do pré-escolar e escolar e após o estirão na puberdade. É um índice que se correlaciona bem com o sobrepeso e a obesidade durante a adolescência e o desenvolvimento de problemas na vida adulta.

O perímetro cefálico para a idade é amplamente utilizado como indicador de problemas de crescimento do sistema nervoso central nos primeiros 2 anos de vida, quando sua velocidade de crescimento é máxima. Considera-se que nos primeiros 6 meses de vida esse índice seja mais sensível para detectar alterações neurológicas do que os atrasos do desenvolvimento neuropsicomotor. Pode ser utilizado em relação aos outros perímetros, torácico e abdominal, na definição de proporcionalidade corporal e como forma de avaliação inicial do crescimento em recuperação das crianças pré-termo.

Os índices podem ser analisados no sistema de percentis, porcentagem da mediana ou escore Z. O sistema de percentis quantifica a população de referência desde o início até o final da distribuição, desde próximo a zero até a 100, e é o mais utilizado na prática pela sua facilidade de análise direta. O percentil 50 corresponde à mediana, isto é, valor acima e abaixo do qual se encontra 50% da população. Encontrar-se em um determinado percentil significa ocupar uma posição em relação à população de referência. Assim, por exemplo, estar no percentil 10 de peso é pertencer a 10% da população de referência que tem o mesmo peso ou menos. Quando a curva é adequada para a população avaliada, é esperado que entre 2 e 4% da população se encaixe abaixo ou acima desse ponto, ou seja, correspondente ao p3 e p97 da curva de referência. Assim, os percentis extremos da referência são interpretados como posições pouco frequentes na população e, portanto, de maior risco em relação à população geral.

Na interpretação gráfica, pode ser difícil comparar avaliações em valores absolutos no intervalo dos grandes percentis (3, 5, 10, 25, 50, 75, 95, 97) e, a partir dos extremos (percentis 3 e 97), variações de medidas são difíceis de ser observadas e valorizadas quanto à gravidade do ganho ou perda. Sob esse aspecto, a expressão dos índices como escore Z permite uma compreensão mais precisa da posição da criança ou indivíduo em relação à população de referência, principalmente na discriminação dos valores extremos, e é o sistema de escolha para estudos populacionais.

O escore Z representa o número de desvios-padrão a partir do ponto central da população de referência. Enquanto o percentil quantifica os indivíduos desde o início até o final da distribuição (de próximo a zero até próximo a 100), o escore Z quantifica a partir da mediana ou percentil 50. Um valor negativo de escore Z indica que a medida está à esquerda da mediana e abaixo do percentil 50 e não implica posições diferentes. A área entre o escore Z −2 e +2 equivale a 95% da população e ao intervalo entre os percentis 2,5 e 97,5. Assim, é possível correlacionar, por exemplo, o percentil 3 ao escore Z −2 ou −2 desvios-padrão. Exemplificando: ao avaliar a estatura de meninas de 5 anos com 92, 97 e 100cm, tem-se em percentis, respectivamente, 0, 0 e 3, enquanto em escore Z tem-se −3,71, −2,58 e −1,90, podendo-se detectar mais precisamente o distanciamento de cada uma da mediana, escore Z 0 ou p50. Para o cálculo do escore Z usa-se: altura da criança subtraindo-se a altura média da população de referência dividida pelo desvio-padrão para a idade e sexo.

Indicador – é quando os índices são usados para interpretações clínicas ou de condições associadas às medidas. Índices como peso para a idade, estatura para a idade ou peso para a estatura podem indicar diretamente a composição corporal e o estado de saúde do indivíduo e indiretamente as condições da população na qual ele vive e que influenciam sua qualidade de vida, além de servir para indicar intervenções em saúde pública. Por exemplo, peso para a idade abaixo de determinado percentil pode ser indicador do estado de desnutrição de uma criança e também do estado socioeconômico da população à qual ela pertence.

O uso dos índices ou de suas combinações em determinadas populações de risco bem definido permite a criação de classificações clínicas que são indicadores de condições nutricionais e do processo de crescimento.

Analisam-se, a seguir, peculiaridades do crescimento dos recém-nascidos, lactentes, pré-escolares e escolares. O crescimento na adolescência será discutido em capítulo específico.

AVALIAÇÃO DO CRESCIMENTO DO RECÉM-NASCIDO

Na avaliação do crescimento dos primeiros meses de vida são importantes os dados antropométricos ao nascer (peso, comprimento e perímetro cefálico) e a duração da gestação. Ao nascimento, devem ser considerados como sinais de alerta tanto o baixo peso e/ou comprimento, quanto os grandes aumentos sem causa identificável e as desproporções corporais.

Alterações no organismo materno, já descritas anteriormente, bem como condições externas que cercam a evolução da gestação podem influenciar o peso ao nascer. A compreensão sobre os mecanismos que levaram às alterações do crescimento fetal, em especial à restrição do crescimento intrauterino (RCIU), incluindo intensidade e momento da vida intrauterina nos quais ocorrem os agravos, é fundamental para o prognóstico e acompanhamento do crescimento pós-natal. Em um estudo da OMS sobre recém-nascidos vivos em 1995 em países em desenvolvimento, De Onis et al. (1998) demonstraram que cerca de 23,8% das crianças apresentavam RCIU. Fetos que sofrem RCIU têm maior morbimortalidade perinatal e apresentam risco aumentado da síndrome da morte súbita do lactente. Na vida adulta, esses indivíduos têm maior risco de desenvolver doenças cardiovasculares, hipertensão arterial, *diabetes mellitus*, hipercolesterolemia e lesões renais, cujos mecanismos ainda permanecem em discussão (Barker et al., 1990 e 1993; Wilcox, 2001).

Um ponto importante a ser considerado nessa avaliação é que o comprimento e peso diferem no padrão de desenvolvimento durante a gestação. Enquanto o ganho em comprimento máximo ocorre durante o segundo trimestre, o ganho de peso é observado predominantemente no terceiro trimestre. Portanto, o aparecimento precoce de prejuízo no crescimento está usualmente associado com a redução no peso. De forma simplificada, os fatores inibidores do crescimento atuantes no início da gestação causam RCIU *simétrico*, enquanto os fatores inibidores atuando no final da gestação causam RCIU *assimétrico*. O feto com RCIU simétrico apresenta peso, comprimento, perímetro cefálico e abdominal, abaixo do percentil 10 para a idade gestacional. Por outro lado, o feto com RCIU assimétrico apresenta relativa preservação do comprimento e perímetro cefálico, enquanto o peso é baixo. Para a classificação desses dois tipos de RCIU, tem sido proposta a utilização da relação peso/comprimento, mediante o índice de Rohrer ou índice pondoestatural (peso g/comprimento cm^3) × 100.

O processo de crescimento em recuperação ou *catch-up* é um processo comum nos pequenos para a idade gestacional, principalmente nos primeiros 6 meses de vida pós-natal, podendo estender-se até o segundo ano de vida. Esse processo é definido como uma velocidade de crescimento maior que a mediana para a idade e sexo ou um ritmo de crescimento acelerado que busca atingir e ultrapassar o percentil 3 da curva de referência da população normal.

A criança pré-termo e adequada para a idade gestacional pode ser mais bem avaliada corrigindo-se as diferenças do ganho pondoestatural em relação à data provável do nascimento, pois senão serão inadequadamente rotuladas de portadoras de falha de crescimento ou desnutrição. Inicialmente, a idade cronológica deve ser substituída pela idade gestacional corrigida, ou seja, a idade cronológica subtraída da idade gestacional ou a idade gestacional acrescida das semanas de vida pós-natal até completar 40 semanas de idade gestacional. Pode-se também, na avaliação do crescimento do pré-termo adequado, utilizar uma curva de referência de crescimento intrauterino até a 40ª semana e a partir daí utilizar o ponto zero do eixo horizontal (para a idade) das curvas de peso e estatura adotadas para a população normal.

A recuperação do crescimento dos recém-nascidos pré-termo adequados para a idade gestacional em geral ocorre com maior intensidade até o final do primeiro ano de vida. Aceita-se que a normalização do crescimento em recuperação possa prolongar-se até ao redor dos 18 meses de idade para o perímetro cefálico, dos 2 anos para a altura e dos 3 anos para o peso, atingindo-se então os padrões de normalidade das curvas de referência. Se o crescimento permanece alterado apesar dessas correções, é necessário investigar possíveis alterações neurológicas, cardiovasculares e gastrintestinais associadas à prematuridade ou outras condições patológicas que possam ter causado tal condição.

Pode ser arriscado considerar que a criança nasceu pequena e deva permanecer dessa forma durante toda a infância. O crescimento desses recém-nascidos varia em intensidade e duração, dependendo da idade gestacional, também, do crescimento intrauterino, das condições clínicas pós-natais e do suporte nutricional. Espera-se perda inicial de peso maior quanto menor for o peso de nascimento e a seguir tem-se um crescimento em recuperação no qual o ganho de peso pode chegar a 40-45g/dia (embora seja adequado até 20 a 30g/dia) e incrementos de altura e perímetro cefálico de 2,5 a 4cm/mês e 4,5cm/mês, respectivamente. O crescimento do perímetro cefálico é considerado um critério bom e de aparecimento precoce para a avaliação inicial da adequação do processo de *catch-up*. Na fase de recuperação, as velocidades médias de ganho de peso são relativamente maiores quanto maior for o peso ao nascer. No cálculo do ganho diário de peso tem-se que aqueles com mais baixo peso (< 1.000g) apresentam ganho ponderal 60% maior do que aqueles com peso > 2.250g, respectivamente, 18g e 11,5g/kg/dia.

O prognóstico do crescimento da criança com RCIU depende do processo que o determinou e de sua gravidade, fato que nem sempre é conhecido. Acredita-se que ao redor de 10% dos RCIUs tenham alterações genéticas, 10% infecções congênitas, 40% alterações placentárias e nos 40% restantes não haveria uma etiologia conheci-

da. Sabe-se também que, nos países desenvolvidos, um terço dos recém-nascidos com baixo peso tem RCIU, enquanto nos países em desenvolvimento a proporção pode ser superior a dois terços.

O prognóstico da criança com RCIU está relacionado, também, à simetria das proporções corporais ao nascimento. No RCIU assimétrico ou desproporcionado, o peso encontra-se mais comprometido em relação ao comprimento e ao perímetro cefálico. Esse grupo de crianças provavelmente teve acometimentos no final da gestação e se adequadamente cuidadas são capazes de fazer um crescimento compensatório nos primeiros 6 a 8 meses de vida e terem um bom prognóstico. Por outro lado, a criança com RCIU com proporções simétricas costuma ter pior prognóstico porque possivelmente sofreu agravos no início da gestação, o que leva a acometimentos mais prolongados e a alterações estruturais. Esse grupo inclui também crianças portadoras de anormalidades cromossômicas ou genéticas, que foram expostas a teratógenos ou infecções congênitas e outros, sendo que o crescimento pós-natal será variável, dependendo da etiologia, e somente aqueles que tiveram causas tratáveis terão melhor prognóstico.

O acompanhamento de crianças nascidas pré-termo com muito baixo peso tem sido cada vez mais frequente no atendimento pediátrico, pois no momento são maiores as chances de sobrevivência devido aos melhores cuidados neonatais. No entanto, deve-se considerar que se trata de um grupo heterogêneo, cujo prognóstico evolutivo, do crescimento e do desenvolvimento, depende dos fatores que determinaram o tipo de evolução da gestação. Como um todo, esse grupo de crianças parece ter um padrão de crescimento abaixo do normal, necessitando de um período mais longo de aceleração do crescimento (*catch-up*), principalmente em altura, e a probabilidade de terem baixa estatura na vida adulta é maior. Espera-se que após um grande ganho de comprimento entre o 6º e o 24º mês de idade corrigida ocorra outra recuperação mais tardia, ao redor de 4 e 5 anos de vida, que pode estender-se até os 8 anos para atingir a média da estatura da população normal. Em relação ao peso, a maioria dessas crianças perde mais peso nos primeiros meses de vida e ao redor da 36ª à 40ª semana de idade corrigida apresenta o pico de aceleração ponderal que irá se repetir entre os 6 e 24 meses.

Nascer com peso ou estatura acima do percentil 90 para a idade gestacional, ou acima de 115% (GIG) e/ou com pós-datismo, também representa uma condição de risco que ainda não é bem compreendida. Isso ocorre com mais frequência entre mães obesas e/ou muito grandes e/ou diabéticas, mas somente 10% dos filhos de mães diabéticas são macrossômicos e em aproximadamente 30% dos casos não há uma etiologia definida. Por outro lado, é bastante significativa a associação entre peso e/ou comprimento acima do percentil 90 e síndromes cromossômicas, genéticas ou defeitos malformativos, como síndromes de Beckwith-Wiedemann, Weaver, Sotos, Simpson-Golabi-Behmel, entre outras.

A classificação do peso ao nascer que estabelece faixas de peso, independente da idade gestacional e sexo do recém-nascido, é proposta pela OMS e, por sua facilidade, apresenta grande importância para comparação entre populações e para séries históricas. A incidência de baixo peso ao nascer é considerada um importante indicador de saúde, refletindo condições de vida, nutricionais e de acesso a serviços de saúde. Demonstra-se que 10 a 40% dessas crianças apresentam atraso do crescimento, enquanto no restante da população a frequência é de 7%. Esse grupo não é homogêneo e inclui crianças prematuras, adequadas ou não para a idade gestacional, com RCIU e outras.

- Peso inferior a 1.500 gramas – RN com muito baixo peso.
- Peso inferior a 2.500 gramas – RN com baixo peso.
- Peso entre 2.500 e 2.999 gramas – RN com peso insuficiente.
- Peso entre 3.000 e 3.999 gramas – RN com peso adequado.
- Peso superior ou igual a 4.000 gramas – RN macrossômico.

AVALIAÇÃO DO CRESCIMENTO NO LACTENTE

A avaliação do crescimento do lactente (até os 2 anos de idade) tem, prioritariamente, os seguintes propósitos: detecção da desaceleração e parada do crescimento e do crescimento excessivo, avaliação da adequação do aleitamento e a época apropriada da introdução da alimentação complementar, avaliação do impacto das doenças sobre o crescimento, programação de intervenções nos indivíduos de maior risco e avaliação do seu impacto e orientação aos cuidadores.

Prioriza-se essa fase da infância porque as aquisições ocorrem em uma velocidade muito grande, tornando a criança mais vulnerável aos agravos nutricionais e às doenças. Nessa idade, as orientações alimentares devem ser específicas e a criança acometida por doenças crônicas poderá ter como manifestação inicial somente alterações antropométricas. Nessa faixa etária, a variabilidade do crescimento é grande, porém as aquisições são previsíveis e podem ser adotadas diferentes formas de avaliação, sendo desejável que nos primeiros 6 meses de vida o cálculo de ganho de peso e/ou altura (comprimento) seja feito por dia ou mês.

Durante os primeiros 18 a 24 meses, a criança pode variar sua velocidade de crescimento e oscilar sua posição nos percentis da curva de referência, até atingir seu curso individual. Nessa fase, a criança busca adequar seu potencial genético às condições prévias de gestação e adaptação pós-natal. Além disso, o lactente apresenta, com frequência, situações temporárias de doença e/ou perdas nutricionais que interferem no processo normal de aquisição de peso e/ou altura (comprimento) e em resposta instala-se um processo de recuperação. Em situações de doença ou má nutrição temporária, ocorrem interrupção do crescimento, principalmente ponderal, e, cessados esses fatores, aceleração compensatória até o retorno ao percentil ou canal original de crescimento. Portanto, é esperado que o lactente, principalmente nos primeiros 6 meses de vida, cruze mais de dois percentis de A/I, P/I e mesmo de P/A em aproximadamente um terço das crianças normais. Tais oscilações são menos frequentes entre os 6 e 24 meses, e deve-se considerar esse padrão de crescimento normal antes de indicar investigação diagnóstica ou intervenções terapêuticas. Por outro lado, os recém-nascidos grandes ao nascer podem desacelerar o crescimento se os pais foram de estatura mediana ou baixa, pois espera-se que, ao redor do segundo ano de vida, o tamanho da criança correlacione-se com a estatura média dos pais.

O crescimento da criança nos primeiros 2 anos de vida é influenciado pelas medidas ao nascimento e também pelas características da alimentação. Acredita-se que as crianças alimentadas exclusivamente ao seio façam autorregulação do consumo energético a um nível mais baixo, de tal forma que mesmo com a alimentação complementar não ocorra incremento do ganho ponderal nem aceleração do crescimento. Estudos demonstram que, ao redor do 12º mês de vida, a diferença cumulativa de ganho de peso possa chegar a 600 a 650g a favor dos alimentados com mamadeira e, quanto maior o período de aleitamento exclusivo, maior será o declínio do escore Z para peso para a idade no primeiro ano de vida.

Quando são utilizados índices de adiposidade como IMC, peso para a altura (comprimento), pregas cutâneas e outros, observa-se que as crianças com aleitamento exclusivo apresentam índices mais baixos após o quarto mês de vida, ou seja, são mais magras. Quando a avaliação do crescimento é feita por meio de curvas de referência, nota-se que as crianças com amamentação exclusiva ao seio apresentam crescimento ponderal rápido nos primeiros 2 meses de vida e entre o 3º e 12º mês ocorre lentificação. Isto também ocorre em relação ao escore Z para P/I, A/I e P/A. Diante disso, recomenda-se que sejam utilizadas curvas diferenciadas para crianças em aleitamento exclusivo, ou seja, aquelas recomendadas pela OMS.

A alteração de crescimento ocorre em quase todas as doenças graves e crônicas da infância, podendo ser sua manifestação inicial e, às vezes, única. Pode ser a forma de apresentação, por exemplo, da infecção por vírus HIV no lactente, fazer parte do quadro de apresentação dos erros inatos do metabolismo e outras síndromes genéticas, revelar o consumo energético aumentado das cardiopatias congênitas ou alterações metabólicas das doenças renais, mostrar a inadequação nutricional secundária a síndromes de má absorção ou incoordenação à deglutição, entre outras.

Nos lactentes de menor idade, considera-se falha do crescimento o fato de não ganhar peso em dias ou meses, enquanto em crianças maiores, quando ocorre manutenção do mesmo percentil de peso e/ou estatura em mais de uma avaliação ou cruzamento de dois grandes percentis em medições consecutivas. Quanto ao sobrepeso e à obesidade, deve-se estar atento a sua maior importância nos últimos anos, sendo que vários inquéritos apontaram que aproximadamente 20% dos adolescentes, 10% das crianças entre 6 e 12 anos e 10% daquelas entre 2 e 5 anos tinham sobrepeso. Tal condição tende a se perpetuar na vida adulta com riscos aumentados de doenças no sistema cardiovascular, diabetes e hipertensão. Esse tema será abordado em capítulo específico.

No lactente, também é importante o seguimento dos ganhos em relação ao perímetro cefálico (PC), considerado um bom indicador da adequação do crescimento do sistema nervoso central. Nos primeiros meses de vida, alterações do PC antecedem atrasos do desenvolvimento neuropsicomotor e as medições podem ser interpretadas de forma mais adequada quando relacionadas à idade correspondente ao percentil 50 da altura (comprimento). Considera-se normal que a evolução do PC seja: ganho de 2cm/mês nos primeiros 3 meses de vida; 1cm/mês entre o quarto e sexto mês; 0,5cm/mês durante o segundo semestre e no segundo ano de vida a velocidade se mantenha com 0,3cm/mês.

AVALIAÇÃO DO CRESCIMENTO DO PRÉ-ESCOLAR E ESCOLAR

Nessa fase da vida ocorre um processo normal de lentificação do crescimento linear e da incorporação de massa gordurosa, tornando mais difícil a detecção de problemas ou doenças que se manifestam com desaceleração ou parada do crescimento. Acredita-se que as crianças com idade superior a 2 anos cresçam com uma velocidade uniforme, mantendo-se dentro de um canal de crescimento até a adolescência, quando irão redefinir seu processo em direção ao potencial genético. A manutenção de um canal de crescimento é muito valorizada nas avaliações dos pré-escolares e escolares e os desvios desse canal são considerados significativos para a detecção de indivíduos com doenças que comprometem o crescimento. Crescer paralelo ao mesmo percentil ou crescer dentro de um ou dois canais é considerado o mais adequado para as crianças após os 2 anos de vida e mudanças de canal de crescimento indicariam a necessidade de avaliação mais detalhada diante da possibilida-

de de ocorrência de doenças, principalmente em relação ao crescimento estatural. Recentemente, no entanto, estudos mostram que cerca de dois terços das crianças normais entre 2 anos até a adolescência mudaram de canal de crescimento ou de percentil e tal comportamento pode ser considerado parte do processo normal de crescimento e não indicaria a necessidade de aprofundar a investigação de doenças associadas.

Na faixa etária do pré-escolar e escolar, tem-se também a utilização dos dados antropométricos para a detecção da condição de sobrepeso e da obesidade. Apesar de essas condições serem cada vez mais frequentes na prática pediátrica, constata-se que ainda há uma demora para a detecção e tratamento das crianças com sobrepeso do que aquelas com atraso do crescimento. De maneira geral, crianças que se encontram com o peso para a idade ou peso para a altura acima do percentil 97 ou que tenham relação peso para a altura igual ou superior a 120%, ou mais de 2 escores Z, são consideradas portadoras de uma situação de risco para sobrepeso. Recomenda-se que mais de um índice seja utilizado na detecção da condição de sobrepeso, especialmente diante da possibilidade de intervenções terapêuticas, pois o IMC, por exemplo, pode avaliar inadequadamente a obesidade, uma vez que não distingue massa muscular ou óssea de massa gorda.

BIBLIOGRAFIA

1. Ballabriga A, Carrascosa A. Nutrición fetal – retraso del crecimiento intrauterino. In: Ballabriga A, Carrascosa A (eds). Nutrición em la infância y adolescência. 2ª ed. Madrid: Ediciones Ergon; 2001.p.1. • 2. Batista Filho M, Rissin A. A transição nutricional no Brasil: tendências regionais e temporais. Cad Saúde Pública 2003;19:S181. • 3. Bhandari N, Bahl R, Taneja S. Effect of micronutrient supplementation on linear growth of children. Br J Nutr 2001;85:S131. • 4. CDC/NCHS (2000) CDC growth charts: United States. http://www.cdc.gov/growthcharts. • 5. Cole TJ, Bellizzi MC, Flegal KM, Dietz WH. Establishing a standard definition for child overweight and obesity worldwide: international survey. BMJ 2000;320:1240. • 6. Das UG, Sysyn GD. Abnormal fetal growth-intrauterine growth retardation, small for gestational age, large for gestational age. Pediatr Clin North Am 2004;51:639. • 7. De Onis M. Worldwide practices in child growth monitoring. J Pediatr 2004;144:461. • 8. De Onis M, Onyango AW, Borghi E, Siyam A, Nishida C, Siekmann J. Development of a WHO growth reference for school-aged children and adolescents. Bull World Health Org 2007;85:660. • 9. Flegal KM, Ogden CL, Wei R, Kuczmarski RL, Johnson CL. Prevalence of overweight in US children: comparison of US growth charts from Center for Disease Control and Prevention with other reference values for body mass index. Am J Clin Nutr 2001;73;1086. • 10. Gallo PR, Amigo H, Leone C. Fatores de risco ao atraso de crescimento estatural em crianças de baixo nível econômico e social de São Paulo, Brasil. Arch Latinoam Nutr 2000;50:121. • 11. Garner P, Panpanich R, Logan S. Is routine growth monitoring effective: a systematic review of trials. Arch Dis Child 2000;82:197. • 12. Gibson AT, Carney S, Cavazzoni E, Wales JKH. Neonatal and post-natal growth. Horm Res 2000;53:S42. • 13. Hall DMB. Growth monitoring.

Arch Dis Child 2000;82:10. • 14. Hermanussen M, Largo RH, Molinari L. Canalization in human growth – a widely accepted concept reconsidered. Eur J Pediatr 2001;160:163. • 15. Kaplan SA. Growth and growth hormone: disorders of the anterior pituitary. In: Clinical Pediatric Endocrinology. 2nd ed. Philadelphia: W.B. Saunders Company; 1990.p.1. • 16. Kato S, Ashizawa K, Satoh K. An examination of the definition "final height" for practical use. Ann Hum Biol 1998;25:263. • 17. Leger J, Limoni C, Czernichow P. Prediction of the outcome of growth at 2 years of age in neonates with intrauterine growth retardation. Early Hum Dev 1997;48:211. • 18. Luo ZC, Albertsson-Wikland K, Karlberg J. Target heigth as predicted by parental heigth in a population-based study. Pediatr Res 1998;44:563. • 19. Marcondes E. Anomalias não-endócrinas do crescimento em geral. In: Setian N (coord.). Endocrinologia pediátrica: aspectos físicos e metabólicos do recém-nascido ao adolescente. 2ª ed. São Paulo: Sarvier; 2002.p.109. • 20. Mei Z. Shifts in percentiles of growth during early childhood – analysis of longitudinal data from the California Child Health and Development Study. Pediatrics 2004;113:e617. • 21. Monteiro CA, Benício MHDA, Gouveia NC. Evolução da altura dos brasileiros. Velhos e novos males da saúde no Brasil: a evolução do país e suas doenças. 2ª ed. revista e aumentada. São Paulo: Hucitec, Nupens/USP; 2000.p.126. • 22. Monteiro CA, Conde WL. Tendência secular da desnutrição e da obesidade na infância na cidade de São Paulo (1974-1996). Rev Saúde Pública 2000;34(Suppl 6):52. • 23. Niklasson A. Growth in very preterm children-a longitudinal study. Pediatr Res 2003;54:899. • 24. Ogden CL. Prevalence and trends in overweight among children and adolescents, 1999-2000. JAMA 2002;288:1728. • 25. Porto MAS, Oliveira HP, Cunha AJ, Miranda G, Guimarães MM, Oliveira WA, Dos Santos DM. Linear growth and zinc supplementation in children with short stature. J Pediatr Endocrinol Metab 2000;13:1121. • 26. Post CLA, Victora CG, Barros AJD. Entendendo a baixa prevalência de déficit de peso para estatura em crianças brasileiras de baixo nível sócio-econômico: correlação entre índices antropométricos. Cad Saúde Pública 2000;16:73. • 27. Ramakrishnan U, Aburto N, McCabe G, Martorell R. Multimicronutrient interventions but not vitamin A or iron interventions alone improve child growth-results of 3 meta-analyses. J Nutr 2004;134:2592. • 28. Rudolf MCJ, Cole TJ, Krom AJ, Sahota P, Walker J. Growth of primary school children: a validation of the 1990 references and their use in growth monitoring. Arch Dis Child 2000;83:298. • 29. Seminara S, Rapisardi G, La Causa F, Mattei P, Donzelli G. Catch-up growth in short-at-birth NICU graduates. Horm Res 2000;53:139. • 30. Wilcox AJ. On the importance-and the unimportance-of birthweight. Int J Epidemiol 2001;30:1233. • 31. Wollmann HA. Growth hormone and growth factors during perinatal life. Horm Res 2000;53(Suppl 1):50. • 32. Wolthers OD. Inhaled corticosteroids, growth, and compliance. N Engl J Med 2002;347:1210. • 33. WHO Working Group on Infant Growth. An evaluation of infant growth: the use and interpretation of anthropometry in infants. Bull World Health Org 1995;73:165. • 34. Zeferino AMB, Barros Filho AA, Bettiol H, Barbieri MA. Acompanhamento do crescimento. J Pediatr (Rio J) 2003;79(Supl 1):S23.

4 DESENVOLVIMENTO

CAPÍTULO

Ana Cecilia Silveira Lins Sucupira
Jairo Werner Jr.
Rosa Resegue

O desenvolvimento constitui um dos aspectos mais marcantes da infância e da adolescência. A compreensão desse processo tem sido objeto de estudo de muitos pesquisadores em diferentes campos do conhecimento. Para o pediatra, o desenvolvimento de todas as potencialidades é um objetivo que deve nortear a atenção à saúde da criança. Assim, essa assistência está fundamentada na vigilância dos fatores que possam interferir no crescimento e no desenvolvimento. Ou seja, busca-se manter o estado de saúde física e afetiva para que o desenvolvimento possa ocorrer adequadamente. A puericultura estruturou-se com ênfase na prevenção dos agravos infecciosos, nutricionais e na detecção de anomalias que pudessem comprometer esse desenvolvimento. Entretanto, a avaliação do desenvolvimento tem, na maioria das vezes, sua finalidade reduzida à constatação da normalidade ou anormalidade do sujeito. Diante da anormalidade, o pediatra busca entender as causas, seja de natureza orgânica ou não, que comprometeram o desenvolvimento. No limite, observa-se alguma atuação para estimular a criança com orientações padronizadas. Trata-se, portanto, de uma atitude passiva de constatação dos desvios da normalidade.

A compreensão mais ampla do processo de desenvolvimento possibilita um salto de qualidade na atuação do pediatra, que pode intervir nesse processo de forma ativa e particular para cada criança. Além disso, essa compreensão permite conhecer o modo como vai ocorrendo a aquisição das habilidades, contribuindo para que o pediatra possa entender diferenças no padrão de desenvolvimento e ter mais elementos para definir quando realmente estão presentes problemas ou anormalidades.

Este capítulo pretende fornecer uma noção geral do processo de desenvolvimento da criança, dirigida ao pediatra geral, instrumentando-o para melhor acompanhar a criança nesse processo. Para tanto, serão comentadas as principais concepções do desenvolvimento que norteiam as diferentes formas de avaliação da criança, o modo como as habilidades vao sendo aprendidas e, finalmente, como o pediatra pode avaliar as queixas relacionadas ao desenvolvimento.

CONCEPÇÕES

A avaliação que qualquer profissional faz do desenvolvimento de uma criança é realizada a partir de algum referencial que expressa uma determinada concepção teórica de como a criança se desenvolve. Referencial esse que vai nortear seu diagnóstico e suas orientações. A visão teórica sobre o desenvolvimento da criança, bem como as práticas de avaliação utilizadas para acompanhá-lo, podem ser agrupadas em três vertentes ou modelos: a mecanicista, a organicista e a histórico-cultural. Esses modelos serão analisados nos seguintes aspectos, baseados em Werner (1997): representação da criança, teoria(s) psicológica(s), relação entre desenvolvimento e aprendizagem, abordagem dos problemas de desenvolvimento.

MODELO MECANICISTA (Quadro I-3)

Neste modelo, a máquina é a forma básica de representação não só da criança, mas também de todos os fenômenos. O homem é concebido como um ser passivo, um organismo reativo, determinado pelo meio e, tal como uma máquina, pode ser manipulado e controlado por forças externas. A mente do homem ao nascer é considerada uma "tábua rasa" e os fenômenos humanos são compreendidos como reações do organismo a estímulos do meio, inclusive e principalmente a aprendizagem. É possível identificar a presença dessa imagem em analogias cotidianas do tipo: "o cérebro funciona como um computador", "esse menino parece que tem um parafuso solto", "essa menina é elétrica". Pode-se encontrá-la, também, nos ditados populares, como "é de pequeno que se torce o pepino", "o cachimbo deixa a boca torta". Entretanto, nem sempre é tão simples assim identificar a concepção mecanicista, sendo necessário "interpretar", "ver nas entrelinhas".

Abordagem comportamentalista

Vinculada à visão mecanicista, o comportamentalismo é uma das teorias psicológicas mais importantes e in-

Quadro I-3 – Modelo mecanicista.

Representação da criança	Máquina, robô
Abordagem do desenvolvimento	Comportamentalista
Desenvolvimento e aprendizagem	Desenvolvimento = aprendizagem
Compreensão dos problemas de desenvolvimento	Centrada nas deficiências

49

fluentes na área da saúde. Essa corrente teórica também é denominada de behaviorista. O behaviorismo, enquanto escola psicológica, teve como fundador o norte-americano J.B. Watson (1878-1958), que veio defender a adoção na psicologia do mesmo método experimental das ciências naturais (matemática e física) – ciências exatas e objetivas. Sendo assim, Watson (e depois seus seguidores) propôs "o comportamento" como objeto (observável) da psicologia. Para ele, o comportamento humano, assim como o comportamento animal, era considerado resposta a um estímulo ambiental. Nessa direção, trabalhou com a fórmula estímulo-resposta, proveniente da teoria pavloviana do reflexo condicionado. O objetivo principal da psicologia de Watson é a predição e o controle do comportamento humano a partir de experiências realizadas com animais.

O behaviorismo propõe uma psicologia objetiva, fornecendo explicações somente para os processos mentais elementares observáveis, ou seja, reduz qualquer fenômeno complexo à simples fórmula estímulo-resposta. Restringe, então, sua abordagem aos comportamentos observáveis, passíveis de mensuração e relacionados a agentes externos. Nessa perspectiva, atividades mentais superiores, como a consciência, a linguagem e a atenção voluntária, só podem ser compreendidas ao serem reduzidas a fenômenos menos complexos.

Skinner (1904-1980) – outro autor norte-americano, *fundamental* nessa vertente psicológica – introduz o conceito de condicionamento operante, diferenciando-o do conceito clássico de Pavlov, fisiologista russo. Pavlov descreve o condicionamento clássico, baseando-se em comportamentos "reflexos" ou "involuntários". Como exemplo, a dilatação da pupila devido à mudança de iluminação no ambiente. Trata-se de reações do organismo em face das modificações no ambiente (estímulos). Essas reações podem ser provocadas, também, por estímulos que foram previamente associados ao estímulo inicial. O exemplo clássico é a salivação do cachorro diante da apresentação da carne e, posteriormente, a salivação (estímulo condicionado) após o toque da campainha, a qual havia sido associada à carne.

O condicionamento operante utiliza-se dos comportamentos "voluntários", denominados por Skinner de comportamentos "operantes". Ao contrário dos anteriores, esses comportamentos não são automáticos e não estão relacionados a estímulos conhecidos previamente. Tais estímulos só podem ser identificados a partir das respostas comportamentais. Como eles mantêm ou aumentam a frequência da resposta, são chamados de estímulos reforçadores. É, pois, à medida que se identificam os estímulos reforçadores que se podem prever outras respostas semelhantes no futuro.

As diversas técnicas utilizadas pelas famílias para alimentar as crianças são exemplos de modelos de condicionamentos operantes. Sabe-se que lactentes e pré-escolares são capazes de regular sua ingestão energética baseados nas suas necessidades fisiológicas traduzidas pelas sensações internas de fome e saciedade. Crianças forçadas a "limpar" o prato, mesmo quando se dizem satisfeitas, são condicionadas a comer diante da presença do alimento e não de acordo com suas sensações internas. Da mesma maneira, ao oferecer a sobremesa apenas se a criança comer as porções de verduras e legumes oferecidas pela família destaca-se a atenção sobre os doces e não aos alimentos que a família gostaria de reforçar na dieta da criança.

A posição teórica comportamentalista, ao compartilhar da concepção mecanicista de mundo e de homem, vai refletir-se na compreensão da relação entre desenvolvimento e aprendizagem.

Relação desenvolvimento e aprendizagem (D = A)

Desenvolvimento e aprendizagem são entendidos, no modelo mecanicista/comportamentalista, como processos idênticos, ou seja, aprender ou desenvolver-se significa aumentar o repertório comportamental, a partir da reação do sujeito aos estímulos do meio. A relação entre desenvolvimento e aprendizagem, nessa concepção, pode ser assim resumida:

- desenvolvimento e aprendizagem são processos idênticos, D = A, decorrentes do condicionamento do meio;
- o desenvolvimento corresponde a uma mera sequência de eventos previsíveis, decorrentes da formação de hábitos;
- o sujeito é considerado passivo ou apenas reativo diante do mundo.

Ressalta-se que, nesse modelo, tanto o desenvolvimento quanto a aprendizagem seriam fruto do condicionamento do meio, e a educação um mero programa de formação de hábitos.

Compreensão dos "problemas de desenvolvimento" centrada nas deficiências

As abordagens práticas diante dos atrasos e desvios do desenvolvimento decorrentes do modelo mecanicista/comportamentalista valem-se da noção de condicionamento do sujeito ao meio, com o objetivo de (re)ajustar as condutas inadequadas. A criança é entendida como mera reprodutora de comportamentos previamente determinados. O profissional, revestido de uma autoridade absoluta, procura, por meio do treinamento de funções, fazer com que o indivíduo adquira habilidades e comportamentos, tais como atividades de vida diária (usar o banheiro, vestir-se, comer), habilidades motoras e linguísticas. Entre as técnicas empregadas, destaca-se a chamada "análise de tarefas", que desmembra o comportamento final desejado em pequenos passos – do mais simples ao mais complexo – facilitadores da aprendizagem. Caso o sujeito não reaja ou responda às expectativas condicionadoras dos adultos, remete-se facilmente a culpa a ele enquanto portador de alguma deficiência (biológica e/ou psíquica), que o impede de reproduzir o comportamento esperado.

MODELO ORGANICISTA (Quadro I-4)

O modelo organicista utiliza como metáfora básica o organismo, o sistema vivo organizado, sendo a atividade seu princípio básico. A atividade, e não mais a engrenagem, é o que caracteriza o sujeito. Como um organismo, a criança é considerada um ser "ativo" e não mais reativo ou passivo, como no modelo mecanicista. Das teorias psicológicas vinculadas ao modelo organicista, destacam-se a "desenvolvimentista" e a "interacionista-construtivista".

Quadro I-4 – Modelo organicista.

Representação da criança	
Abordagens do desenvolvimento	Organismo/ser vivo • inatista/desenvolvimentista • interacionista-construtivista
Desenvolvimento e aprendizagem	Desenvolvimento → aprendizagem
Compreensão dos problemas de desenvolvimento	Centrada na imaturidade

Abordagem desenvolvimentista

As experimentações realizadas por Arnold Gesell (1880-1961) explicitam bem a abordagem desenvolvimentista. Por meio de exaustivas observações descritivas e registros cinematográficos do comportamento de crianças e adolescentes (0 a 16 anos), Gesell "mapeou" os comportamentos típicos de cada faixa etária (postura e locomoção, manipulação de objetos, jogos e condutas sociais), criando um sistema normativo, no qual os fatores constitucionais inatos e a maturação desempenham papel primordial no processo de desenvolvimento. Nesse caso, a expectativa é de que comportamentos e habilidades sejam universais e devam surgir sempre na mesma sequência etária. Gesell tornou-se um dos principais teóricos da maturação como fator de explicação para os comportamentos infantis.

Considera-se inegável a importância de Gesell para o conhecimento da regularidade do surgimento de comportamentos típicos na criança; entretanto, é preciso apontar que o grande problema da perspectiva maturacionista-desenvolvimentista de Gesell, assim como de todas as abordagens vinculadas ao modelo organicista, é considerar as regularidades observadas como universalidade. É de esperar que crianças de um mesmo grupo cultural e com as mesmas oportunidades interativas apresentem certa regularidade de comportamentos; entretanto, isso pressupõe a existência de um único padrão de normali-

dade para todos os comportamentos infantis. Mais inadequado ainda é tomar a criança de classe média urbana ocidental como padrão universal. A abordagem desenvolvimentista tem contribuído para a elaboração de diferentes escalas para avaliar o desenvolvimento infantil (Gesell, Denver, Griffts, Heloisa Marinho) e na elaboração de marcos de desenvolvimento, sendo, sem dúvida, a abordagem mais difundida entre os pediatras.

Abordagem interacionista-construtivista

Os trabalhos de Jean Piaget (1896-1980) e de seus seguidores no âmbito da Psicologia são a expressão do referencial interacionista-construtivista. Piaget analisa o processo de transição dos vários estágios do desenvolvimento cognitivo, a saber: o sensoriomotor (do nascimento até aproximadamente os 2 anos de idade), o pré-operatório (dos 2 aos 7 anos), o operatório concreto (dos 7 aos 11 anos) e o operatório formal (dos 11 aos 15 anos). Utilizando a metáfora biológica do organismo ativo como modelo explicativo do desenvolvimento, Piaget, biólogo de formação, considera que o homem – assim como todo ser vivo – busca, continuamente, manter um estado de equilíbrio ou de adaptação com o meio externo. A cada modificação no meio – ou mesmo no interior do sujeito – surge a necessidade de um reajustamento da conduta, em função do desequilíbrio causado por essa mudança. Por meio de um processo de desequilíbrio, progressivo e contínuo, o sujeito tende a passar de um estado de equilíbrio inferior para outro superior, cuja evolução é garantida pelo mecanismo de autorregulação. A formação dessas novas estruturas de adaptação, ou seja, novos esquemas mentais, envolve os mecanismos de assimilação e acomodação: a assimilação diz respeito à incorporação de experiências a esquemas mentais já disponíveis e a acomodação refere-se à necessidade de os esquemas existentes modificarem-se, em razão de a assimilação de dados novos exigir mudanças estruturais, isto é, novos esquemas mentais.

A emergência dos esquemas mentais dependeria, sobretudo, dos seguintes fatores: maturação do sistema nervoso central, atividades experimentais e de equilíbrio (necessidade que o sujeito – assim como qualquer ser vivo – tem de adaptar-se diante das perturbações que se fazem presentes na relação com o meio externo). A perspectiva interacionista de Piaget é teoricamente insuficiente, na medida em que não destaca as especificidades das dimensões históricas e culturais como constitutivas do sujeito. Cabe destacar, ainda, que o papel ativo/construtivo do sujeito é centrado na atividade, em detrimento do papel da linguagem no desenvolvimento cognitivo.

Relação entre desenvolvimento e aprendizagem (D → A)

A perspectiva organicista coloca a aprendizagem como subordinada ao desenvolvimento, uma vez que somente os esquemas mentais disponíveis no sujeito asseguram a aprendizagem. Portanto, o ritmo individual comanda o desenvolvimento, o qual, por sua vez, comanda a aprendizagem, ou seja, a aprendizagem subordina-se aos ritmos individuais de maturação e de desenvolvimento da criança. A relação entre desenvolvimento e aprendizagem, na teoria organicista, pode ser considerada, em termos gerais, do seguinte modo:

- a maturação é condição necessária para o aprendizado;
- a aprendizagem está sempre subordinada ao desenvolvimento;
- a criança é um sujeito ativo que aprende a partir de seu interesse e esforços mentais.

Compreensão dos problemas de desenvolvimento centrada na imaturidade

Em relação aos problemas de desenvolvimento e aprendizagem que a criança apresenta, esses deixam de ser entendidos como deficiência (visão mecanicista) e passam a ser vistos como decorrentes da imaturidade. Ao subordinar as práticas terapêuticas e pedagógicas aos ritmos individuais e ao estágio de desenvolvimento da criança, os profissionais, ancorados nessa perspectiva, acabam por confundir "comportamentos infantilizados" com "imaturidade". É comum, por exemplo, retardar o início da alfabetização de uma criança de 6 anos em decorrência de ela "só querer brincar" ou por "ainda não desenhar uma paisagem". É comum, também, ouvir a escola dizer que a criança não está "pronta" para ser alfabetizada, porque ainda não atingiu a etapa de desenvolvimento necessária. Dessa forma, tomam-se condutas que podem retardar o processo de desenvolvimento e aprendizagem, na medida em que impedem a criança de ter acesso a novas experiências.

MODELO HISTÓRICO-CULTURAL (Quadro I-5)

No modelo histórico-cultural, a criança não será representada nem como máquina (mecanicismo) nem como um mero ser vivo (organicismo), mas como um sujeito social e simbólico, constituído intrinsecamente por relações sociais, culturais e históricas.

Quadro I-5 – Modelo histórico-cultural.

Representação da criança	Ser social e simbólico
Abordagens do desenvolvimento	Sociointeracionista
Desenvolvimento e aprendizagem	Desenvolvimento ↔ aprendizagem
Compreensão dos problemas de desenvolvimento	Centrada na interação-interlocução

Abordagem sociointeracionista (histórico-cultural)

Para Lev Vygotsky (1896-1934), psicólogo russo e principal representante da abordagem histórico-cultural do desenvolvimento, a participação do outro na constituição do sujeito é fundamental, uma vez que a relação do sujeito com o mundo só é possível por meio da mediação de um outro sujeito. Vygotsky destaca que não se pode negar nem o biológico, nem o ambiente na constituição do sujeito; entretanto, não existe uma mera justaposição mecânica entre os dois, mas uma relação dialética, na qual tanto os aspectos biológicos quanto os estímulos do meio são transformados pela interação social. Do ponto de vista biológico, somente aos 12 anos a criança terá todas as habilidades (noção de distância e tempo, lateralidade, cálculo) necessárias para atravessar uma rua movimentada. Entretanto, é comum observar crianças menores de 5 anos atravessando ruas e circulando entre os carros nas grandes cidades. Poder-se-ia pensar que o ambiente estimulou o aprendizado para a travessia. Entretanto, o ambiente por si só é insuficiente para esse aprendizado. Na verdade, é com os irmãos ou outras crianças que ela aprende e desenvolve-se, conseguindo atravessar e circular nas ruas. Assim, o biológico e o ambiente foram modificados pela interação com o outro.

Um dos fatores essenciais na transformação do biológico e do ambiental é a mediação e a apropriação da linguagem – sistema de signos linguísticos organizado culturalmente – que implica, em última instância, uma transformação radical na constituição do pensamento e da consciência. O pensamento tipicamente humano é constituído pela linguagem, pois é a partir do momento em que a linguagem entra em cena, no curso do desenvolvimento, que o pensamento se torna verbal, e a fala, racional. Nesse sentido, a linguagem tem, além das funções comunicativa e constitutiva do pensamento, outras funções como organizadora e planejadora da ação e reguladora do comportamento.

Ao conceber o homem como "um conjunto das relações sociais internalizadas", o modelo histórico-cultural instaura também uma nova concepção do processo de desenvolvimento e aprendizagem, vista como uma construção social. Procurando explicitar as formas de como o outro participa nos processos individuais, Vygotsky introduz um conceito que irá ocupar posição especial nos debates atuais sobre a relação entre desenvolvimento e aprendizagem: o conceito de "zona de desenvolvimento proximal" (ZDP), que se articula com as categorias "desenvolvimento real" e "desenvolvimento potencial". O **desenvolvimento real** indica o nível de desenvolvimento das funções mentais da criança, caracterizado pelo que ela *já* consegue realizar por si própria, sem o auxílio dos adultos ou de crianças mais experientes. É o que caracteriza, retrospectivamente, o nível de desenvolvimento alcançado. O **desenvolvimento potencial** é tudo aquilo que uma criança ainda não consegue realizar de forma independente, mas que realiza com a ajuda de outras pessoas mais experientes. A **zona de desenvolvimento proximal** indica a distância entre o desenvolvimento real e o desenvolvimento potencial. Para a criança atingir o desenvolvimento potencial é necessário que haja um processo de colaboração e ajuda mútua com outros sujeitos, por meio de ações partilhadas na zona de desenvolvimento proximal.

A relação entre os *processos de desenvolvimento e aprendizagem* – subjacente ao conceito de Zona de Desenvolvimento Proximal – não é vista como idêntica (mecanicismo) nem compreendida como um processo que subordina a aprendizagem ao desenvolvimento (organicismo). Para Vygotsky, os *processos de desenvolvimento e aprendizagem são processos interdependentes, que constituem um processo unitário* e influenciam-se mutuamente, sendo a aprendizagem a base histórico-cultural do desenvolvimento (Werner e Alves, 1993). Em resumo, a concepção de Vygotsky sobre a relação entre desenvolvimento e aprendizagem introduz as seguintes questões:

– aquilo que a criança realiza, em um dado momento, com o auxílio de pessoas mais experientes, realizará, em um outro, sozinha;
– o processo de desenvolvimento não é coincidente com o processo de aprendizagem; o desenvolvimento, entretanto, progride de forma mais lenta e atrás do processo de aprendizagem; é por meio da aprendizagem (significativa e não-mecânica) que resulta o desenvolvimento das funções psíquicas especificamente humanas e culturalmente organizadas.

A criança, ao dispor da colaboração de adultos e de crianças mais experientes, em um espaço de interação e de interlocução, pode, ao participar das atividades partilhadas, apresentar comportamentos e habilidades que não seria capaz de manifestar sozinha, sem o auxílio do outro. Essa concepção traz implicações decisivas para a prática terapêutica e/ou de educação e para a avaliação da criança: qualquer relação pedagógica deve, necessariamente, estar centrada na interajuda e no processo de interação-interlocução. É justamente nas atividades realizadas em colaboração e no esforço partilhado que o aluno se apropria das habilidades e dos conhecimentos.

Na perspectiva histórico-cultural, a explicação para o fracasso escolar e para as dificuldades de aprendizagem não recai sobre o aluno, seja rotulando-o de deficiente (mecanicismo) seja de imaturo (organicismo), mas nos processos de interação social. Dessa forma, é possível reconhecer como a seletividade social reflete-se na escola por meio de diferentes processos interativos: a criança das classes populares, por exemplo, traz para a escola seus padrões culturais e linguísticos; a escola, no entanto, trabalha com padrões pautados pela cultura da classe média; ao não conseguir interagir e comunicar-se adequadamente com esse aluno, acaba por dificultar-lhe o acesso aos conhecimentos escolares, produzindo o fenômeno do fracasso escolar.

AVALIAÇÃO DO DESENVOLVIMENTO SEGUNDO AS CONCEPÇÕES DE DESENVOLVIMENTO: MECANICISTA, ORGANICISTA E HISTÓRICO-CULTURAL (WERNER, 1997)

A seguir apresentaremos as principais formas de avaliação baseadas nos modelos mecanicista (método psicométrico), organicista (método clínico piagetiano) e histórico-cultural (análise microgenética-indiciária). O quadro I-6 resume a comparação entre os métodos.

Quadro I-6 – Metodologias de avaliação.

Modelo	Metodologia de avaliação
Mecanicista	Método psicométrico, testes e "escalas" de mensuração de comportamentos e habilidades
Organicista	Escalas de desenvolvimento, provas evolutivas, método clínico piagetiano
Histórico-cultural	Análise microgenética-indiciária

AVALIAÇÃO NA CONCEPÇÃO MECANICISTA (MÉTODO PSICOMÉTRICO)

O método psicométrico (Quadro I-6) vincula-se ao modelo mecanicista de representação do homem e tem como objeto tabular e mensurar as habilidades mentais do sujeito (método quantitativo) a partir das respostas certas e erradas apresentadas na utilização de instrumentos padronizados (testes psicométricos, escalas comportamentais quantitativas, entrevistas estruturadas), que visam avaliar o indivíduo, ainda que possam ser administrados coletivamente. A participação do examinador deve ser simpática; entretanto, ele não pode interferir nas respostas. O pressuposto básico desse método é que os indivíduos apresentem diferenças nas habilidades intelectuais em decorrência do processo de acumulação das respostas possíveis. Espera-se, ainda, que os resultados apresentados pelo indivíduo sejam estáveis (em um reteste, por exemplo), visto que as diferenças encontradas (entre os indivíduos) são permanentes.

Pode-se, ainda, observar na interpretação e no uso dos resultados obtidos nos testes alguns aspectos centrais desse método: ao somar o número de respostas corretas, obtém-se um escore que mensura as habilidades correlacionadas a cada item e permite sua comparação com uma média. Há, portanto, indivíduos na média, acima ou abaixo da média. Um bom exemplo do uso desses escores (quociente de inteligência – QI) é no diagnóstico e na classificação dos diferentes graus de retardo mental (leve, moderado, grave e profundo), conforme a proposição vigente dos principais sistemas de diagnóstico e classificação em medicina (CID-10, OMS e DSM-IV, APA)[1].

A proposição do modelo psicométrico só leva em consideração, na melhor das hipóteses, o desenvolvimento real (habilidades já formadas que se manifestam de forma independente, ou seja, sem ajuda), que caracteriza o desenvolvimento mental retrospectivamente, sendo questionável, portanto, seu efetivo valor prognóstico.

A esse respeito, Vygotsky comenta que duas crianças de 10 anos, ao entrarem na escola com a mesma idade mental de 8 anos, isto é, elas conseguem lidar, de maneira independente, com tarefas até o grau de dificuldade padronizado para o nível de 8 anos, podem manifestar diferenças significativas na aprendizagem escolar e no desenvolvimento mental, em função do tipo de assistência (colaboração) que receberem na escola. Daí que a idade mental, mensurada pelos testes padronizados, diz pouco sobre a verdadeira capacidade das crianças avaliadas.

AVALIAÇÃO NA CONCEPÇÃO ORGANICISTA (MÉTODO CLÍNICO PIAGETIANO)

O método clínico piagetiano está vinculado ao modelo organicista e, de forma semelhante ao método psicométrico, também tem como objeto a avaliação das habilidades mentais do sujeito, individualmente. Entretanto, o método piagetiano preocupa-se não em mensurar (quantitativamente) tais habilidades, mas descrever qualitativamente como o "sujeito pensa, como analisa e resolve situações-problema". Nesse sentido, as situações são semiestruturadas, pois seguem o curso do raciocínio da criança. Para tanto, utiliza-se de técnicas puramente verbais (entrevistas clínicas) e/ou situações com problemas concretos para o sujeito resolver (provas). Apesar de os exames não precisarem ser realizados na sequência dos estágios de desenvolvimento, a existência de uma sequência universal de estágios mentais é um pressuposto básico do método, e o examinador deve conhecer bem as características de cada fase para, então, identificar o estágio do processo mental da criança. Assim, os erros e os acertos são necessários para compreender o processo de raciocínio subjacente a eles. O papel do examinador é motivar o sujeito, sem, entretanto, sugerir à criança as respostas. Para Piaget (1978), o bom examinador deve saber observar, deixar a criança falar, expressando suas crenças espontâneas, ao mesmo tempo que sabe buscar algo de preciso. Nessa abordagem, tanto o exa-

minador como o examinando são ativos, mas o examinador centra-se na criança, no seu curso de raciocínio. Em princípio, as diferenças individuais de estágio mental não são interpretadas como déficit, mas como consequência de processos adaptativos ao longo da história do sujeito. Também não se vê o resultado obtido pelo sujeito nas provas piagetianas como estático ou definitivo, pois espera-se que, evolutivamente, mais cedo ou mais tarde, todos alcancem o estágio mais avançado do desenvolvimento da inteligência – o das operações formais.

Uma questão crítica desse método é a dissociação entre desenvolvimento e aprendizagem. Vygotsky (1988) comenta que nesse tipo de avaliação admite-se que processos como dedução, compreensão, evolução das noções e concepções de mundo, interpretação de causalidade física, domínio das formas lógicas do pensamento e domínio da lógica abstrata ocorrem sem nenhuma influência da aprendizagem. Ao se avaliar o momento evolutivo do desenvolvimento mental do sujeito, também se está avaliando retrospectivamente o sujeito, ou seja, seu desenvolvimento real – o que o sujeito já consegue realizar a partir de seu platô evolutivo e de seus próprios esforços mentais (sem a ajuda do outro). No método clínico piagetiano, na prática, corre-se o risco de considerar o indivíduo que ainda não atingiu certos estágios, não como deficiente (método psicométrico), mas como imaturo.

Em função do exposto, pode-se depreender a necessidade de outro modo de avaliar o desenvolvimento da criança. Nessa direção é que será apresentada a avaliação baseada na perspectiva histórico-cultural: a Avaliação de Processos Afetivo-Cognitivos (Werner, 1999), por meio da utilização da análise microgenética-indiciária (Vygostky e Ginzburg).

AVALIAÇÃO NA CONCEPÇÃO HISTÓRICO-CULTURAL (MÉTODO DA ANÁLISE MICROGENÉTICA-INDICIÁRIA)

Ginzburg (1989) considera que os modelos (paradigmas) para a Medicina e para as disciplinas que tratam das questões do homem não devem, e não podem, ser os mesmos das "ciências naturais". Contrapondo ao paradigma das ciências naturais (mecanicista e organicista), ele propõe o paradigma semiótico ou indiciário – que consiste na utilização de pistas, indícios (aparentemente insignificantes) para se conhecer uma realidade mais profunda. Vygotsky aponta que as mudanças que ocorrem no processo histórico de desenvolvimento humano abrangem quatro domínios genéticos[2]. o filogenético

---

(evolução da espécie – que sofreu mudanças biológicas ao longo de bilhares de anos, menos perceptíveis, e que definem a espécie humana tal como ela é hoje); o histórico (mudanças socioculturais dos grupos humanos); o ontogenético (onto = ser, cada sujeito – as mudanças culturais e sociais que ocorrem em menos tempo, sendo mais evidentes, e que definem o homem em um dado contexto); e, finalmente, o microgenético (transformação de um processo intersubjetivo em funcionamento intrapsíquico do sujeito. Trata-se do percurso até a construção de determinado comportamento e a sequência singular do processo em cada indivíduo.

Os quatro domínios genéticos interpenetram-se e são co-responsáveis pelo comportamento humano; entretanto, cada uma dessas linhas de desenvolvimento tem suas especificidades e é governada por princípios explicativos próprios. A biologia, através da história da espécie (filogênese) e do indivíduo da espécie humana (ontogênese), define as possibilidades e as estruturas do processo, ou seja, somos seres bípedes, com habilidade para usar as mãos, andamos por volta de 1 ano e meio, e a estrutura que privilegia esse processo é o nosso cérebro. Mas o fato de o homem ter cultura amplia as possibilidades de sua espécie, cuja natureza é histórica e social (não temos asas para voar, mas inventamos o avião, conseguimos enxergar até uma determinada distância, mas inventamos a luneta). Quanto ao processo de desenvolvimento, todas as funções apareceriam duas vezes: primeiro, entre pessoas (interpsicológica) e, depois, no interior da criança (intrapsicológica). Para Vygotsky (1998), "a internalização das atividades socialmente enraizadas e historicamente desenvolvidas constitui o aspecto característico da psicologia humana". Assim, a análise microgenética visa identificar, na transição do plano interpessoal para o plano intrapessoal, a gênese de habilidades, de conhecimentos e do próprio funcionamento mental (microgênese).

Vygotsky (1978), no debate sobre a questão metodológica das investigações e das análises psicológicas, refere-se ao fato de que as análises convencionais, ao ignorarem as transformações ocorridas no plano microgenético (do interpessoal para o intrapessoal), estão desprezando a fonte de dados mais importante. Nesse sentido, comenta que os investigadores, em geral, voltam-se para respostas (produtos) fossilizadas e descartam o momento crítico no qual uma reação aparece e suas conexões funcionais se estabelecem e se ajustam. Assim, ao não conseguirem captar o processo em curso, obtêm como resultado um produto uniforme de dados – que diz pouco da complexidade de todo o processo psíquico envolvido. Uma das grandes vantagens de uma análise baseada na microgênese é deslocar o eixo da avaliação do indivíduo para os processos interativos, como será visto a seguir.

A análise microgenética-indiciária utiliza como metodologia os contextos cotidianos da vida da criança, como instrumentos de avaliação as tarefas ou situações cotidianas, é centrada na inter-relação (díade examinador--examinado, criança-mãe) e o papel do examinador é interativo. Dessa maneira, a análise microgenética--indiciária permite não apenas verificar o nível real de desenvolvimento, mas principalmente identificar aqueles processos que estão em estado de formação – visão prospectiva (zona proximal de desenvolvimento). "Assim, o que a criança pode fazer hoje com assistência será capaz de fazer sozinha amanhã" (Vygotsky, 1988).

A interpretação dos resultados obtidos não se insere em uma perspectiva quantitativa (método psicométrico) nem descritivoqualitativa (método clínico piagetiano) das habilidades mentais, mas, ao contrário, busca-se compreender, a partir do processo interintrapsicológico, os níveis de interajuda/assistência (a mediação do outro) necessários para o sujeito dominar determinados modos de operar a realidade. Exemplificando, em algumas escalas de triagem do desenvolvimento há o item que avalia se a criança é capaz de pegar dois cubos e batê-los. Nessa situação, é comum as crianças não pegarem os cubos, por não estarem familiarizadas com eles. Em análise do desenvolvimento mais condizente com as vivências da criança, em vez de cubos, poder-se ia utilizar materiais de seu cotidiano. Em relação à postura do examinador, sua simples observação, procurando não interferir na tarefa proposta, pode levá-lo a concluir que a criança não é capaz de realizar tal atividade. No entanto, quando o examinador ou até mesmo sua mãe demonstra a habilidade desejada, não é incomum que a criança depois de alguns instantes a reproduza sem problemas. Na criança em idade escolar, crianças não familiarizadas com a situação acadêmica podem apresentar falhas nas avaliações tradicionais quanto a memorização, associação, coordenação e outros aspectos do desenvolvimento. No entanto, em avaliações interativas com a participação ativa do examinador e usando atividades do cotidiano da criança, observa-se que essas crianças apresentam domínio da maior parte dessas funções.

DESENVOLVIMENTO OBSERVADO

Os parâmetros de desenvolvimento apresentados na literatura devem ser conhecidos pelo pediatra e por outros profissionais de saúde para servir como um dos pontos de referência para a construção do processo de avaliação de cada criança. Entretanto, priorizam-se aqui não as idades em que cada habilidade é alcançada, mas o processo como vão ocorrendo o aprendizado e aquisição dessas habilidades. Com esse objetivo, apresentam-se a seguir as principais características observadas no desenvolvimento infantil.

As expectativas em relação à criança são fatores importantes que atuam favorecendo ou dificultando seu processo de desenvolvimento. Desde o momento da fecundação, ou até mesmo antes dela, a criança já está inscrita na vida mental dos seus pais, ocupa um determinado lugar na dinâmica familiar e já lhe foi atribuído um papel. Todo esse processo se encontra vinculado à vida afetiva dos pais – particularmente às suas histórias de vida e às suas próprias relações parentais. Ao nascimento, portanto, a criança já carrega um projeto familiar, um lugar predeterminado.

Os avanços tecnológicos dos últimos anos permitiram maior observação do feto e do recém-nascido, que hoje é concebido como um ser complexo, dotado de uma série de competências e experiências provenientes do período gestacional e, principalmente, como um ser ativo nas relações das quais participa. A partir do quinto mês de gestação, o feto já é capaz de escutar os ruídos provenientes do funcionamento do organismo materno. A audição dos sons externos chega de forma muito atenuada, havendo maior nitidez para os sons graves. Há evidências de que o feto consegue perceber o contato por meio da parede abdominal, principalmente a partir do sétimo mês de vida intrauterina.

Sabe-se que a criança tem percepções visuais desde o nascimento, com nítida preferência pelo rosto humano. Durante o primeiro mês, a melhor distância dos alvos visuais é de 20 a 30cm, exatamente a distância entre o seio e o rosto materno. Nessa época e até o final do segundo mês, no que concerne à visão, ele já é capaz de identificar o contorno dos objetos e os objetos em movimento. Por volta dos dois meses, passa a identificar os objetos e a atenção se fixa não mais nos contornos, mas nos seus detalhes. Desde o início do segundo mês, ele pode distinguir contornos curvilíneos de retilíneos e, a partir do terceiro mês, tem condições para perceber formas tridimensionais. A criança aos 3 meses de idade apresenta melhor fixação do olhar do que em períodos anteriores, o que lhe permite seguir objetos por 180 graus. Em relação à percepção de cores, no primeiro mês, e provavelmente desde o nascimento, a criança parece capaz de discernir cores como verde, vermelho e azul.

Desde as primeiras horas de vida, o recém-nascido é capaz de voltar os olhos na direção de um som, notando-se, também, nítida preferência pela voz humana, principalmente se essa voz for a materna. O olfato e o paladar, embora menos estudados, parecem estar bem desenvolvidos desde o nascimento. Recém-nascidos que nunca foram alimentados reagem diferentemente aos quatro sabores básicos, tendo preferência inicial por líquidos doces. Em relação ao olfato, os recém-nascidos de uma semana conseguem perceber diferenças entre cheiros complexos, podendo, provavelmente, distinguir o odor materno de outros cheiros.

Um dos fatores mais importantes para que a criança se desenvolva é a reciprocidade estabelecida na relação com sua mãe ou substituta. Durante os primeiros meses, o lactente da espécie humana, diferentemente dos de outras espécies, não apresenta recursos biológicos suficientes para identificar e satisfazer suas necessidades. É necessária a presença de um outro que atribua significado às suas ações. Particularmente durante o primeiro ano de vida, a principal fonte de interação do bebê é com sua cuidadora primária, a mãe ou substituta, que reconhece a criança como sujeito, atribuindo-lhe características e competências. Os cuidados diários da mãe com a criança dão-lhe contornos, a percepção de si e, consequentemente, a percepção do outro. É, portanto, a partir dessa relação que a criança vai-se constituindo. Quando uma criança olha para sua mãe e ela lhe retribui o olhar, o que ele vê são suas próprias emoções refletidas no olhar materno. É a partir das trocas afetivas que se estabelecem, que a subjetividade vai se formando. No segundo mês, o sorriso social é importante sinal de que a criança começa a interagir e construir sua identidade. **Aos 3 meses toda criança nascida a termo deve apresentar sorriso social.**

A criança já nasce com um acúmulo de experiências relacionadas à movimentação intensa intraútero. As sensações provocadas pelo movimento ficam registradas no cérebro, formando novas conexões cerebrais que serão utilizadas para a aquisição dos movimentos voluntários. Na espécie humana, o desenvolvimento motor progride na direção cefalocaudal e proximodistal por meio das aquisições simples para as mais complexas, em um processo que integra a maturação do sistema nervoso e as experiências proporcionadas pelas relações com as pessoas que convivem com a criança.

A partir do primeiro mês, o lactente adquire o controle das aptidões finas em progressão ordenada da linha média para a periferia. A musculatura ocular é a primeira a ser controlada. Ao procurar seguir objetos e, principalmente, o rosto humano, ele desenvolve o controle dessa musculatura. Por volta dos dois meses, já pode adquirir o controle da musculatura cervical, o que lhe permite a observação mais detalhada dos objetos ao seu redor.

A criança aos 3 meses de idade é bem mais ativa do que no período neonatal. A maioria delas já está firmando completamente a cabeça, podendo-se ainda encontrar cerca de 10% que a sustentam de modo incompleto. No entanto, **ao final do quarto mês de vida, todas as crianças nascidas de termo devem estar conseguindo firmar a cabeça de modo completo.**

Aos 3 meses, a criança, quando colocada em decúbito ventral, já pode estar controlando o tronco e os ombros, sendo capaz de elevar o tórax, suportar seu peso com apoio dos antebraços e manter a cabeça a 90 graus da maca. Aos 3-4 meses de idade, a criança necessita de apoio na área toracolombar para permanecer sentada.

Quando colocada em pé, suporta o peso nos membros inferiores, mesmo que momentaneamente. Esta aquisição motora ocorre entre os 3 e os 7 meses de idade.

Ao relacionar-se com o adulto que lhe oferece objetos, a criança tenta alcançá-los, fazendo várias experiências antes de conseguir ter a preensão voluntária, cujo aprendizado continua até conseguir a preensão em pinça. No segundo ou terceiro mês, o lactente traz as mãos para a linha média e fica brincando com elas. Nesta fase, nem a mão, nem o polegar funcionam de forma independente e, consequentemente, a criança usa a mão como um todo para segurar objetos. Por volta do terceiro mês, há diminuição progressiva do tônus flexor, as mãos encontram-se mais abertas ele já consegue segurar um objeto quando colocado em suas mãos, mas ainda não é capaz de soltá-lo. Ao conseguir pegar o objeto desejado, leva-o à boca, em uma manobra de reconhecimento de suas características. As regiões correspondentes à boca, à língua e aos lábios são as primeiras a desenvolver-se no córtex cerebral. O lactente usa a boca para fazer o reconhecimento dos objetos, conseguindo, dessa maneira, reproduzi-los visualmente.

Entre o quinto e o sexto mês, já consegue pegar um objeto voluntariamente, iniciando o movimento de preensão em pinça, que será primeiro cubital, em seguida radial, para depois, com a participação progressiva do polegar, realizá-lo completamente.

Com a melhora do controle da cabeça e a extensão do corpo, a criança consegue rolar. Considera-se que a criança rola de forma completa quando consegue mudar do decúbito dorsal para o ventral e do ventral para o dorsal. Para rolar, portanto, é preciso haver completa dissociação entre os movimentos das cinturas escapular e pélvica, o que acontece na maioria das crianças até o sexto mês de vida. Ao experimentar diversas posições – no colo, sentado com apoio, em decúbito ventral –, o tônus da musculatura paravertebral vai aumentando progressivamente, observando-se a diminuição do tônus dos flexores dos membros, o que possibilita à criança ficar na posição sentada e passar a ter os movimentos de locomoção. Para sentar, é preciso adquirir força muscular e controle da musculatura axial, o que só acontece se a criança, na sua interação com os outros, for solicitada a experimentar essa nova posição. Sentar significa ver o mundo na posição ereta, tendo as mãos livres para explorá-lo.

Aos 9 meses, todas as crianças nascidas a termo devem estar conseguindo ficar sentadas sem apoio, com a cabeça e o tronco eretos. A capacidade de passar da posição deitada para a sentada, sozinha, pode estabelecer-se dos 6 aos 11 meses.

O controle da musculatura dos braços permite o apoio nos antebraços e as primeiras tentativas de engatinhar. É comum no início a criança engatinhar para trás, em decorrência do maior controle da musculatura dos braços e do peso da cabeça. Não existe, entretanto, um padrão único de engatinhar e cerca de 15 a 20% das crianças andam sem ter engatinhado. Ao engatinhar, a criança consegue, mais facilmente, explorar e atingir seus objetivos, o que exige coordenação dos movimentos e raciocínio. A solicitação do adulto e/ou das outras crianças para que ela fique em pé promove mudanças musculares com um novo resultado no tônus muscular, que possibilita à criança manter-se na posição ereta, em oposição à gravidade. **Aos 12 meses, a maioria das crianças nascidas a termo pode ficar em pé sozinha** e andar, inicialmente com o apoio de ambas as mãos, depois apenas com o apoio de uma delas. Nessa época, a criança pode explorar o mundo com mais possibilidades, usando sua mãe ou substituta ou outros familiares como ponto referencial para suas descobertas. A confiança e a segurança estabelecidas nas primeiras relações da criança são muito importantes para o processo de desenvolvimento durante toda a vida do indivíduo.

No segundo semestre de vida, a criança já não responde mais com sorriso a qualquer adulto. Ela passa a distinguir o familiar do estranho. Assim, diante do adulto, a criança pode ter um amplo espectro de comportamentos, desde abaixar os olhos ou esconder o rosto, até chorar, passando por uma gama de atitudes que expressam o medo do estranho e a recusa em entrar em contato com ele. Estas reações podem ser discretas ou até estarem ausentes enquanto a criança permanece no colo da mãe, e manifestar-se de forma variada quando a criança é colocada, por exemplo, na mesa de exame. Esse tipo de reação surge geralmente dos 6 aos 12 meses e faz parte do desenvolvimento afetivo normal da criança. Algumas vezes não se percebe essa reação de estranhamento, mas nota-se que a criança já expressa uma nítida preferência pelos seus cuidadores, principalmente a mãe. É um indicador que sua mãe ou cuidadora definiu-se como objeto de seu amor, demonstrando que a criança está cada vez mais consciente da existência de si mesma e do outro.

Quanto ao desenvolvimento motor fino, a criança de 9 a 12 meses já pode apontar com o dedo indicador e desenvolve o movimento de preensão em pinça, pegando pequenos objetos com o indicador e o polegar. Oferecendo-lhe um objeto, ela é capaz de usar ambas as mãos para pegá-lo e passá-lo de uma mão para a outra. A aquisição do movimento de preensão em pinça é um marco decisivo dentro da espécie humana por possibilitar a utilização de ferramentas.

Movida pela intenção de explorar o ambiente e com a ajuda de outros, a criança vai testando suas habilidades e começa a arriscar a liberação das mãos, para finalmente dar os primeiros passos. Dos 12 aos 14 meses, a maioria das crianças já está ensaiando os primeiros passos sozinha e **aos 18 meses as crianças nascidas a termo já devem estar andando sozinhas**. Do ponto de vista social, andar é um marco importante no desenvolvimento do indivíduo. Ao andar, a criança conquista mais autonomia, independência e liberdade para explorar o mundo.

Aos 2 anos, a criança já está correndo, pulando, subindo e descendo escadas sozinha. Ela adquire um repertório de ações muito variável para a exploração dos diferentes locais. Começa a despir-se e a ajudar no vestir, tenta alimentar-se com a colher e já mastiga com facilidade. Essas aquisições são aprendidas a partir das oportunidades criadas pela família para favorecer sua autonomia. A noção de tempo vai-se formando e a criança começa a reconhecer os horários de comer, tomar banho e ir para a cama. Nessa idade, a criança já pode lidar com a ausência da mãe e distrair-se com outras atividades. Ela já sabe que a mãe sai, mas volta. Já tem, por conseguinte, sua imagem internalizada. A imagem de alguém confiável e estável.

Quando a criança começa a perceber a eliminação de fezes e urina, pode ter início o aprendizado para o controle dos esfíncteres urinários e anais. Em geral, isso tem início a partir dos 2 anos.

A criança dos 2 anos aos 6 anos aumenta suas atividades grupais, adquirindo maior autonomia. A promoção da autonomia varia de acordo com a cultura e os hábitos da comunidade. Outro aspecto importante é como a família possibilita esse ganho de autonomia. Atualmente, há um movimento paradoxal; por um lado, observa-se que muito cedo as crianças são vestidas como adultos, com uma erotização precoce, e por outro lado, a infantilização prolongada, na qual a criança não assume responsabilidades, dificulta a aquisição da autonomia.

Aos 6 anos a criança tem maior independência nas atividades rotineiras do autocuidado: veste-se e maneja os acessórios com habilidade, vai ao banheiro sozinha e já pode tomar banho sem ajuda. Em relação ao controle esfincteriano vesical noturno, trata-se de um processo bastante variável, de acordo com os costumes e a cultura local. Embora a literatura proponha a idade de 6 anos como limite para a aquisição desse controle, observa-se que, em algumas regiões de clima quente, urinar na cama não constitui um problema para as famílias, o que faz com que esse controle possa ser adquirido mais tarde, desde que a criança tenha o controle esfincteriano diurno adequado.

DESENVOLVIMENTO DA LINGUAGEM E DO PENSAMENTO

O desenvolvimento da linguagem e suas relações com o pensamento é fundamental no desenvolvimento da criança. Para Vygotsky, a questão da linguagem é central, sendo considerada o sistema simbólico básico de todos os grupos humanos. Segundo esse autor, a linguagem tem duas funções básicas, a de *intercâmbio social* e a de *pensamento generalizante*. A primeira é necessária para a comunicação com seus semelhantes. A segunda tem a função de organizar o mundo real para que cada palavra emitida tenha o mesmo significado para aqueles que compartilham a mesma língua. Dessa forma, os objetos são agrupados em uma mesma categoria. Assim, ao nomear um objeto de bola, ele o diferencia de mesa, de cadeira. Uma bola será sempre nomeada como tal, independente de ser azul, vermelha, grande ou pequena. No entanto, a categoria classificatória formato redondo (bola) poderá ser utilizada para denominar outros objetos de formato semelhante como a lua cheia. Do mesmo modo, papai poderá ser o nome dado para a categoria homem e todos os animais poderão ser chamados de au-au.

Esse autor estudou principalmente as relações entre a linguagem e o pensamento. Em relação ao pensamento, existiria na criança uma fase pré-verbal, em que ela é capaz de resolver problemas práticos, como dar a volta em uma cadeira para conseguir um brinquedo ou usar uma vassoura para tentar pegar um objeto que está no alto de um móvel. Da mesma maneira, existiria uma fase pré-intelectual da linguagem, caracterizada pelo choro, pelas expressões faciais, pelas variações tônicas, pelo sorriso, pelo balbucio e até mesmo pelas primeiras palavras, que ainda não se expressam como um sistema simbólico, mas representam claramente as funções de expressão emocional e de contato social.

Segundo Vygotsky (2001), "Num certo momento, mais ou menos aos 2 anos de idade, as curvas da evolução do pensamento e da fala, até então separadas, cruzam-se e coincidem para iniciar uma nova forma de comportamento muito característica do homem [...], a partir do qual a fala se torna intelectual e o pensamento verbalizado". Nesse momento, a criança aprende, ainda que de forma difusa, que cada objeto tem seu nome e a fala começa a servir ao intelecto, constituindo uma das formas mais importantes do pensamento: o pensamento verbal. A linguagem permite ao indivíduo ampliar suas possibilidades de interação social, diversificando a trajetória do seu desenvolvimento.

A linguagem do lactente nos seus primeiros dois meses de vida é expressa por meio de sua mímica facial, expressão corporal e, principalmente, pelo choro. Chorando consegue exprimir sensações de fome, dor, frio ou desconforto, que passam a ser significadas pela mãe/cuidador. A partir das conversas da mãe/cuidador com a criança, na linguagem chamada por alguns de "mamanhês", por volta do segundo ou terceiro mês, o lactente começa a emitir sons, como arrulhos, que correspondem aos sons de vogais. Posteriormente, emite os chamados balbucios, cujo repertório é tão extenso que alguns autores admitem conter os sons de todas as línguas humanas. A partir do segundo semestre, a interação com as pessoas que lhe são próximas vai-lhe permitir selecionar os sons, permanecendo apenas os emitidos na sua comunidade linguística. Nessa fase, os balbucios também se apresentam com as entonações próprias da língua ouvida. Tanto o balbucio como os arrulhos não nomeiam nada em especial, são apenas expressões emocionais e formas de comunicação com os que lhe cercam.

Entre os 9 e 10 meses a criança passa a fazer associações entre as palavras e as ações, dependendo da intermediação do outro, podendo obedecer comandos como bater palminhas ou dar *tchau*. Nessa fase, o desenvolvimento da fala está mais diretamente relacionado à acuidade auditiva da criança. Ela apresenta a linguagem gestual intencional, que é também comunicativa, como, por exemplo, quando aponta para expressar um desejo. Quando o adulto nomeia os objetos identificando um significado para a associação dos sons que a criança balbucia, ela internaliza esse significado, passando a relacionar aquela palavra com aquele objeto. Por volta dos 12 meses, a criança começa a nomear objetos e a emitir as primeiras palavras com significado, denominadas de palavras-frase. Nessa fase, as palavras são frequentemente combinadas a gestos, adquirindo o valor de frases. Ao dizer a palavra água e apontar para a jarra, por exemplo, o adulto interpreta que a criança está expressando: eu quero água. O significado atribuído a esse gesto é internalizado a partir da interpretação dada por outras pessoas de seu convívio.

Quando há aumento do vocabulário, os verbos e os adjetivos começam a ser emitidos. Aos 18 meses, a criança pode iniciar a emissão de frases simples – como "qué água" – e há grande aumento de seu repertório de palavras. Nessa fase, inicia o diálogo com troca de turnos, ou seja, fala e aguarda a resposta do outro para nova interferência. Entre os 18 e os 24 meses, em decorrência de sua maior autonomia, a criança aumenta as possibilidades de exploração do mundo, o que acarreta grande ampliação do seu vocabulário.

No período dos 3 aos 6 anos, o progresso social é mais acentuado, sendo muitas as interações vivenciadas com os adultos e outras crianças, o que permite maior organização psíquica. A criança prefere os jogos simbólicos; as brincadeiras de faz de conta; tem grande interesse pelos detalhes; pelo seu próprio corpo e pelas diferenças sexuais. Começa a perceber o que é o "eu" e o "outro", tem grande interesse pelas histórias, particularmente as que contenham dados de sua vida. A capacidade de representação é fundamental para a elaboração do pensamento e a criança já consegue prescindir da presença da mãe e dos objetos, podendo pensar e falar sobre eles, mesmo na sua ausência.

A partir dos 6 anos, o pensamento abstrato vai-se incorporando às atividades: a criança já pode somar, subtrair, compreender melhor a relação de tempo e espaço como fatos passados e lugares distantes e tem maior habilidade em exprimir suas ideias e pensamentos. Nessa idade, a maioria das crianças já está na escola.

O aprendizado escolar produz algo fundamentalmente novo no desenvolvimento da criança: a aprendizagem dos conceitos científicos. Todas as situações de aprendizado com as quais as crianças se defrontam a partir da entrada na escola têm sempre uma história prévia. Exemplificando, para que as crianças se alfabetizem, é preciso que descubram como as letras se articulam em sílabas, as sílabas em palavras, as palavras em frases e as frases em textos. Essa descoberta segue uma via que resulta das possibilidades de convívio da criança com materiais escritos, com pessoas que leem e escrevem, em um contexto carregado de valores simbólicos sobre a importância da escrita e relacionam-se diretamente com as vivências proporcionadas pelo ambiente cultural em que a criança está imersa.

Em relação ao processo de desenvolvimento, as habilidades que a criança apresenta, ou seja, o desenvolvimento observado, constitui como já foi visto anteriormente, o que Vygotsky chama de **desenvolvimento real**, relacionado às atividades que a criança consegue realizar sozinha. É preciso levar-se em conta o **desenvolvimento potencial** da criança, relacionado ao que ela consegue fazer com a ajuda de seus familiares, de outras pessoas de seu convívio ou do professor. O que a criança consegue realizar com a ajuda de outros poderá fazer sozinha depois. O aprendizado contextualizado é o responsável por criar a zona de desenvolvimento proximal. Esse conceito define um papel de grande importância para os outros indivíduos que se relacionam com a criança, particularmente para o professor.

O desenvolvimento tem um percurso próprio à espécie humana, mas é o aprendizado que possibilita a construção de processos internos de desenvolvimento em cada indivíduo. Isso só ocorre por meio do contato da criança com outras pessoas, no interior de um determinado ambiente cultural. Esse processo determina que cada indivíduo tenha seu curso próprio de desenvolvimento que o faz ser único.

O PEDIATRA E A AVALIAÇÃO DO DESENVOLVIMENTO

A identificação e a intervenção precoces são fundamentais para o prognóstico das crianças com distúrbios do desenvolvimento, o que faz da avaliação desse processo parte de toda consulta pediátrica. O desenvolvimento da criança deve ser documentado de forma sistematizada, e o diagnóstico quanto à adequação desse processo deve ser registrado em todas as consultas pediátricas.

Embora seja útil, no dia a dia do profissional de saúde, o conhecimento dos parâmetros do desenvolvimento, seu uso deve ser cauteloso, levando-se em consideração o modo como foram elaborados. Em geral, esses parâmetros revelam as características do desenvolvimento de uma dada população. Assim, quando utilizados para estudar outras crianças do mesmo grupo populacional, podem servir como um referencial, devendo-se considerar ainda as condições específicas de cada criança em particular. As diferenças culturais, geográficas e sociais, além das vivências específicas de cada criança, determinam o aprendizado de habilidades diferenciadas, sendo, portanto, inadequada a utilização generalizada desses parâmetros para populações diferentes. Se é possível observar uma certa regularidade no desenvolvimento motor, embora não haja universalidade, no desenvolvimento psicossocial, esse processo é bastante diferenciado, dependendo dos costumes, hábitos, cultura e, principalmente, da vivência familiar. É preciso que as avaliações sejam individualizadas e referenciadas ao grupo social de convivência das crianças. Assim, a adequação do processo de desenvolvimento deverá ser feita tendo, também, como referencial as habilidades, os conhecimentos e os comportamentos das crianças da mesma faixa etária do grupo de convivência da criança. Além disso, é importante considerar os modos individuais de desenvolvimento de cada criança em particular, deixando de lado a ideia tradicional de que o desenvolvimento ocorre por etapas predeterminadas.

Na literatura existem vários testes e escalas de desenvolvimento que podem ser utilizados pelos profissionais de saúde na avaliação de crianças. Essas escalas estabelecem faixas etárias nas quais a maioria delas exibe as habilidades pesquisadas. Em geral, são construídas a partir de estudos observacionais de grupos populacionais específicos. Embora existam vários tipos de escalas que possibilitam essas avaliações com graus de complexidade diferentes, a maioria delas apresenta estrutura semelhante. Apesar de os autores reconhecerem o desenvolvimento como um processo, as escalas para avaliação do desenvolvimento propõem a divisão em setores, cuja justificativa é a sistematização didática desse processo. Assim, em geral, as escalas privilegiam os seguintes setores do desenvolvimento: motor, pessoal-social, afetivo e linguagem.

O pediatra na avaliação do desenvolvimento neuropsicomotor (DNPM), em geral, costuma perguntar as idades em que a criança sustentou a cabeça, sentou, andou, falou e controlou esfíncteres. Em geral, esses marcos são insuficientes para uma conclusão sobre o processo de desenvolvimento. É necessário que o pediatra tenha um conhecimento maior sobre a criança para ter condições de avaliar as características do seu desenvolvimento e propor alguma intervenção. Uma avaliação adequada não pressupõe a mera aplicação de testes e escalas, pois estes são muito limitados para captar a complexidade e a riqueza do desenvolvimento de cada criança.

Há algum tempo, na literatura, questiona-se o valor dessas escalas e testes, pois sua utilização pode levar a distorções e conclusões precipitadas. Ao se usar um teste, por exemplo, que proponha situações nas quais a criança tem que relacionar o lápis com o papel, é necessário que ela esteja familiarizada com o lápis, o papel e o hábito de escrever, desenhar ou simplesmente rabiscar, para que possa ter um bom desempenho no teste. Entretanto, muitas crianças avaliadas com esses testes nunca tiveram a oportunidade de frequentar a pré-escola, apresentando assim um desenvolvimento dito "inferior" ao das crianças familiarizadas com a vida escolar. Essas mesmas crianças teriam um desempenho bem mais satisfatório, em uma situação de avaliação diferente, que valorizasse as habilidades comuns ao meio cultural e social onde vivem. Por exemplo, no nordeste brasileiro, veríamos que crianças de 10 anos de idade, classificadas como sem coordenação motora, em função da escrita que apresentam ou do desempenho nos testes habituais, podem ter uma habilidade fantástica ao manusear um facão para descascar coco, quando a história de sua família é vender água de coco em barracas. Esse fato ilustra que para as crianças manifestarem determinadas habilidades (ler e escrever, pescar, caçar) é necessário estarem em meio social no qual essas atividades sejam consideradas importantes e, por isso, conviverem e aprenderem desde cedo com pessoas que sabem fazer bem cada uma dessas atividades.

Pode-se afirmar que os testes não medem o potencial da criança, mas apenas avaliam as habilidades já aprendidas/desenvolvidas. Como essas habilidades são desenvolvidas em função de um meio histórico, cultural e social, isto é, dirigidas para as necessidades e modos de vida de cada grupo social, ao se utilizar testes que valorizam habilidades de um determinado grupo social para outro grupo social, poder-se-á rotular como "atrasadas" ou "deficientes" crianças que não sabem fazer determinadas atividades, simplesmente por não terem tido a oportunidade de aprender essas atividades. Ou seja, valoriza-se o que *a criança não sabe*.

A avaliação do desenvolvimento deve ser ampla, valorizando tudo aquilo que a criança já realiza, sozinha ou com ajuda. Nessa perspectiva, a avaliação pode ocorrer durante o desenrolar da consulta. Desde o momento em que a criança entra no consultório, o pediatra já pode observar vários aspectos que informam sobre a interação mãe-filho, o processo de desenvolvimento e os possíveis comprometimentos neurológicos ou musculares que podem afetar esse processo. Como exemplos, aos 3 meses, o modo como a mãe traz a criança pode informar se ela já sustenta a cabeça ou consegue ficar sentada com o apoio do colo da mãe. Com 9 meses, o lactente, ao entrar no consultório, expressa a reação de *estranhamento* típica dessa idade. No pré-escolar e escolar, nos primeiros contatos já se tem uma ideia do senso de orientação, reação da criança à situação da consulta, grau de independência, linguagem, compreensão do que lhe é dito, coordenação motora e forma como a criança relaciona-se com os pais e interage com o médico. Assim, a postura da criança, o modo como os pais relacionam-se com ela, as habilidades que ela apresenta no desenrolar da consulta e como a criança interage com o ambiente informam muito mais sobre as condições de desenvolvimento do que muitos dos testes preconizados para a avaliação do desenvolvimento.

A anamnese, o exame físico e a observação detalhada do que a criança é capaz de fazer durante a consulta – seja espontaneamente, seja com a ajuda da mãe ou do médico – são suficientes para uma boa avaliação do desenvolvimento. Um instrumento fundamental é a anamnese, por meio da qual procura-se conhecer dados pregressos e atuais sobre o desenvolvimento motor, de linguagem, social, afetivo e cognitivo da criança; sobre as condições vivenciadas pela família quando a criança foi gerada, se a gestação foi ou não planejada, quais as fantasias da mãe e dos outros familiares em relação a ela, quem é o responsável pelos seus cuidados e como é sua rotina de vida. Devem-se obter, também, informações relacionadas à presença de possíveis fatores de risco para distúrbios do desenvolvimento e ao processo do desenvolvimento da criança até o momento da consulta, sendo importante avaliar a história pregressa e atual de doenças. A opinião e as preocupações dos cuidadores da criança são dados muito importantes e sempre devem ser valorizadas.

Os ganhos de desenvolvimento da criança variam de acordo com as oportunidades de interação com seus pais, outros adultos próximos e crianças com quem convive. Portanto, durante a anamnese é fundamental o conhecimento das condições de vida da criança, rotina diária, formas de relacionamento familiar e oportunidades de interação com outras crianças.

Durante a anamnese é importante obter-se dados quanto às habilidades que a criança já consegue realizar. Em algumas situações, em vez de seguir um roteiro pré--fixado e mecânico, indagando, por exemplo, se a criança já senta, dá *tchau* ou bate palminhas, a informação acerca das novas habilidades aprendidas será mais bem obtida com questões abertas, indagando-se o que a criança já faz ou, de maneira mais direta, particularmente nas crianças de menor idade, "que gracinhas já é capaz de fazer". Em outras situações, algumas perguntas ajudam a verificar o desenvolvimento da criança e também podem estimular algumas interações com os pais. Perguntando, por exemplo, se a criança ajuda a se vestir, ou se já quer comer sozinha, pode-se orientar os pais a estimular que ela comece a realizar essas ações, dando-lhe uma colher para que também possa levar a comida à boca, enquanto o adulto lhe dá as colheradas de comida.

Para ajudar na avaliação do desenvolvimento, o pediatra deve procurar conhecer como a criança passa seu dia, como é a interação com os adultos e com outras crianças e que tipo de vivências lhe são oferecidas ou permitidas. Perguntando-se aos pais ou diretamente à criança a rotina de vida, o que ela faz durante o dia, iniciando desde quando acorda, que atividades realiza, como vai para a escola, que brincadeiras prefere, quais programas de televisão assiste, entre outros, é possível obter informações sobre o desenvolvimento atual da criança.

As habilidades sociais, afetivas e de linguagem também podem ser avaliadas durante a anamnese, observando-se o grau de atenção da criança, sua mímica facial, a presença do sorriso, do balbucio e das primeiras palavras. Sempre que possível, a participação da criança deve ser estimulada. Sua comunicação, por meio do olhar e das respostas que dá ao médico, permite avaliar seu grau de consciência, entendimento, colaboração e suas habilidades de expressão. Durante toda a consulta, observa-se seu interesse pelos objetos da sala, principalmente quando diante de brinquedos. Por vezes, nos casos de crianças maiores, quando houver timidez, a aproximação com o médico pode ser facilitada por meio da oferta de papel e lápis para a criança escrever, desenhar e conversar a respeito dos seus desenhos.

Quando a criança já fala, para saber o que ela é capaz de fazer, pede-se que descreva detalhadamente suas atividades no dia anterior. Estabelecendo o diálogo com a criança, o médico procura identificar os conceitos de tamanho, tempo, espaço, distância e quantidade, por meio de perguntas relacionadas ao seu cotidiano. Exemplificando, pode-se perguntar pelo tamanho da casa, especificando se é grande ou pequena e se é longe ou perto da escola. Pode-se tomar como referência a própria família para se fazer perguntas, tais como se o irmão ou a irmã é menor ou maior, quantas pessoas há na casa, se o pai é alto ou baixo, enfim, a criatividade do médico deve encontrar perguntas adequadas para que a criança possa expressar os conceitos já incorporados. Indaga-se, também, tanto à mãe como à criança sobre a vivência escolar, obtendo-se informações sobre o grau de alfabetização já alcançado e o relacionamento com os colegas e a professora. A participação ativa da criança durante a realização da anamnese possibilita averiguar sua atenção, memória, audição, formas de comunicação e capacidade de interação social. A movimentação espontânea e a qualidade dos movimentos apresentados são outros dados que podem ser observados durante a consulta.

O exame físico também é uma oportunidade para a avaliação do desenvolvimento da criança. Recomenda-se observar as habilidades motoras grosseiras, com a criança em todas as posturas: deitada em prono, em supino, sentada e em pé. No primeiro mês, devem constar dados relacionados à postura, ao tônus, à força muscular e à movimentação espontânea. A avaliação dos reflexos primitivos permite inferir sobre a integridade neurológica da criança. É importante, também, a observação da reação da criança aos estímulos sonoros e luminosos. Colocando-se um objeto diante da criança, observa-se se já acompanha com os olhos o deslocamento do objeto ou se segue a movimentação do rosto humano. Em relação à avaliação da audição por meio da pesquisa do reflexo cocleopalpebral (a observação do piscar de olhos com ruídos mais fortes, geralmente as palmas utilizadas pelos pediatras), é importante salientar que, em função da sua baixa especificidade e sensibilidade, esse procedimento não tem sido mais recomendado. A partir dos 2 meses, para pesquisar o controle cervical, deve-se segurar a criança na posição ereta e observar se ela consegue manter a cabeça alinhada ao tronco de modo completo e estável. Com a criança em decúbito dorsal, pode-se também avaliar se já consegue sustentar a cabeça, levantando-a pelos braços e trazendo-a para a posição sentada. Observa-se se a cabeça acompanha o movimento do tronco. Em decúbito ventral, avalia-se se a criança é capaz de elevar o tronco apoiando-se nos braços. Ao colocá-la sentada, é possível avaliar se é preciso apoio ou se já consegue sentar sozinha.

A partir dos seis meses, é importante verificar se a criança é capaz de mudar de posição (rolar, ficar sentada, passar para a posição em pé) e de se deslocar. Para isso, a observação pode ser complementada avaliando-se a movimentação da criança no chão. A avaliação da motricidade fina no lactente pode ser realizada oferecendo-lhe algum objeto. Observa-se o interesse da criança pelo objeto, a forma como pega e o manipula, sua coordenação mão-boca e a interação com sua mãe e com o examinador.

Nas crianças maiores, ao solicitar que ela própria tire a roupa, o pediatra pode observar sua coordenação motora e equilíbrio. Nesse momento, é possível verificar a compreensão das ordens, o grau de independência, a coordenação motora e a adaptação psicossocial, isto é, o quanto ela já consegue ter autonomia para executar tarefas simples do seu cotidiano. É comum que a criança pré-escolar ainda solicite algum tipo de ajuda para uma tarefa. A recusa inicial não deve ser vista como incapacidade para realizar a tarefa, pois pode ser decorrente de inibição ou timidez. Interagindo com o examinador, a criança vai fazendo o que lhe é solicitado, podendo-se, assim, observar a coordenação motora ampla e fina, o equilíbrio estático e dinâmico, a noção de esquema corporal, em uma simples atividade como subir na mesa de exame. Retirar os sapatos e as meias requer um grau de desenvolvimento da coordenação motora que pode ser constatado na consulta, pedindo-se à criança para que retire os sapatos, o que ela poderá fazer sozinha ou com a ajuda do examinador.

A avaliação do sistema sensorial, principalmente da audição e da visão, já pode ser feita desde os primeiros meses. A postura atenta da mãe e dos cuidadores identificando dificuldades para a escuta de sons ou da voz humana deve ser incentivada, valorizando-se sempre a queixa trazida pela família. Testes específicos para audição são recomendados pelo Ministério da Saúde nas crianças com fatores de risco para perda de audição. Da mesma forma, devem ser valorizadas as queixas relacionadas à visão. Tanto para a audição como para a visão, quanto mais precoce a detecção e intervenção melhor o prognóstico quanto ao desenvolvimento. Aos 4 anos, quando houver condições, ou seja, um espaço em que a criança possa ficar a 5 metros da tabela, o pediatra poderá realizar o teste de Snellen para investigar a presença de ambliopia e avaliar a acuidade visual. Caso não seja possível, é necessário encaminhar a criança para exame oftalmológico, que deve ser feito até os 4 anos de idade. É importante que a criança antes dos 5 anos de idade, mesmo sem queixa específica, tenha feito teste de triagem para acuidade visual ou sido avaliada por um oftalmologista para pesquisar a presença de ambliopia. Aos 7 anos, o exame deve ser repetido para identificar vícios de refração, quando presentes.

Nas crianças que já estão na escola, pode-se pedir para que escrevam seu nome, ou para que leiam algum texto. Entretanto, na recusa a essas tarefas, deve-se considerar a situação de consulta que pode ser inibidora. Nesse caso, pode-se pedir que a criança, na próxima consulta, traga algum caderno para se avaliar o grau de alfabetização.

Concluindo, a avaliação do desenvolvimento deve ser concebida como um processo dinâmico, contextualizado e compartilhado com a criança e sua família. É importante enfatizar que, embora existam parâmetros de normalidade para a aquisição de determinados padrões, principalmente motores, cada criança apresenta sua própria maneira de desenvolvimento, a qual é fortemente influenciada pelas experiências de aprendizado que ela teve oportunidade de vivenciar. Assim, considera-se que uma criança apresenta desenvolvimento normal quando já adquiriu as habilidades, os comportamentos, o modo de falar e os conhecimentos próprios àqueles da sua faixa de idade e de seu grupo social de convivência.

CONDUTA DO PEDIATRA DIANTE DOS PROBLEMAS RELACIONADOS AO DESENVOLVIMENTO

A identificação de problemas no desenvolvimento faz parte da avaliação do pediatra nas consultas de rotina. A queixa de atraso no desenvolvimento, de modo geral, é trazida pelos pais em função da comparação do desenvolvimento do seu filho com o de outras crianças. Trata-se de uma queixa carregada de muita ansiedade, pois a perspectiva de que o filho possa estar atrasado compromete as expectativas em relação àquela criança. Além disso, a queixa de atraso é logo associada a uma possível deficiência orgânica. Portanto, essa é uma questão muito importante e delicada para os pais e diante da qual o pediatra tem que ser muito cuidadoso para, de um lado, evitar julgamentos apressados e rótulos diagnósticos e, por outro lado, quando realmente houver problemas no desenvolvimento, contribuir para mobilizar os pais para ajudar a criança.

A avaliação da criança com queixa de atraso no desenvolvimento não pode ser feita em apenas um encontro. É necessário um acompanhamento longitudinal por parte do pediatra. Essa avaliação exige, inicialmente, anamnese detalhada, na qual alguns pontos são fundamentais:

- o atraso é global ou restrito a alguns setores como o motor, o psicossocial, a linguagem;
- idade em que foi percebido o atraso: se desde o nascimento ou após o primeiro ano de vida, ou quando do início da vida escolar;
- como foi percebido o atraso: comparando com outras crianças ou por indicação de outras pessoas;
- presença de alguma doença ou trauma comprometendo o desenvolvimento;
- presença de algum tipo de deficiência física;
- problemas ao nascimento tais como prematuridade, anoxia grave, internação em UTI;
- se há outros casos semelhantes na família.

O exame físico trará informações sobre as condições biológicas da criança, identificando doenças e deficiências que podem dificultar suas relações com outras crianças e adultos e, dessa forma, comprometer o processo de desenvolvimento. Como foi comentado, a avaliação específica do desenvolvimento vem sendo feita durante toda a consulta, devendo ser completada com os procedimentos descritos anteriormente.

Concluída a avaliação inicial do desenvolvimento, a primeira questão que se coloca é verificar: existe realmente um atraso no desenvolvimento?

Duas situações podem ocorrer:

- o desenvolvimento é normal, portanto, é falso o atraso no desenvolvimento;
- há um atraso real de desenvolvimento.

Falso atraso no desenvolvimento

Quando não existe realmente um atraso, a queixa pode ser decorrente de:

- diferenças no perfil de aquisição das habilidades;
- diferenças quanto ao tipo de habilidades adquiridas.

Diferenças no perfil de aquisição das habilidades em função de variações normais do desenvolvimento – o

costume de comparar as crianças com outros filhos, parentes, vizinhos ou filhos de amigos, geralmente reforçando aquilo que a criança ainda não faz, deixa de considerar tanto as variações individuais como as experiências vivenciadas por aquela criança em particular.

Inicialmente, é importante lembrar que cada aquisição de uma nova habilidade, seja sentar, andar, falar, controlar esfíncteres, ler, ocorre em determinadas idades que se consideram normais. Entretanto, não se trata de uma idade precisa, mas um intervalo de idade que corresponde ao período no qual a maioria das crianças já conseguiu adquirir tal habilidade. Tem-se então uma distribuição normal, ou seja, uma curva de Gauss, na qual, por exemplo, a maioria das crianças começa a andar por volta de 1 ano e 2 meses, mas existem crianças que andam com 9 meses (um dos extremos da curva e, por isso, menos frequente), enquanto outras só vão andar com 1 ano e 6 meses (também menos frequente).

Dessa forma, aquele atraso referido como queixa pelos pais pode não ser um atraso, mas apenas corresponder a uma variação individual da normalidade. Essas variações podem ter caráter familiar ou ser devidas às experiências que a criança tem oportunidade de vivenciar. Algumas crianças andam sem ter engatinhado, outras começam a falar mais cedo, caracterizando diferentes perfis de desenvolvimento em função das relações vividas com outras crianças e adultos.

A avaliação geral da criança pode mostrar que seu padrão de desenvolvimento não está atrasado de forma global, mas que, em alguns setores, ela ainda não adquiriu determinadas habilidades esperadas para a maioria das crianças de sua idade e de seu grupo social. Nesses casos, a conduta deve ser sempre de orientação e observação. Orientação para que a família possa proporcionar à criança a vivência de situações que favoreçam o aprendizado e aquisição daquelas habilidades ainda não desenvolvidas e observação para verificar se há progressos no desenvolvimento. Vale ressaltar que essas pequenas diferenças no padrão de desenvolvimento são facilmente superadas e não têm nenhum significado quanto ao prognóstico de desempenho da criança em outros momentos da vida.

Diferenças quanto ao tipo de habilidades adquiridas em função do grupo social e das oportunidades vivenciadas – o fato de a criança apresentar um padrão diferente na aquisição das habilidades esperadas para sua idade pode não constituir atraso real no desenvolvimento. Muitas vezes, o atraso é diagnosticado em função da seleção do tipo de habilidades utilizadas para definir a normalidade do desenvolvimento. Exemplificando, uma criança apresenta diferença na idade de aquisição do controle esfincteriano simplesmente porque, naquela comunidade em que vive, as crianças vestem-se com pouca roupa e não há preocupação maior dos adultos em ensinar, muito cedo, essa prática. Uma situação que pode ser frequente é encontrar uma criança de 6 anos que, ao pegar um lápis, não sabe desenhar figuras ou qualquer letra, habilidade já apresentada pela maioria das crianças aos 5 anos de idade. Mas essa mesma criança, aos 6 anos, pode ser capaz de tomar conta do irmão menor, trocando-lhe as fraldas, consegue ir até a padaria fazer compras para a mãe ou, em comunidades rurais, ordenhar vacas e caçar. É interessante a observação de crianças que nunca foram à escola e, portanto, não têm as habilidades que esta ensina, mas que são capazes de tocar tamborim ou pandeiro nas escolas de samba, tambor no maracatu ou fazer cálculos matemáticos ao comprar pequenas mercadorias solicitadas pela família.

É preciso, pois, avaliar o desenvolvimento da criança a partir da sua vivência social e cultural. Como referido, a criança tem um desenvolvimento normal quando já adquiriu habilidades, comportamentos, modo de falar e conhecimentos próprios às crianças da sua faixa de idade e de seu grupo social ou de convivência. Quando se constatam pequenas diferenças decorrentes da ausência de experiências anteriores àquelas situações em que se baseiam os testes já comentados, não se pode afirmar que há atraso.

Entretanto, se as habilidades valorizadas nos testes são fundamentais para seu desempenho na escola, o pediatra deve esclarecer os pais que seu filho não apresenta atraso ou deficiência, orientando a família e a escola para propiciar interações à criança que favoreçam a aquisição dessas habilidades.

Atraso real no desenvolvimento

Quando há atraso real do desenvolvimento, ou seja, a criança não apresenta comportamentos, habilidades, linguagem e conhecimentos próprios às crianças da sua faixa de idade e de seu grupo social ou de convivência, três condições podem estar presentes:

a) **O atraso é secundário** à falta de oportunidade de interação adequada da criança com outras crianças e/ou com adultos significativos, como, por exemplo, no caso de crianças institucionalizadas em "asilos" ou "creches-depósito".

b) **O atraso é secundário** à doença "física" que impeça ou dificulte o estabelecimento de interações cotidianas normais, como, por exemplo, quando a criança, em função de apresentar doenças crônicas incapacitantes, não brinca com as outras crianças da sua casa, da rua onde mora, não frequenta pré-escola, não vai a festas e à igreja do bairro – diferentemente das outras crianças da comunidade.

c) **O atraso é primário** porque a criança apresenta deficiências sensoriais, motoras ou doenças físicas e/ou psíquicas que interferem diretamente na comunicação/interação social, como surdez, amaurose, paralisia cerebral, autismo infantil, retardo mental, entre outras.

Já foi comentado que a criança, para desenvolver uma habilidade, deve vivenciar situações que favoreçam sua aquisição. Nesse sentido, a criança que não tem oportunidade de ficar no chão pode apresentar atraso no setor motor em relação a engatinhar ou andar. É muito comum o atraso na fala em crianças institucionalizadas, pois é difícil observar-se atenção individualizada, principalmente no que diz respeito a falar e conversar com a criança.

Dessa forma, antes de proceder uma série de exames e avaliações para investigar uma etiologia orgânica para o atraso no desenvolvimento, é necessário afastar causas relacionadas ao modo de vida e às formas de interação da criança com seu meio familiar e grupo social. Werner e Alves (1994) afirmam que a base biológica do indivíduo é importante, porém não suficiente, para garantir o desenvolvimento psíquico típico do homem, isto é, o pensamento, a linguagem, os modos de fazer as coisas e a personalidade. O desenvolvimento psíquico da criança é, portanto, o resultado das experiências afetivas, culturais e sociais, ou seja, de um processo de aprendizagem que ela realiza na relação com outras pessoas. Isto faz com que o ser humano apresente um desenvolvimento profundamente diferente dos outros seres vivos.

Quando se constata que o atraso é decorrente do tipo de vida que a criança vem experimentando, cabe ao pediatra, inicialmente, esclarecer aos pais as relações entre o desenvolvimento e o modo como lidam com ela e orientá-los para propiciar à criança situações que possibilitem uma interação maior com o ambiente e as pessoas que a cercam. O acompanhamento dessas crianças confirmará a natureza e as condições geradoras do atraso.

Nos casos em que há atraso no desenvolvimento e a história e o exame clínico são sugestivos de que existe alguma alteração orgânica ou funcional, deve ser feita uma investigação mais detalhada da criança. Exemplificando, quando há hipotonia ou espasticidade, alterações no trofismo ou na força muscular ou nos reflexos, deve-se solicitar avaliação neurológica. Na presença de malformações, está indicado o estudo genético.

É fundamental que o pediatra não feche prognósticos afirmando o limite da criança, o que ela poderá alcançar ou não, pois essas previsões não têm fundamento, uma vez que mesmo crianças com lesão/disfunção têm, em geral, reais possibilidades de avanços significativos no seu desenvolvimento. Tudo vai depender, especialmente, das possibilidades de acesso precoce às terapias de habilitação, da aquisição específica de determinadas habilidades, do investimento realizado nos processos interativos vivenciados pela criança com adultos e outras crianças. A aceitação e a compreensão da família em relação ao problema da criança são fatores decisivos para o prognóstico do seu desenvolvimento.

BIBLIOGRAFIA

1. Aries P. História social da família e da criança. Rio de Janeiro: Zahar; 1978. • 2. Bakhtin M. Estética da criação verbal. São Paulo: Martins Fontes; 1992. • 3. Bee H. A criança em desenvolvimento. São Paulo: Harper e Row do Brasil; 1977. • 4. Béziers MM, Hunsinger Y. O bebê e a coordenação motora. São Paulo: Summus; 1994. • 5. Brazelton TB. Bebês e mamães. Rio de Janeiro: Campos; 1981. • 6. Flehming I. Desenvolvimento normal e seus desvios no lactente. Rio de Janeiro: Atheneu; 1987. • 7. Ginzburg C. Mitos, emblemas, sinais – morfologia e história. São Paulo: Cia. das Letras; 1989.p.143. • 8. Marinho H. Escala de desenvolvimento. Ed. Papelaria América; 1978. • 9. Piaget J. A construção do real na criança. Rio de Janeiro: Zahar; 1975. • 10. Piaget J. A epistemologia genética. São Paulo: Abril; 1983. • 11. Piaget J. A psicologia da criança. Rio de Janeiro: Zahar; 1975. • 12. Piaget J, Inhelder B. A psicologia da criança. Rio de Janeiro: Bertrand Brasil; 1898. • 13. Skinner BF. Sobre o behaviorismo. São Paulo: Edusp; 1982. • 14. Smolka AL, Ges MCR, Pino A. The constitution of the subject: a persistent question, in sociocultural studies of mind. In: Wertsch JV, Del Rio P, Alvarez A (orgs.). New York: Cambridge University Press, 1995.p.165. • 15. Vygotsky LS. A formação social da mente. São Paulo: Martins Fontes; 1988. p.68. • 16. Vygotsky LS. Mind in society: the development of higher psychological processes. USA: Harvard University Press; 1978.p.159. • 17. Vygotsky LS. Pensamento e linguagem. São Paulo: Martins Fontes; 1987.p.35. • 18. Vygotsky LS. Thought and language. Cambridge-Massachusetts: MIT-Press; 1986. • 19. Werner Jr J. Desenvolvimento e aprendizagem: contribuição para desmedicalização do fracasso escolar. Niterói: Dissertação (Mestrado). Universidade Federal Fluminense; 1992.p.146. • 20. Werner Jr J. Saúde e educação. Rio de Janeiro: Griphus; 2000. • 21. Werner Jr J. Transtornos hipercinéticos: contribuições do trabalho de Vygotsky para reavaliar o diagnóstico. Campinas, São Paulo: Tese (Doutorado). Universidade Estadual de Campinas; 1997. p.224. • 22. Werner Jr J, Alves K. Desenvolvimento e aprendizagem da criança. São Paulo: Rev Bras Cresc Des Hum 1993;3:99. • 23. Werner Jr J, Int J. Análise microgenética: contribuição do trabalho de Vygostky para o diagnóstico em psiquiatria infantil. Prenat Perinat Psychol Med 1999;11:157(ISSN 0943-5417). • 24. WHO – World Health Organization – The ICD-10 classification of mental behavioural disorders – diagnostic criteria for research. Geneva: 1993.p.248.

5 HIGIENE MENTAL*

Dulce V. M. Machado

No conjunto das ações profiláticas, a higiene mental refere-se ao âmbito do psiquismo, isto é, aos campos intelectual, emocional e social. Entretanto, seria ingênuo pensar que seguindo um certo número de regras ou educando a criança de uma determinada maneira automaticamente seu desenvolvimento psíquico será pleno e harmonioso. Muitos fatores interagem sobre o psiquismo, desde os orgânicos e hereditários até os culturais e sociais, sem que possam ser dissociados. Isso significa que a ação da higiene mental tem grande importância como parte da puericultura global e não isolada dos cuidados de higiene física, anti-infecciosa e nutricional, bem como dos cuidados pré-natais e obstétricos recebidos pelas mães.

A higiene mental não se dirige apenas a evitar a enfermidade mental ou psicológica, mas busca promover um melhor nível de saúde. Assim, procura o desenvolvimento pleno dos indivíduos e da própria comunidade. Na sua prática, a higiene mental exerce ações que pretendem alcançar um equilíbrio entre as necessidades básicas da criança e o ambiente em que vive, nas diversas etapas de desenvolvimento que ela atravessa. Essa noção é fundamental para o pediatra, já que as necessidades diferem em cada etapa evolutiva.

Outra noção fundamental, ligada ao desenvolvimento, que necessita ser mantida sempre em foco é a que se refere à labilidade de padrões recém-adquiridos de comportamento. As habilidades que acabam de se instalar são particularmente vulneráveis aos agravos e isso indica que o pediatra precisará estar muito atento a determinados momentos evolutivos, como, por exemplo, o desmame, o início da palavra falada, o aprendizado do controle de esfíncteres.

Assim, para bem compreender os fundamentos da higiene mental, é necessário conhecer as necessidades afetivas básicas da criança. A primeira delas, sem dúvida, é a de receber amor, isto é, de se relacionar intimamente com alguém que a valoriza muito, que desejou seu nascimento, que tenta compreender seus sentimentos e satisfazer suas necessidades; na maioria das sociedades atuais, o primeiro vínculo de relacionamento afetivo é o que se faz entre mãe e filho, mas a necessidade de afeto pode também ser satisfeita por "mães substitutas" – avós, irmãs mais velhas, mães adotivas – ou por pessoas do sexo masculino, especialmente depois do primeiro ano de vida. A idéia que a criança faz de si mesma (auto-imagem) é profundamente dependente do amor que recebe na primeira infância. É interessante destacar que esse vínculo mãe-filho é intenso e caloroso na imensa maioria dos casos e talvez por isso sua necessidade só foi claramente demonstrada nas eventualidades em que ele não se fez: o estudo da "carência afetiva" iniciou-se em creches, orfanatos e hospitais, lugares onde a criança recebia todos os cuidados materiais mas onde lhe faltava o íntimo relacionamento afetivo com uma pessoa específica. A criança, nessas condições, tinha seu desenvolvimento neuropsicomotor muito prejudicado, tornava-se muito vulnerável a infecções, ficava apática e desligada do ambiente.

Outra necessidade afetiva é a de aceitação pelo grupo; inicialmente é claro que isso se refere ao grupo familiar e é por se sentir aceita que a criança tem a sensação de pertencer à comunidade. Posteriormente, essa necessidade se referirá ao grupo da vizinhança, dos colegas de escola etc.

A necessidade de aprovação também é extremamente importante e, se a aceitação é incondicional, está sempre relacionada com atos ou situações vividas pela criança. Também, o sentir-se aprovada aumenta a auto-estima, fortalecendo o núcleo da personalidade da criança. Aliás, note-se que a aprovação social é um poderoso fator de seleção das habilidades ou progressos no desenvolvimento da criança, já que fixa aquilo que a sociedade considera desejável ou adequado.

Outra necessidade afetiva básica é a de proteção, que se refere não apenas a agravos traumáticos previsíveis, como também ao respeito à fase evolutiva em que esteja a criança, não exigindo dela o que ainda não pode realizar, e criando-lhe oportunidades para que realize tudo que já consegue. A necessidade de independência contrapõe-se à de proteção e o delicado equilíbrio entre ambas altera-se com o desenvolvimento da criança: quanto mais nova, maior sua necessidade de proteção e menor a de independência, que crescerá sempre mais até atingir seu ponto máximo na adolescência.

Por viver em sociedade, a criança tem ainda necessidade de aprender os limites de seus poderes, de compreender a realidade que a rodeia, de perceber as regras dessa sociedade e, em sua evolução, formar as próprias noções dos valores éticos e morais.

---

* Reproduzido com permissão do livro Pediatria Básica, 9ª edição.

Se a sociedade – e mais especificamente o grupo familiar – atende a esse conjunto de necessidades básicas, a criança desenvolverá confiança no mundo que a rodeia, sentindo-se em segurança e tendo de si mesma uma idéia (ou autoimagem) favorável e realista. Esse é o núcleo para a estruturação de uma personalidade harmoniosa e dotada de recursos para se defender quando, como inevitavelmente ocorrerá, entrar em contato com situações de tensão, frustração ou agressão.

Desde que essas necessidades apresentadas pela criança são supridas especialmente por sua família, é preciso considerar se a estruturação e o funcionamento familiar permitem condições de atendê-las.

A família tradicionalmente tem a função biológica de reproduzir a espécie, e a preocupação dos pais com as crianças pequenas vem de uma longa herança biológica, sendo absolutamente essencial para sua sobrevivência física. A função biológica é identificada com a função social de regulação do tamanho da população, mas outras funções sociais também cabem à família, sendo a principal delas preparar os filhos para se tornarem membros adultos da sociedade. Isso se faz por meio do ensino de certos tipos específicos de comportamento, transmissão de normas e valores, provisão de modelos de papéis adultos sobre os quais a criança possa formar seu autoconceito e a idéia de seu lugar na sociedade – tudo o que pode ser resumido no conceito de socialização.

Entretanto, no momento atual em que vivemos, várias mudanças ocorrem simultaneamente, dificultando a ação da família: a contestação dos valores tradicionais pela rápida mudança dos costumes, que se inicia nas classes mais afluentes e se propaga às outras pelos meios de comunicação de massa; a insegurança dos pais diante das distintas ideologias que orientam os processos educacionais, tornando-os confusos ou incoerentes na ação da vida diária; a progressiva indiferenciação entre os papéis masculino e feminino na vida profissional e na própria rotina familiar; a redução da família extensa, que tinha várias gerações convivendo no mesmo lar, para a família nuclear – isto é, apenas pais e filhos –, especialmente nas grandes cidades, diminuindo a oportunidade de as crianças terem contato com o desempenho de variados papéis sociais.

Ao mesmo tempo, o uso de técnicas anticoncepcionais, que são relativamente modernas, deveria facilitar a resposta às necessidades da criança, se considerarmos que o planejamento familiar (quanto ao número de filhos e à época de seu nascimento) procura o equilíbrio entre essas necessidades e a capacidade dos pais de se darem – em termos de tempo, de nível econômico, de amadurecimento afetivo. Sabemos porém que isso não é totalmente verdadeiro, não apenas porque grande parte da população não tem acesso aos anticoncepcionais, mas porque, muitas vezes, o planejamento só leva em conta as necessidades do casal e não a dos futuros filhos.

Do ponto de vista estritamente psicológico, haverá sempre influências da *dinâmica familiar* sobre o preenchimento das necessidades básicas da criança. Não apenas se supõe que o casal de pais tenha um bom entendimento sexual e emocional, como também que suas tarefas profissionais e sociais lhes tragam satisfação, ou seja, que vivam em razoável harmonia para estar disponíveis a perceber e atender as necessidades dos filhos. Talvez essa condição seja utópica ou extremamente difícil de ser alcançada na fase atual de nossa sociedade, passando então a ser considerada apenas um ideal a ser tentado; na prática, o importante é que haja um *espaço afetivo* para os filhos ocuparem.

Isso não ocorre quando o nascimento da criança não foi desejado, quando suas características não coincidem com as fantasias dos pais (por exemplo, não é do sexo esperado, não tem os traços físicos considerados por eles como beleza ou robustez), quando a criança apresenta semelhanças físicas ou psicológicas com um familiar não estimado ou mesmo com um dos genitores quando o casal já está vivendo problemas conjugais. Essas circunstâncias não provêm o espaço afetivo para a criança ou lhe oferecem apenas um espaço que ela não pode ocupar, sendo como é; com isso, não se suprem as necessidades de aceitação e de afeto.

Quando não se forma vínculo amoroso, costuma-se dizer que há uma atitude de rejeição pela criança. Não é forçoso que essa rejeição seja acompanhada de hostilidade, pois há ampla gradação entre a indiferença mais ou menos mascarada até a mais cruel rejeição: o abandono ou o infanticídio. Como já se assinalou anteriormente, a criança rejeitada, em carência afetiva, apresentará graves perturbações em seu desenvolvimento neuropsicomotor, com retardo no início da marcha e da linguagem, grandes dificuldades no relacionamento social e formação de uma autoimagem muito desvalorizada.

Uma atitude que se encontra com prejuízo do suprimento da necessidade de aprovação é a de *perfeccionismo*: um dos pais ou ambos esperam sempre que o filho atinja o máximo do desenvolvimento em todas as áreas e que seja sem falhas em toda sua atuação, usando de um excesso de críticas na educação da criança.

Atitudes opostas entre si e que perturbam o preenchimento das necessidades de proteção são o excesso de proteção, superproteção, e a sua falta, a *negligência*. Como já se fez notar, a necessidade de independência que se contrapõe à de proteção obviamente também será afetada pela presença dessas atitudes na família. O mesmo sucede com as atitudes de *permissividade excessiva* ou de *autoritarismo*, ambas perturbando o equilíbrio necessário entre proteção e independência.

Todas essas atitudes surgem não apenas como reveladoras de traços da personalidade da mãe ou do pai, mas também como derivadas da própria interação do casal. Frequentemente, por exemplo, a superproteção de uma criança é apenas a canalização, para o filho, dos afetos frustrados na relação conjugal, ou o perfeccionismo é a manifestação de uma agressividade disfarçada contra a situação de vida. É bastante claro que fatores culturais também aumentam a intensidade de tais atitudes, sendo, por exemplo, visível nos últimos anos o aumento da permissividade na educação infantil por efeito da mudança social que valoriza a liberdade e a criatividade. Entretanto, a permissividade excessiva, muitas vezes, é fruto da indiferença afetiva ou insegurança dos adultos. O mesmo se pode dizer quanto à incoerência da rotina diária e dos métodos disciplinares, que às vezes deriva de ignorância das necessidades da criança, mas muitas vezes representa essa indiferença ou insegurança dos pais. Ainda em outras eventualidades, é essa incoerência a corporificação da desavença profunda do casal em termos afetivos, sendo a criança repreendida, castigada ou perdoada por um genitor apenas como agressão ao outro.

A posição da criança na família – primeiro filho, caçula, filho único –, a época de seu nascimento na vida do casal – pais muito jovens, muito idosos, pais com filhos de casamentos anteriores –, características específicas do casal – como a esterilidade levando à decisão de adotar crianças ou uma reconciliação acarretando o nascimento de um filho "temporão", e as maiores ou menores dificuldades profissionais e econômicas dos pais são todos fatores que afetam o aparecimento das diversas atitudes aqui descritas.

A atitude de aceitação e carinho, a coerência nos princípios disciplinares com proteção e independência progressiva, conduzirá a criança a se sentir amada e em segurança. Com isso, seu desenvolvimento não sofrerá entraves emocionais e sua personalidade se estruturará a partir de uma visão otimista e realista de si mesma.

Entretanto, quando há graves alterações na dinâmica afetiva intrafamiliar, a insegurança crônica leva a criança ao estado de ansiedade, que prejudica seu desenvolvimento e, conforme a intensidade que atingir, desencadeará distúrbios em seu comportamento, reações psicossomáticas ou neuroses.

AÇÕES PEDIÁTRICAS DIRIGIDAS À PSICOPROFILAXIA

Conforme assinalado anteriormente, as necessidades afetivas variam nas diferentes etapas do desenvolvimento da criança e alguns momentos precisam ser especialmente vigiados. Assim, será feita uma esquematização didática das principais ações pediátricas dirigidas à psicoprofilaxia em três fases: do nascimento aos 2 anos de idade, a idade pré-escolar e a escolar.

HIGIENE MENTAL NOS DOIS PRIMEIROS ANOS DE VIDA

Já durante o seguimento pré-natal, a informação adequada da mãe sobre as necessidades emocionais do recém-nascido pode ajudá-la mesmo na escolha do tipo de parto e no tipo de alojamento hospitalar. O parto natural e o alojamento conjunto (mãe e recém-nascido no mesmo quarto) constituem ótimas condições para o início de um caloroso vínculo mãe-filho. Além disso, constituem também as melhores condições para a instalação do aleitamento natural, que fortalece esse vínculo e ao mesmo tempo dele depende. A técnica de amamentação com extenso contato corporal entre mãe e filho é outra ação dirigida à formação dessa ligação afetiva.

Outro dado importante para o pediatra em relação aos primeiros meses de vida da criança é seu ritmo individual e particular; nem sempre suas necessidades têm um horário adequado à rotina dos adultos, especialmente as de alimentação. A flexibilidade de horário para atender à sua fome constitui o esquema de autorregulação (*self-demanding schedule*) e provavelmente dará lugar a maior número de mamadas do que um horário previamente planejado pela mãe ou pelo pediatra. Entretanto, a criança bem atendida vai, por si mesma, espaçando seus horários de mamadas, em função de sua maturação biológica e do aumento de sua capacidade gástrica, sendo habitual que em torno dos 3 meses de idade faça um horário bastante adequado às rotinas familiares. A mesma flexibilidade é desejável para as situações de sono, banho, passeios ao ar livre, pois em cada faixa de idade suas necessidades serão diferentes. É óbvio que essa flexibilidade dependerá das condições socioeconômicas da família, pois os dois ou três primeiros meses de vida exigirão da mãe uma disponibilidade quase total de seu tempo, o que nem sempre será possível.

A grande maioria das normas de puericultura insiste na transição lenta de um hábito para outro (sugar a mamadeira, beber em caneca), de um tipo de alimento para outro (por exemplo, de pastoso para sólido), de uma rotina de vida para outra (como duas sestas diárias aos 6 meses, uma sesta diária no fim do primeiro ano de vida). Isso não se deve apenas ao progresso da maturação biológica, mas também a considerações de higiene mental, pois juntamente com essa maturação a criança passa a apresentar novas necessidades. Já se fez menção à labilidade das funções recém-adquiridas e à importância do desmame. Raramente uma criança é amamentada ao seio por tanto tempo que o uso da caneca para o leite suceda ao abandono do seio; geralmente, a criança passou do seio materno para o uso de mamadeira e é desta que chegará à caneca. A introdução do uso de caneca ou copo aos 9, 10 ou 11 meses, para a ingestão de chás, sucos, líquidos de novos sabores, ajuda a criança a encontrar prazer no ato de beber, mesmo que ainda tenha necessidade de sugar. Além disso, seu desejo de independência a partir dos 12 ou 14 meses também a leva a encontrar prazer no ato de usar copo ou xícara sem a ajuda de outra pessoa. Só depois dessa fase ela poderá deixar de lado o prazer de sugar o bico da mamadeira para se alimentar. Assim, se a introdução do uso de caneca e da independência de seu uso for correta, o desmame se fará em torno dos 15 a 18 meses, por meio de tentativas de substituir uma a uma das mamadas – geralmente há três refeições de leite diárias nessa idade – por leite em copo ou xícara e eventualmente por mingau em prato. Não haverá necessidade de medidas drásticas ou agressivas, fazendo-se uma transição lenta e respeitando recusas transitórias, esperando que a criança atinja esse novo momento evolutivo.

O mesmo raciocínio pode ser aplicado ao uso da chupeta, que não necessita ser retirada mesmo que lenta e suavemente; o prazer da sucção será substituído por outros prazeres mais amadurecidos, com uso da palavra falada, com exploração lúdica do mundo, com crescente socialização. Embora seja válido habituar a criança ao uso da chupeta apenas em momentos de relaxamento e não como consolo para qualquer frustração, não é isso que a fará evoluir para uma fase em que não mais necessite do prazer da sucção, e sim da oferta de outras situações progressivamente estruturadas em sua recreação e em seus contatos sociais.

É ainda de acordo com a compreensão da evolução psicossocial da criança que se estimulam suas tentativas de independência no uso da colher para se alimentar, com 12 ou 14 meses, embora inicialmente o adulto continue a ajudá-la com outra colher. Além disso, percebendo-se que a própria alimentação constitui um prazer para a criança, torna-se claro que é desnecessária a insistência do adulto para que ela coma maior quantidade de alimento e que é prejudicial a interferência de outros prazeres no mesmo momento, tais como ouvir histórias, assistir televisão ou, de maneira geral, ser distraída no momento das refeições.

Também a rotina do sono da criança varia com suas etapas evolutivas, bem como de acordo com as necessidades peculiares de cada criança individualmente. O recém-nascido dorme 20 ou 22 horas, acordando apenas por fome ou desconforto; aos 2 meses, aproximadamente, as crianças começam a dormir 6 ou 8 horas consecutivas, em geral durante a noite e durante o dia dormem com intervalos, outras 10-12 horas. O período de sono diurno diminui gradativamente à medida que seu desenvolvimento lhe permite interesses cada vez maiores pelo ambiente, e entre 6 ou 8 meses estarão dormindo de 10 a 12 horas durante a noite, mas fazendo uma sesta matinal e outra vespertina. Até o fim do primeiro ano continuam dormindo duas vezes no período diurno e, quando uma dessas sestas diminui apreciavelmente, chega-se ao momento evolutivo de deixá-la apenas com o sono da tarde. Entre 2 e 4 anos desaparecerá também a necessidade dessa sesta e sua necessidade de sono costuma ser de 11 a 13 horas durante a noite. Também a rotina do sono deverá contar com o prazer de satisfazer essa necessidade, não precisando ser rodeada de outros prazeres, como a exigência de companhia adulta, o embalo prolongado ao colo, o uso da cama dos pais e não de sua própria cama.

O ensino do controle esfíncteriano pode ser iniciado quando várias condições estiverem presentes: quando a criança tiver horários relativamente regulares para evacuação, já que o primeiro aprendizado se refere ao controle anal; quando a criança tiver capacidade de compreender a palavra familiar que designa as fezes, sabendo também pronunciar essa palavra, inicialmente, para indicar que as fraldas estão sujas; quando a criança tiver capacidade de perceber a sensação visceral de reto cheio e associá-la à evacuação, para então pedir ou dirigir-se ao vaso ou urinol; quando a criança tiver capacidade de reter voluntariamente as fezes durante um certo período. Essas condições geralmente estão presentes em torno dos 18 meses de idade, um pouco antes para crianças muito solicitadas e precoces, mais tarde em crianças pouco estimuladas ou de desenvolvimento atrasado. Como esse ensino não corresponde a uma necessidade interna da criança, mas sim a uma prescrição da sociedade em que vive, é um dos exemplos em que a aprovação social constitui o ganho afetivo da criança.

A técnica desse ensino deve evitar a rigidez ou o desejo de resultados em muito curto prazo; mais uma vez é necessário focalizar o ritmo e a individualidade de cada criança. O uso de urinol fixado em cadeirinha dá firmeza à criança, e a posição mais acocorada, com os joelhos em plano superior ao da pelve, facilita o esforço abdominal para evacuar; a criança não deve ficar sentada por tempo excessivo, nem obrigada pela força, nem distraída por brinquedos. Usando o horário mais provável de suas evacuações para sentá-la no urinol, no prazo de duas ou três semanas, se a criança compreende o que se deseja dela, começará a evacuar nesse local em um ou outro dia. É importante notar que a criança aprende a fechar voluntariamente o esfíncter antes de aprender a abri-lo voluntariamente, e pode haver uma fase em que logo após levantar-se do urinol ela evacue ainda involuntariamente, não por negativismo ou teimosia. Isso é apenas uma fase transitória e indica que a criança está quase madura para abrir voluntariamente o esfíncter anal.

Depois de aprender a evacuar no urinol, será feito o ensino do controle voluntário da micção, muitas vezes ao dia, sempre sem rigidez e sem o uso de castigos ou humilhações. As roupas usadas pela criança nessa fase devem ser simples, tais como calças curtas ou compridas com elástico na cintura, para que possam ser rapidamente baixadas ou retiradas. O uso de fraldas então será deixado apenas para o período do sono noturno. Quando algumas crianças se negam ativamente a usar o urinol, é preferível respeitar sua resistência e deixar o ensino do controle esfíncteriano para duas ou três semanas depois. O controle esfíncteriano noturno, na maioria das crianças, não necessita de um aprendizado especial, pois ele aparece com a maturação da bexiga, que suporta um volume cada vez maior de urina e com a maturação social da criança, que deseja dormir sem fraldas como irmãos ou amigos mais velhos e receber a aprovação social por acordar seca.

As necessidades de estimulação sensório-motora e de recreação também devem ser consideradas dentro da Higiene Mental, pois são imprescindíveis ao desenvolvimento da criança. Para o primeiro semestre de vida da criança são necessários estímulos visuais: diferentes graus de iluminação e de incidência da luz em relação ao âmbito da visão da criança, pedaços de pano ou fitas coloridas penduradas em seu raio visual, objetos brilhantes ou de cores fortes que se movimentem com o vento (independentemente de ser brinquedos, podendo ser usados objetos domésticos comuns de plástico para isso); estímulos auditivos: latinhas com conteúdos variados para servir de chocalho, canções ou música de rádio, a conversa habitual familiar no seu período de vigília; estímulos táteis: passar esponja pelo seu corpo no banho, enxugá-la com movimento de fricção suave; estímulos motores: troca frequente de posição, movimentação de partes do seu corpo ao trocar de roupa ou mudar as fraldas; depois dos 4 ou 5 meses, apresentar possibilidades de manipular argolas grandes de plástico, brinquedinhos leves e fáceis de lavar.

No segundo semestre de vida, novos estímulos podem ser introduzidos: por exemplo, saquinhos de tamanhos variados, muito bem costurados, confeccionados em tecidos lisos e ásperos como seda e estopa, veludo, lã e muitos outros que possam ser conseguidos pelas mães, recheados alguns com bolinhas de isopor, flocos de espuma, outros com pequenos pedregulhos, com grãos de milho ou arroz, para serem livremente manipulados pela criança, que começará assim a discriminar texturas e pesos. Havendo espaço livre sem risco de acidentes, um simples cilindro de espuma colocado sob o tronco da criança deitada de bruços no chão será um excelente estímulo para que ela engatinhe, amadurecendo suas tentativas ao rastejar por cima dele.

No segundo ano de vida, caixas vazias de diferentes tamanhos, canecas, cuias e pratinhos de plástico, bonecas improvisadas com material caseiro (pano, palha de milho, saquinhos de papel), bolas confeccionadas com pano ou meias velhas, o hábito de conversar com a criança descrevendo as atividades realizadas, o hábito de levar a criança em pequenos percursos próximos a sua casa constituem situações simples de estimulação de variadas áreas. Ainda, a estimulação sensorial continua com a introdução dos sabores ácido e amargo, introdução da sensação do muito frio ao segurar nos dedos gelo ou sorvete; manipulação de areia e cascalho; fazer gestos e caretas para que a criança imite, reproduzir vozes de animais ou ruídos da vida urbana, tais como

motores, buzinas, campainhas, relógios, para que a criança imite. Novos estímulos motores são buscados pela própria criança, de maneira espontânea, ao trepar, ajoelhar, deslizar, subir e descer poucos degraus e precisam ser facilitados pelo ambiente físico que a rodeia. Puxar e empurrar caixotinhos, segurar e observar balões de ar, rasgar e amassar papel são atividades extremamente interessantes para essa faixa etária. Nas áreas cognitivas e de linguagem, os jogos de esconder objetos para que a criança os procure, o jogo de esconde-esconde, as brincadeiras de bater palmas ritmadas ao som de músicas infantis ou mesmo melodias comerciais como "jingles" de rádio ou televisão, o uso de figuras, retratos, ilustrações de revistas para ensinar novos vocábulos à criança são algumas das atividades mais atraentes no segundo ano de vida, trazendo rápidos e evidentes progressos no desenvolvimento da criança.

HIGIENE MENTAL NA IDADE PRÉ-ESCOLAR

À medida que as habilidades da criança aumentam, sua independência cresce e começam a aparecer conflitos disciplinares. A independência mostra-se na livre exploração do mundo que a cerca e também nas muitas situações de rotina doméstica, tanto com uma face positiva – vestir-se e despir-se sozinha, lavar-se, pedalar veículos de brinquedo, alcançar e guardar seus brinquedos, realizar jogos progressivamente mais complexos – quanto com uma face negativa: recusar-se a cumprir ordens, não aceitar ajuda mesmo que a necessite, fazer o oposto do que se deseja dela etc. O processo de socialização exige que se mostrem à criança seus limites, que ela perceba que não é todo-poderosa, que aos poucos ela se torne menos autocentrada e compreenda os direitos e as necessidades dos que a circundam. Becker mostrou que as atitudes de permissividade e restritividade conseguem diferentes resultados na educação da criança, conforme sejam acompanhadas de calor afetivo ou de hostilidade. Assim, a atitude restritiva em um clima afetuoso talvez corresponda à superproteção e crie crianças com pequeno número de traços agressivos, mas muito dependentes, pouco criativas, excessivamente obedientes. Já a atitude restritiva acompanhada de hostilidade, com muitas punições, humilhações, críticas constantes, tende a criar as crianças com maior número de comportamentos autoagressivos (mordem-se, puxam seus próprios cabelos), às vezes associados com timidez e dificuldade em assumir papéis sociais. Quanto à atitude permissiva, se acompanhada de calor afetivo, faz com que a criança manifeste a agressividade socialmente aceita, geralmente junto com traços de criatividade, independência, facilidade em aceitar papéis sociais; se acompanhada de hostilidade, tende a criar nas crianças o maior número de comportamentos agressivos e eventualmente até delinquenciais.

A recreação do pré-escolar tem especial importância, dadas as múltiplas funções do brinquedo da criança.

Continuam nele a existir as funções de estimulação do desenvolvimento sensorial, motor e cognitivo, mas aumenta cada vez mais a função de tela de projeção para a vida de fantasia e a de experimentação de papéis sociais. Existe um jogo de imitação, mas o predomínio é sempre do jogo como conduta autônoma, não copiada, devida a motivos intrínsecos subjetivos de cada criança.

Como material para o brinquedo sensório-motor e de fantasia, vem em primeiro lugar a água, a areia ou o barro, argila ou massas de modelar, cuja extrema plasticidade é insubstituível por outros materiais; esse material indiferenciado constitui uma necessidade imprescindível da criança pré-escolar.

O brinquedo indiferenciado é o que mais preenche as necessidades da fantasia da criança e facilmente se comprova que o pré-escolar se interessa bem mais por papéis, panos coloridos, caixas vazias, gravetos, pedregulhos, tampas de panelas etc. do que por brinquedos extremamente perfeitos e detalhados, que não estimulam a criatividade do jogo. Sem dúvida, porém, há brinquedos mais adequados para cada faixa etária, porque são destinados às habilidades que se estão instalando e que a criança usa repetidamente como se estivesse fazendo um treinamento. Assim, o jogo com bolas interessa muito à criança de 3 ou 4 anos de idade, que as atira com as mãos, persegue-as correndo, tenta pegá-las quando alguém as joga em sua direção; entre 4 e 5 anos, o desenvolvimento da motricidade impele a criança a pedalar velocípedes, trepar em árvores baixas ou armações de *play-ground*, saltar pequenos obstáculos; somente no fim da etapa pré-escolar conseguirá chutar bolas com boa orientação e saltar num pé só. Seu interesse em histórias contadas oralmente, ouvidas em discos ou assistidas em TV se desenvolve rapidamente dos 3 aos 5 anos, e a partir dos 4 geralmente a compreensão de figuras é suficiente para que ela aprecie livros ilustrados e revistas em quadrinhos de desenho pouco elaborado. Em toda a idade pré-escolar, a criança interessa-se por brinquedos que repliquem os objetos que a cercam – tais como móveis, utensílios domésticos, automóveis etc. – ou pelos próprios objetos, quando é permitido que os manuseiem.

Nas primeiras idades da faixa pré-escolar (2 a 4 anos) não existe distinção entre brinquedos ou jogos feminino e masculino, exceto se houver intensa pressão familiar na escolha desses brinquedos. Entre 4 e 5 anos de idade o menino que brinca com bonecas já costuma desempenhar papéis sociais masculinos no jogo – por exemplo de pai, motorista, vendeiro, médico – e acima dos 5 anos já se faz nítida divisão das atividades conforme o sexo da criança, exceto nos jogos motores de grandes grupos. Isso indica que a pressão ambiental se faz sentir, mesmo sem interferência direta dos familiares, na formação da identidade social, já que a identidade sexual vem-se formando principalmente por desenvolvimento emocio-

nal em plano inconsciente. É importante que o pediatra possa transmitir às famílias a noção de que qualquer atividade criativa, seja concreta (com cubos ou tábuas, material de sucata ou de costura etc.), seja simbólica (com lápis e tintas, inventar histórias ou improvisar melodias etc.), traz imenso prazer à criança enquanto está desenvolvendo essa atividade e, ao fim dela, por conseguir um produto, mesmo que tosco, de seus esforços. Num extremo oposto fica a passividade de assistir TV por longas horas, à qual se somam a inatividade física e a inadequação do conteúdo do que é transmitido.

Quanto às necessidades de relacionamento social, as crianças até 2½ ou 3 anos de idade apenas brincam ao lado uma das outras, no que se denomina "jogo paralelo", com interações sociais muito breves e geralmente motivadas por objetos ou brinquedos em poder das outras crianças. A partir dessa idade, vai evoluindo o "jogo social"; até o fim da etapa pré-escolar as crianças já compreendem e anunciam as regras que regem seus jogos, mesmo que ainda as mudem aleatoriamente. Portanto, é em torno dos 3 anos que aparece a necessidade de companhia de outras crianças, aperfeiçoando gradativamente seu relacionamento que inicialmente, por inexperiência, pode ser inábil, agressivo ou medroso.

Somando-se às necessidades de recreação essas necessidades de relacionamento social, vê-se que a criança atingiu uma etapa em que a entrada em pré-escola ("escolinha", maternal, jardins de infância, parques infantis) pode ser indicada. Os locais pequenos e não superlotados de crianças são os melhores para esse primeiro contato com a sociedade extrafamiliar. Conhecer a escola antes do primeiro dia de aula, saber o nome da professora, aprender onde fica o banheiro, conhecer alguma outra criança dessa escola são fatores que ajudam a criança a se adaptar mais rapidamente a essa experiência. Tal como para qualquer grande mudança evolutiva – por exemplo no desmame, no aprendizado de controle esfíncteriano –, também a entrada em pré-escola não deve ocorrer em momentos de tensão, por doença, por ciúme de irmão recentemente nascido, por problemas conjugais dos pais.

No decorrer da idade pré-escolar aparece também a necessidade de informação sobre a sexualidade, pois é nessa época que a grande maioria das crianças faz perguntas e se interessa por esse tema. A identificação psicológica com seu papel sexual já se vem fazendo desde o início da vida, com o conhecimento de seu próprio corpo, com a percepção intuitiva dos sentimentos da família sobre a sexualidade, com a compreensão do papel de cada genitor em sua vida. Essa fase é de intensa curiosidade, aparecendo perguntas da criança sobre a diferença entre os sexos, sobre sua origem, sobre o parto e a fecundação. A informação é apenas parte de uma "educação sexual", pois a formação psicológica e emocional da criança é o que realmente importa e esta se realiza desde os primeiros meses de vida, pela influência do clima afetivo em que vive. O tipo de relacionamento entre seus pais, a atitude emocional de cada um deles em relação ao casamento e ao sexo, a demonstração em atos concretos dos sentimentos de afeto ou de desagrado estão presentes todos os dias na vida da criança.

As respostas às perguntas feitas pela criança devem ser adequadas à sua capacidade de compreensão, simples e sempre verdadeiras. É muito positiva para o pré-escolar a possibilidade de criar animaizinhos, observar seu acasalamento, gestação e parto, para compreender de maneira bastante concreta o processo de reprodução. O uso de livros adequadamente ilustrados também constitui uma ajuda, mas note-se sempre que nenhum livro supre a necessidade básica de se estabelecer uma relação de confiança entre pais e filhos, na qual todos os assuntos possam ser naturalmente abordados.

HIGIENE MENTAL NA IDADE ESCOLAR

A criança de idade escolar chegou à plena "socialização comunitária" e afasta-se aos poucos da extrema intimidade da família nuclear, dando grande importância à professora e depois aos amigos, enquanto simultaneamente molda uma nova autoimagem, cada vez mais próxima da realidade. Seu pensamento se desliga sempre mais da vida de fantasia (em que impera o pensamento de tipo "mágico") e cresce no campo da realidade, tornando-se cada vez mais um pensamento de tipo "lógico".

Suas necessidades de independência crescem muito, e os pais modificam-se de figuras de autoridade para modelos sociais e profissionais; forma-se um novo relacionamento, de verdadeiro companheirismo, realizando juntos pais e filhos tarefas domésticas ou artesanais, compartilhando interesses esportivos ou culturais.

A principal adaptação na idade escolar refere-se à disciplina de seu tempo, pois começa a ter tarefas ou lições de casa. Trata-se pois de conseguir uma rotina de vida adequada para suprir as necessidades de sono e repouso, recreação e sociabilidade, aprendizagem formal e responsabilidade pelo trabalho escolar. A criança de 6 ou 7 anos ainda não maneja bem seu tempo, pois está em processo de aquisição dessa noção abstrata e precisa ser ajudada por marcos concretos, mas mesmo nessa idade pode ser ouvida sobre as atividades que considera importantes ou agradáveis, para distribuí-las na vida diária. Uma criança de 9 ou 10 anos já tem a capacidade de distribuir seu tempo e de assumir sozinha a responsabilidade pela tarefa escolar, sem ajudas ou lembretes dos familiares. Nas famílias de nível socioeconômico desprivilegiado, é possível que crianças de idade escolar tenham um excesso de tarefas domésticas ou mesmo o cuidado de crianças menores. Em famílias de nível so-

cioeconômico mais alto, encontra-se um outro tipo de sobrecarga, com o excesso de aulas extracurriculares (dança, idiomas, esportes etc.). Ambas as eventualidades prejudicam bastante a disciplina do tempo da criança escolar.

Na recreação, as crianças dessa faixa etária apresentam grande necessidade de exercitar sua motricidade e, como o equilíbrio e o controle muscular já amadureceram bastante, jogos motores são bem mais evoluídos do que os do pré-escolar: jogos de bola, saltos, corridas, pular cordas etc. As regras sociais dos jogos também deixam de ser aleatórias e centradas na própria criança e mesmo que haja tentativas de mudar as regras quando ela sente que vai ser derrotada, ou mesmo que a criança não enfrente a situação de ser perdedora – saindo do jogo, discutindo veementemente etc. – nota-se em toda idade escolar um aperfeiçoamento gradativo da cooperação e do jogo em grupo. Note-se porém que, excetuando-se as crianças muito especialmente dotadas para a atividade física, o escolar não está ainda maduro para o esporte competitivo.

Na idade escolar, as crianças separam-se definitivamente em função do sexo e com isso o brinquedo se diferencia, os meninos preferindo material de construção (desde o mais simples, como tábuas e pregos, caixotes e rolimãs, varinhas e papel de seda para papagaios, até os mais complexos, como jogos comercializados para montagem de peças plásticas, metálicas, pinos) e as meninas preferindo material de expressão (lápis, tinta, recortes de papel) e de dramatização (roupas e sapatos dos adultos, cosméticos, brinquedo de escola e de casinha). O interesse pela leitura não mostra diferenças especiais entre os dois sexos, mas sim diferenças individuais. Como em qualquer idade, as atividades criativas em qualquer âmbito – atividades manuais ou artesanais, preparo de um bolo ou de um jornalzinho, invenção espontânea de shows ou cirquinhos etc. – trazem à criança o grande prazer da realização pessoal.

Nessa etapa evolutiva, a criança está formando seus valores éticos, que antes dessa fase são rudimentares e extremamente maniqueístas – atos ou atitudes são julgados pelas crianças entre 4 e 6 anos de idade como "bons" ou "maus", "certos" ou "errados", "bonitos" ou "feios", inicialmente de acordo com o prazer ou desprazer que lhes causam pessoalmente e depois conforme a aprovação ou reprovação social que sofrem. Após os 6 anos de idade, em média, começa a haver uma visão gradativamente mais global sobre atos e atitudes, aparece a noção de "justo" e "injusto" e aos 9 ou 10 anos a criança será capaz de entender os sentimentos alheios e de perceber as principais leis sociais sob as quais vive, embora ainda não as questione, o que ocorrerá na adolescência. Sua capacidade de crítica já se exerce, porém, em relação à sua família e eventualmente à escola.

AÇÃO PSICOPROFILÁTICA
DURANTE HOSPITALIZAÇÕES

Todas as ações pediátricas descritas anteriormente para as três fases evolutivas têm uma abrangência genérica, isto é, independem de acontecimentos específicos na vida da criança. Entretanto, é extremamente importante que o pediatra conheça as ações psicoprofiláticas possíveis em uma situação de seu trabalho habitual, a hospitalização da criança.

Quando a criança doente é cuidada em sua própria casa, a atitude mais frequente da família, desencadeada por preocupação e ansiedade, além de sentimentos de culpa pela doença que ela apresenta, é a superproteção. Entretanto, quando a criança doente é hospitalizada, corre-se o risco de que ela entre em carência afetiva, pela separação que sofre de sua família.

Spitz descreveu o quadro de "depressão anaclítica" em crianças privadas do vínculo com sua mãe durante alguns meses: tornam-se inicialmente choronas, perdem peso, não têm apetite, seu desenvolvimento neuropsicomotor apresenta-se atrasado ou estaciona e terminam por mostrar-se muito indiferentes ao meio ambiente. Esse é o quadro que também se encontra no "hospitalismo" ou separação prolongada da criança (não só em hospitais, mas também em creches ou orfanatos) de sua família.

Crianças até 2 ou 3 anos sentem que sua hospitalização é um abandono por parte dos pais, enquanto as crianças de 4 ou 6 anos já a consideram como um castigo por algo que tenham feito. Mesmo crianças de 10 ou 12 anos podem sofrer a hospitalização como situação de grande ansiedade, embora já tenham capacidade de racionalmente compreender sua necessidade.

Para evitar a situação de carência afetiva, a medida óbvia seria a permanência da mãe com as crianças de baixa idade durante toda a hospitalização. Alguns hospitais já o permitem, com excelentes resultados, mas outros não o consideram viável e infelizmente algumas mães não podem permanecer com a criança por motivos econômicos ou de organização familiar. Assim, a providência mais prática seria conseguir para a criança hospitalizada uma "mãe substituta", na pessoa de um membro da equipe da enfermaria que sempre a atenda em todas as suas necessidades. Também essa circunstância esbarra nos horários de trabalho, nas escalas de folgas e de férias. Especialmente em hospital-escola, a criança hospitalizada entra em contato com um número excessivo de pessoas e não aprofunda um vínculo afetivo com nenhuma delas.

O atendimento à criança precisa levar em conta suas peculiaridades, seus hábitos, sua fase de desenvolvimento, seu vocabulário habitual para as necessidades de rotina. Pelo menos no primeiro dia de internação, a presença da mãe serve de "intérprete" ao explicar à criança os procedimentos da enfermaria e ao mostrar ao pessoal hospitalar as preferências da criança nas situações da vida diária.

As visitas bastante liberalizadas em horário e permitindo a entrada de outras crianças da família ajudam a criança a não se sentir abandonada, quando a mãe não permanece com ela.

Os procedimentos traumáticos, como punções, biopsias, intervenções cirúrgicas, dissecção de veias, devem ser explicados à criança da maneira mais simples possível, de acordo com sua capacidade de compreensão. Se a criança solicita a presença de alguém com quem já fez um vínculo afetivo na enfermaria, isso deverá sempre ser permitido. A reação da criança por meio de choro, ameaças ou mesmo uso de palavrões deve ser compreendida como mais "sadia" do que a reação de medo tão intenso que se deixe manipular apaticamente e assim equivocadamente seja considerada "boazinha".

As discussões clínicas ao pé do leito devem ser evitadas, pois, quando a criança não entende o que se diz, elabora fantasias extremamente ameaçadoras sobre a doença e os atos médicos. O nome (e não o número de seu leito ou o diagnóstico de sua doença) identifica a criança e deve ser conhecido por toda a equipe da enfermaria.

Na prática do trabalho no Instituto da Criança, as reuniões da equipe que trabalha na enfermaria com os pais das crianças internadas constituíram um momento privilegiado de troca de informações, diminuição da ansiedade da família e aumento da possibilidade de atender a criança globalmente, não apenas à doença de que ela é portadora. Outro tipo de reuniões muito produtivas é a que se faz com as próprias crianças, permitindo-lhes trazer suas fantasias verbalmente ou por meio de brinquedos e desenhos, colocando-as mais próximas da realidade do que está ocorrendo e ajudando-as a se situar na estrutura excessivamente complexa do hospital.

A recreação da criança hospitalizada é fundamental para que seu desenvolvimento não se estanque, podendo ainda servir de canalização de suas ansiedades e fantasias.

A duração da hospitalização deveria ser a menor possível para cada caso, a comunicação da criança com a família a mais extensa que seja possível, por meio de telefonemas ou de correspondência escrita, conforme a idade da criança e a condição sociocultural da sua família. Aceitando que a condição de hospitalização constitui uma crise, todos os cuidados se dirigem a enfrentá-la para uma rápida resolução e a evitar sequelas no âmbito psíquico da criança.

6 SAÚDE E AS DOENÇAS BUCAIS

CAPÍTULO

Douglas A. Schneider Filho
Maria Cristina Marino Calvo
Bernadete A. Tavares Cunha

Este capítulo tem por objetivo orientar profissionais de saúde, especialmente médicos pediatras e médicos de família, no diagnóstico, prevenção e encaminhamento das doenças bucais de maior prevalência em crianças e adolescentes, remetendo a uma questão central: qual é o papel dos pediatras e médicos de família na abordagem desses aspectos da saúde de seus pacientes, normalmente atinentes à formação e ao desempenho profissional dos cirurgiões-dentistas?

A forma mais razoável de conceber essa área de interface é o reconhecimento do paciente em sua dimensão integral, em que a própria expressão "saúde bucal" constitui uma abstração justificável para fins didáticos ou para a delimitação de áreas de especialização. Se tomarmos esses pacientes em sua dimensão coletiva, seu estado de saúde poderá ser compreendido em função de um conjunto de fatores sociais, psíquicos e biológicos que compõem diferentes níveis de suscetibilidade às doenças e aos agravos à saúde. As dimensões dessas suscetibilidades definem diferentes riscos de adoecer para diferentes grupos sociais, sendo as doenças da cavidade bucal manifestações dessas condições. Com grande frequência, os problemas bucais aparecem associados a outras doenças ou condições que irão requerer a atuação dos profissionais de saúde, tanto em seus consultórios particulares como nos serviços públicos de saúde.

É fato conhecido a enorme dificuldade de acesso das pessoas aos serviços de saúde bucal em nosso país, notadamente para aquelas famílias que vivem sob maiores dificuldades econômicas e sociais. O "SB-Brasil-Levantamento das condições de saúde bucal da população brasileira", realizado em 2003, apontou que 14% dos adolescentes brasileiros nunca foram ao cirurgião-dentista. Esse indicador chega a 22% na Região Nordeste. No que se refere à atenção à saúde da criança, o acesso é significativamente maior, tendo em vista a atual Política Nacional de Atenção Básica que levou a uma expansão do acesso a cuidados médicos nos últimos anos por meio da Estratégia Saúde da Família. No que se refere à Política Nacional de Saúde Bucal, traduzida pela marca "Brasil Sorridente", esta também alcançou grande avanço, porém como a inclusão da saúde bucal na equipe mínima de Saúde da Família não é obrigatória, essa expansão tornou-se desigual. Portanto, apesar de

terem ocorrido melhoras nos últimos anos, a restrição do acesso aos serviços de saúde bucal ainda é um fato indiscutível. Parte significativa dos brasileiros ainda tem seu acesso a serviços de assistência odontológica restrito a consultas eventuais para a resolução de problemas de urgência, ficando à margem de cuidados sistemáticos que enfatizem medidas preventivas e de educação em saúde bucal.

Assim é que, considerando as necessidades gerais de saúde e a possibilidade comparativamente maior de acesso a cuidados médicos da maioria das crianças brasileiras, o papel desse profissional na difusão de informações básicas sobre saúde bucal para aqueles que recorrem a seus serviços profissionais e seu correto procedimento na abordagem inicial e encaminhamento de pacientes com problemas ou suspeitas revestem-se de grande importância.

Casos de doenças sistêmicas, com comprometimento bucal ou de afecções bucais que debilitam as condições gerais de saúde das crianças, são situações que requerem do profissional o domínio de informações sobre o desenvolvimento da dentição temporária e permanente, do sistema estomatognático e principalmente dos tecidos bucais.

Além da atuação perante quadros de dor e sofrimento de origem bucal, o médico pode contribuir, no aspecto preventivo das doenças bucais, para o desenvolvimento de dentições mais sadias por meio de orientações aos pais ou à própria criança.

Sem pretender a substituição pelo pediatra ou médico de família do papel do profissional cirurgião-dentista, este capítulo objetiva subsidiar aqueles profissionais para que, em situações como as apresentadas, disponham dos elementos necessários para orientar sua atuação.

ERUPÇÃO DENTÁRIA

A dentição humana divide-se em dois tipos – temporária ou decídua e permanente –, sendo que, em determinada fase do desenvolvimento da criança, dentes temporários e permanentes estão presentes na cavidade bucal, constituindo a denominada dentição mista.

Várias teorias tentam explicar a erupção dentária, concluindo-se que são diversos os fatores que podem interagir no processo, como fatores sistêmicos, locais e congênitos. Durante as fases pré-eruptiva, eruptiva e pós-eruptiva ocorrem movimentos e adaptações de estruturas que podem implicar manifestações consideradas normais.

FASE PRÉ-ERUPTIVA

A formação dos dentes inicia-se por volta da sexta semana de vida embrionária, com proliferação e diferenciação celular, seguidas de calcificação da matriz orgânica formada. Alterações nessa fase podem ocasionar ausência de dentes (anadontia parcial ou total), presença de dentes supranumerários, defeitos nas estruturas duras do dente e aparecimento de dentes com forma ou tamanho anormais.

Distúrbios sistêmicos ou traumatismos locais que lesem as células apositoras de esmalte e dentina podem causar defeitos na estrutura dentária.

Uma nutrição adequada da gestante e da criança, incluindo nutrientes como cálcio, fósforo, vitaminas A, C e D, é fundamental para a formação dos dentes temporários e permanentes. Alterações do equilíbrio glicoproteico também afetam a formação do tecido dentário. Na odontogênese, a desnutrição pode alterar a morfologia dental, a cronologia de erupção e a incidência de hipoplasia de esmalte. A ingestão de flúor durante a gestação não é recomendável, já que a fase de maturação ocorre no período pós-natal e os estudos de eficácia dos comprimidos pré-natais não são conclusivos.

FASE ERUPTIVA

Dentes decíduos

A erupção dos dentes decíduos é precedida, na maioria das crianças, por aumento de salivação. A criança coloca a mão e os dedos constantemente na boca, o que pode indicar que a erupção dos dentes está prestes a ocorrer. Convém salientar que essa fase está frequentemente ligada à fase oral, descrita pela psicanálise, quando o reconhecimento do mundo pela criança passa pela boca.

Essa fase é de grande atividade para a criança, que pode tornar-se um pouco irritada. Apesar de frequentemente citados pelas mães, quadros como diarreia, febre e convulsões não encontram na literatura nenhuma evidência de associação causal com as erupções dentárias. Deve-se buscar outras causas quando estão presentes esses sintomas. O processo é fisiológico, e assim deve ser considerado, buscando-se tranquilizar os pais quanto ao quadro geral da criança e aliviando o incômodo na medida do possível.

A possibilidade de dor temporária decorrente da inflamação dos tecidos gengivais antes do aparecimento completo da coroa dentária não indica remoção cirúrgica dos tecidos que recobrem o dente. O uso de anestésico tópico não-irritante, aplicado pelos pais sobre o tecido afetado, deve ser criterioso, pois, promovendo a diminuição temporária da sensibilidade local, o anestésico pode permitir autotraumatismos nos rebordos e nos tecidos moles. Mastigar mordedores de borracha ou de fluidos gelados constitui um procedimento recomendável para acelerar o processo de erupção e aliviar o incômodo. Algumas alterações podem preceder a erupção dos dentes temporários. As mais frequentes são:

Dentes natais e neonatais – a incidência de dentes ao nascer (natais) ou que irrompam nos primeiros 30 dias (neonatais) é baixa. A grande maioria trata-se de incisivos inferiores decíduos e só uma pequena parcela é de dentes supranumerários. A causa dessa erupção antecipada é desconhecida, sendo que a relação desse aparecimento com síndromes ou condições sistêmicas não é conclusiva. Contudo, essa possibilidade deve ser considerada no diagnóstico de um dente natal ou neonatal. Tais dentes devem ser radiografados para verificar o desenvolvimento radicular. A maioria apresenta pequeno desenvolvimento radicular, causando mobilidade. A conduta mais adequada é preservar o dente irrompido prematuramente em virtude de sua importância na arcada dentária. Dentro de pouco tempo, ele estará estável e os outros dentes erupcionarão normalmente. Contudo, um dente natal ou neonatal mantido pode causar incômodo à mãe durante a amamentação, o que contribui para desestimular esse ato. Sugere-se que as mães procurem suportar esse desconforto inicial, uma vez que a criança parece percebê-lo, condicionando-se em pouco tempo a não "morder" durante a amamentação natural. Sua remoção é indicada quando se tratar de dente supranumerário, quando a mobilidade for muito grande, podendo ocasionar risco de deslocamento e aspiração, ou quando possuir bordas muito afiadas, causando laceração da língua.

Pérolas de Epstein, nódulos de Bohn e cistos de inclusão – são pequenas lesões brancas situadas na mucosa alveolar do recém-nascido que podem ser incorretamente diagnosticadas como dente neonatal. Normalmente múltiplas, não aumentam de tamanho e nenhum tratamento é recomendado. Desprendem-se naturalmente em poucas semanas.

Hematoma de erupção – em algumas situações, nota-se o aparecimento de uma área elevada de tecido púrpuro-azulado, poucas semanas antes da erupção do dente temporário. Trata-se de um cisto cheio de sangue, mais frequentemente observado nas regiões do segundo molar temporário, podendo ter origem traumática. Os pais podem temer que a criança tenha uma doença grave, mas a conduta é tranquilizá-los, assegurando que dentro de poucos dias o dente irromperá, desaparecendo o hematoma.

Cronologia e sequência da erupção dos dentes decíduos

Existe uma cronologia de erupção dentária, estabelecida como padrão, embora variações de aproximadamente seis meses possam ser consideradas normais. A observação de variações maiores justifica o encaminhamento para exame radiológico.

Inicialmente, pode-se dizer que até os 6 ou 7 meses a criança não tem dentes. Nessa fase, os roletes gengivais são mais salientes e proeminentes na região anterior, tocando-se na região posterior, e apresentam propriedades de vedação por meio de pregas, que originam o vácuo no ato da lactação.

A lactação natural nos primeiros 6 meses de vida atua como potente matriz funcional por meio dos músculos e articulações em desenvolvimento, estimulando o crescimento mandibular para a frente. Quando esse mecanismo não se processa, a possibilidade de instalar-se uma futura desarmonia oclusal é bastante aumentada.

A partir dos 6 meses de vida, inicia-se a erupção dos dentes temporários. Guedes adota a seguinte sequência de erupção: incisivo central inferior, lateral inferior, central superior, lateral superior, primeiros molares inferiores, primeiros molares superiores, caninos inferiores, caninos superiores, segundos molares inferiores e segundos molares superiores (Fig. I-1).

São ao todo 20 dentes, não existindo pré-molares na dentição decídua. A erupção estabelece-se de forma completa por volta dos 30 meses de vida. As orientações sobre higiene bucal devem ser inseridas na vida da criança, recomendando-se que após a erupção dos primeiros dentes ocorra a orientação sobre os métodos para prevenir a cárie dentária. É pouco comum que crianças frequentem consultórios odontológicos nessa idade; então, o pediatra terá mais oportunidades de detectar problemas e prevenir doenças bucais.

Os fatores que podem influenciar a cronologia de erupção na dentição temporária relacionam-se principalmente a fatores locais, genéticos e nutricionais. Os casos de grande discrepância em relação aos períodos considerados normais para a erupção estão geralmente relacionados a hipotireoidismo, hipopituitarismo, síndrome de Down, entre outras doenças, que podem levar ao retardo ou falha na erupção. Entre as condições que aceleram a cronologia de erupção estão a artrite reumatoide juvenil, o *diabetes melittus*, entre outras (Vantine et al., 2007).

Os dentes devem erupcionar homologamente, com diferença máxima em torno de três meses entre o direito e o esquerdo. Isso não acontecendo, deve-se solicitar a opinião do cirurgião-dentista. O fator local mais comum que pode retardar a erupção dos dentes decíduos é o hematoma traumático, que pode tornar-se fibroso, dificultando o processo.

Cronologia e sequência da erupção permanente

A erupção do primeiro molar permanente marca o início da dentição mista, ocorrendo por volta dos 6 anos de idade. Sua formação se inicia na vida intrauterina, com mineralização por ocasião do nascimento da criança. Dessa forma, a ingestão de flúor desde o nascimento permitirá a incorporação desse elemento à estrutura dos dentes permanentes em formação.

Os primeiros molares permanentes erupcionam sem que haja a esfoliação de um dente decíduo, sendo confundidos incorretamente como dente decíduo. Esse equívoco pode levar à negligência com sua conservação e tratamento (Fig. I-2).

Os pais devem ser alertados para esse fenômeno fisiológico, observando o momento de sua erupção e procurando orientação profissional para uso de métodos preventivos da cárie dentária, comum nesses dentes.

A erupção dos permanentes em substituição aos decíduos é progressiva, sendo que os incisivos centrais aparecem por volta dos 6 anos; os laterais, por volta dos 7 anos; os caninos, por volta dos 10 anos; os primeiros pré-molares, por volta dos 9 anos; e os segundos pré-molares, por volta dos 12 anos (Fig. I-3).

Como fatores locais que retardam a cronologia de erupção temos anquilose dental, cisto de erupção, cisto odontogênico calcificado, dentes supranumerários, dentes dilacerados e odontoma. Os fatores locais que aceleram a erupção são cárie, infecção pulpar, perda precoce do dente decíduo, tratamento endodôntico e traumatismo oclusal (Vantine et al., 2007).

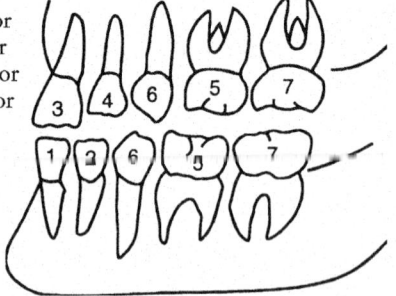

1. Incisivo central inferior
2. Incisivo lateral inferior
3. Incisivo central superior
4. Incisivo lateral superior
5. Primeiros molares
6. Caninos
7. Segundos molares

Figura I-1 – Formação e erupção dentária. Dentição temporária – 20 dentes. 1. Incisivo central inferior. 2. Incisivo lateral inferior. 3. Incisivo superior (segundo Araújo, 1982).

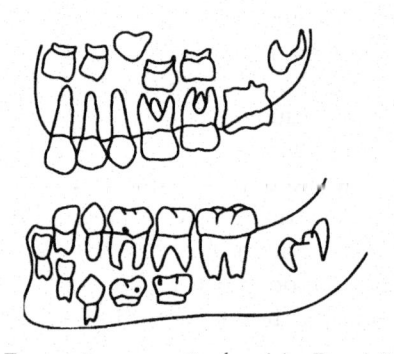

Figura I-2 – Formação e erupção dentária. Dentição mista (segundo Araújo, 1982).

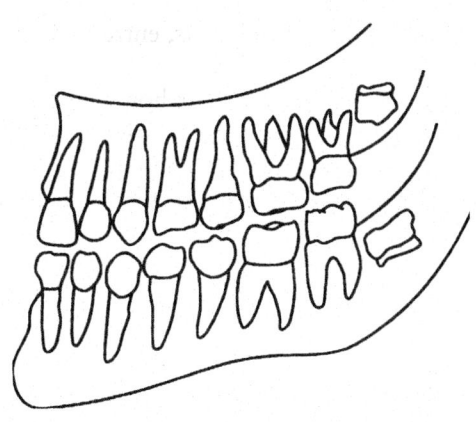

Primeiros molares (6 anos)   Caninos (10 anos)
Incisivos centrais (6 anos)   Segundos pré-molares (12 anos)
Incisivos laterais (7 anos)   Segundos molares (12 anos)
Primeiros pré-molares (9 anos)   Terceiros molares (18 anos)

Figura I-3 – Formação e erupção dentária. Dentição permanente – 32 dentes. Primeiros molares (6 anos). Incisivos centrais (6 anos) (segundo Araújo, 1982).

Os fatores gerais que podem influenciar a cronologia da erupção da dentição permanente são os mesmos já mencionados para a dentição temporária. Porém, para os dentes permanentes, o fator sexo é considerado importante, sendo que sua erupção é cerca de seis meses mais precoce no sexo feminino.

A sequência de erupção mais observada é:

Maxila – primeiro molar, incisivo central, incisivo lateral, primeiro pré-molar, canino, segundo pré-molar e segundo molar.

Mandíbula – primeiro molar, incisivo central, incisivo lateral, canino, primeiro pré-molar, segundo pré-molar e segundo molar.

São 28 dentes erupcionados até os 12-14 anos de vida, quando se estabelece a dentição permanente. Por volta dos 18 anos, com a erupção dos terceiros molares, a dentição permanente estará concluída com seus 32 dentes (entre os 6 e os 12-14 anos a dentição é mista).

Os dentes decíduos são os guias de erupção dos dentes permanentes e sua perda precoce pode acarretar sérios problemas oclusais, já que normalmente ocorre a perda do espaço.

Os dentes decíduos anteriores e posteriores sofrem reabsorção radicular por meio da atividade celular resultante da pressão exercida pelos permanentes que os substituirão. Essa reabsorção se processa de forma intermitente, com períodos de maior abalo e nova fixação, até que a raiz seja totalmente reabsorvida e o dente fique preso somente por tecido mole, esfoliando-se naturalmente.

Esse processo normalmente não necessita de acompanhamento profissional, mas, em alguns casos, ocorre a rizólise irregular de algum dente, propiciando a erupção do permanente com a presença do decíduo ainda no arco. Essa situação é mais comum nos incisivos inferiores e com sequestros radiculares de decíduos posteriores. Nesses casos, o acompanhamento de um cirurgião-dentista é indicado para avaliação da necessidade de remoção cirúrgica do dente decíduo e verificação do espaço existente para a erupção dos permanentes.

Quando ocorre a permanência do dente decíduo na cavidade bucal por tempo superior ao esperado, podemos estar diante de um quadro de anodontia do permanente ou retenção do decíduo por anquilose decorrente de traumatismo. Um sinal clínico dessa possibilidade é a presença dos demais dentes permanentes já erupcionados, sem que determinado elemento temporário se apresente em processo de esfoliação. Essa condição deve ser comprovada por meio de diagnóstico radiológico, quando o cirurgião-dentista indicará a conduta mais adequada.

ASPECTOS RELACIONADOS À DENTIÇÃO

A dentição temporária possui características específicas importantes para o desenvolvimento da dentição permanente. Alterações dessas características, algumas vezes de difícil compreensão para profissionais de outras áreas, merecem a atenção do pediatra, por ser este o profissional que mais precocemente terá oportunidade de detectá-las e encaminhar a criança para avaliação do cirurgião-dentista. Serão, portanto, detalhadas a seguir.

OCLUSÃO

Normalmente, a dentição temporária apresenta espaços entre os dentes. São os chamados espaços primatas, localizados entre os caninos e os primeiros molares decíduos na mandíbula e entre os caninos e os incisivos laterais na maxila. É mais provável que os dentes permanentes irrompam sem problemas de posicionamento quando esses espaços estão presentes entre os dentes decíduos, enquanto na ausência dos espaços desses podem ocorrer problemas de apinhamento dentário (Figs. I-4 e I-5).

Os dentes permanentes são maiores do que os decíduos substituídos; por isso, os espaços na dentição decídua têm papel importante para a determinação de oclusão sem apinhamentos.

Por ocasião da erupção dos primeiros molares decíduos superiores e inferiores ocorre a primeira "levantada" de mordida, que se ampliará com a erupção dos segundos molares decíduos superiores e inferiores em segunda etapa. Os primeiros molares permanentes, ao erupcionarem, definem a segunda oclusão. São esses os eventos que promovem a alteração do aspecto facial da criança, que passa a ter maior distância entre a base do nariz e o mento.

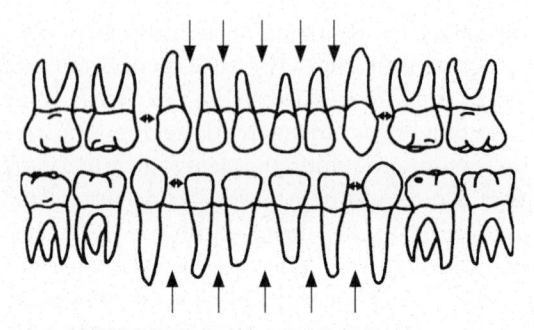

Figura I-4 – Arco com espaços generalizados.

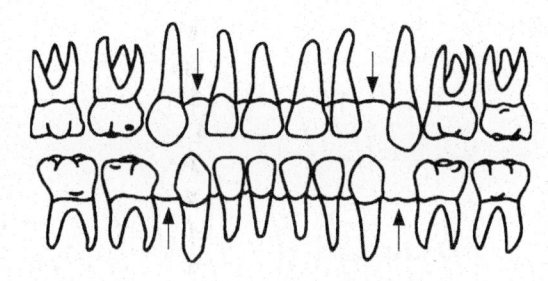

Figura I-5 – Arco com espaços primatas.

O primeiro molar permanente tem como guia de erupção o segundo molar decíduo, sendo importante o reconhecimento da relação entre esses dentes. Os molares superiores devem estabelecer um degrau distal com os inferiores, ou seja, os superiores ficam mais para trás do que os inferiores (Fig. I-6).

Quadros graves de má oclusão podem ser percebidos pela desarmonia facial da criança. O esperado é que os dentes superiores estejam localizados "por fora" dos inferiores em todo o arco dentário. Quando a mandíbula é mais proeminente, com os dentes inferiores estando "por fora" dos superiores, a criança pode apresentar mordida cruzada ou até mesmo má oclusão de classe III de Angle, quando deve ser encaminhada para avaliação ortodôntica, pois o tratamento deve ser precoce. A má oclusão deve ser tratada precocemente, prevenindo ou simplificando tratamentos em idades mais avançadas.

História de posicionamento dentário ou constituição óssea desfavorável nos pais é bom indicativo de possíveis problemas de oclusão na criança. Má oclusão também é frequente em crianças com quadros de obstrução crônica de vias aéreas superiores, as quais apresentam constantemente o padrão de respirador bucal. Além disso, crianças com uso prolongado de chupeta e do hábito de chupar o dedo podem também apresentar, com frequência, má oclusão.

O início da troca da dentição ocorre no momento em que a face da criança ainda não se desenvolveu completamente; por isso os dentes parecem grandes demais para a criança. Na erupção dos caninos ocorre a chamada "fase do patinho feio", quando os incisivos já erupcionados são aparentemente grandes para a face da criança e as coroas dos caninos em erupção pressionam as raízes dos incisivos para o centro, fazendo com que esses dentes se abram ligeiramente em leque, formando espaços entre eles.

Esses diastemas não devem ser motivo de preocupação até a erupção dos caninos, quando devem fechar-se naturalmente. Quando permanecem, a criança deve ser submetida a exame odontológico para verificar se são fisiológicos ou se estão relacionados com a presença de dentes supranumerários intraósseos, freios labiais muito espessos e inseridos no palato ou outras interferências menos frequentes entre as raízes dos dentes. A avaliação precoce do caso permite corrigir o problema com menos transtornos do que na fase adulta.

CÁRIE DENTÁRIA

A dentição decídua exerce papel fundamental na cavidade bucal. Como a dentição permanente só inicia sua erupção por volta dos 6 anos, até essa idade os dentes decíduos serão os responsáveis pela mastigação, estética e fonação da criança, sendo essencial sua conservação em condições adequadas.

O biofilme dental (placa dental) são depósitos microbianos nas subperfícies dos dentes, principalmente em regiões nas quais os movimentos e as forças de atrito produzidos pelos lábios, bochechas e língua não os conseguem remover. Apresenta-se como agente determinante de cárie e periodontopatias. Para o combate eficaz do biofilme dental, são utilizados métodos mecânicos como escovação e fio dental.

A cárie dentária é a principal doença que atinge a dentição, sendo, do ponto de vista biológico, uma doença resultante da presença de microrganismos, carboidratos, suscetibilidade do hospedeiro e ação ácida prolongada, caracterizando-se como uma doença infecciosa crônica, transmissível, de origem bacteriana. Os microrganismos do biofilme dental fermentam carboidratos, produzindo os ácidos que têm a capacidade de desmineralizar o esmalte dentário. Sendo crônica, a evolução da doença é lenta, decorrendo intervalos de tempo geralmente consideráveis para o aparecimento de suas consequências.

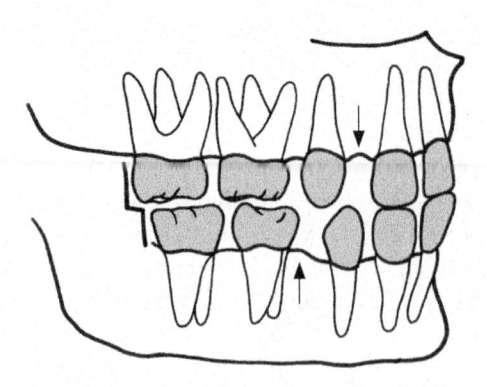

Figura I-6 – Degrau distal (segundo Araújo, 1982).

Na dentição temporária, pode surgir precocemente na forma da chamada "cárie de mamadeira", caracterizada por lesão aguda, extensa, com ampla destruição de tecido dentário, localizada próximo à gengiva, tomando todo o contorno do dente e nas regiões de sulcos e fissuras dos dentes posteriores. Como o nome sugere, está relacionada ao uso da mamadeira, principalmente à mamadeira noturna, adoçada e sem higienização posterior a sua ingestão. Embora essa lesão esteja mais vinculada ao uso da mamadeira noturna, a amamentação natural também pode causá-la. O aparecimento dessa forma de cárie é um forte indicativo de alta suscetibilidade à doença, indicando cuidados preventivos intensos a seus portadores.

A detecção precoce dessas lesões permite seu controle e estabilização, evitando a destruição do órgão dentário e a necessidade de intervenções complexas e extensas em consultórios odontológicos.

Todo processo carioso tem sua primeira manifestação clínica por meio das chamadas manchas brancas, caracterizadas pela aparência esbranquiçada, rugosa e opaca da região dentária. Essas manchas surgem nas chamadas áreas de risco, indicando dissolução do esmalte dentário. Esse pode ser remineralizado com a alteração das condições do meio bucal, diminuindo o substrato cariogênico com a eliminação do açúcar das mamadeiras noturnas e higienização da boca após sua ingestão, além do aumento da resistência da superfície dentária por meio do suprimento de níveis adequados de flúor na cavidade bucal.

A reconhecida dificuldade em introduzir ou alterar hábitos já estabelecidos culturalmente indica que o controle do processo carioso deve incluir o emprego de métodos que confiram maior resistência aos dentes expostos ao ataque de cárie. Portanto, crianças que apresentem sinais da doença devem ser encaminhadas ao cirurgião-dentista, em qualquer idade, para que esse proceda as orientações e intervenções possíveis e necessárias a cada caso.

A evolução natural do processo carioso transforma a mancha branca em manchas escurecidas, as quais progridem para o estabelecimento irreversível da doença com a formação de cavitações. A doença, uma vez instalada, deixa marcas definitivas na cavidade bucal, seja pelas restaurações, seja por ausências dentárias.

As cavidades de cárie, inicialmente assintomáticas, podem evoluir para quadros dolorosos que dificultam a alimentação e provocam dores espontâneas decorrentes da contaminação do tecido pulpar, responsável pela inervação e vascularização do dente. Essa contaminação pode levar à formação de abscessos, responsáveis pela maioria das noites insones das crianças com problemas dentários. Esses abscessos se manifestam por meio de edemas localizados na região gengival, um pouco abaixo das coroas dentárias ou fístulas que drenam a coleção purulenta.

A intervenção do cirurgião-dentista nesses quadros é indispensável para o controle do processo. O uso de analgésicos e antibióticos, embora muitas vezes necessário, é apenas paliativo. Somente a eliminação da causa irá solucionar o problema.

Os cuidados com a dentição temporária são importantes para a prevenção da cárie na dentição permanente. Isso demonstrou que o selamento das cavidades de cárie na dentição decídua reduz significativamente o ataque da doença nos primeiros molares permanentes, por meio da diminuição do número de microrganismos, principalmente do *Streptococcus mutans*, cuja presença em número elevado na saliva tem evidente associação causal com a cárie.

A função estética dos dentes temporários, algumas vezes desprezada na criança, deve ser considerada. Dentes anteriores escurecidos, destruídos ou ausentes prematuramente podem levar à inibição da criança, que passa a desenvolver hábitos pouco naturais, como evitar o riso ou encobri-lo com a mão.

TRAUMATISMOS DENTÁRIOS

A protrusão dos dentes superiores anteriores parece favorecer os traumatismos nesses dentes, por ausência da proteção do lábio superior. Assim, crianças respiradoras bucais, com hábito de chupar o dedo ou chupeta, têm maior incidência de traumatismos em dentes anteriores.

As crianças são expostas aos traumatismos em consequência de quedas. Os pacientes epilépticos podem sofrer traumatismos dentários ocasionados por quedas durante as convulsões.

As lesões decorrentes dos traumatismos dentários podem consistir em subluxações, fraturas coronárias, fraturas radiculares e deslocamentos dos dentes, podendo haver combinação de um ou mais tipos.

Subluxações

Na comoção ou subluxação não há alteração da integridade do dente, sendo a conduta expectante para a verificação de possíveis alterações da polpa dentária. A criança deve ser encaminhada ao cirurgião-dentista para avaliação do quadro e acompanhamento da sua evolução. A alimentação deve ser pastosa em temperatura tépida, para não acrescentar estímulos ao dente afetado.

Fraturas coronárias

Podem ser superficiais, apenas em esmalte; ou mais graves, envolvendo esmalte e dentina; podem atingir o tecido pulpar ou a totalidade da coroa dentária. As mesmas recomendações dos casos de comoção devem ser seguidas para esses casos, mas os pais devem ser alertados para, na eventualidade de um acidente envolvendo fratura dentária, procurar o cirurgião-dentista rapidamente, levando o fragmento dentário sempre que possível.

O fragmento deve ser recolhido, embebido em saliva ou leite e levado ao cirurgião-dentista. Muitas reconstruções de dentes fraturados são realizadas utilizando o próprio fragmento dentário. O importante é que a reconstituição da forma dentária deve ser realizada o mais rapidamente possível, evitando alterações de oclusão.

Nos traumatismos que envolvem o tecido pulpar, pode ocorrer dor intensa e persistente, exigindo intervenção profissional imediata. A reconstituição da forma ou substituição da coroa fraturada é recomendada mesmo para os dentes decíduos, pois esses possuem importante função estética e fonética na criança.

Os traumatismos podem ocasionar fraturas radiculares, algumas vezes detectáveis apenas por meio de radiografias. Em situações de quedas nas quais os dentes sejam atingidos, havendo persistência de dor e mobilidade dentária, indica-se a investigação de fratura radicular.

Luxação (deslocamentos dentários)

Podem ser de luxação intrusiva, luxação extrusiva ou avulsão dentária.

As *intrusões* de dentes decíduos não requerem nenhuma manobra para a correção. A região geralmente se apresenta edemaciada após a intrusão, mas a conduta é de se esperar a reerupção do dente, que deve ocorrer em poucos dias. Para os dentes permanentes, pode ser necessária a utilização de mecanismos que promovam o retorno à posição correta.

Em casos de intrusões muito profundas, pode acontecer de a raiz do dente decíduo romper o osso alveolar vestibular, aparecendo o ápice do dente no vestíbulo. Nesses casos, deve-se aguardar a melhora do quadro para a posterior extração do dente.

As *extrusões* caracterizam-se por esfoliação parcial do dente. O tratamento consiste sempre em reduzir o dente a sua posição normal o mais rapidamente possível, até mesmo pelos pais, com sua posterior imobilização que deverá ser feita pelo cirurgião-dentista, além de acompanhamento radiográfico.

A avulsão ou *deslocamento total* caracteriza-se pela completa esfoliação do dente de seu alvéolo. Não é recomendado o reimplante de dentes decíduos devido à possibilidade de provocar lesões no germe do dente permanente. No caso de dentes permanentes, deve-se proceder à procura imediata do cirurgião-dentista, com o dente embebido em saliva ou leite, sem lavá-lo com vigor. O tempo decorrido desde a esfoliação até o reimplante é fator essencial no prognóstico do caso. Os dentes permanentes com deslocamento total devem ser reposicionados, se possível no momento imediatamente posterior à esfoliação, sendo que os próprios pais podem reintroduzir o dente no alvéolo.

ALTERAÇÕES EM TECIDOS MOLES

As doenças periodontais encontram-se em segundo lugar quanto a sua prevalência na cavidade bucal. Ela é uma doença infecciosa e as alterações de forma e função por ela causada são sua sequela. O processo saúde-doença periodontal apresenta diferentes estágios e manifestações clínicas. Vamos aqui apresentar as manifestações clínicas de maior prevalência em crianças e a forma de prevenção.

A gengivite é a inflamação dos tecidos marginais e é encontrada em todas as idades. Ela ocorre pelo acúmulo de biofilme dental. Um aspecto importante para seu diagnóstico é a presença de sangramento.

Para a prevenção da gengivite, é necessário o controle do biofilme dental supragengival por meio de limpeza e escovação da área. Recomenda-se o uso de escovas com cerdas macias e cabeça pequena. A técnica correta de escovação, assim como a necessidade de intervenção do cirurgião-dentista devem ser avaliadas.

Em casos mais graves, essa gengivite pode evoluir para uma doença periodontal, com presença de cálculos e até de mobilidade, quando o paciente deverá ser referenciado para o cirurgião-dentista.

Para se realizar a instrução de higiene deve-se levar em consideração aspectos cognitivos, afetivos e psicomotores dos pacientes e de seus pais, já que estes são os responsáveis pela higiene das crianças menores.

Uma gengivite grave é relativamente rara em crianças, mas grande parte da população infantil apresenta gengivite branda e reversível.

GENGIVITE DE ERUPÇÃO

A incidência de inflamações gengivais durante a erupção está inicialmente relacionada à dificuldade de erupção na dentição temporária, havendo novo aumento dessa incidência ao redor de 6-7 anos de idade, por ocasião do início da erupção dos permanentes. Esse aumento pode ser atribuído à falta de proteção do tecido gengival durante a erupção e ao acúmulo de restos alimentares, placa e resíduos alimentares em torno do dente. Deve-se proceder à limpeza cuidadosa dessas regiões, e a inflamação desaparecerá naturalmente.

As inflamações gengivais estão mais ligadas aos cuidados com a higienização do que com outros fatores mais graves, sendo que, nos casos de inflamação leve, a orientação adequada de limpeza das superfícies dentárias, inclusive das áreas próximas à gengiva e dos espaços interdentários, é suficiente para promover a regressão.

GENGIVOESTOMATITE HERPÉTICA

O herpesvírus causa um quadro de gengivite aguda, geralmente em crianças com idade inferior a 5 anos, caracterizado por vermelhidão dos tecidos gengivais, mal-estar, irritabilidade, cefaleia e dor intensa durante a ingestão de alimentos e líquidos ácidos. Na cavidade bucal podem ser localizadas vesículas contendo líquido amarelo ou branco, que se rompem em poucos dias, formando úlceras doloridas cobertas por membrana acinzentada.

O tratamento consiste em aliviar os sintomas agudos, orientando a alimentação com nutrientes não-irritantes. A infecção pelo herpes simples tem um curso de 10 a 14 dias, pouco se podendo fazer para diminuir esse período.

Após o ataque primário, o vírus permanece inativo, podendo reaparecer mais tarde na forma da lesão herpética familiar, designada herpes labial recorrente. As lesões recorrentes têm sido relacionadas ao estresse emocional e à queda de resistência local ou sistêmica, inclusive como resultante de traumatismos nos tecidos.

O tratamento do herpes labial recorrente tem sido bastante estudado, sendo que alguns produtos de uso local têm sido empregados por possuir princípios ativos que parecem inibir a replicação do vírus. É contraindicado o uso de corticoides locais ou sistêmicos.

ÚLCERA AFTOSA

Caracterizada por presença de úlcera nos tecidos moles, sem alteração dos tecidos adjacentes e ausência de sintomas sistêmicos, tem origem ainda não totalmente esclarecida.

A aplicação tópica de medicamentos que reduzam a dor e a possibilidade de infecção secundária, associados com a adequação da dieta, é uma forma de minimizar os sintomas até que a lesão desapareça, o que acontece em aproximadamente sete dias.

GENGIVITE ULCERATIVA NECROSANTE AGUDA (GUNA)

Pode ser diagnosticada por meio da destruição da gengiva entre os dentes, com a presença de pseudomembrana necrótica cobrindo o tecido marginal ao dente. O tecido gengival apresenta-se dolorido, inflamado e hemorrágico, ocorrendo falta de apetite, febre, mal-estar e odor fétido.

A doença regride com limpeza local e uso de soluções oxidantes fracas para bochecho, mas é indicado o uso de antibiótico para os casos de inflamação intensa e extensa.

Esse quadro não é frequente em crianças na idade pré-escolar, mas é, às vezes, observado em crianças de 6 a 12 anos, sendo mais comum em adolescentes.

Observações clínicas de profissionais que trabalham com pacientes portadores do vírus HIV revelam aumento de incidência dessa infecção em crianças sintomáticas.

GENGIVITE DILANTÍLICA

Crianças que recebem fenitoína por tempo prolongado desenvolvem hiperplasia indolor da gengiva, que pode ser de maior ou menor dimensão em cada paciente. Em alguns casos, a gengiva hiperplasiada pode encobrir toda a coroa do dente.

Para esses casos existem tratamentos que incluem até a remoção cirúrgica do tecido, mas para qualquer caso é importante enfatizar a necessidade de higiene bucal de excelente qualidade. Recomenda-se a substituição da medicação, caso isso seja possível.

PERICORONARITE

Quadros de pericoronarites, inflamações mais graves do que a gengivite, ao redor das coroas dos dentes ou sobre o capuz gengival que recobre a coroa em erupção, são mais frequentes nos segundos e terceiros molares permanentes. O quadro pode determinar envolvimento linfático, com dores agudas e inchaço intenso na região. O tratamento consistirá em limpeza mecânica profissional da região afetada, acompanhamento da erupção dentária e uso de soluções antissépticas locais para diminuir a inflamação. A remoção cirúrgica do tecido envolvido será indicada quando não houver regressão com os procedimentos básicos.

PERIODONTITE JUVENIL

A periodontite inclui, além da inflamação da gengiva, a destruição dos tecidos ósseos de suporte do dente. É considerada uma consequência da gengivite negligenciada, que progride e pode levar à perda do dente.

A periodontite juvenil é rara na idade pré-escolar e tem origem desconhecida. Baer sugere a seguinte definição ao quadro: "doença do periodonto que afeta adolescentes saudáveis nos demais aspectos, caracterizada por perda rápida do osso alveolar em torno de mais de um dente permanente. Pode ocorrer em duas formas básicas. Em uma delas, os únicos dentes afetados são os primeiros molares permanentes e os incisivos. A outra, mais generalizada, pode afetar a maioria da dentição. O grau de destruição não é proporcional à quantidade de irritantes locais presentes".

Sua restrição a dentes permanentes não é compartilhada por todos os estudiosos da doença, sendo que casos em dentes decíduos já foram relatados.

O tratamento da periodontite juvenil consiste em acompanhamento cuidadoso por cirurgião-dentista para evitar danos mais graves.

HÁBITOS BUCAIS

Os hábitos bucais de interposição de língua, deglutição atípica, respiração bucal, sucção de dedo, chupeta e mamadeira podem provocar a proeminência da pré-maxila, a mordida aberta e a mordida cruzada. Esse posicionamento incorreto da arcada pode ser corrigido com a remoção do hábito até os 3 anos de idade, ou com aparelhos ortodônticos simples ainda em idades precoces.

INTERPOSIÇÃO DE LÍNGUA

A eliminação precoce dos dentes temporários pode levar ao desenvolvimento de hábitos de fonação para corrigir o espaço ocasionado pela ausência dentária. A interposição da língua na emissão de sons sibilantes é característica em casos de perdas precoces dos incisivos superiores decíduos. Pode ser também proveniente da mordida aberta causada pelo hábito de sucção de chupeta ou dedo. Para evitar o desenvolvimento desse hábito, indica-se a colocação de próteses para ocupar o espaço deixado pelo dente perdido ou aparelhos impedidores de língua, além do acompanhamento da fonoaudióloga.

DEGLUTIÇÃO ATÍPICA

A deglutição é um mecanismo sinérgico, de ações musculares, e quando essa sinergia é rompida temos a chamada deglutição atípica. Caracterizada por pressionamento atípico da língua, ausência de contração dos masseteres, participação da musculatura perioral e sopro em vez de sucção. Está frequentemente associada aos desvios de fonação. Os métodos de abordagem do problema são diversificados, incluindo os mecânicos, os funcionais e os psicológicos.

RESPIRAÇÃO BUCAL

O respirador bucal apresenta palato profundo, em forma de ogiva, com musculatura perioral enfraquecida. A remoção da causa direta não é suficiente para corrigir o problema. O paciente precisa fortalecer a musculatura para que possa manter os lábios fechados. É comum a presença associada de deglutição atípica e interposição de língua nos casos de respiradores bucais.

CHUPETA, DEDO E MAMADEIRA

Os hábitos bucais estão frequentemente ligados ao estado emocional da criança, não sendo recomendável agir de maneira agressiva para eliminar o hábito. Os pais devem ser orientados para que sejam cuidadosos na abordagem do problema. A criança que chupa o dedo ou chupeta deve ser gradativamente acostumada a deixar de fazê-lo ao dormir e a substituir a chupeta comum por uma chupeta ortodôntica.

A BOCA NO DESENVOLVIMENTO DA CRIANÇA

O papel da boca na formação do psiquismo desde os primeiros momentos da vida das crianças tem sido objeto de estudo desde os trabalhos de Freud. Suas descobertas apontaram um papel biológico inicial da boca, relacionado ao instinto de sobrevivência, papel esse que se traduz por meio do reflexo de sucção. A amamentação propicia condições prazerosas associadas ao calor do leite materno e à estimulação do interior da cavidade bucal, região de intensa irrigação e inervação. O que era exclusivamente instintivo passa a um outro destino: a busca de prazer. Esse processo traduz ainda, segundo Freud, o nascimento da pulsão, definida enquanto uma energia posta a serviço da satisfação de desejos, e que constitui uma característica fundamental da existência humana, formando a base para o desenvolvimento psíquico dos indivíduos. A boca constitui, assim, a primeira zona erogenizada da criança e sua importância nesse sentido se prolongará pela vida, repercutindo inclusive na assimilação das etapas subsequentes do desenvolvimento.

Aliadas a esse aspecto, as funções relacionadas com a comunicação e com a alimentação, dentre outras, tornam a cavidade bucal uma região geradora de repercussões sobre o todo da vida das pessoas, demandando cuidado e atenção.

EPIDEMIOLOGIA DAS DOENÇAS BUCAIS DAS CRIANÇAS

Esse mesmo órgão privilegiado do desenvolvimento psicológico/afetivo tem sido local frequente de dor e sofrimento para a grande parcela das crianças brasileiras. Os problemas de saúde bucal que as atingem com maior frequência são as cáries dentárias, as doenças gengivais e as más oclusões. Essas doenças e condições apresentam situações bastante graves em nossa sociedade, demandando uma abordagem preliminar do problema do ponto de vista epidemiológico.

Estudos que expressam a distribuição dessas doenças nos diferentes grupos sociais têm sido desenvolvidos, mas a dimensão do problema no Brasil é relativamente pouco conhecida, principalmente quanto à identificação de grupos de risco e seus fatores determinantes. A instalação da cárie dentária em nossas crianças tem sido precoce, em alguns casos com sua manifestação logo após a erupção dos primeiros dentes temporários.

Em maio de 1981, a Organização Mundial da Saúde (OMS) propôs as seguintes metas para 2000: média de até três dentes cariados, perdidos ou obturados aos 12 anos; 50% das crianças aos 5 anos de idade livres de cárie.

O "SB-Brasil – levantamento das condições de saúde bucal da população brasileira", realizado pelo Ministério da Saúde em 2003 – estimou os problemas de saúde bucal da população brasileira. Para as crianças de 18 a 36 meses o ceo-d (número de dentes decíduos cariados, perdidos e obturados) foi de 1,07 e essa faixa etária apresentou 73,15% da amostra livres de cárie. Aos 5 anos de idade o ceo-d foi de 2,80 e apresentou 40,62% das crianças nessa faixa etária livres de cárie, portanto não alcançando as metas da OMS para 2000, que era de 50% de crianças livres de cárie aos 5 anos. Aos 12 anos, o CPO-D (número de dentes permanentes cariados, perdidos e restaurados) foi de 2,78 e obteve 31,08% das crianças livres de cárie, alcançando nessa faixa etária a meta da OMS para 2000 (CPOD de 3,0 dentes).

A média de ataque não é a melhor maneira de avaliar a doença na população, pois essa não se apresenta uniformemente distribuída, estando muito concentrada em um grupo de maior risco que a desenvolve mais rapidamente e com maior gravidade.

A presença de flúor em níveis adequados na água de abastecimento público tem reconhecida e comprovada influência para a redução dos índices de ataque e gravidade da cárie, mas fatores determinantes de maior risco estão pouco definidos. A partir disso, crianças que apresentam cárie em idade precoce – até 3-4 anos – podem ser consideradas, a priori, de alto risco e devem ser encaminhadas para avaliação e tratamento odontológicos. Isso é especialmente válido para cidades com flúor na água de abastecimento, onde se espera que o ataque da doença seja reduzido.

As doenças gengivais apresentam-se nas crianças, predominantemente, na forma de gengivites, brandas e de baixa gravidade, que poucas vezes evoluem para quadros mais graves.

As más oclusões têm origem genética, mas, em muitos casos, são consequências das cáries e das perdas dentárias, do uso prolongado da chupeta e do hábito de chupar o dedo, assim como dos quadros de obstrução crônica de vias aéreas superiores. Essas provocam o deslocamento dos demais dentes de suas posições originais, resultando em prejuízos estéticos, funcionais e psicológicos de diferentes graus. Desarmonias faciais evidentes devem ser encaminhadas ao especialista para avaliação e tratamento precoce assim que detectadas. Estudos localizados indicam ocorrência de 25 a 30% de formas graves de más oclusões em crianças de 6 a 12 anos.

PREVENÇÃO EM SAÚDE BUCAL

USO DO FLÚOR EM SAÚDE BUCAL

A fluoretação de águas de abastecimento é a principal estratégia de caráter coletivo para o enfrentamento da cárie. Quando utilizada adequadamente, com regularidade e constância nos teores adequados, tem propiciado reduções na incidência da cárie, com baixo custo, e atingindo toda a população coberta pela rede de abastecimento.

A história da fluoretação de água teve início após a Segunda Guerra Mundial, em diversas cidades americanas (1945), na Suécia e na Alemanha Ocidental (1952), Nova Zelândia (1954), Bélgica e Inglaterra (1955), Checoslováquia, Finlândia, Alemanha Oriental (1959) e Suíça. No Brasil, essa medida foi implantada a partir de 1953, sendo que, desde 1974, existe legislação dispondo sobre a obrigatoriedade da fluoretação de águas em sistemas de abastecimento no Brasil.

Apesar de sua eficácia comprovada e da já aludida legislação, o acesso ao método ainda não é o desejável. Segundo dados do Ministério da Saúde, em 1996, 95 milhões de brasileiros recebiam água de abastecimento público, mas somente 66 milhões com flúor. Portanto, apenas 42% da população brasileira recebia água tratada e fluoretada. Ainda, uma parcela bastante reduzida dos municípios beneficiados por essa medida realizam seu controle sanitário, suscitando dúvidas quanto ao rigor com que a fluoretação vem sendo efetuada pelas companhias de saneamento.

Outras formas de utilização de flúor podem ser adotadas para a promoção da saúde bucal dos indivíduos e das populações. Em 1960, a *American Dental Association* reconheceu o valor preventivo dos dentifrícios à base de fluoreto estanhoso. Outros dentifrícios passaram a utilizar o fluoreto de sódio em suas composições, surgindo também produtos com flúor em suas fórmulas, tendo em vista a prevenção em saúde bucal. A utilização em grande escala dos cremes dentais fluoretados tem sido considerada a maior responsável pela queda da incidência de cárie dentária em todo o mundo.

Atualmente, o mecanismo reconhecido como de maior importância é aquele relacionado com a ação tópica do flúor sobre os dentes, com sua presença e atuação na cavidade bucal. Nessas condições, propiciado pela própria ingestão de água fluoretada e/ou pelos métodos tópicos de aplicação, o flúor age reduzindo a solubilidade do esmalte pela sua presença na saliva, interferindo no processo de desmineralização e remineralização dentária (Fig. I-7).

Na presença de flúor em quantidade adequada (0,02 parte por milhão) na placa dental, as perdas de cálcio da

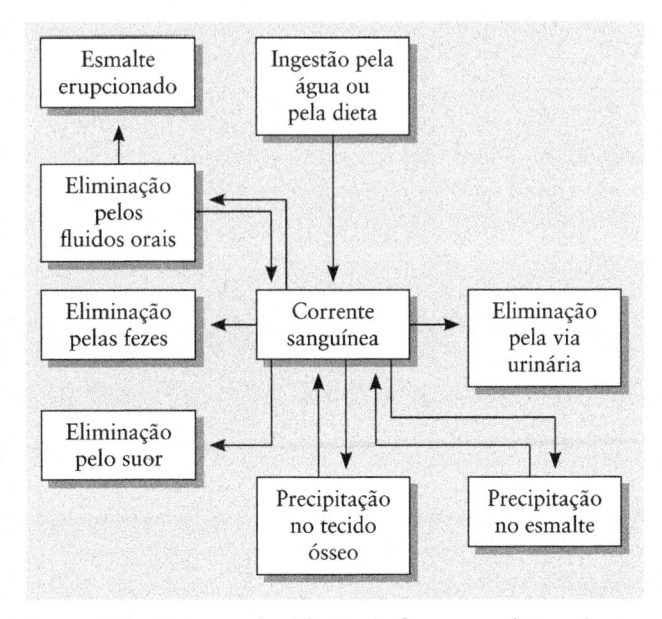

Figura I-7 – Processo de difusão de fluoretos adicionados ao organismo humano por via sistêmica (adaptado de Horowitz, 1982; Gomes Pinto, 1990.

estrutura dentária para o meio bucal serão compensadas por ganhos de cálcio, fósforo e flúor do meio para o dente, propiciando a remineralização das lesões em suas fases iniciais. Dessa forma, o flúor interfere na dinâmica de desmineralização e remineralização do esmalte, controlando o desenvolvimento do processo de cárie. Sua atuação é, portanto, mais terapêutica do que preventiva propriamente dita, agindo desde a fase pré-clínica da doença. Decorre daí a possibilidade de diversos níveis de intervenção com o uso do flúor, segundo diferentes níveis de suscetibilidade à cárie dentária. Essas intervenções são denominadas genericamente de *fluorterapia*, com variações na concentração de flúor utilizada e na frequência com que se disponibiliza esse elemento na cavidade bucal. Decorre também a conclusão de que, independentemente da idade, a utilização adequada do flúor tem papel fundamental na redução da incidência da cárie dentária.

As diversas combinações de uso de flúor devem ser orientadas por um cirurgião-dentista, constatadas as condições de risco de cada criança, mas a combinação da ingestão de água fluoretada e escovação com creme dental fluoretado não apresenta contraindicação. As associações de métodos devem ser cuidadosas, principalmente em crianças com idade inferior a 4 anos, quando pode ocorrer a ingestão acidental de flúor em concentrações mais elevadas.

Como princípio, sabemos que qualquer elemento ou substância química tem potencial tóxico, e as situações em que ocorrem excessos de exposição ao flúor devem ser objeto de atenção e cuidados especiais. São fundamentalmente casos decorrentes da ingestão acidental de produtos fluoretados ou de água de fontes naturais com teores excessivos.

Duas situações diferentes relacionadas com esses efeitos tóxicos podem ocorrer, tais como intoxicação aguda – por meio da administração de uma única dose maciça; e intoxicação crônica – por meio da administração de doses elevadas durante longo período.

Quanto à intoxicação aguda, os casos registrados na literatura são em número reduzido. Sabe-se, no entanto, que ingestões de doses a partir de 30 a 80mg de flúor de uma só vez podem acarretar distúrbios gastrinstestinais, náuseas e vômitos, de fácil reversão diante de medicação sintomática. Doses maiores podem provocar dores, cãibras, diarreias, convulsões, depressão respiratória e circulatória, hipoglicemia e hipocalcemia. A partir do estudo de casos de intoxicação aguda, a dose correspondente à ingestão de 5mg/kg de flúor tem sido considerada como provavelmente tóxica para crianças, sendo que eventos com ingestões acima dessa quantidade devem merecer cuidados especiais.

A segurança da fluoretação de águas pode ser ilustrada com um exemplo: a ingestão de águas nessas condições, necessária para que a criança atinja a dose de risco, seria de 106 litros. Tratando-se de comprimidos, ou de flúor em gotas, essa dose corresponderia, respectivamente, a 50 comprimidos ou a 200 gotas. Nessas apresentações, justificam-se cuidados semelhantes aos recomendados para a manipulação de frascos de remédio por crianças, visto que as consequências de uma ingestão acidental podem ser graves.

A intoxicação crônica pode ocorrer em regiões com altos teores naturais de flúor nas águas. A ingestão continuada da água nessas condições provoca alterações na estrutura dental denominadas de fluorose.

Sua gravidade depende da dose de flúor ingerida ao longo do tempo. Nas localidades cujas águas de abastecimento contêm concentrações estáveis ótimas (0,70ppm), a fluorose dentária ocorre em pequena parte da população, manifestando-se por meio de regiões mais brancas na superfície dentária, sem nenhum prejuízo da estrutura do dente, sendo, portanto, consideradas clinicamente aceitáveis. Alterações mais importantes, que podem implicar comprometimento estético e funcional, são observadas quando concentrações bem maiores (a partir de 1,4ppm) são mantidas ao longo do tempo.

Manifestações da fluorose óssea são observáveis radiograficamente por meio de radiopacidade óssea, sem nenhum sinal ou sintoma clínico, com concentrações a partir de 5,6ppm. Acima dessa concentração, podem aparecer quadros mais graves, com a ocorrência de fluorose óssea incipiente, que pode atingir articulações dos pés, mãos, joelhos e coluna vertebral, limitando os movimentos do indivíduo e evoluindo para complicações de ordem neurológica.

As mesmas observações se aplicam para as localidades com flúor natural em suas águas, sendo muito importante a vigilância dos teores presentes nas suas águas, assim como a monitoração da cárie dentária e da fluorose dental pelos serviços de saúde.

Cabe reiterar a *contraindicação de qualquer suplementação de flúor nas localidades cujas águas estejam adequadamente fluoretadas*, seja na forma de gotas, seja na de comprimidos ou vitaminas, situações nas quais ocorrerão *superdosagens com os riscos decorrentes*.

Em localidades sem sistema de abastecimento público ou nas quais as águas não sejam fluoretadas, a indicação mais segura para a prevenção da cárie dentária é o uso de métodos tópicos de flúor (bochecho, escovação e aplicações de gel de flúor). A utilização de outro método sistêmico diverso da política pública nacional – fluoretação das águas – pode implicar riscos de fluorose, em consequência da mobilidade populacional. Ou seja, um habitante de determinado local sem flúor na água, que esteja recebendo suplementação por meio de comprimidos ou gotas de flúor, pode passar algum tempo em outro local com água fluoretada e continuar a ingeri-los, correndo risco de intoxicação.

Concluindo essas considerações sobre o uso do flúor, é importante salientar que o conhecimento atual sustenta a segurança da sua utilização e o consagra como a melhor estratégia para a prevenção da cárie dentária em indivíduos e populações.

DIETA E DOENÇAS BUCAIS

A dieta e, em particular, o consumo de açúcar têm importantes vinculações com a ocorrência da cárie. Até 1850, a cárie dentária era incomum em países industrializados. A partir desse período, sua proporção passou a aumentar em ritmo acelerado, ao mesmo tempo que o consumo de açúcares passou de 8,6kg/habitante/ano em 1850 para 40,8kg/habitante/ano em 1900. É conhecida também a queda da incidência dessa doença durante as duas grandes guerras mundiais, período de racionamento desse produto na Europa e nos Estados Unidos. Países recentemente industrializados passaram a conhecer a cárie como problema de saúde pública a partir da introdução do açúcar na rotina alimentar de suas populações.

Esses fatos indicam associação positiva entre o consumo de açúcar e a incidência da cárie, sendo que tem-se observado aumentos anuais nos níveis de consumo do produto nos países subdesenvolvidos. O estudo dessas relações tem demonstrado a existência de cinco variáveis interferentes, a saber: quantidade de açúcar ingerido, consistência e adesividade do alimento açucarado, frequência de ingestão, concentração de açúcar no alimento e tipo de açúcar consumido. De modo geral, podemos dizer que as quatro primeiras variáveis interferem diretamente na incidência da cárie, sendo possíveis intervenções sobre cada uma delas. Além da redução do consumo e da opção por produtos com menor concentração de açúcar e menor grau de adesividade sobre a superfície dos dentes, é de especial importância a redução da frequência de ingestão, limitando-a às refeições, as quais devem ser seguidas de escovação com creme dental fluoretado e do uso do fio dental.

Os principais tipos de açúcar consumidos são: sacarose, glicose, maltose, frutose e lactose, dos quais a sacarose, considerada o cariogênico de maior importância, aparece com maior frequência na dieta. A cariogenicidade dos demais, no entanto, com exceção da lactose, de menor cariogenicidade, é semelhante à da sacarose, justificando restrições quando seu consumo for excessivo.

Pesquisas recentes levaram ao desenvolvimento de adoçantes não-cariogênicos, hoje já presentes em produtos comerciais (balas, chicletes, chocolates), assim como ao aproveitamento na dieta de adoçantes alternativos como a estévia. No Brasil, o consumo desses produtos é ainda limitado, sendo que a publicidade desenfreada movida por interesses comerciais ainda determina padrões de consumo de açúcar bastante elevados (acima de 30kg/habitante/ano) em nossa sociedade. Essa questão deve ser, portanto, objeto das práticas educativas voltadas à promoção da saúde bucal.

HIGIENE BUCAL

Outro aspecto merecedor de ênfase no contexto da prevenção em saúde bucal é a remoção sistemática do biofilme dental.

O biofilme dental é o elemento fundamental no desenvolvimento da cárie dentária e das doenças gengivais. Essa localização da placa na superfície dentária indica os locais de maior suscetibilidade à cárie, nos quais a atividade cariogênica tende a se desenvolver com maior intensidade. Com a disponibilidade de grande quantidade de bactérias, as colonizações microbianas assumem formas complexas, com mecanismos de aderência ainda não totalmente conhecidos.

Sua remoção é especialmente importante para o controle e a prevenção das inflamações gengivais, muito frequentes em crianças e adolescentes. Técnicas de escovação específicas para cada tipo de arcada e disposição dentária podem ser orientadas pelo cirurgião-dentista, mas o importante é convencer a criança e seus pais da necessidade da escovação diária para seu bem-estar, manutenção de dentes bonitos e sadios, gosto e hálito agradáveis.

A visualização da placa bacteriana, pela própria criança, é possível com o uso de pastilhas corantes à base de fucsina. Esse recurso permite realizar atividades de remoção de placa com crianças, orientando-as e estimulando-as para a higiene bucal, incluindo o uso do fio dental, fundamental para a remoção da placa das superfícies interdentárias e junto às gengivas.

BIBLIOGRAFIA

1. Araújo MCM. Ortodontia para clínicos. 2ª ed., São Paulo: Editora Santos; 1982.p.21. • 2. Baer PN. The case for periodontosis as a clinical entity. J Periodontol 1971;42:516. • 3. Bezerra ACB, Toledo OA. Nutrição, dieta e cárie. ABOPREV Promoção de Saúde Bucal. 2ª ed., São Paulo: Artes Médica, 1999. • 4. Brasil, Ministério da Saúde – Condições de saúde bucal da população brasileira 2002-2003: resultados principais. Projeto SB Brasil 2003. Brasília, DF; 2004. • 4. Carter WJ, Wells JE. Epidemiology of gengival disease in Kansas City, Missouri School Children. Midwest Dent 1960:36:21. • 5. Chaves MM. Odontologia social. 2ª ed., Rio de Janeiro: Editora Labor; 1977. • 6. Cury JA. Fluorterapia. In: Associação Brasileira de Odontologia Preventiva. Vol. 2., São Paulo: Biblioteca Científica; 1991. • 7. Cury JA. Uso do flúor. In: Baratieri LN et al. Dentística: procedimentos preventivos de restauradores. Cap. 2, São Paulo: Quintessence; 1989. • 8. Finn SB. Odontologia pediátrica. 4ª ed., Trad. por Carmen Munoz Seca. México: Editora Interamericana; 1976. • 9. Freud S. Três ensaios sobre a sexualidade. In: Obras completas. Vol. II, 4ª ed., Madrid: Biblioteca Nueva; 1981. • 10. Guedes-Pinto AC. Odontopediatria. Cap. 2, São Paulo: Editora Santos; 1988. • 11. Issao M et al. Avaliação da incidência de cárie dentária nos molares permanentes com emprego de óxido de zinco e eugenol reforçado, na dentição decídua. Enc Bras Odontologia 1984;2:33. • 12. MacDonald RE, Avery DR. Odontologia 1984;2:33. • 13. MacDonald RE, Avery DR. Odontopediatria. 4ª ed., Trad. por Carlos Augusto d'Avila Pacca et al. Rio de Janeiro: Guanabara Koogan; 1986. • 14. Narvai PC et al. O que fazer nos municípios. Rio de Janeiro: Rede Cedros,

Cadernos de Saúde Bucal. Vol. 1, 1992. • 15. Organización Mundial de la Salud. Fluoruros & salud. Ginebra: OMS; 1972. • 16. Organización Panamericana de la Salud. Manual prático de fluoretação da água potável. doc. HP/DH/31/P. OPS/OMS, Washington, 1975. • 17. Rugg-Gunn AJ. Dieta e cárie dentária. In: Açúcares: debate atual e ação futura. Associação brasileira de odontologia preventiva. Vol. II, São Paulo: Biblioteca Científica; 1991. • 18. Schneider Filho DA et al. Fluoretação de água: como fazer a vigilância sanitária. Rio de Janeiro: Rede Cedros; Vol. 2, Cadernos de Saúde Bucal, 1992. • 19. Volker JF, Russel DV. Epidemiologia de las caries dentales. In: Finn SB. Odontología pediátrica. 4ª ed., Trad. por Carmem Munoz Seca. México: Interamericana; 1976. p.396. • 20. Vantine FF et al. Estudos dos fatores que alteram a cronologia de erupção dentária. Revista Virtual de Odontologia. [capturado em 04/08/2008 in htpp//sotau.sind.googlepages.com/revista]Vol. 3, 2007. • 21. Walter RF et al. Cárie em crianças de 0 a 30 meses de idade e sua relação com hábitos alimentares. Enc Bras Odontologia 1987;12:129. • 22. Weddell JA, Klein AI. Socioeconomic correlation of oral disease in six-to-thirty-six month children. Pediat Dent 1981;3:306.

7 ALIMENTAÇÃO DA CRIANÇA

CAPÍTULO

ANA MARIA BARA BRESOLIN
SILMAR GANNAM
HUGO ISSLER
LUCIA FERRO BRICKS

O pediatra deve estar capacitado para avaliar a alimentação da criança e orientar as situações relacionadas à nutrição infantil, tanto pela elevada frequência com que se apresentam nas consultas, quanto pela importância que assumem em relação ao processo de crescimento e desenvolvimento, qualidade de vida, prevenção de agravos e promoção da saúde.

Do ponto de vista nutricional, algumas características da criança a tornam mais vulnerável do que o adulto, especialmente nas fases de crescimento intenso, como no primeiro ano de vida e na adolescência. Assim, o lactente apresenta necessidades nutricionais proporcionalmente maiores do que nas outras fases da infância, em função do elevado metabolismo proteico e energético, da superfície corporal relativamente maior, com maior perda de água e calor através da pele, da atividade muscular e do crescimento.

O leite materno é o alimento essencial da espécie humana, que satisfaz as necessidades globais do lactente. Nas últimas décadas, especialmente após a Segunda Guerra Mundial, ocorreram mudanças fundamentais nos métodos de alimentação infantil, e o aleitamento artificial em mamadeira, com fórmulas baseadas no leite de vaca, substituiu o aleitamento natural. Entretanto, estudos científicos demonstraram associação entre o desmame precoce e a mortalidade infantil, pelo aumento na ocorrência de determinados processos mórbidos como a doença diarreica, as infecções respiratórias e a desnutrição energético-proteica. O desmame precoce também aumenta a prevalência de doenças carenciais como a anemia por deficiência de ferro e o escorbuto pela falta de vitamina C. Em contrapartida, o aleitamento materno exclusivo mantido por seis meses também confere proteção para algumas doenças como alergias alimentares, eczema, doenças cardiovasculares, obesidade, dentre outras.

Nos últimos 30 anos, em função do avanço nos conhecimentos sobre o aleitamento natural, nos aspectos bioquímico, imunológico, endocrinológico e psicológico, a nutrição infantil vem sofrendo um processo mais amplo de discussão e de reavaliação. Tanto nos países em desenvolvimento como nos desenvolvidos vem ocorrendo, nos anos recentes, aumento na disponibilidade calórica da dieta, pelo maior consumo de gorduras, especialmente as de origem animal e de açúcar. A consequência é o aumento na prevalência de sobrepeso e obesidade nas crianças em idade escolar e nos adolescentes, que pode contribuir para a ocorrência futura de doenças cardiovasculares e *diabetes mellitus.*

Nesse sentido, o pediatra deve promover o aleitamento materno e estar atento para o momento da introdução de novos alimentos na dieta, respeitando a maturação dos aparelhos digestório e renal e o desenvolvimento neuropsicomotor da criança, além de promover a aquisição de hábitos alimentares saudáveis.

ALIMENTAÇÃO DO LACTENTE

ALEITAMENTO NATURAL

O conhecimento sobre o aleitamento materno pelo pediatra é muito importante, não só porque dessa prática resultam benefícios para a saúde da criança e da mulher, como também pela frequência com que esse profissional é consultado sobre o assunto. Surgem, a cada dia, estudos que demonstram o valor dessa prática. Quando se comparam indivíduos que foram amamentados com os que não receberam leite materno, alguns autores referem redução da mortalidade infantil, especialmente por diarreia e infecção respiratória, bem como diminuição na incidência ou na gravidade de infecções respiratórias, meningite bacteriana, bacteriemia, diarreia, otite média, sepse tardia no prematuro e enterocolite necrotizante. Apesar de pesquisas adicionais serem necessárias, alguns trabalhos sugerem um possível papel protetor do aleitamento materno na redução de morte súbita no primeiro ano de vida e queda na incidência de algumas doenças na infância tardia e na vida adulta, como *diabetes mellitus,* obesidade e hipercolesteremia.

Considerando-se a fisiologia do lactente, o leite humano possui proporção e qualidade adequadas de gorduras, hidratos de carbono, proteínas, oligoelementos, eletrólitos e elementos de defesa, proporcionando, assim, vantagens nutricionais e imunológicas que contribuem para a redução da morbimortalidade infantil. Portanto, o aleitamento natural é o modo mais seguro de alimentação do lactente, além de possibilitar um contato íntimo e singular entre a criança e sua mãe, com repercussões no desenvolvimento psicológico e afetivo de ambas.

O início do processo de amamentação é um período no qual a mãe e a criança estão se conhecendo; ela interpreta as demandas do filho, responde a suas solicitações e atitudes e interage com ele de maneira simbiótica, como se a criança ainda fosse parte dela. Nesse contexto, existem dificuldades, conflitos, ansiedades que aos poucos vão sendo ultrapassados. Muitas mães mostram-se inseguras sobre sua capacidade de amamentar. É necessário, durante o pré-natal e o período pós-parto, que a equipe de saúde seja sensível e perceba essas dificuldades, estando pronta para discuti-las, esclarecendo eventuais dúvidas e em especial apoiando a família nesse processo inicial da relação com a criança. Cabe, então, aos profissionais de saúde informar à mãe sobre as qualidades do leite humano, orientá-la quanto à técnica de amamentação e ajudá-la na superação de eventuais dificuldades que surgem em diferentes etapas do processo de lactação.

Período pré-lácteo e apojadura

O primeiro problema pode surgir quando, logo após o parto, a mãe leva as mãos às mamas e nota que ainda não há ingurgitamento. Para o profissional, essa possibilidade é previsível e natural, mas para a mãe o fato é visto como falha que poderá impedir a alimentação de seu filho.

A criança nasce preparada para enfrentar o período pré-lácteo, sendo este esperado e normal. Nesses dias que precedem a apojadura a mãe deve ser orientada para colocar a criança ao seio muitas vezes ao dia (cerca de 8 a 10 vezes), para desencadear o reflexo da prolactina, mas por poucos minutos a cada vez (10 a 15 minutos), para evitar a formação de fissuras. Além disso, ela deve ingerir maior volume de líquidos e aumentar a quantidade de alimentos consumidos habitualmente. Nessa fase, o ideal é que o recém-nascido permaneça junto à mãe no alojamento conjunto, facilitando o processo de amamentação e contrapondo-se às rotinas de maternidades, nas quais mãe e recém-nascido permanecem separados e os horários das mamadas estão condicionados às normas do serviço. Não é raro o recém-nascido receber complemento e estar saciado no momento que está com a mãe, dificultando o processo de lactação.

O colostro, quase sempre presente nesse período, é suficiente para manter a hidratação, uma vez que a criança habitualmente nasce hiper-hidratada. Raramente é necessário dar algum tipo de complemento, a não ser que a perda de peso em relação ao nascimento exceda 10%. Dessa forma, o uso tradicional e rotineiro de água ou soro glicosado é dispensável, uma vez que o leite materno, com menor teor de solutos, supre as necessidades hídricas da criança.

Quando após dois ou três dias ocorre a chegada do leite (apojadura), com ingurgitamento e às vezes dor, novamente a mãe inexperiente é levada a crer que algo está errado. Nessa situação, há excesso de leite. Paradoxalmente, a orientação a ser dada é a mesma do período pré-lácteo, que permite melhores condições para o bom esvaziamento das mamas.

As características da apojadura são variáveis de uma mãe para outra. Quando as mamas estão túrgidas e dolorosas, a mãe deve colocar a criança para mamar. A mãe só se sente confortável quando suas mamas estão esvaziadas. Entretanto, principalmente nos primeiros dias de vida, o recém-nascido adormece com facilidade quando colocado ao seio. É comum a necessidade de acordar a criança e de estimular a sucção durante a mamada, quando a mãe perceber que ainda há intumescimento do seio. Em alguns casos, pode ser necessário o esvaziamento manual das mamas, possibilitando o descanso e a tranquilidade da mãe, fundamentais para a produção do leite.

A alta precoce da maternidade e o atraso no primeiro atendimento ambulatorial da puérpera e do recém-nascido dificultam e, por vezes, impossibilitam o início e a continuidade dessas orientações e o suporte emocional nessa fase crítica, que podem favorecer o desmame precoce.

Ansiedade da mulher e processo de lactação

Na sociedade urbanizada em que vivemos, a motivação e o aprendizado do aleitamento materno raramente ocorrem de forma ideal. Pode-se supor que, no contexto atual, a ansiedade em relação à amamentação inicia-se quando a futura mãe pensa pela primeira vez na possibilidade de amamentar. A transmissão dessa prática faz-se de modo bastante restrito e as vivências da mulher na sociedade urbana, de modo geral, são pouco estimulantes em relação ao aleitamento materno. Poucas recebem orientações durante o pré-natal.

Quando a mãe recebe alta da maternidade, passa a sofrer pressão familiar e de seu círculo de amizades para que verifique, com todo rigor, se tem leite ou não, gerando uma sensação de insegurança sobre a continuidade da lactação, mesmo com plena e farta apojadura, a ansiedade dessa situação poderá determinar o desmame, à medida que inibe o reflexo de ejeção. Esse reflexo faz com que o leite produzido nos alvéolos lactíferos passe ativamente ao sistema de drenagem. A hipófise posterior é estimulada pela sucção e, em condições normais, libera ocitocina na circulação sanguínea, que vai contrair as células mioepiteliais situadas ao redor dos alvéolos. Se a mãe estiver tensa o suficiente para inibir o reflexo de ejeção, a criança continuará faminta, pois não há liberação de leite. Alguns pediatras têm recomendado para a mãe o uso de ocitocina inalatória nasal, para facilitar a ejeção, ou metoclopramida para aumentar o nível de prolactina sérica. Entretanto, havendo estresse, essas medidas são pouco efetivas, tendo em vista que há bloqueio periférico da ocitocina pela epinefrina e a meto-clopramida produz apenas pequeno aumento no nível de prolactina, equivalente a algumas poucas sucções.

Caso essa situação de ansiedade não seja contornada, pode haver o fracasso da lactação, tendo em vista que o bom esvaziamento da mama é fator básico para a continuidade do processo e que o choro da criança faminta ao seio materno aumenta a ansiedade materna, criando um círculo vicioso. O papel do pediatra pode ser decisivo. O esclarecimento, o apoio e a motivação da família são medidas geralmente suficientes para transmitir segurança à mãe quanto a sua capacidade de amamentar. Pesar a criança pode ajudar, uma vez que traz um dado objetivo: o bom ganho de peso do lactente, que tranquiliza tanto a mãe como o profissional. Entretanto, quando o ganho de peso está aquém do esperado, deve-se tomar cuidado, uma vez que não indica necessariamente falha do aleitamento, nem necessidade de introdução de alimento complementar. Primeiro, é importante observar a curva-padrão utilizada. Enquanto as curvas da OMS foram construídas com crianças em aleitamento materno, as do NCHS foram com crianças em aleitamento artificial, que geralmente apresentam um peso mais elevado do que as que recebem leite materno. Além disso, pode haver variações individuais de ganho ponderal, sendo necessária mais de uma medida do peso. Quando se confirma o ganho insuficiente de peso, é necessário investigar sinais de hipogalactia, como aumento do número de mamadas, fezes endurecidas e menor número de micções.

Outra causa de ansiedade relaciona-se ao choro do recém-nascido, que pode ser interpretado como excessivo pelos pais. Diferentes fatores associam-se a essa situação: amamentação com horário fixo e sucção lenta, que podem não saciar a fome da criança, cólicas, conflitos familiares, dificuldades na relação mãe-filho e hipogalactia. Deve-se sempre procurar os motivos que geram ansiedade e discuti-los com a família.

A escuta das dificuldades trazidas pela mãe, junto ao acompanhamento do ganho de peso da criança, são importantes na avaliação adequada de cada caso. As questões ligadas aos múltiplos papéis assumidos pela mulher, tanto na vida pessoal (esposa, filha, amiga), como na profissional (trabalho, carreira) e no próprio processo de maternagem, ou seja, conversar com a mãe não só como está a criança, mas também como ela está vivenciando esse momento, quais seus medos e ansiedades, quem a apoia e a ajuda, como ela está organizando sua vida, se há tempo para se cuidar. A amamentação e a maternagem não são tão simples e fáceis como a sociedade afirma, mas com o correr do tempo os obstáculos e as dificuldades são superados.

Se apesar dessa abordagem persistir o baixo ganho ponderal, pode ser necessário introduzir alimento complementar e, em alguns casos específicos, ampliar a investigação diagnóstica. Quando a introdução de complemento de leite se impõe, prefere-se que seja oferecido em copinho ou xícara ou às colheradas e não em mamadeira. A sucção do bico de borracha tem características diferentes e exige menor esforço de sucção, o que pode confundir a criança e facilitar o desmame precoce.

Queixa de leite fraco

Essa queixa tem sido uma das mais frequentes no consultório. A mãe relata que tem bastante leite, mas que a criança, apesar de ingeri-lo mesmo em grande quantidade, não se satisfaz, chorando a intervalos curtos. Nessa situação, muitas mães são levadas à certeza de que seu leite é de pouco valor e, como prova disso, descrevem-no como excessivamente diluído, comparando-o à água. Nesses casos, é importante enfatizar que não existe leite de peito fraco, e que seu aspecto é diferente do leite de vaca e é próprio da espécie humana o fato de o recém-nascido necessitar ser amamentado a intervalos curtos.

A queixa de leite fraco é referida por mães que fazem a comparação com o leite de vaca, que é mais espesso e, habitualmente, provoca intervalos mais espaçados entre as mamadas. Assim, é preciso explicar às mães que o maior intervalo entre as mamadas se deve exatamente à menor digestibilidade do leite de vaca, que ocasiona coágulos maiores e de maior consistência, impedindo, assim, o esvaziamento mais rápido do estômago da criança.

A dúvida do leite fraco muitas vezes surge entre as mães que recebem orientação para amamentar a criança em horários fixos. Entretanto, elas precisam ser avisadas previamente que, nos primeiros meses de vida da criança, o intervalo entre as mamadas é irregular, e que devem amamentar a criança sempre que houver solicitação e aos poucos irem estabelecendo uma rotina flexível.

Ato da amamentação: importância, problemas e soluções

O processo da mamada consiste em ordenha, e não apenas na sucção, como já se acreditou. Para que a criança consiga retirar o leite, é necessário que alcance não só o mamilo, mas também a aréola. A boa pega deve ser ensinada à mãe e a mamada deve ser observada pelo profissional durante a consulta, para que se analisem alguns aspectos, como 1º) o alinhamento do corpo e da cabeça do recém-nascido, devendo a face estar voltada para o corpo da mãe; 2º) o queixo do recém-nascido deve tocar a mama; 3º) a boca deve estar bem aberta e o lábio inferior estar voltado para fora; 4º) a parte inferior da aréola deve estar totalmente dentro da boca da criança, enquanto a parte superior é visível. Além disso, a mãe deve ficar em uma posição confortável, apoiando coluna e pés. Deve segurar a criança com a mão, apoiando-a no antebraço.

A sucção repetida da mama faz com que haja produção de leite, mesmo em mamas de mulheres que não engravidaram (lactação induzida). Tanto nos casos em que a criança suga debilmente quanto naqueles em que apresenta impossibilidade de mamar como na separação mãe-filho, é fundamental que as mamas sejam esvaziadas, caso contrário, a lactação cessará. Esse esvaziamento pode-se dar por meio de ordenha manual ou mecânica. A ordenha manual é a mais praticada, tendo a vantagem de ser menos traumática e de não provocar fissuras. Quando possível, enquanto a criança suga uma das mamas, é interessante coletar o leite que drena espontaneamente da outra mama, ou mesmo ordenhá-la com a ajuda de outra pessoa.

Os mamilos invertidos, pseudoinvertidos ou planos dificultam, mas não impedem a amamentação. Atualmente não são indicados exercícios ou massagem do bico do seio durante a gravidez, pois podem desencadear contrações uterinas e até mesmo trabalho de parto prematuro, além de aumentar a probabilidade de fissuras e sangramento durante a amamentação. A orientação da técnica correta de amamentação e o apoio à lactante são fundamentais e parecem ser as medidas mais eficazes nessa situação. O uso de protetores de silicone é controverso, mas pode ter algum benefício em alguns casos.

A higiene dos mamilos não deve ser motivo de preocupação para a mãe; a limpeza com água fervida e resfriada é suficiente. Não se deve usar sabonete ou outro produto químico para evitar ressecamento ou rachaduras dos mamilos.

A mamada normalmente não é dolorosa e é um momento único tanto para o lactente como para a mulher, acarretando prazer e satisfação para ambos. O profissional de saúde deve estar atento para as queixas de desconforto ou dor, principalmente no primeiro mês, quando mãe e recém-nascido ainda estão se conhecendo e tudo é novo para ambos. É comum a mãe referir dor semelhante a contrações, pois a ocitocina liberada contrai o útero. Também pode haver dor no período pré-lácteo, quando ainda não há leite, e a criança é colocada para sugar por períodos prolongados, ou ainda quando a pega não está boa. Cabe ao profissional de saúde orientar e ajudar a mãe e a criança a superarem essas eventuais dificuldades.

A dor à sucção é problema frequentemente relatado quando as mamas estão ingurgitadas, o que acontece principalmente em duas situações: 1. quando a mãe está tensa e ansiosa, havendo falha do reflexo de ejeção; e 2. quando a criança tem dificuldade para abocanhar a aréola, havendo sucção apenas do mamilo. Nessas situações, é necessário que tanto mãe como lactente acalmem-se para que ocorra a ejeção do leite juntamente a uma pega adequada. Muitas vezes, quando a criança está com fome começa a chorar desesperadamente e não consegue mamar. Nesse momento, é importante que a mãe tenha

paciência e tranquilize seu filho. Leve a boca do recém-nascido ao peito mesmo que ele esteja agitado, para aos poucos conseguir acalmá-lo. Em alguns casos, é importante aliviar ligeiramente o ingurgitamento mamário por meio de ordenha manual, o que torna a mama mais macia e facilita a pega.

A fissura mamária ocorre especialmente quando a criança fica sugando o seio por tempo prolongado. Entretanto, apesar da dor, a mama deve continuar a ser esvaziada, ainda que por ordenha manual, e as mamadas prolongadas deverão ser trocadas por mamadas curtas e repetidas. Para isso, é importante que o intervalo entre uma mamada e outra não ultrapasse 4 horas. E a cada mamada a criança deve alternar o peito que começa a mamar, esvaziando-o completamente, para depois passar para o outro. Essa técnica traz duas vantagens, a primeira que permite um melhor esvaziamento das mamas e a segunda um melhor aproveitamento do leite materno, uma vez que nos primeiros minutos da mamada o leite é mais rico em proteína e, no final, em gorduras. Também deve-se evitar que a criança use o mamilo como chupeta ou que a mãe atenda a qualquer manifestação dela como fome. Em outras palavras, a mãe precisa aos poucos reconhecer que seu filho apresenta diferentes necessidades, como frio, carinho, dor, dentre outras, e que o peito apesar de acalmá-lo não deve ser usado indiscriminadamente. O uso de pomada cicatrizante é contraindicado no tratamento das fissuras mamárias porque mantém os mamilos úmidos, o que dificulta a cicatrização e a higiene local. Recomenda-se correção da técnica de amamentação, especialmente em relação à boa pega, além de reforçar a higiene local e manter o mamilo seco.

Frequentemente, a identificação da mastite é feita pelo pediatra que atende a criança, cabendo a ele dar as primeiras orientações sobre como abordar esse problema. A mastite costuma ocorrer quando não há bom esvaziamento das mamas e a drenagem do leite é condição indispensável para sua cura, sendo a melhor forma de drenagem a sucção pela própria criança. Caso haja muita dor, podem ser recomendadas mamadas por tempo mais curto, a intervalos menores. Se a sucção não for suportável, recomenda-se a ordenha manual por massagem, ou durante o banho no chuveiro, sendo que a amamentação deve continuar normalmente na mama não afetada. Além disso, podem ser prescritas compressas frias e antibioticoterapia. Recomenda-se como primeira escolha cefalosporina de primeira geração. Em raros casos, o leite deixa de ser adequado à criança, dependendo da localização do processo infeccioso da mama e drenagem de pus pelo mamilo. A consulta com o obstetra para acompanhamento do processo é recomendada nos casos de mastite.

Outro aspecto responsabilizado como causa de desmame é o temor da mulher de que seu corpo e, particularmente, suas mamas percam a forma e tornem-se menos atraentes. Entretanto, várias publicações relatam que o aleitamento materno contribui para a saúde física da mulher, havendo menor ocorrência de hemorragia pós-parto, involução uterina mais precoce, menor incidência de neoplasias mamária e ovariana, maior espaçamento entre as gestações, atribuído à amenorreia da lactação, além de retorno precoce da silhueta feminina à situação pré-gestacional, devido ao alto dispêndio calórico da lactação. A ptose mamária é provocada principalmente pelo ganho de peso excessivo na gestação e não pela amamentação.

Influência da amamentação sobre o ritmo intestinal e o sono da criança

Ritmo intestinal – a criança em aleitamento materno tem um ritmo intestinal bastante variável. Nos primeiros meses de vida, a maioria evacua a cada mamada, podendo as fezes ter consistência pastosa, líquida ou semilíquida e de coloração verde ou amarela. Outras vezes, a criança pode ficar por dias sem evacuar, em alguns casos até uma semana; porém, quando evacua, o faz sem esforço excessivo e as fezes são de consistência normal para a idade. As duas situações descritas estão dentro do padrão normal e o pediatra deve conhecê-las para não elaborar falsos diagnósticos de diarreia ou constipação intestinal. Com o passar da idade, a criança adquire uma rotina intestinal que pode sofrer alterações na frequência, consistência ou cor das fezes com a introdução de novos alimentos.

Cólica do lactente – a partir da terceira semana de vida, a criança pode apresentar crises de choro, com duração variável, nas quais se contorce e pode eliminar gases. Ocorrem preferencialmente no fim da tarde ou à noite e costumam ser interpretadas pela mãe como fome. Apesar de se desconhecer sua etiologia, apresentam resolução espontânea em 90% dos casos, até o final do terceiro mês de vida e podem ser a expressão de uma fase de adaptação do recém-nascido à vida extrauterina. É comum os pais ficarem angustiados e sentirem-se impotentes durante os episódios de choro intenso do filho. É fundamental que o profissional de saúde apoie e tranquilize os pais, afirmando que essa situação é transitória e sem gravidade. Sua superação depende de manter-se a calma e evitar a estimulação excessiva da criança. Embora a efetividade das massagens e o calor local ainda sejam questionáveis, é preferível orientar essas condutas até a crise passar, do que prescrever medicamentos, como analgésicos e antiespasmódicos, que, além de não terem eficácia comprovada, podem causar eventos adversos. O uso de chás também não tem eficácia comprovada e está associado ao desmame precoce, podendo diminuir a absorção de ferro e interferir na biodisponibilidade de outros nutrientes.

Sono da criança – o sono da criança é importante não só para seu desenvolvimento, mas também por permitir o descanso dos pais. Nessa medida, passa a ser um dos pontos sempre abordados na consulta ao pediatra. Nem sempre é fácil convencer os pais de que uma criança amamentada ao peito possa estar bem alimentada se chora antes dos horários previstos ou desejados pela família, especialmente à noite. O pediatra deverá tentar tranquilizar a família, explicando as peculiaridades do lactente, ou seja, que o intervalo entre as mamadas é irregular e é esperado que a criança acorde uma a duas vezes durante a noite para mamar. Novamente o destaque para a transitoriedade, pois com o crescimento da criança uma rotina aos poucos deve ser estabelecida e, por volta dos 6 meses de idade, ela não mais precisará acordar à noite para mamar. O bom desenvolvimento juntamente com o bom ganho pondoestatural aliados à postura e à certeza transmitidas pelo profissional de saúde são dados objetivos que podem acalmar a família. É importante lembrar que é muito comum o uso de mamadeira de leite de vaca ou chá para que o lactente durma melhor. A introdução de apenas uma mamadeira de leite de vaca já descaracteriza o aleitamento materno exclusivo, estando associada a todas as desvantagens da introdução precoce de leite de vaca e à perda das vantagens do aleitamento materno exclusivo.

CONDIÇÕES QUE MERECEM CONSIDERAÇÃO ESPECIAL EM RELAÇÃO AO ALEITAMENTO MATERNO

Existem algumas situações que, embora pouco frequentes, podem contraindicar o aleitamento materno, ou precisam de cuidados específicos para sua manutenção. Elas podem ser relativas à criança ou à mãe.

Relativas à criança

Icterícia neonatal – ocorre em muitos recém-nascidos, sendo considerada benigna na maioria dos casos e não é uma contraindicação para o aleitamento materno. Precisa ser avaliada com cautela para a realização do diagnóstico diferencial entre a situação fisiológica e possíveis doenças, como incompatibilidade sanguínea, processos infecciosos, obstrução biliar, hipotireoidismo, deficiências enzimáticas, dentre outras.

Quando não há evidência dessas doenças, recomenda-se que o recém-nascido com icterícia seja amamentado com mais frequência, pelo menos de 8 a 12 vezes por dia, para garantir melhor oferta calórica e hidratação adequada para a conjugação da bilirrubina indireta. Quando a amamentação natural é interrompida, o nível de icterícia pode cair, não porque cessa o fornecimento de leite humano, mas pelo possível aumento da oferta calórica obtida pelo uso de outro tipo de leite. Por isso, em vez de desmamar a criança, é necessário aumentar a oferta de leite humano. Mesmo na fototerapia, o recém-nascido deve continuar o aleitamento materno.

A icterícia associada ao leite materno não provoca nenhuma consequência negativa para o recém-nascido, e o aleitamento materno exclusivo deve ser mantido. A criança tem boa evolução ponderal e a icterícia desaparece aos poucos, às vezes após várias semanas. Nessa circunstância, haverá queda dos níveis séricos de bilirrubina, que permanecem baixos mesmo após o reinício da amamentação. Possivelmente, essa dificuldade de captação da bilirrubina indireta deve-se a um catabolito da progesterona e à alta concentração de ácidos graxos presentes no leite humano, que inibem a glucoroniltransferase.

Erros inatos do metabolismo – algumas doenças neurometabólicas (erros inatos do metabolismo) podem necessitar da suspensão do aleitamento materno e a introdução de fórmulas especiais, uma vez que seu tratamento implica evitar a produção ou o acúmulo de determinado metabolito que, devido à falha enzimática, não está sendo processado corretamente pelo organismo. Alterações dietéticas e suspensão de alimentos que a criança doente não consegue metabolizar são fundamentais para o manejo e o bom prognóstico dessas doenças. Por se tratar de doenças que podem levar a acometimentos graves e irreversíveis, a suspeita e a intervenção precoces são importantes. Essas doenças podem manifestar-se desde o nascimento ou por ocasião da introdução de determinados alimentos, tanto de forma leve quanto grave. Uma vez feita a suspeita, deve-se encaminhar para a elucidação diagnóstica.

Relativas à mãe

As contraindicações ao aleitamento materno relativas à mãe ou às condições maternas que merecem consideração especial para sua manutenção são decorrentes de doenças ou uso de drogas. Mastite não contraindica a amamentação no seio comprometido, inclusive deve ser estimulada, como descrito acima.

Doenças graves – algumas doenças maternas graves contraindicam, pelo menos temporariamente, a amamentação ao peito, como insuficiência cardiorrespiratória, processos infecciosos graves, comprometimento do estado de consciência ou psíquico. Mães com processo neoplásico ativo, dependendo do estado geral e do tipo de tratamento, podem amamentar. Câncer de mama pregresso curado e desnutrição materna não contraindicam a amamentação. Na desnutrição grave, a concentração proteica do leite mantém-se, com diminuição do teor lipídico e de vitaminas, sendo recomendada a suplementação da dieta materna. As doenças mentais também podem ser um obstáculo à amamentação. Após o parto, podem ocorrer quadros psicóticos e depressivos

que, por vezes, dificultam o contato seguro do recém-nascido e sua mãe. Em todas as situações, sempre é necessário analisar a compatibilidade da medicação usada pela mãe com o aleitamento.

Síndrome da imunodeficiência adquirida (AIDS) – o HIV é isolado no leite humano e pode ser transmitido através da amamentação. A transmissibilidade varia conforme diversos fatores, tais como fase da doença materna, carga viral e estado imune. O risco de transmissão é maior para mulheres que adquirem a infecção durante a lactação.

No Brasil, o Ministério da Saúde recomenda que mulheres infectadas com o vírus não amamentem seus filhos, contraindicando também o aleitamento cruzado (amamentação por outra mulher que não a mãe da criança). Ressalta, porém, que os filhos de mães soropositivas, que necessitam do leite materno como fator de sobrevivência, como os recém-nascidos prematuros ou de baixo peso podem recebê-lo, desde que o leite seja pasteurizado a 62,5°C, por 30 minutos, seguido de resfriamento rápido. O poder público deve garantir o acesso a alimentos substitutivos para essas famílias. A maternidade deve notificar esses casos por meio de ficha de notificação específica e encaminhar a família para serviços de referência para o fornecimento de fórmulas lácteas até o 6º mês de vida.

A Organização Mundial da Saúde (OMS) recomenda que, apesar do risco, a amamentação natural pode ser utilizada em determinadas situações, dependendo de aspectos socioeconômicos, principalmente em regiões de pobreza extrema, quando são escassas as alternativas de alimentação.

Infecção pelo vírus HTL V-I e II – o aleitamento é contraindicado, pois há risco de transmissão pelo leite materno de 13 a 23%. A conduta é semelhante à descrita para o HIV.

Tuberculose – segundo a OMS, não há necessidade de separar a mãe da criança, entretanto é obrigatória a notificação para a vigilância e rastrear os comunicantes, especificamente os domiciliares. Na fase não contagiante da tuberculose, ou seja, quando o tratamento materno foi iniciado há mais de duas semanas, não há restrições quanto ao aleitamento materno, sendo indicado vacinar a criança com BCG-ID ao nascer. Já na fase bacilífera, deve-se diminuir o contato íntimo mãe-filho, além de se tomar os seguintes cuidados: amamentar com máscara ou similar e lavar cuidadosamente as mãos; realizar quimioprofilaxia no recém-nascido com isoniazida (INH) na dose de 10mg/kg, uma vez ao dia, durante seis meses, e vacinar com BCG-ID somente após o término desta. A amamentação deve ser mantida durante todas as etapas. O bacilo de Koch, excepcionalmente, é excretado pelo leite materno e, se houver contaminação do recém-nascido, geralmente a porta de entrada é o trato respiratório. Assim, mãe com tuberculose extrapulmonar não necessita de cuidados especiais para amamentar. Nos casos em que o diagnóstico de tuberculose materna for feito após o início da amamentação, o lactente deve ser considerado potencialmente infectado e receber quimioprofilaxia. É importante ressaltar que todas as crianças devem ser monitoradas quanto ao ganho de peso e à saúde. Atenção especial deve ser dada à criança de mãe com fatores de risco para tuberculose multidroga resistente. Nesse caso, a separação mãe-criança pode ser necessária, uma vez que a mãe, nessa condição, possui maior infectividade e demora mais para responder ao regime terapêutico. O aleitamento materno pode ser mantido com leite ordenhado, diminuindo o contato respiratório entre a mãe e a criança.

Hanseníase – doença infecciosa de curso crônico, de alta infecciosidade e baixa patogenicidade. Apresenta quadro clínico variável, que depende basicamente da resposta imunológica celular do indivíduo. A transmissão da doença ocorre pelo contato pessoal, preferencialmente prolongado, por meio das secreções nasais e da pele. O bacilo pode ser isolado no leite materno nos casos de doença de Hansen não tratada, bem como em pacientes com duração do tratamento inferior a três meses com sulfona (dapsona ou clofazamina) ou inferior a três semanas com rifampicina. Lesões de pele na mama também podem ser fonte de infecção para o recém-nascido.

Não há contraindicação para a amamentação se a mãe estiver sob tratamento adequado. O recém-nascido deve ser tratado o mais precocemente possível e simultaneamente com a mãe. As drogas utilizadas são as mesmas da mãe e podem passar para o leite humano em baixas concentrações, não havendo relato de efeitos colaterais graves. O recém-nascido pode apresentar a pele hiperpigmentada quando a mãe faz uso de clofazimina, que regride gradualmente após um ano. A criança deve ser acompanhada e realizar exames clínicos periódicos para a detecção precoce de possíveis sinais da doença. Além disso, são recomendados os seguintes cuidados na amamentação: lavagem rigorosa das mãos, uso de máscara ao manusear a criança e oclusão de lesões nas mamas. A mãe contagiante (não tratada ou tratada há menos de três meses com sulfona ou três semanas com rifampicina) deve tomar cuidado com o contato pele a pele e com as secreções nasais.

Malária – não é transmitida entre humanos e a amamentação pode ser mantida se as condições clínicas da mãe permitirem. Não há nenhuma evidência indicando que a malária possa ser transmitida pelo aleitamento materno. As sulfonamidas devem ser evitadas no tratamento materno durante o primeiro mês de aleitamento.

Doença de Chagas – estudos mostram que o *Trypanosoma cruzi* pode ser isolado no leite materno e, apesar de a doença aguda evoluir de forma benigna no lactente,

sequelas tardias podem aparecer. Assim, nos casos de doença aguda, a nutriz não deve amamentar. Entretanto, justifica-se a manutenção do aleitamento materno em mulheres com a forma crônica da doença, exceto se houver sangramento ou fissura no mamilo, devido à raridade da transmissão da doença nessas condições.

Hepatite A – a criança pode ser amamentada, mas deve receber gamaglobulina dose única de 0,02ml/kg logo após o nascimento.

Hepatite B – o vírus da hepatite B pode ser excretado no leite se a mãe for HBsAg-positiva. Nesse caso, o recém-nascido deve receber 0,5ml por via intramuscular da imunoglobulina hiperimune específica (HBIG) na sala de parto. Deve também ser administrada vacina contra a hepatite B até 12 horas de vida e seu local de aplicação deve ser diferente daquele da HBIG. Essa primeira dose não deve ser contada no esquema vacinal.

Hepatite C – o vírus da hepatite C já foi detectado no leite humano, mas até o momento não há contraindicação para a amamentação, embora os estudos sejam limitados. A orientação quanto ao aleitamento natural deve ser individualizada após discussão informada entre o profissional de saúde e a família. Na ocorrência de fissuras ou sangramento nos mamilos, a amamentação deve ser contraindicada, pelo menos temporariamente, na mama afetada.

Citomegalovírus (CMV) – não há contraindicação para que mães portadoras crônicas do CMV amamentem recém-nascidos a termo. Se a soroconversão for recente ou a criança tiver peso de nascimento inferior a 1.500g, devem ser ponderados os benefícios do aleitamento em relação aos riscos de transmissão do CMV.

Varicela – mãe que tenha apresentado varicela até cinco dias antes ou dois dias após o parto pode transmitir a doença à criança em sua forma grave. Nesses casos, está indicado o isolamento da mãe até a fase de crosta das lesões de pele, além da administração, o mais precocemente possível, de imunoglobulina específica contra varicela (VZIG) na criança, na dose de 125 unidades por via intramuscular. O leite materno pode ser ordenhado e oferecido ao recém-nascido, que deve ficar em observação (sem necessidade de internação) até o 21º dia de vida e, se desenvolver a doença, deve receber tratamento por via intravenosa com aciclovir. Já se o início da doença foi há mais de cinco dias antes do parto ou após o terceiro dia pós-parto, a mãe pode produzir e transferir anticorpos para o recém-nascido tanto por via transplacentária quanto pelo leite materno e, portanto, pode amamentar a criança, tomando os cuidados especiais de lavagem das mãos, uso de máscara e oclusão de lesões. Apesar de o recém-nascido poder desenvolver a forma leve da doença, não estão indicados nem o isolamento, nem a profilaxia.

Herpes simples – o risco de transmissão do vírus pelo leite materno é muito baixo. No acometimento da nutriz pelo herpes, o aleitamento materno deve ser mantido, exceto quando as vesículas herpéticas estiverem localizadas na mama. Lesões ativas em outras partes do corpo devem ser cobertas.

Medicação materna – as drogas podem ser transferidas ao filho por meio do leite, porém há poucas situações que contraindicam a amamentação por este motivo. Quando a mãe precisa utilizar alguma medicação, deve-se ponderar sua indicação, a droga mais segura para mãe e criança e o horário de administração. É importante conhecer a farmacologia do medicamento, suas possíveis interações, excreção pelo leite e possíveis efeitos. O quadro I-7 contém um resumo das principais drogas e, como referência, sugerem-se as recomendações da OMS[1].

Contracepção materna – em nosso meio, o método mais usado para evitar a gravidez é o anticoncepcional oral. Porém, é de conhecimento corrente que esse método conflita de algum modo com a amamentação. Isto faz com que muitas mães, temerosas de uma nova gravidez, desmamem seus filhos o mais rapidamente possível para poder recorrer ao anticoncepcional oral. As mulheres sentem, habitualmente, constrangimento para solicitar informações sobre esse tema ao pediatra, havendo necessidade de propiciar sua discussão para esclarecer possíveis dúvidas. A amamentação exclusiva provoca um período de inibição intensa da ovulação até três meses, havendo ainda efeito significativo até seis meses pós-parto, mas nenhum efeito inibidor depois disso. Quando a mãe não amamenta, esse período é de apenas 40 dias. A amenorreia, que acompanha geralmente a amamentação exclusiva ou mista, não deve ser interpretada como período não fértil. Existem estudos que mostram que há ovulação pré-menstrual em 30 a 60% das mulheres e que de 3 a 15% das gestações ocorrem durante esse período.

Recomenda-se que as mães que amamentam utilizem um método contraceptivo a partir da sexta semana após o parto. As opções mais frequentes são o preservativo, o diafragma, o dispositivo intrauterino e a contracepção oral com progesterona em baixa dosagem. Os contraceptivos orais mistos de estrógeno e progesterona devem ser evitados. Além de causarem diminuição progressiva da quantidade de leite, possivelmente produzem alterações em sua composição, podendo levar à feminilização dos meninos durante o período de seu uso. É importante para o acompanhamento adequado à saúde da mulher a realização de consulta com obstetra no período puerperal. Assim, a escolha do método deve ser uma decisão conjunta entre família, pediatra e obstetra.

Drogas de vício – todas as drogas de vício como álcool, nicotina, anfetamina, benzoadiazepínicos e aquelas de uso ilícito (cocaína, heroína, maconha, êxtase) podem acarretar problemas para a criança. O álcool em quantidade excessiva (ingestão materna acima de 1g/kg) provoca na criança astenia, sonolência e ganho de peso deficiente, além de inibir o reflexo de ejeção. Os efeitos tóxicos da nicotina para o lactente, mais evidentes acima de 10 cigarros por dia, são taquicardia, agitação, vômitos, diarreia e choque. Portanto, recomenda-se que a mãe suspenda seu uso, apesar de não ser uma contraindicação ao aleitamento.

Alimentos e agentes ambientais – determinados alimentos e substâncias químicas presentes no ambiente podem ocasionar efeitos que devem ser monitorados na criança amamentada ao peito: aspartame, quando a mãe ou a criança tem fenilcetonúria; hexaclorobenzeno, chumbo, mercúrio e tetracloretileno. Alimentos que contêm cafeína (café, chá) em quantidade excessiva podem causar irritabilidade e padrão deficiente de sono. O chocolate, devido à tobromina, pode provocar irritabilidade e/ou atividade intestinal exacerbada da criança se quantidades excessivas (> 450g/dia) são consumidas pela mãe.

A última Constituição do País, promulgada em 1988, melhorou a proteção ao aleitamento materno prevista na Consolidação das Leis Trabalhistas (CLT). Atualmente está em discussão no Brasil a prorrogação do período de licença-gestante de 4 para 6 meses.

INTRODUÇÃO DE ALIMENTOS COMPLEMENTARES

Para o desenvolvimento de uma criança saudável, a alimentação, desde os primeiros anos de vida, deve ser composta por uma dieta balanceada, com nutrientes de qualidade e quantidade adequados à idade, ao sexo e à atividade física. Assim, algumas questões colocam-se para o profissional de saúde em sua prática. Qual é a duração ótima do aleitamento exclusivo e a idade ideal para iniciar a alimentação complementar de uma criança? Que tipo de alimento deve ser introduzido? Quais as razões que levam a família a decidir o momento em que deve oferecer outro tipo de alimento à criança, muitas vezes independentemente da orientação do profissional?

De fato, a recomendação quanto à idade de introdução de outros alimentos foi sofrendo mudanças de acordo com o avanço nos conhecimentos sobre a nutrição infantil, as vantagens da amamentação exclusiva, as desvantagens da introdução precoce ou tardia de alimentos complementares e a associação com prevenção ou

---

[1] www.who.int/child-adolescenthealth/New_Publications/
NUTRITION/BF_Maternal_Medication.pdf

Quadro I-7 – Amamentação e medicação materna.

Medicação	Comentários
Drogas anticâncer (antimetabólicos)	Amamentação é contraindicada pela presença de substâncias tóxicas no leite durante o tratamento e por um período após seu uso. Existem casos que a amamentação pode ser reiniciada, conforme orientação do especialista
Substâncias radiativas	Amamentação é contraindicada, pelo menos temporariamente, de acordo o tempo de uso e de excreção da substância. Estocar leite para alimentar a criança no período de suspensão do aleitamento. Ordenhar as mamas para manter a lactação
Drogas psiquiátricas e anticonvulsivantes	A amamentação deve ser mantida, mas há efeitos colaterais possíveis, monitorizar sonolência na criança. Se intensa, verificar a possibilidade de substituição do medicamento ou de diminuição da dose com o especialista
Cloranfenicol, tetraciclinas, metronizadol, quinolona, ciprofloxacino	Se possível, usar drogas alternativas, devido a possíveis efeitos colaterais na criança
Sulfamidas, dapsona, mefloquina cotrimoxazol, sulfadoxina e pirimetaprina	Observar a criança quanto à icterícia. Sua presença indica suspensão e troca da droga. Caso não seja possível, suspender aleitamento materno pelo menos temporariamente
Estrógenos: incluindo contraceptivos Diuréticos: tiazídicos e furosemida Outras: ergometrina, amilorida, bromocriptina, levodopa	Usar drogas alternativas, pois podem inibir a lactação
Analgésicos e antipiréticos: tratamentos curtos com paracetamol, ácido acetilsalicílico, ibuprofeno; doses ocasionais de morfina Antibióticos: penicilinas e eritromicina Antituberculosos e anti-hanseníticos Outras drogas: anti-helmínticos, antifúngicos, broncodilatadores, corticosteroides, digoxina, anti-histamínicos, antiácidos, drogas para diabetes, a maioria dos anti-hipertensivos, suplementos nutricionais de iodo, ferro, vitaminas	Seguras na dosagem usual

Adaptado de "Aconselhamento em Amamentação: Um curso de treinamento", OMS/CDR/93.3-6.

causalidade de doenças. Ao longo da história, houve diversas recomendações que variavam de acordo com a região e a época, desde momentos em que a introdução de alimentos complementares era tardia ao redor dos 12 meses, até outras em que ocorria aos 2 meses de idade. A qualidade dos alimentos complementares também sofreu grandes mudanças no mesmo período. Na década de 1970, iniciou-se um movimento de estímulo à prática do aleitamento materno que estava em declínio. Com o reconhecimento da importância do aleitamento materno exclusivo e da necessidade de uma regulamentação para controlar a qualidade e o uso das fórmulas infantis, houve maior incentivo às pesquisas nessa área, além de terem sido criadas legislações específicas.

Em 2001, no âmbito da Saúde Pública, a OMS estabeleceu como recomendação a amamentação exclusiva até os 6 meses de idade, complementada até os 2 anos de idade, considerando que essas crianças adoecem menos e apresentam ganho pondoestatural adequado, tanto nos países desenvolvidos como naqueles em desenvolvimento. Do ponto de vista individual, em 2002, chegou-se ao consenso mundial de que não há nenhum benefício que ultrapasse os riscos e as desvantagens da introdução precoce de alimentos complementares antes dos 180 dias de vida.

O controle evolutivo do peso, habitualmente considerado como um procedimento para se indicar a época de introdução de alimentos complementares no momento em que se observa uma desaceleração da curva ou baixo ganho de peso, precisa ser analisado com cuidado. As curvas-padrão do NCHS (National Center for Health Statistics) não foram construídas com crianças em aleitamento materno exclusivo e sim com crianças em uso de fórmulas infantis artificiais, o que pode induzir a uma falsa interpretação, uma vez que nessas curvas é observada uma desaceleração do ganho ponderal ao redor do quarto mês de vida nas crianças em aleitamento exclusivo. Mais recentemente, as novas curvas propostas pela OMS mostram um padrão de normalidade para essas crianças que aparecem como caindo na curva do NCHS e apontam que um contingente das crianças consideradas normais pela curvas do NCHS terá sobrepeso ou obesidade.

A introdução precoce de outros alimentos pode ter desvantagens e aumentar a morbimortalidade infantil pelos seguintes motivos:

- Diminuição da duração do aleitamento.
- Menor ingestão de fatores protetores existentes no leite materno.
- Interferência na absorção de nutrientes do leite materno como ferro e zinco.
- Risco de contaminação no manuseio de alimentos complementares.
- Substituição de parte do leite materno por alimentos nutricionalmente inferiores, por exemplo, quando se oferece uma alimentação muito diluída.
- Contribuição para o desenvolvimento de doenças atópicas.
- Perda da proteção conferida pelo leite materno em relação a doenças crônicas como *diabetes mellitus* e obesidade.
- Redução da eficácia da lactação no período de espaçamento e prevenção de uma nova gravidez.

Por outro lado, a introdução tardia de alimentos complementares pode comprometer o crescimento da criança e associar-se a risco de desnutrição e de deficiência de micronutrientes.

Considerando-se o desenvolvimento neuropsicomotor das crianças, verifica-se que somente aos 4 ou 5 meses de idade elas são plenamente capazes de deglutir alimentos sólidos e de ter um bom desenvolvimento neuromuscular da cabeça e pescoço, que lhes permitem abrir a boca quando têm fome ou fechá-la e virar a cabeça quando já estão saciadas. Nessa perspectiva, a alimentação complementar a partir dos 6 meses, além de suprir as necessidades calóricas e de nutrientes, já não supridas apenas pelo leite materno, é uma forma de relação da criança com o mundo em que vive. Em todas as fases do crescimento, a alimentação deve favorecer o desenvolvimento global da criança, desde o tipo de alimento e de preparação, forma de administração, até socialização e criação de hábitos saudáveis.

Um aspecto ainda controverso é o papel da introdução de alguns alimentos, como leite de vaca, ovo, peixe, na prevenção primária da doença alérgica, principalmente porque ainda há pouca evidência científica disponível e muitas recomendações são baseadas em opiniões de especialistas. Atualmente, questiona-se quem seriam as crianças em risco para o desenvolvimento de alergia e se realmente há um custo-benefício em postergar ou mesmo evitar a introdução de alguns alimentos complementares.

Entretanto, existem evidências que mostram algum benefício, a curto e longo prazo. Tanto o aleitamento materno exclusivo por seis meses, como sua continuação até um a dois anos parece proteger de doenças atópicas. Existe uma relação linear direta entre o número e o tipo de alimentos introduzidos antes dos 4 meses de vida e a prevalência de eczema até os 10 anos de vida. A postergação da introdução do leite de vaca e derivados após os 6 meses também está associada à diminuição da prevalência de alergia específica a esse alimento.

Segundo a Academia Americana de Pediatria, em crianças com risco para atopia, ou seja, aquelas que apresentam dois familiares de primeiro grau (pais e irmãos) com atopia, deve-se adiar a introdução de ovos (somente aos 24 meses), amendoim, nozes e peixe (aos 36 meses). Entretanto, a Sociedade Européia de Gastroenterologia e Nutrição questiona essa posição, uma vez que não existem trabalhos científicos que indiquem qualquer benefício com essa medida. Além disso, tanto o ovo como os peixes apresentam valor nutricional importante: ambos são ricos em proteínas, o primeiro é rico em ferro, e o segundo, em ácidos graxos essenciais (ômega-3) e, em algumas famílias, podem representar uma fonte importante, ou mesmo a única, desses nutrientes.

Características da alimentação complementar

A alimentação complementar é composta por um conjunto de alimentos que são oferecidos à criança em adição ao leite materno; podem ser preparados especialmente para ela ou serem os mesmos alimentos consumidos pela família, modificados para atender às habilidades da criança até que ela receba a dieta da família, em torno dos 12 meses de idade. Designados por muito tempo como alimentos do "desmame" ou "suplementares", esses termos atualmente não são mais recomendados por darem uma ideia errônea de substituir o leite materno, provocando o desmame, em vez de complementar a amamentação. O termo "desmame" utilizado para indicar o período de transição entre a amamentação exclusiva e a interrupção do aleitamento materno é desaconselhável em vários países, inclusive no Brasil, por ser entendido como a parada total da amamentação.

A partir dos 6 meses a criança está pronta para receber, de forma lenta e em pequenas porções, alimentos complementares de consistência mais pastosa, como papa de legumes, verduras, carnes e cereais; papa de frutas; água e sucos de frutas, os quais irão suprir suas necessidades energéticas mais adequadamente. Mas o leite materno deve continuar a ser oferecido, sempre que possível, até o segundo ano de vida. A alimentação complementar deve ser composta por alimentos ricos em energia e micronutrientes, como ferro, zinco, cálcio, vitamina A, vitamina C e folatos, ser isenta de germes patogênicos, toxinas ou produtos químicos inadequados, não conter muito sal ou condimentos, ter preparo fácil e boa aceitação pela criança, além de custo compatível com a situação de cada família.

Há limitações metodológicas para estimar o requerimento energético a ser oferecido pelos alimentos complementares, especialmente na criança com idade inferior a 2 anos, que autorregula, de modo eficiente, a ingestão diária de energia e tende a comer quantidade menor de alimentos mais energéticos. Entretanto, o pequeno volume do estômago da criança (20 a 30ml/kg de peso, após os 6 meses de vida) pode impedir que ela obtenha suas necessidades calóricas ao ingerir uma dieta de baixa densidade energética. Por outro lado, o consumo de grande quantidade de energia proveniente dos alimentos complementares pode reduzir a ingestão do leite materno. Portanto, a densidade energética recomendada dos alimentos complementares varia com a idade da criança, com a quantidade de leite materno ingerida e a frequência com que ela recebe alimentos complementares. Em nosso meio, é comum que o lactente consuma alimentos de consistência "mole", diluídos e, portanto, com baixa densidade energética.

Na maioria das vezes, as necessidades proteicas da criança são preenchidas quando há oferta energética adequada, exceto nas dietas predominantemente ricas em carboidratos e, consequentemente, pobres em proteínas. Recomendam-se alimentos ricos em proteínas de alto valor biológico e melhor digestibilidade como o leite humano e os produtos de origem animal.

Cerca de 30 a 40% da oferta energética total deve ser fornecida por lipídios, para assegurar a ingestão adequada de ácidos graxos essenciais, a absorção de vitaminas lipossolúveis e uma boa densidade energética. Há evidências que o consumo excessivo de gorduras pode favorecer a obesidade na infância e a doença cardiovascular na vida adulta.

Uma dieta complementar variada e rica em minerais é importante para atender às necessidades desses micronutrientes, pois a quantidade consumida de alimentos pela criança dos 6 aos 24 meses é relativamente pequena e o leite já não supre todas as necessidades.

A alimentação complementar deve ser oferecida de acordo com os horários de refeição da família, em intervalos regulares e de forma a respeitar o apetite da criança. O cuidador deve ser sensível às indicações de fome e saciedade da criança, ajudando-a a se alimentar e respeitando sua recusa. As refeições devem ser prazerosas e possibilitar troca de afetos (toques, sorriso, conversas) entre ambos.

A introdução de cada novo alimento complementar deve ser feita em pequenas quantidades, um de cada vez, a cada três dias, e aumentadas gradativamente, a fim de testar a tolerância gastrintestinal e a sensibilidade alérgica. Caso haja intolerância a um novo alimento oferecido, este deverá ser suspenso por aproximadamente uma semana e reintroduzido.

A partir dos 6 meses, ocorre a erupção dos dentes, a criança mostra mais interesse pelo ambiente, tenta alcançar a comida e levá-la à boca, controla melhor a língua para a intrusão de alimentos e começa a ter movimentos de mastigação. A consistência, cada vez mais sólida, estimula a mastigação, favorece a boa oclusão dentária e o desenvolvimento do aparelho fonoarticulatório.

Apesar de não ser contraindicada, a mamadeira deve ser evitada, para prevenir o desmame total, problemas futuros decorrentes de seu uso e dificuldades quando da época da sua retirada. Para favorecer a aquisição da habilidade de beber líquidos, em vez de sugá-los, estes podem ser oferecidos com o auxílio de colher, em copos ou xícaras de bordas grossas, ou ainda copos com bico, que são bem aceitos pelas crianças.

Portanto, a oferta de novos alimentos em época oportuna deve buscar variação quanto a consistência, cor e sabor, além de respeitar e estimular o desenvolvimento neuropsicomotor de cada criança.

Como já foi dito, o momento da introdução de novos alimentos deve ser prazeroso tanto para a criança como para seus pais. Entretanto, dificuldades podem surgir. A criança pode estranhar o gosto, a textura ou o aroma dos alimentos complementares e, no início, aceitar pouco os alimentos que são diferentes do leite. Além disso, o reflexo de protrusão da língua pode estar presente, o que pode aparentar uma recusa da criança ao alimento. A aceitação pode ser facilitada quando se introduz a colher na parte média da língua.

A própria ansiedade e expectativa dos pais em relação à introdução de novos alimentos podem dificultá-la. Nesse sentido, algumas orientações são importantes para tranquilizá-los. Primeiro que cada criança se comporta diferentemente diante da introdução de alimentos e não vale a pena compará-la com irmãos, parentes ou mesmo amigos. Algumas crianças aceitam facilmente as frutas, o suco e as papas salgadas, enquanto outras mostram preferências nítidas e há aquelas que, a princípio, recusam tudo que não seja leite, mas que com paciência e tempo acabam por aceitar novos alimentos. É importante lembrar que nas primeiras tentativas é comum que a criança brinque com a comida e que no final haja mais comida no chão, na mesa, na roupa que efetivamente em sua boca. Assim, quando da introdução de novas modalidades alimentares, deve-se escolher um lugar tranquilo, e tanto a criança como quem irá alimentá-la precisam estar calmos. E, por último, evita-se oferecer leite à criança 2 horas antes ou depois da introdução de novos alimentos, para não diminuir seu apetite ou interferir no aproveitamento da dieta complementar.

ALIMENTAÇÃO COMPLEMENTAR PARA A CRIANÇA EM ALEITAMENTO MATERNO EXCLUSIVO

O esquema alimentar para a criança em aleitamento materno, a partir dos 6 meses de vida, é o seguinte:

- Leite materno, pela manhã, ao acordar.
- Leite materno, no meio da manhã, a depender do horário em que recebeu a primeira mamada do dia.
- Fruta (suco ou papa), no intervalo da manhã.
- Papa salgada, no final da manhã (em horário que corresponde ao almoço).
- Leite materno, no meio da tarde.
- Leite materno, no final da tarde.
- Leite materno, antes de dormir.

Assim, a partir do sexto mês de vida, a dieta do lactente será composta por seis refeições diárias compostas por cinco mamadas e uma papa salgada. A fruta deve ser oferecida no intervalo das mamadas ou na refeição de sal, como sobremesa após a papa salgada. Se a criança acorda tarde e o intervalo entre a primeira mamada do dia e o almoço é muito curto, a mamada do meio da manhã pode, dependendo da hora em que a criança dorme, ser trocada por uma mamada no começo da noite.

É fundamental orientar as mães para que respeitem os intervalos entre as refeições (2 a 3 horas) e não substituam a fruta e a papa salgada por leite materno, para não prejudicar a aceitação da refeição de sal. É comum a mãe referir recusa da refeição de sal, mas, quando o pediatra analisa com ela o dia alimentar da criança, verifica muitas vezes um excesso de oferta de leite, inclusive de mamadas noturnas, que prejudicam a aceitação dos alimentos complementares. Entre os 6 e 9 meses a criança deve ter abandonado as mamadas noturnas.

Aos 7 meses, substitui-se o leite materno do final da tarde pela segunda papa salgada, em horário que corresponde ao jantar. Outra fruta pode ser dada como sobremesa da papa salgada ou nos intervalos das refeições.

A cada introdução de alimentos complementares, reduz-se a oferta do leite materno; mesmo assim, é importante mantê-lo, tomando cuidado para não diminuí-lo em demasia. Em outras palavras, deve-se buscar um equilíbrio entre a oferta de alimentos complementares e a manutenção do aleitamento materno. Com o processo de crescimento, a própria criança regula seu apetite de acordo com suas necessidades calóricas, aumentando assim, gradativamente, a ingestão de alimentos complementares.

As guloseimas (refrigerante, bolacha, salgadinho, doces industrializados) devem ser evitadas nos intervalos das refeições, pois prejudicam a aceitação da dieta básica, predispõem aos maus hábitos alimentares e a cáries dentárias e não representam demanda das crianças dessa idade. Além disso, as guloseimas contêm produtos químicos potencialmente nocivos, como aditivos, corantes e conservantes.

O consumo de açúcar é o principal fator dietético na formação de cáries. A sacarose é o açúcar mais cariogênico porque forma gluconatos que permitem a adesão bacteriana ao dente. Portanto, recomenda-se limitar o uso de açúcares, principalmente a sacarose, ou alimentos que os contenham, como sucos adoçados, achocolatados, doces, entre outros. Ainda para a prevenção de cáries, após cada refeição, é preciso higienizar a boca da criança e os dentes, com um pano ou gaze molhada com água filtrada ou fervida ou ainda com as escovas infantis especiais.

O mel, além de conter açúcares e, portanto, ser cariogênico, é potencialmente alergênico e seu consumo por lactentes pode estar associado ao botulismo, devido à contaminação por esporos de *Clostridium botulinum*. Assim, pode ser usado apenas após os 12 meses de vida e, preferencialmente, quando submetido à alta temperatura e pressão para a inativação dos esporos, como ocorre nos processos industriais.

Ao redor dos 12 meses, a criança passa a receber dieta semelhante à da família e, desde que auxiliada por um adulto, pode ser oferecida colher à criança para que manipule os alimentos e tente se alimentar sozinha, mesmo que faça sujeira, pois isso faz parte de seu aprendizado. É nessa fase também que a criança se torna cada vez mais interessada pelo ambiente, tendo grande importância o aspecto, a cor, o odor e a textura dos alimentos, que devem ser variados para evitar a monotonia alimentar.

Água e chás

Normalmente, o aleitamento materno exclusivo é suficiente para atender as necessidades hídricas da criança nos primeiros 6 meses de vida. Nesse período, em situações de perdas anormais determinadas pelo calor excessivo, perspiração, vômitos, diarreia ou febre, pode-se aumentar o número de mamadas. Após a introdução de outros alimentos que não o leite materno há maior oferta de solutos e para sua excreção a necessidade de água aumenta, o que pode ser observado pelo aumento da sede da criança.

A água oferecida à criança, ou usada no preparo de alimentos, deve ser isenta de germes patogênicos e a orientação quanto a seus cuidados depende da procedência. Quando procede de rede de abastecimento público, com tratamento, orienta-se que seja sempre filtrada e, pelo menos nos primeiros 2 meses de vida da criança, fervida. Quando não for tratada, orienta-se que seja sempre clorada e filtrada, e nos primeiros 2 meses de vida também fervida. Recomenda-se, ainda, que a água para o preparo dos alimentos seja clorada. Para clorá-la, colocar uma gota de solução de hipoclorito a 2,5% ou de água de lavadeira a 2%, por litro de água, aguardar 15 minutos para a utilização.

Em nosso meio, é comum oferecer chás aos lactentes com finalidade digestiva. No entanto, não se recomenda o uso de chás para a criança em aleitamento natural nos primeiros seis meses, pois sua ingestão pode prejudicar a mamada e a absorção de ferro, bem como interferir na biodisponibilidade de outros nutrientes. Assim, após os 6 meses, quando da introdução de outros alimentos, a oferta de água e chá pode ser iniciada, mas não em detrimento da oferta de leite materno. Erva-doce, camomila, erva-cidreira e hortelã são frequentemente utilizadas, preparadas sob forma de infusão e sem adição de açúcar. Evita-se o uso de mate e chá preto devido ao teor de cafeína.

Papa e suco de frutas

As frutas devem ser administradas preferencialmente sob a forma de papas, para facilitar a transição da dieta líquida para pastosa. Os objetivos principais de sua oferta são suprir as necessidades de vitaminas, especialmente da vitamina C e de fibras. A papa ou o suco de frutas deve ser oferecido nos intervalos das mamadas, sem adição de açúcar, em quantidade que não prejudique a aceitação da refeição básica (máximo 240ml/dia), para evitar a competição com outros alimentos. Indicam-se frutas da época e da região, como laranja, banana, mamão, goiaba, abacate, manga, pêssego, maçã, pera, figo, caju, acerola, graviola, dentre outras.

Deve-se lavar a casca da fruta antes de descascá-la ou de fazer o suco e prepará-los na hora da oferta, pois a vitamina C é termolábil e fotossensível, perdendo suas propriedades quando armazenada. O uso de centrífuga não é recomendado, pois diminui o conteúdo de grumos e de fibras, importantes para estimular o peristaltismo intestinal, favorecendo o aparecimento de constipação intestinal.

As papas de frutas industrializadas contêm ácido ascórbico como conservante em teor não prejudicial, mas são pobres em fibras e, portanto, não devem ser usadas de rotina. Os sucos industrializados, em sua grande maioria, não são recomendados por conterem aditivos, como corantes ou conservantes, que podem sensibilizar ou mesmo desencadear crises alérgicas na criança.

Papa salgada

Desde o início, a alimentação de sal deve ser espessa, sob a forma de papas e purês para garantir a oferta da quantidade de energia necessária, de micronutrientes, especialmente do ferro e de fibras. Assim, não são recomendados alimentos líquidos de baixa densidade energética, como sopas e caldos ralos. É importante para seu desenvolvimento que a criança se acostume com os "pedacinhos" dos alimentos cada vez maiores para que, por volta dos 12 meses, tenha condições de receber dieta semelhante à da família. A transição para a dieta da família pode constituir-se em situação de risco nutricional para a criança, fazendo-se necessária uma avaliação de sua ingestão alimentar, assim como dos hábitos da família, para que não faltem alimentos essenciais ao seu crescimento e desenvolvimento.

Na criança a termo, o ferro de suas reservas, acrescido ao ingerido com o leite materno, é suficiente até os 6 meses de vida para suprir as necessidades desse mineral e evitar o surgimento de anemia. A partir dessa época, faz-se necessária a introdução de alimentos ricos desse mineral, uma vez que as reservas esgotam-se e as necessidades aumentam. As proteínas de origem animal são as melhores fontes de ferro, principalmente as carnes, cujo ferro heme é mais bem absorvido. Alimentos de origem vegetal, leguminosas como feijão, soja, ervilha, lentilha e grão-de-bico e hortaliças, principalmente as de folhas verde-escuras, também provêm boa oferta de ferro, cuja biodisponibilidade pode ser melhorada pela presença de facilitadores da sua absorção, como os alimentos ricos em vitamina C, e pela presença da carne, mesmo que em pequena quantidade. Assim, uma dieta variada e colorida, com alimentos de origem vegetal e animal, supre as necessidades desse mineral, bem como garante a oferta de outros micronutrientes como zinco, ácido fólico e demais vitaminas e minerais.

A papa salgada deve ser preparada com cuidado para evitar sua contaminação, como lavagem das mãos e dos alimentos, uso de água tratada ou fervida e utensílios limpos. Os diferentes grupos de alimentos nela contidos podem ser cozidos juntos, em panela normal ou de pressão, de forma a deixá-los macios, sobrando pouca água do cozimento. Em seguida, devem ser amassados com garfo, sem passar na peneira ou liquidificador, para se obter um purê grosso e consistente, que fica bem aderido à colher. Preparações muito diluídas ou com excesso de amido podem propiciar a saciedade, sem satisfazer as necessidades energéticas, além de não estimular o desenvolvimento da criança e sua capacidade de mastigação. Os seguintes grupos de alimentos são usados na composição da papa salgada:

Cereais e tubérculos – arroz, macarrão, aipim (mandioca ou macaxeira), batata, batata-doce, cará, inhame, fubá, aveia, farinha de milho.

Legumes – abóbora (moranga ou jerimum), beterraba, cenoura, abobrinha, brócolis, chuchu, couve-flor.

Folhas verdes – repolho, espinafre, couve, alface, escarola, folha da beterraba, folha de brócolis.

Proteína de origem animal – frango, peixe, carne de boi, vísceras, ovos.

Grãos – feijões, lentilha, ervilha seca, soja, grão-de-bico.

Carnes de vaca, frango, peixe e vísceras podem ser oferecidas moídas, picadas, desfiadas ou em pequenos pedaços, graças à erupção dentária e ao desenvolvimento da capacidade de mastigação. Alguns tipos de carnes não devem ser oferecidos no primeiro ano de vida, por seu alto teor em gorduras e conservantes, como carne de porco, linguiça, salsicha, mortadela. Deve-se ter cuidado com peixes, por causa das espinhas. Evitar crustáceos por serem facilmente perecíveis e muito alergênicos. Veja no apêndice detalhes sobre o preparo das papas.

Recomenda-se o uso de pouco tempero (salsinha, cebola, tomate, alho). O sal deve ser adicionado em mínima quantidade, pois seu enriquecimento com iodo evita o bócio endêmico, mas seu excesso pode contribuir para o desenvolvimento de hipertensão arterial na vida adulta. É contraindicado o uso de caldos concentrados industrializados por conterem alto teor de sódio e aditivos.

Em relação à adição de gorduras, dá-se preferência às de origem vegetal, não hidrogenadas, como os óleos de milho, girassol, canola e azeite de oliva, por seu conteúdo em ácidos graxos insaturados. É importante lembrar que seu alto valor energético (1g = 9cal) promove aumento na densidade calórica da preparação, o que permite que as necessidades calóricas da criança sejam atendidas. Assim, pode-se adicionar uma colher das de chá de óleo ou de azeite à papa já preparada. Entretanto, para uma alimentação equilibrada e saudável, a papa salgada não pode conter excesso de gordura animal (creme de leite, manteiga, carnes gordas, ovos), o que, associado à oferta adequada de fibras (frutas e verduras), contribui para a prevenção de doenças relacionadas à hipercolesterolemia e à obesidade.

Por ocasião da introdução da primeira refeição de sal, se houver recusa pela criança, deve-se aumentar o intervalo entre a refeição láctea e a papa, para que a criança sinta mais fome no horário da refeição de sal.

Persistindo a recusa, interrompe-se temporariamente a oferta, voltando-se a oferecê-la após alguns dias, e não se recomenda a adição de açúcar à papa salgada. Sempre é importante verificar porque a criança não está aceitando a refeição de sal. Possíveis motivos são excesso de oferta láctea, intervalos curtos entre as refeições, substituição da refeição de sal por guloseimas ou leite, dentre outras.

Quanto à possibilidade de congelar a papa caseira para facilitar a rotina de vida da família, considera-se que, desde que sejam garantidos a variação da composição, os cuidados higiênicos no preparo e o processamento adequado no congelamento, esse recurso pode ser utilizado, inclusive o descongelamento e/ou o aquecimento pelo forno de micro-ondas. O tempo de armazenamento recomendado é de até 24 horas na geladeira, 15 dias no congelador da geladeira e cerca de três meses no *frizzer*.

As papas salgadas industrializadas para uso infantil contêm derivados de amido como espessante e conservante. Ainda não se sabe se o uso de alimentos com alto teor de amido pode ocasionar algum problema futuro. O uso dessas papas deve ser restrito, uma vez que têm consistência mais homogênea (mesma aquelas com pedaços de alimentos) e menor variedade de alimentos. Como são oferecidas em recipiente de uso individual, as quantidades são fixas, o que pode predispor à ingestão obrigatória dessa quantidade, propiciando oferta insuficiente ou em excesso, conforme o apetite de cada criança.

Sobremesa

Pode-se oferecer uma sobremesa após as papas salgadas. Em detrimento a doces e produtos industrializados, priorizam-se as frutas. Entretanto, a criança pode receber eventualmente doces caseiros como geléia de mocotó, gelatinas sem corantes, sagu e compotas de frutas. É importante lembrar que preparações contendo leite, como arroz-doce, pudim e iogurte, diminuem o aproveitamento do ferro. Os produtos industrializados são contraindicados por conter corantes e aditivos.

Ovo

A gema de ovo contém, em sua composição, alto teor de ferro, além de outros nutrientes importantes como proteínas de alto valor biológico, gorduras, vitaminas lipossolúveis. No entanto, o ferro contido na gema tem baixa biodisponibilidade, podendo ser aumentada pela ingestão concomitante de facilitadores como o ácido ascórbico e o ferro heme (carnes e vísceras). Pode ser oferecida quando da introdução da primeira refeição de sal, sempre cozida, por permitir a melhor separação da clara, que é de alta alergenicidade, e por diminuir o risco de contaminação bacteriana por salmonela. Na prática, se a gema não for bem aceita, pode-se suspender temporariamente sua oferta, desde que a papa salgada seja preparada com alimentos ricos em proteína e ferro.

Em suma, a oferta da gema de ovo deve ser recomendada, em virtude de seu alto valor nutritivo e custo relativamente mais baixo do que o das carnes, de acordo com as condições de cada família. Esse conceito é especialmente importante para famílias que não têm disponibilidade de oferta habitual de carnes. Para as crianças com história familiar de hipercolesterolemia, deve-se, preventivamente, restringir criteriosamente os alimentos ricos em colesterol (inclusive a gema de ovo) desde os primeiros anos de vida.

A clara de ovo, por ser alimento de alta alergenicidade, só será recomendada a partir dos 12 meses de idade. Deve ser oferecida cozida, iniciando-se com pequena quantidade e aumentando até um ovo por dia.

ALIMENTAÇÃO COMPLEMENTAR PARA A CRIANÇA QUE NÃO PODE RECEBER LEITE MATERNO EXCLUSIVO ATÉ OS 6 MESES

Quando a mãe não puder estar presente para amamentar seu filho, uma alternativa é a oferta de leite materno previamente extraído manualmente ou por meio de bomba esterilizada, preferencialmente no copo ou às colheradas, evitando o uso de mamadeira. Nessa situação, o leite materno deve ser armazenado em frasco de vidro com tampa plástica, limpo e esterilizado por meio de fervura por 15 minutos e seco de boca para baixo sobre pano limpo. O tempo de armazenamento recomendado é de até 24 horas na geladeira, 15 dias no congelador da geladeira ou *frizzer*. Após o descongelamento deve ser consumido em até 24 horas e mantido na geladeira. Antes de fornecer o leite à criança, agitar lentamente o vidro para uniformizá-lo e aquecê-lo em banho-maria ou micro-ondas, sendo contraindicada a fervura.

Se por algum motivo a criança não puder ser amamentada ou receber leite materno extraído, ela deve receber um substituto para garantir a oferta nutricional adequada. Existem diferentes recomendações e possibilidades que devem ser planejadas caso a caso e sempre considerando o contexto social, cultural e familiar. Utiliza-se comumente o leite de vaca que, dependendo da idade da criança, deve sofrer modificações para se adequar as suas necessidades. Pode ser utilizado o leite de vaca pasteurizado fluido ou sob a forma de pó. Não se recomenda o uso de leite de vaca não pasteurizado, pelo risco de infecções. Diferentes culturas podem utilizar outros tipos de leite como o de cabra ou aqueles à base de soja. Nesses casos, as recomendações quanto ao uso do leite de vaca continuam válidas, mas existem cuidados específicos para esses produtos.

Uso do leite de vaca

A pasteurização do leite fresco e os processos de pulverização desnaturam parcialmente as proteínas do leite, sem afetá-las qualitativamente, diminuindo o fenômeno de sensibilização. Pelo processo de pasteurização, procura-se reduzir a quantidade total de bactérias do leite, porém não se obtém um produto esterilizado e, assim, deve-se mantê-lo sob refrigeração para aumentar seu tempo de conservação e fervido, por ocasião da ingestão, para diminuir o número de germes vivos nele contido. O leite esterilizado, tipo longa vida, é acondicionado em embalagem que não permite nenhum tipo de contaminação, podendo ser armazenado em temperatura ambiente, por cerca de três meses. Após abertura do recipiente que o contém, deve ser conservado sob refrigeração, sendo sua utilização semelhante à do leite pasteurizado. O processamento do leite em pó integral é iniciado pela pasteurização, seguido de pulverização e desidratação, o que permite armazená-lo por cerca de 18 meses, ter maior controle bacteriológico e manter a composição mais padronizada. Após a abertura do recipiente que o contém, deve ser manipulado com os cuidados necessários para que não seja contaminado. Os leites em pó instantâneos são adicionados de lecitina, que tem a função de emulsionar e estabilizar a mistura, permitindo distribuição e consistência homogênea da composição. Essa adição parece ser inócua para a criança.

Os leites desengordurados ou semidesengordurados não são recomendados para crianças normais nos primeiros 2 anos de vida, pois sua utilização determina ganho menor de peso, hipovitaminose e deficiência de ácidos graxos essenciais. Os leites condensados e o evaporado também não são recomendados para a alimentação infantil, uma vez que o primeiro contém elevado teor de açúcar, e o último não atende aos requerimentos de algumas vitaminas e de ácidos graxos essenciais.

O uso de leite de vaca para crianças menores de 1 ano é alvo de debates há décadas, principalmente no que diz respeito ao leite de vaca integral. Os três principais problemas são: 1. baixa concentração e biodisponibilidade de ferro; 2. perda de sangue oculto pelo trato intestinal; e 3. possível sobrecarga renal de solutos.

O leite de vaca apresenta menor concentração de ferro quando comparado com o leite humano. A biodisponibilidade desse mineral é baixa, pois sua absorção é prejudicada pela grande quantidade de proteína bovina (caseína) e cálcio presentes no leite de vaca.

Crianças menores de 6 meses apresentam risco de microssangramentos da mucosa intestinal associados ao uso de leite de vaca. Entretanto, em estudos recentes encontrou-se que a perda de sangue oculto devido a esses microssangramentos diminui com a idade, chegando a desaparecer aos 12 meses de vida. Além disso, parece existir uma relação dose-resposta entre a quantidade de leite de vaca consumida e o sangramento, de tal forma que apenas grandes volumes de leite implicariam algum risco significativo para crianças entre 6 e 12 meses de vida. Também se notou que o leite fervido diminui o risco de sangramento. Portanto, o risco para deficiência de ferro e anemia provocado por sangramento em crianças maiores de 6 meses parece ser baixo e pode ser reduzido ainda mais quando se ferve o leite e se limita a quantidade consumida diariamente. Já a baixa concentração e biodisponibilidade do ferro no leite de vaca contribuem para a anemia, que pode ser evitada por meio da suplementação de ferro ou da fortificação adequada de alimentos no primeiro ano de vida.

O potencial de sobrecarga renal por solutos é decorrente da maior concentração de proteínas e eletrólitos (sódio, cloro, potássio e fósforo) do leite de vaca, quando comparado ao humano. Nos primeiros meses de vida, quando a criança recebe quase todos seus nutrientes de uma única fonte (leite), é importante assegurar que a concentração de solutos seja apropriada, pois, do ponto de vista da função renal, os lactentes jovens apresentam limitações para manipular adequadamente grandes cargas osmolares, o que pode predispor aos distúrbios do equilíbrio hidroeletrolítico e, em consequência, à desidratação hipernatrêmica. Entretanto, em condições ideais, não existe nenhuma evidência clínica de complicações com o aumento da carga renal de solutos. Em situações de estresse, com o aumento de perda de água, como vigência de doença aguda, consumo de dieta com densidade energética muito alta, perdas acentuadas de líquidos (vômitos, diarreia, transpiração excessiva) ou diminuição da capacidade de concentração renal (*diabetes insipidus*, insuficiência renal crônica), o leite de vaca pode deixar de fornecer a quantidade de água livre necessária para garantir a oferta adequada e assegurar a hidratação do lactente e, assim, atenção e cuidado especial devem ser tomados.

O risco de se fornecer uma dieta com sobrecarga renal de solutos pode ser evitado se uma quantidade suficiente de água for incluída. Estudos recentes mostram que, entre os 4 a 6 meses de vida, lactentes saudáveis consumindo uma dieta predominantemente líquida são capazes de manter o equilíbrio hidroeletrolítico, mesmo se a alimentação tiver carga de soluto alta como à do leite de vaca integral. Nesse sentido, no tocante à carga osmolar renal, na falta do leite materno, o uso do leite de vaca para a alimentação infantil, com as devidas modificações, por processos caseiros ou industriais, constitui um substituto adequado ao leite humano.

Os possíveis efeitos adversos do uso de leite de vaca integral (não diluído) foram descritos há mais de 100 anos, o que levou à criação de fórmulas, que em um primeiro momento eram caseiras (década de 1940),

Logo foram desenvolvidas fórmulas industrializadas que, com o passar do tempo e investimento cada vez maior em pesquisas, foram tendo sua composição modificada para melhor adequação às necessidades do lactente.

Fórmulas infantis

As fórmulas industrializadas para uso infantil são obtidas do leite de vaca, modificando-se sua composição quanto ao teor e à qualidade de proteínas, gorduras, hidratos de carbono e minerais, na tentativa de obter-se um produto adaptado às características fisiológicas da criança e, portanto, mais próximas da composição do leite materno. Mesmo assim, apesar dessa manipulação, essas fórmulas não se constituem em substitutos ideais do leite humano. A OMS salienta ainda que a fórmula industrializada pode conter micro-organismos patogênicos e deve ser preparada e usada de forma apropriada e sua produção industrial deve seguir as recomendações do *Codex Alimentarius*[2]. Em 2004, foi registrada contaminação intrínseca de algumas fórmulas com as bactérias *Enterobacter sakasaki* e *Salmonella* sp., que podem causar doenças graves e até a morte, particularmente em recém-nascidos pré-termo, de baixo peso ou imunocomprometidos.

As fórmulas caseiras são preparadas com leite de vaca integral modificado no domicílio por meio de diluição e enriquecimento com carboidratos. Embora essa prática tenha sido utilizada por décadas, a maioria das sociedades e organizações internacionais afirma que esse tipo de fórmula não deve ser a primeira escolha como alternativa ao aleitamento materno e sim as fórmulas industrializadas. O principal motivo para tal recomendação é o fato de o leite de vaca integral, quando preparado em casa para o consumo de lactentes, ainda ser nutricionalmente incompleto, por apresentar baixa concentração e biodisponibilidade de ferro, baixa concentração de minerais, vitaminas e ácidos graxos essenciais e maior concentração em gordura saturada, além de fornecer maior carga de soluto renal. Também são descritas as dificuldades no preparo desse leite, tanto para evitar sua contaminação como para garantir as proporções corretas de água e nutrientes. Entretanto, o

---

[2] O *Codex Alimentarius* (do latim, "código ou lei dos alimentos") é uma norma composta por códigos de prática, guias técnicos, padrões nutricionais reconhecidos internacionalmente, e outras recomendações que se relacionam com a produção, comércio e segurança dos alimentos. Oficialmente, é mantido pela Comissão do *Codex Alimentarius* estabelecida em 1963, em conjunto com a Organização para Agricultura e Alimentação da ONU (FAO) e OMS, para proteger a saúde dos consumidores e para assegurar práticas justas no comércio internacional de alimentos.

uso dessas preparações ainda é frequente e muitas vezes necessário devido ao menor custo em comparação com as fórmulas industrializadas, que correspondem a um custo mensal de 42% do salário mínimo, valor esse superior ao da fórmula caseira (22%). Estar atento a esse fator é fundamental para a orientação adequada de algumas famílias, uma vez que, segundo a PNDA[3], 27,6% dos recém-nascidos brasileiros pertencem a famílias com renda mensal de até 2 salários mínimos.

As diluições e as modificações que o leite de vaca deve sofrer durante o primeiro ano de vida são assunto controverso (ver no Apêndice detalhes sobre o preparo das fórmulas caseiras). Seu objetivo é, ao mesmo tempo, suprir as necessidades proteicas e de cálcio e diminuir o risco de sobrecarga renal de solutos. Como a diluição diminui o teor calórico do leite, a fórmula caseira deve ser acrescida de hidratos de carbono. Para diminuir o risco de anemia e desvitaminoses, também deve ser fornecida ao lactente uma complementação de ferro e vitamina C, além de vitamina D, nos locais onde há baixa exposição sol. Também deve ser introduzida uma fonte de óleo vegetal a partir dos 4 meses de vida para evitar carência de ácidos graxos essenciais.

Hoje existem diversas fórmulas infantis industriais e o pediatra deve estar atento, apesar da ampla divulgação dos benefícios de seu uso, quanto as suas reais vantagens e desvantagens. As dificuldades no preparo correto e uso dessas fórmulas, apesar de menores, também estão presentes e, como nas fórmulas caseiras, podem ser evitadas por meio de orientação adequada. Mesmo que o potencial de carga renal de solutos das fórmulas (135-260mosm/100kcal) seja menor que o do leite de vaca (308mosm/100kcal), ainda é maior do que o do leite humano (93mosm/100kcal). A qualidade das proteínas e, consequentemente, dos aminoácidos essenciais é melhor nas fórmulas industrializadas, sendo mais próxima à do leite materno, o que permite seu melhor aproveitamento. Quanto às gorduras, o leite de vaca integral, mesmo diluído, se comparado às fórmulas infantis, apresenta maior concentração de gorduras saturadas e de ácidos graxos *trans*, ambos com possíveis efeitos nocivos. Mesmo que a composição das fórmulas infantis seja semelhante à do leite humano, as proteínas do leite são espécie-específicas e, como existem limitações na capacidade da indústria em alterar seu potencial alergênico, o uso de fórmulas não reduz o risco de alergia ao leite de vaca.

Ainda há algumas controvérsias sobre alguns dos componentes das fórmulas infantis. A adição de ácidos graxos poli-insaturados de cadeia longa como alfalinolênico e linoleico (ácidos graxos essenciais) parece beneficiar prematuros, não havendo evidências de vantagens para o crescimento e desenvolvimento de crianças nascidas a termo. Além disso, a quantidade desses ácidos encontrada no leite de vaca, mesmo diluído, parece adequada para garantir as necessidades diárias do lactente até os 4 meses de vida. Finalmente, também não há informações suficientes quanto ao papel da adição nas fórmulas infantis de pró-bióticos.

O enriquecimento das fórmulas industriais com vitaminas e a adequação das proporções de minerais melhoram a oferta e o aproveitamento nutricional de ambos e, portanto, crianças em uso dessas fórmulas não precisam de suplementação vitamínica ou de ferro.

Existem também fórmulas infantis especiais que devem ser usadas em algumas circunstâncias patológicas, como as específicas para os prematuros, as produzidas com proteína de soja, as fórmulas sem lactose e aquelas com proteínas hidrolisadas ou parcialmente hidrolisadas. Não há nenhuma evidência que recomende o uso dessas fórmulas para lactentes a termo saudáveis.

As fórmulas infantis industrializadas, desenvolvidas para o seguimento de lactentes no segundo semestre, podem ser uma alternativa ao leite de vaca integral. Apesar de a qualidade e a quantidade de nutrientes aparentemente serem mais adequadas, não foi encontrada nenhuma superioridade em seu uso. Além disso, a introdução gradativa dos alimentos sólidos, após os 6 meses de vida, melhora a oferta e a qualidade nutricional da dieta quanto a vitaminas, minerais, ácidos graxos e demais nutrientes. Talvez uma vantagem seja a não necessidade de suplementação desses micronutrientes, uma vez que essas fórmulas são enriquecidas. Entretanto, é importante salientar que seu custo é muito elevado e maior do que o da suplementação medicamentosa.

O leite de cabra pode ser uma alternativa ao leite de vaca e as mesmas considerações feitas para o leite de vaca também se aplicam, com exceção de que o leite de cabra é pobre em ácido fólico e seu uso está associado à anemia megaloblástica. Assim, é necessária a suplementação dessa vitamina quando esse leite for a única fonte alimentar. Atualmente, apesar de existirem fórmulas infantis industrializadas à base de leite de cabra, assim como as fórmulas à base de proteína de soja, tais produtos não apresentam nenhuma vantagem, quando comparados ao leite de vaca, nem mesmo no que se refere à prevenção de alergia alimentar. Bebidas à base de soja não devem ser usadas como substituto ou complemento ao leite materno até os 2 anos de vida, uma vez que não são equivalentes às fórmulas infantis (caseiras ou industriais), nem ao leite de vaca integral, tanto na qualidade como na quantidade de nutrientes.

[3]PNDA – Pesquisa Nacional de Amostra Domiciliar, realizada em 1999 pelo Ministério da Saúde.

INTRODUÇÃO DE ALIMENTOS COMPLEMENTARES

É fundamental que o profissional de saúde, antes de orientar a substituição parcial ou total do aleitamento materno ou a introdução de alimentos complementares antes dos 6 meses de vida, reflita com a família os motivos a não prosseguir com o aleitamento materno. E, então, caso a caso, decida junto com a família um esquema alternativo. O pediatra deve analisar as diferentes opções existentes, inclusive a manutenção parcial do leite materno, considerando não só a criança, mas também as condições da família e o acompanhamento da aceitação do esquema prescrito à criança, bem como sua evolução clínica. Portanto, a escolha da melhor alternativa levanta questões: indicar a introdução de alimentos complementares diferentes do leite antes dos 6 meses ou introduzir fórmulas? E, ainda, que tipo de fórmula utilizar: a industrializada ou a preparada no domicílio?

A OMS recomenda que nos primeiros 6 meses de vida o lactente receba apenas dieta láctea. Essa dieta pode ser composta por aleitamento materno e/ou fórmulas infantis. As principais razões para a não introdução precoce de alimentos complementares diferentes do leite são: risco potencial de contaminação dos mesmos e consequente aumento na prevalência de infecções intestinais; uso de alimentos de baixa densidade energética ou proteica, o que poderia levar à desnutrição e ao maior risco no desenvolvimento de enteropatias, alergia a alimentos e *diabetes mellitus*. Já o Ministério da Saúde introduz como alternativa para a alimentação da criança o início aos 4 meses de outro alimento complementar que não o leite de vaca.

Essa introdução, antes do sexto mês, deve ser individualizada e levar em consideração as quantidades consumidas de leite materno e de leite vaca, além da evolução clínica da criança. Vale lembrar que há associação entre o número de alimentos introduzidos antes dos 4 meses de vida e a prevalência de dermatite atópica. Além disso, a introdução de cereais antes dos 4 meses ou após os 7 meses está associada a maior risco de desenvolvimento de doença celíaca e diabetes. Portanto, a introdução de alimentos não lácteos antes dos 4 meses não é recomendada, pois os possíveis malefícios associados não justificam seu uso.

Assim, quando se esgota a possibilidade de manutenção do aleitamento materno exclusivo até os 6 meses de vida, existem algumas recomendações que devem ser apresentadas para a família, todas com vantagens e desvantagens. Nos primeiros 6 meses de vida, deve-se, preferencialmente, manter o aleitamento materno em parte do dia e introduzir um alimento complementar, que pode ser:

• Leite de vaca modificado industrialmente (fórmula infantil industrializada) apropriado à idade e às características do lactente ou

• Introdução de outros alimentos complementares aos 4 meses de vida que não o leite de vaca modificado ou

• Leite de vaca integral modificado no domicílio (fórmula caseira), de maneira a adequar-se ao metabolismo da criança, juntamente com a suplementação de micronutrientes.

Nos casos em que a oferta de leite materno não é possível, nem mesmo parcialmente, as mesmas recomendações são válidas: fórmula láctea infantil (industrializada ou caseira), que pode ser mantida exclusivamente até os 6 meses, ou introdução de alimento complementar a partir dos 4 meses, concomitantemente com a fórmula láctea.

As crianças com idade inferior a 6 meses que recebem leite de vaca integral modificado de forma caseira necessitam de introdução de vitamina C, cujas reservas se esgotam por volta dos 2 meses, indicando-se, assim, a suplementação dessa vitamina por meio de medicamento. Também está indicada a suplementação medicamentosa de ferro assim que ocorrer a introdução da fórmula caseira. Quando não for possível a suplementação medicamentosa de vitamina C, uma alternativa é a introdução de papa ou suco de frutas, ricos nessa vitamina, a partir dos 2 meses de vida, situação essa não ideal, pois apresenta desvantagens, como o desenvolvimento de alergias. Já o lactente que estiver recebendo fórmulas industrializadas não necessita de suplementação de vitaminas e minerais, uma vez que essas fórmulas já são enriquecidas.

Em conclusão, até os 4 meses, a dieta deve ser exclusivamente láctea, podendo esse período estender-se até os 6 meses. A partir da introdução de alimentos não lácteos, a dieta deve ser distribuída em seis refeições: manhã, meio da manhã, almoço, meio da tarde, final da tarde e noite e composta por leite, fruta de preferência na forma de purê e papa salgada. A introdução, a escolha e a forma de preparo desses alimentos é semelhante à descrita para a criança em aleitamento exclusivo.

Após os 6 meses de vida, embora não existam evidências suficientes para se contraindicar o uso de leite de vaca integral sem modificações, as literaturas americana, canadense e européia enfatizam os possíveis benefícios na prevenção de anemia de se postergar a introdução desse leite até 9 ou 12 meses de vida, dando-se preferência às fórmulas industrializadas. Entretanto, uma alternativa para diminuir o risco de anemia seria a suplementação medicamentosa de ferro. O quadro I-8 apresenta um esquema alimentar para crianças que não estão em aleitamento materno exclusivo.

Por volta dos 2 anos de vida, a criança deve ter abandonado o uso de mamadeira e estar aproximando-se de um padrão alimentar semelhante ao adulto. Observa-se, no entanto, que algumas mães têm dificuldade na retirada da mamadeira, cujo uso prolongado aumenta o volume de leite ingerido, durante o dia e à noite, o que

Quadro I-8 – Esquema alimentar para a criança que não está em aleitamento materno exclusivo.

Recomendação	OMS Dieta láctea exclusiva até 6 meses	Ministério da Saúde Introdução de dieta complementar aos 4 meses	
Idade	**0 a 6 meses**	**4 a 6 meses**	**A partir dos 6 meses**
Início da manhã	Fórmula industrial[2]/caseira[3]	Fórmula industrial[2]/caseira[3]	Leite integral
Meio da manhã[1]	Fórmula industrial[2]/caseira[3]	Fórmula industrial[2]/caseira[3]	Leite integral
Intervalo	Fórmula industrial[2]/caseira[3]	Papa de fruta[4]	Papa de fruta[4]
Almoço	Fórmula industrial[2]/caseira[3]	Papa salgada	Papa salgada
Meio da tarde	Fórmula industrial[2]/caseira[3]	Fórmula industrial[2]/caseira[3]	Papa de fruta[4]
Fim da tarde	Fórmula industrial[2]/caseira[3]	Fórmula industrial[2]/caseira[3]	Papa salgada
Noite	Fórmula industrial[2]/caseira[3]	Fórmula industrial[2]/caseira[3]	Leite integral
Suplementação	Vitamina C e ferro	Ferro	Ferro

Obs.: Quando possível, devem-se substituir as composições lácteas por leite materno.

[1] Se a criança acorda tarde e o intervalo entre a primeira mamada do dia e o almoço é muito curto,
a mamada do meio da manhã pode ser substituída por uma mamada no começo da noite.

[2] As fórmulas industriais já são enriquecidas e não necessitam de suplementação.

[3] A composição da fórmula caseira varia de acordo com a idade, veja descrição no apêndice.

[4] A papa de fruta pode ser substituída por suco de fruta natural.

leva à recusa da refeição de sal, sopinha ou comidinha, podendo provocar alguns problemas de saúde como comprometimento do ganho de peso, anemia ferropriva, vômitos habituais, constipação intestinal, queixa de falta de apetite, prejuízo da saúde dos dentes e da normalidade da arcada dentária.

SUPLEMENTOS DE VITAMINAS E MINERAIS

A maioria das vitaminas não é sintetizada pelo organismo e necessita ser ingerida. Por isso, para indicar o uso de tais medicamentos, deve-se avaliar inicialmente se a dieta da criança supre ou não suas necessidades nutricionais, inclusive de vitaminas e minerais, relacionando-a com a faixa etária, as reservas acumuladas na vida intrauterina e a situação atual de saúde. Há determinadas situações que requerem a indicação desses suplementos, como a prematuridade devido às reservas diminuídas por ocasião do nascimento, a ingestão deficiente, os distúrbios de absorção por doença gastrintestinal, o aumento da demanda na doença infecciosa prolongada ou da excreção. É importante considerar ainda que a concentração de vitaminas no leite humano varia com a qualidade da dieta ingerida pela mãe, podendo aumentar por meio da ingestão de frutas e hortaliças. Se a mãe apresenta carência vitamínica específica, seu leite pode não suprir a necessidade da criança em relação a esse nutriente. O leite de mães desnutridas apresenta teor menor de vitaminas, especialmente as hidrossolúveis, recomendando-se a suplementação da sua dieta, desde o período da gravidez até o da lactação.

Além disso, quando a criança não é amamentada, é importante analisar se o leite oferecido supre as necessidades de vitaminas e minerais. Ainda se a dieta complementar for baseada apenas em alimentos de origem vegetal, com baixo conteúdo em gordura, a biodisponibilidade das vitaminas lipossolúveis A, D, E, K e de carotenoides pode estar comprometida quando cessa o aleitamento materno.

A utilização de suplemento vitamínico e de minerais é comum na população, por influência da propaganda comercial que lhes atribui inúmeras propriedades, nem sempre com respaldo científico. Seu uso abusivo pode constituir-se em situação de risco para a criança, pela ocorrência de hipervitaminoses, especialmente das vitaminas A e D.

Vitamina K

O recém-nascido a termo amamentado exclusivamente ao seio por uma mãe bem nutrida não necessita de suplementação vitamínica, com exceção da vitamina K. Esta é administrada de rotina na maternidade para prevenir a doença hemorrágica precoce e tardia, relacionada à hipoprotrombinemia por deficiência de vitamina K. A doença hemorrágica precoce ocorre nos primeiros dias ou semanas de vida, quando a síntese bacteriana intestinal dessa vitamina não é adequada e o leite materno exclusivo pode não suprir sua necessidade. Já a tardia, observada após 2 a 12 semanas de vida, é mais rara e pode ocorrer quando não foi feita a profilaxia adequada ao nascimento ou quando associada a má absorção, diarreia, doença hepática, fibrose cística ou administração de antibióticos. Recomenda-se que a vitamina K seja administrada profilaticamente a todo recém-nascido, por via intramuscular (vitamina K_1), em dose única de 0,5 a 1mg. Como alternativa, para o recém-nascido a termo, pode ser usada a via oral, em doses múltiplas, entretanto, para as situações de risco, como prematuridade, asfixia neonatal e uso de drogas pela mãe que interferem na coagulação, prefere-se a via intramuscular, ou mesmo a intravenosa.

A dieta complementar deve conter alimentos ricos em vitamina K, como repolho, couve, couve-flor, espinafre.

Vitamina D

O teor de vitamina D é influenciado pelo grau de exposição do indivíduo à luz solar e pela oferta contida na dieta. Os cuidados para prevenir o câncer de pele, por meio da proteção regular de exposição a raios ultravioleta (uso de cremes protetores), menor exposição ao sol nos meses do inverno, poluição do ar, especialmente em áreas urbanas, confinamento durante o período diurno, uso de vestuário que cobre todo o corpo, características étnicas (raça negra), podem dificultar a síntese cutânea da vitamina D.

Atualmente, recomenda-se a ingestão mínima de 400UI/dia de vitamina D desde os primeiros dias de vida, que é a mesma dose indicada para crianças maiores e adolescentes. Estima-se que no leite materno sua concentração seja aproximadamente de 25UI/l. Assim, para satisfazer suas necessidades, o lactente deveria consumir cerca de 16 litros de leite por dia, mas sua ingestão diária é em média de 800 a 1.000ml/dia. Portanto, quando a criança recebe leite materno e tem baixa exposição ao sol, apresenta risco de desenvolver raquitismo se não houver suplementação de vitamina D.

Se a criança recebe fórmula láctea, enriquecida com pelo menos 400UI de vitamina D/litro, a quantidade ingerida é adequada desde que o volume de leite consumido seja de 1.000ml/dia. Caso isso não ocorra, a suplementação também está indicada.

Em resumo, para o lactente, a suplementação de 400UI/dia de vitamina D deve ser iniciada nos primeiros dias de vida e mantida até os 12-24 meses nas seguintes situações:

• Aleitamento materno exclusivo.
• Uso de leite de vaca integral ou diluído, em preparação caseira.
• Para aqueles que recebem fórmula láctea enriquecida, em volume menor de 1.000ml/dia.

As crianças maiores e adolescentes, não expostos regularmente à luz solar, também devem receber a mesma suplementação de vitamina D. Nas Regiões Norte e Nordeste do Brasil, onde a criança é mais exposta ao sol, não há necessidade de suplementação. A ingestão excessiva de vitamina D, superior a 2.000UI/dia, é inadequada e deve ser evitada.

De modo geral, os únicos alimentos com boa fonte em vitamina D são os óleos de peixe, pouco utilizados na dieta habitual.

Vitamina A

A maioria das crianças nasce com boa reserva hepática de vitamina A. A necessidade diária desse microelemento é de 1.500 a 2.000UI até os 12 meses de vida. Nos primeiros 6 meses de vida, o leite materno mantém adequadamente os níveis plasmáticos e os depósitos hepáticos dessa vitamina, desde que a dieta da mãe seja adequada. A partir dessa idade, a adição de alimentos complementares à dieta da criança aumenta a oferta desse nutriente, tanto sob a forma de vitamina A nos alimentos de origem animal, como sob a forma de caroteno nos alimentos de origem vegetal, o que torna sua suplementação desnecessária. A concentração de vitamina A também é alta no leite de vaca, embora menor do que no humano. Assim, o leite de vaca integral diluído adequadamente e as fórmulas lácteas infantis suprem as necessidades diárias dessa vitamina. Portanto, as crianças com dieta adequada não necessitam de suplementação de vitamina A.

Historicamente, as vitaminas A e D eram fornecidas em conjunto pelo óleo de fígado de peixes e a maioria dos medicamentos utilizados atualmente ainda as associam. Quando se administra essa vitamina sob a forma de medicamento, como nos casos de suplementação de vitamina D, deve-se ter o cuidado para o risco de superdosagem, não se recomendando mais de 6.000UI/dia.

Em regiões endêmicas de deficiência de vitamina A, como na Região Nordeste do Brasil e em Minas Gerais (norte do estado e no Vale do Jequitinhonha e no Vale do Mucuri), recomenda-se suplementação medicamentosa para criança. A vitamina A é administrada na forma de cápsulas de 100.000UI para crianças de 6 a 11 meses, e de 200.000UI para crianças de 12 a 59 meses, em intervalos de quatro a seis meses. Alguns trabalhos mostram que o uso de doses menores, em maior frequência, é mais eficaz do que o uso esporádico de altas doses, mas o problema da adesão também deve ser considerado, especialmente nas populações de maior risco de carência alimentar. Pode-se também aumentar a oferta dessa vitamina por meio da suplementação da mãe que está amamentando.

A partir dos seis meses, a dieta complementar deve conter alimentos ricos em vitamina A, como fígado, leite e derivados (manteiga, queijos), gema de ovo. E em caroteno: folhas verde-escuras como agrião, acelga, serralha, almeirão, couve, folhas de nabo, de beterraba, de rabanete; hortaliças coloridas como cenoura, batata-doce, amarela ou roxa e frutas de cor laranja (manga, maracujá, mamão).

Vitamina E

No recém-nascido, as concentrações de vitamina E no plasma são baixas, correspondendo a um terço das do adulto, sendo ainda menores no lactente pré-termo.

Esses níveis começam a aumentar em poucos dias após o nascimento, atingindo os níveis normais da infância em um mês. O aumento dos níveis plasmáticos de vitamina E é mais rápido na criança que recebe leite materno do que na que recebe leite de vaca, não sendo necessário suplementá-la para o recém-nascido normal.

Os alimentos complementares ricos em vitamina E são germe de trigo, óleos de soja, milho e algodão.

Vitamina C

A criança nascida a termo apresenta reserva de vitamina C suficiente para os primeiros 2 meses de vida. O leite humano de mãe bem nutrida supre as necessidades dessa vitamina nos primeiros 6 meses de vida e, a partir dessa época, deve-se orientar uma dieta com alimentos ricos nesse nutriente, como frutas e hortaliças.

Quando a criança não está sendo amamentada e recebe fórmula infantil fortificada, não há necessidade de suplementação de vitamina C. No entanto, quando utiliza preparação caseira com leite de vaca integral deverá receber suplementação com 30mg de vitamina C por dia, pois o processamento do leite de vaca pelo calor determina destruição da vitamina C, podendo-se observar casos de escorbuto após os 4 meses de idade. Essa suplementação deve ser iniciada a partir dos 2 meses de vida e pode ser feita de duas formas: medicamentosa ou pela introdução de suco de frutas. No entanto, a introdução tão precoce de suco de frutas vem sendo questionada pelo maior risco de sensibilização alérgica e todas as desvantagens já comentadas da introdução precoce de alimentos complementares. Assim, prefere-se a suplementação medicamentosa até a época da introdução da dieta complementar, por volta dos 4 a 6 meses.

São fontes ricas em vitamina C: frutas cítricas (laranja, limão, maracujá, acerola) e outras, como goiaba, manga, caju, mamão e tomate; e hortaliças como folha de nabo, de rabanete, couve, couve-flor, pimentão.

Complexo B

Deficiências de vitaminas do complexo B são raras em crianças normais, de mães bem nutridas, e só ocorrem em situações especiais, quando a dieta materna é carente nesses nutrientes, como no caso de mãe vegetariana estrita, cujo filho pode desenvolver anemia perniciosa, por deficiência de vitamina B_{12} no primeiro semestre de vida, quando alimentado exclusivamente ao seio.

Casos de deficiência de vitamina B_1 ou tiamina (beribéri) e de ácido fólico (anemia megaloblástica) podem ocorrer em recém-nascidos de baixo peso nos primeiros 3 meses de vida, e após essa idade em recém-nascidos a termo normais que ingerem leite pobre nesses nutrientes, como o produzido por mãe desnutrida ou leite de cabra, pobre em folato. Nessas situações, recomenda-se a suplementação com vitaminas do complexo B e ácido fólico para o recém-nascido, sendo também útil sua indicação para a nutriz.

Apresentam bom teor em ácido fólico alimentos de origem animal como carnes, rim, fígado; e de origem vegetal as hortaliças de folhas verdes, frutas, feijões, lentilhas e cereais integrais.

Ferro

Na criança nascida a termo, com peso adequado, o ferro de suas reservas, acrescido do ingerido com o leite materno, é suficiente até os 6 meses de vida para suprir as necessidades desse mineral e evitar o surgimento de anemia. Isso se deve ao melhor aproveitamento do ferro do leite materno, pela presença de facilitadores da absorção de ferro nele contidos como a vitamina C e a lactose, além do menor conteúdo de elementos que dificultam sua absorção como cálcio, fósforo e proteínas. A partir dessa época, é necessária a introdução de alimentos complementares ricos desse mineral, uma vez que as reservas se esgotam e as necessidades aumentam.

No entanto, é sempre necessário conhecer a história da criança para identificar se os estoques de ferro estão diminuídos, como na situação de mães que tiveram hemorragia no parto, nos casos de prematuridade, gemelaridade e baixo peso de nascimento, pois essas crianças nascem com reservas diminuídas e devem receber suplementação com ferro antes dos 6 meses.

A OMS e a UNICEF recomendam a suplementação com sulfato ferroso na dose de 12,5mg de ferro por dia para crianças de 6 a 24 meses que não têm acesso a alimentos enriquecidos com ferro. O Ministério da Saúde recomenda a suplementação de 6 a 18 meses de idade. Na população com prevalência de anemia maior que 40%, recomendam a prescrição universal de suplementação com ferro, juntamente com a fortificação obrigatória de ferro e ácido fólico na produção de farinhas de trigo e de milho, o que é feito no Brasil.

Em relação aos alimentos complementares, sabe-se que os alimentos de origem animal são as melhores fontes desse nutriente. Os de origem vegetal, como as leguminosas e as hortaliças, bem como a gema, também contêm bom teor de ferro. Entretanto, esses apresentam baixa biodisponibilidade de ferro, que é melhorada por meio da presença na dieta de facilitadores para sua absorção, como os alimentos ricos em vitamina C, e pela presença, mesmo em pequena quantidade, de carne. Alguns alimentos como leite, chá-mate, café e os ricos em fitatos (cereais integrais) dificultam a absorção de ferro pela formação de precipitados insolúveis e, portanto, deve-se evitar consumi-los em concomitância com os alimentos ricos em ferro. Portanto, uma dieta mista, com alimentos de origem animal e vegetal, pode suprir as necessidades desse mineral.

Para indicar a suplementação desse mineral, é preciso conhecer o tipo de leite utilizado e a ingestão dos outros alimentos complementares. A partir do momento da introdução de outro alimento que não o leite humano, a suplementação com ferro está indicada, na dose de 1mg/kg/dia, até os 24 meses. Assim, a Sociedade Brasileira de Pediatria recomenda que, profilaticamente, seja dado ao recém-nascido a termo, com peso adequado à idade gestacional, que não estiver em aleitamento materno exclusivo ou em uso de fórmula infantil fortificada, a suplementação de ferro elementar na dose de 1mg/kg/dia até os 24 meses de vida, ou dose semanal de 25mg. Para os prematuros e recém-nascidos de baixo peso (peso de nascimento superior a 1.500g), a recomendação é de 2mg/kg/dia, a partir do 30º dia de vida. Essa dose aumenta de acordo com o peso de nascimento, sendo de 3mg/kg/dia para pesos de nascimento entre 1.000g e 1.500g e de 4mg/kg/dia para pesos inferiores a 1.000g.

Cálcio

O lactente em aleitamento materno tem suas necessidades de cálcio supridas pelo leite humano que contém cerca de 320mg/litro, sendo que dois terços dessa quantidade são absorvidos.

As recomendações diárias de cálcio são de 210mg até os 6 meses de idade, 270mg de 7 a 12 meses, 500mg de 1 a 2 anos, 800mg de 3 a 8 anos e 1.300mg até o final da adolescência.

O teor de cálcio em 100ml de leite de vaca integral é de cerca de 118mg, assim a ingestão desse leite, mesmo se diluído a dois terços, pode suprir as necessidades desse mineral. Dessa forma, a dieta recomendada para os primeiros 2 anos de vida garante a oferta necessária de cálcio. A partir desse momento, a criança deve receber pelo menos dois copos de leite por dia (400ml) até a adolescência, quando o ideal são três copos (600ml). Essa recomendação considera que em ambas as situações a dieta é composta por outras fontes desse mineral, como derivados lácteos (manteiga, iogurte, queijo), alimentos preparados com leite ou derivados (pão, bolacha, molhos, doces), alimentos enriquecidos e outros tipos de alimentos que também contêm cálcio como frutas e verduras.

Especial cuidado deve ser tomado quanto ao consumo de bebidas à base de soja, que apresentam baixo ou nenhum teor de cálcio, uma vez que não são equivalentes às fórmulas infantis enriquecidas com cálcio (inclusive as fórmulas baseadas em proteína de soja), nem ao leite de vaca integral.

Outros micronutrientes
(zinco, cobre, manganês, selênio, iodo)

A quantidade e a biodisponibilidade de zinco, manganês, selênio e iodo presentes nos alimentos complementares garantem sua oferta nutricional adequada. Entretanto, isso pode não ocorrer em algumas culturas em que a base da alimentação complementar é composta por cereais ou amido e tubérculos e pobre em proteína animal, o que resulta em baixa oferta de micronutrientes e alto conteúdo em fitatos, polifenóis e fibras, que podem inibir sua absorção.

Alguns estudos mostram que a biodisponibilidade do zinco, assim como do ferro, depende do conteúdo desses nutrientes nos alimentos, da presença de facilitadores da absorção como ácido ascórbico e de inibidores como chá e café. Atualmente, a deficiência de iodo é prevenida pela fortificação do sal.

Algumas possibilidades estão surgindo, no campo da fortificação de alimentos complementares, como estratégias relacionadas à fertilização do solo, técnicas de engenharia genética e outras que visam aumentar o conteúdo de determinados micronutrientes na dieta. Entretanto, novos estudos precisam ser feitos para avaliar a real eficácia da suplementação de micronutrientes na morbimortalidade infantil.

USO DE ALIMENTOS INDUSTRIALIZADOS

Com o crescente desenvolvimento da indústria de alimentos e a ampliação do comércio entre os vários países, há atualmente maior preocupação e vigilância das autoridades sanitárias, visando à proteção à saúde da população e à definição das características mínimas de qualidade de diversos produtos alimentícios, incluindo os específicos para a criança. Portanto, o consumo de alimentos industrializados implica, dentre outras questões, a atenção quanto ao prazo de validade e às condições de conservação do produto, pelos riscos de contaminação por bactérias e toxinas.

Apesar da disponibilidade de alimentos industrializados para a criança, seu uso rotineiro e indiscriminado não é recomendado, pois interfere na formação do hábito alimentar saudável, conseguido pelo consumo de produtos naturais, que permitem maior variação em nutrientes, consistência, sabor e quantidade. Em geral, contêm aditivos, que apesar de melhorarem aroma, sabor, textura e consistência, podem ser nocivos à saúde, com efeitos alergizantes, hepatotóxicos ou até carcinogênicos. Além disso, os alimentos industrializados apresentam custo significativamente mais elevado em relação aos naturais, o que pode comprometer o orçamento da família.

Outro cuidado com os alimentos processados está relacionado à quantidade excessiva de sal, contida em caldos concentrados, em tabletes ou granulados, que incluem glutamato monossódico, aditivo responsável por intoxicação alimentar, principalmente em crianças. A ingestão excessiva de sódio pode predispor, no futuro, a doenças como hipertensão arterial. Especial atenção deve ser dada ao teor de gorduras saturadas, gorduras *trans* e colesterol contidos em alguns produtos industrializados (pão, bolacha, salgadinho, molhos, produtos semipreparados, doces, chocolates) que representam risco para doenças cardiovasculares e obesidade. Outra restrição ao uso desse tipo de alimento é o fato de serem fornecidos em quantidade fixa, o que pode predispor à ingestão obrigatória dessa quantidade, levando ou à oferta insuficiente ou ao excesso.

Guloseimas como doces, refrigerantes, salgadinhos e produtos industrializados devem ser evitados por não apresentarem nenhuma oferta nutricional adicional quando comparados aos naturais e por estarem associados ao desenvolvimento de alergia alimentar. Além disso, não são uma demanda específica nos menores de 2 anos e são facilmente substituíveis por alimentos mais saudáveis. Por exemplo, pode-se oferecer iogurte natural batido com fruta, em vez de iogurte industrializado.

ALIMENTAÇÃO DO PRÉ-ESCOLAR E DO ESCOLAR

Nos primeiros 2 anos de vida, inicia-se a aquisição de hábitos alimentares, sendo que os comportamentos dos familiares são imitados e incorporados pela criança. Nesse sentido, é importante que sejam saudáveis e que a criança faça pelo menos uma refeição à mesa com adultos ou irmãos mais velhos.

As necessidades quantitativas de nutrientes do pré-escolar e do escolar são menores do que as dos lactentes e adolescentes e, consequentemente, essas crianças têm menos apetite. Nessa fase, ocorre desaceleração da velocidade de crescimento, com consequente redução relativa na ingestão alimentar pela criança. Esse fenômeno fisiológico pode ser interpretado incorretamente pelos familiares como sintoma de doença, gerando ansiedade ou até intervenções diagnósticas e terapêuticas desnecessárias e prejudiciais. O profissional de saúde deve, então, tranquilizar a família e orientá-la quanto a esse fato e a necessidade de criar um hábito alimentar saudável, tanto na qualidade e quantidade de alimentos como na forma de oferecê-los. Assim, a dieta deve ao mesmo tempo respeitar as características de cada criança e estabelecer os limites necessários para uma rotina de vida, que permita adequar o padrão alimentar com os horários da escola, trabalho dos pais, lazer, socialização. Portanto, é necessário que se estabeleçam horários para as refeições, para facilitar a organização doméstica, a adequação social e a manutenção da saúde. Em contrapartida, a dieta não deve ser fornecida por meio de agrados, promessas ou ameaças, mas sim ser algo prazeroso que possibilite uma relação familiar e social agradável.

A criança, aos 2 anos de idade, deve receber cinco refeições diárias: café da manhã, lanche da manhã, almoço, lanche da tarde e jantar. O leite deve ser oferecido pelo menos duas vezes ao dia. Algumas crianças ainda tomam leite antes de dormir, devendo-se, além de tomar cuidado com a higiene bucal, estar atento para que este hábito não interfira na aceitação das refeições de sal. Recomenda-se que os lanches contenham frutas e evita-se a oferta de guloseimas nos intervalos ou próximo às refeições.

O pré-escolar interessa-se pelo meio ambiente, pelo aspecto, cor, odor e textura dos alimentos e tem necessidade de explorá-los com as mãos ou com os talheres, o que lhe deve ser permitido. Entre os 3 e os 4 anos de idade, a criança ingere porções pequenas, demonstra preferências nítidas, muitas vezes por alimentos pouco saudáveis, e recusa de alimentos que gostava anteriormente, dizendo não gostar mais. Assim, recomenda-se que a refeição seja colocada no prato em quantidade adequada, sem exageros, servindo-se mais quando solicitado.

Entre os 6 e os 7 anos de idade, o escolar aceita facilmente preparações alimentares novas, embora tenha preferências definidas. A partir dos 9 anos, é comum o interesse pelo preparo dos alimentos e suas características, o que deve ser estimulado. O sabor e a apresentação dos preparados devem ser variados e os alimentos recusados serão substituídos, não na mesma refeição, mas nas subsequentes, podendo-se voltar a ofertá-los posteriormente. O escolar pode também preparar alguma de suas refeições, como o lanche da tarde, e deve ser encorajado e auxiliado a fazê-lo, para que, assim, estabeleça uma relação de prazer com a comida, propicie seu desenvolvimento social e aos poucos sua autonomia.

Para que a criança tenha suas necessidades nutricionais diárias atendidas, é preciso estar atento à rotina de vida e ao padrão alimentar. Assim, a falta de disciplina, dormir e acordar tarde, alimentar-se no período de repouso noturno e as dietas com muitas guloseimas ou excesso de alimentação láctea podem prejudicar o apetite e a ingestão de nutrientes. Da mesma forma, uma dieta sem variações em sua composição também não garante nutrição adequada e, portanto, recomenda-se dieta colorida, com alimentos de diferentes grupos. No período escolar, podem surgir problemas como falta de apetite, decorrente de excesso de atividades e de rotina sobrecarregada, e insuficiência da primeira ou da segunda refeição do dia, dependente do horário de entrada às aulas. Assim, a família deve organizar os períodos de refeição adequadamente, levando em conta o horário escolar, mesmo que a criança passe a se alimentar separadamente dos outros familiares, e evitar sobrecarregar a criança de atividades.

Como já mencionado, o leite, por seu conteúdo proteico e especialmente de cálcio, é imprescindível na alimentação infantil. Assim, se recusado puro, deve ser oferecido de outra forma, como acrescido de chocolate ou café, sob a forma de pudim, mingau, arroz-doce ou substituído por queijos, iogurte ou coalhada. Não são recomendadas dietas que restringem sua oferta, como as vegetarianas estritas. Nos casos de oferta inadequada, deve-se suplementar o cálcio. Por outro lado, deve-se estar atento e evitar dietas com excesso de alimentos lácteos em detrimento de outros tipos de nutrientes.

A ingestão de verduras, legumes e frutas é indispensável para atender às necessidades de vitaminas, de minerais e de fibras. Para um melhor aproveitamento desses nutrientes, esses alimentos devem ser oferecidos crus, pois quando preparados podem perder algumas de suas propriedades. O cozimento a vapor garante a menor perda, enquanto na fritura ocorre a maior. As verduras e os legumes podem ser cozidos e usados sob a forma de salada, refogados, purês, suflês, sopas ou mesmo doces ou bolos. Recomenda-se que as frutas continuem a ser oferecidas como sobremesa, no lanche ou merenda escolar, preferindo-se as da época. Outra opção é sua oferta na forma de gelatina, salada e sorvete caseiro.

A carne continua sendo um alimento proteico de alto valor biológico e a principal fonte de ferro. Deve-se tomar cuidado com dietas que a excluem, sendo, muitas vezes, necessária a suplementação de ferro elementar, e verificar se a composição da dieta contém todos os aminoácidos essenciais. Para facilitar sua aceitação, pode ser oferecida de formas variadas como bife, moída, bolinho, quibe assado, evitando-se frituras.

Os alimentos industrializados devem ser restritos. Os sucos naturais são preferíveis aos de sabor artificial, aos refrigerantes e às bebidas gaseificadas, que contêm excesso de açúcar e distendem o estômago, levando à sensação de saciedade. As guloseimas podem ser oferecidas esporadicamente na sobremesa ou nos lanches, desde que não interfiram na aceitação das refeições.

É importante ainda que a qualidade do lanche escolar seja orientada, uma vez que a criança pode ficar por um longo período sem se alimentar. Nesse sentido, esse lanche deve conter frutas ou sanduíches com queijo, carne, ovo, tomate, verdura, em vez do uso rotineiro de guloseimas ou de refrigerantes, que habitualmente são consumidos nessa faixa etária mais suscetível à influência da propaganda alimentar, que estimula o consumo de produtos industrializados.

Em determinadas situações, o escolar prefere substituir refeições como almoço ou jantar por lanches, o que, apesar de não recomendado, pode ser permitido desde que contenham todos os nutrientes necessários para a criança, evitando-se frituras, excesso de gorduras *trans* e saturadas, doces e produtos industrializados. Assim, um exemplo de lanche possível seria hambúrguer caseiro, acompanhado de salada, suco de frutas e sorvete de fruta.

PRÁTICAS PARA UMA DIETA SAUDÁVEL

Estudos epidemiológicos feitos no Brasil mostram aumento da prevalência de sobrepeso e obesidade, principalmente nas crianças em idade escolar e nos adolescentes (6 a 17 anos de idade). Essa mudança no padrão de peso pode evoluir com o desenvolvimento da síndrome metabólica que se associa a doenças crônicas como *diabetes mellitus* tipo 2, hipertensão arterial, dislipidemias e, portanto, doenças cerebrovascular e cardiovascular. Atualmente, estima-se que 75 a 90% das doenças cardiovasculares estão relacionadas com dislipidemia, hipertensão arterial, *diabetes mellitus*, hábito de fumar, sedentarismo e obesidade. E esses, por sua vez, estão associados a comportamentos de risco, incluindo uma dieta inadequada. Assim, tanto o grande consumo de gorduras, principalmente as saturadas e *trans*, e de açúcares, como a diminuição no consumo de cereais, leguminosas, frutas e verduras, aliados ao sedentarismo podem explicar esse fenômeno.

A partir desses fatos, almeja-se que toda criança, além de alcançar seu pleno desenvolvimento físico, cognitivo, social e emocional, atinja um peso saudável, sinta prazer em se alimentar e possa reduzir os riscos de desenvolver doenças crônicas, adquirindo hábitos saudáveis, incluindo dieta saudável e prática regular de atividade física. Como a criação de hábitos saudáveis é um processo longo e multifatorial, dependente de fatores individuais, sociais e culturais, deve ser iniciada desde a infância. Atualmente, para se atingir esse objetivo, diversas organizações como a OMS e a Academia Americana de Pediatria desenvolveram algumas recomendações gerais para uma alimentação saudável:

- Balancear a oferta calórica da dieta e a quantidade de atividade física para manter um crescimento normal.
- Preferir produtos de preparação caseira aos industrializados.
- Fornecer uma dieta colorida, ou seja, composta por alimentos de diversos grupos alimentares e variada na apresentação e qualidade dos alimentos.
- Comer frutas diariamente, dar preferência às frutas da época, servidas inteiras, em pedaços ou na forma de papas.
- Aumentar a ingestão de cereais integrais, legumes e verduras.
- Aumentar a ingestão de fibras, dar preferência a alimentos integrais como pães e cereais integrais e diminuir os refinados.
- Manter ingestão adequada de cálcio, presente nos produtos lácteos.
- Limitar o consumo de sódio, até o limite de 5 a 6g/dia de sal[1].
- Limitar a adição de açúcar aos alimentos e o consumo de açúcar livre presente em bebidas industrializadas, refrigerantes, pães, bolos, biscoitos, doces.

---

[1] Meia colher de café rasa equivale aproximadamente a 1g de sal.

- Manter o consumo de proteínas em nível moderado, não excedendo o dobro das recomendações diárias.
- Limitar o consumo total de gorduras, principalmente os ácidos graxos saturados e gorduras *trans*, eliminando da dieta as gorduras hidrogenadas, presentes na margarina, bolos, biscoitos e alguns pães, preferindo óleos vegetais, evitando gorduras de origem animal e retirando a pele de aves e a gordura das carnes antes de consumi-las.
- Aumentar o consumo de peixe, rico em ácidos graxos essenciais.
- Selecionar produtos que contenham grande quantidade de fibra e baixa concentração de sal, açúcar, gorduras *trans* e gorduras saturadas.

Ainda existem algumas medidas que pais e cuidadores de crianças devem seguir para garantir a qualidade da alimentação e promover os hábitos saudáveis de vida:

- Estabelecer os horários das refeições como um dos momentos para a família se reunir, promovendo socialização, trocas e interação entre os familiares e permitindo que pais e irmãos sirvam como modelo para a criança adquirir hábitos saudáveis de alimentação.
- Promover a prática de pelo menos 60 minutos de atividade física por dia (brincar ou praticar esportes) moderada a vigorosa.
- Limitar o período de tempo gasto com televisão, computador e videogame para 1 a 2 horas por dia e evitar televisão no quarto da criança.
- Ensinar sobre alimentação saudável e mostrar quais são os alimentos saudáveis nas idas aos supermercados, padarias e demais lojas.
- Discutir as informações fornecidas pela mídia ou outras influências.
- Servir como exemplo: praticando atividades físicas regulares e consumindo alimentos saudáveis, de preferência junto à criança.

Como a criança passa grande parte de seu dia na escola é importante, ainda, que se adotem estratégias dentro da própria escola. Destacam-se:

- Regulamentar a comercialização de alimentos nas cantinas escolares, visando a uma alimentação saudável.
- Desenvolver políticas que promovam a saúde da criança e coloquem questões quanto à alimentação e à nutrição na escola.
- Garantir a existência de alimentos saudáveis nas escolas.
- Desenvolver estratégias junto à crianças, professores e funcionários da escola para a promoção de hábitos alimentares saudáveis.
- Permitir e estimular atividades físicas como esportes e brincar dentro das escolas.
- Regulamentar a propaganda de alimentos na escola.

Atualmente, novos conceitos estão sendo discutidos que estabelecem relações entre aspectos nutricionais e agravos à saúde. Dentre eles destaca-se o consumo de gordura, carboidratos e fibras.

Apenas dois ácidos graxos são essenciais na dieta do ser humano: alfalinolênico (ômega-3) e linoleico (ômega-6), ambos poli-insaturados, presentes nos óleos vegetais e no peixe. Gorduras saturadas, gorduras *trans* e colesterol não são necessários como componentes da dieta. As gorduras saturadas são obtidas de produtos animais e solidificam-se em temperatura ambiente. As gorduras *trans* são produzidas durante o processo de hidrogenação das gorduras insaturadas contidas nos óleos vegetais. Essas gorduras funcionam como gorduras saturadas no corpo, aumentando o risco de doença cardiovascular pelo aumento do LDL-colesterol. Portanto, seu consumo deve ser o menor possível. Já as gorduras monoinsaturadas como azeite de oliva e óleo de canola aumentam o HDL-colesterol e, portanto, têm efeito protetor. Dessa forma, esses óleos, associados ao consumo de peixe, são as melhores fontes de gorduras.

Acredita-se que a velocidade de digestão e absorção dos carboidratos está relacionada com a concentração de glicose sérica e a consequente liberação de insulina. O índice glicêmico (IG) é a medida da resposta glicêmica de determinado carboidrato em relação a um padrão (pão ou glicose) e, portanto, de quão rapidamente o nível de glicose aumenta no sangue. Assim, alimentos com IG alto apresentam um pico de glicose pós-prandial mais elevado e maior resposta glicêmica após 2 horas do consumo, se comparados aos alimentos com IG baixo. Tanto a quantidade como a qualidade dos carboidratos influenciam a resposta glicêmica. A carga glicêmica (CG) é o produto da quantidade disponível de carboidrato em uma refeição e o IG e foi criada para estimar o efeito glicêmico geral da dieta. Quanto mais alta a CG, maior é a elevação de glicose sanguínea e o efeito insulinogênico da dieta. O consumo de dietas com alta CG está associado ao aumento de risco para diabetes tipo 2 e doenças cardiovasculares. Fatores **intrínsecos e extrínsecos** que alteram a motilidade intestinal, digestão e absorção, a qualidade do carboidrato, o cozimento, o tamanho da partícula, a presença de fibras, gorduras e proteínas resultam em IG e consequente CG diferentes. Carboidratos não refinados com alto conteúdo de fibras (açúcar não refinado, frutas, cereais, produtos integrais, pasta) ou consumo elevado de fibras associado ao de carboidratos apresentam IG baixo e, portanto, são recomendados em detrimento de alimentos com IG alto como açúcar refinado, pão branco, salgadinhos, bolachas e dietas pobres em fibras. Uma lista completa com os IG e CG foi publicada por Foster-Powell et al.[5]

---

[5]Pode ser obtida em: http://www.ajcn.org/cgi/reprint/76/1/5. pdf

O consumo diário de fibras traz benefícios como a redução do risco de doenças crônicas e câncer, principalmente gastrintestinais. Também são importantes no metabolismo dos demais carboidratos, uma vez que podem diminuir o IG ou a CG, como mencionado acima. Fontes ricas em fibra são grãos integrais, folhas verdes, legumes, frutas e leguminosas.

APÊNDICE

Orientações gerais para as mães no preparo da alimentação infantil

Os cuidados de higiene devem ser orientados na preparação e conservação dos alimentos para prevenir doenças causadas por alimentos contaminados, como, por exemplo, as diarreias. Assim, antes de preparar os alimentos e de oferecê-los à criança, deve-se lavar bem as mãos, prender os cabelos, manter as unhas bem cortadas, evitar tossir, fumar, usar anéis e pulseiras. Os micro-organismos podem contaminar os alimentos, mas são destruídos em temperatura acima de 65°C e deixam de se reproduzir sob refrigeração, abaixo de 7°C.

O armazenamento dos alimentos deve ser feito em depósito limpo e seco, em local fresco, tampado e sem o contato com moscas ou outros insetos, animais e poeira. Produtos como inseticidas, desinfetantes e raticidas não devem ser colocados próximos dos alimentos, pois contêm substâncias químicas que podem contaminá-los e causar intoxicações graves. Os utensílios (panelas, talheres, copos) também devem ser lavados e enxaguados com água limpa. Panos de cozinha, quando sujos, podem contaminar os alimentos. O lixo deve ser colocado em recipiente apropriado, com tampa e recolhido periodicamente. É importante verificar se a geladeira está bem vedada e funcionando bem, evitando-se abrir sua porta com frequência. As sobras de alimentos não devem ser reutilizadas, daí a importância do uso de porções adequadas ao consumo da criança.

Quando for necessário o uso de mamadeira, o orifício do bico deve ser pequeno para que a criança faça força para sugar, evitando-se o risco de engasgo e de aspiração. Deve ser administrada de modo inclinado para que o bico esteja cheio de leite e não de ar. Não se recomenda seu uso para os alimentos pastosos. A criança nunca deve ser deixada sozinha segurando a mamadeira, pelo risco de aspiração; nem mamar deitada, pois aumento o risco de otites e de formação de cáries.

A mamadeira deve ser lavada com escova apropriada, de cabo longo, com detergente, para retirar os resíduos de leite, especialmente nas dobras do utensílio. O bico deve ser virado do avesso e lavado com escova, bem como a tampa e a rosca. O sabão em barra não é recomendado, pois em contato com o leite forma um resíduo viscoso, difícil de ser retirado. Após a lavagem e o enxá-gue, esses utensílios devem ser colocados em panela, cobertos com água e fervidos por 10 minutos. Após a esterilização, escorrer bem e retirá-los com pinça apropriada, para evitar o contato com as mãos. Guardar em recipiente limpo e com tampa. Não é necessário secar.

A alimentação complementar deve ser oferecida em copo, prato e colher, diminuindo-se o uso da mamadeira, uma vez que seu emprego por tempo prolongado pode causar alterações no desenvolvimento da cavidade bucal, favorecer na má oclusão dentária, as cáries, alterações na fala e estéticas. Após cada refeição é preciso higienizar a boca da criança e os dentes, com um pano ou gaze molhada com água filtrada ou fervida ou ainda com as escovas infantis especiais.

Deve-se, também, estar atento à temperatura dos alimentos oferecidos à criança para evitar queimaduras. A temperatura sugerida é aquela suportada quando o alimento é colocado no dorso da mão do cuidador.

Preparo das fórmulas lácteas

Para o preparo das fórmulas lácteas, tanto industriais como caseiras, devem ser tomados os cuidados com higiene e conservação já descritos, especial atenção para o leite fluido *in natura* que deve ser fervido logo após a compra e armazenado em geladeira.

O preparo das fórmulas lácteas industriais deve seguir as recomendações do fabricante. De modo geral, dilui-se uma medida padronizada do produto em pó, que é fornecida junto a este, em 30ml de água fervida ou filtrada morna. Após o preparo não se deve ferver a fórmula.

As fórmulas caseiras são preparadas com leite fluido ou em pó integral. Para uma correta diluição, é necessário padronizar as medidas de forma a garantir sua replicação. Assim, o quadro I-9 apresenta a equivalência de pesos de alguns alimentos em colheres-medida, para facilitar o preparo em domicílio.

A composição das fórmulas caseiras varia de acordo com a idade da criança e suas necessidades nutricionais, entretanto existem poucos estudos quanto ao preparo dessas fórmulas. A OMS e o governo canadense recomendam diluir o leite fluido a dois terços ou reconstituir o produto em pó a 10% e adicionar de 5-6% de açúcar até os 6 meses de vida. A diluição tem o objetivo de diminuir a sobrecarga de solutos, e a adição de açúcar, de adequar o conteúdo de carboidratos e o valor energético da fórmula. Antigamente, orientava-se adicionar farinha à formula caseira antes dos 4 meses de vida, medida essa que atualmente não é mais recomenda devido aos possíveis malefícios associados. Assim, quando se comparam as recomendações anteriores com as atuais, há incremento na quantidade de açúcar, uma vez que não se adiciona farinha e precisa-se manter a mesma quantidade de calorias e carboidratos.

A partir dos 4 meses de vida a criança necessita de óleos vegetais, ricos em ácidos graxos essenciais (milho,

Quadro I-9 – Peso em gramas de alguns alimentos utilizados na alimentação do lactente*.

Alimento	Colher rasada			Colher cheia		
	Chá	Sobremesa	Sopa	Chá	Sobremesa	Sopa
Açúcar	1,5	4,0	8,5	3,3	11,3	16,6
Aveia	0,8	2,8	4,7	1,3	4,6	7,0
Creme de arroz	1,5	4,0	7,0	3,3	10,3	17,3
Farinha de aveia	1,0	2,5	5,0	2,0	5,6	8,3
Fubá	1,0	4,0	6,3	2,3	8,3	15,3
Farinha de milho	1,0	2,5	4,5	2,6	8,3	10,3
Leite em pó integral	1,0	4,0	6,0	3,0	8,0	13,3
Leite em pó instantâneo	1,0	3,0	5,3	2,3	6,0	11,6
Óleo	1,5	–	–	–	–	–

* Os alimentos foram pesados, rasando-se o produto nas colheres, sem pressionar. Os volumes das colheres utilizadas foram: colher das de chá = 2ml; colher das de sobremesa = 7ml; e colher das de sopa = 13ml.

girassol, canola e azeite de oliva). Esse pode ser adicionado à fórmula caseira na concentração de 1 a 2%. Como alternativa, as quantidades diárias equivalentes diárias podem ser oferecidas diretamente à crianças ou adicionada à papa salgada nas crianças que já recebem dieta complementar. Os quadros I-10 e I-11 orientam o preparo dessas fórmulas.

Como uma opção, o Ministério da Saúde recomenda, a partir dos 4 meses de vida, a adição de farinha de cereal (milho, arroz, aveia) a 3% à composição da fórmula com a diminuição concomitante da quantidade de açúcar também para 3%. Para o preparo dessas fórmulas, basta dividir o número de colheres das de açúcar recomendadas nos quadros I-10 e I-11 por 2: metade

Quadro I-10 – Preparo das fórmulas caseiras a partir de leite fluido.

Volume total (ml)	Nascimento até 4 meses			A partir dos 4 até os 6 meses adicionar*
	Leite a 2/3 (ml)	Água a 1/3 (ml)	Açúcar a 5-6% (nº de colheres das de chá rasadas)	Óleo 1-2% (nº de colheres das de chá)
90	60	30	3	1
120	80	40	4	1
150	100	50	5	2
210	140	70	7	2

Modo de preparo
Colocar o leite, o açúcar e a água em uma panela e levar ao fogo para ferver. Retirar do fogo, deixar resfriar e adicionar o óleo (apenas após os 4 meses).

*O óleo pode ser oferecido diretamente à criança ou adicionado à papa salgada (ver texto).

Quadro I-11 – Preparo de fórmulas caseiras a partir de leite em pó a 10%.

Volume total (ml)	Nascimento até 4 meses			A partir dos 4 até os 6 meses adicionar*
	Leite a 10% (nº de colheres das de sopa rasadas)	Água fervida (ml)	Açúcar a 5-6% (nº de colheres das de chá rasadas)	Óleo a 1-2% (nº de colheres das de chá)
100	2	100	4	1
150	3	150	5	1
200	4	200	7	2

Modo de preparo
Colocar água em uma panela e levar ao fogo para ferver por 5 minutos. Retirar do fogo, separar a quantidade necessária de água, adicionar o leite em pó e o açúcar e misturar bem. Deixar resfriar e adicionar o óleo (apenas após os 4 meses).

*O óleo pode ser oferecido diretamente à criança ou adicionado à papa salgada (ver texto).

será a quantidade de açúcar, e a outra, a quantidade de farinha, também medida em colheres das de chá rasadas. Caso a divisão seja quebrada, arredondar para cima as colheres de açúcar e para baixo as colheres de farinha. Por exemplo, para preparar-se 150ml de fórmula caseira com leite em pó a 10%, adicionam-se 3 colheres das de sopa rasadas de leite em pó, 150ml de água, 3 colheres das de chá rasadas de açúcar e 2 colheres das de chá rasadas de farinha e 1 colher das de chá de óleo. A farinha é misturada em 50ml de água fria e despejada aos poucos ao leite e será cozida em fogo baixo por 5 minutos após a fervura. O óleo deve ser adicionado após o resfriamento. Ressalta-se que o uso de farinha torna mais complexo o preparo da fórmula caseira, além de expor a criança a outro tipo de alimento potencialmente alergênico.

A partir do segundo semestre de vida, após a introdução da dieta complementar, recomenda-se o uso de leite fluido integral ou reconstituído a 15%, sem as adições descritas.

Preparo da papa salgada

Para o preparo da papa salgada, também devem ser tomados os cuidados com higiene e conservação já descritos. No quadro I-12 encontra-se uma receita e suas possíveis variações.

Quadro I-12 – Preparo das papas salgadas.

Ingredientes	Substituições
100 gramas de carne de vaca cortada em pedaços ou moída	Frango, fígado, miúdos
1 colher das de sopa de arroz ou 1 unidade média de batata	Fubá, semolina, sagu, farinha de milho ou Cará, mandioquinha, mandioca/aipim/macaxeira, batata-doce ou macarrão
1 cenoura média cortada em pedaços	Abobrinha, chuchu, abóbora (moranga ou jerimum), beterraba, berinjela, rabanete, pepino, tomate, talos de couve-flor ou brócolis, quiabo, pimentão, vagem
2 a 3 folhas de couve cortadas	Almeirão, agrião, escarola, acelga, folha de beterraba, alface, repolho, espinafre
1 colher das de chá de cebola ralada, cheiro-verde e alho 1 colher das de chá de óleo vegetal* 1 pitada de sal	
Conforme a aceitação da criança, podem-se adicionar grãos como feijão, ervilha, lentilha, grão-de-bico ou soja e a gema do ovo. A clara só deve ser oferecida a partir dos 12 meses de vida.	
Modo de preparo Misturar todos os ingredientes em uma panela pequena e juntar água suficiente para cobri-los (aproximadamente 2 copos de água). Tampar a panela e cozinhar até que todos os ingredientes estejam macios e quase sem água. Retirar do fogo e amassar com garfo, desfiando a carne. Não se recomenda o uso de peneiras ou liquidificador. A papa deve ser espessa e oferecida no prato, utilizando-se uma colher. A consistência é suficiente para não cair da colher. Adicionar o sal e o óleo antes de oferecer à criança.	

Obs.: *Preferencialmente óleos ricos em ácidos graxos insaturados, como de milho, girassol, canola e azeite de oliva.

BIBLIOGRAFIA

1. American Academy of Pediatrics. Clinical practice guideline – subcommittee on hyperbilirubinemia – management of hyperbilirubinemia in the newborn infant 35 or more weeks of gestation. Pediatrics 2004;114:297. • 2. American Academy of Pediatrics. American Hearth Society. Dietary recommendations for children and adolescents: a guide for practioners. Pediatrics 2006;117:544. • 3. American Dietetic Assiciation. Position of the American Dietetic Association: dietary guidance for healthy children ages 2 to 11 years. Jounal of the American Dietetic Association 2004;104:660. • 4. Barbosa MB, et al. Custo da alimentação no primeiro ano de vida. Revista de Nutrição 2007;20:55. • 5. Bresolin AMB, et al. Alimentação da criança. In: Marcondes E, et al (ed). Pediatria Básica. 9ª ed., São Paulo: Sarvier; 2002.p.61. • 6. Bresolin AMB, et al. Alimentação da criança normal. In: Sucupira ACSL, et al. Pediatria em Consultório. São Paulo: Sarvier; 2000.p.61. • 7. Busfield A, McNinch A, Tripp J. Neonatal vitamin K prophylaxis in great britain and ireland: the impact of perceived risk and product licensing on effectiveness. Arch Dis Child 2007;92:741. • 8. Colier S, Fulhan J, Duggan C. Nutrition for the pediatric office: update on vitamins, infant feeding and food allergies. Current Opinion in Pediatrics 2004;16:314. • 9. Dewey KG, Cohen RJ, Rollins NC. WHO technical background paper: feeding of nonbreastfed children from 6 to 24 months of age in developing countries. Food and Nutrition Bulletin 2004;25:377. • 10. Fomon SJ. Potential renal solute load: considerations relating to complementary feeding of breastfed infants. Pediatrics 2000;106:1284. • 11. Fomon SJ. Infant feeding in the 20th century: formula and beikost. American Society for Nutritional Sciences. Journal of Nutrition 2001;131:409S. • 12. Greer FR. Issues in establishing vitamin D recommendations for infants and children. American Journal of Clinical Nutrition 2004;80:1759S. • 13. Innis SM. Trans fatty intakes during pregnancy, infancy and early childhood. Atherosclerosis Supplements

2006;7:17. • 14. Jenkins DJA, Kendall CWC, Augustin LSA, et al. Glycemic index: overview of implications in health and disease. American Journal of Clinical Nutrition 2002;76:266S. • 15. Koletzko B, Baker S, Cleghorn G, ET AL. Global standard for the composition of infant formula: recommendations of an espghan coordinated international expert group. Journal of Pediatric 2005;41:584. • 16. Ministério da Saúde. Dez Passos para uma Alimentação Saudável. Guia Alimentar para Crianças Menores de 2 anos. Brasília; 2002. • 17. Ministério da Saúde. Guia prático de preparo de alimentos para crianças menores de 12 meses que não podem ser amamentadas. Brasília; 2006. • 18. Ministério da Saúde. Programa Nacional de Suplementacao de Ferro. Disponível em: http://dtr2004.saude.gov.br/nutricao/ferro.php • 19. Monte CMG, Giugliani ERJ. Recomendações para alimentação complementar da criança em aleitamento materno. Jornal de Pediatria 2004;80: s131. • 20. Monteiro CA, et al. A prescrição semanal de sulfato ferroso pode ser altamente efetiva para reduzir níveis endêmicos de anemia na infância. Revista Brasileira de Epidemiologia 2002;5:71. • 21. Rogovik AL, Goldman RD. Treating infants' colic. Canadian Family Physician 2005;5:1209. • 22. Ryan-Harsman M, Aldoori W. New dietary references intakes for macronutrients and fibre. Canadian Family Physician 2006;52:177. • 23. Sampson HA. Update on food allergy. Journal of Allergy and Clinical Imunology 2004;113:805. • 24. Sociedade Brasileira de Pediatria. Departamento Científico de Nutrologia – Manual de Orientação para Alimentação do Lactente, do Escolar, do Adolescente e na Escola. Rio de Janeiro; 2006. • 25. UNICEF/WHO – Department of Child and Adolescent Health and Development – Breastfeeding and maternal medication: recommendations for Drugs in the Eleventh WHO Model List of Essential Drugs, 2003. Disponível em: www. who.int/child-adolescent-health/New_Publications/NUTRITION/ BF_Maternal_Medication.pdf • 26. Victora CG, et al. Evidence for protection by breast-feeding against deaths from infections diseases in Brazil. Lancet 1987;2:319 . • 27. Wagner CL, Greer FR and the section or breast feeding and commictee on nutricion. Prevention of rickets and vitamin D deficiency in infants, children and adolescents. Pediatrics 2008;122:1142. • 28. WHO. Department of Child and Adolescent Health and Development – Guiding Principles for Feeding Non-Breastfed. Geneva, Switzerland; 2005. • 29. WHO. The optimal duration of exclusive breastfeeding. Note for the press nº 7, April 2, 2001. Disponível em: http://www.who. int/inf-pr-2001/en/note2001-07.html • 30. Zeiger RS. Food allergen avoidance in the prevention of food allergy in infants and children. Pediatrics 2003;111:1662.

8 IMUNIZAÇÕES I –
CAPÍTULO
VACINAS DO CALENDÁRIO BÁSICO

Lucia Ferro Bricks
Rosa Resegue
Helena Keico Sato
Daleth Rodrigues Scaramuzzi
Divanice Contim

As vacinas são consideradas um dos mais importantes avanços da Medicina em todos os tempos, pois foram responsáveis pela diminuição na incidência de diversas doenças infecciosas, poupando milhões de vidas humanas; além disso, doenças como difteria, tétano, sarampo, caxumba e rubéola praticamente desapareceram dos países desenvolvidos.

Conforme a convenção estabelecida pela Organização Mundial da Saúde (OMS), o sucesso dos programas de imunização de rotina tem sido medido por meio da cobertura da terceira dose da vacina contra difteria, tétano e coqueluche (DPT) nas crianças com idades entre 12 e 23 meses. Estimativas globais apontam que essa cobertura, no período de 1990 a 2004, manteve-se entre 70 e 78%, mas com grandes diferenças regionais: taxas inferiores a 70% ainda foram observadas no continente africano e em alguns países da Ásia. No entanto, apesar do sucesso, estima-se que, em 2002, cerca de 2,5 milhões de crianças menores de 5 anos morreram por doenças imunopreveníveis.

As vacinas contra tuberculose, sarampo, poliomielite, difteria, coqueluche e tétano fazem parte do Plano Ampliado de Imunizações recomendado pela Organização Mundial da Saúde (OMS), desde 1974. Posteriormente, foram incluídas a vacina contra febre amarela (1988) nos países de maior risco para essa infecção, a imunização universal contra a hepatite B (1992) e a vacina contra o *Haemophilus influenzae* tipo b (salvo evidências comprovadas da baixa prevalência dessa infecção ou impedimentos operacionais de impacto para a inclusão dessa vacina nos calendários de rotina).

Neste capítulo serão discutidas as principais questões relacionadas às imunizações e às vacinas incluídas no Calendário Básico de Vacinação da Criança do Ministério da Saúde (Quadro I-13), que faz parte do Plano Nacional de Imunizações (PNI), criado em 1973.

Alguns termos serão muito utilizados nos capítulos sobre imunizações, sendo importante que seu significado fique claro:

Adjuvantes – substâncias que aumentam o poder imunogênico das vacinas, por meio de estimulação prolongada. Geralmente são compostos de alumínio como o hidróxido de alumínio e estão presentes particularmente nas vacinas que contêm micro-organismos inativados ou seus componentes.

Imunizar – ato de conferir imunidade mediante administração de antígenos (imunização ativa), ou de anticorpos específicos (imunização passiva).

Imunobiológicos – produtos farmacêuticos capazes de estimular a imunidade de forma ativa ou passiva.

Imunoglobulina – produto farmacêutico, constituído de anticorpos (homólogos), obtido a partir do plasma de seres humanos previamente imunizados.

Líquido de suspensão – constitui-se geralmente de água destilada ou solução fisiológica utilizadas na reconstituição de vacinas.

Conservante – substância utilizada para evitar o crescimento de contaminantes como bactérias e fungos. Exemplos: timerosal e antibióticos.

Soro – produto farmacêutico, constituído de anticorpos (heterólogos), obtido a partir de animais hiperimunizados.

Taxa (ou coeficiente) de incidência – incidência por 100.000 habitantes.

Vacina – produto farmacêutico que contém um ou mais agentes imunizantes em diversas formas biológicas, tais como micro-organismos vivos de baixa virulência, micro-organismos mortos ou substâncias de origem microbiana, com fim preventivo, paliativo ou curativo.

Vacinação associada – administração de vários agentes imunizantes em um mesmo atendimento. A associação de vacinas pode ser combinada e simultânea.

Vacinação combinada – quando dois ou mais agentes são administrados por meio de uma mesma preparação.

Vacina conjugada – antígenos polissacarídicos unidos a proteínas carreadoras, com a finalidade de aumentar sua capacidade imunogênica.

Vacinação simultânea – quando várias vacinas são administradas em diferentes locais e/ou diferentes vias, em um mesmo atendimento.

Quadro I-13 – Calendário Básico de Vacinação da Criança recomendado pelo Ministério da Saúde do Brasil.

Idade	Vacinas	Doses	Doenças evitadas
Ao nascer	BCG-ID[1]	Dose única	Formas graves de tuberculose
	Vacina contra a hepatite B[2]	1ª dose	Hepatite B
1 mês	Vacina contra a hepatite B[3]	2ª dose	Hepatite B
2 meses	Vacina tetravalente (DTP-Hib)[4]	1ª dose	Difteria, tétano, coqueluche, meningite e outras infecções causadas pelo *Haemophilus influenzae* tipo b
	VOP (vacina oral contra pólio)	1ª dose	Poliomielite
	VORH (vacina oral de rotavírus humano)[5]	1ª dose	Diarreia por rotavírus
4 meses	Vacina tetravalente (DTP-Hib)	2ª dose	Difteria, tétano, coqueluche, meningite e outras infecções causadas pelo *Haemophilus influenzae* tipo b
	VOP (vacina oral contra pólio)	2ª dose	Poliomielite
	VORH (vacina oral de rotavírus humano)[6]	2ª dose	Diarreia por rotavírus
6 meses	Vacina tetravalente (DTP-Hib)	3ª dose	Difteria, tétano, coqueluche, meningite e outras infecções causadas pelo *Haemophilus influenzae* tipo b
	VOP (vacina oral contra pólio)	3ª dose	Poliomielite
	Vacina contra a hepatite B	3ª dose	Hepatite B
9 meses	Vacina contra febre amarela[7]	Dose inicial	Febre amarela
12 meses	SRC (tríplice viral)	Dose única	Sarampo, rubéola e caxumba
15 meses	VOP (vacina oral contra pólio)	Reforço	Poliomielite
	DTP (tríplice bacteriana)	1º reforço	Difteria, tétano e coqueluche
4-6 anos	DTP (tríplice bacteriana)	2º reforço	Difteria, tétano e coqueluche
	SRC (tríplice viral)	Reforço	Sarampo, rubéola e caxumba
	VOP (vacina oral contra pólio)	2º reforço	Poliomielite

[1] Caso a vacina BCG não tenha sido administrada na maternidade, aplicar na primeira visita ao serviço de saúde, juntamente com a vacina contra a hepatite B.

[2] A primeira dose da vacina contra a hepatite B deve ser administrada na maternidade, nas primeiras 12 horas de vida do recém-nascido (ou, pelo menos, antes da alta do berçário). O esquema básico constitui-se de 3 (três) doses, com intervalos de 30 dias da primeira para a segunda dose e 180 dias da primeira para a terceira dose.

[3] A segunda dose da vacina contra a hepatite B pode ser administrada aos 2 meses de idade, de acordo com o esquema adotado em alguns estados.

[4] O esquema de vacinação atual é feito aos 2, 4 e 6 meses de idade com a vacina tetravalente e dois reforços com a tríplice bacteriana (DTP). O primeiro reforço aos 15 meses e o segundo entre 4 e 6 anos.

[5] É possível administar a primeira dose da vacina oral de rotavírus humano a partir de 1 mês e 15 dias a, no máximo, 3 meses e 7 dias de idade (6 a 14 semanas de vida).

[6] É possível administrar a segunda dose da vacina oral de rotavírus humano a partir de 3 meses e 7 dias a 5 meses e 15 dias de idade (14 a 24 semanas de vida). O intervalo mínimo preconizado entre a primeira e a segunda dose é de 4 semanas.

[7] A vacina contra a febre amarela está indicada para crianças a partir dos 9 meses de idade, que residam ou que irão viajar para área endêmica (estados: AP, TO, MA, MT, MS, RO, AC, RR, AM, PA, GO e DF), área de transição (alguns municípios dos estados: PI, BA, MG, SP, PR, SC e RS) e área de risco potencial (alguns municípios dos estados: BA, ES e MG). Se viajar para áreas de risco, vacinar contra a febre amarela 10 (dez) dias antes da viagem. Reforço a cada 10 anos.

Para que se possa prevenir as doenças de forma adequada com o uso de vacinas e imunoglobulinas, é fundamental entender as bases imunológicas das imunizações, assim como os mais importantes fatores associados à inclusão de vacinas em calendários de rotina.

BASES IMUNOLÓGICAS DA IMUNIZAÇÃO

O surgimento de doenças infecciosas depende das relações entre o agente agressor e o hospedeiro, assim como de fatores ambientais; neste capítulo serão discutidas algumas reações do hospedeiro que fundamentam as práticas da imunização.

Pode-se classificar a imunidade em natural ou artificial. A imunidade natural, quando inespecífica, envolve vários sistemas de proteção e não é dirigida a determinado agente; o padrão de resposta é constante e independe do fator causal. Entre os mecanismos inespecíficos de defesa temos: fatores anatômicos (pele e mucosas íntegras), barreiras fisiológicas (batimento ciliar, secreções, flora nasal e gastrintestinal), fatores séricos e teciduais (imunoglobulinas secretoras, interferon, complemento) e resposta inflamatória inespecífica (fagocitose, sistema complemento, anticorpos).

A imunidade natural impede algumas infecções ou faz com que o indivíduo tenha infecções leves e inaparentes. Nessas duas últimas situações, assim como após algumas doenças, existe estimulação da imunidade específica, com a produção de anticorpos de alta especificidade contra o agente agressor e estimulação da memória imunológica mediada por linfócitos T (T-dependente).

A imunidade específica pode ser adquirida por via natural ou artificial (Quadro I-14).

Quadro I-14 – Tipos e formas de aquisição da imunidade específica.

Imunidade específica	Ativamente adquirida	Passivamente adquirida
Natural	Infecções clínicas Infecções inaparentes	Congênita Colostro Leite materno
Artificial	Vacinas	Soros Imunoglobulinas

O objetivo imediato das imunizações é promover o maior grau de proteção contra determinada doença, com a menor taxa de efeitos adversos e a melhor relação custo-benefício.

Geralmente, após a vacinação, existe um estímulo à resposta imunológica humoral e celular e a imunidade conferida por imunização ativa é de longa duração; na imunização passiva, a proteção é de curta duração, esgotando-se assim que os anticorpos são catabolizados.

Tipos de vacina – algumas vacinas contêm agentes vivos atenuados (vacinas "vivas"); outras possuem micro-organismos mortos, frações antigênicas do agente agressor ou toxoides (toxinas inativadas). As vacinas "vivas" podem causar eventos adversos relacionados à multiplicação do micro-organismo atenuado no indivíduo vacinado; são capazes de estimular de forma intensa a resposta humoral e celular e, em geral, não existe a necessidade de reforços. As vacinas que não contêm agentes vivos não promovem infecção e, como não há replicação do agente agressor no organismo do hospedeiro, ocorre estimulação menos intensa da resposta imunológica e, geralmente, são necessárias várias doses para a obtenção de títulos de anticorpos em níveis protetores.

Tipo de imunobiológico – as vacinas que contêm antígenos proteicos são capazes de estimular precocemente a resposta dependente de células T, mas aquelas que contêm apenas antígenos polissacarídicos (vacinas não conjugadas contra o *Haemophilus influenzae* tipo b –

Hib, pneumococo e meningococo) não estimulam de forma adequada a memória imunológica e, geralmente, não são recomendadas para crianças com idade inferior a 2 anos.

Idade de aplicação – a idade em que as vacinas devem ser administradas varia de acordo com a faixa etária de maior risco para a doença, idade específica em que o imunobiológico é capaz de estimular a resposta imunológica, potencial interferência de anticorpos adquiridos por via transplacentária e risco de complicações da vacina em determinada faixa etária. Dessa forma, é importante lembrar que algumas vacinas, como a contra difteria, pertussis e tétano (DPT) e Hib, não devem ser administradas no período neonatal, para evitar o fenômeno da tolerância imunológica. Vacinas que contêm agentes vivos podem ser inativadas pelos anticorpos maternos da classe IgG, que cruzam a barreira placentária e, por esse motivo, geralmente, são administradas após o segundo semestre de vida.

TÉCNICAS DE APLICAÇÃO DE VACINAS

As vacinas, assim como os demais imunobiológicos, geralmente, são administradas por via parenteral, sendo as vias intramuscular e subcutânea as mais utilizadas.

A via intravenosa pode ser utilizada para uso de imunoglobulinas e soros.

A via oral é utilizada para vacina atenuada contra a poliomielite (VOP), contra o rotavírus e algumas vacinas contra a cólera e a febre tifoide.

A via intradérmica é utilizada na aplicação de vacinas contra tuberculose (BCG) e, em alguns casos específicos, para as vacinas antirrábica e contra a hepatite B.

A via subcutânea é empregada para vacinas de vírus vivos atenuados, como sarampo, rubéola, caxumba, varicela, febre amarela. Vacinas como a da influenza, polissacarídicas e conjugadas não devem ser aplicadas por via subcutânea, pois podem ocasionar eventos adversos locais (nódulos, dor intensa) e apresentar menor imunogenicidade. Recomenda-se a aplicação dessas vacinas na região posterior do membro superior, devendo-se evitar locais em que as estruturas ósseas estejam mais próximas da camada subcutânea.

Para a aplicação por via intramuscular, o Ministério da Saúde recomenda preferencialmente a região da face lateral da coxa (Fig. I-7) (músculo vastolateral da coxa e quadríceps). A preferência dessa região em relação à região glútea visa evitar lesões do nervo ciático; e, além disso, crianças que ainda não andam apresentam glúteos pouco desenvolvidos. Em adultos, a região glútea contém muito tecido adiposo e a aplicação de vacinas contra a hepatite nessa região está associada a menor absorção da vacina e prejuízo na soroconversão.

As vacinas devem ser administradas de acordo com as normas recomendadas pelos fabricantes.

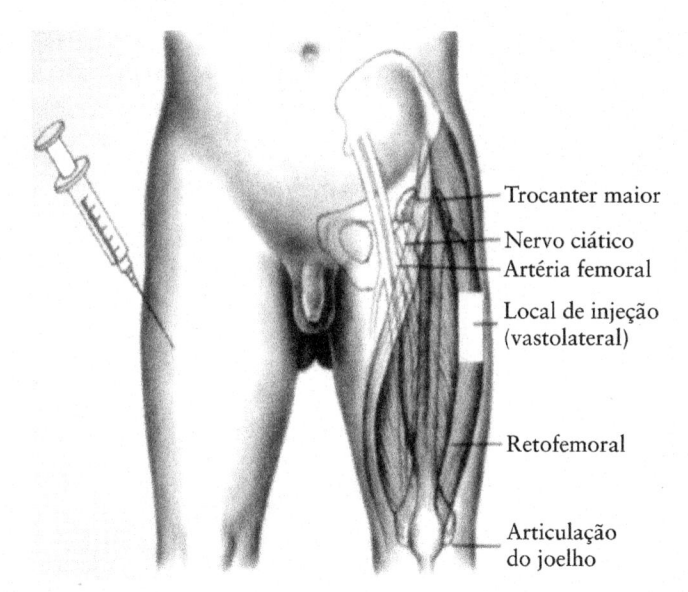

Labels: Trocanter maior; Nervo ciático; Artéria femoral; Local de injeção (vastolateral); Retofemoral; Articulação do joelho

Figura I-7 – Aspectos relacionados à conservação e técnica de aplicação.

No quadro I-15 estão relacionadas as vias e os locais de administração das vacinas, bem como o *tamanho* apropriado das agulhas para injeção.

Conservação – os imunobiológicos, de modo geral, são considerados substâncias termolábeis e, por esse motivo, é fundamental estar atento aos aspectos relacionados à sua conservação e técnica de aplicação.

Mudanças de temperatura podem alterar a potência dos imunobiológicos, seja por desnaturação proteica, seja por inativação de componentes vivos; além disso, produtos conservados fora das especificações podem ser mais facilmente contaminados.

O prazo de validade dos imunobiológicos deve ser observado de acordo com as especificações dos fabricantes e os produtos não utilizados dentro do prazo deverão ser descartados.

A luz solar ou artificial, independentemente do grau, é fator desfavorável à conservação da maioria dos imu-

nobiológicos, por isso, as câmaras que armazenam esses produtos devem receber a menor quantidade de luz possível; sua instalação deve ser feita em local fresco e protegido da luz solar, a pelo menos 15cm das paredes, e a porta deve ser bem vedada.

As vacinas contendo agentes vivos são as mais sensíveis ao calor e devem ser colocadas na prateleira superior (mais próxima do congelador); nenhuma vacina deve ficar na porta do refrigerador. Para maior segurança, o refrigerador onde as vacinas ficam estocadas deve estar ligado à rede elétrica que possua gerador de emergência; na falta desse recurso, devem-se colocar garrafas com água congelada na parte inferior e na porta do refrigerador, com a finalidade de manter a temperatura em caso de interrupção do fornecimento de energia. Para melhorar a circulação do ar frio, os imunobiológicos devem ficar em recipientes descobertos, com distância de 1 a 2cm entre os frascos.

Recomenda-se que as vacinas sejam conservadas em geladeira, fora do congelador, em temperaturas entre 2 e 8°C. Como alguns produtos não podem ser submetidos a temperaturas que levem ao congelamento, algumas recomendações, por precaução, orientam que as geladeiras sejam mantidas, preferencialmente, com temperaturas entre 4° e 8°C (Quadro I-16).

A temperatura do refrigerador deve ser verificada duas vezes ao dia, dando-se preferência ao termômetro de três colunas que registra as temperaturas máxima, mínima e a do momento atual.

CALENDÁRIOS DE VACINAÇÃO

O esquema de vacinação de rotina recomendado em cada país ou região é denominado calendário básico de vacinação. Quando se estabelece um calendário de vacinação, são considerados os riscos da doença, que incluem morbidade, letalidade e custos sociais *vs.* benefícios e custos da vacinação. Infelizmente, nos países em desenvolvimento, o custo elevado de algumas vacinas

Tabela I-15 – Técnica de aplicação de vacinas.

Vias de administração	Local de aplicação	Tamanho da agulha	Ângulo de aplicação
Intradérmica	Terço superior do braço esquerdo	$13 \times 4,5$ ou 15×5	15°
Subcutânea	Terço médio da face lateral do antebraço ou da região glútea	$10 \times 4,5$ ou $13 \times 4,5$ ou $15 \times 5,0$[2]	90°
Intramuscular adultos	Deltoide, vastolateral da coxa ou glúteo[1]	25×6 ou 25×7 ou 30×7[3]	45° ou 90°
Intramuscular crianças	Vastolateral da coxa, deltoide ou glúteo	$20 \times 5,5$ ou 25×6 ou 25×7[3]	45° ou 90°
Intramuscular recém-nascido	Vastolateral da coxa	$20 \times 5,5$	45° ou 90°

[1] Algumas vacinas, como hepatite A, B, A/B e Hib, não devem ser administradas no glúteo. Para a aplicação no vastolateral da coxa, em lactentes ou crianças jovens, inserir a agulha em ângulo de 45°, na direção do joelho ou perpendicular à coxa, ou discretamente angulada no sentido da região anterior da coxa.
[2] O tamanho da agulha depende da massa adiposa.
[3] O tamanho da agulha depende da massa muscular.

Quadro I-16 – Conservação e vias de administração das vacinas usadas no calendário básico.

Vacinas[1]	Conservação	Via de administração	Observações
BCG	+ 2°C a + 8°C	Intradérmica	Usar até 6 horas após a diluição, proteger da luz
HB[2]	+ 2°C a + 8°C	Intramuscular	Não congelar
Rota[3]	+ 2°C a + 8°C	Oral	Não congelar
DPT-Hib[4] DPT, DT, dT, T	+ 2°C a + 8°C	Intramuscular	Não congelar
VOP[5]	+ 2°C a + 8°C	Oral	
VIP[6]	+ 2°C a + 8°C	Intramuscular	
Sarampo, caxumba, rubéola e tríplice viral	+ 2°C a + 8°C	Subcutânea	Usar até 8 horas após a diluição, proteger da luz
Febre amarela	+ 2°C a + 8°C	Intramuscular	Usar até 4 horas após diluição

[1] Os diluentes não precisam ser armazenados sob refrigeração, mas devem estar refrigerados no momento da diluição. Este quadro contém informações resumidas sobre a conservação das vacinas; como existem vários laboratórios fabricantes, aconselhamos verificar as especificações da cada laboratório produtor.

[2] HB – vacina contra a hepatite B.
[3] Rota – vacina oral contra o rotavírus.
[4] DPT-Hib – vacina combinada difteria, tétano, coqueluche e *Haemophilus influenzae* tipo b.
[5] VOP – vacina oral contra a poliomielite.
[6] VIP – vacina inativada contra a poliomielite.

dificulta e, muitas vezes, impossibilita sua incorporação aos calendários vacinais. Dessa forma, existem diferentes calendários de vacinação, que são estruturados de acordo com a situação epidemiológica das doenças imunopreveníveis, a disponibilidade das vacinas e o orçamento de cada país ou região.

Os calendários vacinais recomendados pelas Secretarias de Estado de Saúde podem apresentar algumas diferenças em relação ao proposto pelo Ministério da Saúde, de acordo com a situação epidemiológica local e a disponibilidade de recursos da região.

As recomendações das práticas de imunização devem equilibrar as evidências científicas de benefícios, custos e riscos para cada situação e, além das vacinas incluídas nos calendários oficiais, deve-se considerar que existem outras vacinas que podem beneficiar a criança e o adolescente, que serão discutidas no capítulo seguinte. É sempre importante que as famílias sejam informadas sobre todas as vacinas disponíveis.

Contraindicações às imunizações – para controlar as doenças, é fundamental manter altas coberturas vacinais, evitando as oportunidades perdidas em imunização. Em muitas regiões do Brasil, apesar de as taxas médias de cobertura vacinal terem aumentado significativamente, não existe homogeneidade e, em algumas regiões, as taxas de cobertura vacinal são inferiores à média. Isso ocorre em função de diversos fatores, dentre os quais merecem destaque as dificuldades técnico-logísticas na aplicação de vacinas e a falta de conhecimentos sobre as indicações e contraindicações das vacinas.

Basicamente, existem apenas duas contraindicações gerais às imunizações:

1. Reação de hipersensibilidade após a administração de um imunobiológico. Essa situação é bastante rara (< 1 em cada 100.000 doses) e caracteriza-se pelo surgimento de urticária, choque, broncoespasmo ou edema de glote imediatamente após a aplicação do imunobiológico. A administração de nova dose do mesmo produto pode acarretar reações graves com risco de morte.

2. Presença de doença moderada ou grave, acompanhada ou não de febre. Durante a evolução de doenças agudas febris graves, sobretudo para que seus sinais e sintomas não sejam atribuídos ou confundidos com possíveis eventos adversos das vacinas, recomenda-se adiar a imunização. Em algumas situações específicas, mesmo quando o indivíduo apresenta doença moderada ou grave, as vacinas que não contêm agentes vivos e as imunoglobulinas são recomendadas, como será discutido a seguir.

Existem situações específicas em que se deve adiar ou contraindicar determinado imunobiológico, são as contraindicações específicas ou situações de precaução, que serão enumeradas para cada uma das vacinas. Por outro lado, as falsas contraindicações às vacinas figuram entre as principais causas de oportunidades perdidas em imunização e precisam ser conhecidas para que não se adie a vacinação devido a erros conceituais.

Falsas contraindicações às vacinas

- Doenças de pouca gravidade – mesmo quando acompanhadas de febre, como resfriado, broncoespasmo, rinite, infecções de vias aéreas superiores ou diarreia leve.
- Desnutrição – nessa situação existe comprometimento da imunidade celular, mas a imunidade humoral não é afetada e a resposta às vacinas é adequada. Ressalte-se que a criança desnutrida deve ser alvo prioritário para vacinação, visto o fato de a desnutrição aumentar a suscetibilidade às doenças imunopreveníveis e também ocasionar quadros mais graves e com mais sequelas.

- Prematuridade ou baixo peso de nascimento – essas situações não indicam o adiamento do início da vacinação, salvo a BCG e a hepatite B (ver tópicos correspondentes).
- Exposição recente a doenças infecciosas.
- Convalescença de doenças agudas.
- Internação hospitalar. Quando não há contraindicação formal, a internação é uma oportunidade para a atualização do calendário. Em relação à vacina oral contra a poliomielite, é preciso avaliação cuidadosa para a indicação da vacina em indivíduos internados.
- Amamentação.
- Gravidez da mãe ou de outro contato domiciliar.
- Antecedentes de alergia à penicilina, pois nenhuma das vacinas atualmente em uso contém penicilina.
- História de alergia inespecífica, pessoal ou familiar.
- Antecedente pessoal de reação local à vacina.
- História familiar de convulsão.
- História familiar de morte súbita.
- História familiar de evento adverso à vacinação.
- História e/ou diagnóstico clínico pregresso de qualquer das doenças imunopreveníveis.
- Uso de antibiótico, profilático ou terapêutico.
- Uso de corticosteroide por via inalatória, tópica, em tendões ou intra-articular.
- Uso sistêmico de corticosteroide por tempo inferior a duas semanas, ou uso diário, ou em dias alternados em dose baixa ou fisiológica para condições não associadas a comprometimento do sistema imunológico.
- Vacinação contra a raiva.
- Doença neurológica estável.

As situações acima listadas não contraindicam as vacinas e não são *motivos* para retardar sua aplicação, especialmente quando a família não frequenta regularmente os serviços de saúde.

VACINA CONTRA A TUBERCULOSE

Apesar de ser uma das doenças infecciosas mais antigas, a tuberculose ainda é um grave problema de saúde mundial, cuja incidência tem aumentado nas últimas décadas, devido ao crescente número de casos de infectados pelo HIV. Estima-se que a tuberculose afete cerca de um terço da população global. Anualmente, cerca de 1,6 milhão de pessoas morrem em decorrência dessa enfermidade, sendo 12% dos casos associados à epidemia de Aids. No Brasil, estima-se que ocorram mais de 80.000 casos por ano e que a taxa de incidência seja superior a 50 por 100.000 habitantes.

Composição – o bacilo de Calmette e Guérin (BCG) é uma cepa atenuada do *Mycobacterium bovis*. A vacina é apresentada em forma liofilizada, em ampolas multidoses, que devem ser conservadas em geladeira à temperatura de 2 a 8°C e protegidas da luz. A reconstituição deve ser feita com o diluente específico e a vacina pode ser utilizada até 6 horas após a reconstituição, desde que mantida ao abrigo da luz solar e conservada em temperatura de 2 a 8°C.

Esquema de aplicação – dose única, por via intradérmica, a partir do nascimento. De acordo com a Organização Mundial da Saúde, a vacina BCG deve ser aplicada na inserção inferior do músculo deltoide direito; essa padronização facilita a verificação da presença de cicatriz vacinal. A criança deve ser vacinada, de preferência, antes dos 3 meses de idade, a fim de se diminuir o risco de infecção pelo *M. tuberculosis*. O Ministério da Saúde não recomenda a realização do teste tuberculínico antes ou após a vacinação com BCG.

Evolução pós-aplicação da vacina – duas semanas após a vacinação, surge, no local de aplicação, uma mácula avermelhada de 5 a 15mm de diâmetro, que evolui para pápula, vesícula, pústula, úlcera, crosta e cicatriz. A evolução dura, em média, 10 semanas e, antes da cicatrização, pode haver presença de secreção no local de aplicação da vacina. A família deve ser informada sobre essa evolução normal e orientada para lavar o local apenas com água e sabão. Não raramente, observa-se um pequeno enfartamento ganglionar na axila direita. Mais de 95% dos vacinados apresentam cicatriz (4 a 7mm de diâmetro). O Ministério da Saúde orienta revacinar as crianças que receberam o BCG há seis meses ou mais e que não apresentam a cicatriz vacinal (sem necessidade de realização prévia de teste tuberculínico).

Eficácia – a eficácia da vacina BCG é maior na prevenção de formas graves da doença (meningite tuberculosa, tuberculose miliar e formas disseminadas). Estudos experimentais e observacionais realizados em vários países com diferentes cepas do BCG demonstraram proteção acima de 80%. Da mesma maneira, algumas metanálises realizadas apontaram um efeito protetor para as formas graves da doença entre 73 e 86%. No Brasil, a proteção da vacina foi estudada em três estudos caso-controle que demonstraram um efeito protetor entre 84,5 e 99,5%.

O efeito protetor da vacina para a tuberculose pulmonar tem sido estudado desde a década de 1940, apresentando resultados muito variáveis (de 0 a 80%). Essa variação deve-se a diversos fatores, como diferenças nas cepas do BCG, aspectos metodológicos das pesquisas realizadas, diferenças genéticas e nutricionais das populações e diferenças quanto à exposição a micobactérias ambientais, ao risco de reinfecção e à virulência do *M. tuberculosis*.

Além da eficácia comprovada contra as formas graves da doença, outro aspecto importante a ser citado é a possibilidade de proteção da progressão da infecção para doença ativa.

Há evidências do declínio do efeito protetor com o tempo. Em um ensaio clínico controlado realizado com nativos do Alasca, o efeito protetor geral do BCG foi de

55% (variação entre 31 e 77%) após 60 anos de seguimento. No Brasil, o efeito protetor em adolescentes entre 15 e 20 anos de idade que receberam a vacina precocemente foi de 39% (variação entre 9 e 58%).

Baseados nas evidências de diminuição da eficácia da vacina ao longo do tempo, alguns países indicam uma segunda dose da vacina BCG, geralmente nos escolares. Essa recomendação foi adotada pelo Ministério da Saúde do Brasil até 2006, quando foi indicada a suspensão da segunda dose, em decorrência de estudos que apontaram a pouca eficácia dessa medida e também pela comprovação de que não houve aumento dos casos registrados nos países que retiraram a segunda dose da vacina BCG. No Brasil, um estudo caso-controle realizado em Recife e um ensaio clínico controlado e randomizado realizado nas cidades de Salvador e Manaus comprovaram que a segunda dose da vacina BCG não oferece proteção adicional.

Eventos adversos – podem ocorrer complicações locorregionais: úlcera maior que 1cm, abscesso subcutâneo e linfadenite regional supurada. Essas reações geralmente surgem nos primeiros seis meses após a vacinação, com frequência menor que 0,4 por 1.000 crianças vacinadas. A disseminação do BCG, cicatriz hipertrófica e queloide, histiocitoma, eritema nodoso e complicações oculares ocorrem com frequência de 4 por milhão de vacinados e a disseminação fatal em menos de 1,5 por milhão.

Contraindicações especiais e precauções – imunodeficiência congênita e adquirida. A vacina BCG é contraindicada para indivíduos com Aids infectados pelo vírus HIV com sintomas da doença, entretanto, de acordo com as recomendações da OMS, as crianças portadoras do HIV que não apresentam evidências de doença podem receber essa vacina. Nos casos de terapêutica com imunossupressores (corticosteroides, drogas antineoplásicas e radioterapia), recomenda-se adiar a vacinação até, no mínimo, três meses após a suspensão do tratamento. Também é recomendável adiar a vacinação nos seguintes casos:

- crianças com peso inferior a 2.000g;
- presença de lesões dermatológicas extensas ou no local de aplicação da vacina;
- gestação.

VACINA CONTRA A HEPATITE POR VÍRUS B

O vírus da hepatite B é de distribuição universal e pode ser adquirido principalmente por meio de transfusões de sangue, contato sexual e transmissão da mãe para o recém-nascido na gestação ou no parto. Os portadores do antígeno de superfície do vírus da hepatite B (HBsAg), especialmente recém-nascidos e crianças, têm alto risco de desenvolver hepatite crônica, cirrose e hepatocarcinoma. Estima-se que 5% da população mundial seja portadora crônica do HBsAg e que, a cada ano, 0,5 a 1 milhão de pessoas morram por doença hepática relacionada ao vírus da hepatite B. A prevalência de portadores crônicos do HBsAg varia de região para região; algumas regiões da África, do extremo oriente e da Bacia Amazônica são consideradas de alta endemicidade e, nessas áreas, a infecção é adquirida precocemente, no período neonatal ou na infância. Em locais de baixa endemicidade, a doença é adquirida principalmente por meio do contato sexual com portadores assintomáticos ou pelos grupos de risco (Quadro I-17).

Imunização contra a hepatite B – as estratégias de profilaxia que visam apenas aos grupos de risco (vacinação seletiva) não são efetivas em diminuir a incidência da doença e de suas complicações; a vacinação em massa, ao contrário, é capaz de reduzir não apenas a incidência de portadores crônicos do HBsAg, mas também uma de suas mais graves consequências – o câncer hepático –, por esse motivo, recomenda-se a vacinação universal contra a hepatite B.

Em até 40% dos indivíduos portadores do HBsAg não se consegue identificar fatores de risco para a infecção, portanto, para obter um impacto mais rápido na redução da incidência da doença e de suas sequelas crônicas, o ideal é vacinar, além dos recém-nascidos, indivíduos pertencentes aos grupos de risco e crianças e adolescentes não imunes, para que estejam protegidos antes de assumirem qualquer comportamento de risco. A vacinação universal das crianças a partir do nascimento é preconizada pelo Programa Nacional de Imunizações (PNI), do Ministério da Saúde, desde 1998. A partir de 2001, a faixa etária foi ampliada até os 19 anos de idade.

É importante verificar entre os adolescentes aqueles que não receberam o esquema no primeiro ano de vida e encaminhá-los para que sejam imunizados.

Quadro I-17 – Grupos de risco para hepatite B.

Recém-nascido de mãe HBsAg positiva
Indivíduos que recebem produtos derivados de sangue ou plasma com frequência, como hemofílicos, portadores de anemia falciforme e outras anemias hemolíticas
Indivíduos em programa de hemodiálise
Indivíduos sujeitos a risco profissional: médicos, dentistas, laboratoristas, trabalhadores de creches ou instituições para crianças com retardo mental
Usuários de drogas por via injetável
Parceiros heterossexuais que tenham tido mais de um parceiro nos últimos seis meses, ou que tenham tido um episódio recente de doença sexualmente transmissível
Contatos familiares ou parceiros sexuais de portadores do HBsAg
Familiares de crianças adotadas provenientes de países onde a hepatite B é endêmica
Populações residentes em locais de alta endemicidade da hepatite B
Viajantes internacionais que ficarão por mais de seis meses em regiões de alta endemicidade

Imunização ativa – as vacinas mais utilizadas são as recombinantes, desenvolvidas por meio da inoculação de um plasmídeo contendo o gene para o HBsAg no fungo *Sacharomices cerevisae,* que passa a produzir o HBsAg. As vacinas são altamente purificadas, contêm apenas a proteína do HBsAg, obtida por engenharia genética, adsorvida ao hidróxido de alumínio, portanto, não são infectantes. A maioria das vacinas contém timerosal.

Apresentações comerciais (Quadro I-18) **e esquema de administração** – existem diversas apresentações, na forma monovalente ou combinada. As doses recomendadas variam de acordo com o produto, a idade da pessoa a ser vacinada e seu estado imunológico. O esquema mais utilizado é o de três doses, nos momentos: inicial, um e seis meses após (0, 1 e 6 meses).

A primeira dose da vacina idealmente deve ser administrada nas primeiras 12 horas de vida, entretanto, pode ser administrada em qualquer idade. O intervalo entre a primeira e a segunda doses é de um mês e entre a segunda e terceira doses de pelo menos dois meses, desde que o intervalo entre a primeira e a terceira doses seja de pelo menos quatro meses e a terceira dose seja administrada após os 6 meses de idade. Existem esquemas alternativos como o de quatro doses (0, 1, 2 e 6 a 12 meses), recomendado para recém-nascidos de mães portadoras do HBsAg ou pessoas que irão viajar para área de risco (turistas e militares). Nas situações de recém-nascidos, filhos de mães HIV-positivas, a quarta dose da vacina deverá ser aplicada 6-12 meses após a terceira dose, se houver comprovação da infecção da criança pelo HIV.

As vacinas devem ser administradas por via intramuscular, no músculo anterolateral da coxa, em recém-nascidos e lactentes e no deltoide em crianças maiores e adultos (ver Fig. I-7). Não devem ser aplicadas em região glútea, pois foi demonstrado que essa via de aplicação levou à menor imunogenicidade em adultos.

Eficácia – mais de 95% das crianças e 90% dos adultos saudáveis desenvolvem anticorpos em títulos protetores (> 10mUI/ml); as taxas de soroconversão diminuem com a idade, sendo menores em indivíduos com mais de 40 anos de idade, imunodeficientes e renais crônicos.

Eventos adversos – são raros e podem ocorrer em 1/15.500 doses aplicadas e são principalmente reações locais e febre baixa. Os eventos adversos são mais frequentes em adultos, após as primeiras doses, e tendem a desaparecer em 24 a 48 horas. Reações alérgicas, anemia hemolítica e púrpura são excepcionalmente raras.

Contraindicações – pessoas que apresentaram reações graves à vacina, tais como anafilaxia, não devem prosseguir o esquema. A gestação e a amamentação não constituem contraindicações à vacina, desde que o risco de infecção justifique sua aplicação.

Necessidade de reforços – devido à excelente imunogenicidade da vacina e à sua capacidade em estimular a memória imunológica, a proteção contra a doença sintomática e infecção crônica permanece por mais de 12 anos e, provavelmente, é vitalícia. Em indivíduos normais, não são indicados testes para verificar os títulos de anticorpos após a vacinação, nem doses de reforço; entretanto, indivíduos pertencentes aos grupos de risco devem ser testados, um a seis meses após completar o esquema vacinal e, se os títulos caírem abaixo de 10mUI/ml, recomenda-se administrar dose de reforço, pois o risco de infecção nesses grupos é elevado e contínuo.

Imunização passiva – nas situações em que pessoas não imunes são expostas ao vírus da hepatite B, está indicado o uso da imunoglobulina específica contra a hepatite B (Quadro I-19).

A gamaglobulina hiperimune (HBIG) é preparada a partir do plasma de doadores com altos títulos de anticorpos contra o HBsAg e promove proteção temporária, por três a seis meses. A HBIG pode ser obtida nos centros de referência para imunobiológicos especiais e deve ser aplicada o mais brevemente possível, de preferência

Quadro I-18 – Doses recomendadas das vacinas contra a hepatite B, de acordo com apresentação comercial e a faixa etária.

Idade	Vacinas (laboratório)			
	Recombivax HB (MSD[1])		Engerix B (SKB)[2]/Euvax (LGC)[3] Butang (IB)[4]	
	Dose		Dose	
	(mcg)	(ml)	(mcg)	(ml)
Crianças e adolescentes 0-19 anos	5	0,5	10	0,5
Adultos > 20 anos	10	1,0	20	1,0
Pacientes imunodeficientes ou submetidos à hemodiálise	40	1,0*	40	2,0**

* Fórmula especial para pacientes em diálise.
** Duas doses de 1ml em esquema de 4 doses: 0, 1, 2 e 6-12 meses.
[1] MSD – Merck Sharp & Dome.
[2] SKB – SmithKline Beechan.
[3] LGC – LG Chemical (Coreia).
[4] IB – Instituto Butantã. Essa vacina não está aprovada para uso em imunocomprometidos.

Quadro I-19 – Imunoprofilaxia pós-exposição à infecção pelo vírus B.

Tipo de exposição	Imunoprofilaxia
Acidental percutânea ou mucosa	Vacina + HBIG**
Contato domiciliar com portador crônico	Vacina
Contato domiciliar com caso agudo, exposição a sangue, uso da mesma escova de dentes ou barbeador	Vacina + HBIG
Perinatal	Vacina + HBIG
Sexual – infecção aguda	Vacina + HBIG
Sexual – portador crônico	Vacina

Fonte: Red Book, 2003 (**HBIG = gamaglobulina hiperimune contra a hepatite B).

dentro das primeiras 24 horas após a exposição. A administração deve ser por via intramuscular, na dose de 0,5ml para menores de 1 ano e 0,06ml/kg para os adultos, máximo de 5ml.

Considerações especiais

Imunização do recém-nascido filho de mãe portadora do HBsAg – quanto mais precocemente se adquire o vírus da hepatite B, maior o risco de desenvolver doença hepática crônica, portanto, é muito importante realizar sorologia de todas as gestantes durante o pré-natal e, se a mãe for portadora do HBsAg, o recém-nascido deverá receber a vacina nas primeiras 12 horas de vida, e a imunoglobulina específica (HBIG), em local diferente da vacina (0,5ml, por via intramuscular). Se a HBIG não estiver disponível, a vacina deve ser administrada isoladamente, de preferência nas primeiras horas de vida. O esquema de vacinação deve ser completado com mais duas ou três doses da vacina.

Amamentação de recém-nascidos filhos de mães HBsAg positivas – é permitida se a criança recebeu adequadamente vacina e HBIG nas primeiras horas de vida, pois, apesar de o vírus da hepatite B já ter sido isolado no leite materno, não se comprovou a transmissão por essa via.

Crianças de mães portadoras que não foram vacinadas logo após o nascimento – devem ser vacinadas, mesmo que não tenham se contaminado no momento do parto ou durante a gestação, pois podem adquirir a infecção no domicílio, nos primeiros anos de vida.

Imunização de recém-nascidos de mães cuja sorologia é desconhecida – recomenda-se administrar a vacina em 12 horas após o parto, enquanto se aguarda o resultado da sorologia materna. Se for positiva, administra-se HBIG o mais cedo possível e nos primeiros 7 dias de vida; se for negativa, prossegue-se somente com a vacinação.

Imunização de prematuros e recém-nascidos de baixo peso – a imunogenicidade da vacina contra a hepatite B

é menor para recém-nascidos com peso inferior a 2.000g, especialmente quando prematuros; nessa situação, se a mãe não for portadora do HBsAg, o esquema vacinal pode ser iniciado aos 2 meses de vida ou quando a criança atingir o peso de 2.000g. *Não se considera a primeira dose administrada às crianças com peso inferior a 2.000g e essas crianças devem receber mais três doses da vacina.* Quando a mãe for portadora do HBsAg, a criança deve receber a vacina e a HBIG, independentemente do peso.

Vacinação de imunodeprimidos – pacientes imunodeprimidos, especialmente os submetidos à diálise, diabéticos e portadores de doença renal crônica, apresentam menor resposta à vacina e queda precoce dos anticorpos; portanto, devem realizar sorologia um mês após a terceira dose para verificar-se se houve soroconversão e, posteriormente, sorologia anual. Sempre que os títulos de anticorpos anti-HBs forem inferiores a 10mUI/ml, devem-se revacinar esses indivíduos.

Recentes avanços – atualmente, já se encontram disponíveis diversas vacinas contra a hepatite B combinadas com as vacinas tríplice bacteriana (celular e acelular), VIP, Hib ou com a vacina contra a hepatite A, visando reduzir o número de aplicações necessárias (ver Capítulo seguinte).

VACINA TETRAVALENTE CONTRA A DIFTERIA, COQUELUCHE E TÉTANO (DPT) E *HAEMOPHILUS INFLUENZAE* TIPO b (Hib)

O tétano e a difteria são doenças graves, causadas, respectivamente, pelas toxinas produzidas pelo *C. tetani* e *C. diphtheriae*. Essas doenças foram praticamente eliminadas dos países desenvolvidos. No Brasil, apesar da drástica redução em sua incidência, ainda ocorrem alguns casos, geralmente em pessoas não vacinadas.

A coqueluche é causada pela *B. pertussis* e apresenta alto risco de morbidade e letalidade em lactentes jovens, particularmente nos seis primeiros meses de vida. Apesar da queda em sua incidência, em diversos países desenvolvidos, a coqueluche persiste nas formas endêmica e epidêmica. Nos EUA, de 1992 a 1994, um terço dos casos de coqueluche ocorreu em crianças menores de 6 meses; nessa faixa etária, 70% das crianças precisam ser hospitalizadas, 17% apresentam pneumonia; 3%, convulsão; 1% encefalite; e a taxa de letalidade é de 1%.

Em países com baixa cobertura vacinal, as crianças são o principal reservatório da *B. pertussis*; nos países com elevada cobertura vacinal, adolescentes e adultos são os reservatórios dessa bactéria e, em muitos países, os contatos domiciliares (mãe, pai e irmãos) são os focos de infecção para o lactente jovem. Isso acontece devido à queda na proteção conferida pela vacina e ao fato de adolescentes e adultos apresentarem manifestações atípicas da coqueluche, que raramente são diagnosticadas. Estudos recentes demonstraram que 20 a 30% dos casos de coqueluche ocorrem em adolescentes e adultos jovens, geralmente na forma de tosse prolongada, e que esses indivíduos são a principal fonte de infecção para lactentes jovens. Recentemente foram desenvolvidas vacinas acelulares contra a coqueluche, combinadas com os toxoides tetânico e diftérico para uso específico em adultos (dTap). Essas novas vacinas já são recomendadas em substituição à dupla adulto (dT) em diversos países, como França, Canadá e Estados Unidos.

No Brasil, a coqueluche não é doença de notificação compulsória e seu diagnóstico certamente é subestimado.

A maioria das infecções graves causadas por *Haemophilus influenzae* tipo b (Hib), tais como meningite, pneumonia com bacteriemia, epiglotite e osteoartrite, ocorre em crianças com idade inferior a 5 anos, portanto, a vacina contra o Hib é preconizada para crianças com menos de 60 meses de vida, sendo administrada na forma combinada com a DPT (DPT-Hib).

Composição – a vacina DPT-Hib é uma vacina combinada que contém os toxoides tetânico e diftérico (toxinas inativadas pelo formol e precipitadas pelo alúmen), bacilos mortos da coqueluche (vacina celular) e vacina conjugada contra o Hib.

Esquema de administração – a vacinação básica requer três doses, por via intramuscular. Crianças que ainda não desenvolveram a locomoção devem ser vacinadas, de preferência, no músculo vastolateral da coxa (mais desenvolvido ao nascimento, com área mais extensa livre de vasos e nervos importantes do que o glúteo e o deltoide). O intervalo entre as três primeiras doses é de dois meses (2, 4 e 6 meses de idade); com intervalo mínimo de 30 dias. Recomendam-se duas doses de reforço da DPT, entre 15 e 18 meses (ou 6 a 12 meses após o término da vacinação básica) e 4 a 6 anos de idade. Recém-nascidos de baixo peso e prematuros podem ser vacinados ao completar 2 meses de vida, não se recomendando a utilização de doses menores do que a habitual.

Eficácia – os toxoides tetânico e diftérico apresentam excelente imunogenicidade e eficácia superior a 95%, após três doses. As doses de reforço aumentam os títulos de anticorpos, conferindo proteção por 10 anos. Tanto o tétano como a difteria não imunizam, sendo necessário vacinar indivíduos já acometidos pela doença. Indivíduos previamente vacinados devem receber dose de reforço dos toxoides tetânico e diftérico a cada 10 anos, por toda a vida. O componente pertussis apresenta menor eficácia, dependendo da vacina utilizada e da definição para os casos de coqueluche (confirmação por cultura e/ou sorologia ou clínica). Apesar das controvérsias sobre a eficácia da vacina celular, esta foi capaz de reduzir a morbimortalidade associada à coqueluche em diversos países e, no final da década de 1970, a suspensão da vacina celular contra a coqueluche no Japão, Inglaterra e Suécia levou à ocorrência de epidemias de coqueluche com grande número de mortes.

Na maioria dos países, recomenda-se uma dose de reforço da vacina contra o Hib após a criança completar um ano. No Brasil, assim como no Reino Unido, a dose de reforço não faz parte do calendário básico. Embora os estudos iniciais sobre a proteção conferida pela vacina contra o Hib em lactentes tenham sugerido alto grau de efetividade, recentemente, demonstrou-se que no Reino Unido houve ressurgimento das doenças invasivas por Hib. A proteção conferida pela vacina contra o Hib é mais baixa em lactentes jovens, em crianças vacinadas há mais de um ano e em crianças que receberam vacinas acelulares contra a coqueluche. Como existe queda nos títulos de anticorpos contra o Hib com o passar dos anos, mesmo existindo memória imunológica, lactentes jovens podem ficar desprotegidos se não receberam a dose de reforço. Atualmente, sabe-se que, embora exista memória imune após o uso de vacinas conjugadas, a vacinação é mais efetiva quando se aplica dose de reforço após a criança completar 1 ano de idade.

Eventos adversos – podem ser locais, sistêmicos e neurológicos. Reações locais, febre e reações de hipersensibilidade podem estar associadas a qualquer dos componentes da DPT-Hib, entretanto, o componente pertussis é o mais reatogênico e o único associado às reações de caráter neurológico.

1. **Reações locais** – dor, eritema, edema e/ou adenopatia em 25 a 50% dos vacinados.

2. **Reações sistêmicas e de caráter neurológico:**
- Febre – 40 a 50% das crianças apresentam temperatura superior a 38°C nas primeiras 24 horas após a vacina. Temperatura superior a 39,5°C é observada em 1 em cada 330 doses.
- Irritabilidade, sonolência e vômitos – 25 a 50% dos vacinados.
- Choro inconsolável (> 3 horas) – 1 em cada 100 doses.
- Convulsões – 1 em cada 1.750 doses, nas primeiras 48 horas pós-vacina. As convulsões geralmente são associadas à febre e não deixam sequelas.
- Episódio hipotônico-hiporresponsivo ou choque – caracteriza-se por palidez, hipotonia e falta de resposta a estímulos. Geralmente, ocorre em lactentes (entre 2 e 18 meses) nas primeiras 10 horas pós-vacina, com frequência de 1/1.750 doses. Não costuma deixar sequelas.
- Reações alérgicas de caráter anafilático, síndrome de Guillain-Barré e neurite braquial são extremamente raras.
- Encefalopatia com sequela até sete dias após a vacinação – não está definitivamente comprovada a relação causal entre a vacina da coqueluche e a encefalopatia

com sequelas neurológicas; caso ocorra, esse evento é raro, com incidência de 0 a 10 casos por um milhão de doses.

Contraindicações específicas

- Idade ≥ 7 anos. Recomenda-se utilizar a vacina dupla--adulto (dT), que não contém o componente pertussis e possui uma quantidade reduzida de toxoide diftérico, porque, após essa idade, a gravidade da coqueluche é menor.
- Reação de caráter anafilático após a vacinação. Nessa situação, é contraindicada a utilização de todos os componentes das vacinas DTP.
- Quadro de encefalopatia que se inicia até sete dias após a vacinação, desde que tenham sido afastadas outras etiologias.
- Colapso circulatório ou síndrome hipotônico-hiporresponsiva até 48 horas após a aplicação da vacina, tendo sido afastadas outras etiologias.
- Convulsão (com ou sem febre) até 72 horas após a vacinação, tendo sido afastadas outras etiologias.

Nos casos de episódio hipotônico-hiporresponsivo ou convulsão após vacina DPT, deve-se fazer a notificação de eventos adversos e encaminhar a criança aos Centros de Referência para Imunobiológicos Especiais (CRIES) para receber a vacina acelular contra a coqueluche. Crianças que apresentam doenças cardíacas ou respiratórias graves, assim como aquelas com doença neurológica crônica com alto risco de apresentar convulsões, também são candidatas ao uso de vacinas acelulares.

Quando não houver disponibilidade da vacina acelular contra pertussis e nas outras situações acima citadas, as crianças com idade inferior a 7 anos devem ser vacinadas com a vacina dupla-infantil (DT) que contém as mesmas quantidades de toxoide tetânico e diftérico existentes na vacina DPT.

Precauções – nas crianças com história pessoal ou familiar de convulsão e naquelas que tenham apresentado febre superior a 39,5°C após a dose anterior da vacina tríplice, recomenda-se a administração de antitérmico profilático (acetaminofeno 15mg/kg/dose no momento da vacinação e com intervalos regulares, por 24 a 48 horas após a vacinação) para evitar a febre e, consequentemente, as convulsões pós-vacina antipertussis. Quando a criança apresentar distúrbios neurológicos em evolução, recomenda-se adiar a vacina contra a coqueluche. Não há contraindicação da vacina contra a coqueluche para crianças que apresentam condições neurológicas estáveis, como paralisia cerebral, distúrbios convulsivos prévios ou síndrome de Down.

Conduta em casos de ferimentos – depende da situação vacinal e do tipo de ferimento. Quando não houver comprovação vacinal ou a criança não tiver recebido nenhuma dose da vacina contra o tétano, deve-se iniciar o esquema; quando a imunização estiver incompleta (menos de três doses), recomenda-se aplicar uma dose de reforço da vacina antitetânica e completar o esquema. Em crianças com idade inferior a 7 anos, com esquema básico não iniciado ou incompleto, dá-se preferência à vacina DPT. Se a criança já tiver recebido três ou mais doses da vacina, não há necessidade de reforços, desde que a última dose tenha sido aplicada há menos de 10 anos e os ferimentos sejam pequenos e limpos; em caso de ferimentos maiores ou contaminados, a última dose deve ter sido aplicada há menos de cinco anos. Quando o risco de ferimentos contaminados for grande e a criança não tiver recebido pelo menos duas doses da vacina, recomenda-se a imunização passiva. A administração do soro ou da imunoglobulina antitetânica deve ser feita simultaneamente com a vacina. Deve-se preferir a imunização passiva com a imunoglobulina humana específica na dose de 250 a 500U, por via intramuscular. A antitoxina heteróloga (soro antitetânico) é utilizada na dose de 3.000 a 5.000UI, quando não se dispõe da imunoglobulina específica. Tanto a imunoglobulina como o soro antitetânico devem ser aplicados em local diferente daquele onde foi administrado o toxoide. Deve-se ressaltar que qualquer ferimento deve ser limpo com água e sabão.

VACINAS ACELULARES CONTRA A COQUELUCHE

As vacinas acelulares contra a coqueluche, desenvolvidas na década de 1980, são menos reatogênicas do que as vacinas celulares. A incidência de febre, choro inconsolável e convulsão é até 18 vezes menor do que a observada após administração das vacinas celulares. Existem diversos tipos de vacinas acelulares que são produzidas por diferentes laboratórios com um a cinco componentes da *B. pertussis* (toxoide pertussis, fito-hemaglutinina, pertactina e proteínas das fímbrias – aglutinógenos). Todas as vacinas acelulares licenciadas têm demonstrado excelente efetividade clínica, mas, após cinco a seis anos, existe queda nos títulos de anticorpos. Por esse motivo, foram desenvolvidas vacinas contra a coqueluche para uso em adolescentes e adultos, que são recomendadas pela Sociedade Brasileira de Pediatria, a partir dos 11 anos de idade, em substituição à vacina dT.

Enquanto as vacinas acelulares não estiverem disponíveis para uso rotineiro, é fundamental manter a vacinação com a vacina celular, pois a coqueluche é uma doença grave, especialmente em crianças com idade inferior a 1 ano.

VACINAS CONTRA A POLIOMIELITE

A poliomielite é uma doença de distribuição global, que pode ser causada por três tipos de poliovírus (tipos 1, 2 e 3). A proporção de indivíduos infectados que apresentam a forma paralítica da doença varia entre 1% e 1 por 1.000, e até o início da década de 1980, no Brasil, eram notificados entre 1.500 e 3.000 casos da doença. Após o início das campanhas de vacinação em massa, o número de casos foi reduzido drasticamente, e o último caso da doença causada pelo vírus selvagem no Brasil ocorreu em 1989. A circulação do vírus selvagem foi eliminada em todo o hemisfério ocidental em 1994; entretanto, para evitar o risco de importação do vírus selvagem e a ocorrência de epidemias da doença, é necessário manter a vacinação até que se consiga a erradicação global da poliomielite, pois ainda são notificados milhares de casos, principalmente na Ásia e Leste do Mediterrâneo.

VACINA ORAL CONTRA A POLIOMIELITE (VOP)

Composição – a vacina oral (Sabin) contém vírus vivos atenuados (poliovírus tipos 1, 2 e 3) e traços de neomicina, bacitracina e estreptomicina. Existem várias vacinas produzidas por diferentes laboratórios, que diferem quanto à proporção dos poliovírus 1, 2 e 3.

Esquema de aplicação – a vacina oral é recomendada em esquema de três doses (2, 4 e 6 meses), com reforço após um ano e na idade pré-escolar. Em situação de alto risco (epidemias), a vacina oral pode ser administrada no período neonatal, ainda no berçário.

Eficácia – após completar o esquema básico, a eficácia é superior a 95%.

Eventos adversos – são extremamente raros. O risco de paralisia associada ao vírus vacinal após a administração da vacina oral é de 1 caso por 2,6 milhões de doses distribuídas; após a primeira dose, o risco é mais elevado (1 em cada 750.000). A identificação de casos de poliomielite causada por vírus derivados da vacina em regiões onde a cobertura vacinal contra a pólio foi baixa motivou a rediscussão sobre a necessidade de substituir a vacina oral contra a poliomielite pela vacina inativada, que é cada vez mais utilizada em países desenvolvidos. No Brasil, a vacina oral ainda é a recomendada pelos órgãos públicos, mas, em serviços privados, recomenda-se que a criança receba a vacina IPV, pelo menos nas duas primeiras doses, para evitar o risco dessas complicações.

Contraindicações especiais e precauções – nos casos de imunodeficiência congênita ou adquirida (imunodeficiência combinada, hipogamaglobulinemia e agamaglobulinemia), a vacina oral é contraindicada e os pacientes e seus familiares devem receber a vacina de vírus mortos. Se um contato domiciliar de pessoa imunodeficiente for vacinado inadvertidamente com a vacina oral, recomenda-se evitar o contato físico com o imunodeficiente por quatro a seis semanas, pois existe excreção do vírus vacinal durante esse período. Se o contato não puder ser evitado, é necessário redobrar a vigilância com medidas de higiene (evitar contato com saliva, não dividir objetos, lavagem rigorosa das mãos, especialmente, após troca de fraldas). No Brasil, crianças portadoras do vírus HIV, com ou sem sintomas, podem receber a vacina inativada nos CRIES, entretanto, não se exige sorologia para HIV previamente ao uso da vacina oral e a OMS não contraindica o uso da vacina oral para crianças infectadas pelo HIV.

A vacina oral contra a poliomielite contém traços de neomicina, bacitracina e estreptomicina e seu uso é contraindicado para indivíduos com reação de caráter anafilático a esses antibióticos. Não existem evidências de que as vacinas contra poliomielite possam ser lesivas à gestante ou ao feto, entretanto, recomenda-se não vacinar mulheres grávidas, exceto se houver situação de alto risco. O aleitamento ao seio materno não é contraindicação à vacinação.

VACINA INATIVADA DE POTÊNCIA AUMENTADA (VIP)

A vacina oral é mais utilizada do que a inativada, por ser de fácil aplicação e conservação, ter baixo custo e induzir imunidade duradoura, não necessitando de reforços frequentes. Além disso, a vacina Sabin pode ser empregada no controle de epidemias, por induzir tanto a imunidade humoral, como a gastrintestinal, bloqueando a disseminação do vírus selvagem. As vacinas que contêm vírus inativados são utilizadas em diversos países da Europa, no Canadá e nos EUA para evitar os raros casos de pólio associada à vacina Sabin. A vacina VIP foi desenvolvida a partir da cepa Salk original, cultivada em células Vero, e induz imunidade em mais de 99% dos vacinados, após duas doses, por via intramuscular. A VIP pode ser utilizada de forma isolada ou em esquema sequencial, com a vacina oral (duas doses de VIP, seguidas pela aplicação da vacina Sabin). No Brasil, encontra-se disponível a vacina Imovax pólio e diversas formulações combinadas da VIP com outras vacinas.

A VIP ainda não é disponível para utilização em larga escala, em função de seu alto custo e às dificuldades para sua produção em larga escala. No Brasil, a VIP é recomendada para uso em imunodeprimidos e seus contatos domiciliares, podendo ser obtida, nessas situações, nos CRIEs. Nenhum efeito colateral grave tem sido associado a essa vacina. A VIP contém traços de neomicina e estreptomicina e é contraindicada apenas para indivíduos com reações de caráter anafilático a esses antibióticos.

VACINA CONTRA O ROTAVÍRUS

Os rotavírus são os principais agentes etiológicos identificados em crianças com idade inferior a 5 anos com gastrenterite grave em todo o mundo. São transmitidos facilmente por via fecal-oral, água, alimentos e objetos contaminados e provavelmente por secreções nasais. O período de incubação é curto (um a sete dias) e a dose infectante é baixa (< 10 partículas virais). Estima-se que mais de 90% das crianças terão pelo menos um episódio de diarreia por rotavírus antes dos 3 anos de idade e algumas terão duas ou mais infecções. As infecções incidem principalmente em lactentes de 3 a 24 meses; nessa faixa etária, o risco de hospitalização e morte por desidratação é mais elevado, principalmente entre as populações com pouco acesso aos cuidados médicos.

Existem diversos tipos de rotavírus e a proteção homotípica (para o mesmo tipo de vírus) é mais efetiva do que heterotípica. A classificação dos rotavírus é feita por meio de reações sorológicas e genotipagem.

Composição – a vacina oral contra o rotavírus introduzida no calendário nacional de vacinação, em março de 2006, é monovalente, composta pela cepa de rotavírus atenuada de origem humana do tipo G1P[8], produzida pelo laboratório GlaxoSmithKline (Rotarix®). A vacina é apresentada em monodose, contendo um frasco de pó liofilizado com $10^{5,8}$ CCID50 da cepa vacinal. Após a reconstituição, deve ser administrada por via oral.

Esquema de aplicação – a vacina oral contra o rotavírus é recomendada em esquema de duas doses (2 e 4 meses), simultaneamente com as vacinas DPT-Hib e oral contra poliomielite. A primeira dose pode ser administrada entre 6 e 12 semanas (máximo 3 meses e 7 dias); a idade máxima para a administração da segunda dose é de 24 semanas (5 meses e 15 dias).

Eficácia – em estudo randomizado e controlado que envolveu mais de 60.000 crianças de 11 países, incluindo o Brasil, a proteção contra a diarreia grave por rotavírus e hospitalização associada a gastrenterite por rotavírus foi de 84%. A vacinação reduziu em 42% as hospitalizações por gastrenterite de qualquer etiologia, confirmando que o rotavírus é o principal causador de diarreias graves em crianças. Embora essa vacina seja monovalente, contendo apenas a cepa G1P[8], ela foi capaz de proteger contra outros tipos geneticamente relacionados G3, G4, G9 associados ao P[8].

Eventos adversos – a incidência de febre, diarreia, vômitos, tosse, coriza e irritabilidade não foi estatisticamente diferente entre os grupos que receberam a vacina ou placebo. A segurança quanto à ocorrência de invaginação intestinal foi avaliada em mais de 60.000 crianças, sendo detectados cinco casos no grupo vacinado e seis no grupo placebo. Embora a vacina não tenha sido associada à ocorrência de invaginação intestinal, sangramento nas fezes ou reações de caráter anafilático, recomenda-se que sejam imediatamente notificados aos serviços de vigilância epidemiológica os casos de reação alérgica sistêmica grave (até 2 horas após a aplicação da vacina), internação por abdome agudo obstrutivo ou presença de sangue nas fezes, até 42 dias após aplicação da vacina*.

_____
* Em São Paulo, a notificação deve ser feita pelo telefone 08000-555466.

Contraindicações – a vacina está contraindicada para crianças que apresentaram reação de caráter anafilático à dose anterior da vacina ou de seus componentes. Como contém vírus vivos atenuados, é contraindicada para crianças que apresentam imunodeficiência congênita ou adquirida. De acordo com a orientação do Ministério da Saúde, a vacina pode ser administrada a filhos de mães HIV-positivas, desde que não apresentem manifestações de imunossupressão.

Outras contraindicações são presença de doença gastrintestinal crônica, malformação do trato gastrintestinal e história prévia de invaginação intestinal.

Precauções especiais

1. Não iniciar o esquema de vacinação contra o rotavírus em crianças com mais de 3 meses e 7 dias e não administrar a segunda dose em crianças com mais de 5 meses e 15 dias (24 semanas).
2. Se a criança vomitar, regurgitar ou cuspir, não repetir a dose.
3. Adiar a vacinação durante a evolução de doenças agudas febris ou na presença de diarreia grave.
4. Lavar as mãos após a troca de fraldas. Crianças vacinadas podem excretar os vírus vacinais nas primeiras duas semanas após a vacinação.
5. Nos estudos pré-licenciamento, a vacina foi administrada concomitantemente ou após intervalo de 15 dias com a vacina oral contra poliomielite; portanto, caso não seja administrada no mesmo dia da vacina oral, dar intervalo de 15 dias entre essas duas vacinas.

VACINA CONTRA A FEBRE AMARELA

A febre amarela é uma arbovirose transmitida ao homem pela picada de mosquitos; essa doença febril aguda tem espectro clínico variável, desde as formas subclínicas, leves ou frustas, até as formas graves com manifestações íctero-hemorrágicas renais, cuja letalidade atinge 50%. Existem duas formas epidemiologicamente distintas: a silvestre e a urbana. A febre amarela silvestre ocorre, quando de forma acidental, pela entrada do homem no ciclo enzoótico natural. Essa forma da doença não pode ser evitada e é um risco potencial para a introdução do vírus nas grandes e pequenas localidades infestadas pelo *Aedes aegypti*, o vetor urbano da doença.

No Brasil, o último caso de febre amarela urbana foi notificado em 1942, e o *Aedes aegypti* foi considerado eliminado em 1955. Infelizmente, em 1976, o Brasil foi reinfestado por esse vetor que, em 1998, foi identificado em todos os estados. Os fatores de risco favoráveis às epidemias são:

- Alta infestação pelo *Aedes aegypti* (superior a 5%).
- Presença de quantidade suficiente de pessoas suscetíveis (cobertura vacinal inferior a 90%).

- Proximidade de um foco enzoótico, particularmente, se está ativo, de onde o vírus pode deslocar-se para a área urbana.
- Melhoria dos meios de transporte, favorecendo o rápido deslocamento de pessoas infectadas para áreas com a presença de *Aedes aegypti*.

Desde 1980, tem-se observado um ressurgimento da febre amarela no mundo. Nas Américas, os últimos casos de febre amarela urbana foram notificados em 1954, porém, no primeiro semestre de 1998, foram identificados seis casos de febre amarela de transmissão urbana na Bolívia, demonstrando o risco de reurbanização da doença. No Brasil, na última década, a doença tem sido registrada em vários estados, mantendo altas taxas de letalidade, portanto, a vacina é recomendada para pessoas que residem ou se dirigem a diversas partes do País.

Composição – a vacina produzida pelo laboratório Bio-Manguinhos é liofilizada, apresentada em multidoses e contém vírus vivos atenuados cultivados em ovos embrionários (Cepa 17-DD, derivada da cepa Asibi), sacarose e glutamato.

Esquema de administração – dose única, por via subcutânea, após 6 meses de idade. Recomenda-se uma dose de reforço a cada 10 anos.

Eficácia – mais de 95%. As pessoas devem ser vacinadas pelo menos 10 dias antes de viajar para zona endêmica.

Eventos adversos – reações locais (dor, edema, eritema); febre baixa, seis dias após a vacinação (32%), cefaleia (24%) e mialgia (7%). Reações imediatas de hipersensibilidade são raras (< 1/milhão).

Contraindicações especiais
- Gravidez.
- Idade inferior a 6 meses.
- Pacientes com história de reação anafilática à proteína do ovo.
- Indivíduos com imunossupressão congênita ou adquirida (leucemia, linfoma, neoplasias generalizadas ou em uso de terapia imunossupressora).

VACINA TRÍPLICE VIRAL: SARAMPO, CAXUMBA E RUBÉOLA

O sarampo é doença de alta contagiosidade e morbidade, com taxas de letalidade que variam entre 0,1 e 25%, sendo maiores em crianças com idade inferior a 1 ano, desnutridos e imunodeprimidos. As complicações mais frequentes são: otite média aguda, pneumonia e bronquite; podem ocorrer encefalite (1/1.000) e panencefalite esclerosante subaguda (1/100.000). Apesar de ser uma doença potencialmente erradicável, devido a sua elevada contagiosidade, quando existe um acúmulo de suscetíveis, podem ocorrer epidemias de enormes proporções.

Por esse motivo, desde 2003, no Brasil foi adotado o esquema de duas doses da vacina tríplice viral, que propicia menor taxa de falha primária e facilita o aumento da cobertura vacinal, tendo como objetivos a eliminação regional do sarampo e da síndrome da rubéola congênita.

A rubéola é uma doença exantemática, geralmente benigna, de baixa morbidade e poucas complicações. No entanto, quando adquirida durante a gestação é importante causa de morte fetal ou anomalias congênitas graves. A maioria dos casos de síndrome da rubéola congênita (SRC) tem sido registrada em filhos de multíparas, sendo essencial vacinar não apenas as crianças, mas também mulheres não vacinadas previamente, logo após o parto.

O Brasil e os demais países das Américas estabeleceram, em reunião da Organização Panamericana de Saúde (OPS), a meta de eliminação da rubéola e da SRC nas Américas até 2010. No entanto, nos países pertencentes a essa região, apesar de grandes avanços na interrupção da transmissão endêmica do vírus da rubéola, diversas pesquisas apontaram que, na ausência de estratégias para a eliminação do vírus, poder-se-ia esperar cerca de 20.000 casos de SRC ao ano.

No Brasil, a taxa mais elevada de SRC observada no período entre 1998 e 2006 foi em 2001, quando foram confirmados 72 casos. A realização de campanha nacional de vacinação para mulheres com idades entre 15 e 29 anos diminuiu significativamente a ocorrência desses casos, com uma tendência que se manteve até 2006. A partir desse ano, houve aumento dos casos confirmados de rubéola com surtos que, durante 2007, propagaram-se por 20 estados brasileiros. Essa situação definiu a necessidade da realização de uma campanha nacional de vacinação em 2008, visando à imunização de homens e mulheres entre 20 e 39 anos de idade com a vacina dupla viral, reforçando também a consolidação da eliminação do vírus do sarampo no País.

A caxumba ou parotidite epidêmica é uma doença de distribuição universal, de alta contagiosidade, que acomete principalmente crianças e adultos jovens, com pico de incidência entre 5 e 9 anos de idade. A caxumba apresenta baixa letalidade, mas considerável morbidade e suas complicações são mais frequentes em adolescentes e adultos. A epidídimo-orquite é a complicação mais frequente da doença, acometendo cerca de 30% dos meninos que adoecem após a puberdade; no entanto, em apenas 1% dos casos ocorre esterilidade. A meningoencefalite é comum, sendo encontrada pleocitose liquórica em 50% dos casos quando se faz coleta de liquor de rotina.

Composição – vírus vivos atenuados do sarampo, da caxumba e da rubéola. Contém traços de gelatina.

Esquema de administração – duas doses, sendo a primeira aos 12 meses e a segunda entre 4 e 6 anos de idade, por via subcutânea, dose de 0,5ml. A vacina liofilizada deve ser estocada em geladeira (2 a 8°C), protegida da luz e o diluente pode ser armazenado à temperatura ambiente. A forma reconstituída deve ser armazenada de 2 a 8°C e utilizada até 8 horas após a reconstituição.

Eventos adversos – podem ocorrer as seguintes reações:
- Febre (5 a 15%), 5 a 12 dias após a vacinação.
- Artralgia e/ou artrite, 7 a 21 dias após a vacinação. Mulheres após a puberdade apresentam maior frequência de artralgia (10%) e artrite transitória (até 25%) do que crianças (0,5%). Raramente, pode ocorrer artrite crônica.
- Exantema (5%), após 7 a 10 dias.
- Manifestações neurológicas – raras. A vacina contra o sarampo causa encefalite em menos de 1 caso/milhão de doses e as reações neurológicas da vacina tríplice viral estão mais relacionadas à vacina da caxumba da cepa Urabe (1/900 a 1/64.000). A cepa Jeryl Lynn do vírus da caxumba é muito segura e raramente causa meningite (< 1/milhão).
- Parotidite (0,7 a 1,4%), após 14 a 21 dias, associada ao vírus da caxumba.
- Púrpura trombocitopênica (1/30.000 a 1/1 milhão) – pode ocorrer até dois meses após a vacinação e ser relacionada a qualquer componente da tríplice viral.
- Reações neurológicas graves e reações de caráter anafilático (< 1 caso por um milhão de doses).

Todas essas reações são muito menos intensas do que as causadas pelos vírus selvagens. A febre e o exantema associados à vacina SCR duram um a dois dias.

Contraindicações especiais e precauções
- Nos casos de imunodepressão congênita ou adquirida as vacinas que contêm vírus vivos são contraindicadas, entretanto, considerando-se a segurança da vacina tríplice viral e os riscos das doenças (especialmente do sarampo), recomenda-se que as pessoas infectadas pelo HIV sejam vacinadas, de preferência, antes de desenvolverem os sintomas da doença. Os doentes com Aids podem ser vacinados desde que não apresentem imunodepressão grave e que não estejam recebendo imunoglobulina em doses elevadas.
- Reação de caráter anafilático (edema, urticária, choque e broncoespasmo) à dose anterior da vacina ou de seus componentes (ovo, neomicina e gelatina). As reações de hipersensibilidade à neomicina e à gelatina são muito raras e, no caso da neomicina, geralmente, não têm caráter anafilático (as reações tardias ou de caráter não anafilático não contraindicam a vacina).
- Uso recente de sangue ou derivados. Se a criança recebeu sangue total, plasma, imunoglobulina humana normal ou imunoglobulinas específicas, pode haver diminuição da resposta à vacina tríplice viral (também diminui a resposta aos componentes isolados, saram-

po e rubéola), recomendando-se aguardar pelo menos três meses para vacinar (dependendo do produto e da dose de imunoglobulina utilizada, a vacina deve ser protelada por mais tempo) (Quadro I-20). A vacinação contra a rubéola no pós-parto imediato de mulheres que receberam anti-Rho (D), imunoglobulina humana ou outros imunobiológicos, entretanto, não deve ser adiada e, nessas circunstâncias, recomenda-se fazer teste sorológico para verificar a soroconversão à rubéola, após três meses. Como a replicação viral e a estimulação da imunidade, geralmente, ocorrem uma a duas semanas após a vacinação, se o indivíduo vacinado contra o sarampo, caxumba ou rubéola precisar receber sangue ou derivados nas primeiras duas semanas após a vacinação, recomenda-se aplicar nova dose da vacina, após três meses, tendo em vista que as imunoglobulinas presentes nesses produtos biológicos podem inativar um ou mais componentes da vacina.
- Gestação. Mulheres em idade fértil devem ser orientadas para evitar a gestação até um mês após a aplicação da vacina tríplice viral ou da vacina contra a rubéola.
- Pessoas com antecedentes de trombocitopenia ou púrpura trombocitopênica podem apresentar trombocitopenia após uso da vacina tríplice viral; entretanto, os benefícios da vacinação devem ser avaliados, tendo em vista que o risco da trombocitopenia após essas doenças é maior do que após a vacina. Se a trombocitopenia tiver ocorrido até seis semanas após a vacina tríplice viral, parece prudente não administrar nova dose.

Indicação da imunização passiva contra o sarampo – a vacina contra o sarampo é capaz de prevenir a doença em não vacinados, quando administrada a indivíduos com idade superior a 9 meses, até 72 horas após o contato. Após 72 horas, os contatantes não imunes ao sarampo devem receber imunoglobulina humana, por via intramuscular, na dose de 0,25ml/kg (máximo de 15ml), até seis dias após o contato. Pessoas imunodeprimidas devem receber o dobro da dose (0,5ml/kg, máxima de 15ml).

CONSIDERAÇÕES ESPECIAIS

Tolerância imunológica – as vacinas contra a coqueluche e Hib não devem ser administradas em crianças com menos de 6 semanas de vida, devido ao fenômeno de tolerância imunológica.

Esquema de vacinação incompleto ou com atraso – deve-se apenas completar o esquema, respeitando-se os intervalos mínimos entre as doses de cada produto; não é necessário reiniciar o esquema de vacinação, pois existe estimulação da memória imunológica.

Vacinação simultânea – todas as vacinas do calendário básico podem ser administradas simultaneamente, em diferentes locais e/ou diferentes vias, em um mesmo atendimento.

Quadro I-20 – Intervalos sugeridos entre a administração de imunoglobulinas e vacinas contra o sarampo monovalente ou combinada.

Indicação	Via	Dose		Intervalo (meses)*
		U ou ml	mg de Ig/kg	
Tétano (IGAT)	IM	250U	~10	3
Profilaxia da hepatite A (IgH)	IM	0,02ml/kg-0,06ml/kg	3,3-10	3
Profilaxia da hepatite B (HBIG)	IM	0,06ml/kg	10	3
Profilaxia da raiva (IGAR)	IM	20UI/kg	22	4
Profilaxia do sarampo (IgH)	IM			
Dose-padrão	IM	0,25ml/kg	40	5
Imunodeprimido	IM	0,5ml/kg	80	6
Profilaxia da varicela (VZIG)	IM	125U/10kg (máximo de 625U)	20-39	5
Transfusão de sangue				
Hemácias lavadas	IV	10ml/kg	Desprezível	0
Hemácias em solução salina com adenina	IV	10ml/kg	10	3
Papa de hemácias	IV	10ml/kg	20-60	5
Sangue total	IV	10ml/kg	80-100	6
Plasma ou plaquetas	IV	10ml/kg	160	7
Tratamento de imunodeficiências (IgH)	IV	–	300-400	8
PTI (IgH)	IV	–	400	8
VSR (IgVSR)	IV	–	750	9
PTI	IV	–	1.000	10
PTI ou doença de Kawasaki	IV	–	1.600-2.000	11

IV = intravenoso; IgH = imunoglobulina humana; IGAT = Ig antitetânica; IM = intramuscular; HBIG = Ig anti-hepatite B; IGAR = Ig antirrábica; VZIG = Ig antivaricela-zóster; PTI = púrpura trombocitopênica imune; VSR = vírus sincicial respiratório; IgVSR = Ig para vírus sincicial respiratório.

* Esses intervalos devem prover um tempo suficiente para a diminuição dos anticorpos passivos em todas as crianças e permitir uma resposta adequada à vacina contra o sarampo. Os médicos não devem assumir que as crianças estão totalmente protegidas contra o sarampo durante estes intervalos. Doses adicionais de Ig ou de vacina contra o sarampo podem ser indicadas após exposição ao sarampo.

Intervalo entre diferentes vacinas – quando são utilizadas vacinas que não contêm agentes vivos, não há necessidade de respeitar nenhum intervalo; quanto às vacinas que contêm vírus atenuados, pode ser necessário respeitar um intervalo mínimo entre elas (Quadro I-21), com exceção da vacina Sabin, que só necessita de intervalo em relação à vacina contra o rotavírus.

Primovacinação aos 7 anos ou mais – crianças sem comprovação de sua situação vacinal que têm mais de 7 anos de idade deverão receber as vacinas dupla-adulto (dT), contra a poliomielite, sarampo, caxumba, rubéola, hepatite B, febre amarela (quando indicada e com reforço a cada 10 anos) e, sempre que possível, contra a varicela e hepatite A. A vacina dupla-adulto (dT) deve ser administrada a cada 10 anos em adolescentes (> 10 anos). Quando houver possibilidade, a dT pode ser substituída pela vacina tríplice acelular dTap. Todas essas vacinas podem ser administradas simultaneamente, mas em lo-

cais separados. Quanto à vacina BCG, sempre que possível, recomenda-se investigar a possibilidade de infecção prévia, com a realização do teste de Mantoux; entretanto, quando não for possível a realização do teste, a criança deve ser vacinada. No quadro I-22, encontram-se as orientações para a vacinação de crianças com mais de 7 anos de idade e adolescentes (Centro de Vigilância Epidemiológica de São Paulo). Ressalte-se que o ingresso das crianças e adolescentes na escola deve ser uma oportunidade estratégica para a averiguação e atualização do esquema vacinal.

Vacinação do imunodeprimido – normalmente, as vacinas são consideradas contraindicadas para os imunodeprimidos, visto que as doenças que causam imunodepressão também levam ao comprometimento do estado geral. Tanto na imunodeficiência congênita, como nas imunodeficiências adquiridas (por doença ou terapêutica imunossupressora), existe comprometimento da res-

Quadro I-21 – Intervalos recomendados entre as doses de vacinas que contêm vírus vivos atenuados e vacinas que não contêm vírus vivos atenuados.

Tipo de antígenos	Intervalo entre as doses	
Não vivo – não vivo	Nenhum Podem ser administradas simultaneamente ou com qualquer intervalo entre as doses	
Vírus vivos atenuados – não vivo	Nenhum Podem ser administradas simultaneamente ou com qualquer intervalo entre as doses	
Vírus vivos atenuados – vírus vivos atenuados	Se não forem administradas simultaneamente, recomenda-se intervalo mínimo	
	15 dias	SCR e febre amarela Pólio e rotavírus
	28 dias	SCR e varicela Febre amarela e varicela
	Nenhum intervalo	Poliomielite e demais vacinas atenuadas

Quadro I-22 – Calendário de vacinação para crianças (com mais de 7 anos de idade) e adolescentes[1] – 2008 (Centro de Vigilância Epidemiológica "Prof. Alexandre Vranjac" – São Paulo).

Intervalo entre as doses	Vacina	Esquema
Primeira visita	BCG[2]	Dose única
	Hepatite B[2]	Primeira dose
	dT	Primeira dose
	Poliomielite (oral)[2]	Primeira dose
	Sarampo-caxumba-rubéola	Primeira dose
Dois meses após a primeira visita	Hepatite B	Segunda dose
	dT	Segunda dose
	Sarampo-caxumba-rubéola	Segunda dose
	Febre amarela[3]	Dose inicial
Quatro meses após a primeira visita	Hepatite B[4]	Terceira dose
	dT	Terceira dose
	Poliomielite (oral)[2]	Terceira dose
A cada 10 anos[5]	dT	Reforço

[1] A adolescência é o período entre 10 e 19 anos de idade (OMS, SBP). Caso a pessoa apresente documentação com esquema de vacinação incompleto, é suficiente completar o esquema já iniciado. Ressalte-se que a adolescência é o período apropriado para a verificação e complementação de esquemas vacinais iniciados na infância.

[2] As vacinas BCG e oral contra a poliomielite são indicadas, prioritariamente, para pessoas com até 15 anos de idade. A vacina contra a hepatite B está disponível na rede pública para pessoas até 19 anos de idade.

[3] Nas regiões onde houver indicação, de acordo com a situação epidemiológica. Reforço a cada dez anos.

[4] O intervalo mínimo entre a segunda e a terceira dose é de dois meses desde que o intervalo de tempo decorrido entre a primeira e terceira dose seja, no mínimo, de quatro meses.

[5] Em caso de gravidez e na profilaxia do tétano após alguns tipos de ferimento, deve-se reduzir esse intervalo para cinco anos.

posta imunológica às vacinas. Os imunodeprimidos, entretanto, constituem uma população de alto risco para doenças infecciosas graves. Considerando-se os riscos e os benefícios da vacinação, embora a eficácia das vacinas administradas aos imunodeprimidos seja, em geral, baixa, o uso das seguintes vacinas inativadas é considerado benéfico: DPT, dupla-infantil (DT), dupla-adulto (dT), antitetânica (T), vacina inativada contra a poliomielite, hepatite por vírus B (deve-se usar o dobro da dose), hepatite A, pneumocócica, *Haemophilus Influenzae* tipo b, meningocócica e influenza. Quando o indivíduo apresenta neoplasias malignas, o ideal é vaciná-lo antes do início da terapia ou três meses após sua suspensão e o mesmo é válido nos casos de síndrome nefrótica. Pessoas que serão submetidas a esplenectomia eletiva devem ser imunizadas com as vacinas polissacarídicas duas semanas antes da retirada cirúrgica do baço. Quanto às vacinas contendo agentes vivos, além da baixa eficácia, existe o risco de disseminação do agente vacinal e as vacinas BCG, contra o sarampo, caxumba, rubéola, varicela e febre amarela são formalmente contraindicadas nesse grupo. Com exceção a essa regra, apenas a imunodepressão associada à infecção pelo vírus HIV. Segundo a Organização Mundial da Saúde, indivíduos apenas infectados pelo HIV podem receber todas as vacinas do calendário básico (incluindo BCG, sarampo e Sabin); os doentes com Aids não devem receber a BCG, mas podem ser vacinados contra o sarampo e a poliomielite. As vacinas contra a varicela e a febre amarela não devem ser administradas a esse grupo.

Após a exposição ao sarampo, os imunodeprimidos devem receber imunoglobulina no dobro da dose habitual, mesmo que tenham sido vacinados. As outras imunoglobulinas devem ser administradas nas mesmas doses e esquema recomendados para pessoas normais.

As vacinas recomendadas para imunodeprimidos encontram-se disponíveis gratuitamente nos CRIES.

Vacinação de gestantes – no Brasil, a única vacina recomendada durante a gestação é a dupla-adulto (contra o tétano e a difteria); nos EUA e Canadá, também recomenda-se a vacina contra a influenza quando o parto está previsto para a época de maior circulação do vírus. Vacinas recomendadas para gestantes devem ser administradas após o primeiro trimestre de gestação. Outras vacinas não devem ser administradas a gestantes, exceto, se houver alto risco para infecção, como, por exemplo, em casos de exposição ao vírus da hepatite B.

Vacinação combinada – as vacinas combinadas são mais confortáveis para a criança, diminuem a necessidade de retornos e facilitam a adesão aos calendários de vacinação. Muitas vacinas combinadas já são utilizadas nos calendários de rotina (DPT, Sabin, tríplice viral) ou recomendadas em situações especiais (meningocócica, influenza, pneumocócica). Várias outras vacinas combinadas já foram ou serão em breve aprovadas para uso em crianças e deverão, no futuro, substituir as vacinas monovalentes. Apesar de os diversos estudos terem confirmado a segurança e a efetividade de diversas vacinas combinadas, o custo das novas vacinas ainda é muito elevado e é pouco provável que sejam incluídas a curto prazo no calendário de rotina do Brasil. Para mais informações sobre as vacinas combinadas sugerimos a leitura do próximo capítulo.

Surtos ou epidemias/campanha e/ou intensificação de vacinação – nas situações de surtos ou epidemias das doenças contidas nos calendários, podem ser desencadeadas medidas de controle, como a vacinação de toda a população-alvo, extensão da faixa etária ou recomendação de doses de reforço. As campanhas ou estratégias de intensificação visam ao controle intensivo de algumas doenças por meio da complementação das estratégias de rotina para a extensão da cobertura vacinal. Também nessas situações as orientações adequam-se às estratégias adotadas.

BIBLIOGRAFIA

1. American Academy of Pediatrics. Pickering LK, ed. Red Book 2003 Report of the Committee on Infectious Diseases, 26th ed., Elk Groove Village: American Academy of Pediatrics; 2003. • 2. Brasil. Ministério da Saúde. Recomendações para vacinação em infectados pelo HIV, Brasília; 2002. • 3. Brasil. Ministério da Saúde. Secretaria de Vigilância em Saúde. Departamento de Vigilância Epidemiológica. Surtos de Rubéola no Brasil. Brasília; 2008. • 4. Brasil. Ministério da Saúde. Secretaria de Vigilância em Saúde. Departamento de Vigilância Epidemiológica. Programa Nacional de Imunizações. Manual dos Centros de Referência para Imunobiológicos Especiais. Brasília; 2006. • 5. Bricks LF. Reavaliação da conduta frente a casos de doença invasiva pelo *Haemophilus influenzae* tipo b. Imunizações 2003;7:26. • 6. Bricks LF. Vacina BCG: via percutânea ou intradérmica? J Pediat (Rio J) 2004;80:93. • 7. Bricks LF. Rotavírus: atualização sobre a doença e a vacina. Pediatria (S Paulo) 2005;27:252. • 8. Governo do Estado de São Paulo. Secretaria de Estado da Saúde. Coordenadoria de Controle de Doenças. Centro de Vigilância Epidemiológica "Prof. Alexandre Vranjac". Norma técnica do programa de imunização. São Paulo: CVE; 2008. • 9. Greenberg DP. Pertussis in adolescents: increasing incidence brings attention to the need for booster immunization of adolescents. Pediatr Infect Dis J 2005;24:721. • 10. Kew OM, Sutter RW, de Gourville EM, Dowdle WR, Pallansch MA. Vaccine-derived polioviruses and the endgame strategy for global polio eradication. Annu Rev Microbiol 2005;59:587. • 11. Lee C, Gong Y, Brok J, Boxall EH, Gluud C. Effect of hepatitis B immunization in newborn infants of mothers positive for hepatitis B surface antigen: systematic review and meta-analysis. BMJ 2006;332:328. • 12. Plotkin SA, Orenstein WA, Offit PA, eds. Vaccines. 4th ed., Philadelphia: W.B. Saunders; 2004. • 13. Rodrigues LC, Pereira SM, Cunha SS, Genser B, Ichihara MY, de Brito SC, et al. Effect of BCG revaccination on incidence of tuberculosis in school-aged children in Brazil: the BCG-REVAC cluster-randomised trial. • 14. Ruiz-Palacios GM, Perez-Schael I, Velazquez FR, Abate H, Breuer T, Clemens SC, et al. Safety and efficacy of an attenuated vaccine against severe rotavirus gastroenteritis. N Engl J Med 2006;354:11. • 15. Salinas B, Perez Schael I, Linhares AC, Ruiz Palacios GM, Guerrero ML, Yarzabal JP, et al. Evaluation of safety, immunogenicity and efficacy of an attenuated rotavirus vaccine, RIX4414: a randomized, placebo-controlled trial in Latin American infants. Pediatr Infect Dis J 2005;24:807. • 16. São Paulo. Centro de Vigilância Epidemiológica Porf. Alexadre Vranjac. Disponível no site http://www.cve.saude.sp.gov.br • 17. Vesikari T, Matson DO, Dennehy P, Van Damme P, Santosham M, Rodriguez Z, et al. Safety and efficacy of a pentavalent human-bovine (WC3) reassortant rotavirus vaccine. N Engl J Med 2006;354:23.

IMUNIZAÇÕES II – VACINAS NÃO INCLUÍDAS NO CALENDÁRIO BÁSICO

Lucia Ferro Bricks
Rosa Resegue
Helena Keico Sato
Daleth Rodrigues
Divanice Contim

Diversas vacinas recomendadas para uso em crianças ainda não foram incorporadas ao calendário básico de imunização do Ministério da Saúde, embora façam parte do calendário de alguns países e sejam recomendadas pela Sociedade Brasileira de Pediatria (SBP) e outras sociedades médicas. Neste capítulo serão apresentadas as vacinas incluídas no calendário da SBP (Quadro I-23) e as novas orientações dos Centros de Referência de Imunobiológicos Especiais (CRIEs) para sua utilização.

VACINA CONTRA A VARICELA

A varicela é considerada uma doença comum e benigna da infância, entretanto, em crianças com menos de 1 ano de idade, adolescentes, adultos e imunodeprimidos, acarreta diversos tipos de complicações e altas taxas de letalidade. Apesar de sua taxa de complicações ser maior em grupos de risco, como a doença é muito contagiosa e acomete predominantemente as crianças da faixa etária pré-escolar, a maioria das hospitalizações e quase a metade dos óbitos devido à varicela ocorrem em crianças e adolescentes previamente saudáveis. No estado de São Paulo, o número de mortes por varicela é considerável, especialmente em crianças com idade inferior a 5 anos: em 2003, dos 58.972 casos registrados durante surtos da doença, 53% ocorreram em menores de 4 anos, e do total de 60 óbitos 47 (78,3%) ocorreram em pré-escolares.

Embora os gastos com o tratamento da doença sejam baixos quando não se utiliza medicamentos com ação antiviral, estudos sobre o custo-benefício da vacinação realizados nos Estados Unidos da América (EUA) revelaram que, para cada US$1,00 dólar investido na vacinação de rotina, seriam economizados US$ 5,00, considerando-se os custos sociais que a doença acarreta como absenteísmo dos pais ao trabalho para cuidar da criança e faltas à escola. Por esses motivos, a vacina contra a varicela foi incluída no calendário de vacinação de rotina daquele país a partir de 1995.

No Brasil, como a varicela não é doença de notificação compulsória, existem poucas informações sobre sua ocorrência e complicações; entretanto, com a utilização de vacinas visando reduzir as maiores taxas de mortalidade, atualmente, a varicela é uma das principais causas de morte por doença passível de prevenção por vacinas em nosso meio.

Existem evidências de que as crianças que frequentam creches adquirem precocemente a varicela e apresentam maiores taxas de complicações e óbitos. Por esse motivo, desde 2003, a Secretaria de Estado da Saúde de São Paulo recomenda a vacinação de bloqueio em creches, indicando a vacina para crianças com idades entre 1 e 5 anos (5 anos, 11 meses e 29 dias) quando é diagnosticado o primeiro caso da doença nas creches públicas. Essa estratégia apresenta algumas dificuldades em sua implantação, pois há necessidade de muita agilidade no sistema de levantamento das informações sobre antecedentes da doença, notificação e distribuição das vacinas para as crianças suscetíveis. Vale lembrar que a varicela é doença altamente transmissível, afetando mais de 87% dos contatos sem imunidade que têm contato íntimo com caso-índice, que o período de incubação da doença é relativamente curto (14 a 21 dias) e que, por esses motivos, a vacinação apresenta baixa efetividade quando administrada mais de 72 horas após o contato. Portanto, a estratégia mais eficiente para prevenir a doença é a inclusão da vacina no calendário de rotina.

Imunização ativa – a vacina contra a varicela deve ser recomendada para todas as crianças com mais de 1 ano de idade, desde que não apresentem contraindicações.

Apresentações comerciais e composição – no Brasil, estão licenciadas três vacinas: Varivax (Merck Sharp & Dohme), Varilrix (Glaxo SmithKline) e Varicela Biken (SanofiPasteur). Todas contêm vírus atenuados (cepa Oka) (Quadro I-24).

Esquema de administração – dose única, por via subcutânea, para todas as crianças saudáveis com idade entre 12 meses e 13 anos. Adolescentes e adultos que não tiveram a doença devem receber duas doses da vacina, com intervalo de quatro a oito semanas, pois a vacina é menos imunogênica nesses grupos.

Quadro I-23 – Calendário vacinal recomendado pela Sociedade Brasileira de Pediatria SBP, 2008.

Vacina	Idades												
	Ao nascer	1 mês	2 meses	3 meses	4 meses	5 meses	6 meses	7 meses	12 meses	15 meses	18 meses	4-6 anos	14-16 anos
Hepatite B	X	X					X						
BCG ID	X												
Rotavírus			X		X								
DTP ou DTPa			X		X		X			X		X	
dT ou dTpa													X
Hib			X		X		X			X			
VOP ou VIP			X		X		X			X		X	
Pneumococo conjugada			X		X		X		X				
Influenza							X	X					
SCR									X			X	
Varicela									X			X	
Hepatite A									X		X		
Meningococo conjugada				X		X			X				
Febre amarela	A partir dos 9 meses de idade												

Notas:

1. A vacina contra a hepatite B deve ser aplicada nas primeiras 12 horas de vida. A segunda dose pode ser feita com 1 ou 2 meses de vida. Crianças com peso de nascimento inferior a 2kg ou nascidas com menos de 33 semanas devem receber o segundo esquema vacinal: 0, 1, 2 e 6 meses.
2. A primeira dose da vacina contra o rotavírus deve ser aplicada aos 2 meses de idade (mínimo de 6 e máximo de 14 semanas) e a segunda dose aos 4 meses (mínimo de 14 e máximo de 25 semanas).
3. Quando possível, aplicar a DPT acelular por sua menor reatogenicidade.
4. Como alternativa à vacina dT, pode-se aplicar a dTpa (tríplice acelular tipo adulto) aos 15 anos, pois tem proteção adicional contra coqueluche.
5. A vacina inativada contra a poliomielite (VIP) pode substituir a vacina oral contra pólio (VOP) em todas as doses, preferencialmente nas duas primeiras.
6. A vacina contra a influenza está recomendada dos 6 meses aos 2 anos para todas as crianças. A primovacinação dos menores de 9 anos deve ser feita com duas doses com intervalo de um mês. A partir dos 9 anos, é aplicada apenas uma dose na primovacinação. A vacina deve ser dada anualmente, antes do início do inverno.
7. A segunda dose da SCR (sarampo, caxumba e rubéola) pode ser aplicada dos 4 aos 6 anos. Todas as crianças adolescentes devem receber ou ter recebido duas doses, com intervalo mínimo de um mês.
8. A vacina contra a febre amarela deve ser aplicada para residentes e viajantes para áreas endêmicas, de transição e risco potencial. A aplicação deve ser feita a partir dos 9 meses de idade.
9. Recomendam-se duas doses da vacina conjugada contra o meningococo C no primeiro ano de vida e um reforço entre 12 e 18 meses. Após 1 ano de idade, deve ser aplicada em dose única.

Eficácia – 70 a 90% de proteção total contra a infecção e mais de 95% de proteção contra as formas graves da doença. Estima-se que, a cada ano, 2% dos indivíduos vacinados que apresentaram soroconversão adequada após vacinação irão ter um quadro de varicela leve, afebril e com baixo número de lesões cutâneas (média de 30 lesões), denominado síndrome da varicela modificada.

Quando administrada a crianças que tiveram contato com doentes há menos de 72 horas, a eficácia varia entre 50 e 100% e, quando não protege completamente, é capaz de atenuar a doença. O uso da vacina cinco dias após o contato tem eficácia baixa ou nula. Estudos recentes revelaram que a proteção conferida pela vacina é mais baixa quando é administrada com menos de 28 dias de intervalo com a vacina tríplice viral (sarampo, caxumba e rubéola), quando utilizada em crianças menores de 15 meses e quando a criança recebeu corticosteroide por via oral. A proteção também parece diminuir com o tempo e, por esse motivo, nos EUA desde 2006 são feitas rotineiramente duas doses da vacina: a primeira entre 12 e 15 meses e a segunda entre 4 e 6 anos. Nos EUA, a inclusão da vacina contra a varicela no calendário de rotina levou à queda no número de hospitalizações por varicela não apenas em crianças vacinadas, mas também em outros grupos etários não vacinados, devido à menor circulação do vírus (imunidade coletiva).

Quadro I-24 – Conservação e vias de administração das vacinas não incluídas no calendário básico.

Vacinas	Conservação	Administração	Observações
Varicela Varivax (MSD) Varilrix (SKB)	+ 2°C a + 8°C	SC	Utilizar após a diluição
Hepatite A, HA/HB	+ 2°C a + 8°C	IM	Não congelar e proteger da luz
Gripe	+ 2°C a + 8°C	IM ou SC	Vem preparada na seringa
Pneumocócicas	+ 2°C a + 8°C	IM ou SC	Não congelar
Meningocócicas	+ 2°C a + 8°C	IM ou SC	Não congelar, proteger da luz, utilizar imediatamente após a preparação
Raiva	+ 2°C a + 8°C	IM	Não congelar, proteger da luz, utilizar imediatamente após a preparação
DPT/HB	+ 2°C a + 8°C	IM	Não congelar, usar imediatamente após a diluição
DPT/Hib	+ 2°C a + 8°C	IM ou SC	Não congelar
DTaP	+ 2°C a + 8°C	IM	Não congelar
HB/Hib	+ 2°C a + 8°C	IM	Não congelar

Eventos adversos – reações locais em 25 a 35% (dor, edema ou vermelhidão). Menos de 4% das pessoas saudáveis apresentam exantema no local da vacinação (média de duas vesículas) 8 a 19 dias após a vacinação, e 4% dos vacinados apresentam exantema maculopapular não localizado (média de cinco vesículas), 5 a 26 dias após a vacinação. Outras reações são muito raras. Os eventos adversos da vacinação são mais frequentes em crianças imunodeprimidas, especialmente na vigência de quimioterapia.

Contraindicações especiais e precauções

- Imunodepressão congênita ou adquirida – nesse grupo, incluem-se principalmente os indivíduos que apresentam comprometimento da imunidade celular. Até 1999, a Academia Americana de Pediatria contraindicava a vacina contra a varicela para os portadores do vírus da Aids, entretanto, em indivíduos com infecção assintomática pelo HIV e contagem de linfócitos CD4+ superior a $250/mm^3$, a vacina é imunogênica e pode ser recomendada. A vacina contra a varicela pode ser administrada em crianças com leucemia linfocítica aguda, desde que a doença esteja em remissão há mais de um ano, que a quimioterapia esteja suspensa há mais de duas semanas, a contagem linfocitária no dia da vacinação seja superior a $700/mm^3$ e as plaquetas acima de $100.000/mm^3$. Aproximadamente metade das crianças leucêmicas vacinadas desenvolve exantema em seis semanas após a vacinação e, dessas, 50% necessitarão de terapêutica antiviral com aciclovir por via intravenosa.
- Uso de corticosteroides em dose ≥ 2mg/kg/dia ou 20mg/dia de prednisona ou equivalente, por mais de um mês – vacinar somente três meses após o término do tratamento. Acredita-se que o uso sistêmico de corticoides em doses inferiores a 2mg/kg/dia ($60mg/m^2$)

de prednisona ou equivalente não acarrete risco às crianças portadoras de síndrome nefrótica de lesões mínimas ou asma, entretanto, o título de anticorpos obtido é mais baixo em comparação com o observado após a vacinação de pessoas que não recebem corticosteroide. Sempre que possível, é recomendável que o uso de corticosteroides seja interrompido por uma a duas semanas antes e duas a três semanas após a vacinação. O uso de corticoides por via inalatória ou intra-articular não parece aumentar o risco de reações à vacina.
- Gestantes não devem ser vacinadas, pois os efeitos do vírus atenuado sobre o feto ainda são desconhecidos e recomenda-se que, após a puberdade, as mulheres evitem a gestação por, pelo menos, um mês, após a vacinação.
- Indivíduos que tenham apresentado reação alérgica de caráter anafilático à gelatina ou neomicina.
- Indivíduos que tenham contato potencial com imunodeficientes podem e devem ser vacinados, porém se apresentarem exantema após a vacinação devem evitar o contato íntimo com indivíduos imunocomprometidos.
- Ainda se desconhece se a administração recente de sangue, plasma ou imunoglobulina interfere na soroconversão, entretanto, por precaução, se o indivíduo recebeu algum desses produtos, recomenda-se aguardar cinco meses para administrar a vacina contra a varicela. Sempre que possível, evitar a administração de sangue, plasma, imunoglobulinas e imunoglobulina específica contra a varicela-zóster (VZIG) por, pelo menos, três semanas após a vacinação.
- Recomenda-se evitar o uso de salicilatos até seis semanas após a vacinação contra a varicela devido à associação entre síndrome de Reye e uso de salicilatos em crianças com varicela.

A vacina contra a varicela pode ser obtida nos Centros de Referência de Imunobiológicos Especiais (CRIEs[1]) nas seguintes situações:

1. **Vacinação pré-exposição:** a) pessoas imunocompetentes, suscetíveis à doença, que estejam em contato domiciliar ou hospitalar com pacientes imunocomprometidos; b) pessoas suscetíveis à doença e que serão submetidas a transplante de órgãos sólidos, pelo menos três semanas antes do ato cirúrgico, desde que não estejam imunodeprimidas; c) pessoas com leucemia linfocítica aguda e tumores sólidos, desde que estejam em remissão há pelo menos um ano, com a contagem linfocitária no dia da vacinação superior a 700/mm^3 e as plaquetas acima de 100.000/mm^3 e sem radioterapia; d) nas nefropatias crônicas: crianças com síndrome nefrótica, em uso de baixas doses de corticoide (< 2mg/kg de peso/dia até um máximo de 20mg/dia de prednisona ou equivalente) ou para aquelas em que o corticoide tiver sido suspenso duas semanas antes da vacinação; e) doadores de órgãos sólidos e medula óssea; f) receptores de transplante de medula óssea: uso restrito, sob a forma de protocolo, para pacientes transplantados há 24 meses ou mais; g) pacientes infectados pelo HIV/Aids se suscetíveis à varicela e assintomáticos ou oligossintomáticos (categoria A1 e N1); h) pacientes com deficiência isolada de imunidade humoral e imunidade celular preservada; i) imunocompetentes suscetíveis à doença e com idade superior a 1 ano no momento da internação em enfermaria onde haja caso de varicela; j) doenças dermatológicas crônicas graves, tais como ictiose, epidermólise bolhosa, psoríase, dermatite atópica grave e outras assemelhadas; k) uso crônico de ácido acetilsalicílico (suspender o uso por seis semanas após a vacinação); l) asplenia anatômica ou funcional e doenças relacionadas; m) cromossomopatias com trissomias.
2. **Vacinação pós-exposição:** consiste na vacinação de bloqueio na ocorrência de contato com o caso-índice. Em surtos hospitalares, nos casos de comunicantes imunocompetentes suscetíveis à doença com idade superior a 1 ano, iniciada o mais precocemente possível, no máximo até 120 horas após o contato com o caso-índice.

Novas perspectivas – vacinas combinadas contra sarampo, caxumba, rubéola e varicela foram licenciadas desde 2005 nos Estados Unidos e Austrália e, certamente, facilitarão a incorporação da vacinação nos calendários de rotina.

IMUNIZAÇÃO PASSIVA
CONTRA A VARICELA-ZÓSTER

A imunização passiva contra a varicela é feita com a imunoglobulina específica contra a varicela-zóster (VZIG) preparada com o soro de pacientes que se recuperaram de zóster e que têm altos títulos de anticorpos.

Indicações – a VZIG está indicada para indivíduos não imunes com alto risco de complicações, até 96 horas após a exposição à varicela, nas seguintes situações:

- presença de imunossupressão associada congênita ou adquirida;
- recém-nascidos de mães que desenvolveram varicela cinco dias antes do parto até dois dias após o parto;
- prematuros hospitalizados cujo peso de nascimento for ≤ 1.000g ou gestação < 28 semanas, quando expostos à varicela, devem receber a VZIG, mesmo que a mãe tenha tido a doença (é muito pouco provável que o recém-nascido de muito baixo peso tenha anticorpos contra a varicela em títulos protetores); se o recém-nascido prematuro hospitalizado exposto à varicela tiver mais de 28 semanas de gestação, só se recomenda a VZIG se a mãe não tiver tido varicela ou for soronegativa;
- gestantes não imunes – a varicela apresenta maiores taxas de complicação nas gestantes, devendo-se considerar o uso da VZIG em gestantes não imunes até 28 dias após a exposição.

Esquema de administração – a dose recomendada de VZIG é de 125U/10kg (mínimo de 125U e máximo de 625U), sempre que indivíduos de risco não imunes tiverem contato íntimo com varicela (contato por mais de 1 hora com pessoa doente, exposição domiciliar; contato hospitalar no mesmo quarto ou contato prolongado com profissionais de saúde que desenvolveram a doença). A VIZG deve ser administrada de preferência nas primeiras 72 horas após a exposição e, no máximo, até 96 horas após o contato.

Eficácia – existem poucas informações sobre a eficácia e duração da proteção conferida pela VZIG. Se houver novo contato com varicela após três semanas da administração da VZIG, indivíduos de risco devem receber nova dose da imunoglobulina específica. A VZIG tem custo bastante elevado e nem sempre se tem acesso a essa forma de prevenir a doença. Embora o uso da VZIG mereça ser considerado para adolescentes e adultos saudáveis não imunes, deve-se preferir a imunização ativa porque é capaz de conferir imunidade duradoura.

VACINA CONTRA A HEPATITE POR VÍRUS A

A hepatite A é uma doença de distribuição universal cuja prevalência se encontra diretamente relacionada às condições socioeconômicas das regiões estudadas. Segundo

[1]Qualquer informação, ligar para 0800-611997.

a Organização Mundial da Saúde (OMS), as diversas regiões podem ser classificadas como de endemicidade alta, intermediária, baixa e muito baixa, de acordo com a prevalência da infecção em diferentes faixas etárias. Nos países subdesenvolvidos, as condições precárias de saneamento básico, moradia e o difícil acesso à água e alimentos saudáveis fazem com que a infecção ocorra precocemente, geralmente de forma assintomática, de tal maneira que por volta dos 10 anos de idade cerca de 90% dos indivíduos se encontram imunes ao vírus da hepatite A (VHA). Os países classificados como de endemicidade intermediária são aqueles onde houve rápida melhoria das condições de vida da população, mas a circulação do vírus no ambiente ainda ocorre, o que ocasiona a formação de contingente de indivíduos suscetíveis em idades mais avançadas e a ocorrência de focos epidêmicos cíclicos. Nesses países, mais de 50% da população é imune na segunda ou terceira década de vida. Nos países de baixa endemicidade, geralmente os mais desenvolvidos, a maioria da população torna-se imune em idades avançadas, e a doença incide principalmente em indivíduos pertencentes a alguns grupos de risco, como os viajantes para países de alta endemicidade, usuários de drogas por via intravenosa, homens homossexuais, crianças e funcionários de creches. Os países em que as taxas de soroprevalência permanecem abaixo de 10%, mesmo em idades avançadas, são considerados de muito baixa endemicidade.

Embora essa classificação tenha importância ao avaliar a tendência de endemicidade dos diversos países, nas regiões em desenvolvimento em que ocorreu melhoria recente das condições socioeconômicas de alguns estratos da população, observa-se a presença de maior contingente populacional suscetível entre os indivíduos pertencentes às camadas sociais mais favorecidas.

Em diversos países da América Latina, incluindo o Brasil, tem-se observado esse tipo de tendência. Em um estudo de soroprevalência realizado em Curitiba com crianças e adolescentes entre 1 e 16 anos, observou-se aumento da prevalência de acordo com a faixa etária. No entanto, na população com idades entre 10 e 15 anos, apenas 29,9% apresentava positividade ao VHA, o que significa que cerca de 70% dos indivíduos nessa faixa etária eram suscetíveis a essa infecção. Cabe lembrar que a hepatite A quando ocorre em indivíduos de mais idade costuma acarretar maior número de complicações e evolução mais arrastada da doença.

Imunização ativa – a primeira vacina contra a hepatite A foi licenciada na Europa, em 1992. Embora as vacinas contra a hepatite A não sejam recomendadas no calendário oficial da maioria dos países, nos locais de endemicidade intermediária, onde existe maior número de adolescentes e adultos suscetíveis e risco de epidemias, a vacinação é altamente desejável. Israel foi o primeiro país a instituir a vacina contra a hepatite A no calendário de rotina para crianças com mais de 18 meses, no final da década de 1990. Nesse país, verificou-se rápida queda na incidência da doença, não apenas entre as crianças vacinadas, mas também em adolescentes e adultos não vacinados, devido à redução na circulação do vírus (imunidade coletiva) e desde 2000 não há registro de surtos escolares dessa doença no país.

Nos EUA, após orientação para vacinar rotineiramente crianças que residiam nos estados onde as taxas de incidência de hepatite A estavam acima de 20 por 100.000 habitantes, observou-se queda importante no número de casos da doença. Em 2006, a vacinação universal contra a hepatite A foi instituída para as crianças entre 18 e 24 meses de idade.

Desde 1997, a vacina contra a hepatite A é recomendada pela Sociedade Brasileira de Pediatria para crianças com mais de 1 ano, assim como para os grupos de risco para as complicações da doença. São considerados pertencentes a grupos de risco adolescentes e adultos suscetíveis (visto a maior possibilidade de complicações da doença), viajantes procedentes de regiões de baixa endemicidade para países com alta endemicidade da doença (atualmente a hepatite A é a doença prevenível por vacinação mais frequente nesses indivíduos), indivíduos cujas profissões aumentam a probabilidade de exposição ao vírus da hepatite A (profissionais que atuam na educação infantil, militares, trabalhadores da área da saúde, particularmente os envolvidos com a lavanderia e a manipulação de alimentos). No Brasil, uma normativa do Ministério do Trabalho, NR32, estabelece as diretrizes de vacinação dos profissionais de saúde, cabendo ao médico do trabalho definir as vacinas necessárias de acordo com os riscos de cada profissional, trabalhadores que atuam em esgotos e água contaminada e aqueles que manipulam alimentos, em decorrência do maior risco de disseminação do vírus. Vale lembrar a importância das crianças em idade pré-escolar como grupo-alvo de imunização por serem uma importante fonte de disseminação da doença. Essas crianças habitualmente frequentam creches, onde a ocorrência de infecções entéricas é comum, havendo rápida propagação do vírus entre os comunicantes suscetíveis. Na rede pública, a vacina está disponível nos CRIEs para indivíduos com:

- Hepatopatias crônicas, inclusive portadores da hepatite C.
- Portadores crônicos do vírus da hepatite B.
- Transplantados (ou candidatos cadastrados a transplantes) de órgãos sólidos ou de medula óssea.
- Doadores cadastrados de medula óssea ou de órgãos sólidos.
- Adultos com HIV/Aids portadores do vírus da hepatite B ou C.
- Crianças menores de 13 anos com HIV/Aids.

- Indivíduos com trissomia, hemoglobinopatias, coagulopatias, doenças de depósito, fibrose cística e imunodepressão (incluindo as relacionadas ao uso de medicações).

Apresentações comerciais e esquema de administração – no Brasil, as vacinas licenciadas contra a hepatite A são compostas por vírus inativados com formaldeído e adsorvidos em hidróxido de alumínio. Todas estão disponíveis em formulação pediátrica e para uso em adultos, apresentando o mesmo perfil de imunogenicidade e segurança e podendo ser intercambiáveis. Não se recomenda o reinício da vacinação, independentemente do intervalo entre as doses. Os esquemas de administração para as vacinas disponíveis em nosso meio podem ser vistos no quadro I-25.

As vacinas não são recomendadas para crianças com idade inferior a 1 ano, pois há evidências de que a presença de anticorpos maternos, transmitidos por via transplacentária, interfere na resposta à vacina.

Eficácia – é superior a 95% em pessoas previamente saudáveis. Imunocomprometidos e portadores de doença hepática crônica apresentam menores taxas de soroconversão. No caso de indivíduos com doença hepática crônica, recomenda-se a imunização o mais precocemente possível, pois há menor resposta sorológica de acordo com o estágio da doença. Apenas 15 dias após a primeira dose, mais da metade dos indivíduos já apresenta anticorpos em níveis protetores. A aplicação simultânea da vacina da hepatite A e imunoglobulina não altera a soroconversão, embora haja diminuição nos títulos de anticorpos quando comparados aos encontrados em indivíduos que foram inoculados apenas com a vacina; por esse motivo, para garantir a proteção após contato íntimo, prefere-se a aplicação de vacina simultaneamente com a imunoglobulina.

Estudos apontam a duração da proteção conferida pelas vacinas por período de tempo superior a 20 anos,

portanto, até o momento, não estão indicados reforços dessas vacinas.

Eventos adversos – são raros, principalmente em crianças, e geralmente consistem de reações locais, dor e aumento de temperatura no local da aplicação, de curta duração.

Contraindicações – não se recomenda nova dose para indivíduos que tenham apresentado reações graves após o uso da vacina ou de seus componentes.

Utilização da vacina em situações de epidemia – os estudos existentes demonstram boa eficácia dessa vacina no bloqueio de epidemias, após a imunização em massa das crianças, adolescentes e dos adultos suscetíveis.

Controle de surtos em escolas – há evidências, inclusive em estudos brasileiros, da eficácia da vacina no bloqueio de surtos.

Uso da vacina após a exposição – até o momento não existem dados suficientes que comprovem a eficácia da vacina quando utilizada após o contato com o vírus da hepatite A. Em um pequeno estudo realizado na Itália, a vacinação teve eficácia de 80% na prevenção de novos casos em contatos domiciliares, quando administrada até oito dias após o surgimento do caso-índice.

Vacinas combinadas – a vacina combinada contra as hepatites A e B, Twinrix-pediátrico (SKB), contém 360U Elisa da cepa HM175 do vírus da hepatite A e 10mcg do antígeno de superfície do vírus da hepatite B (HBsAg); é apresentada em forma líquida e contém hidróxido de alumínio e fenoxietanol. Sua imunogenicidade e tolerabilidade são semelhantes às encontradas quando da aplicação separada de seus componentes. É recomendada para crianças e adolescentes com idade entre 1 e 15 anos e deve ser administrada em esquema de três doses (dose inicial e outras em um mês e seis meses após o início do esquema).

Quadro I-25 – Esquema de vacinação recomendado para as vacinas contra a hepatite A.

Vacina	Laboratório	Idade	Dose*	Volume (ml)	Número de doses	Esquema[4]
Havrix	GlaxoSmithKline (GSK)	1 a 18 anos	720ELU[1]	0,5	2	0, 6 a 12 meses
		> 18 anos	1440ELU	1,0	2	0, 6 a 12 meses
Vaqta	Merck Sharp & Dohme (MSD)	1 a 17 anos	25U[2]	0,5	2	0, 6 a 18 meses
		> 17 anos	50U	1,0	2	0, 6 meses
Avaxim	Sanofi Pasteur	1 a 15 anos	80U[3]	0,5	2	0, 6 a 18 mesess
		> 15 anos	160U	0,5	2	0, 6 a 18 meses
Epaxal	Berna (cristália)	> 1 ano	Virossomal	0,5	2	0, 6 a 18 meses

[1] ELU = unidades de ELISA.
[2] U = unidades de antígeno do VHA.
[3] Unidades de antígeno expressos em referência interna do fabricante.
[4] 0 = momento da dose inicial; números subsequentes = número de meses após a dose inicial.

Estão em estudos novos esquemas, com duas doses da vacina combinada contra as hepatites A e B, tanto para crianças como para adolescentes, e novas vacinas combinadas contra a hepatite A e febre tifoide para uso em viajantes.

Imunização passiva – antes da disponibilidade de vacinas contra o VHA, a única forma de prevenção possível contra essa doença, além, da melhoria das condições de saneamento básico e higiene da população, era a imunização passiva. Esse tipo de imunização, apesar de apresentar boa eficácia, apresenta uma série de inconvenientes, como baixa aderência a sua utilização pelo receio de adquirir outras viroses, custo elevado, possibilidade da existência de títulos de anticorpos insuficientes, situação mais provável em países de baixa endemicidade e presença de imunidade de curta duração. O tempo de proteção conferido pela utilização da imunoglobulina varia de acordo com a dose utilizada, sendo em torno de três meses, quando administrada dose de 0,02ml/kg, e de 4 a 6 meses, quando a dose utilizada é de 0,05ml/kg.

A profilaxia pós-exposição é realizada por meio da injeção da imunoglobulina o mais precocemente possível, geralmente até 14 dias após a exposição, na dose de 0,02ml/kg (máximo de 2ml), independentemente da imunocompetência do indivíduo, por via intramuscular. Em alguns países, a imunoglobulina é recomendada para contatos domiciliares e sexuais e contatos de creches.

VACINAS CONTRA A DOENÇA MENINGOCÓCICA

As infecções por meningococos são a principal causa de meningite, em todo o mundo, particularmente em crianças com idade inferior a 5 anos. Podem ocorrer durante o ano todo, tanto na forma endêmica como na forma epidêmica. Dos 13 sorogrupos de meningococo, os mais importantes são o A (MenA), B (MenB) e C (MenC). A importância de cada sorogrupo varia de região para região e também de acordo com a época.

No Brasil, desde a década de 1980, quase todos os casos de meningite meningocócica foram atribuídos aos sorogrupos B e C. A doença meningocócica é endêmica, com ocorrência periódica de surtos epidêmicos, em alguns municípios, particularmente pelo sorogrupo C. Surtos de meningite meningocócica do tipo C foram registrados nos estados de São Paulo, Rio de Janeiro e Minas Gerais desde 2004. Vale destacar, entretanto, que nos últimos anos a incidência da doença tem-se mantido estável, aproximadamente dois casos para cada 100 mil habitantes. A exata proporção de casos de meningite por MenB e MenC é desconhecida, pois a sorogrupagem é feita em apenas 25 a 40% dos isolados. Além disso, parece haver grande variação na prevalência dos sorogrupos, de acordo com a época e a região.

As principais diferenças entre as vacinas polissacarídicas e conjugadas estão resumidas no quadro I-26.

Quadro I-26 – Resposta imunológica a vacinas polissacarídicas e vacinas conjugadas.

Tipo de vacina	Polissacarídica	Conjugada
Reposta em lactentes	Baixa ou ausente	Adequada
Memória imunológica	Não	Sim
Tolerância imunológica	Sim	Não
Redução da colonização de vias respiratórias	Não	Sim

Vacinas polissacarídicas (não conjugadas) contra o meningococo

Imunização ativa – as vacinas polissacarídicas são recomendadas apenas para controle de surtos epidêmicos (o tipo de vacina depende do sorogrupo responsável pela epidemia) ou para os seguintes grupos de risco: portadores de asplenia anatômica ou funcional e imunodeficientes.

Composição e apresentação – existem vacinas polissarídicas contra o meningococo dos tipos A, C, A/C (Mencevax AC, SmithKline Beecham; vacinas A/C produzidas pelos laboratórios Fiocruz e Pasteur Mérieux; Menpovax, Chiron Biocine), A/C/Y/W135 (Menpovax 3, Chiron Biocine) e uma vacina que contém o polissacarídeo do meningococo C combinado com a proteína da membrana externa do meningococo B (VA-MENGOG-BC, procedência cubana).

Esquema de administração – depende da vacina e da idade. A vacina contra o meningococo do sorogrupo A pode ser usada a partir de 3 meses de idade, e uma segunda dose deve ser aplicada após três meses; nas crianças com idade superior a 2 anos, recomenda-se dose única (0,5ml), por via subcutânea. A vacina contra o meningococo do sorogrupo C e as vacinas combinadas (A/C e A/C/Y/W135) são usadas por via subcutânea (0,5ml), a partir dos 2 anos de idade, em dose única. A vacina combinada B/C é administrada pela via intramuscular, na dose de 0,5ml, em esquema de duas doses, com intervalo de seis a oito semanas.

Eficácia – o início da proteção conferida pelas vacinas A, C, A/C ocorre após 10 a 14 dias de aplicação das vacinas, e atinge o máximo em três a quatro semanas. A eficácia é de 85 a 95% para o sorogrupo A e de 90% para o soro grupo C. Apesar de existirem poucas informações sobre a duração da proteção conferida pelas vacinas contra o meningococo, sabe-se que as crianças vacinadas antes dos 4 anos de idade apresentam queda acentuada dos anticorpos nos três primeiros anos após a vacinação. Como a proteção é de curta duração, se houver indicação, doses de reforço devem ser administradas de acordo com a faixa etária: crianças vacinadas antes dos 4 anos devem receber uma dose de reforço contra o meningococo C entre um e três anos após a primeira dose; crianças vacinadas após os 4 anos de idade devem ser revacinadas após cinco anos.

Existem controvérsias sobre a eficácia da vacina combinada B/C. Estudos realizados no Brasil indicam que antes dos 2 anos a vacina não protege contra o meningococo B, em crianças com idade entre 2 e 4 anos a eficácia é baixa (47%) e somente após os 4 anos se consegue proteção de 74% contra o meningococo B. Em relação ao sorogrupo C, duas doses da vacina B/C conferem proteção comparável às vacinas C, A/C, A/C/Y/ W135.

Eventos adversos – podem ocorrer reações locais (2,5%) e febre (1,6%) de 38,5°C nos primeiros três dias após a vacinação.

Contraindicações e precauções – o uso em gestantes não está ainda bem estabelecido.

Vacinas conjugadas contra o meningococo C

As vacinas conjugadas contra o meningococo C (VcMC) foram desenvolvidas na década de 1990, adotando-se a mesma tecnologia utilizada no desenvolvimento das vacinas contra o Hib. O principal objetivo no desenvolvimento de vacinas conjugadas contra o meningococo C é propiciar proteção às crianças de tenra idade, tendo em vista que elas constituem o maior grupo de risco para doenças invasivas por *N. meningitidis* e não apresentam soroconversão adequada com o uso de vacinas polissacarídicas. Os dados sobre segurança e eficácia das VcMCs são excelentes e a vacina atualmente é recomendada em diversos países europeus, onde têm sido registrados surtos da doença. No Brasil, também têm sido registrados diversos surtos de doença meningocócica pelo MenC em diversos estados brasileiros, entretanto, devido ao alto custo das vacinas conjugadas, a vacina ainda não foi incluída no calendário nacional.

Apresentações e via de administração – existem três vacinas conjugadas contra o meningococo C licenciadas no Brasil: duas delas contêm o polissacarídeo da cápsula do meningococo C conjugado à proteína CRM_{197} – Meningitec® (Wyeth) e Menjugate® (Chiron) – e uma vacina conjugada com o toxoide tetânico – NeissVac C® (Baxter).

Esquema de administração – as vacinas conjugadas são recomendadas em esquema de duas doses para crianças com menos de 1 ano de idade (geralmente, aos 3 e 5 meses) e dose única após um ano. Ainda se desconhece a duração da proteção conferida por essa vacina, mas sabe-se que ela é capaz de induzir memória imunológica. Atualmente, recomenda-se uma dose de reforço da vacina conjugada em crianças que iniciaram o esquema antes de completar 1 ano de idade, para manter altos títulos de anticorpos na fase de maior vulnerabilidade à doença.

Eventos adversos – são raros e consistem principalmente de reações locais, que regridem em 48 a 72 horas e não contraindicam nova dose da vacina.

Efetividade – a experiência com mais de 20 milhões de doses das vacinas conjugadas administradas em crianças e adolescentes do Reino Unido, desde 1999, demonstrou que essas vacinas são muito efetivas e capazes de controlar os surtos da doença, reduzindo seu impacto em pessoas vacinadas e não vacinadas, pois induzem imunidade coletiva. Inicialmente, estimou-se que a efetividade das vacinas conjugadas contra o MenC foi superior a 90% em lactentes e 97% em adolescentes, porém, em 2004, constatou-se a presença de grande número de casos de falha vacinal em crianças que haviam sido vacinadas na rotina um ano após a implantação da campanha de vacinação em massa contra o meningococo C no Reino Unido. Acredita-se que grande parte da proteção atribuída inicialmente às vacinas conjugadas administradas a lactentes jovens durante a realização da campanha de vacinação no Reino Unido tenha sido causada pela imunidade de rebanho. Como ocorreu redução em massa no número de portadores do meningococo C nas vias respiratórias e, consequentemente, menor exposição; a efetividade da vacina conjugada foi superestimada em lactentes. Acredita-se que apesar de os lactentes jovens responderem de forma adequada às vacinas conjugadas, como existe queda progressiva nos títulos de anticorpos alguns meses após a vacinação, essas crianças voltam a ficar vulneráveis às infecções graves por meningococo, pois, apesar da presença da memória imunológica, os lactentes jovens não são capazes de produzir rapidamente anticorpos após exposição ao meningococo. O período de incubação da doença pelo meningococo é muito curto (1 a 10 dias) e, quanto menor a idade, maior o risco de a criança adquirir doença invasiva grave. Portanto, atualmente se recomenda uma dose de reforço da vacina conjugada para crianças que receberam o esquema básico antes de completar 1 ano de idade e ainda se desconhece se haverá indicação de doses de reforço em pessoas vacinadas após um ano.

Precauções – as famílias devem ser orientadas para o fato de que a vacina conjugada contra o MenC não é capaz de prevenir doenças causadas por outros sorogrupos, como o MenB, que ainda é responsável por grande parte dos casos e óbitos por doença meningocócica.

Comentários – a SBP recomenda o uso da vacina conjugada contra o meningococo C para crianças e adolescentes que residam em áreas onde existe aumento na prevalência de doenças causadas por esse sorogrupo, desde

2003. No estado de São Paulo, desde 2003, mais de 50% dos casos de meningite meningocócica sorogrupados são do tipo C. Embora no Brasil como um todo o sorogrupo B ainda predomine, nos últimos anos foram identificados diversos surtos de meningite por meningococo C em diversos estados. Como as vacinas conjugadas são capazes de induzir memória imunológica, espera-se que possam beneficiar indivíduos com possibilidade de futuras exposições a esse sorogrupo. Vale lembrar que nem sempre os surtos são identificados rapidamente e que, após a exposição, existe tempo de latência para a produção de anticorpos em títulos protetores.

No estado de São Paulo, por exemplo, em 2007, foram registrados 911 casos, sendo o tipo C responsável por 75% deles. Ressalte-se que a letalidade da doença ainda é bastante elevada, situando-se em torno de 20%. Portanto, consideramos fundamental orientar as famílias sobre a existência de vacinas conjugadas contra esse sorogrupo.

Indicação da vacina conjugada nos CRIEs – pacientes com asplenia anatômica ou funcional e doenças relacionadas, imunodeficiências congênitas da imunidade humoral, particularmente do complemento e de lectina fixadora de manose, indivíduos com menos de 13 anos com HIV/Aids, pessoas com indicação de implante de cóclea, pessoas com doenças de depósito.

Obs.: dependendo da situação epidemiológica, a vacina conjugada contra o meningococo C é indicada para outros pacientes com condições de imunodepressão.

Novas perspectivas – nos EUA, em 2005 foi licenciada uma nova vacina conjugada contra os sorogrupos A, C, Y e W135 (Menactra®, SanofiPasteur), recomendada para adolescentes, a partir dos 11 anos de idade. No Brasil, os sorogrupos A, Y e W135 são pouco frequentes, porém, é possível que no futuro essa vacina venha a substituir a vacina monovalente conjugada contra o MenC. Até o presente essa vacina quadrivalente ainda não foi licenciada.

VACINAS CONTRA O PNEUMOCOCO

O *Streptococcus pneumoniae* (pneumococo) causa uma série de infecções de gravidade variável, dentre as quais se destacam as infecções respiratórias agudas, as meningites e as bacteriemias. Acredita-se que, a cada ano, a pneumonia pneumocócica seja responsável por mais de 1,2 milhão de mortes (40% em crianças com menos de 5 anos de idade), em todo o mundo, e que, apenas nos EUA, o pneumococo seja responsável por 7 milhões de episódios de otite média aguda, 9.000 casos de bacteriemia e 1.500 casos de meningite por ano. No Brasil, não existem dados confiáveis sobre a epidemiologia das doenças pneumocócicas, porém, apenas no estado de São Paulo (ESP), na última década, esse agente tem sido responsável por aproximadamente 500 casos de meningite por ano, com taxas de letalidade superiores a 20%. Além disso, mais de 30% dos sobreviventes de meningite desenvolvem sequelas.

Existem dois tipos de vacinas licenciadas contra o pneumococo: a polissacarídica 23-valente (Pn-23V) e a conjugada 7-valente (Pnc-7).

Vacina polissacarídica 23-valente (Pn-23V)

Está indicada apenas para indivíduos com mais de 2 anos de idade, pertencentes aos grupos de risco, e pode ser obtida nos CRIEs (Quadro I-27). Apesar do alto risco de doenças invasivas por pneumococo em crianças com idade inferior a 2 anos, a vacina polissacarídica não é recomendada nesse grupo etário, devido a sua baixa capacidade de induzir formação de anticorpos em lactentes jovens. Crianças com menos de 5 anos de idade devem receber a vacina conjugada 7-valente contra o pneumococo (Pnc-7).

Quadro I-27 – Indicação de vacinas polissacarídicas (conjugadas ou polissacarídica 23-valente) nos CRIEs – grupos de risco para doenças invasivas por pneumococo.

• Indivíduos com asplenia anatômica (congênita ou cirúrgica) ou funcional, incluindo os casos de hemoglobinopatias • Indivíduos idosos (60 anos ou mais) • Indivíduos com qualquer condição que leve à depressão imunológica: imunodeficiência congênita (agamaglobulinemia, hipogamaglobulinemia, doença granulomatosa crônica, deficiência de IgA, deficiência de complemento e frações), imunodeficiência adquirida após infecção (HIV, com ou sem sintomas), imunodeficiência devido a câncer ou imunossupressão terapêutica (incluindo indivíduos que serão ou já tenham sido submetidos a transplante de órgãos) e cardiopatas crônicos, pneumopatas crônicos, inclusive indivíduos com asma grave que necessitem de corticoides em doses elevadas, renais crônicos (incluindo síndrome nefrótica), fibrose cística, hepatopatas crônicos, *diabetes mellitus* • Indivíduos que apresentam fístula liquórica congênita ou adquirida após fratura de crânio, cirurgia neurológica e implante coclear
Pacientes com doença neurológica crônica incapacitante, pacientes com trissomia, com doença de depósito, candidatos a transplante de cóclea, crianças com menos de 1 ano de idade, nascidas com menos de 35 semanas de gestação, que foram submetidas a ventilação mecânica ou assistência respiratória (CPAP)

Apresentações comerciais e composição – no Brasil são comercializadas: Pneumovax 23 (Merck Sharp & Dohme), Imunovax Pneumo 23 (Pasteur Mérieux) e PNU Imune 23 (Lederle). Todas apresentam a mesma composição, contendo uma dose de 0,5ml com 25mcg de antígeno polissacarídico purificado de cada um dos seguintes sorotipos: 1, 2, 3, 4, 5, 6B, 7F, 8, 9N, 9V, 10A, 11A, 12F, 14, 15B, 17F, 18C, 19F, 19A, 20, 22F, 23F, 33F. Existem apresentações em ampolas ou em seringa agulhada própria para a aplicação.

Esquema de administração e via de aplicação – uso por via intramuscular ou subcutânea, em dose única. A via intradérmica não deve ser utilizada, por causar grande número de reações locais.

Eficácia – varia de acordo com a idade, sorotipo e situação imunológica.

– Em indivíduos saudáveis, a proteção conferida pela vacina Pn-23V varia entre 65 e 77%, porém, em crianças de tenra idade e em imunodeprimidos, a eficácia é baixa e depende da doença de base e da sua terapêutica.
– Alguns sorotipos, como o 6A e 14 são pouco imunogênicos até os 5 anos de idade.
– Em indivíduos infectados pelo HIV, a resposta à vacina Pn-23V diminui à medida que a doença progride e parece estar diretamente relacionada à contagem de linfócitos T-CD4+; indivíduos que fazem uso de doses elevadas de corticosteroides apresentam menor soroconversão do que aqueles que usam doses baixas.

Eventos adversos – reações locais (eritema, edema, dor) geralmente são leves; febre baixa, cefaleia e mialgia ocorrem em menos de 1% dos vacinados e cedem em 24 horas. Reações sistêmicas graves como anafilaxia são extremamente raras. Na revacinação observam-se reações mais importantes em até 50% dos casos, especialmente quando o indivíduo apresenta altos títulos de anticorpos contra o pneumococo.

Contraindicações – crianças com menos de 2 anos de idade, presença de doença febril aguda e quando houver antecedente de alergia aos componentes da vacina. A vacina também não é recomendada para gestantes, pois não há estudos sobre seus efeitos sobre o feto. Não se devem administrar doses de reforço em paciente vacinado há menos de três anos ou que tenha tido uma infecção grave por qualquer dos sorotipos presentes na vacina no mesmo período (exceto se for imunodeprimido), devido ao risco de apresentarem reações graves do tipo Arthus.

Precauções – a família deve ser avisada de que a vacina não garante proteção completa contra a doença pneumocócica fulminante e que, mesmo quando vacinadas, as crianças com asplenia anatômica ou funcional (especialmente os falciformes) devem receber profilaxia com antibiótico e procurar atendimento médico sempre que apresentarem febre ou sinais de bacteriemia. Indivíduos que serão submetidos à esplenectomia eletiva devem receber a vacina, de preferência, 15 dias antes da retirada do baço. Indivíduos que necessitam de terapêutica com corticosteroides ou imunossupressores devem rece-

ber a vacina Pn-23V no mínimo 10 a 14 dias antes de iniciar o tratamento; após o término da corticoterapia, quimioterapia ou radioterapia, recomenda-se aguardar no mínimo três a quatro meses para administrar a vacina Pn-23V.

Comentários – por se tratar de uma vacina pouco reatogênica, a vacina Pn-23V pode ser aplicada simultaneamente com outras vacinas contendo agentes vivos ou inativados, em locais separados.

Crianças com idade superior a 2 anos que apresentam infecções respiratórias recorrentes (rinossinusopatias, otites e pneumonias) podem beneficiar-se se receberem a vacina Pn-23V, entretanto, uma porcentagem significativa dessas crianças apresenta baixa resposta à vacina Pn-23V, especialmente aos sorotipos 6A e 14, mesmo quando não apresentam deficiência de anticorpos (incluindo IgA e subclasse IgG_2).

A revacinação é recomendada para crianças com idade entre 2 e 10 anos portadoras de anemia falciforme, síndrome nefrótica ou imunodepressão, três anos após a primeira dose, e pessoas com mais de 10 anos de idade que pertencem aos grupos de risco devem ser revacinadas cinco anos após a primeira dose. A revacinação precoce não é recomendada, pois indivíduos com altos níveis de anticorpos, ao serem revacinados, apresentam maiores índices de efeitos colaterais locais e sistêmicas (febre e reação do tipo Arthus).

Vacina conjugada contra *S. pneumoniae*

A primeira vacina conjugada contra o *S. pneumoniae* foi licenciada e introduzida no calendário de vacinação dos EUA em 2000. Essa vacina contém os sete sorogrupos de pneumococo (Pnc-7) mais isolados de crianças com menos de 2 anos de idade que apresentam doenças invasivas graves por *S. pneumoniae*, que também são os mais associados à resistência bacteriana.

Apresentação e composição – a vacina conjugada contém os sorotipos 4, 6B, 9V, 14, 18C, 19F, 23F conjugados com a proteína CRM_{197}. É produzida e comercializada pelo laboratório Wyeth (Prevenar®).

Esquemas para uso – dependem da idade de início e da condição imunológica da criança (Quadros I-28 e I-29).

Efetividade – superior a 94% contra as doenças invasivas com sorotipos incluídos na vacina EUA. A vacina induziu imunidade coletiva, tendo levado à queda nas doenças invasivas causadas por pneumococo não apenas entre as crianças vacinadas, mas também em adultos jovens e idosos; além disso, foi responsável por drástica redução nas doenças causadas por cepas de pneumococo com resistência plena à penicilina (15% em 2000 para 5% em 2003). Apesar dos excelentes resultados obtidos com a vacina conjugada 7-valente nos EUA, estima-se que, no Brasil, seu espectro de proteção deve-

Quadro I-28 – Esquema de uso da vacina conjugada contra *S. pneumoniae*.

Idade de início	Série básica	Doses adicionais
2 a 6 meses	3 doses*	1 dose, 12 a 15 meses
7 a 12 meses	3 doses**	1 dose, 12 a 15 meses
12 a 24 meses	2 doses***	–
25 a 59 meses Saudáveis Imunocomprometidos	1 dose 2 doses	Reforço com Pn-23

* No primeiro ano de vida, o intervalo mínimo entre as doses é de quatro semanas.

** Após os 12 meses, o intervalo mínimo entre as doses é de oito semanas.

*** Os imunocomprometidos devem receber a vacina Pn-23 (polissacarídica) após completarem 254 meses, com intervalo mínimo de oito semanas com a última dose da vacina conjugada.

Quadro I-29 – Esquema da vacina conjugada contra *S. pneumoniae* para crianças que receberam esquema incompleto.

Idade	Doses recebidas	Doses adicionais
7 a 11 meses	1 ou 2	2 doses
12 a 23 meses	1 dose antes de 12 meses	2 doses
	2 doses antes de 12 meses	1 dose

Nota: intervalo mínimo entre as doses após 12 meses é de oito semanas.

rá ser um pouco menor, devido à circulação dos sorotipos 1 e 5 em nosso meio. Mesmo assim, dados da vigilância epidemiológica sobre doenças invasivas por *S. pneumoniae* indicam que a vacina conjugada inclui mais da metade dos sorotipos que causam meningite em crianças com menos de 5 anos de idade; aproximadamente 70% dos que causam meningite em menores de 2 anos e 95% dos sorotipos com resistência plena à penicilina.

Embora nem todas as pneumonias e otites sejam causadas pelos sorotipos incluídos na vacina 7-valente, nos EUA a incorporação dessa vacina no calendário de vacinação de rotina levou à redução de 8 a 10% no total de pneumonias e otites em crianças. A maior efetividade contra as pneumonias foi observada em crianças com menos de 1 ano de idade (32%) e 2 anos (23%). Em relação às otites, a vacinação causou maior impacto em crianças com idade inferior a 3 anos que tinham antecedentes de mais de um episódio de otite média aguda. A vacinação trouxe como benefícios adicionais redução em 35% nas pneumonias e infecções por cepas resistentes em adultos e em idosos, provavelmente, devido à diminuição no número de crianças portadoras de *S. pneumoniae*.

No Brasil, não há informações precisas sobre a etiologia das pneumonias, entretanto, estima-se que a vaci-

na 7-valente propicie cobertura contra mais de 60% dos sorotipos isolados de crianças com idade inferior a 2 anos que tiveram pneumonia com bacteriemia. Para crianças com idade entre 2 e 5 anos, a cobertura esperada é mais baixa, ao redor de 30%. Portanto, a vacina contra *S. pneumoniae* deve ser recomendada para crianças com menos de 5 anos de idade, com prioridade para as menores de 2 anos, faixa etária em que os coeficientes de incidência e de letalidade, tanto das meningites como das pneumonias por pneumococo, são mais elevados.

Embora a resistência bacteriana não seja muito elevada no Brasil, as cepas isoladas de doenças invasivas em crianças com menos de 2 anos de idade revelam que 30% apresentam resistência à penicilina, taxas 50% superiores às isoladas do restante da população. A prevalência de cepas com resistência plena à penicilina também é muito mais alta em crianças do que em adultos. Vale lembrar que estão incluídos na vacina conjugada mais de 95% dos sorotipos resistentes à penicilina.

Em relação às meningites por *S. pneumoniae*, no Estado de São Paulo (ESP), em 2004, foram registrados 485 casos e 141 óbitos (letalidade = 23,1%). O coeficiente de incidência na população foi de 1,2 por 100.000, mas na faixa etária daqueles com menos de 1 ano de idade foi 17 vezes maior (17,1/100.000). Em crianças com idade inferior a 1 ano foram registrados 114 casos e 37 óbitos (letalidade 32,5%).

Apesar de o número de casos e o de óbitos por meningites causadas por *S. pneumoniae* serem inferiores em comparação com as meningites por meningococo, as taxas de letalidade são mais elevadas. No ESP, em 2004, a letalidade foi superior a 30% em crianças com menos de 5 anos de idade e de 40% em indivíduos com mais de 40 anos. Além disso, deve-se ressaltar que as infecções por *S. pneumoniae* causam grande número de mortes por pneumonia.

Eventos adversos – são pouco frequentes e consistem principalmente de reações locais, que não contraindicam doses subsequentes da vacina.

Novos avanços – espera-se que nos próximos anos novas vacinas contendo 9 a 13 sorotipos sejam licenciadas. Também estão em fase de estudo experimental novas vacinas combinadas contra *S. pneumoniae* e *N. meningitidis*, além de vacinas para uso em mucosa.

VACINA CONTRA A INFLUENZA (GRIPE)

A influenza é uma doença muito contagiosa, causada pelos vírus das influenzas A, B e C, que têm distribuição mundial e acometem indivíduos de qualquer faixa etária. Embora as taxas de letalidade sejam baixas, como os vírus da gripe sofrem mutações todos os anos e são capazes de se disseminar rapidamente, causando pandemias da doença, a gripe tem causado milhares de mortes. Nos

EUA, estima-se que, a cada ano, os vírus da influenza sejam responsáveis por mais de 20.000 mortes e 300.000 hospitalizações. Além do grande número de óbitos, a gripe é responsável por alta morbidade e inestimáveis prejuízos econômicos e sociais devido ao absenteísmo ao trabalho e à escola. As taxas de complicação variam com a idade e são maiores em grupos de risco, particularmente em portadores de doença cardiorrespiratória crônica e em idosos. Como as taxas de complicação da influenza são extremamente elevadas em crianças de pouca idade, desde 2004, a Academia Americana de Pediatria recomenda que a vacina contra a influenza seja administrada a crianças com idades entre 6 e 24 meses, bem como às pessoas que têm contato íntimo com lactentes jovens (pais, mães, avós e cuidadores) (Tabela I-1 e Quadro I-30).

Tabela I-1 – Complicações da influenza, de acordo com faixa etária e condição de risco.

Faixa etária	Taxa de complicações por 100.000 doentes	
	Baixo risco	Alto risco
0-4 anos	100	500
5-14 anos	20	200
15-44 anos	20-30	40-60
45-64 anos	20-40	80-400
≥ 65 anos	100	200-1.000

Fonte: Red Book, 2003.

Imunização ativa com vacinas inativadas

Composição e apresentações comerciais – as vacinas inativadas contra a influenza podem conter vírus mortos e/ou frações antigênicas do vírus (*split*). Em crianças, recomenda-se utilizar apenas as vacinas do tipo *split*. Existem várias apresentações comerciais disponíveis da vacina tipo *split*: Fluarix (SKB), Vaxigripe (PMC), Flu-

zone (Hoechst). Todas são obtidas após cultivo dos vírus em tecido embrionado de galinha; contêm 15mcg de dois subtipos do vírus A (H1N1 e H3N2) e 15mcg de uma cepa do vírus B, são altamente purificadas e apresentadas em formulação líquida em seringa agulhada. A composição das vacinas para os Hemisférios Norte e Sul depende das cepas circulantes, que são monitoradas pela Organização Mundial da Saúde.

Esquema de administração – uso por via intramuscular, em esquema de uma ou duas doses, de acordo com a idade (Quadro I-31).

Quadro I-31 – Esquema de vacinação contra a influenza.

Idade	Vacina recomendada	Dose (ml)	Número de doses
6-36 meses	Split	0,25	1 ou 2*
3-8 anos	Split	0,5	1 ou 2*
9-12 anos	Split	0,5	1
> 12 anos	Vírus total ou Split	0,5	1

* Duas doses na primovacinação.
Fonte: Red Book, 2003.

De preferência, a vacina deve ser administrada no outono, antes da estação da influenza, e existe a necessidade de dose de reforço anual.

Eficácia – depende da similaridade entre as cepas contidas nas vacinas e as cepas circulantes e varia entre 70 e 90%. Além de prevenir a doença, a vacina contra a gripe é capaz de atenuá-la, reduzindo em 40 a 50% o tempo de doença, a necessidade de visitas médicas e as faltas ao trabalho devido à doença febril. É importante lembrar que menos de 30% dos indivíduos que apresentam síndrome gripal têm doença causada pelos vírus da influenza e orientar os imunizados que a vacina só protege contra a gripe e não contra os outros vírus.

Quadro I-30 – Grupos de risco para complicações da influenza.

Grupos de risco	Observações
Idade ≥ 65 anos	> 90% dos óbitos
Crianças com idade entre 6 e 24 meses	Alta morbidade, risco aumentado de complicações, hospitalizações e uso de antibióticos
Portadores de doenças crônicas (adultos e crianças com mais de 6 meses)	Problemas cardíacos, respiratórios (incluindo asma), *diabetes mellitus*, nefropatias crônicas, imunodeprimidos, pessoas que necessitam de seguimento médico regular ou que tenham sido hospitalizadas no ano anterior
Indivíduos institucionalizados (adultos e crianças com mais de 6 meses)	Maior exposição ao vírus
Crianças com mais de seis meses e adolescentes que fazem uso crônico de aspirina	Maior risco de síndrome de Reye
Gestantes que estarão no segundo ou terceiro trimestre da gravidez durante a estação da influenza	Maior risco de complicações e de letalidade

Eventos adversos – o mais importante evento adverso é a dor local (10 a 64%), que é leve, dura menos de dois dias e raramente interfere com as atividades habituais. Reações sistêmicas, como febre, mal-estar e mialgia, ocorrem principalmente em crianças jovens, iniciam-se 6 a 12 horas após a vacinação, com duração de um a dois dias. Reações de hipersensibilidade (urticária, angioedema, asma e anafilaxia) são muito raras e, geralmente, ocorrem em pessoas com alergia ao ovo. Existe um discreto aumento no número de casos de síndrome de Guillain-Barré (SGB) duas semanas após o uso da vacina, entretanto, não foi comprovada a relação causal entre SGB e as vacinas do tipo *split*. O risco de SGB após a vacina da influenza, se existir, é inferior a 1 caso por milhão de vacinados.

Contraindicações – a vacina contém traços de proteína do ovo de galinha e é contraindicada para indivíduos que tenham apresentado reação de caráter anafilático ao ovo de galinha ou à dose prévia da vacina.

Precauções – recomenda-se evitar o uso da vacina em indivíduos que apresentaram SGB e que não pertencem ao grupo de risco para influenza.

Comentários – as vacinas contra a influenza não contêm vírus vivo nem causam a gripe, entretanto, como as infecções respiratórias são muito frequentes, particularmente no inverno, muitos indivíduos que desenvolvem sintomas respiratórios logo após a vacinação equivocadamente consideram que a vacina foi responsável pelo problema. Recomenda-se informar aos indivíduos vacinados que a vacina não confere imunidade imediata, pois o tempo de latência para a produção de anticorpos em níveis protetores é de 15 a 30 dias; além disso, é importante alertar os vacinados sobre a existência de inúmeros outros vírus que causam sintomas semelhantes aos da gripe.

A melhor relação custo/benefício das vacinas inativadas contra a influenza é observada quando são vacinados os grupos de risco; entretanto, a vacina também é recomendada para pessoas que podem transmitir a influenza para os grupos de risco, tais como médicos, enfermeiras, pessoal que trabalha em hospitais, asilos, instituições para portadores de doenças crônicas, familiares e empregados que vivem ou trabalham para pessoas incluídas nos grupos de risco, para indivíduos que irão viajar para áreas onde estará ocorrendo a estação da influenza e para qualquer pessoa que queira evitar a doença para não interromper suas atividades habituais. Recentemente, estudos comprovaram que as vacinas contra a influenza podem beneficiar crianças com idade entre 6 e 36 meses que frequentam creches, por reduzir em até 30% a incidência de otite média aguda após a influenza.

Por serem muito seguras e pouco reatogênicas, as vacinas contra a gripe podem ser administradas a qualquer indivíduo que queira reduzir o risco de adquirir a doença. Deve-se salientar que a eficácia das vacinas contra a gripe é mais baixa, quando comparada às demais vacinas, e que a proteção é de curta duração, indicando-se revacinação anual, o que dificulta e encarece sua utilização.

Novas perspectivas – existe uma vacina para uso nasal, contendo vírus atenuados, licenciada nos EUA para uso em crianças com mais de 5 anos de idade, adolescentes e adultos. Essa vacina tem as seguintes vantagens em relação às vacinas inativadas: facilidade de administração, maior aceitação, maior habilidade em induzir resposta imunológica de mucosa e, possivelmente, maior capacidade de conferir proteção duradoura; entretanto, apresenta custo bastante alto e não foi licenciada para uso em grupos de risco. Até o presente, a vacina de vírus vivos atenuados para uso intranasal não foi licenciada no Brasil.

Também existem vacinas virossomais contra a influenza, que parecem ter maior eficácia, principalmente em grupos de risco, mas que têm custo superior às vacinas tradicionais. Novas vacinas produzidas em culturas de células humanas (sem antígenos do ovo) também estão em fase de licenciamento; assim como vacinas combinadas contra a influenza e outros vírus.

Indicações da vacina contra a influenza pelos CRIEs para crianças com mais de 6 meses de idade e adultos

- Pacientes com HIV/Aids.
- Transplantados de órgãos sólidos e medula óssea.
- Doadores de órgãos sólidos e medula óssea devidamente cadastrados nos programas de doação.
- Imunodeficiências congênitas.
- Imunodepressão devido a câncer ou imunossupressão terapêutica.
- Comunicantes domiciliares de imunodeprimidos.
- Profissionais de saúde.
- Cardiopatias crônicas.
- Pneumopatias crônicas.
- Asplenia anatômica ou funcional e doenças relacionadas.
- *Diabetes mellitus*.
- Fibrose cística.
- Trissomias.
- Implante de cóclea.
- Doenças neurológicas crônicas incapacitantes.
- Usuários crônicos de ácido acetilsalicílico.
- Nefropatia crônica/síndrome nefrótica.
- Asma.

VACINAS CONTRA A RAIVA

A raiva é uma doença de distribuição global, transmitida por diversos animais, com letalidade de 100%. Apesar de muitos países já terem eliminado o ciclo urbano da raiva, a Organização Mundial da Saúde estima que anualmente mais de 3 milhões de pessoas são vacinadas contra essa doença.

No Brasil, o número de casos de raiva humana caiu de cerca de 100 casos por ano, no início da década de 1980, para uma média de 25 casos por ano, no final da década de 1990. O cão é o principal responsável pela transmissão da raiva em nosso país (76%), seguido do morcego (9%), do gato (4,5%) e outros animais (10,5%) como raposas, macacos, cavalo, porco, boi.

A prevenção da raiva pode ser feita com a imunização ativa e, em alguns casos, recomenda-se associar a imunização passiva (Quadro I-32).

Em crianças, a maioria das indicações da vacina refere-se à prevenção pós-exposição e depende de diversos fatores, tais como espécie e condição do animal agressor, circunstância da agressão, situação da raiva na área geográfica de ocorrência do acidente, natureza da lesão e possibilidade de observação do animal agressor, no caso de acidentes com cão e gato, por 10 dias.

Os animais agressores são classificados como de alto, médio e baixo risco para transmissão da raiva

- Alto risco – morcegos de qualquer espécie e os cães e gatos de regiões de raiva não controlada. Nas agressões por cães e gatos, o início da profilaxia antirrábica dependerá da natureza da lesão, das condições do animal agressor e da possibilidade de observá-lo por 10 dias. Nas agressões por morcego, deve-se proceder a sorovacinação, salvo nos casos em que o paciente relate tratamento anterior, nesse caso, não se indicará soro.

- Médio risco – são os bois, cavalos, ovelhas, porcos e cães e gatos de regiões de raiva controlada – iniciar a profilaxia antirrábica.
- Baixo risco – ratos, cobaias, hamsters e demais roedores urbanos e coelhos, sendo a profilaxia antirrábica não indicada, a não ser em situações especiais, como, por exemplo, quando atacam de modo incomum.

A natureza da lesão é classificada em acidente leve ou grave

- Acidentes leves – arranhadura e mordedura superficial no tronco e nos membros, exceto mãos e pés.
- Acidentes graves – mordeduras, arranhaduras ou lambeduras de ferimentos na face, cabeça, mãos e pés; ferimentos puntiformes e mordeduras e/ou arranhaduras múltiplas e/ou profundas e lambedura de mucosas.

Quando o contato for indireto, como por exemplo com utensílios usados por animal provavelmente raivoso, não se indica a quimioprofilaxia.

Circunstância da agressão

Agressões sem causa específica ou estranhas ao comportamento do animal são sugestivas da doença, devendo-se iniciar a profilaxia. Caso o animal apresente sinais sugestivos de raiva, deverá ser sacrificado e seu cérebro deverá ser encaminhado para exame laboratorial. O tratamento só será interrompido se o exame de imunofluorescência direta for negativo. Se o animal não for conhecido e/ou desaparecer impossibilitando sua observação, o paciente deverá receber profilaxia antirrábica. Cães e gatos que causam acidentes devem ser mantidos em observação por 10 dias e, se durante esse período

Quadro I-32 – Profilaxia da raiva.

Natureza da exposição e tipo de acidente	Condições do animal agressor	
	Cães e gatos clinicamente sadios	Raivoso, suspeito, desaparecido, silvestre e outros
Acidentes leves	Observar o animal durante 10 dias após a exposição 1. Se permanecer sadio, encerrar o caso 2. Se adoecer, morrer ou desaparecer durante o período de observação, aplicar a vacina: VCC – esquema 5 doses	Iniciar a vacina VCC – esquema de 5 doses
Acidentes graves	Iniciar a vacina VCC – esquema de 3 doses Observar o animal durante 10 dias após a exposição: 1. Se o animal estiver sadio no quinto dia, interromper o tratamento e continuar a observação até o 10º dia. Permanecendo sadio, encerrar o caso 2. Se o animal adoecer, morrer ou desaparecer durante o período de observação, aplicar soro e completar a vacinação: VCC – 5 doses + soro	Iniciar sorovacinação VCC – esquema 5 doses + soro

Fonte: modificado do Ministério da Saúde – Doenças Infecciosas e Parasitárias, 1999.

Obs.: em qualquer situação, é necessária a lavagem com água e sabão dos ferimentos e o uso de antissépticos como o álcool e o PVPI. A sutura deve ser evitada, no entanto, quando houver necessidade, devido à extensão da lesão, o soro antirrábico quando indicado deve ser infiltrado no local, pelo menos 1 hora antes da sutura. Lembrar de avaliar também a profilaxia contra o tétano.

VCC = vacina de cultivo celular ou embrião de pato.

permanecerem vivos, o risco de transmissão da doença pode ser afastado. Essa conduta não deve ser adotada para nenhum outro animal.

Imunização ativa

Atualmente, são recomendadas apenas as vacinas antirrábicas contendo vírus inativados, produzidos em substratos totalmente isentos de mielina: cultura de células diploides humanas, células Vero ou embrião de pato.

Composição e apresentação – as vacinas produzidas em cultivo celular e embrião de pato contêm a variante Pitman-Moore do vírus da raiva e a inativação é promovida pela betapropiolactona. São apresentadas sob a forma liofilizada, na dose de 0,5 ou 1ml, dependendo do fabricante.

Esquemas de vacinação – as vacinas são administradas por via intramuscular e o esquema varia de acordo com o tipo de vacina e de exposição (ver Quadro I-32).

Vacinas produzidas em cultivo celular ou em embrião de pato

- Esquema de três doses, nos dias 0, 3 e 7 (nos casos de observação do cão ou gato).
- Esquema de cinco doses, nos dias 0, 3, 7, 14 e 28.
- Esquema de sorovacinação: administrar uma dose da vacina nos dias 0, 3, 7, 14 e 28. Administrar o soro antirrábico ou imunoglobulina humana antirrábica no primeiro dia de tratamento.

Eventos adversos associados às vacinas produzidas em cultivo de células – são vacinas bem toleradas e pouco reatogênicas, podendo apresentar manifestações locais como dor, edema e eritema, e manifestações sistêmicas como cefaleia, tontura e dores musculares.

Imunização passiva

O soro utilizado rotineiramente no Brasil é uma solução de imunoglobulinas purificadas, preparadas a partir de soros de equinos, previamente hiperimunizados por inoculação do vírus rábico. Cada 1ml contém 200UI. Deve ser aplicado na dose de 40UI/kg de peso. Apesar do baixo índice de acidentes de caráter anafilático, o soro deve ser administrado em ambiente hospitalar, com realização prévia de teste cutâneo e o paciente deve ficar em observação por no mínimo 1 hora. Raramente o soro antirrábico pode desencadear a doença do soro, caracterizada pela presença de febre, artralgia, urticária e linfadenopatia com início sete a dez dias após sua aplicação.

Quando o soro não for disponível no momento, iniciar a vacinação e administrar o soro assim que possível, até o sétimo dia do início da vacinação.

A imunoglobulina humana antirrábica (IGAR) é constituída de imunoglobulinas específicas contra o vírus da raiva, sendo obtida do plasma de pessoas submetidas recentemente a imunização ativa contra a raiva, com altos títulos de anticorpos específicos. É apresentada sob a forma liofilizada em frascos-ampolas com 150UI (1ml), 300UI (2ml) e 1.500UI (10ml). A dose da imunoglobulina específica é de 20UI/kg de peso.

Ambos os produtos devem ser infiltrados no local da lesão e, se não houver possibilidade anatômica para a infiltração de todo o soro ou imunoglobulina, uma parte, a menor possível, pode ser aplicada na região glútea. Não se deve utilizar a mesma agulha ou a mesma seringa para a aplicação do soro (ou imunoglobulina) e a vacina.

VACINA CONTRA O PAPILOMAVÍRUS HUMANO (HPV)

A infecção pelo HPV é uma doença sexualmente transmissível frequente que apresenta associação comprovada com o câncer de colo de útero. De acordo com a Organização Mundial da Saúde (OMS), o câncer cervical é a segunda causa de morte por neoplasias em todo o mundo. A infecção pelo HPV é a infecção sexualmente transmitida mais comum nos EUA: 6,2 milhões de novas pessoas são infectadas a cada ano. A maior parte das infecções não causa sintomas e são autolimitadas, mas podem ser responsáveis pelo aparecimento de verrugas genitais. Setenta por cento das novas infecções por HPV são clareadas em um ano, e 90%, em dois anos. A duração média de uma nova infecção é de oito meses.

Existem cerca de 100 tipos do vírus, classificados como de baixo risco e de alto risco (oncogênicos). Os tipos de baixo risco associam-se a verrugas genitais, sendo os tipos 6 e 11 os mais frequentes. Infecções persistentes por tipos oncogênicos podem causar câncer de colo de útero e outros tipos de câncer anogenital, tais como o de vagina, vulva, pênis e ânus. O risco da persistência varia com o tipo, sendo o 16 o mais oncogênico. Os tipos 16 e 18 são os mais comumente associados ao câncer de colo de útero, sendo responsáveis por cerca de 70% desses quadros e por 50 a 60% dos casos de neoplasia cervical intraepitelial graus 2 e 3.

Imunização – em junho de 2006, uma vacina quadrivalente contendo os tipos 6, 11, 16 e 18 (Gardasil MSD) foi licenciada nos EUA para mulheres entre 9 e 26 anos. Em agosto de 2006, essa vacina foi aprovada no Brasil. O fator limitante para seu uso ainda é o alto custo. Pode-se observar que outra vacina, produzida pelo laboratório GSK, bivalente contra o HPV dos tipos 16 e 18, é também segura, imunogênica e confere proteção próxima a 100% contra as alterações histológicas para esses dois tipos. Cabe ressaltar que a vacinação prévia **não** elimina a necessidade de exames preventivos para câncer de colo, pois nem todos os tipos de HPV que causam câncer estão presentes na vacina.

Composição da vacina – a cápside do HPV é composta por duas proteínas, L1 e L2, expressas tardiamente na infecção, sendo que a proteína L1 é necessária para a estrutura viral. A vacina contra o HPV é desenvolvida pela técnica de DNA recombinante e contém partículas que se assemelham a partículas virais (proteína L1), mimetizando a estrutura do HPV, sem conter seu material genético. Como não contêm DNA viral, não podem infectar as células ou se reproduzirem.

Conservação – a vacina deve ser conservada entre 2 e 8 graus e não deve ser congelada.

Dose e administração – administração por via intramuscular em três doses de 0,5ml: 0, 2 e 6 meses após a primeira dose. A Sociedade Brasileira de Pediatria, em seu Calendário de Vacinação para adolecentes, recomenda a vacina contra o HPV para meninas após os 9 anos de idade. O ideal é que a vacina seja administrada na pré-adolescência, antes que ocorra a infecção natural.

Eficácia – a vacina quadrivalente tem eficácia alta para prevenir infecção crônica pelos tipos 6, 11, 16 e 18. Não há evidências de que possa proteger contra os tipos não contidos na vacina. Entre as participantes do estudo de eficácia que já tinham sido infectadas por um ou mais tipos do vírus, a vacina foi muito eficaz contra os outros tipos remanescentes. Entre as vacinadas acompanhadas por 60 meses a eficácia para prevenir infecção persistente e doença foi de 95,8% e para prevenir lesões genitais externas foi de 100%.

Imunogenicidade – em todos os estudos conduzidos até o presente momento 99% das participantes obtiveram resposta de anticorpos para todos os quatro tipos de HPV, 30 dias após ter completado a série de três doses. As altas porcentagens de soropositividade foram observadas independentemente da etnia, país de origem ou índice de massa corporal.

As sorologias após 5 e 10 anos da vacinação ainda serão realizadas em 5.500 mulheres vacinadas durante a fase 3 do estudo. Ainda se desconhece se, no futuro, serão necessárias doses de reforço.

Eventos adversos – entre mais de 11.000 vacinados, os eventos adversos foram de curta duração e semelhantes aos que reeberam placebo: dor, edema e eritema no local da aplicação e eventos sistêmicos como febre e náuseas.

IMUNIZAÇÃO PASSIVA CONTRA O VÍRUS SINCICIAL RESPIRATÓRIO (VSR) EM RECÉM-NASCIDOS PREMATUROS E EM CRIANÇAS COM MENOS DE 2 ANOS DE IDADE COM DOENÇA PULMONAR CRÔNICA

O VSR é o principal agente das infecções respiratórias agudas inferiores em crianças com menos de 1 ano de idade. Trata-se de vírus com frequência sazonal, responsável por epidemias nos períodos de outono e inverno.

São considerados grupos de maior risco recém-nascidos, lactentes com idade inferior a 6 meses, crianças com cardiopatia, pneumopatia crônica e imunodeficiência. O acometimento de recém-nascidos pré-termo pode ter evolução grave, sendo a frequência de hospitalizações nesse grupo cerca de 10 vezes maior do que a observada nas crianças nascidas a termo. O período de incubação da doença varia entre 3 e 5 dias e as reinfecções são frequentes, embora com gravidade decrescente. Não existe terapêutica específica comprovadamente eficaz

Formas de profilaxia – apesar dos cerca de 40 anos de investigação, ainda não há vacina disponível, e algumas vacinas testadas apresentaram eventos adversos extremamente graves. A prevenção, portanto, tem sido feita por meio da imunização passiva e pela prevenção primária.

A imunização passiva pode ser realizada por meio da aplicação da imunoglobulina específica anti-VSR e o palivizumabe, anticorpo monoclonal. O uso da imunoglobulina específica é restrito por requerer administração por via intravenosa lenta, internação hospitalar, aplicação de grandes volumes do produto (incompatíveis em crianças com baixo peso ou com cardiopatias e pneumopatias importantes) e interferir com o calendário de imunizações da criança. O anticorpo monoclonal anti-VSR (palivizumabe) é um produto humanizado obtido por engenharia genética. Trata-se do primeiro anticorpo monoclonal aprovado para utilização em crianças e em doenças infecciosas. Sua ação baseia-se na ligação à proteína F do vírus, impedindo a fusão viral com as células do hospedeiro e neutralizando a atividade do VSR.

Eficácia – em um estudo duplo-cego, randomizado, multicêntrico, realizado com 1.502 crianças (500 utilizaram placebo e 1.002 receberam cinco doses de palivizumabe nos meses de maior incidência da doença), observaram-se menores taxas de hospitalização, diminuição do tempo de internação e menos necessidade de utilização de oxigênio suplementar nas crianças que receberam o palivizumabe. Os eventos adversos foram semelhantes nos dois grupos.

Indicações – o palivizumabe é um produto de alto custo, mesmo em países desenvolvidos. Por esse motivo, alguns estudos sobre custo-efetividade não comprovaram ganhos na sua utilização, mesmo levando-se em conta as menores taxas de hospitalização das crianças que foram imunizadas. O uso do palivizumabe, portanto, tem sido preconizado para crianças com algumas condições específicas. A Academia Americana de Pediatria preconiza seu uso nas seguintes situações: a) crianças com menos de 2 anos de idade com doença pulmonar crônica (displasia broncopulmonar) que necessitaram de terapia com oxigênio suplementar, broncodilatadores e corticoides nos seis meses anteriores ao início da estação de VSR; b) lactentes com idade gestacional inferior a 28 semanas e com até 12 meses de idade, lactentes com idade gestacional entre 29 e 32 semanas com até 6 meses de idade, lactentes com idade gestacional entre 32 e 35 semanas, com menos de 6 meses e com dois ou mais fatores de risco: frequência em creche, irmãos em idade escolar, exposição a ambientes poluídos, doenças neuromusculares graves, malformações congênitas de vias aéreas; c) lactentes com idade até 2 anos com cardiopatia cianótica ou com cardiopatia que necessite de medicação para o controle de insuficiência cardíaca ou com cardiopatia associada à hipertensão pulmonar.

Em São Paulo, a Secretaria Estadual de Saúde estabeleceu as normas para a obtenção do palivizumabe após a alta hospitalar nos meses de abril a agosto*, para as seguintes situações: crianças com menos de 1 ano de idade, que nasceram com idade gestacional inferior a 28 semanas, após a alta hospitalar, crianças com idade inferior a 2 anos portadoras de doença congênita com repercussão hemodinâmica importante ou com broncodisplasia que necessitaram de terapia nos últimos seis meses antes do início da estação prevalente do VSR.

Dose, via de administração e conservação – o anticorpo monoclonal deve ser administrado por via intramuscular, na dose de 15mg/kg, preferencialmente na face anterolateral da coxa. A aplicação de volumes superiores a 1ml deve ser realizada em doses fracionadas em diferentes massas musculares. O palivizumabe apresenta semivida de cerca de 22 dias, o que acarreta a necessidade de administrações mensais para manter a taxa de anticorpos em níveis protetores. Recomenda-se sua aplicação nos cinco meses consecutivos de maior prevalência do VSR nas diversas regiões. No Brasil, esse período compreende os meses de abril a agosto. O produto deve ser mantido entre 2 e 8°C e não deve ser congelado. Após reconstituição, as doses devem ser administradas em até 6 horas.

VACINAÇÃO COMBINADA

A primeira vacina combinada foi uma trivalente contra a gripe, licenciada nos EUA em 1945; posteriormente, foram licenciadas as seguintes vacinas: hexavalente contra o pneumococo (1947), DPT (1948), vacina inativada contra a poliomielite (1955), Sabin (1963), tríplice viral e sarampo/rubéola (1971), e quadrivalente contra o meningococo (1978). Com o desenvolvimento e a recomendação para a incorporação de novas vacinas (Hib e HB) no calendário básico de imunizações, aumentou

* Resolução SS249, 13/07/2007, acessível em http://portal. saude.sp.gov.br/resources/geral/acoes_da_sessp/assistencia_farmaceutica/vsr/resolucao_-_doe_24_07_synagis.pdf

muito o número de injeções necessárias para completar o esquema vacinal nos primeiros anos de vida e, em algumas consultas, a criança necessita receber duas ou três vacinas de uso parenteral (ver Quadro I-23). Como o uso de vacinas combinadas é o único meio prático de evitar os inconvenientes de múltiplas injeções, na última década, diversas novas vacinas combinadas foram licenciadas em diferentes países. Além de reduzirem o desconforto das injeções e facilitarem a incorporação de novas vacinas ao calendário básico, as vacinas combinadas causam menos problemas para a família, pois reduzem o número de visitas médicas e, como causam menos dor e medo nas crianças, são mais aceitas pelos pais. Embora o preço das novas vacinas combinadas seja, em geral, superior ao das formulações isoladas, para calcular o custo da vacinação é necessário considerar o custo social (perdas de dias em trabalho e escola) e os custos extras de seringas, agulhas, estoque e conservação das vacinas, além do tempo gasto pelos profissionais de saúde para administrar múltiplas injeções; dessa forma, espera-se que, brevemente, essas novas vacinas venham a substituir as vacinas monovalentes.

Apesar de todas essas vantagens das vacinas combinadas, o uso de novos imunobiológicos pode trazer alguns problemas, dentre os quais merecem destaque: a possibilidade de incompatibilidade química ou de interferência imunológica entre os diferentes antígenos, que podem levar à diminuição da imunogenicidade e da efetividade das vacinas ou a um aumento no índice de eventos adversos.

Comparando-se o uso de vacinas combinadas com o uso simultâneo de vacinas, diversos estudos com essas revelaram os seguintes resultados:

DPT/VIP – ocorre diminuição nos títulos de anticorpos contra alguns componentes, entretanto, mesmo com a redução nos títulos de anticorpos, 100% dos vacinados desenvolvem anticorpos em títulos muitas vezes superiores aos considerados protetores.

DPT/Hib – observa-se discreto aumento nas reações locais, entretanto, esse aumento é considerado inferior ao efeito somado das vacinas administradas em separado; as duas formulações licenciadas têm sido amplamente utilizadas em países como Canadá e EUA, com excelente efetividade e poucos eventos adversos, facilitando a aderência ao calendário. A vacina DPT produzida pelo laboratório Pasteur Mérieux pode ser misturada no momento da aplicação com a vacina contra Hib produzida pelo mesmo laboratório.

HB/Hib, HA/HB, DTP/HB/Hib e DTaP/VIP – são tão seguras e imunogênicas quanto as vacinas administradas em locais separados.

DTaP/VIP/HB/Hib (PRP-T) – a incorporação da vacina contra Hib às vacinas combinadas contendo a vacina acelular contra a coqueluche induz a menor soroconversão em resposta ao PRP-T, quando comparada ao uso de DTaP/VIP + Hib; apesar disso, a PRP-T é tão imunogênica, que mais de 90% das crianças desenvolvem altos títulos de anticorpos (> 1mcg/ml) após a série básica e, praticamente, 100% apresentam altos títulos após a dose de reforço.

Atualmente, estão em fase adiantada os estudos sobre a efetividade das seguintes vacinas combinadas: MMR/varicela, rotavírus, hepatite A/febre tifoide e diversos tipos de vacinas conjugadas contra o pneumococo e meningococo, entre outras.

Apesar das vantagens das vacinas combinadas, deve-se considerar que, devido à possibilidade de interferência entre os componentes de diferentes produtos, a segurança, a imunogenicidade e a eficácia de combinações vacinais não licenciadas é desconhecida; dessa forma, jamais se deve misturar na mesma seringa vacinas cujo uso combinado não tenha sido previamente testado e licenciado.

INTERVALOS ENTRE VACINAS E INTERCAMBIABILIDADE DE FORMULAÇÕES VACINAIS

A intercambiabilidade de vacinas produzidas por diferentes laboratórios só é permitida para os imunobiológicos que previnem doenças cuja resposta sorológica tenha correlação conhecida com a imunidade. Existem evidências comprovadas de que as vacinas contra as hepatite B e A e *Haemophilus influenzae* do tipo b, produzidas por diferentes laboratórios, são intercambiáveis para esquemas sequênciais. Quanto às vacinas acelulares contra a coqueluche (DTaP e DTaP-Hib) produzidas por diferentes laboratórios, os dados sobre segurança, imunogenicidade e eficácia ainda são muito escassos, limitando-se apenas à quarta ou quinta doses. A despeito de inúmeras pesquisas, não foi identificada correlação entre títulos de anticorpos contra diferentes antígenos da *Bordetella pertussis* e a imunidade; portanto, até que os estudos epidemiológicos confirmem a segurança, imunogenicidade e efetividade do uso intercambiável dessas vacinas, recomenda-se que a mesma vacina acelular seja administrada nas três primeiras doses (esquema básico).

DOSES EXTRAS DE ANTÍGENOS VACINAIS

Doses extras das vacinas contra a poliomielite, sarampo, caxumba, rubéola, varicela, hepatite B e Hib não acarretam riscos à crianças e aos adultos; entretanto, deve-se ter cautela com o uso de doses extras de vacinas contra o tétano e pneumococo, respeitando-se o intervalo recomendado entre as doses. A presença de altos títulos de anticorpos contra o tétano e o *S. pneumoniae* está associada a aumento na frequência de eventos adversos após novas doses dessas vacinas.

NECESSIDADE DA MELHORIA NOS REGISTROS DE IMUNIZAÇÃO

Com o aumento do número de vacinas comercialmente disponíveis, contendo diferentes formulações, é fundamental melhorar o registro nas cadernetas, para evitar possíveis confusões na administração de novas doses imunobiológicas. Embora a maioria das crianças brasileiras seja vacinada na rede pública, é fundamental que os médicos e profissionais da área de saúde estejam cientes dessas novas recomendações.

BIBLIOGRAFIA

1. American Academy of Pediatrics. Pickering LK, ed. Red Book 2003 Report of the Committee on Infectious Diseases. 26th ed., Elk Groove Village: American Academy of Pediatrics; 2003. • 2. Beeching NJ, Clarke PD, Kitchin NR, Pirmohamed J, Veitch K, Weber F. Comparison of two combined vaccines against typhoid fever and hepatitis A in healthy adults. Vaccine 2004;23:29. • 3. Belshe RB, Newman FK, Anderson EL, Wright PF, Karron RA, Tollefson S, et al. Evaluation of combined live, attenuated respiratory syncytial virus and parainfluenza 3 virus vaccines in infants and young children. J Infect Dis 2004;190:2096. • 4. Bilukha OO, Rosenstein N; National Center for Infectious Diseases, Centers for Disease Control and Prevention (CDC). Prevention and control of meningococcal disease. Recommendations of the Advisory Committee on Immunization Practices (ACIP). MMWR 2005;54(RR-7):1-21. • 5. Black SB, Shinefield HR, Ling S, et al. Effectiveness of heptavalent pneumococcal conjugate vaccine in children younger than five years of age for prevention of pneumonia. Pediatr Infect Dis J 2002;21:810. • 6. Borrow R, Goldblatt D, Finn A, Southern J, Ashton L, Andrews N, et al. Immunogenicity of, and immunologic memory to, a reduced primary schedule of meningococcal C-tetanus toxoid conjugate vaccine in infants in the United Kingdom. Infect Immun 2003;71:5549. • 7. Bos JM, Rumke H, Welte R, Postma MJ. Epidemiologic impact and cost-effectiveness of universal infant vaccination with a 7-valent conjugated pneumococcal vaccine in the Netherlands. Clin Ther 2003;25:2614. • 8. Brandileone MC, de Andrade AL, Di Fabio JL, Guerra ML, Austrian R. Appropriateness of a pneumococcal conjugate vaccine in Brazil: potential impact of age and clinical diagnosis, with emphasis on meningitis. J Infect Dis 2003;187:1206. • 9. Brasil. Fundação Nacional de Saúde. Ministério da Saúde. Disponível no site http:www.funasa.gov. Acessado em 5 de maio de 2005. • 10. Brasil. Ministério da Saúde. Guia prevenção Aids, Brasília; 2002. • 11. Bricks LF. Crianças saudáveis devem receber vacina contra influenza? Pediatria (S Paulo) 2004;26:49. • 12. Bricks LF. Critical analysis of old and new vaccines against *N. meningitidis* serogroup C, considering the meningococcal disease epidemiology in Brazil. Rev Hosp Clin Fac Med Sao Paulo 2003;58:231. • 13. Buttery JP, Riddell A, McVernon J, Chantler T, Lane L, Bowen-Morris J, et al. Immunogenicity and safety of a combination pneumococcal-meningococcal vaccine in infants: a randomized controlled trial. JAMA 2005;293:1751. • 14. Centers for Disease Control and Prevention (CDC). Global Polio Eradication Initiative Strategic Plan, 2004. MMWR Morb Mortal Wkly Rep 2004;53:107. • 15. Dagan R, Givon-Lavi N, Fraser D, Lipsitch M, Siber GR, Kohberger R. Serum serotype-specific pneumococcal anticapsular immunoglobulin G concentrations after immunization with a 9-valent conjugate pneumococcal vaccine correlate with nasopharyngeal acquisition of pneumococcus. J Infect Dis 2005;192:367. • 16. Dagan R, Givon-Lavi N, Zamir O,

Fraser D. Effect of a nonavalent conjugate vaccine on carriage of antibiotic-resistant *Streptococcus pneumoniae* in day-care centers. Pediatr Infect Dis J 2003;22:532. • 17. Dagan R, Goldblatt D, Maleckar JR, Yaich M, Eskola J. Reduction of antibody response to an 11-valent pneumococcal vaccine coadministered with a vaccine containing acellular pertussis components. Infect Immun 2004;72:5383. • 18. Farhat CK, Carvalho ES, Weckx LY, Succi RCM. Imunizações, fundamentos e prática. 4ª ed., São Paulo: Atheneu; 2000. • 19. Fireman B, Black SB, Shinefield HR, et al. Impact of the pneumococcal conjugate vaccine on otitis media. Pediatr Infect Dis J 2003;22:10. • 20. Flannery B, Schrag S, Bennett NM, et al. Impact of childhood vaccination on racial disparities in invasive *Streptococcus pneumoniae* infections. JAMA 2004;12:197. • 21. Gold R. Epidemiology of meningococcal disease in light of recent Hajj-associated outbreaks. Clin Infect Dis 2003;36:679. • 22. Greenberg DP, Feldman S. Vaccine interchangeability. Clin Pediatr (Phila) 2003;42:93. • 23. Hanage WP, Auranen K, Syrjanen R, Herva E, Makela PH, Kilpi T, Spratt BG. Ability of pneumococcal serotypes and clones to cause acute otitis media: implications for the prevention of otitis media by conjugate vaccines. Infect Immun 2004;72:76. • 24. Kaplan SL, Mason EO Jr, Wald ER, Schutze GE, Bradley JS, Tan TQ, et al. Decrease of invasive pneumococcal infections in children among 8 children's hospitals in the United States after the introduction of the 7-valent pneumococcal conjugate vaccine. Pediatrics 2004;113:443. • 25. Klugman KP, Madhi SA, Huebner RE, Kohberger R, Mbelle N, Pierce N; Vaccine Trialists Group. A trial of a 9-valent pneumococcal conjugate vaccine in children with and those without HIV infection. N Engl J Med 2003;349:1341. • 26. Labadie K, Pelletier I, Saulnier A, Martin J, Colbere-Garapin F. Poliovirus mutants excreted by a chronically infected hypogammaglobulinemic patient establish persistent infections in human intestinal cells. Virology 2004;318:66. • 27. Negri E, Colombo C, Giordano L, Groth N, Apolone G, La Vecchia C. Influenza vaccine in healthy children: a meta-analysis. Vaccine 2005;23:2851. • 28. Pichichero M, Casey J, Blatter M, Rothstein E, Ryall R, Bybel M, et al. Comparative trial of the safety and immunogenicity of quadrivalent (A, C, Y, W-135) meningococcal polysaccharide-diphtheria conjugate vaccine versus quadrivalent polysaccharide vaccine in two- to ten-year-old children. Pediatr Infect Dis J 2005;24:57. • 29. Plotkin SA, Orenstein WA, Offit PA, eds. Vaccines. 4th ed., Philadelphia: W.B. Saunders; 2004. • 30. São Paulo. Secretaria de Estado da Saúde. Centro de Vigilância Epidemiológica Alexandre Vranjac. Disponível no site: www.cve. saude.sp.gov.br. Acessado em 3 de março de 2006. • 31. SLIPE – Sociedade Latino-Americana de Infectologia Pediátrica. Manual de Vacunas em Pediatria, Latinoamericana; 2005. • 32. Snape MD, Kelly DF, Green B, Moxon ER, Borrow R, Pollard AJ. Lack of serum bactericidal activity in preschool children two years after a single dose of serogroup C meningococcal polysaccharide-protein conjugate vaccine. Pediatr Infect Dis J 2005;24:128. • 33. Wedege E, Kuipers B, Bolstad K, van Dijken H, Froholm LO, Vermont C, et al. Antibody specificities and effect of meningococcal carriage in icelandic teenagers receiving the Norwegian serogroup B outer membrane vesicle vaccine. Infect Immun 2003;71:3775.

10
MEDIDAS DE PROTEÇÃO PARA OS COMUNICANTES DE DOENÇAS INFECTOCONTAGIOSAS

HELOÍSA HELENA DE SOUSA MARQUES
HELENA KEICO SATO

Os pacientes com doenças infectocontagiosas, sobretudo as crianças e, com menor frequência, os adolescentes, representam importante contingente da clientela atendida em consultório pediátrico. A adoção de medidas de controle adequadas, quando do diagnóstico de uma dessas doenças, apresenta interesse em dois níveis:

1. Prevenção ou atenuação da moléstia em cada comunicante suscetível. É definido como comunicante (ou contato) qualquer pessoa que esteve em contato com pessoa ou animal infectado, ou com ambiente contaminado, com oportunidade de adquirir o agente infectante, e como suscetível qualquer pessoa que supostamente não possui resistência suficiente que a proteja contra determinado patógeno, caso venha a entrar em contato com esse agente.
2. Impedimento de sua disseminação na comunidade (creche, escola, local de trabalho) com a qual a criança ou o adolescente interagem.

Naturalmente, as medidas de controle envolvem, de início, o próprio infectado, tenha este apresentado manifestações clínicas ou não. Assim, com o conhecimento do período de incubação[1], do modo de transmissão e do período de transmissibilidade[2] de cada infecção específica, é possível avaliar não só a necessidade de se manter o paciente em isolamento na sua casa (impedindo seu contato com familiares suscetíveis, o que, na prática, é de difícil execução) ou de se excluí-lo das atividades escolares, como também a duração dessas restrições.

A abordagem do comunicante pressupõe o conhecimento, por parte do pediatra, da suscetibilidade ou da imunidade (adquirida por meio de imunização ou de infecção natural) em relação a cada agente infeccioso com o qual seu cliente tenha contato. Identificada a suscetibilidade, a prevenção ou atenuação da doença infectocontagiosa pode-se fazer por meio de imunização ou de quimioprofilaxia. A imunização é obtida, ativa (vacinação) ou passivamente, com a utilização de imunoglobulinas humanas (normal e específica) ou de soro heterólogo. Em casos selecionados (sarampo, coqueluche e difteria), pode haver necessidade de se estabelecer uma quarentena para o comunicante, por meio da restrição de suas atividades, durante o período de incubação da doença infectocontagiosa com a qual teve contato. Essa quarentena tem a finalidade de evitar a disseminação da infecção, no espaço de tempo decorrido entre a exposição e o surgimento das manifestações clínicas.

Neste capítulo, foram selecionados dois grupos de doenças, virais e bacterianas, de importância no cotidiano do pediatra e/ou no contexto de saúde pública. Em cada grupo, as doenças são apresentadas em ordem alfabética e têm seu modo de transmissão e os períodos de incubação e de transmissibilidade analisados. Em seguida, são especificadas as medidas de controle do paciente (entendido aqui como caso-índice da infecção em estudo, esteja ele com manifestações clínicas ou não) e dos seus comunicantes. As doenças de notificação compulsória, no Estado de São Paulo, estão assinaladas com um asterisco (*).

DOENÇAS VIRAIS

AIDS (SÍNDROME DA IMUNODEFICIÊNCIA ADQUIRIDA)*

Modo de transmissão – contato sexual (homo ou heterossexual) íntimo; compartilhamento de agulhas e seringas contaminadas entre usuários de drogas injetáveis; transfusão de sangue e de seus componentes, ou de concentrados de fatores de coagulação; transmissão vertical (da mãe para a criança, durante a gestação, no momento do parto ou no pós-natal e por meio do aleitamento); e, raramente, exposição acidental do profissional de saúde.

Período de incubação – variável, de meses a anos. A maioria das crianças infectadas por meio da transmissão

---

[1] Período de incubação: intervalo entre a exposição efetiva do hospedeiro suscetível a um agente biológico e o início dos sinais e sintomas clínicos da doença.

[2] Período de transmissibilidade: intervalo de tempo durante o qual o agente infeccioso pode ser transferido, direta ou indiretamente, de uma pessoa infectada a outra, de um animal infectado ao homem, ou de um homem infectado a um animal, inclusive artrópodos.

vertical apresenta sintomatologia até os 2 anos de idade; no entanto, algumas adoecem com idade superior a 5 anos e poucas persistem assintomáticas até cerca de 12 anos de idade. Nas outras formas de transmissão, o período de incubação varia entre 3, 5 e 10 anos.

Período de transmissibilidade – o paciente infectado persiste contagiante por tempo indeterminado.

Medidas de controle do paciente e dos comunicantes:

1. Isolamento do paciente – são recomendadas precauções com sangue e fluidos corporais, denominadas precauções universais (Quadro I-33), e indicados isolamento do tipo respiratório ou total e outras precauções quando da presença de outras doenças infectocontagiosas associadas.

Quadro I-33 – Precauções universais para a exposição a sangue e fluidos corporais.

Lavagem das mãos é necessária antes e depois do contato físico com todos os pacientes

Procedimentos e contatos com fluidos corporais para os quais se recomenda o uso de luvas (sendo que a proteção ocular deverá ser utilizada quando houver risco de borrifamento)
- Sangue
- Fluidos contaminados por sangue
- Intubação
- Procedimentos dentários
- Irrigação de feridas
- Flebotomia
- Punção arterial
- Colocação de cateteres vasculares
- Sucção de traqueostomia
- Limpeza de instrumentos utilizados
- Punção lombar
- Punção de outras cavidades (por exemplo: pleural e peritoneal)

Procedimentos e contatos com fluidos corporais para os quais somente está indicada a lavagem de mãos
- Urina
- Fezes
- Vômitos
- Lágrimas
- Secreções nasais
- Secreções orais
- Troca de fraldas

2. Quarentena do comunicante – nenhuma.
3. Medidas de proteção do comunicante:
   a) Transmissão perinatal – o uso de zidovudina (AZT) durante a gravidez, no momento do parto e para o recém-nascido nas primeiras 6 semanas de vida, avaliado em estudo randomizado, duplo-cego (ACTG 076 – *Aids Clinical Trial Group*), revelou redução da taxa de transmissão vertical de 25,5 para 8,3%. O esquema consiste na administração, durante a gestação de terapia antirretroviral combinada, se possível, incluindo AZT, a partir da 14ª

semana de gestação, AZT durante o trabalho de parto na dose de 2mg/kg por via intravenosa em 1 hora seguido de 1mg/kg/h até o nascimento, e o recém-nascido deverá receber AZT, 2mg/kg por via oral 6/6horas, por seis semanas, preferencialmente nas primeiras 8 a 12 horas após o nascimento, no máximo até 48 horas.
   b) Exposição ocupacional – lesões decorrentes de acidentes com materiais perfurocortantes, como agulhas e bisturis, devem ser imediatamente lavadas com água e sabão e/ou solução antisséptica detergente (PVPI – Povedine, Chlorexidina); as mucosas devem ser lavadas em abundância com soro fisiológico ou água boricada. Nos acidentes em que esteja envolvido sangue, líquidos orgânicos potencialmente infectantes (sêmen, secreção vaginal, liquor, líquidos sinovial, peritoneal, pericárdico e amniótico), a quimioprofilaxia antirretroviral estará indicada, na dependência do tipo de exposição (percutânea, mucosa ou pele com solução de continuidade e pele íntegra) e do tipo de material envolvido (Quadro I-34).

CAXUMBA

Modo de transmissão – contato direto com gotículas de saliva expelidas pelo indivíduo infectado.

Período de incubação – geralmente 16 a 18 dias (variação de 12 a 25 dias).

Período de transmissibilidade – é maior cerca de dois dias antes até dois dias depois do início da tumefação da parótida (varia desde seis a sete dias antes até nove dias após o acometimento das glândulas salivares).

Medidas de controle do paciente e dos comunicantes:

1. Isolamento do paciente – afastamento da creche, escola ou local de trabalho durante nove dias, a partir do início da tumefação parotídea. O afastamento pode ser mais curto, caso a tumefação desapareça antes.
2. Quarentena do comunicante – nenhuma.
3. Medidas de proteção do comunicante:
   a) Imunoglobulinas humanas (normal ou específica anticaxumba) – sem valor profilático.
   b) Vacina de vírus vivos atenuados contra a caxumba – sem eficácia, quando ministrada após a exposição. Pode ser utilizada para proporcionar proteção contra exposições subsequentes. Contraindicada para gestantes e imunodeficientes.

HEPATITE POR VÍRUS A

Modo de transmissão – pelo contato de indivíduo a indivíduo, por meio da via fecal-oral. Em surtos, água e alimentos contaminados podem constituir um veículo comum.

Quadro I-34 – Recomendações para profilaxia de HIV após a exposição ocupacional.

Exposição percutânea				
Paciente-fonte Tipo de acidente	HIV-positivo assintomático ou carga viral < 1.500 cópias/ml	HIV-positivo sintomático, Aids ou carga viral > 1.500 cópias/ml	Fonte ou sorologia anti-HIV desconhecidas	HIV-negativo
– Agulha de grosso calibre e grande lúmen ou – Lesão profunda ou – Sangue visível no objeto contaminante ou – Agulha usada recentemente em veia ou artéria do paciente-fonte	AZT + 3TC + nelfinavir ou indinavir + ritonavir (este como adjuvante farmacológico do indinavir)	AZT + 3TC + nelfinavir ou indinavir + ritonavir (este como adjuvante farmacológico do indinavir)	Considerar o uso de antirretrovirais somente em locais com alta prevalência de paciente HIV-positivo ou com história epidemiológica para DST/Aids	Profilaxia não recomendada
– Lesão superficial ou – Agulha sem lúmen	AZT + 3TC	AZT + 3TC + nelfinavir ou indinavir + ritonavir (este como adjuvante farmacológico do indinavir)		
Exposição de mucosa ou pele não intacta				
Contato prolongado ou grande quantidade de material biológico de risco	AZT + 3TC	AZT + 3TC + nelfinavir ou indinavir + ritonavir (este como adjuvante farmacológico do indinavir)	Considerar o uso de antirretrovirais somente em locais com alta prevalência de paciente HIV-positivo ou com história epidemiológica para DST/Aids	Profilaxia não recomendada
Poucas gotas de material biológico de risco	Considerar AZT + 3TC	AZT + 3TC		

AZT (zidovudina), 3TC (lamivudina).
Doses: AZT 300mg + 3TC 150mg (1 comprimido) por via oral de 12/12 horas.
     Nelfinavir 1.250mg (5 comprimidos de 250mg) por via oral de 12/12 horas.
     Indinavir 800mg (2 comprimidos de 400mg) + ritonavir 100mg por via oral de 12/12 horas.
Medicamentos antirretrovirais diferentes do esquema padrão podem estar indicados quando há suspeição de exposição a cepas virais resistentes.

Período de incubação – geralmente 25 a 30 dias (variação de 15 a 50 dias).

Período de transmissibilidade – incerto, podendo estender-se desde duas semanas antes até uma semana após o aparecimento da icterícia.

Medidas de controle do paciente e dos comunicantes:

1. Isolamento do paciente – precauções entéricas durante as duas primeiras semanas da doença e não mais que uma semana após o início da icterícia. Nesse período, o paciente deve ser afastado da creche, escola ou local de trabalho.
2. Quarentena do comunicante – nenhuma.
3. Medidas de proteção do comunicante – recomenda-se a utilização da imunoglobulina normal nas seguintes situações:
   a) Todos os comunicantes domiciliares e sexuais, com a ressalva de que, em nosso meio, os adultos têm grande probabilidade de já ser imunes.
   b) Comunicantes (crianças e adultos) em instituições de deficientes mentais e em berçários ou creches que atendam crianças com idade inferior a 2 anos de idade e/ou sem controle esfincteriano.
   c) Comunicantes em instituições onde esteja ocorrendo surto epidêmico. Não é indicada para comunicantes casuais de escolas, consultórios e locais de trabalho como escritórios e indústrias. A dose recomendada é de 0,02ml/kg da solução a 16% por via IM profunda, dose única, até duas semanas após a exposição. No momento, com base nos estudos publicados, os dados ainda são insuficientes para recomendar a utilização apenas da vacina contra a hepatite A na profilaxia pós-exposição. No entanto, estudos de campo sugerem que a vacina contra a hepatite A, com ou sem administração simultânea de imunoglobulina normal, parece ser uma medida eficiente, considerando que antes de quatro semanas, período usual de incubação da doença, já apresenta níveis protetores.

HEPATITE POR VÍRUS B*

Modo de transmissão – geralmente por inoculação percutânea (vias intravenosa, intramuscular, subcutânea ou intradérmica) de sangue humano ou de seus derivados contaminados pelo vírus. Outros modos: contaminação de feridas ou lacerações, exposição de mucosa ao sangue infectante, transmissão perinatal e contato pessoal íntimo (especialmente entre parceiros sexuais).

Período de incubação – geralmente 60 a 90 dias (variação de 50 a 180 dias).

Período de transmissibilidade – desde algumas semanas antes do aparecimento dos primeiros sintomas até, geralmente, a fase aguda da doença. Em alguns casos, o estado de portador e, consequentemente, o período de transmissibilidade persistem por vários meses ou anos.

Medidas de controle do paciente e dos comunicantes:

1. Isolamento do paciente – precauções em relação ao sangue até a negativação do HBsAg (antígeno de superfície da hepatite B).
2. Quarentena do comunicante – nenhuma.
3. Medidas de proteção do comunicante (Quadros I-35 e I-36).

RUBÉOLA*

Modo de transmissão – pelo contato direto com as secreções nasofaríngeas de indivíduos infectados. Outros modos: via transplacentária, contato indireto com objetos recém-contaminados, transmissão pelo ar. Crianças com síndrome da rubéola congênita podem eliminar o vírus também pela urina.

Período de incubação – geralmente 16 a 18 dias (variação de 14 a 21 dias).

Período de transmissibilidade – cerca de cinco dias antes até cinco a sete dias depois do início da erupção cutânea. As crianças com síndrome da rubéola congênita podem eliminar o vírus durante meses (um ano ou mais) após o nascimento, e todas são consideradas contagiantes até os 3 meses de idade.

Medidas de controle do paciente e dos comunicantes:

1. Isolamento do paciente – pouco valor em condições domiciliares, sendo efetuado (até sete dias após o início do exantema) apenas quando existe a necessidade de se proteger mulheres suscetíveis durante a gestação. Afastamento da creche, escola ou local de trabalho até sete dias após o início do exantema. Crianças com síndrome da rubéola congênita podem frequentar creches ou instituições similares, a partir do quarto mês de vida, desde que se obtenha negatividade da cultura do vírus em urina e secreção nasofaríngea.
2. Quarentena do comunicante – recomenda-se a vigilância em creche, escola ou local de trabalho por 21 dias, visando à detecção da ocorrência de novos casos.
3. Medidas de proteção do comunicante:
   a) Imunoglobulina humana – indicada, tão-somente, para a comunicante grávida não imune, embora sua eficácia seja controvertida. A adoção dessa medida, que depende mais da atuação do obstetra, deve ser feita dentro do seguinte esquema: 1º) colheita de amostra de sangue, imediatamente após o contato, para pesquisa da presença de anticorpos

Quadro I-35 – Recomendações para comunicantes de hepatite por vírus B.

Exposição	IGHB[a]		Vacina[a]	
	Dose	Época	Nº de doses	Época
Perinatal	0,5ml	Até 12 horas após o nascimento	3	Nos primeiros 7 dias (de preferência, nas primeiras 12 horas); repetir após 1 e 6 meses
Sexual[b]	0,06ml/kg (máximo: 5ml)	Até 14 dias após o contato sexual	3	Primeira dose simultaneamente com a IGHB; repetir após 1 e 6 meses[c]
Hepatite B aguda na mãe, no pai ou no responsável				
Exposto com menos de 12 meses de idade	0,5ml	Logo que possível	3	0, 1 e 6 meses
Exposto com 12 meses ou mais de idade	–	–	Observar o caso-índice*	

[a] A IGHB (imunoglobulina humana específica anti-hepatite B) e a vacina são ministradas por via intramuscular. Se aplicadas simultaneamente, deve-se fazê-lo em locais diferentes e com seringas separadas.

[b] A vacina é recomendada para homossexuais masculinos, comunicantes regulares de portadores crônicos do vírus da hepatite B, e indivíduos heterossexuais com múltiplos parceiros sexuais.

[c] A vacinação é indicada se houver probabilidade de novas exposições.

* Ver Capítulo Imunização I – Vacinas do Calendário Básico.

Quadro I-36 – Recomendações para a profilaxia de hepatite B para profissionais de saúde expostos a material biológico.

Situação da pessoa exposta	Caso-índice HBsAg+ ou desconhecido com risco[1]	Caso-índice HBsAg desconhecido sem risco	Caso-índice HBsAg negativo
Não vacinado ou vacinação incompleta	HBIG 1 vez[2] e iniciar ou completar esquema vacinal[3]	Iniciar ou completar esquema vacinal	Iniciar ou completar esquema vacinal
Vacinado com resposta adequada[4]	Nada	Nada	Nada
Vacinado sem resposta adequada	HBIG 2 vezes[5] ou 1 vez e revacinar[6]	Revacinar[6]	Revacinar[6]
Vacinado com resposta desconhecida	Realizar anti-HBsAg[7] – Com resposta adequada: nada – Sem resposta adequada: HBIG 2 vezes[5] ou 1 vez e revacinar[6]	Realizar anti-HBsAg[8] – Com resposta adequada: nada – Sem resposta adequada: revacinar[6]	Nada

Fonte: modificado do MMWR 46(RR18):23, 1997 e adotado pela Divisão de Imunização. Comissão Permanente de Assessoramento em Imunizações, SES, junho/99.

[1] Pacientes politransfundidos, com cirrose, em hemodiálise, HIV-positivos e usuários de droga.

[2] HBIG o mais precocemente possível até 7 dias após o acidente, na dose de 0,06ml/kg, administrada pela via intramuscular. Solicitar a imunoglobulina humana contra a hepatite B (HBIG) aos Centros de Referência para Imunobiológicos Especiais.

[3] O esquema vacinal consiste na administração de 3 doses (0, 1 e 6 meses).

[4] Anti-HBsAg $\geq$ 10mUI/ml.

[5] Apenas para as pessoas que, mesmo após a revacinação, continuem sem resposta adequada.

[6] Administrar novamente 3 doses (0, 1 e 6 meses). Caso continue sem resposta adequada, cada caso será discutido individualmente.

[7] Na impossibilidade de realizar a sorologia, a pessoa exposta receberá HBIG 1 vez e 1 dose da vacina.

[8] Na impossibilidade de realizar sorologia, a pessoa exposta receberá 1 dose da vacina.

antirrubéola; 2º) ministração imediata, por via intramuscular, de 20ml (0,55ml/kg) de imunoglobulina humana normal; 3º) se a sorologia for positiva (título de anticorpos reagente pela técnica imunoenzimática – ELISA – ou maior do que 1:8 pela de inibição da hemaglutinação), a gestante é imune e deve ser tranquilizada; 4º) se a sorologia inicial for negativa (não reagente pela técnica de ELISA ou título de anticorpos inibidores da hemaglutinação inferior a 1:8), repeti-la três a quatro semanas depois do contato: se negativa, significará ausência de infecção e, se positiva ou com aumento significativo (quatro vezes ou mais) no título de anticorpos, indicará que a gestante se infectou a despeito do uso da imunoglobulina.

b) Vacina de vírus vivos atenuados contra a rubéola – não existe evidência de que a vacina aplicada após a exposição ao doente proteja contra a infecção. No entanto, desde que não haja contraindicação (imunodeficiência, gestação), sua aplicação poderá proporcionar proteção contra exposições subsequentes e contribuir para o bloqueio da disseminação da doença.

SARAMPO*

Modo de transmissão – por meio das gotículas de muco ou saliva expelidas pelo doente ou pelo contato direto com as secreções do nariz e da garganta das pessoas infectadas. Modos menos frequentes: por meio de objetos recém-contaminados por secreções ou por via aérea.

O sarampo é, dentre as doenças infecciosas, uma das de maior contagiosidade e pode-se necessitar de imunidade coletiva de 95% ou mais para interromper o ciclo da transmissão na comunidade.

Período de incubação – geralmente 10 dias (variação de 8 a 13 dias) até o aparecimento da febre, e cerca de 14 dias até o início da erupção cutânea.

Período de transmissibilidade – de um a dois dias antes do período prodrômico até quatro dias depois do aparecimento do exantema.

Medidas de controle do paciente e dos comunicantes:

1. Isolamento do paciente – afastamento da creche, escola ou local de trabalho, com permanência no domicílio durante o período de transmissibilidade.

2. Quarentena do comunicante – geralmente impraticável, podendo ser recomendada para instituições que recebam crianças pequenas, sobretudo lactentes. A vigilância dos comunicantes deve ser mantida por 14 dias (duração máxima do período de incubação).

3. Medidas de proteção do comunicante:
Imunoglobulina humana normal – boa eficácia, quando ministrada em seis dias após a exposição: 1º) comunicantes suscetíveis, domiciliares e de instituições, com idade inferior a 6 meses; 2º) comunicantes suscetíveis, domiciliares e de instituições, com idade superior a 6 meses, nos quais a exposição tenha ocorrido há mais de três dias; 3º) pacientes imunodeprimidos independente do estado vacinal prévio; 4º) gestantes

suscetíveis. Dose recomendada: 0,25ml/kg para as crianças normais e gestantes e de 0,5ml/kg (máximo de 15ml) para as imunodeficientes, por via intramuscular profunda, em única aplicação. Desde que não exista contraindicação, esses comunicantes deverão receber a vacina contra o sarampo na idade prevista no calendário de vacinação, observando-se um intervalo mínimo de cinco meses se a dose utilizada da imunoglobulina foi de 0,25ml/kg de peso e de seis meses se utilizado 0,5ml/kg de peso.

Vacina de vírus vivos atenuados contra o sarampo – boa eficácia, desde que ministrada até 72 horas após a exposição. Indicada para comunicantes suscetíveis, domiciliares e de instituições, com idade igual ou superior a 6 meses. Obviamente, devem ser respeitadas as contraindicações ao uso dessa vacina.

VARICELA

Modo de transmissão – pessoa a pessoa, por contato direto ou por intermédio de gotículas de muco ou saliva eliminadas pelo indivíduo infectado. Outros modos: transmissão pelo ar, pelo líquido das vesículas de pacientes com herpes zóster e pelo contato indireto com objetos recém-contaminados. As crostas não são infectantes. A varicela é uma das doenças infecciosas que se transmitem com mais facilidade, especialmente nas primeiras etapas da erupção. O herpes zóster apresenta taxa de transmissão muito menor.

Período de incubação – geralmente 14 a 16 dias (variação de 11 a 20 dias). Após o uso de imunoglobulina e em indivíduos imunodeficientes, pode ser mais prolongado.

Período de transmissibilidade – de um a dois dias antes até seis dias depois do início da erupção cutânea. Os pacientes imunodeficientes, com varicela progressiva, provavelmente persistem contagiantes durante todo o período em que ocorre o surgimento de lesões novas.

Medidas de controle do paciente e dos comunicantes:

1. Isolamento do paciente – afastamento da creche, escola ou local de trabalho por sete dias a partir do início do exantema e até que todas as lesões tenham evoluído para crosta.
2. Quarentena do comunicante – nenhuma, na comunidade.
3. Medidas de proteção do comunicante:
   a) Imunoglobulinas humanas (normal e específica) – a administração de imunoglobulina humana específica antivaricela/zóster (disponível nos Centros de Referência de Imunobiológicos Especiais), em três a quatro dias da exposição, pode evitar ou modificar a doença em comunicantes íntimos do paciente. A imunoglobulina humana normal, utilizada como alternativa na falta da específica, tem

eficácia profilática duvidosa, podendo, no máximo, modificar a doença. Na falta da imunoglobulina humana específica antivaricela/zóster, pode-se indicar a Imunoglobulina Humana Endovenosa (IGEV) na dose de 300 a 400mg/kg, dose única. Indicações: 1ª) comunicantes suscetíveis com leucemia, linfoma, imunodeficiência e/ou terapêutica imunossupressora; 2ª) grávidas; 3ª) recém-nascidos de mãe suscetível, particularmente quando essa apresenta varicela próximo ao trabalho de parto (cinco dias antes até 48 horas depois do parto); 4ª) recém-nascidos prematuros com 28 semanas ou mais de gestação, hospitalizados, cuja mãe não tenha tido varicela; 5ª) recém-nascidos prematuros com menos de 28 semanas de gestação (ou com menos de 1.000g ao nascimento), hospitalizados, independentemente de haver ou não relato de antecedente materno de varicela. Dose: 125U/10kg (mínimo de 125U e máximo de 625U) de imunoglobulina específica, e 1ml/kg de imunoglobulina normal, por via intramuscular profunda, em uma única aplicação.
   b) Não havendo disponibilidade de imunoglobulina específica ou se a exposição ocorreu há mais de 96 horas, alguns autores recomendam, para crianças e pacientes com imunodepressão, o uso de aciclovir, a partir do 7º ao 10º dia após a exposição. A dose é de 20mg/kg/dose, por via oral, de 6/6 horas (máximo de 800mg/dose), durante sete dias.
   c) Vacina de vírus vivos atenuados contra a varicela – à semelhança do que ocorre com a vacina contra o sarampo, pode evitar ou modificar a doença quando aplicada nos comunicantes suscetíveis até 72 horas após a exposição e possivelmente até o quinto dia, desde que não haja contraindicação para seu uso.

DOENÇAS BACTERIANAS

COQUELUCHE*

Modo de transmissão – contato direto com as secreções respiratórias de pessoas infectadas.

Período de incubação – geralmente 7 a 10 dias (variação: 7 a 21 dias).

Período de transmissibilidade – desde sete dias depois da exposição até três semanas após o aparecimento de acessos típicos em pacientes não tratados com antibiótico. No paciente que recebe eritromicina, esse período reduz-se para cinco dias.

Medidas de controle do paciente e dos comunicantes:

1. Isolamento do paciente – afastamento da creche, escola ou local de trabalho por cinco dias, contados do

início do tratamento com eritromicina (40 a 50mg/kg/dia, máximo de 1g/dia, divididos em quatro doses, durante 14 dias).

2. Quarentena do comunicante – só indicada nos casos em que o comunicante seja suscetível e não receba eritromicina. Nessa circunstância, o comunicante deve ser afastado da escola e de reuniões públicas por 14 dias após a exposição.

3. Medidas de proteção do comunicante:
   a) Imunoglobulinas humanas (normal e específica) – são destituídas de qualquer atividade profilática.
   b) Vacina contra a coqueluche – indicada para todos os comunicantes com idade inferior a 7 anos, domiciliares ou de creches e escolas, com exceção das crianças adequadamente vacinadas (com um mínimo de quatro doses de vacina DPT, sendo a última há menos de três anos).
   c) Antibioticoprofilaxia – embora sua eficácia profilática não esteja bem estabelecida, recomenda-se o uso de eritromicina (40 a 50mg/kg/dia, máximo de 1g/dia, divididos em quatro doses) durante 10 a 14 dias para todos os comunicantes, domiciliares ou de creches e escolas, independentemente do seu estado imunitário e da sua faixa etária.

DIFTERIA*

Modo de transmissão – contato íntimo com secreção do nariz, garganta, pele e olho do doente ou do portador. Raramente por meio de objetos contaminados com essas secreções.

Período de incubação – geralmente dois a cinco dias.

Período de transmissibilidade – variável, até que os bacilos virulentos desapareçam das secreções e das lesões (geralmente, duas semanas ou menos). No portador crônico, pode estender-se por seis meses ou mais. A antibioticoterapia eficaz pode interromper rapidamente (24 a 48 horas) a eliminação dos germes.

Medidas de controle do paciente e dos comunicantes:

1. Isolamento do paciente – em face da gravidade da doença, o paciente deve ser hospitalizado e permanecer isolado até 48 horas após a introdução da antibioticoterapia adequada, ou até que duas culturas de material de orofaringe e de nariz (ou de lesões da pele na difteria cutânea), obtidas com intervalo mínimo de 24 horas entre si e após a suspensão da antibioticoterapia, estejam negativas. Saliente-se que, logo após a alta, o paciente deve ser vacinado contra a difteria, pois a doença nem sempre confere imunidade duradoura.

2. Quarentena do comunicante – indicada para os comunicantes adultos cuja ocupação profissional exija o manuseio de alimentos ou o contato íntimo com crianças ou com pessoas com diminuição da imunidade. Esses comunicantes devem afastar-se do trabalho até que se tenha o resultado dos exames bacteriológicos; no caso de esses serem positivos, o afastamento será de 48 horas após a administração do antibiótico (ver item b a seguir).

3. Medidas de proteção do comunicante – idealmente, a conduta deve basear-se na realização de culturas de orofaringe em todos os comunicantes íntimos (pesquisa do estado de portador), além da avaliação da história vacinal e do acompanhamento clínico (vigilância médica por sete dias para a identificação de casos secundários). No entanto, em virtude das dificuldades práticas da abordagem bacteriológica, essa não é realizada, na maioria das vezes, concentrando-se a conduta, assim, na vacinação e na antibioticoprofilaxia.
   a) Vacina contra a difteria (toxoide diftérico) – indicada, sob a forma de vacina tríplice, contra a difteria, a coqueluche e o tétano (DPT) nos indivíduos com idade inferior a 7 anos, ou de vacina dupla contra a difteria e o tétano (DT, tipo adulto, ou dT, tipo infantil) para todos os comunicantes íntimos, domiciliares ou de creches e escolas, com exceção das pessoas adequadamente imunizadas (com um mínimo de três doses, sendo a última há pelo menos cinco anos).
   b) Antibioticoprofilaxia – indicada, imediatamente após a exposição, para os comunicantes íntimos assintomáticos, não adequadamente imunizados ou cujo estado de imunização seja desconhecido. Drogas e doses: penicilina G benzatina (600.000U para os que pesam menos de 30kg e 1.200.000U para os demais, por via intramuscular profunda, em uma única aplicação) ou eritromicina (40mg/kg/dia, máximo de 2g/dia, por via oral, durante sete dias).
   c) Antitoxina diftérica (soro heterólogo antidiftérico) – raramente indicada, tendo em vista o risco de reações alérgicas e sua eficácia duvidosa na profilaxia.

ESTREPTOCOCCIAS

Modo de transmissão – por contágio direto, por meio do contato com secreções respiratórias ou de lesões de pele do doente ou do portador. Raramente por contato indireto, por meio de objetos ou mãos contaminados.

Período de incubação – geralmente dois a cinco dias na faringite estreptocócica. Pode ser de até 10 dias no quadro de impetigo.

Período de transmissibilidade – na faringite estreptocócica, a transmissibilidade é máxima durante a infecção aguda, diminuindo gradativamente, em algumas semanas, nos casos não tratados. Com antibioticoterapia eficaz (penicilina), elimina-se a transmissão em 24 horas. A ocorrência de transmissão durante o período de incubação não está esclarecida.

Medidas de controle do paciente e dos comunicantes:

1. Isolamento do paciente – afastamento da creche, escola ou local de trabalho durante pelo menos 24 horas após o início da antibioticoterapia e até que a criança esteja afebril.
2. Quarentena do comunicante – nenhuma.
3. Medidas de proteção do comunicante – são restritas à antibioticoprofilaxia. Essa é indicada nas seguintes situações: 1ª) em surtos em escolas e em outros grupos institucionalizados; 2ª) para os comunicantes domiciliares com história prévia de febre reumática; 3ª) para os comunicantes íntimos de pacientes com glomerulonefrite aguda pós-estreptocócica. Drogas e doses: penicilina G benzatina (50.000U/kg, por via intramuscular profunda, em uma única aplicação) ou eritromicina (40mg/kg/dia, divididos em quatro doses, por via oral, durante 10 dias).

GONORREIA

Modo de transmissão – por meio do contato, geralmente sexual, com exsudatos das membranas mucosas de pessoas infectadas.

Período de incubação – geralmente dois a sete dias.

Período de transmissibilidade – nos casos não tratados, pode estender-se por meses, sobretudo nas mulheres. Com a antibioticoterapia específica, a transmissão é eliminada em menos de 24 horas.

Medidas de controle do paciente e dos comunicantes:

1. Isolamento do paciente – nenhum.
2. Quarentena do comunicante – nenhuma.
3. Medidas de proteção do comunicante – são restritas à profilaxia rotineira, com colírio de nitrato de prata a 1% da oftalmite gonocócica no recém-nascido e à antibioticoprofilaxia nas seguintes situações: 1ª) recém-nascido de mãe com doença gonocócica ativa: ceftriaxona, por via intramuscular ou intravenosa, na dose de 125mg (25 a 50mg/kg para os recém-nascidos de baixo peso) em uma única aplicação; 2ª) crianças e adolescentes com exposição sexual à gonorreia: ceftriaxona na dose de 125mg, para aqueles com idade inferior a 9 anos e com peso inferior a 45kg, e de 250mg para os demais, por via intramuscular, em uma única aplicação. Não havendo disponibilidade da ceftriaxona, ou se a cepa do gonococo é sabidamente sensível à penicilina, utilizar amoxicilina (50mg/kg, máximo de 3g, por via oral, dose única) ou penicilina G cristalina (100.000U/kg, máximo de 4.800.000U, por via intramuscular, dose única, dividida em dois locais), ambas em associação com probenecide (25mg/kg, máximo de 1g, por via oral, também em dose única).

MENINGITE POR *HAEMOPHILUS INFLUENZAE* TIPO b*

Modo de transmissão – por meio do contato direto pessoa a pessoa com o doente ou o portador, ou pela inalação de gotículas respiratórias contendo o micro-organismo.

Período de incubação – provavelmente curto, menor que 10 dias.

Período de transmissibilidade – incerto, podendo perdurar enquanto o micro-organismo estiver presente no trato respiratório superior. O uso de antibioticoterapia eficaz elimina a transmissibilidade em 24 horas.

Medidas de controle do paciente e dos comunicantes:

1. Isolamento do paciente – isolamento respiratório, no hospital, até 24 horas após o início da antibioticoterapia adequada.
2. Quarentena do comunicante – nenhuma.
3. Medidas de proteção do comunicante – é essencial observação cuidadosa dos comunicantes domiciliares e de creches, com pronta avaliação médica de todas as crianças expostas que apresentem doença febril, sobretudo naquelas com idade inferior a 4 anos. A antibioticoprofilaxia com rifampicina, na dose de 10mg/kg/dia, para os com menos de 1 mês de vida, e de 20mg/kg/dia (máximo de 600mg/dia), para os demais, em uma única tomada diária, durante quatro dias, deve ser iniciada o mais precocemente possível (de preferência nas primeiras 24 horas, ou até o 30º dia pós-contato), em: a) todos os comunicantes domiciliares (adultos e crianças) de uma residência onde exista pelo menos uma outra criança, que não o caso-índice, com idade inferior a 4 anos; b) comunicantes que compartilham o mesmo alojamento em domicílios coletivos (orfanatos, internatos e outros); c) todos os comunicantes íntimos (adultos e crianças) de creche ou pré-escola em que tenham ocorrido dois ou mais casos e nos quais existam comunicantes com idade inferior a 2 anos.

MENINGITE MENINGOCÓCICA*

Modo de transmissão – contato direto com secreções de nariz e garganta de pessoas infectadas (doentes ou, mais comumente, portadores).

Período de incubação – geralmente três a quatro dias (variação: dois a 10 dias).

Período de transmissibilidade – até 24 horas depois da instituição da terapêutica adequada.

Medidas de controle do paciente e dos comunicantes:

1. Isolamento do paciente – isolamento respiratório no hospital até 24 horas depois do início da antibioticoterapia efetiva.

2. Quarentena do comunicante – nenhuma.

3. Medidas de proteção do comunicante – deve-se proceder à vigilância rigorosa dos comunicantes domiciliares e de outros comunicantes íntimos, com relação a sinais precoces da doença, especialmente febre.

   a) Antibioticoprofilaxia – rifampicina na dose de 5mg/kg/dia para aqueles com idade inferior a 1 mês, e de 10mg/kg/dia (máximo de 600mg/dose) para os demais, ministradas de 12 em 12 horas, durante dois dias (total de quatro doses). Deve ser iniciada o mais precocemente possível (de preferência nas primeiras 24 horas, ou até o 10º dia pós-contato), em: 1º) comunicantes íntimos, que moram no mesmo domicílio do caso-índice ou que compartilham o mesmo alojamento em domicílios coletivos (quartéis, orfanatos, internatos e outros); 2º) colegas comunicantes da mesma classe de berçários, creches ou pré-escolas (crianças geralmente com idade inferior a 7 anos), bem como adultos dessas instituições que tenham tido contato íntimo com o caso-índice; 3º) outros comunicantes que tenham tido contato com as secreções orais do paciente, por meio do beijo ou do compartilhamento de alimentos e de bebidas; 4º) pessoal médico que tenha tido exposição íntima (executando respiração boca a boca, intubação traqueal ou aspiração de secreções) com o paciente antes do início da antibioticoterapia. O caso-índice também deve receber a quimioprofilaxia com rifampicina antes da alta hospitalar caso o tratamento não tenha sido feito com ceftriaxona ou cefotaxima. Há outras opções terapêuticas, como, por exemplo, a ceftriaxona, que pode ser administrada em dose única, por via intramuscular, na dose de 125mg nas crianças com menos de 12 anos de idade e 250mg para adolescentes e adultos.

   b) A imunoprofilaxia com vacina meningocócica pode, eventualmente, ser utilizada em concomitância com a quimioprofilaxia em situações de surto, quando se conhece o sorogrupo, e houver a disponibilidade de uma vacina eficiente, tendo em vista que os casos secundários podem ocorrer várias semanas após o início da doença ou caso-índice.

SÍFILIS*

Modo de transmissão – contato direto, geralmente sexual (raramente pelo beijo ou carícias a crianças com sífilis congênita precoce), com exsudatos de lesões recentes de pele ou mucosas de pessoas infectadas. Outros modos: por via transplacentária, por transfusão de sangue contaminado e, raramente, por meio de objetos contaminados.

Período de incubação – geralmente três semanas (variação: 10 a 90 dias). Lembrar que a sífilis congênita é doença de notificação compulsória.

Período de transmissibilidade – variável, sendo o potencial de transmissão maior na presença de lesões abertas e úmidas dos estágios primário e secundário. As lesões infectantes raramente ocorrem mais de um ano após a infecção inicial. As diversas apresentações cutâneas da sífilis secundária, quando secas e sem solução de continuidade, não são contagiantes. A transmissão congênita é mais provável durante a sífilis materna precoce (primeiro ano após a aquisição). A antibioticoterapia adequada elimina a transmissão em 24 horas.

Medidas de controle do paciente e dos comunicantes:

1. Isolamento do paciente – precauções com secreções e com sangue, até que se completem 24 horas de antibioticoterapia.

2. Quarentena do comunicante – nenhuma.

3. Medidas de proteção do comunicante – todos os comunicantes recentes (num período de três meses) de um indivíduo com sífilis adquirida devem ser identificados e examinados, clínica e sorologicamente, e aqueles que tenham risco alto de aquisição (exposição sexual, por exemplo) devem receber tratamento.

BIBLIOGRAFIA

1. American Academy of Pediatrics – Report of the Committee on Infectious Diseases. 27nd ed., III, Elk Grove Village: American Academy of Pediatrics; 2006. • 2. Benenson AS, ed. El control de las enfermedades transmissibles en el hombre: informe oficial de la Asociación Estadounidense de Salud Pública. 15ª ed., Washington DC: Organización Panamericana de la Salud; Publicación Científica Nº 538. 1992. • 3. Brasil. Ministério da Saúde. Fundação Nacional de Saúde. Doenças infecciosas e parasitárias: aspectos clínicos de vigilância epidemiológica e de controle-guia de bolso. Brasília; 1999. • 4. Centers for Disease Control (CDC). Protection against viral hepatitis: recommendations of the Immunization Practices Advisory Committee (ACIP). MMWR 1990;39(RR-2):1. • 5. Centers for Disease Control and Prevention (CDC). Sexually transmitted diseases treatment guidelines. MMWR 1993;42(RR-14):1. • 6. Child Day Care Infectious Disease Study Group. Infectious diseases in child day care centers. J Pediatr 1984;105:683. • 7. Gershon AA, Hotez PJ, Katz SL, eds. Krugmans's infectious diseases of children. 11th ed., St. Louis: CV Mosby Co; 2004. • 8. Laforce FM. Immunizations, immunoprophylaxis, and chemoprophylaxis to prevent selected infections. JAMA 1987;257:2464. • 9. São Paulo. Secretaria de Estado da Saúde. Centro de Informações de Saúde. Manual de vigilância epidemiológica: hepatite: normas e instruções. São Paulo; 1985. • 10. São Paulo. Secretaria de Estado da Saúde. Centro de Informações de Saúde. Manual de vigilância epidemiológica: poliomielite: normas e instruções. São Paulo; 1985. • 11. São Paulo. Secretaria de Estado da Saúde. Centro de Vigilância Epidemiológica. Caxumba, rubéola e varicela: orientações para surtos e epidemias. São Paulo; 1991. • 12. São Paulo. Secretaria de Estado da Saúde. Centro de Vigilância Epidemiológica. Manual de vigilância epidemiológica: cólera: normas e instruções. São Paulo; 1992. • 13. São Paulo. Secretaria de Estado da Saúde. Centro de Vigilância Epidemiológica. Manual de vigilância epidemiológica: difteria: normas e instruções. São Paulo; 1991. • 14. São Paulo. Secretaria de Estado da Saúde. Centro de Vigilância Epidemiológica. Manual de vigilância epidemiológica: rubéola e síndrome da rubéola congênita: normas e instruções. São Paulo; 1999. • 15.

São Paulo. Secretaria de Estado da Saúde. Centro de Vigilância Epidemiológica. Manual de vigilância epidemiológica: sarampo: normas e instruções. São Paulo; 1999. • 16. São Paulo. Secretaria de Estado da Saúde. Centro de Vigilância Epidemiológica. Manual de vigilância epidemiológica: sífilis congênita: normas e instruções. São Paulo; 1991. • 17. São Paulo. Secretaria Municipal do Bem--Estar Social. Supervisão Geral de Planejamento e Controle. Política de creches: ações educativas e preventivas de saúde. São Paulo; 1991. • 18. Hospital das Clínicas FMUSP-SP. Guia de utilização de anti-infecciosos e recomendações para a prevenção de infecções hospitalares. São Paulo; 2007-2008.191p. • 19. Carvalho LHFR, Sato HK, Kfouri RA. Profilaxia após exposição. In: Bricks LF, Cervi MC coords. Atualidades em doenças infecciosas. Manejo e prevenção. São Paulo: Atheneu; 2002.p.99.

11 PREVENÇÃO DE ACIDENTES E ATENDIMENTO INICIAL DA CRIANÇA ACIDENTADA

Ana Cecilia Silveira Lins Sucupira
Samuel Schvartsman

PREVENÇÃO DE ACIDENTES

Na prática pediátrica, em nosso meio, é pouco frequente uma orientação sistemática sobre prevenção de acidentes. Nas consultas de puericultura, costuma-se fazer orientação alimentar para prevenir distúrbios nutricionais, orientação de imunização para prevenir doenças infecciosas, orientação sobre o desenvolvimento e formas de lidar com a criança para prevenir distúrbios do comportamento e nenhuma palavra é dita para prevenir acidentes. Entretanto, os acidentes constituem causa importante de morbidade e mortalidade na faixa etária pediátrica.

Nos países onde as doenças infecciosas já estão sob controle, os acidentes aparecem como uma das principais causas de morbidade e mortalidade na infância. Nesses países, vários autores chamam a atenção para o fato de que a prevenção de acidentes deve ser uma das preocupações principais do pediatra nas consultas de rotina.

No Brasil, os acidentes já despontam como causa importante de mortalidade, principalmente a partir dos 5 anos de idade, quando as doenças infecciosas são menos frequentes. Como fator de morbidade, entretanto, os acidentes estão presentes durante toda a infância.

Um acidente geralmente não ocorre ao acaso, como uma fatalidade, mas muitas vezes é o resultado da atuação de um conjunto de fatores que tornam mais ou menos previsível sua ocorrência. Guyer e Gallagher criticam o uso do termo "acidente" por ter conotação de imprevisibilidade, não podendo, portanto, ser previsto e prevenido. Para esses autores, o acaso está relacionado ao acidente da mesma forma que às doenças. No nível individual, a probabilidade de ocorrer uma doença não é mais previsível do que a de acontecer um acidente. Entretanto, é possível identificar tanto grupos de risco para determinada doença, quanto para um tipo de acidente.

O risco de determinado acidente ocorrer envolve um grau de probabilidade que pode ser estimado, tornando-o até certo ponto previsível. Exemplificando, se uma criança de 2 anos sobe na janela, é bastante provável que caia. Essa probabilidade pode ser reduzida a zero se houver grades na janela. O estudo epidemiológico dos acidentes fornece dados que permitem a adoção de estratégias preventivas em vários níveis. Praticamente todos os acidentes são preveníveis. Guyer e Gallagher consideram que os acidentes difíceis de prevenção, em geral, são aqueles que causam danos mais leves e frequentemente são fruto das experiências vivenciadas pela criança no seu ambiente, aspectos importantes no seu desenvolvimento como quedas da própria altura quando a criança começa a andar.

A maioria dos acidentes na infância acontece no ambiente doméstico. Grande número de pais não percebe as situações de perigo existentes em casa, embora, para a maioria da população, as condições socioeconômicas precárias determinem uma convivência constante com situações de risco elevado para acidentes.

DESENVOLVIMENTO INFANTIL E ACIDENTES

É fundamental a avaliação do estágio de desenvolvimento para a identificação dos riscos e o direcionamento das orientações a serem feitas. Dados epidemiológicos sugerem uma relação entre idade, ou estágios de desenvolvimento, e tipos e incidência de acidentes.

Recém-nascido

No recém-nascido, por sua dependência total do adulto, muitos dos acidentes vão ser determinados pela forma de cuidados que recebem dos pais ou cuidadores. Assim, são frequentes, nessa faixa etária, as sufocações por vestes inadequadas e roupas de cama, as queimaduras na exposição ao sol ou por água quente no banho, a aspiração de leite, as intoxicações medicamentosas por uso de medicações inadequadas ou em doses errôneas (principalmente os tópicos nasais, sedativos da tosse, analgésicos), aos acidentes decorrentes do modo de transporte da criança nos veículos (Quadro I-37).

Lactentes

Durante o primeiro e o segundo anos de vida, o desenvolvimento motor, permitindo à criança rolar no berço, sentar-se, engatinhar e andar cria novas situações propícias aos diferentes tipos de acidentes. É comum as mães descobrirem que a criança já se vira quando ela cai do trocador. As quedas de camas, berços (sem proteção adequada), cadeirão, escadas, entre outros, são causas muito frequentes de acidentes nessa faixa etária.

Quadro I-37 – Características do desenvolvimento e acidentes mais comuns no recém-nascido.

Características da faixa etária	Acidentes mais comuns	Medidas preventivas
Falta de coordenação motora	Sufocações Aspiração de leite	Evitar colocar fitas, cordões no pescoço Evitar travesseiros altos e excesso de roupas no berço Não dar mamadeira com a criança dormindo Só colocar no berço após a criança eructar
Dependência do adulto	Queimaduras por excesso de exposição ao sol/na água do banho/com leite quentes Colisões de carro Intoxicações medicamentosas	Evitar sol forte, testar temperatura da água do banho, do leite antes de oferecê-lo à criança Transportar a criança de forma adequada no automóvel Só dar medicamentos com receita médica

Quadro I-38 – Características do desenvolvimento e acidentes mais comuns no lactente.

Características da faixa etária	Acidentes mais comuns	Medidas preventivas
Capacidade de pegar objetos e levá-los à boca Rolar no berço Capacidade para sentar, engatinhar, andar, subir e descer escadas	Ingestão de pequenos objetos Aspiração de corpo estranho Queda da cama/trocador Quedas do cadeirão Quedas de escadas Choque elétrico com fios e tomadas elétricas Queimaduras no forno e com objetos quentes Afogamentos Colisões de veículos Intoxicações medicamentosas e com produtos domésticos	Cuidado com alfinetes, botões Não dar brinquedos que soltam pequenas peças Não deixar a criança sozinha na cama, no trocador, no cadeirão, na banheira, na cozinha Bloquear com grade/trincos o acesso às escadas Cobrir tomadas elétricas Não deixar a criança próxima de ferro quente Colocar grade/rede em janelas Proteger piscinas com capa/rede Transportar a criança de forma adequada no automóvel

O ambiente doméstico deve ser pensado em função da presença e dos movimentos da criança. Assim, os móveis não devem ter bordas cortantes. Os objetos pequenos, os produtos de limpeza e os medicamentos devem estar fora da visão e do alcance das crianças. A decoração da casa, no que diz respeito às plantas e aos objetos de enfeite, deve ser adequada à idade da criança.

Nos lactentes, as sufocações acontecem por objetos ou partes de brinquedos obstruindo as vias aéreas, enquanto naqueles maiores, que já engatinham e têm preensão em pinça, os acidentes endoscópicos ocorrem por pequenos objetos apanhados no chão. Os afogamentos nessa fase são muito mais frequentes na banheira do que na piscina ou no mar. São comuns as histórias em que a mãe vai atender a campainha e na volta encontra a criança com a cabeça dentro d'água. Todo banho da criança, mesmo em banheiras ou piscinas rasas, deve ser acompanhado do adulto.

A incidência de queimaduras aumenta quando a criança começa a brincar na cozinha. Isso é bastante comum entre as famílias de baixa renda, em que a habitação se resume a um cômodo, ou quando a mãe, para fazer os afazeres domésticos, tem de deixar a criança junto com ela na cozinha. As panelas no fogão, o forno, os fósforos e os alimentos quentes estão entre as princi-

pais condições que favorecem os acidentes domésticos. Os fios elétricos não devem ser extensos e estar ao alcance das crianças. As tomadas descobertas exercem grande atração, favorecendo os choques elétricos. Escadas e degraus devem ficar bloqueados, assim como é essencial a colocação de grades nas janelas do primeiro andar em diante.

Segundo Zuckerman e Duby, a movimentação intensa da criança e o hábito de levar tudo à boca (que caracterizam as formas de exploração do meio ambiente), o desejo de autonomia (com tentativas de fazer as coisas sozinhas), a coordenação motora precária, a incapacidade para controlar os impulsos, perceber os perigos e as consequências dos seus atos justificam o fato de, nessa fase do desenvolvimento, ocorrer maior incidência de acidentes na infância. É um período em que a criança necessita de supervisão contínua (Quadro I-38).

Pré-escolar

No pré-escolar, com maior desenvolvimento motor e, portanto, maior capacidade de locomoção, diversificam-se os agentes. A criança corre, sobe escadas, começa a andar de bicicleta, joga bola, experimenta tesouras, passa a ter contatos com outras crianças com brincadeiras em grupos e nos brinquedos dos parques. Consequentemente, aumentam os riscos de quedas e colisões. Eleva-se a frequência das queimaduras que ocorrem tanto na cozinha (líquidos e comidas quentes) como com fósforos e produtos inflamáveis. As intoxicações nos primeiros anos são frequentes, diminuindo depois, exceto no caso de plantas, que correspondem a cerca de 10% das intoxicações na infância. Essa alta incidência se deve em parte ao modismo na decoração das casas, que trouxe para seu interior plantas cuja toxicidade geralmente é desconhecida para a família. Entre as plantas, são mais importantes os vegetais beladonados: meimendro, saia-branca e trombeta-roxa. As intoxicações por ingestão de produtos de limpeza devem-se, com frequência, ao hábito de armazená-los em garrafas de refrigerantes, deixando-os ao alcance das crianças. Os produtos de limpeza devem ser adquiridos e conservados nas embalagens originais, que contenham as especificações da composição do produto, informações fundamentais em casos de intoxicações. As facas e qualquer tipo de arma não devem jamais ficar acessíveis.

Novamente aqui é importante um ambiente seguro, principalmente nas áreas de lazer. Na educação das crianças, a noção de perigo e as possibilidades de prevenção de acidentes devem começar a ser ensinadas (Quadro I-39).

Escolar

No escolar, apesar de uma coordenação motora mais adequada, com desenvolvimento das habilidades e do aprendizado de várias situações de perigo, os acidentes aparecem como fator importante de morbidade e mortalidade. A criança, no seu processo de exploração do mundo e busca de aventuras, cria novas situações de risco, enquanto diminuem alguns acidentes mais comuns em idades menores.

A constante tendência a desafiar as regras e as normas de segurança, o desejo de mostrar suas habilidades e firmar-se diante dos colegas leva o escolar, muitas vezes, a realizar proezas que estão acima de suas possibilidades. Além disso, nessa idade ainda é difícil a percepção de todos os fatores que intervêm em uma dada situação. Por outro lado, diminui consideravelmente o esquema de vigilância dos adultos, uma vez que o escolar prefere atividades em grupos e fora do lar. Assim sendo, é necessário explicitar as regras de trânsito e os cuidados para atravessar a rua e para andar de bicicleta. A criança deve começar a assumir a responsabilidade por sua segurança, daí a importância de conhecer os principais fatores de risco e os meios de evitar os acidentes. O enfoque não deve ser de proibir, mas de ensinar a criança a evitar áreas que ofereçam perigo, saber lidar com os animais, manusear instrumentos e equipamentos elétricos de cozinha e produtos de limpeza. Os perigos de certos instrumentos, das armas, das substâncias tóxicas e dos medicamentos devem ser esclarecidos. Esses objetos e substâncias devem ser guardados fora do alcance das crianças. Aprender a nadar garante mais segurança à criança no contato com o mar, rios e piscinas. A disciplina e a obediência às regras de segurança permitem uma prática esportiva com menos riscos (Quadro I-40).

Quadro I-39 – Características do desenvolvimento e acidentes mais comuns no pré-escolar.

Características da faixa etária	Acidentes mais comuns	Medidas preventivas
Anda e corre em postura ereta, sobe e desce escadas, abre e fecha portas Grande curiosidade	Quedas Ingestão de medicamentos e outras substâncias tóxicas Aspiração ou ingestão de corpo estranho Queimaduras Afogamentos	Colocar grade/rede em janelas, colocar portão com trinco nas escadas, retirar chaves das portas Proteger piscinas Não deixar medicamentos e substâncias tóxicas em locais de fácil acesso ou visualização Cuidado com doses e intervalos de medicamentos Cuidado com objetos pequenos Cuidado com objetos quentes, tomadas e fios elétricos Não ter armas em casa (ou deixá-las trancadas) Usar cadeiras apropriadas/cinto de segurança em meios de transporte

Quadro I-40 – Características do desenvolvimento e acidentes mais comuns no escolar.

Características da faixa etária	Acidentes mais comuns	Medidas preventivas
Anda em triciclos/bicicletas Brinca com objetos mecânicos Grande atração por água e fogo Gosta de experimentar e inventar Gosta de brincar com animais	Acidentes com armas brancas e de fogo Afogamento Atropelamentos Colisões Mordeduras de animais	Não deixar brincar em locais de trânsito Segurar pela mão para atravessar a rua Proteger piscinas Cinto de segurança em meios de transporte Iniciar educação sobre trânsito Cuidado no contato com animais domésticos, vacinar os animais domésticos contra a raiva

Adolescente

O adolescente, em face das características de seu comportamento, marcado pela contestação das regras e a busca de novas experiências, nas quais os riscos constituem um desafio, está frequentemente se expondo a situações propícias aos acidentes. A pressão do grupo, incentivando comportamentos arriscados, e a tendência a imitar adolescentes de mais idade ou adultos podem trazer sérias consequências. As estatísticas americanas mostram alta incidência de acidentes de trânsito nesse grupo etário. As agressões e os acidentes nos esportes são também frequentes. O uso de álcool e drogas aumenta a probabilidade dos acidentes, principalmente na condução de veículos.

Os conflitos próprios dessa fase, gerando atitudes rebeldes ou sentimentos de rejeição, levam os adolescentes a buscar o perigo ou mesmo a comportamentos autodestrutivos. Em relação aos adolescentes, a atitude dos pais não deve ser apenas punitiva. Os limites e as regras devem ser claros e firmes, permitindo aos adolescentes ter conhecimento das consequências que poderão advir do seu comportamento.

ATUAÇÃO DO PEDIATRA

Considerando que os acidentes têm um grau de previsibilidade, é fundamental o reconhecimento dos fatores envolvidos para que se possa atuar de forma preventiva, evitando-se transtornos e lesões causadas pelos acidentes, algumas vezes fatais. A atuação do pediatra deve ser para aumentar a percepção dos familiares quanto a acidentes mais frequentes nas diferentes idades e situações de riscos decorrentes dos hábitos de vida e das condições ambientais. Além disso, deve-se incentivar a adoção de comportamentos e atitudes de prevenção de acidentes.

Em cada faixa etária, de acordo com o estágio de desenvolvimento físico e psíquico e as condições e os hábitos de vida, as orientações devem ser apropriadas à idade e à fase de desenvolvimento da criança e adequadas à realidade de vida de cada família.

As orientações devem começar no pré-natal, visando à preparação de um ambiente doméstico adaptado à chegada de uma criança. No acompanhamento de puericultura, faz parte do atendimento a identificação de fatores de risco em cada idade, para junto com a família desenvolver medidas eficazes de prevenção dos acidentes.

À anamnese, procura-se conhecer a criança, sua família e seu ambiente:

- Onde a criança fica durante o dia.
- Quem cuida da criança.
- Os hábitos e costumes da família.
- Formas de lazer e práticas esportivas.
- Profissão/ocupação dos pais.
- Relato de acidentes anteriores.

O pediatra deve procurar conhecer o temperamento e o comportamento habitual da criança para identificar aquelas mais sujeitas a acidentes. Zuckerman e Duby referem que as crianças mais agitadas e impulsivas têm mais facilidade de sofrer acidentes. Esses autores analisam vários aspectos do comportamento que podem estar relacionados aos acidentes. O desenvolvimento da criança se faz, em grande parte, pelo interesse em realizar novas tarefas. Além disso, a criança tem grande motivação para imitar comportamentos, principalmente aqueles veiculados pela televisão. Entretanto, muitas vezes ela não está preparada para essas tarefas ou os comportamentos imitados são agressivos e perigosos.

O tipo de educação pode influir na probabilidade dos acidentes. Crianças mais soltas estão frequentemente vivenciando situações mais perigosas, porém podem aprender mais cedo a lidar com tais situações. Por outro lado, a superproteção pode levar ao despreparo para enfrentar novas experiências. Crianças mais curiosas, que estão continuamente explorando o ambiente, podem tornar-se mais vulneráveis.

É importante identificar quais os conhecimentos que os pais têm sobre as formas de acidentes mais comuns a cada faixa etária e a percepção das situações de risco a que a criança é frequentemente submetida. Bass et al., em um programa de educação para os pais sobre prevenção de acidentes, utilizaram um questionário no qual se obtinham informações dos pais sobre aspectos do ambiente e dos cuidados com a criança. As orientações eram então dirigidas àqueles itens, cuja resposta indicava uma situação de risco. Kelly et al., para avaliarem a percepção dos pais sobre as condições de risco existentes no ambiente doméstico, utilizaram um desenho no qual deveriam ser identificados 13 fatores propiciadores de acidentes.

Informações sobre as características dos pais, sobre os cuidados e as preocupações que têm com os filhos, a profissão e a jornada de trabalho, devem ser obtidas. Certas profissões fazem com que os pais manuseiem materiais e instrumentos que criam situações de risco tanto para as crianças quanto para toda a família. A observação do comportamento dos pais dá uma ideia dos cuidados que têm com os acidentes. É importante lembrar que os pais são fundamentais na determinação das probabilidades de ocorrência de acidentes na infância.

As condições socioeconômicas, determinando padrões de habitação, locais de residência e hábitos de vida, direcionam tipos de orientação mais adequados a cada família. É diferente a orientação a ser dada a uma família morando em uma casa com piscina e outra vivendo na favela. Dessa forma, é importante que o pediatra faça perguntas que permitam aos pais descrever as condições de moradia da criança. Destaque deve ser dado aos locais onde os acidentes costumam ocorrer com mais frequência, tais como cozinha, escada e área de serviço. Perguntar sempre onde a família costuma guardar medicamentos, material de limpeza e perfumaria.

Indagar sobre os principais hábitos e locais de lazer da criança.

Ainda na anamnese, relatos de acidentes anteriores à consulta reforçam a preocupação com uma determinada criança que, por características individuais ou de condições de vida, estaria mais propensa aos acidentes. O exame físico pode revelar debilidades físicas que favorecem certos acidentes, dirigindo o pediatra para orientações mais específicas. Quando possível, a visita domiciliar contribui para completar as informações dadas pela família, permitindo adequar melhor as orientações à realidade de cada família.

Aconselhamento pediátrico

A orientação preventiva para os acidentes dirige-se fundamentalmente aos pais, mas deve incluir também a criança, sempre em função da sua capacidade de compreensão. À medida que a criança vai crescendo, é necessário intensificar os esclarecimentos sobre as condições que favorecem os acidentes, procurando despertar a percepção do perigo e a aquisição de comportamentos e práticas que visem a sua segurança e à dos familiares.

Os comportamentos habituais da criança devem ser analisados em conjunto com os pais, para se identificar os fatores de risco. Crianças consideradas grupo de risco para um determinado acidente devem ser trabalhadas com estratégias adequadas de prevenção.

As orientações efetuadas pelo pediatra podem dar-se de diferentes formas, havendo consenso de que elas sejam dirigidas ao estágio de desenvolvimento da criança e às peculiaridades da família. Vários autores acreditam que as orientações dadas pelo pediatra da criança e de forma personalizada têm efeitos excelentes. Kelly et al., em estudo no qual foi desenvolvido um programa educativo de prevenção de acidentes, em âmbito de serviços de cuidados primários, com orientação feita de modo personalizado e repetitivo, observaram aumento no conhecimento dos pais e na aquisição de comportamentos, tendo em vista maior segurança. Bass et al. observaram resultados semelhantes, usando estratégia um pouco diferente. Já nos referimos ao tipo de questionário usado por esses autores, cuja principal vantagem é a seleção dos tópicos a serem abordados com os pais, economizando tanto o tempo do pediatra, quanto o dos pais.

Outros autores mostram-se algo decepcionados com os resultados obtidos com os programas de Educação em Saúde, principalmente na área de prevenção de acidentes. Dershewitz reforça a necessidade de pesquisas que resultem no desenvolvimento de instrumentos mais facilmente utilizáveis na prática pediátrica. Apesar dos dados conflitivos sobre a eficácia dos programas de informação e educação em prevenção de acidentes, Pless incentiva os pediatras a investirem nessas orientações.

Na realidade, o aconselhamento pediátrico é apenas uma das formas de intervenção, que deve incluir programas nas escolas e na comunidade. Em face da diversidade e complexidade dos fatores envolvidos na gênese dos acidentes, os programas que visam à prevenção de acidentes devem envolver profissionais de diferentes áreas. Concluindo, embora em muitos casos as orientações pediátricas mostrem-se ineficazes e frustrantes diante dos fatores sociais, culturais e econômicos da comunidade, o aconselhamento individual pode ser bastante efetivo em um grande número de casos. O importante é que as orientações sejam feitas de forma constante e com início precoce. Várias são as formas de realizar tal aconselhamento, ressaltando-se a importância da adequação às condições da criança e da família. O pediatra deve habituar-se a, em todas as consultas de rotina, durante a anamnese, estar atento às questões colocadas aqui e a separar um espaço para uma orientação sistemática sobre prevenção de acidentes.

Orientações importantes aos pais para a prevenção de acidentes

- Manter todos os produtos tóxicos (detergentes, sabão em pó, inseticidas e outros produtos de limpeza) longe do alcance das mãos e dos olhos das crianças, para não despertar a curiosidade.
- Ler atentamente os rótulos antes de usar qualquer produto e seguir as instruções cuidadosamente.
- Manter os produtos nas suas embalagens originais.
- Nunca colocar produtos de limpeza em embalagens de refrigerantes.
- Evitar tomar remédios na frente das crianças.
- Não dar remédios sem verificar bem o rótulo, para que não haja trocas perigosas.
- Manter os medicamentos nas embalagens originais.
- Não utilizar remédios sem orientação médica.
- Cuidado com os remédios de uso infantil com embalagens muito parecidas com as do adulto.
- Ensinar as crianças que não se deve colocar plantas na boca.
- Conhecer as plantas existentes na escola e arredores pelo nome e características.
- Quando estiver lidando com plantas venenosas usar luvas ou lavar bem as mãos após essa atividade.
- Não fazer remédios ou chás caseiros preparados com plantas sem conhecimento adequado dos seus efeitos.

Acidentes de trânsito

Em todos os grupos etários, os acidentes de trânsito ocupam uma posição de destaque, sendo uma das principais causas de morbidade e mortalidade em crianças e adolescentes. Nas crianças menores, são frequentes os acidentes que ocorrem no transporte nos veículos e para as crianças maiores destacam-se os atropelamentos.

Considerando ser necessário estabelecer as condições mínimas de segurança para o transporte de passageiros com idade inferior a 10 anos em veículos, o Conselho Nacional de Trânsito publicou em 28 de maio de 2008 a Resolução 277. De acordo com essa resolução, para transitar em veículos automotores os menores de 10 anos deverão ser transportados nos bancos traseiros usando individualmente cinto de segurança ou sistema de retenção equivalente. Considera-se dispositivo de retenção para crianças um berço portátil porta-bebê, uma cadeirinha auxiliar ou uma proteção antichoque que devem ser fixados ao veículo, mediante a utilização dos cintos de segurança ou outro equipamento apropriado instalado pelo fabricante do veículo com tal finalidade. Esses dispositivos mencionados no parágrafo anterior são projetados para reduzir o risco ao usuário em casos de colisão ou de desaceleração repentina do veículo, limitando o deslocamento do corpo da criança com idade até 7 anos e meio.

Conforme a nova lei, crianças de até um ano de idade ou até atingir o peso aproximado de 9kg deverão ser transportadas no equipamento denominado conversível ou bebê-conforto ou assento infantil, trata-se de uma cadeira especial presa no assento, na qual as crianças ficam semideitadas e posicionadas de costas para o motorista. Para as crianças entre 1 e 4 anos, ou entre 9 e 18kg, deve ser utilizada a cadeirinha de segurança, instalada na posição vertical e voltada para o painel do veículo. De 18 até 36kg, aproximadamente de 4 a 10 anos de idade, recomendam-se os assentos de elevação, projetados para se ajustar ao banco traseiro, elevando a criança a uma altura que permita o posicionamento correto do cinto de segurança. Todos esses tipos de assentos devem estar devidamente presos aos bancos do automóvel e com dispositivos que mantêm as crianças seguras. Acima de 36kg e de no mínimo 1,45m de altura, aproximadamente 10 anos de idade, a criança já pode usar o cinto de segurança que vem instalado no automóvel.

Programas de educação para o trânsito realizados na escola e complementados pelos profissionais de saúde ajudam a formar novos comportamentos entre as crianças com relação aos acidentes com veículos. É importante a abordagem do respeito às leis de trânsito, tais como a obrigatoriedade do cinto de segurança e o transporte de crianças no banco traseiro. A educação no trânsito é um exemplo de formação para a vida em sociedade, na medida em que as transgressões às regras e às leis de trânsito podem acarretar acidentes que afetam não apenas o infrator, mas também colocam em risco a vida de outros cidadãos.

O pediatra que tem oportunidade de realizar trabalhos educativos em escolas pode orientar as crianças sobre como atravessar as ruas:

- atravessar sempre na faixa de pedestre;
- olhar várias vezes para os dois lados e atravessar a rua em linha reta;
- nunca atravessar a rua correndo;
- crianças até 10 anos só devem atravessar a rua acompanhadas por um adulto.

Além disso, o pediatra pode dar orientações gerais sobre ações dirigidas à coletividade, principalmente ao espaço escolar, ressaltando a importância dos seguintes aspectos:

- existência de calçadas no entorno da escola;
- faixa para travessia de pedestre nas ruas de acesso à escola;
- existência de um profissional que oriente a saída dos alunos, assim como a travessia deles nas ruas de acesso à escola;
- quando necessário, a existência de semáforo para travessia de pedestre nas ruas de acesso à escola.

Outro aspecto importante é garantir que as peruas escolares, os veículos particulares e o transporte escolar estacionem de modo que a criança possa entrar e sair do veículo sempre pelo lado da calçada.

ATENDIMENTO INICIAL DA CRIANÇA ACIDENTADA

O atendimento inicial da criança acidentada tem considerável importância na evolução e no prognóstico dos possíveis danos consequentes. Como geralmente ainda é o pediatra o primeiro a ser consultado nessas circunstâncias, sua posição é estratégica, permitindo uma intervenção eficaz para diminuir a gravidade do problema.

Ressalte-se que a grande maioria dos acidentes não implica atendimento em pronto-socorro ou em serviço hospitalar. São pequenas lesões ou distúrbios que podem ser resolvidos no próprio local, com uma orientação correta feita inclusive por telefone ou, então, apenas no atendimento de consultório ou ambulatório. Além disso, o atendimento inicial, quando bem feito, evita ou diminui a frequência de complicações e permite ao médico a detecção de fatores de risco e, consequentemente, a sugestão de medidas preventivas adequadas.

Existem acidentes, alguns dos quais são descritos a seguir, que assumem níveis de gravidade extremamente diversificados, podendo ser resolvidos desde com uma simples consulta telefônica até a internação imediata em UTI. Nesses casos, é necessário o conhecimento de alguns critérios básicos que justifiquem uma atuação em área ambulatorial, ou o encaminhamento a serviços especializados. A seguir serão comentados os acidentes que requerem cuidados mais simples, enfocando a conduta do pediatra no consultório e as orientações que devem ser dadas à família nas consultas de rotina. Ensinar os pais sobre o que deve ser feito de imediato nesses acidentes contribui para evitar condutas inadequadas e prejudiciais à criança. É interessante que essas orientações sejam repassadas também às escolas e às creches.

Ferimentos cutâneos

A maioria dos ferimentos cutâneos consequentes a acidentes é de pequena gravidade e pode ser tratada adequadamente no consultório, poupando à criança e seus familiares o desconforto e os gastos do atendimento em um serviço de emergência hospitalar.

Os ferimentos podem ser:

- Superficiais – pequenos cortes ou ferimentos leves que podem ser tratados no local de ocorrência.
- Profundos – devem ser encaminhados ao pronto-socorro.

Os ferimentos no couro cabeludo, na testa, no supercílio e na boca costumam sangrar bastante, o que não significa necessariamente sinal de gravidade.

Os ferimentos que mais comumente exigem atenção médica são: abrasões, lacerações, ferimentos cortantes e ferimentos penetrantes.

Abrasões são ferimentos que ocorrem quando a pele é friccionada ou raspada. O sangramento é pequeno e as lesões são superficiais e irregulares, contendo fragmentos de material estranho. A conduta consiste simplesmente em lavagem com água e sabão e/ou solução antisséptica, visando à remoção das substâncias estranhas. Comprimir para estancar o sangramento. Cobrir, a seguir, com gaze não aderente, fixada com esparadrapo com curativo em janela.

Lacerações são produzidas pela pancada de um objeto rombudo ou pela ruptura irregular de tecidos. São geralmente associadas com contusões, contêm materiais estranhos e apresentam sangramento mais intenso. Após limpeza cuidadosa com água e sabão e/ou solução antisséptica, a conduta posterior depende da extensão, do aspecto da lesão e do grau de hemorragia. Geralmente é preciso encaminhar o paciente a um serviço especializado, cobrindo a lesão com gaze estéril não aderente.

Ferimentos cortantes, quando profundos, indicam a necessidade de atendimento em serviço especializado. Quando o aspecto da lesão e do objeto responsável pelo ferimento sugiram com razoável segurança ser um ferimento leve, pode ser tratado no consultório. É preciso ter presente a possibilidade de o objeto quebrar, persistindo fragmentos introduzidos que ocasionam infecções, e que o sangramento, geralmente pequeno, não serve como critério de gravidade.

Diante de ferimentos perfurantes, não remover o objeto transfixado. Encaminhar imediatamente para o pronto-socorro.

Os ferimentos fechados podem apresentar-se com aspectos mais variados. A conduta depende da localização da lesão, das circunstâncias do acidente e da experiência do pediatra, mas em muitos casos é suficiente o atendimento ambulatorial com observação domiciliar.

O pediatra pode orientar os pais sobre como fazer o curativo em casos de ferimentos.

Orientações para fazer o curativo:

- lavar as mãos com água e sabão;
- calçar as luvas;
- limpar o ferimento com água corrente e sabão;
- secar o local com gaze ou pano limpo;
- se o ferimento apresentar sangramento, fazer compressão no local com uma gaze limpa até cessar (não retirar as compressas, ir acrescentando outras, para não remover o coágulo em formação);
- avaliar a necessidade de proteger o local, o que deve ser feito com gaze ou curativo adesivo. Em geral, devem ser cobertos os ferimentos que acometem locais sujeitos a traumatismos frequentes.

É importante recolher todo o material utilizado e juntamente com as luvas acondicionar em saco plástico e colocar em recipiente próprio, evitando, assim, a contaminação de outras pessoas.

No caso de ferimentos grandes, com cortes profundos, é necessário encaminhar para o pronto-socorro para sutura.

Risco de infecção

Em todo ferimento deve ser considerado o risco de infecção. É importante lavar bem o ferimento e garantir a proteção contra o tétano, por meio da vacinação atualizada. Nos casos de esquema vacinal incompleto, encaminhar a criança à unidade de saúde para atualização imediata (ver esquema vacinal contra o tétano no capítulo de Imunização).

Contusão

O pediatra deve explicar aos pais o que é uma contusão, ressaltando que são lesões causadas por pancadas que atingem vasos sanguíneos ou os músculos abaixo da pele, sem que haja ruptura aparente da pele. É interessante esclarecer que os "galos" e os hematomas são contusões no couro cabeludo e nas outras partes do corpo, respectivamente.

As condutas imediatas que a família deve saber são:

- aplicar compressas frias ou saco de gelo no local da contusão, até que a dor e o inchaço tenham diminuído;
- procurar acalmar a criança para que se recupere do susto;
- as compressas podem ser repetidas e têm efeito até 48 horas depois do traumatismo.

Encaminhar ao pronto-socorro quando após 2 horas do traumatismo ainda houver limitação de movimento ou dor intensa. Isso pode significar a ocorrência de fratura em galho verde, comum nas crianças pequenas.

Corpo estranho

Aspiração – avaliado o paciente e tratadas as manifestações que representam risco iminente de vida, a manobra mais eficaz e que deve ser bem conhecida pelo pediatra é a de Heimlich. O socorrista fica por trás da criança com os braços em torno da sua cintura apoiando firmemente a criança, deixando sua cabeça, braços e parte superior do tronco pender para a frente. Segurando o punho de uma das mãos, com a outra logo acima do umbigo, executa-se um golpe seco e enérgico contra o estômago da criança. A manobra é repetida várias vezes, até que o corpo estranho seja expelido.

Ingestão – a conduta na ingestão de corpo estranho depende de uma avaliação bem conduzida. Havendo certeza de que o objeto é pequeno, de superfícies lisas, sem arestas cortantes ou pontiagudas, a observação domiciliar é geralmente suficiente. O atendimento imediato consiste apenas em tranquilizar o paciente e seus familiares e evitar o emprego de medidas populares ou folclóricas, que, na maioria das vezes, são ineficazes e mesmo contraproducentes. Nos casos de corpos estranhos potencialmente perigosos, o paciente deve ser necessariamente encaminhado a um serviço especializado de endoscopia.

Na orelha – orientar os pais para que, quando suspeitem de que a criança colocou alguma coisa dentro da orelha, não introduzam nenhum instrumento na orelha, seja qual for a natureza do objeto a ser removido. Nunca devem colocar água ou outro líquido, pois pode embeber o corpo estranho, aumentando seu tamanho e dificultando mais ainda sua retirada.

O diagnóstico é relativamente fácil, baseado na história, sintomatologia (dor, mau cheiro, secreção em uma das orelhas) e exame otológico cuidadoso. A remoção deve ser tentada somente se a criança cooperar, permitindo boa imobilização, se o médico tiver instrumental apropriado e se o objeto apresentar características que não dificultem a remoção. Caso contrário, o paciente deve ser encaminhado a um serviço especializado de otorrinolaringologia. Inseto vivo no interior do conduto auditivo é extremamente desagradável. Nesses casos, a providência imediata é colocar algumas gotas de óleo mineral ou álcool no conduto, para imobilizar e matar o inseto. Conservar a criança deitada de lado com a orelha afetada voltada para cima. Mantê-la assim por alguns minutos, mudando depois a posição da cabeça para escorrer o óleo. Em geral, o inseto sai com essa manobra.

No nariz – as crianças costumam colocar pequenos grãos de feijão, milho, arroz ou pedacinhos de espuma nos orifícios nasais. Às vezes, a própria criança, os irmãos ou colegas informam sobre a introdução de corpo estranho no nariz. Em outras ocasiões, a presença de corpo estranho deve ser suspeitada quando a criança apresenta secreção nasal mucopurulenta unilateral persistente e com mau cheiro. Os pais devem ser esclarecidos para não introduzir objetos na narina, tais como palito, grampo, pinça, para retirar o corpo estranho. Quando a história for recente, é mais fácil a retirada. Nesses casos, os pais podem ser orientados para comprimir a narina do outro lado onde está localizado o corpo estranho e

pedir à criança para fechar a boca e assoar o nariz sem violência. Quando os pais já procuram o pediatra de imediato, essa manobra deve ser feita também no consultório. Quando esse procedimento não for suficiente, deve ser tentada a remoção do corpo estranho se o paciente cooperar, permitindo boa imobilização, se o médico tiver instrumental apropriado e se o objeto não apresentar características que dificultem a remoção. Muitas vezes, a simples expiração forçada, com a boca e a outra narina fechadas, é suficiente para sua expulsão. Caso essas manobras não sejam eficazes é necessário encaminhar a criança para atendimento em pronto-socorro ou com o otorrinolaringologista.

Na vagina – o diagnóstico de corpo estranho é suspeitado pela história ou pela presença de secreção sanguinolenta ou com mau cheiro na vagina. A tentativa de remoção poderá ser feita se forem observados os requisitos descritos nos itens anteriores, entretanto, nesses casos, deve-se evitar manipulações excessivas, encaminhando-se a criança ao pronto-socorro.

Traumatismo ocular

Os traumatismos oculares que costumam ser atendidos em consultório são, na maioria das vezes, corpo estranho ou contusão.

Corpo estranho – o paciente queixa-se de uma sensação de arranhadura ao movimentar os olhos, quando o corpo estranho está na parte interna da pálpebra ou fixado na córnea. Costuma haver lacrimejamento. A retirada de corpos estranhos no olho pode ser tentada pelo pediatra, antes do encaminhamento para o oftalmologista, mas algumas condutas imediatas devem ser de conhecimento dos pais, a fim de evitar danos maiores. Não deixar esfregar os olhos, pedir para a criança fechar os olhos para permitir que as lágrimas lavem e removam o corpo estranho. Caso esse não saia com as lágrimas, pode-se tentar removê-lo puxando a pálpebra superior e colocando-a por cima da pálpebra inferior, para deslocar a partícula. Orientar para lavar sempre as mãos antes dessas manobras e nunca tentar retirar corpos estranhos que estejam encravados no olho ou que estejam sobre a íris, pela possibilidade de lesão da córnea. Quando os pais não obtiverem êxito, procurar o pediatra ou o oftalmologista, fazendo antes a oclusão de ambos os olhos com um tampão ou um pano limpo.

A retirada pode ser tentada no consultório do pediatra, desde que a criança coopere, com um chumaço de algodão estéril, após eversão da pálpebra. Não convém repetir tentativas infrutíferas. É preferível encaminhar ao oftalmologista.

Nos casos de substâncias tóxicas nos olhos, a principal medida é lavar intensamente com soro fisiológico ou água corrente. Orientar sobre o cuidado para que o líquido não escorra para o olho são por isso a lavagem ocular deve ser feita do canto nasal para o canto auricular. No encaminhamento para o pronto-socorro, não ocluir o olho e quando possível levar a substância que causou o acidente.

Contusão ocular – pode causar hemorragia subconjuntival que, apesar de sua aparência alarmante, geralmente não é grave nem necessita de tratamento. Quando o golpe for suficientemente forte para produzir edema palpebral, deformidade óssea e hemorragia subconjuntival, deve-se suspeitar de lesão intraocular e encaminhar o paciente, de imediato, ao oftalmologista. É importante, sempre, verificar se a criança está enxergando bem com o olho contundido. Se a acuidade visual estiver diminuída, a criança deve ser encaminhada ao oftalmologista.

Queimaduras

Em geral, a família deve ser orientada sobre como proceder nas queimadura mais leves que ocorrem no domicílio. Essas orientações o pediatra pode, inclusive, fornecer por telefone, indicando quando procurar o pronto-socorro.

Condutas nas queimaduras por fogo ou calor:

- colocar a parte queimada na água fria, até melhorar a dor;
- não colocar nenhuma pomada ou qualquer outra substância em cima da queimadura;
- não furar as bolhas;
- nos casos de muita dor, utilizar os analgésicos comuns.

Como é frequente, mesmo nas queimaduras pequenas, a formação de edema no local atingido, deve-se remover de imediato os objetos que podem originar problemas, tais como anéis, pulseiras, colares.

O encaminhamento para um serviço especializado deve ser feito nas seguintes condições:

- quando for evidenciado comprometimento do estado geral;
- quando a queimadura atingir uma extensão superior a 10% da superfície corporal;
- quando a queimadura for localizada na face, no períneo ou em grandes extensões das mãos ou dos pés;
- nas queimaduras por agentes químicos, após lavagem intensa e retirada das vestes, para interromper a ação do produto químico. Levar sempre o produto que causou a queimadura.

No transporte, as lesões devem ser simplesmente recobertas com gaze esterilizada ou, na falta dessa, com panos ou lençóis limpos. As partes da roupa grudadas no corpo somente deverão ser removidas em serviços habilitados, a não ser que o acidente seja produzido por agente químico, quando é conveniente a retirada imediata da roupa contaminada.

O pediatra pode também orientar os pais sobre como proceder nas queimaduras mais graves, esclarecendo, por exemplo, sobre as manobras de salvamento, as quais variam com o tipo de queimadura:

- vestes em chamas – enrolar a vítima em cobertor ou fazê-la executar a manobra de "deitar e rolar";
- líquidos quentes – aplicar compressas frias ou, se uma extremidade foi atingida, introduzi-la em água fria;
- agentes químicos – diluir o agente em grande quantidade de água. A neutralização química, embora aparentemente lógica, não deve ser realizada. A reação é sempre exotérmica e o calor gerado contribui para a piora das lesões.

Na grande queimadura podem ocorrer hipotermia e distúrbios cardiocirculatórios. No encaminhamento para um serviço especializado, o paciente deverá ser transportado bem aquecido.

Choque elétrico

Na avaliação do acidente, são úteis alguns conhecimentos teóricos. Segundo Wu, convém ter presente que: 1. a resistência da pele varia com sua umidade e temperatura e a voltagem aplicada. A resistência da pele seca é bem maior do que a da pele úmida; 2. o fluxo da corrente é função da voltagem aplicada e procura os sítios de menor resistência: fluidos orgânicos, fibras nervosas e sangue; 3. corrente alternada de alta frequência oferece um risco menor do que a de baixa frequência. De modo geral, as correntes de baixa frequência são as mais utilizadas em atividades domésticas; e 4. a corrente contínua, embora menos letal, é mais capaz de causar lesões locais graves.

O atendimento de uma criança vítima de choque elétrico é iniciado com as manobras de salvamento, constituídas por dois procedimentos básicos: 1. desligar a corrente e/ou 2. remover o agente condutor com a ajuda de um objeto isolante.

Nos acidentes leves, caracterizados por discretos distúrbios sistêmicos (mal-estar, ansiedade, tremores etc.) e pequenas lesões cutâneas, a conduta, após o isolamento da vítima, consiste na sua sedação com o uso de sedativos ou analgésicos e na aplicação de soluções desinfetantes nas áreas lesadas. Nos acidentes mais sérios ocorridos no ambiente domiciliar, geralmente produzidos por corrente de baixa tensão, o grande risco é a fibrilação ventricular. Quando isso acontece, as manobras imediatas são as de reanimação. Nos acidentes por corrente de alta tensão, geralmente extradomiciliares, os riscos são de parada respiratória, hipotensão, choque e lesões musculares de efeitos mais tardios. As providências iniciais também consistem em manobras de reanimação.

Choque elétrico nos lábios, observado com alguma frequência na criança pequena, produz lesões muito dolorosas, que podem deixar sequelas. A orientação inicial consiste na aplicação de antissépticos, em impedir o contato dos dedos e administrar alimentação pastosa, de modo a não obrigar a contração dos lábios.

Intoxicações

Em geral, ocorrem por ingestão de produtos de limpeza, medicamentos, plantas, fumaça, gases.

Em casos de dúvida, o pediatra poderá ligar para o Centro de Controle de Intoxicações (CCI) da região. Antes de telefonar, é fundamental procurar identificar o nome do produto, a composição, a quantidade ingerida, a hora da ocorrência e as reações que a criança está apresentando (vômitos, diarreia, cólica).

As orientações que o pediatra deverá fornecer à família, ainda pelo telefone, ou no atendimento em um serviço ambulatorial, deve ser para tentar diminuir a exposição ao agente tóxico:

- para a maioria dos tóxicos ingeridos, a primeira medida é promover o esvaziamento gástrico;
- para tóxicos inalados, remover imediatamente do ambiente contaminado;
- para tóxicos em contato com a pele, lavagem corporal demorada e cuidadosa, remoção das vestes contaminadas.

A rapidez e o rigor do atendimento devem ser proporcionais à gravidade e ao potencial de risco do tóxico. Exemplificando: criança de 2 anos de idade, que ingere um comprimido de 100mg de fenobarbital e está apenas adormecida, não deve ser submetida às manobras traumáticas do esvaziamento gástrico. Por outro lado, se ingerir apenas algumas gotas de paration (inseticida organofosforado), mesmo que ainda não apresente sintomatologia, deve ser encaminhada imediatamente ao pronto-socorro.

As etapas básicas no atendimento do paciente, quaisquer que sejam os tipos e as circunstâncias da intoxicação, de acordo com Schvartsman (1989), são as seguintes: 1. verificar se o paciente apresenta manifestações que representam risco iminente de morte e tomar as providências para corrigi-las; 2. diminuir a exposição do organismo ao tóxico; 3. aumentar a excreção do tóxico já absorvido; 4. administrar antídotos ou antagonistas; e 5. realizar tratamento sintomático e de manutenção.

O simples fato de a substância ingerida ter um nome estranho ou não usual não indica necessariamente que seja tóxica. Recomenda-se, nessas circunstâncias, que sejam solicitadas informações sobre a composição e a conduta nos serviços médicos especializados ou com os fabricantes do produto.

As medidas para diminuir a exposição do organismo ao tóxico dependem das circunstâncias do acidente. Quando a substância química é ingerida, recomenda-se o esvaziamento gástrico. Quando bem executado, constitui-se em providência importante para atenuar as consequências do acidente. A eficácia é maior quando realizado nas primeiras 2 a 4 horas após a ingestão. Deve ser evitado nos casos de ingestão de produtos cáusticos, de derivados de petróleo, na criança muito agitada ou com intensa depressão do sistema nervoso central.

No local do acidente ou no atendimento ambulatorial, o esvaziamento gástrico pode ser feito com medidas emetizantes. Xarope de ipeca é reconhecido universalmente como um emético eficaz, de tempo de latência curto e de fácil manuseio. A dose varia de duas colheres das de chá a duas das de sopa, conforme a idade da criança. Êmese mecânica, ou seja, introdução de um instrumento (espátula, cabo de colher, dedo) na garganta, para provocar o reflexo nauseoso, também pode ser útil. Lavagem gástrica deve ser realizada apenas por pessoal habilitado em serviço especializado.

Quando o tóxico está em contato com a pele, recomenda-se lavagem corporal com água corrente, com especial atenção aos sítios de depósito geralmente descuidados: cabelos, orelhas, região retroauricular, unhas, umbigo e região genital. Nos casos de inalação ou aspiração do agente químico, a medida óbvia é a retirada do paciente do ambiente contaminado, com as devidas precauções de quem está efetuando essas medidas. O atendimento imediato nos casos de introdução do veneno por via transcutânea pode ser feito, apesar das controversias, com escarificação e sucção do local atingido.

Traumatismo craniano

Quedas de escadas, trocador, cadeirão ou mesmo de lajes são acidentes frequentes em crianças que podem ou não ter repercussões graves, quando há algum grau de traumatismo craniano. Nos casos mais leves, a criança chora e apenas formam-se hematomas, os chamados "galos", sem grandes repercussões. Schutzman et al. (2008) afirmam que a maioria dos traumatismos cranianos não é grave nem está associada com lesão cerebral ou sequelas.

Um estudo prospectivo realizado no Reino Unido, em crianças com pequeno traumatismo craniano (*minor head injuries*), mostrou que 55% das crianças tinham menos de 5 anos de idade, com 28% menores de 2 anos de idade e 65% dos casos foram de meninos.

O principal problema no atendimento em consultório da criança que sofreu traumatismo craniano é o de distinguir aquela que exige exames especializados, internação hospitalar e tratamento daquela que pode voltar para casa com seus familiares tranquilizados. Não existem, até o momento, escalas ou regras que indiquem com segurança absoluta se a criança deve ou não ser hospitalizada.

Alguns critérios que podem auxiliar na tomada de decisão são os seguintes:

Anamnese – história de perda de consciência por mais de 1 minuto, convulsões ou amnésia pós-traumática, sinais neurológicos focais, suspeita de fratura, traumatismo perfurante sugerem caso de moderado a grave, devendo ser encaminhado para pronto-socorro. História de uma simples queda da cama em criança que não está bem ou apresenta outras escoriações ou hematomas sugere possíveis maus-tratos, e as informações do responsável devem ser interpretadas com cautela. Vômitos e cefaleia são comuns após qualquer tipo de traumatismo craniano. Por si só, não indicam maior gravidade.

Devem-se sempre valorizar as circunstâncias do acidente, pois, apesar de a criança estar bem, se ela caiu de uma janela do primeiro andar, deverá, necessariamente, permanecer em rigorosa observação.

Exame físico – à inspeção e palpação da cabeça observar a localização de equimoses e hematomas, bem como possíveis fraturas (crepitação) ou desnivelamentos. Hematoma atrás da orelha ou periorbicular, junto com rinorreia abundante e sangramento pelo conduto auditivo, podem sugerir fratura basilar.

Avaliar o nível de consciência, verificando se o paciente responde a comandos, chora e fala de modo articulado. Embotamento prolongado da consciência costuma estar associado com lesões mais importantes. Verificar dilatação unilateral das pupilas, observar marcha, coordenação muscular e reflexos.

Deve-se ter presente que existem diferenças significativas entre adultos e crianças que sofrem um traumatismo craniano. É mais frequente na criança por uma série de razões, entre as quais a maior proporção da área ou peso dessa região e as circunstâncias do acidente infantil. O cérebro, especialmente da criança pequena, é menos mielinizado e o arcabouço ósseo é menos resistente. Hipertensão endocraniana e edema cerebral são mais frequentes, enquanto as lesões teciduais são menos comuns.

A decisão sobre o exame radiológico deve ser baseada em dados de história da criança com idade inferior a 1 ano, nos casos já indicados como moderados ou graves.

Tomografia computadorizada é exame dispendioso e, muitas vezes, exige sedação da criança. Apesar de excelente para o diagnóstico de hematoma intracraniano, não deve ser considerado um exame de rotina. Somente deve ser indicado se houver forte suspeita de distúrbio que necessite de cirurgia. Lembrar que pode demorar alguns dias para que a densidade da lesão possa ser diferenciada do cérebro e que um resultado negativo poucas horas após o acidente nem sempre é conclusivo.

Quando uma consulta cuidadosa mostrar que a criança não apresenta anormalidade e ela volta para casa, é prudente orientar as famílias para observar atentamente, pelo menos nas primeiras 48 horas, informando seu pediatra ou procurando um serviço de emergência, caso apareçam as seguintes situações:

- Sonolência excessiva, a criança queixa-se de cansaço e costuma dormir logo, diferente do seu padrão habitual. Após um intervalo de tempo (3 horas, segundo alguns, mas é preferível um intervalo razoável), verificar se acorda com os procedimentos usuais.
- Vômitos persistentes ou que reaparecem após várias horas.
- Uma pupila maior do que a outra (anisocoria). Visão dupla (diplopia).
- Dificuldade de movimentar braços ou pernas. Marcha incoordenada.
- Cefaleia progressivamente intensa, que não melhora com analgésicos usuais.
- Dificuldade em articular palavras.
- Convulsões.

É importante o pediatra orientar os pais que nos casos de queda em que a criança fica desacordada (não responde ao chamado pelo nome, por três vezes), ou não consegue se mexer espontaneamente, não se deve manipular a criança, pelo risco de traumatismo raquimedular. A conduta correta é deixá-la como está e chamar urgente o SAMU – 192.

Traumatismo de abdome

O traumatismo de abdome, apesar de menos frequente do que o de crânio, constitui importante problema de consultório, em virtude do aspecto insidioso e da complexidade do quadro clínico.

Enquanto nos ferimentos abertos (perfuração por arma de fogo ou arma branca, por exemplo) a conduta é óbvia, nos traumatismos fechados, que são os mais comuns, o diagnóstico deve basear-se sempre na análise conjunta dos dados de história e de exame físico que, ao menos na fase inicial do atendimento, é mais útil do que os exames auxiliares e laboratoriais.

O conhecimento correto das circunstâncias do acidente pode facilitar uma conduta mais adequada. Golpes ou pancadas bem delimitadas (por exemplo, bolada, ponta do cabo de vassoura etc.) costumam produzir danos diretamente por baixo do local do impacto. Colisões ou compressões costumam causar danos nas estruturas abdominais fixas distantes do local do impacto.

Esses pacientes, em geral, necessitam de observação e exames frequentes, o que aponta para um melhor atendimento quando encaminhados aos serviços de pronto-socorro.

Fraturas

O diagnóstico das fraturas pode ser feito pelos seguintes sinais: deformidade no membro atingido, mobilidade anormal, edema e, às vezes, hematoma no local da fratura. Nas crianças pequenas nas quais ocorre a fratura em "galho verde", poderá não haver deformidade, estando presente apenas o edema. A criança protege o braço apoiando-o com a outra mão por tempo prolongado. Ao se pegar no braço da criança, ela reage reclamando de dor.

O pediatra deve orientar os pais para procederem de forma adequada antes de levarem a criança para o serviço de pronto-socorro. Assim, os pais devem saber que não podem tentar colocar o osso no lugar, nem movimentar a parte do corpo que sofreu a fratura, para evitar a lesão de vasos e nervos. A conduta correta é imobilizar a parte afetada com talas, que devem ser amarradas com cuidado para que o membro não fique apertado. Para improvisar a tala, qualquer material rígido pode ser usado, como tábua, papelão, revista. Orientar, também, que quando tiver ocorrido um acidente grave, com suspeita de lesão de coluna, a criança não deve ser deslocada ou arrastada. Deve-se aguardar a ambulância, que fará o resgate de maneira adequada.

BIBLIOGRAFIA

1. Bass JL, et al. Educating parents about injury prevention. Pediatr Clin North Am 1985;32:233. • 2. Dershewitz RA. Will mothers use free household safety services? Am J Dis Child 1979;133:61. • 3. Guyer B, Gallagher SS. An approach to the epidemiology of childhood injuries. Pediatr Clin North Am 1985;32:5. • 4. Hall DE. Head Injuries. In: Hoekelman RA, et al. Primary pediatric care. St. Louis: CV Mosby; 1987. • 5. Jordan MR, Cone TE. Emergencies, trauma and poisoning. In: Ziai M. Pediatrics. 3rd ed., Boston: Little, Brown; 1984. • 6. Kelly B, Sein C, McCarthy PL. Safety educations in a pediatric primary care setting. Pediatrics 1987;79:818. • 7. Matlak E. Abdominal injuries. In: Mayer TA. Emergency management of pediatrics traumatismo. Philadelphia: Saunders; 1985. • 8. Pless IB. Accident prevention and health education: back to the drawing board? Pediatrics 1978;62:431. • 9. Reisinger KS, et al. Effect of pediatricians counseling on infant restraint use. Pediatrics 1981;67:201. • 10. Reisinger KS, Williams AF. Evaluation of programs designed to increase protection of infant in cars. Pediatrics 1978;62:280. • 11. Schutzman S. Minor head injury in infants and children. Uptodate version 16.1; janeiro 2008. • 12. Schvartsman S, Krynski S. Introdução ao estudo dos acidentes. In: Marcondes, E (coord.). Pediatria básica. 7ª ed., São Paulo: Sarvier; 1985.p.827. • 13. Schvartsman S. Acidentes na infância. São Paulo: Almed; 1983. • 14. Schvartsman S. Intoxicações agudas. 4ª ed., São Paulo: Sarvier; 1989. • 15. Walker ML, et al. Head injuries. In: Mayer TA. Emergency management of pediatric traumatismo. Philadelphia: Saunders; 1985. • 16. Wu IC. Electrical injuries: a literature review. NBS, Report NBS, IR, 1979;79:1710. • 17. Zuckerman BS, Duby JC. Developmental approach to injury prevention. Pediatr Clin North Am 1985;32:17.

12 PREPARO PARA HOSPITALIZAÇÃO

CAPÍTULO

MARIA THEREZA DE BARROS FRANÇA

"Por incrível que pareça, estava ficando com saudades da UTI, das minhas enfermeirazinhas. Aqui estava tudo meio esquisito. Minha cama não estava arrumada, não tinha colchão de água. Deixaram-me jogado numa maca, sozinho. Comecei a ficar inseguro, num lugar que não conhecia, com pessoas que não conhecia, num corpo que não conhecia. A porta estava aberta e o eco que fazia no corredor dava a impressão que tinha uma verdadeira multidão".

Assim se expressa Marcelo Rubens Paiva*, um rapaz de 20 anos, por ocasião de sua transferência de um hospital para outro. Já tinha vivido experiências de hospitalização durante cerca de um mês, após acidente em que fraturou a coluna cervical. Em seu livro relata sua vida e é muito interessante, para nós, profissionais que vivemos o dia a dia em um hospital, entrar em contato com a visão e as sensações decorrentes do seu problema físico e da hospitalização.

Analisando o trecho citado, podemos notar, inicialmente, como foi importante o vínculo feito com as enfermeiras na UTI onde havia estado e, em que pese o ambiente da UTI, descrito por ele como "uma espécie de ante-sala do céu ou do inferno. Se você entrou nela, ou morre, ou sai com profundas lesões", era já seu conhecido, dava-lhe segurança. A estranheza e a insegurança geradas pelo desconhecido de sua nova situação são intensificadas pela solidão, pela falta de atenção, pois percebia a presença de pessoas. Note-se que é um rapaz de 20 anos, com muitos recursos para lidar com a realidade e com facilidade para se expressar.

O que dizer de uma criança em situação análoga?

Historicamente, a forma de encarar as crianças vem sofrendo modificações. Foram tratadas durante muito tempo como adultos em miniatura, até que, a partir do século XVII, a Igreja, ao afastá-las de assuntos ligados ao sexo, alerta para as características e, portanto, necessidades distintas. A partir daí, passaram a ser realizados estudos científicos sobre a criança. Com relação a seu desenvolvimento, geralmente há concordância ao se descrever os fenômenos, variando, no entanto, o enfoque de acordo com o modelo adotado, por exemplo, psicanalítico (Freud, Melanie Klein e outros), cognitivista (Piaget) etc.

No entanto, a meu ver, mesmo com todos os conhecimentos existentes, tenho a impressão de que, da visão inicial adultomorfa, muitas vezes passamos ao extremo oposto, ou seja, desconsideramos ou subestimamos as capacidades reais da criança.

Assim, tomando como partida o próprio termo infância, mais especificamente infante, vemos que deriva do latim *(infans)* e significa: incapaz de falar. O termo infância é usado para o período de vida que compreende desde o nascimento até a adolescência.

Será mesmo a criança incapaz de falar? Ou então, quando ainda não desenvolveu a linguagem verbal, não se expressa de alguma outra forma? O que será que ela percebe? O que será que entende? O que será que sente?

Pesquisas em resposta a essas perguntas cada vez mais se avolumam, inclusive com recursos de tecnologia moderna, como o uso de computadores, chegando mesmo até à imprensa leiga**. É claro que muitas delas podem ser questionadas, quando, por exemplo, procuram enquadrar em modelos médicos tradicionais fenômenos tão subjetivos, complexos, como, enfim, são as emoções e o funcionamento psíquico. Porém, elas estão aí, mostrando o quanto as crianças são capazes em cada etapa de seu desenvolvimento e, no entanto, muitos pais e muitos profissionais seguem lidando com elas como se fossem inertes.

Isso se verifica, por exemplo, em Pediatria, quando as mães falam, na frente de seus filhos, coisas que não querem que eles saibam, mas falam, como se eles não fossem capazes de entender, nem ao menos captar seus sentimentos pela postura, expressões faciais, tom de voz etc. Ou mesmo quando mentem, dizendo que vão levá-los a passear e na verdade vão a uma consulta médica. Ou, ainda, quando o médico omite dados sobre um exame, ou cirurgia à qual a criança vai ser submetida, acreditando que assim seja melhor para ela.

No tocante a hospitalizações, a situação é muito séria. A internação de uma criança geralmente tem como decorrência a separação da mãe e sempre do ambiente que lhe é familiar. Muitas vezes é motivada pela necessidade de realização de cirurgia ou de exames traumatizantes. Tudo isso gera muita ansiedade.

---

* Marcelo Rubens Paiva – Feliz Ano Velho. São Paulo: Brasiliense; 1982.

**Time – What do babies know? August, 15, 1983.

Historicamente, o primeiro departamento infantil em hospital foi criado em Paris, na época de Napoleão. A criança era admitida junto com a mãe ou outros familiares à enfermaria, até que o desenvolvimento da microbiologia e da epidemiologia alertou para os riscos das infecções, o que levou ao isolamento do paciente, até que, logo após a Segunda Guerra Mundial, na Inglaterra, foram divulgados graves problemas emocionais decorrentes da separação da criança da mãe.

Em 1956, na Inglaterra, uma comissão designada pelo Ministério de Saúde Pública estudou a situação em que se encontravam as crianças hospitalizadas e fez recomendações importantes, que foram adotadas como política oficial do Ministério da Saúde, em 1959. Trata-se do Relatório Platt que sugere:

1º) As visitas às crianças hospitalizadas não devem sofrer nenhum tipo de restrição.
2º) Devem ser tomadas providências para que as mães possam permanecer junto com seus filhos no hospital.
3º) A formação dos médicos e demais profissionais da área hospitalar deve ser melhorada e incluir o estudo das necessidades emocionais da criança. Com relação às cirurgias, parece ter sido em 1937, em Paris, que pela primeira vez se relatou, de forma clara, o surgimento de um distúrbio emocional como decorrência de uma intervenção.

Muitos outros estudos confirmam essas observações e, mais, mostram a relação entre diversos distúrbios e a hospitalização como causa.

Em virtude da constatação dos prejuízos que a hospitalização pode trazer à criança, torna-se imperioso recorrer a medidas preventivas. No caso em questão, seria a psicoprofilaxia, entendida aqui como

"... instrumento de ação através do qual se tenta conseguir o equilíbrio entre as necessidades básicas da criança e o ambiente, nas diversas etapas de desenvolvimento do indivíduo e de sua comunidade. Faz portanto parte integrante da psicoprofilaxia a preservação do desenvolvimento e é indispensável para seu exercício a explicitação das necessidades psicológicas básicas".

Assim sendo, as medidas sugeridas pelo Relatório Platt têm caráter psicoprofilático. O mesmo ocorre com o preparo da criança e da família para a hospitalização, uma vez que visa (entre muitas outras medidas existentes) minimizar os fatores adversos decorrentes desta, mobilizar os recursos que a família e a criança dispõem para lidar com a situação, buscando, dessa maneira, prevenir possíveis distúrbios.

A questão preocupa profissionais de diversas categorias: pediatras, psiquiatras, enfermeiras, psicólogos, educadores, assistentes sociais e outros dispostos a encarar com seus clientes o binômio família-criança e, nesta última, valorizá-la de forma integrada, evitando a dissociação entre o somático e o psíquico.

Revendo a literatura existente sobre o assunto, encontram-se trabalhos realizados em diversas partes do mundo: Iugoslávia, Filipinas, Irlanda, Canadá, Alemanha, França, Brasil e outros, mas principalmente nos Estados Unidos.

É claro que suas características estão na dependência de uma série de fatores, dos mais gerais aos mais particulares, como por exemplo a situação econômica do país, sua política de saúde, tipo de hospital, dos recursos que dispõe, da forma como é administrado e exercido o poder, de aspectos culturais do povo, em cada caso dependerá do tipo e da qualidade da formação recebida, de aspectos pessoais afetivos, ideológicos, enfim, das peculiaridades tanto do profissional quanto do cliente.

Porém, há concordância universal em torno de dois pontos: 1. sobre a importância e a necessidade de cuidados psicoprofiláticos para a criança internada; e 2. por outro lado, sobre as grandes dificuldades que se encontra para colocá-las em prática.

Nos Estados Unidos, embora a Academia Americana de Pediatria recomende que seja feito o preparo psicológico da criança para a admissão ao hospital e para procedimentos clínicos e cirúrgicos, uma pesquisa para avaliar a prevalência e a natureza dos serviços de preparação disponíveis no país revelou que apenas 33% dos hospitais dispunham desse tipo de atendimento de forma regular. Uma outra pesquisa, também realizada nos Estados Unidos, revelou que, nos hospitais que permitiam a presença da família junto à criança internada, a maioria oferecia como recurso apenas a cama, e as mensagens enviadas eram muito contraditórias: por um lado admitiam a importância do apoio que a família oferece à criança, mas, por outro, não colaboravam para facilitar para que isso acontecesse.

Coloco os Estados Unidos como exemplo porque, muitas vezes, tendemos a acreditar que as dificuldades do nosso país são decorrentes apenas de nosso subdesenvolvimento.

No Brasil, em 1990, foi aprovado o *Estatuto da Criança e do Adolescente*, Lei nº 8.069, que propõe que sejam proporcionadas condições para:

– o aleitamento materno;
– o alojamento conjunto de mãe e recém-nascido nos estabelecimentos de saúde;
– a permanência em tempo integral de um dos pais ou responsável nos casos de internação de criança ou adolescente.

Na verdade, muitos fatores contribuem para que a psicoprofilaxia seja a exceção e não a prática rotineira.

Por que então as resistências?

Geralmente, a primeira razão alegada é mesmo o investimento de dinheiro e tempo necessários ao preparo. Em seguida, aparece como motivo bastante frequente a ideia de que o preparo não funciona porque torna os pais e as crianças mais trabalhosos.

Acho esse ponto muito importante para discussão, pois tal visão reflete uma expectativa, tanto dos profissionais quanto dos familiares, de que o preparo deve resultar em crianças calmas, completamente tranquilas e dóceis, não opondo nenhum tipo de reação diante dos procedimentos necessários. Essa é uma ideia totalmente irreal. Seria como acreditar ser possível eliminar a ansiedade do ser humano.

Enganar ou negar à criança a informação do que vai suceder a ela é roubar-lhe a oportunidade de vivenciar o medo e a ansiedade antecipatórios legítimos, normais, que a situação desperta. Aliás, sentimentos esses que são os que iriam permitir-lhe lançar mão de mecanismos protetores verdadeiramente efetivos. Portanto, mentir ou omitir não protege a criança de nada e, pelo contrário, acaba funcionando como mais um fator de agressão, uma vez que prejudica a confiança que deposita nos pais e nos profissionais, gerando insegurança e aumentando mais ainda a ansiedade sem nem ao menos dar-lhe a oportunidade de organizar-se melhor diante dela e até de poder colaborar de forma ativa e consciente.

Outro argumento muito usado é o de que não é necessário falar nada porque a criança não vai entender mesmo. Isso também é totalmente falso. Em seu desenvolvimento, a criança vai adquirindo cada vez mais recursos para formar conceitos, para lidar com eles, para raciocinar, distinguindo cada vez mais realidade de fantasia. Mesmo quando ainda não domina tudo isso, ela tem sua forma de pensar, sua visão de mundo. Antes ainda de ser capaz de falar, já é capaz de compreender bastante e expressar-se por meio de gestos, atitudes, brincadeiras. À falta de informações ela reagirá procurando preencher essas lacunas de conhecimento com observações e ideias que, aí sim, poderão ser extremamente distorcidas, podendo, inclusive, formar uma ideia sobre o desconhecido muito mais aterrorizadora do que seria na realidade. Mantê-la na ignorância nem ao menos possibilita a oportunidade de poder corrigir essas falsas concepções.

Por que então tais atitudes?

Achei muito feliz o que Marguerite Yourcenar* coloca como palavras do Imperador Adriano, que se vê doente e diante da perspectiva de sua morte: "... Já não discuto com os médicos; seus remédios idiotas mataram-me, mas sua presunção, seu pedantismo hipócrita é obra nossa; mentiriam menos se não tivéssemos tanto medo de sofrer".

Tanto os pais quanto os pediatras gostariam de poder realmente poupar a criança dos sofrimentos de uma hospitalização que se faz necessária. Porém, não é deixando de prepará-la que será conseguido isso – até pelo contrário. Na verdade, dessa forma estão apenas negando suas próprias ansiedades na tentativa de não sofrer (tentativa vã, pois é impossível não entrar em contato com algum nível de sofrimento).

O fato é que as doenças nos levam a um confronto com nossas ilusões de invulnerabilidade, de imortalidade e onipotência – elas apontam para nossos limites, e a dor se impõe, por mais que tentemos evitá-la. A meu ver, é esse mesmo mecanismo que interfere na conscientização da efetividade do preparo em reduzir o medo, a confusão e a ansiedade gerados pela doença, pela hospitalização e cirurgia. Isto é, leva não só à dificuldade de aceitação e aplicação na prática de medidas psicoprofiláticas, mas até, antes disso, dificulta a busca de informações a respeito. E não há dúvidas de que o conhecimento é fundamental.

Winnincott diz estar "... convencido que a intolerância com o sintoma aparece apenas porque o pediatra do corpo não sabe muita coisa acerca da ciência chamada psicologia dinâmica...". Refere-se aos sintomas de etiologia psicológica.

Bem antes dele, Freud, em 1909, dizia que entre os motivos que dificultam a aceitação das ideias psicanalíticas está "... o desconhecimento das singularidades pelas quais os processos mentais inconscientes se diferenciam dos conscientes, que nos são familiares". Diz também que "... Em face, porém, das particularidades dos fenômenos histéricos" (aqui generalizando para psicopatológicos) "todo o seu saber (médico) e todo seu preparo em anatomia, fisiologia e patologia deixam-no desamparado".

Acaba formando-se assim um círculo vicioso: a resistência a entrar em contato com seu próprio psiquismo, prejudicando buscar informações sobre os processos mentais de maneira geral, gera uma sensação desagradável de desamparo, de impotência e intolerância, que aumenta ainda mais a resistência. Isso tudo acaba impedindo que se entre em contato com o psiquismo da criança, que, então, despreparada, aí sim estará desprotegida e vulnerável.

Uma tentativa de romper esse círculo vicioso é tornar mais familiares as medidas profiláticas que se podem adotar no preparo para a hospitalização.

O temor ao desconhecido não é privilégio das crianças. Muitas vezes, por desconhecer o que pode ser feito em termos de preparo emocional para a internação, ficamos imaginando que coisas grandes e complicadas devem ser feitas, desconsiderando o valor de pequenas, mas importantes atitudes, como por exemplo respeitar uma criança que está brincando (para ela não é mero

---

* Marguerite Yourcenar – Memórias de Adriano. Rio de Janeiro: Nova Fronteira; 1980.

passatempo), ou então sugerir levar os pertences de sua preferência (o objeto transicional representa uma defesa contra a ansiedade).

Não acredito na validade de regras para o preparo, mas sim no conhecimento de princípios gerais que o norteiam.

Um caminho é conhecer os fatores que influem na resposta da criança à internação e quais os transtornos emocionais que daí podem decorrer.

As consequências da hospitalização para a criança vão depender de diversos fatores. Entre eles Becker cita:

- idade por ocasião da internação;
- duração da hospitalização;
- tipo de doença ou cirurgia que motivou a hospitalização;
- nível prévio de funcionamento psíquico;
- preparo que recebeu para a hospitalização;
- contatos terapêuticos antes, durante e após a permanência no hospital.

Outros fatores muito importantes dizem respeito à família:

- situação socioeconômica;
- forma como está estruturada;
- relacionamento prévio com a criança;
- forma como costuma lidar com a ansiedade;
- recursos que lhe são oferecidos para encarar a doença e a hospitalização.

Os problemas emocionais decorrentes da hospitalização geralmente são na linha dos distúrbios de conduta, ou seja, em resposta a determinados fatores etiopatogênicos, a criança passa a exibir um comportamento inadequado a seu grau de desenvolvimento ou a seu meio sociocultural. Frequentemente regride a níveis anteriores do desenvolvimento ou perde padrões de treinamento e funcionamento previamente adquiridos.

A hospitalização, funcionando como uma situação traumatizante, associada aos fatores já mencionados, poderá resultar em:

a) Distúrbios de alimentação – o mais comum é a anorexia, mas também pode ocorrer o extremo oposto, a superalimentação.

b) Distúrbios de sono – pode haver dificuldades para adormecer, sono agitado, sono insuficiente (ou excessivo), pesadelos, terror noturno, sonambulismo.

c) Distúrbios da palavra – atraso na aquisição da linguagem, dislalias, gagueira.

d) Manipulações habituais do próprio corpo – sucção de dedos, onicofagia, arrancar cabelo e outros.

e) Distúrbios da conduta sexual – o mais comum é a masturbação; as práticas homossexuais aparecem mais em crianças institucionalizadas.

f) Distúrbios da conduta social – esses são frequentemente observados. Podem ser divididos em reações de tipo:
   • ativo: turbulência, birra, teimosia, agressividade, irritabilidade, ciúme, "nervosismo", enfim, ansiedade geral;
   • passivo: medo (do hospital, do pessoal médico, da doença, de morrer), dependência (intensa ansiedade diante de situações de separação e perdas).

Felizmente, transtornos emocionais, por exemplo, da ordem de reações psicóticas agudas e autismo são bem mais raros.

É difícil avaliar a frequência com que os distúrbios se manifestam e como evoluem.

Sides estudou 190 crianças de 5 a 16 anos de idade, cujas mães responderam a questionários sobre seu comportamento duas semanas após a alta. Verificou que 52% das crianças com idade superior a 5 anos apresentavam problemas, e daquelas com idade inferior a 5 anos, 78%. Quinton e Rutte fizeram um estudo retrospectivo em que acharam associação entre hospitalizações múltiplas em crianças com idade inferior a 5 anos e distúrbios de conduta observados mais tarde. No entanto, referem a frequência de apenas 8% na sua população. Brown estudou 40 crianças no primeiro e no sexto meses póstonsilectomia e adenoidectomia e verificou diminuição da ocorrência dos distúrbios de comportamento com o passar do tempo. Já Douglas, estudando 958 adolescentes com hospitalização ocorrida nas primeiras 15 semanas de vida e depois admissões repetidas, observou que, entre aqueles em que essas ocorreram antes dos 5 anos de idade, era alta a frequência de dificuldades escolares, ao passo que naqueles em que elas se deram antes e também após 5 anos de idade era alta a frequência de desajustes sociais: instabilidades no emprego e comportamento delinquencial.

Portanto, mesmo havendo evidências de que existe tendência à diminuição dos problemas com o tempo, por outro lado, existe a possibilidade de efeitos a longo prazo, justificando assim que se tomem medidas preventivas.

Retornemos, então, aos fatores que influem na resposta da criança à hospitalização.

Com relação à *idade,* de acordo com o desenvolvimento, podemos considerar basicamente quatro períodos na vida da criança:

1º) lactentes: 0 a 24 meses;
2º) pré-escolar: 2 a 6 anos;
3º) escolar: 7 a 11 anos;
4º) adolescência: a partir de 12 anos.

Os demais períodos serão retomados posteriormente. Por hora, abordaremos o primeiro, denominado sensoriomotor por Piaget, em que a criança, que ao nascer é um ser indiferenciado, fará uso de sua inteligência prática e conseguirá a diferenciação entre objetos externos e o próprio corpo.

Spitz ressalta a importância do vínculo afetivo com a mãe nesse processo e descreve o surgimento da angústia do oitavo mês: o lactente percebe a mãe como outra pessoa e reage com o choro ao seu afastamento, pois para ele assim ela deixa de existir, sentindo-se abandonado, desprotegido. Spitz foi quem alertou para os riscos do hospitalismo, ou seja, a privação da mãe levando à parada de desenvolvimento em todos os setores da personalidade: "... quando a carência de relações objetais torna impossível a descarga de impulsos agressivos, o lactente voltará sua agressão sobre si mesmo". Para ele "o período entre o 8º e o 18º meses de vida é o mais crítico e vulnerável do ponto de vista da perda do objeto".

Bowlby considera que essa vulnerabilidade passará a diminuir no momento em que a criança possa aceitar mais facilmente uma pessoa substituta temporária. Acredita que isso ocorre apenas em torno de 2 anos e 9 meses de idade. É muito conhecida sua descrição das três fases pelas quais passa uma criança que já formou um vínculo com a mãe, em resposta à separação dessa:

1. Protesto – relacionada com a ansiedade de separação. Pode durar de horas a uma semana ou mais. A criança chora muito, na expectativa de que a mãe voltará. Geralmente não aceita figuras alternativas.
2. Desespero – à medida que a separação se mantém, a criança vai perdendo as esperanças de que a mãe volte. Torna-se apática e dá a falsa impressão de estar melhor.
3. Desapego – continuando a separação por mais tempo, a criança passa a aceitar os cuidados de outra pessoa. Quando a mãe vem visitar parece nem ligar para ela. Voltando para a mãe, conseguirá retomar o apego a ela. Porém, no caso de crianças institucionalizadas, em que a separação se mantém, desenvolverão, como defesa, não correr o risco de se ligar a ninguém.

Tudo isso para dizer que o cuidado que o pediatra deve tomar ao internar uma criança é o de procurar evitar que ela seja separada da mãe, principalmente no período entre o nascimento até cerca de 3 anos de idade. Não que as demais não sintam falta da mãe (tanto que o Relatório Platt recomenda o cuidado para crianças até 5 anos de idade), mas é que nesse período estão mais vulneráveis. Mesmo o adolescente doente, em pleno processo de independização, sente essa necessidade. Adultos também apreciam uma companhia enquanto internados.

Muitos trabalhos comprovam ou defendem a eficácia da presença da mãe junto à criança no hospital (*rooming-in*). No entanto, não dependerá apenas da orientação do pediatra a permanência ou não da mãe. Em estudo feito na França sobre as características de população de 100 crianças com acompanhante, comparada com um grupo controle sem acompanhante, descobriu-se que as mães que ficavam com seus filhos eram de grupo socioeconômico privilegiado, a maioria tinha crianças com idade inferior a 18 meses e o tempo de hospitalização era encurtado. Na segunda parte do estudo foram ouvidas as mães acompanhantes e a equipe hospitalar. Verificou-se, por parte das mães, que nem sempre entendiam o que o médico dizia. Eram ambivalentes com relação à enfermagem por se sentirem ameaçadas no seu papel. Não se davam conta de que ficando no hospital dão mais trabalho. Com relação ao pessoal, eles se sentem controlados e muitas vezes se recusam a empatizar com a mãe. Referem vantagens, como por exemplo a observação da relação mãe-filho, as possibilidades educativas com respeito à mãe e maior facilidade para a troca de informações. Os internos demonstram maior resistência do que o pessoal fixo, em virtude de sua insegurança no papel profissional.

Creio que esses dados são transponíveis a nossa realidade. Nos hospitais particulares, a regra é a permanência da mãe junto ao filho (serviços abertos). Nos demais, geralmente não é permitida e, quando há a permissão, realmente são as mães com melhor nível socioeconômico as que têm mais condições para ficar no hospital, seja porque não precisam trabalhar, seja porque se tiverem outros filhos têm com quem deixar, e assim por diante. No caso de o hospital permitir acompanhante, e a mãe não tendo possibilidade de ficar, é importante o pediatra mostrar que entende seus motivos, pois o fato costuma gerar muita culpa. Nos casos de doenças infecciosas, avaliada a importância da presença da mãe (principalmente se estiver amamentando), orientá-la quanto aos cuidados que deve tomar. Geralmente, no entanto, esses serviços são semifechados (autorizam a permanência da mãe apenas em determinadas situações) ou mesmo fechados (apenas nos horários de visita).

Quanto aos achados da segunda parte da pesquisa, também são válidos para nós: a presença da mãe desperta sentimentos na equipe hospitalar e a necessidade de atenção para ela. Na ausência da mãe, torna-se importante uma figura substituta (pai ou outro familiar, ou mesmo alguém do hospital). Concluindo, quanto menor a criança, mais vulnerável ela será à internação, necessitando da mãe para suprir seus recursos insuficientes.

Quanto ao fator *duração da hospitalização*, antes mesmo de considerá-lo, cabe lembrar a importância de sua indicação criteriosa, utilizando-o apenas como último recurso. A duração da hospitalização deve ser limitada ao máximo, pois, quanto maior, mais prejudicial será. Geralmente uma doença grave ou incapacitante motiva internações mais longas. Porém, o grande problema de hospitalizações prolongadas é a mudança na vida da criança: substituição de suas rotinas pelas do hospital, perda de contato com seu meio ambiente, seus parentes, coleguinhas, falta à escola. Nesse sentido, o pediatra poderá atuar não apenas procurando abreviar ao máximo a permanência da criança no hospital, mas também orientando a família para procurar mantê-la em contato com seu mundo fora do hospital, conversando, dando notícias, ou mesmo facilitando para liberar ao máximo possível as visitas, principalmente dos pais (no caso de não estarem com a criança), mas também de irmãos e amigos. Isso é especialmente válido para as crianças a partir da idade escolar, quando já se socializaram. Ainda, para essas, no caso de suas condições físicas e emocionais permitirem, pode ser útil orientar para que desenvolvam algum tipo de atividade escolar. Em determinadas situações, o pediatra deve considerar a possibilidade de dar licença ao paciente em fins de semana ou períodos curtos.

Com relação ao *tipo de doença ou cirurgia* que motivou a hospitalização, lembramos que essa pode ser:

Episódica – ocorre nos casos que precisam de tratamento de emergência, no qual a necessidade premente de cuidados médicos determina que os emocionais sejam prestados *a posteriori*. A internação em UTI mobiliza muita ansiedade, proporciona estímulos bastante negativos e requer, portanto, atenção especial.

Eletiva – como não há risco de morte imediato, nesse caso há tempo para que seja feito o preparo emocional. Conforme a situação, pode-se até escolher a melhor época para que essa se dê, por exemplo, evitando ocasiões de festas (aniversário, Natal) ou então por ocasião do nascimento de um irmão, ou morte de familiar ocorrida recentemente. No caso de cirurgia, o ideal seria adiá-la até próximo ao período escolar, quando então a criança estará em melhores condições para enfrentá-la, dispondo de mais recursos para lidar com a angústia de castração, frequentemente evocada pelas cirurgias. A internação eletiva costuma ser a menos prejudicial.

Crônica – as doenças graves ou crônicas geralmente levam a internações prolongadas e repetidas. São as mais prejudiciais ao desenvolvimento da criança e levam a distúrbios a longo prazo. Nesses casos, há necessidade de atenção redobrada por parte do pediatra para dar apoio à criança.

A tendência natural, quando surge uma doença, é a de se buscar o culpado: isso, tanto por parte dos pais, como das crianças. Daí o risco de a internação, ou cirurgia, ser encarada como castigo por alguma falta cometida.

O risco que o pediatra corre nessa situação é de se tornar o depositário da insegurança e da culpa, sendo alvo de agressões. Isso pode prejudicar a clareza que tenha para perceber o que está acontecendo e a tranquilidade para colocar tudo nos seus devidos lugares, ou seja, mostrar que ninguém escolheu que a doença aparecesse, e que o sofrimento que ela e os procedimentos diagnósticos e terapêuticos possam gerar não são instrumentos de punição. Isso se torna especialmente complexo no caso de doenças de caráter familiar.

Determinadas doenças costumam ser acompanhadas de humor previamente deprimido – por exemplo nas doenças de colágeno, nos problemas ortopédicos. Em trabalho realizado com 100 crianças com problemas físicos, mais de um quinto apresentava sinais clínicos de depressão, proporção superior à verificada na população geral. A hospitalização contribui para o agravamento disso.

Muitas vezes, as crianças não conseguem seguir orientações terapêuticas por não se sentirem doentes. É importante o pediatra estar atento para isso e não interpretar como algo contra ele, como se não estivesse sendo levado em conta pelo paciente rebelde. As doenças que causam sintomas intensos (por exemplo, dispneia) e sinais visíveis (cianose, edema) não passam despercebidas e podem inclusive assustar muito mais do que, por exemplo, uma leucemia em fase inicial.

Doenças que necessitam de restrições, dieta, por exemplo, também implicam dificuldade de aceitação, principalmente por parte de adolescentes que lutam, como se com isso fossem conseguir acabar com a doença. Os benefícios secundários que a doença pode gerar também dificultam a execução das orientações terapêuticas.

A internação por doença de prognóstico fechado requer atenção e cuidados especiais. Isso porque, nesses casos, o nível de ansiedade diante da perspectiva de morte é muito elevado em todos os membros envolvidos, aumentando as possibilidades de mal entendidos, ou então de distanciamento por parte do pediatra, por não aguentar o sofrimento da criança e da família nem seu sentimento de impotência.

Em relação às cirurgias, do ponto de vista emocional, são mais prejudiciais aquelas em que se usa anestesia geral, implicam dores e restrições no pós-operatório, demandam longo período de recuperação. As amputações são particularmente traumáticas, porém, mesmo as cirurgias reparadoras causam apreensão e a nova situação pode levar algum tempo até que seja assimilada.

Quanto ao *nível prévio de funcionamento psíquico,* na verdade é muito mais importante do que considerar a idade da criança isoladamente, devido às diferenças individuais. Já vimos alguns fatores sobre como funciona a criança no início da vida e adiante veremos sobre as demais. Aqui, quero ressaltar apenas os casos com transtornos emocionais anteriores à hospitalização e que costumam agravar-se em decorrência dessa. O momento da internação é o menos adequado para se tentar interferir nisso.

Resumidamente, quanto menos desenvolvido o nível de funcionamento psíquico e mais desviado da faixa de normalidade, maiores serão as possibilidades de a hospitalização repercutir negativamente.

Com relação ao *preparo recebido para a internação* e, acrescento, cirurgia e procedimentos, são inúmeras as pesquisas que mostram a eficácia de métodos de preparo, reduzindo o estresse diante da internação, ajudando a criança adaptar-se melhor ao hospital e recuperar-se bem da cirurgia, o que pode ser observado não só em termos do humor, do seu comportamento, mas também das respostas fisiológicas e até da diminuição da necessidade de uso de analgésicos no pós-operatório. Os resultados vão depender do método utilizado e de sua adequação às necessidades do caso. As abordagens variam bastante no que tange às técnicas (por exemplo analíticas, psicodramáticas ou até comportamentais) e aos recursos utilizados: contar histórias sobre criança internada, brincadeiras com material hospitalar, filmes, livros para colorir, cartas para a criança falando sobre o hospital, desenho do contorno do corpo para a criança completar com o órgão ou o que acha que vai acontecer e outros. No entanto, a maioria concorda que as necessidades básicas no preparo são de dois níveis:

1. **Informativo** – já foi discutida a importância de se fornecer as informações à criança. Isso deve ser feito de maneira adequada a cada fase de desenvolvimento. Informada dos passos que percorrerá, e à medida que esses se confirmam, a criança se sentirá segura e confiante no que o pediatra lhe disse sobre ficar boa e voltar para casa. Deve ser avaliado o momento adequado para dar as informações: não deve ser tão distante do evento que mobilize uma expectativa exagerada, nem tão em cima da hora, o que não lhe permitiria organizar-se. Os dados fornecidos devem ser relativos não apenas à internação, mas também aos procedimentos a que vai ser submetida: desde simples coleta de urina ou sangue, até uma biópsia, passando pela terapia intravenosa. Pode ser muito difícil para uma criança anêmica entender porque estão tirando seu sangue; ou então, para uma edemaciada, porque está com soro. O pediatra é a figura principal para dar as informações, podendo ser auxiliado pelos pais, pela enfermeira, pelo cirurgião etc.

2. **Emocional** – à medida que a internação e os eventos daí decorrentes geram muita ansiedade, torna-se importante estimular a criança a expressar seus sentimentos, seus medos, suas ideias distorcidas e assim ajudá-la a corrigi-las, enfim, ajudá-la a conter suas ansiedades. Isso o pediatra pode fazer conversando com a criança. O uso de brinquedos facilita bastante, principalmente os relativos a material médico e hospitalar. Quem viu sabe o prazer com que uma criança brinca de dar injeção em uma boneca. O brincar facilita a expressão de emoções e pensamentos, o alívio de ansiedade. Brincando, a criança repete situações agradáveis, para vivenciar o prazer, ou então desagradáveis, na tentativa de elaborá-las. A criança aprende e cresce brincando. O pediatra deve cuidar para que a criança internada desenvolva atividades lúdicas apropriadas a cada faixa etária. Quan-

to ao suporte emocional, o pediatra vai ser muito auxiliado pelos pais e outros profissionais, como recreacionistas, psicólogos, psiquiatras, com formação especializada para detectar e trabalhar com as ansiedades das crianças e temores inconscientes, em situações especiais, individuais ou grupais.

Retomando, então, as etapas do desenvolvimento, fica claro que, para as crianças de pouca idade, o preparo será feito somente por meio dos pais. Porém, para as crianças a partir de 2 ou 3 anos de idade, o pediatra deve dar informações bem simples, genéricas, ligadas a vivências concretas da criança; em termos de corpo, seria sua parte externa. Petrillo chega a elaborar guias para situações desde as mais gerais até as mais particulares, considerando idade e tipo de procedimento. Exemplo: falar da internação ou cirurgia na véspera, ou de manhã se for acontecer à tarde. Dizer que vai para o hospital para poder melhorar e, se for fazer biópsia, mostrar o local no corpo. Se for fazer cirurgia cardíaca, dizer que o médico vai arrumar seu coração, e assim por diante. Já discutimos sobre a necessidade da presença da mãe ou substituto. É importante também procurar o máximo de constância nas pessoas que vão prestar cuidados a ela. A atividade lúdica e a estimulação são fundamentais; em torno dos 4 meses, a criança já estrutura brincadeiras, e até antes disso tem atividades exploratórias, importantes para seu desenvolvimento.

Quanto aos pré-escolares, estão no período que Piaget denominou pré-operacional. Quer dizer, além da inteligência prática, começam a poder simbolizar, sendo ainda incapazes de formar conceitos, mas formando ideias sobre a realidade muito baseadas na ação e bastante contaminadas por seu egocentrismo e explicações animistas (realidade e fantasia ainda bastante mescladas). A linguagem vai desenvolvendo-se. Brincam ao lado de outras crianças (e não junto) e, enquanto brincam, falam sozinhas. Para essas crianças, em torno de 3 até 6 ou 7 anos de idade, o pediatra já pode ampliar e aprofundar as informações, falando inclusive das partes de dentro do corpo: no caso de cirurgia urológica, mostrar onde ficam os rins, dizer que eles fabricam o xixi, que passa por tubinhos até sair do corpo, que está com um problema atrapalhando a passagem e por isso precisa operar para consertar. O pediatra deve estar atento, pois são essas crianças as que mais tendem a encarar como punição a doença e a internação. A atividade lúdica para elas também é fundamental, ajudando-as a entender o que vai se passar e facilitando a correção de ideias distorcidas. Antes até de dar as informações, é interessante ouvir o que estão imaginando sobre a doença ou sobre a cirurgia.

Com relação aos escolares, o período é o de operações concretas: seu egocentrismo vai diminuindo, vão sendo cada vez mais capazes de perceber a realidade tal como é, à medida que desenvolvem o pensamento lógico. Seu julgamento deixa de ser dependente da percepção e torna-

-se conceitual. Para eles, as informações dadas pelo pediatra são fundamentais: devem ser detalhadas, com uso e explicação de termos técnicos. Têm boa noção de tempo e assim entendem as etapas sucessivas: a necessidade da hospitalização por causa da doença, o porquê dos exames; no caso de cirurgia, falar desde a indução da anestesia, garantir que ela não permite sentir dor, onde vai ser aberto, o que será feito, o curativo, onde vai acordar, se vai estar com alguma sonda ou restrição etc. Pode ser interessante ir antes conhecer o lugar onde vai ser internado ou a área do setor cirúrgico. Deve-se estimular para que façam perguntas. As atividades lúdicas são importantes, no entanto há trabalhos que mostram que para essa faixa não acrescentam muito ao preparo. O pediatra deve estar atento, pois o fato de estarem em condições de entender melhor o que se passa ajuda a enfrentar a situação, porém não elimina seus receios, sua dificuldade de aceitação.

Quanto aos adolescentes, isso também é válido. Estão no período das operações formais: já dominam conceitos abstratos e em termos cognitivos atingem a maturidade, o que estão ainda buscando em termos emocionais. Nessa fase, mais do que nunca, estão com a atenção voltada para seu corpo, e os sinais físicos da doença ou as consequências de uma cirurgia preocupam muito. Estão em pleno processo de busca de identidade e autonomia, e a hospitalização os torna dependentes. É importante que o pediatra respeite sua privacidade, mantenha-os constantemente informados sobre o que está sendo programado, as melhoras, as etapas de uma cirurgia. Devem ser encorajados a expressar-se, pois eles também podem ter conceitos errôneos, além disso, podem tentar aparentar uma falsa segurança, por achar que são grandes e não deveriam sentir medo.

Com respeito aos contatos terapêuticos, cabe lembrar que os cuidados psicoprofiláticos, à semelhança dos clínicos, não se limitam apenas ao período em que a criança está hospitalizada, mas sim se estendem desde antes até depois dele. Ou seja, antes da internação, os esclarecimentos quanto à doença e os objetivos dela. Durante a internação, informações quanto aos passos programados e o provimento das necessidades básicas de acordo com a faixa etária. A seguir, o preparo para a alta, lembrando aqui que, em geral, tanto a criança quanto os pais desejam muito o retorno ao lar, porém, podem-se sentir muito inseguros de abrir mão dos cuidados que lhes são dispensados no hospital. Com tudo o que o hospital pode ter de desagradável, sem dúvida ele possibilita a perspectiva de cura, melhora, ou pelo menos de auxílio, de proteção. O pediatra pode ajudar nessa retomada de contato com o mundo após a alta, mesmo nos casos em que não houve melhora, oferecendo seu apoio e a garantia de que todo o possível foi feito.

Finalizando, vamos abordar alguns fatores relativos à família.

Dificuldades socioeconômicas por si só acabam resultando em piores condições de saúde, aumentando os riscos de adoecer e, consequentemente, da necessidade de internação. Isso poderá agravar as dificuldades, gerando hostilidade e culpa nos pais. A própria criança pode-se sentir culpada por sobrecarregá-los. Ou, então, os pais podem-se condenar por não dispor de melhores recursos para assistir o filho. Isso é muito intenso em famílias que já tiveram um nível socioeconômico razoável e, seja pela doença do filho seja por qualquer outro motivo, deixaram de ter. Precisam então trocar de médico ou de hospital e tendem a atenuar suas culpas manifestando insatisfação com relação ao pediatra ou ao tipo de atendimento que vêm recebendo. Isso pode irritar muito o pediatra, que aí se sujeita a confirmar as projeções da família, respondendo com hostilidade, caso não se dê conta da situação.

A forma como a família está estruturada contribui para facilitar ou dificultar o enfrentamento da situação crítica da internação de um filho. Por exemplo, no caso de pais separados, ao estresse de uma separação recente a hospitalização terá efeito cumulativo, tanto para os pais quanto para a criança. Os pais podem estar tão envolvidos nas suas dificuldades que não têm espaço para a criança. A doença poderá ser encarada com muita culpa. Por seu lado, a criança pode imaginar que por meio de sua doença conseguirá reunir os pais. O pediatra, alertado para esses fatores, conseguirá lidar melhor com situações que podem decorrer daí, como, por exemplo, a tentativa de um dos pais excluir o outro de participar do tratamento do filho, omitindo informações, ou não querendo sua presença. Para a criança internada, ambos são importantes.

Uma família com bom vínculo afetivo com a criança terá mais condições de funcionar dando apoio a ela e de suportar a hospitalização. Pais com distúrbios psiquiátricos terão muita dificuldade nisso. Quando preexistem problemas de relacionamento com a criança (rejeição, superproteção), a internação tenderá a agravá-los. Posteriormente, o pediatra poderá tentar algum tipo de intervenção, reconhecendo, no entanto, seus limites.

A forma como a família costuma lidar com a ansiedade interfere diretamente no aproveitamento ou não de recursos que porventura lhe estejam sendo oferecidos. Isto é, tendem a não usufruir deles, os pais, cujo mecanismo de defesa contra ela costuma ser a negação. Provavelmente são os que menos incomodam os pediatras, que nestes casos precisarão estar mais alertas às necessidades da criança, pois os pais, por si, podem não conseguir captá-las (nem atendê-las). Diante da doença, os pais podem recorrer ao misticismo e à procura de fórmulas mágicas que estejam em desacordo com os valores do pediatra. É uma situação delicada, mas importante de ser respeitada, se possível.

Para os pais que aceitam apoio, entre os recursos que podem ser oferecidos estão, por exemplo, os grupos de pais antes ou durante a hospitalização. Existem trabalhos mostrando que, mesmo que não haja atuação direta ao nível da criança, atuações para diminuir a ansiedade da mãe refletem-se positivamente na criança. Pais bem preparados funcionam como suporte para seus filhos. Nesse sentido, os pediatras atuarão tanto fornecendo informações para os pais, orientando-os nos cuidados à criança, quanto ouvindo suas dúvidas e preocupações e procurando apoiá-los.

Uma situação que costuma causar muito desconforto ao médico é a da família que pergunta mil vezes a mesma coisa, pergunta para um profissional, pergunta para outro, parece não entender ou não confiar no que o pediatra falou. Parece até nunca ter ouvido nada a respeito.

Existe um conceito que explica bem essa situação. É o de regressão cognitiva e tem como características:

- uma aparente falta de habilidade cognitiva própria para a idade, com respeito a uma área específica (no caso: doença, hospitalização, cirurgia);
- negação de qualquer conhecimento sobre o assunto;
- nenhuma evidência de habilidade prejudicada em áreas emocionalmente neutras.

Isso é válido também para as crianças. Deve-se à defesa contra as angústias intensas que a doença e a internação mobilizam. O pediatra pode ajudar na medida em que sua receptividade contribui para que tais ansiedades sejam contidas.

Concluindo, o pediatra, avaliando quais as crianças e famílias estão em situações mais vulneráveis diante de uma hospitalização, poderá tomar as medidas psicoprofiláticas cabíveis. Mesmo assim, é possível que se depare com uma criança com distúrbio emocional após a alta. Caso o pediatra, juntamente com a família, avalie a gravidade do caso, reconhecendo seus limites de atuação, poderá encaminhá-lo para tratamento especializado. O encaminhamento também seria indicado nos casos em que o pediatra, previamente, avaliasse o alto nível de ansiedade e a concomitância de muitos fatores desfavoráveis; haveria, então, a atuação, ainda em âmbito preventivo, de outro profissional.

BIBLIOGRAFIA

1. Azarnoff P, et al. Preparation of children for hospitalization in acute care hospitals in the United States. Pediatrics 1981;68:361. • 2. Becker RDC. Illness and hospitalization in adolescence. A developmental perspective. Paediatrician 1980;9:242. • 3. Bowlby J. Separation anxiety. Int J Psycho-analysis 1960;16:89. • 4. Freud S. Edição standard brasileira das obras completas. Vol. XI, Rio de Janeiro: Imago; 1970. • 5. Gellert E, et al. Psychosocial aspects of pediatric care. New York: Grune & Stratton; 1978. • 6. Kashani JH, et al. Depression in children admitted to hospital for orthopaedic procedures. Br J Psychiatry 1981;138:21. • 7. Kornhauser P. Preschool and school programme in humanizing children's hospital stay. Paediatrician 1980;9:231. • 8. Machado DVM (coord.). Ação psicoprofilática do pediatra. São Paulo: Sarvier; 1979. • 9. Machado DVM. Cuidados psicológicos à criança enferma. In: Alcantara P, Marcondes E (eds.). Pediatria básica. 6ª ed., São Paulo: Sarvier; 1978.p.140. • 10. Petrillo M, et al. Emotional care of hospitalized children. Philadelphia: J.B. Lippincott; 1972. • 11. Riffee DM. Self-esteem changes in hospitalized school-age children. Nurs Res 1981;30:94. • 12. Stevens KR. Humanistic nursing care for critically ill children. Nurs Clin North Am 1981;16:611. • 13. Winnincott DW. Textos selecionados: da pediatria à psicanálise. Rio de Janeiro: Francisco Alves; 1978.

PAPEL DO PEDIATRA GERAL NAS CONDIÇÕES CRÔNICAS DE SAÚDE

Ricardo Cesar Caraffa

Ana Cecilia Silveira Lins Sucupira

Nas últimas décadas, observa-se uma mudança no perfil da morbidade pediátrica, com a redução das doenças infectocontagiosas e aumento das doenças de evolução crônica. O desenvolvimento de novas vacinas, antibióticos mais efetivos, os avanços na cirurgia pediátrica e nas terapias intensivas têm possibilitado uma melhora significativa no cuidado pediátrico, permitindo que crianças com doenças, antes de alta letalidade, estejam vivendo mais tempo e com qualidade de vida melhor. Um outro aspecto importante é que doenças que outrora exigiam tratamentos exclusivamente hospitalares hoje são tratadas em ambulatórios de especialidades e as crianças portadoras dessas condições podem ser acompanhadas também pelo pediatra geral na atenção básica.

Essas mudanças criaram novas demandas para o pediatra geral, o qual necessita assistir as crianças apresentando condições crônicas de saúde, com uma gama variada de etiologias e prevalências distintas que vão desde doenças comuns, como problemas alérgicos (asma, rinite e eczema), obesidade, dores recorrentes, distúrbios neurológicos e problemas de saúde mental até doenças raras como síndromes genéticas e metabólicas, lembrando ainda que as condições crônicas de saúde apresentam um largo espectro de gravidade. Essas crianças, além do tratamento específico de suas doenças, necessitam de acompanhamento de puericultura. O pediatra geral tem de dar respostas à diversidade de necessidades que essas crianças apresentam na vida familiar, social e escolar.

EPIDEMIOLOGIA DAS CONDIÇÕES CRÔNICAS DE SAÚDE

Diversos autores apontam a questão da mudança do perfil epidemiológico e das necessidades dos cuidados de saúde das crianças e adolescentes. A verdadeira prevalência das condições crônicas de saúde é desconhecida, devido, principalmente, à dificuldade em definir o que seja uma "condição crônica de saúde". A falta de dados precisos de prevalência causa dificuldades em mensurar o tamanho do problema, mas todos os autores são unânimes em apontar que as condições crônicas de saúde vêm tornando-se uma das questões mais importantes no atendimento de crianças e adolescentes.

Nos Estados Unidos da América (EUA), estima-se que cerca de 12 a 16% das crianças e adolescentes tinham alguma necessidade de cuidados especiais, em 2005, segundo dados do *National Health Interview Survey*. Alguns dados mostram que as condições crônicas de saúde vêm aumentando, cerca de 2% das crianças tiveram alguma forma de condição crônica de saúde que limitaram suas atividades em 1962, em comparação com aproximadamente 8% em 2003. Taxas de prevalência de asma que eram menores de 4% em 1980 aumentaram para cerca de 13% em 2005; sobrepeso e obesidade triplicaram nesse período. Em relação à utilização de serviços de saúde, crianças com necessidades especiais chegam a ficar sete vezes mais em dias de hospitalização do que aquelas que não apresentam essas condições. Dados do *National Hospital Discharge Survey* mostram que, em 1962, doenças crônicas foram responsáveis por 25% de todas as admissões hospitalares em pacientes com idade inferior a 17 anos (excluindo traumatismo e afecções neonatais); esse número ultrapassou 50% em 2003. Crianças com duas ou mais internações foram responsáveis por 4% dos leitos/dia em 1962 e por 25% dos leitos/dia em 2003. Embora a mortalidade em crianças tenha se reduzido dramaticamente nos EUA, a mortalidade proporcional por doenças crônicas aumentou bastante nas últimas duas décadas, com mais de 90% de todas as causas (excluindo mortes em crianças com menos de 1 ano de idade e mortes por traumatismo).

Para o Brasil são poucos os dados sobre a prevalência das condições crônicas de saúde nas crianças. Entretanto, a frequência em que ocorrem algumas doenças pode dar uma ideia da magnitude do problema. Em relação à asma, segundo o *International Study of Asthma and Allergies in Childhood* (ISAAC) realizado em 20 cidades brasileiras, observou-se prevalência estimada de 24,3% em escolares; rinites ocorrem em cerca de 12% e as taxas de sobrepeso e obesidade, segundo dados do Ministério da Saúde, já somam cerca de 20%. Quanto à deficiência mental, estima-se que 1% das crianças brasileiras tenham algum grau de deficiência. Cerca de um a três recém-nascidos em cada 1.000 nascidos vivos têm perda auditiva bilateral significante. A síndrome de Down apresenta prevalência populacional de 1:7.000 recém-nascidos e é responsável por cerca de 15% das deficiências mentais. Doenças como diabetes tipo 1, fibrose cística, doença celíaca e anemia falciforme, embora não tenham prevalência definida na população infantil brasileira, apresentam um peso enorme no rol de doenças crônicas atendidas em nossos serviços.

DEFINIÇÕES

Na literatura clássica, utiliza-se o termo doenças crônicas com uma abrangência de doenças e problemas de saúde bastante ampla, incluindo no mesmo grupo doenças tão diferentes como fibrose cística, diabetes, asma, surdez, leucemia, insuficiência renal ou epilepsia, algumas mortais, outras compatíveis com uma vida mais ou menos longa e com melhor ou pior qualidade de vida.

O *National Center for Health Statistics*, nos EUA, define como crônicas as doenças com duração superior a três meses, que limitam as funções normais da criança, assim como as que determinam uma hospitalização por mais de um mês. Outras definições priorizam a presença de incapacidades, deficiências e invalidez. Em geral, essas definições baseiam-se em critérios arbitrários e operacionais. É, muitas vezes, na duração da doença que se afirma o diagnóstico de doença crônica, entretanto, essas situações variam na natureza, na gravidade e nos recursos exigidos.

Vários autores, atualmente, defendem a denominação de "condições crônicas de saúde" em vez de "doenças crônicas". Castellanos comenta que não se trata de uma questão de terminologia, mas sim a tentativa de deslocar o olhar da "doença-entidade" para a "criança", ou ainda para o impacto de determinados estados de saúde em sua vida familiar, comunitária e social. Nessa perspectiva, é interessante chamar a atenção para as várias dimensões do sofrimento. Na língua inglesa, existem duas palavras, com significados diferentes, para nomear a doença, as quais permitem diferenciar essas dimensões: a *disease*, a doença em seus aspectos fisiopatológicos, objetivos, entendida como uma abstração teórica, e a *illness*, sentir-se doente ou enfermo, que compreende a dimensão do sofrimento trazido pela doença (*disease*), a subjetividade. Perrin et al. colocam que essas conotações do termo sofrimento (*illness*) ou doença (*disease*) tornam o uso do termo "condições" preferível. Muitas condições tais como espina bífida ou paralisia cerebral não são adoecimentos nesse sentido, uma vez que crianças com essas condições frequentemente não se consideram "doentes". Outros termos como distúrbios, disfunções, impedimentos e necessidades especiais têm uma conotação de deficiência ou incapacidade com diferentes interpretações. Em contraste, o termo "condições" tem uma conotação mais neutra e é mais abrangente e menos restritivo do que os demais termos utilizados.

Diante da heterogeneidade desse grupo de condições, é importante tentar caracterizar os diferentes aspectos que vão definir os cuidados que determinada criança vai necessitar. Nesse sentido, para entender os modos possíveis como se manifestam as condições crônicas de saúde, apresenta-se no quadro I-41 uma tentativa de descrever as diferentes dimensões dessas condições em relação a alguns critérios, tendo como base Perrin et al.

Com base nessas dimensões, é possível agrupar as condições crônicas de saúde para orientar a atuação do pediatra geral:

- Doenças que permitem qualidade de vida melhor, quando adequadamente controladas: asma, rinite, alergia alimentar, obesidade, distúrbios psiquiátricos.
- Situações estáveis que podem ser compensadas com tecnologias diversas: surdez, paralisia cerebral, deficiência visual, doenças genéticas. Tecnologias entendidas como o conjunto de medicamentos, equipamentos, apoios diagnósticos e cuidados especiais.
- Doenças progressivas, de difícil controle e dependentes de tecnologias complexas: fibrose cística, cardiopatias congênitas graves, doenças hepáticas, renais e reumatológicas.

CRIANÇA COM CONDIÇÃO CRÔNICA DE SAÚDE

Ser e estar doente.

A imagem da criança doente é construída pelo serviço de saúde, pela família, pela sociedade e, finalmente,

Quadro I-41 – Caracterização das condições crônicas de saúde segundo Perrin et al.

Natureza da doença	Congênita		Adquirida
Necessidades de atendimento	Hospitalar		Ambulatorial
Dependência de tecnologia	Permanente	Temporária	Ausente
Visibilidade	Alta		Baixa
Limitação nas atividades	Total	Parcial	Ausente
Prognóstico quanto à vida	Longevidade usual		Ameaça à vida
Curso	Estável		Progressivo
Evolução	Episódica		Constante

assumida pela criança. É uma construção histórico-social com um fundamento biológico que pode ser mais ou menos dimensionado. Quando o médico, ao explicar o diagnóstico, prioriza somente os aspectos negativos ou apresenta apenas a realidade das limitações da doença, reforça uma visão doentia da condição da criança, dificultando a compreensão das possibilidades de superação que podem ser alcançadas. Por outro lado, uma apresentação da condição da criança centrada nas diferentes oportunidades de conseguir superar as limitações decorrentes de sua condição leva a outra evolução e a outro prognóstico no que se refere a sua qualidade de vida. Dessa forma, pode-se entender que as consequências das condições crônicas de saúde variam de acordo com a natureza da doença e o modo como as pessoas próximas interagem com a criança e sua condição. Para uma mesma doença, essas consequências vão manifestar-se de modos diferentes em função de várias condições que vão intervir na vida da criança, principalmente a estrutura familiar, as condições sociais e o apoio psicológico à criança e à família. Resumindo, pode-se afirmar que a evolução da condição crônica de saúde está determinada por: natureza da doença, inserção social, acesso aos recursos de saúde, grau de escolaridade da família e participação dos familiares.

Em última análise, o modo como a criança enfrenta essa condição é determinada pelo seu grau de resiliência (a capacidade de superação de um ser humano diante de uma crise, traumatismo ou adversidade).

As repercussões no desenvolvimento neuropsicomotor vão depender da idade de aparecimento da condição crônica de saúde e de sua gravidade, do suporte social, da situação econômica, repercutindo de formas diversas e exigindo soluções diferentes. Por exemplo, uma criança que perde a audição por sequela de meningite poderá não adquirir a linguagem oral, caso ainda não tenha aprendido a falar. Para a maioria das crianças, a situação socioeconômica é um fator limitante que reduz as possibilidades de superação das deficiências e limitações por dificuldade de acesso a muitas das tecnologias disponíveis. O grau de aceitação da família e compreensão do problema é fundamental para seu envolvimento na busca de recursos de apoio e no incentivo para que a criança consiga superar suas dificuldades. De modo geral, as principais consequências das condições crônicas de saúde para a criança podem ser:

- Limitação funcional.
- Restrição de atividades.
- Modificação da aparência pessoal.
- Dificuldades na convivência familiar.
- Dificuldades na escolarização.
- Problemas na socialização.
- Dificuldades de realização dos projetos pessoais.

REPERCUSSÕES DAS CONDIÇÕES CRÔNICAS DE SAÚDE NA CRIANÇA E NA FAMÍLIA

A doença crônica caracteriza-se por seu curso demorado, com variações na sua progressão, necessidades de tratamentos prolongados e pelo impacto que causam na vida e na capacidade funcional da criança. Identificam-se nessa situação três sistemas atuando e interagindo: o paciente e sua enfermidade, a família e sua rede social e os profissionais de saúde e serviços onde atuam. Uma condição crônica de saúde em uma criança é um fator altamente estressante, que gera crises e momentos de incerteza, levando a mudanças significativas no cotidiano tanto da criança como da família.

A fase inicial, que vai desde o aparecimento da sintomatologia até o diagnóstico e tratamento, é considerada um momento de crise, no qual a desestruturação na vida do paciente e da família é mais sentida. As dificuldades e as adversidades que as famílias enfrentam vão desde a aceitação e entendimento da doença aos obstáculos para a realização dos exames, até internações e consultas com especialistas. As queixas mais frequentes são a dificuldade em obter informações sobre o problema da criança, seu tratamento e as consequências da doença a longo prazo. Nessa etapa, a família e o paciente enfrentam um processo longo e penoso até obter o diagnóstico definitivo, sendo necessários deslocamentos de um serviço a outro, algumas vezes em cidades e estados diferentes.

Uma segunda fase das condições crônicas de saúde é o estágio de cronicidade, marcada pela estabilização, progressão ou remissão do quadro da doença. Nessa fase, a criança e a família procuram reestruturar suas vidas e rotinas. O sistema familiar deverá ser revisto na sua organização, assim como os papéis e funções de cada membro, exigindo readaptações diante da nova situação e necessidades. Esse processo vai depender da complexidade e gravidade da doença, das características da família e da percepção que possuem em relação à condição da criança e de suas repercussões. Ou seja, o modo pelo qual a doença altera a estrutura da família vai depender das peculiaridades de cada sistema familiar, assim como as crenças, os valores e a história prévia de vida de seus integrantes. A vivência diária de uma condição crônica de saúde, além de ser estressante e desgastante, pode levar a perdas nas relações sociais e até mesmo financeiras.

A criança ou adolescente vitimado por uma condição crônica de saúde vai ser obrigada a conviver com a dor e o sofrimento imposto pela doença e pelas constantes avaliações e tratamentos. As alterações na sua vida social e escolar, bem como mudanças que podem ocorrer no seu aspecto físico, fazem com que se sintam ameaçados, gerando um grande impacto emocional. Podem ser grandes as repercussões sobre seu crescimento e desenvolvimento, não somente pelas repercussões das doenças e de sua gravidade, mas também pelas alterações que causam nas suas rotinas de alimentação, sono, escolaridade e no desenvolvimento de sua capacidade motora e funções sensoriais. As hospitalizações frequentes, o isolamento que o tratamento impõe, o absenteísmo escolar decorrente dessas situações e a idade da criança no início da doença também podem ter enorme influência no desenvolvimento neuropsicomotor.

ATENDIMENTO DAS CONDIÇÕES CRÔNICAS DE SAÚDE PELO PEDIATRA GERAL NO MODELO DE SAÚDE ATUAL

No dia a dia do pediatra geral, que atua na atenção básica, é comum a prática de encaminhar as crianças que apresentam condições crônicas de saúde aos especialistas. Encaminhamento que não supõe retorno. Dessa forma, o pediatra perde o contato com esse paciente que, por sua vez, perde uma referência mais próxima para seu acompanhamento. Essa situação decorre, em grande parte, da falta de conhecimentos do pediatra sobre o diagnóstico e o acompanhamento das doenças e problemas de saúde crônicos. Além disso, a falta de recursos diagnósticos e terapêuticos limitam a atuação desses profissionais.

Esse modo de funcionamento da assistência à saúde tem ainda outro determinante: a forma como hoje se estrutura o cuidado médico, centrado no modelo biomédico e predominantemente de natureza hospitalar. Não são valorizados os aspectos psicossociais que têm um peso muito importante na determinação do modo de evolução dos problemas de saúde. Nessa perspectiva, o cuidado dos pacientes que apresentam condições crônicas de saúde fica restrito ao especialista e às tecnologias de ponta.

O fortalecimento da atenção primária é hoje colocado como uma alternativa para o cuidado dos problemas de saúde, com novas responsabilidades e demandas para os profissionais. Essas demandas, entretanto, têm gerado situações de crise. Nos EUA, com a falta de um sistema de saúde universal e equânime, muitas vezes a população não conta com uma atenção primária resolutiva. Os pediatras, por sua vez, recusam-se a atender crianças com doenças crônicas, pois seus seguros não preveem a cobertura dos gastos com essas doenças. Isso tem gerado uma situação em que crianças com mais necessidades têm menos acesso ao sistema de saúde. Alguns autores, mesmo nos EUA, já ressaltam a importância de um sistema de atenção à saúde da criança com integração entre a atenção primária e a atenção especializada no cuidado desses pacientes. Propõem também que haja um profissional na atenção primária que coordene o cuidado à criança com doença crônica.

A experiência observada em alguns países desenvolvidos como Noruega, França, Inglaterra e Canadá mostram uma atenção primária mais resolutiva e integrada com os serviços secundários de saúde. No Brasil, o desenvolvimento da atenção básica, fortalecendo o cuidado nos níveis primários, possibilita novas atuações para o pediatra geral e demais profissionais de saúde. Isso implica que, na formação desses profissionais, seja dada ênfase ao conhecimento das doenças e dos problemas que evoluem de forma crônica, principalmente para o diagnóstico precoce e para a condução dos casos, na perspectiva da atenção básica e da integração com os níveis secundários e terciários de assistência.

ATUAÇÃO DO PEDIATRA GERAL

O pediatra geral tem papel central na assistência às crianças com condição crônica de saúde e no suporte a suas famílias. Seu envolvimento pode começar com a suspeita diagnóstica inicial durante o acompanhamento de puericultura da criança. É de importância vital que o diagnóstico seja o quanto antes estabelecido, pois quanto mais cedo essa criança é encaminhada aos serviços especializados, com o início precoce do tratamento, melhor poderá ser o prognóstico da evolução. Como exemplo, podemos citar as condições que levam a deficiências físicas, nas quais o tratamento específico é fundamental para minimizar as limitações decorrentes do quadro.

Nessa fase inicial de crise, descrita anteriormente, é importante a atuação do pediatra geral que atende a criança, para orientar e facilitar a realização dos exames e consultas, para que esse período seja abreviado, contribuindo para diminuir o sofrimento da criança e da família. As famílias, nesse momento, necessitam de informações precisas, com detalhes que elas possam entender e esclarecimentos sobre os aspectos positivos e negativos da condição da criança. Essas informações são mais bem aceitas e compreendidas quando fornecidas por um profissional que lhe seja familiar e com o qual tenha uma relação de confiança. Esse profissional é justamente aquele que na atenção primária faz o seguimento da criança. Não se deve esquecer que todas as informações, esclarecimentos e decisões devem ser partilhados com a criança, respeitando seu nível de compreensão, pois esse fato gera mais aceitação, conforto e auxílio na recuperação.

Muitas vezes, na assistência à criança com condição crônica de saúde, há uma ênfase na atuação dos serviços especializados, hospitalizações e tratamentos específicos o que acaba por deixar essas crianças sem uma supervisão regular de saúde, quer seja na sua puericultura, quer seja na assistência de agravos comuns que podem ocorrer em qualquer criança. Além do atendimento continuado de puericultura, o pediatra deve trabalhar em conjunto com os serviços especializados para participar da coordenação do tratamento clínico, principalmente nas ações de promoção da saúde e prevenção de agravos que possam complicar a evolução do problema. Nesse sentido, são mais eficazes as orientações alimentares, de estimulação, enfim sobre os cuidados gerais, quando realizadas por profissionais que conhecem a realidade da família e suas condições de vida. O pediatra pode, por meio de visitas domiciliares, obter informações para planejar, junto com a família, as mudanças necessárias no domicílio e na organização familiar para proporcionar menos limitações e melhor qualidade de vida para a criança com condições crônicas de saúde. Essas mudanças vão desde arranjos arquitetônicos, necessidades específicas de transporte até mudanças na rotina familiar. O esclarecimento sobre o processo de evolução do problema, seu tratamento, complicações e implicações no desenvolvimento da criança é parte fundamental da terapêutica. É evidente, desde o início do processo, a necessidade de integração entre a atenção primária e a atenção especializada.

Ao pediatra geral na atenção básica cabe diagnosticar e tratar os processos mórbidos comuns à faixa etária da criança, tais como as doenças respiratórias, e identificar intercorrências próprias do quadro. Nessa última situação, é importante o contato com o especialista para definir as condutas imediatas e a necessidade de retorno ao serviço especializado. Nos locais em que o atendimento na atenção básica é realizado por médicos de saúde da família, nos quais a retaguarda é realizada pelo pediatra geral, o tratamento de doenças de média complexidade poderá ser feito por esse pediatra, que atuará com a supervisão do especialista.

O pediatra geral que cuida dessa criança precisa conhecer os recursos da comunidade para orientar os pais na obtenção dos recursos terapêuticos, incluindo terapias específicas, assim como o acesso aos equipamentos necessários para suprir as necessidades que algumas condições crônicas exigem.

Todas essas demandas e todas as dificuldades enfrentadas, assim como as mudanças ocorridas na vida da criança e na dinâmica familiar poderão demandar um suporte na área de saúde mental. O pediatra geral tem o papel de intermediar esse apoio, atualizando o profissional de saúde mental sobre as necessidades inerentes à evolução do problema de saúde da criança.

Fica evidente que o papel que se atribui ao pediatra geral no cuidado da criança com condição crônica de saúde não será possível de realizar sem a participação de outros profissionais, ou seja, do trabalho de uma equipe multiprofissional. O fisioterapeuta, o terapeuta ocupacional, o fonoaudiólogo, o enfermeiro, o assistente social, o nutricionista, o cirurgião-dentista, o psicólogo têm atuação específica de acordo com o problema apresentado.

INSERÇÃO NA VIDA SOCIAL – ESCOLA, TRABALHO, ESPAÇOS DE LAZER

Uma das dificuldades encontradas pelos pais das crianças com condições crônicas de saúde é a escolarização dos seus filhos. As escolas não podem recusar a matrícula dessas crianças, mas, muitas vezes, quando as necessidades de atendimento são mais específicas, elas não têm os recursos humanos e físicos necessários. Os espaços não estão adaptados, dificultando a acessibilidade dos que apresentam deficiências físicas. Além disso, as salas de aula também não facilitam a permanência do aluno nas aulas. Os pais clamam por uma escola que saiba cuidar, trabalhar com a criança, ajudá-la a superar as dificuldades, as incapacidades.

A inclusão, obrigatória por lei, tem-se limitado à presença da criança no espaço escolar. Entretanto, a inclusão verdadeira requer uma formação do professor para trabalhar com essas crianças, além do recurso ao professor especialista em cada área, ou seja, o especialista no ensino de crianças com deficiências mentais, visuais, auditivas, motoras, entre outras. É preciso entender as dificuldades das crianças que perdem dias de aula por conta de tratamentos e internações. Nesse sentido, por força do Estatuto da Criança e do Adolescente (1990) e da Lei de Diretrizes e Bases da Educação Nacional (1996), a escola é obrigada a proporcionar ao aluno que se ausenta por enfermidade todo o material educacional necessário para que ele não se prejudique no seu aprendizado.

Na educação física, em vez do que tradicionalmente se observa, a simples dispensa de crianças com condições crônicas de saúde, é necessária sua inserção com atividades específicas que, além de proporcionar a integração dessa criança, vai auxiliar na sua recuperação e no desenvolvimento neuropsicomotor. Atuação que requer formação específica dos profissionais de educação física.

Os espaços de lazer também devem ser pensados na questão de acessibilidade, adequação para permanência e oportunidades específicas de recreação para essas crianças. A inserção no mercado de trabalho para os adolescentes com deficiências está garantida por lei, entretanto, as dificuldades residem na qualificação desses adolescentes, bem como na adaptação dos locais para o trabalho.

Essa diversidade de solicitações de atuação para o pediatra geral requer uma abordagem intersetorial. A identificação e a articulação com os equipamentos na área social e educacional são fundamentais para que o pediatra possa ajudar a criança nas demandas apontadas. Além das instituições governamentais, o apoio oferecido pelas organizações da sociedade civil deve ser buscado pelas famílias e, para isso, o conhecimento e a orientação do pediatra podem ser decisivos.

RELAÇÃO DO PEDIATRA COM O ESPECIALISTA

Como já foi assinalado, a prática corrente é o encaminhamento das crianças com condições crônicas de saúde aos especialistas. Encaminhamento que nem sempre é acompanhado para verificar se o atendimento foi obtido. Além disso, dificilmente o pediatra recebe informações sistematizadas em um processo de contrarreferência. O contato com o paciente geralmente é interrompido, perdendo-se a oportunidade de acompanhamento pelo pediatra geral.

Outras vezes, é solicitada uma interconsulta com o especialista para esclarecimento de suspeita diagnóstica. Nessas situações, mesmo quando ocorre a contrarreferência à interconsulta, essa traz somente dados sobre o diagnóstico, mas, de fato, não há troca de informações sobre o cuidado com o paciente e a evolução do problema.

O que se pretende na relação com o especialista: interconsulta ou diálogo? O diálogo entre o especialista e o pediatra geral permite agregar informações tanto do ponto de vista das necessidades específicas da doença ou problema, como das condições que a família e a criança dispõem para o tratamento e a manutenção da qualidade de vida. Tendo em vista a ampla gama de possibilidades de atuação do pediatra geral no cuidado com as crianças com condições crônicas de saúde descritas nesse texto, o ideal é uma atuação conjunta de todos os profissionais de saúde, visando à definição de um plano terapêutico que, discutido com a família e compartilhado com a criança, alcance maiores resultados. Isso significa manter comunicação contínua com os especialistas, ajudar as famílias a realizar as escolhas apropriadas, especialmente quando as orientações recebidas são conflitantes.

O pediatra geral, ao assumir as responsabilidades no cuidado desses seus pacientes, desempenha um papel que alguns autores definem como sendo de "defensor da criança e da família".

BIBLIOGRAFIA

1. Castellanos MEP. O adoecimento crônico infantil: processo e narrativa – contribuição para o estudo de pacientes com fibrose cística e asma. Tese (Doutorado) Faculdade de Ciências Médicas, Universidade Estadual de Campinas, Campinas; 2007.p.430. • 2. Castro EK, Piccinini CA. Implicações da doença orgânica na infância para as relações familiares: algumas questões teóricas. Psicologia: Reflexão e Crítica. 2002;15:625. • 3. Drucker LP. Rede de suporte tecnológico domiciliar à criança dependente de tecnologia egressa de um Hospital de Saúde Pública. Ciência e Saúde Coletiva. 12:1285. • 4. Gupta VB, Connor KG, Qezasa-Gomez C. Care coordination services in pediatrics practices. Pediatrics 2004;113:1517. • 5. McMenamy JM, Perrin EC. Filling the GAPS: description and evaluation of a primary care intervention for children with chronic health conditions. Ambulatory Pediatrics 2004;4:249. • 6. Ministério da Saúde. Obesidade. Cadernos de Atenção Básica, n.12 (Serie A. Normas e Manuais Técnicos); 2006. • 7. Newacheck PW, Halfon N. Prevalence and impact of disabling chronic conditions in childhood. Am J Public Health 1998;88:610. • 8. Newacheck PW, et al. An epidemiologic profile of children with special health care needs. Pediatrics 1998;102:117. • 9. Perrin EC, Sayer AG, Willett JB. Sticks and stones may break my bones. Reasoning about illness causality and body functioning in children who have a chronic illness. Pediatrics 1991;88:606. • 10. Perrin EC et al. Issues involved in the definition and classification of chronic health conditions. Pediatrics 1993;91:787. • 11. Perrin JM. Incapacidades relacionadas com o desenvolvimento e doenças crônicas. In: Berhman RE, Kliegman RM, Jenson HB. Nelson tratado de pediatria. 17ª ed., Rio de Janeiro: Elsevier; 2005.p.145. • 12. Solé D, Wandalsen GF, Camelo-Nunes IC, Naspitz CK. ISAAC – Grupo brasileiro. Prevalence of symptoms of asthma, rhinitis, and atopic eczema among brazilian children and adolescents identified by the International study of asthma and allergies in childhood (ISAAC) – Phase 3. Jornal de Pediatria 2006;82:341. • 13. Vieira MA, Lima RAG. Crianças e adolescentes com doença crônica: convivendo com mudanças. Rev Latino-Am Enferm 2002;10:552. • 14. Wallander JL, Varni JW. Effects of pediatric chronic physical disorders on child and family adjustment. J Child Psychol Psychiatry 1998;39:29. • 15. Wise PH. The future pediatrician: the challenge of chronic illness. J Pediatr 2007;151(Suppl 5):6.

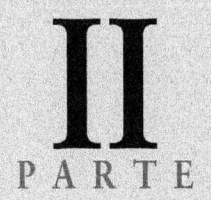

II
PARTE

PROBLEMAS DE SAÚDE

14 BAIXA ESTATURA

CAPÍTULO

Ana Claudia da Cunha Travassos
Ana Cecilia Silveira Lins Sucupira

A pediatria é a parte da medicina que estuda o ser humano em crescimento e desenvolvimento desde o nascimento até a adolescência. Sem dúvida, a baixa estatura é o problema mais frequente de alterações no crescimento, sendo uma queixa muito comum em consultórios. Na maioria das vezes, é uma queixa decorrente do desconhecimento dos pais sobre a ampla variação do padrão de normalidade do crescimento. Por outro lado, pode ser a expressão de doenças que interferem no processo de crescimento levando à baixa estatura.

CRESCIMENTO NORMAL

O crescimento linear e a maturação biológica são influenciados por vários fatores que podem agir de forma independente ou conjunta para modificar o potencial genético da criança. O tamanho ao nascimento, representado pelo peso e comprimento, é mais influenciado pela nutrição materna e pelos fatores intrauterinos e placentários do que pelo potencial genético. Após o nascimento passa a ter maior peso a determinação genética, cuja expressão sobre o crescimento vai estar ainda condicionada por inúmeros fatores, principalmente ambientais e nutricionais, assim como pela ocorrência de agravos. A correlação entre o comprimento de nascimento e a altura na vida adulta é de apenas 25%, enquanto entre a altura com 2 anos de idade e a da vida adulta há correlação de 80%.

O padrão de crescimento pode ser indicativo das condições de saúde da criança e do adolescente, uma vez que doenças crônicas podem alterar o processo de crescimento. Durante a ocorrência de doenças agudas pode haver redução da velocidade de crescimento com recuperação após a cura do agravo. Dessa forma, variações no canal de crescimento devem chamar a atenção do médico para a possibilidade da presença de doenças que, muitas vezes, têm como única manifestação o comprometimento do crescimento.

Para uma compreensão melhor dos determinantes da baixa estatura é fundamental ler o capítulo Crescimento. Apresenta-se aqui um resumo das principais características do crescimento normal.

FASES DO CRESCIMENTO

O crescimento é um processo contínuo que se inicia no período intraútero e acaba com o fechamento da cartilagem de crescimento no final da adolescência. No entanto, ele não é linear. Na vida pós-natal, podemos identificar três fases de crescimento, cada uma apresentando peculiaridades em relação à velocidade de crescimento (Quadro II-1):

Quadro II-1 – Velocidade de crescimento conforme a idade e o sexo.

0-6 meses	15cm/6 meses
6-12 meses	10cm/6 meses
1-2 anos	12-13cm/ano
2-3 anos	8-10cm/ano
> 3 anos (pré-púbere)	5-7cm/ano
Estirão (menino)	10-11cm/ano
Estirão (menina)	8-9cm/ano

Lactente – é uma fase de crescimento muito rápido, porém com velocidade decrescente. Nesse período as crianças tendem a cruzar percentis em direção a seu alvo genético corrigindo déficits ou excessos do período pré-natal. As crianças prematuras devem ter as medidas de peso e comprimento corrigidas para a idade gestacional até pelo menos 1 ano de vida, considerando também que a maior parte delas terá uma aceleração linear no segundo semestre de vida.

Pré-púbere – fase de crescimento constante entre 5 e 7cm, podendo haver uma desaceleração pouco antes da entrada na puberdade.

Púbere – é o segundo período de crescimento rápido, caracterizado pelo estirão que pode variar de 8 a 14cm por ano graças ao efeito sinérgico entre os esteroides gonadais (testosterona e estrógeno) e a secreção do hormônio de crescimento.

ALTURA-ALVO

A estatura tem grande influência genética, por isso é importante se obter dados da altura dos pais e se disponível dos irmãos. A altura-alvo pode ser calculada da seguinte forma:

$$\text{Meninas: } \frac{\text{altura do pai} + \text{altura da mãe} - 13\text{cm}}{2}$$

$$\text{Meninos: } \frac{\text{altura do pai} + \text{altura da mãe} + 13\text{cm}}{2}$$

Nessa previsão, para se avaliar a altura final com 2 desvios-padrão, no cálculo deve-se somar ou subtrair 10cm do valor encontrado. Os 13cm representam a diferença média de altura entre homens e mulheres.

Quando uma criança se desvia do seu alvo, é preciso considerar a possibilidade da presença de agravos. Sempre que possível, é importante que as medidas de altura dos pais sejam feitas pelo médico e não apenas citadas pelo pai, mãe ou ambos. Só deve ser considerada a altura dos pais biológicos, e isso, em algumas situações, pode ser um dado difícil de se obter. Mahoney cita que pais e irmãos dividem metade dos genes determinantes do crescimento com a criança; ao passo que tios e avós, um quarto; e os primos, um oitavo. Portanto, quanto mais afastado for o familiar com baixa estatura, menor a probabilidade de baixa estatura de etiologia familiar.

DEFINIÇÃO

Baixa estatura é definida quando a altura está abaixo do percentil 3, seja na curva do NCHS, seja na OMS, ou está 2 desvios-padrão abaixo da média da altura das crianças da mesma idade e sexo. Vale ressaltar que uma criança com altura mesmo acima desses marcos pode estar apresentando problemas no crescimento, quando apresenta uma curva descendente, cruzando percentis.

ABORDAGEM DA CRIANÇA COM QUEIXA DE BAIXA ESTATURA

O roteiro diagnóstico da baixa estatura envolve as seguintes etapas:

Etapa I – reconhecimento da presença de baixa estatura.

Etapa II – observação clínica.

Etapa III – investigação laboratorial.

Etapa I – reconhecimento da presença de baixa estatura

Inicialmente, é preciso identificar se realmente a criança preenche os critérios de baixa estatura, pois a queixa de que a criança é baixa na maioria das vezes não corresponderá ao diagnóstico de baixa estatura. Embora a faixa de normalidade do padrão de crescimento seja bastante ampla, o parâmetro desejado pelos pais corresponde às pessoas de estatura sempre mais alta, ou seja, acima do percentil 50. Isso leva os pais a comparar crianças negando as diferenças decorrentes de fatores constitucionais e étnicos. Por isso na avaliação de uma criança com baixa estatura algumas perguntas devem ser respondidas:

1. A criança realmente tem baixa estatura?

Para responder essa pergunta é fundamental que a criança seja medida de forma acurada e colocada em um gráfico adequado para sexo e idade. Pode-se, então, constatar que na grande maioria das vezes a criança apenas estará situada nos percentis mais baixos, mas ainda dentro da normalidade. Uma das causas mais comuns de aparente crescimento insuficiente é erro na medida ou na colocação do valor no gráfico.

2. A criança tem baixa velocidade de crescimento?

Para avaliar a velocidade de crescimento (centímetros ganhos por unidade de tempo) pregressa é fundamental obter-se as medidas anteriores de peso e altura e se possível os gráficos utilizados para o acompanhamento da criança. Essas informações possibilitam identificar quando começou a haver a desaceleração do crescimento.

Na determinação da velocidade de crescimento atual, deve-se observar o crescimento com intervalo mínimo de seis meses, já que o crescimento é um processo contínuo, mas não linear, o que faz com que os ganhos em altura possam acontecer em saltos, com períodos de patamar que podem ser interpretados erroneamente. A avaliação da velocidade pode ser feita com gráficos específicos ou verificando se os valores da altura permanecem no mesmo canal de crescimento.

Se a criança apresenta baixa estatura, mas sua velocidade de crescimento é normal, geralmente tem-se uma variante da normalidade, o chamado atraso constitucional do desenvolvimento, o que significa que a criança poderá apresentar ao final do crescimento estatura normal.

A velocidade de crescimento é, portanto, um dado muito importante para o dia a dia do pediatra e alterações dessa velocidade podem ser um primeiro sinal para que se investiguem problemas que comprometem o crescimento. Ainda é importante ressaltar que alterações na velocidade de crescimento podem ser até anteriores ao aparecimento da baixa estatura. Dessa forma, pode-se concluir que uma medida única de altura é muito menos importante do que a avaliação do crescimento dentro de um intervalo de tempo. Quando não se dispõe de gráficos de velocidade de crescimento, pode-se utilizar a "regra dos cincos" (Quadro II-2).

Ao final dessa etapa, pode-se classificar a criança quanto a sua altura.

Quadro II-2 – "Regra dos cincos".

	Nascimento	1 ano	4 anos	8 anos	12 anos
cm	50	75	100	125	150
cm/ano		25	10	5	5

- A criança tem estatura normal – posição normal no gráfico e velocidade de crescimento normal.
- A criança tem estatura normal, porém, encontra-se em situação de vigilância – deve ser observada a velocidade de crescimento e realizar a avaliação global da criança.
- A criança é portadora de baixa estatura – deve ser feita investigação.

Etapa II – observação clínica

Confirmada a baixa estatura ou queda na velocidade de crescimento, é necessário iniciar uma avaliação completa da criança, que começa com dados da anamnese e exame físico, os quais irão nortear os exames subsidiários.

Anamnese

Na história da queixa é importante identificar:

- Início da desaceleração ou idade em que os pais perceberam que a criança não estava crescendo adequadamente – isso pode ser feito perguntando para os pais sobre perdas de roupa e sapatos porque ficaram pequenos. A idade em que o problema foi notado vai orientar as principais causas a serem pensadas. Por exemplo, nos primeiros três anos de vida o crescimento faz-se principalmente por meio de fatores nutricionais. Quando a desaceleração é notada a partir dessa idade, chama a atenção para doenças hormonais como a deficiência de hormônio de crescimento.
- Uso de medicações, inclusive tópicas – algumas medicações, principalmente corticoides, são utilizadas com muita frequência pela população, seja sob a forma de cremes/pomadas contendo hidrocortisona, fludrocortisona, dexametasona, seja como xaropes, seja com prednisolona ou dexametasona. O uso desses medicamentos por longos períodos pode influir no crescimento. Vale lembrar que na história do paciente pode haver referência ao uso de "xaropes para a tosse" que na verdade correspondem a medicações com corticoide.
- Que medidas já foram tomadas para essa queixa, exames realizados previamente, tratamentos feitos – muitas vezes, inúmeros exames desnecessários já foram realizados, o que angustia muito os pais. É importante identificar tratamentos feitos, pois muitos deles podem ser iatrogênicos e prejudicar ainda mais o crescimento.
- Identificar como os pais estão vendo o problema – que fatores contribuem para a apreensão dos pais. Quais as expectativas que trazem em relação à identificação de causas e quanto às possibilidades de tratamento.

Antecedentes pessoais

Período gestacional – condições da gestação. Fatores relacionados à mãe, assim como ao meio ambiente podem interferir no crescimento da criança desde a época da concepção. Salientam-se entre esses fatores idade materna, doenças sistêmicas, intervalo entre os partos, ganho de peso durante a gestação, intercorrências durante a gestação, como pré-eclâmpsia, infecções, exposição a medicamentos, drogas, fumo, alcoolismo e irradiação. Se a mãe fez pré-natal, é possível obter-se dados sobre alterações do crescimento da altura uterina. Entre todos os problemas que podem comprometer o crescimento do feto, deve-se salientar o hábito de fumar durante o período de gestação, que pode levar a uma redução de até 1,5cm na altura de nascimento e de 170 a 250g no peso, quando a mãe fuma mais de 10 cigarros por dia.

Período neonatal – o peso e o comprimento ao nascimento são fundamentais, pois informam sobre as condições de gestação que podem indicar a presença de restrição do crescimento intrauterino, o que aponta para fatores adversos que atuaram no período neonatal, com consequências importantes para o crescimento pós-natal.

Desenvolvimento neuropsicomotor – o crescimento deficiente pode ou não evoluir com atraso do desenvolvimento neuropsicomotor, com ênfase na deficiência mental, presente nas doenças genéticas, no hipotireoidismo congênito e nas doenças do sistema nervoso central.

História alimentar pregressa e atual – a história alimentar pregressa pode ajudar a identificar fatores nutricionais que podem ter levado à desnutrição pregressa comprometendo a altura atual. Em crianças maiores e adolescentes, a presença de restrições importantes na alimentação podem prejudicar o crescimento, como é o caso da anorexia nervosa.

Doenças anteriores ou atuais – crianças com histórico de doenças respiratórias (asma brônquica grave), cardíacas, gastrintestinais, hepáticas, endócrinas, renais, reumatológicas, entre outras, podem apresentar baixa estatura devido à doença de base ou ainda pelo uso de medicações utilizadas para o tratamento dessas doenças.

Antecedentes familiares – é importante obter informações sobre a altura dos pais e irmãos, e a idade de menarca materna e entrada na puberdade do pai. Uma das principais causas de baixa estatura é o atraso constitucional do crescimento que ocorre quando a criança entra em puberdade mais tardiamente e o estirão ocorre em idade mais avançada. Na maioria das vezes, há uma história familiar de atraso no início da puberdade, o que parece indicar uma tendência genética nas características da puberdade.

Embora a contribuição genética não possa ser quantificada de forma exata, uma estimativa da altura final (alvo estatural ou altura-alvo) pode ser obtida pela média da altura dos pais ajustada para o sexo da criança, como já foi visto.

Doenças familiares que podem cursar com alterações no crescimento e que ainda não tenham sido diagnosticadas na criança, como a doença celíaca, devem ser investigadas.

Condições sociais e ambientais

Avaliar as condições ambientais procurando fatores que possam interferir no crescimento, principalmente a disponibilidade alimentar. Está plenamente aceito que crianças submetidas a agravos emocionais e/ou marginalizadas, do ponto de vista biopsicossocial, apresentam crescimento físico deficiente, além do reconhecido prejuízo do desenvolvimento emocional. Baixa estimulação ambiental é condição observada em relação às crianças institucionalizadas que podem levar ao bloqueio da produção do hormônio de crescimento.

Exame físico

O exame físico tem como objetivo avaliar as condições gerais de saúde da criança e identificar sinais que possam indicar alguma doença sistêmica que poderia ser responsável pela alteração do crescimento. Ele deve ser, portanto, completo, pesquisando-se principalmente os sinais de doenças que se sabe levam a comprometimento da altura. Na inspeção geral, observar as características da fisionomia da criança e as alterações da forma do corpo como um todo. Muitas doenças comprometedoras do crescimento já podem ser suspeitadas pela inspeção da criança, principalmente as síndromes genéticas.

Avaliação do estado nutricional – caracterizar o estado nutricional da criança, confirmando a presença de eutrofia ou distrofia. Deve-se procurar os sinais indicativos das três mais frequentes distrofias por carência que podem comprometer o crescimento (desnutrição, raquitismo e anemia).

Avaliação do desenvolvimento pubertário – no sexo *masculino,* essa avaliação engloba o exame de genitais, pelos pubianos, axilares e faciais, volume testicular e timbre da voz. No sexo *feminino,* mamas, pelos pubianos e axilares. O exame dos genitais, em especial, é indispensável para a avaliação da idade genital, que, por sua vez, tem um significado clínico muito importante, símile ao da idade óssea. Sabe-se que nas crianças com atraso do crescimento constitucional quanto mais tarde o aparecimento da puberdade maiores as oportunidades de uma estatura final normal: assim, idade genital atrasada melhora o prognóstico de crianças portadoras de crescimento deficiente, porém capazes de usufruir do estirão da puberdade.

Antropometria

As medidas fundamentais para a avaliação do crescimento são a altura ou comprimento e o peso da criança. As medidas do perímetro cefálico também são importantes,

a microcefalia pode chamar a atenção para síndromes genéticas como síndrome de Down, Silver-Russell ou ainda para infecções congênitas como citomegalovirose e toxoplasmose que levam à redução do comprimento e do peso ao nascer.

Algumas considerações devem ser feitas em relação às medidas e gráficos utilizados na prática pediátrica.

Medidas

As medidas de altura devem ser realizadas de forma muito precisa. De maneira geral, a criança com idade inferior a 2 anos é medida na posição deitada em supino e a partir dessa idade na posição ereta (utilizando-se estadiômetro de pelo menos 80cm). A técnica para a medição da estatura está explicada na figura II-1.

As medidas devem ser feitas por indivíduos treinados. Para trabalhos que estudam os dados de estatura, recomenda-se a realização de três medidas da altura, sendo que a variação entre uma medida e outra não deve passar de 0,3cm, anotando-se a altura média. Para a avaliação da velocidade de crescimento, um intervalo mínimo de três meses é necessário, sendo preferível um intervalo de seis meses.

Gráficos

Para avaliar se o crescimento de uma criança está normal, deve-se comparar o valor da altura com o de outras crianças de mesmo sexo e altura, raça e localidade. Até 2006, utilizavam-se as curvas de crescimento do NCHS (*National Center for Health Statistics*), adotado pela OMS (Organização Mundial da Saúde) como referência internacional para a avaliação do crescimento. Devido às limitações apresentadas pelas curvas de crescimento do NCHS, a OMS criou um grupo de estudos para construir curvas que constituíssem o padrão de crescimento de crianças de 0 a 5 anos de idade. Em vez de uma referência para comparação, tem-se agora um padrão que expressa o crescimento que as crianças deveriam ter se tivessem as condições ideais para a realização do seu processo de crescimento. Mais detalhes sobre essas curvas podem ser vistos no capítulo Crescimento, já citado anteriormente.

Para a comparação de crianças com condições especiais, existem gráficos específicos elaborados para avaliar o crescimento de crianças que apresentam algumas doenças e síndromes como as síndromes de Turner e de Down, acondroplasia. Nessas condições, há comprometimento da altura e, por isso, essas crianças devem ser acompanhadas em gráficos específicos para avaliar as condições de saúde e evitar exames laboratoriais e encaminhamentos desnecessários.

Em relação às crianças prematuras, também estão disponíveis gráficos específicos, que servem de referência para a avaliação do seu crescimento, como por exemplo o de Babson. Não existem, contudo, curvas que expres-

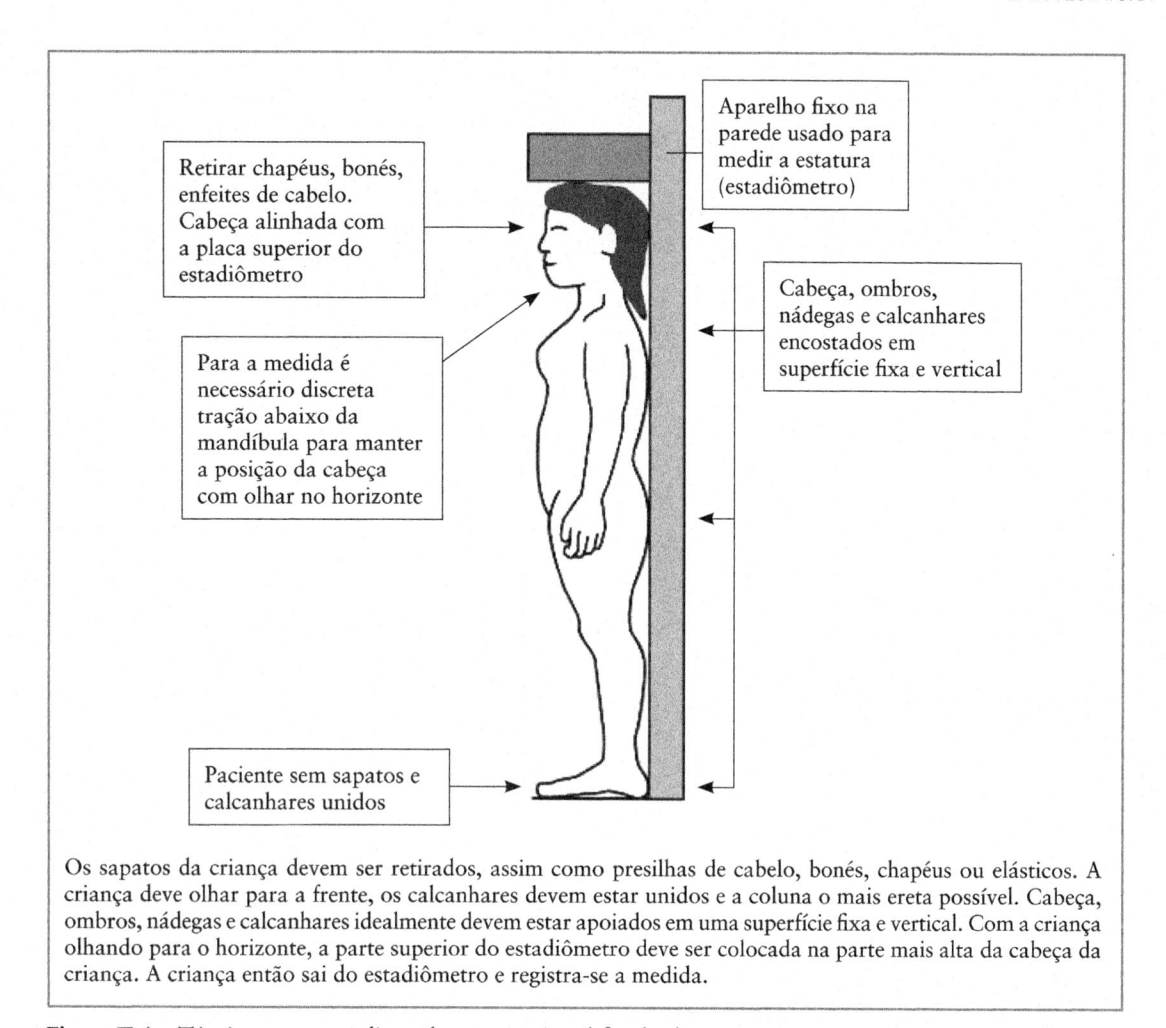

Os sapatos da criança devem ser retirados, assim como presilhas de cabelo, bonés, chapéus ou elásticos. A criança deve olhar para a frente, os calcanhares devem estar unidos e a coluna o mais ereta possível. Cabeça, ombros, nádegas e calcanhares idealmente devem estar apoiados em uma superfície fixa e vertical. Com a criança olhando para o horizonte, a parte superior do estadiômetro deve ser colocada na parte mais alta da cabeça da criança. A criança então sai do estadiômetro e registra-se a medida.

Figura II-1 – Técnica para a medição de estatura (modificado de Up to Date, 2008).

sem o padrão ideal de crescimento para essas crianças. Por este motivo a maioria dos estudos usa as curvas-padrão (NCHS ou OMS) corrigindo a idade gestacional para 40 semanas. Dessa forma, se a criança nasceu com 28 semanas e hoje ela tem 4 meses, seus pontos no gráfico deveriam ser marcados como se ela tivesse 1 mês de vida (12 semanas mais nova).

Proporções corporais

Algumas doenças que evoluem com comprometimento do crescimento levando tanto à baixa quanto à alta estatura são caracterizadas por desproporções nos segmentos corporais. Por isso, são necessárias algumas medidas adicionais nessas crianças:

– perímetro cefálico;
– segmento inferior (distância da sínfise púbica até o chão);
– segmento superior, ou altura sentada, que é o segmento inferior subtraído da altura total;
– envergadura (medida, com braços abertos, da ponta do dedo médio de uma mão à outra). É importante

para descartar algumas síndromes, como a acondroplasia e a hipocondroplasia, que têm como característica membros mais curtos. O valor considerado normal é a diferença em relação a estatura de até 5cm).

Existem também gráficos para avaliar essas medidas. A relação segmento superior/segmento inferior permite classificar as baixas estaturas em proporcionadas ou desproporcionadas, apontando hipóteses para o diagnóstico. Os valores normais para essa relação de acordo com a idade são:

Ao nascimento – 1,7.
Aos 3 anos – 1,3.
Aos 7 anos – 1,0.
Adulto – 0,8.

Se os valores estão alterados, faz-se o diagnóstico de baixa estatura desproporcionada que engloba os dismorfismos ósseos. As desproporções podem ser por redução do segmento inferior (acondroplasia) ou superior (doença de Mórquio), com aumento ou diminuição dessa relação.

Maturação esquelética

O potencial de crescimento de um indivíduo pode ser presumido por meio da progressão da ossificação das epífises ósseas. Os centros de ossificação do esqueleto aparecem e progridem em uma sequência conhecida nas crianças normais, permitindo assim que a maturação esquelética possa ser comparada com a idade cronológica. Esse conceito constitui a base da idade óssea ou idade do esqueleto. Embora ainda não sejam totalmente conhecidos quais os fatores que interferem na maturação do esqueleto, alguns fatores têm influência direta, como genética, hormônios tireoidianos, hormônio de crescimento e hormônios sexuais.

Após o período neonatal, quando geralmente se utiliza a radiografia do joelho para estimar a idade do esqueleto, a radiografia de mão e punho esquerdos é a mais utilizada para determinar a idade óssea, utilizando-se como referência o atlas de Greulich e Pyle. Nesse método, são considerados normais valores com diferença de dois anos de idade para mais ou para menos, por isso é preciso ter cuidado com a utilização da idade óssea em crianças com idade inferior a 2 anos. Embora esse atlas seja o mais difundido para o diagnóstico da idade óssea, seus valores são passíveis de crítica, havendo algumas vezes erros por discrepância entre a idade dos ossos da mão e dos ossos do punho.

Alguns estudos defendem um outro método para a determinação da idade óssea, que deve ser feita baseada em um escore para cada osso da mão, desenvolvido por Tanner e Whitehouse. A escolha da mão esquerda é uma convenção, já que seria muito dispendiosa a radiografia de corpo inteiro, além dos riscos de uma exposição maior à radiação. Em qualquer um dos dois métodos, vale ressaltar que o profissional responsável pelo laudo deve ter experiência em determinar idade óssea. A maturação esquelética normal varia com o sexo, existindo diferenças marcantes entre o sexo masculino e o feminino. Diferenças étnicas devem ser também consideradas. Ambos os métodos utilizados foram realizados com crianças brancas que não apresentavam nenhuma doença, dessa forma podem haver erros quando a avaliação é feita para crianças com anomalias esqueléticas, alterações endócrinas, entre outras.

A idade óssea pode ser utilizada para avaliar as possibilidades de crescimento da criança, estabelecendo uma previsão para a altura final, ou seja, sua estatura na vida adulta. Quanto mais atrasada a idade óssea em relação à idade cronológica, maior o período de tempo que a criança terá para crescer antes do fechamento da cartilagem de crescimento. O método clássico para a previsão de altura, desenvolvido por Bayley e Pinneau, é baseado na idade óssea, utilizando-se o atlas de Greulich e Pyle e na altura atual da criança. Posteriormente, Tanner et al. refinaram o método utilizando, além da altura e a idade óssea, a idade cronológica, a altura-alvo e o peso. É claro que todas essas previsões são empíricas e nunca devem ser usadas como verdades absolutas. Pode-se concluir que quanto mais avançada a idade óssea e a cronológica, mais fidedigna é a previsão de altura, já que o indivíduo se aproxima cada vez mais do final do processo de crescimento. Como foi referido para a idade óssea, essas previsões também foram elaboradas para crianças normais, não podendo ser utilizadas para crianças com anormalidades do crescimento.

CLASSIFICAÇÃO DA BAIXA ESTATURA

Com base nesses dados (anamnese, exame físico e velocidade de crescimento), é possível classificar a baixa estatura em grandes grupos para facilitar a investigação de suas causas, como visto na figura II-2.

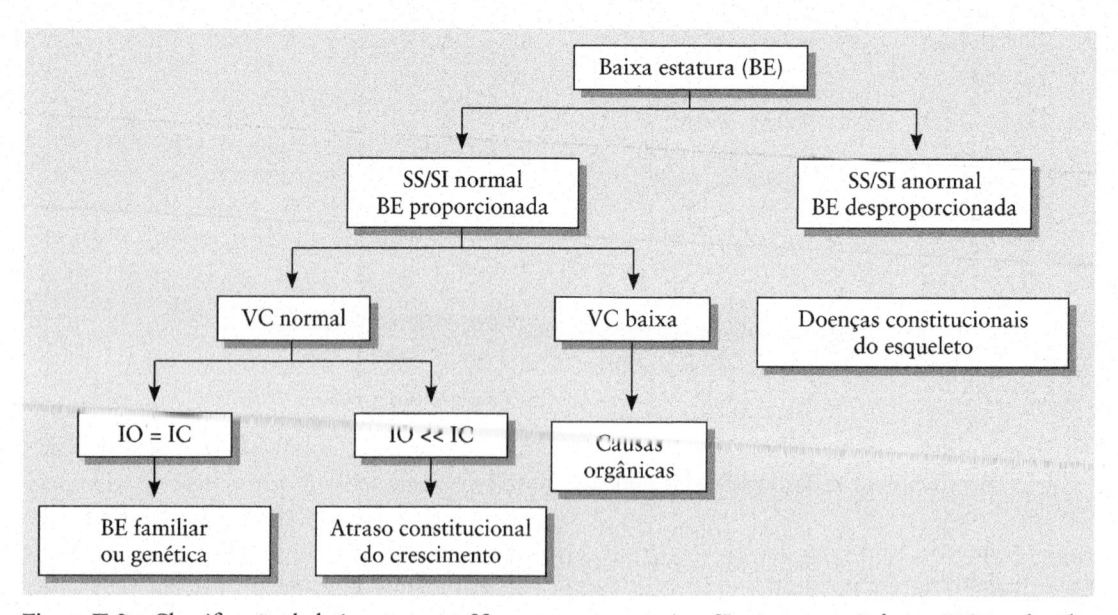

Figura II-2 – Classificação da baixa estatura. SS = segmento superior; SI = segmento inferior; VC = velocidade de crescimento; IO = idade óssea; IC = idade cronológica.

Etapa III – Investigação laboratorial

Nas crianças que crescem com velocidade normal e que não apresentam antecedentes importantes de morbidade nem alterações ao exame físico, recomenda-se investigação laboratorial mínima com hemograma completo, análise do sedimento urinário e radiografia de punhos para a avaliação da idade óssea.

Com esses exames podemos afastar os principais agravos que podem estar associados à baixa estatura, mesmo quando essa for de etiologia constitucional. Exclusivamente em crianças com idade inferior a 2 anos, recomenda-se também a realização de urocultura (pois a infecção do trato urinário pode ocorrer sem sintomatologia específica nessa faixa etária e ser causa de baixo ganho pondoestatural) e da dosagem de cálcio, fósforo e fosfatase alcalina, para afastar carência de vitamina D como fator agravante do déficit de crescimento e raquitismo hipofosfatêmico, que pode apresentar-se, de início, apenas com baixa estatura. Vale ressaltar que esses exames só deverão ser solicitados em crianças com idade superior a 2 anos, quando houver sintomas e sinais indicativos dessas doenças.

Nas crianças com crescimento lento, a idade óssea estará atrasada (mais que dois anos em relação à cronológica) e nas com baixa estatura intrínseca ou familiar a idade óssea será igual a cronológica. Algumas doenças, como hipotireoidismo, hipocortisolismo, também cursam com atraso da idade óssea, mas nesses casos também ocorre alteração da velocidade de crescimento e presença de sinais clínicos dessas doenças.

Quando a velocidade de crescimento estiver abaixo da esperada ou a baixa estatura for muito acentuada, recomenda-se acompanhamento com mais frequência da criança e investigação mais aprofundada. É claro que a solicitação de exames laboratoriais nesses casos será direcionada pelos dados de anamnese e exame físico, especialmente quando a criança apresentar sinais e sintomas evidentes de doenças específicas. Antes de encaminhar a criança para uma avaliação endocrinológica, cabe ao pediatra afastar doenças que podem ser a causa de crescimento atenuado. Apenas 1% das crianças com baixa estatura apresentam doença endócrina, portanto, muitas outras causas podem estar associadas ao atraso da velocidade de crescimento e da idade óssea, como as doenças crônicas, a desnutrição atual ou pregressa e a privação psicossocial.

A investigação laboratorial na baixa estatura deve ser direcionada pela anamnese e pelo exame físico.

Idade óssea (IO) pode ajudar a diferenciar entre as duas causas mais comuns de baixa estatura que são variantes da normalidade: baixa estatura familiar (idade óssea é igual a cronológica) ou baixa estatura por atraso constitucional do crescimento com atraso no início da puberdade (idade óssea atrasada em relação à idade cronológica). Além disso, a idade óssea pode ser utilizada como fator prognóstico, já que quanto mais atrasada, maior a chance de crescimento, se for necessário tratamento.

Além dos exames guiados por achados clínicos, algumas doenças que podem apresentar-se com baixa estatura como sua única ou, na verdade, primeira manifestação nos obrigam a colher alguns exames, quando já foram afastadas as hipóteses de baixa estatura familiar e atraso constitucional do crescimento e não havendo indicativos de doenças específicas:

– deve-se excluir a síndrome de Turner que pode cursar apenas com baixa estatura sem o restante do fenótipo que facilitaria seu diagnóstico, solicitando-se o cariótipo;
– afastar doença celíaca, solicitando-se o anticorpo antiendomísio ou antitransglutaminase tecidual;
– pesquisar acidose tubular renal que, nos quadros leves, pode não apresentar outras alterações, sendo recomendada coleta de gasometria venosa e urina tipo I, se possível com pH de urina fresca.

PRINCIPAIS CAUSAS DE BAIXA ESTATURA

Variantes da normalidade

Baixa estatura familiar ou origem genética – sem dúvida é a causa mais frequente de baixa estatura. Caracteristicamente, são crianças que sempre seguiram no limite inferior ou abaixo da curva de crescimento. Apresentam alvo familiar baixo, a velocidade de crescimento é normal e a idade óssea é compatível com a idade cronológica. Nesses casos, é importante que o pediatra tranquilize a família esclarecendo que não se trata de nenhum problema de saúde, e sim de um crescimento conforme os padrões da herança genética familiar. É importante reforçar que não é necessário nenhum tratamento. Deve-se escutar e tranquilizar a criança que muitas vezes gostaria de ser um pouco mais alta, o que pode gerar ansiedade e frustração por não conseguir atingir a altura esperada. Consultas semestrais para acompanhar a velocidade de crescimento ajudam a mostrar a normalidade do processo de crescimento da criança.

Atraso constitucional do crescimento (Quadro II-3) – constitui outra causa muito frequente de queixa ao pediatra. É caracterizada por baixa estatura, mas com velocidade de crescimento normal, puberdade atrasada, estirão puberal atrasado e altura na vida adulta normal. A maioria dos pacientes com atraso de crescimento começam a desviar da curva de normalidade nos primeiros anos de vida e tipicamente por volta dos 2 anos estão discretamente abaixo do percentil 5 para a altura. Essas crianças apresentam alvo estatural normal e idade óssea atrasada em relação à cronológica, o que permite uma

Quadro II-3 – Critérios para o diagnóstico de atraso constitucional de crescimento e maturação.

Ausência de história familiar de doenças sistêmicas
Nutrição normal
Exame físico normal, inclusive proporções corporais
Exames laboratoriais básicos normais
Altura abaixo de 2 desvios-padrão
Velocidade de crescimento > p5 para sexo/idade
Puberdade atrasada
– meninos: não atingir P2 até 15,6 anos e G2 até 13,8 anos
– meninas: não atingir M2 até 13,3 anos
Idade óssea atrasada

margem de crescimento maior. É importante tranquilizar os pais, para que não seja necessário nenhum tratamento e que o prognóstico é bom, uma vez que a criança poderá atingir altura normal ao final da puberdade.

Restrição do crescimento intrauterino

A restrição do crescimento intrauterino (RCIU) é definida como peso e/ou comprimento ao nascimento abaixo de 2 desvios-padrão da média da idade gestacional. As causas para a RCIU podem vir de alterações intrínsecas do feto, insuficiência placentária e/ou doenças maternas.

As crianças que tiveram RCIU e/ou foram pequenas para idade gestacional (abaixo do percentil 10 na curva de crescimento intrauterino) podem não conseguir recuperar (*catch-up*) a estatura perdida no período intrauterino e persistirem com baixa estatura.

Existem diferenças na retomada de crescimento entre os recém-nascidos pré-termo (RNPT) e os a termo pequenos para a idade gestacional (RNPIG) ou com RCIU. Os prematuros geralmente apresentam uma retomada mais lenta do crescimento do que os RNPIG. É claro que a retomada do crescimento, tanto de RNPT como de RNPIG, depende também da presença e da gravidade dos problemas que essas crianças tenham apresentado no período gestacional e neonatal (doenças maternas, infecções, anoxia grave, hipotermia, hiperbilirrubinemia, distúrbios metabólicos).

Espera-se que os RNPIG ou com RCIU recuperem o crescimento e atinjam a curva normal entre os 6 e os 12 meses de vida, quando não apresentam doenças ou malformações associadas ao baixo peso de nascimento. A proporcionalidade entre peso, estatura e perímetro cefálico nos RNPIG é fator de mau prognóstico em termos de recuperação pondoestatural, pois reflete um comprometimento do feto em época mais precoce da gestação.

Quanto aos RNPT, a normalização do perímetro cefálico ocorre por volta dos 18 meses; do peso, até os 24 meses; e da altura, até o terceiro ano de vida. Crianças que nascem com menos de 27 semanas de gestação podem demorar mais para atingir a curva normal.

Estima-se que 8 a 20% das crianças RNPIG ou com RCIU não consigam atingir a curva normal até os 3 anos de idade, permanecendo como portadoras de baixa estatura. Recentemente, o uso de hormônio de crescimento para tratar essas crianças foi aprovado pelo FDA, entretanto, esse tratamento só deve ser iniciado com orientação do endocrinologista, tendo em vista sua complexidade e custo.

Baixa estatura desproporcionada

Osteocondroplasias – representam um grupo heterogêneo de doenças caracterizadas por anormalidades intrínsecas da cartilagem e/ou dos ossos. Essas doenças têm em comum: transmissão genética, alterações no tamanho e/ou forma dos ossos dos membros, coluna e/ou crânio e alterações radiológicas dos ossos.

Existem mais de 100 doenças englobadas nesse grupo, no entanto duas são de maior importância, pois são as mais comuns, a acondroplasia e a hipocondroplasia.

• **Acondroplasia** – é a mais comum das osteocondroplasias, com frequência de cerca de 1:26.000. Sua transmissão é autossômica dominante e 90% dos casos são devidos a mutações novas. Crianças homozigotas para essa doença apresentam quadro grave com óbito ainda quando lactentes devido à insuficiência respiratória pelo tórax muito pequeno. A baixa estatura pode não ser evidente até os 2 anos de idade, mas o desvio da curva de crescimento é evidente e progressivo. A altura média do adulto é de 131cm para os homens e 124cm para as mulheres. Existem curvas específicas para as crianças com acondroplasia que devem ser usadas assim que se fizer o diagnóstico, para o acompanhamento da normalidade do crescimento, evitando-se assim outras investigações desnecessárias. Com o passar dos anos, o diagnóstico torna-se mais fácil, pois começam-se a notar outras alterações do esqueleto como macrocefalia, ponte nasal baixa, lordose lombar, mãos pequenas em tridente e rizomelia (encurtamento proximal dos membros superiores e inferiores). Alterações radiológicas incluem corpos vertebrais pequenos e em forma de cubo, com pedículos pequenos e com estreitamento progressivo da distância interpedicular da lombar. As asas do ilíaco são pequenas, o forame magno estreito, podendo levar à hidrocefalia e à compressão nervosa que pode se originar da cifose, estenose do canal espinhal ou lesões do disco.

• **Hipocondroplasia** – foi descrita como uma forma leve da acondroplasia, no entanto as duas doenças têm transmissão autossômica dominante e não ocorrem nas mesmas famílias. As características faciais da acondroplasia estão ausentes e a rizomelia e a baixa estatura são menos intensas. As alturas do adulto estão geralmente entre 120 e 150cm. Assim como a acondroplasia, a estatura pode não chamar a atenção até os 2 anos de idade, mas também se desvia progressivamente.

Causas viscerais

As doenças sistêmicas que causam baixa estatura são várias e podem ser divididas por sistemas. No entanto, não cabe neste capítulo discorrer sobre todas as doenças que podem levar à baixa estatura. Serão citados os sistemas e em alguns casos descritas as peculiaridades de algumas doenças.

Causas renais – constituem uma das causas mais frequentes de baixa estatura de causa visceral e englobam várias entidades: acidose metabólica crônica, retenção azotada, hipostenúria, perda urinária de sódio e potássio, albuminúria, aminoacidúria, uremia, síndrome de Fanconi e acidose tubular renal. Doenças associadas como hipertensão, desnutrição, anemia, infecção, doença óssea complicam a evolução da baixa estatura. A idade de início da disfunção renal é um fator importante na baixa estatura, pois quanto mais precoce a insuficiência renal maior a alteração do crescimento. A correção posterior da insuficiência renal não dá a certeza da recuperação do crescimento para uma faixa normal. Em um estudo em que o transplante renal foi realizado antes dos 15 anos de idade, com idade média de hemodiálise de 10,6 anos e transplante inicial aos 11,8 anos, o desvio-padrão da altura não melhorou significativamente. Aproximadamente 75% dos indivíduos adultos tiveram sua altura abaixo do percentil 3. Geralmente há história da doença, exceto em casos de acidose tubular renal leve, devendo ser rastreada como mencionado acima. Embora a falência do crescimento de causa renal não seja por deficiência de hormônio de crescimento, o tratamento com hormônio de crescimento provou ser útil no crescimento desses indivíduos.

Doenças cardíacas – o mecanismo básico do atraso de crescimento em crianças cardiopatas reside na disfunção do aparelho cardiovascular, com maior importância da hipóxia, com ou sem cianose. Além disso, outros fatores como desnutrição, hipermetabolismo, oferta diminuída de nutrientes aos tecidos, decorrente do menor débito cardíaco e infecções pulmonares recorrentes podem ser apontados como fatores que agravam o prognóstico da altura. A maioria dos defeitos cardíacos é congênita, portanto, essas crianças cursam com RCIU. As correções cirúrgicas geralmente resultam na retomada do crescimento, frequentemente com uma fase de *catch-up*. Infelizmente, em alguns casos, a cirurgia tem de ser postergada até que a criança tenha peso suficiente, levando a um ciclo vicioso, no qual a criança não ganha peso e altura pela cardiopatia, mas não pode ser operada pelo baixo peso. Nessas condições, uma atenção extra deve ser dada à ingestão calórica, diminuição da hipóxia e tratamento da insuficiência cardíaca, para maximizar o tratamento para que o paciente possa ser operado o mais breve possível.

Doenças do trato gastrintestinal – a diminuição de nutrientes para as células leva à baixa estatura. Dessa forma, doenças intestinais associadas com absorção inadequada de calorias e proteínas podem cursar com baixa estatura. Não é incomum que em alguns casos faltem outros sintomas da má absorção ou da inflamação crônica do intestino, ficando como único sinal clínico a desaceleração do crescimento. Por isso, algumas doenças como a celíaca (enteropatia induzida pelo glúten) e as inflamatórias intestinais (doença de Crohn e retocolite ulcerativa) devem entrar no diagnóstico diferencial da baixa estatura inexplicada. Para o diagnóstico de doença celíaca, o anticorpo antiendomísio ou o antitransglutaminase tecidual deve ser dosado e, uma vez positivo, a criança deve ser encaminhada ao gastroenterologista pediátrico para confirmação do diagnóstico, por meio da biópsia do duodeno. O anticorpo antigliadina apresenta baixa especificidade, portanto só deve ser utilizado se não houver a possibilidade da dosagem dos outros dois anticorpos. Após confirmado o diagnóstico, deve ser instituída dieta sem glúten, que leva à melhora na velocidade de crescimento.

A baixa estatura encontrada na doença de Crohn provavelmente representa uma combinação entre má absorção, anorexia, inflamação crônica e uso prolongado de corticoides. A desaceleração do crescimento pode preceder outras manifestações clínicas como febre, dor abdominal e diarreia. Uma velocidade de hemossedimentação (VHS) elevada pode sugerir o diagnóstico, no entanto, a confirmação é obtida com a colonoscopia/endoscopia e biópsia.

Doenças pulmonares – pacientes submetidos a hipoxemia crônica apresentam baixa estatura. Nos pacientes asmáticos, o uso de corticoide oral repetidamente, por prescrição médica ou por conta própria, pode comprometer o crescimento, levando à baixa estatura. A fibrose cística é o exemplo clássico da baixa estatura associada à doença pulmonar, embora o déficit de crescimento possa estar associado não só ao comprometimento pulmonar, mas também à disfunção pancreática. A *Cystic Fibrosis Foundation* refere que 18% dos pacientes apresentam altura no percentil menor que 5. Além disso, o aparecimento de diabetes, o uso de corticoide e a presença de infecções frequentes contribuem para a velocidade de crescimento baixa.

Endocrinopatias

Constituem a minoria das causas de baixa estatura, correspondendo a aproximadamente 1%. Várias alterações endócrinas podem ser causas de baixa estatura, como hipotireoidismo, hipocortisolismo, hipercortisolismo, puberdade precoce, deficiência de hormônio de crescimento.

Apesar de o hipotireoidismo congênito se manifestar com um quadro clássico, o hipotireoidismo que ocorre em crianças de mais idade (hipotireoidismo pós-tireoidite de Hashimoto ou por descompensação de uma glândula tireóidea hipoplástica ou ectópica) geralmente não se acompanha por retardo mental ou por atrasos muito evidentes da idade óssea, o que tem levado a um considerável atraso no diagnóstico das crianças com baixa estatura por essa etiologia. Portanto, antes de solicitar dosagens de hormônio de crescimento, devem-se realizar as dosagens de T_4 livre e TSH, mesmo porque nos casos de doença hipofisária, muitas vezes, também há acometimento da tireoide.

O hormônio de crescimento passa a ter maior importância no crescimento propriamente dito a partir dos 3 anos de idade. Até essa idade, geralmente as crianças apresentam tamanho normal. A secreção do hormônio de crescimento geralmente ocorre em picos, com maiores elevações durante o período de sono, sendo quase sempre normais os valores basais, mesmo nos indivíduos com hipopituitarismo. Portanto, quando houver indicação para a dosagem de hormônio de crescimento, o pediatra deverá *encaminhar a criança ao endocrinologista,* para a realização de testes com estimulação. Há necessidade de pelo menos dois testes, pois 10 a 20% das crianças normais não respondem a apenas um teste.

Síndromes genéticas

A grande maioria das síndromes cursam com baixa estatura, por isso, as crianças portadoras dessas síndromes devem ser seguidas quanto a seu crescimento em curvas próprias para essas síndromes, quando estiverem disponíveis.

Síndrome de Down – a trissomia do 21 é a anormalidade cromossômica mais comum associada a atraso de crescimento e sua prevalência é de 1 em 600 nascidos vivos. As crianças com síndrome de Down costumam nascer com cerca de 500 gramas e 2 a 3cm a menos do que as crianças sem a trissomia. O déficit de crescimento persiste na vida pós-natal e está associado com atraso da maturação esquelética. Além disso, o estirão é tardio e menos intenso. A altura do adulto varia de 135 a 170cm em homens e 127 a 158cm em mulheres. Os fatores que levam à baixa estatura não são conhecidos.

Síndrome de Turner – a baixa estatura pode ser o único sinal da síndrome, quando não existem outros sinais como baixa estatura ao nascimento, linfedema de mãos e pés, pescoço curto e com excesso de pele (pescoço alado), baixa inserção de cabelos, cúbito valgo, cardiopatia, puberdade atrasada ou adolescentes com amenorréia primária ou secundária. A baixa estatura ocorre em cerca de 95 a 100% das portadoras da síndrome. Algumas características do crescimento nessa síndrome já foram identificadas: 1. discreto RCIU, com peso médio de 2.800 gramas e comprimento de 48,3cm; 2. compri-

mento normal e velocidade de crescimento normal até os 3 anos de idade; 3. queda progressiva na velocidade de crescimento dos 3 aos 14 anos; 4. fase de adolescência prolongada, caracterizada por retorno parcial à curva de altura, isto é, como demoram mais para entrar em puberdade, sendo que a maioria só o faz com auxílio de medicamentos, podem aproximar-se do percentil 3 da curva de crescimento. A altura na vida adulta é geralmente entre 142 e 146,8cm. A causa para essa baixa estatura provavelmente se deve ao gene SHOX (*short stature homeobox-containing gene*), o qual está localizado no cromossomo X, sendo que para um crescimento eficiente deve estar presente em duplicata, isto é, um em cada cromossomo X. Como na síndrome de Turner o cariótipo é 45X0, a haploinsuficiência leva à baixa estatura e também pode explicar algumas outras alterações fenotípicas. Embora esses pacientes apresentem dosagens de hormônio de crescimento normais na infância, há relatos de diminuição dos seus níveis nas adolescentes. A introdução precoce de hormônio de crescimento nessas pacientes pode permitir a essas meninas atingirem alturas melhores na fase adulta. O tratamento só deve ser feito pelo endocrinologista.

Doenças hematológicas

As anemias crônicas, como a falciforme, são caracterizadas por baixa estatura. As causas dessa baixa estatura incluem diminuição da oferta de oxigênio aos tecidos, aumento do trabalho cardiovascular, desnutrição e elevação do consumo energético devido à hematopoese aumentada.

Infecções crônicas

Infecções crônicas e maciças por parasitas sistêmicos e intestinais podem contribuir para a desnutrição e ser a causa de baixa estatura.

Nanismo psicossocial

Está plenamente aceito que crianças submetidas a agravos emocionais e/ou marginalizadas, do ponto de vista biopsicossocial, apresentam crescimento físico deficiente, além do reconhecido prejuízo do desenvolvimento emocional. Baixa interação ambiental é condição frequentemente observada nas crianças institucionalizadas.

Outras

Baixa estatura idiopática – muitas vezes, não é possível incluir a criança em nenhum dos grupos anteriormente citados. Essas crianças podem ter baixa estatura idiopática, existindo controvérsias quanto ao tratamento. Nos Estados Unidos, já há indicação de hormônio de crescimento para esses casos, liberado pelo FDA. No entanto, há dados conflitantes na literatura quanto às vantagens de seu uso. No Brasil, não está liberado o uso de hormônio de crescimento para o tratamento desses casos.

TRATAMENTO

Ao levar ao pediatra seus filhos de baixa estatura de causa familiar, muitas mães verbalizam claramente: "trouxe meu filho aqui para o senhor prescrever um remédio para ele crescer". Na realidade, *nada altera o baixo potencial de crescimento dessas crianças*. É fundamental esclarecer que não há indicação para hormônios, anabolizantes, fortificantes e vitaminas. O que se deve fazer é remover os obstáculos possíveis, para que essas crianças possam aproveitar ao *máximo* seu *potencial de crescimento*.

Assim, é importante cuidadosa revisão da alimentação da criança e correção dos eventuais distúrbios presentes; impõe-se, também, a revisão dos próprios hábitos de vida diária, evitando o sedentarismo, pois a atividade física é um fator de crescimento que não pode ser negligenciado. Eliminar focos de infecção crônica, parasitoses e outras doenças talvez de menor importância clínica, mas que para essas crianças podem constituir-se em "fatores de desaceleração do crescimento". O ambiente psicossocial da criança deve ser objeto de cuidados especiais, identificando eventuais distúrbios da dinâmica familiar, que podem necessitar de acompanhamento psicológico, mas também para prevenir a habitual superproteção relacionada às crianças de baixa estatura (que pode envolver até um processo de infantilização).

Nos casos de variações da normalidade, passa a ser importante a tranquilização da família e principalmente da criança ou do adolescente, quanto à ausência de doenças e ao prognóstico. É fundamental que o pediatra identifique como a criança/adolescente está vivenciando essa situação e procure esclarecê-la em suas dúvidas, dando-lhe todo o apoio necessário. As variações normais no processo de crescimento e da altura aparecem como um problema tanto para o paciente como para a família em função da importância que a altura dos indivíduos tem na sociedade. Daí a necessidade de tentar criar um ambiente emocional propício para a criança de baixa estatura, com minimização da altura como índice de *status* e valorização dos outros atributos.

O tratamento varia com a causa da baixa estatura. Os hormônios tireoidianos serão prescritos para crianças com hipotireoidismo e hormônio do crescimento para crianças com deficiência de hormônio de crescimento, sob a orientação do endocrinologista.

PROGNÓSTICO

O prognóstico varia com a causa da baixa estatura e a idade em que o tratamento pode ser iniciado. Geralmente, nos meninos o crescimento linear é mais importante até a idade óssea de 16 anos, e na menina, de 14 anos. Diagnósticos realizados após esse período têm prognóstico ruim, independente de sua causa, pois já houve praticamente o fechamento da cartilagem de crescimento. Vale ressaltar que o prognóstico no atraso constitucional do crescimento é sempre melhor, mas também vai depender da herança familiar, ou seja, do potencial genético do crescimento.

BIBLIOGRAFIA

1. Bricks LF, Marcondes E. Baixa estatura. In: Sucupira ACSL, et al. Pediatria em consultório 4ª ed., São Paulo: Sarvier; 2000. • 2. Biro FM, McMahon RP, Striegel-Moore R, et al. Impact of timing of pubertal maturation on growth in black and white female adolescents: the national heart, lung, and blood institute growth and health study. J Pediatr 2001;138:636. • 3. Committee on practice and ambulatory medicine and bright futures steering committee. Recommendations for preventive pediatric health care. Pediatrics 2007;120:1376. • 4. Grimberg A, Kutikov JK, Cucchiara AJ. Sex differences in patients referred for evaluation of poor growth. J Pediatr 2005;146:212. • 5. Herman-Giddens ME, Slora EJ, Hasemeier CM, et al. Secondary sexual characteristics and menses in young girls seen in office practice: a study from the Pediatric Research in Office Settings Network. Pediatrics 1997;99:505. • 6. Roemmich JN, Blizzard RM, Peddada SD, et al. Longitudinal assessment of hormonal and physical alterations during normal puberty in boys. IV: Predictions of adult height by the Bayley Pinneau, Roche-Warner-Thissen & Tanner-Whitehouse methods compared. Am J Hum Biol 1997;9:371. • 7. Rogol AD. Diagnostic approach to short stature. Uptodate 31/outubro/2008. • 8. Rogol AD, Lawton EL. Body measurements. In: Lohr JA, ed. Pediatric outpatient procedures. Philadelphia: JB Lippincott; 1991.p.1. • 9. Setian N. Endocrinologia pediátrica: aspectos físicos e metabólicos do recém-nascido ao adolescente. 2ª ed., São Paulo: Sarvier; 2002. • 10. Sperling MA. Pediatric endocrinology. Hardcover. 2008. • 11. Tanner JM, Goldstein H, Whitehouse RH. Standards for children's heights at ages 2 to 9 years allowing for height of parents. Arch Dis Child 1970;45:755. • 12. Wit JM, Clayton PE, Rogol AD, et al. Idiopathic short stature: definition, epidemiology, and diagnostic evaluation. Growth Horm IGF Res 2008;18:89.

ANOREXIA

Ana Maria Bara Bresolin
Ana Cecilia Silveira Lins Sucupira

Anorexia é uma demanda muito comum nas consultas pediátricas. Frequentemente, as mães se queixam que "o filho não come nada, nada, nada"... Procuram o pediatra para que identifique a doença que está causando a recusa alimentar, buscando uma solução mágica, geralmente vitaminas ou remédios para aumentar o apetite. O desejo dos pais é que o pediatra consiga mudar o padrão de comportamento alimentar da criança.

Inicialmente, é preciso esclarecer a natureza da queixa, isto é, diferenciar se a criança realmente apresenta anorexia ou se são apenas variações normais do apetite que ocorrem nas diferentes fases do seu processo de crescimento; ou se ela tem um padrão de ingestão que não atende às expectativas dos pais, ou se há, de fato, comprometimento real do apetite que caracteriza a presença de um sintoma a ser investigado. Como essa é uma queixa que vem frequentemente acompanhada da referência ao baixo desenvolvimento pondoestatural, esse é um ponto que deve ser esclarecido. Colocadas essas questões, o pediatra, antes de iniciar uma investigação mais detalhada, deve procurar entender a queixa e o contexto familiar no qual ela se manifesta.

A ideia que parece estar sempre presente é de que a recusa alimentar fatalmente levará ao enfraquecimento da criança, debilitando-a e tornando-a, assim, mais suscetível às doenças. Tudo isso contribui para gerar nos pais um estado de ansiedade, que os leva a ter comportamentos inadequados, quando da tentativa de forçar a criança a aceitar a alimentação que lhe é oferecida. Movidos por essa angústia, procuram fazer de tudo para que a criança coma o que eles desejam. Essas atitudes, em geral, reforçam na criança a birra alimentar, com recusas mais intensas que aumentam o sofrimento dos pais.

A criança com essa queixa de anorexia é uma forma de resposta a uma dinâmica familiar complicada. É comum a presença de outros sintomas e alterações do comportamento, como, por exemplo, transtorno do sono, birra, falta de limites, pouca capacidade de lidar com a frustração. A hora da refeição é um momento de tensão no cotidiano da família que conturba toda a dinâmica familiar.

CLASSIFICAÇÃO

Conceitua-se anorexia como a perda ou ausência de apetite que pode aparecer como um sintoma isolado ou compondo o quadro clínico de muitas doenças.

Vários autores estabelecem diferentes classificações para a anorexia. Leon Kreisler define duas formas de anorexia: simples e complexa. Para esse autor, a anorexia simples é a que ocorre no segundo semestre de vida, associada ao processo do desmame, às mudanças no tipo de alimentação ou durante processos infecciosos. Representa uma forma de reação da criança à atitude da mãe que não aceita a recusa alimentar. Essa recusa não é considerada um distúrbio e costuma desaparecer rapidamente, desde que os pais possam compreender o processo evolutivo normal da criança e modificar sua atitude, que é geralmente a de forçar a alimentação e hostilizar a criança, podendo, então, perpetuar a queixa. A anorexia complexa caracteriza-se pela intensidade dos sintomas e pela falta de resposta à abordagem terapêutica habitual para essa queixa. Existe um distúrbio real do apetite, talvez uma alteração no mecanismo da fome, o estado de saúde altera-se, a curva de peso declina e a criança não se interessa pela alimentação. Torna-se evidente uma relação conflituosa da criança com a família.

É possível pensar outra forma de classificar a queixa de falta de apetite, considerando como falsa anorexia aqueles casos em que o apetite está diminuído pelos seguintes motivos:

a) redução normal do apetite em função da fase de desenvolvimento da criança;
b) características da criança que necessita de menor quantidade de alimentos;
c) falta de limites na conduta alimentar, em que a falta de apetite é devida à ingestão de excesso de guloseimas.

Para muitas famílias, o modelo ideal de criança ainda é o "bebê gordinho, cheio de dobrinhas". O confronto com a criança real, quando o crescimento recai nos percentis mais baixos de peso e altura, leva à frustração dos pais que tendem a não aceitar o biotipo específico daquela criança.

No caso da falta de limites, a criança tem apetite para o que ela quer e não para o que os pais gostariam que ela comesse. Poder-se-ia dizer que se trata de uma anorexia seletiva, pois a falta de apetite só ocorre para determinado grupo de alimentos, justamente aqueles mais nutritivos.

A anorexia classificada como verdadeira pode fazer parte do quadro clínico de diferentes doenças sistêmicas e estar presente nos processos infecciosos, nos estados carenciais, entre os quais a deficiência de ferro e de outros micronutrientes, além de outras manifestações mórbidas. A atitude da mãe, ao lidar com a recusa alimentar da criança em situações transitórias, como, por exemplo, na vigência de infecções respiratórias agudas, pode perpetuar o sintoma.

A 10ª Classificação Internacional de Doenças (CID-10) coloca a anorexia no Capítulo de Sintomas e Sinais Gerais, classificando-a entre os Sintomas e Sinais Relativos à Ingestão de Alimentos e Líquidos.

Na literatura internacional, as referências sobre os distúrbios alimentares estão dirigidas, principalmente, para os diagnósticos de Anorexia Nervosa e de Bulimia. Esses distúrbios aparecem na CID-10, no Capítulo V – Transtornos Mentais e Comportamentais. A anorexia nervosa e a bulimia são condições cuja prevalência vem aumentando, mas que incidem predominantemente entre os adolescentes. Neste capítulo, como o foco é a criança, esses distúrbios alimentares não serão abordados.

CONSIDERAÇÕES GERAIS SOBRE A CONDUTA ALIMENTAR

O desenvolvimento do comportamento alimentar normal depende da inter-relação de vários fatores: sociais, culturais, psicológicos, fisiológicos e ainda da maturação anatômica. A alimentação provê não somente o substrato biológico necessário ao crescimento humano e às funções fisiológicas normais, mas está relacionada à interação social, à formação do vínculo mãe-filho e às relações sociais da vida adulta.

A nutrição está relacionada à própria sobrevivência do ser humano, sendo a criança mais vulnerável, especialmente nos primeiros anos de vida, em função de sua dependência do adulto, do processo de crescimento e desenvolvimento acelerados e da imaturidade fisiológica. A conduta alimentar compreende o apetite, a conservação ou retenção do alimento e a formação do hábito alimentar, aspectos que estão sujeitos às normas presentes em cada família ou grupo social.

Fome e saciedade são controladas por sistemas regulatórios separados; alguns estímulos produzem redução da ingestão de alimentos, por diminuírem a fome e outros por aumentarem a saciedade. Para controlar a ingestão alimentar, existe uma interação complexa, mediada por neuro-hormônios, entre o cérebro e o estômago, intestino, fígado e tecido adiposo, que se dá por estímulos centrais e periféricos.

O apetite ou desejo de se alimentar é definido por Alcantara como um fenômeno subjetivo da mais alta importância para a manutenção da vida e de grande complexidade, pois é subordinado às condições do organismo e do psiquismo, às peculiaridades dos alimentos e às condições de vida.

Os reflexos orais de busca, sucção e deglutição existentes antes do nascimento e presentes tanto nos recém-nascidos a termo como nos prematuros têm um sinergismo complexo e possibilitam o ato de amamentar. Por meio desses reflexos e de sua capacidade sensorial, a criança inicia a interação com o mundo e consigo mesma. Quando a criança se expressa por meio de variados sinais não verbais como choro, gestos, sussurro, movimentos, a mãe interpreta seu desejo por comida, colo, afago, troca de fralda, entre outras possibilidades. Ela traduz e dá sentido às manifestações do filho que, dessa forma, aprende a expressar seu desejo de alimentar-se. Essa primeira relação social se dá especialmente com a mãe, é carregada de afeto e expressa o modo dependente, íntimo e simbiótico da conduta humana, característica dessa fase. Quando a criança mama no seio materno, ela satisfaz, ao mesmo tempo, suas necessidades biológicas e afetivas. Mãe e alimento confundem-se para a criança que, por meio dessa interação com os olhos, o corpo, o cheiro de sua mãe, consegue dar significado ao que vê, mas não reconhece; ao que ouve, mas não consegue entender, ao que recebe e deseja retribuir. A mãe é, portanto, o elo entre a criança e o mundo, e essa vivência constrói a imagem que a criança fará de si e do universo.

O lactente normal costuma ter um apetite voraz nos primeiros 4 a 5 meses de vida. Isso se deve à sensação de intenso prazer proporcionada pela sucção e às necessidades nutricionais aumentadas, nesse período da vida, relacionadas ao processo de crescimento acelerado.

No segundo semestre de vida, ocorre a introdução de alimentos complementares e, nessa fase, a criança conquista novas habilidades e já consegue ver o mundo como entidade separada de si mesma. O apetite costuma ser irregular, pela diminuição do desejo de sucção, pela erupção dentária e maior ocorrência de processos infecciosos de vias aéreas superiores. Essa fase coincide com o que Spitz define como a ansiedade do oitavo mês de vida, quando a criança passa a reconhecer as outras pessoas e a perceber a mãe como um ser diferente dela mesma.

Essa mudança no padrão de aceitação alimentar da criança costuma gerar muita ansiedade nos pais, que temem que ela esteja doente ou venha a adoecer. Isso se agrava, por exemplo, no período dos resfriados frequentes, quando a recusa alimentar é comum e pode acompanhar-se de alterações no ganho de peso.

O desenvolvimento somático e o da vida de relação possibilitam à criança adquirir e aperfeiçoar, nessa fase, recursos para uma interação e intervenção maiores sobre a realidade que a cerca. A alimentação perde progressivamente a exclusividade no interesse e possibilidade de expressão da criança. Nesse momento, tem continuidade o processo de desmame, pela introdução de novos alimentos à dieta, o que é muito importante tanto para a criança como para a mãe. A forma como ocorre esse processo, se abrupto ou progressivo, optativo ou não, deve ser pesquisada pelas possíveis interferências na aceitação alimentar.

O significado da introdução de alimentos complementares ao leite materno é importante para a criança, pois representa uma etapa no seu processo de independência e a oportunidade de desenvolver novas formas de relação, tanto com o alimento (variação no aspecto, sabor, consistência, cor) e o tipo de utensílio, quanto com o responsável pela oferta. Ao mesmo tempo, o desmame pode evidenciar para o binômio mãe-filho o desprazer pela perda de uma forma específica de relação. Os problemas que ocorrem nessa fase expressam as dificuldades da mãe em aceitar o desenvolvimento da criança, ou seja, dificuldades para lidar com o processo de separação e de independência da criança. O significado desse processo, no qual coexistem perdas e ganhos, depende de cada criança em particular, de sua história, relação com a mãe e ambiente de vida.

A época e a forma de introdução dos alimentos complementares auxiliam no desenvolvimento integral da criança. A dificuldade na aceitação desses alimentos, por exemplo, da primeira papa salgada, pode relacionar-se a variações no ritmo de desenvolvimento de cada criança, que deve ser conhecido e respeitado (ver capítulo de Alimentação).

Entre os 9 e 10 meses de idade, o apetite aumenta novamente e a criança excita-se pelo contato com o alimento. Sua autonomia é crescente, consegue engatinhar, dar os primeiros passos e deseja comer sozinha em torno dos 17 a 20 meses, provocando sujeira e desordem. Essa atitude pode dar origem a conflitos familiares se o adulto reprimir a criança e introduzir normas alimentares rígidas, impedindo a satisfação de sua curiosidade e independência. Nessa situação, a anorexia pode ser uma forma de expressão de oposição da criança na relação com a mãe.

No segundo ano de vida, o apetite geralmente é menor, porque a criança passa a ter novas formas de expressão, além da oral. A alimentação, até então a principal fonte de prazer, passa a um plano secundário, superado pela necessidade de maior exploração do ambiente e de expressão de suas vontades, embora ainda de forma desorganizada e limitada pelas restrições impostas pelo ambiente familiar.

No período que vai dos dois aos cinco anos de idade, o processo de independência e socialização amplia-se pela descoberta do mundo e início da escolarização. As preferências da criança tornam-se mais nítidas e o apetite diminui ainda mais, em relação aos primeiros anos de vida, pela desaceleração da velocidade de crescimento. As preferências são influenciadas pela propaganda comercial que direciona o apetite para o consumo de guloseimas e de outros alimentos de baixo valor nutricional, que passam a substituir as refeições básicas da criança.

A criança opõe-se à relação com a mãe e pode adotar uma atitude de revolta diante da alimentação, recusando o que lhe é oferecido. Os pais seduzem e agradam, forçam a aceitação alimentar ou, por vezes, adotam uma atitude permissiva e complacente, deixando-se dominar pela hostilidade da criança. Se ela perceber somente ansiedade e preocupação no ambiente familiar, e se sua agressividade for inibida pelo autoritarismo dos pais, sentir-se-á impotente e poderá ter uma visão hostil do mundo que a cerca. Isso também ocorre se os pais são muito permissivos e não conseguem organizar a rotina alimentar, colocando determinados limites para a criança. Esses fatos geram muita ansiedade nos familiares, que querem impor seus valores por meio de atitudes caracterizadas por excesso de rigidez ou de complacência. É nessa fase que muitos distúrbios alimentares têm início.

Na idade escolar, o processo de independência é mais acentuado, a dimensão social se amplia e a rotina de vida da criança se modifica em função das atividades escolares e esportivas. O apetite é variável, influenciado pela propaganda comercial, e as refeições básicas são omitidas ou substituídas por lanches e guloseimas, geralmente com oferta inadequada de nutrientes.

O adolescente vivencia um processo de transformações rápidas em seu organismo, resultantes da aceleração na velocidade de crescimento e da maturação sexual, com aumento das necessidades nutricionais e do apetite. Nessa fase, a ingestão alimentar sofre a influência de vários fatores, como necessidade de aceitação de si próprio e do grupo, modificações na rotina de vida, inserção no mercado de trabalho, maior influência da propaganda, modismos, lanches fora de casa ou omissão de refeições.

ABORDAGEM DA QUEIXA DE ANOREXIA

Na abordagem da criança com queixa de anorexia, o primeiro aspecto importante é verificar se o apetite está preservado, isto é, se ela ainda está se alimentando, mesmo que selecione o tipo de alimento consumido. É fundamental que se tenha uma atitude compreensiva em relação aos pais, procurando entender a queixa do ponto de vista do desenvolvimento da criança e do significado da alimentação tanto para a criança como para seus responsáveis. Esse conhecimento permite o delineamento de um referencial do que se considera como normal, possibilitando maior entendimento do problema, o que pode evitar intervenções intempestivas, tanto por parte dos familiares como dos profissionais.

A anamnese alimentar pode esclarecer quem é o responsável pelos cuidados da criança, em que local são feitas as refeições e o padrão da dieta-qualidade e quantidade de alimentos consumidos. É ainda fundamental conhecer as relações que se estabelecem na família no momento da refeição.

Quando a disponibilidade e a oferta de alimentos são adequadas, o enfoque da queixa deve levar em conta se existe realmente a falta de desejo pelo alimento, os aspectos da conduta alimentar comentados anteriormente, a presença de outros sintomas associados, além da repercussão da queixa sobre o estado geral de saúde da criança, em especial sobre seu estado nutricional.

A anamnese detalhada e o exame físico completo são procedimentos suficientes para identificar a natureza da queixa, na maioria dos casos. Algumas questões podem ser apontadas a título de orientação para um roteiro de investigação da anorexia.

1. O surgimento do problema e as reações familiares
– Quando a família começou a se preocupar com a baixa ingestão alimentar?
– A criança sempre foi "difícil para comer" ou esse é um problema recente?
– É possível associá-lo com algum evento familiar ou algum problema enfrentado pela própria criança?
– Em que fase do desenvolvimento o problema foi notado?
– Houve comprometimento do ganho pondoestatural?
– Quais as atitudes dos familiares diante da recusa da alimentação por parte da criança?
– Quais os recursos de saúde procurados para resolver o problema?
– Foram utilizados medicamentos?
– Qual a repercussão do problema na família, os medos, os mitos, as crenças relacionadas à alimentação?

2. A história alimentar da criança
– Descrever como foi o processo de amamentação, em que idade foi iniciada a introdução de alimentos complementares; a accitação dos diferentes tipos de alimentos.
– Descrever a dieta atual da criança, especificando o dia alimentar, local, horário das refeições, tipos de alimentos, preferências e recusas, intolerâncias; mamadas noturnas.
– Identificar a ingestão de guloseimas nos intervalos ou durante as refeições.
– Realizar registros alimentares – na prática ambulatorial, um recurso auxiliar é o registro da dieta ingerida durante um período de 24 horas, por meio de um recordatório alimentar, instrumento a ser preenchido pela mãe em dois dias da semana.

3. O padrão e as condutas alimentares da família
– Identificar as atitudes dos responsáveis pela criança nos horários das refeições e o modo como são oferecidos os alimentos.
– Identificar os comportamentos adotados pela família: sedução, chantagem, ameaças, punição, castigos.
– Avaliar se há adequação da oferta de alimentos em relação às características e ao ritmo da criança (crianças que comem mais rápido ou mais devagar, maior ou menor quantidade de alimentos).

4. Os valores da família em relação à alimentação
– Avaliar os conhecimentos e as expectativas dos familiares em relação à aceitação da dieta.
– Avaliar a importância da alimentação no dia a dia da família.
– Identificar a valorização do peso como sinal de saúde.

5. A avaliação do problema
– Avaliar dados pregressos do estado nutricional da criança por meio de indicadores antropométricos e da evolução da curva pondoestatural.
– Identificar outros sintomas e sinais associados que orientem a necessidade de investigação para o diagnóstico de doenças específicas.
– Verificar se a criança apresenta alguma doença de base já diagnosticada que cursa com anorexia.

Essas informações, em seu conjunto, fornecem indicações para o direcionamento da investigação. Afastadas as situações de variação do apetite relacionadas ao processo de desenvolvimento, pode-se pensar que a criança apresenta anorexia. Entretanto, ainda que a família relate perda de peso, antes de iniciar a investigação laboratorial é importante que o pediatra acompanhe a criança por algum tempo para determinar se realmente há comprometimento de peso. O período de tempo necessário para a avaliação do ganho pondoestatural varia com a idade da criança. Assim, nos lactentes, retornos mensais já expressam variações significativas no peso, enquanto para as crianças pré-escolares e escolares são necessários intervalos maiores.

SITUAÇÕES ENCONTRADAS NA PRÁTICA CLÍNICA

No atendimento ambulatorial, algumas situações merecem ser comentadas:

1. O lactente que não aceita a introdução de novos alimentos em sua dieta, a partir dos 6 meses de vida, e mantém uma dieta exclusivamente láctea. Essas crianças chegam a consumir 1 a 2 litros de leite por dia, mamam durante o dia e a noite, seja o leite de vaca, seja o materno, e a mãe refere que o filho "não quer se alimentar". Nessa situação, a mãe costuma substituir a refeição recusada por uma mamadeira. É comum ouvir as mães dizerem: "quando ele não come, eu garanto com a mamadeira". A valorização do leite como alimento nutricionalmente completo tranquiliza a família. Esse é um dos fatores responsáveis pela grande prevalência de anemia no segundo ano de vida. Monteiro (2000) encontrou uma prevalência de cerca

de 60% de anemia, nessa faixa etária, entre as crianças do Município de São Paulo. Um outro aspecto que pode estar presente é o desejo da mãe de manter o filho ainda um "bebê". Verifica-se dificuldade materna em vivenciar o crescimento e a autonomia da criança, expressos na aquisição de novos hábitos e habilidades.

2. O pré-escolar e o escolar que ingerem quantidade excessiva de guloseimas, angustiando os familiares por não aceitarem os alimentos considerados mais adequados e nutritivos pelos pais. Esses escolares costumam ficar diante da televisão comendo salgadinhos, sanduíches, biscoitos e refrigerantes durante longo período. Na hora das refeições, recusam o alimento por não terem fome.

Essas situações não caracterizam o sintoma anorexia, mas sim problemas de disciplina e de organização da dieta, que geralmente não são isolados do contexto familiar e da forma como os responsáveis educam a criança e estabelecem os limites disciplinares. Muitas vezes, a criança só come o que quer e quando quer, e a atitude dos familiares diante dessa falsa recusa alimentar deve ser abordada pelo profissional. Há famílias que se angustiam muito com esses fatos e adotam uma atitude autoritária, forçando a criança a se alimentar, por meio de inúmeros recursos como ameaças, chantagens, agrados, enquanto outras famílias, muito permissivas, atendem a todos os desejos da criança, não colocando nenhum tipo de limite ou de restrição no processo educativo. A criança torna-se, então, cada vez mais exigente e insegura, apresentando dificuldades não só no âmbito da esfera alimentar, mas também nas relações que estabelece dentro e fora do núcleo familiar, na disciplina de horários do sono, na organização da rotina de vida, no processo de socialização.

É papel do profissional refletir esses aspectos com a família, ajudando-a a identificar possíveis conflitos e a buscar as soluções, em cada situação específica. Na medida em que os familiares possam tranquilizar-se e modificar sua atitude, a queixa deixa de existir.

3. Há um grupo de crianças constitucionalmente miúdas, que realmente consomem pequena quantidade de alimentos, costumam evoluir entre os percentis 2,5 e 10 da curva pondoestatural, sempre acompanhando a mesma inclinação da curva, portanto com velocidade de crescimento adequada, não apresentando história de outros agravos à saúde. Em geral, os pais e os irmãos também são magros e franzinos. A verificação de dados antropométricos pregressos ajuda a confirmar essa situação. Nesses casos não há anorexia, apenas um apetite diferente daquele desejado pelos pais.

4. Nas situações menos frequentes, em que de fato existe a perda de apetite e a falta de desejo pelo alimento, o sintoma anorexia deve ser investigado, buscando-se uma causa que o justifique. Doenças infecciosas agudas podem evoluir com perda de apetite, como, por exemplo, as infecções respiratórias, a estomatite, as infecções dentárias e outras. A criança pode perder peso na fase aguda desses agravos, mas existe uma recuperação com a melhoria da condição de saúde. Doenças crônicas que comprometem os diferentes sistemas e doenças nutricionais, como desnutrição energético-proteica e anemia por carência de ferro, também podem evoluir com anorexia e, nesses casos, a presença de outros sintomas e sinais pode orientar a investigação e a conduta.

Quando existe de fato um comprometimento do apetite da criança, é fundamental o acompanhamento do caso pelo pediatra. É importante a formação de um vínculo entre ele, a criança e a família para entender a queixa, reconhecer os aspectos emocionais implicados em sua etiologia e propor um plano de investigação e de tratamento. O sintoma não é uma doença, mas uma forma de linguagem da criança, que pode utilizar seu corpo para expressar uma situação de desarmonia familiar, de ansiedade e estresse.

Além da anamnese e do exame físico, a avaliação laboratorial mínima, comumente feita, compreende a realização de hemograma completo, exame de urina tipo I, urocultura. Nos lactentes, a infecção urinária pode ser oligossintomática, manifestando-se apenas com sintomas inespecíficos, inclusive baixo ganho pondoestatural e diminuição do apetite. Outros exames só devem ser solicitados quando houver indicação pela história clínica.

Em geral, a criança com essa queixa de anorexia não apresenta outros agravos importantes à saúde e o trabalho de orientação e tranquilização dos pais são condutas eficazes. Quando os conflitos familiares não puderem ser contidos pelo pediatra e o sofrimento da criança prejudicar sua rotina de vida e estado de saúde, torna-se necessário o encaminhamento da família para uma abordagem especializada.

Ao se entender os múltiplos fatores determinantes da anorexia, não há indicação para a prescrição de orexígenos ou de polivitamínicos. O uso de medicamentos reforça a ideia de que a criança não come porque tem uma doença. Entretanto, verifica-se que muitos profissionais prescrevem as mais variadas composições vitamínicas, cuja ação não foi comprovada. Substâncias anti-histamínicas e inibidoras da serotonina, como a cipro-heptadina, agem sobre os centros nervosos, possivelmente causando hipoglicemia, e podem aumentar o apetite. O Comitê de Drogas da Academia Americana de Pediatria (FDA) não comprovou a real eficácia desses medicamentos. Vale ressaltar que muitos dos efeitos obtidos podem ser considerados efeito placebo. Além disso, esses orexígenos podem apresentar efeitos colaterais graves como convulsões, pela hipoglicemia. A deficiência de algumas vitaminas como B_1, C, B_{12}, ácido fólico e de minerais como ferro, zinco, cobre e magnésio tem sido associada à falta de apetite.

Concluindo, muitos dos problemas alimentares não necessariamente dizem respeito à alimentação em si, mas decorrem de conflitos oriundos das relações familiares, que se explicitam no âmbito alimentar. A anorexia reflete um distúrbio nas relações humanas, sendo, então, um sintoma, cuja história pode iniciar-se nas primeiras interações da criança com o núcleo familiar. A compreensão dos determinantes dessa queixa é fundamental para orientar a abordagem individualizada de cada caso. O pediatra precisa ter um novo olhar e aprimorar sua escuta para a fala dos pais, o relato da história, os aspectos emocionais trazidos pela família, entender a posição de cada um nessa história, interagir mais com a criança para avaliar o que está acontecendo com ela. Deve observar na consulta as relações entre os pais e destes com a criança, ver e ouvir, não intervir dando respostas prontas e orientações diretivas para que sua atuação seja mais eficaz e seu papel seja o de facilitar vínculos mais adequados.

BIBLIOGRAFIA

1. Ajuriaguerra J. Manual de psiquiatria infantil. Paris: Ed. Toray-Masson; 1975. • 2. Alcantara P, Marcondes E. Anorexia. In: Marcondes E, et al. Pediatria básica. 9ª ed., São Paulo: Sarvier; 2002. p.179. • 3. Ancona Lopez F, Brasil ALD. Nutrição e dietética em clínica pediátrica. São Paulo: Atheneu; 2003. • 4. Brayden MB, Poole SR. Common behavioral problems in infants and children. Prim Care 1995;22:81. • 5. Bresolin AMB, Sucupira ACSL, Barrera SM, Pereira RM, Abreu MRM, Gutierrez, PL, et al. Recusa alimentar: abordagem ambulatorial. Pediatria (São Paulo). 1987;9:99. • 6. Bresolin AMB, Issler H, Bricks LF, Lima IN. Alimentação da criança normal. In: Sucupira ACSL, Bricks LF, Kobinger MEBA, Saito MI, Zuccolotto SMC. Pediatria em consultório. 4ª ed., São Paulo: Sarvier; 2000.p.61. • 7. Campos D Jr, Veras Neto MC, Silva Filho VL, Leite MF, Holanda MBS, Cunha NF. Suplementação com zinco pode recuperar apetite para refeições de sal. J Pediatr (Rio J). 2004;80:55. • 8. Freud A. Infância normal e patológica. Determinantes do desenvolvimento. Rio de Janeiro: Zahar; 1976. • 9. Gahagan S, Holmes R. A stepwise approach to evaluation of undernutrition and failure to thrive. Pediatr Clin North Am 1998;45:169. • 10. Gesell A, Ilg FL. La educación del niño en la cultura moderna. Buenos Aires: Nova; 1948. • 11. Ginott HG. Pais e filhos: novas soluções para velhos problemas. Rio de Janeiro: Bloch Ed.; 1979. • 12. Hammer LD. The development of eating behavior in childhood. Pediatr Clin North Am 1992;39:379. • 13. Hay WW. Current pediatric diagnosis & treatment. London: Prentice Hall Int; 1997. • 14. Hyman PE. Why won't baby eat? J Pediatr 1994;125:S83. • 15. Kreisler L, Fain M, Soulé M. A criança e seu corpo. Psicossomática da primeira infância. Rio de Janeiro: Zahar; 1981. • 16. Maakaroun M. Alimentação do bebê. In: Lippi JRS, Cruz AR. Psiquiatria infantil. Belo Horizonte: ABENEPI; 1987. p.237. • 17. Machado DVM. Ação psicoprofilática do pediatra. São Paulo: Sarvier; 1979. • 18. Madeira IR, Aquino LA. Problemas de abordagem difícil: "não come" e "não dorme". J Pediatr (Rio J) 2003;79(Supl1):43. • 19. Organização Mundial da Saúde. Classificação Estatística Internacional de Doenças e Problemas Relacionados à Saúde. CID 10 (10ª rev). São Paulo: EDUSP; 1997. • 20. Ranna W. Anorexia. In: Sucupira ACSL, Bresolin AMB, Marcondes E, Dias MHP, Zuccolotto SMC. Pediatria em consultório. 3ª ed., São Paulo: Sarvier; 1996.p.171. • 21. Rudolph CD, Link DT. Feeding disorders in infants and children. Pediatr Clin North Am 2002;49:97. • 22. Sptiz RA. El primer año de vida del niño. México: Fondo de Cultura Economica; 1965.

16 ENURESE NOTURNA

Maria Lúcia de Moraes Bourroul
Sandra Maria Callioli Zuccolotto

Apesar de não haver estudos epidemiológicos sobre a demanda de atendimento médico motivada pela queixa de enurese noturna, pode-se inferir que ela deve ter grande variação regional no Brasil devido à diversidade dos padrões socioculturais existentes. Além disso, em uma mesma região, essa demanda deve apresentar diferenças entre as famílias que moram na zona urbana ou rural ou se são migrantes de outras regiões. No Ambulatório Geral do Departamento de Pediatria da Faculdade de Medicina da USP, encontramos uma parcela significativa de crianças na faixa etária de 6 a 9 anos de idade com enurese noturna primária monossintomática que, no entanto, procuraram atendimento médico por outro motivo, não relacionado ao trato geniturinário.

De modo geral, define-se enurese como a perda involuntária de urina que ocorre na criança que atingiu a idade na qual o controle miccional já deveria estar estabelecido. A idade em que se espera esse controle varia de acordo com os padrões socioculturais da população estudada.

A história da aquisição do controle esfincteriano no processo de desenvolvimento das crianças pode ser analisada de várias maneiras, dependendo da teoria desenvolvimentista adotada. Quando nasce, a criança traz consigo uma série de fatores constitucionais hereditários e não hereditários e, a partir daí, seu desenvolvimento se dá na interação com o outro, representado principalmente pela mãe nos primeiros meses de vida e, simultaneamente, de forma crescente pelo pai, irmãos ou familiares próximos. O controle esfincteriano é uma aquisição necessária para a socialização da criança e, portanto, depende das tradições culturais e da estrutura social na qual a família está inserida. Os métodos para a aquisição do controle esfincteriano e a idade para seu início variam de acordo com a necessidade da população, por exemplo, urbana ou rural, e com a ideia que essa população tem sobre a infância e sobre o que a criança tem de fazer em determinadas faixas etárias. Os pais, primeiros agentes de socialização da criança, buscam conduzi-la para a adaptação social e cultural. Problemas na interação pais-filho podem interferir de modo significativo no desenvolvimento da criança, inclusive em relação ao controle dos esfíncteres.

No início do século XX, prevalecia certa permissividade em relação à aquisição do controle esfincteriano; a seguir, predominaram normas rígidas, centradas nos interesses dos pais. Com o aumento do conhecimento sobre os fatores envolvidos no desenvolvimento da criança, essa questão passou a ser vista como uma das etapas do desenvolvimento. Em 1940, Spock (citado por Brazelton et al., 1999) alertou para a possibilidade de a rigidez trazer problemas de comportamento e recomendou que se observassem os sinais de prontidão antes que o treinamento do controle esfincteriano se iniciasse. Em 1962, Brazelton et al., 1999, partindo desse princípio, lançaram o método centrado na criança, o qual consideram tanto as habilidades neuropsicomotoras já adquiridas, quanto o interesse da criança pelas questões relacionadas às eliminações de urina e fezes. Esse método foi aprimorado e é recomendado pela Academia Americana de Pediatria. Na criança em que o processo de ensino-aprendizagem para controle esfincteriano respeita a evolução da sua aquisição de habilidades neuropsicomotoras, observa-se que, em um primeiro momento, ela anuncia que a fralda está suja, depois, passa a distinguir se o escape foi urinário ou fecal, a seguir, anuncia a necessidade de urinar, mas não consegue chegar a tempo e, mais tarde, anuncia, retém e pede ajuda, para finalmente imitar o hábito de eliminação dos adultos com completa autonomia.

Ainda em relação às questões sobre a aquisição do controle esfincteriano, Vermandel et al., em uma revisão da literatura publicada em 2008, constataram que: há poucos estudos específicos sobre este tema; não há consenso de definições, uma vez que alguns consideram o controle esfincteriano a capacidade de se manter seco, enquanto outros se referem à autonomia para utilizar o banheiro; e as pesquisas realizadas com crianças têm amostras pequenas, impossibilitando generalizações.

Portanto, não há uniformidade quanto à melhor idade para iniciar o processo de aquisição do controle esfincteriano nem quanto ao momento em que a criança deve alcançar autonomia nas funções de eliminações. Schum et al., 2001, descreveram que, nos Estados Unidos, as atitudes e as crenças sobre a aquisição do controle esfincteriano mudaram muito nas últimas décadas do século XX, apresentando-se como tema de mais de 6.000 *sites* na internet, não relacionados à literatura médica, e destacaram que a maioria das crianças não estava treinada até os 36 meses. Em 2008, Choby e George confirmaram esses dados, constatando que a idade de início do treinamento está realmente se deslocando dos 18 meses para o período entre os 21 e 36 meses e desencorajam antecipações, baseando-se no fato de que, habitualmente, as aquisições do desenvolvimento mais específicas para o controle das eliminações se firmam a partir dos 24 meses de vida. Essa parece ser uma tendência no ocidente, uma vez que Vermandel et al., na Bélgica, também constataram que, hoje, as crianças iniciam o treinamento entre 2 e 3 anos de idade e o completam mais tarde que as gerações mais antigas.

No Brasil, Mota e Barros 2007, reforçam essa tendência de postergar o controle esfincteriano, comparando os seguintes achados: em 2003, um estudo realizado com crianças nascidas entre 1994 e 2000, a idade média de controle esfincteriano diurno foi de 22,6 meses, sendo que, aos 24 meses, 97,6% das crianças tinham controle esfincteriano diurno, e 89,9%, noturno. Em 2007, com dados de crianças da coorte de Pelotas de 2004, observou-se que, aos 24 meses, apenas 24,1% das crianças apresentavam controle esfincteriano diurno, e 8,5% controle noturno, ou seja, uma prevalência de controle quatro vezes menor durante o dia e 10 vezes menor durante a noite (observações não publicadas).

Assim, é importante que sejam identificados os valores que nortearam o processo de aquisição de cada criança e os fatores que possam tê-lo comprometido como exigências impostas à criança sem respeito as suas peculiaridades ou a seu processo de desenvolvimento, tais como ingresso em instituição (creche, pré-escola) que só admite crianças sem fralda, eventos marcantes (por exemplo, perda/separação dos pais ou familiar próximo, nascimento de um irmão), acometimentos mórbidos simultâneos, entre outros.

Nas crianças de mais idade, começa a haver pressão para o controle esfincteriano pelos grupos que ela frequenta e a idade em que isso ocorre também varia de acordo com os padrões socioculturais da região. Assim, a estigmatização do indivíduo, decorrente da falta de aquisição do controle esfincteriano, depende de vários fatores de diferentes graus de importância em diferentes situações socioculturais.

Todas essas considerações deixam evidente que não é possível estabelecer de modo universal a idade na qual deve haver aquisição do controle esfincteriano diurno e noturno.

Krantz (1994), em revisão crítica dos métodos usados nos estudos epidemiológicos descritivos de enurese noturna, concluiu que não há condições de se definir, de modo definitivo, a idade na qual a falta do controle urinário noturno deve ser caracterizada como um problema de saúde denominado "enurese noturna". Refere que a prevalência de enurese noturna nas crianças com 7 anos de idade, verificada em vários estudos feitos em diferentes países, variou de 3 a 25%. Essa grande variação se dá, em parte, devido à diversidade entre as definições clínicas adotadas para enurese noturna e à seleção da amostra a ser estudada, sendo impossível comparar os dados encontrados e, portanto, limitando o uso dos resultados de cada estudo ao local onde foi realizado. Além disso, a maioria dos estudos de prevalência não identifica qual é a proporção encontrada de enurese noturna primária ou secundária. Considera-se **enurese noturna primária** quando a criança nunca adquiriu o controle miccional noturno ou o adquiriu, mas não conseguiu mantê-lo por seis meses, e **enurese noturna secundária** quando, após ter apresentado controle esfincteriano noturno por no mínimo seis meses consecutivos, a criança volta a ter perda urinária noturna.

Verifica-se, assim, que a grande dificuldade é a determinação da idade a partir da qual a falta de aquisição do controle vesical noturno passa a ser chamada de enurese noturna primária. Fergusson et al. (1986), em estudo de coorte iniciado em 1977, para conhecer os fatores relacionados à aquisição do controle vesical noturno e a prevalência de enurese noturna, acompanharam desde o nascimento e durante oito anos 1.092 crianças neozelandesas, residentes em zona urbana. Esses autores definiram como idade de aquisição do controle vesical noturno aquela em que a mãe referiu que a criança estava sempre "seca" durante a noite. Os resultados desse estudo se encontram especificados na tabela II-1, na qual a primeira coluna mostra a porcentagem de crianças que adquiriram controle esfincteriano noturno por idade, e a segunda coluna, a prevalência de crianças com enurese noturna por idade, na qual se encontram somadas as crianças sem aquisição do controle vesical noturno e aquelas com enurese noturna secundária. Analisando-se os dados das duas colunas, verifica-se que os casos de enurese noturna secundária representam aproximadamente metade das crianças com enurese noturna aos 6 e 7 anos de idade. Järvelin et al. (1988),

Tabela II-1 – Proporção de crianças com controle vesical noturno e com enurese noturna, conforme a idade.

Idade (anos)	Crianças sem aquisição de controle vesical noturno (%)	Crianças com enurese noturna (aquelas que não adquiriram controle vesical noturno + crianças com enurese noturna secundária) (%)
2	92,5	92,5
3	42,8	43,2
4	18,6	20,2
5	11,0	15,7
6	7,6	13,1
7	5,2	10,3
8	3,3	7,4

Fonte: Fergusson et al., 1986.

em estudo transversal realizado em 1984 na Finlândia, com amostra randomizada de 3.206 crianças com 7 anos de idade, encontraram taxa de prevalência de enurese noturna de 6,4%, sendo que metade dos casos apresentava enurese noturna secundária. Nota-se, assim, que a enurese noturna secundária pode ser tão frequente quanto a primária.

Na última década, a maioria dos autores tem definido **enurese noturna primária** como a eliminação involuntária de urina no período noturno, durante o sono, na criança com idade igual ou superior a 6 anos. Faz parte das definições a periodicidade de noites com escapes urinários, mas essa varia de autor para autor e só tem sentido para definir a população a ser estudada, pois, na prática, podem-se encontrar crianças que convivem bem com os escapes urinários diários e outras que estão perturbadas com escapes que ocorrem uma noite por semana. Assim, vários autores consideram 6 anos como a idade a partir da qual se estabelece o diagnóstico de enurese noturna primária. É importante ressaltar que 6 anos é uma idade arbitrária, uma vez que não existem dados epidemiológicos regionais no Brasil que retratem em que idade a maioria das crianças adquire controle vesical noturno. Portanto, quando não houver queixa de enurese noturna primária e a referência a esse sintoma surgir no interrogatório sobre o desenvolvimento da criança, sem repercussão para sua vida e de seus familiares, deve-se ter o cuidado de compreender os conceitos dos pais a respeito desse sintoma, sem rotulá-lo de maneira intempestiva como problema de saúde.

Quanto à evolução da enurese noturna sem tratamento, Forsythe e Redmond (1974) encontraram taxa anual de remissão espontânea de 14 e 16% na faixa etária de 5 a 9 anos e de 10 a 19 anos, respectivamente.

Por fim, para a abordagem diagnóstica e terapêutica da criança com enurese noturna, é importante diferenciar se ela é mono ou polissintomática. Define-se como **enurese noturna monossintomática** quando a enurese noturna ocorre na ausência de outros sinais e sintomas urinários. Pressupõe-se continência diurna preservada e ausência de distúrbios estruturais e funcionais do trato urinário. A **enurese noturna polissintomática** ou enurese complexa é definida quando as perdas urinárias noturnas se associam à presença de sinais e sintomas miccionais diurnos e/ou de constipação intestinal.

Existem poucos estudos epidemiológicos que têm por objetivo conhecer a prevalência de enurese noturna mono e polissintomática. Hellström et al. (1990) realizaram um estudo transversal em 1982, com 3.556 escolares suecos com 7 anos de idade, residentes em zona urbana, para conhecer os hábitos miccionais e avaliar a prevalência de incontinência urinária diurna e noturna, definidas como pelo menos um escape urinário diurno e/ou noturno a cada três meses. Os resultados encontrados nesse estudo foram os seguintes: 2,8% das meninas

e 7% dos meninos apresentavam enurese noturna isolada (monossintomática) e 2,3% das meninas e 2% dos meninos tinham enurese noturna combinada com incontinência urinária diurna (polissintomática).

FISIOLOGIA DA MICÇÃO

O conhecimento das noções básicas da fisiologia da micção auxilia o pediatra a compreender as alterações da micção encontradas nos quadros de bexiga neurogênica e bexiga neurogênica não neurogênica, as quais devem ser investigadas na história e no exame físico da criança com queixa de enurese noturna.

A retenção urinária fisiológica ocorre sob baixa pressão intravesical: à medida que a urina é excretada, escoa pelos ureteres e acumula-se na bexiga que, por ser complacente, ajusta seu volume. A bexiga pode ser considerada um reservatório de músculo liso, composto pelo músculo detrusor que forma o corpo vesical em sua porção proximal e o trígono, pequena área triangular distal composta pelo trígono muscular que se entrelaça ao redor da abertura interna (ou proximal) da uretra, formando o esfíncter urinário interno (Fig. II-3). As fibras de músculo liso estão dispostas em três camadas que recobrem a mucosa e a submucosa. As camadas externa e interna são longitudinais e a camada média tem fibras circulares. Na região distal do corpo vesical (trígono), as fibras circulares da camada média estão colocadas de tal modo que, apesar de não formarem uma estrutura anatômica de esfíncter, atuam como tal.

Alguns centímetros abaixo da bexiga fica o esfíncter urinário externo, formado pela musculatura esquelética do diafragma urogenital, através do qual passa a uretra. A contração desse esfíncter é outro elemento que garante a retenção urinária, e seu relaxamento voluntário permite o esvaziamento da bexiga.

Normalmente, o enchimento da bexiga ocorre de forma lenta e gradativa, determinando a distensão do corpo vesical e simultaneamente a contração do trígono, fechando essa região que funciona como esfíncter urinário interno e garantindo a retenção urinária. Apesar de ambas as porções da bexiga serem constituídas de músculo liso, na região do corpo vesical (detrusor) há predomínio dos receptores β que, quando estimulados pela presença de urina que gera pressão intravesical, induzem o relaxamento dessa porção. No trígono há receptores α, os quais, sob pressão, determinam a contração da musculatura lisa. Esse mecanismo, reflexo de retenção sob baixa pressão, ativa a contração do esfíncter urinário externo e reforça a possibilidade de continência urinária durante episódios de tosse, esforços evacuatórios, ou seja, em momentos nos quais ocorre aumento súbito da pressão intra-abdominal.

Esse sistema de retenção é suficiente enquanto há possibilidade de distensão/relaxamento da bexiga para

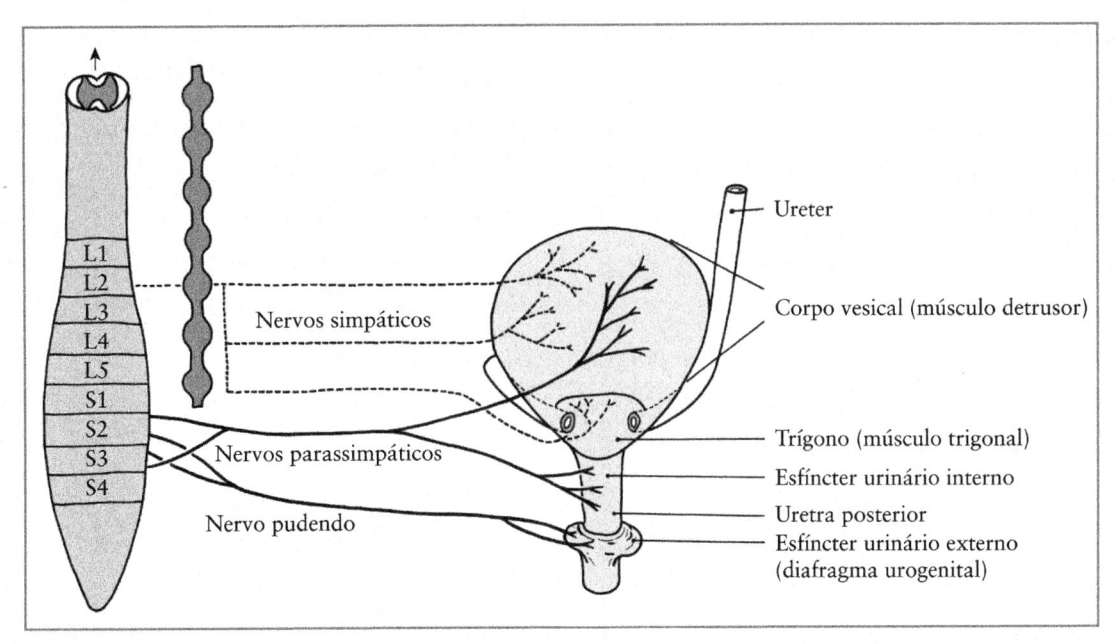

Figura II-3 – Esquema de estrutura anatômica e da inervação da bexiga e uretra posterior.

se ajustar ao volume urinário, ou seja, até um determinado limiar pressórico, a partir do qual outros receptores são ativados e emerge a sensação de repleção vesical. Na repleção vesical, há a inibição dos mecanismos até então envolvidos e, reflexamente à distensão do corpo vesical, ocorre a contração do músculo detrusor e o relaxamento do trígono, resultando na sensação de necessidade eminente de urinar. A micção pode ser tansitoriamente adiada pela supressão voluntária da contração do detrusor e pela contração voluntária do esfíncter urinário externo. O esvaziamento completo da bexiga ocorre quando à contração reflexa do detrusor se somam o relaxamento reflexo do trígono (que funciona como esfíncter urinário interno) e o relaxamento voluntário do esfíncter urinário externo.

A coordenação desses mecanismos é complexa, envolvendo limiares pressóricos, receptores, nervos aferentes e eferentes, centros localizados na ponte e no córtex cerebral, reflexos automáticos e ações voluntárias.

Os nervos parassimpáticos, cuja excitação leva à contração do músculo detrusor e ao relaxamento do esfíncter urinário interno, participam reflexamente da micção e opõem-se à ação dos nervos simpáticos, que são responsáveis pelo relaxamento do detrusor e contração do trígono. O nervo pudendo origina-se nos dois primeiros segmentos sacrais da medula espinhal e controla o esfíncter urinário externo. A inervação sensorial aferente sai da bexiga junto aos nervos parassimpáticos e penetra na medula espinhal pelos nervos pélvicos e plexos sacrais. Todo esse sistema se encontra interligado com o sistema nervoso central, no qual o centro miccional pontino e o córtex cerebral atuam inibindo ou facilitando o reflexo de micção medular.

O desenvolvimento do controle da micção não é plenamente conhecido. Presume-se que seja resultante da integração dos sistemas envolvidos na capacidade de produção/armazenamento da urina e no esvaziamento da bexiga, assim como do processo de socialização da criança, no qual é exigido que as micções ocorram em momentos e ambientes ditos adequados.

Acreditava-se que o controle da função vesical dos recém-nascidos e lactentes fosse limitado a um arco reflexo medular, o que justificaria o número elevado de micções no início da vida. Atualmente, além de se constatar o aumento da complacência da bexiga relacionado ao crescimento da criança, resultando no aumento progressivo da capacidade de retenção urinária, Ycung et al. (1995) apontam para a possibilidade de alguma participação cortical desde cedo. Esses autores, por meio do monitoramento de lactentes, evidenciaram que as micções ocorrem quando estão acordados ou nas fases superficiais do sono e sugerem que o desenvolvimento da capacidade de controle das micções é uma modificação aprendida.

Assim, é fundamental ter sempre em mente que o controle esfincteriano transforma a micção, descrita anteriormente como um mecanismo automático, em um comportamento, ou seja, em um ato voluntário. Esse processo pode ser avaliado sob diversos aspectos, mas basicamente implicam a aprendizagem, a aceitação de normas culturais, em geral expressas pelos pais, e um valor consciente ou inconsciente atribuído a uma função primitiva, gerando prazer ou medo. Segundo Ajuriaguerra (1983), o controle da micção depende inicialmente de um sistema anatômico e funcional normal e, devido ao significado erótico dos orifícios, seu funcionamento está associado à evolução da libido.

Portanto, o conhecimento dos mecanismos de controle da micção, apesar de fundamental, não basta para a abordagem da criança com enurese, tornando-se essencial conhecer especificamente cada criança, entender seu processo evolutivo e seu contexto familiar e cultural.

POSSIBILIDADES ETIOPATOGÊNICAS DA ENURESE NOTURNA MONOSSINTOMÁTICA

A enurese noturna monossintomática primária é um sintoma que regride espontaneamente na grande maioria dos casos, cuja etiopatogenia não está esclarecida, apesar de existirem evidências que indiquem que ela seja de origem multifatorial.

Fatores genéticos têm sido apontados por vários pesquisadores na determinação da ocorrência de enurese noturna monossintomática primária. Bakwin (1971, 1973) observou que: entre gêmeos homozigóticos, a enurese noturna é quase duas vezes maior do que entre gêmeos heterozigóticos; quando pai e mãe têm história de enurese noturna na infância, a probabilidade de o filho também ter é ao redor de 75%; quando um dos pais teve o sintoma, a metade dos filhos pode ser sintomática; e quando não há antecedente familiar, a ocorrência da enurese é próxima de 15%. A herança autossômica dominante vem sendo relacionada a determinadas posições do código genético. No entanto, cabe novamente lembrar que tanto a expressão clínica dos genes como a aquisição do controle esfincteriano são resultantes de um processo multifatorial e complexo, no qual valores culturais, hábitos e relações humanas têm papel preponderante. Observa-se que pais que apresentaram enurese são extremamente tolerantes com a persistência da enurese dos filhos ao longo dos anos. Isso é constatado na prática clínica, verificando-se como é incomum a demanda de tratamento médico para a enurese noturna de crianças, cujos pais tiveram enurese. Nesses casos, geralmente a referência da enurese surge quando o médico faz o interrogatório sobre os hábitos miccionais. Nesse contexto, levanta-se a hipótese de que, nessas famílias, a tolerância e a passividade em relação ao controle esfincteriano vesical fazem com que não haja pressão para a criança parar de urinar durante o sono. Geralmente, encontra-se uma criança tranquila em relação à presença do sintoma, que pode verbalizar para o médico que, por exemplo, é igual ao pai que urinou na cama até os 10 anos de idade e que, portanto, ela espera pacientemente que o mesmo aconteça no seu caso. Quando se analisa essa situação na perspectiva histórico-cultural do desenvolvimento na infância, na qual tanto os aspectos biológicos quanto as demandas do meio são transformados pela interação social, a ausência da expectativa dos pais em relação ao controle noturno da diurese pode estar determinando a expressão biológica que mantém a enurese noturna (ver capítulo Desenvolvimento).

A secreção inapropriada de hormônio antidiurético (HAD) tem sido descrita como mecanismo fisiopatogênico da enurese noturna primária em algumas crianças. Na criança com controle urinário noturno, o volume urinário produzido durante a noite é menor do que o diurno. Essa diferença do fluxo urinário parece ser consequente ao ritmo circadiano da secreção do HAD, que aumenta à noite. Algumas crianças com enurese noturna primária têm o ritmo circadiano alterado, não apresentando elevação dos níveis séricos do HAD à noite, o que determina o aumento do volume urinário produzido, que excede em muito a capacidade vesical, ocorrendo, então, o escape. Essa situação não deve ser interpretada como anormalidade. Pode simplesmente refletir variação do tempo necessário para o desenvolvimento completo do ritmo circadiano de secreção do HAD. Desconhece-se o motivo pelo qual isso acontece em apenas parte das crianças com enurese, assim como o que determina o atraso na aquisição do ritmo circadiano da secreção do HAD. Além disso, a normalização do ritmo circadiano de HAD não garante a regressão da enurese, pois, em estudos de seguimento a longo prazo de crianças com alteração do ritmo circadiano, foi encontrada uma parcela de crianças que não ficou assintomática após a normalização desse ritmo.

Apesar de os pais relatarem que o sono de seus filhos com enurese noturna parece ser muito profundo, não há comprovação dessa associação. Estudos mostram que o padrão de sono de crianças com e sem enurese noturna é similar.

Há quem a atribua a um déficit dos mecanismos de inibição do detrusor durante o sono; outros citam a possibilidade de existir diminuição na percepção da distensão vesical durante o sono.

Em relação aos fatores emocionais envolvidos na enurese noturna primária, encontram-se na literatura vários estudos com resultados muito diferentes e, por vezes, contraditórios. Os principais sistemas de diagnóstico e classificação em Medicina, a Classificação Internacional de Doenças da OMS (OMS, 1993) e o DSM-IV da Academia Americana de Psiquiatria (*Diagnostic and Statistical Manual of Mental Disorders*, 1994), classificam a enurese noturna, após serem afastadas as causas orgânicas, como um distúrbio psiquiátrico. Alguns estudos associam a persistência da enurese noturna com treinamento esfincteriano coercitivo e outros com o encontro de problemas familiares por ocasião do treinamento esfincteriano da criança. Por outro lado, alguns autores advogam que os problemas emocionais encontrados nas crianças com enurese noturna primária são decorrentes da existência da enurese (baixa autoestima e dificuldade na socialização) e não a causa do sintoma. Não há um perfil psicológico específico para a criança com enurese noturna. Esses resultados reforçam a necessidade de se ampliar a anamnese para conhecer as relações da criança com sua família ao longo do tempo e as repercussões da enurese na sua vida, principalmente em relação a sua autoestima e à socialização.

A infecção do trato urinário pode estar associada à enurese noturna. Apesar de não ser frequente, a enurese noturna secundária, assim como a primária, pode ser a única manifestação da infecção do trato urinário. A confirmação de infecção urinária na investigação inicial da criança com suspeita de enurese noturna monossintomática (primária ou secundária) afasta essa hipótese e define o diagnóstico de enurese noturna polissintomática.

A **enurese noturna monossintomática secundária** geralmente é um sintoma de regressão afetiva determinado pela presença de fatores estressantes na esfera psicossocial que devem ser resgatados na abordagem, pois nem sempre essa relação está clara para a família ou para a criança.

A enurese noturna secundária pode também fazer parte de distúrbios psiquiátricos graves, mas, nesses casos, a criança costuma expressar outras alterações de comportamento.

POSSIBILIDADES ETIOPATOGÊNICAS DA ENURESE NOTURNA POLISSINTOMÁTICA

As causas de enurese noturna polissintomática são as mesmas que determinam os distúrbios da micção e estão descritas no quadro II-4. Vale salientar que a maioria das crianças portadoras dessas doenças demanda atendimento médico por outros motivos e não apenas pela queixa de enurese noturna.

Nessas crianças, a enurese noturna não deve ser pensada como um sintoma com grande possibilidade de remissão espontânea, mas essencialmente de risco. A busca ativa de enurese noturna ou outros distúrbios da micção deve ser priorizada pelo pediatra, pois, embora pareça um detalhe diante de quadros clínicos tão complexos, sua constatação pode apontar para a necessidade de manter também o trato urinário sob vigilância.

Apesar do grande número de causas, observa-se que a maioria pode ser identificada pela realização da história e do exame físico. Neste capítulo, priorizaram-se discutir algumas entidades clínicas pelos seguintes motivos: 1. por serem doenças neurológicas diante das quais o pediatra não deve deixar de investigar a presença de distúrbios da micção, de modo a intervir precocemente, evitando a evolução para o comprometimento da função renal; 2. por serem entidades clínicas que, apesar de não apresentarem alterações estruturais do trato urinário, podem evoluir para comprometimento da função renal, se não houver intervenção adequada, e para as quais a suspeita diagnóstica só pode ser aventada se o pediatra investigar detalhadamente o hábito miccional da criança; e 3. por serem doenças sistêmicas, nas quais a poliúria pode apresentar-se na forma de queixa de enurese noturna.

Quadro II-4 – Causas de distúrbios da micção.

Bexiga neurogênica
1. Congênitas:
   - Meningomielocele
   - Lipomeningocele
   - Disrafismos ocultos:
     lipoma intradural
     diastematomielia: divisão da medula espinhal em dois compartimentos laterais, separados por septo ósseo, cartilaginoso ou de tecido fibroso
     cisto dermoide
     raízes nervosas anormais
     meningocele sacral anterior
     tumor de cauda equina
   - Agenesia sacral
   - Associação de malformações congênitas: VATER, VACTER
2. Adquiridas
   - Anoxia, hipóxia e infecções perinatais: paralisia cerebral
   - Traumáticas: cranianas e medulares
   - Doenças: inflamatórias, infecciosas, degenerativas e tumorais

Malformações do trato geniturinário
   - Válvula de uretra posterior
   - Ectopia do meato uretral (hipospadia e epispadia)
   - Fístulas vesicovaginais e vesicorretais

Processos inflamatórios do trato geniturinário
   - Infecção do trato urinário
   - Vulvovaginite e balanopostite

Bexiga neurogênica não neurogênica ou alterações funcionais da micção (nas quais os problemas emocionais estão frequentemente implicados na gênese dessas alterações)
   - Instabilidade vesical (incluindo os casos secundários à presença de constipação intestinal funcional)
   - Instabilidade uretral
   - Síndrome da bexiga preguiçosa

Outras
   - *Diabetes insipidus*
   - *Diabetes mellitus*
   - Anemia falciforme
   - Tubulopatias renais
   - Insuficiência renal crônica

MENINGOMIELOCELE

A lesão neurológica produzida por essa condição pode determinar vários tipos de disfunção miccional, que não podem ser presumidos pelo nível e grau do comprometimento espinhal. A criança e o adolescente portadores de meningomielocele corrigida requerem seguimento durante todo o período de crescimento, e o pediatra deve estar atento para as possíveis complicações da bexiga neurogênica, como as infecções do trato urinário e o refluxo vesicoureteral secundário. Assim, diante de uma criança que procura atendimento médico com queixa de enurese noturna e que foi submetida à cirurgia corretiva de meningomielocele, é fundamental pesquisar, periodicamente, se existem outros sinais e sintomas urinários.

DISRAFISMOS OCULTOS

Atuam na dinâmica vesical exercendo trações ou compressões medulares. Cerca de 90% dos casos apresentam-se com anormalidades cutâneas na região lombossacral. O exame neurológico é normal ao nascimento, mas o estudo urodinâmico mostra-se alterado em um terço dos lactentes com idade inferior a 18 meses. A confirmação diagnóstica do disrafismo é feita pela ressonância magnética da coluna vertebral e medula. Na presença de disrafismo, impõe-se a realização de estudo urodinâmico, e o paciente deve ser encaminhado para o urologista e o neuropediatra. Keating et al., citados por Bauer (1992), encontraram que cerca de 92% das crianças com idade superior a 3 anos que não foram submetidas à correção cirúrgica do disrafismo evoluíram com comprometimento neurológico da função vesical constatado no exame urodinâmico ou com sinais de disfunção neurológica nas extremidades inferiores. Assim, em toda criança com queixa de enurese deve ser feito exame minucioso da coluna lombossacral.

AGENESIA SACRAL

Deve ser suspeitada na presença de assimetria da prega glútea, fenda glútea baixa e curta e nádegas achatadas e/ou ausência de vértebra na palpação do cóccix. A confirmação do diagnóstico é feita com radiografia frontal e lateral da coluna lombossacral. Quando presente, é fundamental a realização do estudo urodinâmico, que se encontra alterado em cerca de 75% das crianças com agenesia sacral. A criança deve ser acompanhada por nefrologista ou urologista e por gastroenterologista para o tratamento da incontinência fecal. Dessa forma e como no caso dos disrafismos ocultos, toda criança com queixa de enurese noturna deve ter exame minucioso da coluna lombossacral.

NEUROPATIA CRÔNICA

Crianças com neuropatia podem apresentar, entre as mais diversas formas de acometimentos específicos, tanto enurese quanto incontinência e retenção urinárias. Os distúrbios de micção dessas crianças, quando não identificados, podem evoluir para a retenção urinária crônica e até mesmo chegar à insuficiência renal crônica, agravando ainda mais sua morbidade.

DISTÚRBIOS FUNCIONAIS DA MICÇÃO OU BEXIGA NEUROGÊNICA NÃO NEUROGÊNICA

As causas de bexiga neurogênica não neurogênica, como instabilidade vesical e bexiga hipo/acontrátil ou síndrome da micção infrequente (anteriormente denominada de síndrome da bexiga preguiçosa), têm sido documentadas em várias crianças com enurese, sem que se constatem alterações estruturais dos sistemas geniturinário e neurológico. **Fatores psicogênicos** estão geralmente associados a essas alterações funcionais, tanto como causa inicial, como consequência das situações criadas após a instalação da enurese.

Na instabilidade vesical, acredita-se que ocorra persistência tardia do padrão vesical infantil, no qual a não inibição da contração do músculo detrusor mantém o reflexo primitivo de micção. Ao mesmo tempo, a contração voluntária do esfíncter urinário externo opõe-se ao reflexo de micção, gerando hiperpressão vesical. Essa hiperpressão é percebida como urgência miccional e seguida de esvaziamento incompleto da bexiga. O resíduo vesical pós-miccional predispõe o trato urinário às infecções. Os momentos de hiperpressão podem determinar o surgimento de refluxo vesicoureteral que, quando associado à infecção urinária, aumenta o risco de pielonefrite e consequentemente de sequelas renais. À ultrassonografia renal pode-se encontrar bexiga trabeculada, divertículo vesical e hidronefrose. Crianças com **constipação intestinal** podem apresentar contrações não inibidas do detrusor e diminuição da capacidade vesical resultantes da compressão da parede da bexiga pela distensão do reto, manifestando-se como incontinência urinária noturna isolada ou noturna e diurna, que se resolve com o tratamento da constipação.

Na bexiga hipo/acontrátil ou síndrome das micções infrequentes, encontra-se aumento da capacidade vesical e diminuição do estímulo para urinar, determinando a distensão crônica da bexiga. Essa síndrome das micções infrequentes apresenta esvaziamento vesical incompleto, massa abdominal palpável (decorrente do aumento da bexiga), necessitando de manobras de compressão abdominal (ou manobras de Valsalva nas crianças maiores) para efetuar a micção que ocorre na forma de jato urinário fraco. Esse quadro pode determinar o aparecimento de infecção urinária recorrente.

Portanto, as crianças com queixa de enurese noturna e que sejam portadoras de bexiga neurogênica não neurogênica são identificadas mediante detalhamento dos hábitos miccional e intestinal.

OUTRAS CAUSAS

Malformações e processos inflamatórios do trato geniturinário podem determinar o quadro de enurese noturna polissintomática, conforme detalhamento no quadro II-4. Nesse contexto, insere-se o diagnóstico de infecção urinária.

Qualquer condição que cause poliúria, como *diabetes mellitus*, *diabetes insipidus*, doença falciforme, tubulopatia renal e insuficiência renal crônica, pode apresentar como queixa principal ou inicial da família a enurese noturna. No entanto, a história e o exame físico permitem identificar outros sinais e sintomas que sugerem essas doenças.

ABORDAGEM DIAGNÓSTICA

O objetivo da abordagem diagnóstica da criança com queixa de enurese noturna é adquirir conhecimentos sobre a criança e sua família que possibilitem estabelecer um plano terapêutico individualizado.

Além disso, a anamnese e o exame físico permitem diferenciar as crianças com suspeita de enurese noturna monossintomática daquelas com enurese noturna polissintomática e identificar se a enurese é primária ou secundária.

ANAMNESE

A anamnese tradicionalmente utilizada pelo médico é insuficiente para a abordagem da criança com queixa de enurese, pois tem como objetivo primordial buscar evidências de doenças orgânicas. Portanto, é imperativo o uso da anamnese ampliada, isto é, aquela que inclui o conhecimento dos aspectos psicoafetivos e psicossociais da criança, conhecendo sua rotina de vida e as reações e relações da criança na família e na escola. A história deve ainda se ater aos detalhes do processo de desenvolvimento neuropsicomotor e afetivo da criança, incluindo o período perinatal e a época de treinamento do controle esfincteriano.

Inicia-se a anamnese, buscando elucidar os aspectos clínicos da queixa que trouxe o paciente ao consultório. A enurese caracteriza-se como primária ou secundária a partir da informação de a criança ter ou não apresentado período de pelo menos seis meses com controle urinário; dimensiona-se a intensidade do quadro pela descrição das perdas quanto à frequência (número de perdas diurnas e noturnas) e à periodicidade (diária, semanal, mensal).

O padrão da micção deve ser detalhado quanto a:

- frequência: em geral, espera-se que os pré-escolares e escolares urinem entre três a seis vezes por dia; busca-se identificar a presença de polaciúria ou de retenção urinária, valoriza-se também a mudança da frequência urinária;
- volume de urina por micção: para auxiliar na caracterização de polaciúria, poliúria e retenção urinária (ao nascimento, a capacidade de retenção urinária na bexiga é em torno de 60ml e aumenta aproximadamente 30ml por ano, de tal forma que a capacidade vesical pode ser estimada com o seguinte cálculo: adiciona-se 2 à idade e multiplica-se este valor por 30ml);
- intensidade, continuidade e duração do jato urinário, para verificar se existe jato urinário entrecortado, em gotejamento ou de intensidade fraca;

- esforço para iniciar a micção;
- manobras adotadas para a efetivação da micção;
- posturas estranhas adotadas durante o esvaziamento vesical ou para a retenção urinária;
- outras características: perda urinária na calcinha ou cueca, dor à micção, urgência miccional.

Como muitas vezes é difícil a obtenção desses dados nas crianças que já têm autonomia para irem sozinhas ao banheiro, pode-se solicitar à mãe e à criança a realização do registro diário das micções e das evacuações, por dois dias não consecutivos, no qual devem ser caracterizados o número e o padrão das micções e das evacuações.

Essa caracterização é importante para detectar a possibilidade de fatores neurogênicos e funcionais estarem determinando o quadro de enurese. Micções muito frequentes e em pequena quantidade ou perda urinária na calcinha ou cueca podem indicar diminuição da capacidade da bexiga ou instabilidade vesical; micções raras e volumosas apontam a possibilidade de mecanismos exacerbados de retenção, como nos processos obstrutivos e na síndrome da bexiga preguiçosa. Interrupções do jato urinário e jato urinário fraco ou em gotejamento são observados nos quadros obstrutivos e na instabilidade do esfíncter urinário externo. Posturas anômalas e manobras de esvaziamento ou retenção aparecem nos quadros obstrutivos e neurogênicos.

Outros dados importantes na anamnese são: presença de constipação intestinal e/ou encoprese, tanto pelo fato de a retenção fecal crônica poder alterar a motilidade vesical, quanto por apontar uma dificuldade mais ampla na aquisição do controle das eliminações; hematúria ou edema, visando rastrear acometimentos renais; polidipsia ou emagrecimento, significativos para a caracterização de uma primeira descompensação diabética; febre ou inapetência, pela possibilidade de associação com infecção urinária; anemia falciforme, pela possibilidade de comprometimento renal com poliúria; entre outros.

Nos antecedentes pessoais, deve-se investigar a presença de história de infecção do trato urinário (ITU), hematúria e outros. Além disso, é fundamental o conhecimento do desenvolvimento neuropsicomotor e o detalhamento do processo de aquisição do controle esfincteriano, resgatando as crenças e os valores da família.

Em relação aos antecedentes mórbidos familiares, deve-se verificar a existência de pais e irmãos com história de enurese noturna, doença renal crônica, litíase urinária, refluxo vesicoureteral e doença falciforme.

A explicação da criança e da família para a presença da enurese é fundamental para compreender o significado do sintoma. Podem ser encontradas as seguintes situações, em que a enurese é: entendida como atuação proposital da criança; considerada uma característica da família, pela presença de pais e/ou irmãos com antecedentes de enurese noturna; atribuída à suspeita de um problema orgânico.

A identificação dos tratamentos realizados com ou sem orientação médica auxilia na compreensão das medidas já utilizadas e das frustrações já vivenciadas pela criança e pela família.

Tão importante como os dados acima descritos é a busca do conhecimento das relações da criança com a família ao longo do tempo. Conhecer como foi o desenvolvimento neuropsicomotor e as relações familiares estabelecidas com a criança desde sua gestação é fundamental, na medida em que o controle dos esfíncteres tem significado afetivo importante na relação da criança com seus pais. A interação ocorrida entre os pais e a criança ao longo do tempo, não apenas em relação ao controle dos esfíncteres, permite conhecer a posição dessa criança na família, as expectativas dos pais e, por vezes, a frustração em não verem realizadas essas expectativas. Especificamente em relação ao controle esfincteriano, deve-se verificar detalhadamente como e quando ele ocorreu. Não é incomum encontrarem-se crianças com enureses, cujo treinamento para a obtenção do controle esfincteriano foi tumultuado. Nas crianças com enurese noturna secundária, é importante investigar se a família consegue identificar fatores psicossociais estressantes na vida da criança por ocasião do surgimento do sintoma.

Outro ponto importante é identificar as repercussões da enurese na vida da criança e da família. Para isso, avalia-se como os pais reagiram ao longo da história de vida da criança aos escapes urinários e se houve períodos de punições. Não é incomum, na queixa de enurese noturna, os pais dizerem que já tentaram de tudo, desde punições até a indiferença. Muitas mães referem que o trabalho é extenuante, pois têm de lavar a roupa de cama e os pijamas diariamente, sendo que algumas, por esse motivo, colocam fraldas à noite em crianças grandes, com idade igual ou superior a 4 anos. Além disso, deve-se avaliar se o fato de a criança apresentar enurese noturna limita ou dificulta sua convivência em grupo, impedindo sua participação em viagens com os colegas, recebendo apelidos depreciativos e outros problemas.

Por fim, o conhecimento das condições socioeconômicas (ocupação/profissão dos pais e renda familiar) e da habitação permite identificar algumas situações que podem dificultar a vida da criança com enurese noturna, como, por exemplo, crianças com enureses que dividem a cama com outros familiares. Além disso, moradia com banheiro situado na área externa ou cortiço, em que o banheiro de uso coletivo se encontra distante do cômodo da família, pode causar medo na criança de ir ao banheiro à noite e ser o motivo de ela urinar na cama.

EXAME FÍSICO

O exame físico possibilita a obtenção de informações complementares fundamentais para a confirmação das hipóteses inicialmente levantadas na história, destacando-se os seguintes dados:

– medida da pressão arterial;
– avaliação do estado nutricional;
– palpação abdominal, para avaliar a presença de massas, retenção urinária ou fecal;
– presença de urina ou fezes na calcinha ou na cueca;
– avaliação pormenorizada das regiões genital e perineal à procura de malformações e outros acometimentos externos das vias urinárias (estenose e ectopia do meato urinário, fimose obstrutiva, fístulas vesicais, balanopostites, vulvovaginites, sinéquias de pequenos lábios, traumatismos), tônus do esfíncter anal e presença de fezes na ampola retal;
– avaliação cuidadosa das regiões glútea e lombossacral para verificar se existem sinais que possam sugerir a presença de agenesia sacral como nádegas achatadas, assimetria da prega glútea, prega glútea rebaixada e curta e/ou ausência de vértebra na região coccígea. Ainda no exame da região lombossacral, deve-se observar se estão presentes alterações cutâneas que indicam a necessidade de investigação de disrafismos ocultos de coluna como pequenas cavidades (covinha ou *dimple*), manchas hiperpigmentadas, tufos pilificados e malformações vasculares;
– avaliação do desenvolvimento neuropsicomotor;
– avaliação do tônus, força muscular, reflexos, sensibilidade e movimentação dos membros inferiores, especialmente naqueles em que com suspeita de serem portadores de enurese noturna polissintomática; e
– observação do jato urinário, sempre que possível.

INVESTIGAÇÃO LABORATORIAL

A partir da história e do exame físico, levanta-se a suspeita de enurese noturna monossintomática primária ou secundária, quando o quadro clínico preenche os quatro seguintes critérios: 1. o padrão miccional diurno e o exame físico da criança são normais; 2. não há constipação intestinal e/ou encoprese associada; 3. não há antecedente de ITU; e 4. ausência de sinais e sintomas de comprometimento sistêmico. Nesses casos, solicita-se a realização de urina tipo I e urocultura, pois a enurese noturna pode ser a única manifestação de ITU em cerca de 5 a 10% das crianças, especialmente do sexo feminino. Assim, o diagnóstico de enurese noturna monossintomática é confirmado se os resultados desses exames forem normais.

Em todas as crianças com enurese noturna polissintomática, preconiza-se, inicialmente, além da realização de exame de urina tipo I e urocultura, a ultrassonografia de vias urinárias pré e pós-miccional.

Na urina tipo I, devem ser analisados mais especificamente a densidade, o pH, o sedimento e verificar se existe glicosúria ou proteinúria. A confirmação de alguma dessas alterações, em uma segunda amostra de urina, afasta a hipótese de enurese noturna monossintomática e implica o redirecionamento da investigação. Na ultrassonografia de vias urinárias, o encontro de espessamento e/ou trabeculação da parede vesical, a presença de divertículos, de resíduo urinário pós-miccional significativo e de tamanho vesical aumentado ou diminuído para a idade indicam a necessidade de prosseguir na investigação de distúrbios miccionais e processos obstrutivos. Dessa forma, com investigação básica não invasiva, rastream-se as alterações estruturais e funcionais do trato urinário, algumas doenças sistêmicas como *diabetes mellitus* e *insipidus* e as ITU.

Nas crianças em que o único critério para serem incluídas no diagnóstico de enurese noturna polissintomática for o de antecedente de ITU, deve-se avaliar cada caso em relação à frequência dessas infecções, época de sua ocorrência e se a exploração do trato urinário foi feita de modo adequado. Nesses casos, se os exames laboratoriais pregressos e os exames iniciais da investigação de enurese noturna polissintomática forem normais, isto é, não existirem evidências de alteração estrutural ou funcional do trato urinário ou de ITU atual, a criança pode ser reclassificada como portadora de enurese noturna monossintomática. Caso a investigação pregressa não tenha sido completa ou haja comprovação de ITU atual e/ou de alteração à ultrassonografia, deve-se aprofundar a investigação do trato urinário, conforme especificado no capítulo Infecção do Trato Urinário.

Nos casos em que o único critério para ser incluído no diagnóstico de enurese noturna polissintomática for a presença de constipação intestinal e/ou encoprese, a associação desse sintoma com contrações não inibidas do detrusor não justifica a realização de estudo urodinâmico, uma vez que a intervenção preconizada é o tratamento da constipação intestinal, pois vários autores descrevem a regressão da enurese após o desaparecimento da constipação intestinal.

Quando há suspeita de bexiga neurogênica ou de bexiga neurogênica não neurogênica, o estudo urodinâmico é importante para a determinação dos mecanismos envolvidos no distúrbio miccional e, consequentemente, para a abordagem terapêutica. Como trata-se de abordagem invasiva, desconfortável e onerosa, que requer o encaminhamento da criança para serviços especializados de saúde, é importante ter certeza da sua indicação, com o parecer do nefrologista com experiência em crianças.

Outros exames de imagem como tomografia computadorizada ou ressonância magnética de coluna vertebral e medula, cintilografia de vias urinárias e uretrocistografia miccional podem ser necessários apenas na investigação etiológica ou no acompanhamento das crianças com enurese noturna polissintomática.

ABORDAGEM TERAPÊUTICA

ABORDAGEM TERAPÊUTICA DA CRIANÇA COM ENURESE NOTURNA MONOSSINTOMÁTICA

O diagnóstico de enurese noturna monossintomática primária ou secundária geralmente é finalizado na segunda consulta, quando os resultados dos exames laboratoriais se mostram normais. No entanto, já na primeira consulta, mesmo sem o diagnóstico etiológico estar confirmado, deve-se esclarecer a família que a enurese noturna não é um ato voluntário da criança. E quando houver punições e humilhações, deve-se ampliar essa discussão para ressaltar que essas atitudes em nada contribuem para a remissão do quadro, além de prejudicarem a autoestima da criança, que já está comprometida pela presença da enurese.

A partir da segunda consulta, o pediatra dá continuidade à realização da anamnese ampliada, que por ser extensa não se esgota no primeiro atendimento. Essa anamnese, em si, tem efeito terapêutico, pois, além de abrir um espaço para que a criança e os pais expressem suas aflições, medos e preocupações, permite que a família identifique problemas nas suas relações e, assim, possa buscar formas de resolvê-los.

É importante esclarecer que a enurese noturna é um sintoma, cuja evolução apresenta tendência à remissão espontânea no decorrer do tempo. Vale ressaltar, especialmente para a criança, que esse sintoma não é um evento raro e que provavelmente na escola existem vários outros alunos com o mesmo problema, mas que não comentam sua existência, pois, como ela, têm receio de serem ridicularizados.

Algumas recomendações podem ser feitas para todas as crianças com enurese, tais como realizar esvaziamento vesical completo antes de dormir e evitar ingestão excessiva de líquidos à noite, sem, no entanto, restringir o acesso à água se estiver com sede. O objetivo dessas medidas é de caráter paliativo, isto é, reduzir o volume do escape urinário noturno, amenizando o desconforto causado pelo contato com as roupas molhadas. Portanto, deve-se deixar claro para a família e a criança que esses procedimentos não vão determinar o desaparecimento da enurese noturna, de modo a evitar frustrações decorrentes do desconhecimento do real objetivo dessas medidas.

Muitos pais referem o hábito de acordar a criança para ir urinar antes de eles irem dormir e que, às vezes, essa conduta surte efeito e outras não. Se esses momentos não forem perturbadores para a criança ou para a família, podem ser mantidos. Essa é uma medida também paliativa, isto é, que diminui o volume de urina eliminado na cama, mas não interfere no desaparecimento do sintoma. No entanto, não é recomendada a orientação de os pais acordarem no meio da madrugada para levar a criança para urinar, pois essa pode ser uma medida desgastante (interferência no sono noturno) para a família e para a criança e sem impacto no tratamento.

Outro ponto muito importante refere-se às crianças com 6 anos ou mais de idade, que devido à enurese noturna continuam a usar fralda durante a noite. As autoras recomendam que se inicie a abordagem dessa situação, perguntando-se para os pais o motivo dessa conduta, que pode ser de diferentes naturezas, como, por exemplo, aqueles que consideram normal o uso das fraldas até essa idade e se surpreendem com essa indagação, outros que referem preocupação com a higiene da criança, outros que relatam a dificuldade em manter o colchão seco e o trabalho diário com a troca e lavagem de roupas de cama etc. Em seguida, é fundamental perguntar para a criança como ela se sente tendo de usar fraldas à noite. Esse conjunto de informações deve subsidiar a forma de abordar a questão com a família e a criança, para interromper o uso das fraldas, pois, ao mesmo tempo que esse hábito transmite uma mensagem consciente e inconsciente de permissão para a criança continuar urinando na fralda, mantém sua posição de "bebê" perante os pais, não favorecendo seu desenvolvimento. Deve-se buscar em conjunto com os pais formas de diminuir o desconforto da criança e ao mesmo tempo reduzir o trabalho com a manutenção do colchão como, por exemplo, uso de protetores de colchão próprios para esse fim ou similares caseiros, como, plástico coberto por toalha sob o lençol.

Visando valorizar a autonomia nos cuidados com a própria higiene e o conforto de se sentir "seca", pode-se considerar a possibilidade de propor aos pais e à criança que ela se responsabilize por trocar o pijama e os lençóis ou colocar uma toalha seca sobre o lençol molhado durante a noite, quando acontece o escape urinário. Como isso não deve ter caráter punitivo, antes de sugerir essa mudança de comportamento, o pediatra deve avaliar cada caso, levando em consideração a idade da criança, a autonomia que ela já adquiriu para a realização de outras atividades e a presença ou não de hostilidade nas relações dos familiares com a criança.

Quando, a partir da anamnese e da observação da relação mãe-filho no consultório, encontra-se uma criança, por exemplo, com 6 anos de idade, com comportamentos de "bebê" (não se veste sozinha, fala de modo infantilizado para a idade, usa chupeta e/ou mamadeira, usa fralda à noite), o pediatra pode desenvolver uma abordagem com a mãe para favorecer a independência e, consequentemente, o crescimento afetivo da criança.

O encaminhamento para a avaliação psicológica deve ser decidido individualmente, de acordo com os dados de história e a evolução de cada criança, principalmente quando a enurese noturna, apesar de ser a queixa que demandou o atendimento médico, faz parte de um quadro mais amplo de comprometimento emocional da criança.

Com essa abordagem terapêutica, tem-se obtido sucesso para conseguir modificar o significado do sintoma e, consequentemente, as relações da criança com a família, recuperando sua autoestima. Dessa forma, criam-se condições para que a remissão da enurese aconteça.

Em relação à farmacoterapia, dois grupos de drogas vêm sendo utilizados: os antidepressivos tricíclicos, mais especificamente a imipramina, e os análogos do hormônio antidiurético.

A imipramina é um antidepressivo tricíclico, utilizado no tratamento da enurese noturna monossintomática **primária ou secundária**. Tem ação central, podendo liberar hormônio antidiurético e efeito anticolinérgico periférico. Atribui-se melhora da enurese em 75% das crianças que utilizam essa droga e recorrência em 75% dos casos após sua suspensão. Conclui-se que o uso dessa medicação não tem efeito na remissão da enurese. Os efeitos colaterais são insônia, irritabilidade e ansiedade e, como a dose terapêutica é próxima da tóxica, existe risco de intoxicação que pode manifestar-se com arritmia cardíaca por bloqueio de condução, hipotensão e convulsões. Diante do baixo índice de cura, do risco de intoxicação com graves consequências para a criança e da benignidade do quadro clínico da enurese noturna monossintomática, essa droga não é utilizada para tratamento de pacientes com enurese no Ambulatório Geral do Departamento de Pediatria da FMUSP.

A desmopressina (DDAVP), análogo do HAD, tem sido usada para casos de enurese noturna monossintomática **primária**, mas seu mecanismo de ação continua incerto. O sucesso a longo prazo atribuído ao uso de DDAVP é de 25% e, portanto, próximo aos índices de remissão espontânea ou mesmo de outras intervenções terapêuticas não farmacológicas. A apresentação nasal da DDAVP para o tratamento da enurese noturna está contraindicado pelo *Food and Drug Administration* (FDA) desde 2007, pelo risco de causar hiponatremia grave, seguida de convulsões e morte. Alguns autores sugerem seu uso por via oral por períodos curtos, como, por exemplo, nos dias em que a criança/adolescente vai dormir fora de casa. Nesses casos, é necessário previamente fazer um teste terapêutico sob supervisão médica para saber se o uso do DDAVP remite o sintoma e em que dose isso acontece. A dose inicial preconizada é de 0,2mg/dia, por via oral, ao deitar-se, podendo ser aumentada a dose a cada 10 dias, até chegar ao máximo de 0,6mg/dia. Os efeitos colaterais mais frequentes são cefaleia, dor abdominal, náuseas. Retenção hídrica e hiponatremia são raras, mas potencialmente graves. Portanto, recomenda-se restringir a ingestão de líquidos ao menor volume possível, não devendo exceder meio litro a partir de 1 hora antes e até 8 horas após a administração da droga. A *overdose* aumenta o risco de retenção hídrica e hiponatremia. Deve-se evitar o uso concomitante do DDAVP com as seguintes drogas que liberam o hormônio antidiurético, pois podem aumentar o risco de retenção hídrica: antidepressivos tricíclicos, clorpromazina, carbamazepina e outros. As contraindicações são insuficiência cardíaca e outras situações que requerem o uso de diuréticos e doença de von Willebrand tipo II.

Ainda em relação à farmacoterapia, vale ressaltar que o uso de anticolinérgicos, como, por exemplo, a oxibutinina não tem indicação no tratamento da criança com enurese noturna monossintomática primária ou secundária, pois, em estudos controlados, não foi encontrada diferença na resposta ao tratamento com oxibutinina quando comparada com o placebo. Essa droga é indicada em alguns casos de bexiga neurogênica e de disfunções vesicais, devidamente selecionados pelos resultados do estudo urodinâmico.

OUTRAS MODALIDADES TERAPÊUTICAS PARA ENURESE NOTURNA MONOSSINTOMÁTICA PROPOSTAS NA LITERATURA

O Ambulatório Geral do Departamento de Pediatria da FMUSP não adota uma série de técnicas comportamentais propostas na literatura e comumente utilizadas na abordagem terapêutica da criança com enurese noturna monossintomática primária ou secundária e os motivos para essa conduta são especificados a seguir.

É importante que o pediatra tenha noção sobre as teorias de desenvolvimento existentes, para que possa atuar de maneira a individualizar a criança no contexto familiar e não reduzir sua abordagem terapêutica à prescrição de técnicas de condicionamento (ver capítulo Desenvolvimento).

Segundo Werner (2000), o comportamentalismo é uma das teorias psicológicas mais influentes na área da saúde, na qual desenvolvimento e aprendizagem são entendidos como processos idênticos. Nessa teoria, o desenvolvimento corresponde a uma mera sequência de eventos previsíveis, decorrentes da formação de hábitos, e o indivíduo é considerado passivo ou apenas reativo diante do mundo. Assim, tanto o desenvolvimento quanto a aprendizagem são considerados resultado do condicionamento do meio, e a educação, um simples programa de formação de hábitos. Nesse contexto, as abordagens dos atrasos e desvios do desenvolvimento utilizam a noção de condicionamento do sujeito ao meio, visando ajustar ou reajustar as condutas inadequadas. A criança é entendida como reprodutora de comportamentos previamente determinados. Os métodos terapêuticos, por meio do treinamento de funções, pretendem fazer com que o indivíduo adquira habilidades e comportamentos como, por exemplo, atividades de vida diária, tais como usar o banheiro, vestir-se e outras.

Os métodos terapêuticos comportamentalistas, que visam ao condicionamento do controle miccional, são "mapa de estrelas", sistemas de alarme e treinamento de reeducação vesical.

O "mapa de estrelas" é uma técnica bastante difundida, baseada no reforço positivo. Registra-se diariamente, por um período preestabelecido, a ocorrência das noites com e sem escape urinário em mapa, tipo calendário, no qual, historicamente, as noites sem enurese são destacadas, por meio do desenho ou colagem de estrelas. Como reforço positivo, além de um "mapa estrelado", preconizam-se elogios à criança e até premiações com presentes, após um determinado número de noites secas. Na ocorrência de noites molhadas, prescreve-se que a criança não deve ser punida de modo algum e inclusive não deve notar a frustração dos pais com o insucesso do controle naquela noite. Faz parte dessa técnica a apresentação periódica do mapa ao pediatra, o qual também deve elogiar o sucesso ou agir de maneira complacente com o fracasso, encorajando a criança a persistir na busca do controle, suspendendo ou mantendo a utilização do "mapa de estrelas" por mais algum tempo. Nota-se, assim, que se ignora a frustração da criança inerente à presença das noites com escape, quando todos, família, médico e a própria criança, estão com expectativas de sucesso com o uso dessa técnica. Além disso, subestima-se a capacidade da criança de perceber o sentimento de frustração que os pais tentam ocultar diante das noites de insucesso. Por fim, mensagens contraditórias estão sendo transmitidas: ao mesmo tempo que se esclarece a família de que os escapes urinários durante o sono não são voluntários, institui-se tratamento com o "mapa de estrelas" que sugere que o sucesso depende da vontade da criança de não urinar na cama, por meio de reforços positivos. Com essa técnica tem sido encontrado índice de cura de 25%, muito próximo ao índice de remissão espontânea da enurese. Por todos esses motivos, consideramos que o "mapa de estrelas" não é eficaz nem sequer inócuo.

Sistemas de alarme têm sido usados, há muito tempo, no condicionamento do controle miccional das crianças com enurese noturna. Há alarmes que emitem sons (80db) e outros que emitem vibrações na pele (à semelhança dos telefones celulares). O alarme dispara mediante a estimulação de um sensor de umidade colocado na calcinha ou cueca da criança que, quando urina dormindo, é despertada pelo som ou pela sensação tátil da vibração, interrompendo a micção. O alarme só para quando afastado da umidade, o que exige que a criança se mobilize, trocando a roupa ou retirando o alarme. Essa técnica visa interromper o escape, cada vez mais precocemente, em relação ao disparo do alarme, até que ele desapareça. A esse método são atribuídos êxitos muito variados (29 a 69%) e a maioria dos autores também reconhece baixa adesão a essa proposta terapêutica, tanto por parte dos pediatras como das famílias. O motivo exato da baixa adesão por parte dos pediatras não é conhecido e existem poucos estudos a esse respeito, os quais apontam as seguintes possibilidades: irritação da pele no local de contato do sensor de umidade (Hanks e Venters, 1992); o fato de algumas crianças não despertarem com o alarme e do alarme incomodar os demais familiares (Rushton, 1989 e Ullom-Minnich, 1996); essa proposta terapêutica exige muita persistência, paciência e colaboração da família e da criança, pois são necessários pelo menos três semanas de uso para avaliar parcialmente a resposta e a manutenção do uso por no mínimo quatro semanas após o desaparecimento dos escapes urinários noturnos, período que, em média, chega a seis meses de uso contínuo (Evans, 2001; Cendron, 1999; Johnson 2009).

No treinamento de reeducação vesical, que visa melhorar a propriocepção da repleção e o esvaziamento da bexiga, recomenda-se o aumento da ingestão de líquidos e do intervalo entre as micções durante o dia, além de micção em dois tempos, na qual o jato urinário deve ser interrompido por alguns segundos e, em seguida, a micção deve ser completada até que se obtenha o esvaziamento completo da bexiga. Não há evidências de que essa técnica melhore a enurese. Além disso, não parece ser uma medida inócua, pois já foram relatados vários casos que desenvolveram disfunção miccional após serem submetidos a esse treinamento.

ABORDAGEM TERAPÊUTICA DA CRIANÇA COM ENURESE NOTURNA POLISSINTOMÁTICA

Nas crianças com enurese noturna polissintomática, o tratamento e o acompanhamento da evolução por vezes vão necessitar de atendimento especializado, conforme a doença determinante do quadro clínico. Dessa forma, pacientes com bexiga neurogênica necessitam de seguimento com nefrologista, urologista e neurologista. O seguimento das crianças com bexiga neurogênica não neurogênica requer interconsulta com nefrologista com experiência em crianças e, algumas vezes, atendimento psicológico especializado.

O papel do pediatra geral na abordagem terapêutica é importante nesses casos. Por ser o médico que acompanha a criança e a família ao longo do tempo, é o membro da equipe que melhores condições tem para identificar evidências de distúrbios emocionais causais ou secundários ao problema e avaliar a necessidade de tratamento psicoterápico. O pediatra deve estar atento para diagnosticar precocemente os episódios de ITU, que são frequentes nesses casos. Além disso, na maioria dos casos com constipação intestinal concomitante, cuja reversão é importante na abordagem terapêutica dos distúrbios miccionais, inclusive da enurese noturna isolada, é o pediatra quem deve orientar e acompanhar o tratamento, encaminhando para o gastroenterologista aqueles com distúrbios evacuatórios secundários a comprometimento neurológico. Também costuma ser o pediatra, nas crianças que necessitam da intervenção de vários especialistas, o primeiro a ser informado sobre as queixas relacionadas ao problema que surgem durante a evolução, de modo que possa orientar a família quanto à necessidade de reavaliação por determinado especialista.

BIBLIOGRAFIA

1. Academia Americana de Psiquiatria. Diagnostic and Statistical Manual of Mental Disorders, 1994 – tradução brasileira de Batista D. Manual diagnóstico e estatístico de desordens mentais. Ed Artes Médicas Sul; 1994. • 2. Ajuriaguerra J. A organização do controle esfincteriano e seus distúrbios. In: Ajuriaguerra J. Manual de psiquiatria infantil. 2ª ed., São Paulo: Masson; 1983.p.261. • 3. Bakwin H. Enuresis in twins. Am J Dis Child 1971;121:222. • 4. Bakwin H. The genetics of enuresis. In: Kolvin RM. Blader control and enuresis. Meadows. London: Medical Books Ltd; 1973. p.73. • 5. Bauer SB. Neuropathology of the lower urinary tract. In: Kelalis PP, et al. Clinical pediatric urology. 3rd ed., Philadelphia: Saunders; 1992. • 6. Bourroul MLM, Zuccolotto SMC. Enurese noturna. In: Sucupira ACSL, Bricks LF, Kobinger MEBA, Saito MI, Zuccolotto SMC. Pediatria em consultório. 4ª ed., São Paulo: Sarvier; 2000.p.444. • 7. Brazelton TB, Christophensen ER, Frauman AC, Gorski PA, Poole JM, Stadle AC, Wright LL. Instruction timeliness and medical influences affecting toilet training. Pediatrics 1999;103(6pt2):1353. • 8. Cendron M. Primary nocturnal enuresis: current concepts. Am Fam Physician 1999;59:1. • 9. Choby BA, George S. Toilet training. Am Fam Physician 2008;78:1059. • 10. Evans JHC. Evidence based management of nocturnal enuresis. BMJ; 2001. • 11. Fergusson DM, Hons B, Horwood LJ, Shannon FT. Factors related to the age of attainment of nocturnal bladder control: an 8-year longitudinal study. Pediatrics 1986;78:884. • 12. Forsythe WI, Redmond A. Enuresis and spontaneous cure rate. Arch Dis Child 1974;49:259. • 13. Gonzales ET, Tu ND. Approach to the child with nocturnal enuresis. www.UpToDate.com (última revisão na literatura em 01 de outubro de 2008). • 14. Guyton AC. Textbook of medical physiology. 8th ed., Philadelphia: Saunders; 1991.p.334. • 15. Hanks JW, Venters WJ. Nikel allergy from a bed-wetting alarm confused with herpes genitalis and child abuse. Pediatrics 1992;90:458. • 16. Hellström AL, Hanson E, Hansson S, Hjälmás K, Jodal U. Micturition habits and incontinence in 7-year-old Swedish school entrants. Eur J Pediatr 1990;149:434. • 17. Järvelin MR, et al. Enuresis in seven-year-old children. Acta Paediatr Scand 1988;77:148. • 18. Johnson M. Digital urology journal: acessado em 26 de janeiro de 2009. • 19. Krantz E. On the epidemiology of nocturnal enuresis – a critical rewiew of methods used in descriptive epidemiological studies on nocturnal enuresis. Scand J Urol Nephrol 1994;163:67. • 20. Loeys B, Hoebe P, Raes A, Messiaen L. Does monosymptomatic enuresis exist? A molecular genetic exploration of 32 families with enuresis/incontinence. B J U Int 2002;90:76. • 21. Mammen AA, Ferrer FA. Nocturnal enuresis: medical management. Urol Clin North Am 2004;31:491. • 22. McLellan DL, Bauer SB. Bladder dysfunction. In: Avner ED, Harmon WE, Niaudet P. Pediatric nephology. 5th ed., Philadelphia, USA: Lippincott Wiliams and Wilkins; 2004.p.1077. • 23. Mota DM, Barros AJD. Treinamento esfincteriano: métodos, expectativas dos pais e morbidades associadas. J Pediatr (Rio J) 2008;84:9. • 24. Nepple KG, Cooper CS. Management of voiding dysfunction in children. www.UpToDate.com (última revisão na literatura em 31.05.2008). • 25. Organização Mundial da Saúde. Classificação de transtornos mentais e de comportamento da CID-10: descrição clínica e diretrizes diagnósticas. Porto Alegre: Artes Médicas; 1993. • 26. Rushton HG. Nocturnal enuresis: epidemiology, evaluation ad currently available treatment options. J Pediatr 1989;114:691. •

27. Shulman SL. Voiding problems in children. In: Kaplan BS, Meyers KEC. Pediatric nephrology and urology. 1th ed., Philadelphia, USA: Elsevier Mosby; 2005.p.309. • 28. Schum TR, McAuliffe TL, Simms MD, Waller JA, Lewis M, Pupp R. Factor associated with toilet training in the 1990s. Amb Pediatr 2001;8:79. • 29. Stadler AC, Gorski PA, Brazelton TB. Toilet training methods, clinical interventions and recommendation American Academy of Pediatric. Pediatrics 1999;103:1359. • 30. Tu ND, Gonzales ET. Management of nocturnal enuresis in children. www.UpToDate.com (última revisão na literatura em outubro 2008). • 31. Ullom-Minnich MR. Diagnosis and management of nocturnal enuresis. Am Fam Physician 1996;54:2259. • 32. US Food and Drug Administration. Safety alerts for drugs, biologics, medical devices and dietary supplements. Desmopressin Acetate (marketed as DDAVP Nasal Spray, DDAVP Rhinal tube, DDAVP, DDAVP, Minirin and Stimate Nasal Spray) disponível no site: www.fda.gov/medwatch/safety/2007/safety07.htm#Desmopressin. Acessado em 20 de novembro de 2007. • 33. Vermandel A, Van Kanpen M, Van Gorp C, Wyndaele JJ. How to toilet train healthy children? A review of literature. Neurourol Urodyn 2008;27:162. • 34. Werner Jr J. Desenvolvimento e aprendizagem: contribuição para desmedicalização do fracasso escolar. Niterói; 1992, 146 p. Dissertação (Mestrado). Universidade Federal Fluminense. Werner Jr. J. – Saúde e Educação. Rio de Janeiro, Griphus, 2000. • 35. Yeung CK, Godley ML, Ho CK, et al. Some new insights into bladder function in infancy Br J Urol 1995;76:235.

PUBERDADE PRECOCE

Ana Claudia da Cunha Travassos
Ana Cecilia Silveira Lins Sucupira

Quando uma menina de 8 anos aparece com broto mamário, é comum os pais procurarem o pediatra preocupados com esse desenvolvimento. Essa situação fica mais preocupante quando a mãe lembra que sua menarca foi aos 15 anos. O que o profissional de saúde, em especial o pediatra, pode e deve fazer nessas situações?

O desenvolvimento da puberdade é uma preocupação constante das famílias, principalmente quando ela ocorre antes do que os pais consideram que seja o tempo normal. A definição de normalidade para os pais baseia-se em seu próprio desenvolvimento e na observação de parentes e conhecidos. Em muitas situações, o que eles consideram como precoce pode ser totalmente normal. Por outro lado, quando o desenvolvimento puberal realmente ocorre de modo precoce, é preciso que o diagnóstico seja feito e as condutas adequadas sejam estabelecidas.

DEFINIÇÕES

Puberdade – é o desenvolvimento de caracteres sexuais secundários, sendo o aumento testicular o primeiro sinal nos meninos e o broto mamário nas meninas.

Puberdade precoce – quando há aparecimento de caracteres sexuais secundários na menina antes dos 8 anos e no menino antes dos 9 anos. Alguns estudos mostram que essa idade limite vem diminuindo e que há uma variação na idade de início da puberdade quanto à raça e, portanto, tentam diminuir o marco de 8 anos para 7 anos nas meninas brancas e para 6 anos nas afro-americanas. Não existe, contudo, um consenso quanto a essa questão, sendo mais aceita a definição inicial.

Puberdade precoce não progressiva – quando há o aparecimento de caracteres sexuais secundários antes da idade limite para meninas, mas as manifestações puberais não progridem ou regridem, não havendo necessidade de tratamento. Ocorre em cerca de 50% dos casos de puberdade precoce. A explicação para esses casos ainda é desconhecida, mas sabe-se que não há ativação do eixo hipotálamo-hipófise-gônadas.

Pseudopuberdade precoce – quando há aparecimento isolado de caracteres sexuais secundários.

Pubarca – é o aparecimento de pelos sexuais.

Pubarca precoce – é o aparecimento isolado de pelos sexuais antes dos 8 anos nas meninas e antes dos 9 anos nos meninos. É mais comum nas meninas, na proporção de 4:1.

Adrenarca – é o termo utilizado para o aumento da produção adrenal de andrógenos, que se inicia por volta dos 6 anos de idade, em ambos os sexos, sem que haja necessariamente o aparecimento de pelos sexuais.

Adrenarca precoce – é a causa mais comum de pubarca precoce e ocorre quando há, também, aumento dos hormônios andrógenos adrenais.

EPIDEMIOLOGIA

A puberdade precoce (PP) ocorre em 1:5.000 a 1:10.000 crianças. Pacientes que apresentam malformações ou lesões no sistema nervoso central (SNC) apresentam maior risco de incidência de PP. Por exemplo, em pacientes com neurofibromatose tipo 1, a ocorrência de PP é de 2,4 a 5%, e em meninas com encefalopatia neonatal, de 4,3%. Nos indivíduos com hidrocefalia decorrente de meningomielocele, a ocorrência sobe para 5 a 18%. Uma das hipóteses explicativas é a quebra do tônus inibitório hipotalâmico.

DESENVOLVIMENTO PUBERAL NORMAL

Nas meninas, na maioria das vezes (cerca de 60-70%), o primeiro evento puberal é o surgimento do broto mamário (telarca), que pode ser uni ou bilateral. No início pode haver dor local. O aparecimento de pelos pubianos (pubarca) como evento inicial ocorre em 30-40%. A menarca como evento inicial é muito rara (< 1%), acontecendo predominantemente entre o terceiro e o quarto estágios de Tanner, o que ocorre por volta dos 12 anos.

Nos meninos, o primeiro evento puberal é o aumento dos testículos (4ml) uni ou bilateralmente, chamado gonadarca, ou ainda a pubarca, que é o aparecimento dos pelos pubianos.

O desenvolvimento puberal pode ser acompanhado com a tabela de Tanner para meninas (desenvolvimento de mamas – M e pelos – P) e meninos (desenvolvimento de gônadas – G e pelos – P) mostrados nas figura II-4 e II-5.

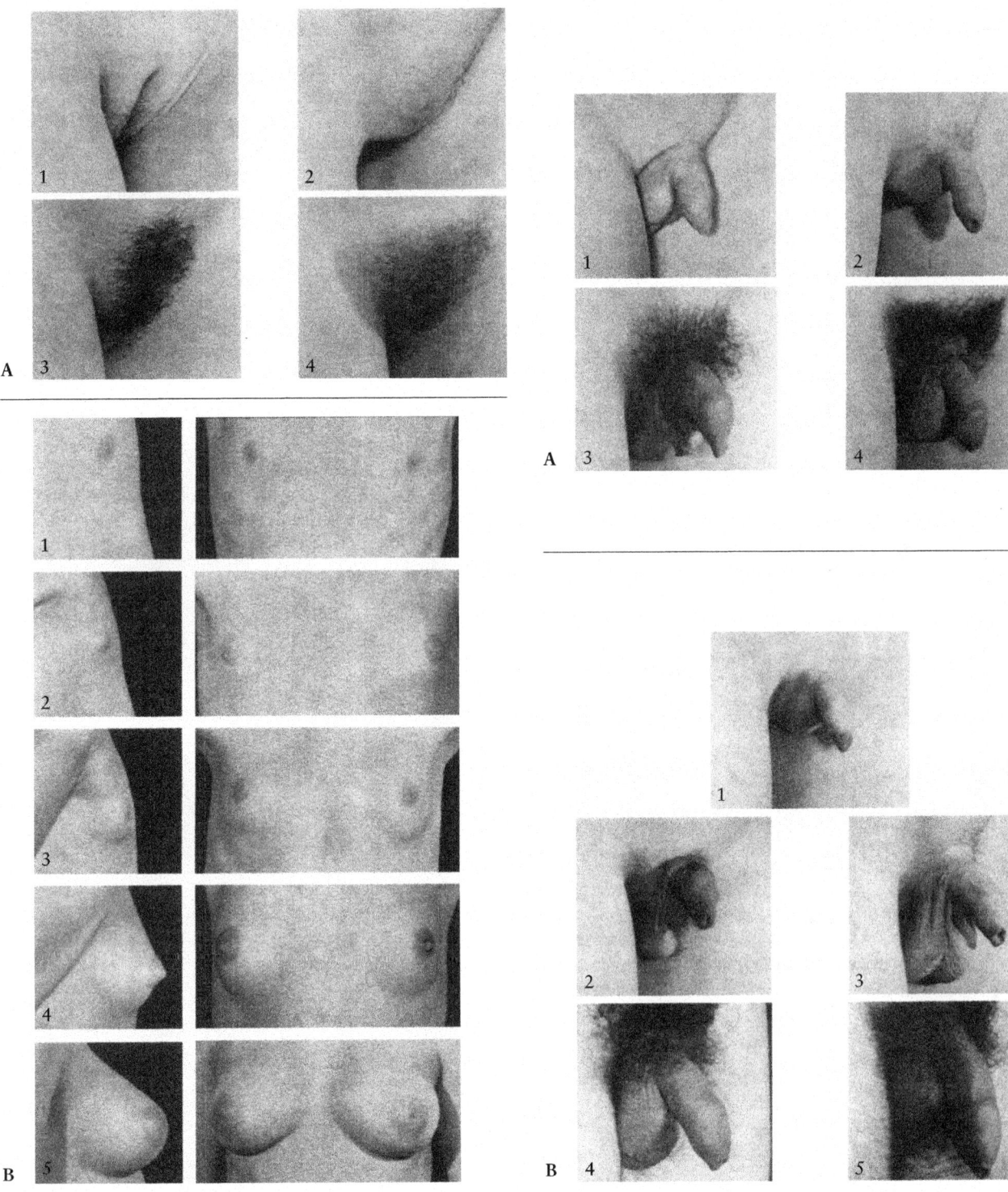

Figura II-4 – Desenvolvimento puberal nas meninas (segundo Marshall e Tanner). **A**) Desenvolvimento dos pelos: 1. Impúbere (sem presença de pelos). 2. Crescimento esparso de pelos finos, longos, discretamente pigmentados, lisos ou discretamente encaracolados ao longo dos grandes lábios. 3. Pelos mais pigmentados, espessos e encaracolados, estendendo-se à sínfise púbica. 4. Pelos como no adulto porém em quantidade menor. 5. Pelos adultos. **B**) Mama: 1. Pré-púbere. 2. Broto mamário. Elevação da mama e papila. Aumento do diâmetro da aréola. 3. Continuação do aumento da mama e aréola sem separação dos contornos. 4. Projeção da aréola e da papila formando elevação acima do nível da mama. 5. Mama adulta.

Figura II-5 – Desenvolvimento puberal nos meninos (segundo Marshall e Tanner). **A**) Desenvolvimento dos pelos: 1. Pelos ausentes (pré-púbere). 2. Crescimento de pelos longos, finos, discretamente pigmentados lisos ou pouco encaracolados em bolsa escrotal. 3. Pelos mais pigmentados, mais espessos e mais encaracolados, estendendo-se na sínfise púbica. 4. Pelos do tipo adulto em menor quantidade. 5. Pelos adultos. **B**) Genitália: 1. Pênis, testículo e escroto infantis (pré-púbere). 2. Aumento dos testículos (> 3ml) e escroto, pele escrotal mais fina e avermelhada. 3. Continuação de aumento do testículo e escroto, com aumento do pênis em comprimento. 4. Continuação de aumento do testículo e escroto, com aumento do pênis em comprimento e diâmetro. Pigmentação da pele do escroto. 5. Genital adulta.

CONDIÇÕES CLÍNICAS

As condições clínicas mais frequentes são o aparecimento de caracteres sexuais secundários de forma isolada que correspondem ao diagnóstico de Pseudopuberdade Precoce.

Pseudopuberdade precoce

Telarca precoce – consiste no aparecimento de mamas uni ou bilaterais, antes dos 8 anos de idade, de forma isolada. A telarca isolada não pode ser diagnosticada como puberdade precoce, pois não existem outros sinais de puberdade, tais como aceleração da velocidade de crescimento, sendo a idade óssea compatível com a cronológica.

Identificamos três situações mais comuns de telarca isolada:

1. Telarca dos primeiros 2 anos de idade – nessa faixa etária, há ativação fisiológica do eixo hipotálamo-hipofisário-gônadas, sendo benigna. Quando há sensibilização maior a essa estimulação hormonal, verifica-se o aumento das mamas, que pode chegar até M_3 e involui após os 2 anos de idade. Em alguns casos, pode persistir um pequeno broto mamário. Essa forma de telarca é mais rara após essa faixa etária. Vale ressaltar que esse tipo de aumento das mamas não está associado à passagem dos hormônios maternos. O diagnóstico diferencial é feito em função de que a telarca não está presente ao nascimento e pode não ter havido amamentação. A título de esclarecimento, pois não há necessidade de solicitação de exames laboratoriais, os hormônios FSH e LH estão ligeiramente aumentados, mantendo o FSH sempre mais alto do que o LH; a ultrassonografia da região pélvica pode revelar pequenos cistos ovarianos normais para a idade, eventualmente com um cisto maior que desaparecerá posteriormente, além de volumes uterino e ovarianos normais. Há regressão após algum tempo (meses a anos) e a puberdade será de instalação normal. Não há medição para investigação nem para tratamento.

2. Telarca decorrente da passagem dos hormônios maternos – é comum o aparecimento de ingurgitamento mamário em recém-nascidos e em lactentes que estão em aleitamento materno exclusivo. Trata-se de um aumento do tecido mamário por estímulo dos hormônios maternos com passagem transplacentária ou pelo leite materno. Nesses casos, pode haver a produção de uma secreção láctea, o chamado "leite de bruxa". E totalmente desaconselhada a expressão das mamas, o que pode eventualmente levar a infecções. Esse tipo de telarca costuma desaparecer progressivamente até o final do segundo ano de vida.

3. Telarca consequente ao uso de substâncias externas. Entre as substâncias que mais frequentemente levam ao aumento do tecido mamário destacam-se:

 - hormônios: andrógenos e esteroides anabólicos, gonadotrofina coriônica, estrógenos; antiandrogênicos como ciproterona e flutamida;
 - antibióticos, antifúngicos e antiparasitários: isoniazida, cetoconazol e metronidazol;
 - antiulcerosos: cimetidina, omeprazol e ranitidina;
 - agentes quimioterápicos: ciclofosfamida;
 - drogas de ação cardiovascular: amiodarona, captopril, digitoxinas, enalapril, metildopa, nifedipina, reserpina, verapamil;
 - drogas psicoativas: diazepam, haloperidol, fenotiazinas, antidepressivos tricíclicos;
 - drogas de abuso: anfetaminas, heroína, maconha;
 - drogas anti-histamínicas: hidroxizina, cetirizina e loratadina; e
 - outras: penicilamina, fenitoína e antirretrovirais.

Em todas essas situações de telarca isolada não há nenhuma conduta a ser tomada.

Pubarca precoce idiopática – um achado muito frequente em clínica pediátrica e que causa preocupação para os pais que temem já seja o início da puberdade. Na verdade, a pubarca na grande maioria das vezes é um fenômeno isolado sem que ocorra ativação do eixo hipotálamo-hipófise-gônada. Aparece, em geral, por volta dos 4 a 5 anos de idade, embora, possa ocorrer antes de 2 anos de vida. As causas mais comuns são persistência da zona fetal da adrenal, hipersensibilidade do folículo piloso ou ambos. Frequentemente, acompanha-se de aumento do odor axilar e acne microcomedonal, no entanto, não estão presentes outros sinais pubertários, nem virilização franca, nem avanço anormal da idade óssea. Não há conduta a ser tomada.

Outras causas de pubarca precoce – entre as causas de pubarca precoce estão os tumores de adrenal de várias origens e que são raros. Ressalta-se que em algumas localidades, por exemplo, na Região Sul do Brasil, há frequência importante desses tumores, quando então essa hipótese deve ser pensada na investigação diagnóstica.

Adrenarca precoce – por volta dos 6 anos de idade ocorre secreção dos andrógenos da adrenal, principalmente deidroepiandrostenediona sulfato, que leva em algumas pessoas ao aparecimento de pelos pubianos (pubarca precoce) e/ou axilares antes da idade de 8 a 9 anos. Nesses indivíduos, a idade óssea é pouco avançada em relação à cronológica, não há outros sinais de virilização, a pilificação não é progressiva, nem há comprometimento da altura final. Esses pacientes podem desenvolver hirsutismo e síndrome do hiperandrogenismo ovariano funcional (anteriormente chamada de síndrome dos ovários policísticos), resistência à insulina e síndrome metabólica na idade adulta, independente da obesidade.

Puberdade precoce

Classificação:
- puberdade central e periférica;
- puberdade isossexual e heterossexual.

• **Puberdade precoce central (PPC)** – é o aparecimento de caracteres secundários sexuais mediados pela estimulação do eixo hipotálamo-hipófise-gônada. A puberdade normal desenvolve-se graças ao aumento da frequência da pulsatilidade (eliminação em pulsos) do hormônio liberador de gonadotrofinas (GnRH), que leva à liberação das gonadotrofinas hipofisárias (o hormônio luteinizante – LH e o folículo estimulante – FSH – também em secreção pulsátil) com consequente maturação das gônadas e início da sua atividade. Até o momento, acredita-se que o mecanismo para o controle da pulsatilidade do GnRH deva-se a um tônus inibitório que no momento da puberdade, fica inibido. Nos pacientes com lesões de SNC, acredita-se que haja quebra desse tônus inibitório e, portanto, desenvolvimento da puberdade. Pode também ser chamada de puberdade precoce GnRH dependente ou mediada. Exemplos das causas de PPC estão no quadro II-5.

Quadro II-5 – Etiologias da puberdade precoce central.

1. Idiopática (esporádica ou familiar)
2. Tumores de SNC (glioma óptico, hamartoma, gliomas, neurofibromatose, astrocitoma, ependimoma, craniofaringeoma, pinealoma)
3. Lesões prévias de SNC (traumatismo cranioencefálico associado a atrofia cerebral ou encefalomalacia, infecções como meningite, encefalite e abscessos, radiação, encefalopatia hipóxico-isquêmica)
4. Outras alterações do SNC: anormalidades de desenvolvimento relacionadas com retardo mental e convulsões; cisto aracnoide; hidrocefalia; granuloma (tuberculose ou sarcoidose); síndromes (neurofibromatose, esclerose tuberosa, displasia septo-óptica); toxoplasmose

• **Puberdade precoce periférica (PPP)** – nessa situação, o desenvolvimento dos eventos puberais ocorre sem a participação do eixo hipotálamo-hipófise-gônadas. É dependente da produção de esteroides sexuais. Essa produção pode ser iniciada em gônadas (ovários ou testículos), adrenal ou ainda em tumores produtores de gonadotrofinas coriônicas humana (hCG). As causas de PPP estão listadas no quadro II-6.

• **Puberdade precoce isossexual** – quando os sinais puberais que surgem são compatíveis com o sexo genético.

• **Puberdade precoce heterossexual** – quando os sinais puberais não são compatíveis com o sexo genético, ou seja, ocorre a virilização na menina e a feminilização no menino.

Quadro clínico da puberdade precoce – no quadro clínico da puberdade precoce, o desenvolvimento puberal não difere muito da puberdade normal, apenas os eventos ocorrem antes da idade prevista e a progressão nos estágios pode ser mais rápida. Além do aparecimento da telarca na menina como primeiro sinal puberal, verifica-

Quadro II-6 – Etiologia da puberdade precoce periférica.

Meninos
1. Aumento da secreção androgênica pela adrenal ou testículos (hiperplasia congênita de suprarrenal – 21 e 11-hidroxilase), tumores adrenais virilizantes, tumor de células de Leydig, testotoxicose
2. Tumores secretores de gonadotrofinas (tumores de SNC secretores de hCG como corioepitelioma, germinoma e teratoma e tumores fora do SNC secretores de hCG como hepatoma, hepatoblastoma, teratoma e coriocarcinoma)

Meninas
1. Cistos ovarianos funcionantes autônomos
2. Tumores ovarianos (tumores de células teca-granulosas, gonadoblastoma, cistadenoma, carcinoma, arrenoblastoma)
3. Tumor adrenal feminilizante ou virilizante
4. Síndrome de Peutz-Jeghers
5. Tumores produtores de gonadotrofinas (produtores de hCG germinoma, corioepitelioma, teratoma, hepatoblastoma, coriocarcinoma)

Ambos os sexos
1. Síndrome de McCune-Albright
2. Hipotireoidismo grave descompensado
3. Iatrogênico ou exógeno (alimentos, cosméticos, drogas)

-se aceleração do crescimento (início do estirão) e maturação do epitélio vaginal com o aparecimento de secreção vaginal fisiológica. Evolutivamente, nota-se o aparecimento de pelos pubianos, mudança nas proporções corporais e finalmente a menarca. Outras alterações à anamnese e ao exame físico podem sugerir a etiologia do quadro, como por exemplo alterações neurológicas já mencionadas anteriormente.

Nos meninos, além do aumento do volume de testículo e da bolsa escrotal, evolutivamente aparecerão pelos pubianos, pelos axilares, odor axilar, aumento do pênis em comprimento (com início da aceleração do crescimento – estirão – que no menino ocorre no G3) e, posteriormente, aumento no diâmetro, até alcançar o formato do genital adulto, já com alteração da voz e aumento da pilificação corporal. Outras alterações à anamnese e ao exame físico podem sugerir o diagnóstico.

Puberdade precoce na menina

• Puberdade central – na menina, a forma mais comum de PPC é a idiopática, responsável por aproximadamente 90% dos casos, sendo, aproximadamente, cinco vezes mais frequente que nos meninos. Geralmente, a forma idiopática inicia-se em idades próximas ao limite do que já seria uma puberdade normal. Vale ressaltar que quanto mais precoce o início, maior a probabilidade de haver um processo orgânico envolvido. O diagnóstico idiopático é sempre de exclusão. Essas meninas geralmente não apresentam história familiar de puberdade precoce, nem alterações ao exame físico (exceto as compatíveis com a puberdade) nem antecedente pessoal possível para desencadear tal puberdade.

Quando a puberdade se inicia em idades precoces, a busca por uma causa orgânica deve ser efetiva, principalmente lesões no SNC, de caráter tumoral ou não. Aproximadamente 10% das pacientes têm alguma alteração de SNC e metade dessas terão tumores, incluindo hamartomas (mais comum), gliomas, neurofibromas, astrocitomas, ependimomas, germinomas, craniofaringeomas ou pinealomas (mais raros). Outras lesões do SNC como hidrocefalia, doenças inflamatórias ou infecciosas também podem ser a causa da puberdade.

• Puberdade precoce periférica – pode ser isossexual ou heterossexual.

Na isossexual, a menina feminiliza-se em consequência do aumento estrogênico que pode ser por via endógena ou exógena (iatrogênica). A causa mais frequente é o cisto ovariano funcionante autônomo e, mais raramente, o tumor de células da granulosa do ovário. O tumor adrenal feminilizante é muito raro. Nas meninas, com PP em que foi descartada causa central, uma ultrassonografia de abdome total é mandatória, pois poderá diferenciar cisto ovariano de massa tumoral, além de visualizar massas em adrenal.

Na presença de cistos ovarianos maiores que 2,5 a 3cm, está indicada a remoção cirúrgica, pois estes respondem mal à terapia medicamentosa. Em cistos menores, pode-se optar por observação clínica com ultrassonografias semestrais para acompanhar a evolução do cisto. Os tumores ovarianos geralmente são grandes, unilaterais, muitos podem ser até palpáveis ao exame físico. O tratamento é sempre a remoção cirúrgica.

Outra importante causa de puberdade periférica é a síndrome de McCune-Albright. Ela é devida a uma mutação na proteína G que acarreta aumento do AMPc intracelular. Como essa mutação não é exclusiva nos receptores de LH/FSH, outras alterações endócrinas podem estar presentes. Clinicamente, caracteriza-se por manchas café com leite irregulares, displasia óssea (fibrosa poliostótica) e múltiplas endocrinopatias como PP, hipertireoidismo, síndrome de Cushing, hiperparatireoidismo e raquitismo hipofosfatêmico. Essa síndrome pode acometer ambos os sexos.

Outra causa que também pode acometer ambos os sexos, embora seja mais frequente nas meninas, é o hipotireoidismo grave e de longa duração. Nesse caso, haverá atraso de crescimento, idade óssea atrasada com sintomas do hipotireoidismo como obstipação intestinal, mixedema, bradicardia, pele seca, sonolência, intolerância ao frio. Pode ocorrer também galactorreia. Provavelmente, a puberdade nesses casos é desencadeada pelo grande aumento de TSH que possui cadeia alfa igual ao do LH, podendo estimular diretamente o ovário.

Na heterossexual, geralmente ocorre produção androgênica, por via adrenal, sendo os tumores ovarianos virilizantes (arrenoblastoma) muito raros na infância.

Das doenças adrenais, a causa mais frequente de PPP heterossexual é a hiperplasia congênita de suprarrenal (HCSR) por deficiência de 21-hidroxilase (90%) ou da 11-hidroxilase. Os tumores adrenais virilizantes são também produtores de glicocorticoides, portanto o quadro clínico é de Cushing.

Puberdade precoce no menino

• Puberdade precoce central – pode ser idiopática (que é cinco vezes menos frequente que na menina) ou ter lesões em sistema nervoso central (etiologia tumoral ocorre em 60% dos casos, também pode-se encontrar malformações, cistos, inflamações) ou hipotireoidismo.

• Puberdade precoce periférica – como na menina, pode ser isossexual ou heterossexual. A heterossexual é muito rara, sendo representada pelo tumor de suprarrenal feminilizante. A isossexual tem como seu representante mais frequente a hiperplasia congênita de suprarrenal, seguida dos tumores adrenais e tumores testiculares (menos comuns). Também vale lembrar aqui a síndrome de McCune-Albright, que é mais rara no menino, e ainda a testotoxicose e a presença de restos adrenais em testículos.

ABORDAGEM DIAGNÓSTICA

Anamnese

É importante em todos os pacientes com queixa de puberdade precoce uma história detalhada que informe o início dos eventos e como está sendo sua evolução. Lembrar que existem variações benignas do desenvolvimento puberal que devem ser diferenciadas da PP, assim como a telarca e a pubarca precoces isoladas.

É também crucial a informação de doenças anteriores, mesmo neonatais, traumatismos, uso de medicações, cremes e pomadas que podem conter hormônios e ser desencadeantes da puberdade.

A história puberal dos pais é um dado importante. A puberdade materna é sempre mais fácil de ser obtida, pois existe o marco da menarca que geralmente é lembrado. Com o pai é possível obter-se informação sobre o início da puberdade por meio de perguntas indiretas, como a idade em que começou a se desenvolver, fazer barba, mudar a voz. Existe uma relação direta entre a puberdade dos pais e de seus filhos.

A informação sobre a altura dos pais é um dado fundamental, visto que uma das principais preocupações na PP é a baixa estatura na vida adulta e, portanto, o alvo estatural é importante para se ter uma idéia aproximada do potencial genético do paciente.

DIAGNÓSTICO

No diagnóstico deve-se estabelecer, inicialmente, se há puberdade precoce comprovada ou se se trata de pseudopuberdade precoce, isso é, há aparecimento isolado de pubarca ou de telarca.

O diagnóstico de **telarca precoce isolada** é clínico e não requer exames laboratoriais.

No caso da **pubarca precoce isolada**, solicita-se radiografia de mãos e punhos para a identificação da idade óssea e acompanha-se a criança de acordo com a figura II-6.

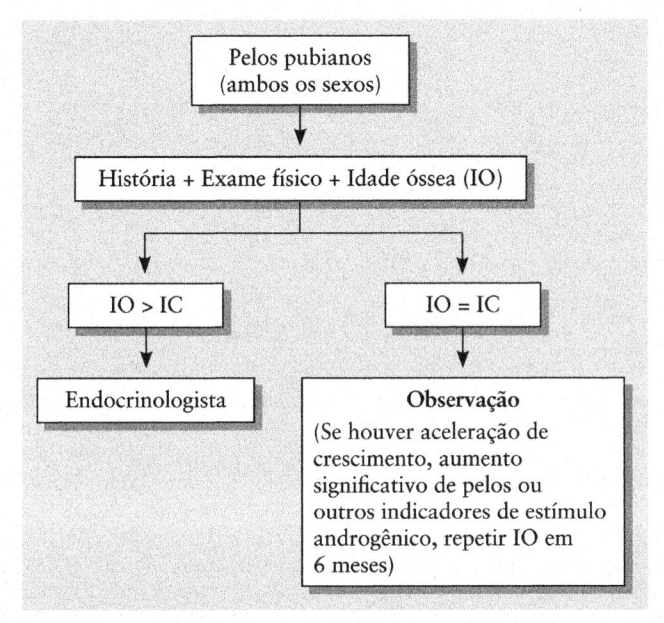

Figura II-6 – Pubarca precoce isolada. IO = idade óssea; IC = idade cronológica. Considerar IO = IC quando a IO apresentar variação de até ± 2 anos em relação à IC. Considerar IO > IC quando a IO for maior que 2 anos em relação à IC.

Seguimento ambulatorial deve ser feito pelo pediatra para detectar novas alterações que mudem a suspeita diagnóstica inicial de telarca ou pubarca isoladas.

Confirmação da puberdade precoce

A abordagem inicial visa confirmar o diagnóstico de puberdade precoce. Inicia-se com a anamnese e o exame físico. Os dados antropométricos mostram aceleração na velocidade de crescimento e o exame físico revela evolução dos estágios puberais. Os exames laboratoriais que devem ser pedidos nesse momento são:

Idade óssea – estará avançada na puberdade precoce, geralmente com diferença maior que 2 anos da idade cronológica. No entanto, se for solicitada muito no início do processo, pode ser normal (resultado falso-negativo). Nesse caso, deve ser repetida após seis meses.

Níveis basais de LH, FSH – devem ser solicitados para ambos os sexos. Nos ensaios imunofluorimétricos, níveis menores que 0,6U/l de LH ou ainda relação LH/FSH < 1 são níveis pré-púberes, portanto, não se confirma a puberdade precoce. No entanto, valores baixos desses hormônios sem estímulo do hormônio liberador de gonadotrofinas (GnRH ou LHRH) podem ser insuficientes para afastar o diagnóstico de PPC. Se o valor de LH for > 0,6U/l, tem-se o diagnóstico de puberdade precoce central. Quando a suspeita for forte e os valores forem em níveis pré-púberes, a criança deve ser encaminhada ao endocrinologista pediátrico para completar a investigação.

Urocitograma – é um exame simples que só é pedido nas meninas. Baseia-se no fato de os dois terços inferiores da vagina e a uretra terem a mesma origem embriológica. Dessa forma, quando há atividade estrogênica, há aumento das células superficiais em detrimento das intermédias e basais, o que pode ser visto após a coleta de urina e centrifugação. Esse exame simples mostra o início da produção estrogênica e, portanto, a entrada na puberdade.

Ultrassonografia pélvica (nas meninas) – volume uterino superior a 2ml e/ou volume ovariano maior que 2,1ml são indicativos de puberdade.

Se esses exames forem negativos, a criança deve ser seguida e reavaliada após um período de três a seis meses. Se não houver progressão dos estágios da puberdade ou aceleração do crescimento, observar evolução clínica, e se houver evolução, encaminhar a um pediatra endocrinologista.

Quando for confirmado o diagnóstico de puberdade precoce, a criança deverá ser encaminhada ao pediatra endocrinologista para investigar a etiologia da puberdade, diferenciar se é periférica ou central e, posteriormente, iniciar o tratamento.

TRATAMENTO

O tratamento da puberdade precoce progressiva, pelo endocrinologista, tem como objetivo inibir a secreção de gonadotrofinas ou competir com sua ação. Podem ser usados esteroides, agonistas do LHRH, antiandrógenos, inibidores da aromatase. Dessa forma, pretende-se bloquear o avanço dos caracteres puberais e com eles o da idade óssea e, consequentemente, evitar o fechamento da cartilagem de crescimento. Na prática, o objetivo maior é prevenir a baixa estatura na vida adulta, permitindo à criança uma margem de crescimento.

No entanto, o endocrinologista, após investigação, pode fazer o diagnóstico de puberdade precoce não progressiva e, nesse caso, como já mencionado, não instituir tratamento. Os critérios para a diferenciação entre puberdade precoce progressiva e não progressiva estão ilustrados no quadro II-7.

Quadro II-7 – Critérios para a diferenciação entre puberdade precoce progressiva e não progressiva em meninas.

Critério	Puberdade precoce progressiva	Puberdade precoce não progressiva
Clínico		
Progressão dos estágios puberais	Progressão em 3-6 meses de um estágio para outro	Estabilização ou regressão dos sinais puberais
Velocidade de crescimento	Acelerada (> 6cm/ano)	Normal
Idade óssea	Avançada no mínimo 1 ano em relação à idade cronológica	Com variação de até 1 ano da idade cronológica
Desenvolvimento uterino		
Ultrassonografia pélvica	Volume uterino > 2ml ou comprimento maior que 34mm, piriforme, com eco endometrial	Volume uterino ≤ 2ml ou comprimento ≤ 34mm, útero em forma tubular
Níveis hormonais		
Estradiol	Mensurável a partir do avanço da puberdade	Não detectável ou próximo do nível limite de detecção
Pico de LH após GnRH	Faixa puberal	Faixa pré-puberal

GnRH = hormônio liberador de gonadotrofinas.

Em todos os casos em que há suspeita de puberdade precoce ou mesmo quando já se estabeleceu que se trata de uma telarca ou pubarca precoces, é importante o acompanhamento com o pediatra geral que deverá seguir a criança para identificar novas alterações. São fundamentais as explicações sobre o caráter benigno da telarca e da pubarca precoces, que devem tranquilizar a criança e a família. Muitas vezes, tanto a família como a criança estão preocupados em como agir com os pelos pubianos e axilares que podem envergonhar a criança na frente de familiares ou colegas de escola. Nesses casos, os pelos podem ser cortados com tesoura ou depilados se a criança tolerar. Na situação de odor axilar, os desodorantes podem e devem ser utilizados.

Nos casos de puberdade precoce, quando o seguimento com o endocrinologista ocorre, em geral, a cada três a quatro meses, o apoio do pediatra geral passa a ser fundamental para que a criança possa viver uma vida normal.

BIBLIOGRAFIA

1. Kaplowitz PB, Oberfield SE, et al. Reexamination of the age limit for definition when puberty is precocious in girls in the United States: implications for evaluation and treatment. Pediatrics 1999;104:936. • 2. Fahmy JL, Kamisky CK, Kaufman F, Nelson JR, Parisi MT. The radiological approach to precocious puberty. Brit J Radio 2000;73:560. • 3. Palmer, et al. Editorial:Precocious puberty: Who has it? Who should be treated? J Clin Endo Metab 1999;84:411. • 4. Partsch CJ, Sipell WG. Pathogenesis and epidemiology of precocious puberty. Effects of exogenous oestrogens. Hum Reprod Update 2001;7:292. • 5. Palmert MR, Boepple PA. Variation in the timing of puberty: clinical spectrum and genetic investigation. J Clin Endo Metab 2001;86:2364. • 6. Lebrethon MC, Bourguignon JP. Management of central isosexual precocity:diagnosis, treatment, outcome. Curr Opin Pediatr 2000;12:394. • 7. Kalantaridou SN, Chrousos GP. Monogenic disorders of puberty. J Clin Endocr Metab 2002;87:2481. • 8. Root AW. Precocious puberty. Pediatr Rev 2000;21. • 9. Setian N. Endocrinologia pediátrica. 2ª ed., São Paulo: Sarvier; 2002.p.475. • 10. Monte O, Longui CA, CAlliari LE. Endocrinologia para o pediatra. 2ª ed., Rio de Janeiro: Atheneu; 1998.p.61. • 11. Damiani D. Diagnóstico laboratorial da puberdade precoce. Arq Bras Endocrinol Metab 2002;46:85. • 12. Carel JC, Leger J. Precocious puberty. N Engl J Med 2008;358:2366.

18
CAPÍTULO

CONVULSÃO FEBRIL

FERNANDO KOK

A convulsão febril (CF) é um evento bastante comum na infância. Estima-se que de 2 a 5% das crianças apresentem pelo menos uma crise convulsiva na vigência de febre nos primeiros cinco anos de vida. Cerca de 30 a 40% dessas crianças terão pelo menos mais uma recorrência da crise, também associada à febre. Fatores genéticos parecem estar implicados, uma vez que, em determinadas populações, até 15% das crianças apresentam CF; gêmeos monozigóticos têm elevada taxa de concordância quanto à CF, e há nítido aumento na incidência de crises febris entre os familiares de crianças afetadas.

A CF é um evento que ocorre na infância, geralmente entre 3 meses e 5 anos de idade, associado à febre, mas sem evidência de infecção intracraniana ou de outra causa definida. Excluem-se dessa definição crianças que, precedendo à crise febril, tiveram uma convulsão sem febre. Ela deve ser distinguida da epilepsia, que se caracteriza por crises não febris recorrentes (Consensus Statement on Febrile Seizures).

De acordo com a Classificação Internacional de Epilepsias e Crises Epilépticas, da Liga Internacional contra a Epilepsia, a CF é uma crise epiléptica ocasional, incluída dentro das chamadas "síndromes especiais".

ASPECTOS CLÍNICOS

Qualquer doença ou fator ambiental que leve a aumento da temperatura corporal pode determinar uma convulsão na faixa etária de risco. Infecções de vias aéreas superiores são responsáveis por cerca de 50% dos casos de CF. Doenças como a *roseola infantum* (causada pelo herpesvírus 6, HHV-6), o exantema súbito e a shiguelose, que costumam cursar com febre elevada, frequentemente são acompanhadas de CF. A temperatura corporal no momento da convulsão, quando relatada, costuma ser superior a 38,5°C.

A CF ocorre, com maior frequência, entre 6 e 36 meses de idade, e o pico de incidência situa-se em torno dos 18 meses. Os meninos são mais frequentemente afetados do que as meninas, na proporção de 3:2. A duração da CF costuma ser inferior a 5 minutos e raramente é superior a 30. A crise costuma ser generalizada desde seu início e marcada por abalos clônicos na face e nos membros superiores. Convulsão tipicamente tônica ou tônico-clônica é rara e, em crise puramente atônica, deve ser considerada a possibilidade de fenômeno de

natureza sincopal, de natureza não epiléptica. Crises febris com características atípicas (ou, como querem alguns, crises complicadas ou complexas) são também observadas e incluem crises motoras de início parcial (focal), convulsões com duração superior a 15 minutos, crises que recorrem até 24 horas após a primeira crise ou convulsões que são seguidas por sinais neurológicos focais, tais como hemiparesia.

A maioria dos pais que testemunha a primeira crise convulsiva em seu filho experimenta uma sensação de risco iminente de morte. Felizmente, a quase totalidade das crianças se recupera sem nenhum tipo de sequela.

A história natural da CF costuma ser bastante benigna e alguns pontos devem ser destacados.

1. O risco de recorrência da CF situa-se entre 30 e 40%. Ele é mais elevado no primeiro ano que se segue à crise inicial, quando surgem até 75% das recorrências. O fator mais importante na determinação de maior risco de nova convulsão é a idade por ocasião do primeiro episódio. Crianças em que a primeira crise ocorreu com idade inferior a 12 meses têm risco de recorrência da ordem de 50%, ao passo que, quando a convulsão inicial se deu após os 3 anos, ela se repete em menos de 20% das vezes. Outros fatores que devem ser considerados na avaliação do risco de repetição da crise, mas para os quais não se tem um consenso, são, por ordem de importância: história de epilepsia ou CF em familiares de primeiro grau, existência de crise febril com características atípicas (crises complicadas ou complexas) e risco aumentado de contato com doenças infecciosas, tais como permanência em creche ou berçário. Por outro lado, convulsões febris relacionadas ao exantema súbito e à *Shigella* parecem ter risco substancialmente menor de recorrência. Cerca de 50% das crianças voltam a ter uma terceira crise após o segundo episódio.

2. Em estudos populacionais, o risco de epilepsia ou crise epiléptica isolada afebril subsequente à CF é bastante baixo, da ordem de 2%. De acordo com o estudo de CF, realizado pelo Projeto Colaborativo Perinatal, encontraram-se três fatores que se associavam a maior risco de epilepsia até os 7 anos de idade: a) história familiar de crise epiléptica; b) existência de anormalidade neurológica previamente à convulsão; e c) primeira crise convulsiva febril com características atípicas (ou seja, duração superior a 15 minutos e/ou

início focal e/ou recorrência em 24 horas). Entre as crianças que não tinham nenhum desses fatores de risco, 1% apresentou subsequentemente epilepsia. Quando um único fator era encontrado, o risco aumentava para 2%. No pequeno subgrupo com dois ou mais fatores de risco, detectou-se epilepsia em 10% dos casos. É interessante observar-se que o número de crises convulsivas febris não parece se relacionar com o risco de epilepsia futura.

3. Sequelas permanentes ou óbitos atribuíveis à CF parecem ser excepcionais. Uma das complicações mais temidas, e felizmente rara, é o estado de mal epiléptico que, por definição, ocorre quando a crise se prolonga por mais de 30 minutos. Não existem evidências sólidas de que a CF predisponha a rebaixamento intelectual ou distúrbio comportamental. A associação entre convulsão febril na infância e epilepsia do lobo temporal decorrente de esclerose mesial temporal é conhecida, mas a frequência com que isso ocorre é bastante reduzida e não há evidências de que essa complicação possa ser prevenida com o uso prolongado de medicação antiepiléptica.

INVESTIGAÇÃO DIAGNÓSTICA

Ainda, no pronto atendimento, deve-se avaliar a necessidade de se realizar a coleta de líquido cefalorraquidiano (LCR), para se excluir a possibilidade de infecção do sistema nervoso central (SNC). Com a ampliação dos programas de imunização na infância, em particular após a introdução da vacina conjugada contra o *H. Influenzae* tipo b, ocorreu redução significativa da incidência de meningites bacterianas, tornando ainda mais difícil justificar a coleta de LCR. Deve-se considerar a realização desse exame na criança que apresente uma primeira crise antes de 12, eventualmente 18 meses de idade, e toda a vez que existirem claras evidências de meningite. O encontro de pleocitose ligeira no LCR pode ser consequente a processo infeccioso a distância ou, talvez, decorrente da própria convulsão.

Pode-se necessitar de outros exames, tais como glicemia, hemograma e hemocultura, para se avaliar as condições clínicas do paciente. No atendimento de emergência de crianças que tiveram CF, não há habitualmente necessidade de realizar tomografia computadorizada ou ressonância magnética de crânio.

O eletroencefalograma (EEG) costuma ser normal em crianças que tiveram uma crise febril. Quando isso ocorre, não se exclui ou se torna menos plausível a possibilidade de recorrência da crise e/ou de uma epilepsia futura. Dessa forma, não se justifica realizar EEG após primeira convulsão febril. Um exame anormal tem de ser avaliado em conjunto com os dados clínicos e não

necessariamente modifica a conduta clínica ou o prognóstico. Vale ressaltar que a interpretação do EEG é complexa e exige longo treinamento, fazendo com que não seja incomum a discordância no resultado de exames realizados em diferentes locais. Exames de neuroimagem (tomografia computadorizada ou ressonância magnética) não estão, de modo geral, indicados em crianças que tiveram CF.

ORIENTAÇÃO TERAPÊUTICA

Não há divergência quanto ao que deve ser feito com uma crise em andamento, em serviço de saúde: controle da febre, com antitérmicos e uso de diazepam por via intravenosa (0,3mg/kg/dose, até 1mg/kg em 6 horas), ou, alternativamente, por via retal (0,5mg).

A longo prazo, esse assunto é mais controverso. Tendo em vista a história natural da CF, com um prognóstico na grande maioria dos casos bastante favorável, é importante frisar que os riscos de recorrência das crises e de epilepsia futura não se distribuem de maneira uniforme entre todas as crianças que apresentaram crise na vigência de febre. Dessa forma, é crítico procurar definir os grupos de maior risco, seja para a repetição de crises, seja para o desenvolvimento de epilepsia no futuro. A família deve também participar da decisão a respeito da melhor estratégia terapêutica, uma vez que existem múltiplas opções. O quadro II-8 apresenta as possibilidades terapêuticas a longo prazo para a CF, que não são, como veremos a seguir, excludentes.

Quadro II-8 – Convulsão febril: medidas que podem ser consideradas no tratamento a longo prazo.

Consenso: vigilância e uso de medidas de controle da febre

Recomendado: uso de benzodiazepínico para o controle de crise em andamento
   Diazepam: 0,5mg/kg, por via retal

Controverso: profilaxia intermitente com droga antiepiléptica de ação rápida
   Clobazam: 1mg/kg/dia, por via oral

Excepcionalmente utilizado: profilaxia contínua com droga antiepiléptica de ação prolongada
   Fenobarbital: 4mg/kg/dia, 1-2 vezes/dia
   Valproato de sódio: 30mg/kg/dia, 2 vezes/dia

Não há divergências quanto à propriedade de se empregar antitérmicos em crianças com propensão à CF, mas a eficácia desse procedimento é desconhecida.

Os familiares de crianças com CF podem ser orientados a aplicar diazepam por via retal para controlar uma crise em andamento. Por essa via, o diazepam rapidamente determina níveis plasmáticos protetores e reduz o risco de uma crise prolongada. No Brasil, não se encontra preparação comercial de diazepam para o emprego por via retal, que é, no entanto, comercializado em diversos outros países, tais como Alemanha, Suíça e Argentina. Embora a aplicação de um clíster de diazepam possa parecer bastante complicada para leigos em pânico diante de uma crise em andamento, ele é facilmente exequível por pessoas minimamente treinadas e oferece proteção à criança, além de aumentar a sensação de controle dos familiares, o que é também de grande importância.

Uma alternativa que se consolidou mais recentemente é a do uso de medicação antiepiléptica de ação rápida durante os episódios febris em crianças com história prévia de CF (profilaxia intermitente). A medicação mais recomendada, pela eficácia e menor incidência de efeitos colaterais, é o benzodiazepínico clobazam (Urbanil® ou Frisium®), na dose de até 1mg/kg/dia. O uso intermitente de clobazam ou de outro benzodiazepínico diminui o risco de repetição da crise, mas apresenta dois inconvenientes: muitas vezes, a convulsão ocorre antes que se perceba que a criança está com febre, e podem surgir efeitos adversos da medicação (sonolência e ataxia), que vão dificultar a avaliação clínica da criança.

Durante muitos anos, propôs-se o uso de drogas antiepilépticas continuamente (profilaxia contínua), por até dois anos após a última crise, com a finalidade de se reduzir os riscos inerentes à CF. Algumas drogas, como a carbamazepina e a fenitoína, não se mostraram eficazes. Outras, como o fenobarbital e o valproato de sódio, parecem reduzir, quando adequadamente utilizadas, o risco de recorrência das crises febris. No entanto, não há evidências de que esses medicamentos diminuam o risco futuro de epilepsia, e há sérias objeções a seu uso para o tratamento de uma condição presuntivamente muito benigna, e sua utilização deve ser considerada exceção absoluta.

O fenobarbital é o fármaco que foi mais utilizado na profilaxia contínua da CF. Empregado na dose de 4mg/kg/dia, para se atingir nível plasmático superior a 15mcg/ml, o fenobarbital confere razoável proteção, diminuindo o risco de recorrência para cerca de 10%. Em todas as investigações em que se procurou avaliar a adesão ao tratamento contínuo com fenobarbital, encontrou-se grande número de desistências e de recusas em se iniciar a terapêutica. Além disso, muitos pacientes não tinham nível plasmático consistente com o emprego regular da medicação. Os efeitos colaterais dos barbitúricos em crianças são bem conhecidos e relacionam-se principalmente à hiperatividade e à queda de rendimento escolar; mais raramente pode-se observar erupção cutânea. Em casos bastante selecionados, o fenobarbital continua sendo uma opção de tratamento, que pode ser mantida por cerca de dois anos de completo controle de crises.

Na rara eventualidade de se necessitar de outro medicamento para uso contínuo, o valproato de sódio constitui-se em uma alternativa no tratamento. Empregado na dose de 20 a 30mg/kg, oferece proteção semelhante à conferida pelo fenobarbital e não costuma levar à hiperatividade. No entanto, já foi relatada uma série de efeitos colaterais com o valproato de sódio, e alguns deles, como a pancreatite e a hepatite fulminante, são potencialmente fatais. Dessa forma, seu emprego é excepcional.

DIAGNÓSTICO DIFERENCIAL

O diagnóstico diferencial mais importante da CF, que necessita ser estabelecido prontamente, é o de meningite que, com frequência, cursa com convulsões. Como já referimos, pode-se ter alguma dificuldade nesse diferencial em crianças com idade inferior a 18 meses; acima dessa idade, os sintomas clínicos das infecções do SNC costumam ser bastante óbvios.

Algumas formas de epilepsia podem, no início, apresentar-se como convulsão febril, até surgirem outros tipos de crise que vão permitir, em conjunto com os exames complementares, estabelecer o diagnóstico final. Um exemplo dessa situação é a epilepsia mioclônica grave da infância, que se manifesta inicialmente com crises febris recorrentes e de difícil controle medicamentoso.

Medicamentos comumente empregados no tratamento sintomático de doenças infecciosas agudas na infância podem levar à convulsão ou determinar distúrbios motores que simulam crise epiléptica. Sabe-se, por exemplo, que a aminofilina, quando em níveis plasmáticos elevados, pode causar convulsões, algumas vezes extremamente rebeldes ao tratamento medicamentoso. Ainda, drogas antieméticas, como a metoclorpramida e a bromoprida, muito utilizadas em nosso meio, podem levar a quadros distônicos bizarros, com predomínio de hiperextensão da cabeça e desvio dos olhos para cima, que facilmente são confundidos, tratados e investigados como se fossem convulsão.

Não se devem confundir calafrios, que surgem por ocasião de bacteriemia ou da elevação rápida da temperatura, com CF. Finalmente, como já comentamos, episódios de atonia durante a febre podem ser decorrentes de mecanismos sincopais, de natureza não epiléptica.

BIBLIOGRAFIA

1. Carroll W, Brookfield D. Lumbar puncture following febrile convulsion. Arch Dis Child 2002;87:238. • 2. Consensus Statement in Febrile Seizures. In: Nelson KB, Ellenberg JH (eds.). Febrile seizures. New York: Raven Press; 1981.p.301. • 3. Heijbel J, Blom S, Bergfors PG. Simple febrile seizures. A prospective incidence study and an evaluation of investigations initially needed. Neuropediatrics 1980;11:45. • 4. Jones T, Jacobsen ST. Childhood febrile seizures: overview and implications. Int J Med Sci 2007;4:110. •

5. Knudsen FU. Frequent febrile episodes and recurrent febrile convulsions. Acta Neurol Scand 1988;78:414. • 6. Knudsen FU. Intermitent diazepam prophylaxis in febrile convulsions. Acta Neurol Scand 1991;83(Suppl. 135):1. • 7. Kok F, Doria U, Garcia TG, Schvartsman S. Administração retal de diazepam no controle de convulsões. Estudo clínico e farmacocinético. Pediatr (S Paulo), 1983;5:300. • 8. Lahat E, et al. Recurrent seizures in children with Shigella-associated convulsions. Ann Neurol 1990;28:393. • 9. Manreza MLG, et al. Efficacy of intermitent clobazam in preventing recurrent febrile seizures. Epilepsia 1995;36(Suppl. 3):S72. • 10. Nelson KB, Ellenberg JH. Prognosis in children with febrile seizures. Pediatrics 1978;61:720. • 11. Newton RW, McKinlay I. Subsequent management of children with febrile convulsions. Dev Med Child Neurol 1988;30:402. • 12. Sadleir SG, Sheffer IE. Febrile seizures. BMJ 2007;334:307. • 13. Wallace SJ. Prevention of recurrance of febrile seizures using continous prophilaxis: sodium valproate compared with phenobarbital. In: Nelson KB, Ellenberg JH (eds.). Febrile seizures. New York: Raven Press; 1981.p.135.

19
CAPÍTULO

DISTÚRBIOS PAROXÍSTICOS DE ORIGEM NÃO EPILÉPTICA

FERNANDO KOK

Existem muitas situações clínicas que surgem de forma abrupta e podem ter caráter recorrente, levando ou não à alteração da consciência. Podem ocorrer tanto durante a vigília como durante o sono. Têm, na sua quase totalidade, bom prognóstico, não devendo ser confundidas com fenômenos de origem epiléptica.

DISTÚRBIOS QUE OCORREM DURANTE A VIGÍLIA

Perda de fôlego

A perda de fôlego é evento muito comum e ocorre com mais frequência entre 6 meses e 2 anos de idade, podendo-se prolongar até os 4 anos. Caracteriza-se por ter um desencadeante externo, seja um traumatismo, seja uma contrariedade emocional. Após esse fator precipitante, a criança faz menção ou começa a chorar e realiza expiração prolongada, com apneia e perda de consciência. Apresenta cianose ou palidez cutânea, acompanhada de hipotonia muscular e desvio dos olhos para cima e da cabeça para trás. A duração não costuma ser superior a 1 minuto. Não existem movimentos do tipo clônico mas, ao fim da perda de fôlego, pode haver ligeiro aumento do tônus postural. Esses episódios podem-se repetir várias vezes por semana, sempre com desencadeante definido.

Uma vez estabelecido o diagnóstico de perda de fôlego, não é necessário nenhum exame auxiliar ou tratamento medicamentoso. Deve-se orientar a família para que não haja nenhum risco para a criança e de que esse evento não deve ser valorizado. É importante frisar que a perda de fôlego não deve ser confundida com convulsão ou epilepsia.

Síncope

A síncope é um evento muito frequente, especialmente em meninas em idade escolar, podendo ou não assumir caráter recorrente. Caracteriza-se por ter início, geralmente, por sensação de mal-estar vago, com tontura e escurecimento da visão. A seguir, ocorre perda da consciência acompanhada de hipotonia, palidez, hipotermia e sudorese, com duração aproximada de 1 a 2 minutos. Há bradicardia e os olhos podem-se desviar para cima. Não existem fenômenos motores do tipo clônico nem ocorre liberação esfincteriana.

As síncopes podem ocorrer por quatro mecanismos principais: hipersensibilidade vagal, hipotensão postural, hipoglicemia e arritmias cardíacas (Quadro II-9). As reações de hipersensibilidade vagal são precipitadas por estímulos como coleta de sangue, dor, exercício físico prolongado, vômitos incoercíveis ou tensão emocional (como a advinda, por exemplo, durante uma formatura em um pátio de escola). As síncopes por hipotensão postural ocorrem pela manhã, após a criança levantar-se do leito, ou ao assumir a posição ortostática após longa permanência ajoelhada ou de cócoras. A hipoglicemia é causa rara de síncope e pode ocorrer em qualquer idade, com caráter recorrente; eventualmente, é seguida por convulsão. A síncope cardiogênica é pouco comum em crianças e ocorre, consequentemente, a falência na ejeção ou alteração do ritmo cardíaco, e é determinada por doenças como estenose aórtica, prolapso de valva mitral e síndrome do intervalo Q-T longo. Deve-se considerar essa possibilidade sempre que a síncope for precedida por dor torácica ou palpitação, desencadeada por esforço físico, ou não tiver desencadeante definido.

Quadro II-9 – Desencadeantes de síncope na criança.

Reação de hipersensibilidade vagal
Coleta de sangue
Dor
Tensão emocional
Exercício físico prolongado
Vômitos incoercíveis
Hipotensão postural
Hipoglicemia
Doenças cardíacas
Prolapso de valva mitral

Uma vez estabelecido o diagnóstico, na maioria das vezes não é necessário nenhum tratamento específico. Em casos especiais, recomenda-se a realização de glicemia, especialmente por ocasião da síncope; uma investigação cardiológica também pode ser necessária.

Embora deva ser considerada um diferencial, crise convulsiva dificilmente se apresenta com as características clínicas descritas na síncope, sendo excepcional uma crise epiléptica atônica prolongada.

Vertigem paroxística benigna

A vertigem paroxística benigna da infância é uma entidade bem conhecida que ocorre em crianças pequenas e caracteriza-se por vertigem, náuseas, vômitos e relutância em movimentar-se. Não há perda de consciência ou outra anormalidade neurológica. Tem caráter recorrente, dura cerca de 15 minutos e costuma melhorar com o uso de drogas anti-histamínicas. Não é necessária nenhuma investigação especial e o prognóstico é muito bom.

DISTÚRBIOS QUE OCORREM DURANTE O SONO

Diversos distúrbios paroxísticos de origem não epiléptica podem ocorrer durante o sono, seja durante as fases mais superficiais do sono (sono não REM), seja durante o sono mais profundo, em que ocorrem movimentos oculares rápidos (sono REM).

Terror noturno

É considerado um distúrbio do despertar, uma vez que é consequente à súbita superficialização do sono a partir de estágios profundos do sono não REM. Ocorre geralmente em pré-escolares, entre 2 e 5 anos de idade, e caracteriza-se por ter início súbito, com um grito, que é acompanhado por uma aparência de pânico ou terror e de um discurso incoerente. Há intensa descarga autonômica e, após isso, a criança volta a dormir, como se nada tivesse acontecido. Posteriormente, não é capaz de recordar nada do ocorrido.

O terror noturno é geralmente autolimitado e benigno, não sendo necessário, na maioria das vezes, nenhum tratamento específico. Não há um substrato emocional para o terror noturno. Algumas crianças, com episódios mais frequentes e graves, podem-se beneficiar do uso de diazepam ou similar, na hora de dormir.

Sonambulismo e sonilóquio

O sonambulismo é caracterizado pelo ato de sentar-se no leito ou caminhar durante o sono. Ocorre em fases superficiais do sono não REM e é bastante comum em escolares. Durante esses episódios, a criança costuma ficar com os olhos abertos e vagueia pela casa, tendo comportamento automático, quando, então, executa atos do tipo abrir armários e gavetas. Pode ser capaz de murmurar algumas palavras, mas não tem consciência do que está ocorrendo. É um quadro benigno e autolimitado, não necessita de tratamento específico. Não existe nenhuma relação entre epilepsia e sonambulismo.

O sonilóquio é ainda mais frequente e constitui-se no ato de emitir algumas palavras, com ou sem significado, durante o sono. É igualmente benigno e não necessita de tratamento.

Alucinação hipnagógica

Decorre na transcrição entre vigília e sono e é um evento muito frequente, sendo que praticamente todas as pessoas já tiveram um episódio de alucinação hipnagógica pelo menos uma vez na vida. Caracteriza-se por sensação visual e somestésica de queda ou movimento, que frequentemente leva ao despertar. Não é necessária nenhuma investigação ou tratamento.

Bruxismo

Bruxismo é a contração acentuada dos músculos mastigatórios durante o sono, o que provoca ruído de ranger de dentes. Pode ocorrer em qualquer fase do sono, sendo mais comum na fase REM. Em casos extremos, pode determinar um desgaste do esmalte dentário. Não há tratamento específico e costuma desaparecer com a idade.

BIBLIOGRAFIA

1. Basser LS. Benign paroxysmal vertigo in childhood. Brain 1964;87:141. • 2. Fejerman N, Medina CS. Convulsiones en la infancia. Buenos Aires: Ateneo; 1986.p.279. • 3. Ferry PC, Banner Jr W, Wolf RA. Seizure disorders in children. Philadelphia: J.B. Lippincott; 1986. • 4. Guillemi-Nault C, Anders TF. Sleep disorders in children. Adv Pediatr 1976;22:151. • 5. Pignata C, et al. Prolonged Q-T interval syndrome presenting as idiopathic epilepsy. Neuropediatrics 1983;14:235. • 6. Roddy SM, Ashwal S, Schneider S. Venipuncture fits: a form of reflex anoxic seizure. Pediatrics 1983;72:715. • 7. Schimitt J. Crises nervouses non épileptiques. Encycl Med Chir Paris – Neurologie; 1979.

20

EDEMA

Rosa Resegue

Sandra Maria Callioli Zuccolotto

O edema é um sinal clínico que, frequentemente, representa um desafio na prática pediátrica, devido ao grande número de diagnósticos diferenciais que apresenta.

Define-se como edema o aumento da quantidade de líquido intersticial nos tecidos do corpo, não se enquadrando nessa definição o acúmulo de outras substâncias, como o que ocorre nos casos de mixedema ou mucopolissacaridoses.

Neste capítulo optou-se pela discussão do diagnóstico diferencial dos diversos tipos de edema na infância, exceto no período neonatal, com base na fisiopatologia e nas suas causas.

FISIOPATOLOGIA

Embora uma revisão detalhada da fisiopatologia dos diversos tipos de edema não faça parte nem das pretensões, nem dos objetivos deste capítulo, a distância entre os laboratórios de fisiologia e o consultório justifica a retomada de alguns conceitos fundamentais, visto a importância desses na abordagem dos pacientes com esse problema.

O controle do volume hídrico intersticial é feito por meio de forças físicas locais que determinam o movimento de líquido através da membrana capilar, que são as pressões capilar ou hidrostática, do líquido intersticial, coloidosmótica do plasma ou oncótica e coloidosmótica do interstício.

A pressão hidrostática tende a forçar o líquido para fora do capilar, apresentando variações entre a extremidade arterial e venosa. Devido ao bombeamento do sistema linfático, a pressão do líquido intersticial, na maioria dos tecidos, é negativa, o que a faz puxar o líquido para o interstício. Em condições normais, a pressão oncótica é a única força de reabsorção do líquido intersticial para os capilares. Sua ação se dá graças à presença de proteínas que não atravessam os poros capilares, sendo a albumina a principal responsável por essa pressão. Sabe-se que quantidade mínima de proteínas consegue atravessar a membrana capilar, conferindo pequena pressão coloidosmótica ao interstício que tende a mover o líquido para ele.

Assim, a diferença entre as pressões propulsoras do líquido para fora dos capilares e aquelas que atuam no sentido inverso propicia a filtração na extremidade arteriolar e a reabsorção na extremidade venosa. Starling demonstrou, há quase um século, o equilíbrio entre as forças de filtração e reabsorção. No entanto, mesmo em situações de normalidade, existe discreto excesso de filtração, sendo essa pequena quantidade de líquido removida pelo sistema linfático.

O desequilíbrio entre essas forças provoca a formação do edema, seja pelo maior extravasamento, seja pela diminuição da reabsorção do líquido intersticial. Embora na maioria dos edemas encontrados na prática clínica exista a predominância de um desses mecanismos, é frequente a concomitância de vários fatores e a existência de outros, secundários, que atuam como perpetuadores do problema por provocar a retenção renal de sódio e água.

Os barorreceptores responsáveis pelo controle do volume sanguíneo localizam-se no sistema arterial, o que explicaria sua ativação em situações nas quais existe aumento do volume sanguíneo total do organismo, mais à custa de congestão venosa, como nos casos de insuficiência cardíaca congestiva ou cirrose hepática. Os barorreceptores, uma vez estimulados, ativariam a via eferente simpática, a liberação não osmótica da arginina-vasopressina e o sistema renina-angiotensina-aldosterona. Os pacientes com anemias graves apresentam mecanismo semelhante ao citado, devido à insuficiência cardíaca e consequente diminuição da resistência vascular periférica.

No quadro II-10 encontram-se relacionadas as doenças mais frequentes que cursam com edema e seu mecanismo fisiopatológico predominante.

ABORDAGEM DIAGNÓSTICA

Para a abordagem diagnóstica do paciente com esse tipo de problema, torna-se necessário reconhecer as características de cada um dos diversos tipos de edema, que apresentam variações importantes de acordo com a doença envolvida na sua gênese.

Em seguida, descreve-se, de forma resumida, o quadro clínico dos principais tipos de edema encontrados na prática pediátrica, relacionando-o com as doenças que determinam seu aparecimento.

QUADRO CLÍNICO

Nutricional – o edema de origem nutricional pode ocorrer na desnutrição primária, por baixa disponibilidade

Quadro II-10 – Doenças que cursam com edema por mecanismo fisiopatológico predominante.

I – Aumento da pressão hidrostática
  1. Aumento da pressão venosa
    • Insuficiência cardíaca congestiva
      Primária – cardiopatias congênitas ou adquiridas
      Secundária – hipertensão arterial, insuficiência renal, anemia grave, iatrogenia (infusão de líquidos)
    • Pericardite constritiva
    • Hipertensão portal
    • Falência das bombas venosas, como em paralisias musculares, partes imobilizadas do corpo, tromboflebites, compressões venosas extrínsecas por tumores ou tromboses
  2. Por retenção de sódio e aldosteronismo secundário
    • Insuficiência cardíaca congestiva
    • Cirrose hepática
    • Anemia carencial ou hemolítica
    • Glomerulonefrite aguda
    • Síndrome nefrótica
    • Administração de corticoide

II – Diminuição da pressão oncótica
  1. Desnutrição
    Primária (por diminuição da ingestão) – kwashiorkor ou kwashiorkor-marasmático
    Secundária (por diminuição da absorção) – síndrome de má absorção
  2. Aumento da taxa de degradação das proteínas plasmáticas por hipercatabolismo, como na síndrome nefrótica
  3. Diminuição da síntese: doenças hepáticas ou secundárias a pericardite constritiva crônica
  4. Aumento das perdas: síndrome nefrótica, enteropatia perdedora de proteínas através da pele, como nas queimaduras ou na eritrodermia descamativa

III – Aumento da permeabilidade capilar
  1. Reações alérgicas: angioedema
  2. Autoimunes: lupus eritematoso sistêmico, artrite reumatoide juvenil
  3. Infecciosas: celulites periorbitárias, erisipela
  4. Reações inflamatórias por agentes químicos, térmicos ou traumáticos

IV – Bloqueio do sistema linfático
  1. Congênito: linfedema congênito precoce e tardio
  2. Adquirido: infecções como filariose, infecções ganglionares, linfomas, ou secundário a exéreses cirúrgicas

de alimentos, e na desnutrição secundária a processos que acarretam maior espoliação ou menor absorção proteica, como a doença celíaca e outros tipos de doenças que provocam a síndrome de má absorção.

Classicamente, o edema nutricional associado à carência de ingestão proteica é denominado de kwashiorkor, nome derivado da língua Ga de Ghana, que significa doença do primeiro filho, após o nascimento do segundo. No entanto, apesar da baixa ingestão ser considerada o mecanismo fisiopatológico inicial do edema desses pacientes, sabe-se que a desnutrição acarreta alterações importantes no tubo digestório, provocando também a má absorção proteica. Além disso, as infecções parasitárias frequentes e o grande número de outras infecções, intestinais ou não, atuariam como fatores agravantes e perpetuadores da hipoproteinemia. As crianças portadoras desse tipo de desnutrição apresentam precárias condições de vida, baixa ingestão alimentar, principalmente de alimentos proteicos, e intercorrências infecciosas frequentes, salientando-se os quadros diarreicos. O edema, nesses casos, pode ser discreto, confinado apenas à região palpebral e membros inferiores, ou generalizado, com a ocorrência de anasarca. Associa-se, frequentemente, ao comprometimento da estatura, alterações cutâneas, anemia, diarreia, cabelos escassos e finos, apatia e hepatomegalia.

Os exames laboratoriais comprovam as alterações carenciais primárias desses indivíduos, sendo frequente a presença de anemia e a diminuição das proteínas plasmáticas, com hipoalbuminemia importante. Diferentemente do edema de origem renal, não apresenta alterações do sedimento urinário, exceto discreta proteinúria, que pode estar presente em alguns casos. Os níveis de colesterol encontram-se geralmente diminuídos.

Em nosso meio, esse edema tem-se tornado pouco frequente, em face da diminuição do número de crianças desnutridas. Na Pesquisa Nacional de Demografia e Saúde (PNDS), realizada em 2006 pelo Ministério da

Saúde, a frequência de déficits de peso para idade estimada para o conjunto das crianças brasileiras menores de 5 anos de idade foi de 1,7%. Esse dado não é superior ao observado na distribuição da população normal.

Renal – a síndrome nefrótica é uma entidade clínica classicamente caracterizada pela presença de edema, proteinúria maciça, hipoalbuminemia, hipercolesterolemia e lipidúria, que pode ocorrer no curso de uma doença renal primária ou de doença sistêmica que comprometa o rim. A taxa de excreção de proteínas excede geralmente 3,5g/24h/1,73m^2 de superfície corporal ou 50mg/kg/peso/dia. Na síndrome nefrótica, a instalação do edema acontece de forma insidiosa, ao longo de duas a três semanas. No início da doença, é geralmente matutino e periorbitário, migrando para os membros inferiores no decorrer do dia, devido à ação da gravidade.

A síndrome nefrítica caracteriza-se por ser um quadro de início abrupto, com intensidade variável de hematúria micro ou macroscópica, edema, congestão circulatória e hipertensão. Várias são as doenças que determinam o aparecimento da síndrome nefrítica, como glomerulonefrites pós-infecciosas, glomerulonefrites não relacionadas a processos infecciosos e doenças sistêmicas como lúpus eritematoso sistêmico, púrpura de Henoch-Schönlein e outras vasculites sistêmicas.

A etiologia mais frequente da glomerulonefrite aguda pós-infecciosa é o estreptococo beta-hemolítico do grupo A, embora outros agentes infecciosos como vírus, bactérias, fungos e parasitas possam ser a causa dessa doença.

O quadro clínico da glomerulonefrite aguda pós-estreptocócica inicia-se de forma abrupta, com hematúria micro ou macroscópica, que, em cerca de 75% dos casos, é acompanhada por edema ou hipertensão. Em geral, manifesta-se uma a três semanas após quadro infeccioso das vias aéreas superiores ou da pele, predominando em crianças entre 3 e 7 anos de idade. No início do quadro, o edema é geralmente matutino e periorbitário.

O diagnóstico de glomerulonefrite pós-estreptocócica deve ser suspeitado em qualquer caso de edema, oligúria, hipertensão arterial, congestão circulatória e encefalopatia hipertensiva a esclarecer.

Cardíaco – o edema de origem cardíaca costuma ser mole, depressível, mais acentuado nos membros inferiores e no período vespertino em crianças maiores. Em recém-nascidos e lactentes localiza-se, mais frequentemente, na região facial, podendo iniciar-se na região sacral, devido ao longo tempo de decúbito desses pacientes. Diferentemente do adulto, apresenta-se como manifestação tardia da doença, sendo frequente a presença de outros sinais e sintomas que sugerem esse diagnóstico, como taquicardia, que geralmente é de aparecimento precoce, ritmo de galope, taquipneia, cianose, extremidades frias, hepatomegalia e cardiomegalia. A insufici-

ência cardíaca pode ser decorrente de doença cardíaca de base ou de outras doenças que levem à falência cardíaca, como a hipertensão arterial, geralmente consequente a glomerulonefrite aguda pós-infecciosa, insuficiência renal e anemias carenciais ou hemolíticas.

A pericardite crônica constritiva é pouco frequente na infância, sendo geralmente associada à tuberculose ou à coleção sanguínea ou purulenta incompletamente drenada. O quadro clínico relaciona-se à contenção formada pelo pericárdio que, impedindo o enchimento diastólico cardíaco, provoca hipertensão venosa sistêmica. Nesses casos, o edema de membros inferiores frequentemente se associa a ascite, hepatoesplenomegalia e circulação colateral abdominal. À radiografia de tórax, a área cardíaca encontra-se normal ou ligeiramente aumentada, podendo ocorrer a presença de calcificações. O edema origina-se, principalmente, da hipertensão venosa sistêmica, que acarreta, inclusive, a perda proteica intestinal por extravasamento dessas substâncias pelo sistema venoso e pela compressão do sistema linfático. O edema originado dessa maneira caracteriza a enteropatia perdedora de proteínas.

Hepático – os portadores de doenças hepáticas apresentam-se, geralmente, com edema de membros inferiores e ascite. O edema, nesses casos, decorre da presença de hipoalbuminemia, aumento da permeabilidade capilar e por compressão venosa, quando existe ascite muito importante.

O aparecimento desses sinais indica, geralmente, a presença de disfunção hepatocelular e descompensação hepática importantes, sendo, portanto, frequentes a presença de história pregressa sugestiva de doença hepática e a associação com outras alterações ao exame físico, como a presença de circulação colateral venosa visível em região abdominal, icterícia, hálito adocicado e fenômenos hemorrágicos. Hepatoesplenomegalia é frequente, embora possa ocorrer retração hepática nos casos avançados. Nos exames laboratoriais, é comum a presença de alterações no coagulograma com aumento do tempo de protrombina, tromboplastina parcial ativada e trombina. As enzimas hepáticas podem estar normais ou com pequeno aumento. A eletroforese de proteínas demonstra diminuição importante dos níveis de albumina com aumento da gamaglobulina.

A hipertensão portal decorre do obstáculo ao fluxo sanguíneo em algum ponto do sistema portal ou quando, por via retrógrada, existe pressão venosa sistêmica aumentada, como nos casos de insuficiência cardíaca. A hipertensão portal é classificada de acordo com o local do obstáculo ou diminuição do fluxo sanguíneo, sendo definidos os quadros pré-hepáticos (trombose da veia porta), hepáticos pré-sinusoidais (esquistossomose), pós-sinusoidais (cirrose) e pós-hepáticos ou síndrome de Budd-Chiari. Embora a hipertensão portal ocasione aumento da pressão hidrostática, essa, por si só, é incapaz de acarretar edema de membros inferiores e ascite presente nesses pacientes, sendo necessária a associação com a diminuição da pressão oncótica e a retenção secundária de sódio e água encontradas apenas nos casos de hipertensão portal por cirrose e na síndrome de Budd-Chiari, que é extremamente rara na criança, acontecendo, geralmente, de forma secundária às infiltrações tumorais.

Alérgico – o angioedema, edema angioneurótico ou edema de Quinke é um edema localizado, autolimitado, que, por aumento da permeabilidade capilar, resulta do extravasamento de fluidos na hipoderme, subcutâneo e mucosas.

Quadro clínico – edema localizado, de início abrupto (minutos a horas), regressão rápida em 24 a 48 horas, distribuição assimétrica, prurido geralmente ausente, a não ser nos casos em que surge em associação com urticária, quando é extremamente pruriginoso. A pele no local do edema pode estar com a cor normal ou eritematosa. A presença de dor e calor local é variável. Após sua regressão, não deixa marcas no local, a não ser que haja traumatismo induzido pelo prurido. Ocorre principalmente em pálpebras, extremidades, genitália e mucosas de lábios, língua e laringe. Quando acomete a laringe, há risco iminente de morte por asfixia secundária à obstrução mecânica, sendo necessário atendimento urgente do paciente. Quando acomete a parede intestinal, pode causar dor abdominal intensa. O angioedema pode ocorrer de forma isolada, em associação com urticária ou como um componente do quadro de anafilaxia.

Dois mecanismos etiopatogênicos explicam a maioria dos casos de angioedema: 1. mediado pelos mastócitos, com liberação dos mediadores que aumentam a permeabilidade vascular; estão associados à presença de urticária e/ou prurido em 90% dos casos; 2. relacionado às cininas, nos quais o angioedema resulta da produção de mediadores derivados de bradicininas e do complemento que aumentam a permeabilidade vascular. Nesses casos, há ausência de prurido e de urticária associados ao quadro de angioedema.

No grupo de manifestações relacionadas aos mastócitos, têm-se os angioedemas de origem: 1. alérgica, que tipicamente ocorrem minutos a horas após a exposição a alimentos, drogas, látex e picada de insetos, nos quais é comum a associação com urticária, sendo mais frequente em indivíduos com outras condições alérgicas como dermatite atópica, rinite alérgica e asma; 2. autoimune, nos quais episódios recorrentes de angioedema e urticária podem persistir por meses ou anos e os sintomas ocorrem independente dos desencadeantes externos; um dos mecanismos etiológicos propostos é a formação de autoanticorpos contra a IgE ou os receptores de IgE nos mastócitos, que ativam essas células de modo intermitente.

No grupo de angioedemas relacionados às bradicininas tem-se: 1. pelo uso de inibidores da enzima de conversão da angiotensina (IECA), utilizados principalmente no controle da hipertensão arterial sistêmica. Os IECAs favorecem o aumento dos níveis teciduais de bradicinina que, em alguns pacientes, pode desencadear angioedema. Embora sua ocorrência seja rara, devido ao grande número de indivíduos que recebe essa medicação, é causa comum de angioedema isolado em adultos; 2. deficiência ou disfunção do inibidor da C_1-esterase – o excesso de bradicinina está implicado no surgimento do angioedema, embora os eventos bioquímicos responsáveis pelos episódios de edema não estejam completamente esclarecidos. Essa deficiência pode ser hereditária ou adquirida. A doença hereditária é na sua maioria autossômica dominante. As deficiências adquiridas são mais frequentes em adultos e, geralmente, associam-se a neoplasias e doenças autoimunes. O edema frequentemente surge após traumatismo, como devido a extração dentária, exercício extenuante, entre outros. No entanto, os eventos traumáticos geralmente não são percebidos e o edema parece ocorrer espontaneamente. No local do edema, não há mudança da cor da pele nem existe queixa de dor ou prurido. Não é associado à urticária. Pacientes com urticária e angioedema sem história familiar semelhante, invariavelmente, têm o inibidor da C_1-esterase normal. As primeiras manifestações dessa doença surgem, frequentemente, na infância, antes dos 10 anos de idade, sendo raras após a terceira década de vida. A complicação mais grave é o edema de laringe, sendo a maior causa de morte por essa doença. O nível sérico de C_4 é baixo, mesmo quando o paciente está assintomático, sendo geralmente indetectável durante a crise. Portanto, a determinação do C_4 é um teste simples utilizado no diagnóstico de angioedema hereditário. Quando o C_4 é baixo, deve ser feita a dosagem do inibidor da C_1-esterase que, quando está baixa ou ausente, confirma o diagnóstico. Entretanto, 20 a 25% dos pacientes têm níveis normais ou elevados do inibidor da C_1-esterase, mas não funcionante, requerendo exame funcional dessa proteína para confirmar a doença. As crianças com suspeita ou comprovação de deficiência do inibidor da C_1-esterase, devido à raridade dessa doença, devem ser encaminhadas para o especialista tanto para complementação diagnóstica como para orientação do tratamento adequado nos momentos de angioedema.

Existem outras causas de angioedema, cujos mecanismos etiopatogênicos são desconhecidos como: 1. uso de drogas anti-inflamatórias não hormonais (AINH) como a aspirina, que pode desencadear urticária aguda e/ou angioedema em alguns pacientes. Os AINHs também podem exacerbar a urticária crônica e o angioedema; 2. infecções virais são causa rara de angioedema isolado, embora o parvovírus B19 seja causa reconhecida desse quadro em recém-nascidos. Cabe ressaltar, entretanto, que nos casos de urticária aguda, as infecções virais estão frequentemente implicadas como causa, especialmente em crianças.

O tratamento depende da gravidade do quadro e do mecanismo etiopatogênico. Angioedema como parte de quadro de anafilaxia tem tratamento específico, bem definido em protocolos de atendimento de urgência. No caso de angioedema agudo alérgico, sem risco de morte, o tratamento será feito com anti-histamínicos que, algumas vezes, será associado a glicocorticoides. Anti-histamínicos e glicocorticoides costumam ser ineficazes nos casos em que a etiopatogenia não for relacionada aos mastócitos, como, por exemplo, no caso de angioedema associado ao uso de IECA. Nesses casos, o tratamento é a suspensão da medicação.

Edemas localizados – os mais frequentemente encontrados na prática pediátrica se situam nas extremidades, principalmente nos membros inferiores e na região palpebral. A abordagem da criança com edema localizado em um dos membros deve conter os dados relacionados às características do edema, sendo observados sua extensão, temperatura, limites, consistência, coloração, dor à movimentação ou palpação do membro afetado e presença de lesões de pele. O processo fisiopatológico mais comumente envolvido nesses casos se relaciona à diminuição do retorno venoso, em decorrência de obstruções por trombose ou compressões, alterações funcionais ou anatômicas do sistema linfático e processos inflamatórios associados ou não a quadros infecciosos.

Nos casos de edema de um dos membros inferiores, o diagnóstico diferencial é feito com outras doenças que podem mimetizar quadro de edema, como a hemi-hipertrofia, na qual é comum a concomitância do aumento de diâmetro e do comprimento do membro afetado, a neurofibromatose e as deformidades vasculares mistas, como a síndrome de Klippel-Trenaunay-Weber, que se associa à presença de nevo vascular macular, varicosidades superficiais e hipertrofia óssea e dos tecidos moles.

Linfedema – caracteriza-se pelo acúmulo do líquido intersticial devido à malformação ou disfunção do sistema linfático. É classificado, de acordo com sua etiologia, em secundário, geralmente devido a processos infecciosos como filariose, linfangites e celulites de repetição. Pode ocorrer, também, secundariamente a excisões cirúrgicas, neoplasias, irradiação e traumatismos. O linfedema é primário ou idiopático quando não se encontra nenhuma dessas causas citadas.

Apesar de o linfedema primário ser decorrente de anormalidades congênitas da drenagem linfática, pode não estar presente desde o nascimento e manifestar-se em idades posteriores, sendo, por esse motivo, classifi-

cado em congênito precoce ou tardio. O edema congênito precoce apresenta predominância no sexo feminino, sendo frequentemente bilateral e, quando existe história familiar, denomina-se doença de Milroy (forma autossômica dominante de linfedema).

Os linfedemas primários tardios, mais comumente encontrados, aparecem em meninas após os 6 anos de idade, com pico de incidência ao redor dos 10 anos, sendo frequentemente unilaterais. São inicialmente de intensidade moderada, indolores, não depressíveis e frios, evoluindo paulatinamente para proporções extremamente acentuadas. Os quadros de linfangites e celulites de repetição são comuns, sendo raras as ulcerações de pele. Os pacientes com história familiar desse tipo de edema apresentam a síndrome de Meige.

Existe associação importante entre a presença do linfedema primário e doenças genéticas, como as síndromes de Noonan, de Turner, de Aagenae e outras.

No diagnóstico dos pacientes com linfedema, é fundamental a exclusão de possíveis causas sistêmicas ou vasculares, sendo importante a realização de exame ultrassonográfico abdominal com Doppler, para afastar possíveis tromboses ou tumores, e estudo radiológico de ambos os membros à procura de alterações ósseas ou dos tecidos moles. Uma vez suspeitado o diagnóstico de linfedema, o exame de escolha, atualmente recomendado, é a linfocintilografia com tecnécio. Não se justifica a utilização de exames laboratoriais para a confirmação do linfedema em pacientes com síndromes genéticas sabidamente associadas com essa doença.

As tromboses venosas são raras em crianças e, habitualmente, aparecem após procedimentos cirúrgicos em pacientes com neoplasias ou como complicação naqueles com desidratação intensa, mais comumente em lactentes com cardiopatia congênita cianótica e policitemia. O edema é geralmente frio, depressível, podendo cursar com cianose da região afetada e circulação colateral. A obstrução da veia cava superior associa-se, geralmente, a processos neoplásicos, mediastinites fibrosas, relacionadas a infecção tuberculosa ou outras infecções, e pericardite constritiva. O edema aparece em região de face, pescoço e braço com as mesmas características descritas acima.

Anamnese

Devido ao grande número de diagnósticos diferenciais apresentados, conclui-se que a abordagem do paciente com edema deve enfocar os dados relacionados à queixa, mas também aos diversos sistemas do organismo que podem estar envolvidos na sua gênese. Assim, na anamnese desses pacientes, é importante a caracterização do edema, que deve conter as seguintes informações:

Idade de início – algumas doenças costumam ser mais frequentes em determinadas faixas etárias, como a síndrome nefrótica, que aparece mais em lactentes e pré-escolares, e a glomerulonefrite pós-infecciosa, que ocorre principalmente em crianças a partir dos 3 anos de idade.

Instalação – o angioedema e o edema da glomerulonefrite pós-infecciosa costumam ser de instalação abrupta, enquanto os edemas cardíacos, nutricionais, hepáticos e da síndrome nefrótica aparecem de forma insidiosa.

Distribuição do edema – conforme ressaltado anteriormente, é comum a ocorrência de padrões de distribuição relacionados com a causa de origem, sendo os generalizados principalmente de origem renal, cardíaca, hepática e nutricional. Os edemas localizados costumam ser por obstruções à drenagem linfática ou venosa e por processos alérgicos ou infecciosos.

Intensidade – o edema pode localizar-se apenas nas regiões mais frouxas da pele ou ser generalizado com a presença de ascite, o que configura os quadros de anasarca.

Recorrência – alguns edemas, como os de origem alérgica, apresentam um padrão cíclico de aparecimento geralmente relacionado à exposição a determinados fatores desencadeantes.

Horário de aparecimento ou de piora – o edema de origem renal costuma ser mais intenso no período matutino, o cardíaco costuma piorar no decorrer do dia e o alérgico não tem horário de aparecimento definido.

Consistência – edemas moles, facilmente depressíveis, podem ser de origem renal, cardíaca, hepática ou nutricional. Edemas duros são mais comumente associados à obstrução da drenagem linfática ou venosa.

Temperatura – o aumento de temperatura da região afetada associa-se mais a quadros infecciosos do que alérgicos.

Fatores concomitantes – no local do edema, como dor, hiperemia, cianose, úlceras de pele, devem ser pesquisados.

Manifestações sistêmicas – é fundamental a pesquisa de sintomas gerais associados à queixa, como febre, alterações do padrão respiratório, dispneia aos esforços, diminuição da atividade e do apetite, presença de cianose ou icterícia, distúrbios hemorrágicos, alterações do fluxo urinário e das características da urina, hábito intestinal e características das fezes. Essas informações ajudam a fazer a suspeita de má absorção, que pode levar a edema nutricional.

Fatores desencadeantes – presentes principalmente nos edemas de origem alérgica. Devem-se pesquisar o uso de drogas, infecções recentes, ingestão de alimentos e contato com produtos sensibilizantes. Os antecedentes pessoais da criança são fundamentais na abordagem desses pacientes, devendo-se enfatizar procedência da criança, peso ao nascimento, história pregressa de internações, procedimentos cirúrgicos realizados, antecedentes pessoais de atopia, história alimentar, ganho de peso e estatura até a instalação da queixa, hábito intestinal e urinário pregressos e evolução do desenvolvimento neuropsicomotor. História familiar de doenças renais, anemia hemolítica, hepatopatias e quadro edematoso semelhante, frequentemente, auxiliam na formulação diagnóstica.

Exame físico

O exame físico deve ser realizado de forma cuidadosa à procura de sinais concomitantes que possam auxiliar no diagnóstico, como estado geral da criança, alterações fenotípicas, medida da pressão arterial, frequências cardíaca e respiratória, peso, estatura, coloração da pele e das mucosas, circulação colateral visível, úlceras de pele, sinais de distrofia e baqueteamento de dedos.

O edema será caracterizado quanto a sua distribuição, consistência, temperatura e coloração. Devem também ser investigadas a textura e a presença de lesões da pele subjacente, além de dor à palpação e movimentação da área afetada.

Especial atenção deve ser dada à palpação ganglionar e às semiologias cardíaca e respiratória. A percussão e a palpação abdominais devem ser cuidadosas, buscando identificar sinais indicativos de ascite, visceromegalias e massas.

Exames laboratoriais

Os exames laboratoriais utilizados no diagnóstico do paciente com edema baseiam-se na história e no exame físico. No entanto, em pacientes nos quais esses dados são inconclusivos, a pesquisa laboratorial deve ser feita visando às causas mais frequentes de edema.

Concluindo, embora o paciente com edema apresente inúmeros diagnósticos diferenciais, as características do edema e a presença de outros sinais e sintomas à anamnese e ao exame físico e a evolução desses pacientes apontam para a doença envolvida na gênese do edema na maioria dos casos.

BIBLIOGRAFIA

1. Bingham CO. An overview of angioedema – Uptodate, last literature review for version 16.3:outubro 1, 2008. • 2. Fonseca RP. Edemas. In: Marcondes E, Leone C, Oselka GW, Corradini HB. Roteiros diagnósticos em pediatria. São Paulo: Sarvier; 1989. p.166. • 3. Kaplan AP. Urticária and angioedema. In: Midleton Jr E, Reed CE, et al. Allergy principles and practice. 4th ed., St Louis: Mosby, Year Book; 1993.p.1553. • 4. Oliveira ZNS, Rivitti EA. Alergia cutânea. In: Carneiro-Sampaio MMS, Grumach AS. Alergia e imunologia em pediatria. São Paulo: Sarvier; 1992.p.98. • 5. Pernetta C. Edema. In: Pernetta C. Diagnóstico diferencial em pediatria. São Paulo: Sarvier; 1985.p.303. • 6. Quarentei G.

Edema. In: Marcondes E. Pediatria básica. São Paulo: Sarvier; 1991. p.188. • 7. Sayag PJ. Urticaire et edeme de quincke – etiologie, diagnostic, traitement. Rev Prat (Paris) 1993;43:121. • 8. Schrier RW. Pathogenesis of sodium and water retention in high output and low-output cardiac failure, nephrotic syndrome, cirrhosis, and pregnancy (first of two parts). N Engl J Med 1988;319:1065. • 9. Schrier RW. Pathogenesis of sodium and water retention in high output and low-output cardiac failure, nephrotic syndrome, cirrhosis, and pregnancy (second of two parts). N Engl J Med 1988;319:1127. • 10. Smeltzer DM, et al. Primary limphedema in children and adolescents: a follow-up study and review. Pediatrics 1985;76:206. • 11. Ter SE, et al. Lymphoscintigraphy – a reliable test for the diagnosis of lymphedema. Clin Nuclear Med 1993;18:646. • 12. Weiss AH. The swollen and droppy eyelid – signs of systemic disease. Pediatr Clin North Am 1993;40:789. • 13. Wright NB, Carty HML. The swollen leg and primary lymphedema. Arch Dis Childh 1994;71:44. • 14. Wyllie R, et al. Ascites: pathophysiology and management. J Pediatr 1980;97:167.

21

HIPERTENSÃO ARTERIAL NA CRIANÇA

Ana Maria Cocozza

Vera Hermina K. Koch

Maria Danisi Fujimura

A hipertensão arterial (HA) na população adulta é um importante problema de Saúde Pública, devido às suas complicações cardíacas, renais e vasculares. A prevalência de HA em adultos varia de 10 a 30%, na dependência de padrões étnicos, culturais, socioeconômicos e nutricionais.

Na infância, a prevalência de HA depende, sobretudo, dos parâmetros usados. A literatura cita cifras entre 4 e 11%. Estudos realizados no Brasil, baseados em níveis pressóricos acima do percentil 95, mostraram prevalência de 7,05%, usando o menor valor obtido em três determinações (Bastos et al., 1992, em crianças de 4 a 14 anos); considerando o percentil 95 da Força-Tarefa Americana e o menor valor de três determinações, outra publicação (Roberti et al., 1989) aponta prevalência de HA de 3% em crianças de 3 a 8 anos de idade. Vários estudos epidemiológicos têm demonstrado que os valores da pressão arterial (PA) na infância e adolescência são os melhores preditores dos valores da PA do adulto.

A HA na infância era considerada, até recentemente, quase sempre como secundária a uma causa bem definida. Com o hábito de mensuração da PA nas consultas pediátricas de rotina, observou-se aumento no diagnóstico de crianças portadoras de HA primária ou essencial.

A PA é medida por meio de esfigmomanômetro, o qual pode ser aneroide (que requer calibrações frequentes), de mercúrio (requer calibrações a cada 6-12 meses) e digital (que deve também ser calibrado, utilizando-se uma coluna de mercúrio). As técnicas de medida da PA podem ser diretas, em que se realiza a mensuração da pressão sanguínea diretamente na artéria: tais medidas são restritas a pacientes hospitalizados. As principais técnicas indiretas podem ser a palpatória, a auscultatória (a mais usada), por oscilometria e por ultrassonografia.

A Monitorização Ambulatorial de PA (MAPA) é uma técnica que permite avaliar as variações tensionais dos pacientes durante as atividades rotineiras. A correlação entre as medidas obtidas pelo MAPA e as lesões dos órgãos-alvo, em adultos, é muito mais fidedigna do que a correlação que se obtém quando se usam as medidas obtidas de forma intermitente. As indicações mais importantes do MAPA no paciente pediátrico são a identificação da hipertensão limítrofe, da hipertensão noturna e da hipertensão do "avental branco"[1], a avaliação da hipertensão refratária e da hipotensão. O MAPA, na criança e adolescente, deve ser indicado por especialistas no manejo da HA pediátrica, que tenham experiência na sua interpretação.

TÉCNICAS DE MEDIDA DE PA

As medidas de PA devem ser tomadas em ambiente calmo, com a criança tranquila. A PA varia muito na infância, em função do exercício físico, do estado emocional, do choro, da rebeldia ao exame e de inadequação do manguito ao volume do membro utilizado para sua medida. Assim sendo, a verificação da PA na criança deve ser sempre realizada com o paciente tranquilo, após 3 a 5 minutos de repouso e, de preferência, após uma refeição. Se nessas condições valores limítrofes forem detectados, devem ser confirmados em consultas subsequentes (pelo menos três), para dissipar a ansiedade do pequeno paciente e obter os níveis tensionais reais.

Para a tomada de PA, é necessária a escolha de manguito de tamanho adequado, devendo ser observada a parte interna, isto é, a bolsa inflável do manguito, e não o revestimento de tecido. Essa bolsa inflável deve ter largura suficiente para cobrir 40% da circunferência do braço, medida no ponto médio entre o olécrano e o acrômio e comprimento suficiente para cobrir 80% ou mais. Há manguitos de vários tamanhos, os mais comumente disponíveis estão no quadro II-11. Na impossibilidade de utilizar o manguito adequado, deve ser preferido o imediatamente maior. Manguitos estreitos determinam valores falsamente elevados de PA.

Nas crianças, o método auscultatório é o recomendado na maioria das circunstâncias. Inicialmente, palpa-se o pulso radial e insufla-se o manguito até 20mmHg acima do ponto em que o pulso radial desaparece, que é o valor estimado da pressão sistólica (PS). A seguir, realiza-se a medição auscultatória colocando o estetoscópio sobre a artéria braquial, em posição medial e

---

[1] "Hipertensão do avental branco" é definida como o encontro de níveis de pressão acima do percentil 95 no consultório/clínica e níveis inferiores ao percentil 90 em outros ambientes.

Quadro II-11 – Dimensões aceitáveis da bolsa de borracha do manguito para braços de diferentes tamanhos em cm.

Circunferência do braço	Denominação do manguito	Largura do manguito	Comprimento do manguito
10	Recém-nascido	4	8
15	Lactente	6	12
22	Criança	9	18
26	Adulto pequeno	10	24
34	Adulto	13	30
44	Adulto grande	16	38
52	Coxa	20	42

proximal à fossa cubital, com o manguito colocado aproximadamente 2cm acima da prega cubital, do braço direito. A seguir, insufla-se o manguito até 20mmHg acima do valor da PS obtido na primeira medida e desinsufla-se a uma velocidade de 2 a 3mmHg por segundo. O primeiro som de Korotkoff (que corresponde à distensão da parede do vaso colapsado pela pressão do manguito) representa a pressão sistólica. A pressão diastólica é considerada quando da percepção do quinto som (desaparecimento) de Korotkoff. Nas crianças de até 2 anos de idade, a PA deve ser medida na posição deitada, e nas crianças maiores, as medidas devem ser obtidas em posição sentada, com o braço direito colocado ao nível do coração, costas apoiadas e pés no chão.

O uso de manômetro de mercúrio deverá ser abandonado, visto ser o mercúrio tóxico para o meio ambiente. O esfigmomanômetro anaeroide necessita de calibrações frequentes. Dentre os equipamentos automáticos, o oscilométrico é o mais utilizado. Esse equipamento mede a pressão média e determina os valores da pressão sistólica e diastólica por meio de algoritmos. Medidas obtidas por esse método que excedem o percentil 90 devem ser confirmadas por auscultação.

São vários os estudos epidemiológicos sobre a PA na infância e na adolescência. Utilizamos mais recentemente os resultados referentes à revisão publicada em 2004: *The Fourth Report on the Diagnosis, Evaluation, and Treatment of High Blood Pressure in Children and Adolescents do National High Blood Pressure Education Program Working Group on High Blood Pressure in Children and Adolescents*, que se baseia em estudo colaborativo que inclui indivíduos brancos, negros e de origem latino-americana de 1 a 17 anos de idade. Os valores referenciais de pressão arterial para o primeiro ano de vida ainda são derivados da Segunda Força-Tarefa Americana – 1987, enquanto valores referenciais para maiores de 17 anos devem ser comparados com critérios utilizados para a população adulta.

Os valores de PA são habitualmente expressos em percentis, em relação a sexo, idade e percentil de altura.

Os valores desses percentis para crianças de ambos os sexos, de 0 a 1 ano de idade, para as pressões sistólica e diastólica podem ser vistos nas figuras II-7 e II-8. Acreditando ser a altura um índice de maturação mais adequado do que o peso, foram desenvolvidas tabelas com valores de PA sistólica e diastólica nos vários percentis de altura, relacionados a sexo e idade para crianças e adolescentes de 1 a 17 anos (Tabelas II-2 e II-3). O percentil de altura correspondente deve ser buscado nas curvas de crescimento disponibilizadas na página eletrônica www.cdc.gov/growthcharts.[2]

Define-se pressão arterial normal, em Pediatria, quando o valor da PA sistólica e diastólica se encontra inferior ao valor do percentil 90 para idade, sexo e percentil de altura. A partir de 2004, incorporou-se o termo pré-hipertensão, definido a partir de valores de PA iguais ou superiores ao percentil 90 e inferiores ao percentil 95 para idade, sexo e percentil de altura. Para os adolescentes, o conceito de pré-hipertensão refere-se a valores ≥ 120/80mmHg e menor do que o percentil 95 para idade, sexo e percentil de altura. Hipertensão arterial pediátrica é considerada a partir de valores de PA iguais ou superiores ao percentil 95 para idade, sexo e percentil de altura, confirmados em três ocasiões diferentes. Define-se também, a partir de 2004, como hipertensão "estágio 1" valores de medida entre o percentil 95 e 5mmHg acima do percentil 99 e, como hipertensão "estágio 2", para valores acima do limite superior do "estágio 1".

Sempre que a PA medida nos membros superiores for elevada, deve-se medi-la nos membros inferiores, com o paciente deitado e o manguito colocado na panturrilha e cobrindo dois terços da distância entre o joelho e o tornozelo. O encontro de pressão mais alta nos membros superiores do que nos inferiores sugere o diagnóstico de coartação de aorta.

Recomenda-se que todas as crianças com mais de 3 anos de idade devam ter sua PA avaliada em todas as

---

[2] As tabelas, originalmente, foram elaboradas usando o referencial de altura do CDC de 2000.

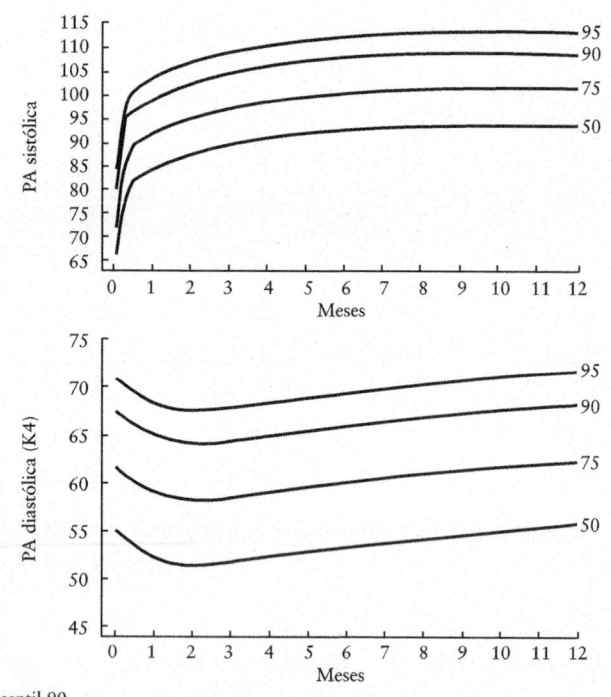

Percentil 90													
PA sistólica	87	101	106	106	106	106	106	106	106	106	106	106	106
PA diastólica	68	66	63	63	63	66	66	67	68	68	69	69	69
Estatura (cm)	51	59	63	66	68	70	72	73	74	76	77	78	80
Peso (kg)	4	4	5	5	6	7	8	9	9	10	10	11	11

Figura II-7 – Percentis das medidas de pressão arterial de acordo com a idade em meninos de 0 a 12 meses de idade. Segunda Força-Tarefa Americana, 1987. Fonte: Report of the Second Task Force on Blood Pressure Control in Children, 1987. Task Force on Blood Pressure Control in Children. National Heart, Lung and Blood Institute, Bethesda, Maryland. Pediatrics 1987; 79:1.

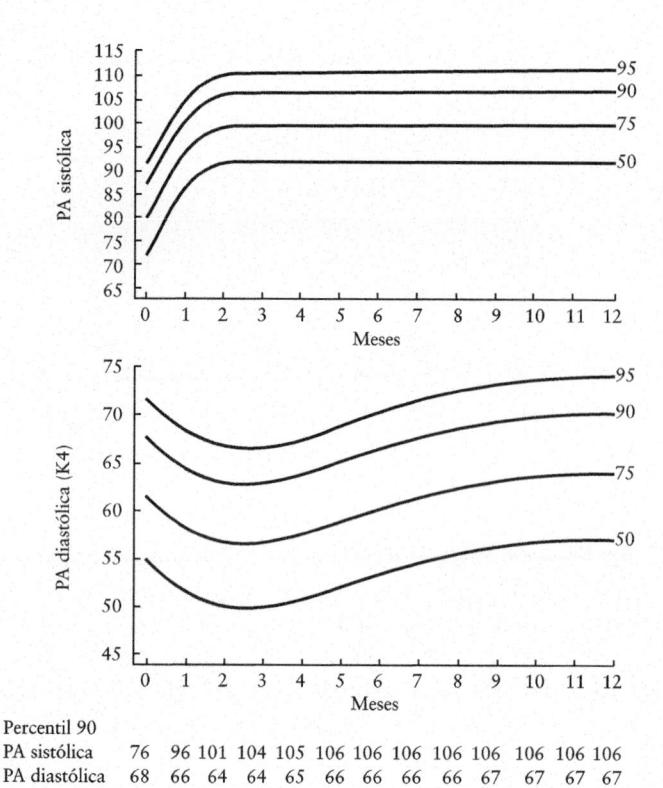

Percentil 90													
PA sistólica	76	96	101	104	105	106	106	106	106	106	106	106	106
PA diastólica	68	66	64	64	65	66	66	66	66	67	67	67	67
Estatura (cm)	54	56	56	56	61	63	66	68	70	72	74	75	77
Peso (kg)	4	4	4	5	5	6	7	8	9	9	10	10	11

Figura II-8 – Percentis das medidas de pressão arterial de acordo com a idade em meninas de 0 a 12 meses de idade. Segunda Força Tarefa Americana, 1987. Fonte: Report of the Second Task Force on Blood Pressure Control in Children, 1987. Task Force on Blood Pressure Control in Children. National Heart, Lung and Blood Institute, Bethesda, Maryland. Pediatrics 1987; 79:1.

consultas médicas. As crianças com menos de 3 anos de idade devem ter a PA medida em todas as consultas médicas apenas quando portadoras dos seguintes antecedentes ou condições clínicas: prematuridade, muito baixo peso ao nascer, sobrevivente de unidade de terapia intensiva neonatal, cardiopatia congênita, infecção urinária de repetição, hematúria, proteinúria, malformação ou doença nefrourológica, história familiar de nefropatia congênita, transplante de órgãos sólidos, problemas oncológicos ou transplante de medula óssea, doenças sistêmicas reconhecidamente associadas à hipertensão arterial (esclerose tuberosa, neurofibromatose etc.), aumento de pressão intracraniana, queixa de cefaleia recorrente e uso de medicação crônica associada à elevação de pressão arterial.

Fatores que influenciam os níveis tensionais

Idade – a PA sobe em ambos os sexos, gradualmente, até por volta dos 18 anos de idade, quando se completa o crescimento e o desenvolvimento. Permanece então estável até que a PA sistólica passa a subir por volta da sexta ou sétima década de vida.

Peso e estatura – há, em ambos os sexos, relação direta entre peso, altura, superfície corporal e PA, sendo a prevalência de HA maior nas crianças altas, macrossômicas e obesas.

Estado de vigília e sono – a PA é mais elevada durante a vigília.

Componente familiar – a herança é o principal fator de risco. Já na primeira semana de vida, a PA de recém-nascidos de pais hipertensos é mais alta do que a de recém-nascidos de pais não hipertensos. Acredita-se que a herança seja poligênica.

Raça – estudo que avaliou crianças de 2 a 5,5 anos (Manatunga et al., 1990) mostrou que somente a PA sistólica das meninas negras era um pouco mais elevada do que a das brancas, quando considerados idade, peso, altura e massa corporal. A taxa de aumento dos níveis pressóricos era maior nas crianças negras.

Ambiente – a PA é influenciada por fatores nutricionais, psicossociais e culturais. Reconhece-se a interferência da ingestão de calorias, sal, álcool, bem como do tabagismo, do estresse e do sedentarismo sobre os níveis tensionais.

Tabela II-2 – Valores de pressão arterial para meninos de acordo com a idade e percentil de altura.

Idade (anos)	PA per-centil	PA sistólica (mmHg) Percentil de altura							PA diastólica (mmHg) Percentil de altura						
		5	10	25	50	75	90	95	5	10	25	50	75	90	95
1	50	80	81	83	85	87	88	89	34	35	36	37	38	39	39
	90	94	95	97	99	100	102	103	49	50	51	52	53	53	54
	95	98	99	101	103	104	106	106	54	54	55	56	57	58	58
	99	105	106	108	110	112	113	114	61	62	63	64	65	66	66
2	50	84	85	87	88	90	92	92	39	40	41	42	43	44	44
	90	97	99	100	102	104	105	106	54	55	56	57	58	58	59
	95	101	102	104	106	108	109	110	59	59	60	61	62	63	63
	99	109	110	111	113	115	117	117	66	67	68	69	70	71	71
3	50	86	87	89	91	93	94	95	44	44	45	46	47	48	48
	90	100	101	103	105	107	108	109	59	59	60	61	62	63	63
	95	104	105	107	109	110	112	113	63	63	64	65	66	67	67
	99	111	112	114	116	118	119	120	71	71	72	73	74	75	75
4	50	88	89	91	93	95	96	97	47	48	49	50	51	51	52
	90	102	103	105	107	109	110	111	62	63	64	65	66	66	67
	95	106	107	109	111	112	114	115	66	67	68	69	70	71	71
	99	113	114	116	118	120	121	122	74	75	76	77	78	78	79
5	50	90	91	93	95	96	98	98	50	51	52	53	54	55	55
	90	104	105	106	108	110	111	112	65	66	67	68	69	69	70
	95	108	109	110	112	114	115	116	69	70	71	72	73	74	74
	99	115	116	118	120	121	123	123	77	78	79	80	81	81	82
6	50	91	92	94	96	98	99	100	53	53	54	55	56	57	57
	90	105	106	108	110	111	113	113	68	68	69	70	71	72	72
	95	109	110	112	114	115	117	117	72	72	73	74	75	76	76
	99	116	117	119	121	123	124	125	80	80	81	82	83	84	84
7	50	92	94	95	97	99	100	101	55	55	56	57	58	59	59
	90	106	107	109	111	113	114	115	70	70	71	72	73	74	74
	95	110	111	113	115	117	118	119	74	74	75	76	77	78	78
	99	117	118	120	122	124	125	126	82	82	83	84	85	86	86
8	50	94	95	97	99	100	102	102	56	57	58	59	60	60	61
	90	107	109	110	112	114	115	116	71	72	72	73	74	75	76
	95	111	112	114	116	118	119	120	75	76	77	78	79	79	80
	99	119	120	122	123	125	127	127	83	84	85	86	87	87	88
9	50	95	96	98	100	102	103	104	57	58	59	60	61	61	62
	90	109	110	112	114	115	117	118	72	73	74	75	76	76	77
	95	113	114	116	118	119	121	121	76	77	78	79	80	81	81
	99	120	121	123	125	127	128	129	84	85	86	87	88	88	89
10	50	97	98	100	102	103	105	106	58	59	60	61	61	62	63
	90	111	112	114	115	117	119	119	73	73	74	75	76	77	78
	95	115	116	117	119	121	122	123	77	78	79	80	81	81	82
	99	122	123	125	127	128	130	130	85	86	86	88	88	89	90
11	50	99	100	102	104	105	107	107	59	59	60	61	62	63	63
	90	113	114	115	117	119	120	121	74	74	75	76	77	78	78
	95	117	118	119	121	123	124	125	78	78	79	80	81	82	82
	99	124	125	127	129	130	132	132	86	86	87	88	89	90	90
12	50	101	102	104	106	108	109	110	59	60	61	62	63	63	64
	90	115	116	118	120	121	123	123	74	75	75	76	77	78	79
	95	119	120	122	123	125	127	127	78	79	80	81	82	82	83
	99	126	127	129	131	133	134	135	86	87	88	89	90	90	91

Idade (anos)	PA per-centil	PA sistólica (mmHg) Percentil de altura							PA diastólica (mmHg) Percentil de altura						
		5	10	25	50	75	90	95	5	10	25	50	75	90	95
13	50	104	105	106	108	110	111	112	60	60	61	62	63	64	64
	90	117	118	120	122	124	125	126	75	75	76	77	78	79	79
	95	121	122	124	126	128	129	130	79	79	80	81	82	83	83
	99	128	130	131	133	135	136	137	87	87	88	89	90	91	91
14	50	106	107	109	111	113	114	115	60	61	62	63	64	65	65
	90	120	121	123	125	126	128	128	75	76	77	78	79	79	80
	95	124	125	127	128	130	132	132	80	80	81	82	83	84	84
	99	131	132	134	136	138	139	140	87	88	89	90	91	92	92
15	50	109	110	112	113	115	117	117	61	62	63	64	65	66	66
	90	122	124	125	127	129	130	131	76	77	78	79	80	80	81
	95	126	127	129	131	133	134	135	81	81	82	83	84	85	85
	99	134	135	136	138	140	142	142	88	89	90	91	92	93	93
16	50	111	112	114	116	118	119	120	63	63	64	65	66	67	67
	90	125	126	128	130	131	133	134	78	78	79	80	81	82	82
	95	129	130	132	134	135	137	137	82	83	83	84	85	86	87
	99	136	137	139	141	143	144	145	90	90	91	92	93	94	94
17	50	114	115	116	118	120	121	122	65	66	66	67	68	69	70
	90	127	128	130	132	134	135	136	80	80	81	82	83	84	84
	95	131	132	134	136	138	139	140	84	85	86	87	87	88	89
	99	139	140	141	143	145	146	147	92	93	93	94	95	96	97

Nota: Adolescentes com pressão arterial ≥ 120/80mmHg devem ser considerados pré-hipertensos mesmo se o valor do percentil 90 for superior a esta marca. Essa situação pode ocorrer para pressão sistólica em maiores de 12 anos e para pressão diastólica em maiores de 16 anos.
Fonte: The Fourth Report on the Diagnosis, Evaluation, and Treatment of High Blood Pressure in Children and Adolescents, 2004.

Tabela II-3 – Valores de pressão arterial para meninas de acordo com idade e percentil de altura.

Idade (anos)	PA per-centil	PA sistólica (mmHg) Percentil de altura							PA diastólica (mmHg) Percentil de altura						
		5	10	25	50	75	90	95	5	10	25	50	75	90	95
1	50	83	84	85	86	88	89	90	38	39	39	40	41	41	42
	90	97	97	98	100	101	102	103	52	53	53	54	55	55	56
	95	100	101	102	104	105	106	107	56	57	57	58	59	59	60
	99	108	108	109	111	112	113	114	64	64	65	65	66	67	67
2	50	85	85	87	88	89	91	91	43	44	44	45	46	46	47
	90	98	99	100	101	103	104	105	57	58	58	59	60	61	61
	95	102	103	104	105	107	108	109	61	62	62	63	64	65	65
	99	109	110	111	112	114	115	116	69	69	70	70	71	72	72
3	50	86	87	88	89	91	92	93	47	48	48	49	50	50	51
	90	100	100	102	103	104	106	106	61	62	62	63	64	64	65
	95	104	104	105	107	108	109	110	65	66	66	67	68	68	69
	99	111	111	113	114	115	116	117	73	73	74	74	75	76	76
4	50	88	88	90	91	92	94	94	50	50	51	52	52	53	54
	90	101	102	103	104	106	107	108	64	64	65	66	67	67	68
	95	105	106	107	108	110	111	112	68	68	69	70	71	71	72
	99	112	113	114	115	117	118	119	76	76	76	77	78	79	79
5	50	89	90	91	93	94	95	96	52	53	53	54	55	55	56
	90	103	103	105	106	107	109	109	66	67	67	68	69	69	70
	95	107	107	108	110	111	112	113	70	71	71	72	73	73	74
	99	114	114	116	117	118	120	120	78	78	79	79	80	81	81

Idade (anos)	PA per-centil	PA sistólica (mmHg) Percentil de altura							PA diastólica (mmHg) Percentil de altura						
		5	10	25	50	75	90	95	5	10	25	50	75	90	95
6	50	91	92	93	94	96	97	98	54	54	55	56	56	57	58
	90	104	105	106	108	109	110	111	68	68	69	70	70	71	72
	95	108	109	110	111	113	114	115	72	72	73	74	74	75	76
	99	115	116	117	119	120	121	122	80	80	80	81	82	83	83
7	50	93	93	95	96	97	99	99	55	56	56	57	58	58	59
	90	106	107	108	109	111	112	113	69	70	70	71	72	72	73
	95	110	111	112	113	115	116	116	73	74	74	75	76	76	77
	99	117	118	119	120	122	123	124	81	81	82	82	83	84	84
8	50	95	95	96	98	99	100	101	57	57	57	58	59	60	60
	90	108	109	110	111	113	114	114	71	71	71	72	73	74	74
	95	112	112	114	115	116	118	118	75	75	75	76	77	78	78
	99	119	120	121	122	123	125	125	82	82	83	83	84	85	86
9	50	96	97	98	100	101	102	103	58	58	58	59	60	61	61
	90	110	110	112	113	114	116	116	72	72	72	73	74	75	75
	95	114	114	115	117	118	119	120	76	76	76	77	78	79	79
	99	121	121	123	124	125	127	127	83	83	84	84	85	86	87
10	50	98	99	100	102	103	104	105	59	59	59	60	61	62	62
	90	112	112	114	115	116	118	118	73	73	73	74	75	76	76
	95	116	116	117	119	120	121	122	77	77	77	78	79	80	80
	99	123	123	125	126	127	129	129	84	84	85	86	86	87	88
11	50	100	101	102	103	105	106	107	60	60	60	61	62	63	63
	90	114	114	116	117	118	119	120	74	74	74	75	76	77	77
	95	118	118	119	121	122	123	124	78	78	78	79	80	81	81
	99	125	125	126	128	129	130	131	85	85	86	87	87	88	89
12	50	102	103	104	105	107	108	109	61	61	61	62	63	64	64
	90	116	116	117	119	120	121	122	75	75	75	76	77	78	78
	95	119	120	121	123	124	125	126	79	79	79	80	81	82	82
	99	127	127	128	130	131	132	133	86	86	87	88	88	89	90
13	50	104	105	106	107	109	110	110	62	62	62	63	64	65	65
	90	117	118	119	121	122	123	124	76	76	76	77	78	79	79
	95	121	122	123	124	126	127	128	80	80	80	81	82	83	83
	99	128	129	130	132	133	134	135	87	87	88	89	89	90	91
14	50	106	106	107	109	110	111	112	63	63	63	64	65	66	66
	90	119	120	121	122	124	125	125	77	77	77	78	79	80	80
	95	123	123	125	126	127	129	129	81	81	81	82	83	84	84
	99	130	131	132	133	135	136	136	88	88	89	90	90	91	92
15	50	107	108	109	110	111	113	113	64	64	64	65	66	67	67
	90	120	121	122	123	125	126	127	78	78	78	79	80	81	81
	95	124	125	126	127	129	130	131	82	82	82	83	84	85	85
	99	131	132	133	134	136	137	138	89	89	90	91	91	92	93
16	50	108	108	110	111	112	114	114	64	64	65	66	66	67	68
	90	121	122	123	124	126	127	128	78	78	79	80	81	81	82
	95	125	126	127	128	130	131	132	82	82	83	84	85	85	86
	99	132	133	134	135	137	138	139	90	90	90	91	92	93	93
17	50	108	109	110	111	113	114	115	64	65	65	66	67	67	68
	90	122	122	123	125	126	127	128	78	79	79	80	81	81	82
	95	125	126	127	129	130	131	132	82	83	83	84	85	85	86
	99	133	133	134	136	137	138	139	90	90	91	91	92	93	93

Nota: Adolescentes com pressão arterial ≥ 120/80mmHg devem ser considerados pré-hipertensos mesmo se o valor do percentil 90 for superior a esta marca. Essa situação pode ocorrer para pressão sistólica em maiores de 12 anos e para pressão diastólica em maiores de 16 anos.
Fonte: The Fourth Report on the Diagnosis, Evaluation, and Treatment of High Blood Pressure in Children and Adolescents, 2004.

Anemia – pacientes com anemia falciforme apresentam níveis pressóricos mais baixos do que da população normal; porém, quando comparados com indivíduos anêmicos da mesma idade e hematócrito, apresentam PA mais elevada, mostrando "hipertensão arterial sistêmica relativa".

Exercício físico – durante a realização de exercícios físicos estáticos, há elevação dos níveis pressóricos.

Ritmo circadiano – usando monitorização da PA em crianças, observou-se um padrão circadiano, sendo a PA sistólica e a diastólica mais altas durante o dia.

"Efeito da primeira medida" – é o fenômeno relacionado ao valor mais elevado encontrado na primeira medida da pressão pelos equipamentos oscilométricos. Pode ser responsável pela avaliação superestimada da PA nas crianças.

ETIOLOGIA DA HIPERTENSÃO ARTERIAL

Um grande número de doenças pode vir acompanhado de HA, tanto entre os adultos quanto entre crianças. Entre os adultos, a maioria (mais de 90%) apresenta HA primária ou essencial, isto é, para a qual não se encontra etiologia definida.

A HA primária é mais rara na faixa pediátrica, embora ocorra grande variação na prevalência relatada e na sua história natural. Isso se deve, em parte, aos critérios de seleção da casuística, às variações das técnicas usadas para as tomadas de PA e aos diferentes critérios usados para o diagnóstico de HA. A observação, nas duas últimas décadas, de que a HA primária do adulto pode ser precedida por pressões arteriais elevadas na infância acabou por ampliar a prevalência de HA essencial, anteriormente circunscrita apenas aos adultos. Atualmente, é diagnosticada como causa de HA na faixa pediátrica, sobretudo entre adolescentes, nos quais sua incidência pode ser até maior que as formas secundárias. Uma abordagem prática do problema pode ser equacionada da seguinte maneira: se considerarmos níveis pressóricos elevados, porém bem próximos ao percentil 95, a grande maioria das crianças hipertensas será do tipo essencial; considerando-se níveis tensionais superiores em 10mmHg ou mais ao percentil 95, a maioria dos casos será de HA secundária.

De forma geral, quanto mais jovem a criança, mais altos os valores pressóricos na HA, e quanto menos significante a história familiar de HA, maior a possibilidade de a HA ser secundária.

A HA secundária é assim denominada quando existe causa desencadeante conhecida, a qual pode ser ou não passível de cura completa. A incidência de formas curáveis de HA é maior entre as crianças do que entre os adultos. Os levantamentos de causas de HA secundária mostram que cerca de 80% dos casos estão relacionados a doenças renais; 10%, a causas renovasculares; e os 10% restantes são consequentes a causas variadas (cardiovasculares, endocrinológicas, doenças do SNC e do tecido conjuntivo, associadas ao uso de drogas, entre outras). Uma listagem das causas de HA secundária encontra-se no quadro II-12. Na dependência da idade do paciente, algumas doenças são estatisticamente mais frequentes, devendo ser investigadas de forma prioritária. Essas causas estão relacionadas no quadro II-13.

HIPERTENSÃO ARTERIAL ESSENCIAL OU PRIMÁRIA

Mais de 50% de crianças com HA primária são provenientes de famílias nas quais existe história familiar para hipertensão essencial ou são relatadas complicações em parentes próximos (primeiro grau). Os filhos de pais com HA essencial, embora normotensos, tendem a ter níveis pressóricos mais elevados do que as crianças, também normotensas, cujos pais não têm HA essencial.

Acredita-se que as crianças de maior risco para desenvolver HA primária são aquelas filhas de pais hipertensos que desenvolveram infarto agudo do miocárdio antes dos 50 anos de idade, principalmente se os níveis tensionais tendem a se situar em faixas mais altas. A maioria dessas crianças apresenta elevações de PA discretas e assintomáticas. A cefaleia é o sintoma mais comum e, mesmo assim, infrequente. O exame físico é pobre. O achado mais comum é a obesidade. Ocasionalmente, podem ser encontrados, no exame de fundo de olho, estreitamento arteriolar e tortuosidade dos vasos.

Inicialmente, ocorre aumento discreto da PA, durante vários anos. Geralmente, na adolescência apresentam níveis tensionais nos limites superiores da normalidade – pré-hipertensão, entre os percentis 90 e 95, evoluindo, a seguir, para hipertensão.

A HA sistólica isolada não é normal e pode estar associada a anemia, tireotoxicose ou malformação arteriovenosa. Alguns jovens com HA sistólica isolada apresentam evidência de comprometimento dos órgãos e, portanto, devem ser acompanhados a longo prazo e avaliados periodicamente em relação aos níveis tensionais e à lesão de órgãos-alvo. Crianças e adolescentes cuja história familiar é positiva para hipertensão também devem ter seguimento prolongado, com medidas rotineiras dos níveis de PA.

Quanto à evolução dos hipertensos essenciais da infância, possivelmente, muitos casos correspondem ao início de HA permanente, que se estenderá na vida adulta, pois vários estudos epidemiológicos têm demonstrado que os valores da pressão arterial (PA) na infância e adolescência são os melhores preditores dos valores da PA do adulto.

Quadro II-12 – Causas de hipertensão arterial secundária em crianças.

Causas cardiovasculares
  Coartação de aorta (torácica ou abdominal)
  Hipoplasia de aorta abdominal
  Insuficiência aórtica
  Fístula arteriovenosa: pressão de pulso ampliada
  (hipertensão sistólica)
  Persistência de ducto arterioso

Causas renais
Doenças renais agudas (adquiridas)
  Insuficiência renal aguda com hipervolemia
  Glomerulonefrite difusa aguda
  Nefrite da púrpura de Henoch-Schönlein
  Síndrome hemolítico-urêmica
  Nefrite intersticial
  Doenças renais obstrutivas
  Cálculos renais
  Traumatismo renal
  Rejeição de transplante renal
Doenças renais crônicas (adquiridas)
  Glomerulonefrites de evolução progressiva para
  cronicidade
  Pielonefrites crônicas
  Doença renal crônica terminal
  Nefrite de radiação
  Nefropatia de refluxo
Tumores
  Secretores de renina
  Tumor de Wilms
Doenças renais hereditárias ou congênitas
  Síndrome de Alport
  Displasias e hipoplasias renais
  Doenças císticas dos rins
Alterações da vascularização renal
  Neurofibromatose (doença de von Recklinghausen)
  Alterações arteriais pós-transplante renal
  Pós-cateterismo de artéria umbilical (recém-nascidos)
  Doenças de artéria renal
  Infarto renal, trombose e embolia renais

Causas endocrinológicas
  Síndrome de Cushing
  Hiperaldosteronismo primário
  Hiperplasia congênita de suprarrenal por
  deficiência de hidroxilases
  Neuroblastoma
  Feocromocitoma
  Diabetes mellitus
  Síndrome de Turner
  Hiperparatireoidismo e estados hipercalcêmicos
  Hipertireoidismo

Distúrbios do tecido conjuntivo
  Dermatomiosite
  Síndrome de Ehlers-Danlos
  Esclerodermia
  Lúpus eritematoso sistêmico
  Artrite reumatoide juvenil

Doenças do sistema nervoso central
  Meningite
  Poliomielite
  Tumores do sistema nervoso central
  Síndrome de Guillain-Barré
  Disautonomia familiar

Hipertensão associada a drogas
  Hipertensão por retirada de drogas (clonidina, minoxidil)
  Anticoncepcionais orais
  Intoxicações por metais pesados (chumbo, mercúrio)
  Glico e mineralocorticoides
  Uso exagerado de anfetaminas
  Uso de gotas nasais ou oculares que contenham
  simpaticomiméticos (em recém-nascidos)

Problemas ortopédicos
  Traumatismos
  Cirurgia para alongamento de membros inferiores

Miscelânea
  Queimaduras
  Porfiria
  Síndrome de Stevens-Johnson
  Distúrbios do sono

Quadro II-13 – Causas mais comuns, por idade, de hipertensão persistente em crianças e adolescentes.

Grupo etário	Causa
Recém-nascidos	Trombose arterial renal, estenose de artéria renal, coartação de aorta, malformações renais congênitas, displasia broncopulmonar
0 a 6 anos	Doenças do parênquima renal, tumores renais, coartação de aorta, estenose de artéria renal
6 a 10 anos	Doenças do parênquima renal, estenose de artéria renal, hipertensão essencial
Adolescentes	Doenças do parênquima renal, hipertensão essencial, uso de pílulas anticoncepcionais

O diagnóstico de HA essencial é de exclusão, desde que afastadas as outras causas. No entanto, não há consenso entre os autores sobre o nível de exploração que deve ser realizada nessas crianças. Deve prevalecer o bom senso, aprofundando-se a exploração nas crianças sintomáticas, de menor faixa etária e com níveis pressóricos mais elevados.

Anamnese

As crianças portadoras de HA são, geralmente, assintomáticas. Algumas queixas inespecíficas, como irritabilidade, fadiga, ansiedade, atraso de crescimento, entre outras, são apontadas como relacionadas à HA, porém mais estudos são necessários para sua confirmação.

As formas mais graves de HA podem apresentar sintomas, porém geralmente inespecíficos. A queixa mais comum é de cefaleia, frequentemente matutina e occipital, que pode associar-se a náuseas, ansiedade, irritabilidade, anorexia, alterações do comportamento, tonturas, vertigens, escotomas, paralisia facial recorrente, cãibras e dores abdominais. Pode haver sangramento pós-cirúrgico ou espontâneo como epistaxe ou hematúria. Algumas vezes, o quadro clínico é representado, principalmente, pelas complicações da HA sobre os órgãos-alvo, como insuficiência renal, insuficiência cardíaca congestiva, e em adolescentes, infarto agudo do miocárdio. Quando a HA é de rápida instalação, os sinais de comprometimento do sistema nervoso central são frequentes, como convulsão, coma e hemiplegias, caracterizando emergência hipertensiva.

Anamnese dirigida

Deve-se valorizar, no interrogatório, a presença de sintomas e sinais de acometimento renal como infecções urinárias de repetição, disúria, polaciúria, poliúria, hematúria, enurese, traumatismos ou dor em flancos. A tríade clássica de sudorese em crises, cefaleia e palpitações está presente em 90% dos casos de feocromocitoma. Cãibras, fraqueza muscular e obstipação intestinal fazem parte da sintomatologia da hipocalemia presente no hiperaldosteronismo. O uso de drogas simpaticomiméticas, vasoconstritores, anfetaminas, anticoncepcionais, corticosteroides, além da ingestão excessiva de álcool podem acarretar HA. É importante inquirir sobre a qualidade do sono, pois existe associação entre distúrbios do sono e HA. Na história neonatal, deve ser investigada história de prematuridade, muito baixo peso ao nascer, utilização de cateter umbilical, pela possível complicação, que é a trombose de artéria renal.

Nos antecedentes, deve constar a ocorrência de HA e de suas complicações (acidente vascular cerebral, infarto agudo do miocárdio e outros) e de nefropatia congênita nos pais e nos familiares próximos. A presença de parentes com doença renal, insuficiência renal e urolitíase deve ser documentada, bem como de fatores de risco como obesidade, diabetes, hiperlipidemia, uso de álcool, drogas, tabagismo e, em adolescentes, uso de medicação anticoncepcional e drogas ilícitas.

Exame físico

Além do exame físico geral minucioso, deve ser dada ênfase a alguns aspectos. A pressão arterial deve ser medida adequadamente nos quatro membros para a pesquisa de coartação da aorta. O pulso rápido sugere insuficiência cardíaca congestiva ou tireotoxicose. A palpação dos pulsos periféricos deve ser comparativa e simétrica na pesquisa de acometimentos vasculares (coartação de aorta); palidez, associada a edema e baixo ganho pondoestatural, sugere doença renal crônica. Manchas como "café com leite" estão presentes na doença neurofibromatosa de von Recklinghausen, a qual pode ser associada à feocromocitoma e estenose de artéria renal. Na síndrome de Turner, pode ocorrer coartação da aorta e displasia renal. Sinais de virilização sugerem síndrome adrenogenital ou síndrome de Cushing. A pesquisa de sopros sugere acometimento vascular: na região paravertebral torácica, lembra coartação da aorta, e no abdome, estenose de artéria renal. Massas abdominais palpáveis na região retroperitoneal podem ser tumores como o de Wilms, feocromocitoma ou rins policísticos.

O exame do fundo de olho deve ser realizado visando qualificar as alterações vasculares consequentes à HA. Com exceção do estreitamento arteriolar, os órgãos-alvo não costumam se apresentar acometidos na HA da infância e adolescência. As lesões de órgãos-alvo, quando presentes, comprovam a cronicidade e a gravidade de HA.

AVALIAÇÃO DA CRIANÇA HIPERTENSA

Entre dois casos extremos como, por exemplo, um lactente com hipertensão grave (para o qual devemos investigar causa secundária de HA) e um adolescente obeso, com HA estágio 1 e filho de pais com HA essencial (em que a investigação de causa secundária será limitada), é extremamente difícil definir quais pacientes necessitam de avaliação aprofundada, inclusive com procedimentos invasivos e dispendiosos. De maneira geral, a HA essencial é um diagnóstico de exclusão, entretanto, diante de crianças com hipertensão estágio 1, a causa mais frequente ainda é a hipertensão essencial. Por outro lado, quanto mais jovem for a criança, quanto mais elevados forem os níveis tensionais e se houver lesão de órgãos-alvo, mais exaustiva deverá ser a procura de uma etiologia para a HA. A avaliação da criança com HA tem por objetivo detectar não apenas a causa da hipertensão, mas também as lesões de órgãos-alvo e outros fatores de risco para doenças cardiovasculares. A anamnese cuidadosa, e especialmente uma anamnese dirigida, tanto na parte pessoal quanto na parte familiar, incluindo exame físico cuidadoso (tendo em mente as causas mais comuns de HA), é fundamental; nunca é demais enfatizar a importância da obtenção dos sintomas da HA, do desenvolvimento pondoestatural do paciente, dos antecedentes mórbidos da criança, da história familiar para doenças que evoluem com HA, de complicações cardiovasculares prematuras em familiares próximos, do uso de medicamentos e drogas em geral, pelo próprio paciente, sempre considerando as causas de HA.

A primeira abordagem costuma compreender uma avaliação renal global, a saber: urina tipo I, urocultura, hemograma completo, ureia e creatinina séricas, ritmo de filtração glomerular (RFG – geralmente avaliado pelo *clearance* de creatinina, pela fórmula de Schwartz[3]), eletrólitos do soro (sódio, potássio) e ultrassonografia de rins e vias urinárias (com Doppler, para avaliar fluxos sanguíneos renais). O complemento total e as frações podem ser elucidativos na avaliação de hipertensão arterial associada a hematúria ou a quadros nefríticos. Glicemia, níveis séricos de colesterol total e frações, triglicérides e ácido úrico são utilizados para avaliação de fatores de risco de lesão cardiovascular. Doenças renais como glomerulopatias, pielonefrites, cicatrizes renais, uropatias obstrutivas, litíase urinária, massas abdominais, hiperaldosteronismo primário ou secundário, insuficiência renal podem ser triadas por meio desses exames. Junto com essa primeira abordagem é importante realizar radiografia de tórax, exame de fundo de olho, eletrocardiograma e ecodopplercardiografia bidimensional e dosagem de microalbuminúria para avaliar as consequências da HA sobre os órgãos-alvo e, portanto, sua cronicidade.

Em uma segunda fase, devem ser solicitados exames que visam esclarecer as hipóteses sugeridas pela fase anterior: proteinúria de 24 horas ou a relação proteína/creatinina em amostra isolada de urina, dosagem de ácido vanilmandélico (VMA), metanefrinas e catecolaminas na urina, ou de metanefrina plasmática livre para esclarecimento diagnóstico do feocromocitoma, cintilografia renal com DMSA ou DTPA (para detectar cicatrizes renais, diferenças morfológicas ou funcionais entre os rins, fato que pode sugerir o diagnóstico da HA renino--dependente ou renovascular). A polissonografia está indicada nos adolescentes com relato de distúrbio do sono.

---

[3] *Clearance* de creatinina = $\dfrac{\text{K} \times \text{estatura (cm)}}{\text{Creatinina sérica (mg/dl)}}$
(ml/min/1,73m²
de superfície corporal)

Valores de K:
• Primeiro ano de vida: prematuros – 0,33
                                          RN a termo – 0,45
• Crianças e adolescentes do sexo feminino – 0,55
• Adolescentes do sexo masculino – 0,70

Em uma terceira abordagem, os exames solicitados visam esclarecer as hipóteses sugeridas pela fase anterior. São exames mais invasivos e mais dispendiosos, como, por exemplo, entre outros, biópsia renal, mapeamento com metaiodobenzilguanidina (MIGB) e arteriografia, em geral, prefere-se que sejam orientados por um especialista. Os exames para o esclarecimento da etiologia da HA estão descritos no quadro II-14.

Quadro II-14 – Abordagem laboratorial da hipertensão arterial em Pediatria.

Primeira fase
  Urina tipo I, urocultura
  Hemograma
  Dosagem sérica de ureia, creatinina, RFG/*clearance* de creatinina, eletrólitos, glicemia, triglicérides, colesterol total e frações
  Complemento total e frações
  Ultrassonografia renal com Doppler
  Dosagem de microalbuminúria
  Radiografia de tórax, ECG, ecodopplercardiografia bidimensional, fundo de olho

Segunda fase
  Urina de 24 horas: proteinúria, VMA, catecolaminas, metanefrinas (plasmática livre)
  Relação proteína/creatinina na urina
  Cintilografia renal (DMSA/DTPA)
  Urografia excretora e uretrocistografia miccional
  Catecolaminas urinárias
  Atividade plasmática da renina periférica
  Níveis séricos de aldosterona
  Estudo do sono

Terceira fase
  Arteriografia digital, catecolaminas em veia cava
  Concentração de renina em veias renais e veia cava inferior
  Mapeamento com MIBG*, biópsia renal

* MIBG = metaiodobenzilguanidina.

É extremamente importante frisar que a colaboração estreita entre o pediatra e o nefrologista pediátrico é de grande importância para o manuseio diagnóstico e também para o tratamento da criança com HA.

TRATAMENTO DA HIPERTENSÃO ARTERIAL

O primeiro passo no tratamento da hipertensão arterial são as intervenções não farmacológicas: perda de peso, redução de sódio na dieta e aumento da atividade física. Essas orientações são desprovidas de risco para o paciente; no entanto, são difíceis de alcançar na prática clínica diária.

Tratamento não farmacológico

O tratamento não farmacológico deve ser iniciado em todos os pacientes com valores de pressão acima do percentil 90 e consiste na redução de peso, no condicionamento físico, nas alterações dietéticas, nas técnicas de relaxamento e em evitar a ingestão de substâncias vasopressoras.

Essas condutas visam à melhoria das condições cardiocirculatórias e, portanto, só podem acarretar benefícios para o paciente, mesmo que por meio delas não se obtenha controle da hipertensão. No entanto, essas medidas são difíceis de alcançar na prática clínica.

Por outro lado, é interessante a manutenção de níveis pressóricos adequados sem a utilização de drogas anti-hipertensivas, pois não são bem conhecidos possíveis efeitos colaterais quando utilizadas por longo prazo.

Redução de peso – é o objetivo prioritário do tratamento não farmacológico da HA em obesos, independente de sua etiologia. É consenso que as crianças hipertensas devam ser mantidas no seu peso ideal e que mesmo pequenas perdas de peso resultam em queda da PA e da sensibilidade ao sal.

Exercício físico – a indicação do exercício físico é baseada na melhora do condicionamento cardiovascular do paciente, independentemente da possível ação sobre a PA. Há dois tipos básicos de exercícios: os dinâmicos (aeróbicos e isotônicos) e os estáticos (isométricos). A participação de adolescentes hipertensos em atividades esportivas e exercícios dinâmicos deve ser estimulada. Os exercícios dinâmicos são recomendados por reduzir o peso e a PA (principalmente a pressão sistólica) em adolescentes hipertensos e melhorar o condicionamento físico. Recomenda-se atividade aeróbica regular, se possível diária, como realização de exercícios físicos de intensidade moderada durante 30 a 60 minutos. Durante os exercícios estáticos, há contração muscular com aumento da PA diastólica, e o consequente aumento da massa muscular pode acarretar elevação da pressão arterial sistêmica. Os exercícios estáticos, como levantamento de peso e musculação, causam aumento da pressão diastólica, estando contraindicados. Pacientes com HA em estágio 2 devem ser excluídos dos esportes competitivos até que se consiga o controle dos níveis pressóricos.

Restrição de sódio na dieta – não existe consenso quanto à recomendação de restringir a ingestão de sódio de todos os pacientes hipertensos, sabendo-se que apenas parte da população hipertensa apresentará resposta significativa a essa medida. Orienta-se dieta geral, preferencialmente sem adição de sal, excluindo-se salgadinhos, enlatados, embutidos, entre outros.

Suplementação de potássio e cálcio – alguns estudos realizados com suplementação de potássio ou cálcio mostraram queda significativa da PA, enquanto em outros houve pequeno ou nenhum efeito. A restrição da ingestão de potássio acarretou elevação dos níveis pressóricos, os quais retornavam aos valores basais quando se suplementava esse íon. Com base nesse fato, deve-se evitar a carência de potássio, o que justifica o declínio do uso de diuréticos como medicação de escolha.

Tratamento farmacológico

Mesmo quando as medidas não farmacológicas forem obedecidas à risca, uma pequena percentagem de pacientes irá precisar de tratamento com medicação anti-hipertensiva.

A instituição do tratamento deve considerar os riscos e os benefícios para o paciente. A duração do tratamento é, na verdade, desconhecida (o tratamento deve ser ajustado à medida que a criança cresce). Existe a possibilidade de o tratamento estender-se por décadas, até a idade adulta. Os efeitos, a longo prazo, das drogas usadas sobre organismos em crescimento não são, em sua maioria, totalmente conhecidos, tanto em relação ao crescimento propriamente dito quanto ao estado psíquico. A melhor dosagem de determinado produto é a menor dose necessária para controlar os níveis tensionais, com mínimos/nulos efeitos colaterais, associada à boa adesão ao tratamento. Cada tratamento deve ser individualizado, envolvendo a família e a própria criança, se possível, e a terapêutica não medicamentosa deve continuar a ser realizada.

O tratamento farmacológico está indicado nas crianças com hipertensão não responsiva à terapêutica não farmacológica; hipertensão secundária, hipertensão sintomática (aquela que se manifesta com sintomas, como, por exemplo, a cefaleia), pacientes com lesões de órgãos-alvo (rins, coração, sistema nervoso central) e portadores de *diabetes mellitus* tipos 1 ou 2. O objetivo do tratamento é manter a PA em valores inferiores ao percentil 95 para sexo, idade e percentil de altura na hipertensão não complicada e redução para valores inferiores ao percentil 90 para sexo, idade e percentil de altura na hipertensão complicada pelo acometimento de órgãos-alvo, comorbidades ou acompanhadas de fatores de risco como dislipidemia.

Recomenda-se iniciar o tratamento com um agente anti-hipertensivo, na menor dose terapêutica, e otimizar sua dose. Caso não seja obtido o controle adequado da PA ou apareçam efeitos colaterais do medicamento, deve ser adicionada droga de outra classe medicamentosa, sequencialmente. Sugere-se iniciar o tratamento com inibidores da enzima de conversão da angiotensina (ECA) e, se necessário, posteriormente, utilizar bloqueadores dos receptores de angiotensina, bloqueadores adrenérgicos dos receptores beta, inibidores dos canais de cálcio e diuréticos.

Recomenda-se que as modificações no tratamento sejam realizadas uma de cada vez, tanto nas mudanças de dosagem quanto na troca do medicamento prescrito. As dosagens usuais e as doses máximas permitidas dos principais medicamentos anti-hipertensivos usados em pediatria estão no quadro II-15.

Quadro II-15 – Medicamentos orais mais utilizados para tratamento da hipertensão arterial crônica em crianças e adolescentes.

Classe	Medicamento	Dose inicial	Dose máxima	Intervalo das doses (horas)
Inibidores dos canais de cálcio	Amlodipina (6 a 17 anos de idade)	0,06mg/kg/dia até 5mg/dia	0,34mg/kg/dia até 10mg/dia	24
	Nifedipina XL	0,25–0,5mg/kg/dia	3mg/kg/dia até 120mg/dia	24
Inibidores da ECA*	Captopril	0,3-0,5mg/kg/dose	6mg/kg/dia até 450mg/dia	8-12
	Enalapril	0,08mg/kg/dia	0,6mg/kg/dia até 40mg/dia	12-24
Bloqueadores dos receptores de angiotensina	Losartano	0,75mg/kg/dia até 50mg/dia	1,4mg/kg/dia até 100mg/dia	24
Bloqueadores beta-adrenérgicos	Propanolol	1mg/kg/dia	8mg/kg/dia até 640mg/dia	8-12
	Atenolol	0,5-1mg/kg/dia	2mg/kg/dia até 100mg/dia	12-24
Diuréticos	Furosemida	0,5-2mg/kg/dose	6mg/kg/dia	12-24
	Hidroclortiazida	0,5-1mg/kg/dia	3mg/kg/dia até 50mg/dia	12-24
	Triantereno	1-2mg/kg/dia	4mg/kg/dia até 300mg/dia	12-24
	Espironolactona	1mg/kg/dia	3,3mg/kg/dia até 100mg/dia	12-24
Alfa-agonista periférico	Prazozina	0,05-0,1mg/kg/dia	0,5mg/kg/dia	8
Alfa-agonista central	Clonidina	5-10µg/kg/dia	25µg/kg/dia até 0,9mg/dia	8-12
Vasodilatadores	Hidralazina	0,25mg/kg/dose	7,5mg/kg/dia até 200mg/dia	8-24
	Minoxidil	0,1-0,2mg/kg/dia	Menor ou igual 12 anos: 1mg/kg/dia até 50mg/dia > 12 anos: 100mg/dia	8-12

* ECA = enzima de conversão da angiotensina.
Fonte: Garin EH et al., 2009.

A reavaliação dos órgãos-alvo (radiografia de tórax, ecodopplercardiograma, fundo de olho e função renal) deve ser realizada periodicamente, em geral uma vez por ano. O encontro de sinais de hipertrofia do ventrículo esquerdo ao ecodopplercardiograma sugere comprometimento de órgão-alvo e indica a necessidade de iniciar ou intensificar a terapêutica anti-hipertensiva. Por outro lado, nas crianças com hipertensão essencial, principalmente as obesas que conseguem perder peso, é possível diminuir as drogas e eventualmente suspender o tratamento medicamentoso. Nesses casos, devem ser mantidas a medição da PA e a terapêutica não farmacológica, pois a HA pode recorrer.

Algumas crianças podem apresentar sintomas quando a PA se eleva para níveis bem maiores que o percentil 99, o que corresponde a uma emergência hipertensiva, que se acompanha de sinais de encefalopatia hipertensiva. O tratamento dessas crises, que são raras, deve ser realizado em pronto-socorro.

As drogas mais comumente utilizadas podem ser divididas nos seguintes grupos:

1. inibidores da enzima de conversão da angiotensina (ECA);

2. Bloqueadores do receptor de angiotensina;
3. bloqueadores adrenérgicos dos receptores beta;
4. inibidores dos canais de cálcio; e
5. diuréticos.

O diagnóstico e o tratamento inicial da hipertensão arterial são de competência do pediatra. No seguimento da criança hipertensa, o pediatra deve procurar manter contato com o nefrologista e nos casos mais graves ela precisa ser acompanhada também por esse especialista.

BIBLIOGRAFIA

1. Bastos HD, et al. Pressão arterial. J Pediatr 1992;68:127. • 2. Centers for Disease Control and Prevention, National Center for Health Statistics. 2000 CDC growth charts: United States. Disponível em: www.cdc.gov/growthcharts. • 3. Daniels SR. Primary hypertension in childhood and adolescence. Pediatr Ann 1992;21:224. • 4. Fujimura MD, et al. Hipertensão arterial. In: Marcondes E (coord.). Pediatria básica. São Paulo: Sarvier; 1992. p.1544. • 5. Garin EH, et al. Treatment of systemic hypertension in children and adolescents. Curr Opin Pediatr 2009;21:600. • 6. Gillman MW, et al. Profilaxia da hipertensão essencial na infância. Pediatr Clin North Am 1994;1:179. • 7. Goble MM. Hipertensão na lactância. Pediatr Clin North Am 1994;1:105. • 8. Gruskin HB. Mechanisms of hypertension in childhood diseases. In: Holliday

MA. Pediatric nefrology. Baltimore: Williams & Wilkins; 1994. p.1096. • 9. Ingelfinger JR. Pediatric hypertension. Curr Opin Pediatr 1994;6:198. • 10. Ingelfinger JR, Dillon MJ. Pharmacological treatment of hypertension. In: Holliday MA. Pediatric nefrology. Baltimore: Williams & Wilkins; 1994.p.1165. • 11. Manatunga AK, et al. Longitudinal assessment of blood pressures in black and white children. Hypertension 1990;22:84. • 12. Muntner P, He J, Cutler JA, Wildman RP, Whelton PK. Trends in blood pressure among children and adolescents. JAMA 2004;291:2107. • 13. National Heart, Lung and Blood Institute – Update on the 1987 Task Force Report on high blood pressure in children and adolescents: a working group report from the National High Blood Pressure Education Program. Pediatrics 1996;98:649. • 14. National High Blood Pressure Education Program Working Group on High Blood Pressure in Children and Adolescents. The Fourth Report on the Diagnosis, Evaluation, and Treatment of High Blood Pressure in Children and Adolescents. Pediatrics 2004;114:555. • 15. Roberti MI, et al. Avaliação dos níveis pressóricos arteriais de crianças dos 3 aos 8 anos de idade do Município de São Paulo: correlação com medidas corpóreas e comparação com dados do grupo "Task Force". J Bras Nefrol 1989;11:131. • 16. Sinaiko AR. Tratamento farmacológico da hipertensão na infância. Pediatr Clin North Am 1994;1:197. • 17. Sorof JM, Portman RJ. White coat hypertension in children with elevated casual blood pressure. J Pediatr 2000;137:493. • 18. Temple ME, Nahata MC. Treatment of pediatric hypertension. Pharmacotherapy 2000;20:140. • 19. Yetman RJ, et al. Primary hypertension in children and adolescents. In: Holliday MA. Pediatric nefrology. Baltimore: Williams & Wilkins; 1994.p.1117. • 20. Wells TG. Trials of antihypertensive therapies in children. Blood Press Monit 1999;4:189.

APÊNDICE

MEDICAMENTOS USADOS NO TRATAMENTO DA HIPERTENSÃO

• **NIFEDIPINA**
Apresentação:
Adalat Oros
comprimido: 20, 30 e 60mg
Adalat Retard
comprimido: 10 e 20mg

• **BETABLOQUEADORES**
Apresentação:
Cloridrato de propranolol
comprimido: 10, 40 e 80mg
Atenolol
comprimido: 50 e 100mg

• **CAPTOPRIL**
Apresentação:
Capoten
comprimido:
12,5, 25 e 50mg

• **HIDRALAZINA**
Apresentação:
Apresolina
comprimido: 25 e 50mg

• **MINOXIDIL**
Apresentação:
Loniten
comprimido: 10mg

• **ENALAPRIL**
Apresentação:
Enalapril
comprimido: 5, 10 e 20mg
Vasopril
comprimido: 5, 10 e 20mg

• **HIDROCLOROTIAZIDA**
Apresentação:
Clorana
comprimido: 25 e 50mg

• **PRAZOSINA**
Apresentação:
Minipress SR
comprimido: 1 e 2mg

• **LOSARTANO POTÁSSICO**
Apresentação:
Genérico comprimido: 50 e 100mg e
Cozaar
comprimido blister: 1 e 2mg

• **CLONIDINA**
Apresentação:
Atensina
comprimido: 0,100 e 0,150 e 0,200mg

• **FUROSEMIDA**
Apresentação:
Laxis
comprimido: 40mg

• **ESPIRONOLACTONA**
Apresentação:
Aldactone
comprimido: 25, 50 e 100mg

22 ADENOMEGALIA

CAPÍTULO

Maria Elisabeth B. A. Kobinger
Lucia Ferro Bricks

Como parte do sistema reticuloendotelial, os linfonodos têm estrutura adequada para atuar como uma primeira linha de defesa contra infecções e outros antígenos, principalmente porque possuem um grande número de linfócitos e fagócitos e recebem drenagem linfática e fluxo sanguíneo de diferentes áreas. Portanto, os gânglios são frequentemente palpados na criança e, na maioria das vezes, esse achado representa um processo reativo às doenças benignas e autolimitadas da infância que, geralmente, acometem as vias aéreas superiores e a pele ou uma etapa do crescimento normal do tecido linfoide. Nos adolescentes e adultos, seja pela redução fisiológica desse tecido, seja pelo reduzido número de processos infecciosos, a palpação de gânglios é menos frequente e causa preocupação pela maior associação com processos graves.

Assim, as alterações no número, no tamanho ou nas características morfológicas dos gânglios, denominadas linfadenopatia ou adenomegalia, podem ser um sinal associado a doenças graves (infecciosas, neoplásicas, autoimunes), podem ocorrer no curso de doenças auto-limitadas e benignas ou devem ser diferenciadas de malformações congênitas, em especial nas regiões cervical e inguinal. Embora na população geral o risco de malignidade como causa de adenomegalia seja baixo, sabe-se que nenhum dado de exame físico nas adenopatias, isoladamente, permite prever o diagnóstico definitivo. Portanto, diante dessa condição, o pediatra deve diferenciar entre doenças benignas e malignas, identificar a necessidade de avaliação especializada e orientar o paciente quanto à evolução esperada para a hipótese diagnóstica aventada.

Para facilitar a abordagem diagnóstica desse problema, é útil o conhecimento de dados sobre as características funcionais e anatômicas do tecido linfoide ganglionar, a prevalência da adenomegalia na infância, e algumas das doenças que mais frequentemente cursam com aumentos ganglionares, além do diagnóstico diferencial.

MECANISMOS DE INFARTAMENTOS GANGLIONARES

Uma característica do tecido linfoide ganglionar na infância é apresentar respostas hiperplásticas mais rápidas e exageradas do que no adulto; isso torna o linfonodo uma estrutura em constante atividade reativa diante de diferentes estímulos. São dois os mecanismos que levam ao aumento do tamanho do gânglio: 1. a proliferação de linfócitos, histiócitos e outras células intrínsecas do linfonodo; 2. a infiltração de células extrínsecas.

A proliferação celular intrínseca ocorre, em geral, em resposta a um estímulo antigênico, reconhecido como estranho ao organismo, que determina a multiplicação predominante de linfócitos, podendo ser transitória ou crônica, dependendo da eficiência da reação em eliminar o antígeno causal. Assim, por exemplo, agentes intrace-lulares, como o *Toxoplasma gondii* ou *M. tuberculosis*, capazes de sobreviver por longos períodos, determinam adenomegalias crônicas. A hiperplasia intrínseca pode ocorrer, também, sem estimulação antigênica, como no hipertireoidismo, nas doenças de depósito, na histiocitose e nos linfomas. Por outro lado, os aumentos ganglionares por invasão de células extrínsecas ocorrem nas linfadenites piogênicas, nos tumores metastáticos e nas leucemias.

Na infância, a maioria dos aumentos ganglionares se deve a uma hiperplasia linfo-histiocitária reativa a processos infecciosos ou inflamatórios, que ocorrem na área de drenagem de cadeias ganglionares, geralmente periféricas; por isso é importante conhecer as características anatômicas das principais cadeias ganglionares e de suas áreas de drenagem, as quais serão discutidas mais adiante.

Em crianças normais, o encontro de linfonodos com até 1,5cm de diâmetro pode ser atribuído, também, às características de crescimento do tecido linfoide na infância. As crianças têm, ao nascimento, quantidade considerável de tecido linfoide, que aumenta até a puberdade, quando pode ser duas vezes maior do que a massa total do adulto. Isso se associa, também, ao achado de baço palpável em 7 a 14% das crianças sadias de até 10 anos de idade e à persistência da sombra tímica, visível à radiografia de tórax durante o primeiro ano de vida e com desaparecimento ao redor dos 3 anos de idade. Também são características do crescimento do tecido linfoide a hipertrofia de tonsilas e adenoides (que atingem seu maior tamanho entre os 4 e os 6 anos de vida e depois sofrem involução) e a hipertrofia dos linfonodos do trato gastrintestinal, que é importante até os 2 anos de idade e desaparece ao redor do sexto ano.

PREVALÊNCIA NA INFÂNCIA

Apesar de ser um problema comum, existem poucos trabalhos avaliando a prevalência das adenomegalias na infância e, além disso, os dados disponíveis variam de acordo com as características dos serviços, conforme a definição adotada e, principalmente, com a faixa etária avaliada.

Alguns estudos populacionais revelam que a incidência anual de linfadenopatia sem etiologia definida é de 0,6 a 0,7% na população geral e que somente 10% desses casos necessitam de algum procedimento especializado e 1 a 2% apresentam doença maligna. Esses estudos revelam, também, que aproximadamente 75% das adenomegalias são localizadas, sendo 55% na região da cabeça e pescoço, 14% na região inguinal, 5% na região axilar, 1% supraclavicular e os 25% restante generalizadas.

Estudos em centros de referência ou especializados, nos quais geralmente se realiza a biópsia ganglionar, revelam dados sobre a prevalência da adenopatia em relação à malignidade ou outros diagnósticos. Nesses estudos, a prevalência de câncer pode variar entre 40 e 60%, mas nas biópsias realizadas em crianças entre 1 e 10 anos de idade essa porcentagem pode ser menor e aproximadamente dois terços delas revelam alterações benignas. Mesmo quando se avaliam adenomegalias periféricas consideradas importantes para justificar a realização de biopsia, a confirmação de um diagnóstico etiológico pode ser difícil e vários trabalhos têm demonstrado que em aproximadamente 50% das biópsias ganglionares se encontra uma hiperplasia reativa, sem etiologia específica. Em 20 a 30% encontra-se um padrão granulomatoso (associado a infecções por fungos, micobactérias, toxoplasma, doenças autoimunes e outras) e, em 15 a 20%, doença neoplásica, de tipos celulares variáveis.

Outra dificuldade para a análise dos estudos sobre a prevalência das adenopatias decorre das diferenças nas definições adotadas. Pode-se definir adenite aguda aquela com duas semanas de duração e crônica quando persiste por mais de seis a oito semanas sem apresentar regressão; mas, na prática, vários processos infecciosos autolimitados podem ter evolução mais prolongada e a involução do aumento ganglionar pode ser lenta, mesmo com a resolução do processo causal. Alguns autores consideram adenite aguda aquela com características supurativa e reacional e/ou quando é possível identificar um fator causal na área de drenagem do gânglio, independente da duração da alteração.

Portanto, os estudos avaliam dimensões diferentes do problema e nota-se uma tendência ao estudo mais detalhado dos quadros mais persistentes e/ou generalizados, sem uma causa identificável ou dos grandes aumentos ganglionares. Com isso, não são adequadamente valorizadas as adenopatias agudas, de pequeno volume, autolimitadas e, geralmente, unilaterais, que são as mais frequentes na infância, e, também, as profundas, porque não são facilmente identificáveis.

Estudos com crianças sadias, em consultas de rotina, demonstram que os linfonodos podem ser palpáveis, de até $0,3 \times 1,6$cm, firmes, não aderidos e restritos a uma única cadeia ganglionar, em um terço dos recém-nascidos e em 50 a 60% das crianças até 12 meses de vida. Esses achados foram mais frequentes nas cadeias cervical, axilar e inguinal, sendo essa última predominando nos recém-nascidos. Herzog et al., avaliando crianças normais de 3 semanas a 6 anos de vida, encontraram, em 55% dos casos, linfonodos palpáveis com 0,5 a 1,5cm de diâmetro em todas as regiões ganglionares (exceto a supraclavicular e epitroclear) e com predomínio das regiões cervical, submandibular e occipital. Os maiores tamanhos ganglionares foram encontrados em crianças de 4 a 8 anos de idade. Por outro lado, gânglios com mais de 1cm de diâmetro em adolescentes e adultos, mesmo na região cervical, raramente são encontrados e, quando persistem por mais de seis semanas, devem ser investigados quanto à possibilidade de doença tumoral. Sabe-se que para cada 10 anos de avanço na idade, o risco de malignidade torna-se 1,64 vez maior.

Quando são palpados linfonodos com características que diferem do padrão de normalidade, considera-se a possibilidade de um processo patológico causando a adenomegalia e vários estudos buscam definir fatores de risco, especialmente em relação à malignidade. Assim, por exemplo, gânglios supraclaviculares e epitrocleares maiores que 0,5cm de diâmetro e alterações nas características de palpação (endurecimento, alteração nas bordas, aderência a planos profundos) raramente são encontrados na população normal e seu achado merece investigação cuidadosa em adultos e crianças. Outros dados clínicos sugestivos de malignidade, principalmente em adolescentes e adultos, são: sexo masculino, idade mais avançada, duas ou mais regiões acometidas (adenopatia generalizada), tamanho superior a 2cm, duração maior que seis semanas, alterações à radiologia de tórax e/ou hematológicas, comprometimento do estado geral, além de gânglios em áreas consideradas de risco e com características alteradas à palpação. Por outro lado, alterações mais sugestivas de processos benignos são: resolução rápida (ao redor de duas semanas) ou persistência por um ano ou mais sem alterações à palpação, bilateralidade, presença de febre e determinadas localizações, pois aceita-se que a maioria dos aumentos ganglionares seja reacional a processos infecciosos localizados na área de drenagem dos gânglios. As adenopatias profundas são, a princípio, consideradas de alto risco e aquelas de localização cervical ocorrem tanto nos processos benignos quanto nos malignos.

ABORDAGEM DIAGNÓSTICA

A abordagem diagnóstica das adenomegalias é dificultada por sua possível associação com vários grupos de doenças com características clínicas e gravidade variáveis e porque nenhum dado de anamnese ou de exame físico é, isoladamente, sugestivo de diagnóstico específico. Uma outra dificuldade na abordagem diagnóstica desse problema é determinar se o aumento ganglionar detectado decorre de um processo atual ou se se trata de um processo resolvido, que só recentemente foi notado. É preciso considerar que na resposta dos linfonodos às diferentes agressões, mesmo após resolvido o processo inflamatório agudo, o gânglio geralmente não retorna ao seu tamanho original e, portanto, é muito frequente que aumentos de pequeno porte (0,5 a 1cm de diâmetro) estejam associados a processos pregressos já resolvidos e que sejam notados porque, por exemplo, a criança teve traumatismo e foi realizado o exame da área acometida.

Como as possibilidades de investigação laboratorial são amplas, o conjunto de informações obtidas na avaliação clínica deve ser detalhado, possibilitando a solicitação racionalizada de exames que possam indicar mais efetivamente o diagnóstico etiológico. A idade da criança é um dado importante, sempre presente na avaliação das adenopatias. Assim, espera-se que as diferentes doenças que cursam com o aumento ganglionar, benignas ou malignas, tenham picos de incidência ou ocorrência mais frequente em determinadas fases da vida e que os agentes causais possam ser diferentes para uma mesma síndrome clínica, dependendo da faixa etária.

Na anamnese e no exame físico da criança com adenomegalia, procura-se obter informações em três áreas principais: 1. características atuais e evolutivas do aumento ganglionar e se o quadro é localizado ou generalizado; 2. sintomatologia associada; e 3. dados epidemiológicos relativos às várias doenças que compõem o diagnóstico diferencial (exposição a animais, contato com indivíduos doentes, viagens, uso de medicações, estado vacinal, atividade sexual).

Em relação às características da adenomegalia, procura-se conhecer o tempo de aparecimento, a forma de evolução temporal, as mudanças das características do gânglio, a localização, a consistência, a presença de inflamação, a aderência a planos profundos e a tendência a fistulização ou coalescência. Em geral, quando a evolução da adenopatia é para a regressão, esse dado é bastante sugestivo de benignidade do processo mas não uma prova definitiva, pois nos linfomas, por exemplo, podem ocorrer mudanças do tamanho no processo de apresentação da doença.

Nas localizações ganglionares consideradas de alto risco (supraclavicular e cervical inferior), deve ser feita avaliação laboratorial mais detalhada, inclusive a realização de biópsia, porque estudos demonstram que 50 a 85% do material biopsiado de gânglios dessas regiões revelam processos de malignidade.

No exame físico é importante buscar, na área de drenagem do gânglio afetado, alterações locais e de cadeias contíguas que possam sugerir um processo localizado e deve-se também perguntar sobre a ocorrência recente de adoecimento próximo à região afetada. Assim, por exemplo, alterações nas vias aéreas superiores ou dentes, conjuntivite, picada de insetos ou arranhadura, sinais de imunização recente, dermatite ou escoriações e outros podem sugerir algumas etiologias específicas para adenopatias localizadas reacionais. Sinais inflamatórios no gânglio e tendência à supuração são mais sugestivos de invasão bacteriana intranodal; o envolvimento bilateral de rápida resolução é mais frequente nos quadros virais, e os processos neoplásicos geralmente causam adenomegalias endurecidas e fixadas a planos profundos. Em situações mais raras e associadas a neoplasias, pode ocorrer aumento rápido e doloroso do gânglio, com hemorragia intranodal e por compressão dos tecidos ao redor. As características palpatórias podem sugerir também a presença de massas associadas a malformações congênitas que podem ser confundidas com gânglios, como será discutido adiante.

A abordagem da adenopatia localizada é diferente da generalizada e, portanto, é importante buscar acometimentos nas diferentes áreas ganglionares, mesmo que não exista queixa. É preciso considerar que adenopatia periférica ou superficial pode ocorrer em associação com a profunda, cuja apresentação clínica é mais difícil de ser avaliada, pois depende da região afetada. As adenomegalias profundas podem manifestar-se por meio de queixas como tosse seca persistente, dispneia, disfagia, dores abdominais, ascite, diarreia, quadros intestinais obstrutivos agudos. A detecção da adenopatia profunda geralmente só é possível por meio de exames como radiografia, ultrassonografia e tomografia. Principalmente naqueles quadros nos quais a causa da adenopatia não é evidente na avaliação inicial, torna-se importante buscar acometimento de gânglios profundos, do fígado e do baço.

Quanto à sintomatologia associada à linfadenomegalia, verifica-se a presença de febre, emagrecimento, comprometimento do estado geral, sudorese noturna (sugestiva, por exemplo, de linfomas, tuberculose); alterações do apetite (anorexia, geofagia), ocorrência de anemia no paciente ou em seus familiares, processos infecciosos atuais ou pregressos (especialmente de pele, dentes, gengivas e vias aéreas superiores), e sintomatologia respiratória (sugestiva de adenopatia mediastinal), osteoarticular e/ou gastrintestinal. E avalia-se, também, a presença de enantemas, exantemas, sinais de distúrbios da coagulação (petéquias, púrpura, sangramentos), hepato e/ou esplenomegalia, nódulos subcutâneos, áreas de ferimento e afecções de pele.

É importante obter dados sobre contato com doenças infectocontagiosas e com animais; permanência em zonas endêmicas (de doença de Chagas, esquistossomose, calazar), ingestão regular de drogas e reações apresentadas e antecedentes transfusionais. Antecedentes de infecções recorrentes, especialmente se forem graves e/ou por agentes oportunistas, podem sugerir um quadro de imunodeficiência, congênita ou adquirida; porém é preciso considerar que crianças de baixa idade que frequentam escolinha têm maior números de infecções, geralmente com pouca gravidade. O hábito de ingerir carne não cozida (sugestiva de toxoplasmose) e as atividades ocupacionais podem ser importantes na avaliação dos adolescentes, assim como é necessário avaliar o risco de doenças sexualmente transmissíveis. Os contatos familiares devem ser analisados, avaliando-se a possibilidade de a criança/adolescente pertencer a grupo de risco de doenças como Aids, tuberculose e lues. Algumas doenças autoimunes e tumorais têm ocorrência familiar e podem causar adenopatia como artrite reumatoide, lúpus eritematoso sistêmico, melanoma, tumores mamários (esses últimos especialmente em adolescentes).

A avaliação clínica das adenomegalias geralmente não é suficiente para fornecer o diagnóstico etiológico de certeza, e os exames subsidiários serão solicitados, tentando-se confirmar ou afastar as hipóteses diagnósticas mais prováveis para cada caso. Como, na maioria das vezes, a adenomegalia é um sinal inicial não característico, pode-se optar por um período de observação clínica cuidadosa por duas a três semanas, sem nenhuma intervenção, avaliando a evolução do aumento ganglionar e tentando obter dados que sejam mais sugestivos de alguma doença específica. Tal conduta expectante pode ser adotada principalmente quando é possível suspeitar de uma doença na área de drenagem do gânglio acometido. Por outro lado, se a adenomegalia estiver associada à possibilidade de uma doença grave, seja pela localização do gânglio, pelas suas características à palpação, seja pela sintomatologia associada ou outro fator de risco, a investigação deve ser ampliada já nas fases iniciais da abordagem. Crianças com mais de 8 anos de idade, portadoras de síndromes malformativas, anomalias cromossômicas, irmãos de pacientes com câncer ou outros grupos de risco têm maior probabilidade de apresentar neoplasias, que pode ser três vezes mais que o da população geral e, portanto, também devem ser avaliados com mais cuidado.

Se o aumento ganglionar periférico ocorrer com características clínicas sugestivas de linfadenite piogênica, existem duas opções de abordagem inicial: tentar o isolamento do agente etiológico por punção aspirativa (e a partir dos resultados definir o tratamento) ou fazer um teste terapêutico empírico com antibióticos. A recuperação do agente causal pela cultura do material aspirado por punção ocorre em 60 a 80% dos casos e está indicada principalmente nos casos de acometimento do estado geral e/ou quando o processo inflamatório local é extenso. No teste terapêutico empírico, podem ser utilizadas drogas que erradiquem os agentes causais mais frequentemente isolados nessa condição – estreptococos e estafilococos – e, geralmente, são usadas amoxicilina, cefalexina, penicilina benzatina ou mesmo a eritromicina (que também pode ser uma opção na adenite associada à vacinação por BCG), nas doses habituais e por 10 dias. Corticosteroides ou anti-inflamatórios não devem ser administrados, exceto em raras situações de urgência, pois podem alterar a evolução do processo e retardar diagnóstico.

Com o tratamento, nas doses e tempo adequados, espera-se que ocorra resolução do processo inflamatório local, melhora das condições gerais e involução do tamanho ganglionar; caso isso não ocorra, a investigação laboratorial deve ser iniciada buscando outras possibilidades diagnósticas. Se houver suspeita de resistência bacteriana ao tratamento inicial, e mantendo-se a probabilidade do diagnóstico de adenite piogênica, é possível tentar-se um segundo esquema terapêutico com antibiótico diferente do usado inicialmente. Recentemente tem sido descrita resistência do estafilococo aos antibióticos habitualmente usados nas infecções adquiridas na comunidade, embora em nosso meio ainda não se conheça a dimensão do problema. Assim, no caso de falha terapêutica poderiam também ser utilizados: amoxicilina-clavulanato, sulfametoxazol-trimetoprima, clindamicina ou ciprofloxacino.

A avaliação laboratorial das adenomegalias é orientada pelos dados clínicos e caso a caso; no entanto, hemograma, velocidade de hemossedimentação (VHS), dosagem da desidrogenase láctica sérica (DHL) e ácido úrico são considerados exames iniciais úteis, sensíveis mas pouco específicos, para a identificação de grandes grupos de doenças. O encontro de linfocitose absoluta, com 10 a 20% de linfócitos atípicos, pode sugerir, por exemplo, síndrome da mononucleose infecciosa, doença de Chagas aguda; a presença de leucocitose com predomínio de polimorfonucleares e desvio à esquerda pode indicar a possibilidade de infecções bacterianas sistêmicas, como endocardite bacteriana; e a presença de anemia e reticulocitose podem ser sugestivas de anemia hemolítica. O achado de leucocitose com 20% ou mais de eosinofilia (superior a 1.000 eosinófilos por mm^3), associado à história de contato com animais e geofagia, pode levar à suspeita de toxocaríase ou de migração larvária de parasitas. Outros achados como neutropenia, plaquetopenia, anemia grave e taxas elevadas de DHL e ácido úrico podem apontar para o diagnóstico de neoplasias. As alterações desses exames, no entanto, devem ser confirmadas evolutivamente, pois podem representar etapas iniciais de diversas doenças. Alterações como linfocitose atípica devem ser cuidadosamente interpretadas, uma vez que podem confundir a identificação de células blásticas.

Na maioria dos casos de adenomegalia na infância, seja localizada, seja generalizada, a etiologia é infecciosa e autolimitada, não sendo necessária, a princípio, a identificação específica do agente causal. Nos casos de evolução mais prolongada ou quando detecta uma causa por meio dos dados clínicos, pode-se buscar um diagnóstico mais preciso, solicitando-se sorologias para agentes como citomegalovírus, toxoplasma, vírus Epstein-Barr, bartonela, teste de Mantoux e outros, de acordo com a suspeita clínica. Embora nem sempre seja necessário tratamento específico dessas doenças, o diagnóstico definitivo facilita o seguimento do caso e possibilita orientações para os contatantes.

A distinção entre adenomegalia regional ou generalizada é, em algumas situações, importante para racionalizar a solicitação de exames. Assim, exames como radiografia de tórax e ultrassonografia, local ou abdominal, podem fazer parte de um *screening* inicial para identificar adenopatias profundas e hepatoesplenomegalia e permitir a diferenciação com malformações congênitas ou doenças em outros locais, por exemplo, na tireoide.

Os avanços técnicos da ultrassonografia têm permitido diferenciar características sugestivas de neoplasias, de granulomas ou de benignidade, o que pode evitar exames desnecessários ou apontar para a necessidade de realização de exames mais invasivos mais precocemente. Auxiliam também na decisão de qual o melhor gânglio a ser biopsiado ou puncionado porque quanto maiores as alterações estruturais e/ou de tamanho, melhores as chances de obtenção de diagnóstico, como será discutido adiante.

Em resumo, na abordagem ambulatorial das adenomegalias, a partir dos dados anamnese e exame físico, pode-se optar por:

– período de observação de duas a três semanas, esperando-se por melhor definição clínica juntamente com a realização do hemograma. Porém, alterações ganglionares que já durem seis semanas ou mais, sem apresentar modificações, devem ser avaliadas imediatamente, especialmente em crianças de mais idade e adolescentes;
– teste terapêutico com antibióticos caso a suspeita inicial seja de adenite piogênica;
– avaliação laboratorial mais detalhada que busque identificar se a adenomegalia é generalizada ou somente localizada e que deve ser diferenciada em cada caso de acordo com as hipóteses diagnósticas mais prováveis. Nessa situação, a avaliação por meio de sorologias, teste tuberculínico, radiografia de tórax e ultrassonografia abdominal pode ser a opção inicial;
– realização de biópsia e outros exames no início da avaliação se a localização ganglionar for de alto risco para doenças graves (especialmente supraclavicular, ilíaca, epitroclear, mediastinal) e/ou se houver acometimento do estado geral.

Como já foi comentado, na prática clínica é difícil identificar com certeza a causa da adenomegalia em um grande número de pacientes. Além disso, é conhecido que um processo inicialmente considerado benigno pode evolutivamente tornar-se uma doença grave. Portanto, é importante que a criança/adolescente com adenopatia tenha seguimento clínico adequado que permita avaliar as características evolutivas, rever as condutas adotadas e a necessidade de novas intervenções.

Na sequência da abordagem diagnóstica das adenomegalias, é importante ter conhecimento do quadro clínico das doenças que mais frequentemente se associam a esse sinal. Para tal discussão, em geral dividem-se as adenopatias em generalizadas e regionais, embora tal divisão seja relativa. Sabe-se que processos inicialmente localizados podem evoluir acometendo outras regiões ganglionares, e que doenças sistêmicas podem-se manifestar exclusivamente com aumentos ganglionares localizados, às vezes, por longos períodos.

ADENOMEGALIA GENERALIZADA

O encontro de aumentos ganglionares em duas ou mais cadeias anatômicas, não contíguas, define a adenopatia generalizada que pode fazer parte do quadro clínico de vários grupos de doenças.

As causas mais frequentes de adenomegalia generalizada são as infecções sistêmicas, causadas por vários agentes etiológicos, especialmente os vírus e, em geral, cursam também com hepato e/ou esplenomegalia (rubéola, escarlatina, varicela, sarampo, hepatite e, mais raramente, doença de Chagas e esquistossomose agudas). A síndrome da mononucleose infecciosa é causa frequente de aumentos ganglionares generalizados de evolução prolongada. O quadro clínico clássico é de adenopatia associada a febre, hepatoesplenomegalia, exantema maculopapular não descamativo, angina e petéquias em palato, mialgias e/ou artralgias; porém, as formas de apresentação podem ser variadas, conforme as características do agente causal. O vírus Epstein-Barr (EB) é responsável por aproximadamente 80% dos casos da síndrome e outros agentes como citomegalovírus, adenovírus, *Toxoplasma gondii*, vírus da hepatite e herpesvírus devem ser investigados nessa possibilidade diagnóstica.

A toxoplasmose adquirida evolui geralmente assintomática, mas 10 a 15% dos pacientes apresentam manifestações que levam à suspeição da doença, sendo as mais frequentes a adenomegalia, geralmente cervical, axilar e inguinal, a febre e a fadiga. A adenomegalia cervical também é um achado bastante frequente na infecção pelo vírus EB (95% dos casos) e citomegalovírus (75% dos casos), geralmente associado a manifestações em vias aéreas superiores, hepatoesplenomegalia e achado de linfocitose absoluta com mais de 10% de atipia linfocitária. A infecção primária pelo vírus EB em crianças menores pode ser oligossintomática, predominar a hepatoesplenomegalia ou manifestações pouco usuais como edema palpebral, *rash* cutâneo e outras; nas crianças de mais idade é frequente a odinofagia e a faringotonsilite. Nessas infecções, a evolução clínica dificilmente sugere uma etiologia específica e o quadro clínico tende a ser autolimitado na maioria das vezes, sem necessidade de tratamento específico. Porém, é importante tentar obter o diagnóstico sorológico de certeza não somente para tranquilizar o paciente/família, mas também para avaliar a necessidade de investigar outros locais de adoecimento pelo agente causal.

As anemias hemolíticas e a toxocaríase são causas relativamente frequentes, em nosso meio, de adenomegalias generalizadas com hepatoesplenomegalia e anemia. Auxiliam a pensar nesses diagnósticos história familiar de anemia, geofagia, contato com cães, quadros respiratórios espásticos, febre e alterações características de hemograma. Outras doenças mais raras que podem cursar com quadro clínico e alterações hematológicas semelhantes são esquistossomose aguda, doença de Chagas aguda, estrongiloidíase sistêmica e certas formas de leucemias, porém é esperado um quadro clínico mais grave nesses casos.

A associação entre adenomegalia generalizada e aumento de fígado e/ou baço é frequente e inespecífica, exceto em algumas situações. Esplenomegalia acentuada pode ser mais sugestiva de leishmaniose visceral e endocardite bacteriana, especialmente se associada a febre, comprometimento do estado geral, distúrbios de coagulação e alterações hematológicas. Nas doenças de depósito, como na de Niemann-Pick e Gaucher, o fígado e o baço progressivamente atingem grandes volumes, junto com o aumento ganglionar. Na artrite reumatoide juvenil e no lúpus eritematoso sistêmico, em aproximadamente dois terços dos casos, o quadro de adenomegalia antecede as alterações articulares, às vezes, por longos períodos; quadro semelhante pode ocorrer nas reticuloendothelioses, antecedendo as lesões osteolíticas e a visceromegalia.

A associação entre adenomegalias generalizadas periféricas e acometimentos ganglionares profundos pode ocorrer no curso de doenças virais benignas, como rubéola e hepatite, simulando até quadros abdominais agudos. Porém, essa associação pode ser um sinal de alerta para a investigação de doenças mais graves como tumores ou infecções por micobactérias ou fungos. As adenopatias hilares, associadas às periféricas, podem levar à suspeita de tuberculose, paracoccidioidomicose, histoplasmose, sarcoidose e outras.

As neoplasias, primárias ou metastáticas, são causas menos frequentes, mas importantes, de adenomegalias generalizadas. Aquelas que mais acometem as crianças são: leucemias agudas (aproximadamente 30% dos cânceres infantis), tumores do sistema nervoso central (19%), linfomas (13%); e os menos frequentes são os tumores de sistema nervoso simpático (8%), de partes moles (7%), renal (6%), ósseo (5%) e ocular (3%). As mais prevalentes podem-se apresentar, inicialmente, só com acometimento ganglionar, geralmente não doloroso e, mais tarde, surgem sinais de comprometimento geral como febre, emagrecimento, anemia, sangramentos, hepatoesplenomegalia, alterações das características dos gânglios, sintomatologia de acometimento ganglionar profundo e outras. Porém, se a invasão tumoral for importante, o aumento ganglionar pode ser doloroso por distensão de cápsula. A distinção clínica entre linfomas, tumores primários do tecido linfoide e tumores metastáticos, como as leucemias, é difícil; espera-se que os primeiros atinjam mais especificamente o tecido ganglionar e que as leucemias apareçam com acometimento mais uniforme do tecido linfoide e sintomatologia de falência medular. Porém, somente os achados anatomopatológicos podem esclarecer o diagnóstico. Os linfomas correspondem a 10% de todos os cânceres diagnosticados em menores de 15 anos de idade e o tipo não Hodgkin é 1,5 vez mais frequente do que o Hodgkin.

Os linfomas não Hodgkin acometem, em geral, aqueles com idade inferior a 6 anos, podendo evoluir com sintomatologia sistêmica pouco expressiva, porém com rápido comprometimento ganglionar, em geral indolor. Em aproximadamente 30% dos casos o acometimento primário ocorre nas cadeias cervicais (incluindo tecidos do anel de Waldeyer e placas de Peyer), em 30% o tumor inicia-se no mediastino, e no restante, intra-abdominal. O acometimento geralmente é multifocal, em 20% dos casos há tumores mediastinais, em 20%, linfadenopatia generalizada com ou sem hepatoesplenomegalia, e em 10% ocorre acometimento do anel de Waldeyer, simulando, às vezes, quadros de "tonsilites crônicas". Outros quadros clínicos relacionados aos linfomas não Hodgkin na infância são: tosse ou falta de ar persistente (por compressão das vias aéreas), efusão pleural, invaginação intestinal (especialmente naqueles com idade inferior a 1 ano), distensão abdominal, aumentos de mandíbula, obstrução nasal e dispneia progressiva, apendicite aguda, aumento unilateral de tonsilas, perda auditiva e outros.

A doença de Hodgkin, por outro lado, é rara antes dos 5-6 anos de idade e o acometimento ganglionar é discreto, gradual, insidioso, sem características inflamatórias, geralmente de consistência endurecida e, embora seja generalizada, entre 60 e 90% dos casos a forma de apresentação inicial é de adenopatia cervical de evolução crônica. Por ocasião do diagnóstico da doença, 20 a 50% das crianças têm adenomegalias mediastinais; 6 a 20%, gânglios axilares; 6 a 12%, gânglios inguinais; e somente 30%, sintomatologia de acometimento sistêmico, como febre prolongada, queda do estado geral, astenia, emagrecimento e outros. O aumento ganglionar no linfoma de Hodgkin pode modificar-se, especialmente quando são tentadas terapêuticas empíricas como uso de antimicrobianos e/ou anti-inflamatórios, e a redução transitória do volume do gânglio pode confundir o observador e retardar o diagnóstico. Por outro lado, não é infrequente que as doenças neoplásicas se apresentem como adenopatias regionalizadas, às vezes associadas a processos infecciosos locais, e só evolutivamente se manifesta com outras alterações clínicas e laboratoriais, daí a importância do seguimento clínico das adenomegalias por um período maior.

Na infância, a síndrome da imunodeficiência adquirida (Aids) pode apresentar-se inicialmente com linfadenopatia generalizada persistente em aproximadamente 50% dos casos. A adenomegalia na Aids pode compor o quadro clínico das várias síndromes associadas à doença (pneumonia linfoide intersticial, linfomas, neoplasias cervicais e outras) e decorrer dos vários processos infecciosos recorrentes que acometem os pacientes infectados pelo vírus HIV (como otites, parotidites, infecções respiratórias oportunistas etc.). Como a transmissão vertical (mãe-feto) é a forma mais frequente de aquisição da doença na infância (90% dos casos de Aids em menores de 13 anos, no Brasil, ocorrem dessa forma), espera-se que, na grande maioria dos casos, a doença manifeste-se nos primeiros 12 a 18 meses de vida. No quadro clínico inicial, pode-se ter linfadenopatia generalizada persistente, hepatoesplenomegalia, atraso do ganho pondoestatural, parotidites de repetição, diarreia crônica ou recorrente e/ou infecções recorrentes em outros locais como vias aéreas superiores e inferiores, pele e mucosas. Nas outras formas de apresentação clínica da Aids na infância, que cursam com sintomatologia mais grave, a adenomegalia generalizada é parte do quadro de infecções sistêmicas como toxoplasmose, citomegalovirose, tuberculose, varicela, candidíase e outras. Outras síndromes de imunodeficiência, especialmente as congênitas, são causas menos frequentes de acometimento ganglionar.

A síndrome de Kawasaki pode ser outra causa importante de adenomegalia generalizada ou localizada cujos critérios diagnósticos serão discutidos adiante. E o uso regular de drogas como difenil-hidantoína, pirimetamina, fenilbutazona, alopurinol, isoniazida, hidralazina, atenolol, captopril, carbamazepina, penicilinas e sulfametoxazol-trimetoprima deve ser investigado também nessa situação. Tais medicações podem causar aumento ganglionar e pode-se levantar a hipótese de uma reação a essas drogas, principalmente se ocorrer involução do volume do gânglio após duas a três semanas da sua suspensão. A doença do soro é outra forma de reação às drogas que cursa com aumento ganglionar, febre, exantema e artralgia.

ADENOMEGALIA REGIONAL

Os aumentos ganglionares restritos a uma única cadeia ganglionar ou ocorrendo em cadeias contíguas estão, na maioria das vezes, associados a doenças limitadas ao gânglio ou a sua área de drenagem. Por outro lado, podem representar uma etapa inicial e/ou preferencial de doenças sistêmicas de variada gravidade.

As linfadenomegalias regionais na infância ocorrem preferencialmente na região da cabeça e pescoço. Girondias et al. referem que em 80 a 90% das crianças normais são encontrados gânglios palpáveis nessa localização, sendo os maiores volumes encontrados entre os 4 e os 8 anos de idade. Além disso, nessa região anatômica, os aumentos ganglionares são facilmente confundidos com "massas" palpáveis, cujo diagnóstico diferencial inclui as malformações congênitas (como cistos branquiais e do ducto tireoglosso, higroma cístico e cisto dermoide), doenças das glândulas salivares, localizações anômalas da glândula tireoide e neoplasias; assim, as adenomegalias cervicais serão discutidas mais detalhadamente, de acordo com as várias cadeias que compõem a região.

Adenomegalia cervical

A causa mais comum de aumentos ganglionares na região cervical na infância é a adenite reacional às infecções de vias aéreas superiores ou às doenças exantemáticas. O quadro clínico esperado é de aumento agudo dos gânglios, associado a alterações de vias aéreas superiores e/ou a quadros dermatológicos, cuja resolução ocorre espontaneamente ou após tratamento específico em duas a três semanas. Esse quadro clínico, no entanto, pode ser a etapa inicial de doenças de evolução mais prolongada, como síndrome da mononucleose infecciosa, brucelose, tularemia. Na toxoplasmose, por exemplo, 82% dos pacientes apresentam como alteração inicial adenomegalia cervical, que pode evoluir como achado único por meses, até que ocorra o quadro clínico sistêmico.

As cadeias occipital e retroauricular constituem uma área de drenagem da pele da região occipital, incluindo o pavilhão auricular e a orelha externa. Os aumentos ganglionares nessa região ocorrem em infecções virais sistêmicas (como rubéola) associados a processos inflamatórios de pele, como dermatite seborreica, pediculose, *tinea capitis*, impetigo e outros, e podem ser encontrados em 5% das crianças sem doenças. Na cadeia pré-auricular drenam a pele da região temporal e bochechas, a porção lateral das pálpebras e a conjuntiva. A adenomegalia, nessa região, geralmente ocorre na síndrome oculoglandular, causada por vários agentes infecciosos como clamídias, adenovírus e herpesvírus; mais raramente, pode fazer parte do quadro clínico de doenças como lues, esporotricose, tuberculose, tularemia, doença da arranhadura do gato ou uma forma rara de apresentação da doença de Hodgkin. A infecção por adenovírus, tipos 3 e 8, causa, respectivamente, a febre faringoconjuntival e a doença queratoconjuntival, nas quais pode ocorrer a adenomegalia pré-auricular. O aumento dos gânglios pré-auriculares auxilia na diferenciação das conjuntivites por clamídias daquela causada pelo gonococo, já que nessa última tal achado não ocorre. Nessa localização, os aumentos ganglionares podem ser confundidos com doenças das glândulas salivares, assim como os da região submandibular, sendo importante lembrar que uma das formas de apresentação de Aids na infância é por meio do acometimento crônico das parótidas ou das parotidites recorrentes.

Nas cadeias ganglionares submandibular e submentual, ocorre drenagem linfática das gengivas, dentes, língua, tonsilas e mucosa oral e labial. Os aumentos ganglionares nessa localização são muito comuns na infância, associados, geralmente, a faringotonsilites, gengivoestomatites (herpética e de outras etiologias), abscessos dentários, cáries e infecções exantemáticas como escarlatina e sarampo; menos frequentemente se associam a difteria, coxsackioses e lues.

As adenites piogênicas agudas acometem, preferencialmente, a região submandibular (50 a 60% dos casos), seguida da cervical superior (30%) e da submentual (5 a 8%); são geralmente unilaterais e em dois terços dos casos evoluem para supuração nas primeiras duas semanas de evolução. A faixa etária mais acometida é a menor de 5 anos de idade e a origem do processo é, geralmente, um foco infeccioso de nasofaringe, dentes ou pele adjacente; os agentes mais frequentemente isolados são o *Staphylococcus aureus* e os estreptococos beta-hemolíticos, mais raramente os anaeróbios e o micoplasma. O diagnóstico etiológico pode ser obtido por meio da punção aspirativa e o tratamento já foi discutido anteriormente. Na região submentual, as adenomegalias podem ser facilmente confundidas com malformações congênitas como cisto tireoglosso; assim, é prudente a realização de exame ultrassonográfico precedendo ou orientando a punção ou biópsia.

Os gânglios cervicais superiores, anteriores ou posteriores, superficiais ou profundos recebem drenagem linfática dos tecidos superficiais da cabeça e pescoço, orelha externa, língua, parótidas e das vias aéreas superiores. Por outro lado, as cadeias ganglionares inferiores do pescoço e da região supraclavicular drenam estruturas profundas como laringe, traqueia, tireoide e mediastino. Tal diferenciação anatômica é importante, pois sabe-se que, no total, somente 2% das "massas" palpáveis na região da cabeça e pescoço são cancerosas, mas quando são encontradas nas porções cervicais inferiores e supraclavicular a probabilidade de lesões malignas eleva-se para 50%.

Acredita-se que as infecções por micobactérias sejam uma causa importante de adenomegalias cervicais da infância, com incidência variável dependendo do grau de controle populacional sobre a tuberculose. Em algumas regiões, acredita-se que a adenite tuberculosa corresponda a 1 a 6% das adenopatias, enquanto em populações menos favorecidas esse número possa ser maior, especialmente relacionado à infecção pelo HIV. Em países, como os Estados Unidos, onde há um controle melhor sobre a doença, 70 a 95% das adenites por micobactérias são pelas cepas não tuberculosa.

A adenite tuberculosa (escrofulose) é a forma de apresentação extrapulmonar mais comum da doença e pode atingir qualquer faixa etária, embora seja mais frequente nas crianças com mais de 5 anos de idade e adolescentes. Geralmente existe um foco domiciliar da doença, alterações radiológicas sugestivas da doença pulmonar e PPD (prova tuberculínica) superior a 15mm. Essas crianças podem apresentar-se, também, com comprometimento do estado geral (46% das formas miliares de tuberculose cursam com adenomegalia periférica). A associação com sintomatologia sistêmica é variável, sendo mais frequente mal-estar geral, febre e perda de peso, mas as características do aumento ganglionar podem ser sugestivas quando ocorre acometimento de várias cadeias, coalescência e evolução para caseificação e abscedação. O aumento ganglionar pela tuberculose é mais frequente na região submaxilar, supraclavicular e mediastinal, podendo ser bilateral, e a generalização ocorre em 10 a 20% dos casos. Alterações radiológicas sugestivas podem ocorrer em 30 a 70% dos pacientes. A distinção clínica entre as infecções tuberculosa e não tuberculosa não é fácil e a presença de febre e sintomatologia sistêmica é semelhante nas duas condições. Embora o aumento ganglionar da tuberculose seja menor e indolor, grandes aumentos dolorosos podem ocorrer por infecção secundária, especialmente em imunossuprimidos. Na escrofulose também é mais frequente a supuração persistente.

A maioria dos pacientes responde bem ao tratamento clínico, com regressão nodal em aproximadamente três meses, e a remoção cirúrgica raramente é necessária, por outro lado, as infecções por cepas não tuberculosa responde muito pouco às drogas antituberculose e o tratamento de escolha geralmente é cirúrgico.

A diferenciação clínica entre a infecção por *M. tuberculosis* e pelas micobactérias atípicas ou não tuberculosa é difícil, uma vez que ambas cursam com aumentos ganglionares não dolorosos que atingem grandes volumes em 2 a 3 semanas e podem evoluir para flutuação e fistulização (essas últimas mais frequentes nas infecções não tuberculosa). As adenomegalias por micobactéria não tuberculosa acometem, em especial, crianças de 1 a 4 anos de idade; são, geralmente, unilaterais, submandibular ou pré-auricular e evoluem insidiosamente e com frequência para coalescência, aderência à pele adjacente com alterações de coloração do local e fistulização. Apesar do quadro clínico ganglionar, as crianças apresentam-se com o estado geral preservado e raramente há comprometimento sistêmico (exceto nos imunodeprimidos); a radiografia de tórax é normal, e o teste de Mantoux, inferior a 15mm. Do material aspirado ou biopsiado dessas infecções recupera-se, com mais frequência, o *M. avium-intracellulae* e o *M. scrofulaceum*.

A doença da arranhadura do gato (DAG) é outra causa de adenomegalia regionalizada crônica de acometimento frequente da cadeia cervical (inclusive supraclavicular), axilar, inguinal e pré-auricular, que será discutido adiante.

Uma outra causa importante de adenomegalia cervical é a doença de Kawasaki, que, embora tenha incidência pouco conhecida, é uma das causas importantes de cardiopatia adquirida na infância e devido a sua gravidade seu diagnóstico precoce é de grande importância. Seu diagnóstico é suspeitado diante de um quadro febril não esclarecido que se prolonga por mais de cinco dias associado a quatro de cinco outras manifestações, a saber: conjuntivite bulbar bilateral (geralmente não purulenta); alterações da mucosa da orofaringe (lábios inflamados com ou sem fissuras, língua com aspecto de morango); alterações de extremidades como edema e/ou eritema de mãos e pés na fase aguda ou descamação periungueal na fase subaguda; *rash* polimorfo, não vesicular, especialmente em tronco e adenomegalia cervical, geralmente unilateral, maior ou igual a 1,5cm de diâmetro. Devem-se tentar afastar outras causas, como exantemas virais ou por estafilococo ou estreptococo, síndromes *mono-like* ou reações de hipersensibilidade.

Embora pouco frequentes na infância, os tumores malignos podem-se apresentar, em aproximadamente 25% dos casos, com alterações na região da cabeça e pescoço, o que inclui os aumentos ganglionares. As leucemias e os linfomas estão entre os cânceres mais frequentes da infância, juntamente com os do sistema nervoso central.

Zitelli cita que, de sete crianças com "massas" palpáveis nessa região, uma terá doença neoplásica, e em aproximadamente 50% dos casos o diagnóstico será de doença de Hodgkin, leucemia ou outra forma de linfoma. A etiologia das adenomegalias cervicais malignas varia conforme a faixa etária: nos primeiros 6 anos de vida predominam as leucemias, linfomas não Hodgkin e neuroblastoma; após essa idade, são mais frequentes a doença de Hodgkin, o linfossarcoma e o câncer de tireoide; e na adolescência predomina a doença de Hodgkin. De modo geral, pode-se considerar que o aumento ganglionar indolor, sem sinais inflamatórios, com tamanho maior do habitualmente encontrado naquela cadeia (geralmente maiores que 2,5cm de diâmetro) deva ser considerado de alto risco, especialmente se associado à ausência de inflamação na área de drenagem, com alterações à radiologia de tórax e sintomatologia sistêmica. Pode ocorrer supuração por infecção associada ao quadro tumoral, o que pode retardar o diagnóstico. Se a criança é portadora de síndrome genética ou malformativa e/ou tem história familiar de câncer, o risco é maior.

As regiões cervical anteroinferior e posterior e supraclavicular são as mais acometidas nas neoplasias. Na doença de Hodgkin, por exemplo, a forma de apresentação inicial é de adenomegalia unilateral cervical em 60-80% dos casos, axilar e inguinal em 6-20% e mediastinal em 20-50%. Nos linfomas não Hodgkin, em 40% dos casos, a apresentação inicial da doença é por meio de infartamento cervical bilateral. Como nenhum dado clínico isolado é patognomônico de adenopatia neoplásica, deve-se considerar a biópsia para o diagnóstico de certeza de doença maligna, diante de aumentos ganglionares que não apresentem sinais de involução em duas a três semanas de observação.

Os linfomas não Hodgkin são mais frequentes que os do tipo Hodgkin, têm evolução mais rápida, seja da adenomegalia, seja da sintomatologia sistêmica, o que aponta mais rapidamente para a malignidade do processo. Por outro lado, a velocidade de crescimento da doença de Hodgkin é variável, a adenopatia é não dolorosa, endurecida (firmeza da borracha) e o volume ganglionar pode variar, com ou sem uso de medicação, sendo mais comum a associação com febre, perda de peso e sudorese noturna. Nos casos de linfoma não Hodgkin geralmente é possível determinar o início do acometimento, seja periférico, seja profundo; já nos linfomas tipo Hodgkin, a sintomatologia de acometimento profundo pode ocorrer somente quando a doença está avançada, daí a importância da busca ativa de acometimento em outras localizações. Linfomas na região da cabeça e pescoço podem apresentar-se também como alterações na fossa tonsilar, seios da face, parótidas e parede faríngea e traqueal (Quadro II-16).

Doenças mais raras, como a histiocitose e a sarcoidose, cursam com adenomegalias cervicais em 80 a 90% dos casos, porém o acometimento de outras cadeias ganglionares e de outros sistemas leva à suspeita desses diagnósticos. A síndrome da faringite, adenite cervical, febre periódica e estomatite aftosa (FAPA) é outra causa rara de adenomegalia regional, cujos sintomas recorrem a cada quatro a seis semanas, por quatro a cinco dias, e podem persistir por anos, sem etiologia definida. As síndromes de imunodeficiência podem ser causas de adenomegalias recorrentes ou crônicas, geralmente na região cervical, seja por alterações linfoides induzidas pela doença, seja pelas infecções recorrentes que acometem esses pacientes. Os gânglios da região supraclavicular drenam, à esquerda, as estruturas intra-abdominais e, à direita, as áreas de mediastino, pulmonares e da caixa torácica. As adenomegalias detectadas nessa localização anatômica são consideradas de alto risco, pois em 50% dos casos diagnostica-se algum tipo de câncer, portanto deve ser uma indicação absoluta de biópsia ganglionar. Na região cervical, existem várias estruturas anatômicas diferentes que podem confundir na detecção clínica das adenomegalias. Embora na maioria das vezes as tumorações cervicais sejam infartamentos ganglionares, pode ser difícil a diferenciação clínica com aumentos

Quadro II-16 – Características clínicas dos linfomas Hodgkin e não Hodgkin.

Tipo	Não Hodgkin* (LNH)	Hodgkin* (LH)
Incidência	1,5 vez mais frequente que LH; maior incidência naqueles com idade superior a 5 anos e no sexo masculino	Padrão bimodal de incidência: com pico aos 25 e após os 40 anos de idade. Os meninos são mais acometidos
Características evolutivas	Crescimento muito rápido, início da apresentação pode ser explosivo, com somação de sinais e sintomas, o que geralmente aponta para a malignidade. Diferenças nos subgrupos histopatológicos podem modificar o quadro clínico	Crescimento tumoral variável, podendo gerar dúvidas principalmente nas crianças porque os aumentos ganglionares podem estar associados a processos reativos benignos. A velocidade de progressão da doença é variável
Sintomatologia associada	Sintomas iniciais geralmente são tosse, respiração curta, odinofagia, dor abdominal, vômitos, pletora facial, engurgitamento venoso, quadro abdominal agudo. Podem-se palpar massa abdominal (gânglios mesentéricos), massas cutâneas (couro cabeludo) ou em ossos (dolorosas), mas raramente no SNC	Febre, sudorese noturna, perda de peso são mais comuns que LNH
Envolvimento do anel de Waldeyer	10 a 15% dos LNH podem ter inicialmente aumento tonsilar, congestão nasal, otalgia e/ou perda auditiva, súbitos e com piora rapidamente progressiva	Raro, assim, assimetria de tonsilas em pacientes com LH devem merecer avaliação diferenciada
Localização da adenomegalia	Pode surgir em qualquer local do tecido linfoide. Aproximadamente um terço dos casos o envolvimento inicial é na região da cabeça e pescoço, um terço intra-abdominal e o restante mediastinal	80% das crianças têm acometimento em um ou ambos os lados do pescoço, superior ou inferior (inclusive supraclavicular) e 60% dos casos tem acometimento mediastinal
Características da adenomegalia	Adenopatia é o sinal inicial mais comum, com aumento rápido, não doloroso	Não dolorosos, consistência firme, podem alterar o tamanho com ou sem antibioticoterapia e o aumento de volume pode permanecer inalterado por meses

* Ambos correspondem a 10% de todos os cânceres em < 15 anos e 15% nos < 20 anos de idade. Fonte: Link MP, Donaldson SS, 1998.

das glândulas salivares submandibulares, anomalias de localização da glândula tireoide ou com malformações congênitas dessa região (Quadro II-17).

Adenomegalias axilar e epitroclear

Os infartamentos ganglionares dessas regiões, geralmente, associam-se a afecções de pele das mãos, antebraços, paredes do tórax e abdome. Podem, também, ocorrer por reação à vacinação (BCG intradérmica), doença da arranhadura do gato, esporotricose, lues, tularemia, linfomas, reticuloendotelioses. Nos adolescentes, embora raro, é importante considerar o câncer de mama, linfomas e melanoma de extremidade.

As complicações da vacinação com BCG, na região deltoide, são pouco frequentes, variando de 0,01 a 3,8% e, dentre elas, a linfadenite supurativa é a mais comum. O aumento ganglionar é geralmente ipsilateral, mas pode ser também supraclavicular e cervical, ocorre em até dois a quatro meses após a imunização e pode ser atribuído a três causas: 1. erro na dose aplicada; 2. erro na técnica de aplicação; ou 3. maior reatividade pela cepa vacinal. Em alguns casos, ocorre evolução para calcificação e são descritas "epidemias" de adenomegalia pós-vacinação.

Podem ocorrer complicações locorregionais: úlcera maior que 1cm, abscesso subcutâneo e linfadenite regional supurada e geralmente surgem nos primeiros seis meses após a vacinação. A disseminação do BCG, cicatriz hipertrófica e queloide, histiocitoma, eritema nodoso e complicações oculares ocorrem com frequência de 4 por milhão de vacinados. As adenites satélites são, geralmente, axilares ou mais raramente supraclaviculares, e quando maiores que 1cm sua evolução deve ser controlada. Se houver crescimento rápido e amolecimento do gânglio, esse pode ser puncionado com agulha não muito grossa para a identificação de micobactérias ou bactérias inespecíficas, mas a incisão do gânglio está sempre contraindicada porque provoca sua fistulização. Em alguns casos, quando houver necessidade de se fazer um diagnóstico diferencial mais preciso, estaria indicada a biópsia.

Se o aumento do gânglio ocorre rapidamente, para evitar que o gânglio aumente muito e venha a fistulizar, preferimos prescrever isoniazida (INH), por um período aproximado de três meses (5 a 10mg/kg/dia) ou pelo tempo necessário para a redução da adenite. Existem controvérsias, no entanto, quanto à administração de INH nos casos de adenopatia satélite, evitando-se

Quadro II-17 – Características das principais alterações congênitas da região cervical que constituem o diagnóstico diferencial das adenopatias.

	Torcicolo congênito	Cistos branquiais	Higroma cístico	Cisto tireoglosso
Incidência	0,4% (2 a 8% desses são bilaterais)	10 a 30% são bilaterais	1:12.000, mais frequente à esquerda e em crianças do sexo feminino	
Idade	2 a 3 semanas de vida	5 a 6 anos de idade	Até 2 anos de idade	1 a 5 anos
Exame físico	Tumoração de 1 a 3cm na borda anterior do músculo ECM afetado, notado quando a cabeça é rodada para o lado oposto ao afetado	Tumoração de 1 a 10cm, indolor, na região cervical lateral e anterior, mais frequente à esquerda	75% na região cervical posterior e fossa supraclavicular; 20% na região axilar; 5% no abdome, mediastino e retroperitônio	Tumoração de 1 a 2cm na região submentual, mais bem observada com hiperextensão do pescoço e móvel à deglutição
Etiologia	Traumática, posição intra-útero	Fusão incompleta dos arcos branquiais	Malformação linfática	Persistência do ducto tireoglosso
Evolução	50 a 70% regride em 6 meses, 10% persiste mais de 1 ano	Grande risco de infecção	Benigna, porém pode atingir grande volume e comprimir vias aéreas	Grande risco de infecção
Exames complementares	US, RM, radiografia de tórax	US, CT	CT, RM	Radiografia de tórax, US, CT, RM
Tratamento e observações	Fisioterapia e cirurgia quando persiste > 1 ano e/ou ocorre hemi-hipoplasia facial	Cirúrgico	Cirúrgico. Pode aumentar rapidamente por traumatismo, infecção ou hemorragia	Cirúrgico

ECM = músculo esternocleidomastóideo; US = ultrassonografia; CT = tomografia computadorizada; RM = ressonância magnética.

introduzi-la nas primeiras 10 semanas da vacinação, a fim de que o organismo tenha tempo de desenvolver a hipersensibilidade tuberculínica e não haja bloqueio do crescimento do bacilo BCG pela INH. Nos casos mais difíceis de tratamento, ou quando há disseminação ganglionar múltipla, pode-se indicar o tratamento tríplice com INH (10mg/kg/dia), rifampicina (10mg/kg/dia) e etambutol (25mg/kg/dia), durante dois meses, seguido de rifampicina + INH por no mínimo quatro meses (características dessa droga, ver capítulo Tuberculose).

A administração de INH é indicada também quando, no local de aplicação da vacina, a úlcera apresenta-se de tamanho exagerado e não cicatrizada seis meses após a aplicação da vacina.

Na ocorrência de abscesso frio no local de inoculação, se houver possibilidade, é importante sua punção, para a retirada de material para baciloscopia, cultura e antibiograma. Nesses casos, existe controvérsia na literatura sobre o uso de medicamentos antituberculose. Algumas publicações têm defendido a conduta da não-intervenção; outras, o uso de INH; e outras, o uso de eritromicina na dose de 40mg/kg/dia, durante 15 a 30 dias, não existindo nada conclusivo a respeito.

A doença da arranhadura do gato (DAG), infecção causada pela bactéria gram-negativa *Bartonella henselae*, é causa relativamente frequente de adenomegalias axilar, epitroclear e cervical, embora não se conheça com cer-

teza sua incidência. A doença é mais comum em crianças entre 2 e 14 anos de idade que são arranhados ou mordidos no primeiro contato com o animal jovem, sendo raros os casos de reinfecção; mas em aproximadamente 25% dos casos, não existe história de contato com o animal. O local de inoculação pode ser identificado em alguns casos por meio de uma reação cutânea que surge entre 3 e até 60 dias após a mordedura ou arranhadura, geralmente em mãos e braços.

A adenopatia é o achado clínico mais frequente e surge em uma a quatro semanas e em aproximadamente 50% dos casos só há um gânglio acometido, mas podem ser envolvidas várias cadeias na área de drenagem do local de inoculação. Os locais mais frequentemente afetados são, em ordem decrescente de importância, linfonodos de membros superiores (axilar, epitroclear) e regiões cervical, submandibular, inguinofemoral e pré-auricular. O tamanho varia entre 1 e 5cm de diâmetro, pode ocorrer hiperemia e supuração em 10 a 40% dos casos e a duração da enduração é de quatro a seis semanas. O acometimento também pode scr bilateral e com associação com hepatoesplenomegalia. Na maioria dos pacientes, o quadro é benigno; mas alguns indivíduos, especialmente os imunossuprimidos, podem ter artrite, neurorretinite, complicações neurológicas, adenomegalia profunda e formação de granulomas em outros tecidos, e o quadro clínico pode ter longa duração. Outro quadro associado à DAG é a síndrome oculoglandular de Parinaud, que cursa com adenopatia pré-auricular, conjuntivite e aumento da região parotídea à custa de aumento de linfonodos.

O diagnóstico é aventado a partir das características clínicas e epidemiológicas, e o diagnóstico confirmado por sorologia específica ou identificação de antígenos específicos ou do bacilo em tecidos; porém, os testes cutâneos apresentam baixa especificidade e podem ser positivos na população normal. Essa doença também pode ser suspeitada quando há falha no tratamento empírico visando às outras bactérias, uma vez que o agente causal é suscetível aos macrolídeos, eritromicina e ciprofloxacino, antibióticos que em geral não são utilizados nessa forma de abordagem. Como se trata de uma doença autolimitada, a terapêutica específica e/ou a retirada dos gânglios não está indicada, exceto nos casos de complicações e em pacientes com doenças imunossupressoras. A resolução espontânea é esperada e, se necessário, podem ser utilizadas também rifampicina, gentamicina, sulfametoxazol-trimetoprima e levofloxacino que podem ser efetivos para a redução do volume do gânglio e principalmente para os casos com envolvimento sistêmico.

O diagnóstico diferencial inclui linfogranuloma venéreo, linfomas, toxoplasmose, tuberculose, doença de Kikuchi-Fujimoto, sarcoidose, micoses profundas e outras zoonoses, como tularemia e brucelose.

Adenomegalia mediastinal

Os gânglios dessa região drenam estruturas profundas do pulmão, coração, timo e esôfago torácico e associam-se à drenagem da área supraclavicular direita. A sintomatologia que leva à suspeita de aumentos ganglionares nessa região é secundária a obstrução das vias aéreas e vascular, erosão e comprometimento das terminações nervosas. Podem ocorrer tosse seca persistente, sibilância, estridor, rouquidão, disfagia, infecções respiratórias recorrentes, atelectasias, hemoptise, dor torácica, disfagia, hematêmese, edema de membros superiores, paralisia diafragmática e outros. Tais aumentos também podem ser revelados por alterações à radiografia de tórax juntamente com erosão vertebral. É importante considerar na análise da radiografia de tórax na criança, com suspeita de adenomegalia mediastinal, a dificuldade de diferenciar tecido tímico normal de infiltração ganglionar por linfomas ou outras doenças, por isso a necessidade de ampliar a investigação com exames de maior resolução como tomografia e/ou ressonância magnética.

Estudos demonstram que aproximadamente um terço das tumorações mediastinais na infância são processos benignos, e o restante, tumores como os linfomas, neuroblastoma e outros.

Uma causa importante de adenomegalia mediastinal em nosso meio é a tuberculose; outras seriam a paracoccidioidomicose, a histoplasmose, a sarcoidose e os linfomas. Na tuberculose, o aumento é unilateral em 86% dos casos, enquanto nas outras doenças o acometimento é geralmente bilateral. Tumores neurogênicos e linfomas são as causas menos comuns das massas mediastinais e geralmente a sintomatologia é mais importante quando comparada com as causas benignas.

As adenomegalias mediastinais podem ser confundidas com outras "massas" que ocorrem na região como timo, cistos esofágicos ou broncogênicos ou pericárdicos, adenomas brônquicos e bócios subesternais.

Adenomegalias inguinal e ilíaca

Os gânglios ilíacos são detectados, quando aumentados de tamanho, pela palpação profunda da região do ligamento inguinal, porém são facilmente confundidos, na mesma área, com as adenomegalias inguinais. O acometimento dos gânglios ilíacos é considerado de alto risco e pode associar-se a doenças testiculares.

Na região inguinal, são drenadas a área genital e a pele da porção inferior do abdome, do períneo, do glúteo, perianal e dos membros inferiores. A causa mais comum de aumentos ganglionares na região são as afecções de pele e, na criança, são menos frequentes as reticuloendotelioses, as riquettsioses e a esclerodermia. Os linfomas Hodgkin e não Hodgkin podem mais raramente ter apresentação inicial nessa área. A adenite ilíaca aguda, por *S. aureus* ou *S. piogenes*, pode ocorrer associada a traumatismos abdominais, apendicite e infecções do trato urinário, e o quadro doloroso pode ser confundido com quadros articulares do quadril. Os aumentos ganglionares na região devem ser diferenciados de herniações, lipomas, hidrocele de cordão, resquícios teciduais (como do canal de Nuk em meninas), testículos ectópicos e aneurismas.

Acometimentos ganglionares isolados na região inguinal são bastante frequentes nos indivíduos normais, mas devem ser considerados significativos nos adolescentes com vida sexual ativa.

Adenomegalias abdominal e pélvica

Os gânglios dessa região recebem a drenagem das extremidades inferiores e de órgãos abdominais e pélvicos e a linfadenite abdominal geralmente é secundária a infecções locais ou disseminação hematogênica. As adenomegalias nessa área causam desconforto abdominal, dores, constipação, alterações urinárias, podem simular quadro de apendicite aguda e resultar em um quadro de abdome agudo por invaginação; raramente são detectados pelo exame clínico e só aparecem por meio de exames por imagem. Várias doenças podem cursar com aumentos de gânglios abdominais: processos alérgicos, infecções (hepatite, síndrome da mononucleose infecciosa, febre tifoide, tuberculose), processos inflamatórios (colite ulcerativa, doença de Crohn) e, menos frequentemente, doenças neoplásicas como os linfomas, embora 40% das crianças com linfomas não Hodgkin tenham acometimento abdominal no momento do diagnóstico. Enterite aguda por *Yersinia*, Coxsackie vírus tipos A e B, echovírus, rubéola, *Salmonella*, *Shigella* e fungos podem ter essa apresentação clínica. Linfadenite mesentérica também pode ocorrer associada a micobactérias, EBV e DAG.

Com frequência, na infância, ocorre uma entidade conhecida por adenite mesentérica aguda não específica, que se manifesta por crises dolorosas abdominais, no curso de quadros respiratórios agudos, causados pelo aumento reativo dos gânglios provavelmente a agentes virais. Nessa condição, como o diagnóstico diferencial é com doenças ou problemas que causam abdome agudo (como apendicite), é necessário ampliar a investigação laboratorial principalmente com ultrassonografia abdominal e outros exames laboratoriais ou de imagem.

Ultrassonografia (US) – tem-se revelado um exame útil na abordagem das adenomegalias, especialmente as superficiais, seja para detectar características sugestivas de malignidade, seja de processo granulomatoso, para orientar a punção aspirativa ou a seleção do gânglio a ser biopsiado ou para definir estruturas que devem ser diferenciadas dos gânglios. Alguns estudos demonstram que a acurácia da US em detectar alterações malignas é superior à da punção aspirativa. Outros exames de imagem como a tomografia computadorizada ou ressonância magnética são utilizados em fases posteriores de estadiamento e raramente nas fases iniciais de diagnóstico.

Tecnologias mais recentes, usando alta frequência e Doppler, permitem acessar características do fluxo sanguíneo e da arquitetura interna do gânglio, entre outras, que distinguem alterações mais sugestivas de malignidade ou de processo granulomatoso. Alterações sugestivas de linfonodo tumoral são aspectos hipoecogênico, heterogêneo e/ou com microcalcificações, ausência de hilo ou hilo estreitado, forma arredondada ou em conglomerado, margens irregulares, córtex espessado, contornos mal definidos, presença de necrose cística central e hipervascularização com vasos irregulares e fluxo desorganizado. Por outro lado, os gânglios com processos benignos têm características mais homogêneas, forma elíptica ou ovalada, hilo central, córtex afilado e pouca vascularização com vasos regulares e concentrados na região hilar. A US, especialmente na região cervical, pode diferenciar linfonodos de estruturas que frequentemente podem ser confundidas à palpação com tireoide, glândulas salivares e estruturas embrionárias residuais e o tipo de distribuição dos gânglios na área observada também pode sugerir doenças mais graves.

A vantagem do método é a não invasividade e a fácil realização, o que permite sua realização sequencial. No entanto, uma limitação da US parece ser a baixa sensibilidade e especificidade para excluir processos neoplá-

sicos, e achados compatíveis com aumentos reacionais podem retardar o diagnóstico mais adequado pela biópsia. A tomografia computadorizada e a ressonância magnética apresentam alta sensibilidade para detectar linfadenomegalias de mais baixa especificidade para diferenciar padrões benignos de malignidade; assim os métodos de análise de material diretamente obtido do linfonodo ainda são o padrão mais adequado para o diagnóstico.

Punção aspirativa e biópsia ganglionar – como mencionado, as adenomegalias na infância, localizadas ou generalizadas, associam-se, na maioria das vezes, a processos benignos e autolimitados. A anamnese, juntamente com o exame clínico, e um período de duas a três semanas de observação são suficientes para, em muitos casos, sugerir hipóteses diagnósticas que serão confirmadas clinicamente ou por meio de exames mais comuns como sorologia e testes cutâneos. Nesse período de observação, acredita-se que problemas como as adenites piogênicas definam-se clinicamente e tenham resolução espontânea ou após antibioticoterapia. A persistência da adenomegalia pode levar a considerar a realização da punção aspirativa e/ou biópsia ganglionar que, por serem procedimentos cirúrgicos, necessitam de indicações mais precisas para sua realização.

Antes, é necessário considerar a dificuldade clínica de diferenciar entre as adenomegalias e as malformações congênitas, especialmente na região cervical. Spinelli, revendo o resultado de 154 biópsias de "massas" palpáveis na região cervical, encontrou em aproximadamente 15% dos casos cistos do ducto tireoglosso; em 6%, cistos branquiais; em 1,5%, higroma cístico; e em 1,3%, cistos dermoides, em lugar de gânglios. Para contornar essa dificuldade clínica, os exames radiológicos (radiografia de tórax, tomografia computadorizada ou ressonância eletromagnética) e a ultrassonografia devem ser realizados antes da biópsia ou mesmo da punção aspirativa, e poderiam definir o diagnóstico.

A punção aspirativa por agulha (PAA) é um procedimento diagnóstico indicado, principalmente, nas adenomegalias regionais. É considerado seguro, fácil de realizar e sem complicações, especialmente em crianças maiores e adolescentes, apesar de alguns autores referirem que, nas infecções por micobactérias, pode gerar fístulas permanentes. Embora seja um procedimento frequentemente utilizado no adulto, alguns autores apontam alguns problemas: dificuldades técnicas na realização na criança, diversidade de doenças envolvidas nas adenopatias, sendo a maioria benignas, e o fato de que os achados citomorfológicos na criança poderiam ser diferentes. A PAA parece ter bastante utilidade na detecção de metástases, da tuberculose, nas adenites infecciosas e também nos linfomas, especialmente se for realizada em áreas de risco com a região supraclavicular.

Mas o procedimento é limitado à qualidade do espécime obtido e a punção guiada por US pode maximizar os resultados.

O material obtido sob condições estéreis deve ser analisado com colorações específicas e cultivado em meio para aeróbios, anaeróbios, fungos e micobactérias, além de ser pesquisada a existência de células neoplásicas em materiais preparados para leituras imediata e tardia e para estudos imuno-histoquímicos.

Embora a punção aspirativa seja um procedimento frequentemente utilizado em adultos, nas crianças suas indicações ainda não são precisas e considera-se que os achados citomorfológicos possam ser diferentes e levar a interpretações errôneas. Aceitam-se como indicações na infância: adenomegalias localizadas, com sinais inflamatórios que ocorram no recém-nascido, mesmo que a sintomatologia clínica seja escassa; aquelas que não responderam ao tratamento com antibiótico e/ou que desenvolveram flutuação durante o tratamento e nos aumentos ganglionares maiores ou iguais a 3cm de diâmetro. Punções realizadas em gânglios inguinais (especialmente em crianças) e naqueles de dimensões pequenas apresentam baixa probabilidade de fornecer informações diagnósticas adequadas. Punções em gânglios na região cervical geralmente revelam padrões de benignidade mas podem não diagnosticar alguns tipos de linfomas não Hodgkin, dadas as características de citologia e de rearranjo de arquitetura. Nas adenomegalias em áreas de risco, como supraclavicular e axilar, os resultados da punção aspirativa devem ser analisados com mais cuidado, pois o risco de malignidade é maior e, mesmo diante de resultados negativos, deve-se reavaliar periodicamente, por três a seis meses, e considerar a realização de biópsia. Além disso, algumas doenças não são focais e a PAA pode não atingir áreas com alterações características.

Nas adenites infecciosas cervicais agudas, a punção aspirativa dá o diagnóstico etiológico em 60 a 85% dos casos, se o gânglio escolhido estiver inflamado, mas não obrigatoriamente flutuante, e nessa situação os agentes mais frequentemente isolados são os estafilococos e os estreptococos.

Quanto à citologia, Gupta relata que a precisão diagnóstica da punção aspirativa é da ordem de 75% nos casos de hiperplasia reativa, tuberculose e linfomas não Hodgkin; de 85% para os carcinomas metastáticos; e 65% para os linfomas de Hodgkin. A punção realizada isoladamente como teste inicial é diagnóstica em 79% dos casos e combinada à biópsia em 97%. As crianças de mais idade apresentam, com mais frequência, culturas negativas na punção aspirativa e é conhecido que são um grupo de maior risco de terem linfomas, especialmente os adolescentes, constituindo, assim, uma população na qual se deve considerar, com mais frequência,

a realização da biópsia. A possibilidade de resultados falso-negativos fica ao redor de 10 a 20%, de falso-positivo entre 0,2 e 1% e de material não diagnóstico entre 10 e 15%. Nos casos de tuberculose, a maioria dos casos apresenta material necrótico, com ou sem granuloma, mas a cultura negativa não exclui o diagnóstico, pois os gânglios não necessariamente contêm bacilos vivos.

Os achados negativos da PAA, com pouca celularidade ou com celularidade duvidosa, devem ser seguidos clinicamente com a possibilidade de realização de nova punção ou encaminhados para a biópsia, dependendo da história clínica.

A precisão diagnóstica da biópsia ganglionar é bastante variável, dependendo principalmente da qualidade do espécime obtido e dos critérios de indicação. Trabalhos demonstram que três fatores podem comprometer sua qualidade técnica: 1. espécime inadequadamente preparado; 2. escolha do gânglio errado; 3. realização do procedimento muito precocemente no curso da doença. Para melhorar as chances de diagnóstico pela biópsia, sugere-se que seja retirado o gânglio de maior tamanho, mais firme, aquele que tenha características reativas e, se possível, colher material de regiões diferentes. A utilização da ultrassonografia, previamente ao procedimento, pode auxiliar na decisão de qual gânglio deve ser retirado. O gânglio deve ser removido inteiro e manipulado de modo a abranger todas as possibilidades etiológicas por meio de estudos anatomopatológicos, análise a fresco, culturas e outros.

Estudos descrevendo os achados das biópsias por persistência de massa cervical em crianças mostram dados variáveis, dependendo da população estudada e das características dos serviços. Na população pediátrica geral, é possível que em até 60% dos casos o material biopsiado revele alterações malformativas como higroma cístico, cistos branquiais e outros e um grande número de biópsias não seja conclusivo, revelando um padrão de reatividade inespecífica. Tumores malignos são encontrados em 10 a 15% dos casos nessas condições, com predomínio dos linfomas, e as alterações granulomatosas também são pouco frequentes.

A escolha do local da biópsia pode aumentar as chances de diagnóstico; nas regiões cervical inferior e supraclavicular, obtém-se o diagnóstico etiológico em 60% dos casos; nas regiões cervical anterior, posterior e axilar, a probabilidade cai para 25%, 8% e 5%, respectivamente. Os gânglios inguinais raramente fornecem diagnóstico quando biopsiados, pois sua estrutura é, com frequência, distorcida por processos inflamatórios crônicos. A região axilar, por outro lado, tem características anatômicas que dificultam a retirada do gânglio de forma adequada.

A biópsia realizada muito precocemente pode ser pouco útil e retardar o diagnóstico definitivo; por exemplo, nas fases iniciais dos linfomas, os dados clínicos são escassos e os achados histopatológicos podem ser confundidos com outras doenças.

A interpretação dos achados histológicos deve ser cuidadosa e orientada por dados clínicos. Assim, mesmo o encontro de células de Reed-Steamberg, consideradas típicas da doença de Hodgkin, pode ocorrer nas adenopatias por tuberculose, lues, toxoplasmose, na síndrome da mononucleose infecciosa, na artrite reumatoide, na reação pós-vacinal e na ingestão crônica de dolantina. Alterações granulomatosas, geralmente associadas à infecção por micobactérias, aparecem também na doença da arranhadura do gato, nas doenças fúngicas e autoimunes e na sarcoidose. Assim, o material biopsiado terá maiores chances de dar o diagnóstico se analisado nas fases mais definidas da doença e não antes e desde que cuidadosamente analisado.

A biópsia ganglionar está indicada nas seguintes situações:

– quando os gânglios continuam a aumentar de tamanho após duas a três semanas de observação, ou não sofrem involução em seis a oito semanas ou não retornam ao seu tamanho original após 8 a 12 semanas, especialmente se nenhum diagnóstico pode ser estabelecido nesses períodos;
– quando o gânglio não apresenta sinais de involução após tratamento específico adequado (para tuberculose, toxoplasmose, lues e outras) ou após teste terapêutico para adenite piogênica;
– quando a adenomegalia está associada à sintomatologia sugestiva de infecção ou doença sistêmica grave;
– quando a adenomegalia estiver localizada em região cervical inferior ou supraclavicular ou associada a adenomegalias profundas;
– sempre que houver suspeita clínica de que a adenomegalia seja um sinal de doença grave.

Um outro aspecto a ser considerado é como proceder quando a biópsia ganglionar não é diagnóstica. Alguns trabalhos de seguimento de pacientes submetidos a biópsia ganglionar, como os de Kissane e Gerphardt, revelam que, após 5 a 20 anos, pacientes cujos resultados foram inconclusivos ou revelaram hiperplasia reativa inespecífica em sua maioria (75% dos casos) mantinham-se bem, sendo que a maior parte desses gânglios se situava em regiões cervical e axilar. Oski e Lake selecionam 55% dos casos (125 pacientes) nos quais o resultado inicial foi inconclusivo; desses pacientes, durante um período de 10 anos de seguimento, 15 a 25% desenvolveram linfoma, tuberculose ou outra doença específica. Essa característica evolutiva aponta para a importância do seguimento clínico mesmo quando o resultado da biópsia é negativo ou de reatividade inespecífica e devem-se observar novas áreas de acometimento ganglionar ou alterações sistêmicas que possam indicar a necessidade de um novo procedimento.

Diagnóstico diferencial – na avaliação das adenopatias, dadas as características do exame físico, constata-se uma variação considerável entre observadores, e, em até 15% dos casos, estruturas consideradas "gânglios", que são biopsiadas, revelam-se estruturas extranodais. Os aumentos ganglionares, de qualquer localização, precisam ser diferenciados de estruturas ou tecidos não linfoides, cuja apresentação clínica é semelhante.

As adenomegalias cervicais são as que mais frequentemente necessitam ser avaliadas por meio de diagnóstico diferencial, pois constata-se que ao redor de 30% das "massas" cervicais de origem não ganglionar são tumores benignos como hemangiomas; em 25%, lesões císticas; em 15%, malformações congênitas; e no restante, tumores malignos.

As malformações congênitas cervicais, que se confundem com as adenomegalias, em aproximadamente 70% dos casos são cistos de ducto tireoglosso; em 25%, cistos do arco branquial; e em 5%, higromas císticos. Os cistos do ducto tireoglosso medem de 1 a 2cm de diâmetro (chegam a ter volumes maiores), situam-se na região submentual (na linha do pescoço) e são visíveis com o pescoço hiperestendido, movimentando-se com a deglutição. Raramente são detectados até os 2 a 3 anos de vida e podem inflamar no curso de infecções de vias aéreas superiores.

Os cistos dos arcos branquiais, que se confundem com adenomegalias, são os do terço superior e médio da região cervical anterior; embora sejam lesões congênitas, o diagnóstico ocorre, em geral, ao redor dos 5 a 6 anos de idade. Quando possuem seios de drenagem, podem ser acometidos por processos infecciosos simulando adenites piogênicas.

A maioria dos higromas císticos (90% dos casos) é detectada na região cervical posterior e na fossa supraclavicular; o diagnóstico em geral é feito nos primeiros 2 anos de vida e podem atingir grandes volumes. Assim como no cisto tireoglosso e branquial, os higromas císticos podem acelerar seu crescimento na vigência de infecções de vias aéreas superiores.

Hemangiomas, fibromas do músculo esternocleidomastóideo, neurofibromas, bócio neonatal, tumores da tireoide e doenças das glândulas salivares são também doenças que entram no diagnóstico diferencial das linfadenomegalias cervicais.

Aumentos ganglionares em regiões de mediastino, inguinal e intra-abdominal também necessitam de um diagnóstico diferencial, principalmente com formações císticas, órgãos ectópicos, tumores de diferentes tipos celulares e outros.

CAUSAS FREQUENTES DE ADENOMEGALIA NA INFÂNCIA

1. Etiologias de adenomegalia generalizada

– **Hiperplasia reativa benigna inespecífica**

– **Infecções**
  • Bacterianas (tuberculose, micobactérias atípicas, sepse, lues)
  • Virais (síndrome da mononucleose infecciosa, Aids)
  • Fúngicas (histoplasmose)
  • Parasitárias (toxoplasmose, toxocaríase, doença de Chagas, leishmaniose visceral)

– **Doenças autoimunes**
  • Artrite reumatoide
  • Lúpus eritematoso

– **Neoplasias**
  • Linfoma de Hodgkin
  • Leucemias
  • Linfoma não Hodgkin
  • Neuroblastoma

– **Reação às drogas**
  • Fenitoína, carbamazepina, quinidina
  • Cefalosporinas, penicilina, sulfonamidas
  • Captopril, atenolol, hidralazina
  • Isoniazida, pirimetamina
  • Alopurinol, ouro
  • Doença do soro

– **Anemias hemolíticas**

– **Doenças de depósito**
  • Doença de Niemann-Pick
  • Doença de Gaucher

– **Miscelânea**
  • Histiocitose
  • Reticuloendoteliose
  • Sarcoidose
  • Hipertireoidismo
  • Doença de Kawasaki

2. Etiologias de adenomegalia regional

– **Occipital**
  • Infecções virais
  • Absorção séptica (impetigo, pediculose, doença seborreica)

– **Pré-auricular**
  • Síndrome oculoglandular (tracoma, clamídia, adenovírus)
  • Doença da arranhadura do gato
  • Formas raras de linfoma de Hodgkin
  • Tuberculose
  • Lues

– **Submandibular e submentual**
  • Absorção séptica (tonsilites, abscessos dentários, cáries)
  • Doença da arranhadura do gato
  • Infecções virais (rinofaringites, caxumba)
  • Lues

– **Supraclavicular**
  • Arranhadura do gato
  • Neoplasias
  • Associada a doenças mediastinais

– **Cervical**
  • Infecções virais (IVAS, síndrome da mononucleose infecciosa)
  • Infecções bacterianas (adenite piogênica, tuberculose, micobactéria atípica)
  • Infecções fúngicas (histoplasmose, esporotricose)
  • Infecções parasitárias (toxoplasmose, leptospirose)
  • Doença da arranhadura do gato
  • Neoplasias (linfomas, leucemia, neuroblastoma)
  • Histiocitoses
  • Pós-vacinal

– **Mediastinal**
  • Infecções bacterianas (tuberculose)
  • Infecções fúngicas (histoplasmose, paracoccidioidomicose)
  • Neoplasias
  • Sarcoidose

– **Axilares**
  • Absorção séptica de infecção, inflamação de pele
  • Pós-vacinal – BCG intradérmica
  • Neoplasias
  • Doença da arranhadura do gato
  • Esporotricose

– **Epitroclear**
  • Absorção séptica de infecções/inflamações de pele
  • Lues
  • Doença da arranhadura do gato
  • Esporotricose

– **Inguinal e ilíaco**
  • Absorção séptica local
  • Doenças venéreas
  • Infecção por riquéttsias

– **Abdominal e pélvico**
  • Absorção séptica local
  • Adenite aguda não específica mesentérica
  • Linfomas

BIBLIOGRAFIA

1. American Heart Association. Kawasaki Disease. Circulation 2004;110:2747. • 2. Batts S, Demers DM. Spectrum and treatment of cat-scratch disease. Pediatr Infect Dis J 2004;23:1161. • 3. Bazemore AW, Smucker DR. Lymphadenopathy and malignancy. Am Fam Physician 2002;66:2103. • 4. Chang F-Y, et al. Characteristics of Kawasaki Disease in infants younger than six months of age. Pediatr Infect Dis J 2006;25: 241. • 5. Chau I, et al. Rapid acess multidisciplinary lymph node diagnostic clinic – analysis of 550 patients. B J Cancer 2003;88:354. • 6. Daley AJ. Non-tuberculous mycobacterial cervical lymphadenopathy. J Paediatr Child Health 2001;37:78. • 7. Ferrer R. Lymphadenopathy- differential diagnosis and evaluation. Am Fam Physician 1998;58:1313. • 8. Fundação Nacional de Saúde. Guia de vigilância epidemiológica. Tuberculose. 5ª ed., Brasília: FUNASA; 2002.p.825. • 9. Goral S, Edwards KM. Bartonella: cat-scaratch disease. In: Feigin RD, Cherry DC, Demmler GJ, Kaplan SL (eds.). Textbook of pediatric infectious diseases. 5ª ed., Philadelphia: Saunders; 2004.p.1691. • 10. Goraya JS, Virdi VS. Tratment of Calmett-Guérin bacillus adenitis: a metaanalysis. Pediatr Infec Dis J 2001;20:632. • 11. Gosche JR, Vick L. Acute, subacute, and chronic cervical lymphadenitis in children. Sem Pediatr Surg 2006;15:99. • 12. Gupta AK, Naran S, Lally S, Fauck RM. Diagnostic value of needle aspiration cytology in the assessment of palpable inguinal lymph nodes: a study of 210 cases. Diagn Cytopathol 2003;28:175. • 13. Gupta AK, Naran S, Lally S, Fauck RM. Diagnostic value of needle aspiration cytology in the assessment of palpable axillary lymph nodes. A study of 336 cases. Acta Cytol 2003;47:550. • 14. Gupta AK, Naran S, Lally S, Fauck RM. The diagnostic value of fine needle aspiration cytology (FNAC) in the assessment of palpable supraclavicular nodes: a study of 218 cases. Cytopathology 2003;14:2001. • 15. Guss J, Kazahaya K. Antibiotic--resistant Staphylococcus aureus in community-acquired pediatric neck abscesses. Int J Pediatr Otorhinolaryngol 2007;71:943. • 16. Handa U, Mohan H, Bal A. Role of fine needle aspiration cytology in evaluation of paediatric lymphadenopathy. Cytopathology 2003;14:66. • 17. Jha BC, Nagarkar NM, Gupta R, Singhal S. Cervical tuberculous lymphadenopathy: changing clinical pattern and concepts in management. Potgrad Med J 2001;77:185. • 18. Kelly CZ, Kelly RE. Lymphadenopathy in children. Pediatr Clin N Am 1998;45:875. • 19. Kobinger MEBA, Bricks LF. Adenomegalia. In: Sucupira ACSL, Bricks LF, Kobinger MEBA, Saito MI, Zuccolotto SMC. Pediatria em consultório. 4ª ed., São Paulo: Sarvier; 2000. p.153. • 20. Loeffler AM. Treatment options for nontuberculous mycobacterial adenitis in children. Pediatr Infect Dis J 2004;23:957. • 21. Morens DM, Melish ME. Kawasaki disease. In: Feigin RD, Cherry DC, Demmler GJ, Kaplan SL (eds.). Textbook of pediatric infectious diseases. 5ª ed., Philadelphia: Saunders; 2004.p.995. • 22. Morland B. Lymphadenopathy. Arch Dis Child 1995;73:476. • 23. Niedzielska G, Kotowski M, Niedzielski A, Dybiec E, Wieczorek P. Cervical lymphadenopathy in children – incidence and diagnostic management. Intern J Pediatr Otorhinolaryngol 2007;71:51. • 24. Papakonstantinou O, Bakantaki A, Paspalaki P, Charoulakis N, Gourtsoyiannis N. High-resolution and clor Doppler ultrasonography of cervical lymphadenopathy in children. Acta Radiol 2001;42:470. • 25. Peters TR, Edwards KM. Cervical lymphadenopathy and adenitis.Pediatr Rew 2000;21:399. • 26. Sakaguchi T, Arakawa A, Takahashi M. Appropriate use of ultrasonography in the neck. Sem Roentgenol 2000;35:54. • 27. Saldes OS, Younger JG, Hirschi RB. Predictor of malignancy in childhood peripheral lymphadenopathy. J Pediatr Surg 1999;34:1447. • 28. Slap GB, Brooks JSJ, Schwartz JS. When to perform biopsies of enlarged peripheral lymph nodes in young patients. JAMA 1984;252:1321. • 29. Soldes OS, Younger JG, Hirschi RB. Predictors of malignancy in childhood peripheral lymphadenopathy. J Pediatr Surg 1999;34:1447. • 30. Srouji IA, Okpala N, Nilssen E, Birch S, Monnery P. Diagnostic cervical lymphadenectomy in children: a case for multidisciplinary assessment and formal management guidelines. Intern J Pediatr Otorhinolaryngol 2004;68:551. • 31. Tokuda Y, Kishaba Y, Kato J, Nakazato N. Assessing the validity of a model to identify patients for lymph node biopsy. Medicine 2003;82:414. • 32. Twist CJ, Link MP. Assesment of lymphadenopathy in children. Pediatr Clin N Am 2002;49:1009. • 33. Van de Schoot L, Aronson D, Behrendt H, Bras J. The role of fine-needle aspiration cytology in children with persistent or suspicious lymphadenopathy. J Pediatr Surg 2001;36:7.

23 HEPATOESPLENOMEGALIA

MARIA ELISABETH B. A. KOBINGER

O fígado e o baço são órgãos frequentemente palpáveis em crianças normais, dentro de certos limites, e o aumento dessas vísceras tanto pode estar associado a condições benignas e transitórias quanto ser expressão de um grande número de doenças com maior ou menor gravidade (Quadro II-18)*.

Para que o pediatra possa avaliar adequadamente a criança que se apresenta com hepatomegalia e/ou esplenomegalia, é necessário que saiba reconhecer as variações normais de tamanho desses órgãos de acordo com a idade, bem como os diversos mecanismos fisiopatológi-cos que podem estar envolvidos no seu aumento. Além disso, é necessário conduzir uma avaliação clinicolaboratorial que permita o diagnóstico adequado e precoce das doenças que podem estar envolvidas.

PROPEDÊUTICA DO FÍGADO E DO BAÇO

Fígado ou baço palpáveis não significam, necessariamente, aumento desses órgãos. Variações anatômicas (peito escavado, ptose hepática ou esplênica, presença de lobos acessórios), rebaixamento do diafragma e alterações em

Quadro II-18 – Principais etiologias associadas à hepatoesplenomegalia.

Infecciosas	• Por fungos	**Hipertensão portal**	• Depósito de glicogênio
• Por vírus	Blastomicose sul-americana	• Pré-sinusoidal	Glicogenoses, RN de mãe
Hepatites (A, B, C, D, E)	generalizada	Trombose de veia porta ou	diabética, síndrome de
Mononucleose	Histoplasmose	esplênica, transformação	Beckwith
Citomegalovírus	generalizada	cavernosa de veia porta	• Outras
Rubéola	Candidíase sistêmica	e outras	Doença de Letterer-Siwe
Varicela	• Por protozoários	• Pós-sinusoidal	Xantocromatose
Febre amarela	Doença de Chagas aguda	Pericardite constritiva,	Hemossiderose
HIV	Toxoplasmose	insuficiência cardíaca	Deficiência de
• Por rickettsias	Leishmaniose visceral	congestiva, síndrome de	alfa-1-antitripsina
Febre maculosa brasileira	Malária	Budd-Chiari, doença	Amiloidose
Tifo murino	Abscesso amebiano	venoclusiva	Cistinose
• Por espiroquetas	• Por helmintos	**Hepatopatias**	Galactosemia
Leptospirose	Helmintíases intestinais,	Doença de Wilson	Mucopolissacaridoses
Sífilis	forma aguda	Cirrose	Intoxicação por vitamina A
• Por bactérias	Esquistossomose, fase	Hepatite crônica	Hiperlipidemia idiopática
Febre tifoide	aguda		familiar
Febre paratifoide	*Larva migrans* visceral	**Hematológicas**	
Sepse		Anemias hemolíticas	**Miscelânea**
Brucelose	**Neoplásicas**	Anemia ferropriva	Cistos
Tuberculose miliar	Tumores hepáticos primários		Colagenoses
Listeriose	Tumores secundários ou	**Metabólicas**	Sarcoidose
Salmonelose septicêmica	metástases: leucemias,	• Depósito de gordura	Fibrose hepática congênita
prolongada	linfomas, neuroblastoma,	Desnutrição, obesidade,	Doença de Caroli
Hanseníase, forma	tumor de Wilms	infusão de lipídios (NPP),	Obstrução extra-hepática
Lepromatosa	Hemangioma e	*diabetes mellitus*, síndrome	
Abscesso bacteriano	hemangioendotelioma	de Reye	
Hepatoesplenomegalia		• Depósito de lipídios	
reacional	**Reacional**	Doença de Gaucher,	
	Infecções	doença de Nieman-Pick,	
	Drogas	síndrome de Wolman,	
		deficiência de	
		acildesidrogenase	

*Ver capítulos Síndromes infecciosas I e II, Doenças exantemáticas na infância e Adenomegalia.

órgãos adjacentes (pneumotórax, cardiomegalia, abscesso peri-hepático, massas retroperitoneais, cistos ou tumores renais) podem deslocar esses órgãos, levando a um falso diagnóstico de hepatoesplenomegalia. Em geral, na ptose esplênica, por exemplo, o órgão pode ser facilmente mobilizado para sua posição habitual, a percussão pode detectar o rebaixamento e/ou a radiografia simples de abdome (com a criança em pé) ou a ultrassonografia abdominal podem sugerir o deslocamento da víscera.

Para avaliar clinicamente o tamanho do fígado, é importante que se faça a percussão de suas bordas superior e inferior antes da palpação. A borda superior do fígado normalmente é percutível entre o quarto e o sexto espaços intercostais direitos, mais comumente no quinto espaço. Quando a borda superior do fígado está percutível nesse nível, aceita-se como normal um fígado palpável de até 3,5cm do rebordo costal direito na linha hemiclavicular, até o sexto mês de vida; de até 2 ou 3cm, entre os 6 meses e os 2 anos; e de até 2cm, entre os 2 e os 10 anos de idade. O tamanho total do fígado, avaliado clinicamente pela percussão de sua borda superior e palpação da borda inferior, varia com o sexo e a idade, atingindo aos 10 anos uma média de 6,1cm nos meninos e de 5,4cm nas meninas.

Também é frequente em crianças a palpação de uma ponta de baço em 14% daquelas saudáveis no primeiro mês de vida (especialmente nos prematuros), em aproximadamente um terço dos recém-nascidos a termo até os 3 ou 4 anos e em 7% das crianças até os 10 anos de idade. Em indivíduos adultos saudáveis, a palpação do baço é bem menos frequente (3%) e quando palpável geralmente se correlaciona a um aumento de duas a três vezes o tamanho normal. Em relação à percussão, o baço normal não gera macicez na sua área de projeção abdominal, mas sim no seu aumento patológico.

O fígado e o baço, quando palpáveis, devem apresentar superfície lisa, com bordas regulares e ausência de dor às manobras propedêuticas de palpação.

MECANISMOS RESPONSÁVEIS PELAS HEPATOESPLENOMEGALIAS

Os principais mecanismos responsáveis pelas hepatoesplenomegalias são o aumento do tamanho ou do número de células e do espaço vascular. Tanto o fígado quanto o baço possuem numerosas células do sistema reticuloendotelial e linfoide e são ricamente vascularizados. Por esses motivos, com frequência, encontram-se aumentados nos processos infecciosos e inflamatórios agudos ou crônicos. E dada a intensa vascularização, a visceromegalia pode ocorrer também em resposta às alterações circulatórias como insuficiência cardíaca congestiva, pericardite constritiva, trombose de veia hepática ou malformações vasculares.

Durante a vida intrauterina, observa-se hematopoese extramedular tanto no fígado quanto no baço, e nos processos hemolíticos que ocorrem no período posnatal, esses órgãos geralmente encontram-se aumentados. Nas anemias hemolíticas, pode ocorrer aumento súbito do baço, associado a sequestro esplênico, e progressivamente a hepatoesplenomegalia pode adquirir tamanhos variados, dependendo da doença.

Menos frequentemente, esses órgãos podem ser alterados pela infiltração de células tumorais (como na leucemia, linfoma, histiocitose) ou pelo aumento do tamanho de células, como nas doenças de depósito. O aumento do fígado ou do baço pode ocorrer também por alterações primárias, como cistos, hemangiomas, hemorragia localizada, torção de pedículo esplênico e outras.

AVALIAÇÃO CLÍNICA DA CRIANÇA COM HEPATOESPLENOMEGALIA

Existem poucos trabalhos na literatura relatando a experiência do pediatra geral na avaliação de crianças com hepatoesplenomegalia, mas acredita-se que na maioria dos casos ocorre em associação com problemas comuns na infância como doenças infecciosas de repercussão sistêmica e menos frequentemente com doenças hematológicas, metabólicas e neoplásicas. E que nos lactentes pequenos aumentos transitórios possam ocorrer associados a infecções respiratórias, gastrintestinais e do trato urinário.

Na maioria das crianças com hepatoesplenomegalia, o aumento do fígado e do baço só é detectado ao exame físico, sem queixas específicas e em consultas por motivo não relacionado ao problema. O quadro mais comum na infância é o de hepatoesplenomegalia discreta ou moderada, de curta duração, geralmente acompanhada por febre e sem comprometimento do estado geral. A maioria desses casos está relacionada a processos infecciosos com evolução benigna, ocorrendo resolução espontânea do quadro em menos de dois meses, muitas vezes antes que se estabeleça o diagnóstico etiológico. Portanto, diante de uma criança com aumento discreto de fígado e/ou baço, em boas condições gerais e sem suspeita de doença grave, seria possível optar por um período de observação clínica por uma a duas semanas antes de iniciar investigação laboratorial.

As principais condições clínicas associadas à hepatoesplenomegalia variam de acordo com a faixa etária da criança, seu estado nutricional e exposição a agentes infecciosos. E a anamnese e o exame físico são fundamentais para direcionar a investigação diagnóstica, tendo em vista que várias doenças podem estar associadas ao problema. A seguir, são comentados os principais dados clínicos que devem ser avaliados.

ANAMNESE

Idade

Nos primeiros meses de vida, o aumento do fígado e do baço está mais relacionado aos processos hemolíticos (incompatibilidade ABO e Rh), à sepse e às infecções congênitas (sífilis, toxoplasmose, rubéola, hepatite B, HIV, herpes e citomegalovírus). Infelizmente, apesar das recomendações para a realização de sorologias específicas durante a gestação, esses exames nem sempre são solicitados durante o seguimento pré-natal, e as infecções congênitas ainda são um problema frequente em nosso meio. É importante lembrar que, em mais de 90% das infecções perinatais pelo vírus da hepatite B, por exemplo, a criança nasce sem nenhum sintoma.

Quanto à infecção pelo vírus HIV, deve-se ressaltar que a hepatomegalia, a esplenomegalia e a adenomegalia são achados clínicos frequentes, isoladamente ou em associação, ocorrendo precocemente no curso da doença. Esses achados, em alguns serviços, têm a mesma frequência que as pneumonias de repetição, a febre intermitente, as parotidites e a moniliíase recorrentes. É importante lembrar também que, na maioria das vezes, a progressão da doença pelo vírus HIV é lenta e em somente um terço dos casos a apresentação clínica ocorre no primeiro ano de vida.

A atresia de vias biliares, algumas doenças metabólicas e as síndromes colestáticas idiopáticas podem-se manifestar, desde o primeiro mês de vida, com quadro de hepatoesplenomegalia, icterícia e colúria. A deficiência de alfa-1-antitripsina, embora seja uma condição rara (1 em cada 2.500 nascidos vivos da raça branca), é a doença genética que mais frequentemente causa doença hepática crônica na criança. Estima-se que 5 a 10% dos casos de hepatite neonatal "idiopática", na realidade, sejam devidos à deficiência de alfa-1-antitripsina.

Frequentemente, crianças com idade inferior a 2 anos apresentam-se com aumento do fígado e do baço no curso de processos infecciosos de etiologia viral ou bacteriana, como infecções de vias aéreas superiores, broncopneumonia, infecção urinária e outras. A infecção do trato urinário (ITU) é a causa infecciosa mais comumente associada à hepatoesplenomegalia febril em crianças com idade inferior a 2 anos, e, geralmente, o fígado está pouco aumentado (menos de 4cm), palpando-se uma ponta de baço. Nesses casos, a hepatoesplenomegalia pode acompanhar-se de icterícia, à custa de bilirrubina direta ("hepatite transinfecciosa"), e regride com o tratamento da ITU. A desnutrição e a anemia carencial também podem estar associadas a pequenos aumentos do tamanho do fígado e/ou baço. Embora os tumores hepáticos sejam causas raras de hepatomegalia na infância, a maioria deles é diagnosticada em crianças com idade inferior a 2 anos.

Em crianças com mais de 2 anos de vida, as etiologias mais frequentemente associadas à hepatoesplenomegalia continuam sendo os processos infecciosos (geralmente relacionados à síndrome *mono-like*), às anemias e à desnutrição (dependendo de características regionais). Entre as etiologias infecciosas, destaca-se a hepatite pelo vírus A. É importante lembrar que a maioria das crianças com hepatite viral não tem icterícia e que as hepatites causadas pelos vírus das hepatites A e B são indistinguíveis clinicamente daquelas causadas por outros agentes. Em São Paulo, a toxocaríase (*larva migrans* visceral) é a helmintíase que está mais frequentemente associada à hepatoesplenomegalia, entretanto, outras infecções parasitárias devem ser consideradas, especialmente a esquistossomose, quando a criança é procedente de regiões onde há relatos dessa doença. Em nosso meio, a anemia ferropriva associada à hepatoesplenomegalia é muito comum após o sexto mês de vida, sendo que as anemias hemolíticas também costumam manifestar-se com visceromegalia após o segundo semestre de vida.

Em qualquer idade, é importante que o pediatra saiba suspeitar de doenças metabólicas ou de depósito, para orientar as medidas terapêuticas que evitem o acúmulo de substâncias tóxicas no organismo e indicar o aconselhamento genético, quando necessário. Nessas doenças, geralmente a hepatoesplenomegalia se associa a outros sinais e sintomas, como fácies característico, atraso no desenvolvimento, vômitos, convulsões, alterações visuais e neurológicas, entre outros. Entretanto, algumas doenças metabólicas podem apresentar-se apenas com hepatomegalia e/ou esplenomegalia no início do quadro, como é o caso da deficiência de alfa-1-antitripsina, da doença de Gaucher e da doença de Wilson (ver capítulo Dismorfologia e erros inatos do metabolismo).

As neoplasias, as intoxicações medicamentosas, as doenças congestivas e as colagenoses são causas menos frequentes de hepatoesplenomegalia na criança; entretanto, não se pode esquecer que as leucemias e as doenças do colágeno podem apresentar-se, inicialmente, apenas com um quadro de hepatoesplenomegalia febril, antes que surjam outros sintomas característicos dessas doenças.

Formas de apresentação

Doenças de início agudo são mais provavelmente de caráter infeccioso, tóxico ou congestivo, enquanto as doenças autoimunes, as doenças metabólicas e os processos infiltrativos geralmente se apresentam de forma mais insidiosa. As doenças metabólicas costumam evoluir de forma constante e progressiva. Algumas já podem ser suspeitadas ao nascimento ou nos primeiros meses de vida, como a galactosemia e a glicogenose tipo I, pois manifestam-se com hepatomegalia precoce e sinais de hipoglicemia e acidose láctica. Outras, como a cistinose, a doença de Gaucher e a doença de Niemann-Pick, só serão suspeitadas mais tarde, por terem poucos sinais clínicos e causarem aumento insidioso do fígado e/ou baço. Na fase inicial das doenças que causam hepatopatia crônica, geralmente só o fígado está aumentado e o baço aumenta posteriormente em consequência da cirrose ou fibrose intra-hepática.

Manifestações clínicas associadas

Febre – a presença ou ausência de febre pode auxiliar no diagnóstico diferencial, sendo geralmente febris as hepatoesplenomegalias associadas aos processos infecciosos e inflamatórios, às colagenoses e às neoplasias. No entanto, nos processos infecciosos, após a fase aguda, a febre costuma desaparecer antes da regressão da visceromegalia. Esse fato pode ser frequentemente observado na síndrome da mononucleose infecciosa (mononucleose, citomegalovírus, herpes, toxoplasmose e rubéola), nas hepatites virais, na toxocaríase e na esquistossomose, em que a hepatoesplenomegalia pode persistir por vários meses.

Nos processos inflamatórios crônicos de etiologia não infecciosa, geralmente ocorre um quadro de hepatoesplenomegalia febril, que não se resolve espontaneamente. Muitas vezes, não se observam as manifestações da doença de base por períodos prolongados, e a visceromegalia febril pode ser a única manifestação inicial de doenças como a artrite reumatoide juvenil. Também merece ser lembrado que a febre de origem indeterminada associada à esplenomegalia, muitas vezes, é a forma de apresentação inicial da endocardite bacteriana, que deve ser pesquisada por meio de hemoculturas e ecocardiograma, mesmo em crianças que não sejam portadoras de cardiopatias.

As hepatoesplenomegalias afebris associadas à desnutrição e à anemia também são muito frequentes na infância. A maioria das anemias hemolíticas é afebril, mas pode surgir febre durante as crises de hemólise que, muitas vezes, são desencadeadas por processos infecciosos, como na anemia falciforme. Também são afebris os aumentos associados a hepatopatias crônicas (exceto nos surtos de atividade), processos congestivos, fibrose cística, erros inatos do metabolismo e outras doenças metabólicas.

Anemia – a hepatoesplenomegalia é frequentemente encontrada em pacientes com anemia, seja de etiologia carencial, seja infecciosa, hereditária, metabólica ou neoplásica. Quando a criança apresenta anemia associada à icterícia, é fundamental pesquisar a presença de hemólise e, sempre que houver alterações nas séries branca e plaquetária, deve-se investigar as doenças de depósito, neoplasias e calazar. Aumento súbito do baço associado à piora do quadro anêmico pode ocorrer nas crises de sequestro esplênico.

Icterícia – é fundamental investigar se a criança apresenta ou já teve episódio de icterícia. A icterícia por aumento de bilirrubina direta está associada a processos infecciosos ou obstrutivos de vias biliares, enquanto a icterícia por aumento de bilirrubina indireta está mais associada a processos hemolíticos.

Adenomegalia – a associação de adenomegalia e hepatoesplenomegalia frequentemente é devida à síndrome da mononucleose infecciosa ou a outras infecções virais. Pode ser encontrada também na tuberculose, reações a drogas, leucemia, linfoma, doenças de depósito e outras (ver capítulo Adenomegalia).

Manifestações hemorrágicas – podem estar associadas a processos neoplásicos, hipertensão portal ou insuficiência hepática. Muitas doenças hepáticas podem evoluir para cirrose e, quando ocorre esplenomegalia com hiperesplenismo, pode-se observar trombocitopenia e neutropenia.

Acometimento articular – artrite e/ou artralgia são frequentemente encontradas nas doenças autoimunes, na síndrome da mononucleose infecciosa, na fase prodrômica da hepatite por vírus B e na doença do soro associada ao uso de medicamentos e vacinas. É importante lembrar que até um terço das crianças com leucemia linfocítica aguda se queixam de artralgia ou dor óssea e que o quadro clínico inicial das leucemias pode ser indistinguível daquele encontrado nas doenças reumatológicas.

Problemas respiratórios – nas doenças respiratórias que evoluem com crises de sibilância e/ou hiperinsuflação pulmonar, a hepatoesplenomegalia pode ser secundária ao rebaixamento do diafragma e será um processo transitório ou permanente dependendo da doença de base. Nos quadros com broncopneumonia de repetição, no entanto, o aumento do fígado e do baço pode ocorrer dentro de um quadro de hepatite transinfecciosa, especialmente nas crianças pequenas. Por outro lado, em pacientes com doenças pulmonares associadas a acometimento sistêmico, como na fibrose cística, a hepatoesplenomegalia faz parte do quadro clínico da doença e/ou é secundário às infecções frequentes.

Problemas cardiovasculares – em crianças pequenas, algumas características palpatórias do fígado são indicadoras de doença cardíaca congestiva. Na presença de insuficiência cardíaca congestiva, o fígado aumenta de tamanho e o processo de distensão torna as bordas arredondadas, dificultando a palpação durante o exame físico. Além disso, o grande volume hepático deixa a parede abdominal tensa e pode surgir desconforto durante o toque. Os grandes aumentos do baço associam-se mais à endocardite bacteriana, e o aumento isolado desta víscera é raro na insuficiência cardíaca congestiva.

Ascite – ocorre nos processos que causam hipertensão portal do tipo sinusoidal ou pós-sinusoidal (cirrose e processos congestivos – doença venoclusiva, síndrome de Budd-Chiari e pericardite) e não está presente nas hipertensões pré-sinusoidais. Nas hipertensões sinusoidais e pós-sinusoidais existe ascite, pois há comprometimento da circulação linfática dos territórios mesentérico e intestinal.

Prurido – o prurido é um importante sinal de colestase. Nas obstruções de vias biliares extra-hepáticas, geralmente o prurido se manifesta antes da icterícia, enquanto nas doenças obstrutivas intra-hepáticas a icterícia costuma preceder o aparecimento do prurido.

Outras alterações – fácies característico, baixa estatura, deformidades ósseas, convulsões, catarata e retardo mental fazem suspeitar de doenças metabólicas e infecções congênitas.

Exposição a medicamentos ou agentes hepatotóxicos

Diversos medicamentos podem ser hepatotóxicos, porém, a maioria das lesões hepáticas induzidas por medicamentos é completamente reversível com a suspensão do agente agressor. Alguns medicamentos como acetaminofeno, salicilatos, vitamina A e ferro são tóxicos apenas em doses elevadas, enquanto a isoniazida, mesmo em doses terapêuticas, causa hepatotoxicidade em até 10% dos pacientes. O sulfametoxazol-trimetoprima e outras sulfas e a difenil-hidantoína podem causar reações sistêmicas de hipersensibilidade com quadro de febre, artralgia, exantema, linfadenomegalia e eosinofilia, enquanto a eritromicina, os esteroides anabolizantes e as fenotiazinas determinam quadros de colestase. Outros medicamentos e substâncias químicas, como metotrexato, azatioprina, ciclosporina, ácido valpróico, tetracloreto de carbono, fósforo e arsênico, podem também causar hepatotoxicidade, sendo importante pesquisar a exposição prévia da criança a essas drogas.

Dados epidemiológicos

A obtenção de dados epidemiológicos auxilia a investigação de doenças como hepatite por vírus A ou B, síndrome da imunodeficiência adquirida, tuberculose, fase aguda da esquistossomose ou da doença de Chagas, leishmaniose visceral, malária e leptospirose. O contato com cães em crianças com história de geofagia, hepatoesplenomegalia e eosinofilia sérica sugere o diagnóstico de toxocaríase, e o contato com gatos em crianças com febre, adenopatia regional e hepatoesplenomegalia leva à suspeita da doença da arranhadura do gato.

Antecedentes familiares e pessoais

Antecedentes familiares para anemias hemolíticas, doenças de depósito ou síndromes colestáticas familiares podem levar à suspeita dessas doenças na criança com hepatoesplenomegalia. E, diante da suspeita de erros inatos de metabolismo, torna-se importante também a história de consanguinidade. As talassemias, a fibrose cística e a deficiência de alfa-1-antitripsina são encontradas com mais frequência em indivíduos da raça branca, enquanto a anemia falciforme é mais comum na raça negra, embora em nosso meio esses dados sejam menos relevantes em função da grande miscigenação de raças. Algumas doenças como a de Niemann-Pick e mucopolissacaridose tipo IV são mais comuns em judeus do leste europeu. Antecedentes de onfalite ou cateterização umbilical no período neonatal são importantes, por exemplo, quando se suspeita de trombose de veia hepática.

EXAME FÍSICO

No exame físico da criança com hepatomegalia e/ou esplenomegalia, além de se avaliar adequadamente as características desses órgãos, deve-se sempre procurar por outras alterações como baixa estatura, fácies típico, deformidades ósseas e outras, que, associadas ao quadro, auxiliem na abordagem do diagnóstico diferencial. As alterações do estado geral e/ou nutricional podem levar à suspeita de quadros infecciosos, hemolíticos ou neoplásicos. Também podem ser encontradas sufusões hemorrágicas, eritema palmar, telangectasias, circulação colateral em abdome, ascite e presença de adenomegalia associada à hepatoesplenomegalia. Indivíduos com hipercolesterolemia e colestase podem apresentar depósito de lipídios na derme e tecido subcutâneo (xantomas). Assim, cada uma dessas alterações, juntamente com os dados de anamnese, pode direcionar a investigação laboratorial.

No exame do abdome, é importante lembrar que a avaliação clínica do fígado e do baço pode ser bastante falha por problemas de variações na posição anatômica desses órgãos. O eixo hepático pode estar desviado em algumas situações como ângulo costal estreito, ptose hepática, peito escavado, presença de lobos acessórios ou rebaixamento do diafragma. O baço pode estar situado muito superficialmente, não sendo notado à palpação profunda do abdome, ou localizado no epigástrio ou no flanco esquerdo, podendo ser confundido com outros órgãos.

A hepatoesplenomegalia da criança com anemia ferropriva e/ou desnutrição, geralmente, é pequena, mas nas crianças em fase de recuperação nutricional o fígado pode ser volumoso. Nas anemias hemolíticas, geralmente ocorre aumento mais acentuado do baço do que do fígado; na talassemia, é comum a presença de esplenomegalia volumosa (> 6cm); na esferocitose, o baço está moderadamente aumentado e, na anemia falciforme, após aumento inicial, costuma haver regressão da esplenomegalia por infartos repetidos (autoesplenectomia).

Além de se avaliar o tamanho do fígado e do baço, devem-se pesquisar alterações em sua forma (simetria ou assimetria), consistência (firme ou endurecida), superfície (lisa, irregular, com nódulos), bem como a presença de dor à palpação. Nas hepatites, hepatomegalias congestivas, colangite ascendente, tuberculose, infiltração gordurosa, doenças por acúmulo de lipídios ou glicogênio, histiocitose e fase pré-cirrótica, há aumento variável do fígado e/ou baço. Nessas situações, o contorno dos órgãos é normal, não sendo notadas nodulações. A consistência do fígado costuma estar aumentada na fibrose hepática congênita, nas glicogenoses e na hepatite crônica. Geralmente, nas cirroses o fígado também apresenta consistência aumentada e pode haver alterações em sua superfície, que tanto pode ser lisa como irregular (micro ou macronodular).

Aumentos assimétricos ou focais do fígado e/ou baço são mais frequentemente encontrados na presença de abscessos amebianos ou piogênicos, cistos e neoplasias primárias ou secundárias. Na hepatopatia esquistossomótica, por exemplo, a hepatomegalia é assimétrica com grande hipertrofia do lobo esquerdo e atrofia do lobo direito.

Na maioria das crianças com processos sistêmicos, o fígado e o baço apresentam-se simultaneamente aumentados, mas também pode-se encontrar predomínio ou aumento isolado de um ou outro órgão. As hepatomegalias isoladas sugerem doenças tumorais, císticas, depósito de glicogênio (glicogenoses) e doenças venoclusivas. Nas doenças venoclusivas, geralmente a hepatomegalia se acompanha por ascite. As esplenomegalias isoladas são mais frequentemente encontradas na trombose de veia porta, nas doenças de depósito de gordura (lipidoses), na leucemia mielocítica crônica e nas anemias hemolíticas.

Os aumentos mais acentuados do tamanho do fígado são encontrados nas glicogenoses, nos processos congestivos causados por doença venoclusiva ou síndrome de Budd-Chiari e nos tumores (neuroblastoma, hepatoma, hemangioma e hemangioendotelioma). As esplenomegalias mais volumosas estão presentes nas lipidoses (doença de Gaucher e de Niemann-Pick), *talassemia major*, salmonelose septicêmica prolongada, calazar, esquistossomose crônica, leucemia mieloide crônica e histiocitose.

AVALIAÇÃO LABORATORIAL

Na maioria das crianças com hepatoesplenomegalia, essa condição é benigna e autolimitada, podendo ser feito um seguimento ambulatorial visando ao diagnóstico etiológico, e a investigação laboratorial será sempre baseada nos dados de anamnese e no exame físico. Alguns exames são importantes na avaliação diagnóstica inicial, como hemograma completo, urocultura e análise do sedimento urinário (nas crianças menores e/ou que não são capazes de referir alguma sintomatologia urinária), enzimas hepáticas e sorologias. A ultrassonografia abdominal também é um exame útil na avaliação inicial dessas visceromegalias, pois permite diferenciar princi-

palmente grandes grupos de problemas como variações da normalidade em relação ao tamanho e à posição das vísceras, avaliar a homogeneidade ou não do parênquima, detectar e localizar alterações estruturais como cistos, hemangiomas, alterações pediculares, áreas de trombose e outros. Principalmente nos quadros febris com adenomegalia concomitante, devem ser solicitadas as sorologias mais comuns, o que inclui investigar a síndrome da mononucleose e a dosagem das transaminases, em especial quando da suspeita de hepatite. Crianças que apresentem comprometimento importante do estado geral devem ser internadas para investigação.

O hemograma completo inclui a contagem de reticulócitos e, juntamente com a taxa de hemoglobina e os índices hematimétricos, permite a diferenciação entre as anemias carenciais (hipocromia, microcitose e reticulócitos diminuídos) e hemolíticas (geralmente normocíticas, normocrômicas e com reticulocitose). A análise da contagem diferencial de leucócitos também pode ser de muita utilidade no diagnóstico, conforme pode ser visto no quadro II-19.

Quadro II-19 – Alterações da série branca que auxiliam no diagnóstico da hepatoesplenomegalia.

Alteração	Pesquisar
Leucopenia + linfocitose	Infecções virais
Linfocitose + atipia	Síndrome da mononucleose infecciosa, infecção pelos vírus da hepatite A ou B
Eosinofilia	Infecções por helmintos, *larva migrans* visceral, esquistossomose, toxocaríase, periarterite nodosa, reações de hipersensibilidade, leucemia eosinofílica
Pancitopenia	Calazar, leucemia, doenças com hiperesplenismo, processos invasivos da medula óssea

Vale lembrar que células leucêmicas podem ser encontradas precocemente no sangue periférico de crianças com leucemia linfocítica aguda, porém, o hemograma inicial pode ser normal. Se houver suspeita clínica de leucemia e/ou se a hepatoesplenomegalia for persistente, recomenda-se repetir o hemograma após uma ou mais semanas. Sempre que for detectada plaquetopenia, leucopenia persistente ou houver suspeita de doença neoplásica, está indicada a realização do mielograma.

A atividade das aminotransferases está aumentada na maioria das doenças que acometem o fígado, e a elevação dessas enzimas é indicador sensível de lesão hepatocelular, embora ofereça pouca informação quanto à possível etiologia do problema. Os aumentos mais acentuados ocorrem nas lesões hepatocelulares agudas (hepatites virais e tóxicas). Nas doenças hepáticas crônicas e nas obstruções de vias biliares intra e extra-

-hepáticas, o aumento das aminotransferases é menos importante. A transaminase glutâmico-pirúvica encontra-se em maior quantidade no fígado do que em outros órgãos, sendo, portanto, mais específica para avaliar lesões hepáticas do que a transaminase glutâmico-oxaloacética. Sempre que houver elevação de aminotransferases, recomenda-se pesquisar hepatite por vírus A e B, mesmo na ausência de icterícia, pois muitas vezes a hepatite viral na infância ocorre na forma anictérica. O nível de elevação das aminotransferases não se correlaciona com a gravidade da lesão hepatocelular. Está indicado acompanhamento clínico e laboratorial da criança que apresenta transaminases aumentadas, com repetição do exame após duas a quatro semanas para verificar a evolução do quadro.

A ultrassonografia abdominal é um exame geralmente acessível na prática clínica e pode fornecer dados importantes na abordagem das hepatoesplenomegalias. Nas fases iniciais da investigação laboratorial, esse exame pode esclarecer algumas dúvidas quanto à palpação abdominal, avaliando se realmente está ocorrendo aumento do fígado e/ou do baço e permitindo diferenciar aumentos generalizados de processos expansivos localizados como abscessos, cistos e tumores. Além disso, a ultrassonografia abdominal permite a análise do calibre e da permeabilidade dos vasos sanguíneos e das vias biliares, identificando a presença e o nível de obstruções. Mesmo no recém-nascido, é possível a visualização da vesícula biliar. A ultrassonografia também é útil para a detecção de pequenos volumes de líquido ascítico, na visualização de cálculos biliares e na avaliação de adenomegalias profundas associadas à hepatoesplenomegalia. Outros exames, como a tomografia computadorizada e a ressonância magnética, só devem ser solicitadas nas fases mais avançadas da abordagem diagnóstica para a identificação mais adequada de lesões focais como tumores, cistos e abscessos.

Na maioria das vezes, ainda que esses exames não levem a um diagnóstico definitivo para o quadro de hepatoesplenomegalia, o bom estado da criança, o desaparecimento da febre e a evolução favorável são tranquilizadores para que se possa fazer o acompanhamento ambulatorial, sem necessidade de internação ou de exames mais invasivos, como o mielograma ou a biópsia hepática. Porém, nas crianças com evolução clínica insatisfatória, com indícios de acometimento de outros órgãos ou sistemas ou que apresentem hepatoesplenomegalia persistente (por mais de dois meses) ou volumosa, recomenda-se aprofundar a investigação, repetindo o hemograma e realizando as provas de função hepática, sorologias, mielograma e outros exames que serão solicitados para a investigação das hipóteses diagnósticas mais prováveis em cada caso. Alguns desses exames são discutidos a seguir.

Crianças que apresentam hepatoesplenomegalia persistente associada a outros sinais/sintomas e alterações laboratoriais, que sugiram doenças específicas como doenças metabólicas ou hepatopatias crônicas, devem ser referidas ao especialista para investigação.

Provas da função hepática – vários testes podem ser utilizados para avaliar as diferentes funções do fígado. Nas fases iniciais da abordagem do diagnóstico diferencial das hepatoesplenomegalias, utiliza-se, geralmente, um conjunto de exames que sejam sensíveis para detectar alterações nas principais funções hepáticas. Os mais utilizados são a eletroforese de proteínas, a dosagem de enzimas hepáticas e bilirrubinas, o coagulograma e o colesterol. Exames mais específicos são solicitados quando já existe alguma suspeita de hepatopatia.

A eletroforese de proteínas e o coagulograma avaliam uma função importante do fígado, que é a síntese da maioria das proteínas circulantes e dos fatores de coagulação. Na eletroforese de proteínas, a fração correspondente à albumina é homogênea e pode estar diminuída (< 3,5mg/dl) nas lesões hepáticas graves como hepatite crônica ativa, cirrose e desnutrição. Nessas condições, a redução dos níveis ocorre lentamente, enquanto nos casos de perda, como na síndrome nefrótica, isso se instala rapidamente. A diminuição dos níveis de albumina sérica associada à elevação do tempo de protrombina é considerada fator de mau prognóstico nas doenças hepáticas. As frações alfa e betaglobulinas são heterogêneas, pois diferentes proteínas migram nessas faixas e costumam estar elevadas em doenças inflamatórias agudas e crônicas, nas neoplasias e também nas colestases pelo aumento das lipoproteínas.

Como 85 a 90% da fração alfa-1-globulina é composta pela alfa-1-antitripsina, a diminuição dos níveis nessa fração é altamente sugestiva da deficiência de alfa-1-antitripsina e estaria indicada a realização de exames específicos para a confirmação do diagnóstico. A fração das gamaglobulinas pode estar elevada nas seguintes situações: desnutrição crônica, hepatite crônica, calazar, infecções fúngicas sistêmicas, esquistossomose, toxocaríase, linfomas, endocardite bacteriana, colagenoses e síndrome da imunodeficiência adquirida (Aids).

Vários fatores de coagulação são produzidos pelo fígado como fibrinogênio, protrombina, fatores V, VII, IX, X e outros. Nas hepatopatias, os distúrbios da coagulação podem ocorrer por vários mecanismos. Por meio da dosagem de algumas enzimas produzidas pelo fígado, podem-se obter padrões sugestivos do tipo de acometimento hepático. Assim, alterações das aminotransferases indicam lesão hepatocelular, enquanto as dosagens da fosfatase alcalina (FA), da gamaglutamiltransferase (gama-GT) e da 5-nucleotidase têm significado semelhante na avaliação dos processos colestáticos.

A fosfatase alcalina de origem hepática (que deve ser diferenciada na elevação total da enzima) aumenta nos processos de colestase intra ou extra-hepáticos; geralmente, os níveis mais elevados dessa enzima correlacionam-

-se com doença obstrutiva biliar. Em crianças, os níveis de fosfatase alcalina são duas a três vezes maiores do que em adultos. Aumentos acentuados de fosfatase alcalina, não acompanhados por elevação correspondente de transaminases, devem levar à suspeita de processos hepáticos de caráter obstrutivo ou infiltrativo. Nos quadros obstrutivos, frequentemente ocorre aumento de bilirrubinas e clinicamente podem-se encontrar icterícia e queixa de prurido. A gama-GT pode elevar-se nas colestases intra e extra-hepáticas, nas neoplasias, com o uso de algumas medicações como acetominofeno e fenobarbital, nas pancreatites, na artrite reumatoide ou com o uso de álcool etílico. A gama-GT aumenta de forma paralela à fosfatase alcalina nas doenças obstrutivas hepáticas. Na prática clínica, nas fases iniciais de investigação da função hepática, os exames mais acessíveis são a dosagem da fosfatase alcalina e da gama-GT.

A desidrogenase láctica (DHL) é outra enzima cuja dosagem é utilizada na avaliação da função hepática e pode estar elevada em diversos processos, como doenças hepáticas, cardíacas (infarto e insuficiência cardíaca congestiva), hematológicas (anemias hemolíticas, megaloblástica, leucemias e linfomas), na pancreatite, na mononucleose infecciosa e durante o uso de algumas drogas (esteroides anabolizantes, anestésicos, aspirina e sulfametoxazol). Geralmente, ocorrem grandes aumentos das dosagens séricas da DHL quando existe comprometimento hepatocelular grave e nas doenças que acometem áreas centrolobulares. A dosagem de isoenzimas permite uma avaliação mais específica quanto à origem da enzima, sendo as frações 4 e 5 originárias do fígado ou do músculo esquelético. Na hepatite viral aguda, na icterícia obstrutiva, na cirrose hepática e em anemias hemolíticas por esferocitose ou eliptocitose geralmente essa enzima está duas a três vezes aumentada em relação ao padrão de normalidade. Na anemia falciforme e na *talassemia major*, observam-se aumentos entre três e cinco vezes, enquanto valores mais elevados (entre 5 e 10 vezes em relação ao padrão) estão mais associados a processos neoplásicos e a alguns erros inatos do metabolismo, como doenças de Gaucher e Dubin-Johnson e hemocromatoses. Na mononucleose infecciosa com acometimento hepático, o aumento da DHL é muito maior do que o das aminotransferases, enquanto nas hepatites A, B ou C ocorre o inverso.

O colesterol participa de várias funções no organismo, entre elas na síntese de ácidos biliares, de hormônios esteroides e das membranas celulares. As concentrações muito elevadas de colesterol costumam estar associadas a processos colestáticos intra e extra-hepáticos, à cirrose biliar primária e à hipoalbuminemia (como ocorre na síndrome nefrótica). Por outro lado, nas doenças hepáticas agudas, como hepatite, normalmente se observa queda na concentração de colesterol.

Em relação à dosagem das bilirrubinas, o aumento de bilirrubina não conjugada (indireta) é sugestivo de doença hemolítica, e o de bilirrubina conjugada (direta), de doença hepática. Considera-se que os níveis de bilirrubina direta acima de 20% do total são sugestivos de colestase. As maiores elevações de bilirrubina direta costumam estar associadas a processos com obstrução ao fluxo biliar.

Reações sorológicas – devem ser solicitadas sempre que houver suspeita de infecções congênitas ou da "síndrome da mononucleose infecciosa" (hepatoesplenomegalia febril acompanhada por adenomegalia e precedida por quadro gripal). Quando o hemograma revelar linfocitose com atipia superior a 10%, recomendam-se realizar as reações sorológicas para mononucleose, citomegalovírus, hepatite A e toxoplasmose, pois na maioria das vezes é impossível fazer a distinção clínica entre essas doenças. Outras reações sorológicas podem ser solicitadas, dependendo da faixa etária e/ou estado vacinal, como rubéola, hepatite B, herpesvírus. O quadro de hepatoesplenomegalia febril associado à "síndrome da mononucleose" geralmente se resolve espontaneamente em três ou quatro semanas, mas às vezes é mais prolongado, especialmente na toxoplasmose. A indicação das reações sorológicas dependerá naturalmente da evolução clínica e dos recursos disponíveis. Havendo regressão espontânea dos sintomas após o resultado dos exames iniciais, é discutível a indicação das reações sorológicas, pois geralmente o diagnóstico sorológico não leva a alterações na conduta, embora possa ser útil nas orientações aos contatantes. Quando o hemograma revelar eosinofilia acima de 20%, recomenda-se fazer a reação sorológica específica para toxocaríase.

Nas crianças com hepatoesplenomegalia febril ou afebril, que não apresentem boa evolução clínica, recomenda-se também a realização da sorologia para HIV, mesmo na ausência de dados epidemiológicos sugestivos, pois, na síndrome da imunodeficiência adquirida, entre as principais formas de apresentação clínica, encontram-se a hepatoesplenomegalia e/ou a adenomegalia acompanhadas ou não por outros sinais e sintomas.

Exame de fundo de olho – deve ser solicitado sempre que houver suspeita de infecções congênitas ou de doenças de depósito. A presença de mácula em cereja é encontrada em aproximadamente 50% das crianças com doença de Niemann-Pick.

Exame radiológico do tórax – deve ser solicitado quando houver suspeita de tuberculose (associado à reação de Mantoux), fibrose cística ou infecções fúngicas. A presença de comprometimento do parênquima pulmonar associado à adenomegalia hilar reforça a hipótese de tuberculose, entretanto, o aumento de linfonodos aparece também nos linfomas, infecções fúngicas disseminadas e na Aids. Hussey et al. referem que 82% das crianças com tuberculose miliar apresentam hepatomegalia; 54%, esplenomegalia; e 46%, linfadenopatia. A grande maioria dessas crianças é desnutrida (91%) e a radiografia de tórax apresenta o padrão miliar característico.

Mielograma e outras biópsias – o mielograma deve ser indicado para toda criança com pancitopenia, sendo um exame útil no diagnóstico de neoplasias, leishmaniose, doenças fúngicas e doenças de depósito. Na suspeita dessas doenças, recomenda-se realizar o mielograma mesmo que ao hemograma não se constate pancitopenia. A biópsia hepática, em algumas situações, é padrão-ouro de diagnóstico e a esplênica geralmente é evitada pelo risco de sangramentos, porém a decisão sobre tais procedimentos necessita de avaliação especializada.

BIBLIOGRAFIA

1. Aach RD. Viral hepatitis due to hepatitis viruses A-E and GB virus. In: Feigin RD, Cherry DC, Demmler GJ, Kaplan SL (eds.). Textbook of pediatric infectious diseases. 5th ed., Philadelphia: Saunders; 2004.p.612. • 2. Azevedo RA, Farhat CK. Hepatites virais. In: Farhat CK, Carvalho LHFR, Succi RCM (coord.). Infectologia pediatrica. 3ª ed., São Paulo: Atheneu; 2007.p.611. • 3. Bass JW, Vicent JM, Person DA. The expanding spectrum of Bartonella infections: II. Cat-scratch disease. Pediatr Infect Dis J 1997;16:163. • 4. Bates MD, Ballstreri A. Desenvolvimento e função do fígado e sistema biliar. In: Behrman RE, Kliegman RM, Nelson WE, Vaughan VC (eds.). Nelson textbook of pediatrics. 17th ed., Elsivier; 2005.p.1389. • 5. Batts S, Demers DM. Spectrum and treatment of cat-scratch disease. Pediatr Infect Dis J 2004;23:1161. • 6. Behrman RE, Kliegman RM, Nelson WE, Vaughan VC. Nelson textbook of pediatrics. 19th ed., Philadelphia: Saunders; 2005. • 7. Bell BP, Shapiro CN, Margolis HS. Hepatitis A virus. In: Feigin RD, Cherry DC, Demmler GJ, Kaplan SL (eds.). Textbook of pediatric infectious diseases. 5th ed., Philadelphia: Saunders; 2004.p.1865. • 8. Boyer KM, Remington JS, McLeod RL. Toxoplasmosis. In: Feigin RD, Cherry DC, Demmler GJ, Kaplan SL (eds.). Textbook of pediatric infectious diseases. 5th ed., Philadelphia: Saunders; 2004.p.2473. • 9. Bricks LF, Kobinger MEBA. Hepatoesplenomegalia. In: Sucupira ACSL, Bricks LF, Kobinger MEBA, Saito MI, Zuccolotto SMC (coords.). Pediatria em consultorio. 4ª ed., São Paulo: Sarvier; 2000.p.165. • 10. Bricks LF, Kobinger MEBA. Hepatoesplenomegalia. In : Marcondes E, Vaz FAC, Ramos JLA, Okay Y (eds.). 9ª ed., Pediatria básica tomo I. São Paulo: Sarvier; 2002.p.224. • 11. Bricks LF, Cocozza AM, Resegue R, Sucupira ACL, Rodrigues D, Kobinger MEBA, Bourroul ML, Zuccolotto SM, Bresolin AMB. Experience in the evaluation of children with hepatosplenomegaly at a teaching ambulatory. São Paulo, Brazil: Rev Inst Med Trop 1998;40:269. • 12. Carvalho LHFR, Campeas AE, Campeas MVS. Mononucleose infecciosa. In: Farhat CK, Carvalho LHFR, Succi RCM (coords.) Infectologia pediatrica. 3ª ed., São Paulo: Atheneu; 2007.p.675. • 13. Demmler GJ. Cytomegalovirus. In: Feigin RD, Cherry DC, Demmler GJ, Kaplan SL (eds.). Textbook of pediatric infectious diseases. 5th ed., Philadelphia: Saunders; 2004.p.1732. • 14. French J, Camitta BM. Esplenomegalia. In: Behrman RE, Kliegman RM, Nelson WE, Vaughan VC (eds.). Nelson textbook of pediatrics. 17th ed., Elsivier; 2005.p.1779. • 15. Jones JF. A perspective of Epstein-Barr virus diseases. Adv Pediatr 1989;36:307. • 16. Ministério da Saúde. Hepatites virais: o Brasil está atento. Secretaria de Vigilância em Saúde. Departamento de Vigilância Epidemiológica. 3ª ed., Brasilia: Ministério da Saúde; 2008. • 17. Lanzkowsky P. Lymphadenopathy and splenomegaly. In: Lanzkowsky P (ed.). Manual of pediatric hematology and oncology. 4th ed., Amsterdam: Elsivier; 2005. p.363. • 18. Larsen CE, Patrick LE. Abdominal (liver, spleen) and bone manifestations of cat scratch disease. Pediatr Radiol 1992;22:353. • 19. Link MP, Donaldson SS. The lymphomas and lymphoadenopathy. In: Nathan DG, Orkin SH, Ginsburg D, Look AT. Nathan and Oski's hematology of infancy and childhood. 6th ed., Philadelphia: W.B. Saunders; 2003.p.1334. • 20. Marques HHS, et al. HIV na criança. Programa Estadual DST/AIDS – SP.; 1998.p.1. • 21. Marques HHS. Quando o pediatra deve suspeitar de infecção pelo HIV. Pediatria (São Paulo) 2007;29:9. • 22. Ng LV, Balistreri A. Manifestações de doença do fígado. In: Behrman RE, Kliegman RM, Nelson WE, Vaughan VC (eds.). Nelson textbook of pediatrics. 17th ed., Elsivier; 2005.p.1393. • 23. Succi RCM. Síndrome da imunodeficiência adquirida. In: Farhat CK, Carvalho LHFR, Succi RCM (coords.). Infectologia pediátrica. 3ª ed., São Paulo: Atheneu; 2007.p.733.

24 PÚRPURA

Ana Paula Scoleze Ferrer

Púrpura, equimoses e petéquias são queixas frequentes em Pediatria, tanto em atendimento de urgência como em ambulatório. Na grande maioria, elas não têm significado clínico e estão associadas a traumatismos das atividades do dia a dia de crianças e adolescentes. No entanto, várias são as doenças que podem cursar com lesões purpúricas. A gravidade, o prognóstico e o tratamento variam conforme a etiologia, sendo importante o pediatra estar apto a realizar a abordagem diagnóstica, o tratamento em algumas situações mais frequentes e a identificar a necessidade de consulta com especialista, quando necessário. Além disso, o pediatra não pode se esquecer de pensar, em várias situações, na possibilidade de maus-tratos com agressão física, uma situação de risco para a criança e que demanda abordagem específica.

A realização de anamnese detalhada e de exame físico completo dão indícios sobre a etiologia. Do ponto de vista laboratorial, geralmente a realização de hemograma completo e provas de coagulação são suficientes para o diagnóstico das doenças mais frequentes como causa de púrpura na infância e na adolescência.

DEFINIÇÃO

Púrpura é um sinal clínico que resulta do extravasamento do sangue dos vasos para dentro da pele ou das membranas mucosas. Portanto, as lesões purpúricas não desaparecem com a digitopressão.

Apesar de as lesões serem chamadas genericamente de púrpura, elas podem ser classificadas de acordo com seu tamanho em: petéquias (lesões menores que 2mm), púrpuras (de 2mm a 1cm) e equimoses (maiores que 1cm).

ABORDAGEM DIAGNÓSTICA

Como a queixa de sangramento é relativamente comum e nem todos os tipos de sangramento necessitam ser investigados, o primeiro passo é saber se a queixa da criança pode representar um distúrbio hemorrágico e, portanto, necessita ser mais bem avaliada. Para identificar os casos que demandam investigação, o tipo de sangramento deve preencher um dos seguintes critérios:

- sangramentos que ocorrem em vários locais concomitantemente;
- os que ocorrem em locais não sujeitos a traumatismos;

- aqueles de intensidade e/ou duração desproporcionais ao fator desencadeante (traumatismo, cirurgias, extrações dentárias, perdas menstruais, entre outros);
- os recidivantes;
- quando houver outros sinais e/ou sintomas associados não atribuíveis ao sangramento e seu desencadeante;
- quando houver história familiar de distúrbio hemorrágico.

A caracterização detalhada do quadro clínico traz informações importantes que indicam a provável etiologia, dirigindo o raciocínio diagnóstico e apontando para a necessidade de investigações mais detalhadas e de avaliação por um especialista. Dessa forma, a anamnese deve ser cuidadosa e pormenorizada nos seus vários aspectos e o exame físico deve ser completo.

ANAMNESE

Além da completa caracterização do quadro clínico, é importante, em algum momento da primeira consulta ambulatorial, identificar as preocupações e os medos dos pais e do paciente em relação ao problema de saúde que está apresentando, permitindo que eles tenham espaço para falar e serem escutados a respeito do sofrimento inerente ao processo de adoecer.

Caracterização dos episódios de sangramento

Idade de início – quadros que se iniciam no período neonatal podem representar uma doença congênita, como a trombocitopenia amegacariocítica congênita, a síndrome TAR (trombocitopenia com agenesia do rádio), infecções congênitas, uso de medicações pela mãe durante a gestação e doenças maternas como o lúpus eritematoso sistêmico (LES) e a púrpura trombocitopênica idiopática materna. Vale lembrar que algumas doenças hereditárias podem manifestar-se apenas mais tardiamente, como é o caso da hemofilia, por exemplo. Por outro lado, a púrpura trombocitopênica imune, também conhecida como púrpura trombocitopênica idiopática (PTI), costuma acometer crianças na idade pré-escolar, enquanto a púrpura de Henoch-Schönlein (PHS) aparece na faixa etária entre 2 e 11 anos.

Modo de início – também pode trazer indícios para o diagnóstico etiológico. Assim, a PTI, a PHS, os sangramentos causados por uso de medicações e aqueles de causas mecânicas, como tosse e vômitos intensos, iniciam-

-se abruptamente, enquanto as coagulopatias geralmente provocam sangramentos recorrentes e que podem ser de início insidioso.

Local do sangramento – costuma variar conforme a etiologia, sendo cutaneomucoso nas alterações plaquetárias e na doença de von Willebrand, enquanto nas hemofilias os sangramentos podem ser intra-articulares e/ou intramusculares. Na PHS, as lesões predominam em membros inferiores e nádegas e nos lactentes com esse diagnóstico é comum a ocorrência de edema subcutâneo doloroso, principalmente em mãos e pés, podendo ser a única manifestação da doença nessa faixa etária.

Fator desencadeante – deve-se pesquisar a presença de causas mecânicas (tosse e/ou vômitos intensos), doenças virais ou vacinação com vírus vivos, que costumam preceder os casos de PTI e uso de medicações, as quais podem afetar a hemostasia por diferentes mecanismos: aplasia medular (cloranfenicol, difenil-hidantoína, indometacina), plaquetopenia e alterações de função plaquetária (digoxina, ácido acetilsalicílico, indometacina, ampicilina, gentamicina, penicilina cristalina, furosemida, nitrofurantoína, propranolol, difenidramina), antagonistas da vitamina K (salicilatos, fenitoína, dicumarínicos) e alterações vasculares (corticoides, iodetos, penicilina, hidrato de cloral e sulfonamidas).

Outros sintomas associados – é fundamental que a pesquisa seja bastante cuidadosa, pois os sintomas associados podem indicar a presença de doenças mais graves. Assim, febre, acometimento do estado geral e dores ósseas podem apontar para leucemias e doenças de infiltração medular; dor abdominal, artralgia e sangramento digestivo podem ocorrer na PHS; e a ausência de outros sinais e sintomas, exceto a púrpura, indicam PTI.

Antecedentes mórbidos pessoais

Pesquisar a presença de doenças genéticas (síndrome de Ehlers-Danlos, telangiectasia hemorrágica hereditária, síndrome de Marfan) que podem apresentar púrpura por alteração vascular e verificar se a criança já apresentou algum sangramento quando submetida a algum tipo de intervenção cirúrgica, como extração dentária, e se já houve necessidade prévia de hemoderivados.

Antecedentes mórbidos familiares

Também podem ser bastante elucidativos, seja pelo conhecimento prévio de algum distúrbio hemorrágico geneticamente determinado, como nos casos das hemofilias, seja pela ocorrência de sangramentos em familiares, como, por exemplo, história materna de metrorragia de etiologia não esclarecida que pode sugerir o diagnóstico de doença de von Willebrand. Lembrar que o antecedente familiar negativo para doenças hemorrágicas não exclui o diagnóstico de doença hereditária, sendo que um terço dos hemofílicos não tem antecedente familiar de hemofilia.

Rotina de vida e composição familiar

Deve-se procurar conhecer a família, o que implica perguntar sobre sua composição e as relações entre seus membros. É importante identificar na dinâmica familiar quem cuida da criança, nos diversos períodos do dia, e as atividades realizadas pela criança, como, por exemplo, a prática de esportes que predisponham a traumatismos. O conhecimento sobre as relações familiares e quem cuida da criança é fundamental na suspeita de violência física contra ela (ver capítulo Violências contra crianças e adolescentes).

EXAME FÍSICO

Ao exame físico (Quadro II-20), é importante a avaliação das lesões hemorrágicas, se presentes no momento da consulta, quanto aos locais acometidos, tamanho, se são palpáveis ou não. Outras manifestações, além dos sangramentos, devem ser pesquisadas, como comprometimento do estado geral, presença de hepato e/ou esplenomegalia, linfadenomegalias, sinais de hepatopatia, artrites e sinais e comportamentos da criança que sugiram maus-tratos. Deve-se aferir a pressão arterial. Se a criança vier com sangramento ativo importante, verificar os sinais vitais e de sangramento em sistema nervoso central.

AVALIAÇÃO LABORATORIAL

Os exames laboratoriais devem ser interpretados em conjunto com os dados clínicos obtidos na história e no exame físico. De modo geral, o hemograma completo e os testes de coagulação são suficientes para o diagnóstico do distúrbio hemorrágico. O quadro II-21 sumariza os achados laboratoriais e os prováveis diagnósticos etiológicos. Exames mais específicos como mielograma, testes de agregação plaquetária, dosagem de fatores de coagulação são indicados pelo hematologista, após a abordagem diagnóstica inicial realizada pelo pediatra.

Hemograma

O hemograma completo, além do número de plaquetas, fornece dados das outras linhagens celulares. Dessa forma, uma criança com plaquetopenia isolada, provavelmente tem PTI, mas se forem encontradas alterações significativas nas séries vermelha e branca devem-se descartar quadros mais graves como leucemias, aplasia medular e quadros infecciosos. Também deve ser realizado o esfregaço periférico, que permite a análise da morfologia celular, presença de atipias, presença de fragmentação eritrocitária, podendo fornecer dados importantes para o raciocínio diagnóstico, como, por exemplo, o encontro de blastos levando ao diagnóstico de leucemias, de neutrofilia e granulações tóxicas que podem estar presentes em quadros sépticos e de esquizócitos, sugerindo o diagnóstico de síndrome hemolítico-urêmica. É importante lembrar que a contagem automatizada do número de plaquetas pode revelar falsamen-

Quadro II-20 – Achados de exame físico e possíveis etiologias do distúrbio hemorrágico.

Características da lesão	
Púrpura palpável em membros inferiores e nádegas, sangramento digestivo, hematúria	Púrpura de Henoch-Schönlein
Hemartroses	Hemofilias
Hematomas apenas em membros	Traumatismo
Petéquias apenas em face e pescoço	Aumento da pressão intravascular local (tosse intensa, vômitos, choro, asfixia)
Petéquias, equimoses em criança com bom estado geral	Púrpura trombocitopênica idiopática, Doença de von Willebrand
Hemorragias difusas	Coagulação intravascular disseminada, sepse
Outras manifestações	
Febre	Infecções, neoplasias
Hipertensão arterial	Doenças renais
Artrite, edema subcutâneo doloroso principalmente em mãos e pés, edema escrotal, dor abdominal	Púrpura de Henoch-Schönlein
Palidez, hepatoesplenomegalia, linfadenomegalia, dores ósseas	Neoplasias
Icterícia, hepatoesplenomegalia, eritema palmar, circulação colateral em abdome	Hepatopatias

Modificado de Leung, Alexander et al. (2001).

Quadro II-21 – Achados laboratoriais e possíveis etiologias dos distúrbios hemorrágicos.

Exame laboratorial				Diagnóstico
Nº de plaquetas	TS	TP	TTPa	
↓	N↑	N	N	Plaquetopenias
N	↑	N	N	Disfunção plaquetária Alterações vasculares
N	N	↑	N	Deficiência de vitamina K Hepatopatias Deficiência de fator VII
N	N	N	↑	Deficiência de vitamina K Hepatopatias Hemofilias A e B Deficiência de fator XI
N	N	↑	↑	Deficiência de vitamina K Hepatopatias Deficiência de fibrinogênio
N	↑	N	↑	Doença de von Willebrand
↓	N↑	↑	↑	Hepatopatias, CIVD
N	N	N	N	Deficiência de fator XIII Alterações vasculares

N = normal; ↓ = diminuído; ↑ = aumentado; TS = tempo de sangramento; TP = tempo de protrombina; TTPa = tempo de tromboplastina parcial ativada; CIVD = coagulação intravascular disseminada. Modificado de Petlik.

te um número baixo de plaquetas (**pseudoplaquetopenia**), se a amostra foi colhida em tubo contendo EDTA como anticoagulante. Nesses casos, a avaliação do esfregaço periférico pode demonstrar o erro e evitar outros exames desnecessários.

Testes de coagulação

Tempo de sangramento (TS) – permite avaliar a hemostasia primária, isto é, o processo de hemostasia que depende da interação entre os vasos e as plaquetas. O método de Ivy, realizado na face anterior do antebraço, é o mais adequado, por ser padronizado. O tempo de coagulação é aumentado nos quadros de plaquetopenia, alteração da função plaquetária, alterações do fibrinogênio, doença de von Willebrand, uso de anti-inflamatórios não hormonais, uremia e mielomas.

Tempo de protrombina (TP) – permite avaliar a formação do complexo protrombínico (fatores V, VII e X), da protrombina (fator II) e do fibrinogênio, portanto avalia a via extrínseca e a via comum da cascata de coagulação. O TP está aumentado na deficiência dos fatores II, V, VII e X, na deficiência de vitamina K (pois os fatores envolvidos são dependentes da vitamina K), em hepatopatias e na presença de anticoagulantes.

Tempo de tromboplastina parcial ativada (TTPa) – por meio desse exame pode-se avaliar a via intrínseca e a via comum da cascata de coagulação. Portanto, está aumentado nas deficiências dos fatores VIII, IX, XI (via intrínseca) e dos fatores II, V e X (via comum), na deficiência de vitamina K (por afetar os fatores II, IX e X), nas hepatopatias e na presença de inibidores como heparina, antifator VIII e antifosfolipídio.

Tempo de trombina (TT) – permite avaliar a conversão do fibrinogênio em fibrina, encontrando-se aumentado nas seguintes situações: doenças do fibrinogênio (diminuição ou fibrinogênio anormal), presença de heparina e de inibidores da polimerização da fibrina.

Não é incomum que o pediatra, em seu exercício clínico, depare-se com uma criança que apresenta alteração de coagulograma (aumento discreto de TTPa e/ou TP e/ou TT). Nesse caso, é fundamental que faça uma anamnese detalhada, para procurar a presença de dados que sugiram alguma doença, como história familiar, sinais ou sintomas específicos de alguma doença de base que possa levar a distúrbios de coagulação, entre outros. É importante lembrar que a principal causa de alteração laboratorial é erro na coleta do exame, devido à presença de contaminação da amostra com heparina. Assim, diante de um exame alterado, em criança sem história clínica compatível, deve-se coletar nova amostra.

Outros exames

A necessidade de coleta de outros exames vai depender dos achados clínicos e laboratoriais. Por exemplo, infecções virais como mononucleose infecciosa, citomegalovírus e rubéola podem ser causas de plaquetopenia que se diferenciam da PTI pela presença de sinais e sintomas sistêmicos. Nesses casos, pode ser necessária a coleta de sorologias específicas. Merece particular atenção o diagnóstico diferencial entre a PTI e a infecção pelo vírus da imunodeficiência humana (HIV), uma vez que plaquetopenia pode ser a manifestação inicial desses pacientes. Nesse sentido, é importante que a anamnese seja cuidadosa e detalhada na pesquisa tanto de fatores de risco como de sinais clínicos que possam indicar a infecção pelo HIV. Em relação aos fatores de risco para a infecção pelo HIV, deve-se investigar o período pré e perinatal, pelo risco de transmissão vertical, e perguntar sobre antecedente de transfusão de hemoderivados, além da drogadição e atividade sexual entre os pacientes adolescentes. Sempre que houver história positiva ou dúvidas em relação à possibilidade de infecção pelo HIV, a sorologia deve ser solicitada.

O mielograma era realizado para todas as crianças com PTI, particularmente quando se indicava corticoterapia. Porém, atualmente, os centros de hematologia, baseados em estudos retrospectivos, não têm indicado esse exame para todas as crianças. Esses estudos mostraram que todas as crianças com plaquetopenia secundária a doenças de medula óssea apresentavam algum dado clínico ou alteração laboratorial que orientavam para o diagnóstico. Assim, as indicações de realização de mielograma em crianças com plaquetopenia são: 1. presença de achados clínicos ou laboratoriais não compatíveis com a PTI clássica (exemplos: presença de hepatoesplenomegalia, dores ósseas ou articulares, febre, emagrecimento, hemograma com alteração da série branca, alterações ao esfregaço periférico etc.); 2. trombocitopenia persistente por mais de seis meses; e 3. evolução clínica inconsistente com a história natural da PTI.

Outros exames como dosagem de fatores de coagulação, pesquisa de fatores de inibição, avaliação de função plaquetária, entre outros, são indicados pela suspeita clínica.

Portanto, a realização de outros exames, que não o hemograma e os testes de coagulação, geralmente é decidida após a avaliação conjunta com um especialista, como será discutido adiante.

A figura II-9 apresenta um algoritmo que auxilia no diagnóstico da etiologia dos distúrbios hemorrágicos na infância.

FORMAS CLÍNICAS

Neste capítulo, optou-se por abordar as doenças mais frequentes, de acordo com o mecanismo de hemostasia comprometido, por se considerar esse um modo didático para o pediatra conduzir o raciocínio clínico.

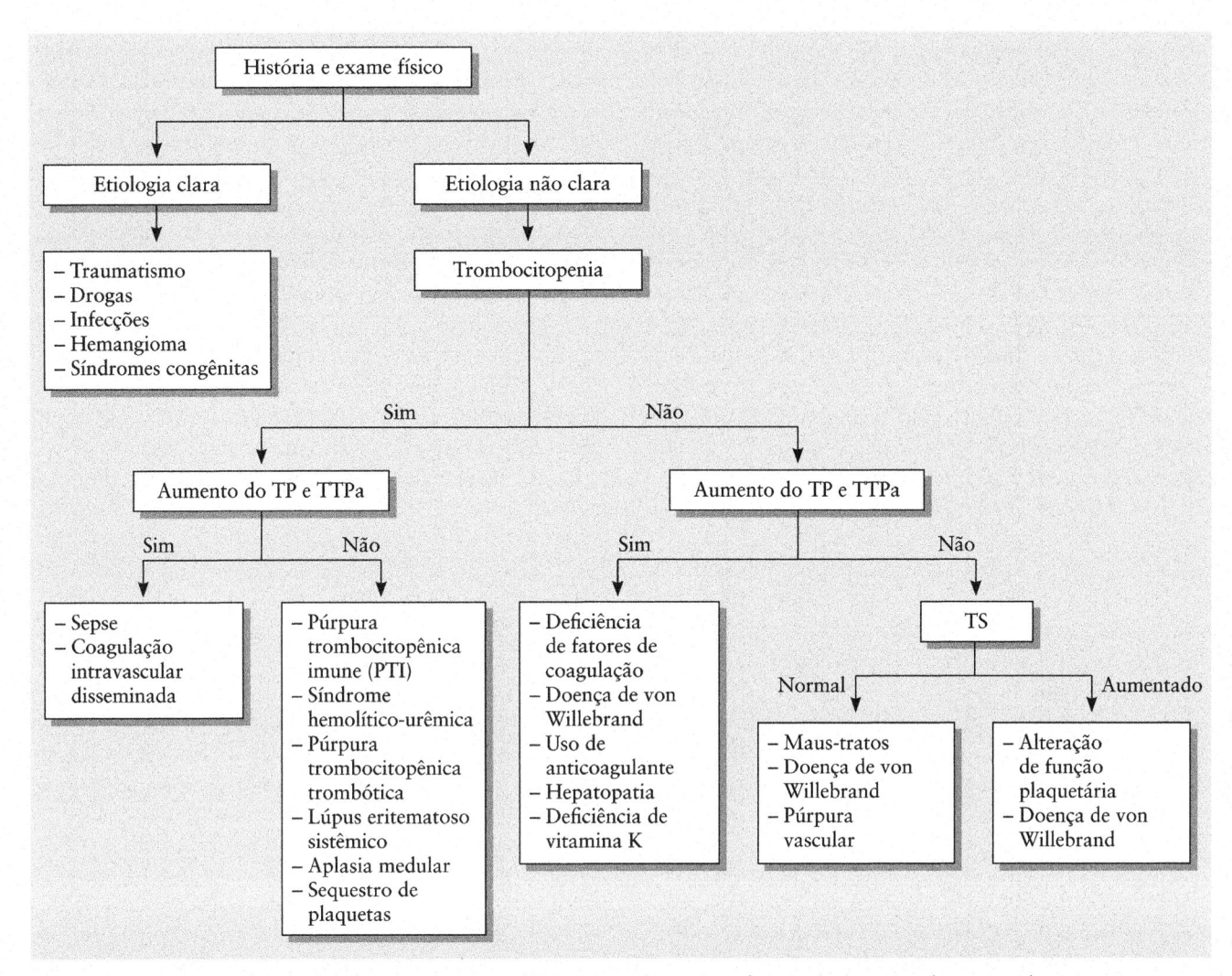

Figura II-9 – Algoritmo para o diagnóstico dos distúrbios hemorrágicos na infância. TP = tempo de protrombina; TTPa = tempo de tromboplastina parcial ativada; TS = tempo de sangramento. Adaptado de Leung, Alexander et al. (2001).

Hemostasia é um conjunto de mecanismos que ocorrem no organismo para manter o sangue dentro dos vasos, mesmo após lesão vascular. Esses mecanismos envolvem os vasos propriamente ditos, as plaquetas e os fatores de coagulação. Alteração em qualquer um desses mecanismos de hemostasia pode resultar em extravasamento de sangue e, consequentemente, em púrpura.

ALTERAÇÕES VASCULARES

Fazem parte de uma série de doenças, tanto congênitas como adquiridas. Nas púrpuras secundárias a doenças com comprometimento vascular, tanto o número de plaquetas como os testes de coagulação são normais e o diagnóstico é basicamente clínico.

Púrpura de Henoch-Schönlein – é a doença mais comum nesse grupo (também conhecida como púrpura não trombocitopênica, púrpura anafilactoide ou púrpura alérgica), uma vasculite de pequenos vasos por depósito de IgA. É a vasculite mais comum na infância. Acomete principalmente o sexo masculino (na proporção 2:1), entre 2 e 11 anos de idade. A etiologia é desconhecida, mas geralmente é desencadeada por infecções de vias aéreas superiores, principalmente as estreptocócicas, ou por outros fatores que estimulem o sistema imunológico, como vacinas, picadas de insetos e uso de medicamentos. O quadro clínico clássico é de febre, mal-estar e lesões purpúricas. As lesões purpúricas acometem 100% dos casos, sendo a manifestação inicial em metade deles. As lesões são palpáveis, indolores, simétricas, acometendo principalmente os membros inferiores e as nádegas, devido à maior pressão intravascular, mas os membros superiores, o tronco e a face também podem estar acometidos. Em lactentes, é comum a ocorrência de edema subcutâneo doloroso, principalmente em mãos e pés, podendo ser a única manifestação da PHS nessa faixa etária. A vasculite pode acometer outros órgãos, como rins, articulações, sistema gastrintestinal e, mais raramente, sistema nervoso central, testículos e pulmões, provocando outras manifestações clínicas.

O comprometimento renal, que afeta de 10 a 50% dos pacientes com PHS, é o principal determinante do prognóstico a longo prazo. As manifestações de acometimento renal normalmente aparecem nos seis primeiros meses de doença e podem ser: hematúria micro ou macroscópica, proteinúria, síndrome nefrítica, síndrome nefrótica, insuficiência renal e hipertensão arterial sistêmica. A hematúria microscópica e a proteinúria, em nível não nefrótico, são as apresentações mais frequentes e, na maioria das vezes, transitórias. Geralmente duram de três a quatro semanas, podendo chegar a três meses em alguns casos. Porém, alguns pacientes podem evoluir com hematúria e/ou proteinúria persistentes ou com alteração da função renal, por isso, o comprometimento renal é o principal determinante prognóstico da doença. Os fatores que indicam mau prognóstico são a presença de hipertensão arterial e insuficiência renal aguda.

O comprometimento das articulações manifesta-se por artralgia e/ou artrite, geralmente de grandes articulações, migratória e pauciarticular, fazendo parte do diagnóstico diferencial de febre reumática. Porém, ao contrário da febre reumática, a artralgia e a artrite não respondem bem ao ácido acetilsalicílico, além de raramente o quadro articular preceder as manifestações cutâneas. O acometimento articular costuma durar um a dois dias, melhorando espontaneamente, sem deixar sequelas.

Enquanto o acometimento renal é o principal determinante do prognóstico a longo prazo, o comprometimento do trato gastrintestinal é o relacionado à morbidade mais significativa durante a fase inicial da doença. Cerca de metade das crianças apresenta sintomas gastrintestinais: dor abdominal, sangramento, obstrução e invaginação intestinal. A dor é em cólica, de intensidade variável; o sangramento é variável, de imperceptível a casos que necessitam de transfusão sanguínea. A invaginação intestinal é a manifestação gastrintestinal mais grave, apresentando-se por quadro de dor abdominal de início súbito, de forte intensidade, acompanhado por sangue nas fezes e, muitas vezes, de massa palpável em abdome. Deve ser avaliada pelo cirurgião pediátrico a necessidade de intervenção.

A vasculite em outros órgãos é mais rara, mas pode ocorrer, manifestando-se com cefaleia, convulsões, hemiparesia, hemorragia pulmonar e dor e edema testicular.

Como descrito acima, normalmente na PHS o hemograma e as provas de coagulação são normais, mas, conforme o local e a intensidade da vasculite, podem-se encontrar anemia, secundária a sangramentos intensos, e aumento no tempo de tromboplastina parcial ativada (TTPa), se o dano vascular for importante.

Em casos de PHS, é fundamental a realização de urina tipo I, para verificar a presença de hematúria microscópica e/ou proteinúria. É importante salientar que as alterações de sedimento urinário podem não estar presentes aos exames iniciais, vindo a ocorrer posteriormente, geralmente nos seis primeiros meses da doença.

A dosagem de IgA pode estar aumentada nos primeiros três meses da doença, mas sua realização não é necessária para o diagnóstico. A biópsia das lesões de pele mostra presença de vasculite leucocitoclástica em vasos de pequeno calibre, mas não é um exame realizado habitualmente, pois o quadro clínico por si só define o diagnóstico na grande maioria dos casos.

O tratamento e o prognóstico da PHS dependem dos órgãos acometidos. Geralmente, os pacientes apresentam episódio único, mas cerca de 30% dos casos têm recidivas nos dois primeiros anos, principalmente com manifestações na pele ou no trato gastrintestinal.

As manifestações cutâneas da PHS são autolimitadas, podem aparecer em surtos e melhoram espontaneamente em três a oito semanas. Não respondem bem ao uso de anti-histamínicos, anti-inflamatórios e corticosteroides. Recidivas de lesões cutâneas são frequentes, podendo ocorrer anos após o evento inicial. O acometimento articular e o edema subcutâneo devem ser tratados com anti-inflamatórios (naproxeno ou ibuprofeno), enquanto os sintomas durarem. Geralmente, melhoram em um a dois meses. Deve-se evitar o uso de ácido acetilsalicílico pelo risco de aumentar os sangramentos. Nos casos de comprometimento gastrintestinal, indica-se o uso de ranitidina. Porém, se o sangramento intestinal e os sintomas forem intensos, indica-se corticoterapia, com melhor eficácia quanto mais precoce for seu uso.

Há controvérsias na literatura a respeito do uso precoce da corticoterapia como fator protetor ao aparecimento de nefrite a longo prazo. Porém, um estudo prospectivo divulgado pela Sociedade Americana de Nefrologia em 2007 não demonstrou diferenças entre o uso de placebo e o da prednisolona no desenvolvimento de nefrite. Os casos de comprometimento renal mais graves ou persistentes devem ser avaliados pelo nefrologista pediátrico, para verificar a necessidade de tratamento com imunossupressores, gamaglobulina ou plasmaférese.

Outras indicações de emprego de corticosteroide são a presença de orquiepididimite, hemorragia pulmonar e sintomas de acometimento de sistema nervoso central. O corticoide é usado em pulsoterapia intravenosa (metilprednisolona 30mg/kg/dia durante três dias) ou por via oral (prednisona 1 a 2mg/kg/dia durante três a sete dias, seguidos por redução gradativa em duas a três semanas).

Quando houver dúvidas em relação à necessidade de tratamento e de corticoterapia, o pediatra deve solicitar o auxílio de um reumatologista pediátrico.

Como já mencionado, cerca de um terço dos pacientes com PHS evoluem com manifestações recorrentes, principalmente cutâneas e gastrintestinais, nos dois primeiros anos após o início da doença. Além disso, o acometimento renal, embora normalmente se resolva em três meses, pode evoluir de forma persistente ou mesmo aparecer mais tardiamente. Portanto, essas crianças devem ser seguidas em ambulatório.

Durante o seguimento em ambulatório deve ser aferida a pressão arterial e realizados exames de sedimento urinário, rotineiramente. Como já mencionado, o comprometimento renal pode demorar até seis meses para se manifestar e, portanto, mesmo que o exame de urina tipo I inicial seja normal deve ser repetido, no mínimo, durante esse período. Após os seis meses iniciais, a realização de sedimento urinário vai variar se houve ou não acometimento renal nesse período. Assim:

1. os pacientes em que houve comprometimento renal devem ser seguidos até a vida adulta, principalmente se as manifestações foram mais significativas, como síndrome nefrítica e/ou nefrótica, hipertensão arterial ou alteração da função renal, pelo risco de desenvolvimento de insuficiência renal posteriormente; e
2. para os casos que não apresentaram alterações urinárias durante os seis primeiros meses de doença, ainda não há consenso na literatura de quanto deve ser esse período de seguimento. O que já está estabelecido é que as meninas que tiveram PHS têm risco maior de comprometimento renal durante a gestação, mesmo que não tenham apresentado alteração urinária anteriormente e, portanto, devem receber atenção especial durante a gravidez.

Quando as alterações urinárias (hematúria e/ou proteinúria) persistirem por mais de três meses ou quando as manifestações forem mais significativas, como síndrome nefrítica e/ou nefrótica, hipertensão arterial ou alteração de função renal, os pacientes devem ser referidos a um nefrologista pediátrico para que seja avaliada a necessidade de realização de biópsia renal.

As outras causas de púrpura secundárias a alterações vasculares compreendem: reações a drogas (hidrato de cloral, atropina, ácido acetilsalicílico, sulfa, penicilina), infecções (sepse, meningococcemia, sarampo, escarlatina, febre tifoide), causas mecânicas de aumento na pressão intravascular (tosse, vômitos), maus-tratos e doenças genéticas (síndrome de Ehlers-Danlos, telangiectasia hemorrágica hereditária, síndrome de Marfan). Essas outras causas são menos frequentes do que a púrpura de Henoch-Schönlein; são os dados de anamnese e exame físico que apontam para cada um desses diagnósticos.

ALTERAÇÕES PLAQUETÁRIAS

Geralmente, as doenças plaquetárias manifestam-se por sangramentos de mucosas ou petéquias. Sangramento do sistema nervoso central também pode ocorrer, embora seja mais raro. As alterações podem decorrer de diminuição do número de plaquetas ou alteração da função plaquetária.

Redução do número de plaquetas

A redução no número plaquetário pode decorrer da diminuição na produção, aumento da destruição ou "sequestro" das plaquetas circulantes (Quadro II-22). O número de plaquetas no sangue periférico normalmente varia de 150.000 a 400.000 plaquetas/mm^3. Plaquetopenia é definida como plaquetas abaixo de 150.000 plaquetas/mm^3 em qualquer faixa etária, desde o período neonatal. A plaquetopenia pode ser classificada quanto à gravidade como: grave, quando o número de plaquetas é menor que 20.000/mm^3, havendo risco de sangramentos espontâneos e em sistema nervoso central; moderada, se o número de plaquetas for de 20 a 50.000/mm^3, quando ocorre sangramento após traumatismos leves; e leve, se o número for maior que 50.000/mm^3, geralmente com quadro clínico assintomático.

Púrpura trombocitopênica imune (anteriormente denominada idiopática) PTI – é a causa mais frequente de plaquetopenia em crianças, sendo a segunda causa de atendimento hematológico em pediatria, ficando atrás apenas das anemias carenciais. É causada pela produção de autoanticorpos aos antígenos da membrana das plaquetas, desencadeada por processos que estimulam o sistema imunológico, como doenças infecciosas ou vacinações. Manifesta-se pelo início súbito de petéquias e equimoses em criança previamente hígida, sem outras manifestações sistêmicas. Epistaxe e sangramento em mucosa oral ocorrem em um terço dos casos; hematúria

Quadro II-22 – Causas de plaquetopenia (trombocitopenia).

Diminuição da produção	Congênitas: anemia de Fanconi, síndrome de Wiskott-Aldrich, trombocitopenia amegacariocítica congênita. Adquiridas: reações a drogas, infecções, infiltração medular
Aumento na destruição	Imunes: púrpura trombocitopênica imune (PTI), lúpus eritematoso sistêmico, reação a drogas, Aids, reação pós-transfusional Não imunes: síndrome hemolítico-urêmica, coagulação intravascular disseminada, sepse
"Sequestro"	Hiperesplenismo, hipotermia, estase venosa
Pseudotrombocitopenias	Erros laboratoriais, contaminação por ácido etilenediaminotetracético, hemodiluição, hemodiálise

Modificado de Bahkitt et al.

e sangramento intestinal não são comuns, surgindo em 10% dos casos. Em adolescentes, pode ocorrer metrorragia. Acontece geralmente uma a três semanas após uma doença viral ou imunização com vacinas de vírus vivos, podendo ocorrer até dois meses após. Acomete ambos os sexos igualmente, principalmente na faixa pré-escolar, mas pode acontecer em qualquer idade. Ao exame físico, encontram-se apenas petéquias e equimoses; esplenomegalia discreta é verificada em menos de 10% dos casos. Achados como febre, comprometimento do estado geral, perda de peso, dores ósseas e artralgias, hepatoesplenomegalia e linfadenomegalias geralmente não ocorrem, sugerindo outros diagnósticos se presentes.

Os exames laboratoriais da PTI são: hemograma que mostra diminuição do número de plaquetas circulantes, podendo haver anemia se o sangramento for significativo. Se realizada, a punção de medula óssea mostra megacariócitos, sugerindo aumento da produção plaquetária.

Normalmente, mais de 70% das crianças evoluem para resolução espontânea em seis meses. Nesse período, podem evoluir com surtos de plaquetopenia, principalmente após quadros infecciosos. Portanto, essas crianças devem ser acompanhadas em ambulatório. A minoria dos casos evolui com manutenção da plaquetopenia após esse período, sendo considerados formas crônicas, que demandam avaliação com hematologista.

Não há consenso a respeito do tratamento da PTI, mas, como o risco de sangramento grave é muito pequeno e como a grande maioria das crianças evolui para cura espontânea, geralmente se opta pela conduta expectante, com orientações aos familiares para a prevenção de sangramentos, recomendando-se evitar a prática de esportes de contato e de brincadeiras que predisponham a traumatismos, enquanto houver plaquetopenia, e para a procura de serviço médico se surgirem sinais de sangramentos.

O uso de medicações (corticosteroide, gamaglobulina e imunoglobulina anti-D) não tem efeito sobre a duração da doença, mas geralmente promove aumento do número de plaquetas, embora seja um efeito transitório. Quando for indicado o tratamento medicamentoso, dá-se preferência ao uso de corticosteroide ou da gamaglobulina, já que o uso da imunoglobulina anti-D é associado a efeitos colaterais mais graves, como hemólise maciça.

Segundo a Academia Americana de Hematologia, está indicado tratamento medicamentoso nos seguintes casos: 1. número de plaquetas menor que 10.000/mm³, independente do quadro clínico; 2. número de plaquetas menor que 20.000/mm³ e presença de sangramentos de difícil controle; 3. presença de sangramento grave ou com risco de morte, independente do número de plaquetas. Porém, recomenda-se que a opção pelo tratamento não seja individualizada, com base no risco que o paciente tem de apresentar sangramento importante, levan-

do-se em conta as características da família e da criança. Por exemplo, uma criança que pratica esportes tem maior risco para apresentar sangramentos.

A transfusão de plaquetas não é indicada, exceto em algumas situações, como procedimentos cirúrgicos e traumatismos. Deve-se estar atento ao risco de sangramento em sistema nervoso central nas crianças que estejam com menos de 10.000 plaquetas/mm³.

Os casos de evolução crônica, ou seja, aqueles que mantêm plaquetopenia após seis meses, independente do tratamento recebido, devem ser avaliados pelo hematologista, pois algumas vezes indica-se o uso de imunossupressores ou de esplenectomia nesses pacientes. É importante lembrar que naqueles em que for indicada esplenectomia, é recomendada a administração de vacinas contra hemófilos, pneumococos, meningococo e varicela pelo menos duas semanas antes do procedimento e que essas vacinas estão disponíveis, para essas crianças, nos Centros de Referência de Imunobiológicos Especiais (CRIE) do Sistema Único de Saúde.

O diagnóstico diferencial da PTI é feito com doenças menos frequentes, como leucemias e doenças autoimunes, mas nesses casos geralmente são encontradas outras alterações clínicas ou laboratoriais. Sabe-se que menos de 0,1% das leucemias têm como manifestação inicial plaquetopenia isolada. Portanto, são os achados clínicos ou a evolução desfavorável que orientará a necessidade de aprofundar a investigação.

Alteração da função plaquetária

As doenças que cursam com alterações na função plaquetária são mais raras e suspeitadas nos pacientes que apresentem sangramentos de mucosas e/ou petéquias e equimoses, com número de plaquetas normal, mas com tempo de sangramento aumentado. São devidas a hepatopatias, uso de drogas como ácido acetilsalicílico, heparina, nitrofurantoína entre outras e doenças congênitas (síndrome de Bernard-Soulier, tromblastenia de Glanzmann). Nesses casos, é conveniente a avaliação do especialista, havendo necessidade de exames específicos.

ALTERAÇÕES NOS FATORES DE COAGULAÇÃO

Deficiências nos fatores de coagulação podem ser adquiridas (coagulação intravascular disseminada, uso de anticoagulantes, doenças hepáticas, deficiência de vitamina K e uremia) ou hereditárias (hemofilias e doença de von Willebrand). Suspeita-se dessas alterações na presença de história familiar, se houver quadro clínico sugestivo ou na presença de alterações nos testes de coagulação com plaquetas normais.

Hemofilias – são deficiências nos fatores de coagulação. As mais comuns são a deficiência do fator VIII (hemofilia A) e do fator IX (hemofilia B), doenças hereditárias ligadas ao cromossomo X. A hemofilia A acomete 1 em cada 10.000 nascidos vivos do sexo masculino e a hemofilia B é 10 vezes menos frequente. Cerca de 30% dos casos de hemofilia são casos esporádicos, causados por mutações gênicas, não havendo história familiar. O quadro clínico clássico é de meninos com sangramentos de intensidade e em locais variados, mas geralmente acometendo articulações e músculos. Em lactentes, os hematomas podem surgir em locais de manipulação, gengivorragia durante a erupção dentária e hematomas em abdome e membros na criança que engatinha.

A gravidade depende do nível basal da atividade do fator deficiente, sendo classificada em: grave (se a atividade for menor que 1%), moderada (se a atividade for entre 1 e 5%) e leve (se a atividade for entre 5 e 50%). Os casos leves podem ser assintomáticos e passar despercebidos até que apresentem sangramentos mais significativos em extrações dentárias ou procedimentos cirúrgicos.

O diagnóstico de hemofilia é feito pela suspeita clínica (sexo masculino, história familiar) e pelo achado de aumento no tempo de tromboblastina parcial ativada (TTPa). Se houver suspeita de hemofilia, a criança deve ser encaminhada para avaliação com hematologista e os familiares encaminhados para investigação e aconselhamento genético.

Devem-se orientar medidas preventivas de sangramentos, como se evitar medicações por via intramuscular e procura precoce de auxílio médico na presença de sangramentos, para verificar a necessidade de reposição de fator.

Doença de von Willebrand – é a doença hemorrágica hereditária mais frequente. Há três tipos: I e II, que são autossômicas dominantes, e III, autossômica recessiva. O quadro clínico é bastante variável, desde pacientes assintomáticos, com sangramentos apenas quando realizadas extrações dentárias e cirurgias, até aqueles com sangramentos cutâneos (equimoses, hematomas) e de mucosas (epistaxe, gengivorragia, metrorragia). Habitualmente, há história familiar positiva, pois os tipos I e II, de herança autossômica dominante, são os mais frequentes. Na doença de von Willebrand, o número de plaquetas é normal ou discretamente diminuído, o tempo de sangramento é aumentado, mas pode ser normal, e o tempo de tromboblastina parcial ativada (TTPa) geralmente é aumentado. O tratamento é expectante, indicando-se reposição de fator ou transfusão de plasma ou crioprecipitado, se ocorrerem episódios de sangramentos de difícil controle ou necessidade de cirurgias.

Deficiência de vitamina K – pode estar presente no período neonatal, em crianças com doenças hepáticas e nos pacientes com má absorção de gorduras (fibrose cística, doença celíaca, síndrome do intestino curto) ou com alterações de flora intestinal (uso prolongado de antibioticoterapia, diarreia crônica) (ver capítulo Disvitamino-

ses). A vitamina K é um cofator que atua na carboxilação do ácido glutâmico para formar o ácido gama carboxiglutâmico, um aminoácido presente nos fatores de coagulação II, VII, IX e X, conhecidos como fatores vitamina K dependentes. Por isso, nos casos de deficiência de vitamina K, além de se identificar fator de risco para a deficiência de vitamina K na anamnese, encontra-se alteração no coagulograma: aumento do tempo de protrombina (TP) e do TTPa. Os recém-nascidos costumam receber vitamina K profilática ao nascer, na dose de 2mg por via oral ou 1mg por via intramuscular, conforme o peso e as condições de nascimento. Exceto o período neonatal, as crianças com deficiência de vitamina K devem receber 1 a 2mg por dia, por via oral ou, nos casos mais graves, 5mg por dia por via subcutânea ou intramuscular, até melhora verificada nos exames laboratoriais.

ENCAMINHAMENTO PARA AS ESPECIALIDADES

Como já mencionado, o pediatra, além de estar preparado para realizar a abordagem diagnóstica, deve estar apto a reconhecer quais os pacientes que necessitam ser avaliados e/ou acompanhados por um especialista. Muitos casos podem ser diagnosticados e acompanhados pelo próprio pediatra. O especialista será necessário: para o seguimento de algumas doenças específicas como, por exemplo, as leucemias; em crianças com algumas doenças que evoluam de maneira insatisfatória ou com alguma complicação, como na PTI crônica e PHS com complicação renal, respectivamente; para auxiliar no processo diagnóstico e realização de exames específicos; e na decisão terapêutica de alguns casos.

Os casos de púrpura por alteração vascular podem ser: 1. autolimitados, como as púrpuras determinadas por infecções sistêmicas, uso de alguns medicamentos e aquelas associadas a quadros de tosse ou vômitos intensos, não necessitando de avaliação do especialista; 2. associados a maus-tratos que requerem encaminhamento adequado e específico da criança/adolescente e sua família (ver capítulo Violências contra crianças e adolescentes); 3. de longo acompanhamento ambulatorial, como no caso da PHS, a qual, dependendo do comprometimento renal, vai necessitar de consulta com o nefrologista pediátrico; ainda na PHS, no quadro agudo, se o pediatra não se sentir seguro quanto à indicação do uso de medicamentos e da necessidade de corticosteroidoterapia, deve solicitar o auxílio de um reumatologista pediátrico; 4. secundários a doenças genéticas e, nesses casos, haverá necessidade de avaliação com um geneticista.

As púrpuras por plaquetopenia geralmente são diagnosticadas como PTI, que normalmente têm evolução benigna e autolimitada. Necessitam ser encaminhados para o hematologista os casos em que: 1. haja evolução para a cronicidade (não melhoram em seis meses); 2. haja dúvidas em relação à necessidade de tratamento específico; 3. a evolução da criança não for compatível com a história natural da PTI; e 4. os sintomas e/ou sinais clínicos ou laboratoriais sugiram outro diagnóstico que não a PTI. Assim, quando a etiologia da plaquetopenia não estiver clara ou houver suspeita de doença de medula ou se a suspeita for de púrpura secundária a alteração da função plaquetária, é importante a avaliação de um hematologista para a realização de exames específicos, como a punção de medula óssea e os exames de função plaquetária.

Os pacientes com distúrbio hemorrágico secundário a alteração dos fatores de coagulação devem ser encaminhados para o especialista conforme a etiologia. Assim, os casos de hepatopatia devem ser encaminhados para o hepatologista, os de uremia devem ser avaliados por um nefrologista pediátrico e os pacientes com suspeita de hemofilia, doença de von Willebrand ou deficiência de algum outro fator de coagulação devem ser encaminhados para um hematologista tanto para a realização de exames específicos como para o seguimento.

BIBLIOGRAFIA

1. Akl K. Childhood Henoch-Schoenlein púrpura in middle east countries. Saudi J. Kidney Dis Transplant 2007;18:151. • 2. Alfredo CS, et al. Púrpura de Henoch-Schönlein: recorrência e cronicidade. J Pediatr (Rio J) 2007;83:177. • 3. Almeida JL, et al. Envolvimento renal na púrpura de Henoch-Schönlein: uma análise multivariada de fatores prognósticos iniciais. J Pediatr (Rio J) 2007;83:259. • 4. Bahkitt S, et al. Púrpura trombocitopênica idiopática. In: Grisi S, Escobar AMU. Prática pediátrica. São Paulo: Atheneu; 2000. p.721. • 5. Bahkitt S, et al. Principais distúrbios hemorrágicos na infância. In: Grisi S, Escobar AMU. Prática pediátrica. São Paulo: Atheneu; 2000.p.729. • 6. Ballinger SMD. Henoch-Schönlein purpura. Curr Opin Rheumatol 2003;15:591. • 7. Bayrakci US, et al. Effect of early corticosteroid therapy on development of Henoch-Schönlein nephritis. J Nephrol 2007;20:406. • 8. Beardsley DS. ITP in the 21 st century. Hematology 2006.p.402. • 9. Blanchette V, Bolton-Maggs P. Childhood immune thrombocytopenic purpura: diagnosis and management. Pediatr Clin N Am 2008;55:393. • 10. Blanchette V, Carcao M. Approach to the investigation and management of immune thrombocytopenic purpura in children. Semin Hematol 2000;37:299. • 11. Chamone DAF, et al. Laboratório em coagulação. Testes de triagem geral e investigação. In: Marcondes E, et al. Pediatria básica – TOMO II. São Paulo: Atheneu; 2003. p.720. • 12. Dillon MJFRCP. Henoch-Schönlein purpura (treatment and outcome). Clev Clin J Med 2002;69(Suppl 2):121. • 13. Kiss MHB, et al. Aspectos clínicos, laboratoriais e terapêuticos de 46 crianças com púrpura de Henoch-Schönlein. J Pediatr (Rio J) 1994;70:234. • 14. Leung AKC MBBS, et al. Evaluating the child with purpura. Am Fam Physician 2001;64:419. • 15. Maluf Jr PT. Púrpura trombocitopênica imune: diagnóstico e tratamento. Pediatria (São Paulo) 2007;29:222. • 16. Manno CS. Management of bleeding disorders in children. Hematology 2005.p.416. • 17. Nugent DJ. Immune thrombocytopenic purpura of childhood. Hematology 2006.p.97. • 18. Petlik MEI. Síndrome hemorrágicas In: Marcondes E, et al. Roteiros diagnósticos em pediatria. São Paulo: Sarvier; 1987.p.274. • 19. Rochschild C, et al. Hemofilias e doença de von Willebrand. In: Marcondes E, et al. Pediatria básica – TOMO II. São Paulo: Atheneu; 2003.p.724. • 20. Rochschild C, et al. Púrpuras plaquetárias e vasculares. In: Marcondes E, et al. Pediatria básica – TOMO II. São Paulo: Atheneu; 2003.p.729. • 21. Silva CAA. Púrpura de Henoch-Schönlein. In: Grisi S, Escobar AMU. Prática pediátrica. São Paulo: Atheneu; 2000.p.687. • 22. Silva CAA, Vecchi AP. Vasculites. In: Silva CAA. Doenças reumáticas na criança e no adolescente. São Paulo: Manole; 2008. p.126. • 23. Thachil J, Hall GW. Is this immune thrombocytopenic púrpura? Arch Dis Child 2008:93:76. • 24. Villaça PR, Carneiro JDA. Abordagem da criança com sangramento. In: Schvartsman BGS, Maluf Jr PT. Hematologia pediátrica. São Paulo: Manole; 2008.p.112. • 25. Warnier I, Mahoney Jr DHMD, Kim MSMD. Appoach to the child with a bleeding disorder. www. uptodate.com (acessado em 19/02/2009). • 26. Yetman RJMD. Evaluation and management of childhood idiopathic (immune) thrombocytopenia. J Pediatr Health Care 2003;17:261.

SOPRO CARDÍACO INOCENTE E NOÇÕES DE CARDIOPEDIATRIA

Maria Elisabeth B. A. Kobinger
Jaqueline Wagenführ
Camila Lúcia Dedivitis Tiossi

Embora seja conhecido que as doenças cardiovasculares são causas importantes de morbimortalidade na vida adulta e que algumas delas têm início na infância, é relatado que na criança a importância das cardiopatias é subestimada, como se sua ocorrência fosse pouco significante ou inexistente. Estudos têm demonstrado que os exames de rotina na infância e adolescência falham na identificação das doenças cardiovasculares e somente 45 a 50% dos recém-nascidos (RN) com cardiopatia congênita (CC) são considerados anormais no exame de rotina neonatal. A falha na identificação precoce dessas doenças reduz a oportunidade de uma intervenção efetiva que afeta a qualidade de vida da criança e tem repercussões tardias no adulto.

Cardiopatias congênitas ocorrem em pequena porcentagem dos nascidos vivos a termo, porém, entre os nascidos pré-termo ou em condições desfavoráveis, o contingente de acometidos é maior. Recentemente, a sobrevida de crianças com malformações congênitas ou síndromes genéticas aumentou e nessa população a ocorrência das CCs pode ser até 25 vezes maior do que na população geral. Nesse grupo, elas são causas importantes de morte e sua abordagem adequada permite não somente a sobrevivência dessas crianças, mas uma melhor qualidade de vida.

Além disso, acrescenta-se que os distúrbios de ritmo e as cardiopatias podem ser adquiridos durante a infância e a adolescência e que doenças com repercussão na vida adulta, como coronariopatias e dislipidemias, podem ter origem precoce, agravadas por certos hábitos de vida.

Por esses motivos e outros, torna-se importante que o pediatra tenha noções de como suspeitar, abordar e conduzir as doenças cardiovasculares mais comuns da infância, congênitas e adquiridas, e de quando e como encaminhar para o cardiopediatra.

Outro aspecto importante é que o pediatra geralmente é o primeiro profissional a detectar alterações auscultatórias cardíacas, como sopro, e o primeiro que pode suspeitar de doença cardiovascular em situações comuns como baixo ganho ponderal, pneumonias de repetição, crises de sibilância persistentes, síncope, dor torácica e outros. Seu papel é importante para identificar aqueles que necessitam de uma investigação mais detalhada e para definir a urgência dessa avaliação. Estudos comparando a acurácia do exame clínico pediátrico em relação à capacidade de detectar cardiopatias na infância têm revelado que pode ser tão sensível quanto o exame do especialista, porém é menos específico.

Deve-se considerar também que em certos grupos de pacientes é mais difícil identificar corretamente a presença de cardiopatias, e o exame físico normal não afasta sua presença. Especialmente nos RNs, o exame físico inicial, nas primeiras horas de vida, pode não revelar alterações auscultatórias naqueles portadores de doença cardiovascular grave, sendo reconhecido que os pacientes com, por exemplo, coartação da aorta são encaminhados tardiamente para o cardiologista. Um outro grupo que merece atenção é dos escolares e adolescentes porque geralmente não fazem consultas de rotina e apresentam risco cumulativo de adquirirem doenças como miocardite e febre reumática, que podem não ser diagnosticadas e deixar sequelas.

Portanto, é importante pensar na doença cardiovascular diante de situações clínicas menos graves e não somente quando diante de sintomatologia de insuficiência cardíaca ou de alterações auscultatórias. Deve-se também buscar ativamente alterações em crianças de risco, mesmo assintomáticas, como naquelas com baixo peso ao nascer, prematuros, com restrição do crescimento intrauterino e nos portadores de malformações e síndromes genéticas, e outros. Mais do que auscultar

---

Cardiopatia Congênita (CC), Cardiopatia Adquirida (CA), Coartação da aorta (CoA), Comunicação interventricular (CIV), Comunicação interatrial (CIA), Defeitos do septo atrioventricular (DSAV), Estenose pulmonar (EP), Estenose aórtica (EA), Insuficiência cardíaca (IC), Persistência do canal arterial (PCA), Recém-nascido (RN), Tetralogia de Fallot (T4F), Transposição de grandes artérias (TGA).

adequadamente um sopro ou a fonese das bulhas, o pediatra deve empenhar-se em realizar anamnese e exame físico detalhado que permitam detectar sinais e sintomas sugestivos de cardiopatia e, dessa forma, poderá fazer encaminhamentos que possibilitem o diagnóstico mais rápido de problemas graves.

Neste capítulo, optou-se pela discussão da abordagem de aspectos da avaliação cardiovascular, do sopro cardíaco inocente (por ser o evento mais frequente na infância), dos cuidados com a criança portadora de cardiopatias comuns na infância e algumas considerações sobre práticas esportivas. Não serão abordadas as cardiopatias complexas, as arritmias nem as emergências cardiovasculares.

CARACTERÍSTICAS DO SISTEMA CARDIOVASCULAR NA CRIANÇA

Um dos eventos mais importantes na transição para a vida pós-natal é a modificação da resistência arterial pulmonar. Nas primeiras semanas de vida muda o padrão circulatório fetal para um estado transicional que antecede o padrão definitivo e na transição são eventos importantes o aumento inicial do fluxo pulmonar e os fechamentos do forame oval e do canal arterial. E o tempo de ocorrência desses eventos pode variar mesmo entre os RNs normais a termo, assim, o fechamento do canal arterial pode começar ao nascimento e completar-se até o terceiro mês de vida (especialmente nos pré-termo), enquanto o forame oval poderá permitir o *shunt* da direita para a esquerda sempre que ocorrer aumento da resistência vascular pulmonar. Os níveis de pressão no tronco pulmonar também variam com a idade e no RN são mais elevados. À medida que a resistência vascular pulmonar vai diminuindo nos primeiros meses de vida, possibilita maior fluxo da esquerda para a direita nos portadores de defeitos cardíacos com comunicação, permitindo o aparecimento da sintomatologia sugestiva dessas doenças.

As adaptações circulatórias para a vida pós-natal podem gerar alterações de ausculta cardíaca sem associação com lesões estruturais. Sopros inocentes podem ser detectados em até 60% dos RNs saudáveis e geralmente desaparecem entre a sexta semana ou até o sexto mês de vida, relacionados a hipoplasia relativa dos ramos da artéria pulmonar.

Porém, quando as mudanças circulatórias transicionais ocorrem lentamente, alterações auscultatórias patológicas, associadas à CC, poderão ser ouvidas mais tardiamente, sendo a ausculta inicialmente normal. Estudos mostram que a avaliação na sala de parto não detecta quase metade dos portadores de CC e se o exame for novamente realizado na sexta semana de vida, a porcentagem de casos perdidos cai para um terço. Portanto, alterações auscultatórias no RN ou na criança nos primeiros 6 a 12 meses de vida sempre merecem investigação adequada porque a ocorrência de CC nessa fase da vida é proporcionalmente mais elevada.

Outra característica na criança de menos idade é que a ausculta cardíaca geralmente é realizada com frequências cardíaca e respiratória normalmente elevadas (Quadro II-23), o que não possibilita uma avaliação adequada de alterações como hipo ou hiperfonese de bulhas ou mesmo dos sopros, dados importantes para a suspeição das CCs. Nessa fase da vida, devem ser valorizados outros sinais clínicos, como dificuldade para ganhar peso, icterícia prolongada, sudorese excessiva de polo cefálico e outros.

Outro aspecto é que o miocárdio do RN apresenta-se anatômica e funcionalmente diferente, com menor número de elementos contráteis e controle incompleto do sistema autônomo, o que acarreta aumento da frequência cardíaca para compensar o débito. Além disso, na criança de menor idade, várias condições, como hipoxemia, acidemia, hipoglicemia, hipocalcemia, anemia, policitemia, propiciam a rápida instalação de ICC por insuficiência miocárdica. Tais alterações podem ser benignas e autolimitadas, enquanto outras podem causar lesões definitivas, cuja extensão deve ser avaliada após a resolução do quadro.

Durante a gestação, as CCs podem ter expressão morfológica e clínica diferente e o baixo peso ao nascer e a restrição do crescimento intrauterino podem ser manifestações dessas doenças, mesmo que o RN não apresente sintomatologia específica. Apesar dos avanços da ultrassonografia gestacional, as alterações morfológicas do sistema cardiovascular geralmente não são detectadas antes do nascimento. Principalmente os defeitos mais comuns, como CIV, PCA, CIA e CoA, são justamente aqueles com menor probabilidade de detecção pré-natal, e mesmo no pós-natal, embora sejam problemas de baixo risco de morte imediata. A detecção precoce da coartação da aorta, por exemplo, seria importante porque, além de permitir a correção precoce, em até um terço dos casos existe anormalidade cromossômica associada, sendo a mais frequente a síndrome de Turner.

Quadro II-23 – Valores normais de frequência cardíaca em lactentes e crianças.

Frequência	RN-6 semanas	6 semanas-2 anos	2-6 anos	6-10 anos	Acima de 10 anos
Batimentos/min	125 ± 30	115 ± 25	100 ± 20	90 ± 15	85 ± 15

Fonte: Bernstein, 1996.

Na transição da vida intrauterina para a pós-natal, as modificações no sistema cardiovascular podem não ocorrer imediatamente e nesse período transicional são possíveis diferentes situações clínicas. Assim, por exemplo, malformações estruturais mais complexas, compensadas no feto, podem permanecer hemodinamicamente estáveis e sabe-se que somente 25 a 30% dessas crianças irão apresentar sinais de descompensação cardiocirculatória no período neonatal com gravidade suficiente (cianose, desconforto respiratório, falência cardíaca) que indique a investigação. A maioria dos portadores de CC são oligo ou assintomáticos ao nascer e portadores de formas acianogênicas, que não levam à suspeição do diagnóstico. E, outro contingente de portadores de malformações cardiovasculares congênitas permanecerá assintomático por longos períodos, pois doenças como miocardiopatia hipertrófica, apesar da herança genética, têm expressão clínica dependente das modificações cardiovasculares que ocorrem durante a vida e manifestam-se sob condições especiais, por exemplo, atividades físicas extenuantes.

Características especiais do sistema cardiovascular da criança devem ser consideradas na interpretação da pressão arterial e dos exames laboratoriais e de imagem usados na sua avaliação, como será discutido adiante. Radiografia de tórax e eletrocardiograma são exames frequentemente solicitados para *screening* de doenças cardiovasculares, mas sua sensibilidade e especificidade são baixas na criança de menos idade. Definir radiologicamente cardiomegalia na criança de pouca idade é difícil porque o índice cardiotorácico pode ser até 60% do diâmetro torácico total e sabe-se que a radiografia realizada com uma criança deitada pode mostrar falso aumento da área cardíaca. Além disso, muitas das alterações radiológicas consideradas típicas de CC aparecem tardiamente. Estudo com crianças, encaminhadas para avaliação de sopro cardíaco, revelou que 60% das radiografias consideradas alteradas eram falsamente positivas e que 20% das consideradas normais eram falsamente negativas.

FREQUÊNCIA DAS DOENÇAS CARDIOVASCULARES NA INFÂNCIA

A incidência das cardiopatias congênitas está ao redor de 1%, ocorrendo em 8 a 12/1.000 nascidos vivos, exceto nos prematuros. As mais frequentes são as acianogênicas e, portanto, aquelas que são menos sintomáticas e de diagnóstico mais difícil, a menos que ocorram em associação com outras malformações cardiovasculares, o que é frequente nas comunicações interventriculares e interatriais e nas estenoses de válvula aórtica (Tabela II-4). Estudos ecocardiográficos realizados no período neonatal encontram uma prevalência maior de defeitos do septo ventricular, até 20/1.000 nascidos vivos, sendo

Tabela II-4 – Frequência das principais cardiopatias congênitas da infância.

Acianogênicas
Comunicação interventricular – 15 a 20%*
Comunicação interatrial – 5 a 10%*
Persistência do canal arterial – 5 a 10%
Coartação da aorta – 8 a 10%**
Estenose pulmonar – 8 a 12%
Estenose aórtica – 8 a 12%
Defeitos do septo atrioventricular – < 1%***
Cianogênicas
Tetralogia de Fallot – 10%
Transposição de grandes artérias – 5%

* CIV e CIA ocorrem em associação com outras cardiopatias congênitas em 30 a 50% dos casos.
** Associação frequente com a síndrome de Turner.
*** Ocorre em 30% dos pacientes com síndrome de Down.

a maioria dessas crianças assintomáticas, portadores de pequenos defeitos os quais fecham espontânea e rapidamente em até 90% dos casos. A incidência das CCs na infância também pode variar considerando-se que algumas cardiopatias são mais facilmente detectáveis que outras. Por exemplo, crianças com tetralogia de Fallot ou grandes defeitos do septo ventricular têm diagnóstico mais precoce porque a sintomatologia é mais evidente enquanto estenose pulmonar mínima, estenose subaórtica, ou prolapso mitral terão diagnóstico mais tardio e podem não ser incluídos em levantamentos epidemiológicos.

A incidência das CCs é maior quando são considerados certos grupos com características especiais; aproximadamente 50% dos prematuros com peso inferior a 1.500g apresentam cardiopatia, geralmente PCA, que é causa importante de mortalidade nessa população, e os RNs grandes para a idade gestacional, geralmente filhos de mães diabéticas, têm maior risco de doenças como transposição de grandes artérias. Sabe-se também que, nas crianças com malformações congênitas em outros sistemas, as alterações cardiovasculares ocorrem em 25% dos casos, e em síndromes genéticas, como a de Marfan, existe a possibilidade de as alterações ocorrerem tanto na infância quanto na adolescência (Tabela II-5).

Por outro lado, as cardiopatias adquiridas apresentam ocorrência variável e doenças como febre reumática, miocardites, endocardites e outras têm maior incidência à medida que a criança é mais exposta a agentes infecciosos e adoece mais por outras doenças sistêmicas. As cardiopatias adquiridas, como as congênitas, também podem ter expressão clínica mais tardiamente; a doença de Kawasaki, por exemplo, pode ser causa de infarto e aneurismas após ter permanecido assintomática por longo período. Miocardite, pericardite, endocardite bacteriana (EB) ocorrem com certa frequência na infân-

Tabela II-5 – Algumas síndromes genéticas e malformações congênitas e cardiopatias congênitas (CC) mais frequentemente associadas.

Condição	CC (%)	Problema mais comum
Trissomia do 13	90	CIV, PCA, dextrocardia
Trissomia do 18	99	CIV, PCA, estenose pulmonar
Trissomia do 21 (Down)	50	CIV, DSAV
Síndrome de Turner (XO)	35	CoA, EA, CIA
Síndrome de Noonan	–	Estenose pulmonar, miocardiopatia hipertrófica
Síndrome de Marfan	–	Aneurisma de aorta, insuficiência aórtica (adolescentes) e insuficiência mitral (infância)
Síndrome de Kleinefelter	15	PCA, CIA
Sequência de Pierre Robin	30	CIV, PCA, CIA, CoA, T4F
Associação VACTERL	50	CIV
Associação CHARGE	65	T4F, anormalidades do arco aórtico e cono-truncais
Hérnia diafragmática	10-25	CIV, T4F
Fístula traqueoesofágica e/ou atresia de esôfago	20	CIV, CIA, T4F
Anormalidades anorretais	20	Não específica
Onfalocele/gastrosquise	20	Não específica
Agenesia renal unilateral	20	Não específica
Rim em ferradura	40	Não específica

Fonte: Park, 1996 (adaptado).

cia, sua incidência é pouco conhecida. Sabe-se que a ocorrência da EB aumentou em função do maior número de cirurgias cardiovasculares na infância, e que em 70% dos casos essa doença ocorre em portadores de cardiopatia congênita e somente em 10% de indivíduos normais.

Nas epidemias de faringotonsilite estreptocócica, 3% dos pacientes desenvolvem febre reumática, e nas endemias, 0,3% apresentam a doença, sendo que o comprometimento cardíaco ocorre em 40 a 50% dos casos no primeiro surto. A doença de Kawasaki, por sua vez, tem ocorrência variável, sendo descritos casos atípicos, como na febre reumática, o que dificulta uma estimativa mais adequada de ambas as doenças. Doenças cardiovasculares também surgem no curso de doenças sistêmicas como artrite reumatoide juvenil, lúpus eritematoso sistêmico, doença falciforme e outros, tornando importante a avaliação cardiológica sistemática na abordagem dessas doenças.

Se por um lado as CCs são doenças menos frequentes, o sopro cardíaco inocente é um problema muito comum na prática pediátrica. Trata-se de uma alteração da ausculta que ocorre na ausência de anormalidade anatômica e/ou funcional do sistema cardiovascular e 50 a 70% das crianças terão esse diagnóstico, a maioria na idade escolar.

ABORDAGEM CLÍNICA

Embora o exame cardiovascular seja importante na abordagem clínica, os dados da anamnese e do exame físico geral são essenciais para identificar se a sintomatologia é sugestiva tanto das cardiopatias quanto de doenças sistêmicas que podem cursar com alterações cardíacas transitórias ou com lesões definitivas, para definir a gravidade do quadro, e também para sugerir variações da normalidade. A partir dos dados da anamnese, pode-se considerar que devam ser investigadas condições gestacionais e antecedentes familiares e/ou pessoais que se associam a um risco maior de acometimento cardiovascular, mesmo à ausência de alterações à ausculta cardíaca ou em indivíduos assintomáticos.

O antecedente de cardiopatia congênita nos pais e irmãos é muito importante, pois eleva o risco de ocorrência de lesões iguais ou similares em 3 ou até 10 vezes, especialmente se a mãe e/ou mais de um familiar for acometido. Algumas cardiopatias como prolapso de válvula mitral, CIA, T4F e defeitos do septo interventricular apresentam alto risco de recorrência, enquanto atresia tricúspide tem baixa taxa de recorrência familiar. Febre reumática e miocardiopatia hipertrófica também têm índices elevados de recorrência na mesma família.

Algumas situações pré-natais podem indicar uma avaliação cardiológica cuidadosa do recém-nascido, mesmo sem nenhuma sintomatologia. Nesse período, a exposição a agentes teratogênicos, especialmente medicamentos como tranquilizantes, antialérgicos, anticonvulsivantes, antidepressivos (especialmente o lítio), pode associar-se a acometimento do sistema cardiovascular. O uso de hidantoína pode associar-se à ocorrência de EP, EA, coartação da aorta, PCA, assim como a utilização de outros medicamentos (anfetaminas, lítio, progesterona, estrógeno) e álcool poderiam estar associados principalmente a CIV, TGA, tetralogia de Fallot e PCA. Hipertensão arterial e infecções durante a gestação representam um risco maior de prematuridade e, portanto, dos problemas cardíacos associados a essa situação, especialmente a PCA. As crianças com baixo peso ao nascer ou restrição do crescimento intrauterino podem ser portadoras de doença cardiovascular isolada ou associada à doença que causou o acometimento intrauterino, como síndrome genética ou infecção congênita. Os filhos de mães diabéticas apresentam maior risco de ter miocardiopatia hipertrófica, CIV e cardiopatias por má posição dos vasos da base. Bloqueio atrioventricular total e/ou defeito de septo atrioventricular total podem ocorrer em recém-nascidos filhos de mães com lúpus eritematoso sistêmico.

Doenças infecciosas durante o primeiro trimestre são potencialmente teratogênicas, podendo resultar em cardiopatias complexas, e aquelas que ocorrem no último trimestre podem causar miocardites ou outros processos inflamatórios cardíacos, principalmente nos casos de rubéola, citomegalovírus, herpesvírus, Coxsackie B e HIV.

Morte súbita inexplicada na infância ou em adulto jovem é um antecedente importante para aqueles que se propõem a ter atividades físicas extenuantes. Sabe-se que a miocardiopatia hipertrófica, que tem uma herança genética em 20 a 60% dos casos, pode cursar assintomática durante anos e manifestar-se somente em situações especiais, daí a importância desse antecedente.

Pacientes com doenças hereditárias, como mucopolissacaridoses, distrofias musculares, neurofibromatose, osteogênese imperfeita, esclerose tuberosa, anemia falciforme, arritmias congênitas e outras, devem ter a avaliação cardiovascular não somente na ocasião da detecção da doença, mas durante toda a vida, uma vez que as alterações estruturais podem surgir no curso da doença. Como já comentado, crianças com malformações congênitas em outros sistemas devem ser avaliadas também para o sistema cardiovascular (ver Tabela II-5).

Outro grupo que merece atenção especial quanto à possibilidade de doença cardiovascular é o dos recém-nascidos com algumas manifestações clínicas inespecíficas, como será discutido adiante. Dificuldade para se alimentar, sudorese de polo cefálico durante a amamentação, icterícia prolongada, desconforto respiratório e outras podem ser expressões de descompensação de cardiopatias congênitas (insuficiência cardíaca congestiva) e não somente fenômenos adaptativos dessa fase da vida.

ABORDAGEM CLÍNICA DA CRIANÇA COM SOPRO CARDÍACO

Diante da detecção de sopro cardíaco, especialmente no paciente assintomático, surgem basicamente duas possibilidades: a existência de uma cardiopatia ainda não diagnosticada ou sopro inocente. Crianças com anemia, febre e na vigência de processos infecciosos podem apresentar sopro sem que exista lesão cardíaca, e a alteração à ausculta poderá ser normalizada com o controle da doença.

É bem provável que somente por meio das características da ausculta o pediatra não consiga encontrar uma definição etiológica e, embora a maior probabilidade seja a do sopro inocente, o atraso na detecção das cardiopatias geralmente compromete o prognóstico. Portanto, deve-se fazer uma avaliação geral adequada buscando principalmente os sinais e os sintomas mais sugestivos das cardiopatias.

ANAMNESE

Os principais sinais e sintomas que frequentemente estão associados às doenças cardiovasculares são: cianose, arritmias, hipertensão arterial (especialmente na criança de menos idade) (ver capítulo Hipertensão arterial na criança), crises hipoxêmicas, síncope, dificuldade para se alimentar e/ou sudorese excessiva de polo cefálico no recém-nascido e no lactente, intolerância aos exercícios, taquidispneia, edema e hepatoesplenomegalia. Outros dados clínicos merecem abordagem mais criteriosa antes de se estabelecer uma correlação positiva ou negativa com a presença de cardiopatias, como baixo ganho ponderal ou quadros respiratórios de repetição.

A criança com quadro de arritmia deve ser encaminhada para investigação e, da mesma forma, aquela com cianose perioral e de leito ungueal, desde que diferenciada da cianose vasomotora benigna e ocorrendo em níveis adequados de oxigenação e de hemoglobina. Sabe-se que níveis de hemoglobina abaixo de 8g% tornam a cianose praticamente imperceptível, inclusive nos portadores de *shunt* direito-esquerdo.

Lactentes com insuficiência cardíaca congestiva ou *shunt* esquerdo-direito podem apresentar-se com dificuldade para se alimentar e sudorese excessiva de polo cefálico, palidez e irritabilidade, e essas também podem ser as manifestações dos distúrbios do ritmo cardíaco nessa idade. Principalmente a alimentação ao seio representa um grande esforço para a criança, comparável à intolerância aos exercícios, que também necessita de avaliação adequada nas crianças de mais idade. Devem-se avaliar principalmente o tipo de sintomatologia apresentada e o grau de restrição, sendo importante comparar com as habilidades anteriormente adquiridas, o estilo de vida, as práticas esportivas habituais e o rendimento em relação aos colegas da mesma idade. O grau de intolerância aos exercícios é diretamente proporcional à gravidade da insuficiência cardíaca nos pacientes cardiopatas.

É importante considerar que a falência ou insuficiência cardíaca (IC) no período neonatal imediato pode ser difícil de ser detectada a partir de dados como cianose, arritmia, sopro ou assimetria de pulsos. A IC no RN e na criança de menos idade pode manifestar-se com diminuição do débito urinário, hepatomegalia, recusa alimentar, baixo ganho ponderal, desconforto respiratório, palidez, cianose leve e sudorese abundante.

A síncope é a perda súbita e transitória da consciência e do tônus postural, que ocorre com exercício ou repouso, com recuperação espontânea. Parece ser um problema frequente, com aproximadamente 15% das crianças tendo pelo menos um episódio antes do final da adolescência. É geralmente benigna e acredita-se que na maioria dos casos a causa seja neurocardiogênica, o que inclui, por exemplo, a síndrome da taquicardia postural ortostática e a disautonomia, que costumam ter como desencadeantes permanecer sentado ou em pé por tempo prolongado, atividades físicas ou emoções. Porém, pode ocorrer por cardiopatias com hipofluxo arterial cerebral (como estenose aórtica grave), arritmias, hipertensão pulmonar e doenças neurológicas (epilepsias focais). Outros diagnósticos possíveis seriam distúrbios psiquiátricos, intoxicação exógena, hipoglicemia, hipocalcemia, anemia aguda e doenças respiratórias obstrutivas. Pode ser a manifestação inicial da miocardiopatia hipertrófica durante uma atividade física, mesmo sem alteração auscultatória prévia. O exame físico após o quadro sincopal geralmente é normal, mas, sempre que o episódio estiver relacionado à atividade física, a investigação inicial pode ser dirigida para causas cardíacas com a realização de eletrocardiograma e/ou ecocardiograma.

O quadro de síncope deve ser diferenciado da crise hipoxêmica, que é uma sequência de eventos que indicam uma situação de hipoxemia grave e acidemia, que pode levar ao coma e morte pacientes com cardiopatias cianogênicas como tetralogia de Fallot, transposição de grandes artérias, atresia tricúspide, estenose pulmonar. A crise hipoxêmica pode ser desencadeada por exercícios, choro, despertar, defecação, e as crianças de mais idade, à percepção da crise, em geral assumem posição defensiva de cócoras enquanto os lactentes podem assumir uma posição preferencial para dormir com os joelhos junto ao tórax.

A dor torácica, juntamente com a ausculta do sopro cardíaco e síncope, é motivo frequente de encaminhamento para o cardiologista, embora as cardiopatias sejam responsáveis somente por 4 a 6% desses casos na infância (Quadro II-24). A dor torácica aguda pode ser causada por traumatismos, pleurite, pneumonia, pericardite, crise de asma ou corpo estranho esofágico, enquanto

Quadro II-24 – Causas de dor e sensação torácica em crianças e adolescentes.

Causas não cardíacas
Musculoesqueléticas
– esforço muscular
– traumatismo da caixa torácica
– costocondrite
– costela acessória
Doença do refluxo gastrintestinal
Respiratória
– asma
– tosse crônica
– pneumonia
– pneumotórax
– pneumomediastino
Psicogênica
Anemia falciforme
Herpes zóster
Causas cardíacas
Inflamatória
– pericardite
– miocardite
Arritmias
Miocardiopatia hipertrófica
Estenose aórtica
Prolapso de valva mitral
Doença coronariana
– coronária anômala
– doença de Kawasaki
Abuso de cocaína

Fonte: Cava e Sayger, 2004 (modificado).

a recorrente ou crônica pode estar associada a distensão muscular, costocondrite, esofagite, prolapso de valva mitral, coronariopatias congênitas e adquiridas, asma, arritmia. Os problemas musculoesqueléticos e costocondrais, respiratórios (geralmente associados a asma) e gastrintestinais (associados ao refluxo gastroesofágico) correspondem a, respectivamente, 50%, 10 a 15% e 5 a 10% dos casos de dor torácica recorrente ou crônica. No restante, estariam incluídas as doenças cardiovasculares (como arritmias, prolapso de valva mitral, miocardite, hipertensão pulmonar), psicogênicas e outras. É preciso considerar que as sensações de arritmia, palpitações e taquicardia podem ser referidos pela criança como "dor torácica" e não como alterações dos batimentos cardíacos, pois, especialmente a criança de menos idade, tem dificuldade para expressar adequadamente seu desconforto e sensações.

Dor anginosa na infância pode ocorrer nas cardiopatias obstrutivas graves do coração esquerdo como estenose aórtica, estenose subaórtica hipertrófica, miocardiopatia hipertrófica, coronárias anômalas e na doença de Kawasaki. Nos casos raros de coronárias anômalas, essa dor pode manifestar-se nos primeiros dias de vida como um estado de irritabilidade excessiva.

A queixa de dor torácica, mesmo que vaga, associada à atividade física e/ou que leva a criança a limitar suas atividades, deve ser avaliada cuidadosamente pela possibilidade de não ter sido ainda diagnosticada uma cardiopatia congênita ou adquirida. Em adolescentes, é preciso pensar na isquemia cardíaca e dor torácica aguda por abuso de cocaína.

Outras queixas ou problemas merecem uma abordagem mais criteriosa antes de se estabelecer uma correlação positiva ou negativa com doenças cardiovasculares, assim, por exemplo, alteração no padrão de crescimento e/ou desenvolvimento, embora inespecífica, sugere uma doença grave, cardíaca e/ou em outros sistemas. O comprometimento ponderal pode ocorrer nas disfunções ventriculares com baixo débito e nos grandes *shunts* esquerdo-direito com hipertensão pulmonar, esses também associados a quadros de pneumonia de repetição e/ou crises recorrentes ou persistentes de sibilância. Já o acometimento pondoestatural e do desenvolvimento pode ocorrer nas cardiopatias cianogênicas com hipofluxo pulmonar, que levam à hipoxemia grave e/ou ao tromboembolismo.

Alguns antecedentes mórbidos são importantes, como vômitos e regurgitações frequentes (sugerindo malformações vasculares compressivas), artrite e/ou artralgia (sugerindo cardiopatias adquiridas como febre reumática, processos infecciosos como miocardites), pneumonias de repetição e/ou quadros de sibilância perenes ou graves (sugerindo cardiopatias com hiperfluxo pulmonar tipo CIA ou CIV).

A anemia pode causar alterações transitórias da ausculta cardíaca (estado hipercinético), evoluir com acometimento do sistema cardiovascular (anemia falciforme), agravar os quadros de insuficiência cardíaca e dificultar a avaliação da cianose nos indivíduos normais e naqueles com cardiopatias cianogênicas. E a cefaleia pode ser manifestação da hipertensão arterial sistêmica e quando ocorre associada à síncope pode ser parte da sintomatologia inicial de fenômenos vasculares obstrutivos.

EXAME FÍSICO

O exame físico geral detalhado pode fornecer dados que auxiliam principalmente na separação entre sopros inocentes e patológicos e que devem ser valorizados sabendo-se das dificuldades à ausculta cardíaca na criança e das limitações do treinamento do pediatra para diagnosticar alterações específicas. Achados que geralmente se associam à doença cardiovascular são: arritmias; hipertensão arterial; alterações de segunda bulha (desdobramento amplo, paradoxal ou fixo, bulha única, hipofonética ou hiperfonética); ausculta de ruídos acessórios como cliques, estalido, atrito; sopros sistólicos, especialmente de regurgitação; sopros diastólicos ou contínuos e sinais de atividade precordial, frêmito ou desvio ictal.

Aferições das frequências cardíaca e respiratória e da pressão arterial devem ser feitas repetidas vezes, com a criança tranquila, e interpretadas de acordo com os padrões por faixa etária. Frequência respiratória igual ou superior a 60mrp em repouso é anormal, mesmo no RN, e a taquipneia, com ou sem dispneia, pode sugerir falência do coração esquerdo.

Aferições regulares da pressão arterial devem ser regularmente realizadas nas crianças a partir dos 3 anos de idade e as da pressão arterial nos quatro membros são obrigatórias para o diagnóstico da coartação da aorta. Considera-se significativa uma diferença igual ou superior a 20mmHg, com hipotensão em membro inferior, e deve-se pesquisar a simetria dos pulsos.

O aspecto geral da criança pode sugerir doenças hereditárias ou genéticas, e presença de palidez, sudorese fria em polo cefálico, com ou sem cianose e sem anemia, a descompensação cardíaca naquele momento do exame. Baqueteamento digital, alterações de perfusão, circulação colateral, artrite, eritema marginado e outras alterações devem ser pesquisados, assim como a presença de edema, hepatomegalia, estase jugular que ocorrem nas descompensações do coração direito. A hepatoesplenomegalia é mais frequente na endocardite bacteriana e anemias graves e ao exame do abdome deve-se fazer ausculta em busca de sopros que possam sugerir fístulas arteriovenosas ou aneurismas. A região cervical deve ser avaliada em busca de alterações de pulso, sopros, frêmitos e batimentos visíveis ou palpáveis em fúrcula (sugestivos de estados hipercinéticos, doenças da aorta e da valva aórtica), assim como deve-se fazer o exame da tireoide.

Ao exame do tórax, o abaulamento precordial pode sugerir hipertrofia cardíaca crônica, principalmente de ventrículos, e a presença do sulco de Harrison pode apontar para grandes *shunts* esquerdo-direita e raquitismo. *Pectus carinatum* ou *excavatum* podem associar-se a cardiopatias como prolapso de valva mitral, mas raramente à cardiomegalia, e alteram a silhueta cardíaca à radiografia de tórax. Em cardiopatias com hiperfluxo pulmonar como PCA, CIV, insuficiência aórtica e mitral, tem-se a sensação de que o tórax está "ativo": ocorre aumento do diâmetro anteroposterior, as impulsões cardíacas são visíveis e o *ictus cordis* está desviado. Porém, em crianças magras, o *ictus* e as impulsões cardíacas podem ser normalmente visíveis, mas sem desvios do eixo cardíaco.

À palpação do tórax busca-se a localização e a extensão do *ictus* e a presença de frêmitos. No RN, a posição horizontalizada do coração torna o *ictus* palpável no quarto espaço intercostal esquerdo (EICE) para fora, à esquerda da linha hemiclavicular (LHC), e no escolar e adultos, no quinto EICE para dentro da LHC. Desvios do *ictus* ocorrem nas hipertrofias de câmaras cardíacas, pneumopatias, alterações de posição do diafragma e da coluna vertebral.

A detecção de frêmito é sempre sugestiva de cardiopatia, principalmente se associado ao sopro. Assim, se ocorre na borda esternal esquerda alta, sugere estenose pulmonar e de artérias pulmonares; na borda esternal esquerda baixa, CIV; na borda esternal direita alta, estenose aórtica; e na fúrcula esternal, estenose aórtica, PCA ou coartação da aorta.

A palpação de pulsos de grande amplitude nas extremidades superiores e fracos ou ausentes em membros inferiores sugere coartação da aorta, e os de grande amplitude ocorre nos estados hipercinéticos, PCA com repercussão hemodinâmica, grandes fístulas arteriovenosas sistêmicas, insuficiência aórtica e nos prematuros. Pulsos de baixa amplitude associam-se a coração esquerdo hipoplástico, traumatismos locais, taquiarritmias, ICC e baixo débito cardíaco, e os pulsos assimétricos, a malformações vasculares regionais.

A ausculta cardíaca deve ser realizada com a criança calma e repetidas vezes, devendo-se avaliar as bulhas nos focos onde são normalmente mais audíveis. Assim, a primeira bulha (fechamento das valvas atrioventriculares no início da sístole ventricular) deve ser avaliada nos focos do ápice, e a segunda, nos focos da base, sendo que a detecção de terceira e quarta bulhas são sugestivas de cardiopatia (Fig. II-10).

A maior dificuldade na criança é a ausculta da segunda bulha (fechamento assincrônico das valvas semilunares, aórtica e pulmonar, nessa ordem), som normalmente desdobrado com a respiração, aumentando na inspiração e diminuindo ou tornando-se único com a expiração.

A ausência do desdobramento (segunda bulha única), ou desdobramento amplo, usualmente indica anormalidade, assim como outras alterações da ausculta cardíaca como hiperfonese ou hipofonese de bulhas, desdobramentos fixos, cliques e estalidos.

CARACTERIZAÇÃO DOS SOPROS CARDÍACOS INOCENTES

Os sopros inocentes geralmente são detectados em consultas de rotina ou durante atendimentos de problemas comuns como quadros infecciosos febris, anemia e outros, e desaparecem durante o processo de crescimento da criança. Por definição, ocorrem em um sistema cardiovascular normal e têm características em comum, a saber:

– são sistólicos e podem ser contínuos em situação específica (zumbido venoso);
– nunca ocorrem isoladamente na diástole;
– têm curta duração e baixa intensidade (1+/4+);
– não se associam a frêmito ou a ruídos acessórios (estalidos, cliques);
– localizam-se em uma área pequena e bem definida (Fig. II-11);
– não se associam a alterações das bulhas;
– ocorrem na ausência de história prévia de sopro ou de evidências compatíveis com doença cardíaca adquirida;
– são mais facilmente audíveis nos estados circulatórios hipercinéticos;
– radiografia de tórax e eletrocardiograma são normais e algumas alterações no ecocardiograma podem ocorrer como um falso tendão no ventrículo esquerdo.

Os sopros inocentes mais frequentes na criança são: sopro vibratório de Still, de ejeção pulmonar, de ramos pulmonares, supraclavicular e zumbido venoso, cujas características e diagnóstico diferencial estão no quadro II-25. A origem dos sopros inocentes ainda é controversa. Na maioria das vezes, atribui-se sua origem a fluxos turbulentos originados em áreas de estreitamento na saída dos ventrículos esquerdo (sopro de Still) ou direito (sopro de ejeção pulmonar) ou em áreas de ramificações de artérias (sopro supraclavicular). E, no caso do zumbido venoso, a turbulência teria origem no retorno venoso na confluência das veias inominada, jugular interna e subclávia direita. Esses fluxos turbulentos provavelmente são mais audíveis na criança porque as vias de saída são proporcionalmente mais estreitadas e as estruturas cardíacas ficam mais próximas da parede torácica, que é mais delgada em comparação ao adulto.

O sopro de Still é detectado em 75 a 85% dos escolares e raramente está presente em crianças menores ou adolescentes. Ocorre no começo da sístole com baixa intensidade e pode desaparecer com a pressão do aparelho sobre o tórax.

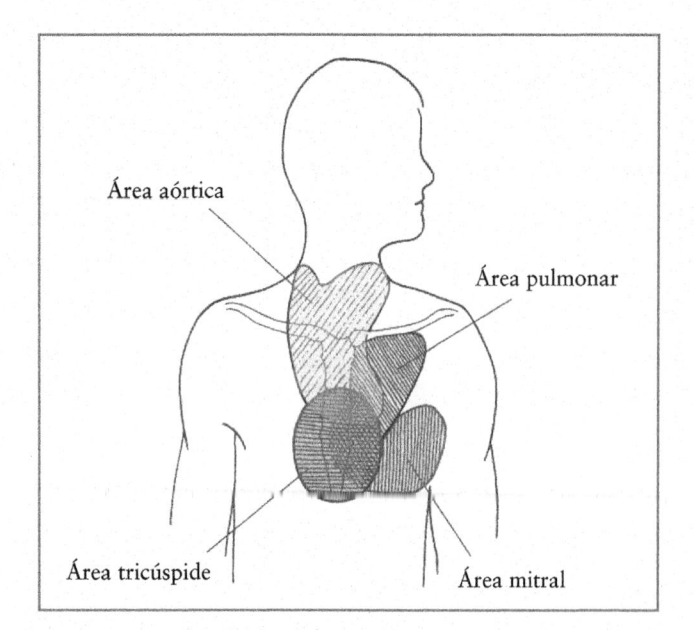

Figura II-10 – Representação das quatro áreas primárias de ausculta nas quais os sons e os sopros cardíacos das quatro válvulas cardíacas são mais bem auscultados e definidos (fonte: Pelech, 1999).

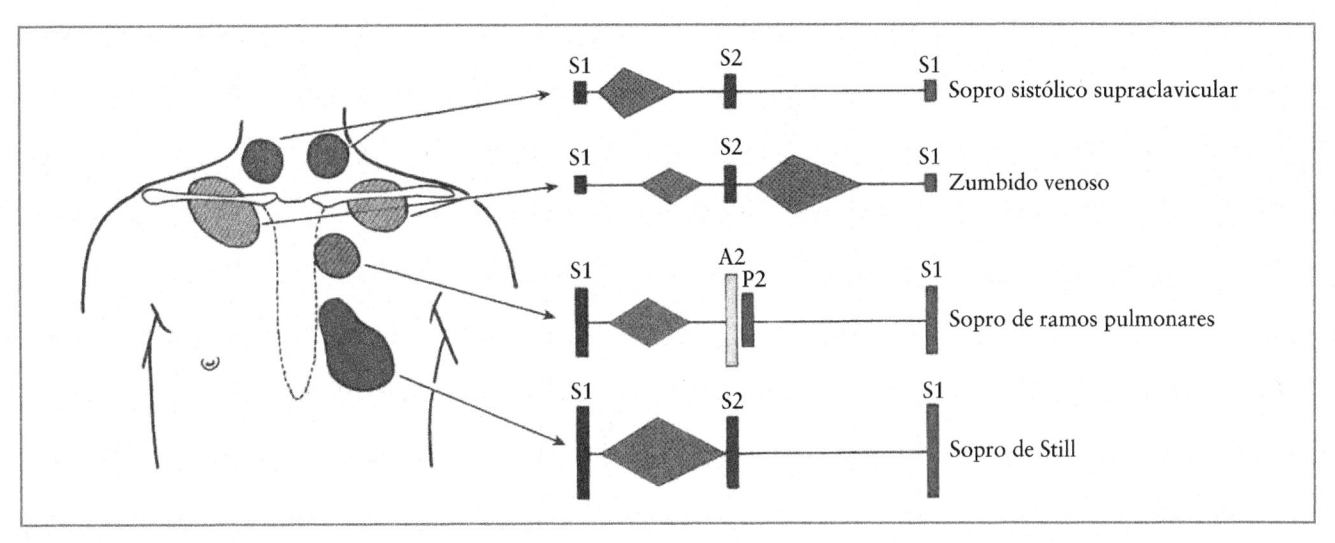

Figura II-11 – Ilustração diagramática dos sopros cardíacos inocentes em criança (fonte: Park, 1999). S1 = primeira bulha cardíaca; S2 = segunda bulha cardíaca; A2 = componente aórtico da segunda bulha; P2 = componente pulmonar da segunda bulha.

Quadro II-25 – Sopro cardíaco inocente: características clínicas e diagnóstico diferencial.

Sopro inocente	Características clínicas	Faixa etária	Diagnóstico diferencial
Sopro vibratório de Still	Ejetivo, sistólico, grau I-II/VI, vibratório, diminui de intensidade na posição ereta, audível na BEIE ou entre a BEIE e o ápice	3 a 6 anos	CIV Miocardiopatia hipertrófica Estenose subaórtica discreta
Zumbido venoso	Contínuo, infraclavicular D > E, grau I-III/VI, mais intenso na posição ereta, muda a intensidade com a compressão da veia jugular e o girar da cabeça	3 a 6 anos	Persistência de canal arterial Malformações arteriovenosas
Sopro carotídeo ou supraclavicular	Sistólico, ejetivo, grau I-III/VI, região cervical sobre a artéria carótida	Qualquer idade	Estenose aórtica Valva aórtica bivalvular Estenose pulmonar
Sopro de ejeção pulmonar	Sistólico, ejetivo, grau I-III/VI, BESE, mais suave na posição ereta e sem irradiação para o dorso	8 a 14 anos	Defeito do septo atrial (CIA) Estenose de valva pulmonar
Sopro de ramos pulmonares (estenose pulmonar periférica)	Sistólico, ejetivo, grau I-III/VI, BESE/BESD, irradiação para a axila e costas	RN-6 meses	Estenose pulmonar Estenose de ramos pulmonares

BEIE = borda esternal inferior esquerda; BESE = borda esternal superior esquerda; BESD = borda esternal superior direita.

O sopro de ejeção pulmonar é encontrado em crianças, adolescentes e adultos jovens, sendo mais frequente entre os 8 e os 14 anos de idade. É protossistólico e ejetivo, tornando-se mais audível na posição supina e exacerba-se na presença de *pectus excavatum*, tórax plano ou cifoescoliose.

O sopro de ramos pulmonares ocorre com frequência em recém-nascidos, principalmente nos prematuros e naqueles com baixo peso ao nascer, origina-se de uma hipoplasia relativa dos ramos pulmonares e sua persistência após os 6 meses de idade sugere estenose de ramos pulmonares patológica. Esse é o sopro cardíaco inocente de maior dificuldade para a avaliação pediátrica, pois ocorre em uma faixa etária na qual é elevada a incidência das CCs.

O sopro carotídeo ou sistólico supraclavicular pode ser audível em crianças normais de qualquer idade, é mais bem auscultado acima das clavículas, na fossa supraclavicular e/ou unilateralmente no pescoço (sobre as artérias carótidas) e diminui a intensidade ou desaparece com a hiperextensão dos ombros.

O zumbido venoso é o único sopro inocente contínuo, sendo audível na parte anterior baixa do pescoço, região supraclavicular, podendo-se estender para a área infraclavicular da parede torácica anterior, bilateralmente. Pode ser alterado ou desaparecer quando o paciente vira a cabeça para o lado oposto ao do sopro, ou então quando se faz pressão digital sobre a veia jugular.

É importante considerar que todos os sopros inocentes devem ser diferenciados de cardiopatias e malformações congênitas sempre que a evolução clínica e/ou dados de anamnese e exame físico forem sugestivos de doença cardiovascular. Assim, por exemplo, o sopro de Still tem como diagnóstico diferencial a CIV de pequeno diâmetro, a miocardiopatia hipertrófica e a estenose subaórtica discreta, cujos sopros têm maior intensidade (2+/4+ ou mais), não se alteram com a mudança de posição e podem estar associados a frêmito.

CARACTERÍSTICAS DOS SOPROS PATOLÓGICOS

Os sopros patológicos têm também características comuns que sugerem a existência de doença no sistema cardiovascular, que seriam:

– ocorrência isolada na diástole ou sopro contínuo;
– maior intensidade (2+/4+ ou mais) ou timbre rude;
– irradiação bem nítida e fixa para outras áreas;
– associação com sons cardíacos anormais (hiperfonese de bulhas, cliques e estalidos) e/ou com frêmitos;
– associação com sintomatologia sugestiva de cardiopatia (cianose e alterações de ritmo, alteração na palpação dos pulsos);
– exames laboratoriais alterados como presença de alterações no tamanho e/ou na silhueta cardíaca ou anormalidades vasculares pulmonares à radiografia de tórax e alterações no eletrocardiograma e/ou no ecocardiograma.

Na identificação dos sopros patológicos, são de grande importância: tempo de ocorrência dos sopros em relação ao ritmo cardíaco e sua irradiação, desdobramentos anormais da segunda bulha e detecção de sons e ruídos acessórios e frêmitos. Os sopros sistólicos de regurgitação ou holossistólico nunca são sopros inocentes e associam-se a CIV ou estenoses mitral ou tricúspide. Os sopros diastólicos são sempre patológicos e decorrem das insuficiências aórtica ou pulmonar e das estenoses e alterações de fluxo através das valvas mitral e tricúspide, assim como os sopros contínuos que se associam a PCA, CoA, estenose de artéria pulmonar, exceto no zumbido venoso.

A irradiação do sopro também é um dado indicativo de cardiopatia, assim como as alterações de fonese da segunda bulha (S2). Assim, por exemplo, S2 hipofonética pode sugerir estenose de valvas aórtica e pulmonar, e S2 com desdobramento fixo, não variável com a respiração pode associar-se à CIA.

AVALIAÇÃO LABORATORIAL DA CRIANÇA COM SOPRO CARDÍACO

A definição de sopro inocente inclui resultados normais à radiografia de tórax, ao eletrocardiograma e ao ecocardiograma, mas alguns autores não apontam a neces-

sidade desses exames, desde que a abordagem clínica inicial e o seguimento sejam cuidadosos e revelem as características de normalidade anteriormente citadas.

No entanto, na prática, o pediatra poderá avaliar exames já realizados, como por exemplo na situação da criança com crises de sibilância frequentes ou pneumonias de repetição que traz várias radiografias de tórax realizadas em situações diferentes. A radiografia de tórax pode ser exame útil no diagnóstico das cardiopatias, na avaliação das repercussões pulmonares dessas doenças e no diagnóstico diferencial. A área cardíaca, avaliada nas posições posteroanterior e perfil, na inspiração e na posição ereta, é considerada normal na criança quando o índice cardiotorácico (relação entre o maior diâmetro transverso do coração e o maior diâmetro interno do tórax) for menor ou igual 0,5. Alterações da silhueta cardíaca podem sugerir doenças nas seguintes situações: formato de "bota" com hipofluxo pulmonar (tetralogia de Fallot); formato de "boneco de neve" (drenagem anômala total de veias pulmonares supracardíacas) e formato "ovóide", pedículo estreitado, hiperfluxo pulmonar (transposição de grandes artérias).

Quando se avalia o tamanho das câmaras cardíacas, o aumento do átrio esquerdo pode ser detectado por meio de um duplo contorno cardíaco, elevação do brônquio-fonte esquerdo e protrusão de átrio esquerdo, e o aumento do ventrículo esquerdo faz a ponta do coração desviar-se para a esquerda e para baixo (mergulha no diafragma), e no perfil, deslocamento da borda cardíaca inferior em direção à coluna. As doenças de grandes vasos alteram o pedículo cardíaco.

Na avaliação dos campos pulmonares, os dados que sugerem hiperfluxo são: aumento do hilo pulmonar (tronco e artérias pulmonares) e trama vascular visível nos ápices e terço lateral dos campos pulmonares. Enquanto aqueles relativos ao hipofluxo são: imagens hilares diminuídas, campos pulmonares escurecidos e vasculatura delgada. Imagens de opacificação difusa dos campos pulmonares sugerem congestão venosa. Em geral, radiografias de tórax são realizadas em diferentes situações de adoecimento, especialmente nas crianças de menos idade; assim, diante de uma imagem repetida ou mantida na área cardíaca e/ou pulmonar, pode-se considerar a possibilidade de ampliar a investigação laboratorial.

Quando solicitar eletrocardiograma (ECG) e ecocardiograma (ECO), deve-se cuidar para que sejam realizados por profissional com experiência para avaliar as peculiaridades desses exames na criança, sabendo-se que exames pediátricos realizados em laboratórios de adultos podem levar a erros de interpretação.

Ao contrário do que ocorre nos adultos, o ECG não possuiu parâmetros bem definidos na faixa etária pediátrica. Sua realização requer o paciente calmo, possui uma ampla variação de valores na população normal (especialmente em relação às aferições de intervalo) e suas características e interpretação são dependentes da idade, da frequência cardíaca, da geometria da parede torácica e outros. Assim, por exemplo, a partir do nascimento, os padrões normais são inicialmente de sobrecarga fisiológica do ventrículo direito que vai modificando-se para o predomínio do ventrículo esquerdo e isso não pode ter a mesma interpretação em crianças de mais idade ou adolescentes.

O ECG pode ser altamente sensível para detectar algumas doenças como DSAV e miocardiopatia hipertrófica, mas não detectar defeitos do septo atrial e do ventricular, T4F e arritmias cardíacas que podem ter o ECG inicial normal, o que não afasta a possibilidade de alterações e não exclui a necessidade de exames de maior resolução se a suspeita clínica for importante.

O ECO é um exame preciso para o diagnóstico morfológico e funcional; porém sua realização depende de aparelhagem adequada para a criança e deve ser feita por indivíduos treinados para avaliar as particularidades das anormalidades congênitas. Exames pediátricos realizados em laboratórios de adultos podem levar a erros de interpretação em até 40% dos exames, seja porque o examinador não tem experiência na faixa etária pediátrica, seja porque o aparelho não possui boa resolução de imagem nos sistemas Color e Doppler. É importante ressaltar que a realização do ECO na criança de menos idade, geralmente, necessita de sedação. A realização do estudo ecocardiográfico com mapeamento de fluxo em cores detalha melhor pequenos defeitos como comunicações interventriculares apicais, pequenos canais arteriais e cardiopatias complexas.

Quadro II-27 – Principais cardiopatias congênitas acianogênicas e cianogênicas, conforme o mecanismo patogênico predominante, apresentadas em ordem decrescente de prevalência em cada grupo.

Acianogênicas

Shunt esquerdo-direito: hiperfluxo pulmonar
 – comunicação interventricular
 – comunicação interatrial
 – persistência do canal arterial
 – defeito do septo atrioventricular

Obstrução de câmaras cardíacas esquerdas
 – coartação da aorta
 – estenose aórtica
 – estenose mitral congênita
 – estenose subaórtica
 – interrupção do arco aórtico

Obstrução de câmaras cardíacas direitas
 – estenose pulmonar
 – estenose da via de entrada do ventrículo direito

Anomalias congênitas das coronárias

Cianogênicas

Shunt direito-esquerdo
 – tetralogia de Fallot
 – atresia tricúspide
 – anomalia de Ebstein
 – atresia pulmonar

Cardiopatias com insaturação sistêmica por mistura de circulação sistêmica e pulmonar ou por discordância ventriculoarterial
 – transposição das grandes artérias
 – drenagem anômala total das veias pulmonares
 – átrio único
 – ventrículo único
 – tronco arterioso comum
 – dupla via de saída do ventrículo direito

SEGUIMENTO AMBULATORIAL DAS PRINCIPAIS CARDIOPATIAS CONGÊNITAS E ADQUIRIDAS

As principais cardiopatias congênitas estão listadas no quadro II-26, de acordo com o mecanismo patogênico predominante e por ordem de frequência em cada grupo, complementando as informações do quadro II-27.

Uma outra forma de agrupar as cardiopatias congênitas, além da expressão clínica de cianose (cardiopatias cianóticas ou lesões com *shunt* direito-esquerdo) ou não (cardiopatias acianóticas) é subdividi-las conforme o fluxo sanguíneo pulmonar aumentado, normal ou diminuído (Quadro II-26). Tal classificação pode permitir que o pediatra possa entender melhor as indicações terapêuticas necessárias em cada caso.

Um aspecto importante no seguimento pediátrico ambulatorial das crianças portadoras de cardiopatias é o cuidado em promover um processo de crescimento e

Quadro II-26 – Classificação das cardiopatias congênitas de acordo com a presença de cianose e alterações do fluxo pulmonar.

Fluxo pulmonar	Acianogênica	Cianogênica
Normal ou com hipofluxo (lesões obstrutivas)	Coartação da aorta Estenose aórtica Estenose mitral Estenose pulmonar Hipoplasia do arco aórtico	Tetralogia de Fallot Atresia tricúspide Atresia pulmonar
Hiperfluxo (*shunt* esquerdo-direito)	Comunicação interventricular Comunicação interatrial Persistência do canal arterial Defeito do septo atrioventricular	Transposição de grandes artérias

desenvolvimento adequados e informar aos cuidadores sobre os esquemas ampliados de vacinação e prevenção com antibióticos e imunoglobulinas (ver capítulo Imunizações II). Crianças portadoras de cardiopatias devem ser encaminhadas para centros de referência para receber vacinação universal e aquelas de menos idade portadoras de cardiopatia congênita cianogênica, acianogênica com descompensações frequentes e nos prematuros com broncodisplasia e/ou cardiopatia está também indicada a imunoglobulina anti-vírus sincicial respiratório nos meses de pico de incidência da infecção. O uso de antibioticoprofilaxia na realização de procedimentos de risco de infecção bacteriana está indicado principalmente para os portadores de defeitos do septo ventricular, estenose aórtica, coartação da aorta, persistência do canal arterial e valvulopatia reumática, não sendo necessária para os defeitos do septo atrial e estenose pulmonar leve.

Outros aspectos importantes no seguimento das crianças com cardiopatias são os cuidados durante as infecções de vias aéreas inferiores, especialmente quando ocorre sibilância e nos estados de desidratação. Dependendo da cardiopatia, deve-se considerar o uso de antibióticos de maior espectro ou a necessidade de internação, a utilização de broncodilatadores deve ser cuidadosa nos portadores de arritmias e a reidratação em crianças com CC com hiperfluxo deve ser feita com balanço hídrico adequado.

Cardiopatias congênitas acianogênicas com hiperfluxo pulmonar

As cardiopatias congênitas acianogênicas com hiperfluxo pulmonar são as mais frequentes e também denominadas de lesões com *shunt* esquerdo-direito: CIA, CIV, PCA e DSAV. Nesse grupo, os pequenos defeitos geralmente são assintomáticos, enquanto defeitos moderados ou grandes costumam cursar com sintomas no início da infância. As repercussões dessas lesões dependem de três fatores: tamanho do defeito, gradiente de pressões entre as câmaras comunicantes e idade. Esses pacientes frequentemente apresentam infecções respiratórias recorrentes, cansaço aos esforços e atraso no crescimento pondoestatural. Apresentam também precórdio ativo (*ictus* propulsivo visível e taquicardia), sopro diastólico, sudorese, taquipneia, taquicardia, congestão pulmonar e hepatoesplenomegalia. A intensidade dos sintomas depende da repercussão do fluxo pulmonar; assim, nos defeitos em que há aumento importante do fluxo pulmonar, as manifestações clínicas de insuficiência cardíaca congestiva (ICC) serão mais evidentes. No tratamento clínico das CC acianogênicas de hiperfluxo pulmonar, o pediatra deve estar atento na detecção e controle da ICC, principalmente quanto à restrição hídrica, o que inclui o controle de volume das mamadas, em associação com dietas de maior conteúdo calórico, permitindo a manutenção adequada do processo de crescimento. Além disso, deve-se orientar quanto à saúde bucal e à utilização de vacinação universal e de antimicrobianos antes de determinados procedimentos, sendo esses importantes para a profilaxia da endocardite infecciosa nesses tipos de lesões.

Comunicação interatrial – mesmo sendo uma das CC mais frequentes da infância, geralmente não é diagnosticada nos primeiros anos de vida, podendo evoluir para hipertensão pulmonar na vida adulta. A ICC raramente é a forma de apresentação desses defeitos, que em geral são assintomáticos, e quando ela ocorre a CIA está associada a outras malformações cardiovasculares.

Crianças com CIA podem ter mau ganho ponderal e/ou infecções respiratórias de repetição, queixas comuns da prática pediátrica e geralmente associadas a um amplo diagnóstico diferencial. Episódios de cianose podem ocorrer no período neonatal porque o recém-nascido possui pressão pulmonar mais elevada, pode ter picos de hipertensão pulmonar (principalmente o pré-termo), elevar a pressão em átrio direito em relação ao átrio esquerdo, promovendo inversão do *shunt* direito-esquerdo e cianose central. Quando ocorre cianose persistente e cansaço importante, é possível que se trate de CIA tipo seio venoso e drenagem anômala de veias pulmonares. O exame físico pode não ser sugestivo da doença e, mesmo quando existe sopro, confundido com sopro inocente se não for detectado desdobramento amplo e fixo de segunda bulha. A radiografia de tórax pode auxiliar na suspeita diagnóstica se evidenciar uma imagem tipo "boneco de neve" (nessa situação a correção cirúrgica é imediata); o ECG mostra sobrecarga ventricular direita e o ECO confirma a alteração.

Existem três tipos de CIA: *ostium secundum* ou tipo fossa oval (mais comum), *ostium primum* (associada com defeitos do coxim endocárdico) e seio venoso, e essas duas últimas não apresentam fechamento espontâneo, necessitando de intervenção cirúrgica. A CIA tipo *ostium secundum* pode ter oclusão espontânea de acordo com seu tamanho: comunicações menores que 6mm têm fechamento espontâneo entre 79 e 89% dos casos, mas nas comunicações maiores que 8mm a probabilidade é de 9% ou menos. A indicação cirúrgica para a correção da CIA nos casos assintomáticos ou oligossintomáticos é variável. A maioria dos autores orienta o fechamento cirúrgico entre 4 e 5 anos para a prevenção do desenvolvimento de doença pulmonar obstrutiva, redução da probabilidade de desenvolvimento de arritmias e prevenção de sintomas na adolescência e no adulto jovem.

Comunicação interventricular – é também uma das CCs mais comuns na infância, geralmente classificada de acordo com seu tamanho, localização no septo interventricular e diferenças de pressão entre ventrículo esquerdo e artéria pulmonar. Os sintomas e a evolução clínica irão depender, de alguma maneira, da resistência vascular pulmonar. O início dos sintomas costuma ocorrer por volta dos 3 meses de idade, quando a pressão pulmonar apresenta menor resistência, potencializando o *shunt* esquerdo-direito. A intensidade dos sintomas depende do tamanho da comunicação e incluem precórdio hiperdinâmico, sopro sistólico em borda esternal esquerda baixa, rude, 3 a 5+/6+, com irradiação em faixa para dorso, podendo ser acompanhado de frêmito.

O fechamento espontâneo pode ocorrer em 40% dos casos. Defeitos muito pequenos não requerem intervenção cirúrgica e têm maior probabilidade de fechamento espontâneo em relação aos defeitos maiores (60% *versus* 20%). A maioria dos defeitos fecha ao redor dos 2 anos de idade, mais tardiamente aos 5 a 7 anos, mas pode ocorrer durante a adolescência.

O tratamento vai depender do tamanho do defeito e de sua repercussão clínica. Lactentes com grandes CIVs tipicamente desenvolvem ICC entre a sexta e oitava semanas de vida, quando a resistência pulmonar é baixa e a anemia fisiológica atinge seus valores mais baixos. Crianças com CIV de grande tamanho e com resistência vascular pulmonar baixa inicialmente apresentam taquipneia, sudorese e dificuldade para se alimentar e ganhar peso. E, ao exame físico, notam-se desconforto respiratório, precórdio "ativo", sopro cardíaco ejetivo, hipofonese de segunda bulha, hepatomegalia, e podem ocorrer cardiomegalia e pletora. Por outro lado, nos casos com grandes CIVs e com resistência pulmonar alta, o fluxo pulmonar torna-se reduzido e a sintomatologia é menos evidente. Nessa condição, como não existe ICC, o precórdio é "calmo" e a ausculta cardíaca é pouco alterada, os cuidadores tranquilizam-se e isso pode retardar uma intervenção mais adequada. Progressivamente, quando a resistência pulmonar se torna mais alta que a corporal, o fluxo através da comunicação muda, surge a cianose, e quando isso ocorre a intervenção cirúrgica já não traz benefícios.

Grandes CIVs têm alguma probabilidade de que a comunicação se torne menor ao longo do tempo, mas os estudos divergem sobre essa possibilidade; assim, por exemplo, um recém-nascido no primeiro mês de vida, com grande CIV, tem aproximadamente 80% de probabilidade de fechamento, enquanto no sexto mês terá somente 50%. Portanto, recomenda-se a correção cirúrgica entre o terceiro e sexto mês de vida e postergar a intervenção pode resultar em hipertensão pulmonar irreversível.

Nas CIVs moderadas, as alterações na pressão da artéria pulmonar não são tão importantes e pode-se observar a evolução até o segundo ou quinto ano de vida, avaliando-se a progressão do fechamento da comunicação. E nas CIVs pequenas a correção cirúrgica depende da idade da criança, da ocorrência de regurgitação aórtica ou do risco da endocardite bacteriana (EB). Os menores de 10 anos de idade podem ter somente seguimento clínico e deve-se fazer a prevenção da endocardite infecciosa. A ocorrência de episódio de EB e/ou o desenvolvimento de regurgitação aórtica (detectável pelo surgimento de um novo sopro ou por alterações no ECO) mudam a conduta para indicação cirúrgica.

Defeitos maiores com alto *shunt* esquerdo-direito e aumento da pressão pulmonar por hiperfluxo têm indicação cirúrgica ao redor dos 18 meses. Lactentes com ICC de difícil controle podem necessitar de correção cirúrgica precoce, ou até mesmo de cerclagem da artéria pulmonar (cria-se uma estenose supravalvar pulmonar para limitar o fluxo pulmonar) para a melhora dos sintomas e programação de correção total no futuro.

Persistência do canal arterial – o canal arterial é um vaso presente na vida fetal com a função de levar o sangue insaturado da artéria pulmonar para a aorta descendente para ser oxigenado na placenta. Após o nascimento, há constrição espontânea do vaso provavelmente devido ao aumento da pO_2. Em algumas crianças, o fechamento não ocorre, principalmente nos recém-nascidos prematuros, ou porque a comunicação está associada a outras malformações.

Devido à pressão sistêmica ser superior à pulmonar, o fluxo pelo canal arterial ocorre da esquerda para a direita, levando a aumento do fluxo pulmonar. Como há gradiente de pressão tanto na sístole como na diástole entre a aorta e a artéria pulmonar, o fluxo pelo canal torna-se contínuo. A intensidade da sintomatologia vai depender do diâmetro do canal e do grau de resistência pulmonar: quanto maior o calibre e menor a pressão pulmonar, maior o *shunt* esquerdo-direito.

A ausculta cardíaca clássica da PCA consiste na presença de um sopro contínuo infraclavicular esquerdo irradiado para o dorso e geralmente os pulsos são amplos nos quatro membros. Crianças com grandes PCAs podem não ter sopro importante, a segunda bulha pode ser hipofonética e no ECO aparecem cardiomegalia e grande fluxo contínuo da aorta para a pulmonar. Pacientes com PCA pequenas apresentam sopro mais evidente, geralmente contínuo, melhor audível na área infraclavicular ou na borda esternal esquerda alta.

Grandes ductos sobrecarregam o coração esquerdo e os pequenos cursam com maior risco de endarterite; portanto, a correção cirúrgica está sempre indicada e se a PCA estiver associada a outras lesões a abordagem corretiva deve ser individualizada. Nos recém-nascidos prematuros com idade gestacional menor que 30 semanas, sintomáticos, pode-se tentar o fechamento com o uso de indometacina. Em defeitos muito pequenos e na criança assintomática ou oligossintomática, sua correção pode ser eletiva e o fechamento percutâneo, antes da idade escolar. Porém, é necessária a profilaxia da endocardite infecciosa.

Defeito do septo atrioventricular – geralmente associado à síndrome de Down, esse defeito sempre necessita de correção cirúrgica. O tratamento clínico consiste em controlar a ICC e na prevenção da endocardite infecciosa. A indicação cirúrgica geralmente é feita entre 6 e 12 meses, quando o lactente já possui um peso maior com menor risco cirúrgico. Não se deve postergar a cirurgia para depois de 12 meses, principalmente nos defeitos totais, em que o hiperfluxo pulmonar é mais intenso e a evolução para doença pulmonar hipertensiva é mais frequente, principalmente nos portadores de síndrome de Down.

Cardiopatias acianogênicas com fluxo pulmonar normal ou diminuído (ou lesões obstrutivas)

Quando há obstáculo significativo valvar ou em um vaso sanguíneo gerando gradiente de pressão entre a porção proximal e distal dessa obstrução, estará ocorrendo estenose. Nessas condições, não existe ICC, precórdio ativo ou infecções respiratórias de repetição, e quando graves levam à síncope ou angina. A hipertrofia das câmaras próximas à lesão e um fluxo turbulento através da obstrução irão determinar os achados clínicos: sopro sistólico ejetivo e alterações de segunda bulha. As principais lesões são: estenose pulmonar, coartação de aorta e estenose aórtica.

Estenose pulmonar – é uma CC relativamente frequente, corresponde acerca de 10% do total na forma isolada e em torno de 25% nas formas associadas. Geralmente é oligossintomática e pode manifestar-se por dispneia e fadiga aos exercícios, cianose leve e síncope; nos casos mais graves, ocorre falência do coração direito e pode resultar em morte súbita. A cirurgia eletiva pode ser feita entre o segundo e quarto anos de vida se a criança é oligossintomática.

Coartação da aorta – a apresentação clínica é variável. Nos recém-nascidos com PCA, a circulação distal pode ser mantida temporariamente, mas já nessa fase a diferença de palpação de pulsos e da pressão arterial entre os membros pode indicar o diagnóstico. A palpação dos pulsos no RN pode estar diminuída, mas não ausente, quando ocorrem mecanismos compensatórios, assim somente com o exame seriado e comparativo, em momentos diferentes e associado à medida de pressão arterial nos quatro membros, é que torna possível o diagnóstico mais precoce.

Aceita-se que 5 a 8% dos pacientes com CC tenham coartação de aorta, que classicamente se apresentam com: hipertensão nos membros superiores, hipotensão e pulsos diminuídos em membros inferiores e sopro cardíaco. Crianças com CoA podem passar nos primeiros anos de vida sem diagnóstico da condição e daí a importância da palpação de pulsos e das aferições de PA regulares e, se possível, pelo menos uma aferição adequada da PA nos braços e pernas. A diferença pressórica é mais significativa para o diagnóstico do que a assimetria de amplitude dos pulsos; diferenças maiores que 20mmHg são significativas. É importante considerar que os níveis pressóricos em membros superiores podem não ser muito elevados e podem facilmente ser confundidos com agitação ou nervosismo, daí a importância de medidas seriadas da PA.

O atraso na correção da coartação da aorta está associado à doença cardiovascular precoce no adulto. Estudos têm mostrado que quando a cirurgia é realizada nos primeiros 5 anos de vida a prevalência de hipertensão arterial é ao redor de 5% aos 40 anos de idade; enquanto naqueles operados entre 6 e 18 anos de idade a prevalência eleva-se para 30% e sugere-se que a cirurgia eletiva ao redor dos 3 anos de idade reduziria a incidência de recoartação.

Estenose valvar aórtica – sua ocorrência é de 3 a 6% entre as CCs, sendo mais frequente no sexo feminino e em 20% existem outras malformações associadas. Pacientes com valva aórtica bicúspide isolada, não obstrutiva, não necessitam, a princípio, de condutas diferenciadas; porém, é importante a detecção e o seguimento da doença, pois esses pacientes têm maior risco de endocardite e podem evoluir para estenose e/ou regurgitação valvar na vida adulta.

Crianças com estenose valvar aórtica podem apresentar quadros clínicos variáveis, dependendo do grau de obstrução ao fluxo. Somente 10 a 15% das crianças têm sintomatologia antes do primeiro ano de vida, ou seja, sopro cardíaco e falência cardiovascular (taquipneia, taquicardia, dificuldade para se alimentar e ganhar peso). As crianças de mais idade, além de apresentarem sopro cardíaco, podem referir fadiga, dor torácica e/ou síncope.

Quando existe sintomatologia no período neonatal e nas grandes estenoses, a indicação cirúrgica é indiscutível. No restante, o seguimento clinicolaboratorial permite detectar a piora da estenose, que ocorre geralmente entre o quinto e décimo anos de vida, em 75% dos casos e há necessidade de profilaxia para endocardite bacteriana. Casos leves não necessitam, em geral, de restrição das atividades físicas, mas no restante o risco de morte durante a atividade física torna-se maior, o que leva à indicação de restrições.

Na estenose subaórtica discreta, a obstrução ao fluxo pode ser dinâmica ou fixa; esta última associa-se a alterações auscultatórias, alterações no ECG, mas raramente à síncope ou à dor torácica. A cirurgia está indicada se a estenose progride ou surge regurgitação aórtica.

Cardiopatias cianogênicas

As cardiopatias cianogênicas, com comunicação direita-esquerda, na maioria das vezes são doenças graves que necessitam de intervenção nos primeiros dias de vida, sendo as principais a transposição de grandes artérias (TGA) e a tetralogia de Fallot (T4F), sendo esta a mais frequente. A TGA necessita de correção cirúrgica ainda no período neonatal e T4F teria indicação cirúrgica definitiva entre 6 e 12 meses de vida, podendo ser necessário cirurgia paliativa (cirurgia de Blalock-Taussing) em idades inferiores nos casos mais graves de hipoxemia e crises de hipóxia. O seguimento desses pacientes deve ser feito em conjunto com o cardiopediatra, uma vez que a correção cirúrgica, na maioria das vezes, deixa lesões residuais e há necessidade de reoperação.

É importante o pediatra saber que nesse grupo de cardiopatias a hemoglobina precisa manter-se entre 13 e 15g/dl. A anemia (valores menores que 13g/dl) pode ser um fator de estresse para o miocárdio e desencadear crise de hipoxemia nos pacientes com T4F. A poliglobulina (valores superiores a 15g/dl) proporciona maior risco para fenômenos tromboembólicos, principalmente acidente vascular cerebral. Nos casos em que foi realizada cirurgia paliativa ou ainda não foram operados, a saturação de oxigênio esperada nesses pacientes é entre 80 e 90%, sendo necessário esclarecer os familiares que o paciente ficará cianótico, mesmo após a cirurgia paliativa.

Hidratação é outro ponto importante, e nos pacientes com T4F o volume intravascular sempre deve ser adequado, uma vez que a desidratação leva a maior trabalho e estresse miocárdico, ocasionando maior estreitamento da estenose infundibular pulmonar, diminuição do fluxo pulmonar, *shunt* direito-esquerdo e crise de hipóxia. Da mesma forma, febre, exercício físico intenso, choro prolongado, dor e anemia podem ocasionar uma crise hipoxêmica.

CARDIOPATIAS ADQUIRIDAS

Serão abordadas somente o seguimento da miocardite, da endocardite e da doença de Kawasaki, e a febre reumática (FR) será abordada em outro capítulo.

Miocardite – é causa frequente de falência cardíaca em crianças e adolescentes saudáveis, tem correlação com miocardiopatia dilatada na vida adulta e, portanto, é importante que seu diagnóstico e tratamento sejam feitos na fase aguda. Para isso, é necessário que o pediatra esteja atento a certos sinais e sintomas que, embora inespecíficos, são sugestivos da doença. Como o quadro clínico é frequentemente pouco sintomático, autolimitado, associado a uma infecção viral, podendo facilmente ser confundida com doenças comuns da infância, sua incidência real é desconhecida. Dados de necropsia em crianças com morte súbita revelam que entre 6 e 21% dos casos apresentaram achados compatíveis com o diagnóstico.

Os enterovírus, especialmente o Coxsackie B sorotipos 1 a 5, são responsáveis por 25 a 40% dos quadros agudos, e alguns deles estão envolvidos na gênese da miocardiopatia dilatada. Associado à miocardite existe um quadro de vasculite que evolui para isquemia miocárdica e áreas de fibrose; evolutivamente, esse processo pode determinar o aparecimento de dilatação valvar, distúrbios de condução e miocardiopatia. Outros vírus como citomegalovírus, influenza e parainfluenzavírus, parvovírus, arbovírus e vírus da caxumba, rubéola, sarampo e hepatite C, além do HIV tipo I, podem estar envolvidos na etiologia da doença junto com bactérias, fungos e parasitas.

Deve-se suspeitar da doença em indivíduos previamente sadios com febre, fadiga, sintomas gastrintestinais agudos ou artralgia, que apresentem também dor torácica, palpitações, dispneia e/ou taquipneia, taquicardia inexplicada e principalmente intolerância ao exercício. Ao exame físico, chamam a atenção precórdio hiperativo, abafamento de bulhas ou surgimento de arritmias. O eletrocardiograma e o ecocardiograma podem estar alterados, mas geralmente são inespecíficos, e podem afastar diagnósticos diferenciais. A confirmação só é possível com a biópsia endomiocárdica. O prognóstico é variável, desde ausência de sequelas até alterações graves da função miocárdica.

O tratamento varia conforme a fase evolutiva do processo; assim, na fase aguda, primeiros 15 dias, tomam-se medidas de controle da ICC sem uso de imunossupressores como corticoides. Na fase subaguda, que pode durar um a três meses, a terapêutica é específica com imunossupressores quando há processo inflamatório ativo (cintilografia com gálio positiva) e determina evolução favorável. Sugere-se iniciar a imunossupressão após um mês de início da doença e tanto na fase aguda quanto na subaguda podem-se utilizar antivirais ou imunoglobulina.

Na fase crônica, quando ocorre fibrose e dilatação miocárdica, e após a imunossupressão, o seguimento varia de acordo com as sequelas da doença. Naqueles pacientes com boa recuperação, nos quais evidencia-se diminuição das cavidades cardíacas e função diastólica e sistólica ventricular dentro da normalidade, pode-se dizer que houve recuperação completa. Quando se instala uma miocardiopatia dilatada, o tratamento e o seguimento devem ser feitos em conjunto com o cardiopediatra.

Endocardite infecciosa – é um processo inflamatório infeccioso nas valvas cardíacas, no endocárdio mural ou no endotélio vascular, levando ao aparecimento de alterações estruturais denominadas vegetações. Ao quadro clínico, geralmente ocorre febre associada a uma variedade de manifestações como fadiga, artralgia, mialgia, baixo ganho de peso, sudorese, refletindo a ocorrência de quatro fenômenos: bacteriemia (ou fungemia), vasculite, resposta imunológica e embolia. O diagnóstico baseia-se nos critérios de Duke modificados, que incluem: febre, fator predisponente, hemocultura positiva e evidência de envolvimento endocárdico pelo ecocardiograma.

Apesar de não ser uma rotina para o pediatra, deve-se pensar em EI quando um paciente apresenta febre prolongada e algum fator de risco como: cardiopatias congênita ou adquirida, procedimentos invasivos (cateterismo, cirurgia cardíaca, manipulação de focos infecciosos), hospitalização prolongada, uso de cateter venoso central, nutrição parenteral prolongada, cateterização umbilical, usuários de drogas e doenças crônicas. É importante considerar que a ausência de imagem sugestiva de vegetação ao ecocardiograma não afasta o diagnóstico de EI, pois, dependendo do seu tamanho, a vegetação pode não ser visualizada.

A etiologia é variada, sendo mais frequente a endocardite bacteriana por gram-positivos: *Streptococcus viridans* e *Staphylococcus aureus*. O tratamento varia conforme o agente, é prolongado (ao redor de seis semanas), com associação de antimicrobianos por via intravenosa. A indicação cirúrgica para o tratamento de EI nos casos complicados cabe ao cardiopediatra e deve ser individualizada. Após a cura, há necessidade de seguimento e é importante considerar que o esquema profilático preconizado para a FR não é protetor para a EI.

Doença de Kawasaki (ver Doenças exantemáticas) – descrita em 1967 como uma doença exantemática febril aguda, ocorre principalmente em crianças com idade inferior a 4 anos (média aos 2 anos) e sua etiologia permanece desconhecida, mas diversos fatores levam a crer que seja uma doença infecciosa. Trata-se de uma vasculite generalizada, predominando em artérias de pequeno e médio calibres, que pode evoluir com remodelamento das paredes vasculares com fibrose e, consequentemente, formação de aneurismas, estenoses e oclusões trombóticas. Estudos americanos estimam a ocorrência da doença em 10-15/100.000 crianças com menos de 5 anos de idade e nos países desenvolvidos, com o controle da febre reumática, é atualmente a principal cardiopatia adquirida na infância. O diagnóstico e o tratamento na fase aguda são fundamentais para a redução do risco de complicações imediatas e para a vida adulta. O seguimento ambulatorial adequado é imprescindível para os indivíduos que desenvolveram aneurismas coronarianos ou estenoses, a fim de evitar a isquemia ou o infarto do miocárdio.

O diagnóstico é baseado na presença de cinco dias ou mais de febre e, pelo menos, quatro dos cinco achados clínicos principais:

– conjuntivite bilateral não exsudativa: ocorre precocemente e em quase 90% dos casos;
– exantema polimorfo: geralmente aparece após o quinto dia do início da febre, preferencialmente na região perineal, evoluindo com descamação e lesões em tronco e extremidades;
– linfadenopatia cervical, com mais de um linfonodo maior que 1,5cm de diâmetro, geralmente unilateral e restrita ao trígono cervical anterior;
– alterações nos lábios e cavidade oral: enantema, fissuras labiais, língua em framboesa, edema de mucosa oral e orofaringe sem exsudação ou ulceração;
– alterações de extremidades: edema endurado de mãos e pés, hiperemia difusa de palmas das mãos e plantas dos pés na fase aguda; descamação periungueal após duas ou três semanas de evolução.

A febre é o achado mais frequente, geralmente é pouco responsiva à medicação e se persistir por 14 dias ou mais está associada a maior risco de coronariopatia. Pode ocorrer também artrite de grandes articulações, em 7 a 25% dos casos, oligo ou poliarticular.

Os exames laboratoriais mostram leucocitose (> 15.000/mm^3) com neutrofilia, anemia normocrômica normocítica, elevação de marcadores inflamatórios (VHS e PCR) e leucocitúria estéril. Um achado importante é a presença de plaquetose a partir da segunda semana de evolução. O diagnóstico da doença de Kawasaki torna-se menos provável quando não ocorre a plaquetose nem a elevação dos marcadores inflamatórios após o sétimo dia da doença.

O ECO é obrigatório em todos os pacientes na suspeita da doença e, no caso de o primeiro exame não mostrar alterações, deve-se repetir na segunda semana e entre a sexta e oitava semana após o início do quadro. Por meio do ECO, deve-se avaliar a presença e a localização de aneurismas, estenoses e trombos, além da função valvar e do miocárdio, uma vez que a miocardite ocorre com frequência na doença de Kawasaki. E será a partir dessa caracterização inicial que serão tomadas medidas terapêuticas e programado o seguimento ambulatorial.

A angiografia coronariana é um exame que oferece melhor avaliação da anatomia das coronárias e do grau de acometimento por aneurismas, estenoses e trombos, sendo indicação do cardiopediatra. Quando o paciente for submetido à primeira coronariografia, deve ser realizada também avaliação da aorta abdominal e das artérias subclávias.

Quanto mais precoce o início do tratamento com imunoglobulina (IVIG) na fase aguda da doença de Kawasaki, menores os índices de complicações cardíacas. O tratamento deve ser iniciado nos primeiros 10 dias da doença, preferencialmente nos cinco primeiros, na dose de 2g/kg por via intravenosa em dose única. Quando a febre não desaparece após 36 horas da administração da IVIG, recomenda-se repetir a dose da medicação. A IVIG deve ser administrada também nos casos em que o diagnóstico é feito após o 10º dia se a febre é persistente ou se são evidenciadas alterações coronarianas no ECO.

O uso do AAS não demonstrou relação com a diminuição da incidência de alterações coronarianas, mas seu uso em altas doses parece potencializar os efeitos da IVIG. Deve ser administrado na fase aguda da doença na dose de 100mg/kg/dia por até 48 a 72 horas após cessar a febre. Devemos então diminuir para 3-5mg/kg/dia, até a sexta a oitava semana de evolução nas crianças que não mostrarem alteração coronariana e mantida em uso contínuo naqueles que apresentam complicações cardíacas.

A importância do acompanhamento dos pacientes é que esse diagnóstico indica potencial gravidade das alterações cardíacas que essa doença pode apresentar. Apesar de os aneurismas apresentarem tendência à regressão, as lesões estenóticas, que decorrem da inflamação na parede dos vasos, têm tendência a aumento progressivo, evoluindo para doença isquêmica coronariana. O risco de aneurisma coronariano é muito maior em indivíduos não tratados, naqueles com idade inferior a 1 ano ou nos maiores de 6 anos (possivelmente pelo diagnóstico tardio), quando a febre dura mais de 14 dias e com leucocitose maior que 12.000/mm^3. Porém, ainda é incerto se a inflamação na parede dos vasos nos indivíduos sem complicações coronarianas representa fator de risco para lesões ateroscleróticas precoces.

A principal causa de morte na doença de Kawasaki é o infarto agudo do miocárdio (IAM), por oclusão trombótica de um vaso aneurismático e/ou estenótico, sendo que sua ocorrência é maior no primeiro ano após a doença. Os diagnósticos diferenciais mais importantes são: síndrome do choque séptico, escarlatina, síndrome de Stevens-Johnson, artrite reumatoide infantil sistêmica.

Recentemente têm sido descritos casos da doença de Kawasaki com manifestações clínicas atípicas, geralmente em menores de 1 ano de idade mas que possuem o mesmo risco cardiovascular. Nessas formas, embora a mucosite geralmente esteja presente, são menos frequentes as alterações de extremidades, a adenopatia e o exantema. É comum também que, nessa faixa etária descrita, o encontro do quadro febril associado a leucocitúria seja inicialmente considerado e tratado como infecção do trato urinário, o que pode retardar o diagnóstico e o tratamento adequado. Por esses motivos, em 2004, a *American Heart Association* sugeriu que mereceriam investigação para a doença de Kawasaki as crianças com menos de 6 meses de vida com febre inexplicada, mesmo sem outros critérios diagnósticos, e lactentes com febre inexplicada com mais de cinco dias de duração e três ou mais dos critérios clínicos. Sugeriu também a realização do ECO como exame de triagem inicial e, se negativo e associado à persistência da febre, deverá ser repetido até a confirmação ou exclusão do diagnóstico.

O seguimento da doença de Kawasaki requer avaliação conjunta com o cardiologista mesmo nos casos sem alteração coronariana na fase aguda e é a partir da precisão do diagnóstico inicial que se tem a qualidade do acompanhamento ambulatorial.

AVALIAÇÃO PEDIÁTRICA PARA PRÁTICAS COMPETITIVAS

A avaliação para práticas esportivas é solicitada principalmente pelo medo da morte súbita no esporte, que geralmente é decorrente de uma doença cardiovascular não suspeitada. Essa avaliação, às vezes, é iniciada no consultório do pediatra e, mais recentemente, com a recomendação de atividades esportivas para o controle do peso corporal essa solicitação tem sido mais frequente.

A morte cardíaca súbita é definida como a morte decorrente da perda abrupta e inesperada da função cardíaca que ocorre no máximo até 1 hora após o início dos sintomas, e a taquicardia ventricular sustentada, o *flutter* e a fibrilação ventricular são as arritmias mais comumente envolvidas no desencadeamento do processo. As lesões cardíacas responsáveis por morte súbita em atletas jovens são infrequentes, sendo as mais comuns a miocardiopatia hipertrófica (incidência 1:500) e as anomalias coronarianas congênitas.

A miocardiopatia hipertrófica merece alguns comentários, pois faz parte do diagnóstico diferencial de alguns sopros inocentes. Essa cardiopatia, apesar de estar presente ao nascimento, não é considerada congênita, pois sua expressão clínica depende do desenvolvimento cardiovascular. Tem ocorrência familiar frequente, e em 60% dos casos identifica-se herança genética. Como se trata de hipertrofia ventricular maciça com redução da cavidade do ventrículo, a sintomatologia decorre da obstrução ao fluxo de ejeção, principalmente em situações de maior solicitação de débito cardíaco. Acredita-se que a miocardiopatia hipertrófica seja causa importante de morte súbita entre adolescentes e adultos jovens, podendo permanecer oligossintomática e despercebida até que um evento mais significativo, como, por exemplo, síncope, arritmias, tonturas e dispneia durante exercício físico, que são sinais de baixo débito, alerte para seu diagnóstico.

Na situação da criança ou adolescente que pratica esportes extenuantes, existe ainda a preocupação com cardiopatias ainda não diagnosticadas, em especial as comunicações intercâmaras e a doença de Kawasaki, que podem permanecer assintomáticas.

A avaliação clínica e os exames de *screening* para a avaliação cardiológica das crianças e adolescentes envolvidos em práticas esportivas ainda geram controvérsias.

Não existe um protocolo definido para a avaliação cardiológica em crianças e adolescentes previamente hígidos e que queiram praticar atividades físicas. A *American Heart Association* prioriza uma história detalhada para lesões cardiovasculares em associação com exame físico, com prioridade para a ausculta cardíaca em duas posições, palpação de pulsos femorais, mensuração da pressão arterial e reconhecimento de síndromes genéticas como a de Marfan, especialmente por meio da alta estatura e desproporções corporais. Os antecedentes familiares e pessoais são importantes, especialmente quando existe história familiar de CC ou de morte inexplicada em criança ou adulto jovem, e devem ser valorizadas queixas de alterações respiratórias, crises hipertensivas, dor torácica, síncope, resposta hipotensiva e intolerância durante os exercícios. Nessas situações, a solicitação de exames é mais complexa e o parecer do cardiologista parece a conduta mais adequada.

Exames não invasivos como ECG, ecocardiograma e teste de esforço ajudam no diagnóstico, mas podem não ser uma rotina para a detecção de doenças cardiovasculares em grandes populações de jovens atletas. O ecocardiograma é um ótimo exame para se detectar miocardiopatia hipertrófica, entretanto é um exame que pode dar laudos falso-positivos (medidas duvidosas de paredes ou cavidades) ou falso-negativos, uma vez que a miocardiopatia hipertrófica pode expressar-se somente mais tardiamente na adolescência ou na vida adulta. O eletrocardiograma (ECG) é considerado uma boa alternativa para a detecção de alterações cardíacas porque aproximadamente 95% dos pacientes com miocardiopatia hipertrófica têm alteração no exame, assim como os portadores de doença coronariana.

Pacientes com cardiopatias congênitas apresentam maior correlação com morte súbita desencadeada durante o exercício, especialmente as miocardiopatias, a síndrome de Marfan e as doenças da valva aórtica. Nesses casos, é necessário avaliação do cardiopediatra para determinar o grau de esforço possível de ser realizado pela criança.

É importante salientar que tais avaliações só têm sentido de ser realizadas em atletas que vão disputar esportes extenuantes ou em crianças e jovens que apresentem algum fator de risco, ou presença de sintomatologia cardíaca na vigência da atividade física. Não há indicação para a realização desses exames na população de escolares visando à prática de educação física, como já foi demonstrado na literatura.

BIBLIOGRAFIA

1. Ainsworth SB, Wyllie JP, Wren C. Prevalence and clinical significance of cardiac murmurs in neonates. Arch Dis Child Fetal Neonatal Ed 1999;80:F43. • 2. Anderson MS, Todd JK, Glodé MP. Delayed diagnosis of Kawasaki syndrome: an analysis of the problem. Pediatrics 2005;115:e428. • 3. Camargo PR, Azeka E, Ebaid M. Miocardiopatias e miocardites. In: Ebaid M (ed). Cardiologia em podiatria. 1ª ed. São Paulo: Roca – Serie Incor; 1999 p 439 • 4. Cava JR, Sayger PL. Chest pain in children and adolescents. Pediatr Clin North Am 2004;51:1553. • 5. Cohen MS. Fetal and childhood onset of adult cardiovascular disease. Pediatr Clin North Am 2004;51:1697. • 6. Danford DA. Clinical and basic laboratory assessment of children for possible congenital heart disease. Curr Opin Pediatr 2000;12:487. • 7. Frommelt MA. Differential diagnosis and approach to a heart murmur in term infants. Pediatr

Clin North Am 2004;51:1023. • 8. Giddig SS. Preventive pediatric cardiology. Pediatr Clin North Am 1999;46:253. • 9. Hardin JT. Chest pain. In: Koenig P, Hijazi ZM, Zimmerman F (eds). Essential pediatric cardiology. New York: McGraw-Hill Mediacal Publishing Division; 2004.p.1. • 10. Ing FF, Starc TJ, Griffiths SP, Gersony WM. Early diagnosis of coarctation of the aorta in children: a continuing dilemma. Pediatrics 1996;98:378. • 11. Kavey R-EW, Daniels SR, Lauer RM, Atkins DL, Hayman LL, Taubert K. American Heart Association guidelines for primary prevention of atherosclerotic cardiovascular disease beginning in childhood. Circulation 2003;107:1562. • 12. Kobinger MEBA. Avaliação do sopro cardíaco na infância. J Pediatr (Rio J) 2003;79(Supl 1): S87. • 13. Kobinger MEBA, Andrechuck A, Wagenfur J, Moyses RL. Sopro cardíaco inocente. In: Sucupira ACSL, Bricks LF, Kobinger MEBA, Saito MI, Zuccolotto SMC (eds). Pediatria em consultório. 4ª ed. São Paulo: Sarvier; 2000.p.378. • 14. Koenig P. Acquired heart disease. In: Koenig P, Hijazi ZM, Zimmerman F (eds). Essential pediatric cardiology. New York: McGraw-Hill Mediacal Publishing Division; 2004.p.269. • 15. Leonard EG. Viral myocarditis. Pediatric Infect Dis J 2004;23:665. • 16. Maheshwari S. Common acyanotic congenital heart disease: how to diagnose and manage. In: Kulkarni ML (ed). Pediatric cardiology. 2nd ed. Kent/New Delhi: Anshan Ltd/Jaypee Brothers Medical Publishers; 2005.p.91. • 17. Maron BJ. Hypertrofic cardiomyopathy. A systematic review. JAMA 2002;287:1308. • 18. Maron BJ et al. Cardiovascular preparticipation screening of competitive athletes. A statement for health profissionals from Sudden Death Committee (Clinical Cardiology) and Congenital Cardiac Defects Committee (Cardiovascular Disease in the Young), American Heart Association. Circulation 1996;94:850. • 19. Martin JM, Neches WH, Wald ER. Infective endocarditis. 35 years of experience at a children's hospital. Clin Infect Dis 1997;24:669. • 20. Massin MM, Bourguignont A, Coremans C, Comté L, Lepage P, Gérard P. Syncope in pediatric patients presenting to an emergency department. J Pediatr 2004;145:223. • 21. Newburger JW, Takahashi M, Gerber MA, Gewitz MH. Diagnosis, treatment and long-term management of Kawasaki disease: a statement for Health Professionals from the Committee on Rheumatic fever, Endocarditis, and Kawasaki disease, Council on Cardiovascular in the Young, American Heart Association. Pediatrics 2004;114:1708. • 22. Patton C, Hey E. How effectively can clinical examination pick up congenital heart disease at birth. Arch Dis Child Fetal Neonatal. Ed 2006;91:F263. • 23. Rowley AH. Incomplete (atypical) Kawasaki disease. Pediatr Infect Dis 2002.p.563. • 24. Ruschhaupt DG. Sports restrictions and adolescents. In: Koenig P, Hijazi ZM, Zimmerman F (eds). Essential pediatric cardiology. New York: McGraw-Hill Medical Publishing Division; 2004.p.435. • 25. Sharma S. Approach to a child with acyanotic heart disease. In: Kulkarni ML (ed). Pediatric cardiology. 2nd ed. Kent/New Delhi: Anshan Ltd/Jaypee Brothers Medical Publishers; 2005.p.86. • 26. Simpson LL. Structural cardiac anomalies. Clin Perinatol 2000;27:839. • 27. Sociedade Brasileira de Cardiologia. I Diretriz de prevenção da aterosclerose na infância e na adolescência. Arq Bras Cardiol 2005;85(Suppl):1. • 28. Stanger P, Silverman NH, Foster E. Diagnostic accuracy of pediatric echocardiograms. Am J Cardiol 1999;83:908. • 29. Wilder MS, Palinkas LA, Kao AS, Bastian JF, Turner CL, Burns JC. Delayed diagnosis by physicians contributes to the development of coronary artey aneurysms in children with Kawasaki disease. Pediatr Infect Dis J 1007;26:256. • 30. Wren C, Richmond S, Donaldson L. Presentation of congenital heart disease in infancy: implications for routine examination. Arch Dis Child Fetal Neonatal Ed 1999;80: F49. • 31. Yi MS, Kimball TR, Tsevat J, Mrus JM, Kotagal UR. Evaluation of heart murmurs in children: cost-effectiveness and pratical implications. J Pediatr 2002;141:504.

26 FEBRE

Lucia Ferro Bricks
Daleth Rodrigues Scaramuzzi

A temperatura corporal interna do ser humano é mantida dentro de limites estreitos, próximos de 37°C, por intermédio de um centro termorregulador, localizado no sistema nervoso central, e febre é a elevação da temperatura corporal que ocorre quando o ponto de ajuste de controle de temperatura desse centro está regulado para um patamar acima daqueles limites.

TERMORREGULAÇÃO

O centro termorregulador está localizado na área pré--óptica do hipotálamo anterior e age como termostato, programado para manter a temperatura interna do organismo entre 37 e 37,2°C, a despeito de grandes variações no consumo e gasto energéticos e de alterações na temperatura ambiente.

No organismo humano, a produção de calor depende tanto do metabolismo de gorduras, proteínas e carboidratos, como da atividade física. Em condições ambientais normais, o calor produzido no organismo é continuamente dissipado pelas superfícies da pele e pulmões, pelos mecanismos de convecção, condução e radiação, mas estima-se que 60% das perdas de calor ocorram por radiação. O centro termorregulador controla diversos mecanismos de produção e perda de calor e, por meio de sua ação sobre o sistema nervoso autônomo, é capaz de regular a perfusão cutânea e, consequentemente, as perdas de calor pela superfície corporal, que constituem o principal mecanismo envolvido na conservação ou dissipação do calor.

Na vigência de febre, o ponto de regulação de temperatura corporal está elevado (acima de 37°C), e o centro termorregulador hipotalâmico desencadeia uma série de respostas metabólicas, de produção e conservação de calor, para que a temperatura corporal atinja o novo limiar térmico. Quando a temperatura supera esse novo ponto de ajuste de temperatura interna (*set point*), são desencadeados mecanismos de dissipação de calor (vasodilatação periférica, sudorese) que tendem a reduzi--la novamente, até o ponto de ajuste programado.

Embora a febre seja claramente conceituada como elevação da temperatura corporal que ocorre em resposta à ação de diversos estímulos, ainda existe muita discussão sobre os limites normais da temperatura, especialmente quando se considera que sua medida não é realizada no hipotálamo.

MEDIDA DA TEMPERATURA CORPORAL

O conceito de quente e frio deve ser tão antigo quanto nossa capacidade de perceber as variações de temperatura, mas somente a partir do século XVI foi possível medir a temperatura. Foi Galileo Galilei quem inventou o primeiro termômetro, em 1592, tornando possível medir a sensação subjetiva de quente e frio. No entanto, os termômetros utilizados até meados do século passado eram de pouca praticidade, por serem grandes, imprecisos e com demora de até 20 minutos para aferir a temperatura.

O termômetro clínico de mercúrio, atualmente utilizado, foi desenvolvido em 1866 por um médico inglês, Thomas Cllifor Allbut, e a média de temperatura humana de 37°C foi estabelecida a partir de 1868, quando Carl Reinhold August Wunderlich publicou, na Alemanha, um trabalho em que analisava mais de um milhão de temperaturas axilares de 25.000 indivíduos. Embora a aferição da temperatura corporal com o termômetro clínico de mercúrio não seja muito precisa, as variações de leitura tornam-se confiáveis quando o mesmo instrumento é utilizado durante toda a evolução da doença febril.

Atualmente, além do termômetro de mercúrio, encontram-se em uso, na prática médica, termômetros com dispositivos eletrônicos, que aferem com precisão e rapidez a temperatura (30 segundos), mais utilizados em unidades neonatais e de terapia intensiva. A utilização de instrumentos com cristal líquido para o controle de temperatura cutânea parece ser pouco adequada, pois esses instrumentos têm baixa precisão e tendem a subestimar a temperatura interna.

FATORES ASSOCIADOS À VARIAÇÃO DA TEMPERATURA CORPORAL

Diversos fatores influem na temperatura corporal: sexo, idade, alimentação, atividade física, local da medida da temperatura e horário do dia.

Em seu trabalho original, Wunderlich encontrou uma variação diurna da temperatura (ritmo circadiano), com nadir de 36,2°C, entre 2 e 6 horas da manhã, e pico de 37,5°C, entre 16 e 21 horas, concluindo que a temperatura axilar que excede 38°C deve ser sempre considerada "suspeita" e "provavelmente" febre. Posteriormente, diversos outros autores verificaram que a diferença média entre a temperatura mínima, obtida pela manhã, e a máxima, no final da tarde, tem amplitude de aproximadamente 0,5°C.

A idade é capaz de influir na temperatura basal e na resposta febril. O ritmo circadiano de temperatura não é observado em recém-nascidos. Entre 6 meses e 2 anos de idade, já ocorre certa flutuação da temperatura, de até 0,6°C; entre 2 e 6 anos, a diferencial pode chegar a 0,9°C, e acima de 6 anos, até 1,1°C. Recém-nascidos, especialmente prematuros, apresentam temperaturas menores do que as crianças de mais idade e, na vigência de infecções graves, maior frequência de hipotermia do que febre. O mesmo pode ser observado em idosos, indivíduos com uremia, desnutridos, em algumas fases do choque séptico ou naqueles que usam corticoterapia.

A temperatura aumenta após a alimentação e a atividade física e diminui com o repouso. Quanto ao sexo, sabe-se que a temperatura é mais elevada no sexo feminino e que aumenta no período de ovulação.

Além desses fatores, a temperatura varia com o local da medida e, dessa forma, não se pode considerar uma temperatura normal para a criança em todas as situações, mas sim um intervalo de normalidade.

CRITÉRIOS DE NORMALIDADE DA TEMPERATURA *VERSUS* LOCAL DA AFERIÇÃO

A temperatura interna é mais bem aferida pela tomada da temperatura retal, que, ao contrário da tomada axilar e oral, é pouco afetada por fatores externos. Para medir a temperatura retal, deve-se colocar o termômetro no reto, a 5cm no lactente e a 7cm no adolescente e no adulto, aguardando-se 2 minutos para a leitura. Aceitam-se como critério de normalidade temperaturas retais entre 36,1 e 37,8°C (97-100°F). As crianças tendem a apresentar temperaturas mais elevadas do que os adultos, especialmente à tarde, no pico do ritmo circadiano. Apesar de apresentar melhor correlação com a temperatura interna do que com a axilar, a tomada de temperatura retal pode estar associada ao risco de perfuração intestinal e bacteriemia, principalmente em recém-nascidos e imunodeprimidos, sendo contraindicada nesses indivíduos.

A temperatura oral é aferida colocando-se o termômetro sob a língua, aguardando-se 3 a 5 minutos, devendo o paciente permanecer com a boca fechada. A temperatura oral pode ser falsamente diminuída por aumento na frequência respiratória ou elevada após a ingestão de alimentos quentes. Em crianças, raramente se consegue aferir a temperatura oral, pois, com frequência, apresentando febre respiram com a boca aberta.

Para aferir a temperatura axilar, recomenda-se colocar o termômetro sob a axila, pressionando-se o braço firmemente, por no mínimo 3 minutos (alguns recomendam um tempo maior, entre 5 e 9 minutos, para a tomada de temperatura axilar). A criança deve ficar fisicamente inativa por 30 minutos e não deve ter-se alimentado na hora precedente à tomada da temperatura. Considera-se o intervalo de normalidade da temperatura axilar de 36,7°C, pela manhã, a 37,2°C, à tarde.

Em geral, a temperatura axilar é 0,5 e 1°C mais baixa que a oral e a retal, devido à vasoconstrição cutânea. Essa variação pode ser ainda maior e nem sempre é constante em relação à tomada da temperatura retal, já tendo sido constatadas grandes variações na medida simultânea das temperaturas retal e axilar (0,2 a 1,6°C). Por esse motivo, a temperatura retal é mais utilizada em outros países, devendo-se estar atento para o fato de que os valores relatados na literatura estrangeira referem-se, em geral, a medidas internas (temperatura retal ou oral) e não à temperatura axilar. Embora não seja tão acurada quanto à temperatura retal, a tomada da temperatura axilar é mais segura, mais fácil, menos incômoda e está incorporada a nossa prática médica.

HIPERTERMIA *VERSUS* FEBRE

Embora, muitas vezes, qualquer elevação da temperatura seja chamada de "febre", esse termo deve ser reservado para a elevação de temperatura que resulta de alterações no sistema nervoso central, com modificação do seu ponto de regulação para um patamar mais elevado. O termo hipertermia é mais adequado para as situações em que ocorre aumento de temperatura corporal, sem influência do centro termorregulador. Na hipertermia, o ponto de referência de temperatura interna permanece em 37°C (normal), embora se observe incapacidade do organismo para aumentar a dissipação do calor.

A elevação de temperatura associada ao calor excessivo (excesso de roupas, superaquecimento do ambiente, fototerapia em recém-nascidos), hipernatremia, desidratação, hipertireoidismo, intoxicações medicamentosas (salicilatos, atropínicos, fenotiazídicos), hipertermia maligna e displasia ectodérmica são considerados hipertermia e não febre. Algumas pessoas normais apresentam temperaturas vespertinas de até 37,7°C, não acompanhadas pelas manifestações clínicas, que geralmente se observam em indivíduos com febre (sudorese, calafrios, taquicardia) ou por alterações laboratoriais. Provavelmente, essas pessoas apresentam um padrão exagerado do ritmo circadiano da temperatura corporal, denominado hipertermia essencial ou habitual, condição benigna e sem nenhuma repercussão clínica.

Clinicamente, a febre pode ser diferenciada da hipertermia da seguinte forma: na febre, como o *set point* hipotalâmico está regulado para um patamar acima de 37°C, existe necessidade de diminuir as perdas de calor, ocorrendo vasoconstrição periférica, diminuição da sudorese, sensação de frio, calafrios e tremores. Na hipertermia, não havendo mudança do *set point* hipotalâmico, existe necessidade de aumentar as perdas de calor, observando-se vasodilatação cutânea, sudorese abundante e sensação de calor. Na resposta febril, os mecanismos de termorregulação estão preservados, embora em nível mais elevado, observando-se a manutenção do ritmo circadiano, ao contrário do que ocorre na hipertermia. Essa diferenciação é necessária, pois o tratamento da febre e da hipertermia deve ser realizado de forma diversa; nem sempre existe necessidade de tratar a febre, mas na hipertermia é fundamental reduzir a temperatura (Quadro II-28).

PATOGÊNESE DA FEBRE

A febre pode ser causada por diversos estímulos, de natureza infecciosa, tóxica, imunológica, metabólica ou farmacológica, capazes de elevar o ponto de termorregulação corporal. Os agentes capazes de causar febre são denominados **pirógenos exógenos**. Independentemente da etiologia, os pirógenos exógenos são capazes de afetar as células responsáveis pela resposta inflamatória (macrófagos, leucócitos, linfócitos e outras) e induzi-las a produzir uma ou mais substâncias de natureza proteica, denominadas **pirógenos endógenos**, que, por sua vez, atuarão no centro termorregulador hipotalâmico, elevando o ponto de ajuste programador da temperatura interna (*set point*).

As diversas células fagocíticas, capazes de produzir os pirógenos endógenos, respondem a diferentes estímulos e de formas diversas, sendo que os monócitos e os macrófagos teciduais apresentam resposta mais intensa do que os neutrófilos. Os linfócitos atuam de forma indireta na produção de pirógenos endógenos, liberando citocinas que atuam sobre neutrófilos e macrófagos, estimulando-os a produzir pirógenos endógenos. Por sua vez, os pirógenos endógenos parecem atuar em regiões vizinhas ao centro termorregulador hipotalâmico, agindo sobre diversas células (endoteliais, macrofágicas e nervosas), estimulando a produção de prostaglandina E_2 (PGE_2).

Enquanto a resposta aos pirógenos externos, como por exemplo as endotoxinas, é demorada (60-90 minutos), pois requer a síntese e a liberação das citocinas endógenas, observa-se que as interleucinas (IL-1β, IL-1α, IL-6), os fatores de necrose tumoral (TNFα, TNFβ) e o interferon γ são capazes de induzir febre em 10 a 15 minutos.

Acredita-se que as IL-1 e 6, o TNF e o interferon atinjam o sistema nervoso central e estimulem células situadas na vizinhança do centro termorregulador hipotalâmico (células endoteliais, macrófagos e neurônios) a produzir PGE_2. Essa é sintetizada a partir do ácido araquidônico, por meio da ação de enzimas denominadas ciclo-oxigenases (COX). A PGE_2 difunde-se para o centro termorregulador, estimula a produção de AMP cíclico e inibe a atividade dos neurônios sensíveis ao calor, elevando o limiar térmico.

Acredita-se que outras substâncias, como a interleucina-8 (IL-8) e a proteína inflamatória de macrófagos (MIP-1), também consideradas pirógenos endógenos, atuem de forma diversa e independente da produção de PGE_2. Sua atuação está, aparentemente, associada ao fator liberador de ACTH, que atua estimulando diretamente as vias simpáticas da produção de calor.

O papel individual de cada uma dessas citocinas ainda não está claramente estabelecido nas diversas causas de febre, mas sabe-se que muitas dessas substâncias apresentam ação semelhante, embora não necessariamente superponível. A causa da febre em doenças não-infecciosas, como anemia falciforme, doença intestinal inflamatória, doenças autoimunes e neoplasias, permanece incompletamente elucidada. Como essas doenças envolvem resposta inflamatória, é muito provável que a febre também esteja relacionada, nessas situações, com a liberação de pirógenos endógenos.

Quando os pirógenos endógenos modificam o *set point* hipotalâmico, regulando-o para um nível mais elevado, são capazes de desencadear uma série de mecanismos neuronais, que resultam em conservação e geração de calor na periferia, determinando a febre. Esses mecanismos variam de acordo com a temperatura ambiente: em ambiente frio ou neutro, a vasoconstrição é

Quadro II-28 – Características da febre e da hipertermia.

	Mecanismos de elevação da temperatura	Exemplos	Necessidade de reduzir a temperatura	Tratamento
Febre	Elevação do *set point* mediada pelo sistema nervoso central	Infecção Traumatismo Colagenoses Neoplasias	Opcional	Antitérmicos
Hipertermia	Aumento da produção e/ou diminuição das perdas de calor	Superaquecimento externo Intoxicação atropínica Hipertireoidismo Hipertermia maligna	Obrigatória	Resfriamento externo

induzida; em ambiente quente, a mesma elevação de temperatura pode ser conseguida simplesmente pela cessação da sudorese.

PRINCIPAIS CAUSAS DE ELEVAÇÃO DA TEMPERATURA NA CRIANÇA

A febre é reconhecida como um dos mais antigos sinais de doença, historicamente associada às mais graves epidemias, capazes de dizimar populações inteiras. Talvez por esse motivo, quando ocorre em crianças, causa grande apreensão à família, obscurecendo seus poderes de discernimento, a ponto de ser referida desvinculada do grau de elevação térmica, da intensidade do acometimento do estado geral e mesmo de outros sintomas e sinais concomitantes, muitas vezes mais significativos de gravidade.

Sabe-se que o aumento de temperatura pode acompanhar um grande número de doenças, e as causas de temperatura elevada (febre ou hipertermia) incluem: doenças infecciosas sistêmicas ou localizadas; administração de vacinas (pertussis, influenza, sarampo) ou soros; desidratação; lesão tecidual (infarto, queimaduras, embolia pulmonar, traumatismo, injeções intramusculares); neoplasias (leucemia, linfoma, hepatoma, metástases); uso de fármacos (qualquer fármaco, inclusive antitérmicos, pode causar febre) ou agentes biológicos; doenças inflamatórias; doenças do sangue (anemias hemolíticas, especialmente nas crises de hemólise); colagenoses (febre reumática, artrite reumatoide, lúpus eritematoso sistêmico, poliarterite nodosa); doenças do sistema nervoso central (hemorragia cerebral, tumores, lesões hipotalâmicas, estados pós-convulsivos, disautonomia familiar congênita, kernicterus); doenças granulomatosas (sarcoidose); alterações endócrinas (tireotoxicose, hiperplasia de suprarrenal, feocromocitoma); desidratação; imunodeficiências; distúrbios metabólicos (uremia, gota, feocromocitoma) e neutropenia cíclica. Deve-se ainda lembrar a existência da hipertermia essencial ou habitual, da febre psicogênica e da febre factícia por manipulação de termômetros que, embora raras, podem ocorrer em crianças.

Estima-se que mais da metade das crianças com febre apresente síndrome viral; porém, em vista da multiplicidade de causas que podem manifestar-se inicialmente apenas com o aumento da temperatura, é fundamental investigar, por meio de interrogatório ativo e completo, a presença de outros sinais associados à febre, bem como pesquisar fatores epidemiológicos e exposição a drogas.

Na maioria dos casos em que a criança apresenta febre de curta duração, a anamnese e o exame físico são suficientes para se estabelecer sua etiologia e o tratamento, mas 10 a 15% das crianças com febre não têm foco aparente e, em muitas situações, é necessário fazer investigação laboratorial, tendo em vista que algumas delas podem apresentar doenças bacterianas graves, como pneumonia, infecção urinária, meningite, bacteriemia e outras.

Em qualquer situação, os médicos devem investigar a etiologia da febre e orientar a família sobre as manifestações consideradas de alto risco, quando associadas à febre, evitando recomendar a administração pura e simples de antitérmicos. Embora as infecções das vias respiratórias constituam a mais frequente causa de febre na criança, outras doenças graves de etiologia bacteriana ou não (meningite, sepse, leucemia, colagenoses e outras) podem manifestar-se inicialmente apenas com febre.

Aproximadamente 7% dos meninos com idade inferior a 6 meses e 8% das meninas com idade inferior a 1 ano com febre sem foco aparente apresentam infecção do trato urinário. No lactente jovem, tanto os sinais e sintomas da infecção urinária, como das meningites (virais e bacterianas) são inespecíficos e, além disso, estima-se que 1,5 e 5,8% das crianças com febre sem foco aparente apresentam bacteriemia oculta.

ABORDAGEM DA CRIANÇA COM FEBRE NO CONSULTÓRIO

É importante ressaltar que a percepção da febre pelos pais ou cuidadores deve ser sempre valorizada pelos profissionais da saúde, independente de a criança apresentar-se febril no momento do exame físico.

Em todas as crianças com febre são considerados sinais de alerta os seguintes achados:

- palidez, pele acinzentada ou cianose;
- aparência de doente;
- sonolência, torpor, ou dificuldade de acordar mediante chamado;
- prostração, irritabilidade ou choro contínuo;
- gemência;
- taquipneia: frequência respiratória (FR) > 60mpm nos menores de 5 meses, FR > 50 entre 6 e 12 meses e FR > 40 nos maiores de 1 ano;
- tiragem intercostal;
- turgor de pele reduzido;
- exantema que não desaparece com a diminuição da febre;
- abaulamento de fontanela;
- rigidez de nuca;
- mal convulsivo ou convulsões focais;
- sinais neurológicos periféricos.

Estes achados sugerem alto risco de doença grave e apontam a necessidade de investigação diagnóstica imediata. Nesses casos, a criança deve ser referida para um serviço de urgência, para que, conforme os resultados iniciais, avalie-se a necessidade de internação para antibioticoterapia.

Além destes sinais, recomenda-se que, na avaliação da criança com febre, considerem-se também de risco para infecções graves os seguintes grupos:

Recém-nascidos – com frequência, os recém-nascidos apresentam hipertermia associada a excesso de roupas ou exposição ao calor ambiente. Afastadas essas causas benignas, todo recém-nascido com febre merece avaliação clínica e laboratorial rigorosa, pela dificuldade de se excluir, clinicamente, doenças graves nessa faixa etária. Existe consenso na literatura de que é prudente fazer hemograma, urina tipo I, culturas de sangue, urina e liquor e radiografia de tórax sempre que houver qualquer sinal ou sintoma respiratório. Todo recém-nascido com febre sem foco aparente deve ser internado e deve-se introduzir antibióticos de amplo espectro logo após a coleta desses exames.

Crianças com idade entre 28 e 90 dias – embora a maioria dos lactentes jovens com febre tenha uma doença viral benigna, a febre deve ser sempre considerada possibilidade de doença bacteriana grave (sepse, meningite, infecção do trato urinário, pneumonia, gastroenterite bacteriana). Nessa faixa etária, a sensibilidade da avaliação clínica, para afastar doenças bacterianas graves e potencialmente letais, é baixa, e estudos indicam que a bacteriemia pode ser identificada em 4 a 15% das crianças, recomendando-se que elas sejam submetidas a uma investigação laboratorial que inclua, pelo menos, contagem sanguínea de leucócitos, hemocultura, urina tipo I e urocultura e realização de radiografia de tórax para os que tiverem sinais ou sintomas de doença pulmonar. Alguns estudos indicam que a febre muito alta (acima de 39°C) está associada a maior risco de bacteriemia, porém, o grau de elevação da temperatura nem sempre é proporcional à gravidade da doença e muitas doenças de etiologia viral, como o exantema súbito, por exemplo, são precedidas ou acompanhadas de febre alta. Embora as alterações clínicas e laboratoriais sejam pouco específicas para detectar doenças bacterianas, considera-se que, se a criança apresenta febre muito alta (superior a 39°C), leucocitose (leucócitos > 15.000/mm^3) ou leucopenia (leucopenia < 5.000/mm^3), contagem aumentada de bastonetes (> 1.500/mm^3), deve-se ampliar a investigação laboratorial com a coleta de liquor. Alguns autores recomendam internação e administração de antibióticos por via parenteral, após coleta das culturas de sangue, urina e liquor, em todas as crianças com idade inferior a 3 meses que se apresentem com febre. Em nosso meio, essa conduta parece impraticável, recomendando-se, porém, que o pediatra esteja atento à possibilidade de doença grave em crianças com febre sem sinais localizatórios, mantendo observação próxima de todo lactente com febre. Além disso, é importante orientar a família sobre a necessidade de reavaliação médica imediata, caso surjam sinais de piora clínica (diminuição da sucção, taquipneia, hipoatividade, vômitos, distensão abdominal, abaulamento de fontanela, petéquias).

Crianças com idade entre 3 meses e 3 anos – as crianças com comprometimento do estado geral devem ser submetidas à coleta de hemograma, hemocultura, urina tipo I e urocultura. Se houver suspeita de meningite, deve ser colhido liquor, e se houver sinais e sintomas respiratórios, deve ser realizada radiografia de tórax. Crianças em bom estado geral podem ser acompanhadas em ambulatório. A investigação inicial deve ser feita por meio de hemograma, urina tipo I e urocultura, não sendo necessária a antibioticoterapia empírica. Recomenda-se reavaliação em 24 horas. Se a contagem leucocitária for superior a 20.000/mm^3, sugere-se a realização de radiografia de tórax.

Crianças com febre e petéquias – nessa situação, independentemente da idade, a criança deve ser considerada de alto risco, pois 8 a 20% dos pacientes com febre e petéquias apresentam infecção bacteriana grave, e 7 a 10%, sepse meningocócica ou meningite. Indica-se hospitalização imediata para a coleta de culturas de sangue, urina e liquor e administração de antibióticos por via parenteral. Essa conduta, entretanto, pode ser questionada, tendo em vista que muitas crianças que apresentam febre e petéquias podem ter doenças de etiologia viral.

Pacientes com imunodeficiência congênita ou adquirida – em virtude da possibilidade de evolução desfavorável, mesmo na vigência de infecções comuns. Sugerem-se coleta de hemograma, culturas e antibioticoterapia empírica, até os resultados das culturas. Ajustes na investigação e na antibioticoterapia inicial devem ser feitos com base na doença de base.

Crianças com asplenia anatômica ou funcional – nesse grupo, inclui-se a anemia falciforme, pelo alto risco de sepse e meningite. A infecção é a causa mais comum de morte em indivíduos com asplenia anatômica ou funcional, especialmente quando lactentes, recomendando-se que esses indivíduos sejam sempre hospitalizados para investigação laboratorial e administração precoce de antibióticos.

Cardiopatas – pelo risco aumentado de endocardite bacteriana e descompensação, por aumento do débito cardíaco, que ocorre pela elevação da temperatura.

Crianças com hiperpirexia (temperatura acima de 41°C) – essa situação é mais rara em crianças do que em adultos. Pode ocorrer em pacientes com doenças neurológicas, infecções do sistema nervoso central, intoxicação por atropina e salicilatos, reação a anestésicos, choque tóxemico, e em recém-nascidos com hemorragia cerebral, de suprarrenal ou com toxoplasmose congênita.

As crianças que não se encaixam nas situações acima descritas devem ser acompanhadas clinicamente, até que novos sinais e sintomas possam sugerir um diagnóstico, redirecionem a investigação ou ocorra remissão espontânea da febre. A reavaliação da criança deve acontecer sempre que se fizer necessário e para tanto os sinais de gravidade devem ser informados aos pais.

TRATAMENTO SINTOMÁTICO DA FEBRE E DA HIPERTERMIA

Febre é sinal e não diagnóstico, portanto, é óbvio que o tratamento do paciente com temperatura elevada deve ser prioritariamente dirigido para a etiologia e não somente para uma de suas manifestações. Além disso, é necessário diferenciar a febre da hipertermia, pois as duas condições envolvem diferentes mecanismos e requerem diferentes tipos de tratamento. A fisiopatologia da febre parece estar intimamente relacionada à síntese de PGE_2, no núcleo ventral do hipotálamo anterior, no qual se situa o centro termorregulador, e, se o tratamento é realizado por meio de drogas que atuam impedindo a produção de prostaglandinas, o *set point* é restabelecido para um patamar normal. A maioria dos antitérmicos atua inibindo a ação da enzima ciclo-oxigenase, que regula a produção de prostaglandina no hipotálamo, entretanto, existem duas isoformas de ciclo-oxigenases (COX): a COX-1, que está presente na maioria das células, incluindo plaquetas, rins e trato gastrintestinal, e a COX-2, uma enzima indutível por citocinas e que está relacionada a febre, dor e sinais inflamatórios. Idealmente, os antitérmicos deveriam ter ação capaz de bloquear especificamente a COX-2; porém, todos os antitérmicos aprovados para tratar a febre em crianças atuam inibindo de forma não seletiva ambas as isoformas de ciclo-oxigenase, podendo causar uma série de eventos adversos indesejáveis, como será discutido a seguir.

Os meios físicos para reduzir a temperatura, tais como retirada de agasalhos, remoção do paciente de ambiente superaquecido, imersão em água tépida ou mesmo fria, refrigeração do ambiente, compressas frias e enemas gelados com soro fisiológico, são utilizados apenas na terapêutica da hipertermia, pois não são capazes de reajustar o ponto de controle de temperatura do centro termorregulador hipotalâmico. Para tratar a febre, devem ser utilizados antitérmicos, que atuam reajustando o *set point* do centro termorregulador. Nos casos de febre, a utilização de meios físicos, além de ineficaz, é muito desconfortável para a criança, pois promove maior vasoconstrição cutânea, tremores e calafrios. A imersão da criança em água e a utilização de compressas frias podem ser associadas aos antitérmicos somente nas situações em que a criança apresentar temperatura muito elevada, e essas medidas devem ser interrompidas se a criança apresentar tremores. O emprego de álcool em banhos ou compressas é contraindicado devido ao risco de absorção e intoxicação da criança.

UTILIZAÇÃO DE ANTITÉRMICOS

O uso indiscriminado de antitérmicos em crianças com febre sem foco definido pode mascarar a evolução das doenças graves, retardar a avaliação clínica e a administração de tratamento adequado; além disso, alguns dados indicam que a febre pode ter papel protetor nas defesas contra micro-organismos. Diversos estudos realizados *in vitro* e em animais de experimentação indicam que a elevação da temperatura é capaz de aumentar a resposta imune, agindo sobre a migração de leucócitos, estimulando a atividade bactericida de leucócitos, a transformação linfocitária e aumentando a produção de interferon. No entanto, existem poucos estudos clínicos em seres humanos e há controvérsias se os resultados obtidos *in vitro* são válidos *in vivo*.

Apesar disso, há fortes evidências de a febre, dentro de certos limites, inibir a multiplicação de diversos micro-organismos (gonococos, treponemas, pneumococos e alguns vírus). Recentemente, verificou-se que adultos infectados experimentalmente com o rinovírus e tratados com antitérmicos apresentam maior tempo de excreção viral, e que crianças com varicela tratadas com anti-inflamatórios não hormonais apresentam maior risco para doenças invasivas graves causadas por estreptococo beta-hemolítico do grupo A, recomendando-se cautela com o uso desses medicamentos.

Observa-se que pais e médicos, muitas vezes, têm conceitos diferentes sobre a necessidade de tratar a criança com febre. Geralmente, os médicos indicam a utilização de analgésico/antitérmicos para reduzir o desconforto, a irritação e a anorexia da criança com febre, considerando desnecessário tratar crianças com temperaturas inferiores a 38,5°C. No entanto, muitos pais têm verdadeira fobia em relação à febre e, para diminuir sua própria ansiedade em relação a ela, utilizam de forma excessiva medicamentos com ação analgésica/antitérmica, mesmo quando a criança apresenta febre baixa. Os familiares, na maioria das vezes, referem grande temor em relação ao risco da convulsão febril, que ocorre em crianças com idade entre 6 meses e 5 anos. Cabe ao pediatra esclarecer que a convulsão febril é, geralmente, autolimitada, ocorre em 4% das crianças e, apesar de recorrer em um terço dos casos, não parece deixar sequelas. Deve-se ressaltar que, na maioria das vezes, a convulsão febril ocorre durante a elevação abrupta da temperatura e que, por esse motivo, raramente pode ser prevenida pela administração de antitérmicos.

Tendo em vista o fato de que a febre raramente representa sérios riscos para a criança, a utilização de antitérmicos deve ser individualizada, não havendo necessidade de tratar toda criança que apresenta febre.

A opção por tratar ou não crianças com febre deve ser feita considerando-se o papel da febre nas defesas do organismo, o desconforto apresentado pela criança, a possibilidade de o tratamento do sintoma febre mascarar a evolução de um quadro grave e os efeitos adversos dos fármacos utilizados para reduzir a temperatura. Sempre que se utilizarem antitérmicos, deve-se considerar que, embora a redução da temperatura alivie os sintomas e melhore o aspecto da criança, o desaparecimento da febre não afasta a possibilidade de bacteriemia ou de outras doenças potencialmente graves.

Considera-se que a utilização de antitérmicos deve ser reservada às seguintes situações:

– Quando a temperatura corporal excede 39°C, pois há evidências de que as altas temperaturas podem comprometer a resposta imunológica; porém, se a criança apresenta febre alta, deve-se investigar a possibilidade de infecção bacteriana grave. Podem-se utilizar antitérmicos, em elevações menores de temperatura, para reduzir o desconforto da criança, porém com cautela e atentando sempre para o estado geral do paciente, não havendo nenhuma necessidade de manter a criança afebril durante todo o curso da doença.
– Quando a criança tem antecedentes pessoais ou familiares de convulsão. Essas crianças apresentam maior risco de convulsão na vigência de febre, recomendando--se inclusive a administração profilática de acetaminofeno, na época da vacina contra pertussis (ver capítulo Imunizações I – Vacinas do Calendário Básico).
– Em crianças com cardiopatias ou doenças crônicas (doenças pulmonares, *diabetes mellitus*, anemia falciforme, erros inatos do metabolismo), pois a febre pode levar à descompensação. O risco é maior em crianças desnutridas ou naquelas que apresentam febre prolongada.

ANTIPIRÉTICOS MAIS UTILIZADOS EM CRIANÇAS

Os antitérmicos são ácidos orgânicos que inibem a febre por reduzir a produção de prostaglandina, porém, como a maioria dos antitérmicos inibe a COX-1, esses fármacos costumam causar eventos adversos, particularmente relacionados ao sistema digestório, pele, plaquetas e rins. Todos os antitérmicos aprovados para uso em crianças atuam de forma semelhante, mas sua toxicidade é variável e depende do grau de inibição das ciclo-oxigenases-1 e 2.

Existem diversos medicamentos com ação antitérmica, mas a toxicidade e a experiência limitada com muitos desses fármacos têm restringido a poucos medicamentos as opções para o tratamento da febre em crianças:

Acetaminofeno (paracetamol) – considerando os riscos/benefícios dos diversos medicamentos com ação antitérmica, observa-se que em diversos países existe preferência pelo acetaminofeno. Em doses terapêuticas (máximo

de 60mg/kg/dia), o acetaminofeno não altera a função plaquetária e raramente causa desconforto ou sangramento gastrintestinal. Apesar da alta margem de segurança, quando administrado em doses excessivas, pode causar graves lesões hepáticas.

O acetaminofeno é absorvido rapidamente pelo tubo gastrintestinal, com pico sérico em 60 minutos. É administrado por via oral, em doses de 10 a 15mg/kg/dose, a intervalos de 4 a 6 horas, no máximo 4 vezes/dia. É importante esclarecer aos familiares sobre os riscos de seu uso abusivo, pois muitos pais administram o acetaminofeno seis a oito vezes por dia, ignorando a recomendação de que esse medicamento deve ser utilizado até, no máximo, quatro vezes/dia. Os fatores mais relacionados à toxicidade do acetaminofeno e de outros antitérmicos são: administração de múltiplas doses do medicamento, erro na dosagem (uso da formulação pediátrica em gotas, como se fosse na apresentação xarope), demora em fazer o diagnóstico e iniciar o tratamento, em caso de ingestão de doses elevadas de antitérmicos e de ingestão concomitante de outros medicamentos. Ao contrário da aspirina, o acetaminofeno tem baixa atividade anti-inflamatória, não estando indicado na maioria das doenças em que predomine o componente inflamatório.

Dipirona – apresenta excelente ação analgésica e antitérmica e é um dos antitérmicos mais utilizados em nosso meio, sendo indicada na dose de 10 a 25mg/kg/dose, até o máximo de 100mg/kg/24 horas, em intervalos de 6 horas. Pode ser administrada por via oral (pico sérico em 30 minutos), intravenosa ou retal. Esse fármaco não é utilizado em diversos países do Hemisfério Norte, em face da possível associação com reações adversas graves, como agranulocitose e anemia aplástica. No entanto, um estudo multicêntrico, realizado em diversos países, por Kauffman et al., revelou que o maior risco encontrado para agranulocitose por dipirona foi de 0,6 caso por milhão de usuários em uma semana. Comparando a raridade dessas complicações hematológicas – anemia aplástica e agranulocitose –, com o risco de hemorragia digestiva observado com o uso de salicilatos (15 a 40 casos/100.000 usuários/ano), os autores desse estudo acreditam que é "mais seguro utilizar a dipirona do que os salicilatos", devido à menor incidência de sangramento digestivo, pois tanto a agranulocitose como a hemorragia digestiva acarretam o mesmo risco de letalidade (aproximadamente 10%).

Ácido acetilsalicílico ou aspirina – o ácido acetilsalicílico (AAS), também conhecido como aspirina, é o mais antigo antitérmico em uso e, apesar de apresentar potente ação antitérmica e anti-inflamatória, desde 1986, deixou de ser utilizado para controlar a febre de crianças nos EUA e Europa, devido a sua associação com a síndrome de Reye, mesmo quando utilizado em doses baixas. Além disso, esse medicamento é tóxico para a mucosa gástrica e diminui a adesividade plaquetária por até seis a sete dias, mesmo em doses baixas. É rapidamente absorvido pelo tubo gastrintestinal e apresenta pico de concentração sérica 60 a 90 minutos após a ingestão. A aspirina tem excelente ação como analgésico/antipirético e anti-inflamatório e é indicada na dose de 10 a 15mg/kg/dose, por via oral, a cada 4 a 6 horas. O uso do AAS como antitérmico não é recomendado para crianças.

Ibuprofeno – é um medicamento com potente ação antitérmica e anti-inflamatória, mas, apesar de ser considerado mais seguro do que o AAS, pois tem ação mais seletiva sobre a COX-2 do que sobre a COX-1, e de ser vendido livremente nos EUA em formulação para uso pediátrico, não tem ação específica sobre a COX-2, podendo causar reações de hipersensibilidade e sangramento gastrintestinal. Estudos comparativos demonstram que uma dose de 15mg/kg de acetaminofeno tem potência antitérmica comparável a uma dose de 10mg/kg/dia de ibuprofeno. Em doses menores (2,5 a 7,5mg/kg/dose) e repetidas a intervalos de 6 horas, o ibuprofeno apresenta maior potência antitérmica do que o acetaminofeno na dose de 10mg/kg/dose, no mesmo intervalo; porém, comparando-se os riscos e os benefícios, desses fármacos, prefere-se utilizar o acetaminofeno, devido ao baixo risco de irritabilidade gástrica e de reações de hipersensibilidade.

Naproxeno – é outro anti-inflamatório não hormonal (AINH) que pode ser utilizado em crianças com idade superior a 2 anos; entretanto, esse medicamento também tem ação não seletiva sobre a COX-2 e, além disso, causa mais erupções cutâneas (exantema) e hemorragia digestiva, quando comparado ao ibuprofeno.

Nimesulida – diversos estudos indicam que a nimesulida apresenta ação antitérmica comparável à do acetaminofeno e do ibuprofeno, entretanto, apesar da vantagem de ser administrado em duas tomadas diárias (2,5mg/kg, de 12 em 12 horas), também tem ação não específica sobre a COX-2, podendo causar intolerância gastrintestinal, sangramento e reações de hipersensibilidade.

Diclofenaco – tem sido responsável por grande número de reações adversas, principalmente em crianças com idade inferior a 5 anos. Além de causar reações de hipersensibilidade, em adultos, esse fármaco é um dos principais responsáveis por hemorragia digestiva e não deve ser utilizado como antitérmico. É importante destacar que todos os anti-inflamatórios não hormonais (incluindo ibuprofeno) apresentam ação inibitória não específica sobre ambas as isoformas da ciclo-oxigenase e são contraindicados se houver antecedente de reação de hipersensibilidade ao ácido acetilsalicílico (ou a outro AINH), história de doença péptica ou hemorragia diges-

tiva, alterações plaquetárias, problemas hepáticos e/ou renais. Embora a propaganda industrial saliente as "vantagens" dos novos anti-inflamatórios na terapêutica de crianças com febre, deve-se lembrar que a maioria dessas crianças apresenta doenças de etiologia viral, em que o componente inflamatório desaparece espontaneamente, em 24 a 48 horas, sem necessidade do uso de anti-inflamatórios. Considerando-se que a resposta inflamatória desempenha importante função nas defesas do organismo contra os processos infecciosos, os medicamentos com ação anti-inflamatória devem ser utilizados com cautela.

BIBLIOGRAFIA

1. Allen CH. Fever without a source in children 3 to 36 months of age. in: UpToDate. last updated: 12 de fevereiro de 2009. acessado em 20 de fevereiro de 2009. Disponível em: www.uptodateonline.com. • 2. Baker MD, Bell LM, Avner JR. Outpatient management without antibiotics of fever in selected infants. N Engl J Med 1993;329:1437. • 3. Baraff LJ, Bass JW, Fleisher GR, Klein JO, McCracken Jr GH, Powell KR, Schriger DL. Practice guideline for the management of infants and children 0 to 36 months of age with fever without source. Pediatrics 1993;92:1. • 4. Bricks LF, Scaramuzzi DR. Febre. In: Sucupira ACSL et al. Pediatria em Consultório. 4ª ed., São Paulo: Sarvier; 2000.p.175. • 5. Bricks LF. Analgésicos, antitérmicos e anti-inflamatórios não hormonais – Toxicidade – Parte I. Pediat (S. Paulo) 1998;20:126. • 6. Bricks LF. Analgésicos, antitérmicos e anti-inflamatórios não hormonais: controvérsias sobre sua utilização em crianças – Parte II. Pediat (S. Paulo) 1998;20:230. • 7. Daaleman TP. Fever without source in infants and young children. Am Fam Physician 1996;54:8. • 8. Garcia-Rodriguez LA. Variability in risk of gastrintestinal complications wit different nonsteroidal antiinflammatory drugs. Am J Med 1998;104:30 discussion 415-425. • 9. Graneto JW, Soglin DF. Maternal screening of childhood fever by palpation. Pediatr Emerg Care 1996;12:3. • 10. Kauffman RE, Sawyer LA, Scheinbaum ML. Antipyretic efficacy of ibuprofen vs. acetaminophen. AJDC 1992;146:622. • 11. Kemp SF, Lockey RF, Wolf BL, Lieberman P. Anaphylaxis: a review of 226 cases. Arch Intern Med 1995;155:1749. • 12. Langman MJS, Weil J, Lawson DH, Logan RFA, Murphy M, Vessey MP, Colin-Jones DG. Risks of bleeding peptic ulcer associated with individual non-steroidal anti-inflammatory drugs. Lancet 1994;343:1075. • 13. Lorin MI. Fever: pathogenesis and treatment. In: Feigin RD, Cherry JC (eds.). Textbook of Pediatric Infectious Diseases. 3rd ed., Philadelphia: Saunders; 1992.p.130. • 14. MaCkowiak PA. Fever: Basic Mechanisms and Management. 2nd ed., Philadelphia: Lippincott-Raven Publishers; 1997. • 15. Mandl KD, Stack AM, Fleisher GR. Incidence of bacteremia in infants and children with fever and petechiae. J Pediatr 1997;131:398. • 16. National Institute for Health and Clinical Excellence. V Clinical guideline 47 – Feverish illness in children – Assessment and initial management in children younger than 5 years. May, 2007. London, United Kingdon. • 17. Rivera-Penera T, Gugig R, Davis J, McDiarmid S, Vargas J, Rosenthal P, Berquist W, Heyma MB, Ament ME. Outcome of acetaminophen overdose in pediatric patients and factors contributing to hepatotoxicity. J Pediatric 1997;130:300. • 18. Smitherman HF, Macias CG. Definition and etiology of fever in neonates and infants (less than 3 months of age), in: UpToDate. last updated: 7 de setembro de 2005. acessado em 20 de fevereiro de 2009. Disponível

APÊNDICE

Existem centenas de antitérmicos no comércio, tanto em formulação para uso pediátrico, como em formulação para uso adulto, e o pediatra deve estar atento para o fato de que o mesmo fármaco pode ser apresentado em diferentes dosagens pelo mesmo laboratório. Além disso, muitos medicamentos para tratar resfriados, dores musculares, cólicas e outros problemas frequentes contêm antitérmicos, sendo importante orientar os familiares para os riscos de superdosagem.

1. Acetaminofeno (dose: 10 a 15mg/kg/dose, a cada 4 a 6 horas)

   Tylenol
   - comprimidos com 500 e 750mg
   - gotas com 200mg/ml

   Dôrico
   - comprimidos com 500mg
   - gotas com 100 e 200mg/ml

   Anador – PRT
   - solução oral com 200mg/ml
   - comprimidos com 750mg

2. Ácido acetilsalicílico (dose: 10 a 15mg/kg/dose, a cada 4 a 6 horas)

   AAS e Aspirina
   - comprimidos com 500mg
   - comprimidos infantis com 100mg

   Endosprin
   - gotas 200mg/ml (10mg/gota)

3. Dipirona (dose: 10 a 25mg/kg/dose, a cada 6 horas)

   Anador
   - gotas 500mg/ml
   - comprimidos com 500mg

   Conmel
   - comprimidos de 500mg
   - gotas com 500mg/ml

   Novalgina
   - comprimidos com 500mg
   - gotas com 500mg/ml
   - ampolas de 500mg
   - xarope com 250mg/5ml
   - supositório adulto 1g e supositório infantil 300mg

4. Ibuprofeno (dose: 30 a 40mg/kg/dia, a cada 6 a 8 horas, ou 10mg/kg/dose, no máximo 800mg/dia)

   Dalsy
   - suspensão oral de 100mg/5ml (0,5ml/kg/dose)
   - gotas com 200mg/ml
   - comprimidos com 400mg

5. Nimesulida (dose: 5mg/kg/dia, a cada 12 horas, 2,5mg/kg/dose)

   Scaflan
   - gotas 2,5mg/gota
   - suspensão oral com 10mg/ml
   - comprimidos de 100mg

   Nisulid
   - gotas 2,5mg/gota
   - comprimidos de 100mg
   - suspensão oral de 10mg/ml
   - supositórios de 50mg e 100mg

6. Naproxeno (dose: 10 a 15mg/kg/dia, de 6/6 ou 8/8 horas; máximo 1.250mg/dia)

   Flanax
   - suspensão de 25mg/ml
   - comprimidos de 100mg

   Naprosyn
   - suspensão de 25mg/ml
   - comprimidos de 250 e 500mg

em: www.uptodateonline.com • 19. Smitherman HF, Macias CG. Evaluation and management of fever in the neonate and young infant (less than 3 months of age), in: UpToDate. last updated: 21 de janeiro de 2009. acessado em 20 de fevereiro de 2009. Disponível em: www.uptodateonline.com • 20. Stamos JK, Shulman ST. Abandoning empirical antibiotics for febrile children. Lancet 1997;350:84. • 21. Strom BL, Schinnar R, Bilker WB, Feldman H, Farrar JT, Carson JL. Gastrintestinal tract bleeding associated with naproxen sodium vs ibuprofen. Arch Intern Med 1997;157:2626. • 22. United States Pharmacopeia – Drug Information for the Health Professional. 14th ed., vol. 1, Rockville MD, United States Pharmacopeial Convention, 1994. • 23. Voltareli JC. Febre e inflamação. Ribeirão Preto: Medicina 1994;27:7. • 24. Walson PD, Galletta G, Chomilo F, Braden NJ, Sawyer LA, Sceinbausm ML. Comparison of multidose ibuprofen and acetaminophen therapy in febrile children. AJDC 1992;146:626.

27 CRIANÇA COM QUEIXA DE DIFICULDADES ESCOLARES

ANA CECILIA SILVEIRA LINS SUCUPIRA

Nas últimas décadas, observa-se uma mudança no tipo de demanda que as famílias trazem para o consultório do pediatra. Com a redução das doenças infecciosas e a melhora na qualidade de vida de grande parte da população, novos problemas substituem as antigas queixas de doenças. Essa nova morbidade está repleta de problemas da esfera psicossocial, tais como problemas de escolarização, anorexia, agressividade, uso de drogas, entre outros.

Diante dessa nova morbidade, os profissionais de saúde continuam utilizando o mesmo modelo biomédico com o qual lidavam com as doenças infecciosas, procurando encontrar alterações anatomofisiológicas, enfim, doenças que expliquem muitos desses problemas. Verifica-se, assim, o fenômeno de medicalização da sociedade em que problemas de ordem social são tratados como doenças, com diagnósticos e tratamentos médicos. A medicalização deve ser vista ainda como um processo mais amplo pelo qual passa a sociedade, no qual espera-se da Medicina respostas a questões predominantemente sociais como o alcoolismo, a gravidez na adolescência, o uso de drogas, a violência e o fracasso escolar.

Nessa perspectiva, as crianças que não conseguem aprender na escola, ou que apresentam comportamentos agitados, agressivos, inadequados ao ambiente escolar são encaminhadas para o médico, para que ele encontre uma doença, um distúrbio, uma deficiência que possa justificar tais problemas e, assim, por meio de medicamentos resolva os problemas que perturbam a dinâmica da escola.

No caso do fracasso escolar, observa-se um fato interessante. Aumenta-se a complexidade do problema apresentado pela criança, de modo que, além do pediatra e do neurologista, são necessários outros profissionais como fonoaudiólogos, psicólogos, psicopedagogos, assistentes sociais, enfim, tem-se um fenômeno mais amplo, que é a patologização do fracasso escolar.

Criam-se, assim, novas doenças. A deficiência da escola é vista como deficiência da criança, que necessita, então, de um tratamento. A formação inadequada do profissional de saúde e o desconhecimento dessas questões pelos profissionais da educação fazem com que esses reproduzam acriticamente essas concepções nas suas práticas cotidianas.

Nesse processo, firma-se nessas crianças a condição de doente, reassegurando o fracasso escolar como uma condição inerente à criança e independente da escola. Como o fracasso escolar é muito mais frequente entre as crianças das camadas populares, é na sua condição de pobreza que muitas causas vão ser constituídas. Cruz (1997) afirma: "É comum que o desempenho escolar das crianças pobres seja atribuído a características suas; características que são vistas como inatas ou, numa concepção mais recente, incorporadas a elas pela sua vivência num ambiente pobre e inadequado para o bom desenvolvimento". Historicamente, a área da saúde tem correspondido às expectativas da escola diagnosticando e rotulando as crianças como doentes.

Embora nunca tenham sido comprovadas relações diretas entre o fracasso escolar e as doenças, essas suspeitas passaram a ser assumidas como verdades absolutas, resistindo aos vários estudos que demonstram que, mesmo na presença de doenças, as crianças são capazes de aprender, quando têm acesso a relações pedagógicas adequadas e nas situações em que o professor realmente investe na criança para que ela aprenda. Na maioria das vezes, o professor, ao não acreditar que aquela criança possa aprender, faz com que ela realmente não consiga aprender. A criança assume a incapacidade que lhe é colocada pelo professor. Trata-se da profecia autorrealizadora, referida por vários autores.

A proposta deste capítulo é delinear o papel do pediatra diante dessas queixas, fornecendo elementos para que ele possa abordar os diferentes problemas trazidos pela criança em idade escolar, principalmente aqueles produzidos na vivência escolar dessas crianças. Ainda que não seja um problema médico, cabe ao pediatra, no atendimento da criança que traz uma queixa da escola, recolocar o problema para a família, apontando as questões mais amplas envolvidas para recuperar a criança e suas potencialidades.

QUEIXA DE DIFICULDADES ESCOLARES

A denominação mais comum encontrada, na literatura, *distúrbios de aprendizagem,* traz na sua concepção a localização do problema no aluno que tem um distúrbio e por isso não aprende. É interessante, porque não se questionam os *distúrbios de ensinagem*. O termo dificuldades escolares, utilizado neste capítulo, tem a vantagem de ser bastante amplo e de englobar diferentes problemas, com causas as mais variadas possíveis. O fracasso escolar está representado pela reprovação, repetência, abandono, evasão e distorção idade/série. É importante considerar os efeitos do fracasso escolar para a criança e a família.

É no contato com a escola que se produzem as deficiências e os distúrbios. A criança, geralmente, segundo a família, não apresenta nenhum problema até entrar na escola. Recentemente, tem-se criado a noção de criança de risco, também para o aprendizado, crianças para as quais os professores e, às vezes os profissionais de saúde, já preveem um fracasso. A noção de risco é construída a partir da constatação de diferenças culturais, de desenvolvimento, de comportamento ou mesmo de características físicas na criança em relação a um padrão determinado, considerado necessário ao aprendizado.

Assim, uma criança que tenha desenvolvimento diferente, mesmo que dentro dos limites de variação do normal, é classificada como de risco diante da inadequação do processo de ensino da escola. Propõem-se, então, intervenções na área psicopedagógica ou psicológica, desenvolvidas pela área da saúde, com o propósito de prevenir o fracasso da criança. A escola não dá conta de ensinar crianças que não estejam dentro dos padrões ditos normais de desenvolvimento e comportamento. Assim, a inadequação do processo de ensino leva à rotulação da criança como de risco. O critério de "risco" nessa perspectiva não deve ser visto como um atributo da criança, e sim como uma condição da escola, ou seja, decorrente de deficiências da escola.

A dificuldade escolar é produzida no processo da nova institucionalização vivenciada pela criança, representada pela escolarização. Essa dificuldade instala-se no momento em que a escola nega o conjunto de valores, costumes, regras, hábitos e linguagem trazidos pelos alunos, causando um conflito entre as necessidades desses alunos e as atitudes, comportamentos e rendimento escolar esperados pela escola.

Nesse ponto, ou o aluno atende às expectativas da nova instituição ou é gradualmente excluído até ser expulso definitivamente do sistema educacional. A dificuldade de aprendizado torna-se uma questão que envolve não só a capacidade de aprender, mas sobretudo o "como", "o que" e "para que" lhe é ensinado.

CONDIÇÕES DE SAÚDE E FRACASSO ESCOLAR

A literatura médica sobre o fracasso escolar caracteriza-se pelo modo como as associações entre as variáveis estudadas são valorizadas e o modo como são estabelecidas relações causais diretas entre essas variáveis e o desempenho escolar. São análises que não consideram as mediações existentes no efeito exercido por uma determinada variável. Tendo como referencial de análise uma visão positivista, reduzem o aprendizado a uma questão biológica e dessa forma a um problema individual do aluno.

É nessa perspectiva que a presença de uma alteração biológica como o retardo de crescimento ou a anemia, ocorridos nos primeiros anos de vida, pode ser vista como a causa do mau rendimento na idade escolar. Negam-se as condições de vida dessas crianças, negam-se todos os fatores escolares e familiares que fazem, como já foi provado, com que crianças com as mesmas variáveis pessoais tenham desempenhos escolares diferentes.

Fica evidente que o estabelecimento de uma relação linear direta entre doença e aprendizado tende a fragmentar a realidade, dificultando ações que possam efetivamente transformar essa realidade.

Embora sejam inúmeros os aspectos que contribuem para o desempenho escolar, sempre teve grande aceitação a visão organicista de explicação do fracasso escolar.

As ações de saúde dirigidas para o escolar, desde os tempos da Higiene Escolar no início do século passado e posteriormente com a Saúde Escolar, sempre valorizaram os mecanismos biológicos do processo ensino-aprendizagem. O pressuposto de que é necessário ter crianças sadias para se ter alunos inteligentes, que possam ter bom aprendizado, contribuiu para a prática de se justificar o não aprendizado na escola, em função de a criança supostamente apresentar algum problema de saúde. O fato mais interessante é que essas crianças continuam aprendendo as coisas da vida. No dizer de uma mãe: "O que não presta ele aprende rapidinho".

Tradicionalmente, as causas que aparecem com mais frequência na literatura como responsáveis pela dificuldade escolar são a desnutrição, as disfunções neurológicas e os problemas psicológicos. No Brasil, pode-se afirmar que a causa mais frequentemente referida para o fracasso escolar pelos professores e médicos, assim como por outros profissionais de saúde e leigos, ainda é a desnutrição. No estudo de Collares e Moysés (1996), entre as respostas sobre quais seriam as causas do fracasso escolar, a desnutrição é referida por *todos* os entrevistados, tanto da educação como da saúde. Aparecem em segundo lugar as disfunções neurológicas, citadas por 92,5% das professoras e 100% dos médicos, psicólogos e fonoaudiólogos entrevistados.

Identificam-se, ainda, outros problemas de saúde apresentados pelos professores como justificativa para o fato de a criança não aprender a ler. As crianças são estigmatizadas por atributos externos que aparecem como impedimentos à aprendizagem na escola. A presença de convulsões febris, meningite anterior sem sequelas, atraso no desenvolvimento neuropsicomotor mesmo que já superados são justificativas comuns utilizadas para explicar o fracasso dos professores em ensinar todos os alunos a ler e escrever.

É possível delinear dois quadros básicos de encaminhamento das crianças para o atendimento na área de saúde, de acordo com a classe social da família.

1. Nas crianças de classe média e alta, a queixa mais comum é a de inadaptação à escola; é a criança que não quer ir à escola, não se relaciona bem com professores e/ou colegas, não gosta de estudar, tem um desempenho escolar abaixo das expectativas da família ou dos padrões da escola. Geralmente, são atitudes da criança que estão em desacordo com as exigências da família e/ou da escola. Os problemas de saúde apontados têm a característica de ser passíveis de tratamento, como problemas fonoaudiológicos, psicológicos, hiperatividade e déficit de atenção. Dessa forma, além da escola, as crianças têm uma rotina de frequentar diferentes tratamentos para compensar as dificuldades de ensinagem presentes mesmo nas escolas tidas como de boa qualidade.

2. Nas populações de nível socioeconômico mais baixo, encontra-se, predominantemente, o encaminhamento, por indicação da escola, de crianças com mau rendimento, com uma ou mais reprovações anteriores. A expectativa da instituição é o encontro de uma doença orgânica – com comprometimento intelectual, neurológico, visual ou outro – que justifique o fracasso escolar dessa criança específica. Em geral, a ideia é que esses problemas, por estarem ligados às condições de pobreza, não têm solução e servem para explicar por que as crianças não vão aprender.

DESNUTRIÇÃO E FRACASSO ESCOLAR

Há mais de 50 anos, a desnutrição aparece nos textos como causa do fracasso escolar. A relação que se estabeleceu entre o fracasso escolar e a desnutrição constitui um dos exemplos de como a Medicina constrói relações baseadas em evidências bastante questionáveis, porém amplamente aceitas pela comunidade científica, quando adequadas aos valores sociais dominantes.

A importância da desnutrição como causa do mau rendimento escolar começa a surgir na década de 1950, a partir dos estudos que comprovavam a existência de lesões neurológicas irreversíveis em crianças que haviam falecido de desnutrição. Foram encontradas alterações anatômicas no cérebro, principalmente redução do tamanho e do número de células.

Essa informação foi logo amplamente difundida e imediatamente associada ao comprometimento do desenvolvimento cognitivo e intelectual. É interessante observar que não teve a mesma divulgação o fato de que para as lesões cerebrais ocorrerem eram necessárias algumas condições essenciais. Sabe-se que, para que haja comprometimento cerebral, três condições são exigidas: 1. a desnutrição tem de ocorrer enquanto se dá o desenvolvimento do sistema nervoso central (SNC), isto é, do início da gravidez até o final do segundo ano de vida, sabendo-se que, quanto mais cedo, mais graves são seus efeitos; 2. tem de ser de grave intensidade; 3. e deve ser de longa duração, abrangendo a maior parte do período de desenvolvimento do SNC.

A história da desnutrição no Brasil mostra a mortalidade precoce das crianças desnutridas graves, já nos primeiros anos de vida. Portanto, esse grupo de crianças raramente chegava a ingressar nas escolas. As crianças com dificuldades no aprendizado e que fazem parte das estatísticas que mostram associação dessa dificuldade com a ocorrência de desnutrição pregressa, atestada pelo déficit de altura para a idade, na grande maioria das vezes não preenchem os critérios anteriormente citados.

Um fato muito importante é o declínio da prevalência da desnutrição no Brasil, enquanto se mantém praticamente inalteradas as taxas de fracasso escolar. A Pesquisa Nacional de Demografia e Saúde das Crianças e da Mulher – PNDS (2006), analisando a prevalência de déficits de peso para altura, confirma a exposição reduzida da população a formas agudas de desnutrição (3% em 1996 e 2% em 2006). Nesse mesmo período, houve redução de cerca de 50% na prevalência da desnutrição na infância no Brasil: de 13% para 7%, sendo que na Região Nordeste, onde havia maior número de casos, a redução da desnutrição foi excepcionalmente elevada, chegando a 67% (de 22,1% em 1996 para 5,9% em 2006).

Por que então se mantém essa associação entre a desnutrição e o fracasso escolar?

As evidências que reforçam esse tipo de associação são de outra ordem. A comprovação, por meio de testes de inteligência ou de testes que avaliam o desenvolvimento cognitivo, de que o desempenho das crianças que foram desnutridas era pior do que o daquelas que não foram desnutridas trouxe as evidências desejadas para se afirmar de forma definitiva a existência da associação entre desnutrição e comprometimento do desenvolvimento cognitivo.

O que os testes avaliam, entretanto, não é o potencial de desenvolvimento da criança, mas a expressão desse desenvolvimento, expressão essa cuja determinação fundamental é cultural, histórica e geográfica, tendo, portanto, os mesmos determinantes da desnutrição.

Sabe-se que a criança durante o processo de desnutrição pode ter comprometimento do desenvolvimento em função das limitações impostas pelo seu estado de saúde, que dificultam a movimentação e a interação com outras crianças e adultos, condições essenciais para que se desenvolva. Entretanto, no caso de desnutrição grave, secundária a uma doença de base como a doença celíaca ou que pode acompanhar doenças crônicas como a cardiopatia congênita, quando ocorre em crianças com melhores condições sociais, verifica-se que os efeitos da desnutrição podem ser compensados pelo acesso a boas escolas, bons professores e apoio familiar. Situação exatamente oposta enfrenta a criança pobre desnutrida.

Um outro exemplo, citado por Collares e Moysés (1996), é o estudo feito com crianças holandesas que foram gravemente desnutridas nos campos de concentração, durante a Segunda Guerra Mundial, e que avaliadas aos 18 anos não mostraram diferenças no padrão de desenvolvimento cognitivo da população holandesa. Essas autoras são contundentes ao afirmarem: "O discurso de que o fracasso escolar é decorrente da desnutrição não tem nenhum respaldo científico".

Em estudo realizado em Sobral, no interior do Ceará, sobre as condições de vida e saúde, com 2.264 crianças de 7 a 10 anos, encontrou-se 27% de crianças com história de desnutrição anterior no grupo de crianças que nunca haviam repetido nenhuma série escolar (Sucupira, 2003).

RELAÇÕES ENTRE DESEMPENHO ESCOLAR E DÉFICITS NUTRICIONAIS

Atualmente, a desnutrição é um termo pouco frequente nos trabalhos sobre o estado nutricional e o mau rendimento escolar. Permanece, entretanto, a ideia do estado nutricional como fator determinante para o aprendizado, representado agora por alguns de seus indicadores mais específicos, tais como déficit de altura, restrição do crescimento intrauterino, diminuição da circunferência craniana, entre outros. Enfim, a partir da constatação de que a desnutrição atual é rara entre os escolares, valorizam-se os indicadores de desnutrição pregressa.

Alguns estudos tentam mostrar que as crianças que tiveram retardo de crescimento nos primeiros anos de vida apresentam maior prevalência de abandono e atraso escolar. O que os estudos não valorizam é que essas crianças em geral são aquelas com piores condições de vida e acesso a escolas que também não dispõem de condições adequadas de ensino. Assumir o retardo de crescimento no primeiro ano de vida como fator prognóstico de mau rendimento escolar implica anular as condições familiares e a atuação da escola no processo de ensino e reforçam-se as condições biológicas como determinantes da aprendizagem. Busca-se identificar na criança condições que possam ser preditivas de risco de repetência, com a alegação da necessidade de monitoramento e prevenção do fracasso entre elas. Essa postura, na prática, tende a estigmatizar o aluno como futuro repetente. Nega-se a plasticidade cerebral, a capacidade de superação da criança e, principalmente, as relações que se dão no seu processo de escolarização que podem favorecer ou prejudicar seu desempenho na escola. A esse respeito, Oliveira (1995) afirma: "...o homem en-

quanto espécie biológica possui uma existência material que define limites e possibilidades para seu desenvolvimento. O cérebro, no entanto, não é um sistema de funções fixas e imutáveis, mas um sistema aberto de grande plasticidade, cuja estrutura e modos de funcionamento são moldados ao longo da história da espécie e do desenvolvimento individual. Dadas as imensas possibilidades de realização humana, essa plasticidade é essencial". Essa autora, referindo-se aos pressupostos do trabalho de Vygotsky, acrescenta: "...o homem transforma-se de biológico em sócio-histórico, num processo em que a cultura é parte essencial da constituição da natureza humana. Não podemos pensar o desenvolvimento psicológico como um processo abstrato, descontextualizado, universal: o funcionamento psicológico, particularmente no que se refere às funções psicológicas superiores tipicamente humanas, está baseado fortemente nos modos culturalmente construídos de ordenar o real".

DISTÚRBIOS NEUROLÓGICOS

Hiperatividade e déficit de atenção

Um outro mito bastante difundido refere-se aos distúrbios neurológicos, responsabilizados com frequência pelas dificuldades escolares, principalmente em estratos sociais mais altos. Entre esses distúrbios, atualmente os mais comumente citados são a hiperatividade ou transtorno hipercinético e o déficit de atenção.

A tentativa de relacionar o transtorno hipercinético a um quadro neurológico de base (seja lesional, seja disfuncional ou constitucional) é bastante antiga. Várias tentativas de nomear um quadro neurológico que explique a presença de comportamentos inadequados para a aprendizagem podem ser vistas na história desses conceitos. Neste capítulo, serão feitos breves comentários sobre o tema, uma vez que há um capítulo específico sobre hiperatividade e déficit de atenção neste livro.

É interessante notar que, a partir de 1980, o Manual de Estatística e Diagnóstico – DSM-III desloca o núcleo diagnóstico da hiperatividade para o déficit de atenção, sob a denominação de "distúrbio por déficit de atenção com ou sem hiperatividade" (DDA). Em 1987, o DSM-III-R, uma revisão do DSM-III, apresenta uma nova terminologia diagnóstica, "Distúrbio de Hiperatividade por Déficit de Atenção" (DHDA). Nesta nova denominação, a hiperatividade é decorrente do déficit de atenção. A CID-10 (1993) propõe o termo atual "Transtornos Hipercinéticos", código F90, que se inscreve sob a rubrica "Transtornos da Infância e da Adolescência" e, em 1994, o DSM-IV apresenta a denominação "Transtorno de Déficit de Atenção/Hiperatividade" (TDA/H) e define os critérios para o diagnóstico. As sucessivas mudanças de denominação, com subtipos que aparecem e desaparecem, na medida em que não cumprem os objetivos de garantir uma homogeneidade aos grupos que recebem este diagnóstico, revelam muito mais a falta de critérios objetivos e base científica para a definição da hiperatividade como entidade nosológica, do que avanços no seu conhecimento.

Esses conceitos rapidamente difundiram-se no meio escolar e na sociedade. É comum o pediatra receber crianças encaminhadas da escola com a alegação do professor de que elas não têm capacidade de concentração. Procura-se explicar essa falta de concentração como produto de alguma disfunção ou imaturidade neurológica. A confirmação desses diagnósticos ocorre pelo uso de testes e provas, elaborados de tal forma que servem para transformar em sinais de doença comportamentos que podem ser normais, quando se considera o contexto de cada criança.

A falta de atenção em uma sala de aula, antes de ser uma incapacidade da criança para manter atenção, pode significar falta de motivação decorrente de inúmeros fatores, entre os quais se destacam o tipo de interação professor/aluno e os métodos pedagógicos inadequados.

A presença de problemas emocionais importantes, por características específicas da criança ou reativos a uma situação familiar, pode gerar condutas de inadaptação e agressividade da criança, semelhantes às descritas no transtorno hipercinético. Miller (1978) relatou a ausência de concordância entre os julgamentos emitidos por diferentes adultos (pai, mãe, professor, psicólogo e um ou mais médicos) a respeito da presença/ausência de hiperatividade em uma mesma criança.

Conrad (1977), a partir do modelo sociológico, critica a visão dominante da hiperatividade como um atributo da criança. Para ele, a designação de hiperatividade não descreve uma doença individual, mas refere-se a um rótulo aplicado à criança em resposta ao comportamento apresentado pela mesma. A criança é primeiro identificada e definida como hiperativa por uma "audiência significativa" (escola ou família) e depois o diagnóstico é legitimado pelo médico. Além disso, o comportamento da criança não é visto como simples resposta a determinada situação, mas a própria explicitação da situação. Conrad propõe, por esse motivo, a expressão "hiperatividade situacional" para definir esse modo de comportamento social apresentado pela criança.

Para o modelo sociológico de Conrad (1977), se existe alguma doença, essa deve ser remetida ao microssistema social onde o comportamento hiperativo é manifestado. Dessa forma, não seria a criança a necessitar de tratamento, mas sim o microssistema social onde tal comportamento é explicitado.

Na realidade, o processo de disseminação desse conceito, que estigmatiza a criança, tem na sua raiz o processo de medicalização, já comentado, que tende a transformar em doenças situações de relação da criança com o meio que a cerca. Na medida em que a hipótese

de distúrbios neurológicos representou uma possibilidade efetiva de justificativa para o fracasso escolar, rapidamente ela foi incorporada por médicos, psicólogos, professores e pela própria família. Pode-se dizer que esses diagnósticos neurológicos são usados para encobrir as deficiências do sistema escolar. Crianças que não têm acesso à pré-escola e que, portanto, não foram devidamente familiarizadas aos padrões de comportamento exigidos pela escola vão sofrer a socialização secundária simultaneamente ao processo de alfabetização. Espera-se desses alunos, nas escolas de periferia, comportamento igual ao de crianças já habituadas ao ambiente escolar: são, portanto, consideradas hiperativas quando, desconhecendo a disciplina, conversam, levantam-se, enfim, não mantêm a atenção e os comportamentos requeridos pela escola para a aprendizagem. Apresentam assim as características exigidas para o diagnóstico de desatenção, impulsividade e hiperatividade.

Dislexia

Um outro diagnóstico também frequente é o de "dislexia" para crianças nas quais aparentemente não se consegue encontrar uma causa para a dificuldade em aprender. Esse é um diagnóstico controvertido, assim como o de "Distúrbio Específico de Aprendizagem". Entretanto, mesmo os autores que aceitam sua existência enfatizam, como requisitos necessários, "ausência de problemas emocionais graves, estímulos ambientais inadequados e falhas pedagógicas". Ou seja, deveriam caracterizar crianças que não conseguem aprender a ler, apesar de ter acesso a um processo educacional adequado. Nessa perspectiva, deve-se considerar que a maioria das crianças com diagnóstico de dislexia não preenche os critérios presentes na definição, quando se consideram o sistema escolar e os métodos de ensino. Em nossa experiência, as crianças referidas como disléxicas, na grande maioria, eram aquelas com problemas decorrentes de alfabetização inadequada.

Os estudos de vários autores, como Ferrero (1986) e Vygotsky (1991), sobre o "como se aprende" mostram que a base para o diagnóstico de dislexia geralmente reflete apenas fases diferentes de um processo normal de aquisição da linguagem escrita. A alfabetização só pode ser avaliada como um processo dinâmico, evolutivo. A partir de uma fase de desenho, a criança passa pela fase de garatuja, para depois passar à escrita silábica (uma letra com significado de sílaba) e, enfim, à escrita alfabética, na qual as palavras são representadas por todas suas letras. Ignorar esse processo evolutivo de aquisição da linguagem escrita, por meio de avaliações estáticas, pode levar, por exemplo, a diagnosticar "dislexia por supressão de letras" em uma criança que está avançando na fase silábica.

É muito comum os professores afirmarem que a criança não aprende porque é imatura, ainda não estaria pronta para a aprendizagem. Durante muito tempo, era muito comum a realização de testes de prontidão para ver se a criança estava pronta para a alfabetização. Esse conceito fundamenta-se em teorias que preconizam que a aprendizagem só ocorre após o desenvolvimento, nas quais se inserem as teorias interacionistas-desenvolvimentistas. Outros autores, principalmente Vygotsky (1991), trabalham com a concepção de que é no processo de interação, de aprendizagem, portanto, que se dá o desenvolvimento cognitivo.

ANEMIA E PARASITOSES

A literatura é bastante controversa no que diz respeito aos efeitos da anemia e da deficiência de ferro na aprendizagem da criança. Garcia-Pando (1997) encontrou melhora no aprendizado após o tratamento da anemia apesar de não ter havido diferença nos níveis de hemoglobina e de ferritina, concluindo que esses fatores não têm relação com o rendimento escolar. Entretanto, são inúmeros os estudos que tentam provar as relações entre anemia e comprometimento do desenvolvimento infantil, com consequências na vida escolar. Da mesma forma que para os déficits nutricionais, relações estatísticas são transformadas em relações causais.

Há no saber popular a crença de que as crianças não aprendem porque têm vermes. Essa associação causal entre parasitoses e mau rendimento escolar está presente também na literatura médica. Em um artigo, Linardi et al. (1988) afirmam: "Mas é a criança quem paga o tributo mais alto aos piolhos, através da hematofagia contínua, perturbação do sono pelo prurido incessante e, consequentemente, pela diminuição do rendimento escolar". Entretanto, nenhum trabalho científico ou publicação é citado para dar suporte a essa afirmação.

É interessante como os comentários sobre as repercussões das parasitoses sobre o desenvolvimento e aprendizagem escolar aparecem na literatura médica, em geral, sem que seja citada a fonte de algum trabalho que comprove essas afirmações. Os autores remetem a outros autores, que acabam referindo-se a livros-textos, nos quais essas afirmações aparecem como verdades absolutas que não necessitam de confirmação.

Heukelbach et al. (2003) referem o trabalho de Linardi et al. (1988), citado acima, para justificar os efeitos da pediculose sobre "a dificuldade de concentração, consequência do prurido constante e distúrbios do sono".

As afirmações sobre parasitoses e dificuldades de aprendizagem estão incorporadas pelo saber popular, pelo senso comum, em que todos os problemas de escolaridade são devidos aos "vermes". Esse tipo de associação encontra respaldo no fato de que são as crianças pobres que apresentam maior prevalência de parasitoses, reforçando a ideia de que elas têm na própria pobreza a razão das dificuldades que apresentam na escola.

No mesmo estudo realizado em Sobral, já citado, encontrou-se no subgrupo de 246 crianças de 7 a 10 anos, que realizaram o exame de fezes, prevalência de 57,4% de parasitoses naquelas que nunca haviam repetido alguma série escolar e 62,2% nas crianças com alguma repetência, sendo que não foi estatisticamente significativa a diferença entre os dois grupos.

DÉFICITS VISUAIS E AUDITIVOS

Ainda como causas de fracasso escolar são apontados os déficits visuais e auditivos. Embora seja fato que a criança com deficiência visual ou auditiva tenha dificuldades maiores do que as demais para aprender, não se pode afirmar o mesmo daquelas cujos déficits são discretos. No atendimento às crianças encaminhadas aos serviços de saúde porque não aprendem, é comum a referência daquelas que não apresentam nenhuma queixa visual, para avaliação da acuidade visual. Apesar de ser importante a detecção e correção dos déficits visuais, não se pode querer atribuir a pequenos déficits que não impedem a criança de realizar várias tarefas que exigem a visão, a justificativa pelo seu não aprendizado na escola. Mesmo porque, quando corrigidos esses pequenos déficits, antes não suspeitados, a criança continua não aprendendo na escola. O mesmo pode-se afirmar em relação aos déficits auditivos, muito mais raros na população.

Em relação aos déficits visuais, Bloch (1986) cita uma pesquisa sobre Saúde da Criança e Educação, realizada com 15.000 crianças inglesas, que apontou alto nível de inteligência entre as míopes. Quanto ao desempenho das crianças com déficits visuais menores com ou sem óculos, o estudo concluiu que "a maioria dos defeitos visuais não afeta o aprendizado da criança, o que vai contra as crenças e práticas correntes de médicos escolares e pediatras".

As crianças com deficiências auditivas mais graves não chegam à escola comum, portanto, não fazem parte do grande contingente daquelas que terminam os primeiros dois anos do ensino fundamental sem aprender a ler.

FRACASSO ESCOLAR E QUESTÕES EMOCIONAIS

Na abordagem da criança com dificuldades escolares, a detecção de um problema específico de saúde não deve significar a existência de uma relação causal direta com o mau rendimento escolar. Obviamente, cada problema deve ser abordado, independente de uma relação causal com o aprendizado.

É nessa perspectiva que as questões emocionais devem ser trabalhadas. Deve-se lembrar que na idade escolar são comuns queixas de dores recorrentes, dificuldades de relacionamento familiar, "nervosismo" e outras, indicativas de dificuldades de ordem emocional. Na criança com dificuldades escolares, o encontro de problemas emocionais tanto pode interferir diretamente no aprendizado quanto ser consequência de mau desempenho escolar.

Chama-se a atenção para o modo como habitualmente a questão emocional é trabalhada pelo pediatra. Quando não se detectam grandes alterações familiares (pai alcoólatra, separação do casal, violência familiar, perda de ente querido), nega-se que possa haver um componente emocional. Em contraste, na presença de um desses problemas, tende-se a adotar um enfoque reducionista, ignorando-se a forma como a criança lida com essas situações, transformando-as em causas obrigatórias de "distúrbio emocional".

É necessário ressaltar que, muitas vezes, o fator emocional, que pode estar interferindo no aprendizado, decorre das formas de reação da criança nas suas relações na família e na escola, que podem levar a "alterações de comportamento", incluindo aqui os diferentes graus de comportamento hiperativo.

A inadaptação escolar, responsabilizada por grande parte das dificuldades escolares, tem ainda outras causas. Ir à escola representa um rompimento mais claro do vínculo com a mãe. Trata-se da aquisição de uma nova etapa no desenvolvimento da criança, cujo significado principal é a conquista de independência, que muitas vezes a mãe se recusa a aceitar. É justamente nas famílias mais diferenciadas que a criança habitualmente é mais dependente, na qual esse processo tende a ser mais traumático. Um fato que não pode ser esquecido é a inadaptação da proposta educativa e do conteúdo curricular a crianças de diferentes origens culturais; esse fator pode ser um dos responsáveis pela desmotivação em relação à aprendizagem.

Um outro aspecto importante é a tendência crescente de transformar em problemas psicológicos comportamentos produzidos pelo ambiente de vida da criança. Em uma sociedade em que a agressividade permeia as relações sociais, sendo até valorizada, como no caso da televisão, atitudes agressivas da criança antes de constituírem um distúrbio de comportamento ou um problema emocional significam a incorporação de um modo de vida. Quando essa agressividade se expressa em uma criança pobre, costuma ser encarada como a comprovação de um distúrbio, neurológico ou psicológico, ignorando-se que, na maioria das vezes, esse é um comportamento aprendido e até necessário quando se considera o meio em que essas crianças vivem.

FRACASSO ESCOLAR E FAMÍLIA

Nas últimas décadas, a culpa pelo fracasso escolar foi transferida da "criança problema" para a "família problema". Ou melhor, a criança é problema na medida em que vive em uma família problema. A noção de "problema" refere-se de maneira genérica ao modo de vida das famílias pobres. Alega-se que são famílias desestruturadas, com pais separados, alcoólatras, desempregados, analfabetos, enfim, famílias que não oferecem um ambiente adequado para que a criança possa aprender. Ambientes inadequados, "pouco construtivos", "pouco estimulantes para o desenvolvimento" são expressões de um olhar sobre as famílias pobres carregado de preconceitos, que mantém ainda presente a teoria da carência cultural. Os estímulos que as crianças pobres recebem são considerados inferiores.

A violência, vista como pairando sobre todas as famílias pobres, morando ou não em favelas, aparece no discurso de muitos profissionais da educação como justificativa para o mau rendimento das crianças pobres que frequentam as escolas públicas. As crianças e suas famílias perdem sua individualidade na medida em que fazem parte de uma categoria – famílias pobres – e passam a incorporar todos os "defeitos" e "problemas" que são decorrentes da condição de pobreza.

A falta de interesse da criança seria decorrente da falta de interesse das famílias que não participam da vida da escola, não ajudam as crianças nas suas lições, não se preocupam com as faltas da criança à escola. Negam-se as condições de vida das mães que trabalham o dia todo, das mães analfabetas ou com pouca instrução que não conseguem acompanhar as lições dos filhos, das mães que têm pouco tempo para dedicar-se ao estudo das crianças e elaboram-se julgamentos indiscriminados e incriminadores.

O conceito de família desestruturada advém de uma concepção única de família que não condiz com a realidade social e os novos conceitos do que seja uma família. A separação dos pais aparece como desestruturante, predominantemente, nas famílias pobres. É importante ressaltar que qualquer agrupamento familiar, seja qual for sua composição, funciona conforme uma estrutura própria que lhe dá a organização possível nas condições em que vivem seus membros.

O Grupo de Estudos sobre Educação, Metodologia de Pesquisa e Ação (GEEMPA), Organização Não Governamental que tem como um de seus objetivos principais a formação de professores visando à melhoria da qualidade do ensino voltado para a alfabetização de crianças e adultos, defende a ideia de que Todos Podem Aprender. Nessa perspectiva, os problemas de saúde podem, em algumas situações, dificultar a aprendizagem, requerendo mais assistência por parte dos professores, mas não impedem que a criança aprenda. Vale lembrar que as crianças que estão na escola não apresentam problemas de saúde graves que necessitem de recursos educacionais especializados. Infelizmente, a grande maioria dessas crianças está fora da escola.

As crianças que não conseguem aprender na escola, em geral, não apresentam problemas de saúde e, além disso, demonstram que estão aprendendo "as coisas da vida". São crianças que não têm memória, mas decoram as extensas letras de músicas; crianças que não conseguem aprender matemática, mas passam troco nas feiras; crianças que são consideradas "desnutridas", "raquíticas", mas que no recreio mostram toda sua energia nos jogos e brincadeiras; crianças que são tímidas, "depressivas", que não conseguem falar na classe, mas que na família não apresentam nenhum problema de relacionamento. O que é comum a todas essas crianças é o fato de pertencerem às classes populares, serem crianças que estudam nas escolas públicas.

O que fica evidente é o desejo dos professores de ter um único tipo de aluno, aquele limpo, educado, que aprende rapidamente e não lhe dá trabalho. Esther Grossi, analisando o trabalho do professor, aponta que é fácil tirar um bom som de um violino Stradivarus, mas o bom violinista é aquele que tira um som de qualidade de um violino com algumas cordas soltas. Ensinar aqueles que aprendem rapidamente é fácil, bom professor é aquele que consegue fazer aprender os alunos que apresentam problemas, de várias ordens, que interferem no modo como a escola e o aprender se colocam para eles.

A tendência observada para explicar o fracasso escolar é estabelecer relações causais diretas entre as variáveis estudadas e o desempenho escolar. São análises que não consideram as mediações existentes no efeito exercido por uma determinada variável. Tendo como referencial teórico a visão positivista, nessas análises o aprendizado é reduzido a uma questão biológica e dessa forma a um problema individual do aluno.

Chega-se então à questão fundamental. Em que nível se coloca a atuação do pediatra?

ABORDAGEM DA CRIANÇA COM DIFICULDADE ESCOLAR

É muito frequente o pediatra atender crianças que vêm com queixa de dificuldades vivenciadas na escola, seja por problemas de comportamento, seja por mau rendimento escolar. As famílias vêm encaminhadas das escolas, muitas vezes sem entender completamente o motivo do encaminhamento, mas assumindo a necessidade do atendimento. A pressão é grande, porque é frequente a escola ameaçar de expulsão caso a família não providencie atendimento médico para a criança problema.

Diante de uma queixa de natureza essencialmente social e pedagógica, a solução não compete ao médico. Mas ele não pode furtar-se ao atendimento. A intenção da escola é que o médico descubra uma doença, um distúrbio, uma deficiência, enfim, um motivo que justifique o mau rendimento ou o problema de comportamento da criança. A intenção da família é a busca de uma solução.

Cabe então ao pediatra desmistificar seu papel e desfazer a esperança familiar de uma "fórmula mágica" que possa resolver os problemas gerados na escola. Como na maioria das vezes não se encontra nenhuma doença, distúrbio ou deficiência, o papel do pediatra é principalmente reafirmar a criança na sua normalidade e recuperar, assim, sua autoestima, frequentemente, já bastante comprometida. Não sendo sua tarefa resolver problemas pedagógicos que devem ser tratados na escola, o médico deve, a partir do seu saber de natureza médica, avaliar o desenvolvimento e a capacidade cognitiva para assegurar à criança que o problema não é de responsabilidade única dela.

Entretanto, pode-se constatar que se deparando com um quadro tão amplo e complexo, frequentemente, o pediatra sente-se despreparado e inseguro para lidar com essas queixas, o que o leva a duas atitudes opostas e extremas: 1. em crianças de bom nível socioeconômico, ele se considera inapto a avaliar o desenvolvimento nas áreas cognitiva e emocional, encaminhando-as à consulta com outros especialistas, procedimento muitas vezes desnecessário; e 2. quando se trata de crianças oriundas de famílias mais pobres, ele tende a aceitar facilmente diagnósticos de rebaixamento intelectual – ignorando diferenças culturais – e, o que é mais grave, atribuindo esse desenvolvimento precário a causas orgânicas, como desnutrição, problemas neurológicos ou fatores hereditários.

Os encaminhamentos para o pediatra, muitas vezes, já vêm com rótulos diagnósticos e solicitação expressa para exames e/ou encaminhamento para o psicopedagogo, o psicólogo, o neurologista ou o psiquiatra. Em geral, o pediatra faz o encaminhamento ou simplesmente aponta as dificuldades em obter esses atendimentos. O que não se questiona é a pertinência desses encaminhamentos. A família, pressionada pela escola, assume aquela necessidade e passa a exigir do médico a referência aos profissionais solicitados. Um aspecto importante nessa situação é o pediatra ter claro que não se trata de uma demanda da família, mas uma demanda gerada pela escola.

Cabe então ao pediatra atender a criança e verificar os motivos que levaram a escola a encaminhar a criança. Quais os problemas pelos quais a criança é *acusada*. Sim, acusada, porque ela aparece como um problema para a escola e para a família, quando na verdade é apenas uma vítima. Ryan (1976) define esse processo perverso de "culpabilização da vítima". Vítima de um sistema educacional que não vem conseguindo realizar sua principal tarefa, que é ensinar. Se o aluno não aprende, a escola está falhando. Entretanto, não é essa a lógica das avaliações sobre o ensino no Brasil. Se a criança não aprende, a culpa é da criança, da família, da comunidade em que vive, enfim, os problemas estão fora da escola.

A tarefa do pediatra constitui-se em identificar, com a família e a criança, seus clientes naquele momento, as origens e as consequências do problema identificado pela escola. Para isso, o pediatra necessita conscientizar--se de seus limites, propiciando à família assumir a responsabilidade que lhe cabe diante da criança e da escola. Isso se traduz na necessidade de pensar em conjunto com a criança, a família e a escola, sem perder de vista a especificidade de cada uma.

É fundamental que o pediatra compreenda que, estando diante de uma queixa cujos determinantes são essencialmente sociopedagógicos, o modelo biomédico de investigação diagnóstica e terapêutica, centrado no indivíduo e no orgânico, é bastante limitado e inadequado. Uma abordagem que procura entender a criança nos seus aspectos psicossociais amplia as possibilidades de compreensão do problema. Entretanto, é preciso ter claro a natureza do problema, fundamentalmente, centrada na dimensão pedagógica e, portanto, fora da competência do médico e dos demais profissionais de saúde.

A consulta pediátrica dirigida à criança em idade pré-escolar ou escolar quando bem feita é suficiente para que o pediatra avalie o desenvolvimento da criança, sua capacidade cognitiva e identifique problemas de saúde ou, ao contrário, assegure-se de que ela não apresenta nenhum problema na área da saúde.

A questão inicial a ser colocada diz respeito ao preparo do pediatra para fazer essa avaliação da criança nessa faixa etária. A semiologia pediátrica ensinada nas faculdades de medicina é quase exclusivamente dirigida ao recém-nascido e ao lactente. Dessa forma, o pediatra não recebe uma formação adequada para lidar com a criança pré-escolar e escolar.

A presença de uma queixa de mau rendimento escolar não deve restringir nem ser o foco principal do olhar sobre a criança. Muitas vezes, preocupado com tal queixa, o pediatra perde de vista a criança na sua totalidade, tendendo a aceitar rótulos diagnósticos estigmatizantes que passam a direcionar sua conduta. É importante lembrar que o encontro de uma doença orgânica, na maioria das vezes, não explica a dificuldade escolar, sendo, entretanto, responsabilidade do pediatra seu tratamento.

Ouvir atentamente os pais possibilita ao profissional de saúde entender as implicações da queixa e o sofrimento que aquela situação está gerando tanto na criança como na família. Ressalte-se a importância de ouvir diretamente a criança durante a consulta. Muitas vezes, quando se trata de crianças maiores e adolescentes, é interessante que se realizem entrevistas isoladas com a criança ou o adolescente.

O conhecimento da criança pelo pediatra, diante de uma queixa que envolve aspectos tão amplos, não se esgota em uma única consulta. O pediatra tem de conter a ansiedade tanto dos pais quanto a sua, diante do fato de que, ao final da consulta, frequentemente, poderá não

haver um diagnóstico pronto e muito menos propostas terapêuticas definidas. Para se chegar a uma conclusão, podem ser necessárias duas ou mais consultas.

Cada criança que não aprende o faz por uma determinada razão que pode envolver múltiplos fatores. Dessa forma, os determinantes sociopedagógicos da dificuldade escolar vão interagir com histórias específicas de vida. O modo como cada criança reage diante das dificuldades que encontra na escola e das deficiências que lhe são impostas é único e, assim, deve ser apreendido.

Diante da necessidade de avaliar individualmente cada criança, apresenta-se uma sugestão de roteiro de anamnese e de avaliação das grandes áreas do desenvolvimento, enfatizando-se a importância de serem adaptadas a cada situação particular.

Anamnese

A anamnese deve ter por objetivo o conhecimento da criança, incluindo seu meio familiar e escolar. A queixa de dificuldade escolar deve ser desdobrada em uma história. Um bom indicador da percepção do problema por parte dos pais é identificar se é uma queixa espontânea desses ou se a criança vem à consulta por encaminhamento da escola.

A história deverá identificar quando o problema foi inicialmente percebido; quais as razões identificadas pelos pais que poderiam ter sido desencadeantes; as atitudes tomadas pela escola e pelos pais; a evolução e os tipos de dificuldades apresentados; os recursos utilizados e as condutas adotadas.

O interrogatório sobre os diversos aparelhos poderá explicitar queixas orgânicas que podem interferir no dia a dia do escolar. A identificação de doenças crônicas, que impliquem tratamentos prolongados, deve acompanhar--se de esclarecimentos sobre o modo como a doença e seu tratamento são percebidos pela criança e família, além das repercussões sobre a rotina escolar. Chama-se a atenção para os diagnósticos de asma brônquica, doença reumática, convulsões, diabetes e cardiopatia, cujo modo de evolução e possíveis interferências na aprendizagem devem ser discutidos com a família.

Nos antecedentes pessoais, recuperar dados da gravidez e do parto realmente importantes. A referência à anoxia neonatal não autoriza relações lineares simplistas de causa-efeito com as dificuldades escolares. Intercorrências mais sérias no parto e no período neonatal, eventualmente, poderão ter sequelas, cuja superação estará determinada pelas condições posteriores de vida.

Às vezes, pode-se encontrar história de internações anteriores em crianças com dificuldades escolares. A ausência à escola que essas internações acarretam podem comprometer o aprendizado, situação que pode ser contornada quando a escola envia os conteúdos curriculares para a criança doente, seja no hospital, seja em casa. O mais importante, contudo, é evitar que a família coloque para a criança o papel de "doente", "fraca", o que pode repercutir na forma como a criança se percebe. Da mesma forma, essa ideia fragilizada da criança vai condicionar o modo como tanto os pais como a escola vão lidar com a criança, comprometendo os processos de interação e desenvolvimento. Em nossa experiência, é comum os pais afastarem a criança da escola em seguida a uma internação por acharem que a criança ainda está "fraquinha", alegando medo de que voltem a necessitar de internação. Isso acontece principalmente com as crianças menores, uma vez que a família ainda acha que faltar à escola não vai prejudicar a aprendizagem nesse início de escolarização.

Informações sobre os hábitos alimentares, nessa idade, mais do que esclarecimentos sobre a nutrição da criança, dão uma ideia da dinâmica de relacionamento dos pais com a criança, principalmente em relação às práticas de disciplina e colocação de limites. Esses dados refletem o tipo de educação adotado pela família.

Os antecedentes mórbidos familiares revelam as relações da criança com histórias de doença ou morte na família. A presença de queixas de dores recorrentes em familiares próximos pode induzir o mesmo tipo de queixa na criança, que passa a assumir um comportamento de "doente".

O desenvolvimento neuropsicomotor (DNPM) pregresso deve ser analisado à luz das oportunidades vivenciadas pela criança para aprender novas habilidades e conhecimentos e da interferência de doenças e internações, no contexto das situações concretas de vida.

A escolarização anterior da criança deve ser recuperada em todos seus aspectos. A seguir, indicam-se algumas das informações mais importantes a serem obtidas:

- Escolaridade anterior da criança – quando se iniciou, como foi preparada a entrada na escola e qual a reação da criança; o desempenho escolar anterior; nos casos em que ocorre mudança de comportamento em relação à escola, investigar fatores temporalmente relacionados.
- Relacionamento com os professores e colegas e com as normas disciplinares da escola.
- Opinião da criança sobre a escola e o estudo.
- Caracterizar o rendimento escolar – identificar se há realmente mau rendimento ou apenas expectativas exageradas da família; se há dificuldades reais, em que áreas são mais nítidas.
- Composição familiar, nível de instrução, atitudes da família em relação à escola e aos professores, valorização de atividades intelectuais, reação familiar às dificuldades da criança; desempenho escolar de irmãos e atitudes dos pais em relação a cada filho, expectativas quanto ao futuro dos filhos.
- Tipo de escola, relacionamento família-escola, conflitos de valores entre pais e escola.
- Opinião da professora ou orientadora pedagógica sobre a criança e as dificuldades que apresenta.

No processo de conhecimento do escolar que está sendo consultado, é fundamental saber como é seu dia a dia. Para tanto, pede-se à criança que descreva um dia comum, relatando todas as atividades que costuma fazer, onde e com quem as realiza. Quais as brincadeiras preferidas, os jogos, os programas de televisão que gosta de assistir. Como se verá, esses dados são importantes na avaliação do estágio de desenvolvimento da criança.

As características de personalidade e temperamento da criança, os comportamentos adotados, as atividades preferidas vão permitindo conhecê-la e avaliá-la melhor. A sexualidade também reflete as relações familiares, ou seja, o modo como a família lida com as questões sexuais favorecendo ou bloqueando o desenvolvimento da criança e do adolescente.

Finalmente, por meio da dinâmica familiar, pretende-se um conhecimento maior das relações intrafamiliares, das características do núcleo familiar e das formas de inserção da criança nesse núcleo. Além disso, deve-se procurar obter informações sobre as relações sociais da família.

A postura da criança durante toda a consulta é mais um dado para a avaliação do seu desenvolvimento. O modo como responde às perguntas que lhe são feitas. A desenvoltura como se afasta dos pais e se locomove no consultório, a habilidade em despir-se e, posteriormente, vestir-se e calçar-se, as relações de dependência que manifesta com a mãe são elementos valiosos na compreensão da criança.

Exame físico

O exame físico, incluindo a avaliação neurológica, tem como objetivo verificar o estado geral de saúde e complementar as informações sobre algum sintoma ou sinal que tenha aparecido na história. Em geral, essas crianças não apresentam nenhuma alteração ao exame físico.

O teste de Snellen para acuidade visual, bastante difundido, é um bom instrumento para triar as crianças que devem ser encaminhadas ao oftalmologista, ressalvando-se que ele superestima a frequência de distúrbios da visão.

O teste de Snellen normal indica que:

- A miopia está ausente ou, se estiver presente, é discreta e está sendo compensada.
- Se a hipermetropia estiver presente, está sendo compensada.
- A córnea e o cristalino são transparentes, permitindo que a imagem se forme na retina.

- Que a fóvea está intacta, assim como sua conexão nervosa com o cérebro.
- A recepção pelos centros visuais superiores está intacta.

Avaliação do desenvolvimento

Frequentemente, o pediatra desconhece suas próprias possibilidades de ação, manifestando insegurança em diversas situações, como, por exemplo, na avaliação do desenvolvimento da criança. Dificilmente um teste de QI poderá fornecer mais dados do que a própria história de vida da criança, suas habilidades e conhecimentos. O médico tem condições de, por meio de situações habituais vivenciadas pelo escolar, caracterizar o desenvolvimento da criança.

Além disso, os testes intelectuais existentes foram idealizados e padronizados em crianças pertencentes a estratos superiores da sociedade, muitas vezes em outros países. O desenvolvimento de cada criança processa-se pela aprendizagem propiciada pelas experiências vivenciadas, as quais são determinadas pelos valores sociais, culturais e históricos do grupo a que pertence. Esses valores fazem com que, em um dado contexto, certas capacidades e habilidades sejam mais valorizadas que outras. Assim, a partir de uma mesma base anatomofisiológica, o desenvolvimento cognitivo pode expressar-se de formas diferentes, segundo o direcionamento dado pelo contexto de vida da criança. Aceitar como dado absoluto a avaliação de qualquer criança por um teste padronizado em um outro grupo social específico, em um outro espaço geográfico e temporal, significa ignorar diferenças fundamentais entre populações diferentes; significa ainda aceitar a noção de superioridade intelectual de uma comunidade sobre outra, de um grupo étnico sobre outro.

Em termos práticos, não se pode exigir o mesmo desempenho, em um teste que utilize lápis e papel, em duas crianças, uma acostumada a brincar com esse material e a outra que só raramente usa um lápis. Avaliar a criança por meio das suas atividades cotidianas é, antes de tudo, respeitá-la. Pode-se, entretanto, discutir se a forma de expressão do desenvolvimento da criança é adequada ou não às necessidades para a escolarização. Porém, para que essa criança desenvolva seu potencial, é importante, ainda, que a escola a respeite em sua individualidade, seu processo de aprendizagem, seu desenvolvimento anterior.

Propõe-se que, em vez de testes e questões padronizados, geralmente enfatizando "o que a criança não sabe", a avaliação ocorra sob a perspectiva inversa: a valorização de "o que a criança já sabe". Em termos concretos, significa perguntar à criança suas atividades, brincadeiras, jogos, responsabilidades, isto é, conhecer um pouco seu contexto de vida, preferências, hábitos. Transformar essas informações nas capacidades, habilidades e estruturas neurológicas correspondentes é função do pediatra, que deve conhecer as diferentes fases do desenvolvimento neurológico, suas características principais e as idades correspondentes. Deve ser capaz, também, de abandonar regras e tabelas rígidas e avaliar cada criança em sua individualidade.

Por exemplo, uma criança que conte uma história ou um passeio tem boa memória; se obedece a uma sequência de ordens simples tem memória imediata, compreensão e relação temporal; se inventa brincadeiras, constrói pequenos brinquedos ou desenha, tem criatividade e atividade motora fina; se anda de bicicleta, sobe em árvores, tem boa coordenação motora, equilíbrio e esquema corporal desenvolvido. Dessa forma, se a criança sabe construir uma pipa, é dispensável avaliar sua coordenação motora fina por meio de desenhos (cópias de imagens simples, como cruz, figuras geométricas). Deve ficar claro que não se trata de propor outros instrumentos de avaliação, ou seja, perguntar se sabe andar de bicicleta, se sabe fazer uma pipa,... abordagem tão viciada quanto os testes aqui criticados. A proposta é, partindo-se das funções neurológicas básicas que se pretende avaliar, procurar identificar situações na vida da criança que, para sua realização, exijam a maturação dessas funções. Por exemplo, para avaliar a memória global, memória auditiva, audição, fala, entre outras, podem ser utilizadas situações como fazer compras corretamente sem necessidade de listas escritas, cantar uma música, contar um desenho ou novela da televisão.

Para lidar com dinheiro, é fundamental a presença de raciocínio aritmético, fato que é negado quando se afirma que uma criança habituada a passar troco em barraca de feira não tem tal raciocínio por não conseguir realizar as operações formais na sala de aula. Por outro lado, para saber o valor do dinheiro, é necessário um conhecimento anterior e uma prática com ele. Portanto, o saber lidar com dinheiro só pode ser utilizado na avaliação do raciocínio aritmético quando existe o conhecimento prévio. Da mesma forma, se uma criança não costuma fazer compras, esse dado não significa "incapacidade" ou "imaturidade" sua. A mesma diferenciação deve ser feita entre a percepção do esquema corporal (lateralidade) e o saber denominar direita e esquerda.

Em anexo, são apresentadas algumas situações frequentes na vida das crianças e as capacidades e as habilidades correspondentes, como exemplos concretos, para que se apreenda mais facilmente a proposta aqui apresentada. É importante ressaltar que a avaliação das diversas áreas se superpõe constantemente, sendo separada por itens apenas para facilitar a compreensão.

1. Avaliação da memória
   a) Global
      - pedir para contar tudo que fez no dia anterior;

- se o menino gosta de futebol pedir para dizer o nome dos jogadores;
- se a criança gosta de novela, pedir para contar o episódio anterior que assistiu;
- perguntar se sabe fazer compras corretamente (sem necessidade de listas escritas);
- pedir para descrever um passeio, contar uma história;
- relatar como vai para a escola ou para casa.

b) Visual
- criar situações em que a descrição visual seja importante dentro de uma atividade; habitual para a criança;
- pedir para descrever a sala de aula;
- descrever os lugares onde foi na véspera;
- descrever a bandeira do time, se gostar de futebol;
- pedir detalhes visuais de algum programa de televisão;
- lembrar de alguma propaganda da TV;
- se reconhece símbolos visuais presentes em sua vida, como cor ou outra característica do carro da família ou ônibus que usa com frequência;
- se sabe desenhar.

c) Auditiva
- se reconhece sons, músicas de que gosta, canta uma música;
- obedece a uma sequência de ordens simples.

d) Temporal
- criar situações em que a descrição da sequência temporal seja importante dentro de uma atividade habitual da criança;
- pedir para descrever um episódio que aconteceu com a criança procurando evidenciar a cronologia dos acontecimentos;
- descrever a rotina do dia anterior com sequência temporal;
- perguntar há quanto tempo vem desenvolvendo uma determinada atividade;
- descrever a sequência da programação assistida por ele na TV durante o dia e durante a semana;
- relacionar meses de férias e de aula;
- conversar sobre fatos que ocorreram que tenham relação com o local onde mora, precisando os tempos em que aconteceram.

2. Raciocínio aritmético
- perguntar se identifica os numerais, número de irmãos;
- verificar se sabe contar, fazer contas;
- verificar se sabe lidar com dinheiro, compras, troco.

3. Relação espacial
- se na conversa (durante a consulta) emprega conceitos de em cima, embaixo, ao lado, dentro, fora, sair, entrar, longe, perto (criar situações na conversa que propiciem o aparecimento desses conceitos, como, por exemplo, se a escola é longe ou perto de casa).

4. Esquema corporal
- se anda de bicicleta, carrinho de rolemã, *skate*;
- se pula corda, amarelinha;
- se anda em cima de muro, sobe em árvores;
- se tem noção de lateralidade direita/esquerda (não se trata de denominar, mas perceber a diferença).

5. Relação temporal
- se na conversa aparecem conceitos de: antes, durante, depois, dia, semana, mês. Por exemplo, em relação à data de aniversário, horário da escola (de manhã, à tarde), refeições, irmãos mais velhos e mais novos etc.;
- ritmo – se tem o conceito de velocidade: mais rápido *versus* mais lento (por exemplo, correr *versus* andar); se sabe assobiar, batucar, cantar, tocar qualquer instrumento.

6. Tamanho, forma, cores
Por meio de objetos de casa ou do consultório observar:
a) Se tem conceitos de:
  - igual *versus* diferente;
  - maior, menor, igual;
  - mais leve, mais pesado.
b) Se sabe diferenciar formas geométricas: círculo, quadrado... (não se trata de denominar, o que requer conhecimento prévio, mas perceber igualdades e diferenças).
c) Se sabe identificar cores
  - se a criança não conhece o nome das cores, verificar se discrimina cores iguais e diferentes.

7. Coordenação motora e equilíbrios dinâmico e estático
- identificar atividades no dia a dia da criança que permitam fazer essa avaliação;
- usar preferencialmente situações de brincadeiras;
- perguntar se anda de bicicleta, sobe em árvores, joga bola, corre, nada;
- usa computador, faz/empina pipa ou quadrado, desenha, joga brinquedos de armar, quebra-cabeças;
- observar se sobe sozinha ou com ajuda na mesa de exame.

Avaliação da audição e fala

Áreas específicas como a audição e a fala podem ser avaliadas razoavelmente pelo pediatra, sem necessidade de técnicas e instrumentos sofisticados. Em relação à fala, o médico deve lembrar-se da existência de diferentes padrões e normas linguísticas no Brasil, de acordo com as regiões geográficas e sociais, para não diagnosticar como distúrbios de fala uma linguagem socialmente aceita e difundida. Se nenhum método simplificado se iguala à audiometria completa, as reações da criança a sons e ruídos e sua linguagem e compreensão de ordens permitem identificar os casos em que a avaliação específica está indicada.

Os itens relacionados a seguir são apenas exemplos de questões que auxiliam na triagem de problemas na audição e na fala. A partir desses exemplos, devem-se buscar as situações, dentro da vivência da criança, que permitam uma avaliação mais adequada.

1. Audição
   a) Reação a barulhos:
      • latido, avião, buzina, carro (reconhece som do carro do pai?);
      • campainha de telefone;
      • campainha ou palmas – percebe? Chama a mãe para atender?
   b) Atende ao telefone.
   c) O modo como a criança assiste à TV e escuta rádio.
   d) Reconhece os sons (música e outros) dos programas que gosta (quando está longe vem correndo assistir).
   e) Compreensão (diferenciar de obediência, distração etc.):
      • atende a ordens verbais não acompanhadas por gestos (utilizar situações agradáveis para a criança, como "vá buscar os sapatos para passear");
      • atende a chamados.

Esta avaliação é feita durante toda a consulta, observando-se como a criança responde às perguntas feitas. Em caso de dúvida, tentar conversar de costas para a criança (para que não ocorra leitura labial).

2. Linguagem
   a) Fala de forma inteligível:
      • outras pessoas entendem o que a criança fala (exceto mãe e irmãos muito ligados);
      • consegue fazer compras sem lista escrita;
      • consegue contar histórias ou alguma experiência anterior (passeio, novela, filme ou desenho na TV, brincadeira etc.) para o examinador.
   b) Trocas ou omissões de letras:
      • diferenciar de padrões socioculturais, como "brusa" por blusa, "crube" por clube etc.
   c) Se a criança já estiver alfabetizada, pedir para ler palavras simples e fazer pequenos ditados (com palavras soltas, não utilizando frases, pois a criança, mesmo com déficit de discriminação auditiva, pode perceber pelo sentido).
   Em caso de dúvida, pedir para a criança repetir palavras soltas, estando de costas para o examina-

dor. O examinador deve dizer as palavras em voz baixa, pausada, monótona (sem entonações). Exemplos: faca/vaca – pente/dente – dado/pato.
   d) Se a criança não conseguir falar corretamente, apresentar os pares (por exemplo: faca-vaca, faca-faca, vaca-vaca) pedindo para dizer se são palavras iguais ou diferentes.
   e) Grupos consonantais: prato, Brasil, frente, clara, blusa, macarrão etc.
   f) Pedir à mãe que traga algum caderno da criança.

A conclusão sobre a avaliação da criança deve ser socializada com a família, a criança e a escola. No caso da escola isso pode ser feito por meio de um relatório ou até mesmo em contatos pessoais ou telefônicos com o professor e o orientador pedagógico. A escola terá de encontrar formas de entender e aceitar a criança e criar estratégias de ensino que se ajustem à realidade e necessidades da criança.

O grande desafio é, portanto, como adequar o processo de ensino/aprendizagem às características das crianças que fogem ao padrão idealizado pela escola.

Da mesma forma, é importante pensar as crianças que apresentam necessidades especiais diante da difícil proposta de inclusão nas escolas regulares. O atendimento dessas crianças pelo pediatra deverá ser completado pela avaliação de outros profissionais de acordo com as necessidades de cada caso. Vale reforçar que a atuação principal deverá ser dos professores especialistas em crianças com necessidades especiais, com o apoio dos profissionais de saúde especializados, nos serviços de saúde.

A adoção de um modelo de atenção global ao escolar, embora possa ser difícil no início, permitirá que o pediatra acumule sua própria experiência e se sinta seguro e gratificado ao conseguir a abordagem individualizada de cada criança.

Não se trata de propor diversos modelos de atenção médica ao escolar, mas exatamente o contrário: um modelo básico, que analise individualmente as condições de vida de cada criança e que reconheça a escola como instituição social, não neutra, e que assume características diversas conforme a clientela a que se destina. Ignorar isso, encarar a escola como apenas um local onde se ensina, sem ideologia e valores próprios, significa incorrer em erros de avaliação e marginalizar ainda mais a criança pobre.

A dificuldade escolar só pode ser entendida, mesmo em uma criança com doença orgânica, assumindo-se que ela se produz no contato da criança, membro de uma família, com uma instituição social, a escola. Estabelece-se, assim, o complexo criança-família-escola, que tem, ainda, inserções mais amplas e específicas na sociedade, determinadas pelo grupo social ao qual pertence a família.

BIBLIOGRAFIA

1. Bloch A. Chronic illness and its impact on academic achievement. Pediatrician 1986;13:128. • 2. Classificação Internacional das Doenças, 10ª Revisão adotou a denominação "Classificação Estatística Internacional de Doenças e Problemas Relacionados à Saúde" "CID-10", 1993. • 3. Collares CAL, Moysés MAA. Preconceitos no cotidiano escolar: ensino e medicalização. Campinas: Unicamp, Cortez; 1996. • 4. Conrad P. Situational hyperactivity: a social system approach. J School Health, 1977;47:280. • 5. Cruz SHV. Representação de escola e trajetória escolar. Psicologia USP, 1997;8:91. • 6. Ferrero E. Reflexões sobre Alfabetização. 5ª ed., São Paulo: Cortez; 1986. • 7. Garcia-Pando SI. Anemia nutricional y rendimiento académico en estudiantes de educación primaria del Colegio Nacional Javier Pérez de Cuellar San Juan de Lurigancho-Lima. Lima, 1997. (Grau de licenciada en enfermería) - Escuela de Enfermeras Arzobispo Loayza. Universidad Peruana Cayetano Heredia. Facultad de Medicina Alberto Hurtado. • 8. Heukelbach J, Oliveira FAS, Feldmeier H. Ectoparasitoses e saúde pública no Brasil:desafios para controle. Cadernos de Saúde Pública 2003;19:1535. • 9. Linard PM. Infestação por Pediculus humanus (Anoplura: Pediculidae) no Município de São Paulo, SP, Brasil. Revista de Saúde Pública 1998;32:77. • 10. Linardi PM, Botelho JR, Maria M. Crendices e falsos conceitos que dificultam ações profiláticas contra o piolho e a pediculose "capitis". Jornal de Pediatria 1988;64:248. • 11. Manual de Diagnóstico e Estatística das Perturbações Mentais, publicação da American Psychiatric Association, Washington D.C.: 4ª ed., "DSM-IV". • 12. Miller JS. Hyperactive children: a ten-year study. Pediatrics 1978;61:217. • 13. Moysés MAA, Sucupira ACSL. Dificuldades Escolares. In: Sucupira ACSL et als. Pediatria em Consultório 4ª ed., São Paulo: Sarvier; 2000. • 14. Oliveira MK. Aprendizado e desenvolvimento um processo sócio-histórico. São Paulo: Scipione; 1995. • 15. Pesquisa Nacional de Demografia e Saúde das Crianças e da Mulher – PNDS; 2006. • 16. Ryan W. Blaming the victim. New York: Vintage Books Edition; 1976. • 17. Sucupira ACSL. Fracasso escolar e condições de vida em crianças de 7 a 10 anos de idade, Sobral, Ceará. Tese de Doutorado apresentada à Faculdade de Medicina da Universidade de São Paulo para obtenção do Título de Doutor em Ciências, São Paulo; 2003. • 18. Vygotsky LS. A formação social da mente. 4ª ed., São Paulo: Martins Fontes; 1991.

28 HIPERATIVIDADE

CAPÍTULO

Ana Cecilia Silveira Lins Sucupira
Jairo Werner Jr.

Ao longo dos últimos 50 anos, a hiperatividade na infância passou a ocupar lugar de destaque na literatura médica e na vida social. Nas últimas décadas, adolescentes e adultos jovens também passaram a ser alvo de estudos sobre o comportamento hiperativo. Sedimenta-se, assim, cada vez mais uma tipologia do sujeito "hiperativo e desatento", cujas repercussões se fazem sentir, em especial, por meio de um fraco desempenho escolar, profissional e desajustamento social.

Como consequência, observa-se crescente demanda, por parte de pais e professores, para tratamento médico de problemas escolares e de comportamento. Em geral, é o pediatra o primeiro profissional de saúde a tomar contato com crianças que apresentam tais queixas, apesar de muitas crianças e adolescentes serem encaminhados diretamente ao neurologista ou psiquiatra. De qualquer forma, com as mudanças do perfil de morbimortalidade na infância e na adolescência, cada vez mais o pediatra vem sendo solicitado a lidar com questões relacionadas a desenvolvimento, aprendizagem e comportamento. Além disso, a divulgação do diagnóstico de hiperatividade e déficit de atenção na mídia e principalmente na internet, em que vários *sites* leigos se ocupam de discutir o tema, torna necessário que o pediatra esteja informado sobre o estágio atual do conhecimento a respeito desse problema. De modo geral, entretanto, o pediatra – em função de sua formação voltada exclusivamente para problemas de ordem física – não está preparado para lidar com esse tipo de queixa.

A literatura sobre a hiperatividade é bastante polêmica, com muitos pontos de incertezas, o que cria ainda mais dificuldades para o pediatra (e também para neurologistas e psiquiatras) lidar com esse tipo de queixa. Beach e Proops comentam que as divergências relativas à hiperatividade se expressam até na sua denominação e conceituação. Enquanto a CID-10 – Classificação Internacional das Doenças, 10ª edição – da OMS utiliza o termo transtorno hipercinético, o DSM-IV – Manual Estatístico e Diagnóstico, versão IV – da Academia Americana de Psiquiatria (AAP) propõe a denominação transtorno de déficit de atenção/hiperatividade.

Vários autores declaram que, a despeito das inúmeras pesquisas, esse quadro permanece controvertido tanto no que se refere ao diagnóstico quanto ao tratamento e que o diagnóstico continua na dependência de observações comportamentais, não havendo ainda emergido uma alternativa de medida diagnóstica específica.

Este capítulo tem, portanto, o objetivo de apresentar as informações básicas sobre a hiperatividade. Inicialmente, é feito um breve resumo sobre a história do conceito, imprescindível para se compreender como foi construída a concepção hegemônica de disfunção neurológica para a hiperatividade; depois, são apresentadas as principais abordagens do problema; em seguida, comenta-se a hiperatividade sob uma perspectiva crítica; e, finalmente, é discutido o papel do pediatra diante do problema.

HISTÓRIA DO CONCEITO

A revisão bibliográfica sobre o conceito de hiperatividade coloca em evidência uma grande variedade de termos correlatos, que expressam o clima de grandes controvérsias e indefinições que caracterizam a trajetória de construção desse conceito.

O aspecto mais importante observado nessa trajetória é a tentativa de relacionar o transtorno hipercinético a um quadro neurológico de base (seja lesional, seja disfuncional ou constitucional). Os primeiros estudos com esse objetivo – particularmente o de identificar uma "lesão cerebral" como etiologia dos "transtornos hipercinéticos" – datam do século XIX e tiveram grande impulso a partir da observação de sequelas comportamentais e cognitivas resultantes de traumatismo ou infecção cerebral na infância. A observação de que as crianças vítimas da epidemia de encefalite letárgica pelo vírus de Von Economo, ocorrida durante a Primeira Guerra Mundial, apresentavam sequelas tais como comportamento antissocial, impulsividade, labilidade emocional e hiperatividade, com escasso ou nenhum prejuízo intelectual, teve como consequência a extrapolação desse dado, assumindo-se que crianças com comportamento semelhante deveriam ter também uma lesão cerebral.

Coerentes com essa ideia de "lesão cerebral", mas diante da impossibilidade de comprová-la, Strauss e Lehtinen (1947) citados por Schechter (1982) introduzem a denominação/conceito de "lesão cerebral mínima" – *mínima*, uma vez que não havia evidências de lesão estrutural do sistema nervoso central ou alterações eletroencefalográficas para explicar sinais de inquietação e

334

hiperatividade em crianças. Nesse sentido, a lesão era apenas presumida. Assim, introduziram a ideia de que lesões mínimas do sistema nervoso, resultantes de anoxia ou traumatismos no parto, poderiam passar despercebidas e ter, mais tarde, efeitos sobre o comportamento. Estabeleceram também que, independentemente de sua localização, as "lesões cerebrais mínimas" acarretariam "transtornos de comportamento".

Em 1957, Laufer et al. citados por Schechter (1982) descreveram a "síndrome do impulso hipercinético", caracterizada por hiperatividade, desatenção, impulsividade, irritabilidade, baixa tolerância à frustração, pobres resultados escolares e problemas visomotores, entre outros. Cumpre assinalar que, nesse mesmo ano, Laufer relata os efeitos benéficos da utilização de medicação estimulante para crianças com a referida síndrome*.

Em 1962, o grupo de estudos internacionais de Oxford, em função da ausência de alterações neurológicas comprovadas e da precariedade da noção de "lesão cerebral sutil", "mínima", do sistema nervoso central, propõe e consolida, no interior da Medicina, a noção de "disfunção cerebral mínima".

A noção de disfunção cerebral mínima (DCM) oferece as bases para que Clements e Peters levem a efeito o esforço para alcançar algum consenso em termos de critérios de avaliação e terminologia diagnóstica, para atender à demanda do governo dos Estados Unidos, que pretendia racionalizar o atendimento dos alunos com problemas de comportamento e aprendizagem. Vale lembrar que, em 1966, esses autores identificaram, somente na literatura americana, mais de 40 denominações para descrever a criança hiperativa e 99 características que poderiam ser atribuídas à DCM.

A confusão na terminologia que invade a literatura, com ênfase no que seria DCM ou hiperatividade, é vista por alguns autores como decorrente do fato de que a hiperatividade aparece em algumas ocasiões como sinônimo de DCM, e em outras, como sinal de lesão cerebral. Mesmo na literatura médica, o termo DCM é criticado em função do caráter vago das definições propostas, as quais poderiam englobar todos os tipos de problemas de comportamento ou aprendizagem observados no espaço escolar. A falta de critérios precisos permitiu que esse diagnóstico fosse feito de forma indiscriminada, sem que houvesse concordância sequer entre os vários examina-

dores. Essa situação é condizente com o título do artigo publicado por Gomez (1967): "Disfunção Cerebral Mínima, Confusão Neurológica Máxima".

Quanto aos sistemas estatísticos e classificatórios, os quadros relacionados à hiperatividade aparecem em 1965, na CID-8, sob a categoria "distúrbios de comportamento da infância", sem nenhuma especificação. Essa classificação servia para incluir as condições não passíveis de enquadramento em outras categorias. Em 1968, o DSM-II, ao se referir aos "distúrbios de comportamento da infância e adolescência", apresenta a subdivisão "reação hipercinética". Nessa publicação, verifica-se que ainda não há referência à presença de déficit de atenção.

Em 1978, a CID-9 introduz a "síndrome hipercinética da infância", com três subgrupos: "perturbação simples da atividade e atenção"; "hipercinesia com atraso do desenvolvimento"; e "perturbação da conduta hipercinética". Aparece a categoria desatenção, mas para o diagnóstico não é necessária a ocorrência simultânea de sinais de desatenção e hiperatividade.

O DSM-III, editado em 1980, desloca o núcleo diagnóstico da hiperatividade para o déficit de atenção, sob a denominação de "distúrbio por déficit de atenção com ou sem hiperatividade" (DDA). A justificativa para essa nova classificação era que a ausência de concordância quanto à etiologia e às propostas terapêuticas poderia ser resolvida se as crianças fossem subdivididas em grupos mais homogêneos. Entre as características de comportamento, destacavam-se a dificuldade de manter a atenção, modular as ações em situações estabelecidas e, ainda, a presença de atividade motora excessiva. A Associação Americana de Psiquiatria estabeleceu, então, os critérios diagnósticos com base em alguns padrões de comportamento que permitiriam identificar a falta de atenção, impulsividade e hiperatividade. Em 1987, o DSM-III-R, uma revisão do DSM-III, apresenta uma nova terminologia diagnóstica, "distúrbio de hiperatividade por déficit de atenção" (DHDA). Nessa nova denominação, a hiperatividade é decorrente do déficit de atenção. Os critérios diagnósticos exigem que o quadro tenha início antes dos 7 anos de idade, duração de no mínimo seis meses e inclua, pelo menos, 8 dos 14 sinais diagnósticos desde que considerados inadequados à idade mental. Werner (1997) observa que, entre os 14 sinais referidos, 4 itens relacionam-se à hiperatividade, 6 correspondem à desatenção e 4 são reservados à impulsividade. Pode-se, portanto, concluir que, preenchendo-se os seis sinais existentes de desatenção, bastariam dois de impulsividade para totalizar os oito sinais requeridos para o diagnóstico de distúrbio de hiperatividade, mesmo na ausência de sinais de hiperatividade!

A CID-10, em 1993, propõe o termo atual "transtornos hipercinéticos", código F90, que se inscreve sob a rubrica "transtornos da infância e da adolescência" e,

---

* Em 1937, Bradley citado por Schechter (1982) havia publicado seus achados sobre o uso do estimulante anfetamina (benzedrina) em crianças agitadas com diferentes diagnósticos, obtendo, particularmente, resultados benéficos com aquelas que apresentavam problemas de comportamento e de rendimento escolar. Apesar das inúmeras críticas éticas e metodológicas feitas aos trabalhos de Bradley, com a síntese do metilfenidrato (paranfetamina), em 1954, os estimulantes passaram a ter largo uso em crianças hiperativas.

em 1994, o DSM-IV apresenta a denominação "Transtorno de Déficit de Atenção/Hiperatividade" (TDA/H) e define os critérios para o diagnóstico, os quais serão apresentados mais adiante. Além dos critérios gerais para a classificação diagnóstica do "transtorno de déficit de atenção/hiperatividade", o DSM-IV traz uma novidade em termos da história do conceito: "o desenvolvimento intelectual, avaliado por testes de QI, parece ser um pouco inferior à média nas crianças com esse transtorno". Até então, na literatura, os transtornos hipercinéticos eram vistos como uma síndrome que não acarretaria prejuízo intelectual. Na década de 1960, o conceito e o diagnóstico popularizam-se nos Estados Unidos, exatamente por não colocarem em questão a inteligência das crianças de classe média. Era possível identificar a síndrome tanto em crianças com inteligência situada na média ou acima, como naquelas com retardo mental. O retardo mental, quando presente, era considerado comorbidade.

Na história desse conceito, chama a atenção as sucessivas mudanças na sua denominação com subtipos que aparecem e desaparecem, na medida em que não cumprem os objetivos de garantir maior homogeneidade aos grupos que recebem esse diagnóstico. Nota-se, ainda, uma preocupação a cada nova conceituação/denominação em responder às críticas feitas por diversos autores ao modo como são propostos as definições e os critérios diagnósticos. Dessa forma, as mudanças nos termos utilizados revelam muito mais a falta de critérios objetivos e base científica para a definição da hiperatividade como entidade nosológica do que avanços no seu conhecimento.

ABORDAGEM MÉDICO-CLÍNICA

QUADRO CLÍNICO

Na literatura aparecem várias descrições de comportamentos inadequados relacionados ao quadro clínico da hiperatividade. Entre os sinais mais referidos estão agitação, baixa tolerância a frustrações, insistência excessiva e frequente para que suas solicitações sejam atendidas, instabilidade de humor, insaciabilidade, labilidade emocional, falta de concentração, baixa estima, entre outros.

Como foi referido, o quadro clínico relativo à hiperatividade é denominado atualmente de "transtorno hipercinético" pela CID-10 da OMS e de "transtorno de déficit de atenção/hiperatividade" pelo DSM-IV da AAP. Esse diagnóstico refere-se a um distúrbio comportamental que pode ser caracterizado, de forma resumida, de acordo com a publicação da OMS em 1993, por:

- Início precoce; uma combinação de um comportamento hiperativo e probremente modulado, com desatenção marcante, falta de envolvimento persistente nas tarefas e conduta invasiva nas situações; persistência

no tempo dessas características de comportamento. É pensamento geral que anormalidades constitucionais desempenham um papel crucial na gênese desses transtornos, mas o conhecimento de uma etiologia específica não existe no momento.

Na descrição desse quadro, destacam-se ainda os aspectos do relacionamento social dessas crianças com adultos e outras crianças. Atribui-se, por exemplo, como característica dessas crianças o comportamento desinibido, marcado pela falta de censura usual – o que as tornaria inconvenientes, levando-as ao isolamento dentro das salas de aula. Há referência ainda a atrasos específicos do desenvolvimento motor e da linguagem, que seriam desproporcionalmente frequentes. Como complicações secundárias do quadro, são citados a baixa estima e os comportamentos antissociais.

O DSM-IV aponta também outros aspectos que podem, eventualmente, estar associados ao quadro clínico, não sendo, entretanto, necessários para o diagnóstico: história de abuso ou negligência à criança; passagens por diferentes lares adotivos; exposição a neurotoxinas e drogas na fase intrauterina; infecções como encefalite; baixo peso ao nascer; e retardo mental. É referido ainda que outros transtornos de conduta estão frequentemente associados, principalmente os transtornos do humor, de ansiedade, da aprendizagem e da comunicação, e que os indivíduos com TDA/H* podem atingir menor grau de escolarização e realizações vocacionais mais fracas do que seus pares.

De acordo com o DSM-IV, o exame físico não revela aspectos específicos, mas, em alguns casos, há ocorrência de anomalias físicas menores, como hipertelorismo, palato altamente arqueado, orelhas com baixa inserção, alterações para as quais não se encontrou relação significativa com esse diagnóstico.

A síndrome é mais frequente no sexo masculino, em razão masculino-feminino que varia de 4:1 a 9:1, conforme o contexto, ou seja, na população em geral ou naquela atendida nas clínicas. Polanczyk et al. (2007) referem uma prevalência de 5,9%, ressaltando a grande variabilidade apresentada nos trabalhos. Rader et al. (2009) referem uma prevalência entre 2 a 16% das crianças em idade escolar.

Vale ressaltar que, nas últimas décadas, houve aumento considerável de publicações voltadas para a discussão desse transtorno entre os adolescentes e adultos jovens, analisando questões referentes à manutenção de certas características no comportamento e seu reflexo no desempenho profissional e na conduta social. Wolraich (2005). Um a dois terços das crianças mantêm-se hiperativas na idade adulta, Schweitzer et al. (2001).

---

* Neste capítulo, utilizaremos a denominação TDA/H proposta no DSM-IV.

ETIOLOGIA

Lefèvre (1975), em seu livro "Disfunção Cerebral Mínima", citava os seguintes fatores etiológicos: genéticos, sofrimentos perinatais menos intensos, pequenos traumatismos cranianos, possíveis complicações de vacinações ou viroses, distúrbios hidroeletrolíticos, meningoencefalites e distúrbios bioquímicos (envolvendo neurotransmissores, como as catecolaminas). Ainda que nenhuma comprovação tenha sido obtida, o DSM-IV, quase 20 anos depois, propõe praticamente as mesmas hipóteses etiológicas, ou seja, "lesão cerebral orgânica; transmissão genética (anormalidades poligenéticas) e desvios no desenvolvimento fetal (que se manifestariam por diminuição do tamanho do cérebro, estrabismo, discretas malformações como epicanto, orelhas malformadas, palato subdesenvolvido, sindactilia, entre outros)".

O empenho para definir uma etiologia continua sem grande sucesso. Rader et al. (2009) afirmam que embora haja muitas teorias sobre a etiologia, nenhuma foi ainda devidamente substanciada e aponta como possíveis fatores de risco, alterações comportamentais, fatores genéticos, condições médicas que interferem no desenvolvimento cerebral e fatores ambientais.

Tem sido postulado que diferenças sutis na neuroanatomia, associadas com disfunção de áreas críticas do cérebro, especificamente as regiões pré-frontais, do corpo estriado e as interconexões recíprocas do hipotálamo e regiões límbicas, estariam envolvidas na gênese dos problemas de atenção. A despeito de utilizar uma amostra muito limitada, Mataró et al. (1997) concluem que alterações anatômicas encontradas em um grupo de pacientes com TDA/H confirmariam a hipótese de disfunção frontoestriatal na fisiopatologia do TDA/H. Não obstante, mesmo os estudos que utilizam tecnologias mais avançadas não foram conclusivos quanto às bases neurobiológicas dos déficits primários de atenção. O achado de alterações anatômicas cerebrais em crianças com TDA/H, pela ressonância magnética, também não permite fazer uma correlação direta com alterações funcionais. Muitas dessas alterações podem ser apenas variações estruturais regionais compatíveis com a normalidade.

Alterações locais no fluxo sanguíneo cerebral e nas taxas do metabolismo da glicose, que forneceriam dados indiretos da função cerebral, são também apontadas como indicadores de possíveis disfunções cerebrais. Lou (1996) considera a disfunção do *striatum* como base anatômica para o TDA/H, a partir do achado de hipoperfusão dessa região, evidenciada pela tomografia por emissão de prótons. O *striatum* parece ter uma função importante na manutenção da atenção, por ter um papel privilegiado na comunicação intracerebral, recebendo diretamente as informações de quase todo o córtex. Isso o torna bastante vulnerável aos episódios de anoxia. Ao apontar os fatores genéticos ou lesionais como causa dessa disfunção, o autor reforça a hipótese de que a hipóxia, uma condição frequente nos prematuros, seria responsável pela alta prevalência de TDA/H observada nessas crianças.

Alguns autores propõem, ainda, que variações eletrofisiológicas ou no metabolismo das catecolaminas poderiam estar também envolvidas na etiologia do distúrbio de atenção. Lou (1996) refere que o sistema dopaminérgico é essencial para a regulação da função do *striatum*, fato que seria comprovado pela melhora dos sintomas com o uso do metilfenidato, o qual atuaria liberando dopamina. Para o autor, essa seria mais uma evidência de disfunção do corpo estriado como base do TDA/H. Fica evidente, entretanto, no conjunto da literatura que ainda não está estabelecido o quanto essas características neurobiológicas são específicas na determinação de alterações comportamentais.

Quanto às hipóteses genéticas, Giangreco et al. (1996) comentam que a maioria dos pacientes pediátricos encaminhados para análise de cromossomo X frágil são crianças com dificuldades de aprendizado, atraso na fala, retardo mental, hiperatividade e dificuldade de manter atenção. Freund (1992) afirma que, contrariamente ao esperado, não encontrou frequência maior de TDA/H em indivíduos do sexo feminino que apresentavam o cromossomo X frágil. A hipótese dos defensores de uma transmissão genética/hereditária tem como base a ocorrência maior de hiperatividade em gêmeos monozigóticos do que em dizigóticos e a maior presença desse distúrbio entre irmãos. Não obstante, o fato de se encontrar maior frequência de crianças hiperativas nessas condições e em famílias nas quais os pais também apresentam comportamento hiperativo, antes de significar a possibilidade de transmissão hereditária, poderia apenas indicar a influência de um modo específico de interação familiar.

Como a hiperatividade pode ser um dos comportamentos observados nas crianças com resistência generalizada ao hormônio tireoidiano, foi sugerido que anormalidades tireoidianas poderiam estar relacionadas ao TDA/H, e as crianças que não respondessem aos psicoestimulantes deveriam ser tratadas com hormônio tireoidiano. Não há evidências que justifiquem o tratamento do TDA/H com hormônio tireoidiano.

Na literatura observam-se, ainda, outras explicações reducionistas que, de modo acrítico, tentam estabelecer correlações entre o comportamento hiperativo e variáveis, tais como hipoglicemia, intoxicações por níveis baixos de chumbo, aditivos alimentares, irradiações luminosas, entre outras. Nessa linha, hipóteses foram levantadas, associando o uso de açúcar ou do aspartame, na dieta, com a exacerbação da hiperatividade, comportamentos agressivos e diminuição da atenção. Essas hipóteses foram estabelecidas a partir de relatos particulares de pais, professores e médicos que descreviam a modificação do comportamento de suas crianças ou pacientes, após a ingestão de adoçantes ou de alimentos contendo grande quantidade de açúcar. Relatos semelhantes procuraram implicar outros tipos de alimentos como chocolate, corantes e aditivos alimentares. Como consequência, dietas restritivas foram propostas, sendo a mais citada a dieta de Feingold, baseada na restrição de salicilatos e corantes alimentares. Estudos controlados, principalmente aqueles feitos especificamente com o açúcar e o aspartame, não comprovam nenhum efeito de exacerbação do comportamento hiperativo. Furukawa e Mahan (1994) relatam que, apesar dessas evidências, muitos pais continuam restringindo determinados alimentos na dieta de seus filhos. Em relação a essa questão, Wolraich e Baumgaertel (1997) comentam que o poder de sugestão é maior do que os efeitos das dietas supressivas.

Finalmente, pode-se afirmar que, em relação às tentativas de identificação de causas anatômicas, metabólicas ou eletrofisiológicas em crianças hiperativas, não se trata de questionar se existem diferenças nos resultados obtidos nesses estudos, mas se tais diferenças são significativas, ou seja, se elas significam doença. Conclui-se que muito ainda precisa ser esclarecido sobre as variações normais na função cerebral, considerando-se que o efeito de qualquer variação biológica depende das determinações socioculturais do indivíduo para ter um significado sobre o psiquismo e o comportamento humanos.

DIAGNÓSTICO

Apesar dos inúmeros estudos na área, não existe, até o momento, nenhum procedimento diagnóstico específico e definitivo para esse transtorno. Rader (2009) afirma que dosagem de chumbo e dos hormônios tiroidianos, exames de neuroimagem e eletroencefalografia, não estão recomendados na rotina.

Trata-se, portanto, de um diagnóstico que depende da observação e do relato de comportamentos apresentados pela criança.

De acordo com o DSM-IV, para o diagnóstico dos TDA/H, devem ser considerados os seguintes critérios:

• Alguns sinais de hiperatividade e impulsividade devem ter início antes dos 7 anos de idade, manifestar-se em mais de um ambiente, por exemplo, casa e escola, e estar presente há mais de seis meses, em um grau mal adaptado e incompatível com o nível de desenvolvimento.
• O quadro causa significativas dificuldades ou impedimentos no funcionamento social, acadêmico ou ocupacional.
• Exclui-se o diagnóstico quando os sintomas ocorrem apenas no curso de transtornos invasivos do desenvolvimento, esquizofrenia ou outro transtorno psicótico, ou quando os sintomas se enquadram melhor em outro transtorno mental (por exemplo, transtorno de humor, transtorno de ansiedade, transtorno dissociativo ou transtorno de personalidade).

No que se refere à *desatenção*, devem estar presentes pelo menos seis dos seguintes sintomas:

1. frequentemente deixa de prestar atenção a detalhes ou comete erros por descuido em atividades escolares, de trabalho ou outras;
2. frequentemente tem dificuldade para manter a atenção em tarefas ou atividades lúdicas;
3. frequentemente parece não escutar quando lhe dirigem a palavra;
4. frequentemente não segue instruções nem termina seus deveres escolares, tarefas domésticas ou deveres profissionais (não devido a comportamento de oposição ou incapacidade de compreender instruções);
5. frequentemente tem dificuldade para organizar tarefas e atividades;
6. frequentemente evita, reluta ou demonstra forte aversão em envolver-se em tarefas (tais como trabalho escolar ou de casa) que requeiram esforço mental continuado;
7. frequentemente perde coisas necessárias para tarefas ou atividades (por exemplo, exercícios escolares, lápis, livros, instrumentos ou brinquedos);
8. frequentemente é facilmente distraído por estímulos alheios à tarefa;
9. frequentemente apresenta esquecimento relativamente a atividades diárias.

Quanto à *hiperatividade* e à *impulsividade*, seis dos seguintes sinais devem estar presentes:

1. frequentemente mexe mãos ou pés, ou se contorce na cadeira;
2. frequentemente deixa o lugar em sala de aula ou em outras situações nas quais é esperado que permaneça sentado;
3. frequentemente corre ou sobe em coisas demasiadamente, em situações nas quais isso é inadequado (em adolescentes ou adultos pode limitar-se a sensações subjetivas de inquietação);
4. frequentemente tem dificuldade para brincar ou participar, silenciosamente, em atividades de lazer;
5. frequentemente encontra-se "a mil" ou, muitas vezes, age como se tivesse "a todo vapor";
6. frequentemente fala em demasia;
7. frequentemente responde precipitadamente antes de as perguntas terem sido completadas;
8. frequentemente tem dificuldade para aguardar sua vez;
9. frequentemente interrompe ou se intromete em assuntos de outros (por exemplo, em conversas e brincadeiras).

Ainda segundo o DSM-IV, o TDA/H pode ser classificado em três subtipos:

• "Transtorno de déficit de atenção/hiperatividade" – *tipo combinado*: quando, além dos critérios gerais, os itens desatenção e hiperatividade (acompanhadas ou não de impulsividade) são satisfeitos.

- "Transtorno de déficit de atenção/hiperatividade" – *tipo predominantemente desatento:* quando, além dos critérios gerais, apenas o item desatenção é satisfeito.
- "Transtorno de déficit de atenção/hiperatividade" – *tipo predominantemente hiperativo-impulsivo:* quando, além dos critérios gerais, apenas o item hiperatividade-impulsividade é satisfeito.
- "Transtorno de déficit de atenção/hiperatividade" – sem outra especificação: quando há presença de sinais proeminentes de desatenção ou hiperatividade e impulsividade, mas não satisfazem o quantitativo de sinais exigidos para a síndrome.

Na literatura, principalmente a americana, para identificar e quantificar os comportamentos que preenchem os critérios exigidos pelo DSM-IV, são utilizados testes neuropsicológicos e psicométricos. As escalas padronizadas de comportamento são usadas para que pais e professores possam identificar nas crianças aquelas características comportamentais que definem o TDA/H. Entre as escalas citadas na literatura destacam-se: *Conners Rating Scale, Child Behavior Checklist, Home Situation Questionnaire* e *School Situation Questionnaire* (a maioria dessas escalas apresenta versões específicas para pais e professores). Além disso, são propostas entrevistas com os pais e, quando possível, observação da criança em diferentes ambientes, principalmente em casa e na escola. Embora os autores comentem que as entrevistas possam ser mais abrangentes, fornecendo dados sobre a criança e a família, a preferência pelo uso de instrumentos padronizados mais restritivos é justificada em termos de custo/benefício, por dispender menos tempo e propiciar uma base normativa e pretensamente objetiva que possibilite também a comparação entre os estudos.

Quanto ao critério de comprometimento do funcionamento social, acadêmico e ocupacional exigido pelo DSM-IV, não existem medidas específicas que possibilitem essa avaliação, ficando a cargo de pais e professores tal julgamento.

Os métodos para o diagnóstico são objeto de críticas, mesmo no interior do modelo clínico. Gillberg afirma que há quantidade considerável de trabalhos na literatura demonstrando que pais e professores frequentemente não concordam em relação aos problemas comportamentais da criança. Beach e Proops comentam a dificuldade de pais e professores ser objetivos na avaliação dessas crianças. A ausência de maior objetividade dos critérios propostos é vista também como uma das principais causas da heterogeneidade verificada entre os grupos diagnosticados com tal transtorno, dificultando a comparação entre os diferentes estudos. Essa tem sido uma das motivações para as constantes mudanças nas propostas diagnósticas da CID e do DSM.

TRATAMENTO

O tratamento do TDA/H é também uma questão bastante controversa na literatura. Embora vários autores afirmem melhora na atenção e diminuição do comportamento hiperativo com tratamento medicamentoso, em geral esses efeitos só são verificados a curto prazo. Kaplan e Sadock (1992) postulam que o tratamento medicamentoso reduz os sinais em cerca de 75% dos casos e melhoram o relacionamento com os pais e professores, sendo necessário, entretanto, associá-lo a outras modalidades de tratamento para a criança e a família, incluindo psicoterapia individual, terapia familiar e educação especial. Em 1997, Wolraich e Baumgaertel comentam que as intervenções isoladas, seja com medicação, seja com terapias comportamentais, não têm mostrado efeitos benéficos a longo prazo e acreditam que a combinação de medicação com intervenções psicossociais possam ser mais benéficas. Em geral, as práticas educativas especiais e intervenções psicoterapêuticas propostas na abordagem médico-clínica fundamentam-se em teorias comportamentais.

No modelo clínico, vários autores afirmam que o melhor tratamento é a terapia medicamentosa, que pode se beneficiar com terapias comportamentais.

Quanto ao tratamento farmacológico, os psicoestimulantes aparecem na literatura como os medicamentos de escolha, sendo o metilfenidato (Ritalina®) o mais utilizado e objeto de maior número de pesquisas, prescrito em cerca de 90% dos casos. A dextroamfetamina (Dexedrine®) e o pemoline (Cylert®) são também usados nos Estados Unidos, porém em escala bem menor. Apesar de parecer surpreendente que os estimulantes melhorem o comportamento e a atenção das crianças hiperativas – um suposto efeito paradoxal ou específico para o TDA/H –, foi verificado que eles produzem o mesmo efeito em crianças e adultos normais. Uma segunda escolha recai sobre a atomoxetine (Strattera®), embora seus efeitos não sejam inferiores ao do metilfenidato.

Outras medicações são ainda utilizadas no tratamento do TDA/H, mas há consideravelmente muito menos informação na literatura sobre sua eficácia e segurança. São citados os antidepressivos tricíclicos, tais como a imipramina, os antipsicóticos como a clorpromazina, o haloperidol e a tioridazina, além dos agonistas alfa-adrenérgicos tais como a clonidina.

É sabido que os estimulantes têm ação apenas sintomática e seus efeitos estão diretamente relacionados ao tempo de ação dessas drogas no organismo. Atualmente, existem as apresentações com liberação lenta, possibilitando o espaçamento maior entre as doses. Entre os psicoestimulantes de longa duração há uma apresentação do metilfenidato com o nome de Concerta®.

Os efeitos colaterais também são dose-dependentes e diminuem com alterações na dose e no tempo de uso. Em alguns casos, para diminuir os efeitos colaterais, o medicamento é utilizado apenas nos dias de aula. A maioria dos pacientes em tratamento com psicoestimulantes apresenta algum tipo de efeito colateral, sendo os mais comuns: diminuição do apetite, insônia, perda de peso, dor abdominal e cefaleia. Outros sintomas referidos são: tontura, irritabilidade, ansiedade, pesadelos, tristeza e tendência ao choro. O aparecimento ou exacerbação de tiques é referido como bem menos comum. O efeito colateral mais importante, entretanto, é sobre a velocidade de crescimento, embora muitos autores não mencionem esse efeito quando o medicamento é utilizado por tempo curto. Reações psicóticas têm sido observadas mais raramente e nos pacientes em tratamento de longa duração. Recentemente, tem havido relatos de morte súbita associada ao uso dos psicoestimulantes. A FDA (*US Food and Drugs Admininistration*), tem alertado para os efeitos cardiovasculares desses medicamentos. A interação dos psicoestimulantes com os broncodilatadores orais pode aumentar os efeitos colaterais sobre o sistema cardiovascular e sobre o sistema nervoso central. Os estimulantes não devem ser usados em associação com os antidepressivos inibidores da monoaminoxidase, pelo risco de aumentos importantes da pressão arterial.

Quanto aos resultados obtidos no tratamento com os psicoestimulantes, várias publicações referem melhora nas principais manifestações de TDA/H – desatenção, impulsividade, hiperatividade –, assim como da agressividade, interação social e produtividade acadêmica, porém, como foi dito, a curto prazo. Wolraich e Baumgaertel (1997) referem melhora com os estimulantes em cerca de 70% dos casos, sendo que 20% podem ainda responder a um segundo tipo de estimulante. A ausência de resposta aos estimulantes tem sido atribuída às diferenças nas manifestações clínicas, à diversidade de sintomas psiquiátricos associados e às características familiares. Ainda em relação à eficácia do tratamento medicamentoso, deve-se considerar a questão do efeito placebo. Os estudos controlados disponíveis não permitem afastar por completo a ação de todas as variáveis que podem interferir, potencializando o efeito desses medicamentos. Na abordagem do TDA/H, as intervenções diagnósticas e a atenção que é dirigida à criança têm, por si só, efeito terapêutico não desprezível.

O *Center for Reviews and Dissemination* (CRD) da *University of York*, analisando o artigo de revisão de Wilens e Biederman sobre a farmacoterapia do TDA/H em adultos, faz os seguintes comentários: a qualidade das pesquisas nas quais a revisão está baseada é extremamente pobre, sendo que apenas 7 dos 17 estudos incluídos são controlados; os resultados desses estudos não estavam claramente definidos e os detalhes metodológicos da pesquisa de revisão não estavam devidamente especificados. Para o CRD, isso significa que qualquer conclusão só pode ficar no campo das suposições.

Um aspecto importante em relação ao tratamento é a crescente preocupação, observada na literatura, com o aumento do uso de psicoestimulantes no tratamento de crianças e adolescentes diagnosticados com TDA/H. Kelly e Aylward (1992) indicavam que, na última década, houve aumento de 248% na prescrição de psicoestimulantes, sendo o metilfenidato o medicamento mais prescrito (mais de 80% dos estimulantes vendidos). Safer e Krager, em artigo publicado em 1994, descreveram as tendências no uso dos psicoestimulantes em adolescentes no período de 1975 a 1993, constatando que, em 1975, 11% de todos que estavam sob medicação eram da escola secundária contra 30% nos anos 1990. Quanto à relação feminino/masculino entre os alunos do curso secundário em uso desses medicamentos, observou-se variação de 1:12 em 1981 para 1:6 em 1993. Os autores concluem que atualmente muito mais adolescentes estão sendo medicados para TDA/H e que relativamente mais adolescentes do sexo feminino estão sendo medicados com estimulantes. Esses autores comentam também que, até a década de 1970, não era comum o tratamento de adolescentes com psicoestimulantes em função do temor existente entre os médicos e os pais quanto aos efeitos colaterais desses medicamentos na puberdade, especificamente o comprometimento do crescimento e o abuso de drogas. Ainda, segundo esses autores, o início do uso de medicação estimulante ocorre mais frequentemente entre os 7 e os 8 anos, embora seja bastante comum o uso dessa medicação a partir dos 5 anos de idade. Uma das razões apontadas para explicar um aumento tão importante no uso desses medicamentos para tratar crianças e adolescentes com TDA/H foi a crescente divulgação nos meios médicos e leigos da ideia de eficácia e segurança do tratamento com estimulantes. A persistência, durante a adolescência, das características comportamentais do TDA/H contribuiu para o prolongamento do tempo de tratamento. Sobre a utilização desses medicamentos, Vitiello (2001) afirma: "recentes pesquisas relatam o aumento importante no uso de medicações psicotrópicas, tais como os psicoestimulantes, antidepressivos, inclusive clonidiria em crianças, incluindo pré-escolares de 2 a 5 anos de idade. Esses relatos despertaram muitas críticas ao uso dessas medicações. Nenhuma das medicações apontadas nessas pesquisas foram devidamente aprovadas para crianças menores de 6 anos de idade, ou tiveram sua eficácia e segurança adequadamente testadas para esse grupo etário".

Recentemente, vem sendo observada reação nos meios leigos contrária ao uso cada vez maior de estimulantes em crianças desde os primeiros anos de escolarização, assim como nos adolescentes. As justificativas presentes na literatura para esse tipo de reação leiga apontam a prescrição indiscriminada desses medicamentos em crianças e adolescentes nos quais o diagnóstico não foi estabelecido corretamente. Como resposta a essas questões, nas últimas décadas, esforços têm sido feitos para identificar e classificar subtipos de TDA/H, de modo a se obter grupos mais homogêneos que facilitem a definição etiológica, formas de evolução e resposta terapêutica.

Conclui-se que o modelo clínico, ao se fundamentar na hipótese de uma base orgânica para as alterações comportamentais, tende a apoiar o tratamento em bases farmacológicas, apesar de não se conhecer efetivamente os mecanismos de atuação das medicações utilizadas e das divergências quanto aos resultados observados.

OUTRAS ABORDAGENS DA HIPERATIVIDADE

Além do modelo médico-clínico – que assume como etiologia dos TDA/H uma disfunção orgânica e preconiza, em geral, o uso de tratamento medicamentoso –, outros modelos de compreensão e de abordagem da problemática da criança hiperativa podem ser identificados na literatura: o comportamental, o psicodinâmico, o sociológico e o histórico-cultural.

Modelo comportamental – coerente com a concepção de que o homem é produto do meio, considera a hiperatividade um "mau comportamento" condicionado pelo ambiente ou uma "reação de inadaptação", em função de uma deficiência do indivíduo no seu processo de socialização. Esse modelo valoriza apenas manifestações comportamentais, sem considerar seus aspectos subjetivos subjacentes. De acordo com suas propostas reducionistas, o modelo de intervenção comportamentalista visa à "modelagem" da criança hiperativa por meio de técnicas de condicionamento. Ainda que venha alcançar seus objetivos de "modificação comportamental", esse modelo o faz de forma superficial e temporária. Atuando sem identificar as reais motivações e necessidades do indivíduo, corre-se também o risco de camuflar e adiar o problema (da mesma forma que o uso de medicamentos). Como consequência, podem-se encontrar conflitos emocionais de difícil solução no futuro, os quais se expressam secundariamente no abuso de drogas, fracasso escolar, violência, ansiedade e depressão. O modelo comportamental, justamente por sua pretensa objetividade, é o mais utilizado em terapias psicológicas associadas ao uso de medicamentos (modelo médico-clínico). Pode ser identificado, inclusive, na forma como são apresentados os sinais de hiperatividade, desatenção e impulsividade utilizados pela CID-10 e DSM-IV como critérios diagnósticos.

Modelo psicodinâmico – esse modelo considera que a hiperatividade está relacionada à ansiedade e decorre, em geral, de algum conflito inconsciente. Baseado nessa abordagem, Miller (1978) acompanhou durante 10 anos 290 crianças diagnosticadas como "hiperativas", verificando que na história dessas crianças sempre havia aspectos que justificavam um "estado de ansiedade ou a presença de conflitos vivenciados pela criança". No seu estudo, Miller destaca ainda que a maioria delas possuía um dos genitores usando psicofármacos (sinal de um possível problema emocional intrafamiliar) e que, de qualquer forma, seria preciso fazer uma investigação criteriosa das relações intrafamiliares das crianças antes de se firmar o diagnóstico de um transtorno de base orgânica (disfuncional). Além disso, Miller encontrou nesse grupo de crianças a superposição de diferentes diagnósticos, realizados pelos diferentes profissionais que as avaliaram (neurologistas, pediatras, psiquiatras, psicólogos, entre outros) ao longo dos 10 anos do estudo. Fato este que vem demonstrar, no mínimo, que há muita dificuldade inerente ao diagnóstico de crianças hiperativas e que não existe consenso nem entre profissionais de uma mesma área de conhecimento.

A partir dessas observações, Miller conclui que a questão central do comportamento hiperativo está na dificuldade de o sujeito lidar com seus sentimentos, particularmente com os de raiva. Assim, no modelo psicodinâmico, a família e as relações intrafamiliares devem ser bem analisadas e orientadas quanto aos seus problemas e a criança deve ser submetida à psicoterapia visando à solução de conflitos internos e ao manejo adequado das suas emoções.

Na tentativa de contornar esse tipo de crítica e diferenciar a hiperatividade emocional da hiperatividade de origem orgânica, as classificações atuais (CID-10, DSM-IV) propõem que, caso se considere a hiperatividade como uma resposta primariamente emocional, deve-se remeter a outro diagnóstico. O que na prática, entretanto, não é tão simples como poderia parecer.

Como se pode observar, apesar das diferenças conceituais entre o modelo médico-clínico, o comportamental e o psicodinâmico, os três centram suas explicações etiológicas e abordagens terapêuticas em algum tipo de "patologia" ou "distúrbio" existente no organismo físico ou psíquico do sujeito. Serão apresentados a seguir os modelos sociológico (Conrad, 1977) e histórico-cultural (Werner, 1997) que propõem deslocar o eixo da compreensão do problema do plano individual para o plano social.

Modelo sociológico – Conrad (1977), a partir do modelo sociológico, critica a visão dominante da hiperatividade como um atributo da criança. Para ele, a designação de hiperatividade não descreve uma doença individual, mas refere-se a um rótulo aplicado à criança, em resposta ao comportamento apresentado por ela. A criança é primeiro identificada e definida como hiperativa por uma "audiência significativa" (escola ou família) e depois o diagnóstico é legitimado pelo médico. Assim, sem um critério mais objetivo para o diagnóstico da hiperatividade, seu reconhecimento fica na dependência de relatos de pais, professores e da simples constatação empírica realizada pelo examinador. Para Conrad, a hiperatividade, como qualquer outra forma de "desvio social", depende do valor relativo das normas, níveis de tolerância, "audiência significativa" e sanções disponíveis. Ou seja, nenhum comportamento é desviante por si só, sendo o caráter desviante definido no contexto de um sistema normativo e social. Isso explicaria a constatação de Conrad de que o comportamento hiperativo era relatado em um sistema social (a escola) e não em outro (a família) e vice-versa. Além disso, o comportamento da criança não é visto como simples resposta a uma determinada situação, mas a própria explicitação da situação. Ele propõe, por esse motivo, a expressão "hiperatividade situacional" para definir esse modo de comportamento social apresentado pela criança.

Para o modelo sociológico de Conrad, se existe alguma doença, essa deve ser remetida ao microssistema social no qual o comportamento hiperativo é manifestado. Dessa forma, não seria a criança a necessitar de tratamento, mas sim o microssistema social em que tal comportamento é explicitado.

Modelo histórico-cultural – Vygotsky (1987), principal representante da abordagem histórico-cultural do psiquismo, considera que a atenção voluntária especificamente humana não decorre de um mero estado biológico natural, mas é uma função psíquica complexa construída a partir de processos interativos. Para Vygotsky, o cultural, o social e o histórico afetam radicalmente a natureza biológica do psiquismo humano, colocando em relevo que todas as funções mentais típicas do homem (pensamento, linguagem, atenção dirigida) ocorrem primeiramente entre pessoas (interpsíquicas), para ganharem, então, expressão interior (intrapsíquica). Para ilustrar esse fato, basta recorrer a situações cotidianas: um rapaz que apresente atenção altamente desenvolvida para reparar os detalhes de uma partida de futebol de 90 minutos pode não conseguir reparar a roupa nova da namorada ou não manter atenção, ainda que por alguns minutos, durante a audiência de uma palestra ou filme. Certamente que o rapaz não apresenta um transtorno de atenção. Não obstante, o fato indica que ele teve acesso a experiências socialmente significativas que lhe permitiram construir a habilidade de atenção para assistir a jogos de futebol. Ao contrário – mas em função também de fatores sociais, educacionais e culturais –, esse rapaz não havia construído atenção para detalhes considerados "femininos" ou para atividades "mais intelectuais".

Esse exemplo sobre a função psíquica da atenção serve também para analisar criticamente os sinais "objetivos" utilizados para o diagnóstico dos TDA/H que englobam desatenção, hiperatividade e impulsividade. Pode-se observar que todos esses comportamentos/sinais decorrem de habilidades que dependem de contextos sociointerativos, quer para se construírem, quer para se manifestarem.

Nessa direção, Werner (1997) estudou crianças diagnosticadas como TDA/H (pelos critérios vigentes da CID-10 e do DSM-IV), para examinar o significado dos sinais de desatenção, impulsividade e hiperatividade, no âmbito do processo de interação social em que ocorrem. Utilizou, para tanto, um método de exame denominado "avaliação de processos afetivo-cognitivos por microanálise" (APAC), que emprega o recurso do vídeo e permite a verificação dos processos de atenção e de controle da atividade/impulsos durante a ocorrência de ações compartilhadas. Deslocando-se o eixo da avaliação diagnóstica do indivíduo para as relações interpessoais, a atitude do próprio examinador (durante o exame) é considerada. Os resultados obtidos nesse estudo indicaram que a presença ou ausência dos sinais de desatenção, hiperatividade e impulsividade dependem da existência de habilidades formadas pela criança nas suas relações sociais anteriores e, principalmente, do tipo de interação que se estabelece, em determinado momento, entre a criança e seu interlocutor (adulto ou outra criança). A análise dos modos de ação desses pacientes, em contextos interativos, evidenciou, mais especificamente, que "o outro" (examinador, colega, pais, professores) tem um papel crucial no que se refere à emergência ou não das manifestações comportamentais que compõem o quadro clínico em questão.

Só a partir dessa outra concepção (histórico-cultural) é possível compreender que as formas complexas do funcionamento mental e do comportamento humanos (como a atenção voluntária) são socialmente organizadas e transmitidas culturalmente. Nesse sentido, a relação entre a "atenção" e seu substrato neurofisiológico passa a ser analisada no processo de interação social, no qual a atenção dirigida para alguma atividade se manifesta na presença de um motivo social de comportamento.

Por essas considerações teóricas e achados empíricos, pode-se concluir que os sinais clínicos que compõem o quadro em questão (hiperatividade, desatenção e impulsividade) não devem ser examinados enquanto manifestações do organismo individual, pois é no curso da ação partilhada entre sujeitos que se pode identificar os processos subjacentes às manifestações comportamentais. Em relação à abordagem terapêutica, deve ser considerado também que certas habilidades psíquicas (como atenção para tarefas escolares) precisam ser dominadas pela criança. Assim, a escola, a família e o terapeuta (se necessário) precisam trabalhar no sentido de coconstruir, com essa criança, o significado social e afetivo das habilidades necessárias a sua realidade social.

HIPERATIVIDADE EM UMA PERSPECTIVA CRÍTICA

No decorrer deste capítulo procurou-se contemplar todas as principais abordagens em relação ao quadro em questão. Ficam evidenciadas as dificuldades em superar a fragilidade conceitual e a heterogeneidade de condições biológicas, psíquicas e sociais que podem estar abrigadas sobre o rótulo de TDA/H. Apesar das controvérsias existentes, a literatura médica não tem contemplado de forma igualitária as abordagens críticas – o que vem caracterizar um viés na informação científica especializada. Ainda assim, as críticas acabam se refletindo no discurso dominante, que ora tenta desqualificá-las, ora as incorpora – sem, entretanto, enfrentá-las com profundidade. Um exemplo dessa forma de "incorporação" pode ser observado quando se passou a exigir, como critério diagnóstico, que a hiperatividade estivesse presente em mais de um contexto (casa, escola ou consultório). Essa exigência veio, provavelmente, em resposta às críticas feitas por autores como Conrad, que observaram o fato de muitas crianças apresentarem "hiperatividade situacional".

Outro fato que reflete a fragilidade conceitual e empírica do quadro é a frequente mudança nas classificações, na tentativa infrutífera de obter critérios diagnósticos mais objetivos que garantam a homogeneidade do grupo (e subgrupos) de crianças identificadas como padecentes de TDA/H. O objetivo final dessa homogeneidade seria o de garantir a utilização de terapêutica medicamentosa específica.

Na literatura médica existem publicações que criticam, inclusive, o *status* de síndrome atribuído à hiperatividade. Merecem destaque, nesse âmbito, os trabalhos de Ross e Ross (1976) e de Schechter (1982). Esses autores demonstram que o quadro de hiperatividade não preenche critérios básicos para caracterizar-se como síndrome ou entidade nosológica única e que, na melhor das hipóteses, deve ser considerada um sintoma inespecífico, que pode estar presente em várias doenças ou transtornos de comportamento, associado a um grupo bastante heterogêneo de fatores etiológicos. Mesmos os autores que defendem o modelo clínico-biológico, lamentam não haver maiores avanços no conhecimento dos TDA/H que possam conferir um *status* efetivo de síndrome à questão da hiperatividade e desatenção.

A falta de critérios mais objetivos e específicos para o diagnóstico aparece na literatura como principal causa para as dificuldades relacionadas ao estudo desse transtorno de comportamento. Essa seria também uma das razões para as diferenças encontradas nas taxas de prevalência desse distúrbio na população, sendo um diagnóstico muito mais frequente nos Estados Unidos do que na Europa.

A fragilidade teórica desse quadro clínico reside, precisamente, no fato de se supervalorizar manifestações comportamentais – hiperatividade, desatenção e impulsividade – como se a constatação empírica desses sinais revelasse, por si só, a existência de disfunções neurológicas (sem comprovação clínica ou laboratorial). A pretensa objetividade desses sinais, entretanto, não evita discordâncias entre os estudiosos em relação ao sinal "hiperatividade". Como exemplo, autores, como Taylor (1987),

chegaram a sugerir que o próprio termo "hiperatividade" é equivocado para designar o que se propõe, já que "crianças hiperativas" não apresentam, necessariamente, aumento de atividade, mas costumam estar "fora da tarefa solicitada" e "fora do lugar adequado".

Já a análise do sinal "desatenção" torna-se importante à medida que representa, para muitos autores, o "núcleo do quadro clínico". É interessante observar que muitas crianças, nas quais foram identificados os "sinais de desatenção", contraditoriamente, conseguem permanecer um tempo considerável concentradas em uma atividade. Entretanto, essa observação não abalou a convicção dos defensores dos "distúrbios de atenção"; eles a absorveram e vêm desde então incluindo a seguinte informação sobre o quadro clínico: tarefas "tediosas e demoradas" podem realçar os sinais e, ao contrário, as crianças com déficit de atenção são capazes de manter atenção por um longo período quando engajadas em atividades altamente motivadoras, tais como videogames. Nessa mesma linha, alguns autores têm-se preocupado em afirmar que a inconstância do sinal de desatenção é uma característica da própria síndrome. Assim, postula-se que a dificuldade em manter a atenção pode não estar presente todos os dias, variando de um dia para outro ou mesmo de minuto para minuto. Schweitzer et al. (2001) afirmam que o foco maior não deve ser o déficit de atenção, em função da falta de evidências para amplas deficiências na atenção, e que o foco deve ser a disfunção neurocomportamental.

Outro desafio é diferenciar as variações normais relacionadas à idade e ao contexto social com as características comportamentais relacionadas à hiperatividade e à desatenção. Nos critérios diagnósticos para o TDA/H, o termo "frequentemente" aparece como indicativo de que se trata de uma condição anormal. Qual seria então a frequência normal para uma criança "correr ou subir nas coisas"? As variações biológicas individuais e os contextos em que ela interage determinam diferentes níveis de atividade, sendo o critério do normal definido de modo arbitrário. A hiperatividade costuma ser "diagnosticada" quando o comportamento da criança perturba a ordem estabelecida ou ultrapassa os limites de tolerância dos adultos diretamente envolvidos com ela. Fica, portanto, evidente o grau de subjetividade implícito nesses critérios. É importante observar, ainda, que os sinais de desatenção, hiperatividade e impulsividade referem-se, em geral, a comportamentos escolares e não levam em conta o tipo de interação e de interlocução que permeia as relações que se desenvolvem tanto na escola como nas sessões diagnósticas. Não consideram que comportamentos semelhantes podem resultar de processos subjacentes diferentes. Não concebem que as origens dos comportamentos tipicamente humanos (linguagem, pensamento, atenção voluntária) são decorrentes da internalização dos processos interativos, em contextos sociais e históricos. Sem considerar esses aspectos, os critérios diagnósticos chegam a ser tautológicos: o indivíduo é diagnosticado como padecente de "transtorno de déficit de atenção/hiperatividade" em função de apresentar déficit de atenção e hiperatividade. O fato de o indivíduo ser desatento e/ou apresentar um comportamento hiperativo não é suficiente para afirmar a existência de um transtorno neurológico.

A respeito da etiologia do TDA/H, verifica-se a permanente e infrutífera busca em se identificar as causas neurológicas do déficit de atenção. Sua fisiopatologia ainda é desconhecida. Os processos cerebrais específicos envolvidos permanecem indeterminados e as pesquisas têm sido incapazes de demonstrar a validade das hipóteses que relacionam o sinal desatenção com disfunção cerebral.

Além dos aspectos críticos já apontados – a partir da própria área médica –, torna-se necessário contextualizar a presente discussão, em termos macrossociais e históricos, visando ampliar a compreensão da questão. Nesse sentido, o fato histórico mais marcante ocorreu na década de 1960, nos EUA, quando o quadro clínico de hiperatividade, como diagnóstico médico, solidifica-se sob a denominação de DCM (disfunção cerebral mínima). Segundo Coles (1987), o contexto econômico e político foi o fator fundamental para tal ocorrência, tendo em vista a necessidade política de uma resposta do governo e do sistema educacional americanos para o fato de a classe média estar inconformada com o "inexplicável" fracasso de seus filhos na escola. Dessa forma, as causas médicas para o fracasso escolar passaram a ser uma explicação amplamente aceita por esse segmento social. Nesse sentido, o diagnóstico de DCM – ao atribuir os problemas de comportamento e aprendizagem a fatores intrínsecos aos indivíduos, no plano do funcionamento do sistema nervoso central – contribuiu para as tentativas de camuflar a grave crise social e educacional que a sociedade americana enfrentava naquele período, após as duas décadas de prosperidade que se seguiram à Segunda Guerra Mundial.

Em termos estatísticos, foi justamente a partir dessa década que milhares de alunos passaram a ter esse diagnóstico. Como consequência, Coles refere que, em 1985, as estimativas fornecidas pela Fundação Americana para Crianças com Distúrbios de Aprendizagem indicavam que 10 milhões de crianças americanas haviam sido identificadas como padecentes desses distúrbios. A trajetória da DCM é, portanto, um exemplo típico do fenômeno denominado de medicalização do fracasso escolar: o estabelecimento de um diagnóstico clinicopatológico em crianças e adolescentes rotulados como hiperativos ou desatentos tem, historicamente, transformado essas manifestações de comportamento em um sinal de "doença", a qual passa a constituir uma das principais justificativas para o mau rendimento escolar e para as difi-

culdades comportamentais de crianças e adolescentes. Essa justificativa tem sido amplamente aceita, pois ao colocar na criança e no adolescente – em um problema individual e orgânico – a responsabilidade pelas suas dificuldades e fracassos, isenta-se de questionamento os sistemas pedagógico e social. Assim, encontra-se uma explicação médica para o fracasso escolar, uma questão fundamentalmente sociopedagógica. Esse processo de medicalização do fracasso escolar tende, portanto, a reduzir questões sociais a doenças passíveis de "controle" por meio de tratamento medicamentoso e/ou de terapias dirigidas a mudanças comportamentais.

O fator que parece ter contribuído mais para a aceitação social do referido diagnóstico diz respeito à elaboração de uma categoria que diferia substancialmente das de "retardo mental" ou "privação cultural", reservadas para explicar o baixo rendimento escolar de alunos oriundos das camadas empobrecidas e das minorias étnicas. Assim, os quadros nosológicos relacionando hiperatividade, desatenção e baixo rendimento escolar com uma "mínima" disfunção cerebral ofereciam uma explicação plausível para a criança de classe média – bem nutrida, com acesso a bens materiais e culturais valorizados e com inteligência dentro ou (até) acima da média – apresentar problemas de comportamento e de rendimento escolar.

Ainda na década de 1960, o conceito em questão chega ao Brasil por meio da literatura médica americana, difundindo-se pelos consultórios e clínicas privadas, anunciando um novo saber médico e a expansão do mercado de trabalho, capazes de atender à crescente demanda de alunos da classe média que apresentavam rendimento escolar insatisfatório. A partir dos anos 1970, o conceito passa a ser utilizado, também, para o diagnóstico de alunos das camadas populares, que se tornam, desde então, duplamente diagnosticados como padecentes de "déficits intelectuais" e de sutis "disfunções neurológicas" que justificam seu fracasso escolar.

Nos EUA, o aumento do uso de medicamentos, especialmente de estimulantes, para crianças com esse diagnóstico, foi consequência inevitável da medicalização dos problemas de escolaridade e de comportamento. Além do seu uso terapêutico, os psicoestimulantes têm sido utilizados inadequadamente como "prova terapêutica" para a comprovação de uma disfunção neurológica, supostamente localizada nos neurotransmissores. Segundo Coles (1987), a "lógica" para a realização dessa prova terapêutica apresenta a seguinte construção: "se a droga melhora um problema que se pensa ocorrer por causa de uma disfunção cerebral, esse fato demonstra que uma disfunção cerebral é a fonte do problema". Por mais que seja tautológica essa construção, ela tem servido para manter a representação do TDA/H como doença ligada a uma disfunção neurológica e para justificar o uso de estimulantes.

Coles cita que, entre as promessas de efeito da medicação, além do controle do comportamento hiperativo e do déficit de atenção, encontrava-se a de que o uso do estimulante repercute nas funções psicológicas complexas, proporcionando à criança maturidade cognitiva. O uso de psicoestimulantes tem servido para atender mais às necessidades de controle social da criança do que para atuar no seu processo de desenvolvimento e aprendizagem.

Outra questão que se coloca à reflexão é sobre o tipo de resultado obtido com o uso de psicoestimulantes, como o descrito por Kelly e Aylward (1992): um estudo demonstrou a melhora do desempenho no jogo de beisebol de um grupo de meninos com déficit de atenção, tratados com metilfenidato. Na descrição dos autores não há nenhuma sinalização crítica sobre o fato de que qualquer indivíduo pode, em princípio, melhorar seu desempenho esportivo – a curtíssimo prazo – por meio do uso de estimulantes (*dopping*). O uso/abuso de drogas (anfetaminas e paranfetaminas, cocaína) sempre esteve relacionado aos seus efeitos benéficos e transitórios de ampliar a atenção, desinibir e melhorar o desempenho escolar, social e profissional. Nesse sentido, não parece que os resultados obtidos por meio da utilização de psicoestimulantes em crianças que apresentem certas características (hiperativas, desatentas, impacientes) sejam tão diferentes e suficientemente específicos para servir como prova terapêutica de disfunção neurológica.

Finalmente, cabe destacar que a frequência elevada do diagnóstico de TDA/H vem confirmar as estimativas de K. Daniel O'Leary, da Associação Americana de Psicologia, citado por Coles, de que o mercado potencial para as drogas direcionadas para hiperatividade e problemas de aprendizagem é de 5% de todas as crianças da escola elementar americana. Esse fato demonstra que há necessidade cada vez mais de se ter uma postura crítica sobre a literatura referente ao diagnóstico e ao tratamento das chamadas crianças hiperativas.

PAPEL DO PEDIATRA

Diante de um problema tão polêmico, com tantas incertezas e subjetividades, qual seria o papel do pediatra? De modo geral, esse é um assunto sobre o qual o pediatra tem pouca informação. Entretanto, ao tomar conhecimento da literatura sobre o tema, as dúvidas tendem a aumentar, pois não há consenso em relação aos procedimentos diagnósticos e às condutas terapêuticas. Na verdade, o tipo de atendimento à criança com queixa de hiperatividade vai depender do referencial teórico adotado, isto é, do modelo de abordagem do problema.

No modelo médico-clínico, a literatura recomenda que o atendimento da criança com TDA/H deva sempre ser multidisciplinar, incluindo avaliações pediátricas, neurológicas, psicológicas e pedagógicas. Entretanto, vários autores contestam essa postura. DeSpirito (1993), em comentário no *Lancet*, afirma que, embora haja casos em que essas avaliações possam ser úteis, elas não são necessárias para toda criança em que o diagnóstico de TDA/H é suspeitado, pois o pediatra, com alguma formação na área de desenvolvimento infantil, estaria capacitado a lidar com essa criança. O problema é exatamente esse, pois, em geral, a formação pediátrica é bastante falha em relação aos problemas do desenvolvimento e do comportamento infantil. Na maioria das vezes, observa-se que o pediatra, desconhecendo o problema em toda a sua extensão, tende a aceitar o modelo dominante de que se trata de um distúrbio neurológico ou psiquiátrico, encaminhando o paciente ao neurologista ou ao psiquiatra, para que esses assumam o tratamento da criança ou do adolescente. Embora a discussão com os psicólogos ou psiquiatras ou mesmo o atendimento por esses profissionais possam ser valiosos em alguns casos, o encaminhamento deve ser criterioso, evitando-se o fenômeno, hoje bastante comum na sociedade, de psicologização dos problemas de comportamento de crianças e adolescentes. Nessa mesma perspectiva, as avaliações multiprofissionais, tão vistas como panaceia para a resolução de problemas que não se esgotam no modelo orgânico, só se justificam a partir de suspeitas clínicas que indiquem sua necessidade. Portanto, encaminhamentos indiscriminados para neurologistas, psicólogos, psiquiatras, oftalmologistas, otorrinos e psicopedagogos, entre outros, além de desnecessários, contribuem para dar aos pais e aos pacientes a falsa impressão de gravidade e estigmatizar como doentes essas crianças e adolescentes.

Em artigo anterior, Sucupira (1988) comenta a natureza de muitas das queixas de hiperatividade trazidas aos serviços pediátricos. Esse diagnóstico, com frequência, é feito por professores diante de crianças e adolescentes com problemas de adaptação às normas disciplinares da escola ou, mais especificamente, de cada professor em particular. Muitas vezes, a desatenção e a hiperatividade manifestam-se no contexto de uma escola distante da realidade dos alunos, em que os processos interativos explicitam essa inadequação, reforçando a tendência à exclusão do aluno. Assim, o aluno com comportamento "desatento" e "agitado", inicialmente, é colocado para fora da sala de aula, depois para fora da escola, sendo finalmente expulso do sistema escolar.

Em algumas situações, crianças com gagueira, estrabismo ou outras deficiências físicas podem, secundariamente, apresentar agitação, desatenção e agressividade; crianças ou adolescentes com problemas emocionais, seja por características próprias, seja reativos a conflitos na relação intrafamiliar, podem adotar comportamentos agressivos e hiperativos ou, ainda, esses comportamentos podem ser uma forma de reação dos adolescentes aos graves problemas sociais por eles enfrentados. A hiperatividade, vista como um distúrbio da criança ou do adolescente, tem sido considerada causa de mau rendimento escolar. Entretanto, alunos com problemas no aprendizado por diversos fatores podem tornar-se ansiosos diante do sentimento de fracasso, passando a expressar essa ansiedade por meio de desinteresse/desatenção e/ou comportamento agitado/hiperativo.

No acompanhamento pediátrico é possível, também, identificar na relação pais/criança a falta de limites que levam a criança e, posteriormente, o adolescente a apresentar comportamentos inadequados e desafiantes que se confrontam com o padrão de comportamento esperado pela escola e pela sociedade. É comum, ainda, observar-se que comportamentos infantilizados são diagnosticados como expressão de desatenção, impulsividade e hiperatividade. Nos grupos sociais mais pobres, a descrição mais comum para o pediatra é a de uma criança que mexe com todos os colegas, não faz as lições, não consegue aprender, não obedece, agride os colegas e professores, enfim, a criança é descrita pelas suas deficiências: falta de educação, de interesse, de capacidade para aprender, de controle.

Embora as classificações da CID-10 e do DSM-IV excluam do diagnóstico de TDA/H as crianças que se enquadram nos exemplos citados, por apresentarem problemas emocionais ou reações a ambientes específicos, a maioria dos itens propostos nos critérios para avaliação dessas crianças induz a que esse diagnóstico seja feito, com frequência, baseado apenas em comportamentos que diferem daqueles aceitos pela sociedade. Verifica-se que as características comportamentais citadas nos critérios diagnósticos, isolados ou em conjunto, são na realidade comportamentos sociais que fazem parte de um repertório de possibilidades e atitudes "normais" de crianças ou adolescentes, em relação a determinadas tarefas ou situações exigidas em casa, na escola ou em outros ambientes. Ou seja, não deveriam ser considerados, por si só, indicativos de desvio, doença, falta de socialização, mau comportamento, ou outro distúrbio.

Ao se considerar a hiperatividade e a desatenção uma forma de expressão das relações que a criança e o adolescente mantêm com seu mundo, é necessário primeiro conhecer essa criança ou adolescente, seu mundo e suas relações, para então se definir quais suas necessidades de tratamento. O levantamento da história de vida, das condições sociais, das relações intrafamiliares, do processo de escolarização e das características individuais da criança e do adolescente permite entender os processos que levaram à cristalização dos modos de comportamento apresentados.

Informações sobre o contexto escolar e, quando possível, contato com os professores para se conhecer melhor a natureza das queixas apresentadas são fundamentais para que o pediatra possa ter uma compreensão mais geral da criança ou do adolescente e, assim, poder lidar tanto com os pais como com seu paciente.

É na avaliação da criança que o pediatra se sente mais incapaz. Até os 2 anos de idade, as perguntas clássicas sobre a idade em que sentou, andou, falou, parecem tranquilizá-lo quanto à avaliação do desenvolvimento. Durante sua formação, em geral, pouco ou nada lhe é ensinado sobre como avaliar o desenvolvimento de crianças maiores, principalmente após os 5 anos de idade. O grupo que iniciou o Projeto Escola do Departamento de Pediatria da FMUSP elaborou uma proposta simples de avaliação da criança em idade escolar, que se baseia fundamentalmente em reconhecer suas habilidades por meio das atividades que ela realiza no seu dia a dia, além de procurar ouvi-la quanto a seus interesses, expectativas e opiniões sobre seu processo de escolarização. É muito comum o pediatra ficar em dúvida sobre as capacidades da criança ao confrontar as informações recebidas da escola com suas impressões da criança. Quando possível, o pediatra pode utilizar jogos ou situações conhecidas da criança para obter informações sobre sua capacidade de atenção, interesse, habilidades, entre outras. Fundamentalmente, é no processo interativo com a criança que melhor se pode avaliá-la quanto às suas habilidades já adquiridas e em relação ao seu potencial para aprender.

Uma dificuldade no atendimento, frequentemente referida na literatura, é a questão do tempo necessário para avaliar essas crianças ou adolescentes durante as consultas de rotina. É importante que o pediatra aprenda a lidar com a ansiedade dos pais e com sua própria, uma vez que vários encontros/consultas serão necessários para que ele possa começar a ajudar a família e seu paciente.

A preocupação do pediatra não deve ser dirigida ao sinal – hiperatividade – nem pode estar restrita ao estabelecimento do diagnóstico, mas deve centrar-se no conhecimento da criança e de suas relações tanto na família como na escola. O processo diagnóstico é, ao mesmo tempo, terapêutico, na medida em que propicia informações aos pais e aos professores sobre as dificuldades da criança e do adolescente, indicando perspectivas de intervenção. Por outro lado, representa um passo no processo de recuperação da autoestima de crianças e adolescentes, frequentemente carentes e rejeitados em função da inadequação do seu modo de ser e agir. Entretanto, são inúmeros os casos nos quais pouco se pode intervir em face dos graves problemas sociais envolvidos. Aceitar os limites para a atuação do pediatra não deve significar necessariamente o encaminhamento para outros profissionais e menos ainda a justificativa para o uso de medicação.

BIBLIOGRAFIA

1. WHO – World Health Organization. The ICD-10 Classification of Mental Behavioural disorders – diagnostic criteria for research. Geneva, 1993.p.248. • 2. Clements SD, Peters JE. Nainimal brain dysfuncion in the school-age child. Arch Gen Psychriat 1962;6:185. • 3. Coles G. The Learning Mystique. New York: Pantheon Books; 1987. • 4. Conrad P. Situational hiperactivity: a social system approach. J Sch Health 1977;47:280. • 5. DeSpirito AP. Carta ao editor. N Engl J Med 1993;329:966. • 6. DSM-IV – Manual Diagnóstico e Estatístico de Transtornos Mentais. Tradução Dayse Batista, 4ª ed., Porto Alegre: Artes Médicas; 1995. • 7. Freund LS, Reiss AL, Abrams MT. Psychiatric disorders associated with fragile X in the young female. Pediatrics 1993;91:321. • 8. Giangreco CA et al. A simplified six-item checklist for screening for fragile X syndrome in the pediatric population. J Pediatr 1996;129:611. • 9. Gomez MR. Minimal cerebral dysfunction (maximal neurologic confusion). Clin Pediatr 1967;6:589. • 10. Kaplan HI, Sadock BJ. Manual de Psiquiatria Clínica. Rio de Janeiro: Medsi; 1992. • 11. Kelly DP, Aylward GP. Attention deficits in school-aged children and adolescents, Pediatr Clin North Am 1992;39:487. • 12. Lefèvre AB. Disfunção Cerebral Mínima. São Paulo: Sarvier; 1975. • 13. Lou HC. Etiology and pathogenesis of attention-deficit hyperactivity disorders (ADHD): significance of prematurity and perinatal hypoxic-haemodynamic encephalopathy. Acta Paediatr 1996;85:1266. • 14. Mataró M et al. Magnetic resonance imaging measurement of the caudate nucleus in adolescents with attention-deficit hyperactivity disorder and its relationship with neuropsychological and behavioral measures. Arch Neurol 1997;54:963. • 15. Miller JS. Hyperactive children: a tem-year study. Pediatrics 1978;61:217. • 16. Polanczyk G, de Lima MS, Horta BL, Biederman J, Rohde LA. The worldwide prevalence of ADHD: a systematic review and metaregression analisis. Am J Psychiatry 2007;164:942. • 17. Rader R, McCauley L, Callen EC. Current strategies in the diagnosis and treatment of childhood attention-deficit/hiperactivity disorder. Am Farm Pysician 2009;79:640. • 18. Ross DM, Ross SA. Hyperactivity: Research, Theory and Action. New York: Wiley-Interscience; 1976. • 19. Safer DJ, Krager JM. The increased rate of stimulant treatment for hyperactive/inattentive students in secondary school. Pediatrics 1994;94:462. • 20. Schechter NL. The baby and the bathwater: hyperactivity and the medicalization of child rearing. Perspect Biol Med 1982;25:406. • 21. Shaywitz BA et al. Aspartame, behavior, and cognitive function in children with Attention deficit disorder. Pediatrics 1994;93:70. • 22. Sucupira ACSL. Hiperatividade: doença ou rótulo? In Fracasso escolar – uma questão médica? Caderno CEDES 15:30, 1985. • 23. Sucupira ACSL. A criança hipercinética. Jornal de Pediatria 1988;64:188 . • 24. Schweitzer JB, Cummins TK, Kant CA. Attention-deficit/hyperactivity disorder medical clinics of North America 2001;85:757. • 25. Taylor E. Development of attention. In: Rutter M – Developmental Psychiatry. Washington: American Psychiatric Press, 1987.p.185. • 26. Tirosh E et al. Effects of methylphenidate on sleep in children with attention-deficit hyperactivity disorder. AJDC 1993;147:1313. • 27. Vitrello B. Psycopharmacology for young children: clinical needs and research opportunities. Pediatrics 2001;108:983. • 28. Vygotsky LS. Pensamento e Linguagem. São Paulo: Martins Fontes; 1987. • 29. Weinberg WA et al. Attention-deficit hyperactivity disorder: a disease or a symptom complex? J Pediatr 1997;130:6. • 30. Werner JRJ. Desenvolvimento e aprendizagem: contribuição para a desmedicalização do fracasso escolar. Niterói, 1992.p.146. Dissertação de Mestrado apresentada na Universidade Federal Fluminense. • 31. Werner JRJ. Transtornos hipercinéticos: contribuições do trabalho de Vygotsky para reavaliar o significado do diagnóstico. Campinas, 1997.p.224. Tese de Doutorado apresentada na Faculdade de Ciências Médicas (área de Saúde Mental) da UNICAMP. • 32. Wolraich ML, Wibbelsman CJ, Brown TE, Evan SW, Gothieb EM, Knight JR, Schubiner HH, Wender EH, Wilen T. Attention-deficit/hyperactivity disorder among adolescents: a review of the diagnosis, treatment and clinical implications. Pediatrics 2005;115:1734.

AGRAVOS NUTRICIONAIS – DESNUTRIÇÃO ENERGÉTICO-PROTEICA

Ana Maria Bara Bresolin
Lucia Ferro Bricks

As necessidades biológicas e psicossociais da criança devem ser satisfeitas em cada etapa do seu processo de crescimento e desenvolvimento, desde a concepção até a vida adulta. Cada etapa se apoia nas aquisições da fase precedente e condiciona a seguinte. A perda dessa oportunidade pode provocar deficiência, que será observada na etapa seguinte do crescimento.

A vigilância do estado nutricional é uma das atividades da atenção integral à saúde da criança e pressupõe um enfoque holístico, cuja meta é melhorar sua qualidade de vida e possibilitar sua incorporação a um mundo cheio de exigências.

O conhecimento e a atualização de vários aspectos relacionados à nutrição infantil constitui uma necessidade básica para os profissionais que atendem à criança. Múltiplas condições, de diferentes etiologias, como, por exemplo, as deficiências ou os excessos alimentares e as infecções repetidas e graves, comprometem o estado nutricional e o crescimento da criança. O estudo desses problemas nutricionais permite analisar, diretamente, o estado de saúde e nutrição e, indiretamente, as condições gerais de vida e de acesso da família às necessidades básicas como alimentos, moradia e assistência à saúde.

A seguir, são apresentados os aspectos epidemiológicos, clínicos e terapêuticos dos principais agravos nutricionais como a desnutrição energético-proteica, a anemia por carência de ferro, as hipovitaminoses e a obesidade infantil, procurando sistematizar uma forma de abordagem desses problemas que possa ser útil para o pediatra geral em sua prática.

SÍNDROME DA DESNUTRIÇÃO

O termo distrofia significa, genericamente, um distúrbio do estado nutricional. As distrofias primárias são consequentes às deficiências ou aos excessos de determinados nutrientes, isoladamente, como a distrofia por carência de vitamina D (raquitismo) e por carência de ferro (anemia ferropriva) ou por excesso de calorias, como a obesidade.

A Organização Mundial da Saúde (OMS) define a desnutrição proteico-calórica, denominada mais recentemente de desnutrição energético-proteica (DEP), como uma síndrome composta por "uma variedade de condições patológicas decorrentes da falta concomitante de calorias e de proteínas, em diferentes proporções, mais frequente nos lactentes e nos pré-escolares e geralmente associada a infecções repetidas".

O termo DEP, porém, não esgota todo o significado da síndrome, pois é comum a desnutrição associar-se a outras situações carenciais, não se resumindo a uma deficiência de calorias e de proteínas. Comumente, existem processos infecciosos agregados que exercem um papel na etiopatogenia da desnutrição.

Jelliffe considera a desnutrição "o estado patológico resultante da deficiência ou excesso, absoluto ou relativo, da assimilação de um ou mais nutrientes da dieta".

Para Solomons e Allen, a desnutrição "não é apenas o reflexo de alterações no metabolismo proteico e energético, mas reflete também o balanço de vitaminas, minerais e elementos-traço".

A importância epidemiológica da DEP, do tipo primário, causada pela ingestão deficiente de calorias, proteínas e de outros nutrientes (distrofia pluricarencial), é evidenciada quando se estima que, no mínimo, um terço da população infantil dos países em desenvolvimento sofre de algum grau de desnutrição. Além da elevada prevalência, a desnutrição torna-se, direta ou indiretamente, a principal causa de morbidade e mortalidade das crianças com idade inferior a 5 anos, nesses países.

No Brasil, as informações em relação à situação nutricional da população infantil, de acordo com os dados da Pesquisa Nacional de Saúde e Nutrição (PNSN), em 1989, já mostravam melhoria do estado nutricional das crianças brasileiras, com redução na prevalência dos casos moderados e graves de desnutrição, em relação à pesquisa nacional, feita em 1974 (ENDEF/IBGE). No estudo de 1989, demonstrou-se que 30,7% das crianças brasileiras com idade inferior a cinco anos eram desnutridas, sendo que 5,1% delas apresentavam desnutrição moderada ou grave.

Observa-se que, desde então, a prevalência de DEP continua diminuindo no Brasil. De acordo com a Pesquisa Nacional de Demografia e Saúde das Crianças e da Mulher (PNDS-2006), comparações quanto à prevalência de déficits de peso para altura confirmam a exposição reduzida da população a formas agudas de desnutrição: cerca de 3% em 1996 e 2% em 2006. Nesse mesmo período, avaliações da prevalência dos déficits de crescimento mostram que houve redução de cerca de 50% na prevalência da desnutrição na infância no Brasil: de 13% para 7%, sendo que, na Região Nordeste, a redução da desnutrição foi excepcionalmente elevada, chegando a 67% (de 22,1% para 5,9%). Concomitantemente, vem diminuindo intensamente a porcentagem de crianças com DEP grave. Nas crianças brasileiras com idade inferior a 5 anos, a pesquisa encontrou déficit de 5,7% de peso para a idade e de 10,5% de altura para a idade.

Vários fatores relacionados às condições de vida dos indivíduos vão interagir e contribuir na etiopatogênese da DEP. Salientam-se as variáveis socioeconômicas como o baixo nível de renda familiar, a inadequação dos serviços de atendimento à saúde, habitações insalubres, condições precárias de saneamento; as variáveis culturais como hábitos alimentares inadequados, crenças sobre nutrição, baixo nível de escolaridade dos pais, trabalho materno; os problemas psicológicos, a desestruturação familiar, a vitimização infantil. Os fatores idade, sexo e estado fisiológico caracterizam a condição de vulnerabilidade biológica do indivíduo e definem os grupos-alvo da desnutrição: lactentes, pré-escolares, gestantes e nutrizes. Assim, o período que vai do desmame até os 5 anos de idade é nutricionalmente o mais vulnerável do ser humano. O crescimento rápido, a perda da imunidade passiva e o desenvolvimento do sistema imunitário determinam necessidades nutricionais aumentadas e específicas. Além disso, a criança expõe-se aos múltiplos agentes agressores do ambiente, especialmente aos processos infecciosos, que exercem um papel sinérgico com a desnutrição.

A interação desses vários fatores leva à ruptura do equilíbrio que caracteriza o estado de saúde da criança, iniciando-se o processo de desnutrição, que pode ser leve e evoluir para a cura, ou grave, com ou sem sequelas, podendo mesmo evoluir até a morte.

Na prática, é útil a identificação das famílias e das comunidades submetidas a risco mais alto de ter crianças desnutridas, que necessitam de acesso mais precoce aos serviços de saúde e de atendimento diferenciado e continuado. Por isso, alguns autores definem, a partir de estudos populacionais, os fatores de risco para a desnutrição, que permitem selecionar os indivíduos ou grupos mais vulneráveis, como, por exemplo, a população indígena, e priorizar seu atendimento. Citam, como exemplos, a ausência de cuidados pré-natais, nascimentos múltiplos, peso de nascimento inferior a 2.500 gramas, diarreias frequentes no primeiro ano de vida, hospitalização no primeiro ano de vida, desmame precoce, desestruturação familiar, alcoolismo, condições precárias de saneamento, baixo nível socioeconômico, entre outros.

ASPECTOS CLÍNICOS

A avaliação clínica do estado nutricional da criança é uma das etapas da consulta pediátrica. Há diversas deficiências nutricionais, tanto de macro quanto de micronutrientes, que, na maioria das vezes, ocorrem de forma associada. Quando a desnutrição é grave, geralmente o diagnóstico é fácil, mas, nas formas leves e moderadas, os sinais e os sintomas da carência de nutrientes são inespecíficos.

Inicialmente o pediatra deve realizar uma história clínica completa, o inquérito alimentar, o exame físico com as medidas antropométricas e avaliar as condições socioeconômicas da família para definir se a criança é eutrófica ou se apresenta dados sugestivos de comprometimento do seu estado de nutrição. Este conjunto de sintomas e sinais, acrescidos dos fatores de risco, permite avaliar, ainda, a presença de deficiências nutricionais específicas, a gravidade e a cronicidade da desnutrição e se o processo é primário, pela baixa disponibilidade de alimentos, ou secundário a doenças que podem dificultar a ingestão ou a absorção dos alimentos, ou até mesmo determinar perda aumentada de nutrientes da dieta.

À anamnese, é importante avaliar as condições neonatais, a idade gestacional e o peso de nascimento. Investigar se a criança recebeu leite materno e como se deu o processo do desmame. Anotar a morbidade pregressa, história recente de perda de peso, ocorrência de episódios de vômitos e de diarreia, traumatismo ou cirurgia recente, antecedente de doença crônica, outras anormalidades digestivas, uso de medicamentos, alteração do hábito dietético (modismos), além de possíveis dificuldades socioeconômicas no núcleo familiar. Podem comprometer o estado nutricional, por exemplo, doenças infecciosas, gastrintestinal e renal, hepatopatia, fibrose cística, hipertireoidismo, anorexia, uso de drogas.

Um aspecto importante é a história de infecções que precipitam ou agravam a desnutrição. A infecção leva à desnutrição por diferentes mecanismos, como o aumento das necessidades nutricionais, a redução da ingestão e o catabolismo aumentado; mesmo as infecções mais leves determinam um balanço nitrogenado negativo. Por outro lado, a dificuldade na disponibilidade de alimentos, que depende da renda familiar, também contribui para o aparecimento da desnutrição e esta, por sua vez, facilita e piora a evolução da infecção. O comprometimento nutricional pode ainda alterar o sistema imune, deprimindo a resposta celular. O nível de imunoglobulinas é normal ou aumentado à custa das infecções, a atividade fagocítica dos granulócitos apresenta-se normal, mas os fatores humorais, como opsoninas, responsáveis pela fagocitose, estão diminuídos. O nível de IgA secretora também está diminuído, alterando o mecanismo de defesa das barreiras epiteliais. A associação entre a desnutrição, especialmente em sua forma grave, e as complicações dos processos infecciosos tem papel importante na evolução e no prognóstico da criança, pela constatação de maior letalidade nos desnutridos.

A história alimentar deve considerar o tipo de aleitamento e a qualidade e a quantidade dos alimentos consumidos pela criança, além da situação alimentar da família (hábitos, tabus). Quais são os alimentos ingeridos e quantas vezes ao dia? A especificação dos vários grupos de alimentos, como construtores (leite e derivados, carnes, ovos, leguminosas), reguladores (frutas e hortaliças) e energéticos (gordura, óleo, açúcar, feculentos, cereais), permite avaliar a qualidade da dieta. Uma dieta adequada deve conter pelo menos um alimento de cada grupo em cada refeição. A avaliação quantitativa pode ser feita pela anotação de toda a ingestão nas últimas 24 horas (recordatório de 24 horas), ou de um diário alimentar de 3 a 7 dias, preenchido pelo responsável, para se verificar a variação diária ou semanal da ingestão.

Em casos especiais, esta lista de alimentos consumidos pode ser transformada em nutrientes, com a utilização de tabelas padronizadas para idade e sexo, como o RDA (*Reccomended Dietary Allowances*), verificando-se, assim, se a dieta ingerida pela criança atende às suas necessidades nutricionais. Nesta situação, o pediatra pode trabalhar em conjunto com outro profissional da área da nutrição, e ambos devem orientar o responsável pela criança para que o registro do recordatório alimentar seja feito adequadamente.

Como referido, a DEP ocorre mais comumente em grupos de risco, vulneráveis ao déficit de calorias e de proteínas, especialmente nos lactentes e nos pré-escolares. As manifestações clínicas da DEP são variadas e dependem da fase da vida em que o processo tem início, da duração e da gravidade da deficiência e da presença de infecções. No entanto, sabe-se que existe um comprometimento constante do crescimento, desde as formas mais leves até as mais graves. Daí por que os indicadores antropométricos se constituem nos instrumentos diagnósticos mais aceitos para se avaliar a desnutrição infantil. O sinal clínico mais precoce, que levanta a suspeita do problema nutricional, é o comprometimento do crescimento: a criança começa a ter um ganho ponderal insuficiente, demonstrado no seu acompanhamento regular, por meio da observação do gráfico de peso (curva estacionária ou decrescente). Quando a desnutrição é recente, o comprometimento do peso é maior do que o da altura e a pele fica flácida, por perda de tecido adiposo. Após alguns meses, começam a aparecer os sinais clássicos da desnutrição e, ao exame físico, a criança torna-se apática, letárgica, hipoativa, não sorri, responde pouco aos estímulos. O balanço energético negativo e prolongado, além de desacelerar o crescimento, determina vários mecanismos fisiopatológicos da adaptação, ocorrendo alterações metabólicas de diferentes intensidades,

desencadeadas e mantidas por controles hormonais. Existe consumo de tecido muscular, com diminuição da força e do tônus muscular, além de deficiência mais acentuada no crescimento, podendo aparecer as formas graves de desnutrição e os quadros clássicos de marasmo e kwashiorkor ou a combinação de ambos. As alterações em pele, cabelo e unhas são indicativas de carência de proteínas, sendo que o edema só costuma manifestar-se nas formas mais graves, como o kwashiorkor. Nas deficiências de vitaminas lipossolúveis, geralmente ocorrem alterações na língua (glossite, papilas achatadas, língua avermelhada) e nos lábios (estomatite angular e queilose). Se existe deficiência de vitamina D, há atraso na erupção dentária e sinais clássicos de raquitismo, enquanto a carência de vitamina A determina o aparecimento de pele seca e hiperqueratósica (ver capítulos Disvitaminoses e Raquitismo).

Existem diversos achados clínicos associados à falta de determinados nutrientes, que caracterizam os distúrbios nutricionais e estão resumidos no quadro II-29.

Conforme a desnutrição progride, particularmente nas formas graves, ocorre uma série de eventos e de reações que modificam a estrutura do organismo em desenvolvimento, determinando alterações funcionais em diferentes tecidos e órgãos, como, por exemplo, diminuição do débito cardíaco, diminuição do fluxo plasmático renal e da filtração glomerular e dificuldade na capacidade de concentração urinária, sendo comuns a poliúria e a nictúria, além da diminuição na capacidade funcional do rim em excretar radicais ácidos. Em relação à função intestinal, existe um processo de má absorção intestinal generalizada, por atrofia da mucosa intestinal e diminuição da atividade das enzimas intestinais, como dissacaridases, proteases pancreáticas, lipases, amilase e sais biliares. A digestão e a absorção de gorduras e hidratos de carbono estão mais comprometidas do que as relacionadas às proteínas. É comum a presença de diarreia crônica, que piora ainda mais o aproveitamento dos diferentes nutrientes. A desnutrição, quando precoce e grave, afeta, sob vários aspectos, o desenvolvimento do sistema nervoso central, que cresce de modo rápido nas fases iniciais da vida.

Acredita-se que a depleção proteica tenha um papel mais importante do que a depleção de ferro como causa da anemia na desnutrição. Outras deficiências de nutrientes como vitamina B_{12}, folato, cobre, vitamina C e riboflavina também são responsáveis pela anemia. Atualmente, tem-se encontrado relação entre a carência de elementos como ferro, cobre e zinco e o comprometimento do sistema imune – a chamada imunidade nutricional; valoriza-se, por exemplo, o balanço adequado de ferro para a adequação do sistema imune e demonstra-se que tanto as situações de ferropenia quanto as de hiperferremia podem tornar o indivíduo mais suscetível às infecções.

Quadro II-29 – Achados clínicos mais importantes nos distúrbios nutricionais.

Região anatômica	Achado clínico	Nutriente inadequado
Geral	Subnutrição, baixa estatura	↓ Calorias
	Edema, nível de atividade diminuída	↓ Proteínas
Cabelo	Desgarra com facilidade, esparso, despigmentado, textura alterada, sem brilho, liso	↓ Proteína
Pele (geral)	Xerose, queratose folicular, dermatose simétrica nas áreas de exposição ao sol, pressão e traumatismo	↓ Vitamina A ↓ Niacina
	Petéquia, púrpura	↓ Ácido ascórbico
	Dermatite vulvar, escrotal	↓ Riboflavina
	Dermatite generalizada	↓ Zinco, ácidos graxos essenciais
Pele (face)	Dermatite seborreica na região nasolabial	↓ Riboflavina
	"Face de lua", despigmentação difusa	↓ Proteínas
Tecido subcutâneo	Diminuído	↓ Calorias
Unhas	Escavadas, quiloníquia	↓ Ferro
Olhos	Conjuntiva seca, ceratomalacia, mancha de Bitot	↓ Vitamina A
	Conjuntivas injetadas	↓ Riboflavina
Lábios	Estomatite angular	↓ Riboflavina, ferro
	Queilose	↓ Complexo B
Gengivas	Hemorragia	↓ Vitamina C
Dentes	Cáries	↓ Flúor
Língua	Glossite	↓ Niacina, folatos, riboflavina, vitamina B_{12}
Esqueleto	Rosário costocondral	↓ Vitaminas C e D
	Craniotabes, bossa frontal, alargamento epifisário	↓ Vitamina D
	Falta de resistência óssea	↓ Vitamina C
Musculatura	Diminuição da massa muscular	↓ Proteínas, calorias
	Panturrilha flácida	
Sistema nervoso	Oftalmoplegia	↓ Tiamina, vitamina E
	Ataxia, perda do sensório	↓ Vitaminas E e B_{12}
Glândulas endócrinas e outras	Hipertireoidismo	↓ Iodo
	Cura demorada de feridas	↓ Vitamina C, zinco

↓ = Deficiência.
Fonte: Carrazza e Marcondes, 1991 (modificado).

Classificação da desnutrição

A avaliação antropométrica é fundamental para classificar e acompanhar a criança desnutrida. Há três tipos de classificação: 1. quanto à intensidade, utilizada para determinar a gravidade do processo e a prevalência da desnutrição, em estudos populacionais; 2. quanto à duração, que define o curso da desnutrição como agudo (curta duração) ou crônico (longa duração); e 3. aquela que utiliza critérios clínicos e/ou laboratoriais, para diferenciar os tipos marasmático, kwashiorkor ou mistos. As

medidas antropométricas mais comumente utilizadas são: peso (P), altura (A) ou comprimento, perímetro cefálico (PC), perímetro braquial (PB) e prega subcutânea.

Estas medidas devem ser feitas com precisão, registradas em gráficos no acompanhamento ambulatorial da criança e comparadas com uma curva-padrão. O PC apresenta relação direta com o crescimento do encéfalo, que é intenso no primeiro ano de vida. Por meio das medidas do PB e da prega cutânea avaliam-se o tecido muscular e a gordura subcutânea. A altura mostra o crescimento linear e afere o crescimento do tecido ósseo. As medidas do perímetro cefálico e da altura são estáveis e só se alteram após longos períodos de carência. As medidas do peso, do perímetro braquial e da prega cutânea são instáveis, sendo afetadas precocemente na carência de ingestão energético-proteica. O peso é a medida que melhor identifica a desnutrição aguda, enquanto a altura é o critério mais adequado para avaliar a presença de desnutrição crônica, por não ser influenciada por fatores não nutricionais, como o edema. Essas medidas são combinadas para construir os índices antropométricos, que têm um significado biológico. Os índices recomendados pela OMS para avaliar a nutrição da criança são peso/idade (P/I), altura/idade (A/I), peso/altura (P/A), e o índice de massa corporal (IMC) calculado pela relação entre o peso em kg e a altura em metro, elevada ao quadrado. Os indicadores referem-se à aplicação dos índices e traduzem um conceito social, como, por exemplo, a proporção de crianças desnutridas de uma comunidade que tem peso para a idade abaixo de determinado limite.

As curvas de peso e altura do NCHS 1977/1978 (*National Center for Health Statistics*) adotadas pela OMS foram revistas pelo CDC (*Centers for Disease Control*) em 2000, tendo em vista a detecção de problemas técnicos. A OMS desenvolveu em 1994 um estudo combinado longitudinal (do nascimento aos 24 meses, com crianças amamentadas) e transversal (dos 18 aos 71 meses), realizado em vários continentes para avaliar o crescimento de crianças do nascimento aos 5 anos de idade. Foram publicadas novas curvas de crescimento em 2006, com os escores Z (disponíveis em:htpp://www.who.int/childgrowth). Atualmente, estas curvas são recomendadas pelo Ministério da Saúde como padrão de referência do crescimento físico de crianças brasileiras, sendo empregadas na Caderneta de Saúde da Criança.

Há diferentes maneiras de se representar os pontos de corte dos índices antropométricos: percentis, porcentagem de adequação e escores Z. Na proposta da Caderneta de Saúde da Criança (2007), os pesos situados nas curvas entre os percentis 3 e 10 definem situação de risco ou alerta nutricional; os pesos entre o percentil 3 e 0,1 representam peso baixo para a idade e os valores inferiores ao percentil 0,1 representam peso muito baixo para a idade. O índice altura para a idade abaixo do percentil 3 pode ser considerado baixa estatura. O índice peso para a altura é importante na detecção da desnutrição aguda (< percentil 3) e obesidade (> percentil 97).

Outra forma de avaliar o estado nutricional por meio do índice P/A pode ser feita pela adequação do peso em relação à altura: anota-se a medida da altura da criança, verifica-se o percentil que corresponde a essa medida e qual é o peso que corresponde a esse percentil (peso ideal). O índice é calculado com os valores do peso observado (real) e do peso ideal, segundo a fórmula:

$$\text{Índice esperado de P/A } (\%) = \frac{\text{Peso real}}{\text{Peso ideal no percentil da altura}} \times 100$$

Por meio deste método classifica-se o estado nutricional como sobrepeso (superior a 110%), normal (90-110%), desnutrido leve (85-90%), desnutrido moderado (75-85%) e gravemente desnutrido (inferior a 75%).

Crianças com altura normal que perdem peso agudamente apresentam peso menor do que o esperado para a altura. Aquelas desnutridas cronicamente podem ter peso normal para a altura, se esta estiver comprometida.

A classificação do estado nutricional por meio deste método tem sido preferida à de Waterlow, que compara o peso ideal para a altura com o peso ideal para a altura no percentil 50. Quando se utiliza o percentil 50 para a altura, subestima-se a gravidade da desnutrição, se o peso está acima do percentil 50, e superestima-se a desnutrição quando a altura da criança está abaixo do percentil 50.

O acompanhamento da evolução das medidas antropométricas, monitorizando sua evolução de modo longitudinal, é a melhor forma de se avaliar a condição nutricional da criança, especialmente nos primeiros dois anos de vida. No entanto, a avaliação longitudinal requer estrutura organizada do sistema de saúde, nem sempre presente, o que implica a utilização de outras metodologias, como a transversal.

O uso de curvas de velocidade de crescimento tem mais utilidade do que as medidas isoladas, especialmente nas fases de maior crescimento, como nos lactentes e nos adolescentes.

A avaliação antropométrica transversal pode ser feita por três metodologias clássicas: Gomez (1956), Waterlow (1976) e a recomendada pela Organização Mundial da Saúde (1981).

A classificação de Gomez considera a criança desnutrida ou não, na dependência da adequação do seu peso em relação à média teoricamente esperada (percentil 50) para sua idade e sexo. A criança é considerada normal quando seu peso para a idade é superior a 91% do padrão adotado; desnutrida leve ou de primeiro grau, quando o peso para a idade está entre 76 e 90%; moderada ou de segundo grau, entre 61 e 75%; e grave ou de terceiro grau, quando o peso para a idade é de 60% ou menos, em relação ao padrão. Esta classificação não consegue diferenciar a desnutrição aguda da crônica, por não levar em conta a altura da criança. Além disso, crianças com peso para a idade entre os percentis 3 e 20 são classificadas como desnutridas de primeiro grau, embora possam ser normais.

Em 1976, Waterlow introduziu a altura na avaliação nutricional, possibilitando discriminar o tipo de DEP.

Esta metodologia considera o peso para a altura (P/A) e a altura para a idade (A/I). Avalia o estado nutricional da criança, considerando os índices de porcentagem de adequação do peso em relação à mediana do padrão de referência para a altura e a porcentagem de adequação da altura em relação à mediana do padrão de referência para a idade. O autor define os termos *wasting* (emagrecimento) para a criança com peso inadequado para sua altura, e *stunting* (atraso de crescimento), para a criança com altura inadequada para a idade e o sexo. Na tabela II-16 apresenta-se, esquematicamente, a classificação de Waterlow. Os índices P/A e A/I são calculados pelas seguintes fórmulas:

$$P/A\ (\%) = \frac{\text{Peso real (observado)}}{\text{Peso ideal}} \times 100$$
(peso para a altura no percentil 50)

$$A/I\ (\%) = \frac{\text{Altura real (observada)}}{\text{Altura ideal}} \times 100$$
(altura no percentil 50 para idade)

Tabela II-16 – Classificação de Waterlow (1976).

	Normal	Leve	Moderada	Grave
Peso/altura (*wasting*)	90-110*	80-89	70-79	< 70**
Altura/idade (*stunting*)	95-105*	90-94	85-89	< 85**

* Porcentagem relativa à mediana do padrão NCHS.
** O edema pode estar presente.
Fonte: Carrazza e Marcondes, 1991.

O inconveniente da classificação de Waterlow é o de apresentar os índices em porcentagem de adequação em relação ao referencial, o que a tornou alvo de críticas, tendo sido modificada pelo autor em 1977, apresentando uma classificação baseada em desvios-padrão em relação à mediana do padrão NCHS, adotada posteriormente pela OMS em 1981.

Na prática, para crianças com idade superior a 2 anos, pode-se usar a classificação de Waterlow, que identifica o tipo de DEP e não sua intensidade, com base nos índices A/I e P/A, em relação ao percentil 50 do padrão de referência, e classifica também o não desnutrido.

A OMS recomenda que se faça a classificação do estado nutricional com base na medida do número de desvios-padrão (DP) acima ou abaixo da média, ou seja, no escore Z do peso para a idade, escore Z da altura para a idade e escore Z do peso para a altura, estabelecendo em –2DP o ponto de corte para os parâmetros em relação ao referencial do NCHS (Tabela II-17).

Em qualquer metodologia utilizada para classificar o estado nutricional de determinada criança, existem fatores de erro, sendo importante conhecer a confiabilidade ou o poder de acerto de cada uma. Douek (1993), em estudo feito em lactentes, avaliou a concordância dos métodos transversais (Gomez, Waterlow e OMS) com o "padrão-ouro" representado pela avaliação longitudinal do crescimento (Martell). Concluiu que as três classificações transversais são úteis para identificar as crianças realmente não desnutridas, isto é, se uma criança for classificada como não desnutrida, a probabilidade de se tratar de um falso-negativo é desprezível, e quando a criança for classificada como normal, provavelmente não é desnutrida (valor preditivo negativo entre 0,8 e 1). No entanto, se a criança for classificada como desnutrida, existe chance de que não o seja (valor preditivo positivo entre 0,17 e 0,19). O método de Gomez foi o que apresentou melhores valores preditivos positivo e negativo e menor probabilidade de erro, sendo o mais viável no atendimento de crianças com idade inferior a 2 anos.

Avaliação laboratorial

A avaliação laboratorial da criança desnutrida, feita em circunstâncias especiais, permite a confirmação das deficiências nutricionais que foram suspeitadas durante a anamnese e o exame físico. Contribui pouco para o diagnóstico precoce da DEP, de tipo primário, sendo mais utilizada, na prática, quando se objetiva afastar as causas secundárias de desnutrição. Os estudos laboratoriais possibilitam a detecção de alterações no estoque dos nutrientes, antes que ocorram lesões anatômicas ou alterações funcionais, e servem também para monitorizar o tratamento. No entanto, existem mais de 40 nutrientes considerados essenciais, entre os quais 13 vitaminas, pelo menos 14 "elementos-traço" e uma série de metabolitos, enzimas e hormônios. Os exames disponíveis são específicos para cada nutriente, não havendo, até o momento, formas de se integrar as informações sobre as deficiências laboratoriais comprovadas para cada um dos nutrientes. Além disso, como a maioria dos nutrientes não possui distribuição homogênea nos diversos

Tabela II-17 – Classificação do estado nutricional a partir do escore Z*, Organização Mundial da Saúde, 1995.

Peso/altura	DEP leve $-2 < \text{escore Z} < -1$	DEP moderada $-3 < \text{escore Z} < -2$	DEP grave $\text{escore Z} < -3$
Altura/idade	Déficit altura leve $-2 < \text{escore Z} < -1$	Déficit altura moderado $-3 < \text{escore Z} < -2$	Déficit altura grave $\text{escore Z} < -3$

* Escore Z = a relação $\dfrac{\text{medida (criança)} - \text{média de referência}}{\text{desvio-padrão para idade e sexo}}$

compartimentos corporais, as análises laboratoriais, mais comumente realizadas em amostras de sangue ou urina, podem não refletir deficiências graves em outros compartimentos. Existem também as variações relacionadas às condições fisiológicas, como idade e sexo, às condições metabólicas e às doenças não relacionadas à nutrição, mas que podem interferir com os resultados das análises laboratoriais.

Estes problemas, associados a dificuldade de padronização dos métodos, coleta do material, análise, acesso e custo dos exames, implicam a necessidade de se estabelecer critérios clínicos objetivos para a solicitação de testes laboratoriais.

Especialmente na faixa pediátrica, para muitos nutrientes, não se sabe se os padrões definidos representam os níveis ideais.

As dosagens bioquímicas realizadas no sangue, como já referido no texto, podem não traduzir os níveis de reserva, pois a maioria dos nutrientes não apresenta distribuição uniforme pelo organismo. Exemplificando, os níveis plasmáticos de cálcio podem ser mantidos dentro da faixa de normalidade, por meio de controle hormonal, mesmo que haja carência significativa nos compartimentos de reserva.

O estudo das proteínas no plasma não reflete o *pool* total. A albumina, estudada como marcador da desnutrição proteica, apresenta-se diminuída apenas no kwashiorkor e não está alterada no marasmo. É um exame inadequado para avaliar a desnutrição aguda, pois apresenta meia-vida longa, de duas a três semanas, e, além disso, existem fatores de erro como perdas anormais pelo sangue, urina ou fezes.

A dosagem de proteínas com menor meia-vida (pré-albumina, proteína transportadora de retinol, ferritina e transferrina) pode ser mais útil no estudo da criança desnutrida, mas também está sujeita a vários erros.

As dosagens enzimáticas são pouco específicas na desnutrição e a análise do perfil plasmático de aminoácidos, com o estudo da relação entre os aminoácidos não essenciais e os essenciais (superior a 3 no kwashiorkor), a excreção de proteínas na urina de 24 horas e o estudo do balanço de nitrogênio são de difícil realização na prática diária.

O estudo dos níveis plasmáticos de lipídios geralmente reflete mais as variações dietéticas, metabólicas e genéticas do que o estoque.

Os níveis de carboidratos são regulados, via hormonal, pela insulina e glucagon, e sua determinação tem pouca utilidade para avaliar a presença de carências nutricionais. Testes de tolerância a carboidratos são úteis para estudar problemas de absorção e não para o estado de nutrição.

Os níveis séricos de vitaminas hidrossolúveis são pouco sensíveis, enquanto os das vitaminas lipossolúveis podem estar normais, até que todo o estoque esteja depletado.

Os níveis plasmáticos de minerais e de oligoelementos são muito variáveis, e sua análise requer metodologia complexa e cara, de difícil realização. Por outro lado, amostras de cabelo e unhas, utilizadas para a análise de minerais, estão sujeitas à contaminação ambiental ou devido ao uso de cosméticos.

Existem ainda vários métodos para se avaliar a imunidade da criança desnutrida, como contagem linfocitária, relação CD4/CD8, dosagem de complemento e provas de reatividade cutânea. No entanto, a maioria destes testes está sujeita à interferência de outros fatores, o que dificulta sua análise.

Mais recentemente, os pesquisadores propõem uma avaliação nutricional dinâmica em áreas que podem ser afetadas pela desnutrição, como resposta à doença, competência reprodutiva, atividade física e capacidade de trabalho. Testes de avaliação funcional vêm sendo utilizados e buscam determinar se uma função fisiológica ou comportamental é dependente de determinado nutriente. Como exemplos, em relação à hemostasia, o tempo de protrombina depende de vitamina K, e a agregação plaquetária, de vitamina E e zinco; em relação à defesa do hospedeiro, a quimiotaxia de leucócitos depende de proteína, energia e zinco; a atividade fagocitária de leucócitos, de proteína, energia e ferro; a discriminação de cores, da vitamina A; a contagem de espermatozoides, na função de reprodução, de energia e zinco e outros testes diagnósticos.

Conclui-se, porém, que nenhum teste ou conjunto de testes é suficiente para a avaliação global do estado nutricional. Os exames laboratoriais são úteis em algumas situações, especialmente por sua objetividade, precisão e reprodutibilidade, mas sua indicação sempre deve ser feita de acordo com os dados clínicos, dietéticos e antropométricos. No atendimento ambulatorial, o perfil hematológico e a concentração de albumina sérica, eletrólitos e minerais são suficientes para a avaliação laboratorial nutricional da maioria dos pacientes.

É importante comentar que medidas sequenciais do estado nutricional podem dar ao profissional muito mais informação do que uma avaliação isolada.

ASPECTOS TERAPÊUTICOS

O tratamento da desnutrição envolve vários procedimentos gerais, como:

- controle das doenças associadas (diarreia, parasitoses intestinais, anemia, hipovitaminoses, infecções respiratórias);
- reposição hídrica e eletrolítica, se houver diarreia e desidratação;
- cuidados dietéticos para a recuperação do déficit nutricional;
- ações multidisciplinares e intersetoriais nos programas de reabilitação nutricional.

Quando a criança está gravemente desnutrida, com anorexia persistente ou outras doenças graves associadas, indica-se a hospitalização e o tratamento específico para esta fase.

Os casos leves e moderados, que constituem a grande maioria, devem ser tratados no ambulatório, com a participação dos profissionais da equipe de saúde e, principalmente, da família. Cabe ao profissional, no atendimento individual, o papel de identificar, o mais precocemente possível, a criança com risco de se desnutrir, ou mesmo aquela já desnutrida, e de realizar a vigilância do estado nutricional, de modo contínuo, para o controle deste quadro.

Alguns cuidados dietéticos são recomendados para a recuperação nutricional do desnutrido:

– alimentar a criança com maior frequência e aumentar a variedade de alimentos, usando, preferencialmente, as proteínas de origem animal, por seu alto valor biológico; as misturas alimentares com proteínas de origem vegetal (feijão, ervilha, lentilha) tem custo menor e devem ser recomendadas;
– adicionar à dieta óleos vegetais, manteiga ou margarina para aumentar a oferta calórica;
– cozinhar bem os alimentos para facilitar a digestão e evitar alimentos ricos em fibras, para não acelerar o trânsito intestinal;
– manter o aleitamento materno, sempre que possível, e recomendar, após o desmame, a complementação do leite de vaca com outros alimentos que sejam acessíveis à família, de baixo custo e adequados à idade e ao estado geral da criança;
– complementar a dieta com doses profiláticas de vitaminas A e D e de ferro.

O conhecimento dos aspectos psicoafetivos envolvidos na relação familiar e o trabalho educativo, que permitem à equipe de saúde discutir os múltiplos fatores determinantes do processo de desnutrição, na busca de soluções, ainda que parciais, com a família, são etapas importantes do tratamento. Os estudos demonstram que pode haver reversibilidade do déficit de crescimento e do atraso no desenvolvimento, quando crianças recuperadas, após terem sido desnutridas, passam a viver em condições ambientais favoráveis, especialmente se a vinculação afetiva for adequada.

No entanto, a erradicação da desnutrição infantil primária no País e a melhoria da qualidade de vida das crianças brasileiras reclamam por transformações radicais do macroambiente, como elevação dos níveis de renda, extensão da cobertura dos serviços de saúde pública, de saneamento básico e de educação para as famílias que vivem nas regiões de maior risco.

Nos últimos anos, no Brasil, segundo a Pesquisa Nacional de Saúde e Nutrição, a melhoria do estado nutricional pode ter sido influenciada diretamente pela implementação, ainda que incompleta, das ações básicas de atenção à saúde da criança, especialmente as de promoção nutricional, como o incentivo ao aleitamento materno, a vigilância do crescimento, o diagnóstico precoce da desnutrição e a própria suplementação alimentar, além da melhoria na cobertura vacinal e no saneamento básico, principalmente do fornecimento de água tratada. Indiretamente, os fatores ligados à redução da desnutrição relacionam-se às transformações ocorridas na sociedade brasileira, como a rápida urbanização, a industrialização do processo produtivo, a penetração maciça dos meios de comunicação de massa, aumentando o nível geral de informação, a crescente participação no mercado de consumo, a queda da fecundidade. Estas mudanças afetam o estado nutricional por meio do seu impacto sobre a situação geral do processo saúde-doença, contribuindo para que a população adquira novos valores, conhecimentos, aspirações e novas formas de comportamento.

A implementação de políticas públicas pelo Governo Federal para o enfrentamento da fome e da miséria que geram exclusão social, visando garantir a segurança alimentar à população brasileira, como, por exemplo, o Programa Fome Zero, criado em 2003 e composto de estratégias como a Bolsa Família (ajuda financeira às famílias pobres), criação de cisternas no sertão nordestino, disponibilização de microcrédito, fornecimento de suplementos vitamínicos e de minerais também desempenham um papel na melhoria do estado nutricional da população.

No momento atual de transição demográfica e epidemiológica, os problemas nutricionais passam a expressar um padrão de vida urbano e industrializado, com aumento na prevalência de doenças crônicas não transmissíveis, do sedentarismo e da obesidade, inclusive na população infantil.

BIBLIOGRAFIA

1. Azcue MP, Pencharz PB. Diagnóstico nutricional. In: Carrazza FR, Marcondes E (coords.). Nutrição clínica em pediatria. São Paulo: Sarvier; 1991.p.160. • 2. Carrazza FR. Desnutrição energético--proteica. In: Carrazza FR, Marcondes E (coords.). Nutrição clínica em pediatria. São Paulo: Sarvier; 1991.p.265. • 3. Cusminsky M, Moreno E.M, Ojeda ENS. Crecimiento y desarrollo. Washington: Organização Panamericana de Saúde. Publicação científica número 510; 1988. • 4. Douek PC. Avaliação do Estado Nutricional de Lactentes: Comparação entre Diferentes Classificações Antropométricas. Dissertação de Mestrado, Faculdade de Medicina da Universidade de São Paulo; 1993. • 5. Issler H, Leone C, Marcondes E. Pediatria na atenção primária. São Paulo: Sarvier; 1999. • 6. Lifshitz F, Moses M, Carrera E. Normal and abnormal nutrition in children. In: Silverberg M, Daum F (eds.). Textbook of pediatric gastroenterology. Chicago: Year Book M. Publ.; 1988.p.90. • 7. Luporini SM. Desnutrição energético-proteica. In: Perrone HC, Gutierrez MT. (eds.). Pediatria diagnóstico e terapêutica. São Paulo: Robe; 1998. • 8. Martell M, et al. Crecimiento y desarrollo

en los dos primeros años de vida posnatal. OPS/OMS, Publicação Científica, n. 406, 1981. • 9. Ministério de Saúde do Brasil. IBGE – Perfil estatístico de mães e crianças no Brasil. Pesquisa Nacional de Saúde e Nutrição (PNSN), 1989. • 10. Ministério da Saúde do Brasil. Pesquisa Nacional de Demografia e Saúde da Criança e da Mulher – (PNDS 2006). Brasília, 2008. • 11. Ministério da Saúde do Brasil – Secretaria de Atenção à Saúde. Departamento de Atenção Básica. Indicadores de Vigilância Alimentar e Nutricional – Brasil 2006. Brasília, 2009. • 12. Nóbrega J. Desnutrição intra-uterina e pós-neonatal. 3ª ed. São Paulo: Panamed; 1986.

• 13. Organização Mundial da Saude (OMS). Novas curvas de crescimento. Disponível em: www.who.int/childgrowth • 14. Shils ME, Yong VR. Modern nutrition in health and disease. 7th ed., Philadelphia: Lea & Febiger; 1988. • 15. Silva SMCS, Mura J. D'Arc P. Tratado de alimentação, nutrição e dietoterapia. São Paulo: Roca; 2007. • 16. Tourinho H. Desnutrição na infância. In: Duncan BB, Schimidt MI, Giugliani ERJ, et al. Medicina ambulatorial: condutas clínicas em atenção primária. Porto Alegre: Artes Médicas; 1992.p.85. • 17. Zitelli BJ, Davis HW. Diagnóstico clínico em pediatria. São Paulo: Manole; 1992.

30 OBESIDADE NA INFÂNCIA

Rosa Resegue
Ana Claudia da Cunha Travassos

Nos últimos anos, a obesidade foi certamente uma das doenças crônicas que tem merecido mais atenção por parte dos pesquisadores, não apenas pelo aumento significativo da sua frequência, na maioria dos países do mundo, incluindo aqueles em desenvolvimento, mas também pelas inúmeras implicações de naturezas social, psicológica e orgânica que ela apresenta. Os grandes desafios para a sobrevivência nos primórdios da história humana possibilitaram a evolução de mecanismos rigorosos de defesa para o menor limite de peso, mas ainda permite grande tolerância ao limite superior desse parâmetro. Atualmente, a obesidade é a principal causa evitável de morbidade e mortalidade em todo o mundo.

Nas últimas três décadas, a prevalência e a intensidade da obesidade na infância vêm aumentando progressivamente. Segundo dados da Organização Mundial da Saúde (OMS), entre 1963 e 2004, a prevalência de obesidade mais do que triplicou entre os adolescentes, mais do que quadruplicou nas crianças com idades entre 6 e 11 anos e mais que dobrou nas crianças com idades entre 2 e 5 anos.

No Brasil, desde a década de 1980, observam-se mudanças no padrão de evolução nutricional, caracterizando o fenômeno conhecido como transição nutricional. Entende-se por transição nutricional a situação epidemiológica em que ocorre inversão nos padrões de distribuição dos problemas nutricionais de uma dada população no tempo, com mudanças na magnitude dos problemas nutricionais relacionados ao subdesenvolvimento e à modernidade. Trata-se, portanto, da passagem da desnutrição para a obesidade. A coexistência desses agravos, particularmente nas populações mais pobres, acarreta grande impacto no sistema de saúde e na estrutura socioeconômica das diversas regiões. Nesses locais, os problemas relacionados à obesidade sobrepõem-se aos graves problemas estruturais já existentes, aumentando as inequidades das condições de saúde das populações. No Brasil, esse fenômeno pode ser observado em todas as faixas etárias.

A análise e a comparação de estudos populacionais realizados desde a década de 1970, incluindo a Pesquisa Nacional de Demografia e Saúde da Criança e da Mulher (PNDS), de 2006, permitem estabelecer algumas conclusões sobre o panorama da evolução nutricional das crianças brasileiras. Entre 1974 e 1997, a prevalência de sobrepeso e de obesidade mais do que triplicou entre crianças e adolescentes (de 4,1% para 13,9%). Na PNDS de 2006, há evidências do controle de formas agudas de desnutrição nas crianças com idade inferior a 5 anos, em todo o País. No entanto, a prevalência de excesso de peso para altura foi observada em 6,6% das crianças brasileiras nessa faixa etária (excedendo 8% nas crianças da Região Sul), o que indica exposição dessa população ao risco de obesidade. Estudos realizados em diferentes regiões brasileiras demonstram prevalências de excesso de peso entre crianças e adolescentes que variam entre 10,8 e 33,8%.

Nos últimos anos, há também tendência de mudança na relação entre nível socioeconômico dos indivíduos e obesidade. Estudos iniciais demonstraram maior prevalência da obesidade em indivíduos de estratos populacionais com maior renda. Posteriormente, evidenciou-se diminuição da obesidade nesses indivíduos, com uma tendência de diminuição mais acentuada entre as mulheres. Há evidências de que o nível de escolaridade é a variável responsável pela associação inversa atualmente observada entre nível socioeconômico e obesidade na população feminina do nosso País. Entre 1975 e 1989, o risco de obesidade foi ascendente, de acordo com os anos de escolaridade, tanto para homens como para mulheres. Entre 1989 e 1997, o aumento da obesidade foi máximo entre os indivíduos sem escolaridade, com estabilização, ou até mesmo diminuição, nos estratos femininos de média e alta escolaridades.

DIAGNÓSTICO

Define-se como obesidade o acúmulo de tecido adiposo. Assim sendo, é o excesso de tecido adiposo e não o peso o que se associa às comorbidades da obesidade. A utilização do peso de determinado indivíduo como critério de obesidade apresenta grandes dificuldades pelo fato de ele refletir a proporção da gordura corporal e a proporção de tecido muscular e ósseo. Além disso, a medida isolada do peso é insuficiente no diagnóstico da obesidade em decorrência de sua correlação com a altura. Sabe-se, entretanto, que a medida precisa da quantidade de tecido adiposo em um organismo vivo é difícil, por apresentar variações relacionadas a idade, sexo e estatura. Nessa perspectiva, foram desenvolvidos alguns métodos mais fidedignos da medida da composição corporal que possibilitam a identificação da quantidade de gordura e de massa magra. A complexidade e o custo dessas técnicas limitam seu uso rotineiro no diagnóstico da obesidade, sendo importante ressaltar que, na prática clínica, o uso dessa tecnologia não agrega ganhos aos cuidados prestados ao paciente.

Na prática clínica, é importante que os critérios utilizados sejam de fácil realização, de baixo custo, apresentem reprodutibilidade, sejam confiáveis e tenham boa sensibilidade e especificidade, diminuindo o número de diagnósticos falso-positivos e falso-negativos. Assim sendo, têm-se utilizado os índices antropométricos, menos subjetivos do que a simples inspeção.

Índice de massa corporal (IMC) – os índices de massa corporal são usados largamente, em estudos clínicos e epidemiológicos, como medida indireta da obesidade. Derivado unicamente das medidas de peso e estatura, o IMC ideal deve ter estreita correlação com o peso e a adiposidade, sendo pouco dependente da estatura. Tal objetivo é alcançado por meio do cálculo do melhor expoente para cada faixa etária. O índice P/E^2 (medida do peso, em quilogramas, sobre a estatura, em metros, ao quadrado) é considerado o mais fidedigno nos estudos realizados em crianças e adultos.

Há, entretanto, algumas desvantagens no uso do IMC para o diagnóstico de obesidade. O primeiro deles relaciona-se ao fato de o IMC variar de acordo com o sexo, idade e nível de maturação da criança ou adolescente. As crianças apresentam, ao longo do tempo, variações de seu peso e também de sua estatura. O IMC aumenta do nascimento até o primeiro ano, declina até aproximadamente a idade de 6 anos, depois aumenta no restante da infância e adolescência. Essas variações indicam que entre crianças e adolescentes a importância de valores isolados de IMC é mais difícil de ser determinada do que em adultos. Assim, os pontos de corte para o IMC em crianças variam de acordo com a idade, sendo, portanto, necessário a utilização de gráficos com as variações de IMC, geralmente distribuídas em percentis, para ambos os sexos.

Há, ainda, muita controvérsia na literatura em relação aos pontos de corte para as definições de obesidade e sobrepeso. De maneira geral, a maioria dos consensos considera o diagnóstico de sobrepeso na criança cujo IMC estiver acima do percentil 85 e de obesidade quando esse índice for superior a 95. Diferentemente dos critérios utilizados no adulto, que se basearam no maior risco de comorbidades, na criança, esses padrões são definidos arbitrariamente por distinguirem os indivíduos com maiores índices de IMC do restante da população. Os valores de IMC também podem ser distribuídos em desvios-padrão (escores Z), sendo consideradas como obesas as crianças cujos índices estiverem acima de +2 escore Z e como obesas graves aquelas com IMC acima de +3 escore Z. No quadro II-30 encontra-se a fórmula para o cálculo do IMC e sua interpretação em crianças e adolescentes entre 2 e 20 anos de idade.

Quadro II-30 – Cálculo e interpretação do IMC em crianças e adolescentes entre 2 e 20 anos de idade.

Cálculo do IMC = $\dfrac{\text{Peso (kg)}}{\text{Altura (m)} \times \text{altura (m)}}$	
IMC para idade e sexo	Diagnóstico
< percentil 5	Peso baixo
≥ percentil 5 e < percentil 85	Peso normal
≥ percentil 85 e < percentil 95	Sobrepeso
≥ percentil 95	Obesidade

Adaptado: Young, 2005.

Outra discussão importante relaciona-se aos padrões de referência para a construção dos gráficos de IMC. Durante décadas, foi utilizado o padrão do NCHS (*National Center for Health Care Statistics*) norte-americano. Mais recentemente, as curvas desenvolvidas pela Organização Mundial da Saúde (OMS) têm sido indicadas como instrumentos referenciais para o diagnóstico de obesidade em crianças e adolescentes. Os instrumentos desenvolvidos pela OMS, entretanto, apresentam o percentil 85, acima do qual é estabelecido o diagnóstico de sobrepeso, e o percentil 97 (e não o 95), que é considerado o ponto de corte para o diagnóstico de obesidade. Os gráficos de IMC da OMS, com distribuição em percentis ou em escores Z, encontram-se disponíveis no *site* da OMS (http://www.who.int/childgrowth/en).

Em conclusão, os gráficos de IMC são a ferramenta mais apropriada para o diagnóstico de obesidade em crianças, sendo atualmente preconizados os gráficos da OMS como referência. No entanto, a medida isolada do IMC deve ser considerada principalmente para estudos epidemiológicos, sendo o diagnóstico individual de obesidade baseado também em outros dados presentes na anamnese e no exame físico de cada criança.

Relação peso para estatura (P/E) – a relação peso para estatura é calculada pela relação entre o peso da criança (peso real em kg) e seu peso ideal (correspondente ao P50 de sua estatura). Tomando como base estudos da década de 1970, que apontavam o diagnóstico da desnutrição a partir dessa relação, definiu-se como sobrepeso a criança que apresentasse valor entre 111 e 119% e obesa a que tivesse índice maior que 120%. Atualmente, essa medida não é a mais indicada para o diagnóstico de obesidade em crianças, dando-se preferência às curvas do IMC.

$$P/E = \frac{\text{Peso atual (kg)}}{\text{Peso no P50 (kg) para a estatura atual}} \times 100$$

Pregas cutâneas – sabendo-se que grande parte do tecido adiposo corporal se encontra no tecido celular subcutâneo, a medida das pregas cutâneas tem sido proposta como um índice referencial de obesidade, sendo as pregas tricipitais e subescapulares as mais comumente medidas nos estudos existentes. Embora a prega tricipital apresente maior correlação com a porcentagem de gordura corporal, a necessidade da utilização de material apropriado e a dificuldade de medida, principalmente em indivíduos muito obesos, fazem com que a medida das pregas cutâneas seja pouco utilizada na prática clínica.

ETIOPATOGENIA

A obesidade é uma doença crônica, de etiologia multifatorial e resulta da associação entre fatores genéticos, ambientais e, principalmente, comportamentais. O conhecimento dos inúmeros fatores que atuam na etiopatogenia da obesidade é fundamental para a abordagem dos pacientes, sendo muitas as controvérsias existentes em relação a esse tema. A mais antiga delas é, sem dúvida, a importância dos fatores genéticos e ambientais na gênese dessa distrofia. Em estudos realizados com gêmeos monozigóticos e crianças adotadas, os fatores genéticos foram definidos como determinantes importantes da obesidade. Análises realizadas entre gêmeos indicam influência da hereditariedade na proporção de massa gorda dos indivíduos entre 40 e 70%. Crianças adotadas apresentam IMC que se relacionam de forma mais significativa com seus pais biológicos. Essa correlação é também evidenciada na distribuição corporal de gordura, no gasto energético e na tendência de ganho de peso dos indivíduos.

De maneira geral, o acúmulo de tecido adiposo ocorrerá sempre que houver desequilíbrio no balanço energético, representado pela relação entre a ingestão e o consumo de energia. Assim, dois mecanismos podem contribuir para o surgimento da obesidade, o excesso de consumo e a diminuição do gasto energético.

A regulação da ingestão (fome-saciedade) alimentar é um fenômeno complexo, modulado por uma série de mecanismos. Alguns neurônios situados no hipotálamo contêm receptores que recebem sinais aferentes relacionados à adiposidade, ao metabolismo de nutrientes, à fome e à saciedade. De acordo com o estímulo recebido, há a transmissão de sinais eferentes, que ativam um dos dois componentes do sistema nervoso autônomo, provocando estimulação ou supressão do apetite e ajustando o gasto energético.

Um conceito fundamental desenvolvido nas últimas décadas foi o reconhecimento de que o tecido adiposo é um órgão endócrino que se comunica com o sistema nervoso central. Além da capacidade de depositar e mobilizar triglicérides, retinoides e colesterol, os adipócitos sintetizam e liberam uma variedade de substâncias, sendo a leptina uma das mais estudadas. A clonagem do gene da leptina foi um dos marcos importantes na compreensão da biologia da obesidade. Esse hormônio, produzido nos adipócitos, funciona como marcador da quantidade de tecido adiposo. Assim, o aumento da massa adiposa, e consequente aumento da leptina, é sinalizado para a região hipotalâmica, o que acarreta um mecanismo reflexo de diminuição da ingestão alimentar e aumento do gasto energético, retornando a massa adiposa dos indivíduos ao seu ponto basal. Na maioria das pessoas obesas, entretanto, apesar do aumento de leptina observado, não há desencadeamento desses mecanismos, sugerindo que esses indivíduos apresentam resistência à ação desse hormônio.

No dia a dia, sinais hormonais periféricos originados no trato gastrintestinal informam continuamente o sistema nervoso central sobre o estado de fome e saciedade do indivíduo. O peptídeo grelina aumenta durante o jejum, provocando a sensação de fome, acarretando maior ingestão alimentar. A chegada de alimentos ao intestino provoca a liberação do peptídeo YY, provocando a sensação de saciedade. No entanto, ao contrário da hipótese inicial em que se postulava que os indivíduos obesos apresentariam maiores níveis de grelina, sabe-se, atualmente, que, nesses indivíduos, os níveis dessa substância são menores, mas há diminuição de seu declínio após a alimentação, o que poderia contribuir para a maior ingestão alimentar.

A resposta ambiental pode estar vinculada a uma demanda controlada geneticamente. No entanto, para que haja a expressão da hereditariedade, é necessária a presença de um ambiente favorecedor. Exemplificando, recém-nascidos com propensão para a obesidade apresentarão mais apetite, acalmar-se-ão mais facilmente com a oferta frequente de alimentos e, em consequência, poderão ter maior ganho de peso. Entretanto, algumas mães, apesar da maior irritabilidade dos seus recém-nascidos provocada por seu maior apetite, podem, ainda assim, controlar o consumo alimentar, o que não acarretará o ganho excessivo de peso.

Em conclusão, apesar da descoberta de vários genes possivelmente implicados na etiologia da obesidade, até o momento nenhum deles foi reconhecido como único agente causal dessa morbidade. A herança genética na determinação da obesidade é de natureza poligênica, resultando da interação de múltiplos genes. A obesidade, portanto, é raramente definida como um destino genético, sendo sua expressão dependente de ambientes favorecedores. Essa interação natureza-ambiente está presente mesmo antes do nascimento. Sabe-se, atualmente, que alguns aspectos do ambiente uterino contribuem de forma significativa para o desenvolvimento posterior de obesidade e diabetes. Recém-nascidos com restrição do crescimento intrauterino têm maior tendência para desenvolver obesidade, resistência insulínica e diabetes tipo 2, particularmente quando apresentam ganho de peso acentuado nos primeiros seis meses de vida.

FATORES AMBIENTAIS

As mudanças no estilo de vida da sociedade moderna, relacionadas particularmente aos padrões alimentares e de atividade física, são considerados os grandes responsáveis pela atual epidemia de obesidade no mundo.

Nas últimas décadas, houve uma mudança radical nos hábitos alimentares evidenciada tanto na composição e quantidade das refeições, quanto na maneira que os alimentos são escolhidos, adquiridos ou preparados. Essas mudanças também são identificadas nos hábitos alimentares das crianças, que estão cada vez mais se alimentando fora de casa e expostas ao consumo de produtos industrializados. Esses alimentos caracterizam-se por apresentar maior densidade energética, maiores porções, menor preço e um grande apelo comercial pela forma de suas embalagens e também pelo seu paladar. Alimentos de alta densidade energética estão comprovadamente associados à obesidade, ao maior risco de doenças cardiovasculares, ao diabetes tipo 2 e também parecem reduzir a saciedade e aumentar o apetite, acarretando o aumento da ingestão calórica.

Sabe-se que a maioria dos animais, seja em seu *habitat* natural, seja em estudos laboratoriais, não ingere alimentos em excesso, mesmo quando a oferta é abundante. No entanto, os animais não têm acesso à variabilidade e ao consumismo da atual dieta humana. Em estudos laboratoriais realizados com ratos que se mantinham com peso inalterado, mesmo com excesso da oferta da sua ração diária, foi demonstrado o desenvolvimento da obesidade quando eles eram expostos a uma "dieta de supermercados", composta basicamente de biscoitos, leite condensado, achocolatados, queijo, salame e outros produtos de alto valor energético do nosso consumo diário. Esses animais continuavam preferindo tal dieta, mesmo quando lhes era oferecida sua alimentação anterior. Parece, portanto, haver preferência por alimentos ricos em energia, o que pode representar excelente mecanismo de sobrevivência quando a comida é escassa, mas certamente acarretará acúmulo de tecido adiposo em indivíduos que vivem em locais onde existe excesso de apelo ao consumo desses alimentos.

Nos grandes centros urbanos, a mudança nos modos de vida tem propiciado uma tendência cada vez mais frequente no consumo de alimentos fora de casa. Nos EUA, no final da década de 1970, 17% das refeições das crianças eram realizadas fora de casa e o consumo de *fast foods* correspondia a 2% da ingestão diária de calorias. Em meados da década de 1990, 30% das refeições eram realizadas fora do domicílio e esses alimentos representavam 10% do consumo de energia diário.

Especial preocupação tem sido associada ao consumo de refrigerantes, pela sua grande disponibilidade, inclusive nas escolas (60% das escolas americanas, por exemplo, têm máquinas de refrigerantes à disposição dos alunos) e seu apelo comercial em decorrência de estratégias agressivas de publicidade para o público jovem.

Os padrões de atividade física também mudaram drasticamente nas últimas décadas em decorrência do estilo de vida moderno. Alguns fatores que contribuem para a diminuição da atividade física, como o tempo gasto assistindo à televisão ou no computador, disponibilidade de parques e *playgrounds*, mudanças no currículo escolar com menos incentivo à atividade física e diminuição da segurança nas comunidades, foram implicados na atual epidemia de obesidade em crianças. Entre as crianças americanas, apenas 22% praticam atividades físicas em níveis recomendados e cerca de 25% delas são classificadas como sedentárias.

Atualmente, grande parte das crianças passa mais tempo assistindo à televisão ou jogando nos computadores do que praticando uma atividade física. O tempo gasto assistindo à televisão está diretamente associado à obesidade na infância, com uma taxa de obesidade cerca de oito vezes maior nas crianças que assistem mais de 5 horas à televisão por dia, comparada com aquelas que assistem até 2 horas diárias. Isso ocorre graças a diversos fatores, tais como a diminuição da atividade física, a maior exposição à publicidade de alimentos e o maior consumo de alimentos de alta densidade energética enquanto assistem aos programas. Alguns produtos associam suas imagens a brinquedos, músicas e apelos sociais especificamente voltados para o público infantil. Há evidências que as preferências alimentares de uma criança podem ser influenciadas pela exposição aos comerciais de televisão por apenas 30 segundos. Efeitos semelhantes são observados nas crianças que usam regularmente o computador, sendo os meninos geralmente mais expostos a essa atividade.

Além dos aspectos relacionados às mudanças recentes no modo de vida da sociedade moderna como fatores importantes na gênese da obesidade, cabe ressaltar a importância de fatores presentes no microambiente de cada indivíduo. Nesse aspecto, assumem papel fundamental a forma de organização das famílias, a história de vida dos pais, o papel de cada criança no contexto familiar e as relações estabelecidas entre a criança e seus familiares desde os primeiros momentos de sua vida. Assim, embora nos ambientes familiares todos tenham oferta alimentar semelhante e compartilhem o mesmo espaço, as interações estabelecidas entre os pais e cada um de seus filhos serão sempre distintas, inclusive quanto aos aspectos nutricionais, dependendo das características da criança, dos pais e do momento de cada família. Essas relações são consideradas fatores importantes na constituição dos padrões alimentares da criança. Em um contexto mais amplo, sabe-se, por exemplo, que os pais modulam suas práticas alimentares de acordo com as percepções ou preocupações que têm em relação ao peso dos seus filhos. Quando há percepção do risco de obesidade, como nos casos em que os pais são obesos, tende-se a controlar e regular de forma mais ostensiva a alimentação da criança, o que limitaria as oportunidades para que ela desenvolva seu próprio autocontrole, o que, paradoxalmente, acabaria promovendo o ganho de peso que os pais estão tentando evitar.

Entre os fatores do microambiente implicados na gênese da obesidade, particularmente nos primeiros meses de vida, assume papel importante a relação estabelecida entre a criança e sua mãe. A relação humana com a alimentação não se dá apenas pela composição nutricional dos alimentos, mas relaciona-se de forma intensa com a afetividade. Desde as primeiras mamadas, a criança experimenta a alimentação como uma grande fonte de prazer. Em algumas situações, particularmente nos casos de muita ansiedade materna, as diversas solicitações da criança podem ser interpretadas por sua mãe sempre como sinais de fome, levando à superalimentação e desenvolvendo na criança o hábito de usar o alimento como consolo para as frustrações de vida diária.

Na abordagem dos aspectos psicológicos que atuam como favorecedores da obesidade, é importante destacar a necessidade da individualização da história da criança. O que se considera atualmente é que a obesidade é uma doença decorrente de múltiplas causas, sendo inúmeros os fatores de ordens genética, metabólica, psicossocial e cultural que atuam no desenvolvimento dessa distrofia, não se permitindo mais a imagem pejorativa de um glutão voraz e inativo desenvolvida no passado.

OUTRAS CAUSAS

A maioria dos casos de obesidade em crianças é de caráter multifatorial, sendo, portanto, poucas as situações que necessitam de mais investigações para seu diagnóstico etiológico. Nesses quadros, é comum a associação com outras características, que facilitam o raciocínio diagnóstico. O pediatra deve desconfiar da possibilidade de envolvimento de outras doenças, sempre que a criança obesa se apresentar com baixa estatura significativa e atraso no seu desenvolvimento.

Algumas síndromes malformativas apresentam o quadro de obesidade como um dos componentes diagnósticos. A síndrome de Prader-Willi cursa com baixa estatura, retardo mental leve ou moderado, hipotonia neonatal e baixo ganho de peso no primeiro ano de vida. A síndrome de Laurence-Moon-Biedl cursa com retardo mental, hipogonadismo, polidactilia, retinite pigmentar e cegueira na idade adulta.

Cabe lembrar também que o uso crônico de alguns medicamentos, como os corticoides e o valproato de sódio, pode simular quadro de obesidade.

Em relação à hipótese de hipotireoidismo, sempre pensada nos pacientes adultos, cabe ressaltar que em crianças na grande maioria das situações essa suspeita diagnóstica não se aplica.

COMORBIDADES E REPERCUSSÕES

À medida que a prevalência da obesidade na infância aumenta, suas repercussões tornam-se cada vez mais evidentes. A obesidade na infância e adolescência está associada a problemas de saúde importantes, sendo descritas alterações psicossociais, no sistema endócrino, cardiovascular, gastrintestinal, pulmonar, ortopédico e neurológico, mas também é um importante fator de risco para a morbidade e mortalidade na idade adulta, por representar o início de processos patológicos que podem perdurar por toda a vida do indivíduo.

Síndrome metabólica (SM) – é uma condição que agrupa uma série de fatores de risco para doença cardiovascular e diabetes tipo 2, que de forma geral, em adultos, caracteriza-se pela presença de obesidade, comumente com distribuição abdominal, alterações do metabolismo da glicose (hiperinsulinismo, resistência insulínica, intolerância à glicose e hiperglicemia), dislipidemia, hipertensão arterial e doença hepática gordurosa não alcoólica. É também descrita a associação com ovários policísticos, *acanthosis nigricans* e com a apneia do sono. O interesse dos pesquisadores na SM na infância relaciona-se ao fato de algumas das alterações relacionadas a essa condição, apesar de presentes em idades muito precoces, serem geralmente assintomáticas. Exemplificando, crianças geralmente não apresentam manifestações de doenças cardiovasculares, mas já há evidências da ocorrência de processo aterogênico. O mesmo ocorre com as alterações do metabolismo de glicose, em que a intolerância à glicose e mesmo alguns casos de diabetes tipo 2 em estágio inicial podem ser assintomáticos.

Desde a década de 1980, a resistência insulínica tem sido implicada nas alterações observadas na síndrome metabólica (SM). A maioria das complicações metabólicas e cardiovasculares da obesidade relaciona-se diretamente com a presença da resistência à insulina. Resistência insulínica é a capacidade diminuída do fígado, do tecido adiposo e muscular em responder à ação da insulina.

Há muitas controvérsias quanto ao diagnóstico de SM e de resistência insulínica na infância. Embora a obesidade seja a causa mais comum de resistência insulínica em crianças, nem todas as crianças obesas apresentam esse diagnóstico e nem todas as crianças com peso adequado são normalmente sensíveis à insulina. Como nos adultos, há também evidências de diferenças relacionadas a etnia, intensidade e distribuição da obesidade e a antecedentes pessoais e familiares nas alterações observadas nos diversos componentes da SM. Em relação à etnia, há estudos que mostram serem as crianças negras mais propensas a apresentar diabetes tipo 2 e hipertensão arterial e menos propensas à dislipidemia, e as crianças de origem asiática são mais propensas às complicações cardiovasculares. Quanto à intensidade, da mesma forma que nos adultos, quanto mais intensa a obesidade, maiores serão as repercussões metabólicas observadas.

Nas últimas décadas, tem-se atribuído muita importância à distribuição da gordura corporal como fator determinante nas alterações do metabolismo lipídico, de carboidratos e nos níveis pressóricos do paciente obeso. A distribuição central, também chamada de androide, por ser mais comum no sexo masculino, relaciona-se à adiposidade visceral, considerada mais ativa do ponto de vista metabólico. A distribuição ginecoide é mais comum nas mulheres e caracteriza-se pela concentração de gordura nas coxas e nos glúteos. Esse tipo de gordura apresenta menor atividade metabólica, por estar programada para ser mobilizada durante a gravidez e a lactação. Assim como nos adultos, as pesquisas realizadas em crianças mostram que a distribuição central de gordura é um fator de risco independente para a resistência insulínica, a dislipidemia e a hipertensão arterial. Os estudos atuais também comprovam que desde idades muito precoces já existe maior tendência de distribuição central ou periférica da gordura corporal. Além disso, pesquisas realizadas em crianças com distribuição central da gordura demonstraram maior correlação entre esse tipo de distribuição com a hipertensão arterial e com as alterações lipídicas, indicando que esse tipo de distribuição da gordura corporal atua como fator de risco para doenças cardiovasculares desde idades muito precoces.

Em relação aos antecedentes pessoais, está provado que o fato de ter sido um recém-nascido pequeno para a idade gestacional (PIG) é um fator de risco independente para a presença de resistência insulínica e da SM na idade adulta. Durante a gestação, os recém-nascidos PIG são expostos a um ambiente de menor oferta de energia. Esse fato, particularmente quando somado a um rápido e acentuado ganho de peso nos primeiros meses de vida, provocaria mudanças no modo de funcionamento do metabolismo do indivíduo para precaver-se de novas carências. Em relação aos antecedentes familiares, indivíduos com história positiva de um dos pais com diagnóstico de SM têm risco significativamente maior de desenvolver obesidade abdominal, aumento de triglicérides e de terem outros critérios diagnósticos dessa síndrome.

Apesar do grande interesse na SM, até o momento não existem critérios definidos para o diagnóstico desse quadro em indivíduos com menos de 10 anos de idade. Em 2007, a *International Diabetes Federation* (IDF) propôs uma definição para o diagnóstico da SM para adolescentes, utilizando, da mesma maneira que a definição proposta para adultos, critérios diagnósticos de fácil mensuração. Cabe ressaltar que essa definição é apontada como um marco inicial, que poderá ser modificada de acordo com novos estudos sobre o assunto.

Alterações do metabolismo glicídico – a elevação na prevalência e na intensidade da obesidade na população pediátrica tem acarretado o aumento na incidência e na prevalência de diabetes tipo 2 nessa faixa etária. Nos EUA, na década de 1990, o diabetes tipo 2 era detectado em 1 a 2% das crianças com diagnóstico de *diabetes mellitus*. Na década atual, esse diagnóstico é realizado em cerca de 45% das crianças com diabetes. Na maioria das situações, as crianças com diagnóstico de diabetes tipo 2 apresentam obesidade. Em um estudo americano realizado entre crianças com diabetes tipo 2, o IMC dos participantes variou entre 27 e 38kg/m². O diabetes tipo 2 é uma doença crônica e progressiva. Definem-se como pré-diabetes os casos em que a glicemia de jejum se encontra entre 100 e 125mg/dl ou quando o teste de tolerância oral à glicose com coleta após 2 horas apresentar níveis entre 140 e 199mg/dl. A intolerância à glicose é uma complicação comum da obesidade na infância e na adolescência. Estudos realizados em vários países apontam prevalência dessa alteração entre 10 e 30% das crianças obesas. No entanto, embora ainda sejam poucas as pesquisas acerca da evolução das crianças com diagnóstico de intolerância à glicose e obesidade, sabe-se que se trata de uma condição dinâmica, que pode ou não evoluir para o quadro de diabetes tipo 2, dependendo do controle da obesidade.

Hipertensão arterial – a obesidade é, sem dúvida, um dos grandes determinantes da hipertensão arterial na faixa etária pediátrica, existindo uma relação significativa entre a massa corporal e os níveis pressóricos medidos. Essa correlação também é comprovada em trabalhos longitudinais, nos quais se demonstra a elevação da pressão arterial nas crianças que aumentam sua massa corporal, em relação aos controles com ganho de peso normal para a faixa etária, existindo tendência inversa naquelas em que ocorreu diminuição da massa corporal. Crianças com IMC acima do percentil 95 para a idade e sexo apresentam risco três vezes maior de ser hipertensas do que aquelas com IMC abaixo do percentil 95.

Dislipidemias – crianças obesas, particularmente com distribuição central de gordura, apresentam maior risco de alterações do metabolismo lipídico. Pesquisas realizadas com crianças com IMC superior ao percentil 99 demonstraram prevalência de dislipidemia de cerca de 50%. Classicamente, essas crianças apresentam aumento do LDL-colesterol e triglicérides e diminuição do HDL-colesterol. Sabe-se que quanto menor a partícula de LDL, maior seu poder aterogênico. As crianças obesas parecem apresentar maiores taxas de partículas menores de LDL-colesterol. Dessa maneira, essas crianças, mesmo com níveis normais de LDL-colesterol, podem apresentar maior risco de alterações, em decorrência da proporção das subclasses dessa substância. A aterosclerose inicia-se precocemente e encontra-se associada à obesidade. As pesquisas desenvolvidas nas últimas décadas reforçaram a hipótese do início precoce, ainda na infância, da doença cardiovascular aterosclerótica. Os pesquisadores do *Bogalusa Heart Study* seguiram uma coorte de crianças cujos indicadores de risco para doenças cardiovasculares foram avaliados em exames realizados nas escolas. Durante o seguimento, foram realizadas autópsias nos participantes do estudo que morreram por causas acidentais, para avaliar a presença e extensão de lesões ateroscleróticas, comprovando a presença dessas lesões em quase 70% dos adultos jovens. A extensão dessas alterações mostrou-se significativamente associada com as concentrações elevadas de colesterol e triglicérides e com os menores níveis de HDL-colesterol. Além disso, houve associação entre a extensão das lesões observadas e a presença de outros fatores de risco para doenças cardiovasculares, como hipertensão arterial e obesidade.

Alterações do trato gastrintestinal – a doença gordurosa hepática não alcoólica, alteração inicialmente descrita em adultos, é considerada atualmente a doença hepática mais comum entre os adolescentes norte-americanos. Trata-se da infiltração gordurosa do fígado na ausência de história de consumo excessivo de álcool. Seu espectro varia entre o quadro inicial de esteatose (infiltração gordurosa), esteato-hepatite até o quadro de fibrose, ou mesmo cirrose, descrita em 2% dos casos. A presença dessas alterações está diretamente relacionada à quantidade de gordura visceral, tanto em adultos como em crianças. O quadro é geralmente assintomático. Na palpação abdominal, a constatação de hepatomegalia está descrita em cerca de 70% dos casos de esteato--hepatite. Alguns autores propõem a realização da dosagem da alanina aminotransferase (ALT, anteriormente denominada TGP) como método de triagem para o diagnóstico. No entanto, cabe ressaltar que essa dosagem pode estar normal, mesmo em pacientes com quadros já instalados de doença gordurosa. O diagnóstico de colelitíase em crianças sem outros fatores predisponentes, como anemia hemolítica ou história de alimentação parenteral, frequentemente está associado à obesidade. O quadro clínico da colelitíase é, geralmente, inespecífico, podendo incluir epigastralgia, icterícia, dor à palpação abdominal, náuseas, vômitos e intolerância a alimentos gordurosos.

Alterações respiratórias – crianças obesas apresentam maior risco de alterações respiratórias obstrutivas e restritivas. As alterações obstrutivas são decorrentes do depósito de gordura nas vias aéreas, muitas vezes somada à hipertrofia de adenoides, morbidade também comum em crianças. A síndrome da apneia obstrutiva do sono (SAOS) relaciona-se à obstrução completa das vias aéreas superiores e à cessação do movimento respiratório durante o sono, apesar da presença de esforço. A pausa respiratória é definida como a suspensão ou a

redução da passagem de ar pelas vias aéreas superiores por, no mínimo, 10 segundos. Esse quadro associa-se à interrupção do sono e à queda da saturação de oxi-hemoglobina, trazendo impactos à qualidade de vida da criança, além de representar fator de risco para doenças cardiovasculares futuras.

Alterações dermatológicas – a obesidade é um fator predisponente para alterações dermatológicas pelo favorecimento de infecções fúngicas e bacterianas, principalmente em áreas de maior umidade, como as dobras cutâneas. As estrias são também descritas com mais frequência nessas crianças. A *acanthosis nigricans* é um sinal indicativo importante de alterações do metabolismo glicídico, sendo a resistência insulínica o principal fator etiológico da acantose em indivíduos obesos. Trata-se de alteração dermatológica que se caracteriza por aumento da pigmentação e pela hiperqueratose, levando ao escurecimento e endurecimento da pele afetada. As lesões são mais frequentes na região cervical posterior, nas pregas axilares, virilha, joelhos, cotovelos e em articulações metacarpo-falângicas.

Alterações psicossociais – as repercussões de caráter psicossocial da obesidade infantil merecem especial atenção na sua abordagem e acompanhamento. Várias pesquisas demonstram maior ocorrência de ansiedade, depressão, baixa autoestima, distorções da imagem corporal e isolamento desses pacientes. O risco de ocorrência dessas alterações aumenta com a idade da criança, sendo mais frequente nas meninas. Sabe-se que o modelo de beleza constantemente divulgado na atualidade é o indivíduo magro, sendo o obeso alvo frequente de discriminações por parte dos seus companheiros, desde idades muito precoces. Em trabalho desenvolvido entre crianças pequenas, no qual eram mostradas fotos de crianças obesas, demonstraram-se manifestações claras de preconceitos, sendo os pequenos obesos constantemente chamados de estúpidos, glutões e preguiçosos. Além disso, sabe-se que a imagem corporal define-se em idades muito precoces, sendo frequente a presença de baixa autoestima entre os indivíduos obesos que acabaria atuando como fator reativador da própria obesidade. A baixa autoestima é descrita com mais frequência nas adolescentes obesas.

Alterações ortopédicas – a obesidade acarreta mudança no eixo de equilíbrio da criança, resultando em aumento da lordose cervical, cifose torácica, aumento da lordose lombar, protrusão abdominal e inclinação anterior da pelve. Na evolução do quadro, pode-se observar a presença de joelhos valgos e de pés planos. Crianças obesas apresentam maior prevalência de fraturas, dores musculoesqueléticas e dificuldade de mobilidade. Outras comorbidades ortopédicas comumente descritas em associação à obesidade em crianças e adolescentes são a doença de Blount e a epifisiólise da cabeça do fêmur. A doença de Blount é caracterizada pelo crescimento irregular da tíbia em decorrência do excesso de peso, ocasionando a tíbia vara. A epifisiólise da cabeça do fêmur é o deslizamento da epífise femoral em relação à metáfise. O paciente com esse diagnóstico apresenta-se com dor no membro afetado e comumente não consegue andar. Esse diagnóstico é mais comum a partir da adolescência, sendo raro em crianças de pouca idade. Ao exame, observa-se a rotação externa do quadril, dor à movimentação passiva e diminuição da rotação interna e abdução do quadril.

Outras comorbidades e alterações – o risco de desenvolvimento de hiperandrogenismo e da instalação precoce da síndrome dos ovários policísticos está particularmente aumentado em adolescentes obesas. Há também correlação, embora inconsistente, entre o diagnóstico de obesidade em meninas e o desenvolvimento precoce da maturação sexual. Nos meninos, essa relação é inversa, sendo descrito atraso desse processo. As crianças obesas apresentam-se, geralmente, mais altas do que seus pares não obesos, têm idade óssea geralmente mais elevada e apresentam o estirão da adolescência mais precocemente. No entanto, embora os estudos iniciais tenham tentado demonstrar que essas crianças apresentam estatura final menor do que seus controles não obesos, é consenso atual que não existe diferença entre as estaturas de indivíduos obesos e não obesos, estando a altura final diretamente relacionada ao potencial genético do indivíduo, ou seja, à estatura dos seus pais.

ABORDAGEM DIAGNÓSTICA

O diagnóstico da obesidade é clínico, baseado na anamnese e no exame físico da criança. A anamnese deve ser realizada de maneira cuidadosa, tentando englobar todos os possíveis fatores que possam estar atuando como desencadeantes ou como mantenedores do ganho de peso. A realização de anamnese adequada é de grande importância por identificar os riscos atuais e futuros de comorbidades, os hábitos de vida e a motivação da criança e de sua família para realizar as mudanças necessárias. Aqui, como na maioria das doenças pediátricas, é muito importante que a criança seja avaliada de forma global, recuperando-se não apenas os clássicos dados relacionados à distrofia em questão, mas as particularidades dessa distrofia na criança avaliada, no seu contexto familiar e social.

A história alimentar deve ser pormenorizada, enfocando a cronologia da introdução alimentar, a relação da família e da criança com o alimento, a importância social do ato de se alimentar e a disponibilidade de alimentos com alto valor energético. Em muitas famílias, o maior elo de interesse comum está no alimento, o qual

é percebido como única fonte de prazer e de demonstração de afeto. Em nossa cultura, alimentar, mais frequentemente superalimentar, é sinônimo de amar.

O registro diário alimentar é uma ferramenta que pode auxiliar na avaliação da ingestão calórica total, padrão alimentar, número e horário das refeições, consumo de guloseimas e composição das principais refeições. Esse registro pode ser solicitado na primeira consulta, orientando-se a criança ou a família para que anote todos os alimentos oferecidos e a quantidade ingerida durante três dias (dois dias da semana e um dia de fim de semana).

Especial atenção deve ser dada à rotina de vida do paciente, perguntando-se sobre o horário em que acorda, quem toma conta da criança, período escolar, atividades praticadas nos momentos de lazer, número de horas em que assiste à televisão ou fica diante do computador e o convívio com outras crianças.

A seguir, foram enumerados alguns dados importantes da anamnese e do exame físico da criança com obesidade.

- Idade de início do maior ganho de peso.
- Identificação de possíveis fatores desencadeantes:
  - mudanças no estilo de vida familiar, na dinâmica da família ou nos hábitos de vida da criança/adolescente;
  - uso crônico de medicamentos como corticoides ou anti-histamínicos.
- Tratamentos já realizados.
- Sensibilização da família quanto ao problema da criança – em algumas situações o quadro de obesidade é um achado do médico, mas não uma preocupação da família.
- Comportamento da criança com familiares e colegas da escola, rendimento escolar, presença de distúrbios psicossociais como depressão, ansiedade ou compulsão.
- Hábitos alimentares – na identificação dos hábitos alimentares, é importante o levantamento dos costumes da criança e também dos familiares, pois esses indicam o modelo referencial da criança e a disponibilidade de mudanças da família:
  - identificação de um dia alimentar típico: horário, tipo de alimento, quantidade ingerida, incluindo os dados relacionados ao lanche escolar;
  - preferências e restrições alimentares da criança/adolescente, avaliando se essas preferências são habituais e se há excesso, em prejuízo do atendimento das suas necessidades;
  - hábitos relacionados às refeições: local de realização, tipos de alimentos e preparações habituais, presença de outras pessoas, repetições, tempo gasto, presença do aparelho de televisão ligado;
  - ingestão de líquidos nas refeições e nos intervalos;
  - identificação dos responsáveis pela compra, preparo e oferta dos alimentos;

– disponibilidade e acesso a alimentos de maior densidade calórica que possam ser reduzidos ou substituídos.

- Rotina de vida – identificação de um dia típico da criança: horário em que acorda, horário da escola, meio de locomoção, atividades físicas realizadas na escola, grade extracurricular, atividades preferidas, número de horas assistindo à televisão ou em frente do computador e horário de dormir.
- Interrogatório sobre os diversos aparelhos (ISDA) – nesse tópico, é importante a averiguação de possíveis comorbidades e evidências de algumas doenças que cursam com obesidade:
  – lesões de pele: micoses, furunculose, estrias;
  – presença de respiração bucal, cansaço aos esforços;
  – hábito intestinal, história de dor abdominal;
  – história de polidipsia e alterações da frequência urinária como nictúria, poliúria;
  – condições de sono: presença de roncos, apneia noturna, sonolência diurna;
  – alterações do padrão de comportamento;
  – história de dores ou edema articulares e dificuldade de deambulação.
- Antecedentes pessoais:
  – peso de nascimento;
  – ganho ponderal anterior, particularmente no primeiro ano de vida da criança;
  – história de outras morbidades que possam levar à diminuição da atividade física ou à mudança no padrão alimentar;
  – desenvolvimento neuropsicomotor.
- Antecedentes alimentares:
  – idade e condições do desmame;
  – introdução de alimentos sólidos;
  – história de problemas relacionados à alimentação nos primeiros anos de vida;
  – atitudes da família em relação à alimentação da criança: rotina alimentar, ansiedade excessiva, uso de castigos ou recompensas.
- História familiar – identificação de obesidade em familiares. É importante a averiguação dos antecedentes familiares de doença cardiovascular, dislipidemias, hipertensão arterial e diabetes. História positiva dessas morbidades é um fator de risco importante para a criança, independentemente da presença de obesidade nos familiares.
- Condições de vida – composição familiar, estrutura social da família, escolaridade dos pais, disponibilidade de locais para a realização de atividade física.

EXAME FÍSICO

A exemplo da anamnese, o exame físico da criança obesa deve focar a presença de comorbidades ou a possibilidade de doença de base. De preferência, os dados antropométricos devem ser realizados sempre pelo mesmo observador e na mesma balança, com a criança usando apenas roupas íntimas. É importante a aferição da pressão arterial, utilizando-se manguito e técnica adequados. O diagnóstico de hipertensão arterial é dado por meio de tabelas específicas de acordo com a idade, sexo e estatura da criança, após três medidas persistentemente alteradas (ver capítulo Hipertensão arterial).

A medida da circunferência abdominal é um dado semiotécnico que pode ser obtido nas crianças, geralmente a partir dos 5 anos de idade. Essa medida é realizada com a fita métrica passando pelo ponto médio da distância entre o arco costal inferior (a última costela fixa) e a borda superior da crista ilíaca. Em decorrência do crescimento da criança, os pontos de corte para a circunferência abdominal variam para cada faixa etária. Na literatura, duas curvas são apontadas como possíveis referências para a circunferência abdominal em crianças e adolescentes. A primeira delas foi desenvolvida em 1999 por Freedman et al., que utilizaram os dados provenientes do *Bogalusa Heart Study*. Em 2000, Taylor et al. estudaram a relação entre a circunferência abdominal e a adiposidade, em cerca de 600 indivíduos com idades entre 3 e 19 anos. Nesse estudo, o percentil 80 é definido como ponto de corte para a presença de adiposidade central. O Comitê de Nutrologia da Sociedade Brasileira de Pediatria adota a tabela de Freedman como referencial da medida da circunferência abdominal (Quadro II-31). Nos aspectos gerais, é importante a identificação de alterações fenotípicas, do tipo de distribuição da gordura e a observação de hirsutismo. No exame físico especial, mais atenção deve ser dada à palpação abdominal, à procura de dor à palpação e hepatomegalia, e ao exame do aparelho osteoarticular. No exame da pele identificar a presença de *acanthosis nigricans*.

EXAMES LABORATORIAIS

O crescente aumento no número de crianças e adolescentes obesos associado às recentes descobertas acerca das repercussões imediatas e a longo prazo da obesidade representam um novo desafio para o pediatra em relação à abordagem desses pacientes, particularmente quanto à necessidade de investigação, diagnóstico e mesmo intervenção em processos mórbidos ainda assintomáticos. Muitas das complicações já definidas para os adultos ainda não apresentam consenso quanto ao diagnóstico, à necessidade de intervenção e ao tipo de intervenção mais apropriados na criança. É preciso, portanto, que o pediatra tenha uma postura atenta em relação à publicação de novas pesquisas e consensos e, ao mesmo tempo, cuidadosa, priorizando a investigação nos pacientes com maior risco, principalmente para aqueles processos mórbidos com diagnóstico e intervenções já definidos para a população pediátrica. Ainda não existe consenso na literatura quanto à solicitação de exames

Quadro II-31 – Distribuição da circunferência abdominal conforme etnia, sexo e idade (Freedman, 1999. Modificado do Manual de Orientação da Obesidade na Infância e Adolescência – Sociedade Brasileira de Pediatria).

Idade/anos	Brancos				Negros			
	Masculino		Feminino		Masculino		Feminino	
	Percentil		Percentil		Percentil		Percentil	
	50	90	50	90	50	90	50	90
5	52	59	51	57	52	56	52	56
6	54	61	53	60	54	60	53	59
7	55	61	54	64	56	61	56	67
8	59	75	58	73	58	67	58	65
9	62	77	60	73	60	74	61	78
10	64	88	63	75	64	79	62	79
11	68	90	66	83	64	79	67	87
12	70	89	67	83	68	87	67	84
13	77	95	69	94	68	87	67	81
14	73	99	69	96	72	85	68	92
15	73	99	69	88	72	81	72	85
16	77	97	68	93	75	91	75	90
17	79	90	66	86	78	101	71	105

para crianças com sobrepeso e obesidade. Neste tópico, para atualização do pediatra, serão abordados os exames mais citados na literatura, as dificuldades de interpretação e uma proposta de indicação de exames para as crianças com obesidade. Cabe lembrar que esses exames visam à detecção de comorbidades e repercussões da obesidade e não a pesquisa etiológica desse quadro.

Exames relacionados a alterações no metabolismo glicídico

Glicemia de jejum e teste de tolerância à glicose – o diagnóstico do *diabetes mellitus* tipo 2 (DM2) é uma preocupação importante na abordagem do indivíduo com obesidade. Os critérios adotados para esse diagnóstico são os mesmos para adultos e crianças. Diferentemente da maneira abrupta de instalação ocorrida no *diabetes mellitus* tipo 1, a evolução para o *diabetes mellitus* tipo 2 costuma ocorrer de maneira mais insidiosa durante período de tempo variável, em que há passagem por estágios intermediários, denominados de estágios pré-clínicos. Nesses estágios, os níveis de glicemia ainda não preenchem os critérios para o diagnóstico de DM, mas já estão muito elevados para serem considerados normais. Fazem parte desses estágios a glicemia de jejum alterada e a tolerância à glicose diminuída. Consideram-se normais os valores de glicemia de jejum inferiores a 100mg/dl. Valores entre 100 e 126mg/dl são denominados de glicemia de jejum alterada, sendo indicativos da realização de teste de tolerância à glicose.

Valores de glicemia de jejum superiores a 126mg/dl sugerem o diagnóstico de diabetes. Em caso de valores da glicemia muito próximos do normal, deve-se confirmar o diagnóstico com novo exame. No teste de tolerância à glicose, a glicemia é coletada 2 horas após a sobrecarga oral de glicose ou de maltodextrina. Valores de glicemia acima ou iguais a 200mg/dl são considerados sugestivos de DM e valores intermediários, entre 140 e 200mg/dl, indicam diminuição da tolerância à glicose. No quadro II-32 estão enumerados os valores de glicemia para o diagnóstico de DM e seus estágios pré-clínicos, de acordo com as Diretrizes da Sociedade Brasileira de Diabetes, 2007.

A glicemia de jejum é o exame de triagem para o diagnóstico de DM2, a qual, segundo consenso da Associação Americana de Diabetes (2000), deve ser solicitada em pacientes com diagnóstico de sobrepeso ou obesidade que apresente dois ou mais dos seguintes fatores de risco: história familiar para DM2 em parentes de primeiro ou segundo grau, pacientes de grupo étnico de risco, pacientes com sinais de resistência insulínica ou condições associadas a esse quadro, como hipertensão arterial, dislipidemia ou ovários policísticos. A triagem é recomendada a cada dois anos, após os 10 anos de idade. Nas diretrizes da Sociedade Brasileira de Diabetes (2007), o grupo étnico não é considerado fator de risco pela grande miscigenação observada no Brasil. Cabe ressaltar que muitos consensos publicados mais recentemente têm indicado a solicitação da glicemia de jejum

Quadro II-32 – Valores de glicose plasmática (em mg/dl) para o diagnóstico de *diabetes mellitus* e seus estágios pré-clínicos, de acordo com a Sociedade Brasileira de Diabetes, 2007.

Categoria	Jejum*	2h após sobrecarga de glicose	Casual**
Glicemia normal	< 100	< 140	
Tolerância à glicose diminuída	> 100 a < 126	≥ 140 a < 200	
Diabetes mellitus	≥ 126	≥ 200	≥ 200 (com sintomas clássicos)***

   * O jejum é definido como a ausência de ingestão calórica por no mínimo 8 horas.
   ** Glicemia plasmática casual é aquela realizada a qualquer hora do dia, sem se observar o intervalo desde a última refeição.
   *** Os sintomas clássicos de DM incluem poliúria, polidipsia e perda não explicada de peso.
   Nota: o diagnóstico de DM deve sempre ser confirmado pela repetição do teste em outro dia, a menos que haja hiperglicemia inequívoca com descompensação metabólica aguda ou sintomas óbvios de DM.

antes dos 10 anos de idade nos pacientes com diagnóstico de obesidade, independentemente da presença de outros fatores de risco para o DM2. Essa indicação é justificada pelo aumento importante da prevalência do DM2 em crianças nos últimos anos.

Exames que inferem o diagnóstico de resistência à insulina – não existe consenso em como fazer diagnóstico de resistência à insulina em crianças. Na prática, esses exames não são fundamentais para o acompanhamento da criança/adolescente obeso. O padrão-ouro é uma técnica invasiva não utilizada na prática clínica. Nesse contexto, outros métodos, menos invasivos, têm sido propostos para o diagnóstico da resistência à insulina:

• Insulinemia de jejum – embora a insulinemia de jejum possa variar de acordo com a idade e o estágio puberal, sua dosagem é considerada um método confiável para o diagnóstico de hiperinsulinismo. São considerados aumentados os valores acima de 15µU/ml.
• Dosagem de insulina – também pode ser realizada durante o teste oral de tolerância à glicose. Nesses casos, o diagnóstico de hiperinsulinemia será dado quando for registrado qualquer pico superior a 150µU/ml ou valores superiores a 75µU/ml, no tempo de 120 minutos do teste.

Desde a década de 1980, alguns modelos têm sido propostos como métodos para avaliar a resistência insulínica e a função das células beta. Entre esses, o *Homeostasis Model Assessment of Insulin Resistance* (HOMA-IR) é, provavelmente, o mais utilizado, tanto em estudos epidemiológicos como em avaliações clínicas. Valores de HOMA-IR acima de 3,45 indicam resistência insulínica.

$$HOMA\text{-}IR = \frac{\text{glicemia de jejum (mmol/l)* × insulinemia de jejum (µU/ml)}}{22,5}$$

* Quando a glicemia estiver em mg/dl, a conversão para mmol/l é feita multiplicando-se o valor por 0,05.

• Relação glicemia-insulinemia – a divisão entre a glicemia de jejum (mg/dl) e a insulinemia de jejum (µU/ml) também tem sido utilizada para avaliação da resistência insulínica. No entanto, não se trata de método confiável por não apresentar boa correlação com o padrão-ouro para o diagnóstico de resistência à insulina e também por poder falsear quadros de melhora da sensibilidade insulínica quando há piora da função pancreática. Consideram-se alterados os valores abaixo de 7. Valores inferiores a 4,5 são considerados quadros graves.

Perfil lipídico

As concentrações séricas dessas substâncias variam de acordo com a idade, o desenvolvimento puberal, o sexo e a etnia da criança ou do adolescente. As concentrações dos lípides séricos e das lipoproteínas aumentam durante os primeiros meses, alcançando concentrações similares àquelas observadas nos adultos jovens, por volta dos 2 anos de idade. Exames de triagem, portanto, não devem ser realizados antes dessa idade. A média da concentração do colesterol total observada em indivíduos com idades entre 4 e 19 anos é de 165mg/dl, com pico de 171mg/dl entre 9 e 11 anos e subsequente diminuição. De forma geral, as concentrações séricas do colesterol total e do LDL-colesterol foram maiores nas meninas do que nos meninos. Após a puberdade, essa tendência também foi demonstrada para o HDL-colesterol. Em relação à etnia, crianças negras apresentaram maiores concentrações do HDL-colesterol e menores taxas de triglicérides do que as de outras etnias.

As mudanças recentes no modo de vida das crianças e na distribuição das principais causas de morbidade e mortalidade em adultos associadas ao reconhecimento do início precoce dessas moléstias, particularmente da aterosclerose, têm acarretado a preconização mais abrangente da pesquisa do perfil lipídico em crianças e adolescentes. Um programa ideal de triagem deveria identificar crianças e adolescentes que tivessem mais risco de desenvolver doenças cardiovasculares, quando adultos. Como até o momento não há métodos não invasivos que possam ser usados de forma rotineira na avaliação da progressão da aterosclerose, os níveis de colesterol são os principais marcadores utilizados. Em 2005, a Sociedade Brasileira de Cardiologia publicou a I Diretriz de Prevenção da Aterosclerose na Infância com as seguintes indicações para a realização de perfil lipídico em crianças, a partir dos 2 anos de idade:

- História familiar (pais ou avós) de aterosclerose com idade inferior a 55 anos.
- História de pais com dosagem de colesterol total superior a 240mg/dl.
- História pessoal de outros fatores de risco como hipertensão arterial, diabetes, dietas ricas em gorduras saturadas e/ou ácidos graxos *trans*, uso de medicações ou doenças que cursam com dislipidemia, manifestações clínicas de hiperinsulinismo (xantomas, *acanthosis nigricans*) e, particularmente, quando há história de obesidade.

Ressalte-se que as crianças com quadro de obesidade pertencem a uma categoria de risco especial, em que a triagem é preconizada independentemente da presença de outros fatores de risco.

Algumas recomendações são importantes para a realização da coleta de lípides: é preciso que o paciente esteja em estado metabólico estável e com dieta e peso mantidos por pelo menos duas semanas; não tenha realizado atividade física vigorosa nas 24 horas que antecedem o exame; haja intervalo de pelo menos oito semanas entre cirurgias e coleta do exame. Dosagens seriadas, sempre que possível, devem ser realizadas no mesmo laboratório e é recomendado jejum prévio de 12 a 14 horas (pode ingerir água).

Os valores de referência propostos para os lípides séricos na infância e adolescência estão descritos no quadro II-33. Em 2008, a Academia Americana de Pediatria, levando em consideração as variações das concentrações das lipoproteínas séricas de acordo com a idade e o sexo da criança, propôs a utilização de tabelas com percentis para a análise dos resultados encontrados. Esses valores foram retirados de um estudo realizado nos EUA na década de 1980, antes, portanto, do aumento na prevalência de obesidade na população pediátrica.

Segundo essa recomendação, a distribuição dos valores em percentis poderia ser utilizada da mesma maneira que a distribuição da pressão arterial e dos valores de IMC (Quadro II-34). Nesse caso, concentrações do LDL-colesterol superiores ao percentil 95 (ou inferiores ao percentil 5, para o HDL-colesterol) seriam consideradas anormais, principalmente se essa anormalidade for confirmada em mais de uma medida. Concentrações entre o percentil 90 e 95 (entre o percentil 5 e 10, para o HDL-colesterol) devem ser consideradas limítrofes.

Exames para avaliação hepática

Esses exames são utilizados para o diagnóstico da doença gordurosa hepática não alcoólica, que é tipicamente assintomática e pode cursar com elevação nos níveis de transaminases, da fosfatase alcalina e da gamaglutamiltranspeptidase (GGT). Essas anormalidades são geralmente resolvidas com a perda de peso. Cabe lembrar que alterações persistentes das transaminases demandam a investigação de outras doenças que cursam com comprometimento hepático, como as hepatites autoimunes, a doença de Wilson ou a deficiência de alfa-1-antitripsina. Dessa maneira, aconselha-se que crianças obesas com aumento de ALT (aspartato alaninotransferase, antiga TGP) maior do que duas vezes a faixa normal e que persistam com esse valor por mais de três meses sejam mais bem avaliadas quanto ao diagnóstico da doença gordurosa hepática não alcoólica ou de outra doença hepática crônica.

A ultrassonografia também pode confirmar a presença de alterações, sendo mais sensível para detectar a esteatose hepática não alcoólica. No entanto, o grau de acometimento hepático (distinção entre esteatose, esteato-hepatite e fibrose hepática) é dado apenas por meio da biópsia hepática. Cabe ressaltar que a ultrassonografia de abdome é também indicada nas crianças com quadro clínico sugestivo de cálculo biliar.

A ampliação diagnóstica com outros exames complementares deve ser realizada quando houver suspeita de outras moléstias como hipotireoidismo, síndrome de Cushing ou síndrome dos ovários policísticos. Recomenda-se também a complementação diagnóstica quando houver clínica de outras complicações como apneia do sono ou alterações osteoarticulares.

Quadro II-33 – Valores de referência propostos para o perfil lipídico, faixa etária de 2 a 19 anos (I Diretriz de Prevenção da Aterosclerose na Infância e na Adolescência, Sociedade Brasileira de Cardiologia, 2005)

Lípides	Desejáveis (mg/dl)	Limítrofes (mg/dl)	Aumentados (mg/dl)
Colesterol total	< 150	150-169	≥ 170
LDL-colesterol	< 100	100-129	≥ 130
HDL-colesterol	≥ 45		
Triglicérides	< 100	100-129	≥ 130

Quadro II-34 – Distribuição dos lípides e lipoproteínas em crianças e adolescentes entre 5 e 19 anos de idade (Academia Americana de Pediatria, 2008).

	Meninos (idade em anos)			Meninas (idade em anos)		
	5-9	10-14	15-19	5-9	10-14	15-19
Colesterol total*						
p**50	153	161	152	164	159	157
p75	168	173	168	177	171	176
p90	183	191	183	189	191	198
p95	186	201	191	197	205	208
Triglicérides*						
p50	48	58	68	57	68	64
p75	58	74	88	74	85	85
p90	70	94	125	103	104	112
p95	85	111	143	120	120	126
LDL-colesterol*						
p50	90	94	93	98	94	93
p75	103	109	109	115	110	110
p90	117	123	123	125	126	129
p95	129	133	130	140	136	137
HDL-colesterol*						
p5	38	37	30	36	37	35
p10	43	40	34	38	40	38
p25	49	46	39	48	45	43
p50	55	55	46	52	52	51

* mg/dl.
** p = percentil.

PROPOSTA PARA A ABORDAGEM LABORATORIAL INICIAL DA CRIANÇA COM OBESIDADE

Não existe consenso quanto aos exames iniciais solicitados na abordagem da criança com obesidade. De forma geral, essa investigação depende da intensidade da obesidade, da presença de fatores de risco para comorbidades ou complicações, dos achados obtidos à anamnese e ao exame físico da criança e também do impacto dos resultados dos exames solicitados no tratamento.

É muito importante ressaltar o valor limitado da solicitação de exames cujos resultados em nada alterarão as estratégias de tratamento. Por esse motivo, na abordagem inicial das crianças com obesidade sem achados à anamnese ou ao exame físico que indiquem outras complicações ou comorbidades, sugere-se apenas a solicitação do perfil lipídico e da glicemia de jejum. O Departamento de Nutrologia da Sociedade Brasileira de Pediatria, além desses exames, orienta também a solicitação da ALT.

Nas crianças com diagnóstico de sobrepeso (IMC entre o percentil 85 e 94) sem história de outros fatores de risco sugere-se apenas a solicitação do perfil lipídico. Nas crianças com sobrepeso e com fatores de risco como história familiar de DM2 ou de quadros associados como hipertensão arterial, história familiar de doenças relacionadas à obesidade ou de dislipidemia, associa-se também a solicitação da glicemia de jejum.

TERAPÊUTICA E ACOMPANHAMENTO

Antes de abordar o tratamento da criança com obesidade, é preciso ressaltar a necessidade da realização do diagnóstico correto. O padrão de beleza atual é o indivíduo magro, sendo cada vez mais descritos casos de crianças que se apresentam abaixo do peso ideal, inclusive com alterações de estatura, por incorrerem em restrições dietéticas desnecessárias, pelo medo de se tornarem obesas ou por se autoavaliarem dessa maneira. Por outro lado, cabe ressaltar que, em virtude da amplitude do problema em crianças, do risco de complicações e de outras morbidades relacionadas à obesidade e, também, da possibilidade de a persistência da obesidade no adulto estar relacionada à intensidade e à duração do problema na criança, não se deve protelar o início da intervenção. A intervenção terapêutica deve ser iniciada o mais precocemente possível, assim que o diagnóstico de sobrepeso for realizado.

Em geral, as crianças costumam seguir os hábitos de vida dos seus pais. Portanto, a abordagem terapêutica do paciente obeso tem como objetivo final a aquisição de hábitos mais saudáveis, sendo muito importante a participação familiar durante o processo. São inúmeros os trabalhos que comprovam a superioridade dos programas terapêuticos que visam ao núcleo familiar e não apenas à criança no tratamento da obesidade infantil.

O consultório pediátrico é o local mais indicado para a detecção, intervenção inicial e prevenção da obesidade em crianças. Dessa maneira, recomenda-se o cálculo e a colocação do IMC em gráfico apropriado pelo menos uma vez ao ano, sendo indicada intervenção em toda criança com diagnóstico de sobrepeso e obesidade.

Essa intervenção é também indicada nos casos em que o IMC se encontra abaixo do percentil 85, mas aumentou mais do que três ou quatro unidades no último ano e apresenta curva ascendente, mostrando clara tendência a cruzar as linhas de percentil. A idade da criança e os padrões de crescimento da família necessitam ser considerados ao analisarem-se as tendências de evolução do IMC. Sabe-se, por exemplo, que o estado nutricional materno e o ambiente intrauterino têm forte influência no peso de nascimento da criança. Nos primeiros dois anos de vida, quando há condições ambientais apropriadas, o padrão de crescimento da criança tenderá a localizar-se no canal de crescimento esperado para os padrões de crescimento familiar, podendo ser observadas curvas com tendência ascendente, nessa época. Em crianças maiores, entretanto, particularmente naquelas com idade superior a 4 anos, curvas com tendência marcadamente ascendente, cruzando muitas linhas de percentil, são raramente observadas. No Brasil, ainda não é muito frequente a utilização pelos pediatras dos gráficos de IMC no acompanhamento ambulatorial de crianças.

O cálculo do IMC, assim como a anamnese dirigida para o conhecimento da criança e das relações familiares, a detecção dos hábitos alimentares e da atividade física da criança constituem os primeiros passos e ferramentas essenciais para determinar o início da intervenção.

Apesar de aparentemente simples, na prática, o tratamento da obesidade em crianças é complexo, demanda tempo, recursos e muito preparo do profissional de saúde. A abordagem dessas crianças exige sensibilidade do profissional e convicção de que a obesidade é um problema de saúde importante que pode ser tratado. A comunicação com a família e o paciente deve focar a identificação de estratégias conjuntas de abordagem do problema, sem, contudo, incorrer em discursos preconceituosos de "caça aos culpados". De forma simplificada, como a obesidade é o resultado do desequilíbrio entre a ingestão e o gasto energético, a abordagem terapêutica do paciente visa à identificação de oportunidades de intervenção que promovam a diminuição da ingestão e o aumento do gasto energético. Assim sendo, é preciso que o profissional conheça os hábitos de vida da família, tenha habilidades de comunicação para sensibilizar e motivá-la e esteja apto a detectar e encorajar mudanças factíveis e apropriadas para cada criança. É preciso, portanto, que haja a construção conjunta de um plano de intervenção que seja mais apropriado para cada paciente. Nessa perspectiva, as orientações devem ser centradas no paciente.

Cabe enfatizar também que, como em outras morbidades crônicas e de etiologia multifatorial, é preciso que o pediatra reconheça seus limites de atuação, encaminhando as crianças com quadros graves ou mesmo aquelas com graus menos acentuados, mas que não estejam aderindo às orientações propostas, para um acompanhamento multidisciplinar.

São muitos os protocolos existentes para o tratamento da obesidade em crianças, sendo até o momento poucos os estudos que avaliam a eficácia dessas abordagens. O tratamento da obesidade visa à adequação do peso da criança, preservando sua massa muscular, seu crescimento e desenvolvimento e o consumo adequado de macro e de micronutrientes para sua idade. É também importante que o tratamento não traga consequências negativas para o desenvolvimento psíquico da criança e, principalmente, que promova a aquisição e manutenção de hábitos saudáveis de vida. Em virtude de o tratamento do paciente obeso ter como objetivo a redução da relação entre o peso e a estatura, sem, contudo, alterar a velocidade de crescimento do paciente, na maioria dos casos de obesidade, particularmente nos casos de crianças de menor idade, o objetivo está na diminuição do ganho ponderal e não propriamente na redução do peso, uma vez que, estando a criança em crescimento, haverá normalização natural da relação peso para estatura. Tal afirmação, entretanto, pode não ser verdadeira para crianças com quadros acentuados de obesidade ou para aquelas que já estão terminando o estirão da puberdade, pois, nessa última situação, não haverá tempo de crescimento suficiente para que a relação peso para estatura seja normalizada. Nesses pacientes existe, portanto, a necessidade da diminuição do peso. Outro fator importante em relação aos objetivos do tratamento relaciona-se às morbidades associadas, cuja presença indica a necessidade de atuação mais rigorosa, em algumas situações, indicando a perda de peso.

O tratamento da obesidade em crianças baseia-se em quatro pilares: motivação, orientação dietética, promoção da atividade física e apoio psicossocial. É muito importante a vinculação da criança e da família ao Serviço e o estabelecimento de um período de acompanhamento com retornos em curto espaço de tempo, para que a abordagem seja feita de forma adequada.

MOTIVAÇÃO

Uma vez identificado o diagnóstico de sobrepeso ou de obesidade ou mesmo a ocorrência de hábitos de vida que possam ser fatores de risco para o desenvolvimento desses diagnósticos e de outras moléstias associadas, o próximo passo é a avaliação da motivação da família e da criança para promoverem as mudanças necessárias.

Grande parte dos pacientes obesos em um consultório de pediatria não procurou atendimento médico devido à queixa de obesidade, sendo, portanto, um achado de exame que muitas vezes não preocupa a família, inclusive pelo fato de a criança apresentar o mesmo padrão de peso dos seus familiares. Em outras situações, o núcleo familiar ou o próprio paciente está em conflito, agindo de forma ambivalente. Essa ambivalência surge porque há sempre ganhos e benefícios na manutenção das situações como estão e muitos custos para a realização de mudanças. É comum, por exemplo, particularmente em crianças de menos idade, os familiares se dizerem preocupados com o ganho de peso do paciente, mas, ao mesmo tempo, continuarem oferecendo guloseimas e mantendo o padrão alimentar inadequado, muitas vezes por se sentirem culpados por trazerem frustração à criança. O tratamento da obesidade é percebido pelo núcleo familiar como uma punição e não como um ganho para a criança. Nesses casos, a percepção pelo núcleo familiar de sua ambivalência é um importante passo para a intervenção terapêutica. Além desses comportamentos, é preciso lembrar que, para algumas famílias, o tratamento da obesidade associa-se à frustração de muitas recaídas e de baixa aderência a tentativas anteriores de intervenção.

Dessa maneira, cabe ao pediatra perceber a motivação para a abordagem do problema e propor estratégias de acordo com o momento de cada paciente. Nesse processo, é muito importante que a família perceba que a obesidade é um problema da família e não apenas da criança. A motivação, portanto, em vez de utilizar pressões externas, coercitivas e impessoais, promove a autopercepção dos envolvidos, ajudando-os a compreender as barreiras para a adoção das orientações necessárias. A motivação é uma importante estratégia para a mudança efetiva.

Há situações em que a família e a criança estão conscientes da necessidade de tratar a obesidade, acreditam que as orientações propostas (como, por exemplo, a diminuição da ingestão de guloseimas, o aumento da atividade física ou o aumento do consumo de frutas e verduras) ocasionarão a diminuição do ganho de peso da criança, mas não se sentem capazes de realizar as mudanças orientadas. Nesses casos, é preciso criar estratégias conjuntas com a família e a criança para que acreditem que, da maneira proposta, conseguirão realizar a mudança necessária. No entanto, pode também haver situações em que há a consciência do problema, há a crença na capacidade de realização da mudança proposta, mas não se acredita que essa mudança possa acarretar a diminuição do ganho de peso esperado. É o caso, por exemplo, de famílias que acreditam que o problema da obesidade na criança está relacionado a algum distúrbio endocrinológico que precisa ser investigado e não acham que as alterações do hábito alimentar sejam a causa do problema. Nesse caso, a estratégia adotada é anterior à orientação das mudanças do hábito alimentar.

Muitos dos princípios utilizados para a motivação para mudanças do estilo de vida das crianças com diagnóstico de obesidade foram adaptados de modelos comportamentais testados para outras circunstâncias que também demandam a promoção de novos hábitos. Embora a abordagem comportamentalista tenha sido a mais amplamente estudada na intervenção terapêutica da criança com obesidade, é preciso ressaltar que a motivação da família ou do paciente se relaciona fortemente ao contexto de cada criança, à dinâmica de sua família e ao significado do diagnóstico de obesidade para a criança e para a família. A intervenção comportamentalista, ainda que almeje uma construção conjunta e individualizada de terapêutica para cada criança e sua família, apóia-se principalmente em etapas que visam à orientação e não à compreensão do significado da obesidade e do próprio modo de viver das diversas crianças e de seus núcleos familiares. Assim sendo, parece evidente que a reflexão e a compreensão desses significados, aliadas a orientações centradas no paciente, são potencialmente mais eficazes para a resolução do problema.

Um dos princípios importantes à anamnese e orientação dos casos de obesidade é a atitude de empatia adotada pelo profissional de saúde, construindo uma aliança terapêutica por meio da escuta reflexiva e do desejo de compreender os limites e os receios de cada núcleo familiar. A postura empática do profissional pressupõe o entendimento do núcleo familiar sem julgamentos, muitas vezes decodificando para a família seu discurso. Escutar de forma reflexiva relata-se à manutenção do diálogo e à percepção e devolução do que se ouve, ampliando e clareando a experiência de cada família. Nesse processo, o profissional de saúde não é o detentor do conhecimento a ser depositado na família e sua opinião não é imposta. A relação estabelecida, portanto, é uma relação de troca, visando à autonomia do núcleo familiar. De maneira geral, as famílias são as principais fontes de soluções dos seus próprios problemas, sendo importante que os profissionais que atuam com essas crianças realmente acreditem nas possibilidades de mudança. Discutir de quem é a culpa, nesse momento, é irrelevante ao tratamento.

Os confrontos são sempre indicativos de resistências e defesas das crianças e de seus núcleos familiares, mas também dos profissionais responsáveis pelos seus cuidados. Problemas alimentares são um terreno fértil para o desencadeamento de lembranças e sentimentos, ainda que inconscientes, vivenciados anteriormente. Assim sendo, na abordagem desses pacientes é comum o despertar de reações afetivas e inconscientes também por parte dos profissionais de saúde. Essas reações estão fortemente associadas às vivências de cada profissional e à maneira como ele se percebe na relação com o paciente e sua família. A promoção de mudanças nos hábitos familiares é um processo difícil que desafia constantemente a percepção de autoridade do profissional de saúde.

Ainda que a motivação da família seja sempre importante, desejável e mais eficaz para o tratamento da obesidade, desde muito cedo, é necessário também implicar a criança nos cuidados a sua saúde. Apesar de necessitarem de cuidados, as crianças são sempre sujeitos ativos que podem atuar de diversas maneiras para a manutenção e recuperação de sua saúde. Anamnese, orientações e prescrições sempre que possível, portanto, devem ser compartilhadas e também acordadas com a criança, favorecendo desde muito cedo a construção de sua autonomia.

Outro aspecto importante a ser discutido é a necessidade da construção de um plano de ação com objetivos claros e opções de mudanças. Apesar do valor da reflexão e da necessidade de promover as possibilidades de decisão das famílias e dos pacientes, não é aconselhável ficar no lado oposto dando direções insuficientes e muito vagas ou simplesmente não orientando. Uma das principais formas de motivação é o esclarecimento – seja do que a criança e a família percebem acerca do diagnóstico de obesidade, seja das estratégias que podem utilizar para enfrentar o problema – e essa é uma função importante da consulta pediátrica. Esse processo, entretanto, demanda tempo. Em morbidades crônicas, como a obesidade, é comum o profissional de saúde achar que deve esclarecer e entender tudo em apenas uma consulta. Essa conduta não é aplicável apenas pela escassez de tempo por parte dos profissionais, mas principalmente porque as pessoas não conseguem absorver muitas informações ao mesmo tempo, particularmente se ainda não estão sensibilizadas para o problema. Em muitas situações, essas orientações nem ao menos serão registradas pela criança e sua família. Quando se trata de mudanças de hábitos, na maioria das vezes apenas a informação não é suficiente. Se um determinado comportamento é mantido, apesar da informação quanto as suas consequências, é porque esse comportamento também apresenta compensações. Mesmo nessas situações, o pediatra ainda está em uma posição privilegiada que o possibilita a identificar aspectos afetivos que estejam perpetuando o quadro da criança. Há uma crença de que a conscientização do problema mobiliza esses afetos. Entretanto, é justamente a compreensão de como esses aspectos afetivos interferem na vida da criança que possibilita ao pediatra ter uma atuação mais efetiva.

Quando já existe a percepção do problema e o desejo de mudança, há necessidade da negociação de um plano de ação com objetivos claros, factíveis, preferencialmente em pequeno número (não mais do que dois ou três) a serem alcançados entre as visitas ao consultório. Esse plano pode ser resumido e registrado para o paciente. A construção de um plano conjunto de ação, compatível com o modo de vida da família, melhora as possibilidades de resultado e responsabiliza as famílias e os pacientes na condução do tratamento.

ORIENTAÇÃO DIETÉTICA

São muitos os fatores dietéticos que atuam de forma complexa na obesidade, sendo seus efeitos influenciados pela idade, sexo e predisposição genética de cada paciente. Embora muitos componentes da dieta tenham sido identificados como favorecedores da obesidade, ainda são poucos os estudos que visam à identificação de hábitos alimentares que contribuem para esse processo. Alguns fatores, como a realização de refeições fora de casa, o consumo de bebidas adoçadas, o excesso de ingestão de alimentos com alta densidade energética, o tamanho das porções ingeridas, o número diário de refeições e a qualidade dos lanches, são frequentemente associados ao aumento do consumo energético. Nas pesquisas realizadas, entretanto, a contribuição isolada desses fatores é pequena, inferindo que o ganho de peso se relaciona mais à combinação de alguns desses hábitos.

O cálculo da ingestão energética diária é muito difícil, mesmo em situações de pesquisa, quando as possibilidades de controle são maiores. A avaliação da alimentação da criança pelo pediatra é geralmente realizada por meio de registros alimentares de 24 horas e de questionários sobre a frequência e a quantidade de ingestão de determinados alimentos. No registro de 24 horas realizado durante a consulta, o paciente relata seu diário alimentar. Posteriormente, no domicílio, solicita-se a anotação do horário, frequência e quantidade de todos os alimentos ingeridos em 24 horas, conforme citado anteriormente. Essas formas de abordagem são úteis e complementares e informam mais precisamente os hábitos alimentares e a disponibilidade de alimentos da criança e de sua família, sendo limitadas para uma estimativa da ingestão energética. Nos registros, é possível identificar hábitos que estão comprovadamente associados com a obesidade, como as refeições fora de casa, a quantidade das porções, o consumo de refrigerantes e de outras bebidas adoçadas e a ingestão de alimentos com alta densidade energética.

A densidade energética refere-se às taxas de energia observadas em determinado peso do alimento e associa-se às proporções detectadas de gordura, carboidrato, proteína e água. Embora não haja um método padrão para o cálculo da densidade energética dos alimentos, sabe-se que a proporção de água tem um grande impacto nesse índice, pois eleva o peso do alimento sem, contudo, aumentar as taxas de energia. Da mesma maneira, alimentos ricos em fibras ou em gordura são responsáveis, respectivamente, pela diminuição e aumento dessas taxas. Alimentos com baixa densidade produzem saciedade com menor oferta de energia. Daí a importância, por exemplo, do incentivo do consumo desses alimentos no início das refeições.

Ainda em relação aos hábitos alimentares, além da qualidade das refeições, é preciso avaliar a frequência e a quantidade ingerida. Embora haja grande dificuldade em se saber o tamanho apropriado das refeições de acordo com a idade e o gasto energético de cada criança, há evidências que a orientação quanto à diminuição dessas porções pode ser benéfica. Outro fator importante se relaciona à necessidade da rotina alimentar sem pular refeições, sem períodos de jejum e sem guloseimas nos intervalos. Essa observação é particularmente verdadeira em relação ao café da manhã, geralmente a mais prejudicada das refeições. Algumas pesquisas comprovam que crianças e adultos que não tomam o café da manhã apresentam dietas com menor qualidade nutricional. Crianças e adolescentes com sobrepeso são mais propensos a não tomarem o café da manhã e a ingerirem grandes porções em outras refeições do que seus pares sem esse diagnóstico. Quanto ao número de refeições, um estudo alemão realizado com mais de 4.000 crianças entre 5 e 6 anos de idade comprovou que o risco de obesidade nas crianças que realizavam três refeições diárias era mais de duas vezes maior do que o risco observado nas crianças que se alimentavam cinco vezes ao dia.

Em relação à associação entre o consumo de determinados grupos alimentares e a obesidade, algumas considerações são importantes. Uma delas refere-se à recomendação genérica e isolada para o aumento do consumo de frutas e verduras. Embora o incentivo para a ingestão desses alimentos seja importante por serem fontes de nutrientes, geralmente apresentarem baixa densidade energética e provocarem maior saciedade, essa indicação isolada, sem a associação com outras orientações, é ineficaz para a diminuição do consumo energético. Ressalte-se também que há grandes variações no valor energético desses alimentos, inclusive de acordo com a forma que são preparados e consumidos. Entre

os exemplos sobre as possibilidades de aumento das taxas energéticas mesmo com alimentos considerados saudáveis está a ingestão de suco de frutas. O excesso dessas bebidas pode ser um dos fatores para o desequilíbrio energético.

O consumo de alimentos ricos em fibras é outro tópico a ser considerado. De forma geral, a cultura alimentar ocidental tem favorecido pouco o consumo desses alimentos, os quais têm sido substituídos pela ingestão de alimentos ricos em carboidratos e gorduras. O consumo de fibras, além de se relacionar à regulação do peso corporal, também está associado a outros benefícios, como a prevenção de doença cardiovascular e de diabetes tipo 2 e a melhora da obstipação intestinal.

Em algumas situações, algumas famílias querem informações acerca da eficácia de determinados tipos de dietas. É sempre importante assegurar o perigo da utilização de dietas muito restritivas, que podem provocar diminuição do peso a curto prazo, mas a longo prazo essa perda não se mantém. Essas dietas são prejudiciais ao desenvolvimento da criança, podem acarretar diminuição na velocidade de crescimento e outras complicações como colelitíase, aumento de ácido úrico, diarreia, halitose, hipotensão ortostática e diminuição da síntese proteica.

A orientação dietética deve sempre focar a ingestão de alimentos mais acessíveis e de fácil aceitação. Sempre que possível, as recomendações devem ser feitas a partir de um referencial positivo, pois são mais facilmente aderidas. A abordagem positiva consiste em enfatizar primeiramente as vantagens dos alimentos considerados saudáveis, estimulando seu consumo em vez de proibir o consumo de outros. É preciso deixar claro, entretanto, que, em algumas situações, orientações com caráter restritivo são ainda inevitáveis e devem ser realizadas.

De acordo com a discussão realizada anteriormente, o processo terapêutico deve ser sempre negociado e construído em conjunto com a criança e sua família. De maneira geral, na criança sem morbidades associadas, a orientação dietética deve ser inicialmente direcionada para a reeducação alimentar. A mudança na qualidade da dieta deve ser realizada no acompanhamento sempre de forma gradativa e negociada com a criança e com sua família. Segundo o Departamento de Nutrologia da Sociedade Brasileira de Pediatria, os seguintes aspectos são elementos importantes da orientação dietética:

Esclarecimento – é decisivo para o sucesso do tratamento, ajuda na aderência e na segurança da família em realizar as mudanças planejadas. Inicialmente e em todo o processo de acompanhamento, é importante esclarecer o conceito de alimentação saudável e a inadequação de dietas realizadas sem orientação com longos períodos de jejum, restritivas e monótonas. É também necessário diminuir a ansiedade, esclarecendo que, embora se deseja a mudança dos hábitos alimentares, mesmo alimentos ricos em açúcar e gorduras poderão ser consumidos em pequenas porções e menos frequentemente. Cabe lembrar que a troca de informações não se esgota nas consultas iniciais. Muitas informações precisam ser novamente discutidas com a família e outras informações também serão necessárias no decorrer do tratamento.

Avaliação dos hábitos alimentares – durante a anamnese, hábitos como falta de rotina, número excessivo e horário irregular das refeições, muitas refeições realizadas fora de casa, comer assistindo à televisão e mastigação muito rápida, ingestão excessiva de refrigerantes e outras bebidas adoçadas, repetir as refeições e ingerir grandes quantidades de líquidos durante as refeições serão identificados e corrigidos. É importante iniciar a orientação com objetivos que são considerados mais fáceis de ser alcançados.

Redução da quantidade dos alimentos – antes de modificar a qualidade dos alimentos, é melhor iniciar a orientação diminuindo a quantidade dos alimentos consumidos, particularmente aqueles de maior densidade energética. A redução deve visar a diminuição das porções e do número de repetições, sendo muito importante orientar de forma a evitar que a criança tenha fome. A fome é um entrave à aderência ao tratamento. Também é muito importante que, sempre que possível, o pediatra evite proibições de determinados alimentos, pois as proibições são causa de ansiedade e de baixa adesão ao tratamento. Em vez de proibir, é preciso negociar com a criança e com a família as porções permitidas.

Modificação da qualidade da dieta – embora frequentemente proposta no início da intervenção dietética, a modificação da qualidade, intensificando a ingestão de alimentos considerados mais saudáveis, mas que não eram habituais na alimentação da criança, como frutas, verduras e legumes, deve ser realizada de forma gradativa. Nessa fase, é importante identificar com a criança os alimentos com maior possibilidade de aceitação e sugerir a introdução gradativa de dois ou três novos alimentos a cada consulta.

A promoção da alimentação saudável é um dos papéis importantes do pediatra, qualquer que seja sua área ou local de atuação. Essa tarefa exige conhecimento, paciência e muita disponibilidade. Diante da prevalência dos quadros de sobrepeso e de obesidade em crianças e da constatação de que muitas doenças crônicas do adulto se iniciam na infância, é preciso que o pediatra, além do conhecimento acerca da alimentação saudável, tenha outras ferramentas (como ilustrações, tabelas com o valor energético e as porções dos alimentos normalmente consumidos por crianças, textos informativos etc.) que possam lhe auxiliar na tarefa de reeducação alimentar. As principais evidências sobre esse tema estão no capítulo Alimentação da criança. Neste capítulo, listaram-se algumas considerações gerais que são particularmente importantes para o esclarecimento na orientação dietética da criança com sobrepeso ou obesidade.

- A quantidade dos alimentos deve ser expressa em medidas caseiras (como xícaras, colheres ou fatias), unidades (como nos casos das bolachas e de algumas frutas como banana) ou na maneira usual de consumo (gomos de laranja ou de mexerica). É importante que o pediatra esteja familiarizado quanto ao significado de uma porção para cada alimento. Alimentos considerados saudáveis, quando em excesso, também causam desequilíbrio energético. Exemplificando: no caso das frutas, uma porção deve corresponder a 35kcal. Esse valor equivale à metade de uma banana-nanica, ou seja, uma porção de banana-nanica corresponde a meia unidade da fruta. Assim sendo, a ingestão de uma unidade equivale a duas porções. Como se recomenda que uma criança, sempre que possível, ingira três porções diárias de frutas, é preciso atenção para não aumentar o valor energético da orientação.
- A quantidade de calorias presente em cada porção de alguns alimentos pode ser obtida no Guia Alimentar para a População Brasileira, produzido pela Coordenação Geral da Política de Alimentação e Nutrição do Ministério da Saúde, que também traz outras informações importantes acerca das diretrizes para uma alimentação saudável. O guia está disponível no *site*: http://nutricao.saude.gov.br/documentos/guia_alimentar_conteudo.pdf.
- Outro fator importante é a desmistificação de alguns conceitos, como, por exemplo, declarações do tipo: "Nunca mais vou poder comer um chocolate". Nesses casos, pode-se aproveitar a oportunidade para esclarecer que o objetivo inicial é manter o balanço energético, diminuindo as quantidades. Um bom argumento é a utilização de exemplos considerando os alimentos "saudáveis" e "não saudáveis". Um bombom de chocolate, por exemplo, dependendo do recheio, tem cerca de 110 calorias, mas um achocolatado em caixinha tem cerca de 200 calorias. Uma maçã média tem 130 calorias e a metade de um mamão-papaia tem 90 calorias. Não comer o chocolate, ficar ansioso e compensar comendo duas fatias de mamão e uma maçã, claramente, não é a melhor direção terapêutica.
- É importante que a criança e a família sejam incentivadas a ler os rótulos dos alimentos industrializados. Além da composição, é preciso ficar atento às porções indicadas nos rótulos. Muitos produtos na versão *diet* ou *light* apresentam porções menores do que os produtos na versão tradicional, o que diminui as diferenças entre o valor energético dos produtos.
- De acordo com a Agência Nacional de Vigilância Sanitária (ANVISA), são considerados alimentos *light*

aqueles com diminuição do valor energético ou de algum nutriente, quando comparados com o alimento convencional. Iogurtes com redução de gordura são exemplos de alimentos *light*. O termo *diet* relaciona-se aos alimentos elaborados para regimes alimentares especiais. São próprios para indivíduos com condições fisiológicas específicas. Esses alimentos apresentam restrição de algum tipo de nutriente, como carboidratos, gorduras, proteínas, sódio e outros, que estão ausentes de sua composição ou presentes em quantidades de até 0,5g. Dietas com restrição de nutrientes, de ingestão controlada de açúcares e também para o controle de peso são exemplos de tipos específicos de dietas para as quais são destinados esses alimentos. Doces para dietas com restrição de açúcar são exemplos de alimentos *diet*. Dessa maneira, alimentos *diet* ou *light* não obrigatoriamente apresentam conteúdo reduzido de energia. Daí a importância da familiaridade com os rótulos alimentares.

- A utilização de alimentos *light* ou *diet* deve ser desencorajada. Esses alimentos apresentam custo mais elevado, não favorecem a reeducação alimentar e também podem não ter impacto na redução energética.

- Também não é recomendado o uso de adoçantes por crianças que não apresentam intolerância à glicose ou diabetes. Nesses casos, aconselha-se a reeducação alimentar, ajustando a proporção diária de carboidratos. Os adoçantes conferem sabor doce aos alimentos, reduzindo calorias, nem sempre de forma expressiva. Além disso, ainda são desconhecidos os efeitos a longo prazo do uso de adoçantes.

- O consumo de refrigerantes, mesmo os considerados *diet* ou *light*, deve ser desencorajado, pois além da erosão ao esmalte dentário, aqueles à base de cola diminuem a quantidade de cálcio do organismo. Isso se dá pelo fato de os refrigerantes serem ingeridos em substituição à ingestão de leite e também por aumentarem a excreção urinária de cálcio.

- É também importante desencorajar o consumo de sucos industrializados, particularmente as apresentações em pó, por serem muito adoçadas. Os sucos naturais são uma opção melhor, mas, mesmo esses não devem ser consumidos em excesso.

- Os seres humanos são seres onívoros: alimentam-se de uma grande variedade de alimentos tanto de origem vegetal como animal. Em uma alimentação saudável, todos os grupos alimentares devem compor a dieta, pois são insubstituíveis e indispensáveis ao bom funcionamento do organismo humano.

- Carboidratos, gorduras e proteínas são denominados macronutrientes por serem necessários ao organismo em grandes quantidades.

- Os carboidratos são subdivididos em complexos e simples. Excetuando-se carnes, óleos, gorduras e sal, todos os grupos alimentares contêm carboidratos, diferindo na quantidade e no tipo de carboidrato. Cereais, tubérculos e raízes são considerados fontes de carboidratos pela grande quantidade que apresentam desse nutriente. Os carboidratos complexos, ricos em amidos, devem ser responsáveis por cerca da metade do valor energético total. Os açúcares simples (açúcar de mesa, refrigerantes, sucos artificiais, doces em geral) são considerados carboidratos simples e devem compor menos de 10% do valor energético total.

  - No Brasil, o consumo de carboidratos atende ao recomendado apenas para famílias de menor renda. No entanto, nos últimos anos, em todas as classes sociais, houve diminuição do consumo de arroz e pão e aumento do consumo de bolachas de todos os tipos.

  - Na orientação quanto ao consumo de carboidratos, é importante esclarecer quanto à necessidade da alimentação com porções diárias de alimentos desse grupo (arroz, pães, massas, tubérculos e raízes), de preferência com grãos integrais, e à diminuição da ingestão de bolachas e outros alimentos ricos em açúcares simples.

- As gorduras ou lípides incluem substâncias com alta concentração de energia (duas vezes mais do que as proteínas e os carboidratos) que estão presentes na composição e no preparo de uma série de alimentos, tanto de origem animal como vegetal. Acima de 2 anos de idade, a contribuição de gorduras e óleos de todas as fontes não deve ultrapassar o limite de 30% da energia total da alimentação diária. De acordo com suas propriedades físicas e químicas, as gorduras podem ser classificadas em saturadas e insaturadas.

  - As gorduras saturadas aumentam o risco de dislipidemias e estão presentes em maior proporção nos alimentos de origem animal: carnes e derivados, leite e laticínios integrais. Alguns óleos vegetais, como o de coco, são também ricos em gorduras saturadas. Recomenda-se que as gorduras saturadas não ultrapassem 10% do valor energético total. No caso de dislipidemias, esse valor é de 7%.

  - As gorduras insaturadas não costumam causar problemas de saúde, exceto quando ingeridas em excesso. Existem dois tipos de gorduras insaturadas: as monoinsaturadas e as poli-insaturadas.

  - Os ácidos graxos monoinsaturados estão presentes no azeite de oliva, nos óleos vegetais, como o de girassol, o de canola e o de arroz, nas oleaginosas como castanhas, nozes e amêndoas e em algumas frutas como o abacate.

  - Os ácidos graxos poli-insaturados estão presentes nos óleos de algodão, milho, soja e de linhaça. São também encontrados em grande quantidade nos peixes. Recomenda-se que o consumo desse tipo de gorduras seja entre 6 e 10% da energia diária.

– As gorduras *trans* ou ácidos graxos *trans* são obtidas principalmente no processo de industrialização dos alimentos, por meio de um processo denominado hidrogenação. A hidrogenação transforma óleos líquidos em gorduras sólidas, que são mais estáveis à temperatura ambiente e, portanto, podem ser conservadas por mais tempo. As gorduras *trans* são potencialmente mais danosas à saúde do que as gorduras saturadas. Alimentos como biscoitos, bolos e pães industrializados e margarinas utilizam como ingrediente esse tipo de gordura. As gorduras *trans* não devem ultrapassar 1% do valor energético diário.

– Nos rótulos, as gorduras *trans* podem aparecer com outras nomenclaturas como gordura hidrogenada, óleo hidrogenado ou até gordura vegetal.

– Na orientação quanto ao consumo de gordura, é preciso estar atento à quantidade de óleo no preparo dos alimentos e sua forma de preparo, sendo importante a preferência por alimentos cozidos, assados ou grelhados que utilizam menos óleo. O sabor natural dos alimentos pode ser valorizado, orientando-se, por exemplo, ervas frescas ou mesmo suco de frutas para o tempero dos alimentos. Esse procedimento geralmente diminui a quantidade de sal e de óleo utilizada.

– Os derivados de carne, como salsicha, linguiça, presuntos e outros embutidos, contêm excesso de gorduras e sal e devem ser consumidos ocasionalmente.

– Quanto à ingestão de ovos, há evidências de que o consumo de ovos em uma alimentação com baixos níveis de gorduras totais não exerce efeitos negativos.

• As proteínas estão presentes em alimentos de origem vegetal e animal e são fontes dos aminoácidos, substâncias importantes para quase todas as funções bioquímicas e fisiológicas do organismo. Carnes, ovos e leguminosas (feijões) são as fontes mais importantes de proteínas. O feijão com arroz, prato típico brasileiro, é uma combinação completa de proteínas.

• No Brasil, o consumo de frutas, legumes e verduras é baixo, compondo apenas 3 a 4% do valor energético total. O consumo recomendado desses alimentos é de cerca de 10%. É importante incentivar e procurar alternativas junto com as famílias e as crianças para que se alimentem com pelo menos três porções diárias de frutas e também três porções de legumes e verduras. É importante criar estratégias de negociação, iniciando, por exemplo, com o lanche em apenas algumas vezes por semana, sempre sugerindo opções. Esses alimentos estão disponíveis em grande variedade em todas as regiões do País.

• Para crianças, o cálculo do consumo diário de fibras é: 5g + a idade da criança, até o máximo de 30g.

Exemplos da quantidade média de fibras nos alimentos – maçã com casca: 3g; 1 fatia de pão integral: 2g; cenoura média: 2g; tomate médio: 2g; laranja média: 3g; 1 xícara de alface: 1g.

A promoção de hábitos saudáveis de vida, entre eles, a alimentação saudável, é papel importante do pediatra. Ao assumir essa tarefa, é preciso confiar que ela é possível e que deve ser realizada sempre de forma positiva. Uma alimentação saudável não pode ser encarada pela família, pelo paciente e até pelo médico como um castigo, mas como um grande ganho pelas suas consequências futuras e pelos resultados imediatos na qualidade de vida das crianças acompanhadas.

PROMOÇÃO DA ATIVIDADE FÍSICA

Outro componente essencial para a abordagem terapêutica da criança com obesidade é o aumento da atividade física e a diminuição do tempo consumido em atividades sedentárias. O aumento da atividade física é uma importante ferramenta no tratamento da obesidade, atuando na perda de peso inicial e na sua manutenção. Um modo de vida mais ativo está associado a ganhos imediatos – como melhora da autoestima, maior desenvoltura nas atividades diárias, promoção da formação óssea e manutenção do peso – e também a longo prazo. Não há estudos populacionais acerca das taxas de atividade física das crianças brasileiras. Algumas pesquisas regionais, entretanto, apontam maiores prevalências do comportamento sedentário. Em um estudo realizado em Pelotas – RS, observou-se comportamento sedentário em mais da metade das crianças e adolescentes entre 10 e 12 anos de idade.

A atividade física na criança apresenta características particulares relacionadas a variáveis biológicas, psicológicas, sociais e culturais. Atividades de lazer são mais comuns nas crianças de classes sociais elevadas. Em decorrência dos índices de violência e das condições deficitárias de infraestrutura como acesso a parques, quadras esportivas e transporte público nas crianças de estratos sociais mais baixos que vivem em zonas urbanas, as atividades físicas relacionam-se mais a atividades ocupacionais ou de transporte.

A promoção da atividade física é uma importante atribuição do pediatra, independentemente do estado nutricional da criança. Alguns estudos comprovam que o comportamento ativo na infância, além dos benefícios a curto prazo, é preditivo da atividade física na idade adulta. O estímulo da atividade física deve basear-se no estilo de vida familiar, sendo mais aconselhável a criação de uma rotina diária e regular de exercícios, do que a prática de esportes extenuantes em poucos períodos da semana, o que, em muitos casos, resulta no aumento do apetite e na diminuição das atividades nos dias subsequentes. O aumento da atividade física deve ser estimulado também como mudança do comportamento da criança na sua rotina de vida. Assim, orientam-se as escadas em vez dos elevadores, a caminhada em vez do ônibus, o caminho mais longo em vez do mais curto.

A atividade física na criança com sobrepeso ou com obesidade apresenta algumas especificidades, como, por exemplo, a maior probabilidade de lesões osteoarticulares. Embora essas crianças, para a realização da mesma atividade, apresentem gasto energético maior do que as crianças com peso adequado, a fadiga é mais precoce. Há, portanto, maior esforço por unidade de tempo, o que pode desestimular a prática de atividades físicas. Ressalte-se ainda que crianças com excesso de peso também costumam evitar práticas esportivas em grupo por vergonha ou por receio do escárnio dos colegas.

Na promoção da atividade física em crianças com sobrepeso ou obesidade, algumas orientações são importantes:

- Ainda há na literatura muitos debates em relação à promoção de atividades estruturadas ou não estruturadas para aumentar a atividade física. Há, no entanto, uma tendência a promover os dois tipos de atividades, pois o que se pretende é um estilo de vida mais ativo.
- Brincadeiras que demandam mais atividades físicas são importantes para a manutenção do peso e também para o desenvolvimento da criança. Assim sendo, é importante sensibilizar a família para promover atividades lúdicas fisicamente ativas para as crianças.
- É também importante sugerir o aumento gradativo da intensidade, iniciando com as atividades de baixa a moderada intensidade. Segundo alguns consensos, o ideal é que as crianças estivessem engajadas em atividades físicas moderadas diariamente, por 60 minutos. Essa duração não precisa ser contínua, podendo ser o somatório de períodos consecutivos de atividades. No caso de crianças com sobrepeso ou obesidade, sugere-se a realização diária, ou no mínimo três vezes por semana, por 30 a 60 minutos de atividades físicas realizadas de forma mais estruturada (períodos de caminhadas, por exemplo). Cabe lembrar que, na vigência do excesso de peso, as atividades de alto impacto, como pular cordas, por exemplo, não devem ser indicadas, pois podem ser fontes importantes de lesões nessas crianças. Outra recomendação relaciona-se à prática de esportes competitivos, em que é comum o favorecimento dos mais aptos fisicamente, o que pode desestimular mais ainda a prática de atividades físicas.
- É muito importante que a família também seja estimulada à adoção de uma forma de vida mais ativa. A atividade física não é um castigo para a criança, mas fonte de prazer e de ganhos para toda a família. As crianças costumam copiar o modelo de seus familiares.

- É preciso negociar com a criança e com a família a diminuição de atividades sedentárias como assistir à televisão, por exemplo. Há indicações que essas atividades não devem tomar mais do que 2 horas do tempo da criança. Outro fator importante relaciona-se à possibilidade de interferência desse tipo de atividade na rotina de sono da criança. Essa interferência ocasiona sonolência no dia seguinte, o que desestimula ainda mais a prática de atividades físicas.

Finalizando, é preciso deixar claro que o aumento da atividade física não é um "passaporte" para a liberação do consumo alimentar. A manutenção ou a perda de peso é o resultado do balanço energético, que corresponde à diferença entre o que se come e o que se gasta. Não adianta fazer natação três vezes por semana, por exemplo, e nos outros dias liberar a dieta e permanecer horas em frente à televisão ou no computador.

PREVENÇÃO

Os índices alarmantes da prevalência de obesidade em todo o mundo exigem a adoção de medidas estratégicas direcionadas à comunidade e à atenção individualizada. O desenvolvimento e a implantação dessas estratégias requerem a identificação e o entendimento dos fatores determinantes da obesidade, particularmente dos fatores ambientais potencialmente modificáveis por meio de políticas públicas intersetoriais visando à promoção da alimentação saudável e à prática regular de atividades físicas. Embora a prevenção realizada de forma individual nos ambulatórios de pediatria seja desejável e importante para a qualidade de vida das crianças acompanhadas, intervenções dirigidas à comunidade, principalmente as realizadas nas escolas, apresentam maiores possibilidades de ser efetivas. Os diversos estilos de vida dos indivíduos são construções históricas e culturais que não refletem apenas escolhas individuais conscientes, isoladas e imutáveis. Escolhas aparentemente individuais são fortemente relacionadas às possibilidades concretas de vida das pessoas e aos hábitos coletivos.

A saúde, entendida como um recurso para a vida, é um processo individual e coletivo em construção permanente que engloba a implantação de ambientes favoráveis à saúde, a reorientação dos serviços de saúde, o reforço à participação popular e à autonomia dos indivíduos no seu modo de viver. Nesse contexto, incentivo, proteção e apoio constituem as vertentes das ações de promoção de hábitos saudáveis.

As ações de incentivo visam à difusão de informações por meio de práticas educativas que motivem os indivíduos à adoção de hábitos saudáveis. Campanhas publicitárias, práticas educativas desenvolvidas na atenção básica e intervenções educativas no ambiente escolar são exemplos de ações de incentivo. Embora as ações educativas tenham grande importância no esclarecimento da população, a informação é apenas um dos condicionantes dos hábitos de vida, os quais apresentam uma série de outros fatores que se relacionam de diversas maneiras constituindo o modo de viver de cada pessoa. Atribuir a possibilidade de escolha apenas à informação diminui a responsabilização de uma série de outros fatores, afetivos e sociais, que também atuam de forma decisiva nas escolhas dos indivíduos.

As medidas de apoio tornam possível a adoção de práticas saudáveis pelas comunidades ou indivíduos que já estão motivados para as mudanças. A rotulagem dos alimentos, os programas de alimentação escolar – incluindo a adequação dos lanches fornecidos pelas cantinas –, a adequação de espaços que possibilitem a amamentação em locais de trabalho e a disponibilização de espaços comunitários para a prática de atividades físicas são exemplos de ações de apoio. Para a promoção da atividade física é essencial a maior oferta e adequação de espaços públicos. Segurança nas ruas e planejamento urbano, disponibilizando instalações para recreações, parques, ciclovias e condições adequadas das calçadas, são medidas importantes na promoção da atividade física.

As medidas de proteção tentam impedir que os indivíduos e a coletividade fiquem expostos a situações que estimulem práticas não saudáveis. Como exemplos, há a regulamentação da publicidade dirigida ao público infantil e a regulamentação da rotulagem de produtos alimentares para lactentes.

No âmbito específico da atenção à saúde, ainda que as ações de promoção possam ser realizadas em todos os níveis, a atenção básica é o local privilegiado para a implantação de ações interdisciplinares e intersetoriais que favoreçam a adoção de hábitos saudáveis de vida.

A alimentação é, sem dúvida, o principal fator exógeno que atua no crescimento e no desenvolvimento das crianças. O princípio básico para a promoção da alimentação saudável é a percepção da alimentação como um direito humano. A insegurança alimentar, entendida como a não garantia do direito à alimentação e à nutrição, compreende as consequências da fome e da desnutrição e também os agravos relacionados à obesidade. É preciso uma vez mais ressaltar que a escolha de uma alimentação saudável não se trata apenas de uma opção individual. As condições sociais são também determinantes importantes, sendo as escolhas alimentares em grande parte determinadas pelo sistema de produção e abastecimento. Na promoção da alimentação saudável, é necessário conhecer e respeitar a identidade cultural alimentar das comunidades, favorecendo as opções condizentes com a realidade de cada local.

Na implantação, portanto, de ações coletivas de promoção de saúde direcionadas particularmente para a promoção da alimentação saudável e para a prática de atividades físicas, o profissional de saúde e as entidades que o representam têm papel decisivo, influenciando a adoção de políticas públicas voltadas à proteção da amamentação, à rotulagem dos alimentos, à regulamentação da publicidade para crianças, à implementação de espaços públicos seguros e adequados à atividade física e à promoção da alimentação saudável nos ambientes escolares. Especial atenção deve ser dada aos alimentos disponíveis nas escolas. Algumas pesquisas que avaliaram a efetividade de intervenções realizadas no ambiente escolar demonstraram maior probabilidade de sucesso quando essas intervenções englobavam, além de mudanças nos alimentos disponibilizados à criança, atividades inseridas no currículo escolar.

No âmbito individual, embora não haja estudos que comprovem o quanto hábitos adquiridos na infância são transportados para a vida adulta, parece evidente que é mais fácil promover hábitos saudáveis na infância do que corrigir hábitos já estruturados em adultos. A criança, à medida que se desenvolve, adquire hábitos, inclusive alimentares e de atividade física, que gradativamente constituirão seu estilo de vida e influenciarão os hábitos de vida posteriores. Pequenas modificações no modo de vida familiar podem influenciar de forma acentuada a aquisição de hábitos saudáveis tanto em crianças como em adolescentes. Em um estudo realizado com mais de 13.000 crianças e adolescentes entre 9 e 14 anos de idade, a frequência da realização do jantar em família mostrou-se inversamente associada com a prevalência de sobrepeso.

Na perspectiva dos ciclos de vida, a associação de determinados fatores de risco com a obesidade na infância manifesta-se de diferentes maneiras, dependendo do período de desenvolvimento da criança. A prevenção da obesidade começa nos estágios iniciais da vida. Sabe-se que fatores nutricionais no período intrauterino e nos primeiros meses de vida aumentam o risco futuro do desenvolvimento de diabetes tipo 2 e de obesidade. Assim sendo, a adequação do pré-natal e outras medidas direcionadas às condições de saúde materna são também benéficas para o recém-nascido. Nos primeiros meses, a promoção do aleitamento materno exclusivo até o sexto mês e a adequação da alimentação complementar são medidas importantes para a prevenção da obesidade.

De forma geral, os pais são responsáveis pelo tipo de alimento oferecido à criança pequena, pelo tamanho das porções e pelo contexto emocional em que as refeições acontecem. A dieta de transição dos lactentes costuma espelhar os problemas na dieta da família. Na atualidade, grande maioria dos lactentes já consome sorvetes, balas, chocolates, batatas fritas e refrigerantes. Estudos americanos evidenciam que metade das crianças entre 1 e 2 anos de idade consome esses alimentos diariamente e apenas uma em cada dez consome verduras diariamente. Embora a realidade cultural das crianças brasileiras seja diversa das americanas, é provável, que as brasileiras nessa faixa etária, residentes nos centros urbanos, apresentem padrão alimentar semelhante, ainda que em menores proporções.

Em idades posteriores, a criança e a família estão focadas no desenvolvimento de novas competências direcionadas para o convívio em sociedade e para o autocuidado. Embora gradativamente as crianças adquiram mais independência e autonomia, é muito importante que os pais reconheçam a grande influência que ainda têm sobre os padrões de alimentação e de atividade dos seus filhos.

PROGNÓSTICO

Muitos são os estudos que comprovam o risco de persistência da obesidade na infância na idade adulta. A melhor forma de predizer o peso de uma criança é o conhecimento do seu peso anterior, ou seja, lactentes obesos têm mais probabilidade de se tornar pré-escolares obesos, estes por sua vez terão mais probabilidade de serem escolares obesos, e assim por diante, até a idade adulta. Essa relação é também observada quanto ao grau de obesidade. Quanto maior o IMC na infância, maior será a probabilidade de obesidade na idade adulta. Ressalte-se, ainda, que o adulto cuja obesidade se iniciou na infância apresenta pior prognóstico em relação à perda de peso, muito provavelmente pela incorporação dos hábitos que propiciam a obesidade.

Finalizando, embora a criança obesa tenha maior risco de obesidade na idade adulta, grande parte dos adultos obesos não foram crianças obesas. Dessa maneira, a prevenção da obesidade do adulto deve fundamentar-se na criação de programas que visem à consolidação de um estilo de vida saudável, por meio de hábitos alimentares adequados e atividade física regular para todas as crianças e não apenas para aquelas obesas.

BIBLIOGRAFIA

1. Brasil. Ministério da Saúde. Secretaria de Atenção à Saúde. Coordenação-Geral da Política de Alimentação e Nutrição. Guia alimentar para a população brasileira: Promovendo a alimentação saudável. Brasília: Ministério da Saúde, 2005. 236p. – (Série A. Normas e Manuais Técnicos). • 2. Crespo PS, Perera JAP, Lodeiro FA, Azuara LAE. Metabolic syndrome in childhood. Public Health Nutrition 2007;10:1121. • 3. Daniels SR, Greer FR. Committee on Nutrition. Lipid Screening and Cardiovascular Health in Childhood Pediatrics 2008;122:198. • 4. Davis MM, Gance-Cleveland B, Hassink S, Johnson R. Recommendations for prevention of childhood obesity. Pediatrics 2007;120:S229. • 5. Freedman DS, Serdula MK, Srinivasan SR. Relation of circumferences and skinfold thicknesses to lipid and insulin concentrations in children and adolescents: the Bogalusa Heart Study. Am J Clin Nutr 1999;69:308. • 6. James WPT. The epidemiology of obesity: the size of the problem. J Intern Med 2008;263:336. • 7. Manna TD, Damiani D, Setian N. Síndrome metabólica: revisão pediatria. São Paulo; 2006;28:272. • 8. Mello ED, Luft VC, Meyer F. Childhood obesity towards effectiveness. J Pediatr (Rio J) 2004;80:173. • 9. Mietus-Snyder ML, Lustig RH. Childhood obesity: a drift in the "limbic triangle". Annu Rev Med 2008;59:147. • 10. Saunders KL. Preventing obesity in pre-school children: a literature review. Journal of Public Health 2007;29:368. • 11. Singhal V, Schwenk F, Kumar S. Evaluation and management of childhood and adolescent obesity. D Mayo Clin Proc 2007;82:1258. • 12. Sociedade Brasileira de Cardiologia I Diretriz de Prevenção da Aterosclerose na infância e na Adolescência Arquivos Brasileiros de Cardiologia 2005;85(Suppl VI). • 13. Sociedade Brasileira de Diabetes. Tratamento e acompanhamento do Diabetes *mellitus*. Diretrizes da Sociedade Brasileira de Diabetes, 2007.p.167. • 14. Sociedade Brasileira de Pediatria. Departamento de Nutrologia. Atividade física na infância e na adolescência: guia prático para o pediatra, São Paulo, 2008.p.15. • 15. Sociedade Brasileira de Pediatria. Departamento de Nutrologia. Obesidade na Infância e Adolescência – Manual de Orientação. São Paulo, 2008.p.116. • 16. Spear BA, Barlow SE, Ervin C, Ludwig DS, Saelens BE, Schetzina KE, Taveras EM. Recommendations for treatment of child and adolescent overweight and obesity. Pediatrics 2007;120:S254. • 17. Story M, Kaphingst KM, Robinson-O'Brien R, Glanz K. Creating healthy food and eating environments: policy and environmental approaches. Annual Review Public Health 2008;29:253. • 18. Styne D, Krebs NF, Himes JH, Dawn J, Nicklas TA. Assessment of child and adolescent overweight and obesity. Pediatrics 2007;120:S193. • 19. Sweeting HN. Measurement and definitions of obesity in childhood and adolescence: a field guide for the uninitiated. Nutrition Journal 2007;6:32. • 20. Taylor RW, Jones IE, Williams SM, Goulding A. Evaluation of waist circumference, waist-to-hip ratio, and the conicity index as screening tools for high trunk fat mass, as measured by dual-energy X-ray absorptiometry, in children aged 3-19 y. Am J Clin Nutr 2000;72:490. • 21. Wallace TM, Levy JC, Matthews DR. Use and abuse of HOMA modeling. Diabetes Care 2004;27:1487. • 20. Weiss R, Kaufman FR. Metabolic complications of childhood obesity identifying and mitigating the risk. Diabetes Care 2008;31:S310. • 21. Young KL. Treating overweight children and adolescents in the clinic. Clin Pediatr 2005;44:647. • 22. Zimmet P, Alberti K, George MM, Kaufman F, Tajima N, Silink M, Arslanian S, Wong G, Bennett P, Shaw J, Caprio S. IDF Consensus Group. The metabolic syndrome in children and adolescents – an IDF consensus report. Pediatric Diabetes 2007;8:299.

31 ANEMIA NA INFÂNCIA

CAPÍTULO

MARIA LÚCIA DE MORAES BOURROUL
DALETH RODRIGUES SCARAMUZZI
ANA PAULA SCOLEZE FERRER

A anemia é reconhecida como um problema de saúde importante que afeta 30% da população mundial, conforme estimativa da Organização Mundial da Saúde. Lactentes, pré-escolares, adolescentes e gestantes, especialmente no terceiro trimestre de gestação, são os grupos mais afetados.

No Brasil, em 2006, a Pesquisa Nacional de Demografia e Saúde da Criança e da Mulher (PNDS, 2006) revelou prevalência de anemia em 3.499 crianças menores de 5 anos de 20,9% e de 29,4% em mulheres em idade fértil. Para as crianças, observou-se que a Região Nordeste apresentou a maior prevalência (25,5%), e a Norte, a menor (10,4%). A pesquisa também apontou maior prevalência de anemia em crianças com idade inferior a 24 meses (24,1%), quando comparadas às crianças com idades entre 24 e 59 meses (19,5%). Quanto à situação do domicílio, observou-se que as crianças moradoras de áreas rurais apresentaram menor prevalência de anemia quando comparadas com as crianças nas áreas urbanas. Concluiu-se que como não há outra pesquisa nacional (do porte da PNDS) sobre a prevalência de anemia em crianças menores de 5 anos, é difícil analisar a tendência dessa situação no País, mas parece estar ocorrendo diminuição quando se comparam esses resultados com os de outros estudos regionais.

Estudos locais de várias regiões do Brasil (Oliveira, 2002; Lima et al., 2004; Vieira et al., 2007; Ferreira et al., 2002; Assis et al., 2004; Brunken et al., 2002; Hadler et al., 2002; Morais et al., 2005; Monteiro et al., 2000; Almeida et al., 2004; Da Matta et al., 2005; Silva et al., 2007; Meyer et al., 2001; Assunção et al., 2007; Vitolo et al., 2007) da década que se antecipou à PNDS (1996-2005) revelaram índices de prevalência entre crianças menores de 2 anos essencialmente maiores, variando entre 86 e 47%.

No Município de São Paulo, a comparação entre quatro inquéritos populacionais realizados em crianças com idade inferior a 5 anos mostrou que a taxa de desnutrição vem diminuindo, acometendo 32,3% em 1975 e 6,8% em 2005 (Monteiro et al., 2009). Por outro lado, a prevalência de anemia aumentou significativamente de 22,7% em 1975 para 46,9% em 1995/96 (Monteiro et al., 2000). Seguindo a tendência mundial, Monteiro et al. (2000) constataram que a faixa etária mais acometida foi a dos 6 aos 24 meses: com 56,9% em 1984/85 e

67,6% em 1995/96. Nesse grupo, apesar de a anemia estar presente em crianças de todos os estratos econômicos estudados, em 1995/96, a maior prevalência ocorreu entre as crianças dos estratos econômicos menos favorecidos (55,1%) do que nos estratos mais favorecidos (38,7%). Ao analisar os possíveis fatores determinantes da anemia, os autores verificaram que o aleitamento materno, o saneamento básico, o acesso a serviços de saúde, a renda familiar e a escolaridade materna melhoraram, contrariando a tendência de aumento da prevalência da anemia entre lactentes e pré-escolares. Outro possível fator determinante seria a inadequação quanto à oferta de ferro na dieta dessas crianças, porém ela se manteve constante nos dois inquéritos, não justificando o aumento da prevalência da anemia. Segundo Monteiro et al. (2000), o aumento da prevalência da anemia pode estar refletindo a combinação de dietas pobres em ferro somadas às necessidades crescentes desse mineral, oriundas da contínua tendência secular positiva do crescimento.

Diante de dados tão diversos, fica evidente a necessidade de se manter a vigilância da prevalência da anemia. Da mesma forma, parece que outros estudos serão necessários para que os novos dados da PNDS possam ser generalizados, havendo inclusive a necessidade de se comparar as técnicas de coleta de amostras de sangue usadas em cada estudo. Mesmo diante da possível diminuição, minimamente deve-se considerar que, no Brasil, boa parte das crianças menores de 5 anos permanece anemiadas e, portanto, fica evidente a importância da abordagem dessa condição mórbida na prática pediátrica.

A deficiência de ferro é, sem dúvida, a carência nutricional mais comum e a causa mais frequente de anemia no mundo. E, de maneira simplificada, pode ser explicada pela desproporção entre a necessidade de consumo de alimentos ricos em ferro, principalmente nas faixas etárias de maior velocidade de crescimento, e a real disponibilidade desses alimentos para uma porção significativamente grande da população mundial.

Entretanto, várias outras doenças, específicas ou não do sistema hematopoético, podem determinar o aparecimento de anemia. Cabe ao pediatra distinguir as diversas situações mórbidas, conhecer e utilizar todas as medidas terapêuticas e profiláticas para diminuir o risco da deficiência de ferro, orientar e acompanhar o tratamento das doenças associadas e encaminhar para os especialistas as crianças que mostrarem indícios de doenças específicas.

Pretende-se neste capítulo dar ênfase ao diagnóstico diferencial e ao tratamento das anemias carenciais. Dessa forma, mesmo sem esgotar o assunto, acredita-se que grande parte dos casos possa ser resolvida.

DEFINIÇÃO

Anemia é geralmente definida como a situação clínica na qual ocorre a diminuição do número de eritrócitos circulantes e/ou da quantidade de hemoglobina neles contida. Pelo fato de a função primária do eritrócito transportar oxigênio para suprir as necessidades metabólicas dos tecidos, é interessante que a definição de anemia seja ajustada para algumas situações específicas, nas quais índices normalmente aceitos podem ser insuficientes devido às necessidades aumentadas, como nas cardiopatias congênitas cianogênicas, insuficiência respiratória crônica ou hemoglobinopatias com afinidade aumentada pelo oxigênio. Assim, por exemplo, nos portadores de cardiopatias cianogênicas como a tetralogia de Fallot, a hemoglobina deve ser mantida entre 13 e 15g/dl, pois a anemia (valores menores que 13g/dl) pode ser um fator de estresse para o miocárdio e desencadear crise de hipoxemia. E, por outro lado, a poliglobulia (valores superiores a 15g/dl) proporciona maior risco para fenômenos tromboembólicos, principalmente acidente vascular cerebral.

Apesar de se tratar de uma situação clínica bastante comum, devido ao fato de os indivíduos com anemia poderem apresentar-se assintomáticos ou oligossintomáticos e com sintomas inespecíficos, preconiza-se a confirmação laboratorial em todos os casos em que houver suspeita de anemia. Assim sendo, a definição mais específica de anemia fundamenta-se em parâmetros hematimétricos.

A partir de estudos populacionais, considera-se com anemia o indivíduo que apresenta índices hematimétricos menores que 2 desvios-padrões abaixo da média da população subdividida por faixa etária. Essa definição, apesar de padronizar e de tornar mais objetiva a abordagem de uma situação clínica polimorfa, também apresenta inconvenientes. Como baseia-se em parâmetros populacionais, a princípio seria ideal que, para cada população, fosse construída uma curva de distribuição dos índices hematimétricos dos indivíduos sadios, o que na realidade não ocorre na maioria dos países. Assim sendo, adotam-se curvas preexistentes, correndo-se o risco de utilizar uma padronização nem sempre representativa daquela população. Outra questão a ser considerada é o fato de os índices hematimétricos variarem conforme a faixa etária estudada, determinando a necessidade de adoção de parâmetros de normalidade específicos para cada uma delas.

A Organização Mundial da Saúde, baseada nos estudos de Dallman e Siimes (citados por Bourroul et al., 2000), define anemia como a presença de hemoglobina menor que 11g/dl em crianças com idade entre 7 meses e 5 anos, menor que 11,5g/dl na faixa etária de 6 a 9 anos e menor que 12g/dl e 12,5g/dl em adolescentes dos sexos feminino e masculino, respectivamente. O quadro II-35 apresenta os valores normais e os limites inferiores dos índices hematimétricos mais usados, conforme idade e sexo. Observa-se, assim, que a definição é baseada em dados estatísticos, na qual a anemia corresponde aos valores abaixo do limite inferior da normalidade para determinada faixa etária. No entanto, podem-se encon-

Quadro II-35 – Valores normais e limites inferiores da normalidade para hemoglobina, hematócrito e volume corpuscular médio (VCM) segundo idade e sexo.

Idade (anos)	Hemoglobina (g/dl)		Hematócrito (%)		VCM (μ^3)	
	Média	Limite inferior	Média	Limite inferior	Média	Limite inferior
0,5-1,9	12,5	11,0	37	33	77	70
2-4	12,5	11,0	38	34	79	73
5-9	13,0	11,5	39	35	81	75
8-11	13,5	12,0	40	36	85	76
12-14 (F)	13,5	12,0	41	36	83	78
12-14 (M)	14,0	12,5	43	37	84	77
15-17 (F)	14,0	12,0	41	36	87	79
15-17 (M)	15,0	13,0	46	38	86	78
18-49 (F)	14,0	12,0	42	37	90	80
18-49 (M)	16,0	14,0	47	40	90	80

Fonte: Dallman e Siimes – citado por Bourroul et al., 2000.

F = sexo feminino; M = sexo masculino.

trar indivíduos que estão sem anemia conforme a definição, mas que aumentam sua taxa de hemoglobina quando se faz a adequação da oferta de ferro na alimentação.

ANEMIA FISIOLÓGICA DO LACTENTE JOVEM

Uma situação específica da prática pediátrica é a da anemia fisiológica do lactente jovem. Após o nascimento, a mudança para um ambiente com maior saturação de O_2 determina o declínio nos níveis de eritropoetina e, consequentemente, eritropoese. Além disso, como a hemoglobina fetal tem meia-vida mais curta, o *turnover* da hemácia produzida intraútero ocorre mais precocemente e determina a redução nos níveis hematimétricos já nas primeiras semanas de vida. Esses eventos subclínicos determinam a queda transitória e fisiológica dos índices hematimétricos do lactente, denominada "anemia fisiológica do lactente". O quadro II-36 apresenta a variação normal (± 1 desvio-padrão) dos índices hematimétricos de lactentes nascidos a termo durante as primeiras 12 semanas de vida.

Em geral, lactentes nascidos a termo apresentam os menores índices hematimétricos fisiológicos entre a 7ª e a 12ª semanas e raramente atingem níveis de hemoglobina menores que 9g/dl. Entre lactentes prematuros e os de baixo peso ao nascer, essa anemia deixa de ser propriamente fisiológica e, geralmente, manifesta-se mais precocemente (da 3ª a 6ª semanas), tem duração maior e é mais intensa (atingindo níveis de hemoglobina entre 7 e 9g/dl). Esses lactentes apresentam, ao nascimento, massa eritrocitária menor do que as crianças nascidas a termo com peso adequado para a idade gestacional. Essa massa eritrocitária rapidamente se torna insuficien-

te devido à aceleração da velocidade de crescimento pós-natal e ao consequente aumento do volume sanguíneo. Ao mesmo tempo, ocorre maior latência na resposta de aumento da eritropoetina diante da hipoxemia tecidual, e o menor estoque de ferro corporal ao nascimento dificulta uma eritropoese eficiente. A figura II-12 ilustra as diferenças evolutivas da anemia do lactente jovem nascido a termo e do pré-termo.

ETIOPATOGENIA

Considerando-se a fisiologia da eritropoese, as estruturas anatomofuncionais envolvidas nesse processo, a composição da hemoglobina, a estrutura dos eritrócitos, sua vida média, seu *turnover* (renovação) e as variações fisiológicas dos índices hematimétricos específicas de cada faixa etária, torna-se possível agrupar os vários mecanismos fisiopatológicos determinantes da anemia em três grandes grupos, conforme apresentado no quadro II-37. Tal divisão simplifica o entendimento dos mecanismos envolvidos na patogenia dos diversos tipos de anemia, mas, no entanto, não deve ser tomada como absoluto. Na prática, ocorrem situações clínicas nas quais mais de um mecanismo pode estar envolvido na determinação da anemia, exigindo que o pediatra não perca de vista essa possibilidade durante a abordagem diagnóstica e evolutiva da criança com anemia.

Um mecanismo etiopatogênico que, no Brasil, merece destaque são as deficiências nutricionais, e, mais especificamente, a deficiência de ferro, tanto pelo fato de ser a mais prevalente, quanto por se expressar em uma condição clínica de evolução arrastada que pode ser prevenida. A anemia ferropriva é uma condição posterior à ferropenia. Inicialmente, ocorre depleção do ferro do sistema reticuloendotelial, a seguir diminui o ferro cir-

Quadro II-36 – Índices hematimétricos normais (± 1 desvio-padrão) de lactentes nascidos a termo nas primeiras semanas de vida.

Idade (semanas)	Hemoglobina (G/DL)	Hematócrito (%)	Volume corpuscular médio (μ^3)	Reticulócitos (%)
1-2	17,3 ± 2,3	54 ± 8,3	112 ± 19,0	0,5 ± 0,3
2-3	15,6 ± 2,6	46 ± 7,3	111 ± 8,2	0,8 ± 0,6
3-4	14,2 ± 2,1	43 ± 5,7	105 ± 7,5	0,6 ± 0,3
4-5	12,7 ± 1,6	36 ± 4,8	101 ± 8,1	0,9 ± 0,8
5-6	11,9 ± 1,5	36 ± 6,2	102 ± 10,2	1,0 ± 0,7
6-7	12,0 ± 1,5	36 ± 4,8	105 ± 12,0	1,2 ± 0,7
7-8	11,1 ± 1,1	33 ± 3,7	100 ± 13,0	1,5 ± 0,7
8-9	10,7 ± 0,9	31 ± 2,5	93 ± 12,0	1,8 ± 1,0
9-10	11,2 ± 0,9	32 ± 2,7	91 ± 9,3	1,2 ± 0,6
10-11	11,4 ± 0,9	34 ± 2,1	91 ± 7,7	1,2 ± 0,7
11-12	11,3 ± 0,9	33 ± 3,3	88 ± 7,9	0,7 ± 0,3

Fonte: Matoth, 1971 (modificado) – citado por Bourroul et al., 2000.

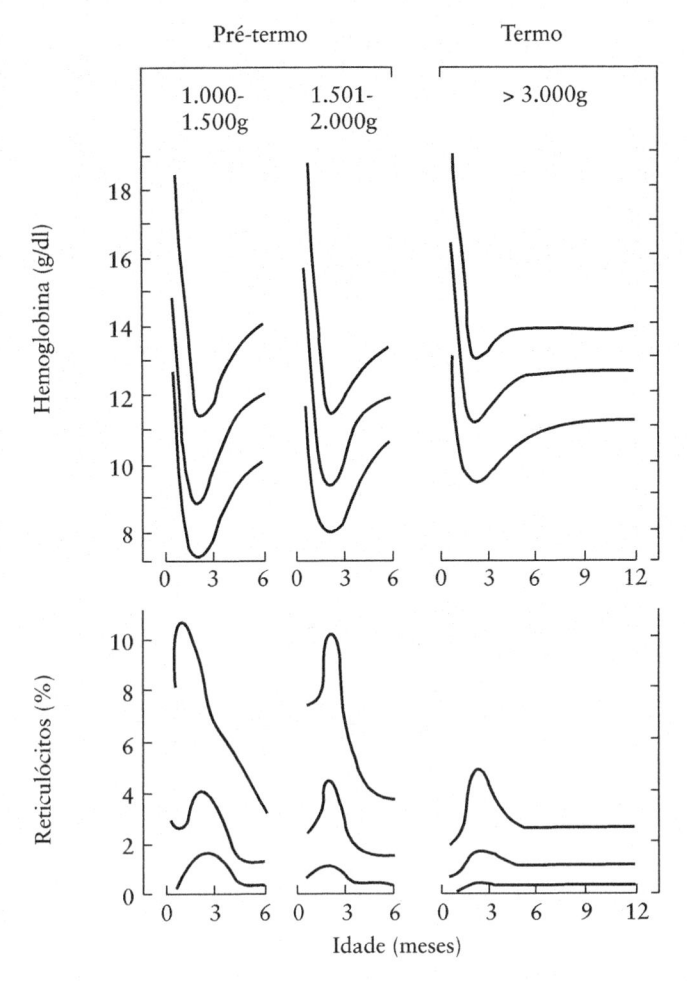

Figura II-12 – Diferenças evolutivas da anemia do lactente jovem nascido a termo e do pré-termo. Fonte: Dallman, 1981 – citado por Bourroul et al., 2000.

culante e, só então, ocorre diminuição da produção de hemoglobina, com consequente hipocromia e microcitose. Portanto, quando os níveis hematimétricos se alteram significa que a ferropenia ficou subestimada por um longo período, no qual medidas profiláticas podem ser pensadas.

A quantidade média de ferro corporal total é de, aproximadamente, 3,8g no homem e 2,3g na mulher (equivalendo a 50mg/kg e 42mg/kg, respectivamente). Quando essas quantidades estão compatíveis com a necessidade, a maior parte do ferro contido no corpo (> 70%) pode ser classificada como ferro funcional, enquanto a outra parte se encontra nos estoques e nas formas de transporte. Mais de 80% do ferro funcional está contido nos eritrócitos, compondo a hemoglobina, sendo que o restante se distribui na mioglobina e nas enzimas respiratórias (citocromos). O depósito do ferro faz-se na ferritina e na hemossiderina, e seu transporte no sangue se efetiva pela transferrina.

A constante formação/destruição dos eritrócitos é responsável por grande parte do *turnover* de ferro no organismo. Entre homens saudáveis, 95% do ferro ne-

Quadro II-37 – Principais mecanismos etiopatogênicos da anemia e doenças mais frequentemente associadas.

Diminuição da produção de hemoglobina/hemácias
1. Acometimentos medulares
• Aplasia medular (congênita ou adquirida)
• Aplasia da série vermelha
– congênita: síndrome de Diamond-Blackfan
– adquirida: eritroblastopenia transitória da infância
• Substituição do tecido medular
– neoplasias
– osteopetrose
– mielofibrose (insuficiência renal crônica e deficiência de vitamina D)
– doenças de depósito
• Síndrome da hipoplasia medular – insuficiência pancreática
2. Diminuição da produção de eritropoetina
• Insuficiência renal crônica
• Hipotireoidismo, hipopituitarismo
• Processos inflamatórios crônicos
• Desnutrição proteica
• Hemoglobinopatias com baixa afinidade pelo oxigênio
Eritropoese ineficaz e alterações de maturação do eritrócito
1. Alterações citoplasmáticas do eritrócito
• Deficiência de ferro
• Síndromes talassêmicas
• Anemias sideroblásticas
• Intoxicação por chumbo
2. Alterações da maturação do núcleo do eritrócito
• Deficiência de vitamina B_{12}
• Deficiência de ácido fólico
• Uso de drogas antifolínicas
• Anemia megaloblástica responsiva à tiamina
• Alterações hereditárias do metabolismo do folato
• Acidúria orótica
3. Anemias diseritropoéticas primárias
4. Protoporfiria eritropoética
Perdas sanguíneas
Aumento da destruição dos eritrócitos
1. Hemoglobinopatia:
• Alteração de estrutura
• Alteração na síntese: síndromes talassêmicas
2. Defeitos da membrana do eritrócito
3. Defeitos do metabolismo eritrocitário
4. Processos autoimunes
5. Processos inflamatórios/infecciosos
• Lesão do eritrócito (ação de toxinas bacterianas)
• Depósito de imunocomplexos
6. Incompatibilidade sanguínea maternofetal
7. Lesão mecânica/térmica do eritrócito
8. Lesão induzida por oxidantes
9. Hemoglobinúria paroxística noturna

Adaptado de Oski, 2003.

cessário para a síntese de hemoglobina vem do ferro reciclado da própria destruição dos eritrócitos e apenas 5% vem da dieta. Já na criança, a dependência do ferro alimentar para a produção da hemoglobina é maior e estimada em 30%.

A única via de excreção fisiológica de ferro é a descamação celular de mucosas e da pele. Na mulher, após a menarca e até a menopausa, soma-se a menstruação como forma de excreção de ferro. Normalmente, a perda diária pela descamação celular é de 1mg, valor que orienta o cálculo das necessidades diárias do adulto. Para mulheres em idade fértil, deve-se somar 0,3 a 0,5mg à necessidade diária, visando à reposição do ferro perdido pelo fluxo menstrual.

As necessidades da criança e da gestante são proporcionalmente maiores, devido ao crescimento e ao aumento de massa corporal, que exigem maior volume de sangue circulante. A "anemia fisiológica da gestação" tem sido atribuída à diminuição da resistência periférica em rins, fígado, mamas e na pele, resultante do efeito combinado de prostaglandinas, progesterona e do aumento do volume plasmático. Diferente do que se pensava anteriormente, essa anemia diluicional limita-se ao início da gestação; a partir do segundo trimestre, e principalmente no terceiro trimestre, ocorre aumento real de massa corporal para a formação da placenta, do feto e da hemoglobina materna, determinando a necessidade de incorporação de cerca de 1.040mg de ferro ao longo de toda a gestação.

Não há clareza, ainda, quanto à relação entre os depósitos de ferro na gestante e certas características do recém-nascido, embora estudos mostrem uma relação importante entre baixos níveis de hematócrito na gestação e maior prevalência de prematuridade, baixo peso ao nascer e morte fetal (Lieberman, 1981; Garn, 1986 – citados por Bourroul et al., 2000). Tais dados apontam a necessidade de considerar a gestante um grupo de risco para o qual devem ser direcionadas medidas profiláticas específicas de reposição de ferro.

O primeiro semestre de vida do recém-nascido a termo, sem intercorrências perinatais, pode ser considerado um período "farto em ferro": o estoque neonatal, as altas concentrações de hemoglobina fetal e o aleitamento materno exclusivo garantem quantidades de ferro suficientes, tanto para a eritropoese quanto para o aumento de massa corporal observados nesse período.

Lactentes nascidos com peso inferior ao esperado para a idade gestacional, assim como prematuros, não devem ser avaliados da mesma maneira, pois, por apresentarem estoque neonatal de ferro menor e maior velocidade de crescimento, não conseguem manter equilíbrio entre necessidade e oferta desde os primeiros meses de vida, requerendo suplementação mais precocemente.

A partir dos 6 meses de vida, a necessidade de ferro aumenta, tornando essencial a incorporação de novas fontes, além do leite materno e do *turnover* das hemácias, por meio da dieta. A regulação do balanço de ferro ocorre principalmente pela absorção no trato gastrintestinal. A capacidade de absorver o ferro contido na dieta varia de acordo com os estoques, ou seja, eleva-se quando os estoques estão diminuídos e abaixa quando estão suficientes.

Na dieta, alguns detalhes são importantes, como a variabilidade na quantidade e a biodisponibilidade (facilidade para ser absorvido pelo organismo) do ferro contido nos alimentos. O ferro heme, que está presente nas carnes, vísceras e peixes é a melhor fonte e o ferro não heme, contido nos demais alimentos, apresenta ampla variação de concentração e de biodisponibilidade. A presença de pequenas quantidades de ferro heme ou de alimentos ricos em vitamina C e carboidratos aumenta a absorção do ferro contido nos demais alimentos. Os polifenóis (de alguns vegetais), o tanino (dos chás), os fitatos (dos cereais) e o cálcio (do leite e derivados) atuam inibindo a absorção do ferro não heme.

Outras carências nutricionais podem estar envolvidas nos mecanismos etiopatogênicos das anemias carenciais. A vitamina B_{12} (cianocobalamina), fundamental para a divisão/multiplicação dos eritroblastos na medula, é encontrada em alimentos de origem animal, sendo o fígado, o rim e os moluscos seus maiores reservatórios. Como o homem possui grandes estoques, basta que seja absorvido 0,1g de vitamina B_{12} por dia para prevenir sinais e sintomas, sendo recomendadas as doses diárias descritas no quadro II-38.

Quadro II-38 – Recomendações de oferta diária de vitamina B_{12}.

Faixa etária	Vitamina B_{12} (µg/dia)
0-3 meses	0,3
3-6 meses	0,4
6-12 meses	0,5
12-23 meses	0,7
2-5 anos	1,0
6-9 anos	1,5
≥ 10 anos e adultos	2,0

Fonte: Recommended Dietary Allowances (RDA) from the Food and Nutrition Board (USA), 1989 – citado por Bourroul et al., 2000.

A deficiência primária de vitamina B_{12} só ocorre quando da dieta são excluídos, por período prolongado, leite, carnes e ovos, portanto, apenas vegetarianos estritos correm o risco de privação.

No entanto, como a absorção da vitamina B_{12} passa por várias etapas, algumas disfunções podem determinar sua carência. Após a ingestão, no estômago a vitamina B_{12} é liberada do alimento pela ação de proteases e ácidos; a seguir, liga-se a glicoproteínas que, na porção proximal do intestino delgado, sofrem ação de enzimas pancreáticas, permitindo sua ligação ao fator intrínseco (FI). O FI, que, por sua vez, é produzido pelas células parietais do corpo e do fundo gástrico, viabiliza a absorção da cobalamina ligando-se a receptores no íleo. No plasma, a cobalamina é transportada para os sítios de ação ou de depósito pela transcobalamina II, que é produzida por hepatócitos, macrófagos, células endoteliais e enterócitos. As transcobalaminas I e III, sintetizadas principalmente por granulócitos, não deixam a vitamina B_{12} livre no plasma, impedindo seu uso por micro-organismos, e são responsáveis pelo transporte até a excreção biliar. A recirculação êntero-hepática da vitamina B_{12} permite sua maior conservação no organismo e explica, em parte, a demora dos vegetarianos para apresentarem a deficiência. Diante do que foi descrito, torna-se mais simples enumerar afecções que, cronicamente, podem comprometer a incorporação da vitamina B_{12} ao organismo, como, por exemplo, insuficiência pancreática, ileítes, deficiência de produção de fator intrínseco (muito raro em crianças), gastrectomia, ressecções intestinais e até mesmo a ingestão de antiácidos e de "bloqueadores H_2".

A vitamina B_{12} participa como cofator de várias reações enzimáticas básicas, como a transformação de homocisteína em metionina e a síntese de purina, ambas fundamentais para a síntese da mielina e do DNA. Assim, a anemia megaloblástica, em crianças com deficiência de vitamina B_{12}, deve ser entendida como a expressão morfológica do retardo da síntese do DNA do eritroblasto, que passa a apresentar volume aumentado, pois o metabolismo citoplasmático está preservado, mas a divisão nuclear está bloqueada pela diminuição da síntese do DNA. Por outro lado, o déficit de metionina e o acúmulo de ácidos graxos anômalos, secundários à deficiência da vitamina B_{12}, explicam parte do processo de desmielinização e o quadro neurológico associado, que pode também estar relacionado às interações com o ácido fólico na sua determinação.

O ácido fólico é sintetizado por plantas e micro-organismos, sendo facilmente encontrado em grande variedade de alimentos, com maiores concentrações nas folhas verdes, nos alimentos fermentados e nas vísceras (fígado e rins). O leite de cabra é reconhecido, especificamente, como fonte deficiente de ácido fólico. As necessidades de ingestão diária variam pouco entre os vários grupos etários e podem ser recomendadas da seguinte forma: até os 11 meses, 3,6μg/kg; de 1 a 9 anos, 3,3μg/kg; a partir dos 10 anos, 3μg/kg, garantindo dose mínima de 50μg/dia.

A absorção do ácido fólico varia entre 37 e 72% e é prejudicada pela cocção, devido a sua termolabilidade, e melhorada pela presença de ácido ascórbico. Os folatos são absorvidos no jejuno por difusão e, por transporte ativo, caem na circulação e rapidamente se distribuem entre os tecidos envolvidos na eritropoese. Os estoques corporais são pequenos e as maiores concentrações ocorrem nos eritrócitos. A circulação êntero-hepática do folato possibilita sua reabsorção. A concentração de folato intracelular é relativamente estável, exceto no hepatócito, do qual o folato pode ser mobilizado com rapidez na vigência de deficiência.

Assim como a vitamina B_{12}, o folato atua como cofator de reações enzimáticas básicas, participando da síntese de DNA e do metabolismo da histidina. As manifestações clínicas da deficiência de folato assemelham-se e confundem-se com as da deficiência de vitamina B_{12}, embora não ocorram manifestações neurológicas.

A seguir, são citados alguns aspectos de outras carências nutricionais que, apesar de serem muito menos frequentes, devem ser conhecidos para que se possa identificar ou afastar sua participação na determinação da anemia de algumas crianças.

A vitamina B_6 (piridoxina), encontrada fartamente em carnes e grãos, participa do metabolismo de aminoácidos e, mais especificamente, na eritropoese; parece atuar como cofator na formação de ácido aminolevulínico, etapa potencialmente limitante na velocidade de síntese do grupo heme. Sua carência específica é muito rara na infância. Mulheres grávidas ou que usam anticoncepcionais podem apresentar níveis séricos pouco diminuídos, sem repercussões clínicas específicas. Algumas drogas, como isoniazida e penicilamina, inativam ou inibem a vitamina B_6.

Na deficiência de vitamina C (ácido ascórbico), a síntese alterada e insuficiente do colágeno determina alterações do tecido conjuntivo que, essencialmente, explicam as principais manifestações clínicas: alterações ósseas e sangramentos. A anemia, que está presente em aproximadamente 75% dos indivíduos com escorbuto, costuma ser normocítica, às vezes macrocítica e raramente microcítica, e reflete, principalmente, os fenômenos hemorrágicos. Enquanto agente antioxidante, o ácido ascórbico participa da transformação do Fe^{+3} (férrico) para Fe^{+4} (ferroso), que é a forma de depósito, e previne a oxidação irreversível do folato, que é a forma de excreção urinária. O acréscimo de vitamina C nas fórmulas lácteas provavelmente protege o folato para o armazenamento e do aquecimento, e acredita-se que haja também participação mais específica na formação do folato. O consumo de alimentos ricos em vitamina C (frutas cítricas) durante as refeições é um recurso bastante eficiente para aumentar a biodisponibilidade de ferro não heme contido em outros alimentos.

Assim como a deficiência de ferro, a carência de vitamina A é comum em países em desenvolvimento. Em estudos populacionais, observou-se alta correlação entre os níveis inadequados de hemoglobina e os de vitamina A e constatou-se que a reposição dessa vitamina, nas populações afetadas, eleva os índices hematimétricos. Apesar de os dados apontarem para a correlação entre eritropoese ou metabolismo do ferro e vitamina A, o mecanismo bioquímico dessa relação permanece obscuro. Há autores que sugerem que a vitamina A aumenta precursores eritroides *in vitro*. Outros acreditam que a vitamina A normaliza o metabolismo do ferro, elevando seus níveis séricos. Há, ainda, os que valorizam a resposta imunológica deficiente na criança portadora de carência de vitamina A e atribuem a anemia às infecções.

A deficiência de vitamina E é muito rara, pois está presente em vários alimentos, sendo as gorduras e os cereais sua principal fonte. Ocorre especificamente em prematuros que recebem aleitamento artificial e em crianças portadoras de fibrose cística. Por esse motivo, as fórmulas lácteas para prematuros devem repor vitamina E. Em indivíduos submetidos, experimentalmente, por longos períodos (três anos) a dietas deficientes em vitamina E, constataram-se queda dos níveis séricos, discreta diminuição da vida média da hemácia e ausência de anemia. Como agente antioxidante, impede a destruição das membranas lipídicas como a do eritrócito e de mitocôndrias, pode ajudar a prevenir a falcização da hemácia falciforme, assim como melhorar a evolução dos talassêmicos e deficientes de G6PD. A reposição rotineira de vitamina E, em lactentes ou crianças sadias, além de não ter indicação, expõe os indivíduos ao risco de superdosagem.

O cobre, ligado a proteínas, é requerido para o metabolismo intracelular do ferro e fundamental para os mecanismos de transporte por meio da membrana eritrocitária. Da mesma forma que os demais nutrientes, sua carência não ocorre isolada e, mais especificamente, costuma estar associada a condições de hipoproteinemia, como kwashiorkor, síndromes de má absorção e indivíduos com perda proteica crônica (nefróticos) ou submetidos à nutrição parenteral prolongada.

O cobalto, que está presente em pequenas quantidades na água e em quase todos os alimentos, é valorizado na eritropoese, exclusivamente por ser um dos componentes da molécula de vitamina B_{12}, e exige a participação de micro-organismos para ser anexado a ela.

Além das carências nutricionais relacionadas à produção dos eritrócitos, outros aspectos da etiopatogenia das anemias referem-se à presença de processos infecciosos/inflamatórios e à estrutura/composição do eritrócito.

Os processos infecciosos/inflamatórios, tão frequentes na evolução clínica dos lactentes e pré-escolares, além de diminuírem a aceitação alimentar, que pode contribuir para o risco de ferropenia, também determinam a diminuição transitória dos índices hematimétricos devido a diversos fatores. Pode ocorrer diminuição da vida média dos eritrócitos por hemólise secundária a toxinas e reações antígeno *versus* anticorpos induzidas por agentes infecciosos ou diminuição da absorção de ferro, deslocamento para formas de depósito, resposta ineficaz da medula, entre outros. Portanto, sempre que possível, os processos inflamatórios devem estar superados para que se possam obter dados hematimétricos mais confiáveis.

A estrutura da hemoglobina humana (Hb) muda no decorrer da vida, definindo três etapas: a embrionária (quando o sítio de produção é no saco vitelino), a fetal (sítio de produção é no fígado) e a adulta (sítio de produção na medula óssea).

Todas as hemoglobinas normais são tetrâmeros compostos por dois pares de cadeias diferentes. Normalmente, as hemoglobinas fetal e adultas têm um par de cadeia α combinada com: 1 par de cadeia γ (Hb Fetal = $\alpha_2\gamma_2$), 1 par de cadeia β (HbA = $\alpha_2\beta_2$) ou 1 par de cadeia δ (HbA$_2$ = $\alpha_2\delta_2$). Os recém-nascidos podem normalmente apresentar concentrações de Hb fetal (HbF) que variam de 60 a 90% e devem apresentar pequenas concentrações da HbA. Progressivamente a HbF é substituída predominantemente pela HbA e pela HbA$_2$, com estabilização ao redor do segundo ano de vida.

As alterações de hemoglobina, geneticamente determinadas, distribuem-se em dois grandes grupos:

1. O grupo das variações estruturais que na maioria resultam da substituição de um aminoácido da cadeia α ou da cadeia β. Apesar de já terem sido identificados mais de 700 variações estruturais de hemoglobina, em muitos casos essa substituição é inócua. Mas, em outros, pode comprometer a estabilidade da molécula da Hb, gerando quadros clínicos graves como a doença/anemia falciforme e a hemoglobinopatia C.
2. O grupo das talassemias, no qual ocorre a produção ineficaz das cadeias que formam a Hb. A denominação das talassemias aponta a cadeia cuja produção está comprometida. Do ponto de vista da saúde pública, apenas as talassemias α e β são significativamente frequentes.

Alterações de outros componentes da estrutura do eritrócito podem ser também, geneticamente, definidos, de forma a comprometer a sobrevida e a função do eritrócito, Portanto, pode ocorrer anemia hemolítica quando há alterações dos componentes do citoplasma (como na deficiência de G6PD) e da estrutura/composição da membrana (como na esferocitose, eliptocitose e outras). Uma outra situação relativamente frequente é a hemólise do recém-nascido por incompatibilidade sanguínea maternofetal, que pode gerar ou não anemia. O conhecimento desses mecanismos fisiopatológicos básicos deve subsidiar a abordagem do pediatra na determinação diagnóstica e no tratamento da maioria das crianças com suspeita de anemia. A busca de um fator etiológico específico para cada criança é fundamental. No Brasil, como foi dito, a principal causa de anemia é a ferropenia, acometendo principalmente lactentes, pré-escolares e adolescentes. Entre lactentes jovens (menores de 6 meses), sem dados de história sugestivos de risco de ferropenia (prematuridade, baixo peso ao nascer, gemelaridade, sangramento neonatal, aleitamento artificial sem reposição de ferro), outras etiologias devem ser afastadas.

A concomitância de mais de um fator etiológico é possível e deve ser lembrada quando o quadro laboratorial parece impreciso ou quando a resposta a uma terapia específica é insatisfatória.

ABORDAGEM DIAGNÓSTICA

Considerando-se os estudos de Monteiro et al. (2000), pode-se estimar que a probabilidade de um lactente ou pré-escolar apresentar anemia é de aproximadamente 50%; assim, a abordagem de toda criança dessa faixa etária deve incluir essa possibilidade diagnóstica, mesmo que aparentemente não existam queixas específicas. A anemia é considerada um dos problemas de saúde não referidos, isto é, os pais dificilmente suspeitam da sua existência e, portanto, não buscam o serviço médico com essa queixa, a não ser em alguns casos graves, devido à presença de palidez muito intensa.

Apesar de o diagnóstico de anemia ter essencialmente um embasamento laboratorial, pois é definido pela taxa de hemoglobina encontrada no hemograma, dados da história e do exame físico são fundamentais para a realização das hipóteses diagnósticas e direcionam as condutas terapêuticas a serem priorizadas. Além disso, as informações obtidas na história permitem ao pediatra identificar precocemente as situações de risco para o desenvolvimento da anemia e buscar soluções que evitem sua instalação.

Anamnese

As queixas clássicas das crianças de mais idade com anemia moderada e grave são inespecíficas, como fraqueza, diminuição do apetite, alterações do humor e distúrbios do sono. Deve-se sempre indagar sobre a presença de episódios de icterícia, que pode indicar a presença de hemólise, geralmente secundária às doenças hemolíticas constitucionais. A hemólise pode ocorrer, também, na deficiência de ácido fólico e de vitamina B_{12}, pois o eritrócito formado nessas condições tem formato anômalo (macrocítico) e é destruído mais precocemente.

A idade de início dos sintomas é importante, pois a anemia ferropriva é rara antes do sexto mês de vida, sendo mais frequente nessa fase a doença hemolítica por incompatibilidade sanguínea, esferocitose, deficiência de G6PD e aplasia pura de série vermelha ou anemia de Diamond-Blackfan.

Diante da diversidade de possibilidades etiológicas das anemias na infância, o espectro de manifestações clínicas é amplo e variado. Portanto, a anamnese do paciente anêmico deve ser detalhada, pesquisando-se manifestações de doença sistêmica aguda ou crônica (como infecções e processos inflamatórios agudos ou crônicos, insuficiência renal crônica, intoxicação crônica por chumbo, anemias autoimunes), de doenças geneticamente determinadas (por exemplo hemoglobinopatias,

doenças da membrana ou de outros componentes do eritrócito), de acometimento localizado (como pacientes gastrectomizados, com esofagite associada a doença do refluxo gastroesofágico), de carência nutricional primária e de outros mecanismos fisiopatológicos já referidos. A seguir, destacam-se alguns pontos de importância na anamnese.

Antecedentes perinatais – são considerados fatores de risco para a ferropenia do lactente as seguintes situações: prematuridade, baixo peso ao nascimento, gemelaridade, sangramento perinatal. A anemia no período perinatal pode também estar associada a quantidade inadequada de vitamina K ou, se associada a icterícia, incompatibilidade sanguínea, deficiência de G6PD e microesferocitose. O baixo peso ao nascer pode também estar associado à anemia de Diamond-Blackfan e à anemia de Fanconi.

Alimentação pregressa e atual – introdução precoce de alimentação complementar, aleitamento artificial sem reposição de ferro, excesso de oferta láctea (de leite materno ou de leite de vaca) em substituição às refeições de sal, atraso na introdução das refeições de sal, inadequação na composição dessas refeições (ausência de ferro heme ou de fatores facilitadores da absorção do ferro não heme, excesso de fatores inibidores) e vegetarianismo são fatores que podem indicar o risco de ferropenia e anemia. Esses fatores são especialmente importantes nas crianças que tiveram parto prematuro, baixo peso ao nascer ou outras situações de risco perinatal. O aleitamento exclusivo com leite de cabra (pobre em ácido fólico), a baixa oferta de vegetais e a cocção excessiva das frutas e hortaliças aumentam o risco de carência de folato. Como a fonte de vitamina B_{12} são os alimentos de origem animal, predispõem-se a essa deficiência lactentes, filhos de mães com dieta vegetariana estrita (com exclusão de carnes, leites e ovos), em aleitamento materno exclusivo e também as crianças com dieta vegetariana. A perversão alimentar, como geofagia ou compulsão por comer gelo, sabão, espuma do colchão e outros, aponta para a possibilidade de ferropenia e anemia. Na criança com história de geofagia, acresce-se o risco de infecção por enteroparasitoses, algumas das quais são responsáveis pela perda crônica de sangue nas fezes.

Antecedentes mórbidos e doenças associadas – as infecções de repetição e os processos inflamatórios crônicos predispõem ao aparecimento de anemia ferropriva. Para o pré-escolar, além das inadequações alimentares, salientam-se as enteroparasitoses que cursam com perda sanguínea crônica como a tricocefalíase e a ancilostomíase. Outros acometimentos do trato digestório como diarreia recorrente, esofagite por refluxo gastroesofágico, úlceras pépticas, divertículos e pólipos podem evoluir com perda sanguínea. Doença de Crohn e doença celíaca podem causar carência de folatos por acometer a mucosa jejunal, sítio de absorção do ácido fólico. Acometimentos do íleo terminal, sítio de absorção da vitamina B_{12} ligada ao fator intrínseco, podem determinar a carência dessa vitamina. A longo prazo, após esgotarem os depósitos, as crianças que ingeriram substâncias cáusticas e as gastrectomizadas acabam desenvolvendo deficiência de vitamina B_{12} pela falta do fator intrínseco. Os prematuros e as crianças com anemia hemolítica apresentam maior demanda de ácido fólico, sendo predispostos a desenvolver essa anemia carencial.

Uso de medicações – o consumo de corticosteroides, ácido acetilsalicílico e outros anti-inflamatórios não hormonais podem causar perda sanguínea no tubo digestório. Por outro lado, o uso crônico de antiácidos ou de drogas que induzem à diminuição da secreção gástrica pode atuar como fator de inibição da absorção do ferro. Em relação à vitamina B_{12}, algumas drogas como antiácidos, bloqueadoras da secreção de suco gástrico, colchicina, neomicina e exposição prolongada ao N_2O podem determinar a má absorção dessa vitamina. Drogas como metotrexato, trimetoprima, pentamidina, sulfassalazina e pirimetamina são consideradas antifolínicas, pois inibem a transformação do ácido fólico para sua forma ativa. Anticonvulsivantes e pílulas anticoncepcionais podem determinar carência de folato por mecanismos ainda desconhecidos.

Contato com agentes tóxicos – agentes químicos usados na lavoura podem justificar o aparecimento de aplasia medular. A ingestão crônica de material que contenha chumbo determina o acúmulo desse metal que inviabiliza a ligação da molécula de ferro ao grupo heme, causando grandes elevações dos níveis séricos de protoporfirina eritrocitária livre, considerada precursor da hemoglobina. O chumbo está contido em tintas, em material poluente eliminado pelas fábricas de pilhas e bateria e em algumas ligas de metais e tintas que compõem ou revestem panelas e utensílios domésticos.

Antecedentes familiares – pertencer à raça negra pode ser mais sugestivo de anemia falciforme, enquanto ter origens familiar das regiões mediterrâneas pode aumentar a possibilidade das síndromes talassêmicas. No entanto, a identificação da origem étnica exata nem sempre é possível devido ao fato de a miscigenação ser um fenômeno muito comum. A presença de outros indivíduos com anemia pode sugerir também condições socioeconômicas limitantes ou hábitos alimentares desfavoráveis, predispondo à ferropenia. No entanto, deve ser cogitada a possibilidade de doenças geneticamente determinadas como as hemoglobinopatias e outros tipos de anemias hemolíticas constitucionais. O antecedente de familiares com anemia de difícil controle ou com anemia hemolí-

tica aumenta o risco de o paciente ter o mesmo diagnóstico. Algumas doenças são mais frequentes no sexo masculino, transmitidas por herança ligada ao cromossomo X, como a deficiência de G6PD. A ocorrência familiar de cálculo biliar aumenta o risco de doença hemolítica como a esferocitose.

Composição familiar e condições de vida – estrutura familiar, ocupação e grau de instrução dos pais, renda familiar e rotina diária da criança e da família são dados importantes para o seguimento ambulatorial de todas as crianças com problemas de saúde, tanto para a compreensão dos determinantes do processo saúde-doença como para a elaboração do plano terapêutico. Por exemplo, em relação à rotina de vida, conhecer quais são as pessoas responsáveis pelos cuidados da criança (a mãe, a irmã de 10 anos, a vizinha, a babá e outras), quem prepara e serve as refeições para a criança ou se ela frequenta a creche são dados importantes para o diagnóstico etiológico da anemia e para o plano terapêutico.

Exame físico

A anemia costuma ser associada à palidez. No entanto, a constatação da palidez não deve ser encarada como pré-requisito para se suspeitar de anemia, pois vários fatores podem alterar a coloração cutaneomucosa: calor, atrito, febre e exercícios físicos intensificam a coloração das mucosas pela vasodilatação; por outro lado, frio, estresse e febre, pela vasoconstrição, expressam palidez sem que haja alterações hematológicas.

Admite-se que a coloração das palmas das mãos e das pontas dos dedos sofre menos essas alterações vasomotoras. A Organização Mundial da Saúde, a Organização Panamericana de Saúde e o Ministério da Saúde, na proposta de Atenção Integrada às Doenças Prevalentes na Infância (AIDPI), utilizam como critério para diagnosticar e controlar o tratamento da anemia a coloração palmar da criança, classificando-a como leve ou grave, de acordo com a intensidade da sua palidez, quando comparada com a coloração palmar da mãe. Se for constatada palidez intensa, recomenda-se que a criança seja encaminhada para um serviço no qual possa realizar hemograma completo e receber orientações mais específicas com as alterações encontradas. Os recém-nascidos pós-maturos podem ter pele mais pálida, dificultando a evidenciação da anemia. Na anemia de Fanconi, a coloração da pele tende a ter tom mais acinzentado.

O exame físico geral com as medidas de altura e peso, assim como a cor e a textura da pele e dos cabelos e o aspecto das unhas são importantes para avaliar se existe desnutrição energético-proteica (DEP), que se associa frequentemente às anemias carenciais. Assim, cabelos descorados podem estar presentes na DEP e na deficiência de ácido fólico. A queilite angular pode ser manifestação de ferropenia. A presença de petéquias e púrpura levanta a suspeita de plaquetopenia, que pode ocorrer na deficiência de ácido fólico e de vitamina B_{12}, no sequestro esplênico ou nos acometimentos medulares. Estrias longitudinais em unhas podem estar presentes na ferropenia. Icterícia pode indicar a presença de hemólise, geralmente secundária às doenças hemolíticas constitucionais; no entanto, como referido, a hemólise pode ocorrer também na deficiência de ácido fólico e de vitamina B_{12}, devido ao processo de eritropoese ineficaz.

Edema de extremidades pode ocorrer nos desnutridos graves com kwashiorkor, por redução da albumina plasmática, e nos portadores de anemia falciforme, nos quais o edema é secundário à venoclusão; a diferenciação pode ser feita pela presença da dor no local do edema nos falciformes, queixa que não ocorre no edema da desnutrição.

No exame físico especial, a presença de glossite associada à anemia pode sugerir ferropenia, deficiência de ácido fólico ou de vitamina B_{12}. Na avaliação do aparelho cardiovascular, é importante avaliar a frequência cardíaca, a medida da pressão arterial, especialmente nas perdas agudas de sangue, e a ausculta cardíaca. O tempo de duração da anemia, a velocidade e a intensidade da queda dos índices hematimétricos permitem ou não ajustes cardiovasculares, determinando alterações do exame físico, que vão desde pequeno aumento da frequência cardíaca, presença de sopro cardíaco, até sinais de insuficiência cardíaca grave.

No exame do abdome, deve-se avaliar com cuidado a presença de hepato e/ou esplenomegalia (ver capítulo Hepatoesplenomegalia), que, quando presentes, devem ser analisadas no conjunto dos dados obtidos na história e no exame físico, pois podem representar apenas a resposta reticuloendotelial à presença de anemia (geralmente de pequenas proporções), ser indicativos de algumas doenças hemolíticas constitucionais (por exemplo, esplenomegalia na esferocitose) e até parte do quadro de leucose.

No exame neurológico, a ocorrência de parestesia simétrica e persistente, diminuição da força muscular ou ataxia espástica sugere mais especificamente carência de vitamina B_{12}.

Alterações do crescimento linear podem ocorrer na anemia falciforme, de Fanconi e na talassemia.

Alterações fenotípicas podem ocorrer nas anemias de Fanconi e Blackfan-Diamond e na osteopetrose. Na anemia de Blackfan-Diamond, as alterações mais frequentes ocorrem na face, como micrognatia, fenda palatina, macroglossia e outras. Na anemia de Fanconi, aproximadamente metade das crianças apresentam alterações fenotípicas como pele de coloração acinzentada, face de passarinho, olhos pequenos, micrognatia, alterações de orelhas, microcefalia e alterações nos membros, sendo frequentes hipoplasia ou aplasia do polegar, polegar supranumerário e/ou hipoplasia ou aplasia de rádio.

Macrocefalia associada a aumento de espessura dos ossos do crânio ocorrem na osteopetrose, que também se associa a cegueira, anemia, plaquetopenia e leucocitose com desvio à esquerda associado à eritropoese extramedular.

Na anemia aguda, moderada ou grave, pode ocorrer taquicardia, sopro sistólico que melhora com a correção dos índices hematimétricos. Por outro lado, na anemia crônica, ocorre sobrecarga crônica do sistema cardiovascular, que pode evoluir para aumento da área cardíaca, alterações do *ictus*, taquicardia e sopro que pode não desaparecer com a correção da anemia. Transfusões repetidas podem causar depósito de ferro em diferentes tecidos, inclusive o cardíaco, que pode evoluir com arritmias.

O quadro II-39 resume a relação entre alguns achados mais específicos de exame físico e possíveis etiologias da anemia e dos demais sinais.

Investigação laboratorial

Para toda criança com suspeita de anemia devem ser solicitados inicialmente hemograma completo, contagem de reticulócitos e protoparasitológico (para os maiores de 1 ano de idade, em determinadas regiões, devido à alta prevalência de enteroparasitoses), visando à confirmação do diagnóstico e à obtenção de outras informações úteis quanto à provável etiologia.

No hemograma, conforme mencionado, a contagem de eritrócitos inferior a 3,9 milhões/ml, a quantidade de hemoglobina menor que 11g/dl em crianças de 6 meses a 5 anos, menor que 11,5g/dl em crianças na faixa etária de 6 a 9 anos e menor que 12g/dl e 12,5g/dl em adolescentes do sexo feminino e masculino, respectivamente, e hematócrito menor que 33% confirmam a hipótese de anemia. Alguns pacientes com anemia podem apresentar também aumento do número de plaquetas que, na ausência de processo inflamatório, pode significar apenas resposta medular inespecífica à anemia.

Consideram-se sinais de alerta as alterações que não se limitam a alterar o eritrograma, mas que podem acometer o leucograma e a contagem de plaquetas como leucocitose (maior que $20.000/mm^3$) leucopenia grave (menor que $1.000/mm^3$), linfocitose (acima de 70%) ou plaquetopenia (inferior a $100.000/mm^3$), atipia linfocitária superior, desvios à esquerda dos leucócitos (especialmente com aumento de bastonetes) e presença de blastos. Nessas situações, recomenda-se que o hemograma seja repetido imediatamente ou que um esfregaço de sangue periférico seja analisado por patologista clínico experiente. Se alterações forem confirmadas ou se persistirem as alterações, mesmo com esfregaço negativo, a criança deve ser encaminhada para um serviço de referência, iniciando-se, o mais breve possível, uma abordagem diagnóstica para leucoses (ou leucemias) ou outras doenças graves. No quadro II-40 estão listadas as prin-

Quadro II-39 – Achados especiais de exame físico e possíveis etiologias da anemia.

Localização	Sinais no exame físico	Possível etiologia
Pele	Hiperpigmentação	Anemia aplástica de Fanconi
	Petéquia ou púrpura	Anemia hemolítica autoimune com trombocitopenia Síndrome hemolítico-urêmica Aplasia ou infiltração medular
	Pigmentação alaranjada (carotenemia)	Sugestivo de ferropenia em lactentes
	Icterícia	Anemia hemolítica Deficiência de vitamina B_{12} ou ácido fólico Anemia aplástica
	Hemangioma cavernoso	Anemia hemolítica microangiopática
	Úlceras de extremidades	Hemoglobinopatia S ou C Talassemia
Face	Proeminência frontal, malar ou maxilar	Anemia hemolítica congênita – *talassemia major* Ferropenia intensa
Olhos	Microcórnea	Anemia aplástica de Fanconi
	Vasos tortuosos na retina, microaneurismas	Hemoglobinopatia S ou C
	Catarata	Deficiência de G6PD Galactosemia com anemia hemolítica no período neonatal
	Hemorragia de vítreo	Hemoglobinopatia S
	Hemorragia de retina	Anemia crônica grave
	Edema de pálpebras	Mononucleose Enteropatia com ferropenia Insuficiência renal
	Cegueira	Osteopetrose
Boca	Glossite	Ferropenia, deficiência de vitamina B_{12}
	Estomatite angular	Ferropenia
Tórax	Ausência unilateral de músculo peitoral	Síndrome de Poland
	Tórax abaulado em forma de escudo	Síndrome de Diamond-Blackfan
Mãos	Polegar trifalângico	Aplasia de série vermelha
	Unhas em formato de colher	Ferropenia
Abdome	Esplenomegalia	Anemia hemolítica congênita Leucemias Linfomas Infecções agudas e crônicas Hipertensão portal

Fonte: Modificado de Oski, 2003.

cipais alterações morfológicas do eritrócito detectáveis no esfregaço e as possíveis correlações etiológicas.

Alguns outros dados no hemograma são importantes para o diagnóstico etiológico das anemias. O volume corpuscular médio (VCM), que é a média dos volumes das hemácias obtida pela razão hematócrito/número de eritrócitos, permite uma classificação das causas de anemia (Quadro II-41). Considera-se microcitose quando o VCM for menor que $75\mu^3$, e macrocitose, quando maior que $100\mu^3$ e normocitose entre 75 e $100\mu^3$.

A contagem eletrônica dos eritrócitos fornece, ainda, o coeficiente de variação do volume eritrocitário (também denominado RDW – *red cell volume width distribution*), cujos valores normais se encontram entre 11,5 e 16%. Na anemia ferropriva, o RDW está aumentado devido à ampla variação do volume das hemácias, enquanto nas síndromes talassêmicas as hemácias apresentam-se de tamanho uniforme, apresentando RDW normal. A comparação entre o VCM e o RDW em diversas condições clínicas é apresentada no quadro II-42.

Quadro II-40 – Principais alterações morfológicas do eritrócito encontradas no esfregaço de sangue periférico e respectivas correlações etiológicas da anemia.

Esferócitos
Esferocitose hereditária
Incompatibilidade ABO no recém-nascido
Anemias hemolíticas e reação hemolítica pós-transfusão
Hiperesplenismo
Queimaduras extensas
Contato com venenos
Sepse por *Clostridium welchii*
Hipofosfatemia grave
Células falcizadas
Anemia falciforme
Síndromes falciformes sintomáticas
Eritrócitos crenados
Uremia
Pós-esplenectomia
Pós-transfusão de sangue estocado
Poiquilócitos bizarros
Anemia hemolítica macro e microangiopática
Eliptocitose hereditária
Eliptócitos
Eliptocitose hereditária
Talassemias
Anemias microcíticas
Anemias megaloblásticas
Pontilhado basofílico
Talassemias e hemoglobinas instáveis
Intoxicação por chumbo
Células-alvo
Hemoglobinopatias S, C, D e E
Talassemias
Anemias microcíticas
Pós-esplenectomia
Hepatopatia obstrutiva
Xerocitose hereditária
Estomatócitos
Estomatocitoses
Parasitas intracelulares
Malária

Fonte: Oski, 2003 (modificado).

Quadro II-41 – Classificação das principais etiologias de anemia, de acordo com o tipo de anemia caracterizado pelo volume corpuscular médio (VCM).

Anemias microcíticas
Anemia ferropriva por deficiência nutricional e perdas sanguíneas
Intoxicação por chumbo
Síndromes talassêmicas
Anemias macrocíticas
Com megaloblastose medular
– deficiência de vitamina B_{12}
– deficiência de ácido fólico
Sem megaloblastose medular
– anemia aplástica
– síndrome de Diamond-Blackfan
– hipotireoidismo
– hepatopatias
– processos infiltrativos em medula
Anemias normocíticas
Anemias hemolíticas congênitas
– hemoglobinopatias
– defeitos enzimáticos de eritrócito
– alterações da membrana do eritrócito
Anemias hemolíticas adquiridas
– por imunocomplexos
– anemias hemolíticas microangiopáticas
– secundárias a processos infecciosos
Perda sanguínea aguda
Sequestro esplênico
Insuficiência renal crônica

Fonte: Oski, 2003.

A contagem de reticulócitos, que pode ser realizada em conjunto com o hemograma, auxilia no diagnóstico das anemias. Os reticulócitos são os eritrócitos jovens e estima-se que sua taxa, a relação percentual entre o número de reticulócitos e o número de eritrócitos, esteja refletindo a velocidade com que a medula está liberando eritrócitos jovens para a circulação periférica. Sua contagem exige metodologia específica, enquanto a leitura do hemograma é feita de forma automatizada.

Quadro II-42 – Valores do RDW e do VCM em diversas situações clínicas.

RDW	VCM		
	Baixo	**Normal**	**Alto**
Normal	Traço α ou β-talassêmicos (heterozigóticos)	Crianças normais Intoxicação por chumbo	Anemia aplástica
Alto	Deficiência de ferro	Ferropenia leve	Recém-nascidos
	Hemoglobinopatia H (α-talassemia)	Hepatopatias	Prematuridade
	S-β-talassemia	Deficiência nutricional mista Anemia hemolítica imune Hemoglobinopatia SS ou SC Esferocitose hereditária	Deficiência de vitamina B_{12} Deficiência de folato Anemia hemolítica imune

Fonte: Oski, 2003.

Assim sendo, trata-se de exames diferentes que devem ser solicitados separadamente, cujas interpretações são complementares. A elevação da taxa de reticulócitos (valores maiores que 7% entre recém-nascidos e maiores que 2% para as demais faixas etárias) reflete o aumento da eritropoese, o que costuma ocorrer nas anemias hemolíticas, nos quadros de sangramento agudo e no início do tratamento de reposição de nutrientes nas anemias carenciais. Taxas de reticulócitos menores que 0,5% são constatadas nas anemias carenciais.

Portanto, os resultados do hemograma e da contagem de reticulócitos, além de confirmarem a presença de anemia, orientam, quando associados aos dados obtidos na história e no exame físico, a abordagem diagnóstica das crianças com anemia. Nesse sentido, a seguir será apresentada a abordagem da criança com anemia microcítica, normocítica e macrocítica.

Abordagem da criança com anemia microcítica

A maioria dos autores considera válido iniciar o tratamento com reposição de ferro nos lactentes e pré-escolares que apresentam dados de história que indiquem risco de ferropenia, associados a encontro de anemia, microcitose e aumento do RDW no hemograma e a percentual baixo de reticulócitos. Especialmente no Brasil, justifica-se essa conduta inicial, devido à alta prevalência de anemia ferropriva já referida. Assim, o tratamento com reposição de ferro por via oral por meio da reorientação alimentar e da prescrição de medicamentos deve ser iniciado e a criança acompanhada com retornos periódicos, em intervalos que dependem da gravidade da anemia, e com reavaliação dos índices hematimétricos.

Na ausência de resposta satisfatória, a principal possibilidade a ser suspeitada é a falta de adesão às orientações prescritas, cujos motivos serão discutidos mais adiante. O tratamento deve ser reorientado, considerando-se as dificuldades específicas de cada caso.

A persistência da anemia microcítica em crianças devidamente tratadas sugere a necessidade de se ampliar a abordagem diagnóstica. O próximo passo deve ser para confirmar ou afastar laboratorialmente a condição de ferropenia. Embora vários exames permitam quantificar o ferro corporal, as dosagens séricas disponíveis retratam apenas uma parte do seu metabolismo e devem ser interpretadas com cautela.

A dosagem de ferro sérico tem valor relativo no diagnóstico dos estados ferropênicos, uma vez que as alterações só são detectáveis nos estágios avançados, ou seja, depois de terem sido consumidos os depósitos de ferro. Além disso, os níveis séricos de ferro sofrem variação circadiana, ou seja, pela manhã chegam a ser 30% mais altos do que à tarde. Dosagens de ferro sérico menores que 30µg/100ml indicam carência de ferro no organismo.

A transferrina é uma proteína transportadora do ferro na corrente sanguínea que sofre decréscimo conforme o organismo vai sendo espoliado em ferro. Assim, a saturação da transferrina é um índice sensível para a avaliação de estados ferropênicos, sendo significativos para essa condição os valores menores que 16%.

A capacidade total de ligação do ferro é um exame que avalia a avidez da transferrina pelo ferro. Portanto, a capacidade total de ligação de ferro será tanto maior quanto maior a ferropenia e inversamente proporcional à saturação da transferrina.

O ferro estocado nos tecidos está ligado à ferritina ou à hemossiderina, que são proteínas intracelulares. No soro, a ferritina é, normalmente, encontrada em concentrações baixas. Por retratar indiretamente os estoques de ferro, a dosagem dessa proteína no soro é uma forma sensível de se detectar o início do processo de ferropenia. Os valores de referência variam com a faixa etária, sendo mais elevados nos primeiros cinco meses de vida e menores na mulher em idade fértil. O quadro II-43 ilustra essa variação. Em geral, níveis menores que 10µg/l estão associados à deficiência de ferro. No entanto, na vigência de processos inflamatórios crônicos, como ocorre deslocamento do ferro para as formas de depósito, os valores de referência devem ser ajustados. Na vigência de processo inflamatório crônico, a constatação de ferritina inferior a 50µg/l pode sugerir ferropenia.

Quadro II-43 – Variação dos valores de ferritina sérica conforme faixa etária.

Faixa etária	Ferritina sérica (µg/l)
Recém-nascidos	25-200
1 mês	200-600
2-5 meses	50-2.000
6 meses-15 anos	10-150
Adulto do sexo masculino	36-262
Adulto do sexo feminino – menacme	10-64
Adulto do sexo feminino – pós-menopausa	24-155

Fonte: Laboratório Fleury, 1999.

Quando quantidades insuficientes de ferro estão disponíveis para combinar com a protoporfirina e formar o grupo heme da hemoglobina, ocorre acúmulo de protoporfirina livre (PEL) nas células vermelhas. Assim, valores maiores do que 3µg/ml de PEL são considerados indicativos de carência de ferro.

Sempre que possível, a dosagem de ferritina sérica deve ser priorizada entre os exames disponíveis que avaliam o ferro corporal. Como a anemia é a resultante final da carência de ferro, há autores que sugerem sua realização, vinculada ao hemograma e à contagem de reticulócitos, em estudos populacionais que visam avaliar a prevalência de anemia ferropriva e do risco de ferropenia. A ferritina retrata os estoques de ferro corporal que, por sua vez, são os primeiros a espoliarem-se nas situações iniciais da carência de ferro. Dessa forma, torna-se possível avaliar mais concretamente a dimensão da ferropenia, e medidas profiláticas contra a instalação de anemia ferropriva podem ser instaladas mais precocemente (Quadro II-43).

Uma vez confirmada a presença de ferropenia por meio de um dos índices anteriormente descritos, o tratamento deve ser retomado, considerando-se a possibilidade de falha terapêutica ou de haver outra etiologia associada à ferropenia, como deficiências nutricionais mistas, processos inflamatórios crônicos, perdas sanguíneas ocultas e, até mesmo, alguma outra afecção específica do eritrócito que tenha pouca expressão clínica.

Abordagem da criança com anemia microcítica com RDW normal ou sem ferropenia – se a ferropenia for afastada, os dados de anamnese e a investigação diagnóstica laboratorial devem ser ampliados buscando causas de microcitose como algumas síndromes talassêmicas e intoxicação por chumbo. A eletroforese de hemoglobina (discutida a seguir) deve ser realizada como conduta inicial quando houver anemia microcítica com RDW normal, pois essa condição afasta ferropenia e sugere talassemia. As crianças portadoras de síndromes talassêmicas apresentam produção reduzida ou inexistente de uma ou mais cadeias de globinas que compõem a hemoglobina humana. Há diversos tipos e as α e β-talassemias destacam-se pela frequência, pois são as cadeias mais frequentes na composição das Hb ao nascimento.

Os sintomas e a gravidade das talassemias dependem do grau de comprometimento da produção das cadeias α e β. A produção da cadeia β está vinculada a dois genes do cromossomo 11, e a produção da cadeia α, a quatro genes do cromossomo 16; dessa forma, a expressão clínica depende do número e da combinação de genes acometidos. Por esses motivos, pode haver carregadores do traço talassêmico α ou β assintomáticos ou oligossintomáticos, assim como casos de anemia grave.

O traço β-talassêmico pode ser detectado em crianças com ascendência europeia mediterrânea ou do sul e sudeste asiático que em geral apresentam anemia leve, microcitose com RDW normal, diminuição de HbA (por ser composta por 2 cadeias α e 2 cadeias β) e elevação de HbA_2 ou de HbF.

O traço α-talassêmico vem tanto do sudeste asiático como da África. Quando apenas um é gene acometido, denomina-se carregador silencioso da α-talassemia e só pode ser detectado por estudos genéticos moleculares, pois a eletroforese de Hb é normal. Para que haja o aparecimento de microcitose e anemia leve, é necessário o comprometimento de dois dos quatro genes que determinam a produção da cadeia α.

A β^0-talassemia, também conhecida como talassemia *major* ou anemia de Cooley, ocorre quando a cadeia β não é produzida, inviabilizando a produção da HbA, que é substituída pelas HbF e HbA_2, gerando quadros clínicos graves de anemia.

Quando a produção da cadeia α é bastante reduzida e substituída parcialmente pela Hb de Bart (formada por tetrâmeros de cadeia γ no recém-nascido) ou pela HbH (formada por tetrâmeros de cadeia β, a partir do nascimento), o quadro clínico é de anemia grave com várias complicações, e quando nem é sintetizada, inviabilizando a produção das HbF, HbA e da HbA_2, podem ocorrer hidropsia fetal e morte.

As crianças portadoras de β^0-talassemia ou α-talassemia são sintomáticas e têm anemia moderada ou grave, que pode causar atraso do crescimento, da maturação sexual e do desenvolvimento. A anemia crônica leva à expansão dos sítios de eritropoese com consequentes deformidades ósseas e reticulocitose, e a hemólise recorrente pode originar a colecistopatia calculosa. Esses pacientes devem ser referidos para serviços de Hematologia, pois seu tratamento envolve, entre outras medidas, transfusões recorrentes e medidas para quelação do excesso de ferro armazenado, amenizando os efeitos da hemocromatose.

Por outro lado, os portadores de traços talassêmicos não têm necessidade de seguimento com o hematologista, bastando orientar a família que a microcitose será mantida e que a reposição de ferro só deve ser indicada se, em alguma ocasião, for constatada ferropenia em laboratório. A investigação familiar, com a realização de hemograma, contagem de reticulócitos e eletroforese de hemoglobina, deve ser conduzida para se completar a abordagem para o aconselhamento genético.

A anemia microcítica com RDW normal ou sem ferropenia pode ocorrer em crianças com intoxicação pelo chumbo. Nesses casos, o ferro sérico e a saturação de transferrina estão normais, e os níveis de protoporfirina livre estão muito elevados, pois o chumbo impede a ligação do ferro à protoporfirina. Essa condição clínica exige seguimento especializado com o hematologista.

Abordagem da criança com anemia normocítica

As principais causas de anemia normocítica são processos infecciosos/inflamatórios crônicos, hemoglobinopatias e outras anemias hemolíticas.

Na presença de processos infecciosos/inflamatórios crônicos, os dados de anamnese e o exame físico são fundamentais para o diagnóstico. Nessas condições mórbidas, não costuma haver reticulocitose e os níveis de ferritina costumam estar aumentados. Em geral, quando não há ferropenia associada, a remissão/controle do quadro infeccioso agudo é acompanhado da normalização dos índices hematimétricos.

Abordagem da criança com anemia normocítica e com reticulocitose – a presença de reticulocitose associada à anemia normocítica sugere fortemente processo de hemólise e redireciona a abordagem diagnóstica para as anemias hemolíticas. Há que se afastar duas situações clínicas menos complexas, antes de se iniciar a investigação: crianças com história de sangramento recente ou em tratamento com reposição de ferro, pois a reticulocitose retrata apenas a resposta clínica adequada.

A investigação das anemias hemolíticas inclui muitas possibilidades diagnósticas, sendo as principais: alterações congênitas da estrutura/composição do eritrócito ou agressões ao eritrócito secundárias a processos externos (incompatibilidade sanguínea maternofetal, processos inflamatórios ou infecciosos e autoimunes).

A investigação da hemólise no período neonatal costuma ocorrer no berçário, pois está associada a risco de hiperbilirrubinemia e implica decisões terapêuticas específicas como fototerapia ou exsanguineotransfusão.

Além da incompatibilidade ABO ou Rh, algumas alterações congênitas podem induzir hemólise nesse período, entre elas se destaca a deficiência da enzima glicose-6--fosfatodesidrogenase (G6PD), que é uma doença de determinação genética ligada ao cromossomo X, com prevalência estimada de 1,6 a 7%.

A deficiência de G6PD pode ser transitória por imaturidade do eritrócito restrita ao período neonatal ou permanente, justificando a necessidade de dosá-la novamente após o sexto mês de vida. De modo geral, as crianças portadoras dessa deficiência não necessitam de seguimento especializado. O fundamental é que se evitem situações que possam induzir hemólise; nesse sentido, seus pais devem ser orientados para a possibilidade de hemólise em situações de estresse (processos infecciosos/inflamatórios) e para que se evite o contato com substâncias com propriedades oxidativas (Quadro II-44). Sugere-se que os pais apresentem esta lista quando a criança for submetida a qualquer avaliação de saúde.

Quadro II-44 – Lista de medicamentos que não devem ser usados ou que podem ser utilizados com cautela em pacientes com deficiência de G6PD.

Medicamentos que não devem ser usados	
Nome genérico	**Nome comercial**
Ácido acetilsalicílico	AAS, Aspirina Prevent, Coristina D, Hebrin, Fontol, Sonrisal, Doril, Bufferin, Superhist
Ácido ascórbico ou vitamina C	Cebion, Cewin, Citrovit, Energoplex, Dactil-OB, Energil C, Thiaminose, Targifor C
Azul de metileno ou metiltionínio	Visodin, Oftazul, Pílulas de Witt´s, Vislin, Proctosan, Mictasol, Azul de Metileno, Pílulas de Lussen, Visalmin
Cloranfenicol	Dexacor, Dexafenicol, Epitezan, Fibrase, Viximicina, Quemicetina, Fenidex, Sintomicetina
Dapsona	Furp-Dapsona
Dimercaprol	Dimercaprol
Dipirona	Novalgina, Dorflex, Anador, Difebril, Dorciflex, Doriless, Buscopan composto, Lisador, Neosaldina
Eritromicina	Eritrex A, Pantomicina, Ilosone, Rubromicin, Valmicin
Fenazopiridina ou fempiridina	Pyridium
Fitomenadiona ou vitamina K	Kanalion, Kavit, Vitak
Furazolidona	Giarlan, Funed Furazolidona, Colistase
Nitrofurantoína quinina	Macrodantina, Hantina, Panifunil, Monotrean, Monotrean B_6
Sulfacetamida	Bactrin, Dientrin, Infectrin, Bactropin, Bactrox, Clotrizol, Bacris, Septiolan, Triglobe, Assepiun, Metoprin, Espectroprima, Dispeptrin
Sulfametoxazol + trimetoprima sulfassalazina	Sulfassalazina manipulada, Azulfin
Medicamentos que podem ser usados com cautela	
Nome genérico	**Nome comercial**
Paracetamol	Tylenol, Naldecon, Resfenol, Resprin
Diclofenaco	Cataflan, Voltaren, Flogan, Asten, Biofenac

Fonte: Serviço de Neonatologia e Serviço de Farmácia do Hospital Universitário da Universidade de São Paulo.

Uma outra situação no período neonatal que o pediatra deve saber conduzir é a suspeita de hemoglobinopatias. Desde 2001, o Ministério da Saúde acrescentou à triagem neonatal (conhecido como "teste do pezinho") a investigação de hemoglobinopatias, considerando-se que a ausência de HbA nesse exame é sugestiva de quadros mais graves que necessitam de diagnóstico precoce. Excetuando-se as crianças portadoras de α-talassemia grave, em geral, as hemoglobinopatias não cursam com anemia nos primeiros meses de vida, até que ocorra substituição da HbF pela Hb geneticamente alterada. A investigação desses quadros deve ser iniciada pela eletroforese de Hb a partir do sexto mês de vida.

Além dessa situação, a eletroforese de hemoglobina está indicada nas crianças com história, exame físico ou antecedentes familiares sugestivos de hemoglobinopatias, que apresentem, ao hemograma, anemia normocítica e reticulocitose. E diante das seguintes alterações morfológicas no esfregaço de sangue periférico: células falcizadas, células-alvo, eliptócitos e acentuação de pontilhado basofílico. A indicação da eletroforese de hemoglobina também deve ser lembrada no seguimento de algumas crianças inicialmente tratadas como portadoras de ferropenia que apresentem respostas parciais à reposição de ferro ou que passem a apresentar evidências laboratoriais de hemoglobinopatia, cuja expressão clínica é leve ou estava oculta por essa condição.

Como existem diferentes formas de hemoglobinopatias, é possível encontrar ampla variação de possibilidades de resultados de eletroforese de hemoglobina. Os valores obtidos devem ser comparados com os valores de referência e os portadores de resultados diferentes devem ter a investigação diagnóstica ampliada ou serem encaminhados para serviços de hematologia. A partir dos 2 anos de idade são considerados normais os seguintes resultados:

- HbA $\geq$ 95%;
- HbA$_2$ < 3,5%;
- HbF = 2%.

As crianças portadoras de síndromes falciformes apresentam alteração da estrutura da cadeia beta da hemoglobina A, na qual o aminoácido valina substitui o ácido glutâmico formando a hemoglobina S (HbS). Essa modificação provoca a polimerização da molécula de HbS na carência de oxigênio, determinando a forma de foice ao eritrócito, responsável por boa parte dos sintomas. A HbS é detectável a partir da 10ª a 12ª semanas de gravidez, permitindo o diagnóstico intraútero. Porém, quantidades elevadas de HbS somente são sintetizadas entre o terceiro e o sexto meses de vida, justificando a escassez de sintomas antes desse período. Nessas crianças, as concentrações de HbS são sempre maiores que a HbA e a gravidade do quadro depende, entre outros fatores, da concentração de HbS. No quadro II-45 estão resumidas as possibilidades clínicas e laboratoriais das síndromes falciformes.

A criança é considerada portadora de anemia falciforme (ou de doença falciforme) quando não sintetiza a HbA. Quando identificada uma criança portadora de traço falciforme, devem ser feitas orientações quanto ao risco de transmissão genética e os familiares devem realizar eletroforese de hemoglobina. Serão apresentados adiante alguns aspectos do seguimento e da abordagem terapêutica das crianças portadoras de hemoglobinopatias mais importantes.

Quando a hemólise é recorrente e ocorre sem outros acometimentos sistêmicos, há possibilidade de outras alterações eritrocitárias. Antes de encaminhar para o hematologista, o pediatra pode verificar se há doença da membrana do eritrócito por meio da avaliação da resis-

Quadro II-45 – Gravidade clínica e testes diagnósticos para as síndromes falciformes mais comuns.

Síndrome	Gravidade clínica		Triagem neonatal*	Eletroforese de Hb na 6ª semana*	Eletroforese de Hb em crianças com 5 anos ou mais (%)				
	Hemólise	Vasoclusão			HbA	HbS	HbF	HbA$_2$	HbC
Anemia falciforme	++++	++++	FS	FS	0	75-95	2-25	< 3,5	0
Falciforme β⁰-talassemia‡	+++	+++	FS	FS	0	80-92	2-15	3,5-7,0	0
Falciforme--hemoglobinopatia C	+	++	FSC	FSC	0	45-50	1-5	NA	45-50
Falciforme β⁺-talassemia‡	+	+	FSA ou FS	FSA	5-30	65-90	2-10	3,5-6,0	0
Traço falciforme	0	0	FAS	FAS	50-60	34-45	< 2	< 3,5	0
Normal	0	0	FA	FA ou AF	95-98	0	< 2	< 3,5	0

Fonte: Lane, 1996 (citado por Bourroul et al., 2000) e 2001.

* Hemoglobinas relacionadas em ordem de quantidade (por exemplo, FSA = F > S > A). F = Hb fetal; S = Hb falciforme; C = HbC; A = HbA.

‡ β⁰ indica mutação da talassemia com produção ausente da β-globina; β⁺ indica mutação da talassemia com reduzida, mas não ausente, produção da β-globina. Quantidade de A$_2$ não pode ser medida na presença de HbC.

§ Algumas vezes, a quantidade de HbA é insuficiente para a detecção ao nascimento.

tência globular, que avalia sua integridade. Nesse exame, as hemácias da criança são colocadas em contato com solução salina de diferentes concentrações e, normalmente, à medida que o meio se torna mais hipotônico ocorre maior percentual de hemólise.

Nas crianças com doença de membrana, a ocorrência de hemólise em meios mais diluídos (hipotônicos) é maior e mais precoce, pois, nesses casos, a membrana é mais permeável e a entrada de líquido, do meio extracelular para o interior da hemácia, provoca sua distensão e sua ruptura. Quando o resultado da avaliação da resistência globular é registrado em gráfico, no qual a porcentagem de hemólise fica na ordenada e a diluição do meio na abscissa, a ocorrência de desvio da curva para a direita confirma a hipótese de doença de membrana.

Crianças com anemia ferropriva e anemia falciforme podem apresentar curva de resistência globular desviada para a esquerda, pois essas doenças conferem maior resistência à hemácia. A figura II-13 ilustra essa forma de apresentação. A tabela II-8 mostra a outra forma de

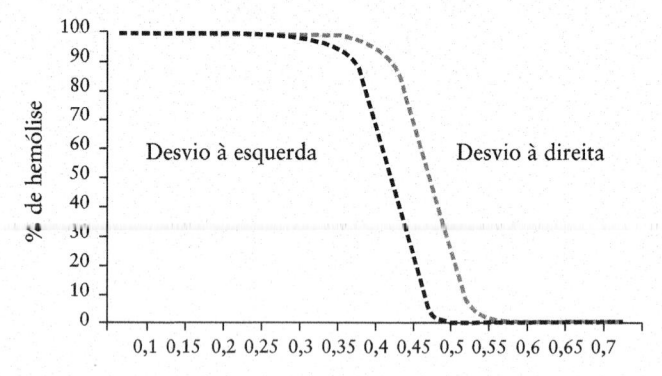

Figura II-13 – Curva de resistência globular. Fonte: Laboratório do Instituto da Criança do Hospital das Clínicas da Faculdade de Medicina da Universidade de São Paulo.

Tabela II-8 – Resultado da avaliação da resistência globular compatível com doença de membrana.

Concentração de NaCl	Hemólise (%)	
	Doença de membrana	Valor de referência
0,10	100	100
0,20	100	100
0,30	100	97-100
0,35	100	90-99
0,40	95	50-90
0,45	65	0-45
0,50	8	0-5
0,55	1	0
0,60	0	0
0,70	0	0

Fonte: Laboratório do Instituto da Criança do Hospital das Clínicas da Faculdade de Medicina da Universidade de São Paulo.

registro dos resultados da avaliação da resistência globular e exemplifica o resultado dessa avaliação de uma criança com doença de membrana. Nessa forma de registro, os dados do paciente devem ser comparados com os valores de referência. A ocorrência de no mínimo três percentuais de hemólise maiores do que os valores de referência, nos meios menos diluídos, é suficiente para sugerir a presença de doença de membrana. A confirmação quanto ao tipo específico de cada doença de membrana cabe ao hematologista e pode ser feita pela eletroforese das proteínas da membrana do eritrócito.

A investigação das anemias hemolíticas autoimunes impõe-se quando, além da normocitose e da reticulocitose, há outros dados ou manifestações de doenças sistêmicas ou autoimunes ou quando as alterações do eritrócito foram afastadas. Em geral, inicia-se pela realização de testes de Coombs direto e indireto, mas, como essas são condições clínicas muito específicas, recomenda-se que as crianças sejam avaliadas pelo hematologista.

Abordagem da criança com anemia macrocítica

A constatação de macrocitose no hemograma está associada a várias causas, que podem ser agrupadas em três situações: falência medular (como, por exemplo, na displasia ou fibrose medular), diminuição da produção de eritropoetina/resistência (como, por exemplo, na insuficiência renal crônica) ou alteração do processo de maturação nuclear (infiltração neoplásica, deficiência de vitamina B_{12} ou de ácido fólico). Essas são situações clínicas bem mais raras que a ferropenia e, de modo geral, estão associadas a doenças mais graves (ver Quadros II-41 e II-45). Os dados de história e exame físico específicos de cada criança devem direcionar a investigação diagnóstica.

Pelo risco de a anemia megaloblástica ser uma manifestação precoce de leucemia e também pelo fato de doenças de maior complexidade estarem associadas a essa alteração hematológica, recomenda-se que as crianças com anemia macrocítica sejam rapidamente encaminhadas para o hematologista para que as causas mais graves possam ser afastadas ou devidamente abordadas.

A associação de macrocitose com leucopenia (afetando especificamente a série granulocítica), hipersegmentação do núcleo dos neutrófilos (5% com cinco ou mais lobos ou 1% com seis ou mais lobos) e plaquetopenia é bastante sugestiva de anemia por carência vitamínica e pode ser confirmada pela dosagem sérica de vitamina B_{12} e ácido fólico.

O ácido fólico e a vitamina B_{12} têm vias metabólicas comuns; dessa forma, a deficiência de um pode alterar os níveis séricos do outro (Quadro II-40). No paciente com deficiência de folato, pode ocorrer discreta diminuição no nível sérico da vitamina B_{12}, que se normaliza após o tratamento com ácido fólico. Por outro lado, em 25% dos pacientes com deficiência de vitamina B_{12} observa-se discreto aumento no nível sérico do folato.

Quadro II-40 – Nível sérico da vitamina B_{12} e do folato em indivíduos normais, pacientes com deficiência de vitamina B_{12} e deficiência de folato.

	Normal	Deficiência de vitamina B_{12}	Deficiência de folato*
Nível sérico de vitamina B_{12} (ng/l)	450* (160-1.000)	38* (< 10-110)	190* (50-500)
Nível sérico de folato (µg/l)	10* (6-12)	17* (4,5-37)	< 3*

* Valores médios; variações entre parênteses.

Fonte: Lee, 1999 (modificado) – citado por Bourroul et al., 2000.

É essencial que o médico defina qual a deficiência em questão, pois o tratamento incorreto não é somente oneroso, como pode ser prejudicial. Quando se administra ácido fólico ao indivíduo com deficiência de vitamina B_{12}, geralmente ocorre melhora temporária da anemia macrocítica, mascarando e retardando o diagnóstico da deficiência da vitamina B_{12}. O grande problema no diagnóstico tardio da deficiência de vitamina B_{12} é o consequente comprometimento neurológico progressivo e irreversível que essa deficiência pode causar. Portanto, é fundamental que o diagnóstico correto seja estabelecido por meio das dosagens séricas da vitamina B_{12} e do ácido fólico ou, quando esses exames não estiverem disponíveis, pelo teste terapêutico.

Antes da viabilização das dosagens séricas de ácido fólico e de vitamina B_{12}, a avaliação da resposta obtida após a oferta dessas vitaminas em pequenas doses, ou seja, o teste terapêutico para avaliação indireta da deficiência de vitamina B_{12} e de ácido fólico era o meio que se dispunha para tentar confirmar tais estados de carência. Na primeira fase do teste, é oferecido ácido fólico (200µg/dia) durante 10 dias consecutivos. Nesse período, são colhidas amostras sanguíneas diariamente. O resultado do teste é considerado positivo, ou seja, capaz de identificar a carência vitamínica se os índices hematimétricos mostrarem a ocorrência de reticulocitose a partir do segundo ou terceiro dias de teste, atingindo os maiores valores entre o quinto e o oitavo dias. Na segunda fase do teste, da mesma forma, a vitamina B_{12} (1-2µg/dia) é oferecida, por via oral, durante 10 dias consecutivos, período em que se observa a ocorrência de reticulocitose. Dupla resposta positiva significa carência combinada. Doses maiores de reposição vitamínica podem induzir resultados falso-positivos. É importante salientar que as doses de ácido fólico empregadas no teste terapêutico não prejudicam o diagnóstico da carência de vitamina B_{12} e não precipitam o aparecimento do quadro neurológico.

A ausência de erro alimentar na história de uma criança que apresenta quadro clínico e laboratorial compatível com deficiência de vitamina B_{12} sugere a presença de má absorção dessa vitamina. Nesses casos, a avaliação da secreção do fator intrínseco, glicoproteína produzida pelas células do fundo e corpo gástricos que viabiliza a absorção da vitamina B_{12} no íleo terminal, deve ser feita em algum serviço de referência por meio do teste de Schilling.

QUADRO CLÍNICO E SEGUIMENTO DE PORTADORES DE ALGUMAS HEMOGLOBINOPATIAS

Anemia (doença) falciforme (HbSS)

A prevalência de portadores de anemia falciforme no Brasil não é propriamente conhecida. Segundo Cançado e Jesus (2007), o Ministério da Saúde estima que haja 25.000 a 35.000 casos e 3.500 casos novos por ano. Sabe-se que a anemia falciforme é mais frequente entre pessoas com ascendência da raça negra, mas, no Brasil, devido à importância da miscigenação racial, deve-se supor tal possibilidade diagnóstica, mesmo em crianças que não sejam de cor negra.

Auricchio et al. (2007) estudaram 11 comunidades quilombolas do Vale do Ribeira por meio de 1.058 amostras de sangue (40,06% da população local) e encontraram, em média, 0,4% indivíduos com doença falciforme (HbSS) e 7,6% portadores do traço falciforme (HbAS).

Uma melhor aproximação da prevalência da anemia falciforme está sendo possível de se obter desde que o Ministério da Saúde tornou obrigatória a inclusão da pesquisa de hemoglobinopatias na triagem neonatal (conhecido como "teste do pezinho"). A tabela II-9 mostra que a constatação de crianças portadoras de HbFS é, em geral, rara, mas relativamente mais frequentes nos estados onde os descendentes de negros são mais prevalentes, como a Bahia.

É importante reafirmar que a triagem neonatal permite identificar os possíveis portadores de anemia falciforme; no entanto, é fundamental reavaliá-los por meio da realização de eletroforese de hemoglobina a partir do sexto mês de vida, pois, apesar de não produzirem HbA no período neonatal, podem produzir outras hemoglobinas, constituindo outras síndromes falciformes que em geral evoluem de forma mais amena do que a anemia falciforme.

As principais complicações clínicas evolutivas dos portadores de anemia falciforme podem ser agrupadas de acordo com os sinais e sintomas e variam desde febre ou dor isoladas até quadros clínicos mais graves como:

– Crise álgica: dor aguda e intensa da venoclusão causada pelas hemácias falcizadas que geram dano tecidual isquêmico secundário em extremidades, abdome ou costas. Tem como desencadeantes: hipóxia, infecção, febre, acidose, desidratação e frio extremo. A primeira manifestação costuma ocorrer nos lactentes e é conhecida como síndrome das mãos e pés (dactilite).

Tabela II-9 – Estudos sobre prevalência de hemoglobinopatias entre recém-nascidos no Brasil.

Região	Fonte	Ano	Local	Nº e % de recém-nascidos	Hemoglobina		
					Hb FAS	Hb FS	Hb FAC
Nordeste	Adorno, 2005	2000	Salvador (BA)	590 19,9% (83% negros e pardos) Maternidade Pública Tsylla Balbino	9,8	0,2	6,5
	Silva, 2006	2001 2002 2003	Cachoeira (BA)	82,6% 51,6% 46,4%	5,3 4,6 8,0	–	3,4 2,3 3,3
	Silva, 2006	2001 2002 2003	São Félix (BA)	100%	11,3 7,1 9,4	–	2,2 1,8 3,7
	Silva, 2006	2001 2002 2003	Maragogipe (BA)	23,7% 40% 56,2%	1,8 3,0 7,7	–	– 0,8 2,9
	Araujo, 2004	2001	Natal (RN)	1940	1,5	0,05	0,31
Centro-Oeste	Diniz, 2009	2004 2006	Distrito Federal	116.271 85%	3,23	0,09	Não investigado
Sul	Daudt, 2002	1999	Hospital de Clínicas Porto Alegre (RS)	1.615 55%	1,2	–	0,4
	Sommer, 2006	2003 2004	RS	117.320 92%	1,14	–	0,19
	Watanabe, 2008	2002 2004	Paraná	548.810 100% (88,9% brancos)	1,5	0,0049*	–

* HbSβ = 0,0027%; HbSS = 0,0022%.

– Sequestro esplênico: acomete principalmente crianças entre 5 meses e 2 anos e apresenta-se como aumento repentino do volume do baço associado a anemia intensa, reticulocitose e algumas vezes choque hipovolêmico.
– Síndrome torácica aguda: dor torácica aguda, febre, sinais de acometimento de vias aéreas baixas, sinais de insuficiência respiratória e infiltrado do parênquima pulmonar, hipóxia e hipercapnia secundários a infecção, embolia de medula óssea necrótica, hipercapnia, venoclusão e sequestro pulmonar.
– Anemia aplástica: queda de hemoglobina sem reticulocitose.
– Acometimentos neurológicos: em geral isquêmicos, por obstrução da carótida interna ou da artéria cerebral média.
– Priapismo: recorrente ou prolongado, com mais de 3 a 4 horas de duração ou dois episódios por mês ou quatro episódios por ano.

Tais complicações podem evoluir gravemente, deixando sequelas neurológicas ou mesmo levando à morte, embora muitos avanços têm sido incorporados na abordagem da doença falciforme nos últimos anos. A identificação dos recém-nascidos acometidos por meio da triagem neonatal abre a possibilidade de intervenções precoces, reduzindo significativamente a morbimortalidade durante a infância e adolescência, prevenindo algumas manifestações ou diminuindo a gravidade ou as sequelas da doença. Os cuidados específicos dos portadores de doença falciforme estão internacionalmente protocolados, são dispendiosos e incluem medidas educativas, profiláticas, paliativas e até mesmo curativas.

Entre as medidas educativas, destacam-se as orientações sobre a evolução e as possíveis complicações da doença, assim como o rastreamento de outros familiares portadores do traço falciforme e o aconselhamento genético.

No seguimento de crianças com anemia falciforme, é fundamental o cuidado com as orientações a respeito das imunizações. Pelo risco de contaminação por transfusões sanguíneas, todos os pacientes devem receber a vacina contra o vírus da hepatite B, contida no calendário básico de imunizações do Ministério da Saúde, e contra a hepatite A. Pelas deficiências imunológicas associadas à síndrome falciforme, como a maior vulnerabilidade às infecções por bactérias encapsuladas (*S. pneumoniae, H. influenza* tipo b, *Salmonella* sp., *E. coli, S. aureus, M. pneumoniae, C. pneumoniae*) e pelo parvovírus B19, além da vacina contra o hemófilo influenza contida no calendário básico, recomendam-se:

– Vacina antipneumocócica conjugada 7-valente – PCV7, a partir do segundo mês de vida.
– Vacina antipneumocócica de polissacarídeo – PPV23, a partir dos 2 anos. Como as duas vacinas antipneumocócicas disponíveis no mercado apresentam coberturas para sorotipos diferentes, recomenda-se que crianças e adolescentes falciformes recebam as duas vacinas em um esquema de reforços que deve ser ajustado de acordo com a idade.
– Vacina anti-influenza vírus, anualmente a partir do sexto mês de vida.
– Vacina antimeningocócica para os pacientes asplênicos aos 2 e aos 5 anos.
– Vacinas contra a varicela.

As vacinas que não fazem parte do calendário básico de imunizações estão disponíveis para esses pacientes nos Centros de Referência de Imunobiológicos Especiais (CRIEs).

Reforçando as medidas anti-infecciosas, crianças com doença falciforme, dos 2 meses aos 5 anos de idade, devem usar contínua e profilaticamente a penicilina oral (Pen V-oral) ou eritromicina, nas seguintes doses: se menor de 3 anos, 125mg/dia, e se maior de 3 anos, 250mg/dia.

A reposição diária de ácido fólico, 1mg/dia, está indicada para os casos nos quais ocorre hemólise significativa.

Há recomendações terapêuticas específicas para o enfrentamento das intercorrências mórbidas agudas (crises de falcização) dos portadores de doença falciforme. Em todas, há sempre que se afastar quadro infeccioso associado, por meio da história, exame físico e de exames específicos como hemograma, culturas e radiografia de tórax, ultrassonografia de abdome, entre outros. Além de pneumonias, os pacientes com anemia falciforme podem apresentar osteomielite, artrite séptica, colelitíase, colecistite, pancreatite e sepse. Enquanto se aguardam resultados e evolução, a criança deve receber uma dose de ceftriaxona (50 a 100mg/kg, até 2g, por via intravenosa) ou clindamicina (10-15mg/kg até 600mg). Pelo maior risco de sepse, a criança deve ser internada e a cobertura antibiótica deve ser pensada de acordo com cada caso e com a resistência antibiótica conhecida do serviço.

Outros cuidados que devem ser tomados são a manutenção adequada da hidratação (pois a desidratação aumenta o risco de falcização), da saturação de oxigênio e dos níveis de hemoglobina próximos aos encontrados fora das crises. Nesse sentido, queda do nível de hemo-

globina de 2g/dl ou mais sugere sequestro ou aplasia e implicam a necessidade de transfusão de eritrócitos. Nos quadros de aplasia não há reticulocitose. As transfusões devem ser feitas com critérios específicos, considerando-se o risco de hiperviscosidade e de insuficiência cardíaca.

A febre e a dor podem ser inicialmente controladas com acetominofeno (15mg/kg/dose até de 6/6 horas) ou ibuprofeno (10mg/kg/dose até de 8/8 horas) e, nos casos de dor intensa, podem ser indicados codeína, morfina ou outros analgésicos mais potentes.

Os episódios de diarreia e vômitos também merecem atenção, pois a desidratação aumenta o risco de falcização e os pacientes com anemia falciforme apresentam menor capacidade de concentração urinária. Cronicamente, os pacientes com anemia falciforme podem apresentar acometimentos de múltiplos órgãos e sistemas.

O tratamento ambulatorial deve prever medidas que melhorem a evolução clínica. Há crianças que diminuem as crises com transfusões periódicas; outras se beneficiam com a elevação dos níveis de HbF e diminuição do número de leucócitos, que podem ser obtidos com o uso de hidroxiureia por via oral diariamente. Para as crianças com crises de hemólise frequentes ou que recebem várias transfusões há necessidade de verificar os depósitos de ferro e de amenizar as complicações tardias do depósito do ferro excedente em múltiplos órgãos, que cronicamente evoluem para insuficiência, por meio do uso de quelantes como a desferrioxamina. O transplante de medula óssea é o tratamento específico que mais se aproxima da possibilidade de cura. A terapêutica gênica pode trazer novas perspectivas para o futuro.

Devido a sua complexidade, o acompanhamento adequado dos portadores de anemia falciforme deve ser realizado por centros especializados e conforme protocolos específicos disponíveis no *site* do Ministério da Saúde (http://dtr2001.saude.gov.br/editora/produtos/livros/pdf/06_0241_M.pdf).

Traço falciforme (HbAS)

Os portadores do traço falciforme são heterozigotos capazes de produzir tanto HbA como HbS e têm importância epidemiológica, pois dois pais heterozigóticos podem gerar filhos homozigóticos com anemia falciforme. O Ministério da Saúde (Cançado e Jesus, 2007) considera a seguinte prevalência estimada do gene S no Brasil: população geral – 4% (2-8%), afrodescendentes – 6-10%, nascimentos/ano – 200.000 e indivíduos HbAS – 7.200.000. Conforme pode ser visto na tabela II-10, Naoum (2000), por meio de 101.000 amostras de sangue colhidas em vários serviços de saúde do Brasil, mostrou prevalências do traço falciforme próximas das estimadas pelo Ministério da Saúde e associação com a ascendência étnica.

Para os hematologistas, a condição clínica dos indivíduos portadores do traço (HbFAS) falciforme é consi-

Tabela II-10 – Prevalência da HbAS encontrada em 101.000 amostras de sangue colhidas em 15 estados do Brasil.

Estados	Brancos (%)	Negros (%)	Total (%)
AL	1,67	6,93	4,83
BA	3,68	6,21	5,48
CE	1,38	4,78	2,80
DF	1,83	3,70	2,92
GO	1,91	5,26	3,61
MA	2,48	3,51	3,06
MT	1,89	3,85	3,05
MG	2,44	6,14	3,72
PA	2,80	5,02	4,40
PB	1,19	3,29	2,19
PR	1,18	4,19	1,82
PE	0,88	1,80	1,33
PI	3,63	5,10	4,77
RJ	2,08	5,27	3,12
RN	1,04	5,11	3,43
SP	0,96	4,92	1,54
TOTAL	1,18	4,87	2,10

Fonte: Naoum, 2000.

derada benigna, uma vez que não se associa a morbi-mortalidade maior nem expressa anemia ou alterações morfológicas ou de sobrevida dos eritrócitos. Apesar de não haver um protocolo de seguimento dos portadores do traço falciforme, sabe-se que a falcização pode ocorrer em casos de pneumonia grave e em condições extremas como exercícios em altas altitudes e voos em aeronaves com cabines não pressurizadas. Há também recomendações específicas para os procedimentos cirúrgicos, e os pacientes portadores de traço falciforme não devem ser submetidos a torniquetes nem à hipotermia intensa. A alteração funcional mais consistente encontrada nesses indivíduos é a dificuldade de concentração da urina e hematúria persistente ou recorrente, associadas a necrose papilar renal.

Outras síndromes falciformes são resultado da associação da HbS com outras hemoglobinopatias, mas, em geral, essas associações amenizam a potencial gravidade da anemia falciforme. Importa saber que a maior definição dessas síndromes de associação só se torna possível a partir dos 6 meses de idade, quando se indicam os estudos genéticos.

Hemoglobinopatia C (HbC)

A doença dos portadores de hemoglobinopatia C (homozigóticos) parece estar associada à maior tendência de agregação das moléculas de HbC que se associa à desidratação do eritrócito e à perda de potássio intracelular gerando anemia hemolítica, microcitose e esplenomegalia sem maiores repercussões. Os portadores do traço HbC apresentam apenas as células-alvo e moderada microcitose, sem anemia hemolítica.

TRATAMENTO DAS ANEMIAS CARENCIAIS

A elaboração de um plano terapêutico para a criança com anemia carencial, especialmente quando é secundária à carência alimentar, requer o conhecimento das condições de vida e da rotina diária da família e da criança, para buscar soluções possíveis para cada caso, de modo a tratar a anemia e evitar sua recorrência. Em nossa realidade, para atingir tal objetivo, muitas vezes é necessária a atuação de vários membros da equipe das unidades de saúde.

Tratamento da anemia ferropriva

O tratamento da anemia ferropriva baseia-se tanto na reposição de ferro por via oral, por meio da reorientação alimentar, suprindo as necessidades nutricionais específicas de cada faixa etária, e pela reposição medicamentosa de ferro, como na remoção de fatores que eventualmente possam estar causando ou agravando a ferropenia.

A reorientação dietética é de grande importância no tratamento da anemia ferropriva e deve ter por objetivo adequar a oferta de ferro e, no caso da anemia associada à desnutrição primária, procurar formas para disponibilizar a oferta de outros nutrientes. Além de obedecer às necessidades específicas de cada faixa etária, a reposição deve respeitar os hábitos familiares e ajustar-se aos recursos disponíveis. Além de se reforçar a oferta de carne, mesmo que em pequenas quantidades, recomenda-se, junto às refeições de sal, o consumo de outros alimentos facilitadores da absorção do ferro não heme, como frutas cítricas e carboidratos, devendo-se evitar a ingestão, durante essas refeições de sal, de alimentos inibidores como chá, leite, excesso de verduras e cereais.

Em relação à reposição terapêutica de ferro, há conhecimento razoável sobre as doses terapêuticas ou profiláticas e as substâncias que facilitam ou inibem a absorção de ferro. No entanto, na prática, constata-se a dificuldade que as famílias encontram para viabilizar esse tratamento, isto é, apesar da eficácia de a terapia de reposição de ferro ser boa, sua efetividade pode deixar a desejar se a abordagem não for adequada. A dose terapêutica de ferro elementar preconizada para o tratamento é de 4-6mg/kg/dia, até no máximo de 200mg/dia. Embora haja vários compostos contendo ferro (Tabela II-11), o sulfato ferroso continua sendo uma boa opção devido a seu baixo custo e sua melhor absorção e disponibilidade nas unidades de saúde. A substituição do composto de ferro está indicada para as crianças que

Tabela II-11 – Compostos de ferro.

Sal de ferro	Concentração de ferro elementar (%)
Sulfato ferroso	20
Hidróxido de ferro polimaltosado	30
Citrato de ferro amoniacal	16,5
Gluconato ferroso	12
Citrato de cálcio ferroso	5

apresentarem intolerância ou má aceitação do sulfato ferroso. Os efeitos colaterais mais frequentes são náuseas, vômitos e alterações do hábito intestinal. As apresentações comerciais que associam o sal de ferro a outras substâncias hematogênicas são mais caras e, em geral, não resolvem as situações de deficiências nutricionais mistas por não permitirem ajustes específicos de doses.

A dose diária é dividida em duas ou três vezes, visando diminuir eventual irritação gástrica. Recomenda-se que a administração do medicamento seja feita 30 minutos antes das refeições, momento em que a acidez gástrica pode facilitar a absorção do ferro, e, se possível, acompanhada de suco cítrico e carboidratos, fatores que aumentam a biodisponibilidade. Para refazer os estoques de ferro no organismo, mantém-se a reposição em dose terapêutica por mais dois meses após a normalização dos níveis de hemoglobina e do VCM. Efeitos colaterais menos graves, como o escurecimento dos dentes, pode ser evitado, orientando-se a limpeza da boca após a administração do medicamento. Alterações da consistência e coloração das fezes podem surgir, possibilidade que deve ser citada e esclarecida no início do tratamento, pois, apesar de não colocarem em risco a hidratação da criança, em geral dificultam a adesão ao tratamento.

Em relação à efetividade do tratamento, na qual a aderência à prescrição é fundamental, os seguintes pontos devem ser considerados:

– como é um tratamento a médio ou longo prazo, é reconhecida a dificuldade da aderência à medicação que precisa ser administrada durante vários meses. Nesses casos, quanto menor o número de vezes por dia que a medicação deve ser administrada, maior a possibilidade de o tratamento ser correto. No caso da reposição de ferro, o menor número é de duas doses diárias, uma vez que, em dose única, a quantidade diária necessária do medicamento aumenta significativamente os efeitos colaterais;
– os compostos de ferro geralmente têm sabor desagradável para a maioria das crianças;
– os efeitos colaterais das preparações como náuseas, vômitos e constipação ou diarreia devem ser abordados;
– o acesso à medicação é fundamental para não haver interrupção do tratamento.

Assim, é importante o estabelecimento do vínculo com o paciente e sua família. É importante quem será o responsável por administrar a medicação à criança. Devem ser explicados os possíveis efeitos colaterais e, após a prescrição do medicamento, deve-se agendar retorno próximo (em uma a duas semanas), para verificar as dificuldades encontradas pela família. Deve-se verificar se a família tem acesso à medicação prescrita.

Nas unidades de saúde, geralmente se encontra disponível o sulfato ferroso, que é a preparação de ferro que apresenta melhor absorção intestinal, mas também os maiores efeitos colaterais, os quais são dose-dependentes. Assim, deve-se orientar o uso de sulfato ferroso misturado a substâncias facilitadoras como frutas cítricas, água com açúcar ou mel. Outra medida possível para as crianças que aceitam mal a medicação é administrá-la após a refeição de sal, que, apesar de não ser ideal em termos de absorção, ainda é melhor do que prescrever uma outra medicação que a família não terá condições de adquirir. Todas essas medidas requerem seguimento com retornos próximos para verificar o estado da criança e a aderência ao tratamento.

Muitas vezes, a associação da desnutrição energético-proteica e anemia ferropriva às condições precárias de vida deve mobilizar a equipe de saúde da UBS para buscar soluções de apoio a essas famílias, junto às instituições governamentais e não governamentais.

Quando os sais de ferro, não podem ser administrados por via oral; pode-se indicar o complexo de ferro III polimaltosado por via intramuscular. A resposta ao ferro parenteral não é mais rápida ou completa do que a observada na administração por via oral feita corretamente, exceto se houver má absorção. Além disso, estudos têm alertado quanto ao risco de reações anafiláticas e ocorrência tardia de lesões neoplásicas na região de aplicação. A aplicação deve ser feita em ambiente hospitalar, por via intramuscular profunda e com técnica em "Z", na qual se desloca a pele antes da aplicação, visando diminuir o risco de hiperpigmentação no local. A criança deve ser mantida sob observação no hospital por algumas horas após a injeção. O uso desse recurso terapêutico restringe-se a situações clínicas muito específicas, nas quais as estratégias para aumentar a efetividade da via oral já tiverem sido esgotadas e, ao mesmo tempo, a ferropenia esteja confirmada em laboratório.

Em algumas crianças está indicado o uso de drogas antiparasitárias, para diminuir o risco de sangramento oculto, geralmente por tricocefalíase ou ancilostomíase. Pode-se utilizar o mebendazol (100mg, duas vezes por dia, durante três dias) e, em crianças com idade superior a 2 anos, o albendazol (400mg, dose única) é uma boa opção terapêutica.

Em geral, durante o tratamento se observa a melhora e até mesmo o desaparecimento de sinais e sintomas precedendo as alterações laboratoriais mais relevantes.

O cansaço, os distúrbios do sono e até mesmo a anorexia melhoram nos primeiros dias. A perversão alimentar costuma diminuir por volta do final da primeira semana e a glossite mostra sinais de involução a partir da segunda semana, desaparecendo em torno de dois a três meses. A reticulocitose máxima pode ser detectada entre o quinto e o oitavo dias.

A transfusão de glóbulos vermelhos deve ser reservada aos casos nos quais os níveis muito baixos de hemoglobina estejam levando a repercussões clínicas importantes.

Tratamento da deficiência de ácido fólico

Quando houver confirmação do diagnóstico de deficiência de ácido fólico, a reposição deve ser feita com 1 a 5mg/dia de ácido fólico, por via oral, durante duas a três semanas; esse esquema terapêutico é considerado suficiente para se obter a normalização da hemoglobina e dos estoques de ácido fólico. Se a causa da deficiência não for removível, deve ser mantida dose diária de 0,25 a 1mg/dia.

Na deficiência de ácido fólico por carência alimentar, as orientações dietéticas devem ser feitas para aumentar o consumo de alimentos ricos em ácido fólico, como verduras e frutas cruas, leite, carnes e cereais, evitando-se o consumo de leite de cabra. Se, no entanto, o leite de cabra for o único produto lácteo disponível para o lactente, mantém-se suplementação de ácido fólico na dose de 0,25 a 1mg/dia, até a família poder oferecer outros alimentos ricos em ácido fólico. Deve-se lembrar que, geralmente, na deficiência de folatos por carência alimentar, existem outras deficiências como a de ferro e a de vitamina C.

Em crianças que utilizam drogas que inibem a enzima que permite a síntese final do ácido fólico ativo, como metotrexato, pirimetamina, trimetoprima e outras, indica-se ácido folínico, na dose de 3 a 15mg/dia, por via oral ou parenteral.

Nos pacientes com quadro agudo e grave que necessitam de atendimento de urgência por apresentar leucopenia e plaquetopenia graves com infecção e/ou sangramento, associados à anemia macrocítica, dentre os diagnósticos diferenciais, deve-se pensar, também, na deficiência de ácido fólico ou da vitamina B_{12}. Como a gravidade do quadro clínico não permite esperar os resultados das dosagens séricas de vitamina B_{12} e de ácido fólico, recomenda-se que amostra de sangue seja colhida para dosagem dessas vitaminas e, em seguida, seja iniciado tratamento, por via intramuscular, com 100µg de vitamina B_{12} e 1 a 5mg de ácido fólico. Este tratamento, com as duas vitaminas, deve ser mantido por uma a duas semanas, com 100µg diários de vitamina B_{12} por via intramuscular e 1 a 2mg de ácido fólico por via oral. Durante esse período, o pediatra deve solicitar o parecer do hematologista para o acompanhamento em conjunto com o paciente.

Tratamento da deficiência de vitamina B_{12} (cobalamina)

A reposição por via oral é pouco utilizada, pois, nas crianças com deficiência de vitamina B_{12}, dificilmente a absorção está preservada. É utilizada a via intramuscular, preferencialmente com medicamentos compostos por hidroxicobalamina, por ser a forma ativa da vitamina, e pelo fato de sua retenção ser maior. Inicia-se o tratamento com 100µg/dia por uma semana, seguido de 100µg em dias alternados e, depois, 100µg duas vezes por semana por duas semanas. Outra opção é usar 1.000µg, uma vez por semana, até a normalização do hemograma, em geral após cinco semanas. Se estiverem presentes os sintomas neurológicos, o tratamento deve ser com 1.000µg a cada duas semanas ou a cada mês por seis meses ou mais, conforme a resposta. Se a causa da deficiência não for curável, a reposição deve ser mantida indefinidamente com 1.000µg de hidroxicobalamina ou de cianocobalamina por mês.

O consumo de alimentos de origem animal (carnes, ovos e leite) deve ser orientado.

Se não houver defeito na absorção, após cinco a oito dias de tratamento, deverá ocorrer aumento na contagem reticulocitária; após duas semanas, a contagem de leucócitos e plaquetas terá se normalizado, o VCM diminuído pelo menos $5\mu^3$, a hipersegmentação desaparecido e a hemoglobina aumentado.

PROFILAXIA DAS ANEMIAS CARENCIAIS

De forma geral, as carências nutricionais podem ser evitadas, garantindo-se condições adequadas de vida para todos. A Organização Mundial da Saúde recomenda como medidas básicas para a prevenção da ferropenia as seguintes condições: moradia com água tratada e saneamento básico, vacinação completa, acesso aos serviços de saúde e educação, renda familiar que garanta oferta alimentar adequada, vínculos familiares/institucionais saudáveis.

Especificamente com relação à alimentação, devem ser incentivadas as seguintes medidas profiláticas:

– aleitamento materno exclusivo até o sexto mês de vida;
– reposição de ferro para os lactentes prematuros e pequenos para a idade gestacional, a partir do 30º dia de vida até 12 meses, em doses progressivamente maiores quanto menor o peso de nascimento. Assim, recomenda-se a dose de 2mg de ferro elementar/kg/dia para os que nascem com peso inferior a 2.500g e superior a 1.500g; 3mg de ferro elementar/kg/dia para os que nascem com peso entre 1.500 e 1.000g e 4mg de ferro elementar/kg/dia para os que nascem com peso inferior a 1.000g e 1mg de ferro elementar/kg/dia para todos dos 12 aos 24 meses;

- reposição de ferro para lactentes nascidos a termo ou com peso adequado para a idade gestacional, a partir do momento do desmame (mesmo que parcial) até 18 meses na dose de 1mg de ferro elementar/kg/dia;
- reposição de ferro (1mg/kg/dia) em lactentes e pré--escolares expostos a dietas inadequadas, enquanto adequações alimentares estão sendo incorporadas;
- reposição de ácido fólico para lactentes em aleitamento exclusivo com leite de cabra;
- reposição de vitamina B_{12} para lactentes filhos de mães vegetarianas de longa data, com dieta vegetariana estrita (sem leite, carnes e ovos), em aleitamento exclusivo;
- oferta de dieta adequada para cada faixa etária, respeitando época de introdução de frutas cítricas e outros alimentos e garantindo duas refeições de sal/dia a partir do sétimo mês de vida;
- estimular o consumo de alimentos facilitadores da absorção do ferro não heme junto às refeições de sal (carne, frutas cítricas e carboidratos);
- evitar o consumo de alimentos que dificultam a absorção do ferro junto às refeições de sal como chá, leite, excesso de cereais e fibras;
- estimular o consumo de frutas e vegetais crus;
- desmistificar mitos quanto ao valor de determinados alimentos como fonte de ferro, como farinha de casca de ovo, beterraba, ovo de pata e outros;
- orientar os vegetarianos quanto ao risco de ferropenia e, a longo prazo, de deficiência de vitamina B_{12}; e, quando a opção vegetariana estrita for mantida, fazer reavaliações periódicas dos níveis séricos de vitamina B_{12}, visando à reposição precoce quando necessário; controlar processos mórbidos que induzam anorexia ou perdas sanguíneas.

A prevalência de anemia no mundo, e especialmente nos países em desenvolvimento, justifica a busca de medidas profiláticas de natureza coletiva no âmbito da saúde pública. O enriquecimento de alimentos, principalmente do leite, com ferro tem sido eficaz em vários países, diminuindo significativamente a prevalência de anemia ferropriva entre lactentes.

Apesar de parecer contraditória, a oferta de ferro através do leite pode ter sua biodisponibilidade elevada, aumentando-se a concentração de ferro em torno de 10 vezes, acidificando-se o leite e acrescentando-se carboidratos como facilitadores da absorção. Estudos têm evidenciado a eficácia das fórmulas lácteas enriquecidas com ferro na profilaxia da anemia e da ferropenia. Trata--se de medida com resultados relativamente rápidos e seguros; porém, seu custo ainda dificulta o acesso às populações mais pobres, e seu uso, em grande escala, pode levar a uma supervalorização do leite de vaca, comprometendo a importância do aleitamento materno e da diversificação da dieta.

Devido ao fato de não haver vias específicas de excreção de ferro, que não a descamação celular, o consumo indiscriminado de alimentos enriquecidos com ferro não deve ser estimulado. Portadores de hemocromatose, condição geneticamente determinada caracterizada pela absorção excessiva de ferro e que determina lesões teciduais graves como cirrose, hepatoma, miocardiopatia, artrites e artropatias, hipopituitarismo e hipogonadismo, só serão identificados entre 40 e 60 anos de idade, quando essas lesões se manifestam de forma irreversível.

BIBLIOGRAFIA

1. Adorno EV, Couto FD, Moura Neto JPM, Menezes JF, Rêgo M, Galvão dos Reis M, Gonçalves MS. Hemoglobinopatias em recém--nascidos de Salvador, Bahia, Nordeste do Brasil. Cad. Saúde Pública. Rio de Janeiro, 2005. • 2. Almeida CAN, Ricco RG, Del Ciampo LA, Souza AM, Pinho AP, Dutra de Oliveira JE. Fatores associados a anemia por deficiência de ferro em crianças pré--escolares brasileiras. J Pediatr (Rio J) v.80 n.3 Porto Alegre maio/jun. 2004. • 3. Araújo MCPE, Serafim ESS, Castro Jr WAP, Medeiros TMD. Prevalência de hemoglobinas anormais em recém--nascidos da cidade de Natal, Rio Grande do Norte, Brasil. Cad. Saúde Pública v.20 n.1 Rio de Janeiro jan./fev. 2004. • 4. Assis AMO, Gaudenzi EN, Gomes G, Ribeiro RC, Szarfarc SC, Souza SB. Níveis de hemoglobina, aleitamento materno e regime alimentar no primeiro ano de vida. Rev Saúde Pública v.38 n.4 São Paulo ago. 2004. • 5. Assunção MCF, Santos IS, Barros AJD, Gigante DP, Victora CG. Anemia em menores de seis anos: estudo de base populacional em Pelotas, RS. Rev Saúde Pública v.41 n.3 São Paulo jun. 2007. • 6. Auricchio MTBM, Vicente JP, Meyer D, Mingroni-Netto C. Frequency and origins of hemoglobin S mutation in African-derived Brazilian populations. Human Biol 2007;79:667. • 7. Bourroul ML, Scaramuzzi DR, Ferrer APS. Anemia na infância. In: Sucupira ACSL, Bricks LF, Kobinger MEBA, Saito MI, Zuccolotto SMC. Pediatria em consultório. 4ª ed., São Paulo, Brasil: Sarvier; 2000.p.216. • 8. Britton HA, Rogers ZR, Eckman JR, Debaun MR, Wang WC, Mathew P, et al. Sickle cell disease in children and adolescents: diagnosis, guidelines for comprehensive care and care paths and protocols for management of acute and chronic complications. Sickle Cell Disease Care Consortium; 2001. • 9. Brunken GS, Guimarães LV, Fisberg M. Anemia em crianças menores de 3 anos que frequentam creches públicas em período integral. J Pediatr (Rio J) v.78 n.1 Porto Alegre jan./fev. 2002. • 10. Cançado RD, Jesus JA. A doença falciforme no Brasil. Rev Bras Hematol Hemoter 2007;29:203. • 11. Da Matta IEA, Veiga GV, Baião MR, Santos MMAS, Ronir RL. Anemia em crianças menores de cinco anos que frequentam creches públicas do município do Rio de Janeiro, Brasil. Rev Bras Saude Mater Infant v.5 n.3 Recife jul./set. 2005. • 12. Daudt LE, Zechmaister D, Portal L, Camargo Neto E, Silla MLR, Giugliani R. Triagem neonatal para hemoglobinopatias: um estudo piloto em Porto Alegre, Rio Grande do Sul, Brasil. Cad Saúde Pública v.18 n.3 Rio de Janeiro mayo/jun. 2002. • 13. Diniz D, Guedes C, Barbosa L, Tauil PL, Magalhães I. Prevalência do traço e da anemia falciforme em recém-nascidos do Distrito Federal, Brasil, 2004 a 2006. Cad Saúde Pública v.25 n.1 Rio de Janeiro jan. 2009. • 14. Dover GJ, Platt OS. Sickle cell disease. In: Nathan DG, Orkin SH, Ginsburg D. Look AT. Nathan and Oskis hematology of infancy and chilhood. 6th ed., Philadelphia, USA: Saunders. Elsevier; 2003.p.790. • 15. Engstrom EM, Ribeiro de Castro IR, Portela M, Cardoso LO, Monteiro CA. Efetividade da suplemen-

tação diária ou semanal com ferro na prevenção da anemia em lactentes. Rev Saúde Pública v.42 n.5 São Paulo out. 2008.p.786. • 16. Ferreira HS, Assunção ML, Vasconcelos VS, Melo FP, Oliveira CG, Santos TO. Saúde de populações marginalizadas: desnutrição, anemia e enteroparasitoses em crianças de uma favela do "Movimento dos Sem Teto", Maceió, Alagoas. Rev Bras Saúde Mater Infant v.2 n.2 Recife maio/ago. 2002. • 17. Hadler, MCCM, Juliano Y, Sigulem DM. Anemia do lactente: etiologia e prevalência. J Pediatr (Rio J) v.78 n.4 Porto Alegre 2002. • 18. Lane PA, Buchanan GR, Hutter JJ, Austin RF, et al. Sickle cell disease in children and adolescents: diagnosis, guidelines for comprehensive care and care paths and protocols for management of acute and chronic complications. Sickle Cell Disease Care Consortium; 2001. • 19. Lima ACVMS, Lira PIC, Romani SAM, Eickmann SH, Piscoya MD, Carvalho Lima MC. Fatores determinantes dos níveis de hemoglobina em crianças aos 12 meses de vida na Zona da Mata Meridional de Pernambuco. Rev Bras Saude Mater Infant v.4 n.1 Recife jan./mar. 2004. • 20. Male C, Persson LA, Freeman V, Guerra A, Van't Hof MA. Euro-Grouth Iron Study Group. Prevalence of iron deficiency in 12 mo-old infants from 11 European áreas and influence of dietary factors on iron status (euro-grouth study). Acta Paediatr 2001;90:492. • 21. Meyer da Silva LS, Giugliani ERJ, Aerts DRGC. Prevalência e determinantes de anemia em crianças de Porto Alegre, RS, Brasil: Rev Saúde Pública v.35 n.1 São Paulo. fev. 2001. • 22. Ministério da Saúde. Centro Brasileiro de Análise e Planejamento (CEBRAP). Pesquisa Nacional de Demografia e Saúde da Criança e da Mulher. 2006 (PNDS 2006). Resultados sobre anemia e hipovitaminose A no Brasil. Brasília-DF. 2009. Disponível em:http://bvsms.saude.gov. br/bvs/folder/folder_micronutrientes.pdf • 23. Ministério da Saúde. Secretaria de Atenção à Saúde. Departamento de Atenção Especializada. Manual de Condutas Básicas na Criança Falciforme. Brasília. DF. 2006. Disponível em:http://dtr2001.saude. gov.br/editora/produtos/livros/pdf/06_0241_M.pdf • 24. Monteiro CA, Szarfarc SC, Mondini EL. Tendência secular da anemia na infância na cidade de São Paulo (1984-1996). Rev Saúde Pública v.34 n.6 supl. São Paulo dez. 2000. • 25. Monteiro CA, Benício MHD, Konno SC, Silva ACF, Lima ALL, Conde WL. Causas do declíneo da desnutrição no Brasil. Rev Saúde Pública, São Paulo 2009;43:35. • 26. Morais MB, Alves GMS, Fagundes-Neto U. Estado nutricional de crianças índias terenas: evolução do peso e estatura e prevalência atual de anemia. J Pediatr (Rio J) v.81 n.5 Porto Alegre set./out. 2005. • 27. Naoum PC. Prevalência e controle de hemoglobina S. Rev Bras Hematol Hemoter 2000;22(Supl 2):142. • 28. Nelson A, Neuman NA, Tanaka OY, Szarfarc SC, Guimarães PRV, Cesar G, Victora CG. Prevalência e fatores de risco para anemia no Sul do Brasil. Rev Saúde Pública v.34 n.1 São Paulo fev. 2000. • 29. Oliveira MAA, Osorio MM, Raposo MCF. Fatores socioeconômicos e dietéticos de risco para a anemia em crianças de 6 a 59 meses de idade. J Pediatr (Rio J) v.83 n.1 Porto Alegre jan./fev. 2007. • 30. Oliveira RJ, Diniz AS, Benigna MJC, Miranda-Silva SM, Lola MM, Gonçalves MC, Asciutti-Moura L, Rivera MA, Santos LMP. Magnitude, distribuição espacial e tendência da anemia em pré-escolares da Paraíba. Rev Saude Pública 2002;36:26. • 31. Orkin SH, Nathan DG. The thalasemias. In: Nathan DG, Orkin SH, Ginsburg D, Look AT. Nathan and Oskis hematology of infancy and childhood. 6th ed., Philadelphia, USA: Saunders. Elsevier; 2003.p.840. • 32. Oski FA, Brugnara C, Nathan DG. A diagnostic approach to the anemic patient. In: Nathan DG, Orkin SH, Ginsburg D, Look AT. Nathan and Oskis hematology of infancy and childhood. 6th ed., Philadelphia. USA: Saunders. Elsevier; 2003.p.409. • 33. Santos MV. Anemias hemolíticas: diagnóstico diferencial, doença falciforme e talassemia. In: Carneiro JDA. Hematologia pediátrica. 1ª ed., Barueri, SP: Manole; 2008.p.64. • 34. Silva WC, Lastra A, Oliveira SF, Klautau-Guimarães N, Grisolia CK. Avaliação da cobertura do programa de triagem neonatal de hemoglobinopatias em populações do Recôncavo Baiano, Brasil. Saúde Pública, Rio de Janeiro 2006;22:2561. • 35. Silva DG, Priore SE, Franceschini SCC. Fatores de risco para anemia em lactentes atendidos nos serviços públicos de saúde: a importância das práticas alimentares e da suplementação com ferro. J Pediatr (Rio J) v.83 n.2 Porto Alegre mar./abr. 2007. • 36. Sociedade Brasileira de Pediatria. Manual de orientação para a alimentação do lactente, do pré-escolar, do escolar, do adolescente e na escola. Sociedade Brasileira de Pediatria/Departamento de Nutrologia. 2ª ed., São Paulo; 2008.p.13. • 37. Sommer CK, Goldbeck AS, Wagner SC, Castro SM. Triagem neonatal para hemoglobinopatias: experiência de um ano na rede de saúde pública do Rio Grande do Sul, Brasil: Cad Saúde Pública v.22 n.8 Rio de Janeiro ago. 2006. • 38. Vieira ACF, Diniz AS, Cabral PC, Oliveira RS, Lóla MMF, Silva SMM, Kolsteren P. Avaliação do estado nutricional de ferro e anemia em crianças menores de 5 anos de creches públicas. J Pediatr (Rio J) v.83 n.4 Porto Alegre jul./ago. 2007. • 39. Vitolo MR, Bortolini GA. Biodisponibilidade do ferro como fator de proteção contra anemia entre crianças de 12 a 16 meses. J Pediatr (Rio J) v.83 n.1 Porto Alegre jan./fev. 2007. • 40. Watanabe AA, Pianovski MAD, Zanis Neto J, Lichtvan LCL, Chautard-Freire-Maia EA, Domingos MT, Wittig EO. Prevalência da hemoglobina S no Estado do Paraná, Brasil, obtida pela triagem neonatal. Cad Saúde Pública v.24 n.5 Rio de Janeiro maio 2008. • 41. Weatherall DJ, Clegg JB. Public Health Reviews: Inherited haemoglobin disorders: an increasing global health problem. Bull World Health Organ v.79 n.8 Genebra 2001.

APÊNDICE

Medicamentos disponíveis para o tratamento e profilaxia da anemia ferropriva			
Sal de ferro	**Nome comercial**	**Apresentação**	**Substâncias associadas**
Sulfato ferroso (distribuído nas UBS)	Sulfato ferroso gotas	Suspensão: 1ml = 25mg de Fe	–
	Fer-in-Sol	Suspensão: 1ml = 25mg de Fe	–
	Sulfato ferroso	Drágea: 60mg de Fe	–
	Sulfato ferroso	Suspensão: 10ml = 250mg Drágea: 250mg	–
	Sulfato ferroso	Gotas: 20 gotas = 25mg de Fe Drágea: 60mg de Fe	Cobre Tiamina Riboflavina
	Iberol	Gotas: 1ml = 25mg de Fe Comprimido = 105mg de Fe	Ácido ascórbico Vitamina B_{12} Riboflavina Piridoxina de cálcio Tiamina Nicotinamida Panteonato de cálcio
	Iberin fólico	Comprimido: 105mg de Fe	Ácido ascórbico Ácido fólico
	Novofer	Solução: 10ml = 52mg de Fe Gotas: 20 gotas = 25mg de Fe Drágea: 80mg de Fe	Ácido ascórbico Tiamina Riboflavina Piridoxina Cianocobalamina Nicotinamida Ácido fólico Panteonato de cálcio Ácido pantotênico
	Combiron	Solução: 10ml = 52mg de Fe Gotas: 20 gotas = 25mg de Fe Drágea: 80mg de Fe	Ácido ascórbico Tiamina Riboflavina Piridoxina Cianocobalamina Nicotinamida Ácido fólico Panteonato de cálcio Ácido pantotênico
Hidróxido ferro polimaltosado	Noripurum	Gotas: 1ml = 50mg de Fe Xarope: 5ml = 50mg de Fe III Comprimido: 100mg de Fe III	–
Sacarato de hidróxido Ferro III	Noripurum	Injetável-ampola (IM) 5ml = 100mg de Fe III	–
Citrato de ferro amoniacal	Ferrotrat 12 plus	Suspensão: 1ml = 11mg de Fe	Vitamina B_{12} Carnitina L-lisina Sulfato de cobre Sulfato de magnésio
Citrato de cálcio ferroso	Rarical	Suspensão: 5ml = 25mg de Fe	Cálcio Vitamina A Vitamina D_3 Tiamina Riboflavina Acetato de tocoferol Nicotinamida

Observação: os medicamentos com ferro quelato glicinato estão à disposição no mercado brasileiro mas não foram aprovados pelo FDA como recurso terapêutico para o tratamento da anemia ferropriva; seu uso está liberado em associação com outras substâncias em suplementos alimentares.

32 DISVITAMINOSES

CAPÍTULO

Daleth Rodrigues Scaramuzzi
Sandra Maria Callioli Zuccolotto

As vitaminas são substâncias orgânicas essenciais, necessárias em pequenas quantidades para o funcionamento normal do organismo. Por essenciais entende-se que são substâncias que não podem ser sintetizadas totalmente ou em quantidade suficiente por via endógena, devem, portanto, ser obtidas pela dieta. Alguns autores consideram a vitamina D uma exceção ao conceito acima colocado, pois pode ser sintetizada por via endógena a partir de esteróis, enquanto outros não a consideram uma vitamina, mas sim um pré-hormônio ou hormônio.

O termo disvitaminoses engloba um conjunto de doenças decorrentes tanto da carência (hipovitaminoses) quanto do excesso (hipervitaminoses) de vitaminas no organismo.

Desconhece-se a real prevalência das hipovitaminoses no Brasil. Os estudos existentes são, na sua grande maioria, a respeito da hipovitaminose A. No entanto, mesmo em relação à deficiência da vitamina A, a falta de padronização da metodologia e dos indicadores bioquímicos utilizados não permite que se possa ter o dimensionamento desse problema, tanto em âmbito regional quanto do País como um todo.

Na prática clínica, o diagnóstico das hipovitaminoses apresenta uma série de dificuldades de naturezas diversas, destacando-se as seguintes: a) manifestações clínicas extremamente variadas, decorrentes do comprometimento de diversos órgãos e sistemas do organismo, que fazem parte do diagnóstico diferencial de um grande número de entidades nosológicas; b) poucos estudos epidemiológicos que orientem o médico para pensar nessa possibilidade diagnóstica na região do país onde exerce sua prática clínica; c) dificuldade do médico em formar sua experiência clínica com base em casos confirmados, devido à escassez e, muitas vezes, à inexistência de acesso às dosagens séricas das vitaminas que confirmem ou afastem a hipótese diagnóstica de hipovitaminose nos casos suspeitos; e d) a pouca ênfase dada ao estudo das hipovitaminoses em geral nos cursos de graduação, limitando-se, muitas vezes, ao ensino do raquitismo e da anemia megaloblástica carencial.

Outro problema a ser considerado é a questão das hipervitaminoses decorrentes do hábito cada vez mais frequente do uso indiscriminado de megadoses de vitaminas.

Neste capítulo, pretende-se fornecer ao pediatra subsídios que o auxiliem na abordagem clínica das hipovitaminoses, enfocando as situações nas quais se deve pensar nessa hipótese diagnóstica, discorrendo sobre quadro clínico, exames laboratoriais e tratamento das hipovitaminoses mais conhecidas. O raquitismo será abordado separadamente no capítulo seguinte.

CARACTERÍSTICAS DAS VITAMINAS

A classificação das vitaminas, de acordo com sua solubilidade, em lipossolúveis e hidrossolúveis auxilia na compreensão das doenças a elas relacionadas, na medida em que esses dois grupos têm formas distintas de absorção intestinal, transporte e armazenamento no organismo.

As vitaminas lipossolúveis, representadas pelas vitaminas A, D, E e K, são absorvidas junto com as gorduras da dieta, sendo transportadas para todo o organismo através da linfa ou do sangue, após se ligarem a proteínas transportadoras específicas. São armazenadas em quantidades apreciáveis no organismo, principalmente nas vísceras e, em especial, no fígado. Não se dissolvem na água de cocção.

As vitaminas hidrossolúveis, representadas pelas vitaminas do complexo B e ácido ascórbico (vitamina C), são absorvidas com a água do intestino para a corrente sanguínea e, em geral, uma vez atingida a saturação tecidual, não são armazenadas, sendo, então, eliminadas pela urina e, por isso, devem ser fornecidas diariamente na dieta. A vitamina B_{12} é uma exceção, pois pode ser armazenada em pequena quantidade no fígado.

O complexo B é constituído por 11 vitaminas: tiamina (vitamina B_1), riboflavina (vitamina B_2), ácido nicotínico (vitamina B_3 ou niacina), piridoxina (vitamina B_6), ácido fólico, cianocobalamina (vitamina B_{12}), ácido pantotênico, biotina, colina, inositol e ácido paraminobenzoico.

As principais fontes de vitamina e os efeitos do processamento de alimentos sobre elas se encontram relacionados no quadro II-47.

ABORDAGEM CLÍNICA E TERAPÊUTICA

As hipovitaminoses podem ser decorrentes do consumo insuficiente de vitaminas na dieta ou da presença de doenças ou fatores que interferem na absorção intestinal,

Quadro II-47 – Principais fontes de vitaminas e efeitos do processamento de alimentos sobre as vitaminas.

Vitamina	Fonte	Efeito do processamento
Vitamina A Pré-formada Pró-vitaminas ou carotenoides	Alimentos de origem animal: fígado, ovos, leite de vaca integral e derivados, óleo de fígado de peixes Vegetais e frutas não cítricas de cor amarela: cenoura, nabo, batata-doce, abóbora, mamão, pêssego, melão, abricó etc. Vegetais folhosos e verdes: espinafre, brócolis, couve, acelga, almeirão etc. Óleo vermelho de palma e azeite de dendê	–
Vitamina E	Óleos vegetais (girassol, milho e soja), margarina, ovos, leite, germe de trigo, brócolis, alface	Lábil à ação dos raios ultravioleta
Vitamina K	Vegetais folhosos, soja, fígado, batata e frutas	Lábil à ação dos raios ultravioleta
Vitamina B_1 (tiamina)	Carnes, leguminosas, nozes, cereais integrais, vísceras, germe de trigo, peixe, leite, gema de ovo e frutas	Sensível à ação do calor, à pasteurização e à esterilização
Vitamina B_2 (riboflavina)	Fígado, rins, ovos, verduras, leite e derivados	–
Vitamina B_3 (niacina)	Fígado, peixes, aves, carnes vermelhas, amendoim, cereais integrais O leite tem bom teor de triptofano, que é convertido em niacina	–
Vitamina B_6 (piridoxina)	Leite materno, leite de vaca, fígado, carnes, peixes, cereais	Lábil à ação dos raios ultravioleta
Ácido fólico	Carnes e frutas	Sensível ao calor
Vitamina B_{12} (cobalamina)	Fígado, carnes, ovos, moluscos e laticínios	–
Vitamina C (ácido ascórbico)	Frutas cítricas, acerola, caju, mamão, abacaxi, tomate, goiaba, manga, morango, couve, brócolis	É muito lábil. Destruída pelo calor, oxigênio, luz e armazenamento prolongado

transporte, armazenamento e metabolismo das vitaminas. Além disso, podem, também, ser secundárias ao uso crônico de alguns medicamentos.

Embora possa ocorrer em criança com crescimento pondoestatural adequado e sem doença de base grave, constata-se que os grupos populacionais de maior risco para as hipovitaminoses são as crianças desnutridas, os prematuros e as gestantes. Nas crianças com crescimento normal, as hipovitaminoses podem ser devidas à exclusão sistemática de alimentos-fontes de uma ou mais vitaminas da dieta, por motivos variados, tais como falta de disponibilidade de alguns grupos de alimentos em algumas regiões ou dietas vegetarianas estritas.

Especialmente nos grupos de risco para hipovitaminoses e nas crianças com manifestações clínicas que possam sugerir deficiências vitamínicas, o pediatra deve ter o cuidado de fazer uma história alimentar detalhada. Observando-se o quadro II-47, constata-se que alimentos como leite de vaca e seus derivados, fígado, carnes, ovos, verduras e frutas são fontes de várias vitaminas. O complexo B representa um grande número de vitaminas hidrossolúveis de origem comum na dieta, o que torna raro o encontro de carências isoladas.

No quadro II-48 encontram-se esquematizadas as manifestações clínicas mais frequentes nas hipovitaminoses, com ressalva de que não existem sinais patognomônicos de nenhum tipo de deficiência vitamínica.

A partir dos sinais clínicos e da história alimentar sugestivos de hipovitaminoses, alguns exames laboratoriais podem auxiliar na sua confirmação diagnóstica, os quais se encontram resumidos no quadro II-49. A maior parte desses exames não está disponível no Brasil e, por vezes, a melhora clínica após a instituição de tratamento com vitaminas pode ser a única forma de comprovação.

PRINCIPAIS HIPOVITAMINOSES

Deficiência da vitamina A

A vitamina A (retinol) é uma substância lipossolúvel, obtida por meio da dieta, cuja absorção ocorre no intestino delgado, sendo armazenada principalmente no fígado. As principais fontes são alimentos de origem animal que contêm retinol esterificado com ácido graxo, denominado vitamina pré-formada, e alimentos de ori-

Quadro II-48 – Manifestações clínicas mais frequentes por tipo de deficiência de vitamina.

Manifestações clínicas	Deficiência de vitamina										
	A	B_1	B_2	B_3	B_6	B_{12}	Ácido fólico	C	D	E	K
Atraso do crescimento	X	X						X			
Alterações de pele e mucosas	X		X	X	X		X				
Manifestações hemorrágicas								X			X
Anemias megaloblástica						X	X				
Normocítica normocrômica			X							X	
Hipocrômica microcítica					X			X			
Alterações do sistema nervoso central e/ou periférico		X			X	X					
Alterações oculares	X		X								
Alterações cardiovasculares		X									
Alterações osteoarticulares								X	X		

Quadro II-49 – Exames laboratoriais para a investigação das principais disvitaminoses e respectivos valores de referência.

Deficiência de vitaminas	Exames laboratoriais	Valores de referência
Vitamina A	Níveis séricos de retinol	Deficiente: < 10µg/dl Baixo: 10-19,9µg/dl Normal: 20-50µg/dl
Vitamina E	Níveis séricos de alfatocoferol	Valores normais: 5-20mg/l
Vitamina K	Tempo de protrombina – medida indireta	Aumento na deficiência de vitamina K
Vitamina B_1 (tiamina)	Dosagem de tiamina no sangue	Valores normais: 83-180nmol/l
Vitamina B_2 (riboflavina)	Dosagem de B_2 no plasma	Valores normais: 3-15µg/dl
Vitamina B_6 (piridoxina)	Dosagem de B_6 no plasma	Valores normais: 3-35ng/ml
Vitamina B_{12} (cobalamina)	Hemograma Dosagem sérica de vitamina B_{12}	Na deficiência: anemia megaloblástica e hipersegmentação dos neutrófilos Valores normais: 190-900ng/l
Ácido fólico	Hemograma Dosagem ácido fólico no sangue	Na deficiência: anemia megaloblástica e hipersegmentação dos neutrófilos Valores normais: 145-590ng/ml
Vitamina C	Radiografia de tórax e ossos longos Dosagem de ácido ascórbico no plasma	Na deficiência: ver texto Normal: > 0,6-2mg/dl

gem vegetal, nos quais estão presentes os precursores da vitamina na forma de pigmentos amarelos, os carotenoides, denominados pró-vitamina (ver Quadro II-47).

A deficiência de vitamina A pode ser decorrente de carência nutricional ou associada às doenças que levam à má absorção de gorduras como fibrose cística, doença celíaca, doença hepática colestática, doença de Crohn e insuficiência pancreática.

A vitamina A é necessária para a manutenção da integridade da estrutura epitelial, a função fotossensitiva dos olhos e o crescimento do organismo. Dessa forma, a deficiência prolongada pode determinar atraso do crescimento, presença de manifestações decorrentes das alterações dos tecidos epiteliais e cegueira noturna. A anorexia e o atraso do crescimento são manifestações precoces dessa carência. No entanto, a suspeita diagnóstica de hipovitaminose A nessa fase é difícil, já que a maioria dessas crianças é portadora também de desnutrição energético-proteica, que cursa com a mesma sintomatologia.

Na deficiência da vitamina A, as células basais do epitélio, em vez de formarem as células secretoras de muco, são queratinizadas. Desse processo resulta, então, a queratinização das membranas mucosas dos tratos respiratório, digestório e urinário, o que dificulta a função de barreira protetora dessas mucosas, justificando, em parte, o fato de doenças respiratórias, diarreia e bacteriuria serem mais frequentes nas crianças com hipovitaminose A do que naquelas sem essa deficiência vitamínica. Acresce-se a isso o fato de que a resposta imunitária do portador da carência pode também estar comprometida.

Na pele, a queratinização epitelial pode determinar o aparecimento da hiperqueratose folicular, caracterizada por pele áspera, com aspecto semelhante a "pele de ganso", sendo as faces de extensão dos membros o primeiro local a ser acometido, ou do xeroderma (pele seca), representado por fina camada de escamações secas, similar a "pele de peixe", especialmente nos membros inferiores.

Nos olhos, a queratinização das células determina o aparecimento da xeroftalmia. O termo xeroftalmia aplica-se a todas as manifestações oculares decorrentes da carência de vitamina A e compreende não só as modificações estruturais que afetam a conjuntiva, a córnea e, em algumas ocasiões, a retina, como também os distúrbios funcionais dos cones e bastonetes da retina.

Inicialmente, ocorre prejuízo da adaptação ao escuro, resultando na chamada cegueira noturna. A seguir, surge a xerose conjuntival, caracterizada pela presença de conjuntiva seca, sem brilho, com perda da capacidade de manter sua umidade natural. Como extensão do processo de xerose da conjuntiva, podem aparecer as manchas de Bitot, que são placas superficiais, espumosas, de cor cinza-prateada. Não são consideradas patognomônicas de hipovitaminose A, pois podem ser encontradas em indivíduos com níveis séricos normais de vitamina A. Nesses casos, a melhor forma de diferenciar esses dois tipos de manchas de Bitot é a resposta à terapêutica adequada com a suplementação da vitamina A.

Progressivamente ocorre comprometimento da córnea, inicialmente com aparecimento de xerose, quando sua superfície adquire aspecto arenoso grosseiro, com ausência de brilho. Até essa fase, a recuperação completa da córnea pode ser obtida se o tratamento adequado com altas doses de vitamina A for instituído.

No entanto, se persistir a deficiência, há progressão do quadro ocular, com alterações das camadas mais profundas da córnea, determinando sua ulceração e queratomalacia (amolecimento). As grandes perfurações da córnea podem determinar extrusão da íris, do cristalino e do humor vítreo.

Com o tratamento adequado, as lesões que comprometem menos de um terço da superfície da córnea costumam cicatrizar, deixando alguma visão útil. As lesões mais extensas, geralmente, produzem cegueira irreversível.

Como a progressão das lesões oculares pode ser muito rápida, justifica-se a instituição do esquema terapêutico adequado, imediatamente após o diagnóstico clínico de xeroftalmia, mesmo sem confirmação laboratorial da deficiência.

A OMS/UNICEF/IVACG publicaram, em 1988, um guia para o uso de suplementação de vitamina A no tratamento da deficiência de vitamina A e xeroftalmia, no qual é proposto o seguinte esquema terapêutico para qualquer estágio de xeroftalmia, mesmo quando o único sintoma é a cegueira noturna:

- para crianças com idade superior a 1 ano e adultos, exceto mulheres em idade de reprodução, deve-se administrar, imediatamente após o diagnóstico, 200.000UI de vitamina A, por via oral. Essa mesma dose deve ser repetida no dia seguinte e após quatro semanas;
- para crianças com idade inferior a 1 ano ou com peso inferior a 8kg, deve ser instituído o mesmo esquema de tratamento, mas com metade das doses preconizadas para as crianças maiores, isto é, 100.000UI de vitamina A;
- para mulheres em idade de reprodução, gestantes ou não, o tratamento recomendado para cegueira noturna ou mancha de Bitot é com doses diárias de 10.000UI de vitamina A, por via oral, durante duas semanas.

Para a administração oral, recomenda-se o uso de soluções oleosas de vitamina A.

No Brasil, o Ministério da Saúde recomenda a suplementação de vitamina A nas regiões onde a deficiência dessa vitamina é endêmica: Região Nordeste, Vale do Jequitinhonha em Minas Gerais e no Vale do Ribeira em São Paulo, para crianças de 6 a 59 meses de idade e para puérperas. As doses recomendadas são de 100.000UI para crianças de 6 a 11 meses de idade e de 200.000UI para as de 12 a 59 meses, por via oral, a cada seis meses. As puérperas devem receber 200.000UI, por via oral, no pós-parto imediato e antes da alta hospitalar.

As dosagens das preparações de vitamina A podem ser expressas em unidades internacionais (UI), em miligramas de retinol (mg) ou em microgramas (μg) de retinol ou de seus ésteres. Dessa forma, 200.000UI equivalem a 60mg de retinol ou a 110mg de palmitato de retinol ou a 66mg de acetato de retinol.

Deficiência de vitamina C (ácido ascórbico)

A vitamina C pode ser encontrada na natureza como ácido ascórbico e deidroascórbico; participa do metabolismo de íons metálicos (ferro e cobre), da histamina e de vários outros processos metabólicos, sendo indispensável à formação do colágeno normal.

O escorbuto é uma doença causada pela carência prolongada de ácido ascórbico ou vitamina C, sendo, no entanto, extremamente rara nos recém-nascidos. Crianças em aleitamento materno só apresentarão sintomatologia se a nutriz tiver deficiência dessa vitamina. Os sintomas da hipovitaminose surgem mais frequentemente no segundo semestre de vida, e só 4% dos casos ocorrem em crianças com idade superior a 2 anos. O escorbuto deve ser lembrado, especialmente, nos desnutridos.

Nas fases iniciais da doença (escorbuto latente), surgem os seguintes sintomas: anorexia, perda de peso, sudorese, irritabilidade e dor ao manuseio da criança, especialmente dos membros inferiores. Menos comumente, pode haver impotência funcional súbita de um ou mais membros. Atividades motoras já adquiridas deixam de ser exercidas repentinamente. Esse quadro agudo é, na maioria das vezes, desencadeado por traumatismo.

Em seguida, podem surgir tumefações nos membros, que são a expressão cutânea das hemorragias subperiostais. Surgem as posições de defesa e as pseudoparalisias para evitar a dor. Uma posição antálgica característica é a "posição de rã", com os quadris e os joelhos semifletidos e os pés rodados lateralmente.

As manifestações hemorrágicas, resultantes de defeito na substância intercelular e de alterações na fragilidade dos vasos, podem ser de diversos tipos, tais como petéquias e equimoses, especialmente em membros inferiores e parte inferior do tronco, epistaxes, hematêmese ou enterorragia, hemorragia cerebral, hemorragias perifoliculares, hemartrose, hemorragia gengival mais grave ao redor dos dentes, hematúria e hemorragia retro-orbitária.

As manifestações não hemorrágicas incluem: dentes frouxos, alterações na cicatrização, febre baixa e anemia microcítica hipocrômica. Além disso, pode estar presente o rosário escorbútico, nas junções costocondrais, de difícil diferenciação com o rosário raquítico.

Existem várias alterações radiológicas que podem sugerir o diagnóstico de escorbuto. Na suspeita clínica dessa doença, devem ser realizadas as radiografias de tórax e de membros inferiores; a primeira pode revelar o rosário costal, que é um bom indicador da doença, por estar presente na maioria dos casos. A área de eleição para a pesquisa radiológica nos ossos longos é a extremidade distal do fêmur.

A tríade clássica de alterações radiológicas no escorbuto é composta por osteoporose, fraturas e hemorragias subperiostais. Outros sinais que podem estar presentes são os seguintes: cortical óssea afilada, linha densa ou branca (calcificação provisória com depósito excessivo de cálcio), anel de Wimberg (núcleo epifisário com periferia densa e centro rarefeito), esporão de Pelkan (prolongamento da linha densa além do contorno da diáfise) e zona de rarefação ou hipodensa (faixa de maior transparência entre a linha densa e a diáfise), na qual podem ocorrer deslizamentos epifisários (Fig. II-14).

No diagnóstico diferencial de escorbuto devem ser consideradas as seguintes doenças: raquitismo, sífilis congênita, osteomielite, artrites, poliomielite e síndrome da criança espancada.

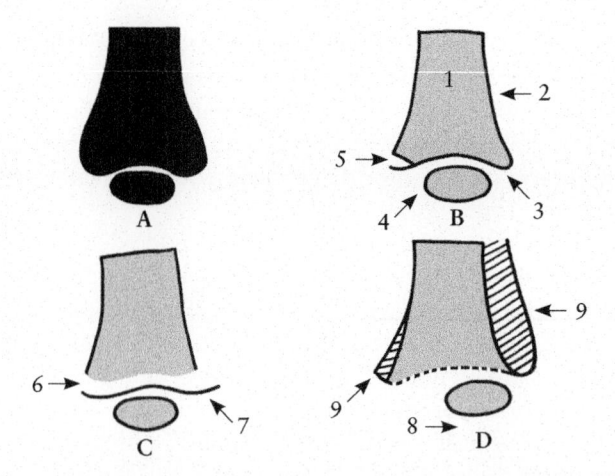

Figura II-14 – Alterações radiológicas no escorbuto. Representação esquemática, adaptada de Evans Jr. **A)** Osso normal. **B, C e D)** Escorbuto. 1 = osteoporose; 2 = cortical afilada; 3 = linha densa; 4 = sinal de Wimberg (acentuação da linha periférica do núcleo, com osteoporose central); 5 = sinal do ângulo; 6 = zona de maior transparência ou de rarefação; 7 = esporão lateral de Pelkan; 8 = deslocamento do núcleo epifisário; 9 = hemorragias subperiostais identificáveis apenas no processo de cura pela formação de novo osso a partir do periósteo elevado: à esquerda, reação periostal discreta, e à direita, imagem exuberante consequente à hemorragia volumosa. Fonte: Leão, 1981.

O tratamento deve ser realizado com doses diárias de 100 a 300mg de ácido ascórbico, por via oral, geralmente por um mês ou até completar a cura clínica e radiológica.

Após o início do tratamento, a dor desaparece em alguns dias e cessam as hemorragias. Em torno de 15 dias, surgem sinais radiológicos de evidência para a cura. As tumefações em membros demoram mais tempo para desaparecer. Na maioria dos casos, mesmo que lentamente, ocorre remodelação completa dos ossos, sem deixar sequelas.

Deficiência da vitamina B₁ (tiamina)

Participa do metabolismo normal dos carboidratos na forma de pirofosfato de tiamina, sendo coenzima da carboxilase e da transquetolase. É necessária para a síntese da acetilcoenzima A e sua deficiência resulta na diminuição da condução nervosa.

A carência da vitamina B_1 ou beribéri acomete crianças de regiões onde o alimento básico é o arroz, como no extremo oriente e no sudeste asiático. As manifestações clínicas iniciais são as seguintes: apatia, sonolência e atraso do crescimento. A sintomatologia que indica progressão da doença refere-se aos sistemas nervoso e cardiovascular.

Em relação ao sistema nervoso, podem estar presentes queixas de fraqueza muscular, parestesias, formigamento ou cãibras de membros inferiores. Além disso, podem ocorrer ptose palpebral, atrofia do nervo óptico e rouquidão por paralisia do nervo laríngeo. Há relato de casos de encefalopatia acompanhada de síndrome convulsiva, coma e morte.

Em lactentes, é mais frequente o comprometimento do sistema cardiovascular, determinando o aparecimento de taquicardia, dispneia, insuficiência cardíaca e até colapso circulatório. Esse quadro pode acompanhar-se de edema de membros ou generalizado (beribéri úmido), que apresenta regressão rápida após a administração parenteral da tiamina.

Quando a criança que está sendo amamentada ao seio apresenta beribéri, devem ser tratadas a mãe e a criança. Para o tratamento, recomenda-se a administração diária de 5 a 10mg de tiamina por via oral. Nos casos graves, a dose é de 10 a 25mg/dia de tiamina, por via parenteral.

Deficiência da vitamina B$_2$ (riboflavina)

A riboflavina é parte das enzimas flavina mononucleotídeo (FMN) e flavina adenina dinucleotídeo (FAD) que atuam no transporte de elétrons, intervindo no ciclo respiratório. É essencial para os processos de multiplicação celular, daí sua importância na cicatrização.

Sua absorção é deficiente na atresia de vias biliares e em pacientes que fazem uso crônico de fenotiazina e anticoncepcionais orais.

As manifestações clínicas da arriboflavinose são as seguintes: estomatite angular, glossite, hipertrofia e atrofia de papilas linguais, fotofobia, lacrimejamento, blefarite, ceratoconjuntivite, hipervascularização da córnea, dermatite seborreica que acomete os sulcos nasolabial, nasomalar e região perineal. Pode haver anemia normocítica e normocrômica, com hipoplasia medular.

A arriboflavinose na infância é frequentemente associada às deficiências de outras vitaminas do complexo B.

Para o tratamento, administram-se 5 a 10mg de riboflavina por dia, divididas em duas ou três doses, até a regressão do quadro clínico.

Deficiência da vitamina B$_3$ (niacina)

A niacina é parte das coenzimas nicotinamida adenina dinucleotídeo (NAD) e nicotinamida adenina dinucleotídeo fosfato (NADP), que exercem função de oxirredução no organismo, importantes no mecanismo respiratório intracelular. Pode ser obtida diretamente da dieta ou sintetizada a partir do triptofano, que é um aminoácido essencial.

A manifestação típica de sua deficiência é a pelagra (*pellis* = pele; *agra* = áspera) encontrada em populações de baixa renda, especialmente em regiões onde o milho, pobre em triptofano, é o alimento básico. Essa doença é endêmica na Índia e em algumas regiões da China e da África. A pelagra é caracterizada por dermatite, diarreia e demência e pode levar à morte.

As manifestações iniciais são cutâneas, com surgimento de lesões simétricas em áreas expostas a traumatismos e à luz solar. O eritema inicial é semelhante à queimadura e pode progredir para *ceratose*, descamação e hiperpigmentação, especialmente nos pés, mãos e pescoço ("botas", "luvas" e "colar"). Ocasionalmente, surgem estomatite, glossite e manifestações gastrintestinais, como diarreia e vômitos.

As manifestações neurológicas, raras em crianças, consistem em depressão, apatia, cefaleia, insônia e perda da memória.

Portadores da doença da Hartnup desenvolvem pelagra por um defeito no transporte tubular e intestinal de vários aminoácidos, inclusive do triptofano.

Para o tratamento da pelagra, a dose terapêutica preconizada é de 50 a 300mg de niacina diários por via oral ou, nos casos de má absorção intestinal, 100mg por via intravenosa diariamente. A administração de grandes doses de niacina é seguida de sensação de calor local, rubor e ardor da pele.

Deficiência da vitamina B$_6$ (piridoxina)

A função mais conhecida da vitamina B$_6$ é no metabolismo dos aminoácidos. Atua também na conversão do triptofano em niacina (vitamina B$_3$) e tem papel importante no funcionamento normal do sistema nervoso.

As principais manifestações clínicas da deficiência de piridoxina referem-se à pele, ao sistema nervoso central e à hematopoese. As lesões de pele apresentam-se como dermatite seborreica periocular, nasal e oral, acompanhadas de glossite e queilose. Anemia, caracterizada por hipocromia, microcitose e ferro sérico aumentado, pode ocorrer. E são descritas linfopenia e redução na formação de anticorpos; trabalhos experimentais têm mostrado prejuízo da imunidade celular e humoral.

Outras manifestações clínicas são neurite periférica e convulsões. Nos recém-nascidos e lactentes, após terem sido afastadas as principais causas de convulsões, as melhoras clínica e eletroencefalográfica, com a administração de 50-100mg de piridoxina por via intravenosa, indicam a hipótese de se tratar de um defeito genético das enzimas dependentes de piridoxina. Nesses casos, após o controle das crises, a administração dessa vitamina deve ser mantida em dose suplementar. Outros defeitos genéticos, nos quais está indicada a oferta suplementar de piridoxina, são a homocistinúria e a hipofosfatasia, entre outros.

São suscetíveis à carência de vitamina B$_6$ pacientes que receberam isoniazida cronicamente, pois essa droga é um antagonista da vitamina B$_6$. Entretanto, na infância essa situação é rara e a piridoxina só deve ser administrada se a criança, que recebe isoniazida cronicamente, apresentar manifestações clínicas dessa hipovitaminose.

Doses orais diárias de 5 a 10mg costumam fazer regredir a sintomatologia. Nas crianças dependentes da vitamina, estão indicados 10 a 100mg diários por via oral.

Deficiência da vitamina B_{12} (cobalamina)

A vitamina B_{12} ou cobalamina é importante na síntese de DNA e necessária para a formação da mielina. O ser humano depende exclusivamente da vitamina B_{12} exógena que, quando presente na dieta, liga-se ao fator intrínseco (FI) produzido pelas células parietais do fundo gástrico. Na porção terminal do íleo, esse complexo é absorvido através de receptores específicos e transportado ao sistema portal. No sangue, a vitamina B_{12} liga-se às proteínas transportadoras (transcobalaminas). Os hepatócitos têm grande afinidade pelo complexo vitamina B_{12}-transcobalamina, sendo o fígado o principal local de depósito.

Assim, a deficiência dessa vitamina pode ser decorrente de ingestão inadequada ou de deficiência na sua absorção. A deficiência devido à ingestão insuficiente é rara, pois, apesar de essa vitamina estar presente principalmente em alimentos relativamente caros para a maioria da nossa população (laticínios, carnes, ovos, fígado e moluscos), para haver manifestação clínica devido a sua deficiência é necessário que a dieta seja muito carente desses alimentos-fontes por vários meses. Ressalta-se que crianças de mães com dieta vegetariana estrita (com exclusão de carnes, leite e ovos), alimentadas exclusivamente ao seio, apresentam risco maior de desenvolver essa hipovitaminose, devido à carência materna dessa vitamina, muitas vezes assintomática.

Em relação à deficiência na absorção da vitamina B_{12}, são várias as situações que podem determiná-la, tais como diminuição da produção de FI na anemia perniciosa, gastrectomias, alterações do íleo terminal (por ressecção ou por destruição ou incompetência funcional dos receptores), pancreatite crônica, uso de algumas drogas (neomicina, KCl, etanol, colchicina), entre outras.

A anemia perniciosa é a anemia decorrente da diminuição da produção de FI. Na forma congênita, há baixa produção de FI, sem acloridria ou outras anormalidades do estômago. Na anemia perniciosa juvenil e do adulto, além da deficiência de FI, ocorrem acloridria e atrofia da mucosa gástrica, sendo comum, nos adultos, o encontro de anticorpos séricos anti-FI e anticélulas parietais.

As manifestações clínicas mais frequentes dessa hipovitaminose são: glossite e anemia macrocítica. Nos casos avançados, pode haver trombocitopenia e neutropenia, com presença de neutrófilos grandes com núcleo hipersegmentado. Pode haver hiperpigmentação da pele.

O acometimento neurológico pode ocorrer, mesmo na ausência da anemia e da macrocitose. A queixa inicial pode ser de parestesia simétrica em extremidades de mãos e pés. Na evolução, surgem fraqueza, incoordenação, hipo ou hiper-reflexia, sinal de Babinski, clônus e coma. Nas crianças, as manifestações neurológicas mais comuns são hipoatividade, regressão no desenvolvimento, torpor e coma. Embora a resposta ao tratamento a curto prazo seja encorajadora, a recuperação neurológica pode não ser completa.

Após a confirmação da deficiência, por meio da dosagem sérica de vitamina B_{12} e da investigação da causa da hipovitaminose, está indicada a terapêutica. A vitamina B_{12} encontra-se disponível em dois tipos de compostos, a hidroxicobalamina (OHCbl) e a cianocobalamina (CNCbl), ambos em preparações para uso injetável ou oral. Acredita-se, até o momento, que esses compostos não determinam efeito colateral, mesmo em altas doses.

Uma resposta hematológica rápida segue-se à administração de 1mg de vitamina B_{12} por via parenteral, com reticulocitose em dois a quatro dias. A necessidade diária é de 1-5µg por dia e doses baixas como essas podem ser usadas como teste terapêutico quando o diagnóstico de deficiência é duvidoso.

Se houver evidência de envolvimento neurológico, deve ser administrada dose de 1mg por via intramuscular diária por ao menos duas semanas.

Nos pacientes com deficiência na absorção de vitamina B_{12} de causa não corrigível, a terapia deve ser mantida com injeções intramusculares mensais de doses iguais ou superiores a 100µg, podendo chegar a 1.000µg/mês, dependendo da resposta do indivíduo.

Deficiência de ácido fólico

O ácido fólico é uma coenzima essencial, cuja deficiência leva à diminuição da síntese de DNA, alterando o crescimento e a multiplicação celular. No sistema hematopoético, no qual as células apresentam síntese e destruição relativamente rápidas, é que reside a importância da atividade dos folatos.

A deficiência ocorre quando a dieta é pobre em alimentos crus, pois a fervura destrói o folato, ou quando há ingestão exclusiva de leite de cabra, por ser pobre em ácido fólico. Deficiências na absorção, aumento das necessidades (prematuros e anemias hemolíticas) e uso de algumas drogas (análogos do folato, anticonvulsivantes) também podem levar à carência de ácido fólico.

O quadro clínico da deficiência de ácido fólico consiste de palidez, anemia megaloblástica, glossite com atrofia de papilas. Esplenomegalia discreta é achado relativamente comum. Pode ainda ocorrer diarreia ou obstipação intestinal, náuseas, vômitos e desconforto abdominal.

Na deficiência de ácido fólico, as doses terapêuticas são de 0,5 a 1mg diários por via oral, durante três a quatro semanas, até que ocorra resposta hematológica. Se a causa da carência não for passível de correção, a manutenção deve ser feita com 0,25 a 1mg diários.

O uso de ácido fólico em gestantes, a partir de um mês antes da concepção até três meses de gestação, tem reduzido o número de casos de espinha bífida, anencefalia e outros defeitos do tubo neural dos recém-nascidos, especialmente naquelas situações em que já houve um caso prévio na prole. A Academia Americana de Pediatria recomenda que todas as mulheres em idade fértil com possibilidade de engravidar recebam, além do folato presente na dieta, 400μg como suplemento diário, no período acima mencionado. Dessa forma, pode-se reduzir em até 50% a probabilidade de defeitos do tubo neural nos recém-nascidos. Para mulheres que já tiveram esse tipo de doença na prole, a suplementação deve ser de 4.000μg diários, da mesma forma, a partir de um mês antes da concepção, até o final do primeiro trimestre de gestação. Nessas gestantes, essa medida pode reduzir em até 70% a probabilidade de haver outro recém-nascido com comprometimento de tubo neural.

Deficiência da vitamina K

O nome da vitamina K provém da palavra dinamarquesa *koagulation*. Todas as formas de vitamina K pertencem ao grupo das quinonas e têm efeito anti-hemorrágico. A vitamina K está representada por três substâncias: a vitamina K_1 ou filoquinona, forma natural proveniente da dieta; a vitamina K_2 ou menaquinofiloquinona, sintetizada pelas bactérias gram-negativas de flora intestinal; e a vitamina K_3 ou menadiona, que é um produto sintético. Além de ser necessária para a formação da protrombina e dos fatores de coagulação VII, IX e X, a vitamina K é importante, também, na mineralização óssea.

As bactérias da flora intestinal produzem vitamina K em quantidade suficiente; porém, como essa produção inicia-se a partir do terceiro ou quarto dia de vida, justifica-se a administração de vitamina K a todos os recém-nascidos nas primeiras 24 horas de vida, visando à prevenção da doença hemorrágica por deficiência dessa vitamina.

Nos recém-nascidos a termo e saudáveis, com boas condições de nascimento, recomenda-se a administração da vitamina K_1 na dose de 1mg por via intramuscular ou de 2mg por via oral, 1 hora após o nascimento ou após a primeira mamada, respectivamente. Os recém-nascidos que receberam a primeira dose por via oral, quando em aleitamento materno exclusivo ou alimentados com leite de vaca não acrescido de vitamina K, deverão receber mais duas doses de 2mg por via oral, na segunda e na quarta semanas de vida.

Os prematuros e os recém-nascidos a termo que tenham apresentado anoxia ou outros fatores de risco, tais como icterícia obstrutiva, incapacidade para deglutir e uso materno de anticoagulantes ou antiepilépticos, devem receber a vitamina K por via intramuscular, na dose de 0,5mg para as crianças com peso inferior a 1.500g e de 1mg para aquelas com peso superior a 1.500g.

Em recém-nascidos alimentados exclusivamente ao seio materno, especialmente naqueles que não receberam profilaxia nos primeiros dias de vida, a doença hemorrágica por deficiência de vitamina K pode ocorrer mais tardiamente, entre a quarta e a sexta semanas de vida. Se surgirem manifestações hemorrágicas, com elevação do tempo de protrombina, devem ser ministrados 1 a 5mg de vitamina K por via intravenosa.

Além do período neonatal, a deficiência de vitamina K deve ser considerada em todo paciente com distúrbios hemorrágicos. São mais suscetíveis crianças com diarreia ou que recebem tratamento com antibióticos cronicamente, por alteração da flora bacteriana intestinal.

Em situações nas quais a má absorção de gorduras está presente (doença celíaca, fibrose cística, atresia de vias biliares), é recomendada suplementação parenteral periódica. Doenças hepáticas podem levar à hipoprotrombinemia que, em geral, não responde à administração de vitamina K.

A administração da menadiona (produto sintético) a lactentes leva à anemia hemolítica e à toxicidade hepática. Além disso, no período neonatal provoca hiperbilirrubinemia e kernicterus por competir com a bilirrubina indireta. Por outro lado, não há toxicidade conhecida com o uso de filoquinona (forma natural da vitamina K) e, assim, a filoquinona é a substância de escolha para a prevenção e o tratamento de doenças hemorrágicas, tanto em recém-nascidos quanto em outras faixas etárias.

Fora do período neonatal, a terapêutica da deficiência de vitamina K deve ser feita com 1-2mg diários, por via oral. Em casos de manifestações hemorrágicas, deve-se administrar 5mg diários por via parenteral.

Deficiência da vitamina E

O termo vitamina E engloba dois grupos de compostos naturais, os tocoferóis (alfa, beta, gama e deltatocoferol) e os tocotrienóis (alfa, beta, gama e deltatocotrienol). De todas as substâncias citadas, o α-tocoferol é o que apresenta maior atividade biológica. Atuam como antioxidantes, intensificam a absorção e a utilização da vitamina A e são necessários para manter a estrutura neurológica normal.

Devida a sua abundância na dieta, a deficiência de vitamina E é rara, exceto em indivíduos com insuficiência pancreática ou outras condições que causem má absorção de gorduras. A carência de vitamina E pode determinar o aparecimento de anemia hemolítica, distúrbios neuromusculares, ataxia e neuropatia periférica.

Não há evidências de que a suplementação com vitamina E possa prevenir câncer, doenças cardiovasculares ou cerebrovasculares e retinopatia da prematuridade. Em prematuros, a vitamina E pode diminuir o risco de hemorragia periventricular; no entanto, aumenta também o risco de sepse.

Os melhores benefícios do uso de altas doses de vitamina E têm sido encontrados em crianças portadoras de abetalipoproteinemia e colestase crônica, nas quais diminui a ocorrência das manifestações clínicas da deficiência, podendo, inclusive, evitar anormalidades neurológicas permanentes.

Altas doses de suplementação com vitamina E devem ser evitadas pela sua associação com o aumento da mortalidade e do risco de hemorragia.

HIPERVITAMINOSES

Até há pouco tempo, pensava-se que o uso de altas doses de vitaminas pudesse determinar efeito tóxico apenas quando se tratasse das lipossolúveis (vitaminas A, D, E e K). Considerava-se, então, as vitaminas hidrossolúveis muito mais seguras e praticamente sem nenhuma toxicidade.

Entretanto, devido ao fenômeno recente da utilização de megadoses de vitaminas de modo indiscriminado, muitas vezes por automedicação, têm-se identificado efeitos tóxicos também para as vitaminas hidrossolúveis (vitaminas do complexo B e vitamina C).

O uso da niacina (vitamina B_3) em altas doses tem sido relacionado à elevação dos níveis de ácido úrico, alterações dermatológicas e hepatotoxicidade. Em pacientes diabéticos, pode causar arritmias e hiperglicemia.

Doses elevadas de piridoxina (vitamina B_6), por um período de dois a quatro meses, podem causar neuropatia sensorial, marcha atáxica e ausência de reflexos.

A utilização de megadoses diárias de vitamina C pode levar ao aparecimento de hematúria e cálculos de oxalato e urato. Em portadores de deficiência de G6PD e de anemia falciforme, pode provocar crise hemolítica.

A ingestão aguda, geralmente acidental, de grandes quantidades de vitamina A determina aparecimento de vômitos, abaulamento de fontanela, cefaleia e, mais raramente, diplopia e edema de papila. A hipervitaminose A crônica, mais frequente, provoca, inicialmente, sintomas inespecíficos, como baixo ganho ponderal e anorexia. Em uma fase posterior, causa descamação, inclusive palmoplantar, prurido, alopecia, dores ósseas e limitações dos movimentos. Os níveis plasmáticos tóxicos de retinol provavelmente são superiores a 100µg/dl. Todos os sintomas regridem com a suspensão da administração da vitamina.

Malformações congênitas graves craniofaciais, cardíacas e do sistema nervoso central podem ocorrer em filhos de gestantes que consomem grandes quantidades de retinoides orais, utilizados no tratamento da acne.

O alto consumo de alimentos contendo carotenoides, embora sem efeito tóxico, determina coloração amarelada da pele, semelhante à icterícia, que não acomete as escleróticas e que regride com a diminuição da ingestão de alimentos-fontes da pró-vitamina A.

Em relação às outras vitaminas não mencionadas, exceto a hipervitaminose D, cujo quadro clínico se encontra descrito no capítulo Raquitismo, não há, até o momento, consenso sobre sua toxicidade, sendo necessários mais estudos a esse respeito.

BIBLIOGRAFIA

1. American Academy of Pediatrics. Committee on Fetus and Newborn – Controversies concerning vitamin K and the newborn. Pediatrics 2003;112:191. • 2. American Academy of Pediatrics. Committee on Genetics – Folic acid for the prevention of neural tube defects. Pediatrics 1999;104:325. • 3. Barness LA, Curran JS. Nutrition and nutritional disorders. In: Behrman RE, et al. Nelson textbook of pediatrics. 15th ed., Philadelphia: Saunders; 1996.p.179. • 4. Glader B. Megaloblastic anemias. In: Kliegman RM, Behrman RE, Jenson HB, Stanton BF. Nelson textbook of pediatrics. 18th ed., 2007. Disponível no www.mdconsult.com • 5. Brion LP, et al. Vitamin E supplementation for prevention of morbidity and mortality in preterm infants. Cochrane Database Syst Rev 2003; CDOO3665. • 6. Centers for Diseases Control. Recommendations for the use of folic acid to reduce the number of cases of spina bifida and other neural tube defects. MMWR Morb Mort Wldy Rep 1992;41:1. • 7. Graham SM, et al. Long-term neurologic consequences of nutritional vitamin B_{12} deficiency in infants. J Pediatr 1992;121:710. • 8. Ionemoto HF, Petik MEI. Anemias carenciais. In: Marcondes E. Pediatria básica. 8ª ed., São Paulo: Sarvier; 1991.p.644. • 9. Leão E. Escorbuto na infância. In: Nobrega FG. Desnutrição intra-uterina e pós-natal. São Paulo: Panamed; 1981.p.433. • 10. Leão E, Norton RC. Escorbuto. In: Carrazza FR, Marcondes E. Nutrição clínica em pediatria. São Paulo: Sarvier; 1991.p.246. • 11. Mejia LA, Arroyave G. Las vitaminas. In: Carrazza FR, Marcondes E. Nutrição clínica em pediatria. São Paulo: Sarvier; 1991.p.108. • 12. Mino M. Clinical uses and abuses of vitamin E in children. Proc Soc Exp Biol Med 1992;200:266. • 13. Milagres RCRM, et al. A deficiência de vitamina A em crianças no Brasil e no mundo. Ciênc Saúde Coletiva 2007;12:1253. • 14. Ministério da Saúde do Brasil. Programa nacional de suplementação de vitamina A. Acesso em www.nutrição.saude.gov.br em 25 de novembro de 2008. • 15. OMS/UNICEF/IVACG Task Force. Vitamin A supplements: a guide to their use in the treatment and prevention of vitamin A deficiency and xerophthalmia. Geneva: WHO; 1997. • 16. Organizacion Panamericana de la Salud & Instituto Internacional de Ciencias de la Vida. Publicación científica nº 532 – Conocimientos actuales sobre nutrición. 6ª ed., Washington DC; 1991. • 17. Roncada MJ, Quarenti G. Patologia das vitaminas. In: Marcondes E. Pediatria básica. 8ª ed., São Paulo: Sarvier; 1991.p.655. • 18. Roncada MJ, et al. Hipovitaminoses. In: Nobrega FG. Desnutrição intra-uterina e pós-natal. São Paulo: Panamed; 1981.p.412. • 19. Roncada MJ, Romaldini CC. Carências vitamínicas. In: Marcondes E, et al. Pediatria básica. 9ª ed., São Paulo: Sarvier; 2003.p.341. • 20. Sucupira ACSL, Zuccolotto SMC. Distúrbios da vitamina A. In: Carrazza FR, Marcondes E. Nutrição clínica em pediatria. São Paulo: Sarvier; 1991.p.238. • 21. Von Kries R, et al. Vitamin K prophylaxis and vitamin K deficiency bleeding (VKDB) in early infancy. Acta Paediatr 1992;81:655. • 22. Whitehead VM. Acquired and inherited disorders of cobalamin and folate in children. Br J Haematol 2006;134:125.

APÊNDICE

Vitamina	Nome comercial	Via de administração	Apresentação
Vitamina A	Arovit	Oral	Drágeas com 50.000UI Gotas com 150.000UI/ml (1ml = 30 gotas)
		Intramuscular	Ampola com 300.000UI/1ml
	Vitamina A	Oral	Drágeas com 50.000UI
Vitamina B_1	Benerva	Oral	Comprimidos com 300mg
Associação de vitaminas $B_1 + B_2 + B_3 + B_6 +$ pantotenato de cálcio	Complexo B	Oral	Gotas Drágeas
Vitamina B_{12}	Rubranova	Intramuscular	Ampola de 2ml com 5.000 e 15.000µg de vitamina B_{12}
Vitamina C	Cebion	Oral	Cápsulas efervescentes com 2g Solução com 100mg/ml Granulado com 1g
	Cewin	Oral	Comprimidos com 500mg Gotas com 200mg/ml Comprimidos efervescentes com 1 e 2g
	Redoxon	Oral	Comprimidos efervescentes com 1 e 2g Gotas com 200mg/ml
Vitamina E	Vita E 400	Oral	Cápsulas gelatinosas com 400mg
	Ephynal	Oral	Cápsulas gelatinosas com 400mg
Vitamina K	Kanakion MM	Intramuscular, intravenosa, oral	Ampola com 2mg/0,2ml
	Kanakion	Intramuscular	Ampola com 10mg/ml
Ácido fólico	Enfol	Oral	Comprimidos com 5mg Gotas com 0,2mg/ml Suspensão com 2mg/5ml
	Endofolin	Oral	Cápsulas com 2 e 5mg
	Folin	Oral	Comprimidos com 5mg

33 RAQUITISMO

Daleth Rodrigues Scaramuzzi
Sandra Maria Callioli Zuccolotto

Raquitismo é a doença decorrente da mineralização inadequada do osso em crescimento. A mineralização insuficiente da matriz osteoide, após o término do crescimento linear do osso, é denominada de osteomalacia. Raquitismo é encontrado apenas nas crianças em crescimento, antes da fusão das epífises, enquanto a osteomalacia pode estar presente em qualquer idade. Todos os pacientes com raquitismo têm osteomalacia, mas nem todos os pacientes com osteomalacia têm raquitismo. Essas condições não devem ser confundidas com osteoporose, na qual há perda igual de volume da matriz óssea e de mineral.

O raquitismo carencial é decorrente da deficiência de vitamina D resultante da exposição inadequada à luz solar associada à ingestão insuficiente de vitamina D.

Neste capítulo, a ênfase é dada na abordagem diagnóstica e terapêutica do raquitismo carencial quanto aos aspectos clínicos e laboratoriais, ao tratamento e controle de cura, à confirmação diagnóstica, ao prognóstico e à prevenção. Além disso, propõe-se uma abordagem diagnóstica dos outros tipos de raquitismo, apresentam-se as condições clínicas que se assemelham ao quadro de raquitismo e as questões clínicas e laboratoriais relacionadas à hipervitaminose D.

Para entender a fisiopatologia das doenças de origem metabólica, especialmente o raquitismo, faz-se necessário conhecer os princípios da osteogênese e do metabolismo da vitamina D.

OSTEOGÊNESE E METABOLISMO DA VITAMINA D

O osso é um órgão dinâmico que está em constante formação e remodelação, sendo o maior reservatório de cálcio, fósforo e magnésio do organismo. O esqueleto humano consiste de uma matriz formada por colágeno contendo proteína (osteoide), sobre a qual se depositam os cristais minerais.

A formação óssea é iniciada pelos osteoblastos, que são as células responsáveis pelo depósito da matriz cartilaginosa/proteica e sua subsequente mineralização. Os osteoblastos contêm fosfatase alcalina em abundância e os níveis dessa enzima aumentam em situações de intensa formação óssea. A mineralização ocorre quando os cristais de cálcio e fósforo são depositados na matriz óssea. Os osteoclastos, por sua vez, são células responsáveis pela reabsorção óssea, que secretam enzimas na superfície do osso que dissolvem e removem a matriz e os minerais.

A vitamina D, em conjunto com o paratormônio, tem a função de manter a concentração sérica de cálcio e fósforo em níveis adequados para permitir a mineralização óssea.

As duas formas de precursores da vitamina D provenientes da dieta são o ergosterol, de origem vegetal, e o colesterol, de origem animal, que são transformadas em vitamina D_2 (ergocalciferol) e vitamina D_3 (colecalciferol), respectivamente, a partir da irradiação solar sobre a pele. Essas vitaminas (D_2 e D_3), após se ligarem a uma proteína, são transportadas para o fígado, local onde ocorre sua hidroxilação, por meio das 25-hidroxilase, formando a 25(OH)D ou calcidiol. A 25(OH)D é a forma circulante considerada índice da reserva de vitamina D do indivíduo (Fig. II-15).

A 25(OH)D será novamente hidroxilada nos túbulos renais, tornando-se a 1,25-hidroxicolecalciferol ou calcitriol ou $1,25(OH)_2D$, que é considerada o metabolito mais ativo da vitamina D. Sua produção é estimulada pelo paratormônio e pela hipofosfatemia.

A $1,25(OH)_2D$ tem várias ações, das quais as mais importantes são aumentar a absorção intestinal de cálcio e fósforo e promover a mineralização óssea. O aumento da absorção do cálcio e do fósforo ocorre em todo o intestino, especialmente no duodeno e no jejuno. Dependendo da sua concentração, a $1,25(OH)_2D$ pode produzir o depósito de cálcio e fósforo no osso (efeito anabólico e antirraquítico) ou determinar, em altas concentrações, a reabsorção óssea com retirada de cálcio e fósforo do esqueleto.

A $1,25(OH)_2D$ inibe a atividade da enzima 25(OH)D-1α-hidroxilase no túbulo renal e tem efeito inibitório direto sobre a secreção de paratormônio. Excessos de $1,25(OH)_2D$ são convertidos para um metabolito inativo, por meio da enzima 25(OH)D-24-hidroxilase existente nos túbulos renais.

Em situações de hipocalcemia, haverá estímulo à produção e liberação do paratormônio. As ações do paratormônio são as seguintes:

a) aumento da reabsorção de cálcio e inibição da reabsorção de fosfato pelos túbulos renais;
b) estímulo à enzima 25(OH)D-1α-hidroxilase que converte a 25(OH)D em $1,25(OH)_2D$, a qual determina

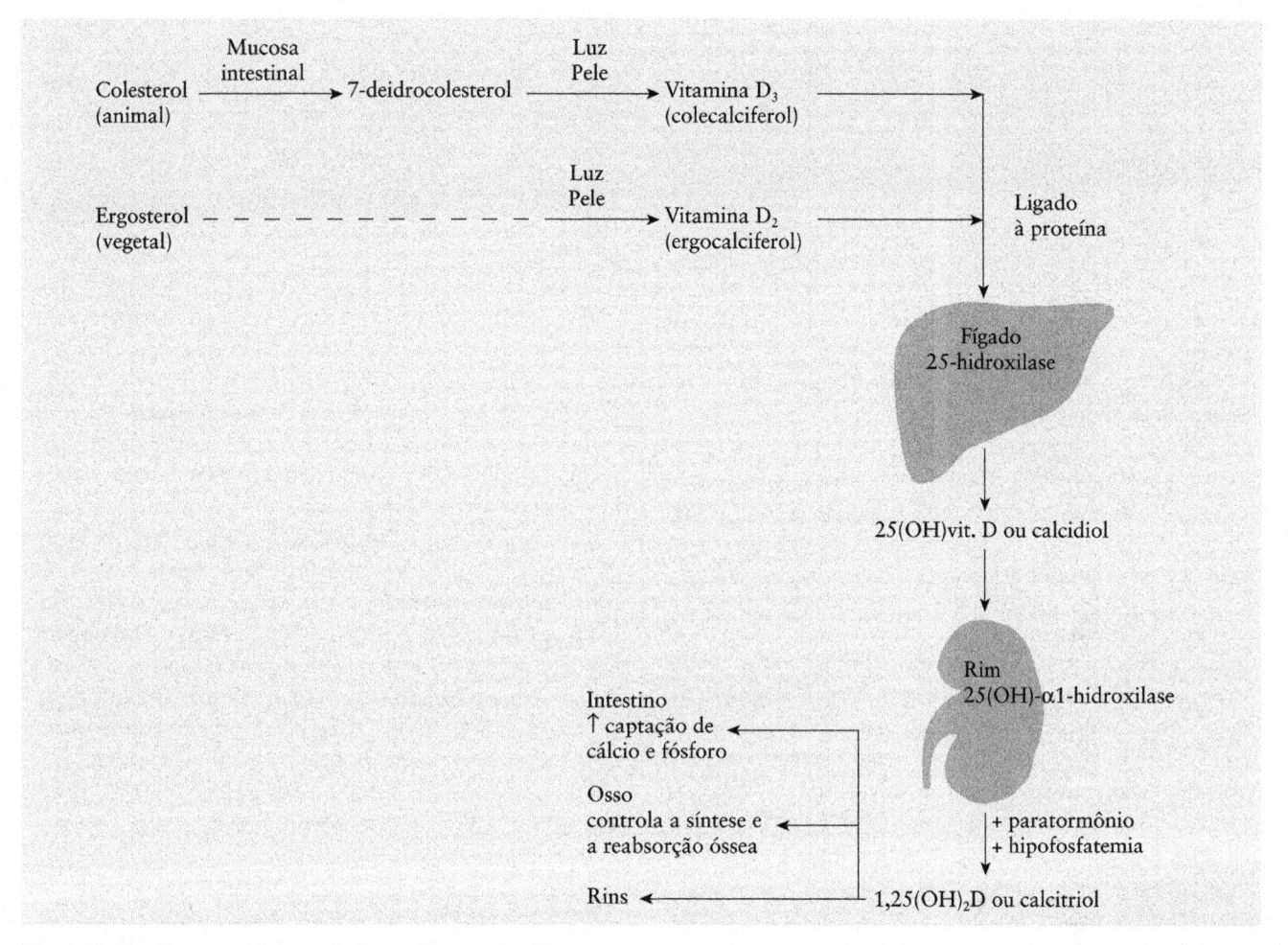

Figura II-15 – Esquema do metabolismo da vitamina D.

o aumento na absorção intestinal de cálcio e na reabsorção óssea, com consequente liberação de cálcio e fósforo do esqueleto.

A homeostase do cálcio é controlada no intestino por meio dos níveis de $1,25(OH)_2D$. A homeostase do fósforo é regulada pelos rins, sendo a excreção renal o fator determinante do seu nível sérico.

RAQUITISMO CARENCIAL

O raquitismo carencial é atualmente raro nos países industrializados devido à utilização da profilaxia com vitamina D por via oral.

A prevalência do raquitismo carencial na população depende da situação geográfica, da pigmentação da pele, do nível socioeconômico e da adesão às medidas preventivas. Crianças e adolescentes que têm maior risco de desenvolver raquitismo carencial são aqueles com maior pigmentação na pele, menos expostos ao sol, portadores de doenças crônicas com má absorção e os que utilizam anticonvulsivantes que promovem o catabolismo da vitamina D, como o fenobarbital.

No Brasil, praticamente não existem estudos que possibilitem ter noção da prevalência dessa doença.

Fisiopatologia

Fraser et al. citados por Bainbridge et al. definiram três estágios na evolução do raquitismo por deficiência de vitamina D (Quadro II-50). Inicialmente, ocorre redução na absorção de cálcio e fósforo no intestino. A concentração sérica baixa de cálcio com concentração normal de fósforo caracteriza o estágio I. A hipocalcemia estimula a secreção do paratormônio, o qual aumenta a reabsorção óssea, a fim de manter a concentração sérica de cálcio. Com a elevação do paratormônio, ocorre também hiperfosfatúria.

No estágio II, a concentração sérica de cálcio é normal ou baixa, a de fósforo, baixa; a fosfatase alcalina, alta; e as alterações ósseas estão presentes às radiografias.

No estágio III, o paratormônio já não é suficiente para manter os níveis séricos de cálcio, que tornam a cair. Acentuam-se a hipofosfatemia, a fosfatúria e o aumento da fosfatase alcalina.

Durante todo esse processo, apesar de estar ocorrendo reabsorção óssea, a matriz continua sendo produzida, embora com mineralização inadequada.

Quadro II-50 – Estágios do raquitismo por deficiência de vitamina D.

Estágio	Cálcio sérico	Fósforo sérico	Atividade da fosfatase alcalina	Paratormônio sérico	Radiologia
I	↓	N	N	N	–
II	↓ ou N	↓	↑	↑	+
III	↓↓	↓↓	↑↑	↑	+

↓ = reduzido; ↓↓ = marcadamente reduzido; N = normal; – = ausente; + = presente; ↑ = aumentado; ↑↑ = marcadamente aumentado.
Fonte: Bainbridge et al., 1991.

Abordagem diagnóstica

A suspeita diagnóstica de raquitismo carencial deve ser levantada a partir dos achados clínicos associados à exposição inadequada à luz solar e à ingestão deficiente de vitamina D, especialmente em crianças de até 2 anos de idade. A confirmação desse diagnóstico deve ser realizada por meio de exames bioquímicos e radiológicos.

Características clínicas – são descritas frequentemente como manifestações iniciais do raquitismo: irritabilidade, insônia e sudorese abundante na cabeça, principalmente após as refeições. Observa-se que esses sintomas são absolutamente inespecíficos, além de se constatar que, em nosso país, devido a seu clima tropical, grande número de lactentes normais transpira no segmento cefálico durante a amamentação. Portanto, nos casos que apresentem essas queixas, antes de iniciar a investigação laboratorial, devem-se verificar dados de história como hábito de exposição da criança ao sol e consumo de vitamina D.

Nos primeiros 6 meses de vida, a manifestação inicial do raquitismo pode ser tetania ou convulsões por hipocalcemia. Outro sinal de aparecimento precoce é o craniotabes, por afinamento da calota craniana, que tende a se manifestar entre o segundo e o quarto meses de vida e pode desaparecer antes dos 12 meses, apesar da persistência do processo raquítico. O craniotabes, como achado normal no recém-nascido, está presente no período pós-natal imediato em algumas crianças e tende a desaparecer antes do segundo mês de vida, época na qual, como referido, manifesta-se o craniotabes decorrente do raquitismo. Retardo no fechamento da fontanela posterior, fontanela anterior ampla e protuberância dos ossos frontais e parietais podem estar presentes.

No segundo semestre do primeiro ano de vida, evidenciam-se as alterações epifisárias, resultando no aparecimento de alargamento de punhos, joelhos, tornozelos e junções costocondrais das costelas com o esterno, determinando o quadro denominado de "rosário raquítico". Surge o sulco de Harrison ou "cintura diafragmática", que corresponde à depressão da caixa torácica ao nível da inserção do diafragma às costelas. Além disso, pode ser observada a presença do "peito de pombo" ou "tórax em quilha". Frequentemente, encontra-se atraso na erupção dentária e podem também estar presentes alterações no esmalte dos dentes.

Após os 12 meses de vida, com o início da marcha, o peso do corpo acentua as alterações nos membros inferiores (*genu varum* ou *genum valgum*), pelve e coluna vertebral (cifose dorsolombar na posição sentada e lordose lombar na posição ereta). Fraqueza muscular e hipotonia generalizada fazem parte do quadro de raquitismo, determinando marcha característica bamboleante, protrusão abdominal acentuada e, em conjunto com as deformidades da caixa torácica, aumento da ocorrência de pneumonias. A baixa estatura no raquitismo carencial é secundária às deformidades da coluna, pelve e membros inferiores.

Achados bioquímicos – dependem do estágio em que se encontra a doença, conforme referido anteriormente (ver Quadro II-50). Quando o raquitismo é sintomático, a partir do estágio II, o nível sérico de cálcio pode estar normal (9-11mg/dl) ou baixo, a dosagem sérica de fósforo mostra sempre níveis baixos (normal 4,5-6,5mg/dl) e a atividade sérica de fosfatase alcalina encontra-se aumentada. É imprescindível que o laboratório especifique, para o método utilizado, quais são os valores de referência normais da atividade sérica de fosfatase alcalina por faixa etária. A dosagem sérica de paratormônio mostra níveis elevados. Os níveis séricos de 25(OH)D, metabolito que melhor reflete a reserva da vitamina D, estão baixos.

Achados radiológicos – além de auxiliar na confirmação diagnóstica do raquitismo, o exame radiológico é útil para avaliar o processo de cura. Os locais mais adequados para o estudo radiológico são joelhos, tornozelos e especialmente punhos, pois as alterações das epífises da ulna e do rádio aparecem no início da instalação do raquitismo. A epífise mostra-se alargada, em forma de taça, com a concavidade voltada para a articulação. Ocorre borramento ou perda dos limites ósseos, produzindo a imagem "em franja". Rarefação óssea, encurvamento diafisário e imagens de fratura "em galho verde" com formação de calo ósseo podem estar presentes. O duplo contorno das diáfises deve-se à não mineralização do tecido ósseo subperiostal. A idade óssea encontra-se atrasada devido à calcificação reduzida dos núcleos de ossificação, o que determina também aumento do espaço interarticular.

Tratamento, controle de cura e prognóstico

O tratamento do raquitismo carencial pode ser feito pela exposição diária ao sol. No entanto, é um método pouco utilizado devido à falta de controle do tempo necessário para sua cura, como também à baixa adesão da família a esse tipo de tratamento. Portanto, recomenda-se a administração da vitamina D por via oral. Existem várias apresentações comerciais de vitamina D, sendo que ora a dose está apresentada em UI (unidade internacional), ora em µg. Assim, torna-se importante saber que uma UI de vitamina D corresponde a 0,025µg de vitamina D$_3$, portanto, 1mg de vitamina D corresponde a 40.000UI.

Vários esquemas terapêuticos têm sido propostos na literatura: doses baixas e diárias de 2.000 a 5.000UI por dois a seis meses ou dose única de 200.000 a 600.000UI.

O esquema com baixas doses durante longos períodos não apresenta muitas vantagens por dois motivos: 1. é difícil obter a adesão da família a este tratamento; e 2. como demora mais tempo para promover a cura, atrasa a possibilidade do diagnóstico diferencial entre a etiologia carencial e as outras causas de raquitismo.

Dessa forma, dá-se preferência ao esquema com dose única de 600.000UI de vitamina D, por via oral ou parenteral, conforme a disponibilidade, pois pode ser administrada sob supervisão, garantindo o tratamento adequado, diferentemente da administração crônica que implica a adesão da família. A injeção intramuscular de vitamina D não apresenta vantagens em relação à administração oral, pois a medicação oral é bem absorvida. Como, em nosso meio, muitas vezes a única preparação oral de vitamina D disponível é a associação, em veículo oleoso, de vitamina D$_3$ com vitamina A, pode-se recomendar esquema, por exemplo, de 60.000UI diárias de vitamina D até completar 600.000UI. Vale ressaltar que, como as apresentações disponíveis no mercado variam, toda vez que for ser utilizada uma associação de vitamina D com vitamina A, deve-se ter o cuidado de verificar sua formulação, de modo a evitar a possibilidade da instalação do quadro de hipervitaminose A.

É fundamental verificar se a dieta da criança se encontra adequada em relação à ingestão de cálcio, especialmente durante o tratamento de raquitismo, pois uma das complicações pode ser o aparecimento de convulsões por hipocalcemia.

Os níveis séricos de fósforo, cálcio e paratormônio normalizam-se após dias ou semanas de tratamento e os de fosfatase alcalina e 1,25(OH)$_2$D podem permanecer alterados por vários meses, até a cura definitiva do raquitismo.

Os primeiros sinais radiológicos de cura aparecem duas a quatro semanas após a terapêutica e evidenciam-se pela calcificação. Ocorre depósito mineral na metáfise e forma-se a linha de remissão raquítica de maior calcificação na região submetafisária, na qual era a metáfise raquítica antes do tratamento. Há redução da rarefação óssea e a cortical torna-se mais compacta.

Assim, aproximadamente um mês após o tratamento, quando o raquitismo é carencial, os níveis séricos de cálcio e fósforo devem estar normais, apesar de a fosfatase alcalina sérica ainda estar elevada.

Em relação ao prognóstico, a maioria das deformidades ósseas apresenta remissão meses ou anos após o tratamento. Casos muito avançados podem, raramente, causar deformidades permanentes.

Confirmação diagnóstica do raquitismo carencial

Uma vez confirmada a presença de raquitismo clínica e laboratorialmente, em especial quando a criança se encontra na faixa etária mais afetada pelo raquitismo carencial, de zero a 2 anos de idade, deve ser feito o tratamento com vitamina D, conforme esquemas já referidos. Se ocorrer a melhora progressiva do quadro laboratorial, nos prazos mencionados, confirma-se a hipótese de raquitismo carencial.

Prevenção

A exposição diária ao sol é o meio natural e altamente eficaz para prevenir o raquitismo carencial. Portanto, a recomendação da suplementação diária de vitamina D deve ser feita para as populações que, por motivos diversos (condições climáticas, de habitação, de vida), não são expostas suficientemente ao sol. Como é difícil identificar, na maioria das regiões, as famílias que realmente terão condições de expor regularmente os lactentes ao sol, preconiza-se a profilaxia com administração de vitamina D para as crianças em fase de crescimento acelerado, ou seja, até os 2 anos de idade.

Lactentes alimentados exclusivamente ao seio ou com aleitamento misto devem receber, desde os primeiros dias de vida, 400UI de vitamina D por via oral diariamente, a menos que recebam um litro de fórmula fortificada com vitamina D ou de leite integral por dia. Todos os lactentes não alimentados ao seio e que não recebam no mínimo um litro de fórmula fortificada ou leite integral ao dia devem receber vitamina D na dose de 400UI ao dia.

Para os prematuros de mães com níveis normais de vitamina D, a dose de 400UI/dia é suficiente para manter a homeostase normal de cálcio e fósforo. No entanto, para as crianças com muito baixo peso ao nascer, as necessidades diárias de vitamina D são mais difíceis de ser definidas e pode haver necessidade de administrar dose ao redor de 1.000 a 2.000UI/dia.

Outra fase de grande aceleração do crescimento, na qual pode manifestar-se o raquitismo, é a adolescência. A profilaxia está indicada para os adolescentes que, por motivos diversos (institucionalização, fatores culturais e outros), estiverem pouco expostos ao sol. A dose é de 400UI/dia de vitamina D, por via oral, na forma de medicamento ou por meio de alimentos fortificados com vitamina D.

Crianças com idade superior a 2 anos, institucionalizadas ou com grave atraso do desenvolvimento neuropsicomotor, que não sejam regularmente expostas ao sol, constituem grupo de risco para o raquitismo carencial e devem receber suplementação diária com 400UI/dia de vitamina D.

INVESTIGAÇÃO DIAGNÓSTICA DOS OUTROS TIPOS DE RAQUITISMO

Quando uma criança não apresenta resposta adequada à administração de vitamina D por via oral e, portanto, afasta-se a hipótese de raquitismo carencial (baixa ingestão de vitamina D associada à exposição solar inadequada), o pediatra geral deve buscar a etiologia do raquitismo em questão. Diante da diversidade de doenças que podem causar raquitismo, pretende-se traçar uma linha de investigação diagnóstica a ser seguida.

Para tanto, optou-se por iniciar essa abordagem tendo como base a etiopatogenia das doenças que cursam com raquitismo, descrita no quadro II-51, no qual também se encontram resumidos os aspectos bioquímicos e a herança genética de cada doença.

O primeiro passo a ser seguido é rever e aprofundar os seguintes dados obtidos na anamnese inicial: antecedente de prematuridade, uso profilático de vitamina D, exposição solar, ingestão alimentar, condições climáticas do local onde a criança reside, idade de aparecimento dos primeiros sinais de raquitismo, presença ou não de casos semelhantes na família e consanguinidade entre os pais. Deve-se pesquisar se estão presentes sinais e sintomas que sugiram o acometimento de outros aparelhos/órgãos, como trato gastrintestinal (má absorção), fígado e rins. Além disso, deve-se verificar se existe uso crônico de drogas, especialmente anticonvulsivantes como fenobarbital e hidantoína, que aceleram o metabolismo da vitamina D, aumentando o risco de crianças institucionalizadas, com baixa exposição solar, desenvolverem raquitismo carencial.

Constata-se, ao exame físico, que o raquitismo carencial costuma acometer vários segmentos do corpo, conforme a época de instalação, enquanto no raquitismo secundário às doenças que têm como base fisiopatológica a deficiência primária de fosfato predominam as manifestações nos membros inferiores, às vezes com grave comprometimento estatural. A investigação laboratorial pode ser iniciada a partir da dosagem sérica de paratormônio.

Diagnóstico diferencial das doenças com hiperparatireoidismo secundário – nesse grupo de doenças, encontram-se aquelas decorrentes da deficiência primária de cálcio (por deficiência de 1,25(OH)$_2$D, por anormalidades nos receptores de 1,25(OH)$_2$D e por baixa ingestão de cálcio) e doenças como a síndrome de Fanconi e acidose tubular renal tipo II que, apesar de terem como distúrbio primário a deficiência de fósforo, apresentam as manifestações clínicas quando já se instalou a acidose metabólica que determina a hipercalciúria, com consequente hipocalcemia, a qual, por sua vez, desencadeia o processo de hiperparatireoidismo secundário (ver Quadro II-51).

Na má absorção intestinal pode não haver resposta adequada à administração por via oral de 600.000UI de vitamina D. A investigação diagnóstica de má absorção de vitamina D secundária à doença gastrintestinal (doença celíaca ou fibrose cística) ou hepática (cirrose hepática, hepatite neonatal, atresia de vias biliares) deve ser feita a partir dos dados encontrados na história e no exame físico.

Outra situação de oferta baixa de cálcio é encontrada em recém-nascidos com muito baixo peso ao nascer e prematuridade extrema. A causa primária parece ser deficiência de cálcio e fósforo por baixa oferta, pois é no terceiro trimestre da gravidez que ocorre a transferência placentária de 80% desses minerais. A maioria desses prematuros mostra níveis normais de 25(OH)D e de 1,25(OH)$_2$D e capacidade normal de absorção intestinal de cálcio e fósforo. A suplementação desses minerais na forma de medicamentos ou por meio de fórmulas lácteas enriquecidas com fósforo determina a redução da ocorrência dessa enfermidade. Em algumas situações, deficiência na oferta de cálcio predomina, determinando o raquitismo hipocalcêmico do prematuro, associado ao hiperparatireoidismo secundário.

Quando afastadas essas hipóteses, deve-se fazer o diagnóstico diferencial entre raquitismo dependente da vitamina D tipo I (por deficiência da enzima 25(OH)-1α-hidroxilase), raquitismo dependente da vitamina D tipo II (anormalidade nos receptores da vitamina), osteodistrofia renal, síndrome de Fanconi e acidose tubular renal tipo II proximal.

Para a investigação dessas etiologias, deve-se solicitar, inicialmente, urina tipo I, gasometria venosa e dosagem sérica de ureia, creatinina e eletrólitos (sódio e potássio). Quando todos esses exames estiverem normais, as hipóteses diagnósticas prováveis são os raquitismos vitamina D dependentes tipos I e II. As manifestações clínicas desses dois tipos de raquitismo surgem durante os primeiros meses de vida, mesmo com o uso profilático de vitamina D, e ambos têm determinação genética autossômica recessiva. O raquitismo tipo II está frequentemente associado à alopecia, a qual pode estar presente

Quadro II-51 – Doenças e situações que causam raquitismo, de acordo com a etiopatogenia, os aspectos bioquímicos e a herança genética.

	Cálcio sérico	Fósforo sérico	Fosfatase alcalina sérica	Herança genética
Deficiência primária de cálcio com hiperparatireoidismo secundário • Deficiência de 1,25(OH)$_2$D Deficiência de precursores				
a) Ausência de exposição solar	N ou ↓	↓	↑	
b) Ingestão insuficiente de precursores	N ou ↓	↓	↑	
c) Má absorção intestinal – doença gastrintestinal – doença hepática	N ou ↓ N ou ↓	↓ ↓	↑ ↑	
d) Tratamento com anticonvulsivantes	N ou ↓	↓	↑	
Deficiência da enzima renal 25(OH)-1α-hidroxilase				
a) Raquitismo dependente de vitamina D tipo I (por diminuição da atividade da enzima)	↓	↓	↑	AR
b) Osteodistrofia renal (raquitismo urêmico)	N ou ↓	↑	↑	
• Anormalidade nos receptores de 1,25(OH)$_2$D Raquitismo dependente de vitamina D tipo II	↓	↓	↑	AR
• Baixa ingestão de cálcio Raquitismo hipocalcêmico do prematuro	N ou ↓	↓	↑	
Deficiência primária de fósforo • Deficiência na oferta de fósforo (sem hiperparatireoidismo secundário) Ingestão baixa de fósforo – Raquitismo hipofosfatêmico do prematuro	N ou ↑	↓	↑	
Nutrição parenteral prolongada (NPP)	N	↓	↑	
• Aumento da excreção renal de fósforo Sem hiperparatireoidismo secundário a) Hipofosfatemia familiar genética ("raquitismo resistente à vitamina D")	N	↓	↑	DX
b) Hipofosfatemia associada a tumores mesenquimais	N	↓	↑	
Com hiperparatireoidismo secundário a) Síndrome de Fanconi	N ou ↓	↓	↑	Várias
b) Acidose tubular renal tipo II (proximal)	N ou ↓	↓	↑	

AR = autossômica recessiva; DX = dominante ligada ao cromossomo X; N = normal; ↓ = reduzido; ↑ = aumentado.

ao nascimento ou manifestar-se durante o primeiro ano de vida. Habitualmente, há história familiar de raquitismo e alopecia.

Para diferenciar o raquitismo tipo I do tipo II, deve-se solicitar a dosagem sérica de 25(OH)D e de 1,25(OH)$_2$D. Níveis altos de 25(OH)D e baixos de 1,25(OH)$_2$D indicam deficiência da enzima 25(OH)-1α-hidroxilase, sendo a hipótese diagnóstica de raquitismo dependente da vitamina D tipo I. Quando os níveis séricos de 25(OH)D e de 1,25(OH)$_2$D estão altos, confirma-se a hipótese de raquitismo dependente da vitamina D tipo II (devido a anormalidades nos receptores).

Os níveis séricos de ureia e creatinina encontram-se elevados na osteodistrofia renal, também denominada "raquitismo urêmico", que ocorre em crianças com insuficiência renal crônica e é decorrente da diminuição da enzima renal 25(OH)-1α-hidroxilase. É o único tipo de raquitismo que se apresenta com níveis séricos elevados de fósforo. A gravidade do quadro depende do tempo de instalação da insuficiência renal.

Quando se evidencia a presença de acidose metabólica, glicosúria, pH urinário alto, níveis séricos baixos de sódio e potássio associados à dosagem sérica normal de ureia e creatinina, deve-se encaminhar a criança ao nefrologista para completar a investigação, visando ao diagnóstico diferencial entre síndrome de Fanconi e acidose tubular primária tipo II.

Diagnóstico diferencial das doenças sem hiperparatireoidismo secundário – nesse grupo encontram-se os raquitismos decorrentes da oferta baixa de fósforo, como o raquitismo hipofosfatêmico do prematuro, e as crianças com nutrição parenteral prolongada, além de algumas doenças secundárias ao aumento da excreção renal de fósforo, como a hipofosfatemia familiar genética e, mais raramente, a hipofosfatemia associada a tumores mesenquimais (ver Quadro II-51).

O raquitismo devido à oferta inadequada de fósforo deve ser pensado nas crianças em uso de nutrição parenteral prolongada (NPP). O raquitismo hipofosfatêmico do prematuro extremo é decorrente da baixa oferta de fósforo, pois os níveis de 25(OH)D e 1,25(OH)$_2$D são normais e o tratamento faz-se pela administração de fórmulas lácteas com suplementação de fósforo e cálcio.

Afastadas as duas hipóteses anteriores, deve-se pensar no diagnóstico de hipofosfatemia familiar genética (ligada ao X), que é a forma hereditária mais comum de raquitismo. A criança é completamente normal ao nascimento, tanto na estrutura óssea quanto na estatura. Sua velocidade de crescimento pode ser normal até os 6 a 9 meses de vida, época na qual o fosfato sérico diminui intensamente, desacelerando, então, o crescimento, sendo que a baixa estatura é a maior manifestação dessa doença genética. Posteriormente, acrescenta-se à baixa estatura, devido à hipofosfatemia, o encurvamento dos membros inferiores, suficientemente intenso para deixá-los proporcionalmente mais curtos em relação ao corpo.

Outra situação, de ocorrência bem mais rara, mas que se apresenta com alterações bioquímicas iguais às da hipofosfatemia familiar genética, é a hipofosfatasia secundária a alguns tipos de *nevus* e tumores mesenquimais (nem sempre visíveis quando aparecem os sinais de raquitismo), que pode ser devida à produção de uma substância fosfatúrica que determina a instalação do quadro de raquitismo. Às vezes, surge em crianças maiores, que nunca tiveram nenhuma manifestação anterior de raquitismo. A retirada cirúrgica desses tumores produz a cura do raquitismo.

CONDIÇÕES CLÍNICAS QUE SE ASSEMELHAM AO QUADRO DE RAQUITISMO

Algumas situações clínicas podem, em um primeiro momento, lembrar o diagnóstico de raquitismo, tais como a hipofosfatasia, a condrodistrofia primária e o escorbuto (Quadro II-52).

A hipofosfatasia é um erro inato do metabolismo, no qual ocorre atividade deficiente da fosfatase alcalina. Radiologicamente, o quadro é semelhante ao do raquitismo, mas apresenta níveis séricos baixos de fosfatase alcalina e níveis normais de cálcio e fósforo séricos. Algumas dessas crianças apresentam perda prematura de dentes. Há três tipos de hipofosfatasia, sendo que em todos existe aumento das concentrações séricas e urinárias de fosfoetanolaminas e pirofosfato orgânico, que confirma o diagnóstico.

A condrodistrofia primária ou displasia metafisária manifesta-se com baixa estatura e encurvamento dos membros inferiores. Na maioria das vezes, não há alterações dos níveis séricos de cálcio, fósforo, fosfatase alcalina, 25(OH)D ou 1,25(OH)$_2$D. Os níveis séricos de fósforo estão normais em todos os tipos de condrodistrofia.

O escorbuto apresenta-se com rosário costal, que pode sugerir o diagnóstico de raquitismo. No entanto, associam-se manifestações hemorrágicas e dor à manipulação da criança. As alterações radiológicas são distintas nas duas doenças, e as dosagens séricas de cálcio, fósforo e fosfatase alcalina estão normais no escorbuto.

HIPERVITAMINOSE D

O uso de doses maciças de vitamina D pode determinar o surgimento do quadro clínico de hipervitaminose D, o qual se assemelha ao quadro causado pela hipercalcemia idiopática, sendo caracterizado pelos seguintes sintomas: anorexia, obstipação intestinal, irritabilidade, hipotonia, polidipsia e poliúria. A ingestão excessiva e crônica de vitamina D pode causar comprometimento renal e calcificações metastáticas. A radiografia de ossos longos pode mostrar calcificações metastáticas e osteoporose. Constatam-se hipercalcemia e hipercalciúria, e os níveis de 25(OH)D encontram-se várias vezes acima do valor considerado normal.

Quadro II-52 – Condições clínicas que se assemelham ao quadro de raquitismo – dados bioquímicos e herança genética.

Condições clínicas que se assemelham ao raquitismo	Cálcio sérico	Fósforo sérico	Fosfatase alcalina sérica	Herança genética
Hipofosfatasia	N	N	↓	AR
Condrodistrofia primária	N ou ↑	N	N ou ↑	AD
Escorbuto	N	N	N	–

AR = autossômica recessiva; AD = autossômica dominante; N = normal; ↓ = reduzido; ↑ = aumentado.

BIBLIOGRAFIA

1. Aurbach GD, et al. Metabolic bone disease. In: Wilson JD, Foster DW. Williams textbook of endocrinology. 8th ed., Philadelphia: Saunders; 1992.p.1477. • 2. Bainbridge R, et al. Raquitismo. In: Carrazza FR, Marcondes E. Nutrição clínica em pediatria. São Paulo: Sarvier; 1991.p.252. • 3. Barness LA. Metabolic bone diseases. In: Biehrman RE, et al. Nelson textbook of pediatrics. 14th ed., Philadelphia: Saunders; 1992.p.1748. • 4. Gartner LM, et al. Prevention of rickets and vitamin D deficiency: new guidelines for vitamin D intake. Pediatrics 2003;111:908. • 5. Gertner JM. Disorders of calcium and phosphorus homeostasis. Pediatr Clin North Am 1990;37:1441. • 6. Gertner JM. Metabolic bone disease of prematurity. In: Oski FA, et al. Principles and practice of pediatrics. 2nd ed., Philadelphia: JB Lippincott; 1994.p.498. • 7. Glorieux FH. Rickets. New York: Nestec e Raven Press; 1991. • 8. Gordon CM, et al. Prevalence of vitamin D deficiency among healthy adolescents. Arch Ped Adolesc Med 2004;158:531. • 9. Greenbaum LA. Rickets and hypervitaminosis D. In: Kliegman RM, Behrman RE, Jenson HB, Stanton BF. Nelson textbook of pediatrics. 18th ed., 2007, disponível em www. mdconsul.com • 10. Greer FR. Issues in establishing vitamin D recommendations for infants and children Am J Clin Nutr 2004;80(Suppl):1759S. • 11. Holick MF. Vitamin D deficiency. N Engl J Med 2007;357:266. • 12. Misra M, et al. Vitamin D deficiency in children and its management: review of current knowledge and recommendations. Pediatrics 2008;122:398. • 13. Nield LS, et al. Rickets: not a disease of the past. Am Fam Physician 2006;74:619. • 14. Wagner CL, et al. Prevention of rickets and vitamin D deficiency in infants, children and adolescents. Pediatrics 2008;122:1142.

APÊNDICE

Vitamina	Nome comercial	Via de administração	Apresentação
	Ad-til (Byk)	Oral	40 gotas = 10.000UI de vitamina D_2 e 50.000UI de vitamina A
	Gaduol (Climax)	Oral	Gotas com 10.000UI de vitamina D e 50.000UI de vitamina A/ml
	Tri-vi-sol (Bristol-Myers Squibb)	Oral	Gotas: cada 0,6ml com 400UI de vitamina D, 2.000UI de vitamina A e 35mg de vitamina C

34 AFECÇÕES DE VIAS AÉREAS SUPERIORES

Maria Elisabeth B. A. Kobinger
Ana Maria Bara Bresolin
H. Maria Dutilh Novaes

ASPECTOS EPIDEMIOLÓGICOS

As afecções respiratórias na criança constituem um grupo heterogêneo de doenças associadas, comumente, a altas taxas de morbidade e mortalidade. Podem ser agrupadas em três grandes categorias: infecciosas, alérgicas e de outras causas, as quais frequentemente interagem na determinação dos quadros clínicos. Assim, sabe-se que as doenças infecciosas, que predominam nos primeiros anos de vida, podem ser agravadas e/ou confundidas com outras causas presentes desde o nascimento, como, por exemplo, malformações congênitas. Mesmo com o avançar da idade e com as modificações imunológicas e da anatomia das vias aéreas, tais interações podem persistir em determinada criança, dificultando o entendimento dos processos de adoecimento, especialmente com relação às doenças infecciosas e às alérgicas.

O acometimento da via respiratória em geral é difuso, mas, na maioria das situações, é possível utilizar uma classificação das doenças respiratórias que leve em conta a localização anatômica predominante, definindo síndromes clínicas específicas (Quadro II-53). É na via aérea superior, cuja área anatômica é limitada pela laringe, onde ocorrem os quadros clínicos mais comuns na infância, enquanto na via aérea inferior ocorrem processos de maior gravidade e menor frequência, associados às maiores taxas de mortalidade.

Estudos epidemiológicos sobre incidência e prevalência das doenças respiratórias, na população infantil, são restritos pela dificuldade em caracterizar com precisão as síndromes clínicas. A participação dessas doenças como motivo de consulta ou de hospitalização permite estimar seu impacto na população infantil, desde que sejam consideradas as diferenças de acessibilidade e de qualidade dos serviços, além da percepção e conhecimento dos familiares em relação aos sintomas e sinais que as caracterizam. Nos serviços de atenção pediátrica, ambulatorial, a otite média, por exemplo, é a causa mais frequente de consulta, representando até 15 a 20% dos atendimentos, nos primeiros anos de vida. Dentre os procedimentos cirúrgicos mais comuns estão a adeno e/ou tonsilectomia e a colocação de tubos de ventilação.

Embora a maioria das síndromes clínicas respiratórias seja de etiologia viral, calcula-se que, no atendimento ambulatorial, de cada quatro antibióticos prescritos para as crianças, três são indicados no tratamento da otite aguda, faringite aguda, sinusite ou até mesmo para o resfriado comum. Em geral, tais prescrições têm como justificativa reduzir a propagação da doença bacteriana, melhorar as condições gerais do paciente, permitindo que retorne à escola, e prevenir as complicações ou sequelas. Porém, somente em poucas situações tais justificativas são pertinentes, como, por exemplo, na infecção estreptocócica. Mesmo quando o diagnóstico é de resfriado comum ou bronquite, quadros predominantemente virais, sem indicação de tratamento específico, ao redor de 50 a 80% das crianças recebem antibioticoterapia por ter havido modificação das características da secreção e/ou pela evolução mais prolongada do quadro.

Quadro II-53 – Características das principais síndromes clínicas agudas de vias aéreas superiores.

Rinofaringite (nasofaringite) aguda ou resfriado comum	Inflamação aguda de nasofaringe, com predomínio de rinorreia, obstrução nasal, tosse, mal-estar geral, irritação nasofaríngea, febre ocasional
Rinossinusite aguda	Inflamação concomitante das mucosas do nariz e dos seios da face. No quadro clínico predomina: tosse produtiva persistente (geralmente noturna), rinorreia purulenta, secreção retrofaríngea, dor localizada, febre ocasional
Otite aguda	Inflamação aguda da orelha média, com otalgia, otorreia, febre, irritabilidade
Faringotonsilite	Inflamação das estruturas da orofaringe e região tonsilar. Quadro clínico predominante: dor local, disfagia, adenomegalia regional, febre variável, exsudato e/ou hiperemia intensa na mucosa local e/ou tonsilas, na ausência de acometimento nasal
Laringite/ laringotraqueobronquite	Afecções da laringe que podem estender-se para a traqueia e brônquios. Quadro clínico predominante tosse rouca, estridor e graus variados de desconforto respiratório
Epiglotite	Afecção da epiglote ou supraglote, de início súbito e progressão rápida com febre alta, estridor, disfagia, salivação e toxemia

As formas atuais de intervenção sobre as doenças respiratórias podem ser gerais ou específicas. As intervenções gerais podem ser realizadas de modo direto, no atendimento prestado ao indivíduo, por ocasião das síndromes clínicas ou, indiretamente, de forma coletiva, por meio da melhoria das condições econômicas, de escolaridade, de habitação, de acesso aos serviços de saúde e da qualidade da atenção prestada.

Os programas de imunização básica contra tuberculose, coqueluche, difteria e sarampo, hemófilos e a utilização de outras vacinas, por exemplo, contra o pneumococo e os vírus da influenza constituem formas de intervenção específica sobre os agentes causais. O impacto da vacinação sobre as infecções de vias aéreas superiores (IVAS) é, em geral, limitado em termos populacionais. Assim, por exemplo, a vacina contra os vírus da influenza pode ter eficácia igual ou superior a 30% na prevenção da otite aguda, durante o período do ano de maior incidência dessas infecções, e nas crianças com mais de 2 anos de idade. Por outro lado, em relação ao hemófilos tipo b, o impacto da vacinação universal foi significativo na redução da epiglotite ou supraglotite, nas crianças com menos de 5 anos de idade, com redução na incidência de 41 casos para 1,3/100.000 crianças, após sua introdução nos Estados Unidos.

Estudos em países que adotaram a vacinação contra o pneumococo desde os primeiros meses de vida para todas as crianças mostraram que o impacto dessa medida foi significativo na redução da incidência de doenças invasivas por esse agente, como a pneumonia e a meningite, em cerca de 90%, mas uma redução modesta na incidência da otite média aguda. Observou-se queda em torno de 6 a 10% na incidência da otite e diminuição de aproximadamente 20% na colocação de tubos de ventilação e na prevenção dos episódios recorrentes. Observou-se ainda redução do número de consultas médicas, de internações e de prescrição de antibióticos em dada população, o que, em tese, poderá contribuir para a redução da resistência bacteriana. Em condições individuais, a imunização com vacina antipneumocócica conjugada pode ser benéfica para as crianças menores de 2 anos de idade que frequentam escolas, especialmente porque a vacinação tem-se mostrado eficaz em reduzir a proliferação dos sorotipos vacinais na nasofaringe e, indiretamente, na diminuição do período de tempo de portador ou de eliminação desses agentes, reduzindo o risco das otites e de outras infecções.

Acredita-se também que o esquema vacinal ampliado com a vacina antipneumocócica modifique o perfil de importância dos agentes etiológicos nas IVAS. Espera-se, por exemplo, que na otite e rinossinusite agudas eleve-se a porcentagem dos episódios atribuíveis ao hemófilo, à *Moraxella catarrhalis*, aos vírus e aos sorotipos de pneumococo não incluídos na vacina. Tais mudanças podem alterar os esquemas terapêuticos, principalmente nos episódios recorrentes, ou na suspeita de falha ao tratamento habitual, como será discutido adiante.

Em relação à intervenção específica com antimicrobianos, no tratamento das doenças das vias aéreas superiores, vários autores alertam para o problema do uso inadequado e abusivo de antibióticos e de outros medicamentos e propõem estratégias priorizando critérios para o diagnóstico adequado de tais doenças, com ênfase no raciocínio clínico. Na prática, a indicação de antibiótico inicia-se, geralmente, a partir do diagnóstico presuntivo de determinada síndrome clínica e na consideração de possível etiologia infecciosa bacteriana. Portanto, a margem de erro nessa decisão é grande e, quando não ocorre melhora clínica, a tendência é de substituir o antimicrobiano e não a de questionar o raciocínio inicial. Assim, recomenda-se que, além de melhorar os critérios diagnósticos da síndrome clínica, sejam considerados: uso prévio de antimicrobianos, situação vacinal, características evolutivas do quadro e outras etiologias possíveis. Além disso, a probabilidade de erro pode ser minimizada com o auxílio de dados epidemiológicos sobre a prevalência local dos agentes etiológicos mais frequentes, padrões de sazonalidade das infecções e perfil de resistência aos antimicrobianos.

Apesar do surgimento de cepas bacterianas resistentes a vários antibióticos, as recomendações dos diferentes consensos mantêm os tratamentos convencionais para a maioria das infecções respiratórias adquiridas na comunidade e indicam tratamentos de exceção somente para os grupos considerados de risco. É necessário conhecer o perfil local de prevalência da resistência para definir a conduta terapêutica, evitando o uso desnecessário de drogas cada vez mais potentes e pouco acessíveis. No Brasil, estima-se que cerca de 80% das cepas do pneumococo seja sensível à penicilina, parcial ou totalmente, e, portanto, somente em parcela reduzida de casos haveria a necessidade de esquema terapêutico diferenciado.

Mesmo com os avanços tecnológicos dos últimos anos, a identificação da etiologia das infecções que acometem a via aérea superior continua difícil e utiliza recursos ainda não disponíveis na prática clínica. Exceto as técnicas de isolamento bacteriano em material coletado de naso e orofaringe, os outros métodos de isolamento de agente etiológico, como fluorescência direta para vírus respiratórios ou timpanocentese aspirativa, são utilizados somente em situações especiais. Mesmo quando realizados, sua interpretação deve considerar a presença da flora habitual e a possibilidade de o agente identificado não ser o agente causal.

Uma vez que o diagnóstico etiológico de certeza raramente é aplicável nas IVAS, recomenda-se que o diagnóstico seja baseado em dados clínicos e epidemiológicos mais precisos, dentro das características de cada doença. Na dúvida, deve-se optar por observar a evolução do quadro por 48 a 72 horas, antes da indicação terapêutica. Tal opção parece não aumentar os riscos de complicações, para as crianças com mais de 2 anos de idade, sem doença de base, pois na maioria das IVAS as taxas de resolução espontânea são elevadas. No entanto, o uso imediato de antibióticos, no momento do diagnóstico, parece fazer diferença em relação à minimização da sintomatologia como febre, dor e mal-estar geral e talvez esse seja o motivo usado pelos pediatras para o início precoce de antibióticos, mesmo sem a certeza do diagnóstico. Uma opção nesses momentos é a conduta de prescrever uso de medicação sintomática para a dor e a febre, enquanto se aguarda a evolução do quadro clínico.

ASPECTOS CLÍNICO-ETIOLÓGICOS

Na infância, quando se busca conhecer a magnitude do problema representado pelas afecções respiratórias, pode-se partir de classificações que consideram as diferentes síndromes clínicas, descritas no quadro II-53, ou os agentes etiológicos que as determinam. Sabe-se, no entanto, que o mesmo agente pode determinar manifestações clínicas em diferentes localizações da árvore respiratória, tanto superior como inferior; por outro lado, a mesma síndrome clínica pode ser causada por diversos

agentes. Observa-se no quadro II-54 as principais síndromes clínicas das vias aéreas determinadas por agentes virais, e no quadro II-55, aquelas relacionadas aos agentes bacterianos.

As síndromes clínicas apresentam um espectro diversificado de manifestações e têm em comum: um agente causal infeccioso, uma localização anatômica predominante e sintomatologia específica nos diferentes segmentos do aparelho respiratório. De acordo com o tipo do agente infeccioso – vírus (mais de 200 sorotipos diferentes) e bactérias – e com as características clínicas e epidemiológicas do indivíduo acometido, diversas síndromes irão se definir no processo de crescimento da criança com frequência, intensidade e prognóstico variáveis. Um fator importante nesse processo é a idade da criança, que implica condições anatômica, imunológica e de suscetibilidade variáveis aos agentes agressores, e define a expressão dessas síndromes, seja em relação à frequência, à distribuição nas faixas etárias do lactente, do pré-escolar e do escolar, seja no próprio quadro clínico, como apresentado no quadro II-56.

IVAS DE REPETIÇÃO

A criança entre 6 meses e 5 anos de idade pode apresentar entre cinco e oito episódios anuais de infecções

Quadro II-54 – Síndromes clínicas e agentes virais mais frequentes.

Síndrome clínica	Vírus
Resfriado comum, otite, rinossinusite	VSR, PIV, rinovírus, Coxsackie vírus, echovírus, adenovírus, coronavírus
Faringotonsilite	Adenovírus, EBV
Laringite/laringotraqueobronquite	PIV, influenza vírus, adenovírus, rinovírus, VSR, vírus do sarampo
Bronquiolite	VSR, adenovírus, influenza, parainfluenza
Pneumonia	VSR, PIV, adenovírus, influenza vírus

VSR = vírus sincicial respiratório; PIV = parainfluenza vírus; EBV = vírus Epstein-Barr.
Fonte: Hemming, 1994.

Quadro II-55 – Síndromes clínicas e agentes bacterianos mais frequentes.

Agentes etiológicos	Síndromes clínicas
Bordetella pertussis	Resfriado comum, coqueluche, faringotonsilite aguda
Corynebacterium diphtheriae	Faringotonsilite aguda com exsudato e membrana, laringite aguda
Haemophilus influenzae	Resfriado comum, otite média, faringotonsilite aguda, laringite aguda, laringotraqueobronquite, epiglotite, bronquiolite, pneumonia
Klebsiella pneumoniae	Pneumonia
Mycoplasma pneumoniae	Resfriado comum, faringotonsilite, bronquiolite
Streptococcus pneumoniae	Otite média, rinossinusite, pneumonia
Staphylococcus aureus	Pneumonia
Estreptococo beta-hemolítico grupo A	Otite média, nasofaringite febril, faringotonsilite aguda com exsudato e membrana, pneumonia
Estreptococo beta-hemolítico não grupo A	Pneumonia

Quadro II-56 – Doenças respiratórias: expressões clínicas por faixa etária.

	Lactente	Pré-escolar	Escolar/adolescente
Frequência	5 a 8 episódios/criança/ano	Tendência a diminuir	
Síndromes clínicas	Rinofaringite aguda viral Otite média aguda	Rinofaringite aguda viral Laringotraqueítes virais (crupe) Faringotonsilites virais Rinossinusite Hipertrofia de adenoides/ tonsilas	Rinofaringite aguda viral Rinotonsilite bacteriana Otite serosa Rinossinusite alérgica
Frequência	20 a 30 episódios/100 crianças/ano	5 episódios/100 crianças/ano	
Síndromes clínicas	Bronquiolite Sibilância recorrente Pneumonia viral/bacteriana	Traqueobronquite Pneumonia viral/bacteriana	Asma Pneumonia viral/bacteriana/ micoplasma

agudas de vias aéreas superiores, a maioria de etiologia viral, com pico de maior incidência entre os 9 e os 18 meses de vida. Esse número é ainda maior quando ela frequenta escolinha ou convive em ambiente com grande número de pessoas. Para as condições atuais de vida de grande parcela da população (urbanização, escolarização precoce, grande mobilidade espacial), essas doenças, nas frequências descritas e quando as complicações são pouco significativas, fazem parte da normalidade, isto é, "do ter saúde" em um sentido mais amplo, o que inclui a necessidade de exposição aos diferentes agentes etiológicos para desenvolver resistência imunológica específica. Para que se considere essa condição normal é preciso também que ocorra variabilidade das síndromes clínicas, cessação de sintomatologia entre os episódios agudos e que não haja comprometimento no processo de crescimento e desenvolvimento da criança.

Esses quadros respiratórios recorrentes, muito comuns na infância, geram ansiedade na família e a queixa "meu filho vive resfriado". Na abordagem desse problema é preciso entender, caso a caso, em que situação está ocorrendo a recorrência de processo infeccioso, se sempre no mesmo local anatômico ou em diferentes localizações nas vias aéreas, se compromete a saúde da criança e se existem sintomas perenes. O diagnóstico de "IVAS de repetição" não existe enquanto uma entidade clínica e pode ter conotação patológica. Na realidade, o que ocorre, na maioria das vezes, são episódios infecciosos em diferentes áreas da via respiratória, com frequência aumentada, ou seja, evolução normal para a faixa etária. Quando a recorrência predomina no mesmo local anatômico, a denominação mais adequada é, por exemplo, otites de repetição, faringotonsilites de repetição e a abordagem deve ser específica para cada condição.

Diante desses processos devem ser identificados os fatores de risco, relacionados a ambiente físico, situação familiar, condições da criança e características dos agentes causais que podem interagir e determinar aquela situação clínica específica (Fig. II-16). Em relação aos agentes causais, aqueles de etiologia viral têm um padrão de distribuição pela população relativamente constante nas diferentes regiões, condições climáticas e grupos sociais.

Já a incidência das síndromes de etiologia bacteriana, como otite, rinossinusite, faringotonsilite e pneumonia, apresentam nítida associação com determinados fatores de risco, como a condição socioeconômica da criança, condição de moradia, acesso aos serviços de saúde, além das situações nutricional e clínica. Quando essas variáveis são favoráveis, observa-se diminuição significativa na ocorrência das complicações bacterianas, nas taxas de hospitalização e de mortalidade.

Alguns desses fatores de risco merecem considerações especiais. O contato da criança com a fumaça do cigarro e as condições de ventilação e de insolação da moradia tem maior impacto nos primeiros anos de vida. O contato com outras crianças é um fator de risco importante para a transmissão das infecções respiratórias como um todo, independente de ocorrer dentro da escola, creche ou na própria casa. A história familiar positiva para atopia é um dado utilizado para avaliar o risco de doenças alérgicas, sendo também um fator de risco pertencer a uma família na qual ocorrem otites de repetição ou faringotonsilites frequentes. Nas condições da criança, o aleitamento materno parece exercer um efeito protetor em relação às infecções respiratórias somente nos primeiros meses de vida. Porém, é preciso ponderar qual é o risco real de infecções respiratórias de repetição diante de diferentes condições clínicas, como adequação do peso de nascimento à idade gestacional, presença de anemia e disvitaminoses, malformações congênitas ou imunodeficiências. Malformações como fenda palatina completa é, sem dúvida, fator de risco para a recorrência de otites, rinossinusopatias e faringotonsilites. Por outro

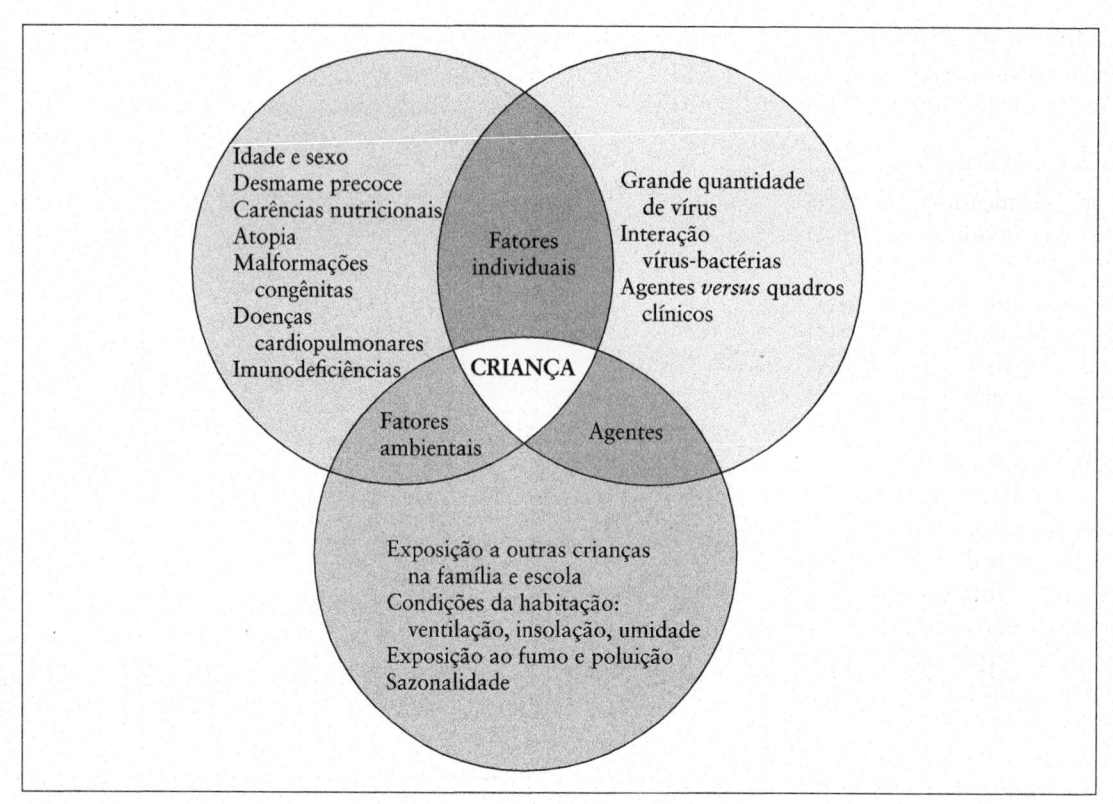

Figura II-16 – Fatores de risco nas doenças respiratórias da infância.

lado, problemas presentes ao nascimento, como o refluxo gastroesofágico, podem representar somente disfunção temporária e irão constituir risco para a via respiratória somente se a gravidade do quadro favorecer o refluxo nasal e a deglutição incoordenada, em grande frequência e por longos períodos de tempo (ver Refluxo gastroesofágico). Da mesma forma, algumas imunodeficiências podem não representar um risco verdadeiro; por exemplo, a deficiência seletiva de IgA, frequentemente encontrada na população normal, não está obrigatoriamente associada à sintomatologia clínica.

Em resumo, a criança normal costuma apresentar vários episódios respiratórios infecciosos, especialmente nos primeiros anos de vida, autolimitados, benignos, de localização variável na árvore respiratória. Tais episódios fazem parte de sua experiência imunológica, e mesmo as complicações bacterianas como a otite média aguda, a rinossinusite e a faringotonsilite são comuns e não têm maior significado, desde que não comprometam o crescimento e o desenvolvimento da criança, que não apresentem recorrência monótona, sempre na mesma localização anatômica e que cursem com período de normalização do exame físico entre os episódios agudos.

Portanto, diante da queixa "meu filho vive resfriado", a família deve ser tranquilizada quanto à normalidade desses processos com tais características, assegurando um seguimento clínico adequado, tanto dos episódios agudos como das condições evolutivas da criança.

SÍNDROMES CLÍNICAS

O acometimento da via respiratória, diante das agressões infecciosas ou de outro tipo, é geralmente difuso, mas, na maioria das situações clínicas, pode-se propor uma abordagem que leve em conta a localização anatômica predominante e se expressa em síndromes clínicas específicas. Dos quadros mais frequentes nas vias aéreas superiores, alguns são benignos e comprometem a parte superior da árvore respiratória. No sentido descendente, há diminuição na frequência e aumento da gravidade das doenças. Na criança, em especial, as manifestações clínicas das doenças que acometem as vias aéreas superiores podem superpor-se, sendo difícil caracterizar um quadro limitado e específico. Os exames de imagem têm evidenciado o comprometimento concomitante de vários segmentos das vias aéreas, o que vem modificando a própria conceituação desses processos. Em algumas localizações é praticamente impossível a separação entre áreas anatômicas contíguas, assim, por exemplo, quando se refere à otite média é esperado também o acometimento da região mastoidea, mesmo na ausência de sinais clínicos.

As autoras optam, neste capítulo, por uma sistematização que enfoca as síndromes clínicas, mas apontam para a necessidade de uma análise cuidadosa das manifestações clínicas predominantes em cada caso e seus aspectos evolutivos, o que pode significar a revisão da hipótese diagnóstica inicialmente aventada, da proposta terapêutica e dos cuidados com as possíveis complicações.

Abordam-se, a seguir, os quadros sindrômicos mais comuns na infância em que predominam a rinite, a rinossinusite, a otite, a faringotonsilite e a laringite.

QUANDO PREDOMINA A RINITE

Rinite é, por definição, o acometimento da mucosa de revestimento da cavidade nasal, causado por diferentes agentes agressores, e que pode estender-se também aos seios da face e, menos frequentemente, à média, por contiguidade. O quadro clínico da rinite é inespecífico e os sintomas e sinais são superponíveis e não definem a etiologia. A rinorreia, o prurido, a congestão e/ou obstrução nasal e os espirros são achados comuns em diferentes doenças dessa região e ocorrem principalmente pelo processo inflamatório e/ou pela inadequação do fluxo aéreo. Como exemplo, a presença de um corpo estranho nasal pode desencadear espirros, prurido, congestão e outros sintomas, consequentes à obstrução mecânica da via aérea, enquanto sintomatologia semelhante na rinite alérgica estará relacionada à exposição a alérgenos específicos.

Existem várias classificações para as rinites, e a mais usada, na prática, é aquela que considera o tempo de evolução do quadro, ou seja, rinite aguda ou crônica. A rinite aguda associa-se, geralmente, a infecções do trato respiratório, com ou sem febre, e evolui por período limitado de tempo, cerca de 7 a 15 dias; na rinite crônica, os sintomas são recorrentes ou perenes e o quadro é comumente afebril. No entanto, a evolução temporal da rinite é, por vezes, difícil de precisar e os mecanismos envolvidos são frequentemente superponíveis. Propõe-se aqui uma abordagem inicial que priorize os critérios clínico e evolutivo, o comprometimento das atividades cotidianas e a qualidade de vida do indivíduo, ao qual se acrescentam dados que buscam avaliar os diagnósticos diferenciais mais frequentes nas diferentes faixas etárias. Outra forma de classificação considera o mecanismo fisiopatológico envolvido na rinite, que pode ser definida como inflamatória, de origem infecciosa ou alérgica (ambas de maior prevalência na população infantil), e não inflamatória como a rinite vasomotora, a medicamentosa, por alterações estruturais (desvio de septo), hipertrofia de adenoides, corpo estranho, polipose nasal, tumores nasais, e outras como, alterações imunológicas sistêmicas, fibrose cística (Quadro II-57).

A abordagem das rinites na infância deve ser feita por meio de anamnese completa, que deve considerar os seguintes aspectos: idade de início do quadro, presença de sinal/sintoma predominante, padrão evolutivo quanto à frequência/gravidade, fatores de melhora e piora, gravidade do processo obstrutivo (em especial, a respiração bucal, irritabilidade, cefaleia, distúrbios olfatórios e de sono e apneia noturna), ocorrência de lateralidade na sintomatologia nasal e resposta à terapêutica. A história familiar de rinite e as condições de vida da criança são dados importantes.

Quadro II-57 – Diagnóstico diferencial das rinites na infância.

Rinite aguda
- Rinossinusite aguda viral (resfriado comum)
- Obstrução nasal fisiológica do recém-nascido
- Rinite purulenta
  - Adenoidite
  - Nasofaringite febril
  - Rinossinusite bacteriana
  - Corpo estranho

Rinite crônica
- Rinite alérgica: sazonal, perene, ocupacional
- Infecções recorrentes/crônicas de vias aéreas superiores: rinossinusite de repetição, adenoidite
- Anormalidades anatômicas: desvio septal, fenda palatina, atresia incompleta e/ou unilateral de coanas
- Hipertrofia de adenoides
- Corpo estranho nasal
- Rinite vasomotora
- Rinite medicamentosa
- Rinite eosinofílica não alérgica
- Polipose nasal
- Tumores
- Rinite associada à disfunção ciliar
- Fibrose cística

Ao exame físico, é importante o aspecto geral da criança, o exame da face (fácies adenoidiana ou alérgica), o exame dos olhos (conjuntivite, "olheiras"), do nariz (deformidades externas, aspecto do vestíbulo) e da orofaringe, além da otoscopia e da ausculta pulmonar. Deve ser feita a rinoscopia anterior para avaliar: a coloração da mucosa nasal e o tipo de secreção, o aspecto dos cornetos inferiores e do septo nasal e, eventualmente, detectar-se corpo estranho nasal. Alterações dos cornetos só podem ser valorizadas quando forem persistentes, em função da variabilidade fisiológica no seu aspecto. Deve-se avaliar, também, o grau de obstrução nasal e as diferenças entre as cavidades nasais no momento do exame.

Portanto, o diagnóstico da rinite é essencialmente clínico e os exames laboratoriais e o encaminhamento ao especialista serão necessários nos casos graves e/ou naqueles que não respondem ao tratamento recomendado.

Rinite aguda

A causa mais frequente de rinite aguda na infância e no adulto é a rinossinusite aguda viral ou resfriado comum, responsável por 30 a 60% das consultas pediátricas e pela indicação de uma grande variedade de medicamentos, geralmente desnecessários. Os rinovírus são os agentes causais mais frequentes nas crianças e nos adultos, seguidos do parainfluenza vírus, vírus sincicial respiratório e coronavírus; outros agentes como *Mycoplasma pneumoniae*, vírus da influenza e adenovírus são menos frequentes.

O resfriado comum é mais incidente nos meses chuvosos e de inverno. A disseminação intrafamiliar é comum e parte, em geral, de uma criança que frequenta escola ou creche e raramente do adulto. As crianças com idade inferior a 2 anos têm maior concentração dos vírus na via aérea superior, por um período de tempo maior, talvez porque a proteção local não seja adequada e, assim, são transmissoras mais importantes do que os adultos.

O período de incubação é de dois a cinco dias e a apresentação clínica varia com a idade da criança e as características do agente etiológico. Nos lactentes, a febre é frequente (em geral 38° a 39°C), há irritabilidade, vômitos e/ou diarreia, e a obstrução nasal e a coriza interferem na aceitação alimentar e no sono. Nessa faixa etária, nas crianças que frequentam escola, naquelas que vivem em condições desfavoráveis de habitação e/ou que apresentam um estado nutricional inadequado, o quadro clínico do resfriado tende a ser mais grave e prolongado e as complicações bacterianas são mais frequentes.

Nas crianças em idade escolar, nos adolescentes e nos adultos predominam a rinorreia, a obstrução e a irritação faríngea e nasal; 80% dos casos têm mal-estar geral, cefaleia, tosse e secreção retrofaríngea, e 25 a 50% apresentam reações febris e conjuntivite.

Entre o segundo e o terceiro dias de doença, a secreção pode tornar-se purulenta, mesmo sem infecção bacteriana secundária; a obstrução nasal leva à respiração bucal e à irritação/dor faríngea; a tosse e a rinorreia podem persistir por 10 dias ou mais, conforme o agente etiológico. Nesse período, é comum a indicação de antibióticos, na maioria das vezes desnecessária.

O diagnóstico do resfriado comum é baseado em dados clínicos e não se faz isolamento do agente etiológico, exceto quando há necessidade de identificar cepas virais circulantes. O quadro clínico da gripe, geralmente associado ao vírus da influenza, é diferente daquele do resfriado comum, pelas suas características epidêmicas, maior grau de comprometimento sistêmico, evolução mais prolongada e associação mais frequente com complicações, inclusive com risco de mortalidade nos idosos e crianças de baixa idade.

Diagnóstico diferencial da rinite aguda – é feito, principalmente, com outras doenças infecciosas, respiratórias ou sistêmicas, que se iniciam com a mesma sintomatologia e na sua evolução configuram quadros específicos como sarampo, caxumba, hepatite, epiglotite, coqueluche e outras.

Algumas situações merecem, também, um diagnóstico diferencial, principalmente: "resfriado" da criança nas primeiras semanas de vida quando há predomínio da obstrução nasal ou da rinorreia purulenta, rinorreia purulenta persistente e "resfriados arrastados" ou de repetição.

• Obstrução nasal do recém-nascido – o recém-nascido pode ter, nas primeiras semanas de vida, um quadro de obstrução nasal secundário à descamação da mucosa e à drenagem do líquido amniótico contido nas estruturas da nasofaringe. Essa situação, conhecida como obstrução nasal fisiológica, é confundida com o resfriado, mesmo com a criança bem e afebril. Aborda-se o problema tranquilizando-se os pais e orientando, se necessário, a limpeza mecânica da secreção, evitando-se o uso excessivo de solução fisiológica tópica. O diagnóstico diferencial desse quadro é feito com doenças como atresia parcial ou unilateral de coanas, malformações nasais e alterações dismórficas congênitas (sequência de Pierre Robin, síndrome de Treacher Collins, e outras). É interessante considerar que aproximadamente 10% dos recém-nascidos podem apresentar obstrução nasal decorrente de traumatismo nasal e/ou vícios no posicionamento intrauterino que determinam desvios septais.

• Rinorreia purulenta persistente – a rinorreia purulenta nas primeiras semanas de vida implica o diagnóstico diferencial com infecções como sífilis congênita, difteria, coqueluche. Essas doenças acompanham-se de outros sinais e sintomas que permitem o diagnóstico diferencial. Após os primeiros meses de vida e nas fases do pré-escolar e escolar, a presença de rinorreia purulenta persistente por 10 dias ou mais, após o resfriado comum, sem tendência à melhora da sintomatologia clínica permite que sejam aventados os diagnósticos de adenoidite, corpo estranho nasal (especialmente se a rinorreia for unilateral e fétida), nasofaringite purulenta e, ainda, em qualquer faixa etária de rinossinusite aguda bacteriana. Na adenoidite predomina a obstrução nasal associada à secreção retrofaríngea e acometimento inflamatório da faringe e tonsilas, além da rinorreia purulenta. É geralmente causada pelo estreptococo e, dependendo do grau de obstrução da via aérea, pode levar a surtos de apneia e distúrbios de sono. A nasofaringite pelo estreptococo (febre estreptocócica) é uma doença frequente nos lactentes, que cursa com febre moderada, dor de garganta, em geral, sem tonsilite purulenta, além da rinorreia serosa-purulenta. Acredita-se que, nos primeiros contatos entre o estreptococo do grupo A e a criança de menos idade, com características imunológicas próprias, ocorra esse quadro clínico e não o da tonsilite purulenta, mais comum nos escolares. O curso é prolongado, de difícil diferenciação com outras doenças como sinusite ou adenoidite e o isolamento do agente na nasofaringe pode auxiliar no diagnóstico. Quando da suspeita, está indicado o tratamento específico para o estreptococo.

É importante considerar que o resfriado comum pode cursar com rinorreia purulenta, em sua fase evolutiva mais tardia e por período de tempo mais prolongado, sem que isso signifique uma complicação bacteriana, especialmente quando há tendência de melhora da sintomatologia clínica.

• "Resfriados arrastados" ou de repetição – considerando-se o grande número de agentes virais e as peculiaridades anatômicas e imunológicas da criança, é esperado que ocorram vários "resfriados" na criança normal, os quais têm um curso autolimitado e evoluem com poucas complicações. É comum que se considere um resfriado "arrastado" o quadro clínico que se prolonga por mais de 10 dias, mesmo que essa evolução seja esperada para determinados vírus respiratórios, especialmente quando há melhora progressiva na sintomatologia. Por outro lado, as crianças que vivem em condições desfavoráveis e/ou que apresentam algum comprometimento de saúde tendem a ter processos infecciosos virais repetitivos, monótonos e com complicações frequentes. Nessas situações, fica difícil precisar se estão ocorrendo surtos agudos recorrentes ou quadro crônico ou mesmo perene, como a rinite alérgica, a rinossinusopatia, e outras doenças que fazem parte do diagnóstico diferencial das rinites.

A relação entre os resfriados recorrentes, rinite alérgica e rinossinusite não é clara. Sabe-se que os resfriados evoluem com acometimento dos seios da face, que também é muito prevalente nas crianças alérgicas. Além disso, as infecções respiratórias têm um papel, ainda não esclarecido, na expressão clínica dos processos alérgicos. Na prática, o que se observa é uma superposição desses quadros e o acompanhamento da criança permite que cada episódio seja adequadamente avaliado, para definir-se o diagnóstico, a necessidade de realização de exames laboratoriais, a proposta terapêutica e as medidas de intervenção sobre os fatores ambientais.

Tratamento – no resfriado comum, a terapêutica é voltada somente para o alívio dos sintomas, e raramente são indicadas drogas antivirais. Por se tratar de uma condição clínica benigna e autolimitada, recomenda-se evitar o uso de antibióticos, mesmo quando ocorre mudança no aspecto da secreção nasal, para evitar modificações na flora habitual e seleção de cepas bacterianas resistentes. Para a obstrução nasal recomenda-se fluidificação e remoção das secreções por meio de maior ingestão hídrica, lavagem do nariz com solução fisiológica e, eventualmente, vaporização com água. Deve-se evitar o uso de gotas nasais com vasoconstritores e descongestionantes sistêmicos, por via oral, principalmente em crianças com idade inferior a 1 ano, pelos riscos de rinite medicamentosa e de intoxicação. Somente nos casos de obstrução nasal grave, que interfere com a alimentação e o sono, o uso tópico pode ser recomendado, desde que por curto período de tempo, de quatro a cinco dias, mas esse uso deve ser evitado. Além disso, o uso tópico por período prolongado, por mais de sete dias, pode causar o efeito rebote. Apesar de a combinação de anti-histamínico e descongestionante sistêmico oral oferecer alívio para sintomas do resfriado comum em adultos, não há estudos controlados que demonstrem a eficácia desses medicamentos em crianças. Nas crianças menores de 6 anos de idade, a suscetibilidade aos eventos adversos é maior e os efeitos vasopressores das aminas simpatomiméticas podem causar insônia, irritabilidade, taquicardia, hipertensão e mais raramente agitação psicomotora e alucinações.

Outras drogas como mucolíticos e agentes expectorantes não apresentam evidência de eficácia no curso dos processos respiratórios de crianças sem fibrose cística.

Para o quadro febril e a dor, recomenda-se o uso de paracetamol ou de dipirona. Está contraindicado o uso de ácido acetilsalicílico nos episódios agudos, pelo risco de complicações com o vírus da influenza e o da varicela (síndrome de Reye), pois o quadro clínico inicial dessas doenças assemelha-se ao do resfriado comum. Os anti-inflamatórios não hormonais não reduzem o processo inflamatório associado ao resfriado e podem causar reações graves de hipersensibilidade (urticária, rinite, broncoespasmo, choque), além de reações digestivas como vômitos, úlcera gástrica e duodenal, que podem evoluir com sangramento digestivo e nefrite intersticial.

A vacina contra a gripe pode ser recomendada, como tratamento profilático, nas situações em que a criança tem uma doença de base (cardíaca, pulmonar, neurológica e outras) ou mesmo quando permanece em escolas, para diminuir a incidência de alguns episódios de influenza e de suas complicações (ver capítulo Imunização II).

Rinites crônica e alérgica

As rinites crônicas têm prevalência difícil de ser estimada. Os poucos estudos populacionais referem que cerca de 25% da população geral é afetada pelo problema, sendo que metade apresenta sintomatologia perene; cerca de um terço, quadros mistos; e o restante, rinite episódica ou sazonal. Denomina-se rinite sazonal aquela que surge em certas épocas do ano e/ou associada à presença de alérgenos ocasionais, como polens ou fungos, cuja frequência é pouco conhecida em nosso meio. Considera-se perene a rinite com manifestações contínuas, comumente associadas à sensibilização aos alérgenos intradomiciliares (pó doméstico, pelos de animais e outros) e/ou a alérgenos e irritantes de contato frequente. As malformações nasais também podem ter essa sintomatologia.

Embora a rinite alérgica seja a causa mais comum de rinite crônica, especialmente na infância, suas características clínicas evolutivas não têm um padrão típico que facilite sua diferenciação de outras doenças que cursam com rinopatia persistente. Sua prevalência é de até 40%, entre as crianças, com predomínio na adolescência (pico de incidência entre 13 e 19 anos) e de 10 a 30% entre os adultos, sendo essa diferença explicada pela possibilidade de resolução espontânea com o passar da idade. Essa prevalência é mais baixa no grupo etário menor de

5 anos, pela menor chance de exposição aos alérgenos e à sensibilização, mas o início da doença pode ocorrer em qualquer idade. Quanto menor a criança, mais difícil é o diagnóstico clínico, pois a probabilidade da ocorrência da rinite alérgica é menor e maior o risco de outras doenças que fazem parte do diagnóstico diferencial. A incidência eleva-se com o aumento do número de familiares atópicos, sendo que a criança tem 15% de probabilidade de desenvolver atopia quando os pais não são alérgicos, 30 a 35% quando um deles for atópico e cerca de 70% quando ambos são alérgicos.

Outro aspecto a ser valorizado é que de um terço à metade dos pacientes com rinite alérgica apresentam, concomitantemente, disfunção tubária, sinusite e/ou conjuntivite crônica. As repercussões dos fenômenos obstrutivos na vida da criança podem causar fadiga, irritabilidade, mal-estar geral, distúrbios do sono e da atenção, hipoacusia, cefaleia e sensações auditivas. Isso deve ser adequadamente valorizado, especialmente na avaliação da criança em idade escolar. Além disso, é importante a associação entre rinite alérgica e asma: 5 a 15% dos pacientes com rinite alérgica têm asma e, entre os asmáticos, 80% apresentam sintomatologia de rinite, tendo esse aspecto importante repercussão na terapêutica desses pacientes.

Diagnóstico – o da rinite alérgica é clínico, baseado em dados de anamnese, exame físico e antecedente positivo para atopia nos familiares de primeiro grau (pais e irmãos) e no indivíduo, especialmente história de eczema atópico. Porém, vários autores têm chamado a atenção sobre o fato de que as crianças são mais tolerantes à inflamação nasal crônica do que os adolescentes e os adultos. Isso tem postergado o diagnóstico e o tratamento adequados. Parece que a sintomatologia exsudativa (espirros, tosse, rinorreia) motiva mais os pais a buscarem tratamento e os médicos a pensarem no diagnóstico de rinite alérgica, do que a obstrução nasal, a respiração bucal ou a apneia noturna.

No quadro II-58 estão resumidas as características principais da rinite alérgica. As manifestações clínicas descritas como típicas são: crises de espirros, coriza hialina, prurido e congestão nasal, às vezes associadas à irritação conjuntival e sensação de prurido palatal, que se seguem à exposição a fatores desencadeantes, que devem ser relatados, preferencialmente, pelo próprio paciente. Esses sintomas, quando intensos e persistentes, podem gerar maneirismos como a "saudação alérgica" e, a longo prazo, alterar o aspecto externo do nariz (prega ou sulco no terço inferior do nariz), região malar e gengivas, determinando o surgimento de fácies alérgico ou adenoidiano e olheiras. Porém, essa não é a forma de apresentação mais frequente da doença, uma vez que o quadro obstrutivo perene, causado pela inflamação crônica, é o predominante, tanto na criança como no adulto. Os fenômenos obstrutivos determinam respiração

Quadro II-58 – Características da rinite alérgica.

Incidência
10 a 30% da população adulta e até 40% da população infantil

Idade de início
Pode manifestar-se precocemente na infância, a partir de 3 a 4 anos de idade, porém é mais comum entre os 13 e 19 anos

Antecedentes
Positivo para atopia pessoal e/ou familiar

Características clínicas
Surtos após contato com alérgenos e/ou irritantes
Crises com obstrução e congestão nasal, prurido nasal e ocular, espirros em salva, rinorreia aquosa, respiração bucal, com características de recorrência
Podem ocorrer: alterações auditivas, otalgia, cefaleia, tosse, epistaxe, secreção faríngea, distúrbios do sono e da atenção. Absenteísmo na escola e no trabalho

Evolução
Intermitente/persistente
Leve/moderada/grave

bucal, que piora à noite, distúrbios de sono, dificuldades para a alimentação e crises de apneia. Como essa sintomatologia nem sempre é valorizada, a criança é considerada portadora de "faringite crônica", pois a respiração bucal e a drenagem contínua de secreções em retrofaringe acentuam os tecidos linfoides dessa região. Além disso, o processo inflamatório crônico da rinite alérgica perene pode levar à otite média com efusão persistente, tosse crônica e epistaxe frequentes, por vezes, suficientemente graves a ponto de indicar investigação laboratorial para distúrbios da coagulação. Os achados do exame físico são limitados e, além das alterações faciais, na rinoscopia anterior podem-se encontrar cornetos nasais inferiores congestos e hipertrofiados e mucosa pálida e edemaciada.

Na criança com sintomatologia predominantemente obstrutiva, pode-se realizar teste terapêutico com anti-histamínico e/ou corticoide nasal por período de no mínimo um mês, avaliando-se a resposta terapêutica. Se houver melhora, o diagnóstico de rinite alérgica torna-se mais provável.

A alteração de alguns exames laboratoriais, como a presença de eosinofilia ao hemograma e à citologia da secreção nasal, e a elevação na dosagem de IgE sérica total pouco podem auxiliar no diagnóstico da rinite alérgica, pois nenhum desses exames confirma a doença e, quando os resultados são positivos, só têm valor se houver correlação com o quadro clínico. Da mesma forma, os resultados negativos não excluem a doença. A citologia de secreção nasal, embora seja um teste simples, requer cuidados durante a coleta, apresenta variabilidade de achados em um mesmo paciente e não constitui exame que auxilie no diagnóstico, mesmo com o predomínio de eosinófilos (mais de 10%). Embora sejam acessíveis na prática clínica, os testes cutâneos quando positivos para alérgenos inalados sugerem a presença de atopia, desde que tenham correlação com a clínica. A pesquisa de IgE específica (RAST) parece não ser superior aos testes cutâneos. Entretanto, o RAST é mais específico para detectar os alérgenos sensibilizantes, sendo recomendado em pacientes com problemas dermatológicos e naqueles em uso de medicação que possa alterar a resposta imune.

Os exames radiológicos de cavo e dos seios da face podem auxiliar na detecção de outras doenças que podem dificultar o diagnóstico e o tratamento da rinite alérgica. A endoscopia nasal (nasofibroscopia) é o melhor exame para avaliar doenças que cursam com obstrução nasal, como, por exemplo, hipertrofia de adenoides e desvio septal. No entanto, a aplicação dessa técnica em criança é dificultada pela não colaboração do paciente, sendo necessária a sedação.

Nos casos em que a sintomatologia nasal é perene e/ou unilateral, sem antecedentes positivos para atopia e com resposta à terapêutica antialérgica insatisfatória, devem-se investigar outras doenças que fazem parte do diagnóstico diferencial (ver Quadro II-57). Nessa situação, o pediatra pode solicitar a tomografia computadorizada das fossas nasais e seios da face e outros exames necessários e/ou avaliar a necessidade de encaminhamento para o otorrinolaringologista.

Em resumo, o diagnóstico da rinite alérgica é clínico e o acompanhamento da criança com a observação dos fatores de piora e de melhora, da evolução clínica, bem como da resposta terapêutica são os aspectos mais importantes na abordagem desses pacientes.

Tratamento – a classificação da rinite alérgica, proposta em 2001, no Consenso Rinite Alérgica e Impacto sobre a Asma (ARIA) pretende orientar os profissionais no reconhecimento e nas estratégias de manejo da rinite, no nível da atenção primária, tendo como base o diagnóstico e a preocupação com as comorbidades. A classificação considera o tempo de duração, a intensidade da sintomatologia e o impacto da doença sobre a qualidade de vida do indivíduo (Quadro II-59). A participação dos pais é importante na caracterização da rinite, pois é difícil a criança informar, com segurança, todos os aspectos relacionados à classificação diagnóstica.

Na prática, o tratamento da rinite alérgica é semelhante ao da asma quanto ao controle ambiental, que visa à diminuição da exposição aos alérgenos e irritantes mais frequentes. A limpeza nasal com solução salina (soro fisiológico) é recomendada, devendo ser feita várias vezes ao dia, enquanto a indicação de solução salina hipertônica é restrita aos casos crônicos, pois pode ocasionar eventos adversos como dor nasal, por estimulação de terminações nervosas e diminuição do movimento ciliar.

Quadro II-59 – Classificação da rinite alérgica.

Intermitente	Persistente
Sintomas: ≤ 4 dias/semana ≤ 4 semanas/ano ↓ **Leve** Sono normal Atividades diárias normais (escola, trabalho, esporte) Sintomas não incomodam	Sintomas: > 4 dias/semana > 4 semanas/ano ↓ **Moderada/grave** Um ou mais dos itens: Sono anormal Dificuldade no desempenho de atividades na escola/ trabalho/esportes Sintomas incomodam

Fonte: Bousquet, 2008.

Quando as medidas gerais de higiene ambiental e nasal não são suficientes para controlar os sintomas, associa-se a farmacoterapia com dois grupos de medicamentos: os sintomáticos (anti-histamínicos e descongestionantes) e os preventivos ou anti-inflamatórios (cromoglicato dissódico, corticosteroides e antileucotrienos). Espera-se que a medicação sintomática diminua a rinorreia, as crises de espirros e o prurido nasal, porém pode não apresentar eficácia sobre a obstrução e a congestão nasal crônicas, que são controladas por meio das drogas anti-inflamatórias.

Apesar da existência na literatura de diferentes algoritmos para orientar a terapêutica da rinite alérgica, a escolha do esquema deve ser individualizada, uma vez que existem diferentes tipos de medicamentos, que podem ser indicados isoladamente ou em associação, conforme a evolução clínica, a resposta terapêutica, a aceitação ao medicamento e as características do indivíduo.

Para os pacientes com crises intermitentes e leves de rinite, recomenda-se o uso de anti-histamínicos (AH) de segunda geração, orais ou tópicos, no controle das crises. A vantagem dos AHs de segunda geração, com relação aos de primeira, é que apresentam maior seletividade sobre os receptores da histamina, diminuição ou nenhum efeito de sedação, ação de início rápido e duração prolongada, podendo ser usados em dose única diária (Quadro II-60). Ao utilizá-los, deve-se orientar o paciente (ou a família) para iniciar essa medicação assim que houver percepção do início da crise, maximizando seus efeitos. A duração do tratamento é aquela necessária para o controle dos sintomas.

Os AHs de segunda geração têm uso clínico mais recente, e a maioria dos trabalhos concentra-se no tratamento da rinite alérgica dos adolescentes e adultos. Além disso, deve-se considerar a dificuldade do diagnóstico dessa doença nos primeiros anos de vida. Especialmente por sua evolução crônica, a rinite alérgica implica a necessidade de uso prolongado de medicamentos, cujos efeitos ainda são pouco conhecidos nas crianças.

Quadro II-60 – Anti-histamínicos H1 de segunda geração, uso oral.

Anti-histamínico	Dose diária/adulto	Dose diária/criança (< 12 anos)	Início de ação (h)	Duração ação (h)	Observações
Cetirizina	5-10mg	2 a 12 anos 5mg	1-1,5	24	Sedação leve. Uso em ≥ 12 anos Eficaz na RAS e RAP
Desloratadina	5mg	> 12 anos 5mg	0,5-3	24	Uso em ≥ 12 anos. Eficaz na RAS e RAP
Fexofenadina	60mg, 2 vezes/dia ou 80-120mg	6 a 11 anos 30mg, 2 vezes/dia	1-2	24	Aprovada na RAS Estudos em crianças < 5 anos
Loratadina	10mg	< 30kg = 5mg > 30kg = 10mg	1,5-2	24	Segura na dose de 10mg/dia Sedação em dose maior. Poucos estudos controlados. Eficaz na RAS
Levocetirizina	5mg	> 6 anos = 5mg	1	24	Sedação leve. Eficaz na RAS e RAP

Fonte: Adaptado de Lehman e Blaiss, 2006.
RAS = rinite alérgica sazonal; RAP = rinite alérgica perene.

Os estudos comparativos entre os AHs de segunda geração não são conclusivos quanto à superioridade da eficácia de uma droga em relação à outra. Algumas atuam predominantemente nos sintomas de fase aguda, como rinorreia e prurido nasal, enquanto outras são eficazes também nos fenômenos obstrutivos.

A levocabastina e a azelastina foram desenvolvidas para uso tópico e, embora tenham poucos efeitos colaterais, ainda não foram suficientemente testadas em crianças. Sua ação é imediata 15 minutos após a aplicação e a atividade prolongada, sendo mais eficaz na rinite sazonal. Diminuem de modo significativo espirros, rinorreia, prurido e lacrimejamento; atuam pouco na congestão nasal e podem causar sensação de queimação local.

O cetotifeno é uma opção de droga anti-histamínica oral, com efeito semelhante ao da dexclorfeniramina, indicada especialmente em crianças com manifestações alérgicas em outros locais; é bem tolerada, mas podem ocorrer efeitos colaterais como sedação e ganho de peso.

A associação de anti-histamínicos e descongestionantes orais aparece em várias apresentações comerciais e tem a vantagem de atuar melhorando a obstrução nasal, porém com as desvantagens dos efeitos colaterais dos vasoconstritores; no entanto, podem ser usados em algumas situações, de forma intermitente, quando os fenômenos congestivos são importantes. Existem dois grupos de descongestionantes, o das catecolaminas (pseudoefedrina e fenilefrina) e os imidazólicos (nafazolina, oximetazolina, tenoxazolina), ambos efetivos, pois atuam nos vasos nasais. Se usados por via oral, o início de ação é ao redor de 30 minutos, e não provocam efeito rebote, mesmo com o uso por período prolongado. Os de uso tópico têm ação imediata, mas podem induzir rinite medicamentosa, além do efeito rebote, o que pode piorar a obstrução nasal. Os efeitos colaterais mais comuns são: nervosismo, tremores, cefaleia, insônia, aumento da pressão sanguínea e depressão do sistema nervoso central, sendo a criança mais suscetível às intoxicações por essas drogas. Por esse motivo e pelos efeitos colaterais não devem ser indicados, especialmente nas crianças com idade inferior a 6 anos.

Os AHs são também a opção inicial de tratamento nos casos de RA intermitente moderada ou grave e persistente leve. Nessas situações, é maior a probabilidade de que, isoladamente, não sejam eficazes no controle da sintomatologia e podem ser associados com drogas de ação anti-inflamatória, como cromoglicato, antileucotrienos e corticoides. Porém, nos pacientes que apresentam sintomas persistentes de obstrução nasal e evolução moderada ou grave, o tratamento inicial passa a ser o corticoide nasal e associam-se os AHs para o controle das agudizações.

O cromoglicato dissódico atua na prevenção das crises, estabilizando a membrana dos mastócitos e impedindo a desgranulação e a liberação de mediadores da resposta alérgica. É uma droga segura, com raros efeitos colaterais, mas necessita de uso contínuo para que seu efeito preventivo sobre as crises possa ocorrer. Recomenda-se um tempo mínimo de quatro semanas (até oito) de uso para a avaliação de sua eficácia. Controla espirros, rinorreia e prurido, tendo pouca ação sobre a obstrução. Deve ser administrado pelo menos a cada 6 horas, o que interfere na adesão ao tratamento.

Alguns autores propõem a associação de antileucotrienos aos anti-histamínicos nos casos com sintomatologia intermitente ou persistente, principalmente para o alívio da congestão nasal e dos sintomas oculares, quando a resposta inicial não foi satisfatória. Esse grupo de fármacos, inibidores de síntese e antagonistas de receptores de leucotrienos (montelucast e zafirlucast), atua no processo inflamatório da asma e da rinite alérgica e tem como vantagem o uso oral, em dose única. Embora seu início de ação seja rápido, o efeito clínico na melhora da sintomatologia nasal e ocular ocorre mais tardiamente. A associação de montelucast e AH de segunda geração mostrou-se eficaz em alguns estudos, na melhoria dos sintomas de rinite alérgica, havendo potencialização de ação dessas drogas. Como droga isolada, em dose elevada, os antileucotrienos podem ser eficazes no tratamento da rinite alérgica. Os efeitos colaterais mais comuns são: irritação faríngea, tosse, dor abdominal e cefaleia.

Os corticoides tópicos (dipropionato de beclometasona, propionato de fluticasona, budesonida e outros) são apontados como os agentes mais efetivos no controle da rinite alérgica, persistente ou intermitente grave, atuando especialmente sobre os fenômenos congestivos e inflamatórios. Sua ação plena demora alguns dias para ser alcançada: diminuição dos espirros, rinorreia e edema dos cornetos, com alívio da obstrução nasal. O uso tópico dos corticoides parece ter pouco efeito colateral sistêmico, especialmente em doses baixas (uma ou duas vezes ao dia); porém, se seu uso for prolongado, é importante considerar os efeitos sobre a velocidade de crescimento, especialmente para os corticoides com maior potência e alta biodisponibilidade sistêmica, como a fluticasona. A beclometasona, triancinolona, budesonida, flunisolida, fluticasona, mometasona estão aprovadas para uso em criança com idade igual ou superior a 6 anos; a mometasona, a partir dos 2 anos; e a fluticasona, a partir dos 4 anos. A budesonida tópica pode ser usada a partir do sexto mês de vida, sendo também uma opção terapêutica. Não se recomenda o uso de dexametasona em gotas nasais, pois esse corticosteroide tem alta taxa de absorção mucosa e risco de efeitos colaterais sistêmicos.

É recomendável o uso de corticoide tópico por pelo menos 60 dias nos casos de rinite persistente moderada a grave, porém o período de uso depende da gravidade do quadro, devendo ser individualizado. Os corticoides orais como a prednisona estão indicados nas exacerbações agudas e graves quando se quer reduzir rapidamente o processo inflamatório, sempre por um período curto (em geral, sete dias), por causa dos seus efeitos colaterais. A aplicação por via intramuscular de corticosteroide de depósito não é recomendável.

Nos casos persistentes moderados ou graves, em uso de corticoide nasal, quando a rinorreia for uma queixa importante, pode-se associar o brometo de ipatrópio, droga anticolinérgica que promove certo grau de vasoconstrição e redução da rinorreia. Os efeitos adversos são: boca seca, retenção urinária, taquicardia, problemas visuais e epistaxe, pelo ressecamento da mucosa. A maioria dos estudos de eficácia foi realizada em adultos.

A imunoterapia (IT) sistêmica com aeroalérgenos é uma forma de tratamento da rinite alérgica capaz de alterar sua evolução natural, especialmente quando a rinite está associada a outras comorbidades como a asma, e costuma ser indicada nos casos em que a higiene ambiental e a farmacoterapia tenham falhado. Suas desvantagens são: período longo de tratamento, baixa adesão e frustração do paciente pela demora na melhora da sintomatologia. Por esses motivos, existem propostas recentes de realização de imunoterapia em menor período de tempo, com doses mais elevadas. Existe, também, a possibilidade de imunoterapia local, por via sublingual, oral ou tópica nasal.

QUANDO PREDOMINA A FARINGOTONSILITE

O processo inflamatório nas tonsilas e na parede posterior da orofaringe está entre as afecções mais diagnosticadas na infância e uma das principais indicações de antibioticoterapia, apesar de a maioria dos casos ter etiologia viral e, em aproximadamente 30% deles, não ser possível definir uma causa específica. Especialmente na criança, o acometimento dessa região tende a envolver estruturas adjacentes, tornando a queixa de dor de garganta pouco específica para indicar doenças da orofaringe, o que dificulta um diagnóstico anatômico preciso. Assim, as diferentes denominações como angina, faringite, faringotonsilite, adenotonsilite e outras são imprecisas e de pouca utilidade prática e sugere-se que, para um melhor entendimento clinicoetiológico, seja utilizado o termo nasofaringite para as doenças com sintomatologia predominantemente nasal e faringotonsilite (FT) para aquelas que ocorrem nessa área, mas sem acometimento nasal. É importante considerar que em ambas as situações o processo inflamatório pode também ser o evento inicial de uma doença sistêmica com outras manifestações que evolutivamente irão definir o diagnóstico. Trata-se, portanto, de uma área que é frequentemente acometida por diferentes processos patológicos, infecciosos ou não, cujas manifestações clínicas raramente serão específicas para definir sua etiologia.

Para um melhor entendimento das doenças da orofaringe, devem ser considerados principalmente as funções de defesa local e sistêmica das tonsilas e do anel de Waldeyer e o papel da flora local, habitual e de colonização temporária, na determinação dos quadros clínicos e nas alterações laboratoriais. Como essa região é constantemente agredida por diferentes fatores como os irritantes, os alergênicos, os infecciosos e outros, os achados de hipertrofia, hiperplasia e a reação inflamatória no exame da orofaringe são comuns na criança, mesmo sem queixas. Além disso, o crescimento normal do tecido linfoide, nos primeiros anos de vida, determina modificações estruturais, que dificultam a valorização clínica das alterações de volume no diagnóstico de doenças localizadas nessa região.

A flora habitual da orofaringe é variável de um indivíduo para outro e sofre modificações em função de contatos interpessoais e com as variações do meio ambiente. Para que um patógeno cause doença, é preciso que vença os mecanismos de defesa locais e se imponha sobre a flora habitual; assim, o encontro de determinado agente no exame local não define, obrigatoriamente, a etiologia do acometimento. Como essa área é a porta de entrada das vias aérea e digestiva, o quadro clínico é definido a partir das interações entre o hospedeiro e os agentes infecciosos e os processos serão localizados, sistêmicos ou simples colonização temporária, conforme essa interação. Também é possível encontrar bactérias patogênicas como *Streptococcus pyogenes, Staphylococcus aureus* ou *H. influenzae* em até 20% de crianças sem sinais de doença, ou vírus como o da mononucleose infecciosa em até 10%. Por outro lado, em condições especiais, agentes infecciosos que não são considerados causadores de doenças na faringe, como os estreptococos dos grupos C ou G, *Archanobacterium haemolyticum, Chlamydia pneumoniae, Mycoplasma pneumoniae* e outros podem ser correlacionados a quadros clínicos em algumas faixas etárias. Portanto, o diagnóstico etiológico de certeza nas faringotonsilites agudas, recorrentes ou crônicas nem sempre é fácil, mesmo com a utilização de técnicas de isolamento adequadas, o que pode interferir em decisões terapêuticas.

Na prática, utiliza-se a classificação por evolução temporal, definindo as faringotonsilites em agudas (até 14 dias), subagudas e crônicas (persistência de acometimento por três meses ou mais).

Para o diagnóstico da faringotonsilite aguda são importantes os achados objetivos de inflamação aguda das estruturas da orofaringe, enquanto na FT crônica predominam hipertrofia das tonsilas palatinas, com alteração estrutural, e fenômeno obstrutivo.

A partir do quadro agudo, têm-se como possibilidades evolutivas: faringotonsilite recorrente ou reinfecção (agentes causais diferentes e período de normalização entre as agudizações), estado de portador (permanência do agente etiológico na orofaringe, mesmo após tratamento adequado, sem produzir sintomas) e recaída ou recidiva (reagudização da sintomatologia pelo mesmo agente etiológico inicial).

O aspecto da superfície das tonsilas e/ou da orofaringe permite uma outra forma de classificação das faringites: eritematosa (mais comum nos processos virais localizados ou sistêmicos); folicular (frequente na infecção por adenovírus); eritematoputácea ou exsudativa (comum nas infecções bacterianas e na mononucleose infecciosa); membranosa (frequente na difteria); pseudomembranosa (na mononucleose infecciosa); ulcerosa superficial (nas infecções por herpesvírus, Coxsackie A e A-16, este último responsável pela síndrome mão-pé-boca); ulcerosa profunda (na angina fusoespiralar de Plant-Vicent, sífilis); petequial (associada a estreptococo, mononucleose, sarampo e rubéola); gangrenosa (nos portadores de granulocitopenia); e hemorrágica (associada a doenças hematológicas como leucemias).

Tal classificação também é limitada para definir o diagnóstico etiológico. Por exemplo, nas fases iniciais da mononucleose infecciosa, o quadro clínico e as lesões na orofaringe são semelhantes aos da tonsilite aguda estreptocócica, mas a evolução temporal é mais prolongada. Além disso, em cerca de um terço das faringotonsilites virais, como a causada pelo adenovírus, o aspecto da tonsila pode ser eritematoputáceo ou exsudativo, comum nas infecções bacterianas.

Portanto, diante de um quadro clínico de FT aguda, deve-se considerar a possibilidade de essa ser a manifestação inicial de uma doença generalizada, que irá se definindo ao longo do tempo, ou ser a única manifestação de múltiplos agentes etiológicos para os quais somente em poucas ocasiões algum tratamento específico é requerido. Raramente se tem um único tipo de lesão ao exame físico ou uma sintomatologia específica. Como a infecção pelo estreptococo beta-hemolítico do grupo A é a causa bacteriana mais comum da FT aguda, seu diagnóstico adequado torna-se o enfoque central da abordagem clinicolaboratorial e da terapêutica.

Outro aspecto a ser considerado diante dos problemas que envolvem o anel de Waldeyer é que esse tecido pode ser envolvido em 10 a 15% dos casos de linfomas não Hodgkin em crianças. E os sintomas iniciais podem ser inespecíficos como aumento tonsilar (geralmente unilateral), obstrução nasal com piora progressiva, otalgia ou perda auditiva sem causa aparente.

Faringotonsilites agudas

Espera-se que uma criança normal tenha de dois a três episódios de FT aguda por ano, com número médio maior entre os pré-escolares. As manifestações clínicas mais comuns são: dor de garganta e hiperemia, exsudação e/ou ulceração do palato, tonsilas e orofaringe, frequentemente acompanhadas por disfagia, febre, cefaleia, mal-estar geral, anorexia e tosse irritativa. As causas mais frequentes de faringotonsilite aguda são os processos infecciosos respiratórios ou sistêmicos, seguidos das afecções alérgicas, fenômenos irritativos e outros.

Os vírus são os agentes causais mais importantes, mesmo quando se detecta secreção purulenta nas tonsilas, sendo isolados na maioria dos casos, principalmente nas crianças de baixa idade. As infecções bacterianas são responsáveis por 15 a 20% dos quadros e, na quase totalidade (90%), são causadas pelo estreptococo beta-hemolítico do grupo A, especialmente entre os escolares e adolescentes (entre 5 e 15 anos de idade), apesar de estar presente de modo significativo a partir dos 3 anos de idade. No entanto, a etiologia bacteriana é sempre valorizada, pois o estreptococo associa-se, com frequência, a complicações tanto supurativas (otite média, rinossinusite, adenite, abscesso peritonsilítico ou retrofaríngeo) como não supurativas (febre reumática, glomerulonefrite).

Aproximadamente um terço das faringotonsilites agudas fica sem diagnóstico etiológico específico, mesmo com técnicas adequadas de isolamento do agente microbiológico, e são atribuídas a causas não infecciosas.

Na abordagem da faringotonsilite aguda, é preciso considerar que se, por um lado, existe excesso no diagnóstico e no tratamento da infecção estreptocócica, por outro, persiste como uma questão diagnóstica difícil para o pediatra determinar se a etiologia é viral ou bacteriana, por meio de métodos diagnósticos rápidos, baratos e precisos. O fator idade é muito importante, pois nas faringotonsilites que ocorrem antes dos 2 anos de idade somente 4% são pelo estreptococo, enquanto entre os 5 e 8 anos esse número sobe para 50%. Os sinais clínicos sugestivos de etiologia viral ou bacteriana são apresentados no quadro II-61. No entanto, a possibilidade de acerto do diagnóstico etiológico, com base nos parâmetros clínicos, situa-se ao redor de 50%.

Outra dificuldade ao tentar-se estabelecer um diagnóstico etiológico baseado em dados clínicos é a possibilidade de superposição de agentes causais. Por exemplo, na tonsilite da mononucleose infecciosa (vírus EB) ocorrem alterações exsudativas, petéquias no palato, adenomegalia e outros achados muito semelhantes aos da infecção estreptocócica e, em 5 a 10% desses casos, pode ser isolado, concomitantemente, o esptreptococo do grupo A. Portanto, são escassas as situações nas quais um quadro clínico pode sugerir etiologias específicas, como nos casos de herpangina, febre faringoadenoconjuntival e angina de Vincent, causados pelo coxsackie vírus, adenovírus e associação fusoespiralar, respectivamente. Além disso, em aproximadamente um terço dos pacientes que recebem o diagnóstico de faringotonsilite,

Quadro II-61 – Aspectos clínicos da faringotonsilite estreptocócica.

Sintomatologia sugestiva de etiologia bacteriana	Sintomatologia sugestiva de etiologia viral
Início súbito	Coriza
Disfagia	Rouquidão
Febre	Tosse
Cefaleia	Diarreia
Dor abdominal	Conjuntivite
Náuseas, vômitos	Estomatite anterior
Eritema-exsudato	Lesões ulcerativas
Petéquias no palato	
Edema, eritema da úvula	
Rash escarlatiniforme	
Adenite cervical anterior	
Idade: 5 a 15 anos	Idade: menor de 3 anos
Estação: inverno, primavera	

Adaptado: Bisno, 2002.

especialmente em crianças maiores e adolescentes, não é possível o isolamento de agentes específicos, mesmo com a utilização de metodologias adequadas.

Em resumo, para o melhor entendimento das relações clinicoetiológicas das doenças da orofaringe, deve-se considerar que essa região pode ser acometida por múltiplos agentes patogênicos, dependendo das condições individuais e da exposição ambiental, e que alterações no exame da orofaringe também ocorrem associadas à drenagem posterior de secreção nas rinossinusopatias, diante de irritantes como fumo ou tabagismo passivo ou de baixa umidificação ambiental.

Diante das limitações dos achados de exame físico para definir a etiologia, especialmente na infecção estreptocócica, pode-se tentar melhorar a capacidade preditiva do exame clínico, por meio da utilização de escores ou algoritmos que pontuam os dados clínicos mais sugestivos das infecções virais e bacterianas. Porém, a utilização de técnicas de isolamento de agentes infecciosos ou de seus antígenos, associadas ou não a procedimentos sorológicos, proporciona diagnóstico mais adequado das faringotonsilites. Especialmente nas crianças menores de 3 a 4 anos de idade, esse procedimento é desejável, quando o quadro clínico não for sugestivo de processo viral.

A cultura de secreção de orofaringe apresenta sensibilidade de 90 a 97%, ou seja, somente 3 a 10% dos indivíduos que apresentam o estreptococo na faringe não são identificados pela cultura. Entretanto, uma cultura positiva para o estreptococo não distingue o paciente com doença aguda daquele portador assintomático. Como o resultado só é obtido após 12 a 48 horas, retarda-se o início do tratamento e, portanto, a melhora clínica, embora isso não seja um problema para o controle das complicações tardias. Outros métodos foram desenvolvidos para um diagnóstico mais rápido para detectar a presença dos antígenos polissacarídeos grupo-específico do estreptococo do grupo A, em 5 a 60 minutos. A maioria desses testes tem alta especificidade, ao redor de 90 a 95%, quando comparados à cultura, o que significa que os falso-positivos são raros. Porém, a sensibilidade varia entre 30 e 90%, dependendo do tipo de reação e da qualidade do material colhido, isto é, 10 a 70% dos resultados podem ser falso-negativos, conforme a técnica de coleta do inóculo que deve ser obtido na superfície tonsilar ou na fossa posterior da faringe.

Quando possível, indica-se a coleta de duas amostras de material da orofaringe, uma para o teste rápido e outra para a cultura. Se o teste rápido for positivo, o tratamento é iniciado. Se o teste for negativo, pode-se repetir outro teste rápido para a obtenção de melhor inóculo e/ou aguarda-se o resultado da cultura para orientar a terapêutica. Os testes diagnósticos devem ser realizados com base em critérios clínicos e epidemiológicos que sugiram a etiologia estreptocócica para identificar os indivíduos realmente infectados com doença aguda. Essa indicação seletiva reduz a proporção de resultados falso-positivos, tais como os portadores crônicos e assintomáticos do estreptococo, evitando custos desnecessários.

Na prática, a opção pela antibioticoterapia continua baseando-se, na maioria das vezes, no diagnóstico clínico e nas condições gerais da criança, tanto individuais quanto familiares e sociais, apesar da relatividade desses dados.

Exames como hemograma, velocidade de hemossedimentação e outros não têm utilidade no diagnóstico da FT estreptocócica, embora o leucograma possa auxiliar, por exemplo, no diagnóstico da mononucleose infecciosa. Testes sorológicos para o estreptococo do grupo A estão indicados em situações nas quais o diagnóstico de certeza da infecção é necessário, principalmente diante de complicações tardias, quando é importante a identificação do estado de portador e quando houver dúvidas em relação aos outros grupos de estreptococos envolvidos na etiologia das FTs. Os títulos de anticorpos antiestreptococo, como a antiestreptolisina O, atingem os maiores valores três a seis semanas após a infecção e, portanto, refletem eventos imunológicos passados e não têm valor no diagnóstico do quadro agudo.

Testes laboratoriais para a identificação de outros agentes causadores da FT como micoplasma, clamídias, bacilo da difteria, gonococo devem ser solicitados a partir da suspeita clínica, características epidemiológicas e tipo de evolução, sendo necessária a requisição de técnicas apropriadas ou sorologias para cada agente. Assim, por exemplo, em adolescentes, com atividade sexual, é preciso considerar a possibilidade de *N. gonorrhoeae* e *T. pallidum* como agentes causais que necessitam de técnicas diferenciadas de diagnóstico. E, também nessa faixa etária, é importante considerar a FT causada pelo *A. haemolyticum*, que causa um quadro agudo semelhante à FT estreptocócica, inclusive com *rash* escarlatiniforme, e *M. pneumoniae*.

Tratamento – na faringotonsilite aguda, recomenda-se o uso de analgésicos e antitérmicos até a melhoria dos sintomas, evitando-se o ácido acetilsalicílico, os anti-inflamatórios não hormonais e as soluções tópicas antissépticas que podem alterar a flora habitual ou atuar como irritantes. Os antibióticos estão indicados se há suspeita clínica de infecção bacteriana, de preferência após a coleta das culturas e dos resultados preliminares. Recomenda-se a suspensão do antibiótico diante de resultado de cultura negativa.

Pode-se aguardar pelo menos 48 a 72 horas antes de indicar o tratamento, quando não for possível obter dados de cultura ou testes rápidos, pois o início da medicação até o nono dia de evolução da tonsilite estrep-

tocócica não aumenta o risco de sequelas não supurativas. Também, nesse período de observação, sem intervenção, permite-se o desenvolvimento de mecanismos naturais de defesa, que podem reduzir os riscos de recidivas ou recorrências. Por outro lado, a introdução precoce do antibiótico na infecção estreptocócica reduz o tempo de duração dos sintomas, permite o retorno mais rápido do paciente às atividades habituais, diminui o tempo de disseminação do agente no meio ambiente e pode prevenir complicações supurativas. Esses são motivos pelos quais, diante da suspeita da doença estreptocócica e na impossibilidade de isolamento do agente, especialmente em áreas de alta prevalência da doença cardíaca reumática, indica-se o uso de antibióticos e o seguimento clínico até a resolução do quadro.

A medicação de escolha para o tratamento da faringite estreptocócica continua sendo a penicilina, por sua eficácia na erradicação bacteriana, espectro de ação reduzido (o que ajuda a manter o equilíbrio da flora local) e baixo custo, em particular a benzatina, usada em dose única, por via intramuscular. Essa ainda é a opção mais adequada e estudada para a prevenção das complicações tardias da doença.

Como alternativa, tem-se a penicilina V, a ampicilina ou a amoxicilina, por via oral, usadas por 10 dias e, nos casos de falha terapêutica ou de alergia à penicilina, a eritromicina, os novos macrolídeos e as cefalosporinas são recomendados. Recentemente, outros esquemas têm sido propostos como opção para o tratamento da FT estreptocócica, a saber: amoxicilina por seis dias, cefalosporinas (cefpodoxima, cefuroxima, cefixima e cefadroxil) por cinco dias e azitromicina por três a cinco dias. Esses esquemas teriam a mesma eficácia que o clássico de penicilina e amoxicilina por 10 dias, porém ainda merecem investigações quanto a sua capacidade de evitar as complicações não supurativas e quanto à sua eficácia em prevenir as recaídas e as recorrências das faringotonsilites (Quadro II-62).

Relatos mais recentes apontam para o aumento de 10 a 30% de falhas terapêuticas (não erradicação do estreptococo) associadas ao uso da penicilina nos últimos anos. Porém, é importante considerar que as cepas dos estreptococos do grupo A resistentes à penicilina são raras e que a falha na cura bacteriológica pode ocorrer também com outros antibióticos e, além disso, representar a não aderência ao tratamento, especialmente em relação a sua duração. Falhas podem ocorrer também por causa do diagnóstico incorreto da etiologia da FT aguda, principalmente na situação do portador assintomático. O que se considera até o momento é que não existem evidências suficientes de que a penicilina tenha perdido sua efetividade contra a infecção estreptocócica aguda e continua como a droga de escolha no seu tratamento. Não se justifica o uso rotineiro das cefalosporinas, amoxicilina-clavulanato ou outros antibióticos de amplo

Quadro II-62 – Antibióticos usados no tratamento da FT estreptocócica.

Antibiótico*	Dose pediátrica	Dose adulto	Indicações
Penicilina V (via oral)	< 12 anos: 250mg, a cada 8 ou 12h > 12 anos: 250mg, a cada 8 ou 12h (20-50mg/kg/dia)	500mg a cada 12h	Primeira escolha
Penicilina benzatina (via intramuscular)	600.000U (< 27kg) 1.200.000U (> 27kg), dose única (50.000U/kg)	1.200.000U, dose única	Primeira escolha
Ampicilina (via oral)	50-100mg/kg/dia a cada hora	500mg, 4 vezes/dia	Primeira escolha
Amoxicilina (via oral)	45mg/kg/dia a cada 8 ou 12h	500mg, 2-3 vezes/dia	Primeira escolha
Estolato de eritromicina (via oral)	30-50mg/kg/dia a cada 6 ou 8h	250-500mg 3-4 vezes/dia	Para alérgicos à penicilina
Amoxicilina-clavulonato de potássio	45/6,4mg/kg/dia** a cada 8 ou 12h	500-875mg 2-3 vezes/dia	Falha terapêutica com penicilina, estado de portador e recaídas
Cefalexina (via oral)	50-100mg/kg/dia a cada 12h	500-1.000mg 2 vezes/dia	Falha terapêutica com penicilina, estado de portador e recaídas
Cefprozil (via oral)***	30mg/kg/dia a cada 12h	250-500mg 2 vezes/dia	Falha terapêutica com penicilina, estado de portador e recaídas
Azitromicina (via oral)	10-12mg/kg/dia em 24h***	500mg/dia	Alergia à penicilina
Claritromicina (via oral)	7,5mg/kg/dia de 12/12h	500mg 2 vezes/dia	Alergia à penicilina

* Tratamento por via oral por 10 dias, exceto azitromicina (ver texto).
** Frequência das doses variável com a apresentação.
*** Tempo de tratamento de cinco dias.
Fonte: Bisno, 2002.

espectro em pacientes de baixo risco e evolução clínica favorável, mas essas drogas são eficazes nos casos de falha terapêutica, nas recidivas e na erradicação do estado de portador.

Se o paciente for alérgico à penicilina (reação anafilática tipo I, imediata), podem ser indicados o estolato de eritromicina (30-50mg/kg/dia dividido em 3 ou 4 doses) e os macrolídeos como a claritromicina (15mg/kg/dia, dividida em 2 doses) ou azitromicina (10-12mg/kg/dia, cinco dias, dose única). Quando não houver história de alergia à penicilina, indicam-se as cefalosporinas de primeira geração, que podem ser consideradas opção alternativa, embora exista a probabilidade de alergia concomitante a essas drogas; 15% dos pacientes alérgicos à penicilina também o são às cefalosporinas.

Vários antibióticos têm sido testados em esquemas de tratamento com dose única diária, mas apenas azitromicina (por cinco dias), cefadroxil, cefixima e cefdinir (por 10 dias) estão aprovados. E somente estão recomendados para administração em esquema curto de tratamento, por cinco dias, a azitromicina (que pode ser usada por três dias se a dose for 60mg/kg), cefpodoxima

e cefdinir. As penicilinas em dose única diária, mesmo que por 10 dias, não são eficazes, e sulfonamidas, associação sulfametoxazol-trimetoprima e tetraciclinas, não devem ser usadas no tratamento da faringite estreptocócica.

A realização de cultura ou teste rápido após o tratamento está indicada somente em pacientes com antecedente de febre reumática ou glomerulonefrite aguda, epidemias em comunidades fechadas e nas infecções repetidas em membros da mesma família (a partir do caso-índice, o risco de aquisição intrafamiliar é duas a três vezes maior do que na população geral). Em pacientes que apresentam sintomatologia de FT aguda logo após o término do tratamento, também está recomendada a realização de exames para detectar outras etiologias, além do estreptococo. Além dessas situações, exames de controle pós-tratamento detectam os portadores assintomáticos, condição sem risco de disseminação e de complicações para o próprio paciente.

Complicações da faringotonsilite estreptocócica – as complicações supurativas da FT estreptocócica podem ser: mastoidite, otite média, rinossinusopatia, adenite cervical, abscesso peritonsilar ou retrofaríngeo (que constituem indicação relativa para a indicação de tonsilectomia) e outras. Raramente ocorrem bacteriemia e doença invasiva. As complicações não supurativas podem ser as mediadas por toxinas, como a escarlatina e a síndrome do choque séptico, a febre reumática e, menos frequentemente, a glomerulonefrite aguda pós-infecciosa. O período de latência para o desenvolvimento da febre reumática é, em média, de 18 dias, e o da glomerulonefrite, de 10 dias. A febre reumática pode ocorrer em 2 a 3% dos indivíduos após a infecção estreptocócica, mas somente 30 a 40% dos casos seguem essa evolução. Ao redor de 30% dos pacientes com febre reumática aguda não relatam um quadro clínico sugestivo dessa infecção e um terço deles tiveram sintomatologia sugestiva de "gripe".

Faringotonsilite de repetição ou crônica

Com relação às FTs de repetição ou crônica, existem dúvidas em relação aos critérios para o diagnóstico e as opções de tratamento. Na abordagem diagnóstica desses quadros, é preciso considerar duas questões. Primeiro, é muito difícil definir a FT de repetição ou crônica, a partir do número de episódios, por determinado período de tempo. Como essa região anatômica é porta de entrada dos sistemas respiratório e digestório, torna-se alvo de agressões frequentes que não significam, obrigatoriamente, doença específica da região. Um diagnóstico isolado de faringite e/ou tonsilite pode fazer parte do curso clínico de praticamente todas as infecções de vias aéreas e de muitas doenças comuns da infância (varicela, rubéola, hepatite e outras). Portanto, os episódios de FTs tendem a se repetir, na maioria das vezes apresentando um curso benigno, com melhora espontânea, sem a necessidade de intervenções terapêuticas específicas. Cabe ao pediatra observar os critérios diagnósticos clínicos dos episódios agudos para definir se existe comprometimento dessa região, evitando-se o excesso de diagnóstico de FT e, consequentemente, a indicação de tratamentos desnecessários, medicamentoso ou cirúrgico.

A segunda questão em relação ao diagnóstico é que, mesmo diante da possibilidade de serem infecções estreptocócicas frequentes, é preciso considerar que existe um pico de incidência dessas infecções dos 3 aos 7 anos de idade, quando podem ocorrer até cinco episódios/ano, sem que isso signifique uma resistência anormal às infecções.

Adotam-se, para o diagnóstico de FT de repetição, os seguintes critérios: sete episódios em um ano, cinco episódios/ano em dois anos e três episódios/ano nos últimos três anos, desde que cada episódio tenha sido adequadamente diagnosticado e com a realização de culturas de orofaringe. Mesmo com tais procedimentos, é difícil diferenciar os quadros de recidiva (causados pelo mesmo sorotipo inicial), reinfecção (causados por outro sorotipo de bactéria), além do estado de portador.

A recidiva é uma situação mais frequente, na prática, e ocorre após alguns dias ou semanas da infecção inicial. Pode ser causada por presença de bactérias retidas nas tonsilas, por meio de infecção "em pingue-pongue" a partir dos contatantes familiares, por duração insuficiente do tratamento, pela interferência da flora habitual da orofaringe e por outros fatores. A recidiva deve ser tratada com medicação diferente da inicial, acompanhando-se a evolução clinicolaboratorial. Na reinfecção, é preciso buscar na família, ou nos comunicantes, uma fonte de infecção que deve ser adequadamente tratada. Porém, a abordagem desses casos recorrentes é difícil, por necessitar de confirmação laboratorial etiológica, nem sempre acessível na prática.

Além disso, deve-se avaliar a ocorrência de um estado de portador que, ao apresentar um quadro viral, pode ser indevidamente considerado doença bacteriana aguda, uma vez que o agente é isolado na cultura do material de orofaringe.

O estado de portador pode ocorrer a partir de uma infecção aguda, cuja transmissibilidade é maior nos primeiros dois a três dias de doença e nos comunicantes do caso-índice. Ao redor de 25 a 35% das pessoas que vivem no mesmo domicílio ou têm contato íntimo passam a albergar a bactéria na via aérea superior, podendo permanecer assintomáticas ou adoecer, o que caracteriza o estado de portador. Essa condição é definida pelo encontro de culturas positivas com o mesmo sorotipo de estreptococo entre os episódios de FT e a ausência de resposta sorológica aos antígenos extracelulares do estreptococo (antiestreptolisina O e antideoxirribonuclease B). É pouco provável que o portador dissemine o estreptococo para seus contatantes familiares e, além disso, tem baixo risco de desenvolver complicações supurativas ou não supurativas.

Em geral, os portadores assintomáticos do estreptococo não necessitam de intervenção específica. A erradicação da bactéria é desejável nas seguintes situações: história familiar de febre reumática, disseminação "em pingue-pongue", surtos de FT estreptocócica em comunidades fechadas e surtos de febre reumática ou de glomerulonefrite aguda pós-estreptocócica.

A condição de portador crônico pode ser erradicada pelo tratamento com rifampicina por quatro dias (10mg/kg/dose, 2 doses, máximo 600mg/dia) associada à penicilina benzatina, dose única, ou rifampicina por quatro dias (20mg/kg/dia, dose única) associada à penicilina por via oral durante 10 dias ou clindamicina por 10 dias (20mg/kg/dia, 3 doses, máximo 450mg/dia).

Para os pacientes com FT de repetição, a tonsilectomia mostra-se como um procedimento inicialmente benéfico que reduz a incidência dos surtos agudos, duas a três infecções por ano, principalmente nos dois primeiros anos após a cirurgia e, após esse período, a diferença entre os operados e não operados não é significante.

Embora algumas crianças se beneficiem com a remoção do tecido cronicamente infectado, os critérios precisos para a indicação da cirurgia, para diminuir o número de episódios, ainda estão em investigação. Por outro lado, a indicação da tonsilectomia mantém-se para os quadros de repetição, quando existe associação com fenômenos obstrutivos importantes e persistentes da via aérea superior. Recomenda-se, portanto, que se avaliem os benefícios e os riscos da cirurgia, individualmente, e a possibilidade de melhora espontânea sem tais procedimentos, valorizando-se, principalmente, a qualidade do diagnóstico dos quadros agudos de FT, para que a seleção dos casos recorrentes ou crônicos seja mais precisa.

A tonsilite crônica é uma doença de difícil caracterização e definição clínica; geralmente, esse diagnóstico surge a partir do aspecto hipertrofiado e escavado das tonsilas e quando da persistência de hiperemia importante, principalmente na região dos pilares tonsilíticos, mesmo na ausência de processo inflamatório agudo. Essas alterações podem-se acompanhar de adenopatia submandibular persistente, infecções recorrentes em outros locais da via aérea superior, halitose matinal, fadiga, tosse crônica. Porém, tais achados não têm sido suficientes para definir a tonsilite crônica e estudos anatomopatológicos têm demonstrado que, apesar do aspecto macroscópico alterado, as tonsilas mantêm, na maioria dos casos, sua estrutura e função, o que dificulta a definição de doença nesses tecidos. O significado da hipertrofia constante das tonsilas na evolução clínica das crianças ainda é controverso e esse achado, por si só, não deve constituir-se em indicação terapêutica específica de cirurgia.

QUANDO PREDOMINA A OTITE

As doenças das orelhas externa e média na criança constituem um grupo heterogêneo que inclui desde episódios agudos com altas taxas de incidência e resolução espontânea, considerados inevitáveis, até processos crônicos que podem levar a perdas auditivas de graus variados e a complicações supurativas, como a otomastoidite. Na fase aguda, são processos infecciosos frequentes no consultório pediátrico e constituem a indicação mais comum para o uso de antibióticos na infância, em especial nos primeiros anos de vida.

No primeiro ano de vida, ao redor de 80% das crianças têm pelo menos um episódio de otite média aguda (OMA), e 20 a 30%, três a cinco episódios. Ao redor do terceiro ano de vida, 50 a 85% das crianças referem ter tido pelo menos uma vez OMA, e cerca de 40%, seis episódios ou mais. Dada essa característica evolutiva da otite média, que tende à recorrência e/ou à cronificação, o pediatra terá uma participação fundamental na abordagem dos episódios agudos e na indicação de opções terapêuticas como antibioticoprofilaxia, colocação de tubo de ventilação ou adeno e/ou tonsilectomia. Além

disso, a otite média com efusão (OME), considerada uma fase do processo evolutivo da OMA, pode representar um risco de deficiência auditiva e de distúrbios de linguagem, quando se instala precocemente e não é diagnosticada e tratada de forma adequada. Portanto, em função da dificuldade de identificação clínica correta da OMA e da OME, muitas crianças acabam recebendo antimicrobianos, desnecessariamente, o que contribui para o aparecimento de cepas bacterianas resistentes aos antibióticos habitualmente utilizados na prática. As recomendações mais recentes sobre o uso criterioso de antibióticos nas infecções respiratórias orientam sobre a importância em diferenciar-se adequadamente a OMA da OME, pois os tratamentos são diferentes e, além disso, a maioria dos episódios agudos é causada por agentes virais, com altas taxas de resolução espontânea, mesmo nas crianças de baixa idade.

Otite média

Otite média aguda

Até o terceiro ano de vida, praticamente todas as crianças (80 a 90%) terão tido pelo menos um episódio de OMA, com pico de incidência entre o 6º e o 12º mês, e no primeiro ano cerca de um terço das crianças terão apresentado episódios recorrentes de OMA (três ou mais). Esses dados, além de mostrarem a importância da OMA na infância, justificam a necessidade de critérios adequados para o diagnóstico e tratamento dessa doença, que na maioria das vezes é autolimitada, com bom prognóstico e redução significativa do número de episódios, com o avançar da idade.

Considera-se até certo ponto como normal e inevitável que o lactente possa ter otite média aguda, de evolução recorrente, em função das características anatômicas e funcionais da tuba auditiva (que é mais curta, mais horizontalizada e menos continente no lactente do que a da criança de mais idade) e devido à elevada incidência das infecções respiratórias nessa fase da vida. As alterações na drenagem de secreções e na aeração da orelha média facilitam a instalação dos processos inflamatórios e/ou obstrutivos, que alteram os mecanismos de defesa locais e facilitam o acesso das bactérias da nasofaringe à orelha média. Quanto maior o grau de disfunção tubária, maior a frequência e a gravidade das otites médias e até o momento não é possível contar com nenhum procedimento clínico ou cirúrgico que melhore tal disfunção, exceto as adaptações durante o crescimento da criança.

A OMA nos primeiros dois anos de vida é considerada uma doença essencialmente infecciosa, na qual a ação isolada ou sinérgica de vírus e bactérias participa na instalação do processo inflamatório que irá agravar a disfunção tubária, facilitando o acúmulo de secreções e a redução da aeração na cavidade da orelha média. A persistência da efusão após a resolução do processo infeccioso está relacionada ao grau de disfunção tubária, que progressivamente vai melhorando com a idade, o que explica a quase ausência de OMA ao redor do sexto e sétimo anos de vida. Podem contribuir, também, fatores irritativos locais, como aqueles decorrentes do hábito de ingerir o alimento, em mamadeira, na posição deitada e do refluxo ácido de secreções digestivas, naqueles portadores de incoordenações da deglutição e de malformações craniofaciais. Na criança de mais idade, a manutenção de episódios de otite recorrente relaciona-se, predominantemente, a fatores genéticos e sensibilização alérgica (rinossinusite alérgica).

Os fatores de risco para a ocorrência de otites são: sexo masculino, suspensão precoce do leite materno (antes do terceiro mês de vida), história familiar para doenças da orelha média (especialmente nos irmãos), presença de pais fumantes, ocorrência precoce do primeiro episódio de OMA (antes do sexto mês de idade) e permanência da criança em escola ou em domicílios nos quais existe a convivência com várias crianças, especialmente irmãos mais velhos. Esses dois últimos fatores seriam, segundo alguns autores, os preditivos mais importantes para as recorrências das OMAs e/ou para a cronificação. Por outro lado, em determinadas populações, existe um risco elevado de recorrência de otite média, como, por exemplo, nos portadores de fenda palatina (visível ou oculta), nas crianças com síndrome de Down (e outras com malformações craniofaciais ou doenças de depósito), nos portadores de imunodeficiências congênitas e adquiridas (Aids) e em algumas etnias.

O diagnóstico correto da otite média, aguda ou com efusão, é difícil, especialmente na criança, na qual os dados clínicos e de otoscopia podem trazer dúvidas, principalmente quando não se tem uma visualização adequada da membrana timpânica, seja pelo estreitamento do canal, seja pela presença de cerume. Estudos sugerem que 40% ou mais dos pediatras estão inseguros no momento em que fazem esse diagnóstico, o que pode retardar a identificação adequada de outras causas de febre ou de adoecimento, ou mesmo contribuir para o uso excessivo de antibióticos.

A OMA é definida a partir de um quadro de início abrupto, presença de efusão na orelha média e sintomatologia sugestiva de inflamação aguda como otalgia, otorreia, febre ou irritabilidade, enquanto na OME a presença de líquido na orelha média ocorre sem sinais ou sintomas de inflamação aguda. A presença de efusão pode ser demonstrada por meio do encontro de fluido originado da orelha média no conduto auditivo externo (com aspecto de otorreia ou não), pelo abaulamento e/ou opacificação da membrana timpânica, presença de nível ar-líquido à otoscopia, queixa de sensação de perda auditiva ou por meio de exames mais precisos, ainda pouco incorporados à prática pediátrica, como a otoscopia

pneumatizada ou a timpanometria ou reflexometria acústica (na qual se observa a limitação da mobilidade da membrana timpânica), ou ainda pela timpanocentese aspirativa (padrão-ouro, que permite o diagnóstico etiológico).

A OMA ocorre, em geral, nas primeiras 48 horas da evolução de um resfriado, mas essa relação temporal pode ser variável: em aproximadamente 50% dos casos a doença é diagnosticada no quarto ou quinto dia da infecção respiratória e, em 25%, após uma semana de sua resolução. A criança apresenta-se com febre e otalgia, que pode ser referida ou demonstrada no lactente, de forma indireta, pela presença de irritabilidade, choro, dificuldade para aceitar a alimentação, com interrupção das mamadas, dificuldade para dormir e/ou ao puxar as orelhas. Dor à compressão do trágus e à manipulação do pavilhão auricular não tem valor para o diagnóstico, sendo mais comuns na otite externa. Nas crianças com idade inferior a 2 anos, a febre geralmente é mais intensa, existe maior acometimento sistêmico, e pode haver meningismo. Exceto pela presença de otorreia, os sintomas febre, dor de ouvido e choro excessivo, apesar de estarem presentes em 90% dos pacientes com OMA, também ocorrem em 70% de crianças sem OMA, mas com outras infecções respiratórias agudas. Portanto, a sintomatologia associada ao diagnóstico de OMA é inespecífica nos primeiros anos de vida e, em cerca de 30 a 40% dos casos, os sintomas e sinais são vagos e não levam o médico a suspeitar da doença.

As queixas de otalgia e de perda auditiva podem ser mais valorizadas na criança de mais idade e a otalgia pode ocorrer, também, nas otites externas, nas nevralgias e nas disfunções da articulação temporomandibular. Otorreia e perfuração da membrana timpânica podem ocorrer nas primeiras 24 horas da OMA, ou mesmo nos casos com evolução oligossintomática. Essa perfuração ocorre em 5% dos episódios agudos, geralmente se associa ao alívio da dor e tem resolução rápida, o que a diferencia dos quadros de otites externas e de otites crônicas supuradas.

A otoscopia deve ser realizada bilateralmente, com fonte de luz forte, utilizando-se espéculo com diâmetro que permita a visualização completa da membrana timpânica e, de preferência, com a criança calma e sentada; o conduto deve ser limpo e o cerume pode ser removido por meio de agentes ceratolíticos como o docusato sódico ou trietanolamina e/ou com cureta ou haste apropriadas. A remoção por irrigação de água morna é recomendada, geralmente, nas crianças maiores de 4 anos. Dentre os dados da otoscopia, a hiperemia acentuada, a opacificação (perda da translucidez), o abaulamento e a alteração de mobilidade da membrana timpânica são os dados mais sugestivos da OMA, especialmente quando unilaterais; as alterações do brilho têm menor significado. Na dúvida quanto aos achados da otoscopia, ela deve ser refeita sequencialmente até que, junto com os dados clínicos e a avaliação dos fatores de risco, tenham-se outros critérios para o diagnóstico da OMA.

Outra dificuldade no diagnóstico da OMA é a valorização das alterações de otoscopia na criança febril e chorosa. A febre, por si só, pode causar hiperemia da membrana timpânica, sem que esteja presente a infecção na orelha média. Por outro lado, os processos inflamatórios da nasofaringe, infecciosos ou alérgicos, podem determinar disfunção tubária e acúmulo de fluido na orelha média, às vezes transitórios, que podem levar a alterações de otoscopia, confundindo o diagnóstico da OMA.

Portanto, o diagnóstico da OMA é difícil de ser realizado na prática pediátrica, especialmente no lactente, fase em que a doença é mais prevalente e a anamnese e exame físico, especialmente a otoscopia, geram dúvidas. O maior desafio para o pediatra é distinguir entre a OMA e a OME. A OME é mais frequente que a OMA, pois pode acompanhar ou anteceder as infecções virais de vias aéreas superiores, ou ser uma sequela da OMA. É frequente o falso diagnóstico de OMA diante de uma criança com febre e desconforto na orelha média, causado por disfunção tubária, ou com retração de membrana timpânica ou com OME preexistente. A vinculação da criança ao profissional pode permitir uma avaliação mais adequada do caso, facilitando a distinção por meio da otoscopia, das diferentes expressões clínicas da doença da orelha média.

A otoscopia pneumatizada e a impedanciometria revelam o comprometimento da mobilidade da membrana timpânica pela presença de efusão na orelha média, de perfuração ou desarticulação ossicular. Para a OME são exames de alta sensibilidade (94%), mas baixa especificidade (80% e 62%, respectivamente), pois não esclarecem quanto à etiologia, além de poderem causar desconforto se realizados na fase aguda. No entanto, são exames importantes para a avaliação das fases de recuperação da OMA e no acompanhamento evolutivo da efusão na orelha média.

O diagnóstico de certeza da OMA só é possível pela punção aspirativa e cultura do fluido da orelha média, pois a presença de efusão pode estar relacionada a processos inflamatórios não necessariamente infecciosos. Seu uso é restrito na prática, estando indicada em situações especiais, como nos imunodeprimidos, nos recém-nascidos e naqueles que não respondem ao tratamento ou que pioram mesmo com terapia adequada, e nas complicações localizadas no sistema nervoso central ou na mastoide.

Em relação à etiologia, os trabalhos demonstram que, em pelo menos 70% das OMAs, especialmente na criança de baixa idade, são isoladas bactérias do fluido aspirado da orelha média e, em cerca de 30%, a cultura é negativa. O papel dos vírus na OMA ainda não é bem conhecido; sabe-se que podem atuar como fatores predisponentes e determinados agentes como o sincicial respiratório, parainfluenza, influenza, rinovírus, adenovírus e outros podem causar OMA ou estar associados com as bactérias, em um possível sinergismo de ação. Esse conhecimento tem importância principalmente na interpretação das falhas terapêuticas ou na persistência da sintomatologia após curso adequado de antibióticos.

Os agentes bacterianos mais importantes da OMA são o *Streptococcus pneumoniae*, o *Haemophilus influenzae* e a *Moraxella catarrhalis*, que têm prevalência isolada estimada em 35% (variando entre 25 e 50%), 23% (15 e 30%), 14% (3 e 20%) dos casos, respectivamente, sendo juntos responsáveis por 70% dos casos. O *Haemophilus influenzae* parece ser um agente particularmente importante na OMA das crianças de maior idade (especialmente quando recorrente) e naquelas vacinadas contra o pneumococo. Por outro lado, o pneumococo tem sido mais frequentemente isolado na efusão persistente após OMA não tratada e nos casos de falha terapêutica e de recorrência. Nos primeiros dois meses de vida, mantém-se o mesmo perfil etiológico, porém as bactérias gram-negativas e o estreptococo do grupo A podem ser encontrados em 15 a 20% dos casos. Porém, os dados clínicos, isoladamente, não permitem a identificação do agente causal, nem mesmo a distinção entre a etiologia bacteriana e viral ou a possibilidade de cepa bacteriana resistente.

Tratamento – tem sido revisto sob diferentes aspectos nos últimos anos, especialmente a partir de estudos epidemiológicos populacionais sobre a história natural da doença e sua etiologia, que modificaram as opções de tratamento, questionando, em especial, a necessidade do uso de antibióticos, a duração da terapêutica e quais drogas devem ser usadas. Como o isolamento do agente causal não é feito de rotina, alguns aspectos clínicos merecem consideração especial:

– o curso clínico da OMA, na maioria dos casos, evolui para a resolução espontânea, o que tem questionado a necessidade da antibioticoterapia;
– apesar do bom prognóstico, o curso clínico não permite identificar com clareza as crianças que irão evoluir com doença complicada, tornando-se, portanto, necessário seguimento adequado de todos os casos, inclusive porque a efusão residual pode durar de três a quatro meses;
– conhecem-se os grupos de risco, ou seja, as crianças menores de 2 anos que frequentam creches e ambientes que facilitam a colonização das vias aéreas por agentes patogênicos (especialmente os resistentes), que recebem tratamento com antimicrobianos com frequência (principalmente nos últimos 30 dias), têm história de hospitalização recente, de desmame precoce, as portadoras de doenças debilitantes e de malfor-

mações craniofaciais e de antecedentes familiares de otite. Nesses grupos, as opções terapêuticas devem ser individualizadas;

– conhece-se o aumento de cepas resistentes ao tratamento habitual, responsável pelas falhas terapêuticas e pelo aumento de recidivas e recorrências. Porém, existe uma grande variabilidade nos padrões e tipo de resistência – parcial ou total à penicilina, na resistência aos macrolídeos e a outros antibióticos –, o que dificulta definir as recomendações terapêuticas;

– demonstra-se que a erradicação dos patógenos da orelha média ocorre ao redor do segundo ou terceiro dias do tratamento com antibióticos, o que leva a um questionamento sobre a duração ideal do tratamento.

Com relação aos aspectos apontados, sabe-se que o uso dos antibióticos tem pouco impacto sobre a incidência da OMA, pois a resolução espontânea, sem tratamento, pode acontecer em até 80% dos casos. Ainda assim é importante a antibioticoterapia na OMA, pois seu uso teve um grande impacto sobre suas complicações no sistema nervoso central, como, por exemplo, na incidência de meningite, mastoidite e abscesso cerebral.

Cerca de 50% das otites por *H. influenzae*, 70% das por *M. catarrhalis* e 20% das por pneumococos curam-se sozinhas, entre o 2º e 14º dias de doença e que, em cada sete (ou até 20) crianças tratadas com antibióticos, somente uma, de fato, se beneficia. Tais dados têm gerado recomendações de conduta expectante, de acordo com a idade da criança e a certeza ou não do diagnóstico (Quadro II-63). A criança com mais de 6 meses pode ser

Quadro II-63 – Critérios para indicação de antibióticos ou de observação clínica na criança com OMA.

Idade	Diagnóstico de certeza*	Diagnóstico duvidoso
< 6 meses	Antibioticoterapia	Antibioticoterapia
6 meses a < 2 anos	Antibioticoterapia	Doença grave: antibioticoterapia Doença não grave: observação****
≥ 2 anos	Doença grave**: antibioticoterapia Doença não grave***: observação****	Observação****

Fonte: American Academy of Pediatrics. Diagnosis and Management of Acute Otitis Media.

* **Diagnóstico de certeza da OMA**: 1. início agudo; 2. sinais de efusão de otite média; e 3. sinais e sintomas de inflamação da orelha média.

** **Doença grave**: otalgia moderada ou intensa ou febre ≥ 39ºC nas últimas 24 horas.

*** **Doença não grave**: otalgia leve e febre < 39ºC, nas últimas 24 horas.

**** **Observação**: essa opção só pode ser feita se houver acompanhamento do caso, nas primeiras 48-72 horas, que permita indicar a antibioticoterapia quando a sintomatologia persistir ou piorar.

observada por 48 a 72 horas, após o diagnóstico, antes de prescrever o antibiótico, especialmente quando estiver em bom estado geral, a sintomatologia for leve e/ou incaracterística, a febre for menor de 39ºC nas últimas 24 horas ou o diagnóstico de OMA for duvidoso, desde que haja facilidade de reavaliação clínica, especialmente para detectar a persistência ou a piora dos sintomas. Nessa condição, recomenda-se o uso de analgésico (paracetamol, dipirona, ibuprofeno); outras medidas, como gotas otológicas anestésicas não se mostram eficazes e podem dificultar o controle pela otoscopia. A persistência da febre, da otalgia ou a piora do estado geral e das alterações da otoscopia indicam a prescrição de antibióticos.

Portanto, desde que o diagnóstico da OMA tenha sido criteriosamente elaborado, a antibioticoterapia deve ser instituída imediatamente na criança menor de 6 meses e em qualquer idade se houver comprometimento do estado geral e suspeita de associação com outra doença bacteriana, como pneumonia. Outras indicações para o uso imediato de antibióticos são: uso de antibiótico nos últimos sete dias, perfuração da membrana timpânica (MT), inclusive uso de tubo de ventilação, anomalia craniofacial, imunodeficiência, criança com deficiência auditiva de base, otite recorrente e dificuldade de acesso e acompanhamento médico. Especialmente na criança menor de 2 anos, as taxas de resolução espontânea são mais baixas, ao redor de 30%, e o risco de infecções por cepas resistentes, complicações e recorrências é maior.

Embora existam vários antibióticos testados e aprovados para o tratamento da OMA, na maioria dos casos em crianças normais, a amoxicilina, na dose de 45 a 50mg/kg/dia, continua sendo a droga de escolha tanto para o tratamento inicial, como nas recorrências esporádicas, por 7 a 10 dias, com avaliação clínica após 48 a 72 horas. Os índices de falha terapêutica, nessas situações, são baixos, entre 10 e 15%, e como a taxa de resolução espontânea é alta não é necessário usar antibióticos de alto custo e de largo espectro. No entanto, existe uma discordância na literatura em relação à dose de amoxicilina para o tratamento inicial da OMA. A Academia Americana de Pediatria, em 2004, recomenda que, ao se decidir pelo tratamento da OMA, deve-se usar amoxicilina na dose de 80-90mg/kg/dia, em função do alto percentual de cepas com resistência plena à penicilina. Nos Estados Unidos, cerca de 30% de cepas isoladas de infecções respiratórias altas apresentaram resistência à penicilina (destas, 50% apresentaram resistência intermediária e 50% resistência plena). Em nosso meio, estudos sobre o perfil de resistência do *Streptococcus pneumoniae* nas IVAS mostraram que a proporção de cepas isoladas na nasofaringe com resistência intermediária varia de 3% a aproximadamente 20% e a total ou plena pode atingir cerca de 15%, com grandes variações regionais e da faixa etária estudada.

Portanto, o esquema de tratamento deve ser indicado com critério, e deve-se valorizar o risco individual de a criança ser portadora de uma cepa resistente, como já comentado nos grupos de risco e nas otites de repetição. O dobro da dose de amoxicilina está indicado, quando não houver melhora clínica em 48 a 72 horas, nos quadros recorrentes ou nas situações de risco para a ocorrência de cepas resistentes.

Outra justificativa para o uso do dobro da dose de amoxicilina é o risco de maior taxa de recorrência e persistência da efusão com doses inferiores, que não erradicariam o agente causal.

Considerando os esquemas habituais de tratamento (cefaclor, cefuroxima, cefpodoxima, cefdinir, amoxicilina-clavulanato – dose habitual – azitromicina, cotrimoxazol, ceftriaxona, dose única), observa-se que todos são eficazes quando se trata de cepa sensível, mas não são superiores à amoxicilina nos casos não complicados. A utilização de cloranfenicol pode ser considerada, pois é um antibiótico de baixo custo e com boa penetração tecidual, embora existam poucos estudos na literatura. Não se recomendam as fluorquinolonas, como gatifloxacino e moxifloxacino, pois os estudos, na população infantil, ainda são insuficientes.

Nos casos de alergia à penicilina com reação tipo I (urticária/angioedema), as opções ao uso de amoxicilina são: macrolídeos (azitromicina nos maiores de 6 meses, claritromicina), sulfametoxazol-trimetoprima e clindamicina. Nos outros tipos de alergia, as cefalosporinas podem ser utilizadas, e nos casos de intolerância à via oral, a ceftriaxona.

Outras drogas como os anti-histamínicos, os descongestionantes e os anti-inflamatórios, na tentativa de melhorar a função tubária e favorecer a resolução da efusão e/ou prevenir as recorrências, não têm eficácia na evolução do quadro clínico.

A maioria das crianças que recebe tratamento adequado apresenta melhora clínica nos primeiros três dias e, se isso não ocorrer, pode-se considerar a possibilidade de etiologia viral, a falta de adesão ao tratamento ou a presença de cepa bacteriana que não respondeu ao tratamento inicial; portanto, a alteração do esquema terapêutico deve ser feita, empiricamente, de acordo com a história clínica de cada criança (Quadro II-64). Quando existe, por exemplo, suspeita de infecção pelo pneumococo resistente à penicilina ou com múltiplas resistências, seja porque é conhecida a situação epidemiológica, seja por serem crianças de risco como aquelas menores de 2 anos de idade, que têm otites frequentes e estão em escolas, ou que utilizaram antibiótico no último mês, a opção terapêutica inicial continua sendo a amoxicilina, devendo-se usar o dobro da dose habitual (80 a 90mg/kg/dia, três tomadas, 10 dias), antes de escolher outro antibiótico de maior espectro, pois se sabe que uma parte desses agentes responde a tal esquema de tratamento.

Se houver persistência ou reaparecimento da sintomatologia durante esse tratamento ou recorrência precoce (no primeiro mês, após tratamento eficaz), deve-se pensar em trocar o antibiótico por outro de maior espectro. Como segunda linha terapêutica, principalmente nas crianças pertencentes ao grupo de risco de pneu-

Quadro II-64 – Antimicrobianos no tratamento da OMA.

Primeira linha terapêutica		
Droga	**Dose (mg/kg/dia)**	**Frequência/dia**
Amoxicilina	40-45	2-3
Amoxicilina	80-90	2
Azitromicina*	10	1
Claritromicina*	7,5	2
Segunda linha terapêutica		
Droga	**Dose (mg/kg/dia)**	**Frequência/dia**
Amoxicilina-clavulanato**	40-6,4/80-6,4	2
Cefuroxima-axetila	15-30	2
Cefpodoxima-proxetil	8	2
Cefprozil	15-30	2
Cefixima	8	1
Ceftriaxona (IM)	20-50	1
Cloranfenicol***	50-100	3-4

* Indicados somente nos casos de alergia à penicilina.

** Amoxicilina-clavulanato – várias apresentações comerciais como 40 ou 45/6,4; 70 a 80/6,4; 125/31,2 ou 250/62,5 (4:1); 200/28,5 ou 400/57 (7:1) ou 600/42,9 (14:1).

*** Outras cefalosporinas e o cloranfenicol são pouco estudados no tratamento da OMA e seu uso é ainda controverso na literatura.

mococo parcialmente resistente, as opções terapêuticas são amoxicilina-clavulanato (90/6,4mg/kg/dia dividido em 2 doses por 10 dias), cefuroxima-axetila, ceftriaxona (50mg/kg dose única, durante três dias) ou clindamicina.

Em relação à amoxicilina-clavulanato, sabe-se que as apresentações convencionais com 40/6,5 ou 40/10 (4:1) são eficazes contra agentes produtores de betalactamase e com o dobro da dose 90/6,4 ou 90/10 (7:1) ocorre erradicação de altas porcentagens de pneumococo parcialmente resistente, mesmo com duas doses diárias.

A constatação de falha terapêutica, com persistência da sintomatologia, especialmente febre e otalgia, ao final do tratamento adequadamente administrado, indica a necessidade de reavaliar o diagnóstico, excluir outras causas de adoecimento e, se persistir a hipótese de OMA, indicar o acompanhamento especializado.

Em relação à duração do tratamento, sabe-se que a erradicação dos patógenos ocorre ao redor do segundo ou terceiro dias de uso do antibiótico e, assim, os esquemas curtos poderiam ser tão eficazes quanto o habitual de 10 dias, com as vantagens de menor custo, maior praticidade e possível diminuição no surgimento de cepas resistentes. Porém, ainda não se sabe qual o impacto desses tratamentos curtos sobre as complicações da OMA e na evolução para a cronificação ou a recorrência. Até o momento, os esquemas curtos estão indicados apenas para as crianças com idade superior a 2 anos, em seguimento ambulatorial, com OMA não complicada, sem otorreia e quando não existe doença de base que predisponha às otites. Na criança com idade inferior a 2 anos, as falhas terapêuticas são mais frequentes, os riscos de complicações aumentam e os trabalhos com esquemas curtos de antibióticos são escassos. Várias drogas têm sido testadas em esquema de duração variável, desde dose única até cinco a sete dias, como amoxicilina, amoxicilina-clavulanato, cefalosporinas (cefuroxima, cefpodoxima) e macrolídeos (azitromicina), e ceftriaxona, dose única. Portanto, a duração da terapêutica ainda é discutível e parece mais adequado, no momento, que as crianças menores de 2 anos de idade e/ou com doença grave recebam 10 dias de antibiótico, enquanto as maiores de 2 anos, com OMA não complicada, possam receber esquema mais curto.

Após o episódio agudo, é necessário fazer um seguimento por três a quatro meses, porque as recorrências são frequentes (OMA recorrente) e, em 10-20% dos casos, pode-se ter uma evolução para otite média com efusão persistente (OME).

Otite média aguda recorrente

A OMA cursa com recorrências frequentes, sendo 35 a 40% no primeiro mês após o episódio inicial. No total, até os 3 anos de idade, 16% das crianças terão tido seis ou mais episódios agudos, e até os 7 anos, 40%.

Considera-se recorrência o reaparecimento do quadro clínico após tratamento adequado do surto inicial, geralmente causada por outro agente etiológico e com normalização da otoscopia entre os surtos agudos. Em relação ao número de episódios, considera-se OMA recorrente a presença de três ou mais episódios em seis meses, ou quatro ou mais episódios em um ano. Evolutivamente, o número de recorrências vai diminuindo progressivamente e, em geral, não ocorrem sequelas. Porém, pode ser difícil diferenciá-la do processo de recuperação normal da orelha média, pois uma pequena porcentagem das crianças evolui com efusão persistente e piora da otoscopia, durante as infecções virais de vias aéreas superiores.

Como a OMA e a OMA recorrente são, até certo ponto, eventos esperados na criança normal, o pediatra pode atuar preventivamente, tentando reduzir os episódios por meio de recomendações como a estimulação ao aleitamento e à vacinação ampliada, orientando os problemas do fumo passivo, da entrada precoce em escolinha e quanto à posição da criança para o uso da mamadeira. Devem, também, ser pesquisadas alergia respiratória, presença de fatores locais, como hipertrofia de adenoides ou fenda palatina oculta que possam atuar como fatores de manutenção ou de agravamento das OMAs. O uso frequente de antibióticos também é considerado um fator de risco para recorrências de OMA e para falhas terapêuticas, pois induz a modificações na flora habitual da nasofaringe, aumentando o risco de colonização com agentes resistentes. Embora a recorrência seja causada por diferentes agentes etiológicos, é possível que a agudização se associe aos agentes como os hemófilos produtores de betalactamase ou o pneumococo resistente à penicilina. Assim, na condição de um novo tratamento, em vez de antibióticos de primeira linha, podem estar indicados amoxicilina no dobro da dose, amoxicilina-clavulanato dobro da dose, cefuroxima-axetila e ceftriaxona (geralmente durante três dias).

Até recentemente, para esse grupo de crianças com OMA recorrente, aceitava-se que a profilaxia com antibiótico entre três e seis meses seria uma opção terapêutica razoável, para evitar procedimentos cirúrgicos como a colocação de tubos de ventilação. Porém, como essa prática pode aumentar o risco de surgimento de cepas bacterianas resistentes e de difícil controle terapêutico, recomenda-se que, antes de qualquer esquema medicamentoso, seja orientada a redução de exposição aos fatores de risco, a vacinação ampliada contra o pneumococo e os vírus da gripe e, principalmente, o acompanhamento médico com mais frequência, que possibilite a identificação dos momentos de agudização e da duração da efusão na orelha média. Portanto, a profilaxia com antibióticos fica reservada somente para alguns pacientes com evolução clínica insatisfatória e com maior risco de complicações supurativas, como, por exemplo, nas crianças incapazes de comunicar seus sintomas e naquelas com malformações, como a fenda palatina. Até porque, em geral, a evolução e o prognóstico das OMAs recorrentes são favoráveis com o crescimento da criança e a possibilidade de cura espontânea é alta.

Uma situação relativamente comum na prática é como atuar diante de crianças assintomáticas, que têm história pregressa de OMA e que, ao exame, apresentam-se com alterações importantes de membrana timpânica. Nessa situação, na qual é difícil resgatar a evolução clínica do quadro, há duas opções: observação clínica sem tratamento até pelo menos três a quatro meses (esperando-se pela resolução espontânea do quadro) ou tratamento com antibiótico que possa erradicar as cepas resistentes por 10 a 14 dias e, a partir de então, iniciar as avaliações periódicas. Estão excluídas dessa proposta crianças que apresentam perdas auditivas, alterações importantes de membrana timpânica e/ou que pertençam a grupos de risco para as otites crônicas. Esses casos devem ser encaminhados para avaliação especializada, pois existe maior risco de complicações da otite e das sequelas auditivas.

A imunização contra o pneumococo e a gripe parece reduzir a incidência dos episódios de OMA. Embora o maior impacto da vacina antipneumocócica heptavalente, nos menores de 2 anos de idade, seja na redução da doença invasiva por esse agente, demonstra-se, também, algum benefício em relação à OMA, com redução de 7% no diagnóstico, 23% de redução nas recorrências e 20% diminuição na colocação de tubo de ventilação, em termos populacionais.

A adenoidectomia isolada e/ou como procedimento cirúrgico inicial para o controle das otites recorrentes parece não ser um procedimento eficaz na prevenção das recorrências, principalmente em crianças menores de 2 anos de idade. Apesar de a colocação de tubo de ventilação mostrar-se uma boa opção terapêutica nos casos de OMA recorrente, pois melhora as condições de ventilação da orelha média e da audição e pode prevenir novos episódios de OMA, os critérios para sua utilização ainda geram controvérsias na prática clínica. Tal procedimento é mais eficaz nas crianças de menos idade, entre 1 e 3 anos, com persistência de efusão na orelha média por um período superior a três ou quatro meses e com perda auditiva bilateral igual ou superior a 20dB.

Otite média com efusão

A otite média com efusão, definida pela presença de fluido na orelha média sem sintomatologia de inflamação aguda, faz parte do processo evolutivo da OMA. Embora ocorra a melhora da sintomatologia após o tratamento, espera-se a persistência da efusão por até um mês em 40% dos casos, 20% até o segundo mês e 10 a 12% por até três a quatro meses (Fig. II-17), que se associa a perdas auditivas ao redor de 20-30dB (decibéis). Essa

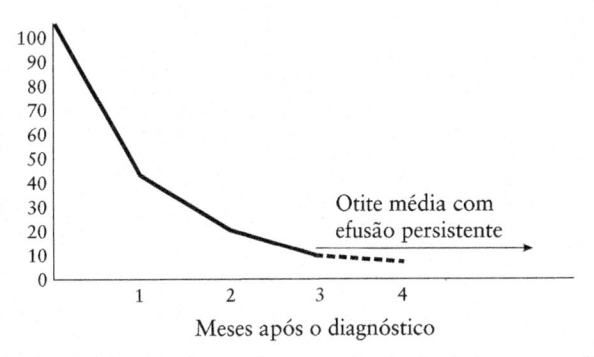

Figura II-17 – Evolução da persistência de fluido na orelha média após episódio de otite média aguda. Klein, 1992.

perda pode ser flutuante nos episódios de OMA ou persistente na OME, na perfuração e em outras sequelas das otites. Com esse grau de perda auditiva, a criança pode ter dificuldade de ouvir certas consoantes, tons de voz mais baixos e sons distantes, e a aquisição da fala correta. Portanto, é necessário realizar o seguimento da criança com OMA a cada duas a quatro semanas, até que se resolva a efusão na orelha média e se normalize a otoscopia. Esse acompanhamento possibilita um melhor entendimento dos padrões de evolução da doença da orelha média, principalmente da efusão, das otites recorrentes e dos episódios que não respondem adequadamente ao tratamento. Em especial nas crianças de baixa idade, cada novo episódio de OMA deve ser adequadamente avaliado para evitar tratamentos desnecessários, reiniciando-se o período de observação até a normalização completa da otoscopia. Porém, durante o período de seguimento, ao redor de três a quatro meses, quando não há sinais de melhora no aspecto da otoscopia, especialmente no acometimento bilateral, e quando ocorrerem repercussões no desenvolvimento geral da criança e, em especial, no setor da fala, há necessidade de avaliação com o otorrinolaringologista, para esclarecer o diagnóstico e avaliar as perdas auditivas por meio de exames específicos como a impedanciometria e a audiometria. Além disso, a persistência da efusão por longos períodos constitui um risco de dano à membrana timpânica, seja pelo processo inflamatório, seja pelas condições ventilatórias inadequadas dentro da orelha média. Como consequência, podem ocorrer retrações focais, formação de colesteatoma, erosão ossicular, perda auditiva condutiva, alteração da função vestibular, problemas na aquisição e qualidade da fala, no aprendizado e na socialização. Tais sequelas são dependentes, principalmente, do tempo de duração e da lateralidade da efusão, da faixa etária de acometimento e da intensidade do processo inflamatório.

Além de fazer parte do quadro clínico evolutivo da OMA, a OME pode ocorrer também em qualquer situação na qual haja disfunção da tuba auditiva, como, por exemplo, no curso de infecções agudas das vias aéreas superiores e na rinite alérgica. As crianças que tiveram o primeiro surto de OMA até o sexto mês de vida, que frequentam pré-escola e as que mantêm efusão bilateral na orelha média por mais 12 semanas, após um surto agudo, apresentam maior probabilidade de evoluir para otite média com efusão persistente. A prevalência de OME é três vezes maior em crianças com rinite alérgica, mas isso não justifica que testes alérgicos ou tratamentos específicos devam ser indicados para toda a criança com OME.

A OME pode evoluir assintomática e acredita-se que em até 50% dos casos nem a criança nem seus cuidadores percebam alguma alteração, especialmente na criança de baixa idade, que não é capaz de comunicar o déficit auditivo ou as sensações que compõem o quadro clínico. As queixas, quando existentes, podem ser: "dor de ouvido" leve intermitente, sensações auditivas vagas como "barulhos de bolhas" ou "ouvido cheio", hábito de coçar as orelhas, irritabilidade e distúrbios de som, vertigem. É comum o atraso na aquisição e no desenvolvimento da fala e queixas como falta de atenção, dificuldades para entender e expressar-se em alguns tons de voz, necessidade de sons altos para ouvir equipamentos sonoros, problemas de escolarização e outros. Por outro lado, crianças com deficiência auditiva (surdez neurossensorial) ou malformações que predispõem à otite média crônica ou com deficiência visual podem ser mais acometidas pelos efeitos da OME porque dependem muito mais da audição para que seu desenvolvimento seja adequado.

Estudos populacionais de triagem regular em crianças saudáveis, nos primeiros 5 anos de vida, mostram prevalência de efusão entre 15 e 40%, o que evidencia sua importância epidemiológica e a necessidade de diferenciá-la dos outros quadros de otite média, que têm outras formas de tratamento. Dadas essas características evolutivas da OME, é frequente a detecção da efusão no exame físico de rotina da criança saudável, de forma acidental, pelo achado de perda da translucidez da membrana timpânica, com ou sem abaulamento, sem hiperemia, ausência de visualização da cadeia ossicular e, possivelmente, sem queixas, não sendo possível identificar o momento do início do quadro. Uma vez que os dados da otoscopia não são suficientes para comprovar adequadamente a efusão, seria importante constatar a redução da mobilidade da membrana timpânica pela otoscopia pneumatizada, porém, esse não é um procedimento para o qual os pediatras sejam treinados.

Nessas circunstâncias, de alteração de otoscopia sugestiva de efusão, é recomendável acompanhar a criança durante três a quatro meses, sem intervenção, pois a taxa de resolução espontânea varia de 20 a 60%, em três a nove meses, sem ocorrer comprometimento auditivo, uma vez que a persistência da efusão parece estar mais associada com a disfunção tubária e alterações imunológicas e estruturais locais do que às infecções. No entanto, embora se acredite que a efusão na OME seja estéril, estudos em crianças assintomáticas demonstram a presença de bactérias em cerca de 30 a 40% dos aspirados, sendo os agentes isolados os mesmos da OMA. Daí, outra opção é tratar com antibiótico de amplo espectro, de modo semelhante à OMA. Apesar de essa conduta ser discutível, ter eficácia limitada e possibilidade de recorrência da efusão, cerca de 20% das crianças pode beneficiar-se.

Os exames para confirmar o diagnóstico da efusão e sua lateralidade são: a timpanometria e a audiometria. A timpanometria ou imitanciometria permite a avaliação da presença de efusão na orelha média, por meio de alterações da mobilidade da membrana timpânica produzidas por mudanças pressóricas exercidas no conduto auditivo externo. Padrões de curva tipo B (ausência de pico pressórico) ou C2 (pico pressórico abaixo de $200mmH_2O$) são anormais e têm sensibilidade de 94% e especificidade de 62% para a detecção da efusão (Fig. II-18). Esse procedimento, no entanto, não avalia a acuidade auditiva, o que é feito por meio da audiometria e de outros exames. Dada a dificuldade de realizar a avaliação audiológica na criança, pode-se tentar mais de um método, preferencialmente em ocasiões diferentes, e sua interpretação deve ser analisada junto com os dados clínicos, as informações da imitanciometria e, se possível, com a audiometria de tronco cerebral e emissões otoacústicas. Se a impedanciometria mantém-se alterada após três a quatro meses de seguimento, e houver perdas auditivas ou alterações da fala, a criança deve ser encaminhada para avaliação otorrinolaringológica.

Medicamentos como os anti-histamínicos e/ou descongestionantes, corticoides sistêmicos ou recomendações como soprar, mascar chicletes parecem não ter efeito benéfico na melhoria das condições tubárias. Os corticoides nasais podem trazer algum benefício se houver concomitância com rinite alérgica.

A colocação de tubo de ventilação (TV), com ou sem adenoidectomia, nos pacientes com OME visa melhorar a perda auditiva, reduzir a prevalência da OME e diminuir as recorrências da OMA. Nos casos em que colocaram o tubo de ventilação, observou-se redução de dois episódios de OMA por ano/criança e naqueles com OME houve redução de 115 dias de efusão por criança/ano, mas os efeitos sobre o desenvolvimento da fala são pequenos. Crianças saudáveis detectadas por testes de triagem para OME geralmente não se beneficiam do procedimento cirúrgico e devem ser acompanhadas clinicamente. Por outro lado, as que apresentam sintomas como queixas dolorosas ou sensações ou perdas auditivas podem beneficiar-se do procedimento. Assim, a duração da efusão não deve ser o único critério para a indicação da colocação do TV, e outros fatores que devem ser considerados são: perda auditiva condutiva signifi-

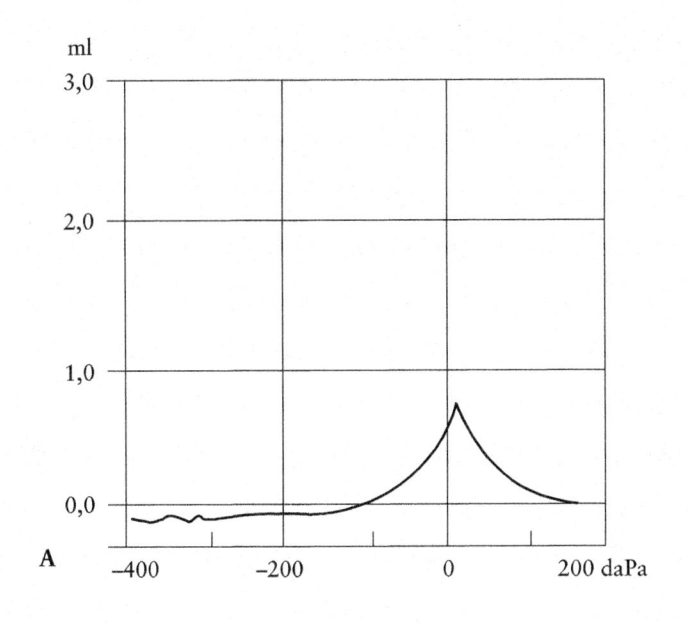

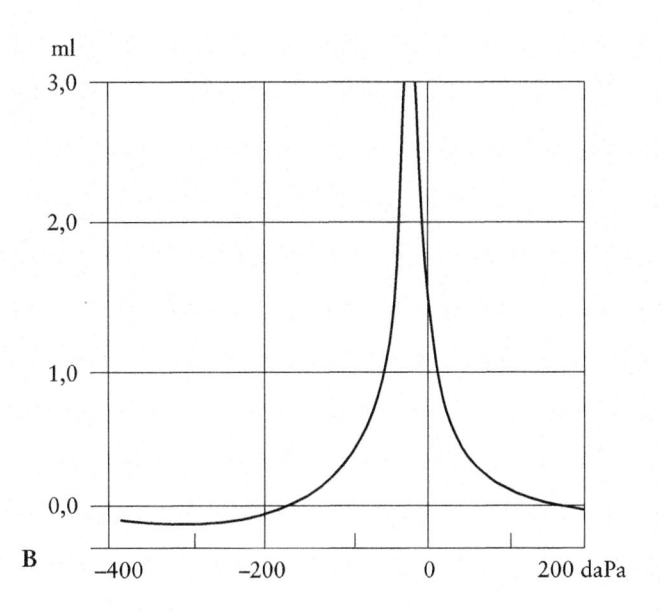

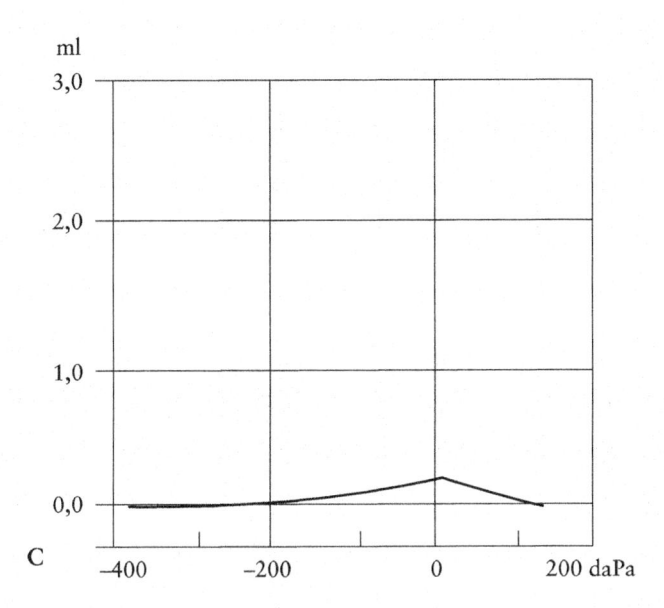

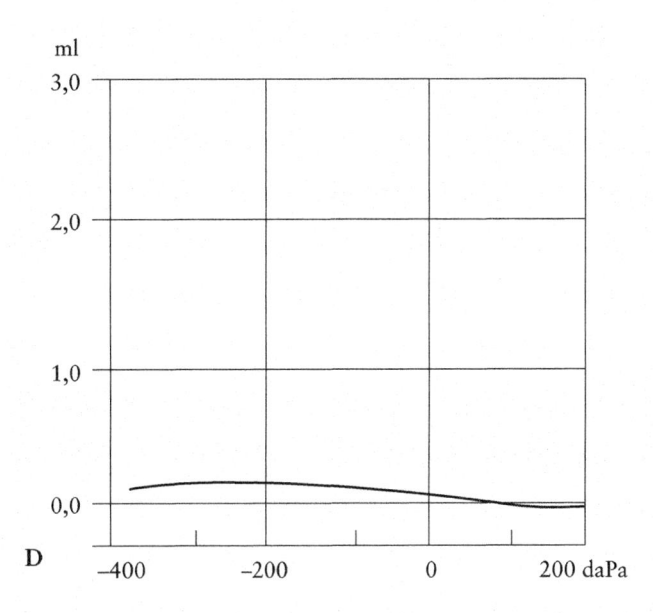

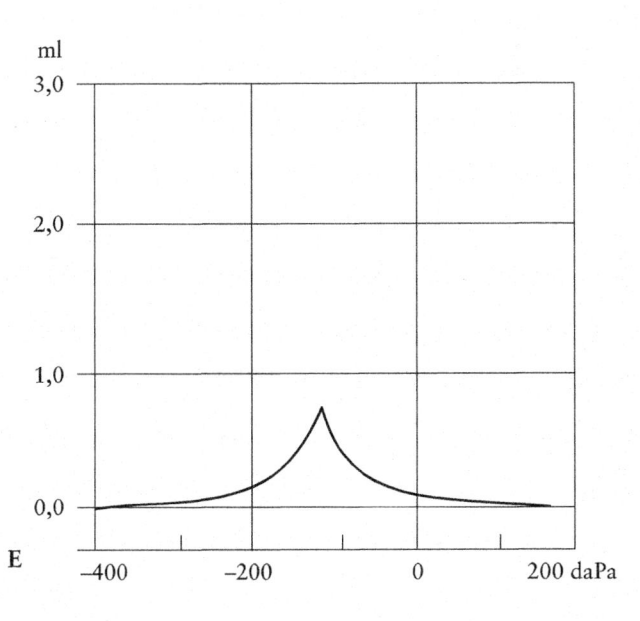

Figura II-18 – Tipos de curvas timpanométricas e possível mecanismo fisiopatológico envolvido. **A**) Curva timpanométrica tipo A (normal). **B**) Curva timpanométrica tipo Ad (flacidez do sistema tímpano-ossicular). **C**) Curva timpanométrica tipo As (rigidez do sistema tímpano-ossicular). **D**) Curva timpanométrica tipo B (líquido na orelha média). **E**) Curva timpanométrica tipo C (disfunção da tuba auditiva).

cativa, sem sinais de melhora, especialmente quando associada a distúrbios de linguagem; alterações persistentes de membrana timpânica e/ou da orelha média; alterações do equilíbrio ou vertigem ou zumbido e malformações craniofaciais. A presença de otorreia e a exclusão precoce do TV são complicações frequentes desse procedimento. Além disso, ocorre a efusão na orelha média em até 30% dos casos, após a extrusão do tubo, e existe risco de sequelas na membrana timpânica (atrofia, perfuração residual) ou na orelha média (colesteatoma, desarticulação ossicular). A adenoidectomia é um procedimento que isoladamente não tem impacto na OME, mas pode melhorar a eficácia da colocação do TV, especialmente nos menores de 2 anos de idade. Portanto, a decisão cirúrgica deve ser individualizada.

Otite média crônica

A otite média crônica (OMC) é um diagnóstico difícil na infância, e para alguns autores, um processo inflamatório crônico da mucosa de revestimento da orelha média e mastoide que se prolonga por seis meses ou mais, com ou sem otorreia persistente. A prevalência é maior nos primeiros cinco anos de vida e a frequência reduz-se até a adolescência. É geralmente classificada com base na integridade da membrana timpânica em perfurada e não perfurada. Na OMC não perfurada, que se associa comumente à disfunção tubária, cerca de 50% das culturas são positivas para os mesmos agentes da OMA e na perfurada predominam os gram-negativos e o *Staphylococcus aureus*.

A abordagem terapêutica da OMC não perfurada é basicamente cirúrgica e pode ser antecedida por tratamento clínico pré-operatório que pode ser feito com antibióticos (amoxicilina-clavulanato ou cefalosporinas) e prednisona ou prednisolona. Em geral, os antibióticos são prescritos por um período mais prolongado, à semelhança do tratamento da sinusite, e os corticoides orais durante cinco a sete dias.

A conduta nas OMCs perfuradas durante a infância é clínica até que se estabeleçam complicações ou sequelas e/ou que a timpanoplastia possa ser realizada. As OMCs perfuradas respondem bem ao tratamento com gotas auriculares com antibiótico, especialmente de ciprofloxacino e ofloxacino, administrados após a aspiração completa da secreção do conduto auditivo, ou secagem da secreção com algodão seco. Dadas as características desse processo, não se recomenda tratar os episódios de otorreia, sem comprometimento sistêmico, com antibióticos orais. Deve também ser orientada a proteção da entrada de água no conduto auditivo, principalmente durante o banho ou uso de piscina.

As complicações e as sequelas são mais comuns na OMC perfurada e variam desde a perda auditiva grave, retração acentuada da membrana timpânica, erosão da cadeia ossicular até a formação de colesteatoma e pro-

pagação da infecção para o osso temporal, podendo causar otomastoidite, paralisia facial e outras complicações intracranianas, como meningite, abscessos e tromboflebite. O colesteatoma é um tumor de crescimento lento que invade e destrói a orelha média e mastoide, podendo lesar o sistema nervoso central. A avaliação e o tratamento desses casos não são da prática do pediatra, que, no entanto, pode detectar o problema precocemente e fazer o encaminhamento adequado.

Otite externa

É uma doença frequente, em meses de verão, nas crianças que praticam esportes aquáticos e naquelas submetidas a agressões ao conduto auditivo externo (uso de cotonete, corpo estranho, traumatismo local, otorreia crônica). Os acometimentos da orelha externa são semelhantes aos da pele e em algumas situações pode envolver a porção externa da membrana timpânica. Em aproximadamente metade das otites externas (OE) ocorre infecção bacteriana, geralmente pelo *Staphylococcus aureus* e *Pseudomonas aeruginosa* e em 30% são isolados fungos dos gêneros *Aspergillus* e *Candida*. Nas fases iniciais, a pele do conduto auditivo externo está edemaciada, com eritema, e pode aparecer secreção clara, não fétida, decorrente de processo esfoliativo. Com a progressão da doença, ocorre piora do processo inflamatório, que pode atingir a camada externa da membrana timpânica e o pavilhão auricular. A secreção torna-se mais espessa, ocorre dor à manipulação do trágus, do pavilhão e/ou à movimentação da mandíbula, prurido intenso e perda auditiva, se a oclusão do conduto for total. Embora possam existir diferenças clínicas entre a otite externa bacteriana e a otomicose, o diagnóstico de certeza só é possível pelo isolamento do agente causal na secreção e deve-se lembrar que o cerume normal apresenta variações no aspecto, na cor e na consistência, que podem confundir o diagnóstico.

No diagnóstico diferencial das otites externas, devem-se considerar furunculose, corpo estranho, otite média (supurada ou não), miringite bolhosa, otite externa maligna (em diabéticos e imunodeficientes), colesteatoma e outros. A miringite bolhosa, processo inflamatório da membrana timpânica, é causa relativamente frequente de otalgia na infância que pode ocorrer isoladamente ou em associação com otite externa ou média. A diferenciação clínica entre esses processos pode ser difícil e na miringite bolhosa espera-se uma evolução rápida com otalgia intensa, presença de hiperemia e bolhas na porção externa da membrana timpânica, e às vezes no conduto auditivo, com líquido seroso ou hemorrágico no seu interior. A etiologia é, em geral, viral (Coxsackie, adenovírus, influenza, vírus Epstein-Barr, parainfluenza e outros) ou por *Mycoplasma pneumoniae*, e o curso, autolimitado.

Outro diagnóstico diferencial importante é com a mastoidite aguda, uma complicação da OMA, que pode iniciar-se com eritema do pavilhão auricular e/ou edema nas porções posteriores do conduto, antes que ocorra o deslocamento posterior de toda a orelha, característico da doença. Embora menos frequente atualmente, esse é um diagnóstico que necessita de tratamento de urgência com antibióticos, pelo risco de complicações.

O tratamento da otite externa visa ao alívio da dor e o controle da infecção. O tratamento pode ser tópico e, em geral, usa-se associação de drogas: anti-inflamatório (corticoide), antibiótico (neomicina, gentamicina, tobramicina, ciprofloxacino ou ofloxacino), antifúngico (polimixina), ou cada grupo de drogas isoladamente. Às vezes, é necessário utilizar analgésicos e/ou antibióticos por via oral e deve-se evitar a entrada de água no conduto externo, durante o banho e esportes aquáticos, e traumatismos locais, decorrentes do uso de cotonetes.

QUANDO PREDOMINA A RINOSSINUSITE

O termo rinossinusite é utilizado para definir o processo inflamatório da mucosa que reveste o nariz e os seios paranasais determinado por diferentes agentes agressores, com predomínio dos infecciosos. Estudos de imagem demonstram anormalidades nos seios da face em 90% dos casos de resfriado comum (rinossinusite viral aguda), nas primeiras 48 a 72 horas, com resolução espontânea após a segunda semana, o que torna difícil diferenciar, especialmente na criança, um quadro de resfriado de etiologia viral, não complicado, ou um quadro alérgico, daquele complicado por infecção bacteriana (rinossinusite bacteriana), pois os sintomas são superponíveis. Portanto, a sinusite está sempre associada à evolução da rinite, inicia-se ou é concomitante a ela, uma vez que existe continuidade do comprometimento inflamatório da mucosa que reveste essa região.

Sabe-se também que na criança com rinite alérgica encontra-se acometimento dos seios maxilares em até 70% dos casos, pois o processo inflamatório nasal estende-se aos seios da face.

A incidência da rinossinusite não é conhecida, pela falta de parâmetros objetivos para seu diagnóstico. Estima-se que 5 a 13% das infecções virais de vias respiratórias altas possam ser complicadas por infecção bacteriana secundária dos seios paranasais, resultando na rinossinusite aguda bacteriana. Na população geral, a prevalência estimada é de cerca de 15%, sendo 5 a 10% nos adultos e até 30% nas crianças. Portanto, o acometimento dos seios da face é comum na criança, interfere na sua qualidade de vida e representa uma das principais causas de prescrição de antibióticos.

O sistema nasossinusal é constituído por órgãos simétricos, contíguos e paralelos – as fossas nasais – e por estruturas individualizadas localizadas no interior das cavidades ósseas, os seios paranasais que se comunicam diretamente com o nariz por meio dos óstios de drenagem. Os seios maxilares, frontais e etmoidais anteriores drenam no meato médio, abaixo do corneto médio, e os seios etmoidais posteriores e os esfenoidais abrem-se no meato superior; o frontal drena no recesso frontal, que pode comunicar-se com as células etmoidais ou drenar no meato médio (Quadro II-65).

As cavidades mais acometidas na criança são as maxilares e etmoidais, que estão presentes ao nascimento, com volume pequeno. A posição do óstio dos seios maxilares limita a drenagem gravitacional em direção ao nariz e predispõe à infecção bacteriana secundária. Como as cavidades etmoidais são células múltiplas e cada uma drena em óstio separado, de pequeno calibre, isso facilita os fenômenos obstrutivos. A infecção dos seios frontal e esfenoidal é menos comum na criança, mas devido a sua localização pode ocorrer disseminação para o sistema nervoso central e órbita.

A patogênese da infecção sinusal é semelhante à da otite média. Decorre da combinação de três fatores: obstrução dos óstios de drenagem, disfunção do aparelho mucociliar (redução no número ou na função dos cílios) e alteração da qualidade e quantidade da secreção

Quadro II-65 – Características dos seios paranasais.

Seios paranasais	Maxilar	Etmoidal	Frontal	Esfenoidal
Início da pneumatização	Segundo trimestre da gestação presentes ao nascimento	Rudimentar ao nascimento	2 a 3 anos de idade	1 a 2 anos de idade
Visível à radiografia	3 anos de idade (volume = 2ml)	3 anos de idade	6 a 8 anos de idade	3 a 6 anos de idade
Término da formação	Adolescência	Adolescência	Adultícia	Adultícia
Características especiais	Relação com erupção dentária	Anteriores: relação com a órbita Posteriores: relação com o nervo trigêmeo	Pode ser assimétrico, hipoplástico ou septado	Relação com a base do crânio
Óstio de drenagem	Meato médio	Anteriores: meato médio Posteriores: meato superior	Meato superior	Meato superior

mucosa (produção excessiva e mudança da viscosidade). Os processos infecciosos ou alérgicos e a obstrução mecânica podem ocluir os orifícios de drenagem dos seios paranasais, provocando estase da secreção, redução da ventilação dos seios e diminuição do teor de oxigênio e criando uma pressão negativa dentro do seio, que facilita a aspiração de bactérias contidas na secreção nasofaríngea.

A rinossinusite é classificada de acordo com o período de tempo de duração dos sintomas em: **aguda**, quando as manifestações clínicas duram até quatro semanas e evoluem para resolução completa, avaliada em bases clínicas, sem dano significativo à mucosa sinusal; **subaguda**, de quatro a 12 semanas (aguda não resolvida); **crônica**, quando os sintomas persistem por mais de 12 semanas, podendo evoluir com exacerbações agudas e com alteração permanente da mucosa sinusal; e **recorrente**, quando ocorrem múltiplos episódios sintomáticos, três ou mais em um ano, intercalados por períodos assintomáticos, sem alteração da mucosa. Essa classificação temporal não é uniforme entre os autores, sendo mais importante, diante dos casos, acompanhar sua forma de evolução clínica para a cura ou persistência das queixas, a resposta ao tratamento e identificar os fatores de risco, locais ou sistêmicos, que predispõem à doença sinusal (Quadro II-66). Além disso, nos pacientes que apresentam rinite crônica fica difícil detectar em que momento ocorre uma infecção bacteriana e, portanto, a classificação proposta não pode ser aplicada.

Rinossinusite aguda

O diagnóstico clínico da sinusite pode ser feito de duas formas: a partir da sintomatologia e do padrão evolutivo ou por meio de algumas situações clínicas que sugerem a doença.

A rinorreia e a tosse são, em qualquer idade, os sintomas mais importantes; a rinorreia ocorre em 80% dos casos agudos e crônicos, e a tosse (geralmente persistente, produtiva, diurna e noturna) aparece em 50% dos casos agudos e em 75% dos crônicos; ambas podem ser causa de vômitos nas crianças de menos idade. A drenagem das secreções dos seios da face para a nasofaringe pode determinar a ocorrência de dor de garganta, hali-

Quadro II-66 – Fatores de risco para a rinossinusite.

Infecções virais de vias aéreas superiores (resfriados)
Rinite alérgica/asma
Corpo estranho nasal
Alterações anatômicas (desvio de septo nasal, pólipos, tumores)
Hipertrofia de adenoides
Barotrauma (natação, mergulho)
Uso de medicação tópica nasal (vasoconstritores)
Doenças sistêmicas como imunodeficiências, fibrose cística, discinesia ciliar primária
Doença do refluxo gastroesofágico

tose, pigarro, alteração na sensibilidade aos odores e sabores e acentuação dos tecidos linfoides da faringe posterior, que pode sugerir erroneamente o diagnóstico de faringite crônica. A febre é variável, podendo ocorrer em 50% dos casos agudos e em 20% dos crônicos. A cefaleia, a dor facial e/ou o relato de sensação em peso na região dos seios maxilares e frontais aparecem em 30% dos casos agudos e crônicos; a sensibilidade aumentada à palpação dessas regiões ocorre, em geral, nas crianças maiores e adolescentes em 10 a 20% dos casos. Segundo alguns autores, a sinusite pode ser causa de cefaleia em crianças com idade superior a 5 anos e sua localização é variável, conforme o seio paranasal acometido: a sinusite esfenoidal pode causar cefaleia suboccipital e alterações de acuidade visual; a etmoidal anterior localiza a dor nas regiões temporal e periorbitária; e a sinusopatia etmoidal posterior, na região mastoidea de distribuição do nervo trigêmeo, além das sinusites maxilar e frontal que determinam dor nas áreas de localização desses seios. Nas crianças com idade inferior a 2 anos, a rinorreia persistente (mucosa ou purulenta) é o dado clínico mais frequente; raramente há queixa de cefaleia e pode ser difícil diferenciar a sinusite de uma rinite prolongada. Nesse grupo, o acometimento dos seios maxilares e etmoidais é o mais comum. É esperado também que o edema periorbitário seja uma forma de apresentação clínica importante nos lactentes (ao redor de um terço dos casos) e, nessa condição, os quadros clínicos sejam mais graves.

Quatro sinais e sintomas podem ser considerados preditivos de rinossinusite bacteriana: rinorreia purulenta, dor facial (especialmente unilateral) ou dor dentomaxilar, edema na região do seio maxilar e piora dos sintomas após um período de melhora.

Pode-se, também, suspeitar de rinossinusite diante de algumas situações que consideram a gravidade e a persistência da sintomatologia, como "resfriado agudo grave", "resfriado que não cura", complicações cranianas, sintomatologia persistente e comorbidades.

Na situação de um "resfriado agudo grave" ocorre febre, cefaleia, comprometimento do estado geral, toxemia, rinorreia purulenta e abundante, dor acima ou atrás dos olhos e dor facial, desde os primeiros dias de evolução. Por sua vez, o "resfriado que não cura" caracteriza-se por persistência da sintomatologia, após 10 a 14 dias do início do quadro, com tendência evolutiva de não melhora ou de piora dos sintomas, principalmente da tosse e rinorreia. É esperado que o resfriado comum comprometa os seios paranasais, determinando uma rinossinusite viral aguda, mas a tendência é de melhora das queixas sistêmicas, como cefaleia e mialgias após 48 horas, enquanto os sintomas respiratórios de obstrução nasal e rinorreia aquosa são predominantes, podendo ocorrer, após alguns dias, mudança no aspecto da secreção, que se torna purulenta. A tendência é de melhora geral da sintomatologia, após 7 a 10 dias do início do quadro. Quando isso não ocorre, a hipótese de complicação bacteriana pode ser aventada. Porém, a persistência da sintomatologia por mais de 10 dias pode associar-se a vírus, como o parainfluenza e o adenovírus, sem necessidade de tratamento antimicrobiano.

A presença de complicações extrassinusais de localização intraorbitária (celulite periorbitária) ou intracraniana (abscesso cerebral) ou mesmo sistêmica (meningite) pode consistir em uma forma de apresentação inicial da rinossinusite, especialmente na criança de menos idade. Outras situações como tosse crônica, "resfriados de repetição", alterações persistentes de otoscopia, laringite crônica, asma refratária ao tratamento, febre de etiologia desconhecida, quadro de faringotonsilite recorrente podem apresentar relação causal com a rinossinusite.

A opção dos autores é a de abordar a rinossinusite com ênfase nas situações clínicas (gravidade e persistência da sintomatologia), o que pode facilitar o diagnóstico e a decisão quanto à solicitação de exames e à proposta terapêutica.

As alterações no exame físico são de pouca valia para o diagnóstico da sinusopatia, exceto se o exame for complementado com a nasofaringoscopia. Quando existe a suspeita, o nariz deve ser examinado por meio da rinoscopia anterior, realizada com a própria luz do otoscópio; o exame demonstra hiperemia e edema da mucosa nasal e presença de rinorreia mucopurulenta, abaixo do corneto médio e posterior. A secreção drena para a orofaringe ("sinal da vela"), que comumente se encontra hiperemiada e com aumento dos folículos linfoides. Ocasionalmente, em 10 a 20% dos casos, pode haver dor à palpação dos seios da face, em geral nas crianças escolares e nos adolescentes. Discretos edemas facial e periorbitário podem ser observados em alguns casos na sinusite etmoidal. A otoscopia, o exame da faringe e a palpação dos gânglios linfáticos não contribuem para a confirmação do diagnóstico. Em 50% dos casos de sinusite, na infância, encontram-se alterações ao exame otoscópico, sugestivas de otite média aguda ou com efusão persistente, sendo difícil distinguir se o processo se iniciou na orelha média ou no complexo osteomeatal.

Exames laboratoriais – para o diagnóstico de certeza (padrão-ouro) da sinusite, é necessário realizar cultura de material obtido por punção aspirativa direta dos seios da face ou do material nasoantral, obtido por endoscopia nasal. No entanto, esses procedimentos, embora específicos, não são rotineiros, por serem invasivos e necessitarem da atuação do especialista. Define-se a infecção pela presença de pelo menos 10^4 colônias de bactérias por ml. Estudos demonstram correlação de 80% entre o isolamento de micro-organismos colhidos da secreção do meato médio e aqueles isolados pela punção do seio maxilar. A cultura obtida por meio de esfregaço nasal não tem valor diagnóstico.

Apenas em situações especiais a punção aspirativa dos seios da face está indicada para o isolamento do agente causal, como nas complicações supurativas (abscesso intracerebral ou intraorbital), na criança gravemente doente e toxemiada, quando não há resposta clínica ao tratamento, e naquela imunodeprimida, com sinais de localização do processo infeccioso.

Os exames de imagem como a radiografia simples de seios da face, a tomografia computadorizada (TC) e a ressonância magnética (RM) permitem avaliar a integridade das paredes ósseas, o tamanho e a transparência dos seios da face, a presença de nível líquido, cistos ou tumores nas cavidades paranasais.

A radiografia simples de seios da face é um exame de baixo custo, acessível na prática clínica, mas que apresenta como desvantagem a inespecificidade de achados e a superposição de imagens, principalmente nos primeiros anos de vida. O exame é considerado normal quando existe transparência na região dos seios paranasais, mas, em determinadas situações como choro, infecções de vias aéreas superiores, alergia, ou mesmo posição incorreta da criança ao exame, pode haver opacificação dos seios da face, sem que isso signifique a presença de sinusite. Além disso, na criança entre 2 a 3 anos de idade, os seios paranasais variam no tamanho, forma, volume e pneumatização, o que dificulta a análise da imagem radiológica, e as alterações no processo do desenvolvimento dos seios podem também resultar em sua opacificação. A interpretação adequada da radiografia exige o conhecimento das características do desenvolvimento dos seios da face na infância (ver Quadro II-65).

As alterações radiológicas sugestivas de inflamação sinusal, definidas por Wald (1981), são o espessamento da mucosa igual ou maior que 4mm (compatível com cultura positiva em 50% dos casos), a opacificação completa (relação com cultura positiva em 80%) e a presença de nível hidroaéreo, na posição clássica occipitomentoniana (incidência de Waters). No entanto, outros estudos realizados em crianças e adultos não mostraram correlação entre essas alterações radiológicas e o quadro clínico, pois cerca de 50% de indivíduos assintomáticos podem apresentar à radiografia alguma alteração, o que pode representar variação da normalidade, ou mesmo se relacionar com outras causas como alergia ou infecções recentes de vias aéreas superiores.

Por outro lado, o exame radiológico pode ser normal em crianças com evidência clínica de sinusite e com sinais de espessamento da mucosa à tomografia computadorizada. Portanto, a radiografia de seios da face apresenta baixa sensibilidade e especificidade para o diagnóstico da doença sinusal. Outra questão que se coloca é a presença frequente de alterações na radiografia de seios da face nos pacientes com reagudização da asma, em cerca de 70 a 80% dos casos. Isso pode ocorrer tanto pela infecção concomitante das vias aéreas superiores, como pela presença de rinite alérgica.

Portanto, a maioria dos autores não recomenda a realização de exame radiológico dos seios da face quando se tem a evidência clínica de sinusite aguda. Na criança com idade inferior a 6 anos, fase de maior incidência da doença, o valor preditivo dos sintomas persistentes ou graves é alto em relação às alterações radiológicas (88%). Na criança com mais de 6 anos, a história clínica pode predizer as alterações radiológicas em 70% dos casos e a solicitação de radiografia é controversa.

A tomografia computadorizada (TC) dos seios da face é superior ao exame radiológico, quando se pretende estudar os aspectos detalhados da anatomia e doença dessa região, ou para o planejamento do tratamento cirúrgico, associada à endoscopia nasal. Na TC, a cavidade sinusal pode estar transparente (sem anormalidades), parcial ou totalmente opacificada. O exame permite avaliar, ainda, os óstios de drenagem dos seios da face e as alterações na fossa nasal. É indicada na criança com complicações da rinossinusite bacteriana aguda, ou naquela com infecções persistentes ou recorrentes, que não respondem ao tratamento antibiótico, devendo ser feita preferencialmente fora da crise aguda. Quando se suspeita de complicações intracranianas, como abscesso periorbitário, celulite orbitária, trombose de seio cavernoso e outras, a TC pode ser feita na fase aguda, associada ou não à RM. Apresenta sensibilidade de mais de 80% nos casos de doença sinusal crônica, mas a especificidade é baixa, pois pode evidenciar anormalidades em cerca de 20% de crianças sem queixas respiratórias, e essa proporção aumenta para 30% quando há história de IVAS recente e na alergia respiratória.

A RM tem uso limitado, por não mostrar as estruturas ósseas. Pode ser indicada na fase aguda, quando se suspeita de complicações neurológicas da doença sinusal, na pesquisa de neoplasia, de sinusite fúngica e de anormalidades anatômicas que podem estar envolvidas na sinusite recorrente ou crônica.

Concluindo, os exames de imagem só devem ser procedimentos confirmatórios do quadro clínico. Imagens alteradas, sem relação com a clínica, não devem ser valorizadas.

A endoscopia endonasal ou nasofaringoscopia vem tornando-se um exame importante para avaliar as doenças obstrutivas das vias aéreas superiores. Pode ser feita no consultório do otorrinolaringologista, com anestesia tópica, exceto na criança de menos idade, na qual a sedação é necessária. Permite a visualização dos óstios de drenagem, do aspecto da secreção, além de possibilitar a coleta de material para cultura. Está indicada para o diagnóstico e acompanhamento do tratamento das rinossinusites e de outras doenças nasais e rinofaríngeas, na identificação de anormalidades anatômicas, dores craniofaciais e obstrução nasal crônica (avaliação da adenoide) e no controle pós-operatório das cirurgias intranasais.

O exame endoscópico e a TC complementam-se na avaliação das rinossinusites recorrentes e crônicas, principalmente para identificar fatores obstrutivos, sendo recomendados na avaliação pré-operatória.

Em resumo, dadas as dificuldades do diagnóstico da doença sinusal na criança, recomenda-se que:

1. o diagnóstico da sinusite aguda seja baseado em critérios clínicos, dispensando-se exames subsidiários;
2. o diagnóstico por imagem ou por outros exames laboratoriais seja reservado para casos graves e/ou crônicos;
3. a abordagem diagnóstica seja diferenciada nos casos de complicações agudas e doença sinusal recorrente ou crônica.

Tratamento – os objetivos do tratamento com antibióticos da rinossinusite aguda são: recuperação clínica mais rápida da criança, prevenção de complicações supurativas e diminuição das recorrências da rinossinusite e da asma. A indicação do antibiótico deve ser criteriosa para minimizar seu uso nos casos de IVAS virais não complicadas e evitar o aparecimento de cepas resistentes. A recomendação da droga deve também considerar a idade da criança, especialmente naquela com menos de 2 anos de idade, se frequentam a pré-escola e a história prévia do uso recente de antibiótico no último mês.

Dadas as dificuldades diagnósticas, há poucos estudos sobre a etiologia da doença sinusal na criança, e os trabalhos sobre a otite média têm sido utilizados como referência na abordagem etiológica das rinossinusites. As bactérias comumente isoladas dos seios maxilares de pacientes com rinossinusite bacteriana aguda são: *Streptococcus pneumoniae* (30%), *Haemophilus influenzae* não tipável (20%) e *Moraxella catarrhalis* (20%). Culturas de aspirado de seio maxilar podem ser estéreis em 30% dos casos. Outras espécies de estreptococos ou bactérias anaeróbias também podem ser encontradas.

O padrão de resistência desses agentes aos antimicrobianos é importante no planejamento do tratamento. O fenômeno da resistência bacteriana é variável nas diferentes regiões do mundo, sendo os estudos realizados, em geral, com a doença pneumocócica invasiva. Nos EUA, em média, 25% das cepas de *S. pneumoniae* isoladas de infecções respiratórias altas não são suscetíveis à penicilina. Dessas, 50% são resistentes e 50% parcialmente sensíveis. No Brasil, a maioria dos pneumococos isolados é sensível à penicilina, estando a resistência em torno de 15%, o que indica que o tratamento convencional pode ser considerado adequado em nosso meio.

A rinossinusite aguda, assim como a OMA, pode evoluir para a cura espontânea em cerca de 50% dos casos. Entretanto, estudos randomizados controlados mostram que as crianças tratadas melhoram rapidamente do que aquelas que recebem placebo. Outros trabalhos vêm questionando os benefícios da indicação de antibióticos para o tratamento da rinossinusite aguda, mas esses resultados diferentes podem ser atribuídos à maior idade das crianças, menor posologia da droga e à seleção de casos de menor gravidade. Revisão sistemática recente de estudos duplo-cegos randomizados para avaliar o impacto do tratamento com antibióticos na rinossinusite aguda, sem complicações, em pacientes maiores de 12 anos de idade, mostrou que 70% dos pacientes melhoram após sete dias com ou sem tratamento antibiótico. Após 12 dias, a terapia antimicrobiana aumenta a taxa de cura em 15%, em relação ao grupo placebo. A generalização desses resultados é limitada, porque os estudos foram realizados apenas na atenção primária e foram excluídos os casos graves.

Os principais agentes antimicrobianos para o tratamento da rinossinusite aguda são apresentados no quadro II-67.

As evidências mostram que a amoxicilina, na dose de 45mg/kg/dia, dividida em duas doses é a droga de escolha quando a criança apresenta quadro agudo não complicado. A amoxicilina é ativa contra cepas suscetíveis de *H. influenzae*, não produtoras de betalactamase. É eficaz, segura, bem tolerada, de baixo custo e de espectro reduzido. Não há evidência de superioridade clínica dos novos antibióticos, de maior custo e espectro, sobre à amoxicilina. A falha terapêutica com seu uso pode ser devida à resistência bacteriana do *S. pneumoniae* à penicilina ou à presença de *H. influenzae* ou de *M. catarrhalis* produtores de betalactamase.

A probabilidade de uma criança com rinossinusite aguda ter um patógeno resistente e não responder à amoxicilina depende da prevalência do agente bacteriano como causa da doença, da prevalência de resistência na espécie e da taxa de melhora espontânea. Os estudos feitos na otite média aguda, extrapolados para a rinossinusite aguda, mostram evolução para cura espontânea em 15% das crianças infectadas pelo *S. pneumoniae*, 50% pelo *H. influenzae* e 75% pela *M. catarrhalis*.

Os fatores de risco para a presença de bactérias resistentes à amoxicilina são: frequência à pré-escola, uso recente de antibiótico (nos últimos 30 dias) e idade inferior a 2 anos. Na ausência de fatores de risco, 80% das crianças com rinossinusite aguda respondem ao tratamento com doses convencionais de amoxicilina. Nas situações de risco, recomenda-se o dobro da dose da amoxicilina, 80 a 90mg/kg/dia, dividida em duas doses (dose máxima de 1g a cada 12 horas). Se não houver melhora clínica, após três a cinco dias pode-se indicar um antibiótico eficaz contra o pneumococo resistente à penicilina e contra as bactérias produtoras de betalactamase, como a amoxicilina associada ao ácido clavulânico (80 a 90mg/kg/dia do componente amoxicilina com 6,4mg/kg/dia do clavulanato), dividido em duas doses, ou as cefalosporinas de segunda ou terceira geração.

Se o paciente for alérgico à penicilina (reação anafilática tipo I, imediata), podem ser indicados os macrolídeos – claritromicina (15mg/kg/dia, dividida em duas doses) ou a azitromicina (10mg/kg/dia no primeiro dia, seguida 5mg/kg/dia por quatro dias, dose única). A azitromicina não é indicada nos primeiros 6 meses de vida, sendo eficaz contra o pneumococo sensível, mas com 100% de falha nas cepas resistentes à penicilina.

Uma única dose de ceftriaxona (50 a 75mg/kg/dia) por via intravenosa ou intramuscular pode ser dada para crianças com vômitos, que não aceitam antibiótico por via oral, e, após 24 horas, quando a criança apresentar melhora, pode-se completar o tratamento por via oral.

Quadro II-67 – Antibióticos usados no tratamento da rinossinusite.

Antibiótico/uso oral	Dose pediátrica	Dose adulto
Amoxicilina	45mg/kg/dia de 12/12h	500mg 2 vezes/dia
Amoxicilina/clavulanato de potássio	45/6,4mg/kg/dia* de 12/12h	500-875mg 2 vezes/dia
Cefuroxima-axetila	25-30mg/kg/dia de 12/12h	250-500mg 2 vezes/dia
Cefprozil	15mg/kg/dia de 12/12h	250-500mg 2 vezes/dia
Cefdinir	14mg/kg/dia de 12/12h	300mg 2 vezes/dia
Cefixima	8mg/kg/dia em 24h	400mg/dia
Cefpodoxima	5mg/kg/dia de 12/12h	200-400mg 2 vezes/dia
Cefetamet pivoxil	10mg/kg/dia de 12/12h	500mg 2 vezes/dia
Azitromicina	10mg/kg/dia em 24h	500mg/dia
Claritromicina	7,5mg/kg/dia de 12/12h	500mg 2 vezes/dia
Sulfametoxazol-trimetoprima	200/40mg/kg/dia de 12/12h	800/160mg 2 vezes/dia
Ciprofloxacino	Não indicada	500-700mg 2 vezes/dia
Levofloxacino	Não indicada	500mg/dia

* Baseado no componente amoxicilina.

Fonte: Slavin et al., 2005 (modificado).

Um tratamento alternativo para os casos de *S. pneumoniae* resistente é a clindamicina (30 a 40mg/kg/dia, dividida em três doses).

As fluoroquinolonas (ciprofloxacino, levofloxacino, gatifloxacino, moxofloxacino e gemifloxacino) são drogas de amplo espectro, bem toleradas pelos adultos, mas não aprovadas para uso em criança, pelo risco de eventos adversos musculoesqueléticos. O sulfametoxazol--trimetoprima (SMT-TMP) não é atualmente uma droga apropriada para o tratamento da rinossinusite aguda, pela alta prevalência de cepas resistentes do *S. pneumoniae, H. influenzae* e *M. catarrhalis.*

Quando o tratamento instituído é eficaz, a criança deve apresentar melhora clínica em 48 a 72 horas, especialmente do estado geral, podendo ocorrer diminuição da rinorreia e da tosse. O período de tempo recomendado para tratar a sinusite bacteriana aguda é empírico, variando de 10 a 28 dias; não se recomenda período inferior a 10 dias. Uma sugestão prática é manter o antibiótico continuamente, até que a criança fique assintomática e, a partir daí, acrescentam-se mais sete dias de tratamento. Nos casos de falha terapêutica, ou seja, quando os sintomas persistirem inalterados após 48 a 72 horas, ou a droga não é eficaz ou o diagnóstico pode não estar correto.

Quando a criança não responde ao segundo curso de tratamento antimicrobiano ou apresenta toxemia, vômitos e suspeita de complicações do sistema nervoso central (SNC) (abscesso cerebral, meningite, trombose do seio venoso) ou quando se trata de um paciente imunodeprimido, torna-se necessário aprofundar a investigação diagnóstica, por meio da solicitação de exames de imagem e/ou do encaminhamento para atendimento especializado com otorrinolaringologista ou neurologista.

A indicação profilática de antibióticos para prevenir os episódios recorrentes de rinossinusite é controversa e pouco estudada. Embora seja apontada como uma medida de sucesso nos casos de otite média aguda (OMA) recorrente, existe o risco de desenvolvimento de cepas resistentes ao antibiótico. Pode ser indicada em casos selecionados de quadros recorrentes de rinossinusite. A avaliação e a atuação sobre os fatores predisponentes que facilitam a recorrência das infecções são fundamentais na abordagem desses casos.

Rinossinusite recorrente e crônica

Aproximadamente 60% das crianças com sintomas de sinusite crônica terão cultura positiva para bactérias no aspirado maxilar. A microbiologia da rinossinusite crônica é semelhante à observada na aguda, sugerindo continuidade do processo infeccioso. Além das bactérias citadas, os agentes etiológicos isolados com mais frequência são o *Staphylococcus aureus*, os anaeróbios (bacteroides, fusobactérias), o estreptococo beta-hemolítico, algumas cepas de hemófilo e, mais raramente, bactérias gram-negativas ou fungos.

Na abordagem das rinossinusites recorrentes e crônicas, devem ser identificados os fatores predisponentes das infecções para garantir maior eficácia do plano terapêutico, melhorar a qualidade de vida da criança e prevenir as complicações. As seguintes ações são recomendadas:

1. Vincular a criança ao serviço e à equipe para aprofundar o conhecimento do padrão evolutivo dos episódios infecciosos e a atuação sobre os fatores de risco.
2. Atuar na prevenção das infecções respiratórias por meio de orientações de higiene pessoal e do ambiente de vida da criança, tanto na casa como na escola, como lavagem das mãos, cuidados com a secreção, manutenção de ambiente arejado, sem exposição à fumaça de cigarro. Nos lactentes que frequentam a pré-escola, quando as infecções são muito frequentes e prejudicam a qualidade de vida da criança, algumas vezes pode ser orientada a retirada da escolinha, por determinado período, visando diminuir o risco das infecções, quando essa possibilidade for viável para a família.
3. Embora ainda não se tenha estudado o papel das vacinas na prevenção da doença sinusal, é provável que a criança com rinossinusite de evolução recorrente se beneficie com a aplicação da vacina conjugada contra o pneumococo (PCV7), que poderia diminuir o número de episódios, de modo semelhante à OMA recorrente. Da mesma forma, não há estudos da vacina contra a influenza na prevenção da rinossinusite. No entanto, essa vacina é eficaz na redução da doença causada pelos vírus da influenza, o que pode diminuir o risco de complicações como a OMA e talvez da rinossinusite.
4. Indicar quimioprofilaxia com antibióticos apenas em casos selecionados, com história de episódios recorrentes.
5. Tratar a rinite alérgica se a história clínica sugerir essa possibilidade e orientar a diminuição da exposição aos alérgenos e aos fatores irritantes.
6. Aprofundar a investigação diagnóstica por meio de exames de imagem e outros, conforme a história clínica, e/ou solicitar a avaliação do otorrinolaringologista ou de outros especialistas, de acordo com a sintomatologia clínica.

Além da atuação sobre os fatores de risco, no tratamento da rinossinusite crônica, recomenda-se a combinação do antibiótico com o corticoide nasal em *spray*, mas ainda há dúvidas quanto ao tipo de droga e a duração ideal do tratamento. Deve ser escolhido um antibiótico de amplo espectro, porque na rinossinusite crônica a etiologia é variável e o nível de resistência bacteriana costuma ser alto, pelo uso anterior frequente de antibióticos. A amoxicilina-clavulanato (90mg/kg, duas vezes ao dia) e as cefalosporinas de segunda geração (exceto o cefaclor) são as drogas recomendadas. Os antibióticos devem ser usados por período mais longo, de 21 dias a 6 semanas. Em comparação com os macrolídeos, os betalactâmicos têm menor probabilidade de contribuir para o desenvolvimento de bactérias resistentes na nasofaringe.

Se o paciente for alérgico à penicilina, as opções são semelhantes às referidas no tratamento da rinossinusite aguda. A clindamicina pode ser usada, na dose de 10 a 30mg/kg/dia, três vezes ao dia, quando se suspeita do *S. pneumoniae*, com base na cultura, ou quando não há resposta a outros antibióticos.

Os corticoides tópicos como mometasona, fluticasona, budesonida e triancilolona são utilizados na forma de *spray* nasal, associados aos antibióticos. Os corticoides, por sua ação anti-inflamatória, diminuem o edema da mucosa, aliviam a congestão nasal, facilitam a drenagem da secreção e a aeração dos seios. Sua eficácia no controle dos sintomas da rinite alérgica está comprovada, mas com relação ao tratamento da sinusite novos estudos são necessários.

Tratamento complementar

Os tratamentos complementares como uso de solução salina para higiene nasal, descongestionante (tópico ou sistêmico) e corticoide nasal não têm eficácia comprovada na abordagem da rinossinusite aguda. A higiene nasal com solução salina (NaCl a 0,9%) é uma medida útil, por liquefazer a secreção nasal e impedir a formação de crostas, além de atuar como leve vasoconstritor, diminuindo o fluxo nasal. O uso de solução salina hipertônica, teoricamente, pode reduzir o edema da mucosa, aumentar o *clearance* mucociliar e a permeabilidade do óstio sinusal e seria útil no tratamento da rinossinusite crônica. Quando se comparam indivíduos que utilizam esses produtos não se demonstra a superioridade da solução hipertônica em relação à solução normal; além disso, a solução hipertônica pode ter uma ação irritativa da mucosa nasal. Os anti-histamínicos são recomendados somente quando a criança apresenta história sugestiva de alergia. Seu uso, em estudo randomizado, na criança com rinossinusite bacteriana aguda não se mostrou eficaz na melhora clínica ou radiológica, em relação ao grupo que recebeu placebo.

Não há estudos sobre o uso de descongestionantes na rinossinusite. Os estudos com esses medicamentos, como a pseudoefedrina e a fenilefrina, realizados em adultos com resfriado comum, mostram alívio discreto dos sintomas respiratórios, pela ação vasoconstritora sobre a mucosa nasal. No entanto, podem determinar efeitos colaterais adversos como hipertensão arterial, bradicardia reflexa, estimulação do SNC, insônia, retenção urinária, midríase. Os descongestionantes tópicos têm ação imediata e, em doses terapêuticas, por curto período, não têm efeitos colaterais. Mas seu uso prolongado pode provocar rinite medicamentosa e hiperemia de rebote e não são indicados para uso pediátrico.

Estudos multicêntricos randomizados, duplo-cegos, não mostraram benefícios no uso de corticoide nasal na rinossinusite aguda bacteriana, quando o antibiótico for eficaz nos primeiros três a quatro dias de tratamento, mas o assunto é controverso. Na rinite alérgica, no entanto, esse medicamento tem indicação e eficácia bem definidas.

A decisão pelo tratamento cirúrgico na rinossinusite da criança é difícil. O objetivo da cirurgia é melhorar a drenagem e restabelecer a aeração dos seios paranasais. Os métodos usados são os indiretos, como adenoidectomia, cirurgia septal, cirurgia do corneto, polipectomia e outros procedimentos para a correção de deformidades anatômicas do nariz ou do óstio nasal, e os diretos, como antrostomia (abertura de uma janela na parede medial do seio maxilar) com lavagem, etmoidectomia, cirurgia do seio frontal.

Complicações

As complicações graves da rinossinusite são raras. Como os seios da face apresentam relação com outras estruturas da cabeça, as complicações podem envolver a órbita, o sistema nervoso central ou ambos. Se não forem tratadas adequadamente, podem evoluir para a cegueira ou para a morte. A etmoidite aguda pode complicar-se com a inflamação periorbital ou intraorbital. Essa complicação pode ser classificada em: celulite periorbital (ou pré-septal), abscesso subperiostal, abscesso orbital, celulite orbitária, trombose de seio cavernoso.

A maioria dos casos de celulite periorbitária pode ser tratada com antibiótico por via oral, em ambulatório. Se o paciente não melhorar em 24 a 48 horas, ou a infecção progredir rapidamente, a internação hospitalar deve ser indicada para o tratamento por via intravenosa com ceftriaxona (100mg/kg/dia, dividida em duas doses) ou ampicilina-sulbactam (200mg/kg/dia, dividida em quatro doses). A vancomicina (60mg/kg/dia, dividida em quatro doses) está indicada na suspeita de *S. pneumoniae* altamente resistente à penicilina.

QUANDO PREDOMINA A LARINGITE

A laringe é um segmento do aparelho respiratório entre a faringe e a traqueia, altamente diferenciada para funções respiratórias, de condução, fonação e esfincteriana, protegendo a via aérea inferior da penetração de alimentos, corpos estranhos e secreções. Trata-se de uma região formada por um arcabouço musculocartilagíneo, revestido de epitélio ciliado (exceto as cordas vocais), sendo um segmento rígido em que há estreitamento fisiológico que, na criança, ocorre na região subglótica. Por esse motivo, as doenças que acometem a laringe podem levar à obstrução e à insuficiência respiratória, às vezes grave e fatal, principalmente quando os mecanismos de patogênese são o edema e o espasmo muscular.

As doenças que acometem a laringe têm como sintomas mais frequentes estridor, tosse, rouquidão e insuficiência respiratória em graus variáveis, de acordo com a gravidade e com o local da obstrução. Esses quadros associam-se a várias entidades clínicas que geralmente são denominadas, de acordo com a área acometida, laringotraqueobronquite, síndrome do crupe, epiglotite, laringite, traqueíte. A real incidência desses problemas na infância é desconhecida, acreditando-se que 85% desses casos tenham etiologia infecciosa viral; sabe-se que é mais frequente nos meses de inverno e em meninos, assim como é reconhecida a redução da incidência da epiglotite após a vacinação universal anti-*H. influenzae* tipo b.

Existem várias propostas de classificação das laringites, principalmente aquelas com base na anatomia (supraglotites, glotite e subglotite) e na etiologia (infecciosa, mecânica e alérgica), mas com pouca utilidade na prática, já que o comprometimento simultâneo de várias regiões anatômicas é frequente e o isolamento viral ou bacteriano não é parte da rotina de atendimento. Acredita-se que seja importante para o pediatra traçar uma linha de raciocínio clínico que permita atendimento adequado às crianças com essas doenças. Para isso, algumas considerações são necessárias:

– os quadros clínicos dos processos obstrutivos da via aérea na laringe são caracterizados por rouquidão, tosse, estridor e dificuldades na emissão da voz respiratória (especialmente a taquipneia), porém, na criança de baixa idade, pode ser difícil avaliar as alterações da voz e mesmo a retração de fúrcula, e o alerta virá da avaliação da intensidade do desconforto geral e pelo uso de mecanismos respiratórios acessórios;

– um certo grau de acometimento da laringe pode ocorrer no curso de várias doenças comuns da infância, como resfriado comum, bronquiolite, sarampo, varicela, mas é mais frequente que ocorra confusão na identificação dos ruídos respiratórios, especialmente entre estridor e sibilância e, como consequência, confusão nos diagnósticos;

– entre as várias doenças que causam laringite, as mais frequentes são as infecções virais de curso benigno. Entretanto, algumas situações merecem mais atenção, como no caso da epiglotite que, apesar de pouco frequente, acompanha-se ainda de alta letalidade que pode ser diminuída pelo diagnóstico precoce e encaminhamento terapêutico imediato;

– às vezes, é difícil distinguir o quadro clínico da laringite de processos que acometem a faringe (como tonsilite grave, abscesso tonsilítico) ou a traqueia (como laringotraqueítes ou traqueobronquites). A preocupação em se constatar o envolvimento da via aérea inferior no curso da laringite é com relação ao prognóstico dessas crianças, que podem merecer uma abordagem semelhante àquela feita para as crianças com "chiado no peito" (ver capítulo Criança com "chiado no peito");

– embora menos frequentes, existem outras causas de laringite que devem ser lembradas nos casos de evolução prolongada dos sintomas ou de recorrência frequentes ou de estridor mantido: corpo estranho, crupe espasmódico (de possível etiologia alérgica ou angioneurótica), malformações congênitas;

– nas crianças vacinadas contra o *H. influenzae* tipo b, os casos mais graves de laringite, principalmente aqueles com toxemia intensa e/ou não responsíveis ao tratamento, devem ser diferenciados de traqueíte bacteriana (crupe pseudomembranosa) e da própria epiglotite por falha vacinal, que pode ocorrer em 10 a 20% dos vacinados.

É importante considerar também que a laringotraqueomalacia é causa frequente de estridor laríngeo nos primeiros meses de vida. Trata-se de um problema congênito, transitório e autolimitado, resultante da imaturidade e da flacidez das cartilagens laríngeas. A sintomatologia, em especial o estridor, é notada entre o primeiro e o segundo meses de vida, e há piora com o choro, a agitação e principalmente durante as infecções respiratórias de vias aéreas superiores, confundindo-se com crises de "chiado no peito" e com doenças que entram no diagnóstico diferencial. Nos casos mais graves e/ou que não melhoram espontaneamente com o crescimento da criança, é importante investigar outras malformações congênitas como paralisia congênita de cordas vocais, hemangiomas, cistos, além de compressão extrínseca, estenose subglótica e sequelas de traumatismos locais. A abordagem desses problemas, quando necessária, é feita pela endoscopia que pode ser também terapêutica, quando da realização de epiglotoplastia, esvaziamento de cistos ou sua retirada, e outros.

A partir desse quadro geral, algumas doenças merecem mais discussão, como a epiglotite, pela sua gravidade, e as laringites viral e espasmódica ou estridulosa, pela sua frequência (Quadro II-68).

A epiglotite é causada geralmente pelo *Haemophilus influenzae* tipo b e incide na faixa etária de 2 a 6 anos de idade, podendo porém atingir uma faixa mais ampla (de 1 a 8 anos de idade). Após a vacinação universal anti-hemófilos tipo b, a doença tem atingido crianças de mais idade e adultos. O quadro clínico inicia-se com febre alta, evoluindo rapidamente para toxemia, dor de garganta, disfagia, dificuldade respiratória e tom de voz abafado (e não rouco), bastante característico. Pode ser tentada a visualização da epiglote edemaciada e vermelha, ao exame laringoscópico direto, o qual só deve ser

Quadro II-68 – Diagnóstico diferencial das laringites.

Epiglotite	Laringite	Laringite espasmódica	Laringotraqueobronquite viral
Idade	3 a 8 anos	3 meses a 3 anos	3 meses a 3 anos
História familiar	–	Positiva	Positiva
Pródromos	Coriza ocasional	Ausente	Coriza
Início	4 a 12 horas	Súbito	12 a 48 horas
Febre	Acima de 39°C	Ausente	37 a 38,5°C
Disfagia	Presente	Ausente	Ausente
Toxemia	Grave	Ausente	Normalmente ausente
Radiografia	Epiglote aumentada no perfil	Pouco útil	Pouco útil
Curso	Grave	Sintomas de curta duração e tendência a recidivas	Benigno
Agente etiológico mais frequente	*H. influenzae*	Desconhecido	Parainfluenza vírus

feito em ambiente que permita atendimento de urgência, porque pode ocorrer parada respiratória durante a manipulação. O tratamento é de urgência, hospitalar, devendo-se garantir a permeabilidade das vias aéreas superiores (se necessário com intubação nasotraqueal ou traqueostomia), antibioticoterapia específica e manutenção de condições gerais adequadas. A utilização mais frequente e recente da vacina anti-hemófilos tende a diminuir a incidência dessa doença.

A laringite e a laringotraqueobronquite são quadros clínicos de difícil diferenciação na prática pediátrica. Assim, tem-se a denominação síndrome do crupe para um grupo de doenças causadas por vírus, bactérias ou traumatismos que cursam com estreitamento de laringe e de pontos críticos da árvore respiratória, cuja manifestação clínica mais importante é o estridor e a tosse rouca. A maioria dos casos de crupe ocorre em crianças entre 6 meses e 3 anos de idade e predominam os quadros virais causados pelos vírus da parainfluenza e da influenza, vírus sincicial respiratório e adenovírus. Classicamente, um quadro de infecção de via aérea superior antecede a obstrução laríngea, cursa com desconforto respiratório variável, geralmente piora com o choro e à noite e melhora em 7 a 15 dias. Apenas 2 a 6% dos casos necessitam de internação, que depende da gravidade da insuficiência respiratória e da resposta à terapêutica. Portanto, a maioria das crianças com crupe viral apresenta quadros obstrutivos leves e pode ser tratada em casa com cuidados gerais; porém, o quadro pode ser mais grave naqueles pacientes que já apresentam lesões obstrutivas nas vias aéreas. Como a doença é causada por diferentes agentes infecciosos, uma criança normal pode ter mais de um episódio em diferentes épocas do ano.

Nos escolares, adolescentes e adultos, o diagnóstico de laringite pode ser mais fácil, pois geralmente predo-

mina a rouquidão, e outros sinais e sintomas são menos frequentes; o quadro geralmente dura uma semana.

Nos casos mais graves, há necessidade de hospitalização e deve-se pensar no diagnóstico diferencial com epiglotite, traqueíte bacteriana, difteria, corpo estranho, edema angioneurótico, malformações e outros. É necessário avaliar mais detalhadamente aqueles casos nos quais a sintomatologia, além de grave, evolui com melhora lenta ou quando ocorrem na ausência de infecção.

A traqueíte bacteriana é mais frequente nas crianças com menos de 3 anos de idade e geralmente um episódio de infecção de via aérea superior antecede a obstrução grave. A criança apresenta-se toxemiada, agitada, febril e com estridor e tosse metálica. A obstrução ocorre por edema subglótico e secreção traqueal purulenta associada geralmente ao *S. aureus*. Trata-se de uma condição grave que necessita de internação.

A laringite espasmódica ou estridulosa é um diagnóstico diferencial importante com quadros virais. Acomete com mais frequência os meninos e nas crianças com predisposição atópica e/ou familiar, incide na faixa de 3 meses a 3 anos de idade, sendo que sua etiologia ainda é desconhecida. Geralmente, a criança está bem, não ocorre sintomatologia prodrômica, o início é súbito, frequentemente noturno, de estridor, tosse metálica, insuficiência respiratória e agitação. A duração é de minutos, e a resolução, espontânea. O exame da orofaringe é normal e é comum a recorrência nas duas a três noites seguintes. Tanto a laringite espasmódica quanto a viral podem apresentar-se de forma recorrente, mantendo as mesmas características clínicas. Alguns autores aceitam que a laringite espasmódica seja uma manifestação alérgica e algumas dessas crianças evoluem com doenças de hiper-reatividade de vias aéreas (podendo ser essa a primeira manifestação clínica).

No diagnóstico das laringites, a radiografia lateral do pescoço pode auxiliar na visualização da laringe, porém é pouco útil e não deve ser realizada nas situações de maior gravidade, como na epiglotite. Nos casos com evolução atípica, quando o diagnóstico clínico deixa dúvidas ou quando há maior gravidade, deve-se realizar a endoscopia, sob condições adequadas, e tentar-se o diagnóstico microbiológico e/ou sorológico.

Para tratar a laringite/laringotraqueobronquite aguda, recomenda-se fluidificação de secreções pela hidratação oral, uso de vaporização úmida (conduta questionável quanto a sua eficácia, mas bastante utilizada na prática) e, nos casos moderados ou graves, oxigenação (saturação periférica de oxigênio menor que 92%), nebulização com epinefrina e corticosteroides, por via oral ou inalatória. O efeito benéfico do uso de corticosteroides nesses casos, diminuindo o edema da mucosa laríngea por sua ação anti-inflamatória, já está confirmado em vários estudos. A indicação da terapêutica depende da gravidade dos sintomas.

Os casos leves, com estridor (quando a criança está agitada ou em repouso), porém sem sinais de insuficiência respiratória, podem ser tratados em casa, orientando-se vaporização com névoa úmida e, quando necessário, dexametasona por via oral, 0,15mg/kg, ou prednisona, 1mg/kg, em dose única, sendo possível repetir a dose.

Os casos moderados que evoluem com estridor em repouso e presença de retração intercostal/subcostal podem ser tratados com nebulização de epinefrina (adrenalina racêmica ou l-adrenalina, 5ml de solução 1:1.000, diluída em soro fisiológico) e/ou dexametasona, 0,3-0,6mg/kg, em dose única (por via oral, intramuscular ou intravenosa) ou 2mg de budesonida inalatória. A associação de budesonida inalatória com dexametasona parece não melhorar a evolução clínica e dose única de prednisona 1mg/kg pode ser usada. Essas crianças devem permanecer em observação na unidade de atendimento por 3 a 4 horas e, conforme a evolução, podem ser encaminhadas para casa ou para internação hospitalar. Diante da suspeita clínica de laringite grave, com sinais de insuficiência respiratória e alterações do nível de consciência e/ou de epiglotite, os pacientes devem ser hospitalizados com urgência.

Outros critérios de hospitalização incluem: sinais de toxicidade, dificuldade de ingestão, que pode levar à desidratação, idade inferior a 6 meses, dificuldade de acesso da família ao hospital, em função da distância, ou mesmo em situações de ausência de um adulto responsável pelo cuidado da criança.

ADENOTONSILECTOMIA

Esse procedimento cirúrgico ainda é frequente na cirurgia como um todo e, particularmente, nas crianças. Na literatura, a proporção de crianças submetidas a essa forma de tratamento é bastante variável, os valores giram em torno de 15 a 30%, o que já é bem menos do que ocorria há 20 ou 30 anos.

Existe tendência decrescente para a indicação dessa cirurgia que se sustenta em torno de três tipos de argumentos:

1. a valorização desses tecidos linfoides (as adenoides e as tonsilas) para os mecanismos de defesa locais e sistêmicos;
2. as dúvidas quanto à existência de uma relação de causalidade entre a doença (as infecções repetidas) e a terapêutica proposta;
3. o risco cirúrgico, maior na tonsilectomia do que na adenoidectomia, não é desprezível, pela necessidade de anestesia geral e, principalmente, pela possibilidade de sangramento importante (que pode ocorrer até no 18º dia de pós-operatório).

Atualmente, procura-se fazer as indicações cirúrgicas de modo mais preciso e cuidadoso, o que acaba por torná-las menos frequentes. Na possibilidade de indicação de adeno e/ou tonsilectomia, o pediatra e o otorrinolaringologista devem atuar juntos, pesando alguns fatores importantes, tais como:

– a hipertrofia fisiológica do anel linfático de Waldeyer, que inclui as tonsilas e as adenoides, ocorre até os 4 e 6 anos (podendo prolongar-se por mais tempo em algumas crianças), com posterior involução do tecido;
– a hipertrofia de adenoides visível à radiografia de cavo pode não ser a causa da obstrução de via aérea superior, sendo necessária a correlação com dados clínicos para que se possa planejar a indicação cirúrgica. O mesmo raciocínio deve ser feito com relação à nasofibroscopia ou aos achados tomográficos, pois não é infrequente a associação entre hipertrofia de tecido adenoidiano e rinite alérgica e/ou desvios septais como causas de obstrução nasal, principalmente nos pré-escolares e escolares;
– o papel desses órgãos linfoides na defesa local e sistêmica. Acredita-se que a retirada das tonsilas se acompanha de queda do nível de anticorpos locais e séricos, o que pode representar uma situação de risco para quem tem baixos níveis séricos de imunoglobulinas no pré-operatório;
– a possibilidade de piora, como tem sido observada na prática clínica, dos fenômenos alérgicos após a retirada das tonsilas;
– a possibilidade de reaparecimento do tecido adenoidiano quando a cirurgia é realizada em crianças de menor idade, especialmente abaixo dos 4 anos;
– a necessidade de se afastar a existência de condições que contraindicam a cirurgia: a existência de um processo agudo (a não ser abscesso peritonsilítico), com-

provação ou possibilidade clínica de doença sistêmica grave, distúrbios hematológicos (anemias e distúrbios de coagulação), imunodeficiência e insuficiência velo-palatina (fenda palatina submucosa ou oculta).

A indicação de adenoidectomia ou tonsilectomia deve ser feita de forma distinta e a remoção de um teci-do pode ser feita isoladamente, sem a necessidade de retirada de ambos.

Atualmente, estão firmadas na literatura as seguintes indicações para adeno e/ou tonsilectomia:

– obstrução importante, por aumento das adenoides e/ou tonsilas, acompanhadas de hipoventilação pulmonar;
– interferência na deglutição;
– obstrução nasal grave com desconforto respiratório, sem outras causas tratáveis associadas;
– abscesso peritonsilítico (sendo essa a única indicação que pode ocorrer na fase aguda da doença);
– aumento unilateral das tonsilas (pela possibilidade de essa ser a forma de apresentação de linfomas).

As outras indicações cirúrgicas são controversas, principalmente aquelas relacionadas aos processos infecciosos de repetição na própria tonsila e/ou adenoide, ou para auxiliar na resolução das otites de repetição.

BIBLIOGRAFIA

Aspectos gerais – 1. American Academy of Pediatrics. Red Book: 2006. Report of the Committee on Infectious Diseases. Elk Grove Village: American Academy of Pediatrics; 2006. • 2. Dowell SF, Marcy M, Phillips WR, Gerber MA, Schwartz B. Principles of judicious use of antimicrobial agents for pediatric upper respiratory tract infection. Pediatrics 1998;101:163. • 3. Jacobs MJ. Worldwide trendes in antimicrobial resistance among common respiratory tract pathogens in children. Pediatr Infect Dis J 2003;22:S109. • 4. Karevold G, Kvestad E, Nafstad P, Kvaerner KJ. Respiratory infections in schoolchildren: co-morbidity and risk factors. Arch Dis Child 2006;91:391. • 5. Klein JO, McCracken GH. Management of pediatric infectious diseases in an era of increased antibiotic resistance and conjugate vaccines. Pediatr Infect Dis J 2002;21:584. • 6. Kobinger MEBA, Bresolin AMB, Novaes HMD. Afecções de vias aéreas superiores. In: Sucupira ACSL, Bricks LF, Kobinger MI, Saito MI, Zuccolotto SMC. Pediatria em consultório. 4ª ed., São Paulo: Sarvier; 2000.p.267. • 7. Pichichero ME. Short course antibiotic therapy for respiratory infections: a review of the evidence. Pediatr Infect Dis J 2000;19:929.

Rinossinusite – 1. American Academy of Pediatrics. Clinical practice guideline: management of sinusitis. Pediatrics 2001;108:798. • 2. Berçin AS, Ural A, Kutluhan A, Yurtta V. Relationship between sinusitis and adenoide size in pediatric age group. Ann Otol Rhinol Laryngol 2007;116:550. • 3. Jacobs MR, Johnson CE. Macrolide resistence: an increasing concern for treatment failure in children. Pediatr Infect Dis J 2003;22:S131. • 4. Meltzer EO, Hamilos DL, Hadley JA, Lanza DC, Marple BF, Nicklas RA, et al. Rhinosinusitis: developing guidance for clinical trials. J Allergy Clin Immunol 2005;116:S17. • 5. Rosenfeld RM, Singer M, Jones S. Systematic review of antimicrobial therapy in patients with acute rhinosi-

nusitis. Otolaryng Head Neck 2007;137:S32. • 6. Sabharwal V, Marchant C. Fluroquinolone use in children. Pediatr Infect Dis J 2006;25:257.

Rinite alérgica – 1. Antonicelli L, Minucci C, Voltolini S, Senna GE, Di Blasi P, Visonà G, et al. Relationship between ARIA classification and drug treatment in allergic rhinitis and asthma. Allergy 2007;62:1064. • 2. Bousquet J, et al. Allergic rhinitis management. Allergy 2008;63:990. • 3. Bousquet J, et al. Allergic rhinitis and its impact on asthma (ARIA) 2008 update in collaboration with the World Health Organization, GA2LEN and Allerg Gen Allergy 2008;63(Suppl 86):S8. • 4. Ho CY, Tang CT. Comparison of anti-leukotrienes and antihistamines in the treatment of allergic rhinitis. Am J Rhinol 2007;21:439. • 5. Lehman JM, Blaiss MS. Selecting the optimal oral antihistamine for patients with allergic rhinitis. Drugs 2006;66:2309. • 6. Smits WL, Giese JK, Letz KL, Inglefield JT, Schile AR. Safety of rush immunotherapy using a modified schedule: a cumulative experience of 893 patients receiving multiple aeroallergens. Allergy Asthma Proc 2007;28:305.

Otite – 1. American Academy of Pediatrics and American Academy of Family Physicians. Diagnosis and management of acute otitis media. Pediatrics 2004;113:1451. • 2. American Academy of Pediatrics and American Academy of Family Physicians. Otitis media with effusion. Pediatrics 2004;113:1412. • 3. Arrieta A, Singh J. Management of recurrent and persistent acute otitis media: new options with familiar antibiotics. Pediatr Infect Dis J 2004;23:S115. • 4. Dohar EJ. Evolution of managing approaches for otitis externa. Pediatr Infect Dis J 2003;22:299. • 5. Gregg RB, Wiorek LS, Arvedson JC. Pediatric audiology: a review. Pediatr Rev 2004;25:224. • 6. Mandel EM, Casselbrant ML. Recent developments in the treatment of otitis media with effusion. Drugs 2006;66:1565. • 7. McCormick DP, Chonmaitree T, Pittman C, Saeed K, Friedman NR, Uchida T, et al. Nonsevere acute otitis media: a clinical trial comparing outcomes of watchful waiting versus immediate antibiotic treatment. Pediatrics 2005;115:1455. • 8. McCormick DP, Lim-Melia E, Saeed K, Baldwin CD, Chonmaitree T. Otitis media: can clinical findings predict bacterial or viral etiology? Pediatr Infect Dis J 2000;19:256. • 9. Paradise JL, Feldman HM, Campbell TF, Dollaghan CA, Rockette HE, Pitcairn DL, et al. Tympanostomy tubes and developmental outcomes at 9 to 11 years of age. N Engl J Med 2007;356:248. • 10. Spiro DM, Arnold DH. The concept and practice of wait-and-see approach to acute otitis media. Curr Opin Pediatr 2008;20:72. • 11. Straetemans M, Sanders EA, Veenhoven RH, Schilder AG, Damoiseaux RA, Zielhuis GA. Review of randomized controlled trials on pneumococcal vaccination for prevention of otitis media. Pediatr Infect Dis J 2003;22:515.

Faringotonsilite – 1. Bisno AL, Gerber MA, Gawltney Jr JM, Kaplan EL, Schwartz H. Practice guidelines for the diagnosis and management of group A streptococcal pharyngitis. Clin Infect Dis 2002;35:113. • 2. Canada JM, Cubillo Serna A, Gómez-Escalonilla Cruz N, Garzón de la Iglesia J, Benito Ortiz L, Reyes Fernández MN. Es posible el diagnóstico clínico de la faringoamigdalitis estreptocócica? Aten Primaria 2007;39:361. • 3. Casey JN, Pichichero ME. Symptomatic relapse of group A beta-hemolytic streptococcal tonsillopharyngitis in children. Clin Pediatr 2007;46:307. • 4. Cohen R. Defining the optimum treatment regimen for azytromicin in acute tonsillopharyngitis. Pediatr Infect Dis J 2004;23: S129. • 5. Gerber MA. Diagnosis and treatment of pharyngitis in children. Pediatr Clin North Am 2005;52:729. • 6. Gieseker KE, Roe MH, MacKenzie T, Todd JK. Evaluating the American Academy of Pediatrics diagnostic standard for Streptococcus pyogenes pharyngitis: backup culture versus repeat rapid antigen testing. Pediatrics 2003;111:666. • 7. Rimoin AW, Hamza HS, Vince A,

Kumar R, Walker CF, Chitale RA, et al. Evaluation of the WHO clinical decision rule for streptococcal pharyngitis. Arch Dis Child 2005;90:1066.

Laringite – 1. Bjorrnson CL, Jonhson DW. Croup – treatment updated. Pediatr Emerg Care 2005;21:863. • 2. Cherry JD. Croup. N Engl J Med 2008;358:384. • 3. Cocozza AM, Ferrari GF. Laringite, laringotraqueobronquite e epiglotite. In: Rozov T, ed. Doenças pulmonares em pediatria. Rio de Janeiro: Atheneu; 2008.p.180. • 4. Hopkins A, Lahiri T, Salerno R, Heath B. Changing epidemiology of life-threatening upper airway infections: the reemergence of bacterial tracheitis. Pediatrics 2006;118:1418. • 5. Rittichier KK. The role of corticosteroids in the treatment of croup. Treat Respir Med 2004;3:139.

35 TOSSE CRÔNICA

ANA MARIA COCOZZA
MARIA ELISABETH B. A. KOBINGER

A queixa de tosse é muito comum nas consultas pediátricas e, em aproximadamente 10% delas, sua persistência é o principal motivo da procura ao médico. A tosse crônica é mais frequente nas crianças que vivem em áreas urbanas, que frequentam escolas e/ou que convivem com outras crianças no domicílio e sua prevalência tende a declinar na pré-adolescência. Em áreas urbanas, onde uma criança normal pode ter até 8 a 12 episódios de infecções respiratórias por ano, e como a tosse faz parte do quadro clínico da maioria desses processos, é esperado que essa queixa seja muito frequente no atendimento ambulatorial. Estudo realizado em crianças saudáveis de 8 a 12 anos de idade, sem história pessoal ou familiar de asma mostrou que elas tossem em média 11 vezes ao dia (variando de 1 a 34 vezes) e que cerca de 12% delas tem de um a sete acessos prolongados por dia, mas durante o sono a tosse é infrequente. Portanto, a tosse, dentro de certas características, pode ser considerada um evento normal e esperado.

Para a abordagem da queixa, geralmente se classifica a tosse como aguda e crônica. As II Diretrizes Brasileiras no Manejo da Tosse Crônica (2006) definem tosse crônica como aquela que se manifesta por um período superior a oito semanas e como tosse aguda a que ocorre durante um período inferior a três semanas, independente da idade do paciente. Acrescentam o conceito de tosse subaguda como a que cursa com duração superior a três e inferior a oito semanas. Enfatizam que a causa mais comum da tosse subaguda é a tosse pós-infecciosa, ou seja, a que se segue a uma infecção respiratória, sem que outras causas sejam identificadas. Ressaltam ainda que, afastada a etiologia pós-infecciosa, a abordagem da tosse subaguda é a mesma da tosse crônica.

Por outro lado, o *American College of Chest Physicians* utiliza tal classificação apenas para adultos e conceitua tosse crônica em crianças, isto é em menores de 15 anos de idade, como a tosse diária com duração superior a quatro semanas. Esclarece que o seu tempo de duração para essa classificação foi baseado na evolução das infecções das vias aéreas superiores na infância. Enfatiza que as crianças devem ter abordagem diferenciada por apresentarem comportamento diferente dos adultos em relação à frequência das etiologias e à resposta às medicações. Sendo assim, parece não existir uniformidade na definição de tosse crônica.

É unânime, no entanto, que a tosse que ocorre durante um período inferior a quatro semanas está frequentemente relacionada às infecções respiratórias agudas e sistêmicas da infância e que, na maioria das vezes, seja benigna e autolimitada. Também é comum que nos primeiros anos de vida ocorram vários episódios agudos sequenciais, com características clínicas diferentes, geralmente com curtos intervalos de melhora, simulando quadros subagudos ou crônicos. Portanto, sugere-se que a partir da terceira ou quarta semana de persistência da tosse a evolução do quadro seja monitorizada.

MECANISMOS

A função da tosse é principalmente de proteção da árvore brônquica, impedindo a entrada de substâncias nocivas e de corpos estranhos e auxiliando a expelir e remover as secreções e os detritos nela acumulados. Os receptores que desencadeiam o reflexo da tosse estão situados principalmente na entrada das vias aéreas, concentrados nas de maior calibre, laringe, carina e bifurcação dos brônquios de médio calibre, no qual é maior a possibilidade de impactação de corpos estranhos. Há, também, receptores localizados no nariz, nos seios paranasais, na faringe, no conduto auditivo externo, na membrana timpânica, no pericárdio, na pleura, no diafragma, no estômago e no esôfago. Portanto, a tosse pode ser desencadeada a partir de agressões em outros locais fora das vias aéreas, o que pode dificultar o entendimento do problema. Os receptores da tosse respondem principalmente a estímulos térmicos (ar frio), químicos (nicotina, soluções hipertônicas, dióxido de enxofre), irritativos (fumaça, pó), mecânicos (corpo estranho, secreção, deformação das vias aéreas) e inflamatórios (mediadores). As vias aéreas mais proximais (laringe e traqueia) são extremamente sensíveis à estimulação mecânica, e as mais distais, principalmente a estímulos químicos. O reflexo da tosse inicia-se pela estimulação desses receptores.

Evidências sugerem que os receptores da tosse podem ser estimulados por fenômenos de broncoconstrição localizada. Assim, os reflexos da tosse e da broncoconstrição estão relacionados, podendo potencializar-se, porém cada um pode ser desencadeado e inibido independentemente. O que se constata na prática clínica é a associação desses processos, sendo frequente a queixa de tosse acompanhar-se de ausculta pulmonar de sibilância. Em algumas situações, as causas de tosse e de broncoconstrição são comuns (ver capítulo Criança com "chiado no peito").

Embora sejam consideradas causas comuns de tosse crônica na infância, doença do refluxo gastroesofágico (DRGE) e síndrome da tosse das vias aéreas superiores (anteriormente atribuída ao gotejamento retrofaríngeo), os mecanismos fisiopatológicos envolvidos são ainda pouco conhecidos. Embora os estudos em adultos demonstrem importante correlação entre tosse, doenças das vias aéreas superiores, asma e DRGE, tais inter-relações ainda são pouco estudadas em crianças, especialmente porque são problemas frequentes nas crianças de baixa idade e às vezes processos transitórios. Na DRGE, a tosse pode ser desencadeada não somente pela aspiração de conteúdo gástrico, mas também pelo reflexo esofagobrônquico, via nervo vago. Nas doenças nasais, além do mecanismo de estimulação local pela presença de muco, é possível que a tosse ocorra devido ao envolvimento conjunto das vias aéreas inferiores, por meio da ação de mediadores inflamatórios (doença das vias aéreas únicas).

Os impulsos aferentes do arco reflexo da tosse são transmitidos através de ramos do nervo vago a um centro integrador, localizado difusamente na medula, que coordena a atividade dos músculos respiratórios. A tosse pode, também, ser iniciada, alterada ou suprimida voluntariamente, sugerindo a existência de um centro superior no sistema nervoso central. Os impulsos eferentes, via nervos vago, frênico e outros nervos motores espinais, estimulam a laringe, a árvore traqueobrônquica, o diafragma e os músculos intercostais, abdominais e perineais, desencadeando a tosse.

A tosse, propriamente dita, inicia-se com uma inspiração rápida e profunda, com enchimento dos pulmões. A seguir, a glote fecha-se e há contração dos músculos expiratórios, produzindo-se altas pressões nas regiões subglótica, pleural e abdominal. Há, também, elevação das pressões circulatória, cerebral, liquórica e intraocular. A fase final, expiratória, inicia-se com a abertura da glote, o que permite a passagem, na árvore traqueobrônquica, de um fluxo rápido de ar que remove a secreção impactada.

Algumas situações impedem que a tosse seja eficiente na sua função de limpeza das vias aéreas, acarretando seu prolongamento ou recorrência, principalmente nas crianças de baixa idade. Isso acontece também quando há anomalias neuromusculares ou esqueléticas, deformidades nas vias aéreas ou na caixa torácica, dor, fraqueza muscular e alterações das propriedades reológicas do muco. Por outro lado, a própria tosse pode causar irritação das vias aéreas superiores, criando um círculo vicioso que prolonga o sintoma por longos períodos.

Muitas vezes, a tosse decorre de um somatório de fatores, que atuam concomitantemente, sem que se possa evidenciar uma situação patológica específica que justifique sua persistência. Porém, ao se tornar incômodo para a criança e seus familiares, acarretando interrupção do sono, vômitos e interferindo nas atividades habituais da vida, esse mecanismo de proteção normal, que é a tosse, passa a ser considerado doença.

Complicações da tosse podem ser petéquias em face, epistaxes, hemorragia conjuntival e, nos quadros mais graves, exaustão, fratura de costela, ruptura dos músculos retos abdominais, pneumotórax, pneumomediastino, perda de consciência e bradicardia.

ETIOLOGIA

A tosse é um sinal comum a diversas doenças da infância, ocorrendo frequentemente sobreposição de problemas e agravos, como, por exemplo, os processos infecciosos c/ou doenças com hiper-responsividade brônquica (asma, fibrose cística) complicadas por condições ambientais desfavoráveis ou por incoordenação da deglutição ou refluxo gastroesofágico (RGE).

Excetuando-se o período neonatal, as principais causas de tosse crônica são as infecções das vias aéreas superiores e inferiores, doenças com hiper-responsividade da via aérea (rinite alérgica, asma) e outras listadas no quadro II-69.

Quadro II-69 – Causas de tosse crônica.

Mais comuns
Doenças infecciosas
Hiper-responsividade das vias aéreas (asma, rinite alérgica)
Rinossinusopatias

Comuns
Tosse irritativa
Tosse aspirativa
Tosse psicogênica

Menos comuns
Aspiração de corpo estranho
Anomalias congênitas
Alteração da drenagem de secreções (fibrose cística, discinesia ciliar, bronquiectasia)
Imunodeficiência
Drogas

Fonte: Kamei, 1991 (modificado).

PROCESSOS INFECCIOSOS DAS VIAS AÉREAS

Os processos infecciosos podem causar tosse crônica por diferentes mecanismos: características próprias do agente causal, intensidade de lesão da mucosa respiratória, caráter recorrente dos processos agudos, infecções bacterianas secundárias e desencadeamento da hiper-responsividade da via aérea. De modo geral, a etiologia viral predomina sobre a bacteriana, causando a maioria dos processos. Alguns agentes etiológicos são classicamente descritos como causadores de tosse crônica. Os adenovírus, *Bordetella pertussis* e *parapertussis* e outros causam a síndrome da coqueluche, em que a tosse pode persistir meses ("tosse comprida"). A referência da vacinação para coqueluche não invalida a hipótese porque a proteção vacinal é parcial e não persistente. Estudos realizados nos Estados Unidos encontraram incidência de 20% de infecção por *Bordetella pertussis* em adultos com tosse persistente; e na Inglaterra, 37,2% de escolares com tosse por mais de 14 dias apresentaram evidência sorológica de infecção recente por esse agente e 85,9% desses foram corretamente vacinados.

Outras síndromes clínicas causadas por agentes infecciosos também cursam com tosse prolongada como sintoma importante, especialmente nas crianças de baixa idade: síndrome da pneumonia afebril do lactente (*Chlamydophila trachomatis, Ureaplasma urealiticum*, citomegalovírus, *Pneumocystis jiroveci*, antigo *Pneumocystis carinii*) e síndrome da bronquiolite (vírus sincicial respiratório, metapneumovírus humano, adenovírus, parainfluenza, influenza, rinovírus e *Mycoplasma pneumoniae*). Nos escolares e adolescentes, as infecções pelo *Mycoplasma pneumoniae* e *Chlamydophila pneumoniae* causam quadro respiratório de curso prolongado, no qual a tosse persistente é um achado importante.

A infecção pelo *Mycobacterium tuberculosis* desencadeia tosse prolongada devido ao comprometimento lento e progressivo do parênquima pulmonar, bem como através da compressão extrínseca das vias aéreas por adenomegalia.

Mesmo as infecções respiratórias consideradas banais, como, por exemplo, aquelas causadas pelos rinovírus, podem cursar com tosse recorrente ou persistente, dependendo da reação do hospedeiro, gravidade das lesões na mucosa respiratória, superposição de infecção bacteriana e do desencadeamento de hiper-responsividade das vias aéreas. Alguns pacientes experimentam tantas infecções respiratórias que, com um intervalo muito curto entre um surto agudo e outro, clinicamente parecem ter tosse crônica. Além disso, no curso de infecção aguda de vias aéreas superiores, apesar de a sintomatologia em metade dos casos desaparecer em 10 dias, cerca de 10% dos pacientes apresentam tosse por mais de 25 dias.

A rinossinusite bacteriana, complicação frequente das infecções virais e dos processos alérgicos das vias aéreas superiores, pode ser oligossintomática na criança, sem as queixas habituais de cefaleia localizada, rinorreia purulenta e obstrução nasal crônica, apresentando-se somente com tosse crônica noturna. Nos pacientes alérgicos, com asma e rinite, a rinossinusite é um fator agravante importante que pode dificultar o controle da doença e manter a sintomatologia.

ASMA E RINITE

As doenças que se manifestam com hiper-responsividade brônquica, como asma, fibrose cística, displasia broncopulmonar e outras, podem apresentar-se clinicamente com crises de "chiado no peito" ou apenas com tosse. Acredita-se que cerca de 4% das crianças portadoras de asma nunca apresentarão sibilância, sendo a tosse crônica a única expressão clínica, e esses pacientes podem ter uma doença pulmonar obstrutiva de grau leve ou moderado detectável somente pela realização de provas de função pulmonar.

Vários sintomas respiratórios frequentes nos primeiros anos de vida têm sido considerados relevantes para o diagnóstico de asma em idades mais avançadas, entre eles tosse persistente ou crônica, crises de "chiado no peito" e queixa de "respiração curta". Porém, trabalhos evolutivos não têm encontrado correlação entre a queixa de tosse crônica nos primeiros dois anos de vida e o diagnóstico de asma aos 10 anos. Diferente do que ocorre com a queixa de "respiração curta", que mostra correlação mais significativa com o diagnóstico de asma.

Os processos inflamatórios alérgicos das vias aéreas superiores acompanham-se, entre outros fenômenos, de estase de secreção nasal e de drenagem retrofaríngea de secreção. Acredita-se que essa seja a principal causa de tosse crônica, nos adultos, devendo ser também uma etiologia frequente nas crianças. A própria respiração bucal secundária à obstrução das vias aéreas superiores, inflamatória (alérgica ou infecciosa) e/ou mecânica (como hipertrofia de adenoides) leva ao ressecamento das secreções mucosas, podendo causar tosse e/ou rouquidão crônica. Tanto nos processos infecciosos quanto nas doenças que cursam com hiperresponsividade brônquica e naquelas com componente alérgico, a poluição ambiental contribui para o desencadeamento e a manutenção da tosse, incluindo fumaça do cigarro, poeira e substâncias químicas irritantes (ver capítulos Afecções de vias aéreas superiores e Asma).

PROCESSOS ASPIRATIVOS

São várias as manifestações respiratórias que cursam com tosse, consequentes aos distúrbios da deglutição: laringite, traqueíte, bronquite, broncoespasmo, pneumonite, pneumonias de repetição e fibrose pulmonar. A sucção débil dos prematuros, a mastigação alterada e a incoordenação da fase faríngea da deglutição, frequente nos portadores de doenças neuromusculares, facilitam os processos aspirativos e a tosse ocorre para a proteção da via aérea.

A presença de refluxo gastroesofágico, associado ou não à aspiração, é causa de tosse crônica e sibilância, principalmente em lactentes, podendo ocorrer em qualquer faixa etária, inclusive nos adultos. Deve ser lembrado que a ausência de regurgitações ou vômitos não afasta a suspeita de DRGE e a persistência da tosse pode ser a manifestação clínica predominante da doença (refluxo oculto).

A utilização da mamadeira durante o sono vem sendo responsabilizada por quadro de tosse crônica em lactentes normais. Suspeita-se que essa prática facilita a aspiração porque os mecanismos de defesa da via aérea, inclusive a tosse, estejam deprimidos durante o sono.

A aspiração de corpo estranho é frequente no pré--escolar e não pode ser excluída como causa de tosse nos lactentes. Muitas vezes, falta a história típica de engasgo e sufocação seguida de um período de latência variável de horas a meses, para novamente reaparecer a tosse, quer pela mobilização do corpo estranho dentro da árvore traqueobrônquica, quer pelo acúmulo de secreção. A presença de corpo estranho impactado no esôfago pode desencadear tosse, pelo estímulo dos receptores.

OUTRAS ETIOLOGIAS

A fibrose cística pode ter como sintomatologia inicial o íleo meconial e evoluir com baixo ganho ponderal, sintomas bronquíticos, diarreia crônica ou de pneumonias de repetição, mas pode iniciar-se somente com tosse crônica. A realização da dosagem de cloro no suor possibilita o diagnóstico que, se realizado precocemente, interfere no prognóstico da doença.

As cardiopatias que cursam com hiperfluxo pulmonar e com aumento significativo de câmara cardíaca podem causar tosse por congestão pulmonar ou compressão de via aérea.

As parasitoses intestinais com ciclo pulmonar, como a ascaridíase, a estrongiloidíase, a esquistossomose e a ancilostomose, podem produzir tosse por irritação brônquica causada durante a migração larvária. Na toxocaríase, a história de geofagia, contato com cães recém-nascidos, presença de hepatomegalia, leucocitose e eosinofilia sanguínea, geralmente superior a 1.000 eosinófilos/ml, e hipergamaglobulinemia sérica sugerem o diagnóstico que pode ser confirmado por meio de sorologia específica.

Condições menos frequentes, tais como anomalias congênitas das vias aéreas (laringomalacias, anéis vasculares, fístula traqueoesofágica em "H", fenda palatina, fissura laringotraqueoesofágica, paralisia de cordas vocais e enfisema lobar congênito), podem induzir ao aparecimento da tosse por fenômenos aspirativos ou compressivos. Nesses casos, podem ou não ocorrer manifestações clínicas sugestivas dessas doenças, como, por exemplo, o estridor, e a tosse crônica pode ser o sinal mais proeminente. A drenagem de secreções dos cistos broncogênicos, do sequestro pulmonar e da malformação adenomatoide pode causar tosse produtiva mantida nos lactentes.

A discinesia ciliar primária (síndrome dos cílios imóveis) caracteriza-se por infecções do trato respiratório inferior, rinossinusite e otite recorrentes e em cerca de 50% dos casos ocorre *situs inversus*, caracterizando a síndrome de Kartagener.

As bronquiectasias causam tosse crônica, geralmente matutina, produtiva e purulenta e, às vezes, acompanhada de hemoptise. Embora possam ser congênitas, as bronquiectasias são geralmente secundárias aos processos infecciosos (como pneumonia, tuberculose), às síndromes aspirativas (como refluxo gastroesofágico, corpo estranho brônquico) e às doenças que alteram as características e a drenagem do muco (como fibrose cística, discinesia ciliar, broncomalacia ou compressões extrínsecas da árvore traqueobrônquica). Os casos avançados cursam com baqueteamento digital e o diagnóstico pode ser documentado pela tomografia de tórax de alta resolução.

Os pacientes com imunodeficiências apresentam tosse crônica pela maior frequência com que desenvolvem infecções respiratórias, bem como pelo curso prolongado e/ou complicações dessas infecções.

A tosse psicogênica não deve ser considerada diagnóstico de exclusão. Sua principal característica é o desaparecimento durante o sono, não há desconforto respiratório, e acomete, geralmente, escolares ou adolescentes.

O desencadeamento de tosse pela presença de corpo estranho no conduto auditivo externo (por exemplo, rolha de cerume) é causa muito rara de tosse crônica porque menos de 5% da população tem o ramo auricular do nervo vago que possibilitaria essa apresentação clínica.

Alguns medicamentos como agentes betabloqueadores, inibidores da enzima conversora da angiotensina, drogas antineoplásicas, nitrofurantoína e outros podem causar tosse crônica por diferentes mecanismos: broncoconstrição, infiltração pulmonar eosinofílica ou efeito tóxico pulmonar.

Lactentes filhos de mães fumantes (fumantes passivos) podem ter sintomatologia respiratória, mesmo sem nenhuma doença de base, por mecanismo irritativo. Além disso, o hábito de fumar e o uso de drogas ilícitas devem ser investigados como possível causa de tosse crônica nas crianças de mais idade e nos adolescentes.

ABORDAGEM DIAGNÓSTICA

Para a abordagem diagnóstica da tosse crônica, pode-se considerar a idade da criança (Quadro II-70), a presença de sintomatologia sugestiva de doença específica (Quadro II-71) e determinados padrões radiológicos (Quadro II-72).

Relacionando-se a etiologia da tosse com as diferentes faixas etárias notamos que, excluindo o período neonatal, as causas mais comuns em todas as faixas etárias são as infecções (tosse pós-viral e/ou aumento da sensibilidade dos receptores da tosse), a alergia de vias aéreas superiores, a asma e os fatores irritativos como o fumo (passivo ou ativo). Outras doenças, como as malformações, geralmente, manifestam-se nos lactentes jovens, e a tosse psicogênica, nas crianças de mais idade. Apesar da tosse crônica não complicada não ser rara em lactentes com idade inferior a 6 meses, é nesse grupo de crianças que as doenças potencialmente graves como cardiopatias, fibrose cística e síndromes aspirativas costumam manifestar-se. Por outro lado, nos escolares a queixa de tosse crônica geralmente está relacionada a fatores ambientais irritantes, alergia e infecções de vias aéreas superiores. A tuberculose acomete crianças em qualquer faixa etária e deve ser sempre investigada, valorizando-se o contato com adultos com queixa de tosse crônica.

Uma outra forma de abordagem da tosse crônica na prática clínica, orientada pela *American College of Chest Physicians*, é buscar sintomatologia que sugira uma doença específica (Quadro II-71). Denomina-se tosse específica quando ela ocorre acompanhada de sinais e sintomas, denominados indicadores específicos (constantes do Quadro II-72), que sugerem a presença de doença pulmonar ou sistêmica de base e indicam necessidade de investigação diagnóstica, exceto quando o diagnóstico é asma. A efetividade da utilização dessa proposta foi documentada por Asilsoy et al. em estudo realizado aplicando essa abordagem em 108 crianças de 6 a 14 anos de idade portadoras de tosse por mais de quatro semanas e acompanhando-as até a resolução do sintoma. Como causa de tosse encontraram asma/asma-*like* em 25% dos pacientes, bronquite protraída em 23,4%, acometimento de vias aéreas superiores em 20,3% e doença do refluxo gastroesofágico em 4,6% dos casos estudados.

A tosse que cursa com ausência dos indicadores de especificidade (Quadro II-71), isto é, sendo a tosse o único sintoma, é considerada tosse inespecífica. Acredita-se que esteja relacionada a processos virais e/ou a aumento da sensibilidade dos receptores da tosse, geralmente sem gravidade e com resolução espontânea.

Embora também seja possível tentar estabelecer o diagnóstico etiológico dos casos de tosse crônica de acordo com um padrão radiológico (Quadro II-72), é importante considerar que nenhuma dessas estratégias de abordagem abrange todas as possibilidades clínicas. Portanto, toda criança com tosse persistente deverá receber uma abordagem diagnóstica individualizada e se a evolução clínica for desfavorável o diagnóstico inicial deve ser reavaliado.

Quadro II-70 – Causas de tosse crônica de acordo com a faixa etária.

Lactente	Escolar e adolescente
Malformação congênita (laringotraqueomalacia, anel vascular, fístula traqueoesofágica)	Asma
Fibrose cística	Gotejamento pós-nasal
Aspiração (por distúrbio de deglutição ou por refluxo gastroesofágico)	Tosse psicogênica
Infecção (viral, clamídia, pertussis, raramente tuberculose)	Fumo (passivo ou ativo)
Asma	Infecção (viral, micoplasma, pertussis, tuberculose, fúngica)
Irritantes ambientais (fumante passivo, poluição)	Tumor ou outra lesão localizada
Corpo estranho (raro nessa faixa etária)	Imunodeficiências
Pré-escolar	Bronquiectasias
Gotejamento pós-nasal (rinite alérgica, rinossinusite, adenoidite)	Fibrose cística
Corpo estranho	
Asma	
Fibrose cística	
Imunodeficiências (humoral e celular)	
Bronquiectasia (pós-infecção, cílio imóvel, secundária à doença localizada)	
Hemossiderose pulmonar	

Quadro II-71 – Indicadores da presença de tosse específica.

Indicadores	Exemplos de etiologia
Alteração à ausculta pulmonar	Sibilos (obstrução intratorácica da via aérea, asma, traqueomalacia), crepitação (secreção, sequestro, tuberculose) ou doença parenquimatosa (doença intersticial), aspiração de corpo estranho
Alteração à semiologia cardíaca	Insuficiência cardíaca, anormalidade das vias aéreas associada, compressão brônquica
Dor torácica	Arritmias, asma, acometimento pleural
Dispneia/taquipneia	Doença de vias aéreas ou parenquimatosa como hemossiderose, bronquiolite obliterante, displasia broncopulmonar
Deformidade do tórax	Doença de vias aéreas ou parenquimatosa
Baqueteamento digital	Doença pulmonar supurativa como bronquiectasias, fibrose cística
Tosse úmida diária	Doença pulmonar supurativa como bronquiectasia, discinesia ciliar
Dispneia ao exercício	Doença de vias aéreas ou parenquimatosa, insuficiência cardíaca
Deficiência pondoestatural	Doença sistêmica grave associada à doença pulmonar (fibrose cística, pneumopatia da Aids)
Dificuldades na alimentação	Doença sistêmica grave, incluindo doença pulmonar, aspiração (incoordenação da deglutição, fístula traqueoesofágicas, fendas laríngeas, doenças neuromusculares, compressão esofágica por vaso anômalo)
Hemoptise	Doenças pulmonares supurativas com bronquiectasia, anomalias vasculares, hemossiderose pulmonar
Cianose/hipóxia	Doenças de vias aéreas ou parenquimatosas como pneumonias intersticiais, bronquiolite obliterante, fibrose cística
Imunodeficiência	Doenças pulmonares supurativas ou infecções atípicas
Anormalidade neuromotora	Doença pulmonar aspirativa com incoordenação de deglutição, refluxo gastroesofágico
Pneumonia recorrente	Imunodeficiência, doença pulmonar supurativa, infecções atípicas, anomalias pulmonares congênitas, fístula traqueoesofágica em "H"
Início no período neonatal	Malformações das vias respiratórias, digestória e cardiovascular como fístulas traqueoesofágicas em "H", fissura laríngea

Fonte: II Diretrizes Brasileiras no Manejo da Tosse Crônica.

AVALIAÇÃO DO PACIENTE

A avaliação clínica do paciente com tosse crônica pode seguir um esquema semelhante ao proposto para as crianças com "chiado no peito", com ênfase na pesquisa dos sinais e dos sintomas das doenças que mais frequentemente têm esse curso clínico.

A avaliação inicial visa detectar as hipóteses mais frequentes e excluir a possibilidade de doenças cujo diagnóstico precoce e instituição de terapêutica específica alteram o prognóstico, como, por exemplo, aspiração de corpo estranho, fibrose cística e tuberculose. Isso implica a avaliação sistemática da presença ou aparecimento de sinais e sintomas, denominados de indicadores

Quadro II-72 – Causas de tosse crônica e "chiado no peito" conforme o padrão radiológico.

Normal	Hiperinsuflação localizada
Asma	Corpo estranho na luz brônquica
Bronquiolite	Broncomalacia isolada
Doenças de laringe	Enfisema lobar congênito
Anomalias de vias aéreas (maioria)	Compressão extrínseca
Anéis vasculares (maioria)	**Atelectasias ou infiltrados pulmonares localizados**
Aspiração de corpo estranho (algumas)	Tuberculose
Hiperinsuflação generalizada associada ou não a atelectasia e/ou infiltrados pulmonares	Corpo estranho
Asma	Fibrose cística
Bronquiolite	Sequestro pulmonar
Síndromes aspirativas	Asma
Doenças obstrutivas crônicas	**Compressão da traqueia**
Bronquiolite obliterante	Anel vascular
Alergia ao leite de vaca	Adenopatia tuberculosa
	Pulmão pequeno e hiperlucente unilateral
	Bronquiolite obliterante

Fonte: Barnes, 1997 (modificado).

específicos, listados no Quadro II-71, que sugerem a presença de doença pulmonar ou sistêmica e indicam necessidade de investigação diagnóstica, exceto quando o diagnóstico é asma.

A anamnese detalhada e o tempo de duração da tosse são pontos críticos na diferenciação entre tosse persistente e episódios recorrentes de tosse. Pesquisam-se idade de início, características da tosse, exposição a alérgenos, irritantes e/ou agentes infecciosos (principalmente tuberculose), história alimentar e se ocorrem sintomas associados, resposta à medicação utilizada, relato de alergia, calendário de imunizações e motivos da hospitalização. São valiosas as referências de doenças respiratórias familiares de caráter alérgico, hereditário e infeccioso. Deve-se inquerir sobre o uso de drogas como betabloqueadores e agentes inibidores da enzima conversora da angiotensina.

Com frequência, as características da tosse não são adequadamente relatadas pelos pais do paciente; assim, quando não for possível presenciá-la espontaneamente, pode-se pedir à criança para tossir durante a consulta ou estimular a tosse durante o exame físico. As características da tosse são tradicionalmente relacionadas a etiologias e fatores desencadeantes, podendo auxiliar em algumas situações. Assim, por exemplo, a tosse rouca e acompanhada de estridor está presente nos acometimentos da laringe (infecção, compressão, laringomalacia). A tosse seca é comum na tosse funcional ou psicogênica e no comprometimento das vias aéreas superiores; enquanto o pigarro sugere a presença de secreções nas vias respiratórias superiores. Paroxismos de tosse são classicamente encontrados na coqueluche (causada pela *B. pertussis*, *B. parapertussis*, adenovírus e outros), aspira-

ção de corpo estranho e fibrose cística. Deve ser lembrada a característica em *staccato* da tosse nas infecções por *Chlamydophila* em lactentes jovens.

A presença de laivos de sangue no escarro sugere que ocorreu ruptura de vaso das vias aéreas superiores; porém, a hemoptise pode indicar lesão com destruição do parênquima pulmonar, por exemplo, nos casos de supuração pulmonar como bronquiectasia, corpo estranho impactado e anomalias vasculares. A eliminação de vômica associa-se a abscesso pulmonar.

Relacionando-se a evolução da tosse ao longo do dia com sua etiologia, tem-se que a matutina é frequente nas bronquiectasias, a noturna, na asma, rinossinusite com gotejamento retrofaríngeo e refluxo gastroesofágico, enquanto aquela que desaparece durante o sono é comumente de origem psicogênica.

A intensificação da tosse com exercício, classicamente encontrada na asma, é comum também na fibrose cística e na bronquiectasia e mais raramente pode sugerir doença cardíaca ou compressão extrínseca das vias aéreas. No entanto, na maioria das vezes, a tosse exacerba-se com o exercício físico e, diante de vários fatores irritativos, não é possível correlacionar esses dados com doenças específicas.

O achado concomitante de tosse e ingestão de alimentos pode ocorrer quando há aspiração decorrente de incoordenação da deglutição, frequente em prematuros e nos portadores de atraso do desenvolvimento; e, também, quando há comunicação anômala entre a árvore brônquica e a via digestória (fenda palatina, fístula traqueoesofágica, fissura laringoesofágica). A intensificação da tosse no período pós-prandial pode estar relacionada a excesso de ingestão e refluxo gastroesofágico.

O aparecimento de sintomas na criança que começa a frequentar a escola provavelmente se deve a reinfecções relacionadas ao aumento repentino da exposição aos agentes infecciosos virais. Como o período entre as infecções pode ser muito curto, os pais costumam interpretar a tosse como contínua.

No exame físico deve-se procurar a presença de comprometimento pondoestatural, estridor, baqueteamento digital, cianose, deformidade torácica, dispneia/taquipneia, sopro cardíaco e ausculta pulmonar alterada e/ou localizada, pois esses sinais, como foi dito, apresentam correlação com doenças mais graves e indicam a necessidade de esclarecimento diagnóstico mais rápido.

Atenção especial deve ser dada às vias aéreas superiores na pesquisa de sinais de alergia, secreção e suas características e gotejamento retrofaríngeo. Assim, realiza-se a otoscopia buscando identificar a presença de otite serosa associada e de corpo estranho no conduto auditivo; realiza-se a rinoscopia anterior visando identificar sinais de rinite crônica; examina-se a orofaringe, que geralmente mostra hiperemia de faringe, e tenta-se visualizar as características da secreção estimulando a tosse, mantendo abaixada a base da língua por alguns segundos com o auxílio de uma espátula. Quando com essa manobra se visualiza a descida de secreção espessa e de cor amarela e/ou esverdeada da rinofaringe, a hipótese de rinossinusite é altamente provável na criança com queixa de tosse crônica.

Devido à grande importância da obtenção de dados acurados na semiologia do aparelho respiratório e cardiovascular, nos lactentes pode-se alterar a sequência habitual do exame físico realizando-a em primeiro lugar, enquanto a criança ainda está calma.

INVESTIGAÇÃO LABORATORIAL

A criança com tosse crônica deve ser submetida à radiografia de tórax, sempre nas incidências posteroanterior e perfil, que pode fornecer informações sobre o pulmão, a área cardíaca e o mediastino e em algumas situações pode sugerir diagnósticos, conforme consta do quadro II-72.

Nas crianças com radiografia de tórax normal, geralmente o próximo exame a ser realizado é a espirometria. A faixa etária é o principal fator limitante para a realização das provas de função pulmonar, uma vez que é difícil obter a colaboração de crianças com idade inferior a 6 anos. Especialmente nos pacientes com suspeita de asma, nos quais o único sinal é a tosse, esse exame torna-se necessário para a confirmação diagnóstica. Se a prova detectar quadro obstrutivo, deve-se repeti-la após inalação de droga broncodilatadora, para testar a reversibilidade do quadro. Quando os testes de função pulmonar forem normais e persistir a suspeita de hiper-responsividade da via aérea, ainda podem ser realizados testes de provocação com exercício (positivo em 90% dos asmáticos com componente atópico) ou inalação de ar frio ou de drogas como o carbacol, a metacolina e a histamina. Como esses testes ainda são pouco disponíveis na prática clínica, pode-se realizar teste terapêutico com seguimento da evolução.

Quando há suspeita de que a tosse seja relacionada ao aumento da sensibilidade dos receptores da tosse devido a infecções virais, a demonstração dessa alteração é realizada por meio de estímulo dos receptores com capsaína ou ácido acético e está limitada a estudos de pesquisa.

Como as rinossinusopatias são causa frequente de tosse crônica, as radiografias de seios da face são frequentemente realizadas para a elucidação do diagnóstico. Esse exame é de difícil interpretação, pois 18 a 82% dos realizados em crianças assintomáticas apresentam alterações. Nos pacientes pré-escolares e de mais idade, o encontro de espessamento de mucosa sugere processo de natureza alérgica, e o de velamento total do seio e/ou de nível hidroaéreo, processo de natureza infecciosa.

Quando se suspeita de coqueluche, pode ser solicitada cultura para o isolamento de *Bordetella pertussis* em meio seletivo e identificação por soroaglutinação em secreção de nasofaringe, orofaringe ou material de fossa nasal. A positividade é maior durante as quatro primeiras semanas de doença e o uso de antimicrobianos não impede a realização do exame, porém pode interferir no resultado. A realização de sorologia não é disponível no Brasil. O exame radiológico do tórax pode mostrar infiltrado característico de coração "felpudo" ou ser normal.

Vários processos infecciosos, virais ou bacterianos podem cursar com tosse crônica, com ou sem alteração radiológica, como, por exemplo, a bronquiolite. Quando no início do quadro for possível a identificação de agente viral como vírus sincicial respiratório ou adenovírus subtipos 3, 7, e 21, é esperado que o quadro seja de duração prolongada por várias semanas ou meses. O mesmo padrão é esperado para as infecções por micoplasma, clamidofilas e outros. Assim, principalmente nas crianças que necessitam de internação por quadro respiratório baixo, a identificação do agente causal pode auxiliar no seguimento evolutivo tanto em relação à queixa de tosse quanto de sibilância.

Na suspeita de doenças aspirativas por distúrbios da deglutição secundário a alterações anatômicas, como compressão de esôfago por vaso anômalo e fístulas traqueoesofágicas, o exame contrastado de esôfago, estômago e duodeno (EED) pode auxiliar no diagnóstico, inclusive documentando, eventualmente, a aspiração pulmonar pelo encontro de bário nas vias aéreas. Na suspeita de incoordenação à deglutição por problemas funcionais, o videodeglutograma realizado com várias texturas e volumes de alimentos e também em diferentes posturas pode orientar a melhor forma de oferecer o alimento (ver capítulo de Distúrbios da deglutição).

A cintilografia esofagogástrica para a pesquisa de RGE também pode documentar aspiração pulmonar pelo encontro de radiação no rastreamento do tórax realizado horas após a ingestão do radiofármaco. A monitorização prolongada do pH intraesofágico (pH-metria) é o exame de escolha para o diagnóstico das manifestações respiratórias e/ou otorrinolaringológicas da DRGE, apesar de não detectar refluxo alcalino. Os resultados são interpretados de acordo com os escores que indicam ser refluxo patológico ou não, bem como orientam se os sintomas respiratórios podem estar relacionados ao refluxo. Salientamos que na prática, quando da suspeita de DRGE, em geral, realiza-se prova terapêutica com medicação específica e medidas dietéticas e posturais, deixando-se a solicitação de provas para a documentação de RGE quando essas medidas não controlarem a sintomatologia (ver capítulo de Refluxo gastroesofágico).

Quando as radiografias de tórax apresentam-se alteradas, algumas alterações como adenomegalia, cardiomegalia, velamentos ou áreas de hipertransparência (Quadro II-76), devem ser realizados outros exames para o esclarecimento diagnóstico.

Na suspeita de aspiração de corpo estranho radiotransparente, a radiografia de tórax realizada nas fases de inspiração e expiração, ou em decúbito lateral sobre o lado acometido, bem como a fluoroscopia auxiliam o esclarecimento diagnóstico. Nas primeiras 24 horas após o episódio aspirativo, radiografias de tórax podem ainda não apresentar alterações. Quando ocorre obstrução total do brônquio, o achado é de área de atelectasia, porém, quando a oclusão é parcial, existe um mecanismo valvar com aprisionamento do ar na expiração que gera imagem de hiperinsuflação localizada. As crianças que não conseguem colaborar com a manutenção da expiração podem realizar a radiografia em decúbito lateral sob o lado acometido, com resultados semelhantes.

O encontro de dextrocardia faz suspeitar de síndrome de Kartagener que cursa também com bronquiectasias e sinusite crônica, consequentes à dificuldade de drenagem de secreção devido ao comprometimento da motilidade ciliar. O diagnóstico ultraestrutural dos cílios é de difícil realização na prática clínica, podendo-se utilizar o teste da sacarina como triagem.

Quando à radiografia de tórax se encontram imagens de condensação pulmonar e/ou adenomegalia, o primeiro diagnóstico a ser pesquisado é o de tuberculose pulmonar, devido à alta prevalência dessa doença no Brasil.

O teste de Mantoux deve ser valorizado, levando-se em conta a história vacinal e a exposição ao bacilo de Koch. No diagnóstico diferencial das adenomegalias mediastinais, também devem ser considerados os linfomas e as infecções fúngicas.

O pulmão da criança portadora de fibrose cística é, ao nascimento, anatômica e histologicamente normal, e o íleo meconial e a icterícia podem ser as primeiras manifestações. A triagem neonatal ampliada, que ainda não é uma rotina no Brasil, é realizada com a medida do nível de tripsinogênio no sangue na primeira semana de vida e, se alterado, repetido no primeiro mês de vida. O encontro dos dois resultados alterados ou a ocorrência de íleo meconial impõe a realização do teste do suor após estimulação com pilocarpina, que é o método diagnóstico na suspeita de fibrose cística.

A avaliação da área cardíaca é muito importante quando a criança se apresenta com tosse crônica ou crises de sibilância recorrente. Esses pacientes, em geral, já realizaram várias radiografias de tórax, o que permite uma análise evolutiva tanto do padrão pulmonar quanto da área cardíaca. Quando a imagem cardíaca está alterada ou há sinais de hipertensão pulmonar, deve-se solicitar ecocardiograma e/ou eletrocardiograma para o prosseguimento da investigação ou encaminhar ao especialista.

Embora seja um exame pouco específico, o hemograma detecta anemia, leucopenia ou neutropenia, linfocitose e eosinofilia, que podem sugerir a investigação de alguns diagnósticos diferenciais, respectivamente, alergia ao leite de vaca, imunodeficiências, coqueluche e parasitoses de ciclo pulmonar ou toxocaríase.

A realização de exames específicos e/ou invasivos é sempre indicada, com base na suspeita diagnóstica e com frequência após a avaliação do pneumologista ou cardiologista pediátrico. É importante considerar que a solicitação, por exemplo, de tomografia de tórax implica a sedação da criança, a exposição a altas doses de radiação e, às vezes, não é o exame mais adequado para a situação, portanto, a opinião do especialista parece ser a melhor opção.

TRATAMENTO

O tratamento da tosse que acompanha doença pulmonar ou sistêmica (tosse específica) deve ser voltado para a doença de base. Algumas dessas doenças são objeto de capítulos deste livro, como tuberculose, enquanto para o seguimento de outras deve ser consultada literatura específica.

Salientamos que a tosse inespecífica (que cursa com ausência de sinais e sintomas, denominados indicadores específicos listados no quadro II-71, sendo a tosse o único sintoma) tem resolução espontânea e que os tratamentos realizados com placebo apresentam efeito benéfico em até 85% dos casos. Portanto, para o acompanhamento da criança com tosse crônica inespecífica é necessário que o médico reconheça e esclareça as expectativas, dúvidas e ansiedades dos familiares e os informe sobre a evolução natural das infecções das vias aéreas superiores e sua frequência nas diferentes faixas etárias. Deve ser enfatizado que cerca de 10% dos episódios de infecção de vias aéreas superiores mantêm tosse por mais de 25 dias, sem que isso implique gravidade. Também, para evitar o uso abusivo de medicação, a família deve ser informada da necessidade de se diagnosticar a causa da tosse antes de se instituir a terapêutica.

Porém, em algumas situações podem ser utilizadas medidas que atuam aliviando a tosse, que incomoda muito a criança e sua família, desde que se esteja atento aos sinais e aos sintomas que possam sugerir alguma doença específica.

Inicialmente, devem ser reconhecidas e afastadas as substâncias irritantes das vias aéreas presentes nos ambientes frequentados pela criança como fumaça de cigarro ou da queima da lenha ou cana, tinta fresca, carpete recém-colocado e inseticidas, principalmente aqueles sem odor, como os utilizados com dispositivos elétricos. Principalmente para as crianças de baixa idade, permanecer em ambientes onde o ar está muito seco ou frio ou quando há umidade excessiva, mesmo sem outros fatores irritantes, a tosse pode ocorrer de forma mais frequente como mecanismo de defesa das vias aéreas. Nessas situações, quando ocorre a retirada da criança desses ambientes, nota-se melhora do quadro.

Atenção especial deve ser dada às vias aéreas superiores, por serem elas as principais responsáveis pelos quadros com tosse crônica. Essas devem ser mantidas sempre desobstruídas e sem secreção por meio da sua limpeza com solução fisiológica, seguida de eliminação da secreção pelo ato de assoar o nariz ou pela aspiração das narinas. Essas medidas, apesar de muito eficientes para a melhoria dos sintomas, geralmente são realizadas com frequência inferior à desejável por não serem do agrado das crianças.

A tosse produtiva não deve ser sedada, pois é necessário expectorar a secreção. Para tal, são orientadas medidas para facilitar a expectoração e consequentemente diminuir a intensidade e a frequência dos acessos de tosse. Inicialmente, é preconizada a fluidificação das secreções por meio da hidratação oral e da inaloterapia e a fisioterapia respiratória

A hidratação do paciente pela via oral é a forma eficaz para fluidificar as secreções, devendo-se estimular a ingestão de água, sucos e chás.

Na inalação, as partículas depositam-se principalmente nas vias aéreas superiores, podendo aliviar a inflamação da mucosa; porém, atua pouco nas vias aéreas terminais e nos alvéolos. As soluções hiperosmolares frequentemente causam irritação das vias aéreas e têm indicação nas crianças portadoras de fibrose cística. As soluções hipo-osmolares, como a água, podem desencadear broncoespasmo e piorar a tosse; na inalação usa-se, em geral, soro fisiológico. A adição de medicação beta-2-adrenérgica é útil nos casos que cursam com broncoespasmo; além disso, essas drogas aumentam o batimento ciliar, podendo melhorar a mucocinese.

A fisioterapia respiratória está indicada em qualquer situação clínica na qual há retenção de secreções. As sessões devem ser realizadas várias vezes ao dia, principalmente antes de dormir e das refeições, para evitar o vômito.

Estudos de revisão não encontraram evidências que suportem o uso em crianças de drogas beta-agonistas, de metilxantinas, de drogas anticolinérgicas, de cromonas inalatórias e de antagonistas de receptor de leucotrienos no controle dos sintomas da tosse crônica de etiologia inespecífica.

A utilização dos mucolíticos nos pacientes com tosse produtiva inespecífica e relacionada ao acúmulo de secreção espessa é situação frequente na prática clínica. Estudo de revisão está sendo realizado pela Cochrane para esclarecer a eficácia e o risco/benefício da terapêutica com N-acetilcisteína e carboximetilcisteína nos casos de tosse produtiva inespecífica, porém ainda não está concluído.

Baseados nesses conhecimentos, o manejo da tosse crônica do *American College of Chest Physicians* orienta que as crianças com quadro de tosse crônica inespecífica, radiografia de tórax e espirometria normais sejam mantidas afastadas de poluentes e irritantes da vias aéreas e observadas e reavaliadas quanto à evolução da sintomatologia e aparecimento de indicadores de causa específica de tosse, em intervalos de uma a duas semanas, até a resolução do quadro. Se após seguimento prolongado a criança não apresentar melhora dos sintomas, pode ser discutida com os familiares a possibilidade de acompanhamento por meio de reavaliações periódicas sem medicação ou com a introdução de terapêutica de prova (Fig. II-18).

Quando se optar por teste terapêutico, os pacientes que têm tosse inespecífica e seca e aqueles que não conseguiram realizar prova de função pulmonar de forma adequada e os com suspeita de asma podem realizar o tratamento com budesonida inalatória na dose diária de 400µg, ou dose equivalente de outro corticoide inalatório, seguido de reavaliação após duas a três semanas. Caso a tosse melhore, não se pode inferir que necessariamente o paciente seja portador de asma. Deve então ser suspensa a medicação e novamente investigada a possibilidade de asma. Caso não se confirme essa hipótese, considera-se que a resolução da sintoma-

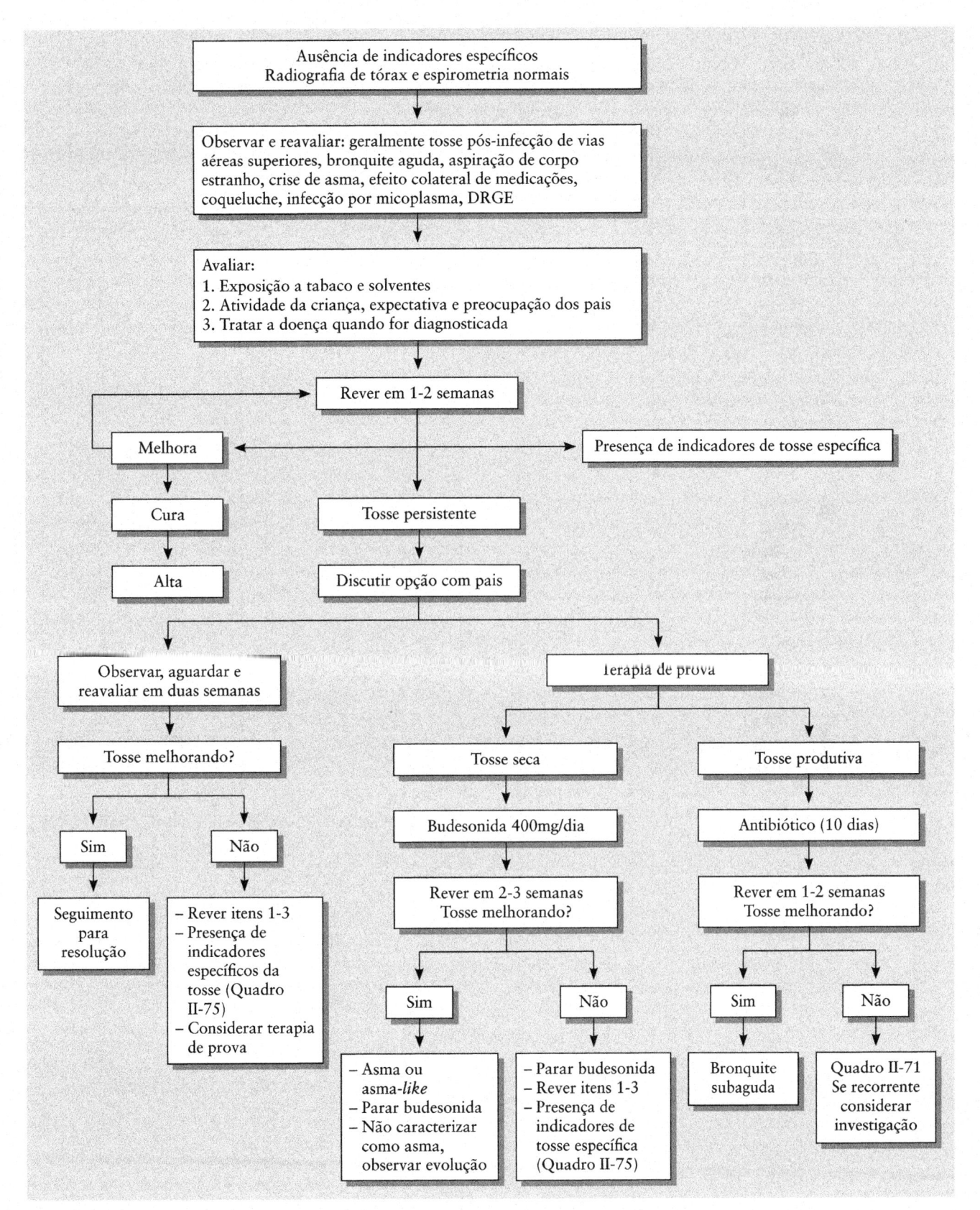

Figura II-18 – Abordagem da criança com quadro de tosse crônica inespecífica. Fonte: American College of Chest Physicians, 2006.

tologia ocorreu devido à evolução natural da doença ou devido à resposta transitória à medicação, tornando-se necessária a reavaliação do paciente em mais duas ou três semanas. Por outro lado, caso a tosse persista após a terapêutica inicial com corticoide por via inalatória, a maioria dos autores sugere que sua dose não deva ser aumentada nem deva ser prescrito corticoide por via oral para obter resposta terapêutica. Devem sempre ser pesquisados a possibilidade da manutenção dos fatores de agravo, que já deveriam ter sido excluídos, e o aparecimento de sintomas que sugiram doença específica.

O mesmo consenso sugere que o teste terapêutico a ser recomendado para as crianças com tosse produtiva sem etiologia consiste na administração de droga antimicrobiana durante 10 dias. Caso não ocorra melhora em duas semanas, considera-se a possibilidade de bronquite subaguda. Caso a sintomatologia persista ou se torne recorrente, o diagnóstico deve ser revisto, com ênfase às doenças que cursam com supuração pulmonar como fibrose cística, bronquiectasias, aspiração de corpo estranho e imunodeficiências.

Pode-se sugerir também teste terapêutico com antibióticos para crianças com tosse produtiva associada à secreção nasal persistente, pela possibilidade de sinusopatia, apesar de estudos de meta-análise demonstrarem que essa conduta beneficia apenas uma em cada oito crianças tratadas.

De forma semelhante, nos casos de tosse crônica associada à sintomatologia nasal persistente (obstrução, prurido e/ou rinorreia), pode-se tentar teste terapêutico com anti-histamínicos por via oral, preferencialmente sem associação com descongestionantes, por no mínimo duas semanas, pensando-se na possibilidade de rinite alérgica. Caso não ocorra melhora, pode-se associar corticoide tópico e observar a evolução clínica.

A tosse seca irritativa não tem função protetora e, ao estimular os receptores faríngeos e laríngeos da tosse, induz à perpetuação do sintoma. Essa é uma situação em que o paciente poder-se-ia beneficiar do uso de medicação supressora da tosse. Os antitussígenos com eficácia comprovada em adultos são a codeína e o dextrometorfano; porém, falta estudos que comprovem seus efeitos nas crianças, e a supressão completa da tosse só é obtida com doses tóxicas desses medicamentos, pois os derivados opiáceos (codeína) e não opiáceos (dextrometorfano) têm efeitos colaterais depressores do sistema nervoso central. Como a tosse persistente gera muita ansiedade na família, não é infrequente o abuso dessas medicações. Um outro aspecto que dificulta a utilização de tais drogas decorre do fato de as apresentações comerciais serem inadequadas, geralmente em associação com outras drogas como anti-histamínicos. A utilização dessas drogas, principalmente em crianças de menos

idade, resulta em morbidade e mortalidade significativas. Há também risco da ingestão não intencional dessas medicações, levando inclusive a óbito. A Academia Americana de Pediatria posiciona-se contra a utilização de dextrometorfano e codeína no tratamento de qualquer tipo de tosse e as II Diretrizes Brasileiras no Manejo da Tosse Crônica consideram a possibilidade da prescrição de dextrometorfano, codeína e clobutinol (já retirado do mercado devido aos efeitos colaterais) no alívio da tosse em crianças maiores de 2 anos de idade, em situações especiais, quando a tosse está prejudicando muito a qualidade de vida da criança, e de forma pontual. Ressalta ser a naloxana o antídoto específico do dextrometorfano.

Em resumo, no manejo do paciente com queixa de tosse crônica, a utilização de medicamentos praticamente só está indicada quando se tem o diagnóstico etiológico e visa ao tratamento da doença de base. Estão, de modo geral, contraindicadas as drogas que visam apenas ao controle da sintomatologia, exceto quando se optou por testes terapêuticos e, nessas situações, por curto período de tempo e com reavaliações frequentes. Além disso, deve-se considerar que as crianças, assim como os adultos, podem eventualmente ter mais de uma causa, levando ao quadro clínico de tosse crônica. Portanto, durante o processo de diagnóstico/tratamento, quando não houver melhora do sintoma, deve-se lembrar da possibilidade de mais uma etiologia, colaborando para a manutenção da tosse.

BIBLIOGRAFIA

1. American College of Chest Physicians. Diagnosis and Management of Cough: ACCP Guidelines. CHEST 2006;1S 292. • 2. Asilsoy S, Bayram E, Agin H, Apa H, Can D, Gulle S, Altinoz S. Evaluation of chronic cough in children. Chest 2008. • 3. Barnes JP, Godfrey S, Naspitz CK. Asma e sibilância em crianças. Editora Martin Duniz; 1997.p.17. • 4. Carr BC. Efficacy, abuse, and toxicity of over the counter cough and cold medicines in the pediatric population. Curr Opin Pediatr 2006;184. • 5. Centers for Disease Control and Prevention (CDC). Infant deaths associated with cough and cold medications-two states, 2005. MMWR Morb Mortal Wkly Rep 2007;56:1. • 6. Chang A, Marchant JM, McKean M, Morris P. Inhaled cromones for prolonged non specific cough in children. Cochrane Database Syst Rev 2004;2:CD004436. • 7. Chang AB, Halstead RA, Petsky HL. Methylxanthines for prolonged non specific cough in children. Cochrane Database Syst Rev 2005;3:CD005310. • 8. Chang AB, McKean M, Morris P. Inhaled anti cholinergics for prolonged non specific cough in children. Cochrane Database Syst Rev 2004;1:CD004358. • 9. Chang AB, Peake J, McElrea MS. Anti histamines for prolonged non specific cough in children Cochrane Database Syst Rev 2006;3: CD005604. • 10. Chang AB, Winter D, Acworth JP. Leukotriene receptor antagonist for prolonged non specific cough in children. Cochrane Database Syst Rev 2006;2:CD005602. • 11. Chow PY, Ng DKK. Chronic Cough in children. Singapore Med J 2004;462. • 12. Cocozza A, Guimarães BR, Ferrari GF. Tosse crônica. In: Vilela MMS, Lotufo JP, editores. Alergia, Imunologia e Pneumolo-

gia. São Paulo, Atheneu; 2004.p.191. • 13. de Jongste JC, Shields MD. Cough 2: Chronic cough in children. Thorax 2003;998. • 14. Eccles R. The powerful placebo in studies? Pulm Pharmacol Ther 2002;303. • 15. Hay AD, Wilson AD, Fahey T, Peters TJ. The duration of acute cough in pre school children presenting to primary care: a prospective cohort study. Family Practice; 2003. p.696. • 16. Hay AD, Wilson AD. The natural history of acute cough in children aged 0 to 4 years in primary care: a systematic review. British J Gen Practice; 2002.p.401. • 17. Hollinger LD. Chronic Cough in infants and children: an update. Laryngoscope 1991;10. • 18. Kamei RK. Chronic cough in children. Pediatric Clin North Am 1991;38:593. • 19. Kemp A. Does post nasal drip cause cough in childhood? Paediatr Respir Rev 2006;31. • 20. Landau LI. Acute and chronic cough. Paediatr Respir Rev 2006;S64. • 21. Marchant JM, Morris P, Gaffney JT, Chang AB. Antibiotics for prolonged moist cough in children. Cochrane Database Syst Rev 2005;4:CD004822 • 22. Millqvist E, Bende M. Role of the upper airways in patients with chronic cough. Curr Opin Allergy Clin Immunol 2006;7. • 23. Monto AS. Studies of the community and family: acute respiratory illness and infections. Epidemiol Rev 1994;351. • 24. Oguz F, Citak A, Unuvar E, et al. Airway foreing bodies in childhood. Int J Pediatr Otorrinolaryngol 2000;11. • 25. Schroeder K, Fahey T. Over the counter medications for acute cough in children and adults in ambulatory settings. Cochrane Database Syst Rev 2004 Oct;(4):CD001831. • 26. Selvadurai H. Investigation and management of suppurative cough in pre school children. Paediatr Respir Rev 2006;15. • 27. Sociedade Brasileira de Pneumologia e Tisiologia. II Diretrizes Brasileiras no Manejo da Tosse Crônica. J Bras Pneumol 2006;S403. • 28. The Thoracic Society of Australia and New Zealand. Cough in children: definitions and clinical evaluation. Med J Aust 2006;398. • 29. Tomerak AA, Vyas H, Lakenpaul M, McGlashan JJ, McKean M. Inhaled beta-2 agonists for treating non specific chronic cough in children. Cochrane Database Syst Rev 2005;3:CD005373.

36 CRIANÇA COM CRISE DE SIBILÂNCIA

Maria Elisabeth B. A. Kobinger

Sandra Maria Callioli Zuccolotto

O reconhecimento de crises de sibilância em crianças de menor idade nem sempre é fácil, especialmente se os familiares não convivem com o problema e se o profissional não está acostumado com as particularidades da ausculta pulmonar no lactente. Em geral, essas crianças são trazidas para avaliação por apresentarem "chiado no peito" diante de situações clínicas, agudas, recorrentes ou crônicas e nem sempre as alterações à ausculta pulmonar se correlacionam com sibilância e podem expressar doenças muito diversas das vias aéreas.

Estudos de coortes de crianças normais, avaliadas seguidamente desde o nascimento, demonstraram que as crises de sibilância são sintomas comuns nos primeiros anos de vida e que aproximadamente metade dessa população pode apresentar pelo menos uma crise nos primeiros três anos de vida e, neste grupo, 60% ficaram livres dos sintomas até os 6 anos. Por outro lado, em outros estudos de coortes, com recém-nascidos de risco para atopia e asma, tem-se que até 60% das crianças nunca apresentaram sibilância nos primeiros três anos de vida e que somente 17% apresentaram mais de duas crises neste período. De forma semelhante, estudos prospectivos demonstraram que somente um quarto (aproximadamente 25%) das crianças que tiveram quatro ou mais episódios de sibilância no primeiro ano de vida mantiveram alterações clínicas compatíveis com o diagnóstico de asma aos 10 anos de idade.

Embora tais dados possam variar conforme a população estudada, aceita-se que apresentar sibilância é provavelmente uma forma de resposta pulmonar normal no início da vida e nem sempre uma expressão de doença. Assim, é importante considerar que nem todas as crianças que chiam têm asma. Na maioria dos casos, não é possível estabelecer uma associação precisa de "chiado no peito" com alguma doença específica, pois as vias aéreas intratorácicas do lactente, geralmente de calibre estreitado, são vulneráveis à obstrução, especialmente durante os processos inflamatórios agudos infecciosos comuns da infância.

A terminologia utilizada para denominar essa população de crianças menores de 3 anos de idade com crises recorrentes de "chiado no peito" e as formas de compreensão do problema têm variado muito nos últimos anos. Há décadas descreve-se na literatura a existência de uma população heterogênea, especialmente na faixa etária do lactente, que apresenta crises de "chiado no peito" e tem características clínicas e prognósticos diferentes. Embora a sibilância seja um sinal maior para o diagnóstico de asma, isoladamente ele é inespecífico. Constata-se, na literatura e na prática clínica, o uso de grande variedade de denominações, como bronquite asmatiforme, síndrome do bebê chiador, bebês "chiadores" com infecções respiratórias e outros. No entanto, qualquer dessas denominações mostra-se insuficiente ou imprópria para abranger toda a complexidade do problema, além de confundir os familiares.

Diante dessa questão, sugere-se que as crises de "chiado no peito" na infância sejam avaliadas, a princípio, de forma independente do diagnóstico de asma e que o "rótulo" de asma seja evitado, pelo menos na fase inicial da abordagem diagnóstica, nos lactentes. Sugere-se, também, que, em lugar de usar uma expressão diagnóstica imprecisa ou limitante, dê-se preferência a esclarecer os familiares sobre o que está ocorrendo, principalmente em relação aos achados de exame físico e às possibilidades evolutivas. Pode-se inicialmente descrever que a alteração encontrada é de sibilância ou sibilos e outras, como estridor, roncos pulmonares; também é importante esclarecer se tal alteração ocorre somente na crise ou no período entre elas. O seguimento dessas crianças permite avaliar individualmente as características da sintomatologia e definir a ocorrência da sibilância como apresentação clínica de processos reativos das vias aéreas, distinguindo-se claramente os fatores desencadeantes.

Portanto, diante da criança com queixa de crises de "chiado no peito", deve-se considerar a complexidade do problema, a possibilidade de dificuldades iniciais na definição da sintomatologia e a possibilidade de abordagem de várias doenças que cursam com a mesma sintomatologia. Além das considerações a respeito do diagnóstico diferencial, é importante que o pediatra conheça as questões relativas a semiologia pulmonar, características fisiológicas e anatômicas da árvore respiratória, padrões evolutivos das crises de sibilância na infância e abordagem diagnóstica e terapêutica.

SEMIOLOGIA PULMONAR

O ruído respiratório normal obtido à ausculta pulmonar surge do fluxo de ar laminar, sem resistência, pelas vias aéreas, e da propagação desse som pelos tecidos ao redor. Os fluxos turbulentos e/ou que se propagam por tecidos com densidades alteradas geram os ruídos adventícios que seriam indicativos de doença ou anormalidades. Os sibilos (ou sibilância) resultam do fluxo turbulento em vias aéreas intratorácicas estreitadas, de pequeno e médio calibre; quando o estreitamento acomete as vias extratorácicas, tem-se o estridor. Ambos são sinais inespecíficos, podendo ocorrer em diferentes condições e doenças. Embora a sibilância ocorra nas condições que cursam com restrição ao fluxo de ar em vias aéreas inferiores, a obstrução de pequenas vias pode ser silenciosa, especialmente se a área envolvida é pequena e periférica.

Por outro lado, os roncos e os estertores são sons gerados quando a turbulência do fluxo de ar ocorre com mobilização de secreções. A diferenciação entre esses sons turbulentos nem sempre é fácil na prática, e não é infrequente, nos primeiros meses de vida, que crianças portadoras de problemas laríngeos, que se manifestam com estridor, sejam avaliadas e tratadas como portadoras de sibilância.

O estreitamento generalizado das vias aéreas, como ocorre na asma, gera a sibilância difusa e variável descrita como polifônica, que é diferente do som fixo ou monofônico produzido nos processos obstrutivos, como, por exemplo, na presença de corpo estranho brônquico; porém, tal diferenciação auscultatória é, às vezes, difícil na prática. Especialmente na criança de menor idade, dadas suas características anatômicas e funcionais pulmonares, a ausculta em geral inclui vários ruídos adventícios no mesmo processo patológico, sem sugerir nenhuma doença específica. Assim, diante de uma criança com corpo estranho brônquico, pode-se obter ausculta de sibilância generalizada, assemelhando-se à da crise de asma.

À ausculta pulmonar, os sons podem ser modificados por anormalidades do parênquima pulmonar e da caixa torácica. Esse aspecto é importante na avaliação dos processos obstrutivos generalizados, como na asma, nos quais a obstrução brônquica causa hiperinsuflação do parênquima pulmonar, que abafa os sons gerados nas vias aéreas, fazendo com que a ausculta possa parecer "limpa", apesar da presença de obstrução grave e do desconforto respiratório.

Apesar de os sibilos ocorrerem em indivíduos normais submetidos à expiração forçada, seu encontro é considerado indicação de obstrução da via aérea, embora inespecífica quanto ao mecanismo fisiopatológico. Os vários processos que afetam a árvore respiratória podem cursar com inflamação da mucosa, hipersecreção e acúmulo de secreções, obstrução intrínseca ou extrínseca, espasmo muscular ou com associação entre eles e, na sua expressão clínica, a sibilância é achado frequente.

CARACTERÍSTICAS PULMONARES DO LACTENTE

Crianças nos primeiros cinco anos de vida apresentam com frequência crises de sibilância associadas principal-

mente a dois fatores: elevada incidência das infecções respiratórias nesta faixa etária, que constituem a causa mais frequente das crises; e características do aparelho respiratório, que facilitam a instalação dos fenômenos obstrutivos nas vias aéreas.

O estudo de Martinez et al. (Tucson-USA), com uma coorte de recém-nascidos normais e sem risco de atopia, demonstrou que, durante o seguimento, a prevalência de sibilância associada a infecções de vias aéreas inferiores era de 32%, 17,3% e 12%, respectivamente, no primeiro, segundo e terceiro anos de vida, e que o vírus sincicial respiratório (VSR) e o vírus parainfluenza tipo 3 foram os agentes mais frequentemente isolados. Além disso, sabe-se que algumas infecções do trato respiratório, especialmente as causadas pelo VSR, adenovírus e pertussis, são capazes de causar sintomas de hiper-responsividade brônquica por meses ou até anos após o episódio inicial, por meio de mecanismos diferentes daqueles encontrados nos asmáticos e nas fases agudas da infecção.

Outros fatores que contribuem para que a sibilância ocorra frequentemente no curso das afecções respiratórias nas crianças mais jovens estão relacionados ao funcionamento mecânico das vias aéreas. O processo de crescimento e desenvolvimento da árvore respiratória é contínuo do nascimento à adolescência e algumas características anatomofuncionais, que podem ser transitórias, predispõem à instalação precoce de fenômenos obstrutivos.

Nos primeiros anos de vida, as vias aéreas periféricas contribuem com aproximadamente 50% da resistência total ao fluxo de ar por causa do calibre muito reduzido, especialmente nas porções terminais. Ao nascimento, os brônquios principais têm 0,4mm de diâmetro, e os bronquíolos terminais, 0,1mm, sendo que aos 18 anos tais diâmetros são, respectivamente, 12mm e 0,6mm. Outra característica dos lactentes é o maior número de glândulas mucosas no epitélio das vias aéreas, que determina tendência à maior produção de muco, em geral com hiperviscosidade das secreções. A associação dessas características, calibre reduzido e hipersecreção mucosa, além de outras como complacência pulmonar diminuída, facilitam a obstrução intraluminal ao fluxo aéreo, que geralmente ocorre já nas fases iniciais do processo de doença respiratória, independente do fenômeno etiopatogênico causal.

Essas características do calibre e do epitélio das vias respiratórias são mais importantes na determinação dos fenômenos obstrutivos (e na ocorrência da sibilância) na criança pequena do que a contratura da musculatura peribrônquica. Embora, no lactente, a musculatura peribrônquica esteja proporcionalmente em quantidade semelhante à do adulto, sua função é diferente e a distribuição das fibras é mais central. É esperado que os fenômenos de broncoconstrição sejam diferentes no lactente em relação à criança maior, assim como a resposta à medicação broncodilatadora, que pode ser insatisfatória nessa faixa etária.

Ao nascimento, o interstício pulmonar tem menor quantidade de colágeno e elastina, o que resulta em capacidade elástica retrátil menor, alterando as relações entre fluxos e pressões. As cartilagens da traqueia e dos brônquios também são incompletas e menos rígidas, com maior tendência ao colabamento, exigindo maior trabalho respiratório. Além disso, a alta complacência do gradeado costal e a inserção horizontalizada do diafragma determinam que, nessa época da vida, o esforço respiratório, a dificuldade de drenagem de secreções e as limitações ao fluxo aéreo sejam maiores.

Na criança de menor idade, sem doença e com curso respiratório normal, essas características anatomofuncionais compensam-se, porém, nos agravos às vias aéreas superiores e/ou inferiores, a instalação do processo inflamatório, do edema e do acúmulo de secreções levam mais rapidamente às limitações do fluxo aéreo, às modificações das pressões alveolar e torácica e ao colabamento das pequenas vias aéreas e alvéolos. Clinicamente, isso se traduz por maior esforço respiratório, surgimento de retrações costais, dispneia e ocorrência de sibilos e/ou ruídos adventícios à ausculta pulmonar. A progressão do processo leva ao aparecimento de áreas de hiperinsuflação e de colapso do parênquima, favorecendo a instalação de atelectasias e modificando as características da ausculta. Progressivamente, as trocas gasosas tornam-se comprometidas e, devido ao menor número proporcional de alvéolos e à deficiência dos mecanismos de ventilação colateral interalveolar e bronquioloalveolar, instalam-se, com mais facilidade, a hiperpneia e a hipoxemia.

Em resumo, as características do desenvolvimento pulmonar determinam, no lactente, maior tendência a evoluir com fenômeno obstrutivo das vias aéreas de forma inespecífica diante dos diferentes agravos que podem ocorrer nessa faixa etária, seja doenças infecciosas comuns, seja doenças pulmonares mais graves.

Estudos recentes sobre a evolução da função pulmonar em crianças desde o nascimento demonstraram também características evolutivas diferentes. Aquelas que nunca sibilaram apresentam função pulmonar normal, porém, se forem filhos de pais atópicos ou se tiverem doença atópica (dermatite, por exemplo), podem apresentar aumento da resistência das vias aéreas já nos primeiros anos de vida, mesmo que assintomáticos.

Dentre aquelas que apresentam crises de sibilância, as provas funcionais revelam alguns padrões de alterações:

• Crianças de menor idade apresentam maior reatividade das vias aéreas inferiores e, mesmo sendo saudáveis e não pertencentes a grupos de risco para atopia, terão maior prevalência de sibilância associada a infecções de vias aéreas inferiores, e essa reatividade vai diminuindo com a idade.

• Algumas crianças apresentam já ao nascimento, antes de qualquer contato com processos infecciosos, alterações funcionais, sugerindo redução global da condutância das vias aéreas. Essa redução ao fluxo predispõe as crises de sibilância e, embora evolutivamente ocorra melhora clínica, as provas funcionais mantêm-se reduzidas se comparadas às daqueles que nunca tiveram o quadro.

• Crianças que nascem com a função pulmonar normal, mas apresentam perdas funcionais variáveis entre os 3 e os 6 anos de vida e permanecem com tal alteração, independente de estarem ou não sintomáticas, e neste grupo estarão a maioria dos asmáticos.

No entanto, é preciso considerar que até o momento as provas funcionais para crianças de menor idade não estão disponíveis na prática clínica e que, portanto, será a persistência dos sintomas que irá determinar sua realização posteriormente. O que esses estudos sugerem é que crianças que apresentaram quadro de sibilância mais persistente no início da vida sejam testadas, assim que possível, por meio de provas de função pulmonar, mesmo se assintomáticas, para melhor avaliação da função respiratória.

HISTÓRIA NATURAL DAS CRISES DE SIBILÂNCIA

Na década de 1980, alguns trabalhos ainda apontavam para a possibilidade dos pré-escolares que apresentavam crises de sibilância associadas a infecções virais e aqueles portadores da chamada asma clássica apresentarem a mesma doença. Estudos mais recentes, entretanto, demonstram que crianças com crises recorrentes de sibilância e/ou tosse persistente são uma população heterogênea e que a asma é um dos diagnósticos diferenciais possíveis nessas situações.

Entre os vários estudos em andamento sobre possibilidades evolutivas das crianças com crises recorrentes de sibilância, o de Martinez et al. (ou de Tucson, citado anteriormente) tem importância por ter sido realizado com uma coorte de recém-nascidos (RN) normais, não pertencentes a grupos de risco para asma e que ainda estão em seguimento na vida adulta. Dessa forma, esse estudo diferencia-se de outros que utilizam coortes de RNs de risco (pais com asma e/ou atopia) ou coortes iniciadas a partir da idade escolar e seguidas até a vida adulta, embora, em conjunto, todos eles podem ser úteis para o conhecimento dos diferentes aspectos evolutivos das crises de sibilância e da asma.

No estudo de Tucson, somente 15% das crianças que apresentaram sibilância nos primeiros três anos de vida mantiveram-se sintomáticas aos 6 anos de idade. No grupo das crianças que iniciaram crises mais tardiamente, algumas evoluíram para a resolução do problema entre os 10 e 13 anos de idade e somente em 15 a 20% desses pacientes o diagnóstico de asma foi firmado. Portanto, a maioria das crianças comporta-se evolutivamente como sibilantes transitórios e aquelas que irão receber o diagnóstico de asma têm características diferentes, como será discutido a seguir.

Estudos seguindo coorte de RNs com risco de desenvolverem doenças atópicas, como o de Sporik et al., demonstraram que, entre as crianças que sibilaram pela primeira vez antes do segundo ano de vida, somente uma em cada quatro permaneceram sibilando aos 11 anos de idade (apesar do antecedente familiar positivo para atopia), enquanto aquelas que iniciaram as crises após os 2 anos de idade tinham a probabilidade de manter tal característica clínica (crises de sibilância) em 4 para 5. Outro estudo semelhante de seguimento desde o nascimento até os 22 anos de idade demonstrou que a remissão das crises foi mais frequente entre 0 e 5 anos e, se elas persistiam até os 11 anos de idade, o prognóstico era pior.

Outro tipo de estudo demonstrou que aproximadamente 25% das crianças com diagnóstico de asma no final da primeira década de vida tiveram as primeiras crises nos primeiros meses de vida, mas que a maioria dos 75% restantes iniciou os sintomas ao redor dos 3 anos de idade. Portanto, é provável que a perda de função pulmonar, presente ao redor do terceiro ano de vida, tenha correlação significativa com o diagnóstico de asma posteriormente. Phelan et al., avaliando prospectivamente indivíduos recrutados aos 7 anos de idade (e atualmente na quarta década de vida), demonstraram que as alterações da função pulmonar nos asmáticos ocorrem geralmente antes dos 7 anos de idade e que, independente da gravidade, não ocorrem mais perdas funcionais significativas até a vida adulta. Esses autores definem o conceito de *tracking*, ou seja, uma vez estabelecidas as alterações das vias aéreas que evoluirão com o quadro clínico da asma, estas serão mantidas praticamente inalteradas, inclusive na vida adulta. Assim, crianças com asma leve têm remissão ou mantêm o mesmo quadro ao longo da vida e quanto maior a gravidade, menos provável a remissão. Um outro aspecto importante da pesquisa foi a de ter iniciado a coleta dos dados em uma época em que não estavam disponíveis os corticoides inalados e as medidas terapêuticas preventivas eram diferentes das adotadas atualmente.

Aceita-se também que a sensibilização alérgica seja um marco importante inicial do processo inflamatório nas vias aéreas e das alterações funcionais que irão determinar a asma. Destaca-se aqui o estudo de Illi et al. com uma coorte de crianças de risco para doença atópica, recrutadas ao nascimento e ainda sendo avaliadas regularmente quanto a sintomatologia, provas de função pulmonar e testes de sensibilização alérgica. Os principais resultados desse estudo são:

1. Crianças com sibilância recorrente nos primeiros 5 anos de vida que não desenvolveram sensibilização alérgica tornaram-se assintomáticas na idade escolar e a função pulmonar mantinha-se normal durante a adolescência.

2. Quando a sensibilização a alérgenos pereniais (ou intradomiciliares como ácaro doméstico e pelos de gato e cão) ocorre no período inicial da vida, as crianças tornam-se mais suscetíveis a apresentar quadro crônico compatível com asma, sintomatologia mais grave, presença de hiper-responsividade brônquica e alterações nas provas funcionais pulmonares.

3. Se a sensibilização alérgica ocorre mais tardiamente na infância, seu impacto é pouco significativo sobre a função pulmonar e, da mesma forma, a sensibilização a alérgenos sazonais.

4. Quanto à evolução do processo de sensibilização, sabe-se que, nos primeiros anos de vida, as respostas IgE específicas em geral são dirigidas a antígenos alimentares e mais tardiamente surgem anticorpos para alérgenos presentes no ambiente domiciliar (pereniais). Portanto, a sensibilização inicial aos alimentos pode representar um risco, especialmente em crianças que têm herança positiva para atopia.

5. É necessário que, além de ocorrer a sensibilização alérgica, ela seja mantida ao longo da infância, pois uma grande porcentagem de crianças de menor idade apresentam IgE específica temporariamente elevada, especialmente aos antígenos alimentares.

6. A sensibilização aos alérgenos pereniais ocorreu mais frequentemente entre os 3 e 6 anos de idade e coincide com os achados de outros estudos demonstrando que também nessa faixa etária se estabelecem as perdas funcionais pulmonares.

7. Finalmente, em relação a medidas ambientais preventivas para a sensibilização alérgica, foi encontrado que a redução drástica da poeira doméstica (ácaro) pode resultar em aumento da sensibilização alérgica, possivelmente porque também são erradicados outros fatores ambientais protetores. Portanto, a melhor estratégia para os grupos de risco ainda não é clara, mas talvez sejam medidas menos radicais e mais específicas para certos grupamentos antigênicos.

Um resumo desses estudos mostra que, na prática clínica, a maioria das crianças com crises de sibilância apresenta quadros transitórios e de boa evolução, mas também é importante que possa ser estabelecido precocemente o diagnóstico de asma e de outras doenças que cursam com a mesma sintomatologia. Na história natural das crises de sibilância na infância, a instalação de alterações na função pulmonar e a sensibilização mantida aos alérgenos pereniais marcam o início da asma nos primeiros anos de vida. Porém, mesmo que as provas de função pulmonar fossem disponíveis para crianças de menor idade, o que não ocorre na prática, vários autores se posicionam contra sua utilização como exame de *screening* para avaliar o risco individual de asma em fases precoces da vida. Nas crianças de mais idade, que iniciam suas crises de sibilância tardiamente ou que mantêm sintomas respiratórios, as provas funcionais poderiam ajudar na definição diagnóstica.

Da mesma forma, os testes para a detecção de IgE específicas deveriam ser realizados sucessivamente nos primeiros anos de vida, até que fosse detectada a sensibilização perene aos aeroalérgenos mais frequentemente associados à asma. Na prática clínica, a realização seriada de tais testes teria limitações de custo e aderência, além de submeter a maioria das crianças a procedimentos desnecessários.

Reforça-se então a necessidade de acompanhamento clínico adequado para avaliar a persistência das crises de sibilância e suas repercussões e o período intercrise, o que permitirá firmar mais precocemente o diagnóstico da asma ou de outras doenças como fibrose cística ou cardiopatias congênitas, que têm melhor prognóstico se abordadas precocemente.

Assim, permanece válida a proposta de Martinez et al. de que evolutivamente sejam definidos os diferentes fenótipos (como sugestivo das alterações funcionais) e que seja valorizada a ocorrência de crises fora de quadros infecciosos (como indicativo da sensibilização alérgica).

SIBILÂNCIA TRANSITÓRIA E ASMA

Martinez et al. mostraram que cerca de 50% das crianças nunca tiveram crises de "chiado no peito" e que o restante apresentava características evolutivas diferentes mas que permitiam agrupá-las nos chamados fenótipos. Esses fenótipos têm em comum o fato de que geralmente as crises se iniciaram associadas a infecções respiratórias. Aproximadamente 20% dos lactentes que apresentaram crises de sibilância antes do terceiro ano de vida tornaram-se assintomáticos até o sexto ano de idade e foram denominados de sibilantes transitórios; ao redor de 15% apresentaram crises de sibilância antes do terceiro ano de vida e persistiram com crises recorrentes de sibilância após o sexto ano (sibilante persistente); e 15% das crianças iniciaram as crises após o terceiro ano de vida (sibilante tardio). Deve-se considerar que, além desses grupos, existe outra população não considerada nesse estudo, que apresenta crises de sibilância perene e/ou de portadores de doenças pulmonares ou sistêmicas menos frequentes, como, por exemplo, displasia broncopulmonar ou malformações pulmonares congênitas.

O fenótipo denominado de **sibilante transitório** ocorre na grande maioria das crianças que iniciam as crises de sibilância precocemente, geralmente no primeiro ano de vida. Evolutivamente, tornam-se assintomáticas entre o terceiro e o quinto ano de vida, apresentam poucas crises, pertencem a famílias sem história de asma ou atopia e o próprio indivíduo não desenvolve doença atópica. O fator de risco primário nessa condição parece estar relacionado à função pulmonar reduzida nos primeiros meses de vida, diagnosticada antes da ocorrência de qualquer doença respiratória. As medições alteradas no início da infância podem ser atribuídas ao pequeno tamanho das vias aéreas e às alterações em outras propriedades mecânicas pulmonares e do tórax, porém, com o processo de crescimento e o desenvolvimento pulmonar, tais alterações deixam de existir. Quando avaliadas aos 6 e 11 anos de idade, os sibilantes transitórios não apresentam alterações sugestivas de hiper-responsividade pulmonar ou de atopia, mas sua função pulmonar permanece mais baixa em relação aos que nunca sibilaram. Nesse grupo, é frequente o encontro de indivíduos com prematuridade, que convivem com irmãos mais velhos ou frequentam escolas e que geralmente foram expostos ao fumo durante a gestação e no período pós-natal.

É importante considerar também que medidas funcionais reduzidas ao nascer podem ter evoluções clínicas diferentes quando analisadas de forma individual. Sabe-se que variações entre indivíduos e no próprio indivíduo após o nascimento e ao longo da vida podem ocorrer sem repercussões ou com sintomatologia variável, compatível ou não com o fenótipo de sibilância transitória ou o diagnóstico de asma.

O outro fenótipo, denominado de **sibilante persistente**, inclui crianças que iniciaram as crises de sibilância antes dos 3 anos de idade e persistiram com crises recorrentes de sibilância após os 6 anos e apresentavam as seguintes características: maior frequência de mães com asma, maior número de crises no primeiro ano de vida (duas vezes mais que o sibilante transitório) e maior possibilidade de apresentar eczema, rinite e crises de sibilância não associados a infecções. Apresentaram, também, com maior frequência, alterações laboratoriais sugestivas de atopia, como níveis elevados de IgE (a partir dos 9 meses de vida) e testes cutâneos positivos para aeroalérgenos. Em relação às provas de função pulmonar, esse grupo de crianças apresentou valores normais ao nascimento, semelhantes aos das crianças que evoluíram sem sibilância, mas ao redor dos 6 anos de idade já tinha redução importante dos fluxos expiratórios, sendo que metade delas já tinha recebido o diagnóstico de asma. Este fenótipo poderia também ser denominado de sibilante atópico ou associado a IgE.

No grupo dos sibilantes persistentes, foi identificado um subgrupo de crianças denominado **sibilante persis-**

tente não atópico (não IgE mediado), caracterizado por crianças que apresentaram no início da vida provas funcionais inicialmente normais, mas com perda ao longo do tempo, associado a maior reatividade das vias aéreas, independente da sensibilização alérgica. Nesse grupo estão principalmente os que sibilaram no curso de infecções virais, nos primeiros 3 anos de vida, geralmente pelo vírus sincicial respiratório, e essa característica representou maior risco de persistir sibilando aos 11 anos de idade mas não aos 13 anos. Embora possa permanecer assintomático, esse grupo tem perda funcional quando comparado com aqueles que nunca sibilaram.

É interessante apontar que também no estudo de Illi et al., em uma população de alto risco para atopia, predominava entre os 5 e 7 anos de idade o fenótipo do sibilante não atópico. E nesse estudo tal grupo tinha uma frequência de episódios de sibilância menor quando comparado ao daqueles que apresentavam sensibilização alérgica, desde os primeiros anos de vida. Embora a morbidade do grupo sibilante não atópico seja importante nos primeiros anos de vida, o quadro evoluiu com taxas de resolução até a adolescência.

A descrição desses dois grupos, sibilante transitório e não atópico, possibilita atuar na prática clínica com a possibilidade de que um número significativo de crianças terá crises de sibilância de início precoce e com característica de recorrência por um longo período, associadas a infecções respiratórias (por vírus sincicial respiratório e outros). Essas crises poderão persistir principalmente na primeira década de vida, independente da sensibilização alérgica, mas vão desaparecendo, mesmo que persista perda funcional pulmonar em algumas crianças, detectável por meio das provas laboratoriais. Acredita-se também que em algumas populações, dependendo das condições ambientais, predomine o sibilante não atópico e que em outras o atópico seja mais frequente.

O fenótipo do **sibilante tardio** é caracterizado por crianças que iniciaram as crises de sibilância após o terceiro ano de vida e apresentaram prognóstico diferente em função de terem ou não desenvolvido atopia. Aquelas que, aos 6 anos de idade, apresentavam testes positivos de hipersensibilidade aos aeroalérgenos que mais frequentemente se associam à asma persistiram com crises recorrentes e alterações nas provas de função pulmonar pelo menos até a idade de 11 anos, em número significativamente maior do que as crianças que tinham testes negativos.

Em resumo, pode-se dizer que as crises de sibilância nos primeiros anos de vida raramente estão pouco associadas à atopia e que a maioria das crianças que persistem sibilando terá formas leves, associadas a discretas alterações funcionais pulmonares e/ou a infecções respiratórias, e muito possivelmente estarão assintomáticas no início da adolescência e sem sinais de sensibilização

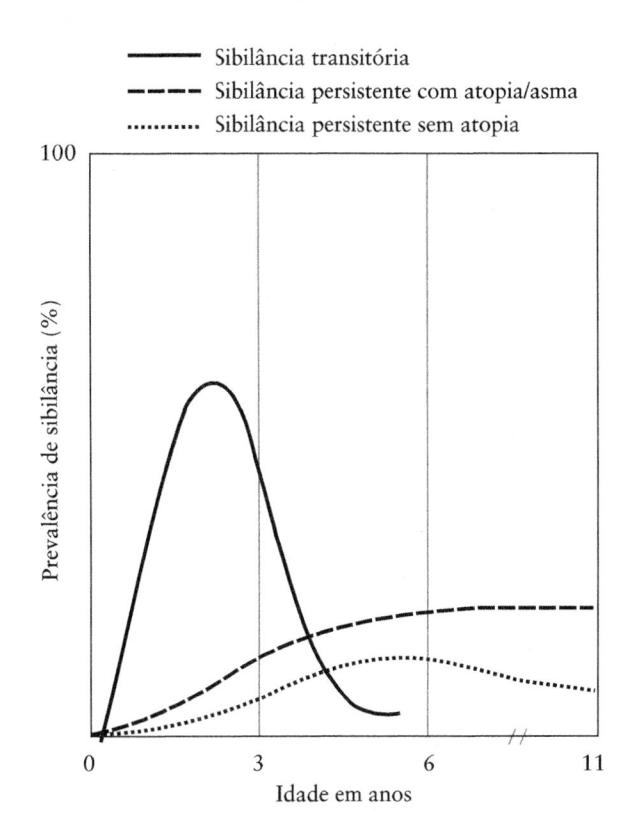

Figura II-19 – Esquema hipotético da prevalência de sibilância transitória e sibilância persistente sem atopia e com atopia/asma, conforme a idade, com base nos resultados dos estudos epidemiológicos de Martinez et al. sobre a evolução das crianças que iniciaram quadro de sibilância nos dois primeiros anos de vida.

alérgica (Fig. II-19). Os asmáticos irão apresentar precoce e evolutivamente sensibilização alérgica e perdas da função pulmonar, além de desenvolverem hiper-responsividade brônquica.

Índice clínico para definir o risco de asma em crianças menores de 3 anos de idade

Um achado importante no estudo de Tucson foi a constatação de que o dado clínico mais sugestivo da sensibilização alérgica era o relato de crises fora de infecções respiratórias e associadas a antígenos ambientais. Os achados do estudo permitiram também propor um escore para avaliar a possibilidade evolutiva das crises de sibilância para a asma (Quadro II-73).

A utilização do índice parece ter um valor preditivo negativo muito bom, ou seja, a maioria das crianças que não desenvolvem asma nos anos escolares teria índice negativo nos primeiros anos de vida. Mas o valor preditivo positivo parece variar principalmente quando se considera sibilância recorrente ou qualquer sibilância e depende muito da qualidade dos diagnósticos de eczema, asma, rinite alérgica e da interpretação dos valores da eosinofilia.

Quadro II-73 – Índice clínico para definir o risco de asma em crianças com idade inferior a 3 anos com crises de sibilância frequentes, mais que 3 crises por ano (critérios de Tucson)*.

Critérios maiores	Critérios menores
1. Diagnóstico médico de eczema 2. Pelo menos um dos pais com asma	1. Diagnóstico médico de rinite alérgica 2. Sibilância na ausência de resfriado 3. Eosinofilia persistente igual ou maior que 4%

* Índice preditivo de asma positivo – crises de sibilância frequentes e 1 critério maior ou 2 menores. Fonte: Castro-Rodriguez, 2000.

Embora sejam eventos frequentes, nem sempre é fácil a identificação correta da doença atópica. A história familiar de atopia e/ou a presença de níveis elevados de imunoglobulina IgE apresentam valor preditivo para o aparecimento das doenças atópicas, mas, sem um marcador genético específico, é difícil identificar o indivíduo atópico antes do aparecimento de manifestações clínicas.

Os mecanismos alérgicos, presentes em aproximadamente 80% das crianças e em 40 a 50% dos adultos com asma, são marcadores importantes para o diagnóstico de asma. O risco de uma criança desenvolver reações mediadas por IgE é de 5 a 10% se nenhum dos pais for acometido e de 40 a 60% se ambos os pais forem atópicos e, nesse grupo, a sensibilização e as doenças alérgicas tendem a ocorrer mais precocemente na infância.

Assim, torna-se importante considerar situações clínicas que têm apresentado correlações mais significativas com o surgimento da atopia. A ocorrência de eczema atópico nos primeiros meses de vida é um fator de risco significativo para a sensibilização para aeroalérgenos aos 5 anos de idade, especialmente se a criança pertencer a uma família com antecedentes positivos para atopia. Outros parâmetros clínicos também podem sugerir mais fortemente o desenvolvimento da asma em crianças de menor idade como frequência das crises de sibilância, persistência do quadro durante a infância, crises de sibilância e rinite desencadeadas na ausência de infecções de vias aéreas (possivelmente desencadeadas por alérgenos), condições que constam no índice preditivo proposto por Martinez et al.

ABORDAGEM DIAGNÓSTICA

Nos primeiros anos de vida é difícil avaliar a criança com crises de sibilância, pois nessa faixa etária podem coexistir quadros respiratórios benignos recorrentes e as fases iniciais da asma e de outras doenças que cursam com essa sintomatologia. Além disso, a alteração sonora auscultada ou percebida pelo cuidador/paciente, que recebe a denominação de "sibilo", pode ser gerada pelo estreitamento em vias aéreas intratorácicas mais largas e centrais e também nas pequenas vias, associando-se a diferentes grupos de doenças.

Se a queixa inicial é inespecífica, como de crises de "chiado no peito", "peito cheio", "tosse que não melhora" ou "pneumonias frequentes", deve-se identificar, inicialmente, qual é a sintomatologia respiratória que está recorrendo e diferenciar do estridor, da obstrução nasal ruidosa, da dispneia e de outros sinais e sintomas que têm significado e abordagem diferentes. Portanto, as avaliações clínicas iniciais devem ser frequentes, visando identificar a ocorrência de fenômenos obstrutivos das vias aéreas intratorácicas e verificar se a sintomatologia ocorre somente em crises ou se é perene ou persistente.

À semelhança da população de pacientes asmáticos, as crianças com crises recorrentes de sibilância constituem também um grupo heterogêneo. Portanto, ao buscar entender o significado evolutivo dos diferentes fenótipos, é preciso identificar claramente a população à qual pertence determinada criança, especialmente em relação a semiologia pulmonar, acometimento sistêmico associado ao quadro respiratório (comum nos outros diagnósticos diferenciais), tipo de acometimento da função pulmonar e risco de desenvolver alergia, os dois últimos particularmente difíceis de serem identificados nos primeiros anos de vida.

Anamnese

Inicialmente, deve-se caracterizar o primeiro episódio quanto a idade de ocorrência, sintomatologia apresentada na ocasião, necessidade de internação, diagnóstico realizado, terapêuticas utilizadas, inclusive ventilação mecânica, resposta obtida e evolução imediata após esse primeiro episódio (Quadro II-74).

Iniciar crises de sibilância nos primeiros meses de vida não obrigatoriamente implica maior gravidade, pior prognóstico ou que seja mais compatível com o diagnóstico de asma. Deve-se detalhar a evolução dos episódios críticos até o momento: frequência das crises, sintomatologia associada, tratamentos e medidas usados no controle das crises (uso de medicação em casa ou hospitalar), resposta à terapêutica e intensidade das crises. É preciso considerar que uma resposta favorável aos broncodilatadores e/ou corticoides ocorre em diferentes situações de adoecimento e não somente na asma. É importante também detalhar a evolução clínica nos últimos três ou seis meses.

Deve-se tentar identificar os fatores desencadeantes das crises, sabendo-se que, na medida em que a criança cresce, amplia sua exposição aos agentes irritativos e alergênicos. A família deve ser orientada a observar

Quadro II-74 – Avaliação da criança com crise de sibilância.

Idade de início	**Condições ambientais**
Descrição do primeiro episódio	Número de pessoas/número de cômodos
Evolução	Presença de fumantes
1. Períodos críticos:	Condições de ventilação, insolação, umidade
queixas respiratórias nas crises	Presença de animais
duração e frequência das crises	Técnica de limpeza habitual da casa e higiene pessoal
gravidade	Escola: características ambientais, número de horas/dia
tratamentos realizados e respostas obtidas	**Exame físico**
fatores desencadeantes (infecções, alérgicos, irritantes, fatores físicos e outros)	Peso/altura
2. Período intercrítico:	Exame clínico geral
assintomático	Exame especial das vias aéreas superiores e inferiores
sintomático	**Exames complementares**
Sintomatologia associada às crises/intercrise	Iniciais:
Geral: atividade, emagrecimento, geofagia	radiografia de tórax (frente e perfil)
Pele: eczema, urticária	hemograma
Vias aéreas superiores: rinite, otite, laringite, rouquidão, obstrução de vias aéreas diurna e/ou noturna	parasitológico de fezes
Cardiovascular: cianose, palpitações	Opcional:
Gastrintestinal: vômitos, regurgitações, engasgos, diarreia crônica	radiografia de seios de face/*cavum*
Antecedentes pessoais	Em casos especiais:
Período perinatal: prematuridade, fumo durante a gravidez, intercorrências respiratórias, época de introdução de novos alimentos	dosagem sérica de IgE
Padrão de crescimento pondoestatural	prova de função pulmonar
Situação vacinal	testes de hipersensibilidade cutânea para alérgenos inaláveis
Antecedentes patológicos: contato com tuberculose, coqueluche, reações adversas a drogas/alimentos	RAST para alérgenos inaláveis
Antecedentes familiares	pesquisa de refluxo gastroesofágico
Atopia (parentes de primeiro grau), tuberculose, fibrose cística	dosagem sérica de imunoglobulinas
	teste de Mantoux
	cloro e sódio no suor
	avaliação cardiológica
	RAST para alérgenos do leite de vaca
	sorologia para toxocaríase

sempre tais fatores e, principalmente, se estão ocorrendo mudanças em relação aos desencadeantes, pois esse dado assume importância no diagnóstico e na orientação terapêutica. Estudos demonstram que, quando as crises começam a ser desencadeadas na ausência de processos infecciosos, o diagnóstico de asma torna-se mais provável.

Na avaliação do período intercrítico, a manutenção de sintomatologia, como tosse, "peito cheio" e/ou "chiado", agitação no sono, limitação e/ou interferência nas atividades físicas e na rotina da criança, sugere que o processo obstrutivo das vias aéreas persiste, apesar de não ocorrerem crises típicas. O período intercrítico sintomático indica que processos patológicos mais graves estão presentes e/ou que as crises não estão sendo adequadamente controladas. A ausculta pulmonar nessa situação pode parecer normal e só revelar a sibilância com manobras de expiração forçada.

Além dos dados sobre o período crítico e intercrítico, a anamnese deve buscar a presença de sinais e sintomas que possam sugerir a ocorrência das doenças que fazem parte do diagnóstico diferencial das crises de sibilância. A presença de vômitos, regurgitações frequentes, engasgos ou interrupção de mamadas pode, por exemplo, indicar a investigação das síndromes aspirativas como fator causal ou agravante das crises de "chiado no peito". Da mesma forma, o baixo ganho pondoestatural, associado à diarreia crônica, pode indicar o diagnóstico de fibrose cística, embora em alguns casos o quadro respiratório seja a única manifestação clínica.

No levantamento dos antecedentes pessoais, são importantes os dados como prematuridade e baixo peso ao nascer, fumo durante a gravidez, problemas respiratórios graves no período neonatal, manifestações de atopia, como eczema e rinite alérgica, intolerâncias alimentares específicas e introdução muito precoce do leite de vaca na dieta. Embora o aleitamento materno seja protetor contra as infecções respiratórias em geral, tal efeito sobre o surgimento da alergia e nas recorrências das crises de sibilância é controverso.

A história familiar de atopia restringe-se aos pais e aos irmãos e deve-se avaliar com cuidado o critério usado para definir asma, rinite e eczema, pois esse é um fator de risco importante na previsão do desenvolvimento da asma. Mesmo quando os pais se dizem portadores de doença atópica, os testes para a detecção de IgE específica podem ser negativos, enquanto pais que não se dizem doentes podem ter resultados positivos. A correlação clínica entre um teste cutâneo positivo e sintomatologia sugestiva de doença atópica (asma, eczema, rinite) pode ser mais difícil em indivíduos fumantes, que vivem em ambientes inadequados, que exercem profissões que os expõem a irritantes químicos ou substâncias lesivas e outras condições. Além disso, a história natural da doença atópica modifica-se com a idade. Principalmente o eczema atópico tem prevalência bastante reduzida na vida adulta, o que leva, em algumas situações, os pais a negarem o problema simplesmente porque já não se lembram que o tiveram anteriormente.

Quando somente um dos pais ou irmão é atópico, o risco de a criança ser atópica é de 20 a 40%; quando ambos, pai e mãe, forem atópicos, esse risco cresce para 40 a 60%, significando alta probabilidade para o diagnóstico de asma, especialmente se a mãe tiver a doença. Por outro lado, estudos prospectivos, com crianças de risco para doença atópica, demonstram que as crises de sibilância não ocorreram em 60% daqueles com algum risco e entre os 40% restantes que apresentaram crises de sibilância somente um terço tiveram mais do que duas crises.

Nos antecedentes familiares buscam-se, também, informações sobre a presença de tuberculose, fibrose cística e outras doenças pulmonares nos familiares e nos contatantes próximos à criança.

A história alimentar das crianças com crises de sibilância é importante, pois dificuldades na alimentação, especialmente se associadas a vômitos, engasgos, tosse ou recusa, podem apontar para a possibilidade de síndromes aspirativas (como doença do refluxo gastroesofágico), fístula traqueoesofágica, fenda palatina oculta, compressões extrínsecas por vasos anômalos, cardiopatia, alergia alimentar e outras. Embora o aleitamento materno adequado proteja a criança das crises de sibilância induzidas por infecções virais e da alergia ao leite de vaca nos primeiros meses de vida, seu efeito protetor sobre as manifestações atópicas ainda é controverso.

Algumas condições ambientais são reconhecidamente adversas às vias respiratórias e devem ser pesquisadas na anamnese da criança com sibilância, mesmo que o diagnóstico de asma seja pouco provável. Essa avaliação das condições ambientais abrange os locais onde a criança passa a maior parte do seu tempo: sua casa, escola, casa de parentes e outros. Mudanças recentes de ambientes e reação da criança a essas mudanças também podem revelar-se importantes. Em especial, o início da frequência à escola geralmente se associa a um número aumentado de processos infecciosos, além de expor a criança a outros fatores. Os fatores do ambiente que devem ser levantados são referentes às condições físicas (ventilação, insolação e umidade), à exposição a infecções, à carga alergênica e à presença de fumantes e de animais domésticos. Filhos de pais fumantes têm maior risco para doenças do trato aéreo inferior e o hábito de fumar na gestação está relacionado a alterações pulmonares anatomofuncionais ao nascer e ao baixo peso e/ou prematuridade.

Exame físico

Enfocam-se, em especial, a avaliação do estado clínico geral e nutricional, das vias aéreas superiores e inferiores, a ausculta cardíaca e os dados sugestivos de doença atópica na pele, conjuntiva ocular e mucosa nasal. É importante tentar avaliar, durante a consulta, o comportamento da criança de menor idade enquanto se alimenta, pois engasgos, tosse, desconforto e esforço excessivo podem auxiliar no diagnóstico de doença do refluxo gastroesofágico, comunicações traqueoesofágicas e cardiopatias.

Na avaliação cardiorrespiratória, são dados importantes: aspecto do tórax, padrão respiratório, sinais de dispneia, retração intercostal e de fúrcula, alterações da respiração com mudanças de posição ou hiperextensão do pescoço e características da tosse. Na presença de respiração ruidosa, deve-se distinguir se a obstrução é nas vias respiratórias nasal e/ou laríngea, especialmente se há ocorrência de estridor.

A ausculta pulmonar e cardíaca deve ser repetida em ocasiões diferentes e, principalmente, na crise e na intercrise. Além de buscar detectar a presença de ruídos adventícios (sibilos, roncos, estertores), é preciso estar atento aos ruídos transmitidos das vias extratorácicas, às diferenças de ausculta nos hemitórax e ao abafamento dos sons auscultados. Quando existe grande quantidade de secreção pulmonar, é interessante fazer inalação com soro fisiológico, com ou sem drogas broncodilatadoras, visando obter ausculta mais nítida. A ausculta associada com manobras de expiração forçada ou após exercício tem por objetivo detectar a sibilância e pode ser realizada a partir da idade pré-escolar. Na valorização dos achados da ausculta cardíaca, levam-se em conta as alterações esperadas durante as crises de sibilância e aquelas que decorrem do uso de medicações como os beta-2-adrenérgicos, ou seja, a presença de taquicardia.

O exame das vias aéreas superiores é importante para detectar estridor, obstrução nasal e outros sinais que são confundidos com sibilância nas crianças de menor idade e para identificar a presença de sinusopatia, otite média (aguda ou com efusão persistente) e rinopatia, que frequentemente estão associadas às crises.

Quando a criança com crises de sibilância se apresenta com déficit pondoestatural, aspecto doentio, palidez e/ou cianose, impõe-se a pesquisa de doença mais grave, que pode cursar com tais crises antes do aparecimento do quadro clínico clássico, como fibrose cística.

Investigação laboratorial

Embora o diagnóstico das crises de sibilância seja inicialmente clínico, sugere-se como exames laboratoriais iniciais: radiografia de tórax (frente e perfil), hemograma e parasitológico de fezes. Alguns autores sugerem também a dosagem de IgE total, como será discutido posteriormente. A radiografia de tórax é realizada, de preferência, na intercrise, em condições mais adequadas, e pode auxiliar no diagnóstico diferencial com tuberculose, malformações pulmonares, massas mediastinais, herniações, corpo estranho e outros. Realizada durante a crise, pode detectar infecções agudas, pneumonia ou broncopneumonia, que atuam como desencadeantes ou fatores de agravo.

Os achados pesquisados ao hemograma são: anemia, neutropenia ou linfopenia (sugestivas de algumas imunodeficiências), leucocitose (sugestiva de processos infecciosos ativos) e eosinofilia. É importante analisar os dados do leucograma, principalmente em relação à idade da criança e às condições por ocasião da coleta, como, por exemplo, período do dia, fase de convalescença de processos infecciosos, tratamento medicamentoso e outros. Em relação aos eosinófilos, considerados indicadores de processos alérgicos, os valores normais são até 5% do total ou 450 células por mm^3 a partir do segundo mês de vida, sendo que os prematuros podem apresentar um número maior dessas células. Considera-se que a contagem de eosinófilos acima de 1.000 células/mm^3 seja encontrada com mais frequência associada a situações de doença (Quadro II-75), especialmente quando este número se mantém ou se eleva em coletas repetidas.

Nas crianças com sintomatologia sugestiva de comprometimento de vias aéreas superiores e laringe (como estridor, rouquidão, tosse produtiva, respiração ruidosa), pode ser necessária a realização de radiografia de *cavum* e de seios da face. Em alguns casos, poderá ser necessário realizar tomografia computadorizada, nasofibroscopia, laringoscopia e outros. Assim, dependendo das hipóteses diagnósticas suspeitadas na anamnese e no exame clínico, evolutivamente os exames subsidiários serão solicitados, individualizando-se cada caso.

Nas crianças com crises recorrentes de sibilância, como já citado, as provas de função pulmonar, a dosagem de IgE total e os testes para avaliar a sensibilização alérgica são os exames que melhor se correlacionam com o diagnóstico de asma. Porém, devem ser consideradas suas limitações, especialmente nos primeiros anos de vida, fase na qual se acredita sejam instaladas as alterações que darão início ao quadro clínico da asma.

Quadro II-75 – Principais causas de eosinofilia na infância.

Infecções parasitárias – helmintíase, síndrome de Loeffler, toxocaríase, escabiose

Infecções não parasitárias – fase convalescente da escarlatina ou infecção pneumocócica, coccidioidomicose

Doenças alérgicas – asma, polipose nasal, hipersensibilidade a drogas, rinite alérgica, dermatite atópica, urticária

Neoplasias – leucemia eosinofílica, linfoma de Hodgkin

Imunodeficiências – deficiência de IgA com atopia, síndrome de Wiskott-Aldrich, síndrome de hiper-IgE

Síndromes hipereosinofílicas* – síndrome de Churg-Strauss, doença gastrintestinal associada ao eosinófilo, hipereosinofilia familiar

Outras – doença do soro, doença de Addison, doença inflamatória intestinal

* Definida como eosinofilia sanguínea igual ou maior que 1.500/mm^3, persistente por mais de seis meses, na ausência de doenças alérgicas e parasitárias e com envolvimento de vários órgãos.

Fonte: Jacob e Pastorini, 2009.

As provas de função pulmonar são objetivas, não invasivas e úteis para o diagnóstico de asma, especialmente nos pacientes com apresentação clínica atípica, e para avaliar a evolução do quadro. No entanto, essas provas têm como principal fator limitante para sua realização a idade da criança, pois necessitam da compreensão e da colaboração do paciente, que só são possíveis ao redor dos 6 anos de idade. Portanto, para a faixa etária de maior dificuldade na abordagem diagnóstica, não é possível contar com esse instrumento laboratorial.

As provas de função pulmonar, realizadas nos estudos epidemiológicos em recém-nascidos ou em crianças de menor idade, não estão disponíveis na prática clínica, geralmente utilizam técnica de compressão toracoabdominal com sedação e ainda não estão adequadamente padronizadas. Mesmo quando realizadas, é preciso considerar que medições alteradas nos primeiros meses de vida podem ser atribuídas tanto ao pequeno tamanho das vias aéreas quanto às alterações em outras propriedades mecânicas pulmonares e do tórax. E que medidas funcionais reduzidas ao nascer, consideradas de maneira individual, podem resultar em evoluções clínicas diferentes, podendo ocorrer sem repercussões ou com sintomatologia variável que podem evoluir ou não ao diagnóstico de asma.

Em relação à dosagem sérica de IgE total, sabe-se que, apesar de os níveis de IgE serem extremamente variáveis na população geral, o encontro de IgE sérica total elevada pode ser sugestivo de processo alérgico (componente alérgico da asma, dermatite atópica, rinite e conjuntivite alérgicas), desde que sejam afastadas outras condições que podem também cursar com níveis elevados, como, por exemplo, parasitoses de ciclo pulmonar, infecções como HIV e hepatite crônica, imunodeficiências que afetam linfócitos T, fibrose cística, doença de Hodgkin, nefrite intersticial por medicamentos, aspergilose pulmonar e síndrome de hiper-IgE associada a infecções recorrentes e eosinofilia. Os parasitas que mais comumente se associam a níveis elevados de IgE são toxocaríase, esquistossomose, ancilostomíase, ascaridíase e outros e esse conhecimento é importante na prática clínica, pois uma grande porcentagem das crianças de menor idade são infectadas por esses agentes. Não se conhece ainda se os níveis das IgE antiparasitas permanecem alterados por longos períodos, mesmo após a resolução da infecção. Portanto, o encontro de níveis elevados de IgE e a presença de eosinofilia podem estar refletindo tanto manifestações atópicas quanto infecções parasitárias, e a forma de separar adequadamente as duas situações seria por meio da determinação da IgE específica. Apesar de os estudos epidemiológicos terem mostrado que os lactentes que tinham aumento de IgE total aos 9 meses de idade apresentaram maior possibilidade de integrar o grupo que evoluiu com sibilância persistente/asma, não é possível inferir, na prática clínica, que determinada criança com crises recorrentes de sibilância seja asmática, apenas pelo encontro da dosagem de IgE sérica aumentada.

Em relação aos testes para avaliar a sensibilização alérgica, cutâneos ou séricos, é fundamental que seus resultados sejam interpretados estabelecendo-se uma correlação clínica entre o alérgeno testado e os sintomas. Considerando-se as fases iniciais de investigação, os testes cutâneos são restritos aos aeroalérgenos, em vista da dificuldade para a interpretação e correlação clínica dos alérgenos alimentares, além do encontro de uma proporção elevada de resultados falso-positivos. Em nosso meio, testam-se por puntura ou escarificação os aeroalérgenos como pó doméstico, ácaros, pelos de cães e gatos, fungos e outros que sejam sugeridos pela anamnese. Os fatores que interferem na sua interpretação são o uso de algumas drogas e a idade da criança. Drogas como anti-histamínicos podem reduzir ou inibir a reação cutânea e recomenda-se que sejam suspensos antes da realização dos testes. Crianças com idade inferior a 3 anos apresentam reações menos intensas e mais resultados falso-negativos. Reação cutânea inespecífica deve ser excluída pela realização inicial dos testes de controle com histamina e solução salina.

A dosagem sérica de IgE específica para cada antígeno pelo RAST (radioallergosorbent test) tem boa correlação com os testes de hipersensibilidade cutânea e, também, deve apresentar correlação clínica entre o alérgeno analisado e o sintoma. Apresenta, como desvantagem, alto custo, sendo especialmente útil em crianças com idade inferior a 3 anos, com problemas dermatológicos que limitem a realização dos testes cutâneos ou em uso contínuo de medicação anti-histamínica não passível

de interrupção e naquelas cuja história clínica é sugestiva de alergia, mas os testes cutâneos são negativos. Para os alérgenos inaláveis, o RAST apresenta sensibilidade de 60 a 80% e especificidade maior do que os testes cutâneos, chegando até 90%. Como já foi citado, estudos têm demonstrado que, mesmo na ausência de sintomatologia, a presença de IgE específica para certos antígenos alimentares (como clara do ovo) ou micro-organismos (como fungos do gênero *Alternaria*) poderia prever o surgimento da asma na criança antes dos 7 anos de idade. Na prática clínica, tal determinação é limitada principalmente pelo fato de não ser possível precisar o momento exato no qual ocorre a sensibilização do paciente, pelo alto custo e pela dificuldade de realização de exames sequenciais, que determinariam a mudança do padrão para a sensibilização para antígenos inalados. Além disso, só é possível valorizar a presença de IgE específica se houver correlação com o quadro clínico e sua ausência não afasta a asma.

CAUSAS DE SIBILÂNCIA RECORRENTE

Estabelecer um diagnóstico definitivo em crianças menores de 3 anos com crises recorrentes de sibilância geralmente é difícil, sendo necessária uma avaliação evolutiva criteriosa associada a um cuidado na detecção precoce de doenças de maior gravidade, principalmente aquelas cujo tratamento pode modificar a evolução clínica. Deve-se cuidar também para não iniciar tratamentos desnecessários. Algumas doenças, como laringite, processos obstrutivos de vias aéreas superiores, aspiração de corpo estranho, bronquiolite, pneumonia e coqueluche, devem ser lembradas, em especial, na avaliação da primeira crise.

As doenças que cursam com crises de sibilância e tosse crônica na infância encontram-se listadas no quadro II-76. As causas mais frequentes no lactente são crises de sibilância transitória associadas a infecções respiratórias, bronquiolite, hiper-reatividade brônquica pós-viral, asma e síndromes aspirativas (doença do refluxo gastroesofágico, aspiração de corpo estranho ou problemas da deglutição). Em algumas situações, pode-se pensar a sibilância como decorrente também do ciclo pulmonar de alguns parasitas específicos, como toxocaríase, e da tuberculose, embora se desconheça exatamente a prevalência desses quadros.

Como referido na história natural, as crianças com sibilância transitória representam cerca de 20% ou mais da população infantil e 60% dos lactentes com crises de sibilância nos primeiros anos de vida. Espera-se que apresentem crises sempre associadas a infecções respiratórias, de início precoce e que não desenvolvam atopia, asma ou qualquer outra doença pulmonar ao longo da infância, tornando-se assintomáticas ao longo da vida. É importante reiterar que, nos primeiros anos de vida, o diagnóstico diferencial entre essas crianças e aquelas

Quadro II-76 – Causas de sibilância recorrente e tosse* na criança.

> **Frequentes**
> Infecções respiratórias:
>> sibilância transitória associada a infecções respiratórias
>> bronquiolite e hiper-reatividade brônquica pós-viral
> Asma
> Síndromes aspirativas:
>> doença do refluxo gastroesofágico
>> distúrbios da deglutição
>
> **Pouco frequentes**
> Aspiração de corpo estranho
> Fibrose cística
> Tuberculose
> Cardiopatias
> Laringotraqueobronquiomalacia
> Parasitoses de ciclo pulmonar
> Displasia broncopulmonar
>
> **Raras**
> Alergia ao leite de vaca e a outros alimentos
> Anormalidades vasculares
> Anormalidades pulmonares congênitas
> Bronquiolite obliterante
> Outras anormalidades laringotraqueobrônquicas
> Massas mediastinais
> Imunodeficiências
> Raquitismo
> Discinesia ciliar
> Deficiência de alfa-1-antitripsina

* Ver capítulo Tosse crônica.

com asma de início precoce nos primeiros anos de vida somente será possível avaliando-se a evolução clínica e os fatores de risco indicativos da doença, uma vez que não existe até o momento nenhum teste definitivo que confirme ou exclua o diagnóstico de asma.

As demais doenças que compõem o quadro II-76, além de serem causas menos frequentes de crises de sibilância, geralmente cursam com quadro clínico de sintomatologia perene e/ou grave, com alterações radiológicas características e persistentes e/ou repercussão sistêmica. Observa-se que a relação de causas de sibilância é muito semelhante à que se propõe para o diagnóstico diferencial da queixa de tosse crônica e de pneumonias ou broncopneumonias de repetição na infância, principalmente nos primeiros anos de vida. Isso se traduz, na prática, como dificuldade real e frequente de dissociar-se, clínica e radiologicamente, crises de "chiado no peito", sibilância e "pneumonias".

Infecções respiratórias

As infecções de vias aéreas inferiores têm elevada frequência em toda a infância, especialmente nos lactentes, quando se estima que, no primeiro ano de vida, de 30 a 35 crianças em cada 100, e no segundo ano, de 20 a 25 em cada 100 estejam infectadas por ano. Tais valores diminuem gradativamente com o crescimento e, entre 7 e 10 anos, estima-se que cinco crianças estejam infectadas para cada grupo de 100/ano. No curso dessas infecções respiratórias, geralmente virais, a ocorrência de sibilância é elevada e, na população com asma, aproximadamente 50% dos adultos e 80-85% das crianças em idade escolar têm isolamento viral positivo na fase aguda, sendo o agente mais comum o rinovírus.

O acometimento das vias respiratórias diante das agressões infecciosas é, em geral, difuso, mas, dependendo do agente causal e das características do hospedeiro, especialmente a idade, ocorrem situações clínicas nas quais há predomínio do comprometimento de uma área anatômica, expressando síndromes clínicas específicas, como laringite, traqueobronquite, bronquiolite e pneumonia. Sabe-se que diferentes agentes podem causar a mesma síndrome e um mesmo patógeno pode causar no mesmo paciente, simultânea ou sucessivamente, diferentes síndromes clínicas em vias aéreas superiores e/ou inferiores. Cada uma dessas síndromes tem sua descrição clássica, baseada na área anatômica na qual o processo fisiopatológico se instala preferencialmente; porém, essa característica de circunscrição a uma determinada região é menos frequente na infância, especialmente nos primeiros anos de vida e, portanto, de difícil diagnóstico clínico.

Nos diferentes estudos, entre os casos de sibilância que ocorrem no curso das infecções respiratórias virais, cerca de 50% são pelo VSR, 20% pelo vírus parainfluenza e 15% pelo adenovírus, sendo os rinovírus agentes causais importantes entre as crianças de mais idade. Os vírus respiratórios podem alterar a função e o desenvolvimento pulmonar, levando a alterações da responsividade das vias aéreas, da função pulmonar, do parênquima pulmonar e da resposta imunológica, como será discutido nas bronquiolites. Tais alterações podem ser limitadas e discretas, persistir por meses ou tornar-se permanentes, evoluindo para a instalação de atelectasias, bronquiectasias, bronquiolite obliterante e fibrose pulmonar difusa. Além disso, outros vírus podem acometer a árvore respiratória, como parte de um quadro clínico sistêmico, como o citomegalovírus, os vírus do sarampo, da rubéola, da varicela, de Epstein-Barr e o HIV.

Nos estudos que têm por objetivo pesquisar a relação das infecções respiratórias com crises de sibilância, são abordados vários aspectos do problema em populações diferentes, fato que dificulta a comparação dos resultados encontrados. Além disso, os mecanismos pelos quais tais infecções levam a uma determinada expressão clínica ainda não são completamente entendidos. Parece necessário que a criança apresente certas características imunológicas e pulmonares para que os vírus possam causar lesão pulmonar, sensibilização alérgica e a instalação da hiper-responsividade que determinarão evolutivamente a asma. Estudos experimentais demonstram que a interação entre a predisposição atópica e a ação dos vírus é um processo dinâmico e complexo e que possivelmente seja necessária uma sequência temporal de eventos que facilite a instalação da responsividade alérgica posteriormente.

Desde a década de 1980, outros estudos demonstram que o risco de desenvolver sensibilização alérgica (e asma) pode ser reduzido se as crianças forem expostas às infecções habituais do seu meio ambiente. A interação entre certos agentes virais e bacterianos com tropismo pelas vias aéreas e o sistema imunológico e respiratório da criança de menos idade poderiam representar um risco menor de sensibilização alergênica. Por exemplo, a infecção por sarampo e a exposição ao agente da tuberculose, expressada por teste tuberculínico fortemente positivo após vacinação por BCG, precocemente na infância, seriam importantes para a redução da incidência da sensibilização alérgica, especialmente na população de risco. Crianças de menos idade, que frequentam creches (especialmente quando iniciam antes dos 6 meses de vida), que pertencem a famílias numerosas e/ou têm irmãos mais velhos e que vivem em ambientes menos favorecidos, apesar de apresentarem infecções respiratórias repetidas, parecem ter menor risco de evoluir para sibilância persistente e asma nas fases posteriores da infância. Tem-se, portanto, que no curso dos acometimentos das vias respiratórias diante das agressões infecciosas pode ocorrer evolutivamente tanto a possibilidade de intensificação da sensibilização alergênica quanto de sua atenuação, dependente do agente causal e das características do hospedeiro e seu meio ambiente.

Sabe-se também que as infecções respiratórias exercem um papel importante na expressão clínica de outras doenças respiratórias crônicas, como a fibrose cística e a displasia broncopulmonar.

Estudos utilizando técnicas de isolamento viral demonstraram associação positiva entre VSR e rinovírus com risco aumentado de ocorrência de sibilância recorrente e da atopia. É conhecido que, embora uma maioria de crianças seja infectada pelo VSR e pelo rinovírus na infância (quase 100%), somente algumas desenvolvem sibilância recorrente, especialmente aquelas que apresentaram quadro inicial grave e necessitaram de internação, aproximadamente 1 a 2% dos infectados. Uma vez que nem todos os pacientes infectados apresentam quadros mais graves, devem estar envolvidos nesse processo, além das características peculiares dos vírus, fatores do hospedeiro e de interação com outros patógenos, entre outros.

Nos pacientes não hospitalizados pela infecção respiratória viral, o papel dos rinovírus parece ser mais importante do que se considerava anteriormente, embora no curso das infecções por VSR a ocorrência de sibi-

lância seja quase duas vezes maior do que naquelas por rinovírus.

À semelhança do curso clínico das infecções respiratórias virais, as infecções bacterianas também podem evoluir com crises de sibilância autolimitadas, recorrentes ou persistentes. As doenças respiratórias, causadas por *B. pertussis*, *Mycoplasma pneumoniae*, clamídias, micobactérias e outros, podem cursar com sibilância na fase aguda e determinar quadros de hiper-responsividade transitória prolongada, principalmente no lactente. Assim, é frequente o encontro de lactentes que persistem com tosse, sibilos e estertoração por até dois meses após a hospitalização para o tratamento de infecções respiratórias como bronquiolite ou pneumonia.

No estudo de Tucson foi encontrada uma associação entre os achados radiológicos compatíveis com pneumonia nos primeiros três anos de vida e o desenvolvimento de sintomas sugestivos de asma. As crianças com o diagnóstico clínico e radiológico de pneumonia nessa faixa etária tiveram 2 a 4 vezes mais probabilidade de evoluir com episódios frequentes de sibilância entre os 6 e os 11 anos de idade e de receber o diagnóstico de asma. Quando comparados com o grupo controle, apresentavam também mais alterações nas provas de função pulmonar, provavelmente associadas a alterações do tônus muscular das vias aéreas.

Na prática clínica, as crianças com crise de sibilância geralmente recebem diagnóstico de uma doença específica, sem, contudo, ter confirmação laboratorial adequada, especialmente em relação ao agente causal. Assim, é importante o pediatra ter noção dos estudos epidemiológicos acumulados até o momento, especialmente em relação à evolução dos fenótipos descritos por Martinez et al., discutidos anteriormente. Também deve conhecer os aspectos clínicos e evolutivos das doenças respiratórias (síndromes clínicas) e de outras que cursam com sibilância ou com "chiado no peito".

Laringotraqueobronquite ou crupe*

A obstrução laríngea cursa com rouquidão, tosse, estridor inspiratório, febre e variados graus de insuficiência respiratória. Em geral, tem evolução benigna, exceto na epiglotite. Na laringotraqueobronquite (LTB), além dos sintomas laríngeos, podem ocorrer manifestações pulmonares com roncos, estertores e/ou sibilos. Esse quadro é precedido, em dois ou três dias, por sintomas de rinofaringite aguda, com ou sem febre. A duração do quadro da LTB é variável: nos casos leves, melhoram em três dias e estão assintomáticos em uma semana; nos casos graves, a sintomatologia costuma durar 15 dias ou mais. O diagnóstico é clínico e o exame radiológico da região cervical não auxilia na condução dos casos com LTB,

---

* Ver capítulo Afecções das vias aéreas superiores.

mas têm importância no diagnóstico diferencial das obstruções de vias aéreas superiores, como aspiração de corpo estranho, epiglotite, abscesso retrofaríngeo e outros. A LTB acomete principalmente crianças de 6 meses a 3 anos de idade e os vírus são os principais agentes etiológicos, sendo que em aproximadamente 60% dos casos está associada à infecção pelos vírus parainfluenza, sendo o tipo 1 mais frequentemente isolado e responsável por epidemias. A LTB pode ser um diagnóstico diferencial importante na primeira crise de sibilância, e eventualmente nas recorrências iniciais, porque, como a doença é causada por diferentes agentes infecciosos, uma criança normal pode ter mais de um episódio em diferentes épocas do ano.

Bronquiolite

Entre as síndromes clínicas infecciosas associadas à sibilância, a bronquiolite é aquela cuja evolução é a mais estudada. Definida como uma doença inflamatória aguda das pequenas vias aéreas, especialmente bronquiolar, afeta predominantemente crianças no primeiro ano de vida (pico de incidência entre 2 e 8 meses) e caracteriza-se clinicamente por taquidispneia, sibilância e graus variados de insuficiência ventilatória. Aproximadamente 50% das crianças com problemas pulmonares nessa fase da vida, especialmente durante o primeiro episódio de sibilância, recebem esse diagnóstico, sem considerar aspectos epidemiológicos e etiológicos.

A etiologia é predominantemente viral, por VSR, adenovírus, vírus parainfluenza e influenza e costuma ter caráter epidêmico. O VSR é o agente causal em aproximadamente 70% dos casos hospitalizados por bronquiolite e são as crianças entre 3 e 6 meses de vida as mais suscetíveis a acometimento das vias aéreas inferiores e quadros mais graves. Nas crianças de mais idade e adultos, a infecção por esse agente leva predominantemente ao acometimento das vias aéreas superiores. A infecção pelo VSR pode coexistir com outros agentes como *Chlamydia trachomatis*, *Mycoplasma pneumoniae* em até 5 a 10% dos casos. Os rinovírus também podem causar tais quadros, especialmente em crianças de mais idade. E um indivíduo pode ter vários episódios de bronquiolite causados por diferentes agentes virais, embora alguns autores utilizem o termo "bronquiolite" somente para o primeiro episódio.

O quadro clínico é inicialmente de uma infecção de vias aéreas superiores com febre, rinorreia e tosse, evoluindo em dois ou três dias para intensificação da tosse, taquipneia, tiragem intercostal e sibilância. Nas primeiras 72 horas da instalação do quadro pulmonar é que vai ser definida a gravidade da doença. O diagnóstico da bronquiolite baseia-se fundamentalmente, nos achados clínicos e exames como hemograma, eletrólitos, gasometria, oximetria e outros auxiliam na avaliação da gravidade do quadro. A radiografia de tórax seria dis-

pensável para o diagnóstico da doença, pois não existe um padrão típico e pode ser normal em 10% dos casos. Por outro lado, são mais úteis na identificação de outros problemas como pneumonia, aspiração de corpo estranho, malformações pulmonares e outros, que fazem parte do diagnóstico diferencial. Classicamente, descrevem-se as alterações radiológicas da bronquiolite como espessamento peribrônquico, hiperinsuflação do parênquima, atelectasia e infiltrados intersticiais.

Diante do quadro clínico da bronquiolite, o isolamento do agente causal nos casos mais graves pode auxiliar nas decisões terapêuticas e na avaliação do prognóstico. Os testes rápidos de identificação do VSR têm aproximadamente 90% de sensibilidade e especificidade e outros agentes virais podem ser testados no momento do diagnóstico.

Tratamento – varia com a gravidade do quadro, em especial com o grau de hipoxemia. A Academia Americana de Pediatria sugere que a doença seja abordada de forma diferenciada nas crianças com menos de 12 semanas de vida e/ou com história de prematuridade, cardiopatia ou imunodeprimidos, e se o tratamento é domiciliar ou hospitalar. Broncodilatadores, alfa ou beta-adrenérgicos e/ou anticolinérgicos parecem não alterar o curso da doença a curto e longo prazo, porém, se um teste terapêutico mostrar-se benéfico, a medicação poderá ser mantida. É esperado que, para cada quatro crianças tratadas, somente uma terá melhora transitória e possivelmente este efeito seja mais observado nos casos mais graves.

O uso de corticosteroide (CE), por via oral ou parenteral, no curso da bronquiolite parece produzir efeito clínico pouco significativo e pode, eventualmente, ajudar nos casos de maior gravidade de forma transitória, embora se saiba que 60% das crianças internadas pela doença recebam a medicação. Uma meta-análise sobre o uso de CE sistêmico no tratamento da sibilância aguda nos menores de 3 anos de idade demonstrou benefício, reduzindo discretamente o tempo de internação nos casos mais graves.

Estudos demonstraram que entre 25 e 75% das crianças com bronquiolite pelo VSR e rinovírus evoluem com sibilância recorrente por meses ou anos e que o uso de CE por via oral na fase aguda não é efetivo para evitar essa evolução. O uso de corticoides inalados em altas doses também não estaria recomendado de rotina por motivos semelhantes. Deve-se considerar que a dificuldade em encontrar um tratamento adequado para a bronquiolite talvez se deva, em parte, ao fato de que a infecção das vias aéreas inferiores pelos vírus respiratórios não seja uma doença uniforme, com diferenças muito importantes na relação agente-hospedeiro, principalmente em crianças de menos idade.

Estudos com montelucaste, utilizado por 28 dias a partir da hospitalização devido à bronquiolite por VSR, demonstraram pequena redução dos sintomas de vias aéreas inferiores após a internação, mas os estudos ainda são insuficientes.

Entre 50 e 80% das crianças com diagnóstico de bronquiolite recebem antibioticoterapia apesar do conhecimento de que se trata de um processo viral e de que a infecção pelo VSR não predispõe a infecção bacteriana, tanto no tratamento domiciliar quanto hospitalar.

A infecção pelo VSR tende a ser mais grave nos prematuros e nos portadores de doença pulmonar crônica ou displasia broncopulmonar. Nesses grupos, medidas de prevenção e tratamento antivirais estão indicadas em diferentes protocolos de intervenção.

Evolução e prognóstico – na maioria das vezes, o quadro da bronquiolite é autolimitado, não deixa sequelas, não necessita de hospitalização e evolui para a resolução completa em três a quatro dias. Embora seja uma causa importante de internação no primeiro ano de vida, apenas 1 a 2% das crianças com bronquiolite necessitam ser hospitalizadas. Cerca de 80% das crianças hospitalizadas com bronquiolite viral, portanto, com quadro clínico mais grave, podem evoluir com crises recorrentes de sibilância por até dois a três meses após a hospitalização, 25% reinternam por piora da sibilância nesse período e 2% evoluem para doença obstrutiva crônica (bronquiolite obliterante), com piora e persistência da sintomatologia respiratória, mesmo após terem decorrido três meses do quadro agudo. O risco para uma evolução desfavorável é significativamente maior quando o agente causal é o VSR.

Crianças com função pulmonar reduzida, especialmente com vias aéreas estreitadas ao nascer (sibilante transitório), têm maior risco de apresentar sibilância durante infecção pelo VSR. Mas somente um pequeno contingente dessas crianças evoluirá para sibilância recorrente e asma, tendo comportamento semelhante ao das crianças sem tal alteração.

A bronquiolite pelo VSR é a mais estudada, especialmente em relação ao risco de recorrências e de evolução para asma. Estudos prospectivos com crianças hospitalizadas por bronquiolite pelo VSR demonstram que nesse grupo a ocorrência de sintomatologia respiratória recorrente, a sensibilização alérgica e as alterações nas provas de função pulmonar (maior reatividade das vias aéreas e obstrução leve em repouso) são mais frequentes quando comparadas a grupo controle. Nesse grupo também é maior o número de crianças com diagnóstico de asma e rinoconjuntivite alérgica. Portanto, a internação por bronquiolite pelo VSR nos primeiros dois anos de vida seria um fator de risco significativo para asma (independente de atopia e fumo), que pode persistir até a vida adulta, inclusive com parâmetros anormais de função pulmonar.

Outros estudos, no entanto, com crianças hospitalizadas por infecção de vias aéreas inferiores pelo VSR e grupo controle demonstram que a frequência da sintomatologia respiratória é maior nos internados, mas a sensibilização alérgica não difere. Sigurs, entretanto, com grupo de seguimento semelhante por 13 anos, demonstrou que o risco de sensibilização foi maior no grupo internado.

A relação entre bronquiolite e asma ainda gera controvérsias, e a bronquiolite nos primeiros anos de vida, mesmo que grave, pode ser para a maioria das crianças, um evento transitório com nenhuma ou pouca consequência a médio ou longo prazo e o principal fator de risco para uma evolução mais complicada seria a história familiar ou pessoal de atopia.

O estudo populacional de Tucson estudou também o risco de sibilância recorrente e alergia respiratória em crianças que tiveram bronquiolite por VSR sem necessitarem de internação, ou seja, os casos menos graves. As crianças com infecção de vias aéreas inferiores por VSR parecem ter quatro vezes mais probabilidade de evoluírem com crises de sibilância frequentes até os 6 anos de idade, diferentemente daquelas que tiveram o mesmo tipo de acometimento pelo vírus parainfluenza, as quais não apresentaram tal evolução. Esta característica evolutiva, no entanto, não se mantém ao longo do tempo, deixando de ser verificada até os 11 e 13 anos de idade, e parece não estar associada a um maior risco de sensibilização alérgica.

A bronquiolite causada pelo rinovírus difere daquela causada pelo VSR em alguns aspectos: atinge crianças com mais de 1 ano de idade, associa-se mais frequentemente à dermatite atópica, cursa com eosinofilia sérica mais elevada na fase aguda e apresenta melhores níveis de saturação de O_2 na fase aguda. Ambas as infecções não diferem quanto às alterações de IgE total, frequência respiratória e escores combinando sibilância e retrações.

Na ausência de isolamento do agente etiológico que justifique o quadro de bronquiolite, especialmente quando grave ou com evolução atípica, há necessidade do diagnóstico diferencial, especialmente com acometimentos cardiovasculares agudos (miocardite, insuficiência cardíaca congestiva), aspiração de alimento ou corpo estranho, infecções por B. pertussis e outras infecções bacterianas das vias aéreas inferiores, além de outras causas.

Outro aspecto na evolução dos pacientes com bronquiolite, em especial os que são hospitalizados pela doença, é a necessidade de avaliar individualmente a possibilidade de associação com outras doenças. Alguns autores apontam que, como somente 1 a 2% necessitam de internação, é possível que essas crianças já tenham previamente condições de risco. Estudo sobre bronquiolite por VSR usando dados de 3.300 crianças hospitalizadas, entre 1991 e 2002 (Driscoll database), revelou que aquelas com idade menor que 6 semanas de vida, prematuros e portadores de cardiopatia congênita têm maior probabilidade de apresentar quadro grave com necessidade de ventilação mecânica e terapia intensiva. Risco semelhante teriam também os portadores de doença pulmonar crônica e neuropatas.

Bronquiolite obliterante (BO) – é mais frequente nos lactentes após infecções pulmonares virais ou bacterianas, mas pode ocorrer, também, por inalação de agentes tóxicos, processos aspirativos, ou estar associada a doenças imunológicas, entre outras. Pode incidir em crianças em idade pré-escolar e escolar. A suspeita clínica é feita quando, após internação por quadro obstrutivo pulmonar grave, a criança persiste com sintomatologia de tosse produtiva, sibilância e/ou estertoração pulmonar após dois a três meses do término do quadro agudo. Outra característica no quadro clínico da BO é a resposta insatisfatória aos broncodilatadores e aos corticosteroides nas doses habituais. O diagnóstico diferencial deve ser feito com asma grave, fibrose cística, imunodeficiências e deficiência de alfa-1-antitripsina.

Na BO, a radiografia de tórax pode mostrar sinais de hiperinsuflação, com retificação dos arcos costais, rebaixamento do diafragma e aumento do diâmetro anteroposterior do tórax. É comum também o encontro de áreas de atelectasias, sendo, no entanto, mais características as áreas localizadas de hipertransparência. A tomografia pulmonar de alta resolução, com cortes finos, é o melhor exame para detectar as alterações da BO constituídas por áreas de retenção de ar, com diminuição da vascularização e padrão em mosaico, bronquiectasias e atelectasias. Atualmente, tem-se questionado a necessidade da biópsia pulmonar para fins diagnósticos, em função do detalhamento dos exames de imagem.

Asma*

Embora os primeiros sintomas de asma possam iniciar-se em qualquer momento da vida, o mais provável é que os primeiros episódios sejam detectados precocemente na infância. A asma é, na infância, causa frequente de crises de sibilância, com prevalência estimada entre 10 e 15%, chegando até a 30%, conforme a população estudada. Passa-se a considerar esse diagnóstico diante de alguns grupos de risco, tais como indivíduos com história familiar e/ou pessoal de atopia, pertencentes ao sexo masculino, habitantes de áreas urbanas expostos a certos fatores ambientais alergênicos, infecciosos e irritantes, nas crianças que iniciam crises de sibilância mais tardiamente ou que mantêm crises recorrentes na idade escolar e indivíduos que apresentam mudança nos fatores desencadeantes de crise com a idade e/ou demonstram sensibilização aos alérgenos mais frequentemente associados à asma constatada clínica e/ou laboratorialmente.

A asma na infância correlaciona-se fortemente com o surgimento da sensibilização alérgica e estudos sugerem que a sensibilização aos alimentos, que geralmente ocorre no primeiro ano de vida, antecede a sensibilização aos aeroalérgenos que costuma iniciar-se do segundo ao quinto ano de idade. Porém, estudos têm mostrado que é praticamente nula a probabilidade de sensibilização intrauterina e que restrições de alimentos de alta alergenicidade no primeiro ano de vida poderiam estar indicadas somente nas crianças de alto risco para atopia.

Assim como é difícil determinar o exato momento ou a idade em que ocorre a sensibilização alérgica que irá evoluir clinicamente para asma, também é difícil definir a transição entre a sibilância induzida pelos vírus e essa doença. É conhecido que a predisposição atópica pode influenciar a resposta às infecções virais, e que essas poderiam influenciar no surgimento da sensibilização a alérgenos. No entanto, parece que a interação da condição genética (atopia) e a da ambiental (infecção viral) somente resultarão em sensibilização alérgica e asma se ocorrerem em um momento específico da vida da criança.

As perdas da função pulmonar, que inicialmente podem ser atribuídas a alterações anatômicas nos sibilantes transitórios, tornam-se permanentes principalmente quando se instala a inflamação alérgica. Como na prática a identificação adequada desses processos ainda é difícil por meio de exames laboratoriais, torna-se importante a análise dos dados de anamnese, exame físico e das características evolutivas de cada criança. Pode-se também utilizar o índice clínico para definir o risco de asma em crianças menores de 3 anos de idade com crises frequentes de sibilância (mais de três crises por ano), sugerido a partir dos dados obtidos no estudo de Tucson (ver Quadro II-73) por Castro-Rodriguez et al.

As medidas objetivas da reatividade das vias aéreas ou da reversibilidade da obstrução ao fluxo de ar (provas de função pulmonar com ou sem testes de provocação, variabilidade do *peak-flow*) e a constatação da presença de atopia, quando possíveis de serem realizadas, poderão auxiliar na confirmação da doença. É importante considerar que, para fins de diagnóstico, a resposta aos broncodilatadores não tem valor para o diagnóstico de asma e que respostas satisfatórias podem ocorrer também em outras doenças respiratórias.

Síndromes aspirativas*

Os distúrbios da deglutição e a doença do refluxo gastroesofágico (DRGE) podem causar quadros de sibilância pulmonar por microaspirações recorrentes do conteúdo digestivo para as vias aéreas e/ou por estimulação vagal. Vários problemas, como alterações neurológicas,

---

* Ver capítulo Asma.

* Ver também os capítulos Distúrbios da deglutição e Doença do refluxo gastroesofágico.

anormalidades da boca, palato, nasofaringe ou mandíbula, herniações esofágicas e outros, predispõem à aspiração do conteúdo gástrico para a árvore respiratória, causando graus variados de lesão e apresentações clínicas diversas. Mesmo sem que exista história clínica positiva para engasgos, regurgitações ou vômitos, é possível pensar no refluxo gastroesofágico como causa e/ou fator de agravo de crises de sibilância, aventando-se, nesses casos, o mecanismo de estimulação vagal para a ocorrência desses eventos.

Porém, a relação do refluxo gastroesofágico (RGE) com asma e sibilância é complexa porque pode ser um achado concomitante às crises de sibilância e asma. A prevalência de DRGE em adultos com asma varia entre 55 e 83%, geralmente estimada por estudos que avaliam o impacto de medicações antirrefluxo nas manifestações respiratórias e, portanto, a associação pode ser um fator importante a ser considerado na abordagem clínica. Em crianças, no entanto, tal associação entre RGE e sibilância ou asma é variável, pois devem ser consideradas as dificuldades do diagnóstico de ambas as doenças nas fases iniciais da vida, além da limitação ao uso de medicações como inibidores de bomba de prótons.

Na faixa etária de zero a 2 anos de idade, é mais complexo tentar encontrar uma relação causal entre os distúrbios da deglutição e os problemas respiratórios. Isso porque é esperado que a criança tenha, temporariamente, por imaturidade neurológica e do sistema digestório, episódios de refluxo gastroesofágico frequentes e incoordenação à deglutição, que facilitam os engasgos e a regurgitação. Estes fenômenos podem coincidir, ou piorar, com os problemas respiratórios frequentes do lactente, sem haver nenhuma relação causal. De qualquer forma, uma vez detectados distúrbios da deglutição ou refluxo gastroesofágico, deve-se abordar adequadamente tais problemas, buscando-se reduzir o risco de aspirações.

A doença do refluxo gastroesofágico deve ser investigada principalmente nos casos com crise de sibilância frequentes ou perenes, que respondem mal às medidas terapêuticas habituais ou pode ser proposto um teste terapêutico com medidas posturais, dietéticas e com medicação antirrefluxo, avaliando-se o impacto no quadro respiratório de determinada criança.

Corpo estranho nas vias aéreas

A faixa etária predominante na qual ocorre aspiração de corpo estranho é a dos menores de 3 anos de idade, sendo mais comum a aspiração de matéria orgânica (alimentos). Outro grupo, no qual a aspiração de corpo estranho é frequente, é constituído por escolares, principalmente do sexo masculino, sendo mais comum a aspiração de material inorgânico.

Início súbito é descrito em 80% dos casos, mas pode demorar até três semanas após a aspiração para surgir a sintomatologia respiratória, sendo em média oito dias.

Na aspiração de corpo estranho, a tríade clássica constituída por engasgo seguido de crises de tosse e sibilância, em crianças previamente sadias, só é encontrada em um terço dos pacientes. No entanto, em muitos casos, não se consegue resgatar a história de engasgo e, portanto, deve-se supeitar de aspiração de corpo estranho nas crianças sem antecedentes alérgicos ou infecciosos que iniciam subitamente sintomas respiratórios. A suspeita clínica deve ser feita, também, quando existe assimetria à ausculta pulmonar, presença de sibilância e/ou hiperinsuflação unilateral, tosse crônica, pneumonia de repetição, imagem radiológica fixa, sibilância perene ou de difícil controle e "bronquite crônica".

A sintomatologia depende da localização, do grau de obstrução, do tamanho do corpo estranho e da sua capacidade de lesar tecidos e da duração da hipoxemia. A localização do corpo estranho determina quadros clínicos diferentes. Cerca de 84% dos corpos estranhos aspirados alojam-se no brônquio-fonte e 15% na traqueia. Quando se aloja na laringe, observam-se cianose, acessos de tosse, desconforto respiratório grave, estridor, afonia ou disfonia e sinais de hipoventilação pulmonar bilateral. Na traqueia, provoca acessos de tosse, quadros intermitentes de cianose, grande quantidade de secreção. Nesses casos, o desconforto respiratório está associado com a atividade física. No brônquio, a sintomatologia respiratória é menos intensa do que nas localizações mais altas, apresentando acessos de tosse, desconforto respiratório leve, podendo o exame físico ser normal nas primeiras horas após a aspiração e, se houver oclusão do brônquio, evoluir para as complicações pulmonares crônicas já referidas.

A grande dificuldade para a confirmação diagnóstica radiológica é que a maioria dos corpos estranhos aspirados é radiotransparente. Assim, quando as radiografias são feitas precocemente (em relação à aspiração), cerca de 35% dos resultados são normais, 50% mostram hiperinsuflação, e 15%, atelectasia/consolidação. Quando a radiografia de tórax é feita tardiamente, 40% apresentam hiperinsuflação; 50%, atelectasia ou consolidação; e apenas 10% são normais. Recomenda-se que radiografias de tórax sejam feitas nas fases inspiratória e expiratória ou em decúbito lateral sobre o lado supostamente acometido. A radiografia e/ou radioscopia de tórax são sugestivas de presença de corpo estranho quando há sinais de deslocamento mediastinal com hiperinsuflação contralateral, diferenças na retenção de ar na inspiração/expiração e movimentos paradoxais do diafragma. A confirmação pode vir pela broncoscopia, se o corpo estranho não for radiopaco. Os resultados da broncoscopia revelam que, em 50% dos casos, o corpo estranho localiza-se no brônquio-fonte direito e intermediário, e em 30%, no brônquio-fonte esquerdo. Corpo estranho alojado em esôfago pode, também, causar quadros respiratórios, geralmente associados à disfagia.

Fibrose cística

A fibrose cística pode apresentar-se com crises de "chiado no peito", simulando um quadro asmático, antes que ocorram as alterações gastrintestinais e o comprometimento do estado nutricional. É uma doença genética, autossômica recessiva, de incidência variável conforme a etnia. No Brasil, na Região Sul, é estimada entre 1/2.000 e 1/2.500 (semelhante à população caucasiana centro-europeia) e em outras regiões pode diminuir até 1/10.000, semelhante à da população afro-americana.

O mecanismo fisiopatológico básico está na desidratação das secreções mucosas e aumento da viscosidade que favorece fenômenos obstrutivos e na reação inflamatória com evolução para fibrose. O defeito genético básico atinge células de vários órgãos, mas as expressões clínicas podem ser muito variáveis e ocorrer precocemente na infância ou mesmo na vida adulta. Caracteriza-se pela tríade clínica constituída por doença pulmonar obstrutiva supurativa crônica, insuficiência pancreática e níveis anormalmente elevados de eletrólitos no suor. O acometimento respiratório é causa de morte em aproximadamente 90% dos pacientes e quando eles não desenvolvem insuficiência pancreática o prognóstico é melhor.

Observa-se, também, melhor evolução clínica quando o diagnóstico e o tratamento são instituídos precocemente, antes da instalação das lesões pulmonares irreversíveis, pois sabe-se que ao nascimento o pulmão é normal e que as lesões pulmonares vão instalando-se progressivamente a partir das pequenas vias aéreas. A manifestação respiratória mais comum é a da tosse crônica, mas as crianças podem apresentar história de "bronquiolite de repetição", crises de sibilância persistente, infecções recorrentes de vias aéreas superiores (sinusites) ou inferiores (pneumonias). Embora a doença seja progressiva para bronquiectasias e *cor pulmonale*, a evolução pode ser oligossintomática, retardando o diagnóstico.

Para o diagnóstico da fibrose cística, são necessários, pelo menos, dois dos quatro critérios clínicos básicos: doença pulmonar obstrutiva supurativa crônica, insuficiência pancreática, níveis elevados de sódio e cloro no suor e história familiar de fibrose cística, especialmente em irmãos. Outros dados podem auxiliar no diagnóstico, como íleo meconial (5 a 10% dos casos), edema hipoproteinêmico e icterícia prolongada neonatal, esteatorreia (em geral associada à diarréia crônica), prolapso retal, hipodesenvolvimento pondoestatural, pansinusite crônica, polipose nasal recorrente, invaginação intestinal e infertilidade. A sintomatologia clínica é variável, de acordo com o grupo etário e com a expressão de diferentes mutações em sua forma homo ou heterozigótica.

No Brasil, é uma doença de diagnóstico difícil, dadas as condições de vida da população, com superposição de doenças como diarreia crônica, desnutrição e infecções pulmonares recorrentes. Nos países desenvolvidos, a maioria dos pacientes tem diagnóstico firmado nos primeiros dois anos de vida (especialmente por meio da triagem neonatal com tripsina imunorreativa), enquanto em nosso meio somente metade dos casos é detectada aos 3 anos de idade.

A confirmação diagnóstica pode ser feita por meio de métodos genéticos pelo achado de duas mutações em área específica. O teste de sódio e cloro no suor positivo (análise iônica quantitativa de suor estimulado pela pilocarpina) é outro dos critérios diagnósticos de alta sensibilidade e especificidade para fibrose cística. Esse teste está sujeito a erros se a quantidade de suor coletada for menor que 50mg. Valores entre 40 e 60mEq/l situam-se na faixa de dúvida, sendo necessário repetir o exame. Níveis acima de 60mEq/l ou 60mmol/l são bastante sugestivos da doença, entretanto, recomenda-se que o diagnóstico só seja estabelecido com dois exames apresentando resultados acima desse limite, em ocasiões diferentes, procedimento que eleva a confiabilidade do teste para 98%.

Nos pacientes com fibrose cística, tanto o cloro quanto o sódio estão aumentados e a diferença entre eles não deve ser superior a 20mEq/l. Nos casos com suspeita da doença, especialmente quando as manifestações clínicas forem muito sugestivas e/ou existir história familiar positiva, deve-se considerar que o teste do suor normal não exclui o diagnóstico de formas atípicas, que pode ser confirmado pelo estudo genético ou pela detecção de alterações no transporte iônico no epitélio nasal.

Cardiopatias*

Algumas anormalidades cardiovasculares podem causar obstrução brônquica e evoluir com quadros de sibilância pulmonar, que se acentuam na vigência de processos infecciosos respiratórios ou cursam com sintomatologia perene. Na ausência de processos infecciosos, o quadro de sibilância pode resultar de compressão extrínseca da via aérea e/ou por falência do ventrículo esquerdo. Anormalidades do arco aórtico podem resultar na formação de anéis vasculares ou de estruturas que comprimem a traqueia, causando obstrução da via aérea e determinando o aparecimento de estridor, sibilância e/ou apneia, assim como disfagia e outras manifestações de compressão esofágica. As anormalidades do arco aórtico podem levar as crianças a adotarem posição preferencial, com hiperextensão do pescoço.

Nos pacientes cardiopatas, com *shunt* esquerdo-direito, nos grandes defeitos de septo ventricular e na persistência do ducto arterioso, a sintomatologia respiratória aparece quando existe aumento da artéria pulmonar e/ou do átrio esquerdo, levando à compressão

---

* Ver capítulo Sopro cardíaco inocente e noções de cardiopediatria.

das grandes vias aéreas. Além disso, a cardiomegalia secundária a várias etiologias pode resultar em compressão brônquica. Quando há falência do ventrículo esquerdo, ocorre distensão do leito vascular pulmonar e obstrução de veias pulmonares, resultando no edema da parede dos bronquíolos com aumento da resistência periférica pulmonar, que determina o aparecimento de sibilância.

Assim, diante de uma criança com quadro clínico de crises de sibilância persistentes ou de difícil controle (principalmente se associado a queixa de "pneumonias" de repetição, intolerância às atividades físicas, crescimento insuficiente, ausculta cardíaca alterada e alterações nas radiografias de tórax), deve-se indicar a realização de exames específicos como eletrocardiograma e ecocardiograma ou avaliação médica especializada. O diagnóstico das anormalidades do arco aórtico podem ser suspeitadas a partir da radiografia simples de tórax e de exame contrastado de esôfago, estômago e duodeno e confirmado pelo ecocardiograma.

Tuberculose*

"Chiado no peito" pode ser uma das manifestações clínicas da tuberculose, decorrente do estreitamento das vias aéreas por endobronquite ou por compressão extrínseca provocada pela adenomegalia hilar. Devido à alta prevalência da doença no Brasil, é importante investigar essa possibilidade diagnóstica em crianças com crises de "chiado no peito" perene ou de difícil controle, especialmente naquelas expostas a focos da doença e/ou sem vacinação correta.

A tuberculose, enquanto causa de aumento ganglionar mediastinal e de lesão pulmonar fixa, deve ser diferenciada de outros problemas, como massas mediastinais e lesões pulmonares congênitas, que também podem causar crises de "chiado no peito". O quadro clínico dessas doenças depende da sua localização e do seu padrão evolutivo, podendo variar desde indivíduos assintomáticos com alterações radiológicas fixas, até quadros obstrutivos perenes de vias aéreas. Embora raros, os tumores neurogênicos do mediastino posterior e os linfomas do mediastino médio e anterior são diagnósticos diferenciais a serem considerados, além do higroma cístico, tumores de timo e tireoide, cistos broncogênicos, cistos pericárdicos, hérnia de Morgagni e Bochdalek, entre outros.

Parasitoses de ciclo pulmonar**

Alguns parasitas, como *Ancylostoma duodenale*, *Necator americanus*, *Strongyloides stercoralis* e *Ascaris lum-*

bricoides, podem causar sintomas respiratórios durante seu ciclo pulmonar na fase de migração larvária. Dada sua alta prevalência em várias regiões do Brasil, especialmente em menores de 5 anos de idade, é possível que essa seja uma causa frequente de crises de sibilância que, no entanto, ainda é pouco diagnosticada. O quadro clínico respiratório e sistêmico, que decorre da migração larvária, pode ter sintomatologia e gravidade variáveis, dependendo da interação entre o agente e a reação do hospedeiro. No hospedeiro imunocompetente, os quadros geralmente são agudos e autolimitados, porém é possível que ocorram recorrências por novas infecções, pelo mesmo parasita ou por parasitas diferentes.

A toxocaríase é uma parasitose de ciclo pulmonar causada pela migração lenta em vísceras de larvas de *Toxocara canis* e *Toxocara catis*. O homem é hospedeiro acidental do ciclo do parasita, e é a reação de defesa que leva à instalação de uma síndrome que inclui eosinofilia sérica, hepatoesplenomegalia, anemia, sintomatologia pulmonar, lesões oftalmológicas e outras manifestações. Em relação ao quadro pulmonar, pode-se pensar nesse diagnóstico em crises agudas de sibilância, nos quadros persistentes e de difícil controle e também diante de uma piora clínica inexplicada em pacientes clinicamente controlados.

A suspeita é feita a partir do encontro de leucocitose com eosinofilia superior a 20% em crianças com a sintomatologia descrita, que tenham história de geofagia e contato com cães (ou gatos). O diagnóstico laboratorial inclui exames de triagem, como a dosagem sérica de imunoglobulinas e de iso-hemaglutininas, que estão elevadas. E a confirmação diagnóstica da infecção por *T. canis* será feita pela positividade da sorologia específica para *T. canis*. Vale ressaltar que a sorologia não permite identificar se a infecção é atual ou pregressa e que o parasitológico de fezes é negativo.

Anormalidades laringotraqueobrônquicas

As anormalidades e as malformações das vias aéreas causam sintomatologia respiratória variável, de acordo com sua localização. As anormalidades laríngeas são as mais frequentes, especialmente a laringomalacia, que é causa frequente e recorrente de estridor laríngeo nos primeiros meses de vida. Trata-se de um problema congênito, transitório e autolimitado, resultante da imaturidade e da flacidez das cartilagens laríngeas que não mantêm uma base rígida para as estruturas glóticas e subglóticas durante a inspiração. O estridor inspiratório pode estar presente ao nascimento, mas, em geral, é notado entre o primeiro e o segundo meses de vida e há piora com o choro, a agitação e, principalmente, durante as infecções de vias aéreas superiores, confundindo-se com crises de "chiado no peito". Pode melhorar com a hiperextensão do pescoço.

---

* Ver capítulo Tuberculose.
** Ver capítulos Parasitoses intestinais e Doenças infecciosas II.

A laringomalacia geralmente evolui para a resolução espontânea entre o 12º e o 18º meses de vida. Nos casos mais graves, com desconforto respiratório, dificuldade de deglutição e apneia do sono e/ou que não melhoram espontaneamente com o crescimento da criança, está indicada a realização de endoscopia, com a finalidade de diagnóstico diferencial.

Outras malformações congênitas como paralisia congênita de cordas vocais, hemangiomas, cistos, compressão extrínseca, estenose subglótica, sequelas de traumatismos locais, paralisia de cordas vocais ou traqueomalacia podem evoluir com quadros mais graves ou persistentes. Além disso, o procedimento endoscópico pode ser terapêutico pela ressecção das pregas ariepiglóticas ou da mucosa redundante supra-aritenoide ou das bordas da epiglote.

As anormalidades congênitas de traqueia e brônquios são mais raras, porém as malformações intrínsecas (como estenose, malacia, fístulas, comunicação anômala) e as compressões extrínsecas (como vasos anômalos, massas mediastinais, malformações pulmonares) podem ser causa de "chiado no peito", principalmente nos quadros perenes e/ou graves. O diagnóstico laboratorial desses problemas inclui radiografia lateral de pescoço e de tórax, tomografia e também endoscopia.

Alergia ao leite de vaca e a outros alimentos*

A alergia ao leite de vaca é uma doença de prevalência variável, estimando-se que ocorra entre 0,3 e 7,5% das crianças alimentadas com leite de vaca e em 1% dos adultos. É mais frequente nos primeiros dois anos de vida e, na maioria dos casos, pode desaparecer espontaneamente entre o segundo e o sexto anos de idade. São várias as proteínas do leite de vaca que podem induzir à alergia, sendo as mais alergênicas: betalactoglobulina, caseína e alfalactoalbumina. As reações de hipersensibilidade induzidas pelo leite de vaca são dos tipos imediata, intermediária ou tardia, de tal forma que a sintomatologia pode ocorrer em minutos ou horas após a ingestão do alimento, ou mais tardiamente, em 48 a 72 horas, sendo às vezes difícil avaliar em cada caso quais os mecanismos envolvidos na doença. Devido à possibilidade da ocorrência de hipersensibilidade tardia, os testes diagnósticos pela dieta de exclusão devem durar três a quatro semanas para ser adequadamente interpretados.

A alergia ao leite de vaca pode apresentar-se clinicamente com manifestações gastrintestinais (diarreia, vômitos, dores abdominais, cólicas, síndrome de má absorção, sangramento), respiratórias (quadro *asma-like* com sibilância e tosse), dermatológicas (eczema, angio-edema e urticária), hematológicas (eosinofilia, anemia, trombocitopenia) e outras (fadiga, irritabilidade, déficit ponderal).

O diagnóstico pode ser pensado em crianças com essa sintomatologia crônica que receberam leite de vaca precocemente nas primeiras semanas de vida e cujas famílias tenham antecedentes positivos para atopia. Geralmente, o quadro respiratório devido à alergia ao leite de vaca está associado a outras manifestações da doença, especialmente manifestações cutâneas e gastrintestinais.

Manifestações respiratórias, como crises de sibilância, podem ocorrer também nas formas agudas de alergia alimentar e, embora sejam infrequentes, são consideradas de alto risco para reações graves e às vezes fatais.

O diagnóstico pode ser confirmado pelas provas de exclusão, auxiliado pelos testes imunológicos (RAST para a detecção de IgE específica para proteínas do leite de vaca) e/ou testes cutâneos. A prova de exclusão, considerada padrão-ouro para o diagnóstico, é feita com a retirada total do leite de vaca da dieta por quatro semanas ou mais. Se ocorrer desaparecimento da sintomatologia, pode-se tentar reintroduzir o leite de vaca, em quantidades variáveis, conforme cada caso. Na reintrodução avalia-se a recorrência da mesma sintomatologia, o que geralmente ocorre em 48 horas após a ingestão do leite. A reintrodução do leite (teste de provocação) pode gerar quadros clínicos graves e deve ser feita em ambiente hospitalar e pelo especialista. Quando as manifestações forem reações de caráter anafilático (edema angioneurótico, urticária aguda, edema de laringe e outros), os testes de exclusão e de provocação oral devem ser realizados com extremo cuidado.

Outros alimentos, como ovo, amendoim, soja, peixe (frutos do mar) e nozes, são frequentemente associados a reações respiratórias, especialmente nos pacientes com diagnóstico de rinite ou asma. A incidência de reações respiratórias isoladas e confirmadas, induzidas por alimentos, é estimada entre 2 e 8% em crianças e adultos com asma, sendo mais frequente nos primeiros anos de vida.

Crises respiratórias associadas a aditivos alimentares podem ocorrer, mas são pouco frequentes. Por outro lado, embora seja frequente que pacientes com asma relatem aditivos alimentares como fatores de piora, estudos bem controlados mostram que a prevalência do evento fica ao redor de 5%.

Outro aspecto da sensibilização alérgica aos alimentos é que ela pode representar uma etapa inicial da sensibilização alérgica e um fator de risco importante para a asma. Estudos em pacientes com asma mostram que ao redor de 10% deles relatam manifestações clínicas associadas a alimentos e/ou IgE específica para alimentos, mas somente 2 a 5% desses apresentam sibilância ou crise de asma em testes de provocação.

---

* Ver capítulo Diarréia crônica.

Imunodeficiências

As imunodeficiências congênitas ou adquiridas, embora sejam entidades pouco frequentes, têm em comum o fato de levar à maior suscetibilidade às infecções (que se tornam recorrentes ou crônicas por agentes habituais ou oportunistas) e por elevar o risco de ocorrência de doenças como tumores, doenças autoimunes e atopia. As imunodeficiências podem estar associadas a crises de sibilância recorrentes, pois facilitam a ocorrência de infecções e podem associar-se à atopia e à asma.

Na infância, as imunodeficiências congênitas que mais frequentemente se associam às afecções respiratórias recorrentes ou crônicas são devidas às deficiências de síntese de anticorpos e às deficiências combinadas dos sistemas B e T, como hipogamaglobulinemia transitória, deficiências seletivas de IgA e de subclasses da IgG e imunodeficiência comum variável.

A hipogamaglobulinemia transitória da infância é um prolongamento da hipogamaglobulinemia fisiológica, autolimitada, que persiste até os 18 a 24 meses de vida, ou mais. A criança com hipogamaglobulinemia transitória pode evoluir assintomática ou apresentar infecções, principalmente respiratórias e de pele, que podem cursar como quadros de broncoespasmo. Os critérios diagnósticos variam, geralmente se encontram níveis de IgG menores que três desvios-padrão abaixo da média para a idade, no entanto, a capacidade de formação de anticorpos específicos está preservada.

A deficiência seletiva de IgA acomete 1/600 ou 1/800 indivíduos na população geral e é mais frequente entre os asmáticos graves, nos quais ocorre em 1/200 a 1/300. Pode ser assintomática ou manifestar-se com quadros de infecções respiratórias recorrentes, crises de sibilância (asma), doença celíaca, doenças autoimunes e outras. Na deficiência seletiva de IgA, os níveis de IgA são menores que 5mg/dl, mas a concentração total de IgG e IgM e a avaliação funcional das células T geralmente são normais, embora possa ser encontrada deficiência de subclasses de IgG.

As deficiências de subclasse de IgG podem ser causa de problemas respiratórios recorrentes de vias aéreas superiores e inferiores, sendo a deficiência de IgG_2 a mais comum na criança. Como a IgG_2 corresponde aproximadamente a 25% do total da IgG, a detecção da deficiência é feita pela dosagem específica dessa subclasse e não pelo valor total. No entanto, pode-se suspeitar que exista essa deficiência quando há redução da fração gama na eletroforese de proteínas séricas e/ou quando, nas crianças com infecções recorrentes, os níveis séricos de IgG estão abaixo dos valores normais para a faixa etária.

A imunodeficiência comum variável também se caracteriza pela presença de infecções recorrentes, porém de início mais tardio, geralmente na segunda década de vida. É decorrente da síntese de quantidades inadequadas de anticorpos e pode apresentar associação com deficiência da imunidade celular. As deficiências dos sistemas T, fagocitário (como a doença granulomatosa crônica) e do complemento são menos frequentes, mais graves e acometem principalmente as defesas contra agentes oportunistas. Desnutrição grave, infecção pelo vírus HIV, tumores, síndrome nefrótica, enteropatia perdedora de proteínas, esplenectomia (traumática ou funcional) e uso prolongado de drogas (corticosteroides e citostáticos) podem induzir quadros de imunodeficiência secundária, com acometimento de vários órgãos e quadros clínicos heterogêneos.

Displasia broncopulmonar

A displasia broncopulmonar (DBP) é uma das causas importantes de doença pulmonar crônica na infância e sua incidência é variável, principalmente com os critérios usados para definir a doença. Pode ser considerada quando há necessidade de suplementação de oxigênio na 36ª semana de idade pós-concepcional. As mais altas frequências são observadas naqueles nascidos entre a 24ª e 28ª semanas de gestação e especialmente nos recém-nascidos com menos de 1.000g. Pode ocorrer também nos nascidos a termo, que necessitaram de terapia ventilatória agressiva por doença aguda e grave.

A displasia broncopulmonar deve ser considerada na presença dos seguintes critérios: utilização de ventilação mecânica com pressão positiva intermitente na primeira semana de vida (geralmente por três dias ou mais), persistência ou recorrência de sintomatologia sugestiva de doença respiratória crônica (dispneia, estertores, tiragem), suplementação de O_2 por mais de 28 dias para manter a paO_2 acima de 50mmHg e alterações radiológicas persistentes, com imagens de condensações bilaterais, alternando com áreas normais ou de hipertransparência.

Vários fatores de risco estão implicados no desenvolvimento da DBP, como imaturidade pulmonar, toxicidade pelo oxigênio, barotrauma, falha na proteção antioxidante, predisposição genética, administração excessiva de fluidos, persistência de ducto arterioso, infecção crônica por Ureaplasma sp., clamídias e citomegalovírus, e outros.

A DBP ocorre associada a alterações estruturais persistentes que resultam em efeitos significativos na mecânica pulmonar, trocas gasosas e vasculatura pulmonar. A taxa de mortalidade em crianças com DBP é elevada e as que sobrevivem apresentam problemas respiratórios por longos períodos, sendo o quadro clínico mais frequente o de crises recorrentes e/ou persistentes de dificuldade respiratória, tosse e sibilância.

Aproximadamente metade das crianças com DBP requerem re-hospitalização por doença das vias aéreas inferiores no primeiro ano de vida, geralmente por doença reativa das vias aéreas e pneumonia e a infecção pelo vírus sincicial respiratório pode ser responsável por 60 a 80% dessas ocorrências. A gravidade do quadro clínico da DBP parece ser maior naqueles que permaneceram mais tempo no berçário, que tiveram mais reinternações nos primeiros dois anos de vida e, principalmente, em relação à necessidade de uso de oxigênio.

Entre os 4 e 5 anos de idade ocorre, em geral, melhora dos problemas respiratórios, mas aqueles que permanecem mais sintomáticos acabam sendo diagnosticados como "asmáticos". Nessa fase da vida, as crianças com DBP apresentam também provas funcionais semelhantes às dos asmáticos, com aumento da responsividade das vias aéreas, redução do volume expiratório forçado de 1 segundo e diminuição da tolerância ao exercício. Com o processo de crescimento pulmonar, pode melhorar a sintomatologia e algumas provas respiratórias, mas as anormalidades das pequenas vias e a retenção de ar detectável nos exames de imagem podem permanecer por longos períodos. Diferentemente das crianças com asma, aquelas com DBP não apresentam hiper-responsividade brônquica ou outra sintomatologia relacionada ao estado atópico. As alterações radiológicas também tendem a melhorar com a idade, e achados sutis podem ser detectados até o início da vida adulta, especialmente quando se utiliza tomografia computadorizada.

Outras causas

O raquitismo, somente em suas formas mais graves, pode levar a problemas respiratórios secundários à retenção de secreção pelo comprometimento funcional da caixa torácica, quando as demais alterações ósseas da doença já estão presentes e sugerem o diagnóstico.

A deficiência de alfa-1-antitripsina (α-1AT) é um erro inato de metabolismo que pode apresentar-se como doença pulmonar obstrutiva crônica e/ou como hepatopatia crônica e cirrose. A α-1AT é uma glicoproteína que atua como inibidor de algumas enzimas proteolíticas e representa 90% da α-1-globulina sérica. Atribui-se a ela o papel de defesa contra o efeito deletério da quantidade excessiva de proteases produzidas nos locais de inflamação. A eletroforese de proteínas séricas pode ser um exame de triagem para essa deficiência, quando a α-1-globulina se encontra diminuída ou ausente. A confirmação diagnóstica é feita pela dosagem quantitativa e fenotipagem da α-1AT sérica.

As anormalidades ciliares primárias ou síndrome da discinesia ciliar primária caracterizam-se por uma série de alterações da estrutura ciliar que determinam transporte mucociliar ausente ou ineficiente. A doença é autossômica recessiva rara (incidência de 1/15.000 nascidos vivos), que pode ser mais frequente quando ocorrer consanguinidade, assim como na deficiência de alfa-1-antitripsina. O quadro clínico cursa com bronquite e rinossinusite crônica e outras infecções dos tratos respi-

ratórios superior e inferior recorrentes. Os sintomas frequentemente se instalam no período neonatal com rinorreia purulenta e tosse produtiva e a deficiência auditiva ocorre em até 50% das crianças relacionada a otite recorrente ou crônica. Cerca de 35% dos casos apresenta dextrocardia (*situs inversus*), caracterizando a síndrome de Kartagener. A suspeita clínica é importante para que o diagnóstico possa ser firmado precocemente pela análise da mucosa respiratória, obtida por biópsia nasal ou brônquica, por exames que medem o transporte ciliar e pela medida do óxido nítrico exalado. No entanto, o diagnóstico geralmente é feito tardiamente, quando as bronquiectasias e a lesão pulmonar permanente já estão instaladas, o que não permite terapêuticas preventivas.

ABORDAGEM TERAPÊUTICA

Princípios gerais

Dada a variedade de doenças associadas às crises de sibilância na infância, com mecanismos fisiopatológicos diferentes, e a dificuldade de estabelecer diagnóstico etiológico nas primeiras consultas, especialmente no lactente, as abordagens terapêutica e diagnóstica estão intrinsecamente associadas e ambas dependem da evolução clínica da criança. Assim, deve-se inicialmente informar à família que vários retornos serão necessários para avaliar a evolução do quadro do seu filho/filha e que exames laboratoriais e medidas terapêuticas serão adotados conforme a evolução do quadro clínico. Essa atitude é importante, pois quando o pediatra firma o diagnóstico precipitadamente é alta a probabilidade de erro, superdiagnosticando doenças como a asma ou subdiagnosticando outras, que podem ser mais graves e que necessitam de tratamento precoce e específico, como as cardiopatias congênitas.

Por outro lado, analisar somente a resposta ao tratamento medicamentoso também pode gerar falsos diagnósticos. A resposta positiva ao tratamento com drogas broncodilatadoras e/ou anti-inflamatórias não confirma o diagnóstico de asma, uma vez que ela pode ocorrer também em outras doenças respiratórias. E principalmente o tratamento com corticosteroides pode ser muito eficaz na melhoria clínica de portadores de outras doenças inflamatórias pulmonares como a fibrose cística.

De modo geral, pode-se dizer que existem dois tipos de quadro clínico que apresentam dificuldades diagnósticas e terapêuticas específicas.

O primeiro tipo de quadro clínico refere-se aos lactentes que cursam com crises de sibilância recorrentes, associadas às infecções respiratórias, com período intercrítico assintomático, sem comprometimento do estado geral e com radiografia de tórax normal. Com essas características clínicas é difícil a diferenciação inicial entre os portadores de sibilância transitória (cerca de

50% das crianças que sibilam nos primeiros anos de vida) e os lactentes com asma. A maioria dos lactentes asmáticos terá evolutivamente manifestações atópicas (especialmente eczema e níveis elevados de IgE total ou testes positivos para IgE específica), crises de sibilância na ausência de infecção respiratória, tosse noturna ou desencadeada pelo riso e choro e início ou piora da sintomatologia respiratória com os estímulos que mais frequentemente desencadeiam a asma (aeroalérgenos). Enquanto não ocorre a definição diagnóstica, as intervenções ambientais e medicamentosas podem ser instituídas, especialmente nos casos com crises muito frequentes ou graves. É importante sempre considerar, especialmente em relação aos medicamentos, que o uso será para o controle dos sintomas e não para o tratamento de uma doença, que ainda deve ser diagnosticada.

Um segundo tipo de quadro clínico refere-se às crianças que mantêm sintomatologia respiratória prolongada, com recorrências próximas (com ou sem período intercrítico sintomático) ou com quadro perene de sibilância e/ou com associação a pneumonias de repetição. Nesses casos, a dificuldade encontra-se no diagnóstico diferencial entre várias doenças. A radiografia de tórax normal pode afastar, a princípio, as possibilidades de tuberculose pulmonar, aspiração de corpo estranho, anomalias pulmonares congênitas ou adquiridas ou cardiopatias. O exame físico pode afastar o diagnóstico de raquitismo. Desnutrição com história de pneumonias de repetição sugere o diagnóstico de síndromes aspirativas (com ou sem vômitos associados), fibrose cística ou imunodeficiências congênitas ou adquiridas. Nesse grupo, também estão incluídos os pacientes com evolução prolongada pós-infecção respiratória (viral, bacteriana e por outros agentes), especialmente aqueles que necessitaram de tratamento hospitalar e os portadores de asma moderada ou grave. Para esse grupo de crianças, o cuidado e a avaliação de alguns sinais e sintomas podem sugerir o diagnóstico de base.

Medidas gerais

Algumas orientações gerais devem ser feitas, ainda que, a princípio, não seja possível firmar um diagnóstico no lactente com crises recorrentes de sibilância. Essas crianças devem ser protegidas da exposição excessiva aos agentes infecciosos (evitando frequentar precocemente a escola, quando possível), do fumo e do contato frequente com alérgenos ambientais, potencialmente indutores de processos alérgicos, tanto para reduzir o risco de sensibilização a esses antígenos, como para diminuir o processo inflamatório nos indivíduos asmáticos já sensibilizados.

Os diferentes estudos sobre estratégias de controle ambiental para a prevenção da asma demonstram que nenhuma ação isolada é capaz de, irrefutavelmente, reduzir o risco de desenvolver a doença em indivíduos que ainda não tiveram manifestações clínicas. Viver em ambiente sem poluição (por tabaco ou poluentes), ou não estar exposto aos aeroalérgenos que mais frequentemente desencadeiam ou mantêm sintomas nos pacientes asmáticos, desde o início da vida, parece não evitar que a doença se instale. Ou seja, a estratégia de prevenção primária baseada em uma redução excessiva de exposição a alérgenos (como, ácaros e animais) desde o nascimento, especialmente em crianças de risco para atopia, parece não ter a eficácia esperada. Manipulações ambientais ou dietéticas durante a gestação também não têm eficácia na prevenção primária. Embora o assunto ainda gere controvérsias, tem-se sugerido que as crianças de menos idade e de alto risco para atopia sejam expostas mais tardiamente (após o primeiro ano de vida) a alguns alérgenos alimentares como clara de ovo, pois parece que a sensibilização aos alimentos precede aos aeroalérgenos. Em relação aos alérgenos ambientais, sabe-se que as famílias de indivíduos com atopia já adotam medidas para o controle da carga ambiental, pois já têm a doença e talvez não seja necessário intervir mais drasticamente.

Como medidas gerais pode ser orientada a imunização antipneumocócica e contra a influenza (vacina antigripal) nas crianças com sibilância persistente, principalmente quando as infecções respiratórias são fatores importantes no agravamento do quadro. Além disso, dada a alta prevalência de refluxo gastroesofágico nos primeiros meses de vida, podem ser adotadas as técnicas adequadas de alimentação nos lactentes com crises recorrentes de sibilância, independente da confirmação laboratorial de refluxo gastroesofágico (RGE). Em algumas crianças mais sintomáticas quanto ao RGE, a introdução de medicação específica pode melhorar o quadro respiratório e reduzir a necessidade de outros tratamentos, sendo que, nessa situação, a abordagem diagnóstica da DRGE deve ser ampliada para permitir melhor seguimento a longo prazo.

Durante as crises, a fluidificação das secreções por meio do aumento da ingestão de líquidos pode auxiliar na eliminação da secreção.

Farmacoterapia

Na década de 1990, com os conhecimentos sobre a fisiopatologia do processo inflamatório das vias aéreas no curso de doenças respiratórias e o desenvolvimento de medicação inalatória anti-inflamatória, vários estudos foram realizados para avaliar o impacto do uso de corticoides inalatórios no curso das crises de sibilância em crianças de menor idade, sem diagnóstico etiológico firmado, e, na maioria deles, têm-se encontrado resultados que apontam os benefícios do uso dessas medicações somente para o controle da sintomatologia.

É indiscutível que as medicações anti-inflamatórias, como corticosteroides (CE), modificadores da ação dos leucotrienos, cromonas e metilxantinas, sejam importantes para o controle do processo inflamatório e da hiper-responsividade brônquica na asma. E que os CEs, pelo fato de atuarem em todas as vias responsáveis pela inflamação, seriam as drogas de escolha, reduzindo a gravidade dos sintomas e a frequência das crises, com consequente melhora da qualidade de vida. Porém, estudos recentes, com metodologia adequada e com coortes de crianças de menos idade, têm demonstrado que existem argumentos importantes contra essa proposta terapêutica, a saber: 1. a maioria das crianças com episódios recorrentes de sibilância nos primeiros 3 anos de vida não irá evoluir posteriormente com sintomas asmáticos; 2. não existe até o momento uma correlação consistente entre achados anatomopatológicos, clínicos e de provas funcionais que sustente o conceito de remodelamento; 3. embora o uso prolongado de CE inalado iniciado precocemente controle a sibilância frequente, os sintomas recorrem após a suspensão da medicação; 4. nenhum dos estudos bem controlados com crianças pré-escolares e escolares com crises intermitentes ou persistentes de sibilância revelou que o uso prolongado de CE inalado promove um efeito benéfico duradouro na função pulmonar quando comparado ao uso de placebo e, finalmente; 5. até o momento não existem evidências suficientes indicando que o uso prolongado de CE inalado é totalmente desprovido de efeitos colaterais, em relação ao crescimento linear ou a outros efeitos sistêmicos ainda não adequadamente estudados. É importante considerar que alguns dos estudos populacionais que revelam tal evolução foram iniciados em uma época na qual ainda não estavam disponíveis as medicações anti-inflamatórias como os CEs inalados.

Outra abordagem que vem sendo discutida é relacionada às crianças internadas por bronquiolite. Reijonen et al. realizaram estudo prospectivo, controlado e randomizado com crianças com idade inferior a 24 meses, internadas por bronquiolite, para avaliar o curso da doença com o uso de drogas anti-inflamatórias inalatórias. Esses autores verificaram que, nas crianças que utilizaram cromoglicato dissódico ou budesonida inalatória, por oito semanas após a alta hospitalar, houve redução significativa dos episódios de sibilância e de reinternação por exacerbação da sintomatologia respiratória em relação ao grupo placebo. Desconhece-se ainda qual é o impacto desse tratamento no prognóstico a longo prazo em relação à função pulmonar e à evolução para asma. Assim, diante desse padrão clínico, pode-se indicar o uso de drogas inalatórias para o tratamento do processo inflamatório (cromoglicato dissódico ou corticosteroides inalatórios), associado à medicação de alívio (broncodilatadores), por um tempo limitado, e a seguir avaliação evolutiva para definir o diagnóstico. O objetivo dessa proposta terapêutica é de melhorar a qualidade de vida dessas crianças.

Para aqueles com o fenótipo definido pelo estudo de Tucson como sibilância transitória, os quais têm um risco muito baixo de apresentar sibilância nas fases mais tardias da infância, o uso de medicação contínua, especialmente anti-inflamatória, não traria nenhum benefício, exceto redução dos sintomas, expondo os lactentes desnecessariamente aos efeitos colaterais desses medicamentos. Para aqueles que apresentam o fenótipo descrito como sibilante persistente associado à IgE, os quais evoluem com perda funcional pulmonar ao longo da infância, persistem sibilando e possivelmente terão o diagnóstico de asma, poderiam beneficiar-se do uso de medicação específica para a doença. Outros fenótipos, como o sibilante persistente não associado à atopia e sibilante tardio, que têm evolução clínica variável, o uso da medicação, a princípio, visaria reduzir a sintomatologia até a definição do quadro clínico.

Tem sido sugerido que, diante de um lactente com crises recorrentes de sibilância, desde que não tenha apresentado sintomatologia no primeiro mês de vida, tenha velocidade de crescimento adequada, não apresente sintomatologia perene e/ou alterações auscultatórias persistentes, seja feito um teste terapêutico com altas doses de corticosteroide inalatório por seis a oito semanas. Aqueles que apresentam melhora da sintomatologia, especialmente se tiverem antecedentes de risco para a atopia, têm alta probabilidade de ser asmáticos e poderiam beneficiar-se do tratamento mais precoce seguindo-se as recomendações dos consensos para a doença. Deve-se considerar, no entanto, a possibilidade de tal melhora ser coincidente com outras mudanças, especialmente nos hábitos de vida e no ambiente físico. Também, deve-se considerar que a segurança quanto ao uso de corticoides inalados em crianças de baixa idade ainda é pouco estudada, não permitindo a avaliação dos efeitos adversos tardios da corticoterapia. Nos casos com provável diagnóstico de asma, efeito semelhante sobre a recorrência da sibilância poderia ser obtido com o uso de cromonas, droga que é praticamente isenta de efeitos colaterais.

O NHLBI – *National Heart, Lung and Blood Institute* – *Guidelines for Diagnosis and Management of Asthma* (2002 *update*) – recomenda o uso prolongado de CE inalado para pré-escolares com as seguintes características: necessidade de tratamento sintomático mais de duas vezes por semana, exacerbação grave nas últimas seis semanas e mais que três episódios de sibilância no último ano, durando mais de um dia e afetando o sono, desde que se enquadre nos critérios de risco para asma (ver Quadro II-73).

Outros estudos também testaram os CEs inalados nos primeiros três dias do início de sintomas na infecção viral de vias aéreas em crianças com antecedentes de crises recorrentes de sibilância e, embora os estudos ainda sejam controversos, demonstraram que a budesonida na dose de 400µg por dia ou placebo por duas semanas tem os mesmos efeitos clínicos.

A conclusão desses estudos é que, mesmo em crianças com grande risco de terem asma, o uso prolongado de CE inalado iniciado precocemente na vida não previne o desenvolvimento de sintomas de asma nas idades mais avançadas, e quando o tratamento é interrompido a evolução clínica é semelhante à do placebo. Além disso, é preciso selecionar adequadamente a criança que pode beneficiar-se de tratamentos prolongados ou do uso frequente de CEs inalados, considerando a possibilidade de ocorrência dos efeitos colaterais.

Um estudo com budesonida nebulizada em pacientes entre 3 e 6 anos de idade demonstrou que ao redor de 6% da droga é detectada na circulação sistêmica, que deve ser alcançada pela via oral pelo depósito na boca (quando não deglutido), pela via digestiva quando deglutido e pela circulação pulmonar. Outros estudos demonstraram efeito deletério dos CEs inalados sobre o crescimento linear, porém, ainda permanecem as dúvidas quanto aos efeitos supressivos sobre o eixo hipotálamo--pituitário-adrenal. Em resumo, tais estudos apontam para alguns dados importantes:

– as crianças com crises de sibilância podem evoluir para a melhora espontaneamente, em especial aquelas com crises associadas a infecções virais nos primeiros 3 anos de vida e sem fatores de risco para asma definidos pelos critérios de Tucson. Para esse grupo de crianças, o uso prolongado de medicação seria desnecessário;
– esquemas curtos de CEs sistêmicos podem ser administrados somente para reduzir a gravidade das crises. E, a partir dos dados disponíveis até o momento, altas doses de CEs inalatórios, também por poucos dias, poderiam ter o mesmo efeito nas crises intermitentes associadas a infecções virais (> 1.600µg por dia de beclometasona ou similar);
– CEs inalados são as drogas anti-inflamatórias de preferência se houver necessidade de terapia de manutenção. Embora antagonistas de receptores de leucotrieno, cromonas ou metilxantinas possam ser alternativas para crianças de menos idade com sintomas persistentes leves, ainda não existem estudos suficientes que definam sua eficácia no controle dos sintomas nem na prevenção de recorrências;
– CEs inalados controlam os sintomas, mas não alteram o curso das crises de sibilância ou asma;
– CEs inalados são absorvidos sistemicamente e isso deve ser considerado nas terapias de longa duração.

Medicamentos

Broncodilatadores – são as drogas mais frequentemente usadas para o tratamento de alívio das crises de sibilância nos lactentes, embora seja esperada uma resposta terapêutica menos eficiente do que nas crianças maiores. Isso ocorre porque nos lactentes a produção excessiva de secreções, o edema da mucosa respiratória e as características anatômicas das vias aéreas são fatores mais importantes na determinação dos fenômenos obstrutivos do que a broncoconstrição. Assim, é possível que a eficácia das drogas broncodilatadoras possa estar prejudicada em algumas situações de crises de sibilância nos lactentes. Estudos com meta-análise sobre a eficácia dos broncodilatadores no tratamento da bronquiolite têm demonstrado que os pacientes experimentam melhora clínica, especialmente com os beta-2-agonistas, o que tem recomendado seu uso na fase aguda. Porém, na prática, não é possível estabelecer, *a priori*, qual será a resposta ao broncodilatador de determinada criança, mesmo quando ele já foi utilizado anteriormente, pois essa resposta pode variar na mesma criança ao longo do tempo.

De modo geral, os broncodilatadores utilizados nos lactentes são os beta-2-agonistas e/ou os anticolinérgicos, e o uso de teofilina/aminofilina nessa faixa etária encontra-se restrito ao tratamento de crises agudas, quando não estão disponíveis os outros tipos de broncodilatadores. Os beta-2-agonistas utilizados no tratamento dos lactentes com crises de sibilância são somente aqueles de curta duração, de preferência por via inalatória, a qual apresenta melhor eficácia e menos efeitos colaterais em relação à via oral. Estudos com broncodilatadores utilizados por via inalatória demonstraram que, mesmo nos lactentes, a droga consegue atingir seu sítio de ação no pulmão e que os receptores e a musculatura lisa das vias aéreas são capazes de responder adequadamente a elas, promovendo a broncodilatação.

As crianças com idade inferior a 3 anos, por não possuírem a coordenação necessária para o sincronismo entre a ativação do inalador dosimetrado e a inspiração da droga, podem usar aerossóis com espaçadores acoplados à máscara ou nebulizadores. A vantagem do uso do espaçador com máscara e dos nebulizadores é que a técnica é simples e não necessita de nenhuma colaboração do indivíduo, portanto, pode ser utilizada em qualquer idade nas crises graves. Comparando-se essas duas técnicas de inalação, a que utiliza o espaçador com máscara é mais eficiente na medida em que diminui o depósito da droga na orofaringe e a perda do medicamento e aumenta a penetração da droga no pulmão. Além disso, na nebulização, a dose é variável e há grande desperdício da droga que fica no equipamento ou não é inalada. Com o uso do espaçador é possível que a criança respire normalmente por três ou quatro vezes, tempo suficiente para que a droga possa ser inalada.

Em resumo, a administração de broncodilatadores em domicílio pode ser feita por via inalatória ou eventualmente por via oral. A forma mais eficaz de tratamento é pelo uso de inaladores dosimetrados pressurizados (IDP) com espaçador acoplado à máscara. No entanto, na prática, a escolha da via de administração vai depender das condições socioeconômicas e de vida de cada criança e sua família e deve-se verificar se o responsável pela administração dos medicamentos à criança tem capacidade de manusear esses equipamentos e as drogas de forma adequada.

Os anticolinérgicos promovem broncodilatação por bloqueio colinérgico do músculo liso das vias aéreas, sendo menos potentes do que os beta-2-agonistas. A droga disponível é o brometo de ipratrópio, utilizada por via inalatória. Tem sido sugerido que os anticolinérgicos são úteis no tratamento de alguns lactentes com crises de "chiado no peito", com componente secretor importante, desencadeadas por infecção respiratória e mudanças da temperatura, e que essas crianças responderiam melhor a eles do que aos beta-2-agonistas. É possível que isso aconteça em algumas situações; porém, em estudos de meta-análise, não foram encontradas evidências que fundamentem tanto seu uso indiscriminado em crianças com idade inferior a 3 anos com obstrução de vias aéreas e chiado, como a adição sistemática de anticolinérgicos em toda inalação com beta-2-agonistas de curta duração. Essa associação no tratamento da crise aguda de sibilância está reservada apenas aos episódios graves, pois parece ocorrer apenas um pequeno efeito aditivo em episódios mais brandos.

A teofilina é um broncodilatador de baixa potência, que pode apresentar muitos efeitos colaterais, e a dose tóxica é muito próxima da dose com efeito broncodilatador. Portanto, seu uso em lactentes com crise de sibilância deve ser reservado para os casos nos quais não se dispõe de outros tipos de drogas broncodilatadoras.

Anti-inflamatórios

Corticosteroides – podem ser utilizados no controle das crises agudas de obstrução brônquica geralmente em associação com broncodilatadores e também como tratamento anti-inflamatório nas crianças com curso persistente ou recorrente de crises de sibilância e na asma. O uso prolongado de corticosteroides deve ser feito preferencialmente por via inalatória, com o uso de espaçadores, que reduzem o depósito oral e a ingestão da droga e, assim, diminuem os efeitos colaterais, sistêmicos e locais dos corticosteroides.

Antes de indicar o uso por tempo prolongado de corticoide inalatório (CEI) em crianças com crises frequentes de sibilância ou com sintomatologia perene, ainda sem diagnóstico, mesmo que pertençam a grupos de risco (como nos estudos populacionais PEAK – *Prevention of Asthma in Kids* – e IFWIN – *Inhaled Fluticasone propionate in Wheezy Infants*), é preciso considerar alguns aspectos importantes:

– primeiro, como já citado, esse grupo de drogas irá atuar nesta situação clínica como uma medicação sintomática, não erradicando a causa do problema;

– segundo, é sabido que crises de sibilância representam diferentes etiologias, especialmente nos primeiros anos de vida, quando podem ser a única forma de apresentação clínica de doenças nas quais tais drogas não teriam indicação, como cardiopatias congênitas, malformações pulmonares e doença do refluxo gastroesofágico;

– finalmente, é preciso considerar que, na medida em que os corticoides atuam no processo inflamatório de várias doenças causando alívio de sintomas, seu uso prolongado poderia postergar o diagnóstico de doenças nas quais o tratamento específico precoce é altamente desejável, especialmente no caso da fibrose cística.

No estudo CAMP (*Childhood Asthma Management Program*), realizado com crianças com 5 anos ou mais, com asma leve para moderada foram utilizados budesonida, nedocromil ou placebo durante quatro a seis anos. Após a suspensão da intervenção, não foi encontrado nenhum efeito benéfico nas alterações funcionais pulmonares, embora as crianças com o CEI apresentassem melhor controle da sintomatologia. Os autores questionam a necessidade de intervenção com medicação anti-inflamatória precocemente, logo no início dos sintomas, mas apontam que poderia ser testado o benefício para pacientes que começam a demonstrar perdas funcionais mensuradas evolutivamente.

A administração de CEs sistêmicos em pré-escolares com crises agudas moderadas ou graves é prática frequente e visa reduzir a gravidade do quadro. Porém, estudos avaliando a eficácia dos CEs sistêmicos introduzidos ao primeiro sinal de infecção viral para prevenir crises em crianças com antecedentes de quadros clínicos graves no curso dessas infecções não apoiam essa conduta.

Em relação aos efeitos colaterais dos corticosteroides, as evidências são de que não existe supressão do crescimento a longo prazo em crianças asmáticas em uso prolongado das doses convencionais dos corticosteroides inalatórios. Porém, recomenda-se monitorizar o crescimento das crianças que recebem, por exemplo, doses iguais ou superiores a 800µg/dia de beclometasona inalada. Não existem estudos avaliando os efeitos colaterais a longo prazo do uso prolongado de corticosteroides inalatórios em lactentes. Recomenda-se, portanto, cautela na aplicação, em lactentes, dos resultados de estudos sobre a segurança da utilização dessas drogas realizados em adultos e crianças maiores.

Cromonas – são medicamentos anti-inflamatórios considerados muito seguros e que têm sido utilizados como uma das opções para o tratamento de lactentes que estão tendo quadro clínico de crises de sibilância de curso persistente ou frequentes, embora sua eficácia seja inferior à dos CEs inalados. O tratamento com essa droga deve ser mantido no mínimo seis a oito semanas, na dose de 20mg/dose, quatro vezes ao dia, para que a resposta clínica seja avaliada adequadamente. Quando houver boa resposta, pode ser mantido por períodos variáveis de 6 a 12 meses, dependendo da gravidade do quadro inicial, tentando-se reduzir a dose para 20mg/dose, duas vezes ao dia. Os efeitos colaterais do cromoglicato dissódico são raros e representados por irritação da orofaringe, tosse e sibilos, especialmente após o uso na apresentação em pó. No entanto, revisões sistemáticas sobre a eficácia dessa medicação revelam que não haveria superioridade da medicação sobre o placebo, mas pontuam que os estudos são insuficientes. Sendo assim, as recomendações sobre o uso dessas medicações permanecem contraditórias.

O nedocromil parece ter efeito benéfico nos pacientes com asma em relação à melhoria dos sintomas, em estudos com uso a curto prazo, porém essa medicação não está mais disponível no Brasil.

Antileucotrienos – das duas classes de modificadores da via do leucotrieno, os antagonistas de receptores dos leucotrienos estão com o uso liberado para crianças com menos de 2 anos de idade. O montelucaste tem sido testado na terapêutica das crianças com crises de sibilância associadas às infecções virais e naquelas de menor idade com o diagnóstico de asma. A medicação pode reduzir a frequência de exacerbações no primeiro grupo sem afetar a gravidade dos sintomas ou o número de hospitalizações. No entanto, resultados melhores sobre a morbidade das crises associadas aos vírus são obtidos com os corticosteroides.

O montelucaste parece ter um efeito controlador de sintomas benéfico em pacientes de menor idade (2 a 5 anos) com asma persistente leve, reduzindo o número de exacerbações por infecções respiratórias e o tempo da exacerbação após o primeiro episódio, mas parece não interferir na gravidade das crises, nem na sua duração. É uma medicação bem tolerada com poucos efeitos colaterais descritos, mas ainda pouco estudada em crianças com crises de sibilância recorrentes sem fatores de risco para a atopia ou naquelas sem diagnóstico de asma.

BIBLIOGRAFIA

1. American Academy of Pediatrics (subcommittee on diagnosis and management of bronchiolitis). Diagnosis and management of bronchiolitis. Pediatrics 2006;118:1774. • 2. Bhandari A, Panitch HB. Pulmonary outcomes in bronchopulmonary dysplasia. Semin Perinatol 2006;30:219. • 3. Bisgaard H, Hermansen MN, Loland L, Halkjaer LB, Buchvald F. Intermittent inhaled corticosteroids in infants with episodic wheezing. N Engl J Med 2006;354:1998. • 4. Bousquet J, Anto JM, Bachert C, Bousquet PJ, Colombo P, Crameri R et al. Factors responsible for differences between asymptomatic subjects and patients presenting an IgE – sensitization to allergens. A GA²LEN project. Allergy 2006;61:671. • 5. Castro-Rodriguez JA, Holberg CJ, Wright AL, Martinez FD. A clinical index to define risk of asthma in young children with recurrent wheezing. Am J Resp Crit Care Med 2000;162:1403. • 6. Chen Y-Z, Busse WW, Pederson S, Tan W, Lamm C-J, O'Byrne PM. Early intervention of recent onset mild persistent asthma in children aged under 11 years: START trial. Pediatr Allergy Immunol 2006;17:S7. • 7. Guilbert TW, Morgan WJ, Zeiger RS, Manger DT, Boehmer SJ, Szefler SJ et al. Long-term inhaled corticosteroids in preschool children at high risk for asthma. N Engl J Med 2006;345:1985. • 8. Haland G, Carlsen KCL, Sandvik L, Devulapalli CS, Munthe-Kaas MC, Peterson M et al (ORAACLE study). Reduced lung function at birth and the risk of asthma at 10 years of age. N Engl J Med 2006;355:1682. • 9. Illi S, von Mutius E, Lau S, Nickel R, Niggemann B, Sommerfeld C et al. The pattern of atopic sensitization is associated with the development of asthma in childhood. J Allergy Clin immunol 2001;108:709. • 10. Illi S, von Mutius S, Lau S, Niggemann B, Gruber C, Wahn U et Multicentre Allergy Study Group. Perennial allergen sensitization early in life and chronic asthma in children: a birth cohort study. Lancet 2006;368:763. • 11. Jacob CMA, Pastorini AC (coord). Alergia e imunologia para o pediatra. São Paulo: Manole; 2009. • 12. James JM. Respiratory manifestations of food allergy. Pediatrics 2003;111:1625. • 13. Kobinger MEBA, Zuccolotto SMC. A criança com "chiado no peito". In: Sucupira ACSL, Bricks LF, Kobinger MEBA, Saito MI. Zuccolotto SMC (eds.). Pediatria em consultório. São Paulo: Sarvier; 2000.p.312. • 14. Lemanske RF Jr et al (COAST study group). Rhinovirus illnesses during infancy predict subsequent childhood wheezing. J Allergy Clin Immunol 2005;116:571. • 15. Lowe LA, Simpson A, Woodcock A, Morris J, Murray CS, Custovic A et al. Wheeze phenotypes and lung function in preschool children. Am J Respir Crit Care Med 2005;171:231. • 16. Marks GB et al for the Childhood Asthma Prevention Study. Prevention of asthma during the first 5 years of life – a randomized controlled trial. J Allergy Clin Immunol 2006;118:53. • 17. Martinez TD. Development of wheezing disorders and asthma in preschool children. Pediatrics 2002;109:362. • 18. Morgan WJ, Stern DA, Sherrill DL, Guerre S, Holberg CJ, Guilbert TW et al. Outcome of asthma and wheezing in the first 6 years of life: follow-up through adolescence. Am J Respir Crit Care Med 2005;172:1253. • 19. Murray CS, Woodcock A, Langley SJ, Morris J, Custovic A et al. Secondary prevention of asthma by the use of inhaled fluticasone propionate in wheezy infants (IFWIN): double-blind, randomized, controlled study. Lancet 2006;368:754. • 20. O'Callaghan C. Innate pulmonary immunity cilia. Pediatr Pulmonol 2004;26:72. • 21. Pauwels RA, Pedersen S, Busse WW, Tan WC, Chen Y-Z, Ohlsson S et al. Early intervention with budesonide in mild persistent asthma: a randomised, double--blind trial. Lancet 2003;361:1071. • 22. Phelan PD, Robertson CF, Olinsky A. The Melbourne Asthma Study: 1964-1999. J Allergy Clin Imunnol 2002;109:189. • 23. Purcell K, Fergie J. Driscoll Children's Hospital Respiratory Syncytial Virus Database. Risk factors, treatment, and hospital course in 3308 infants and young children, 1991 to 2002. Pediatr Infect Dis J 2004;23:418. • 24. Ribeiro JD, Ribeiro MAGO, Ribeiro AF. Controversias na fibrose cística – do pediatra ao especialista. J Pediatr (Rio J) 2002;78: S171. • 25. Rhodes HL, Thomas P, Sporik R, Holgate ST, Cogswell JJ. A birth cohort of subjects at risk of atopy. Twenty-two-year follow-up of wheeze and atopic status. Am J Respir Crit Care Med 2002;165:176. • 26. Rudolph CD, Mazur LJ, Liptak GS, Baker RD, Boyle JT, Colletti RB et al. Pediatric GE Reflux Clinical Practice Guidelines. J Pediatr Gastroenterol Nutr 2001;32:S1. • 27. Stein RT, Martinez FD. Asthma phenotypes in childhood: lessons from an epidemiological approach. Pediatr Respir Rev 2004;5:155. • 28. Sigurs N. Respiratory syncytial virus lower respiratory tract illness in infancy and subsequent morbidity. Acta Paediatr 2007;96:156. • 29. Taussig LM, Wright AL, Holberg J, Halonen M, Morgan WJ, Martinez FD. Tucson Children's Respiratory Study: 1980 to present. J Allergy Clin Immunol 2003;11:661. • 30. Turner SW, Palmer LJ, Rye PJ, Gibson NA, Judge PK, Young S, Landau LI, Le Souef PN. Infants with flow limitation at 4 weeks: outcome at 6 and 11 years. Am J Respir Crit Care Med 2002;165:1294. • 31. Weinberg M. Should corticosteroids be used for first time young wheezers. J Allergy Clin Immunol 2007;119:567.

37 ASMA

SANDRA MARIA CALLIOLI ZUCCOLOTTO
MARIA ELISABETH B. A. KOBINGER
ANA PAULA SCOLEZE FERRER

Asma é a doença crônica mais comum na infância. Em um estudo multicêntrico (*International Study for Asthma and Allergies in Childhood* – ISAAC) foi encontrada prevalência média mundial de asma de 11,6% entre escolares (6 e 7 anos), oscilando entre 2,4 e 37,6%. Entre os adolescentes (13 e 14 anos), a prevalência média mundial foi de 13,7% e oscilou entre 1,5 e 32,6%. Nos grandes centros urbanos do Brasil, os índices encontrados foram ao redor de 20% para as duas faixas etárias. Caracteriza-se por ser uma doença de morbidade extremamente alta, interferindo de forma importante na vida da criança ou do adolescente e de sua família. É causa de faltas frequentes à escola, distúrbio do sono e limitação para o exercício físico, podendo afetar o desenvolvimento físico e emocional da criança e do adolescente e interferir na sua relação familiar e social. Dessa forma, toda criança asmática deve receber abordagem terapêutica ampla, que não se esgota no atendimento da crise, requerendo seguimento com consultas programadas durante o período intercrítico, para caracterizar o quadro asmático quanto à sua gravidade e intervir para espaçar as manifestações clínicas e diminuir as repercussões da doença na vida do paciente e de sua família.

Devido à extensa literatura a respeito da Asma, desde meados de 1990 vêm sendo desenvolvidas diretrizes, que têm como um dos seus objetivos orientar e atualizar o médico na sua prática diária a respeito da abordagem diagnóstica e terapêutica da doença. A maioria das diretrizes nacionais e internacionais vem utilizando os métodos da medicina baseada em evidência. No entanto, sobre o tema asma na infância, os níveis de evidência e graus de recomendação, na sua grande maioria, são aqueles baseados nas opiniões dos especialistas, devido à falta de estudos que sejam capazes de responder à maior parte das questões implicadas no enfrentamento dessa doença na faixa etária pediátrica.

Este capítulo foi elaborado a partir da revisão da literatura e da nossa vivência prática em ambulatório geral de pediatria, sendo adotadas como referências básicas as seguintes diretrizes para abordagem diagnóstica e terapêutica da asma: *National Asthma Education and Prevention Program* (NAEPP, 2007), *Global Initiative for Asthma* (GINA, 2008) e IV Diretrizes Brasileiras para o Manejo da Asma, 2006. É complementar ao capítulo "Criança com crise de sibilância", no qual se encontra detalhada a abordagem diagnóstica e terapêutica da criança com idade inferior a 3-5 anos e o diagnóstico diferencial das crises de sibilância na infância. Portanto, aqui serão abordados principalmente os aspectos clínicos e terapêuticos da criança com diagnóstico firmado de asma.

DEFINIÇÃO

Sabe-se que a asma tem componentes genéticos e ambientais, mas, como sua patogênese ainda não se encontra esclarecida, a maioria das definições são descritivas. A GINA (2008) define asma como uma doença inflamatória crônica das vias aéreas, na qual a inflamação crônica está associada à hiper-responsividade brônquica que se manifesta por episódios recorrentes de sibilância, dispneia, aperto no peito e tosse, particularmente à noite e pela manhã, ao acordar. Esses episódios estão geralmente associados com obstrução variável das vias aéreas, frequentemente reversível espontaneamente ou com tratamento.

Diante de um grande contingente de crianças que apresentam crises de sibilância, tosse e dispneia antes dos 3 anos de idade e que subsequentemente não desenvolvem asma, torna-se difícil o uso dessa definição para o diagnóstico de asma para a população nessa faixa etária. Grande parte das crises de sibilância nos lactentes parece ser decorrente de alteração estrutural primária das vias aéreas e/ou estar relacionada com hiper-responsividade transitória (ver história natural no capítulo "Criança com crise de sibilância").

NOÇÕES BÁSICAS SOBRE A FISIOPATOLOGIA DA ASMA

O conhecimento das noções básicas da fisiopatologia da asma auxilia o pediatra na avaliação clínica e na abordagem terapêutica das crianças com essa doença. Os seguintes fatores estão relacionados à fisiopatologia da asma:

Inflamação brônquica – é o fator mais importante na fisiopatologia da asma e está sempre presente, independente da gravidade do quadro clínico, sendo resultante da interação entre células e mediadores inflamatórios e outras células existentes nas vias aéreas. Vários mediadores inflamatórios são liberados pelos mastócitos e outras células, como, por exemplo, histamina, leucotrienos e prostaglandinas. Essas células e seus mediadores podem causar aumento da responsividade do músculo liso das vias aéreas, hipersecreção do muco, alterações do epitélio e da função mucociliar e até lesão epitelial.

Hiper-responsividade das vias aéreas (HRVA) – resposta broncoconstritora exagerada a uma extensa variedade de estímulos. É a maior característica da asma, mas não a única. Os mecanismos que influenciam a HRVA são múltiplos e incluem inflamação, disfunção da neurorregulação e alterações estruturais. A inflamação aparece como fator determinante na intensidade da HRVA.

Obstrução das vias aéreas – na asma pode ser causada por várias alterações como broncoconstrição aguda, edema das vias aéreas, formação crônica de rolhas de muco e remodelamento das vias aéreas. A broncoconstrição aguda pode ser induzida por alérgenos (IgE dependente) e por fatores físicos, químicos e irritativos (não-IgE dependente). O edema das vias aéreas geralmente é decorrente do aumento da permeabilidade vascular e da exsudação causada pela inflamação. A formação crônica de rolhas de muco viscoso, especialmente em pacientes com quadros mais graves de asma, colabora na obstrução ao fluxo aéreo.

Remodelamento das vias aéreas – em algumas pessoas com asma, a limitação ao fluxo de ar está associada a uma alteração estrutural permanente das vias aéreas, com perda progressiva da função pulmonar e que não pode ser evitada pela terapêutica disponível até o momento. Essas alterações estruturais compreendem: espessamento da membrana basal subepitelial, hiperplasia e hipertrofia da musculatura lisa das vias aéreas, proliferação e dilatação dos vasos sanguíneos e hiperplasia e hiper-secreção das glândulas produtoras de muco.

No paciente com asma, a interação entre os vários fatores envolvidos na sua fisiopatologia, isto é, inflamação, hiper-responsividade e obstrução das vias aéreas, determina a manifestação clínica da doença. A inflamação aguda ou crônica pode afetar não só o calibre das vias aéreas e do fluxo de ar pela formação de edema, como também a hiper-responsividade brônquica, aumentando a suscetibilidade ao broncoespasmo. Para alguns pacientes, o desenvolvimento da inflamação crônica pode estar associado à alteração permanente da estrutura da via aérea, denominada de remodelamento das vias aéreas, cuja instalação não é evitada pelos tratamentos disponíveis (Fig. II-20).

CURSO CLÍNICO E PROGNÓSTICO

Covar e Spahn (2006), revisando estudos de coorte que analisam a evolução da asma desde a infância até a vida

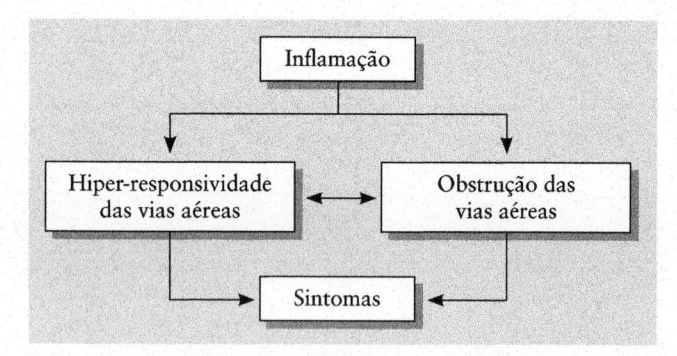

Figura II-20 – Influência e interação entre inflamação das vias aéreas e os sintomas e a fisiopatologia da asma (fonte: NAEPP, 2007).

adulta, relatam que a maioria das crianças com asma leve e moderada apresentam remissão na adolescência (40 a 70%) e permanecem assintomáticas durante a vida adulta, apesar de 60 a 80% desses casos continuarem a apresentar evidências na espirometria de hiper-responsividade brônquica. São considerados fatores de risco para a persistência ou recorrência da asma na vida adulta: asma grave durante a infância, eczema infantil, história pessoal ou familiar de atopia, asma nos pais, tabagismo e sensibilização a ácaros da poeira doméstica.

Postulava-se que a persistência ou o aumento dos sintomas de asma ao longo do tempo seria acompanhado pelo declínio progressivo da função pulmonar. Em estudos recentes, entretanto, essas premissas não foram confirmadas e os dados encontrados indicam que a idade de início dos sintomas da asma está associada com o grau de comprometimento da função pulmonar que será encontrado posteriormente, independente do tratamento utilizado no início do quadro.

QUADRO CLÍNICO

Na asma, existe variação da sintomatologia, que se modifica principalmente com a idade e com o mecanismo fisiopatológico que esteja mais atuante. Lactentes tendem a apresentar quadros secretórios, predominando a ausculta pulmonar com roncos e estertores, podendo haver referência a história de resfriados frequentes, bronquite crônica, "peito cheio" e pneumonias recorrentes. As crianças maiores apresentam, habitualmente, quadros com sibilância, mas pode existir queixa de tosse crônica, "peito trancado" e pneumonia recorrente.

A apresentação clínica típica da asma consiste em episódios recorrentes e reversíveis de sibilância, dispneia, tosse e tiragem intercostal. Geralmente, os sintomas são mais intensos pela manhã ao acordar e à noite, a regressão da sintomatologia da crise típica ocorre em três a sete dias, independente da terapêutica utilizada, e o período intercrítico é assintomático.

A dificuldade para a realização do diagnóstico de asma encontra-se nas formas de apresentação atípica, como na asma induzida por exercícios, drogas ou aditivos, e quando a queixa predominante é de tosse crônica ou de pneumonias de repetição. Sabe-se que cerca de 4% dos asmáticos podem ter, como única manifestação, tosse crônica (ver capítulo Tosse crônica). Há necessidade de seguimento ambulatorial, no qual a mudança da característica dos fatores desencadeantes (de infecções respiratórias para outros) e o surgimento de rinite alérgica e/ou de dermatite atópica, associados a antecedente parental de asma, vão sugerir o diagnóstico de asma na infância.

Assim, verifica-se que o diagnóstico da asma, por vezes difícil, é essencialmente clínico, fundamentado na anamnese, exame físico e evolução do quadro, uma vez que os exames complementares têm utilidade restrita na sua abordagem diagnóstica, especialmente nas crianças menores de 6 anos de idade, para as quais não é possível realizar as provas de função pulmonar.

Para lactentes, Castro-Rodrigues et al., a partir da análise de modelos epidemiológicos da coorte de Tucson, no Arizona, sugerem a utilização de um índice com base em parâmetros clínicos que podem definir a presença de asma nessa faixa etária, como descrito no quadro II-77.

O valor preditivo negativo desse índice foi muito bom, isto é, cerca de 95% das crianças que não preencheram os critérios do índice clínico nos primeiros três anos de vida não desenvolveram asma entre 6 e 13 anos de idade. Mas o valor preditivo positivo variou principalmente quando se considerou o quadro de sibilância recorrente e de qualquer sibilância, nos quais o encontro de asma entre os 6 e 13 anos de idade foi de 75% e 60%, respectivamente. Ressalta-se que a acurácia do índice depende da qualidade dos diagnósticos de dermatite atópica e rinite alérgica na criança e de asma nos pais.

FATORES PRECIPITANTES E AGRAVANTES

São vários os fatores ambientais, alergênicos ou não, que no indivíduo asmático desencadeiam inflamação e hiper-responsividade das vias aéreas. Em um mesmo paciente é possível identificar mais de um fator precipitante ou agravante. Quanto aos estímulos alergênicos, é necessário que exista um período variável de sensibilização para que ocorra a manifestação clínica, sendo que a exposição a alérgenos aumenta com o crescimento da criança. Entre os estímulos não alergênicos, destacam-se as infecções, pela sua alta frequência na infância, e a exposição à fumaça de cigarro que, além de ser um potente fator irritante das vias aéreas, favorece a instalação de infecções respiratórias.

Alérgenos domiciliares

São substâncias capazes de, interagindo com IgE específica, liberar mediadores químicos da resposta alérgica. Esses mediadores atuam diretamente sobre a musculatura brônquica e causam inflamação da mucosa respiratória e alterações do muco, determinando broncoconstrição e obstrução ao fluxo aéreo. A inflamação decorrente da alergia torna, também, a mucosa respiratória mais suscetível a agravos, principalmente infecciosos.

Existem dois tipos de resposta à exposição a alérgenos que, clinicamente, podem ser observados nos asmáticos: precoce e tardia. A resposta precoce, na qual a broncoconstrição ocorre minutos após a exposição ao alérgeno, dura pouco tempo (20 a 30 minutos) e regride. A resposta tardia acontece 4 a 12 horas após a exposição ao alérgeno e geralmente desencadeia quadro clínico com sintomatologia intensa e prolongada (várias horas), podendo determinar, em alguns casos, cronicidade e gravidade da asma. Vale salientar que, em pacientes nos quais a resposta é predominantemente tardia, a identificação dos alérgenos implicados na exacerbação da asma é difícil. Por esse motivo, é importante instruir o paciente e/ou a família para, quando tiver crise asmática, recordar o que fez nas 24 horas que precederam o evento, para identificar se a criança esteve exposta a fatores alergênicos.

Para a asma, são mais importantes os aeroalérgenos e, entre eles, a poeira domiciliar é a mais constantemente implicada e merece especial atenção por ser um produto misto, constituído por várias substâncias com capacidade antigênica, como: fungos, insetos (baratas, moscas, pernilongos), epitélio e pelo de animais (cães, gatos, ratos e outros), endotoxinas de bactérias, ácaros de alta prevalência em nosso meio como *Dermatophagoides* sp. e *Blomia tropicalis*, entre outros.

Quadro II-77 – Índice clínico para definir o risco de asma em crianças menores de 3 anos de idade com crises de sibilância.

Crises de sibilância com 1 critério maior ou no mínimo 2 critérios menores	
Critérios maiores	Critérios menores
1. Dermatite atópica* 2. Um dos pais com asma*	1. Rinite alérgica* 2. Sibilância na ausência de infecções de vias aéreas superiores 3. Eosinofilia $\geq 4\%$**

* Diagnósticos feitos por médico.

** Em nosso meio, na ausência de helmintíases de ciclo pulmonar.

Fonte: Castro-Rodriguez et al., 2000.

As baratas são fontes importantes de alérgenos intra-domiciliares e em lugares públicos como as escolas. Acredita-se que cerca de 50% dos asmáticos possuem alergia à barata. Não se tem certeza sobre a origem dos alérgenos das baratas, mas parecem ser oriundos da saliva e/ou das fezes.

Alergia ao polen pode ser importante em países e regiões com estações de polinização bem definidas. Na Região Sul do Brasil, os polens, especialmente de gramíneas, são responsáveis por pequena parcela de quadros atópicos.

Alimentos e aditivos alimentares

Alergia alimentar como fator de exacerbação da asma é incomum. Restrição de alimentos não é recomendada, a não ser que a alergia tenha sido demonstrada (geralmente por provocação oral). Sulfitos, que são preservativos comuns de alimentos (cerveja, vinho, frutas secas, camarão, entre outros), têm sido associados a crises graves de asma. O papel de outras substâncias como o corante amarelo tartrazina, o benzoato e o glutamato de sódio é provavelmente mínimo na exacerbação da asma. Por vezes, crises de asma desencadeadas por esses aditivos podem ser erroneamente interpretadas como alergia alimentar.

Poluentes domiciliares do ar

Fatores irritantes não alergênicos são precipitantes de exacerbações de asma em todas as idades. Tabagismo ativo e passivo, além de aumentar a frequência e a gravidade dos sintomas em pacientes com asma, reduz a eficácia dos corticosteroides inalatórios e sistêmicos. O tabagismo passivo também está associado com o aumento da ocorrência de infecções respiratórias, as quais, por sua vez, podem ser um fator de risco para o desenvolvimento da asma. Citam-se, como outros possíveis irritantes das vias aéreas, poluentes ambientais como odores de tinta, produtos químicos, perfumes e vários produtos em *spray*.

Mudança das condições climáticas

Mudanças atmosféricas estão geralmente associadas a aumento das exacerbações da asma. As mudanças de temperatura, tanto para o frio quanto para o calor, e ar seco e/ou frio podem desencadear obstrução das vias aéreas em asmáticos. Acredita-se que isso esteja relacionado também com as variações qualitativas e quantitativas de alérgenos e irritantes existentes no ar, que ocorrem com as mudanças climáticas.

Infecções

As infecções das vias aéreas são responsáveis pela exacerbação de asma em 86% das crianças e 50% dos adultos. Vários são os vírus respiratórios que podem desencadear crises de asma, e eles variam de acordo com a faixa etária: no lactente, predominam o vírus sincicial respiratório (VSR), os vírus parainfluenza e o adenovírus; no pré-escolar, o VSR, os vírus parainfluenza e influenza A e B; e nos escolares e adolescentes, o rinovírus e os vírus da influenza. Os principais mecanismos pelos quais os vírus induzem hiper-responsividade das vias aéreas são: produção de IgE específica, facilitação da reação inflamatória, alteração da função do sistema autônomo, facilitação dos fatores envolvidos nas fases tardias da resposta alérgica, danos ao epitélio da via aérea e, além disso, os vírus podem perpetuar a hiper-responsividade brônquica. Outros agentes que podem exacerbar a asma são o *Mycoplasma pneumoniae* e a *Chlamydia pneumoniae*, principalmente em escolares e adolescentes.

Rinossinusite

Rinossinusite e asma são doenças geralmente associadas. As causas mais comuns de rinossinusite são infecções de etiologia viral ou bacteriana, reações alérgicas a aeroalérgenos e/ou exposição a substâncias irritantes das vias aéreas. Rinossinusite pode agravar a asma via estimulação do reflexo rinossinopulmonar ou pela passagem direta de mediadores inflamatórios do trato respiratório superior para o inferior. O tratamento da rinossinusite de etiologia alérgica e/ou bacteriana resulta em melhora significativa da asma. Durante o acompanhamento do paciente com asma, esse diagnóstico deve ser sempre considerado quando houver piora dos sintomas e/ou necessidade de utilizar as medicações com mais frequência. O diagnóstico da rinossinusite é eminentemente clínico e encontra-se detalhado no capítulo Afecções das vias aéreas superiores.

Doença do refluxo gastroesofágico

Nas diretrizes do NAEPP, 2007, existe a recomendação de tratamento de doença do refluxo gastroesofágico (DRGE) para pacientes com asma e queixa frequente de pirose, particularmente se os sintomas respiratórios são mais comuns à noite.

Para pacientes com asma de difícil controle, especialmente com componente noturno, deve-se cogitar a investigação de DRGE, mesmo na ausência de sintomas típicos.

A relação entre DRGE e asma é complexa. O refluxo do conteúdo gástrico para o esôfago pode exacerbar a asma por vários mecanismos, como estimulação reflexa vagal, acidez na porção distal do esôfago e aumento da responsividade brônquica. Por outro lado, a tosse e a hiperinsuflação pulmonar e drogas antiasmáticas, como a teofilina e derivados e os beta-2-agonistas orais, podem facilitar o aparecimento de refluxo gastroesofágico.

Drogas

A prevalência de asma induzida por ácido acetilsalicílico (AAS) e outros anti-inflamatórios não hormonais (AINH) é estimada em 10% dos adultos com asma persistente moderada ou grave, sendo ocasional em crianças na idade escolar e nos adolescentes. Todos os AINHs que inibem a ciclo-oxigenase (COX) têm reação cruzada com o AAS. O principal mecanismo de ação da asma induzida por AAS é o aumento da produção de metabolitos do ácido araquidônico via 5-lipo-oxigenase, inclusive os leucotrienos. Assim, recomendam-se evitar o uso de AAS e os outros AINHs nos pacientes com histórico de reação a essas drogas.

As drogas betabloqueadoras por via oral ou intraocular devem ser evitadas em pacientes com asma, pois podem desencadear ou agravar os sintomas da doença. Os betabloqueadores são utilizados no tratamento de glaucoma, doenças cardiovasculares e na profilaxia de enxaqueca.

Drogas antiasmáticas por via inalatória podem, ocasionalmente, desencadear broncoconstrição paradoxal por mecanismo colinérgico

Fatores psicossociais

Existe consenso entre os vários autores de que, apesar de os fatores psicológicos não serem a causa primária da asma, os problemas de origem emocional e psicossocial podem desencadear crises, agravar o curso da asma e interferir na adesão da criança e do adolescente ao tratamento. Portanto, a busca desses fatores deve estar sempre presente, especialmente nos pacientes com asma persistente moderada e grave e independente da idade da criança. Apesar de a maioria dos textos sobre asma na infância referir que fatores emocionais como agravantes do quadro de asma devam ser investigados na criança a partir da idade pré-escolar, existem evidências, obtidas de pesquisas que têm por objetivo analisar o desenvolvimento afetivo dos lactentes, de que eles podem apresentar manifestações somáticas como expressão de conflitos emocionais. Assim, nos lactentes com quadro recorrente ou persistente de sibilância, nos quais ainda não foi possível estabelecer o diagnóstico definitivo da doença, deve-se, concomitantemente à investigação clínica, verificar como se desenvolveu a interação da criança com os pais ao longo do tempo, para identificar fatores emocionais da criança que possam estar atuando como agravantes do quadro respiratório.

Asma induzida por exercício (AIE) ou broncoconstrição induzida pelo exercício (BIE)

Situação em que a atividade física intensa desencadeia estreitamento agudo das vias aéreas em indivíduos com hiper-responsividade brônquica. BIE é descrita em 70 a 90% dos asmáticos. Pode ser a única manifestação em portadores de asma intermitente. Habitualmente, a broncoconstrição ocorre durante os primeiros minutos após esforço físico intenso, atingindo o pico em 5 a 10 minutos, resolvendo-se com o repouso em 30 a 60 minutos. Enquanto alguns pacientes referem sintomas clássicos da asma (tosse, dispneia e sibilância) após os exercícios, outros podem queixar-se apenas de tosse ou de falta de ar desproporcional à atividade física realizada. Um aspecto controverso relacionado à BIE é a existência ou não de resposta tardia ao exercício, pois em alguns estudos citados nas IV Diretrizes Brasileiras do Manejo da Asma (2006) foi descrita uma resposta tardia ao exercício (após 3 a 12 horas), com prevalência variando em torno de 10 a 89%. Quando a história clínica não é típica, pode-se verificar se existe ou não BIE pela realização de provas de função pulmonar. A ocorrência e a intensidade da BIE dependem do tipo e da intensidade do esforço e das condições climáticas e ambientais. Existem atividades físicas consideradas mais asmagênicas, como corrida e ciclismo, e outras menos, como caminhada e natação. Em relação às condições climáticas e ambientais, constata-se que as atividades físicas realizadas em ambientes quentes e úmidos desencadeiam menos BIE do que aquelas feitas em clima frio e seco. Assim, exercícios intermitentes e de curta duração ou de intensidade leve ou moderada têm menor probabilidade de desencadear BIE.

Deve-se ter o cuidado de distinguir os pacientes que apresentam BIE daqueles com processo inflamatório crônico das vias aéreas sem controle adequado, para os quais o esforço físico tende a ser menos tolerado. Uma forma de identificar esses indivíduos é pela apresentação da sintomatologia que costuma surgir durante os primeiros minutos de esforço físico, mesmo quando o exercício é leve e realizado em condições climáticas favoráveis.

Fatores hormonais – podem interferir na manifestação da asma. Em algumas pacientes, pode ocorrer piora da asma durante o período menstrual e exacerbações no período pré-menstrual já foram documentadas. Durante a gravidez, cerca de 40% das mulheres apresentam melhora da asma, enquanto 25% pioram e 35% permanecem assintomáticas. Pílulas anticoncepcionais ocasionalmente podem agravar a doença. Os mecanismos de ação dessas alterações hormonais na patogênese da asma não estão esclarecidos.

Obesidade – tem sido associada com asma, embora os mecanismos dessa associação não estejam esclarecidos. Em estudos realizados com adultos, encontrou-se que a redução do peso em obesos com asma melhora a função pulmonar e os sintomas da doença. Não existem estudos semelhantes realizados na faixa pediátrica até o momento.

ABORDAGEM DIAGNÓSTICA

ANAMNESE

A anamnese da criança e do adolescente com asma não deve ater-se apenas aos sinais e aos sintomas da doença, sendo fundamental sua ampliação para incluir o conhecimento dos aspectos psicoafetivos e psicossociais da criança e do adolescente, isto é, conhecer a rotina de vida e suas reações e relações na família e na escola.

Inicia-se a anamnese buscando elucidar os aspectos clínicos da queixa que trouxe o paciente ao consultório. Deve-se abranger tanto o histórico das crises quanto do período intercrítico. O pediatra deve seguir um roteiro que lhe permita obter informações que o auxiliem na avaliação da gravidade do quadro clínico e na elaboração do plano terapêutico. No quadro II-78 estão listados os dados importantes da anamnese da criança/adolescente com asma.

É importante tentar recuperar a evolução dos eventos críticos desde o início, buscando caracterizar a primeira exacerbação e as subsequentes quanto a sintomatologia, gravidade, duração, frequência (número de crises/mês ou ano), número de hospitalizações e resposta à medicação, especialmente no último ano.

A avaliação do período intercrítico deve ser feita com cuidado, para tentar caracterizá-lo como sintomático ou assintomático. Entre uma exacerbação e outra, o paciente pode permanecer assintomático ou apresentar uma variedade de sintomas, como tosse crônica, tosse noturna, distúrbios do sono, limitação da atividade, intolerância a exercícios, dispneia discreta e até chiado constante.

Deve-se ainda pesquisar a presença de sintomatologia de doenças que podem atuar como agravantes (rinossinusopatia, doença do refluxo gastroesofágico) ou que sugiram diagnósticos diferenciais (cardiopatia, tuberculose), especialmente nos quadros graves.

Torna-se fundamental o trabalho com a família para identificar os fatores desencadeantes e agravantes, saben-

Quadro II-78 – Dados de anamnese da criança/adolescente com asma.

1. Idade de início e descrição do primeiro episódio
2. Evolução do quadro ao longo do tempo
3. Dados para a classificação da gravidade da asma (nos últimos 6 a 12 meses)
   a) Períodos críticos:
   - Queixas respiratórias nas crises: dispneia, tosse, aperto no peito, distúrbio do sono
   - Duração e frequência das crises
   - Tratamentos realizados e respostas obtidas
   - Fatores desencadeantes: alérgicos, irritantes, esforço físico, infecções, menstruação, fatores emocionais etc.
   - Consultas em pronto-socorro: número, frequência, uso de corticosteroides sistêmicos
   - Hospitalizações: número, frequência, duração, cuidados intensivos, intubação
   - Número/mês de faltas à escola ou ao trabalho devido às crises
   b) Período intercrítico: caracterizar a duração e se é sintomático ou assintomático:
   - Necessidade do uso de broncodilatadores por dia e por semana
   - Limitações das atividades físicas: cansaço ou tosse a pequenos (andar no plano), médios (subir escadas ou ladeira) ou grandes esforços (correr)
   - Número/mês de faltas à escola ou ao trabalho
   - Número/semana e mês de noites com sono interrompido por sintomas respiratórios (tosse, dispneia, aperto no peito)
   - Tratamentos realizados: medicações para a asma, medicina alternativa, imunoterapia
4. Condições mórbidas associadas: pesquisar se existe história ou sinais e sintomas de:
   - Rinossinusite alérgica e/ou infecciosa
   - Refluxo gastroesofágico
   - Eczema atópico
   - Contato com tuberculose
   - Doenças da tireoide
   - Cardiopatia
   - Reações adversas a drogas/alimentos

5. Medicações utilizadas ocasionalmente ou de modo habitual:
   - AAS ou anti-inflamatórios não hormonais, betabloqueadores ou outras
6. Imunização: calendário básico, vacina contra influenza e pneumococos
7. Antecedentes em familiares próximos (pais e irmãos) de atopia: asma ou eczema
8. Condições ambientais do domicílio, do quarto em que o paciente dorme e de outros locais que ele frequenta
   a) Domicílio:
   - Tipo de moradia: casa, apartamento, barraco, quarto de cortiço
   - Tipo de piso: carpete, lajota, cimento, terra e outros
   - Número de pessoas/número de cômodos
   - Condições de ventilação e insolação, presença de umidade e mofo
   - Ar condicionado e aquecimento
   - Exposição ativa ou passiva à fumaça de cigarro
   - Fatores para acúmulo de ácaros e baratas
   - Presença de animais
   - Técnica de limpeza habitual da casa e produtos utilizados na higiene pessoal
   b) Creche/escola/local de trabalho: características ambientais, número de horas/dia
9. Condições socioeconômicas:
   a) Ocupação dos pais ou responsáveis e renda familiar
   b) Grau de escolaridade do paciente e da família
   c) Repercussões da doença no orçamento da família
   d) Acesso a serviços de saúde
10. Grau de conhecimento do paciente e da família sobre a doença
11. Repercussões da doença na vida do paciente e da família

do-se que, à medida que a criança cresce, ampliam-se as possibilidades de exposição a alérgenos, sendo, portanto, necessário buscá-los durante todo o seguimento. Como já referido, existem dois tipos de resposta à exposição a alérgenos que, clinicamente, podem ser observados nos asmáticos: a precoce e a tardia, que surge minutos e 4-12 horas após a exposição, respectivamente. Por isso, é importante instruir o paciente e/ou a família para, quando tiver crise asmática, recordar o que a criança fez e por onde andou nas 24 horas que precederam o evento, para identificar a exposição a fatores alergênicos. Quanto maior o esclarecimento da família sobre eles, mais fácil será sua identificação.

Ainda na anamnese, verifica-se a existência de história familiar e individual para doenças atópicas, consideradas fatores de risco para a asma. Embora esse dado não seja pré-requisito para o desenvolvimento da asma, cerca de dois terços a três quartos das crianças asmáticas são alérgicas, apresentando manifestações como rinossinusite alérgica e/ou dermatite atópica. É também frequente o encontro de doenças de etiologia atópica nos parentes próximos (pais e irmãos). Estima-se que o risco de asma no descendente de ambos os pais atópicos é de 40 a 60%; quando apenas um dos genitores é afetado, esse risco fica entre 20 e 40%, e se apenas um dos irmão é atópico, de 25 a 35%.

Independente da gravidade do quadro asmático, é necessária a obtenção de informações sobre as condições ambientais. O aprofundamento do conhecimento dessas condições e a intervenção para mudanças devem ser escalonados, tendo por referência a gravidade de cada caso. Esse interrogatório visa à identificação de fatores precipitantes atuais ou de risco e, conforme a idade do paciente e seus hábitos, pode estender-se para além da casa, ou seja, para a escola, a creche, o bairro e outros locais que a criança frequenta. De maneira geral, convém conhecer condições de ventilação, insolação, umidade do quarto do paciente e da casa; hábitos de higiene pessoal e doméstica (técnica e produtos utilizados), presença ou não de mofo e animais, presença de fumantes, profissão dos pais e condições socioeconômicas (que, também, podem limitar o uso de algumas opções terapêuticas).

EXAME FÍSICO

Medidas de altura e peso devem ser rotina no atendimento médico da criança e do adolescente. Nos pacientes com asma persistente grave, em uso prolongado de corticosteroides sistêmicos ou com presença de hipoxemia crônica e naqueles com asma persistente moderada ou grave em uso crônico de costicosteroides inalatórios, a monitorização do peso e altura tem importância para avaliar as repercussões das medicações e da gravidade da asma no crescimento do paciente.

Especialmente nos pacientes com asma persistente moderada e grave, devem-se verificar ritmo e frequência cardíacos, frequência respiratória, pressão arterial, lembrando que esses parâmetros podem estar alterados devido ao uso de drogas antiasmáticas. A frequência respiratória varia com a idade da criança e são considerados normais os seguintes valores: nos lactentes menores de 2 meses, menos de 60 movimentos respiratórios por minuto (mrm); entre 2 e 11 meses, menos de 50mrm; entre 1 e 5 anos, menos de 40mrm; e nas crianças com idade igual ou superior a 6 anos, menos de 30mrm.

A presença de cianose no período intercrítico, de baqueteamento de dedos ou de unhas em "vidro de relógio" é rara e aponta para o diagnóstico diferencial com cardiopatia ou doença pulmonar crônica de outras etiologias.

O exame da pele, assim como dos olhos, pode mostrar sinais de processo alérgico (dermatite atópica, urticária, conjuntivite).

Com exame cuidadoso das vias aéreas superiores, associado aos dados da anamnese, o pediatra pode suspeitar da presença de rinossinusopatia alérgica e/ou infecciosa, que pode estar influindo no curso clínico da asma.

O aspecto do tórax pode mostrar aumento do diâmetro torácico pela hiperinsuflação, deformidades, retração costal e uso de musculatura acessória na crise ou fora dela ou ser completamente normal. À ausculta pulmonar, pode ser encontrado murmúrio vesicular desigual, devido à existência de áreas de maior ou menor obstrução e/ou hiperinsuflação. Geralmente, são auscultados roncos, estertores e sibilos. Quando a ausculta é normal e o período intercrítico sintomático, manobras de esforço, como exame após exercício físico ou durante a expiração forçada, podem ser utilizadas em crianças maiores e adolescentes, para verificar se desencadeiam o aparecimento de sibilos, os quais representam a persistência de obstrução pulmonar.

A hiperinsuflação, quando presente, pode levar ao rebaixamento do fígado e do baço e dificultar a ausculta cardíaca.

INVESTIGAÇÃO LABORATORIAL

Os exames complementares têm utilidade restrita no diagnóstico da asma; no entanto, podem auxiliar na realização do diagnóstico diferencial com outras doenças que se manifestam com sibilância na identificação de fatores desencadeantes ou agravantes e na avaliação da resposta terapêutica. A indicação da maioria dos exames deve ser orientada pelos dados relevantes obtidos da anamnese e do exame físico ou da evolução do quadro clínico.

Na investigação laboratorial inicial da criança com asma, sugere-se a realização de alguns exames, como radiografia de tórax, hemograma completo e protoparasitológico de fezes.

As radiografias de tórax (frente e perfil) permitem avaliar o grau de comprometimento pulmonar (hiperinsuflação) e a área cardíaca, detectar complicações (atelectasias, focos pneumônicos, pneumotórax), descartar diagnósticos diferenciais como tuberculose (adenomegalia hilar, infiltrado pulmonar localizado), anormalidades congênitas, corpo estranho e outros (ver Quadro II-72). Os achados radiológicos no paciente com asma variam desde resultados normais até hiperinsuflação pulmonar com espessamento brônquico e áreas difusas de atelectasia.

O hemograma geralmente é normal. Valoriza-se a presença de eosinofilia como indicador de atopia; no entanto, vale lembrar que o aumento do número de eosinófilos não é exclusivo de quadro alérgico e pode ocorrer nas enteroparasitoses de ciclo pulmonar, na toxocaríase e em outros. O hemograma é útil para identificar e tratar os pacientes com anemia (devido à alta prevalência de anemia ferropriva em nossas crianças), pois é recomendável que todo indivíduo portador de doença pulmonar esteja com taxas séricas normais de hemoglobina.

Exames protoparasitológicos de fezes estão indicados devido à prevalência de parasitose intestinal em nosso meio. Em relação à pesquisa de parasitoses intestinais, além do fato de aquelas com ciclo pulmonar poderem agravar os sintomas respiratórios, deve-se lembrar que no caso de uso prolongado de corticosteroides por via oral, por determinar imunodepressão, pode haver disseminação sistêmica de algumas parasitoses como a estrongiloidíase e a himenolepíase, o que justifica a recomendação da sua identificação e tratamento. Uma opção à realização de exames protoparasitológicos de fezes é o uso empírico de anti-helmínticos de grande espectro no início da abordagem terapêutica da asma.

Exames adicionais para pesquisa de fatores agravantes, tais como radiografia ou tomografia computadorizada de seios da face, exames para pesquisa de doença do refluxo gastroesofágico, e outros, têm sua indicação dirigida pela história, exame físico, gravidade e evolução do quadro asmático.

A solicitação de exames para afastar outras doenças que cursam com sibilância deve ser orientada pelo quadro clínico e encontra-se discutida mais detalhadamente no capítulo Criança com crise de sibilância.

Alguns exames específicos para a criança com asma, como dosagem sérica de IgE, testes de hipersensibilidade cutânea e provas de função pulmonar, merecem discussão especial sobre sua indicação.

A dosagem sérica de IgE total não é exame necessário para o diagnóstico de asma. O encontro de IgE sérica total elevada é sugestivo de processo alérgico (componente alérgico da asma, dermatite atópica, rinite e conjuntivite alérgicas), mas devem ser consideradas outras condições que podem cursar com elevação da IgE sérica total, tais como parasitoses de ciclo pulmonar, doença de Hodgkin, aspergilose pulmonar, e outras. Deve-se lembrar que níveis séricos normais de IgE não afastam o diagnóstico de asma.

A dosagem sérica de IgE específica para cada antígeno pelo RAST (*radioallergosorbent test*) tem boa correlação com os testes de hipersensibilidade cutânea, portanto, suas indicações são as mesmas. Apresenta, como maior desvantagem, seu alto custo. É especialmente útil em crianças com idade inferior a 3 anos nas situações que limitam a realização dos testes cutâneos, como a presença de problemas dermatológicos ou o uso contínuo de medicação anti-histamínica não passível de interrupção, e nos pacientes cuja história clínica é sugestiva de alergia, mas os testes cutâneos são negativos. A solicitação do RAST pode ser para cada alérgeno isolado ou para grupos de alérgenos, por exemplo, perfil alérgico específico para poeira doméstica que inclui, em alguns laboratórios, antígenos dos ácaros e baratas.

Os testes alérgicos cutâneos estão indicados em pacientes com asma no mínimo persistente moderada, para descartar ou comprovar a suspeita de que alérgenos presentes no seu ambiente possam estar contribuindo significativamente na evolução. É fundamental para a interpretação dos testes alérgicos cutâneos que haja correlação clínica, obtida pela história, entre o alérgeno testado e o sintoma.

Há tendência geral na literatura em se restringir os testes cutâneos aos aeroalérgenos, em vista das dificuldades para a interpretação e a correlação clínica quando se utilizam alérgenos alimentares, além do encontro de uma proporção elevada de resultados falso-positivos.

Testam-se, por via intradérmica, escarificação ou Prick testes, aeroalérgenos como extratos de *Dermatophagoides* e de *Blomia tropicalis*, pelos, penas, fungos, polens e outros que sejam sugeridos pela anamnese. Os fatores que interferem na sua interpretação são o uso de algumas drogas e a idade da criança. Drogas como anti-histamínicos e adrenérgicos orais podem reduzir ou inibir (especialmente alguns anti-histamínicos) a reação cutânea. Uso de corticosteroides sistêmicos ou inalatórios não afetam o resultado. Recomenda-se que anti-histamínico de uso crônico, como, por exemplo, o cetotifeno, deva ser suspenso um mês antes da realização dos testes. Crianças com idade inferior a 2 anos apresentam reações menos intensas e mais resultados falso-negativos. Devem ser feitos testes de controle com a histamina e a solução excipiente utilizada na preparação dos alérgenos testados. A falta de reação à histamina pode indicar hiporreatividade cutânea, interferência da medicação ou erro na técnica de aplicação. Reação à substância excipiente pode ocorrer por erro de técnica ou pela presença de dermatografismo.

As provas de função pulmonar são objetivas, não invasivas e podem ser úteis para o diagnóstico de asma com apresentação clínica atípica e para monitorizar a evolução quanto à resposta ao tratamento, especialmente nos casos persistentes moderados e graves. Como necessitam da compreensão e colaboração do paciente, devem ser solicitadas para crianças a partir de 5 a 6 anos de idade e com altura acima de 1,10m. A espirometria com o uso de broncodilatador inalado fornece dados da função basal e da resposta terapêutica. A espirometria permite a obtenção das medidas de capacidade vital forçada (CVF), dos fluxos e dos volumes em tempos determinados, como, por exemplo, o volume expiratório forçado no primeiro segundo (VEF_1), um dos índices que reflete a obstrução das vias aéreas. Uma das formas de realizar a gradação da gravidade da obstrução baseia-se nos valores de VEF_1 encontrados em relação aos valores de referência para a população normal: valores do VEF_1 $\leq$ 40%, entre 41 e 59% e entre 60 e 80% traduzem obstrução grave, moderada e leve, respectivamente. Outra forma de avaliar a gravidade da obstrução é pelo resultado da relação VEF_1/CVF: valores entre 60 e 80% representam obstrução leve; entre 40 e 60%, obstrução moderada; e menores de 40%, obstrução grave. A espirometria em um paciente com asma mostra, tipicamente, doença obstrutiva das vias aéreas com fluxos e volumes expiratórios reduzidos, que melhoram após o uso de broncodilatador. A obstrução de ar é considerada reversível quando o VEF_1 aumenta em pelo menos 12% e 200ml após duas inalações de beta-2-agonista de curta ação. Portanto, ao solicitar a realização de provas de função pulmonar, o pediatra deve fazer descrição sumária do quadro clínico e explicitar o motivo da solicitação para o diagnóstico ou monitorização do tratamento. A análise dos índices encontrados nas provas de função pulmonar e sua interpretação devem constar do laudo do exame.

Os testes de broncoprovocação têm utilidade nos casos em que a espirometria é normal na vigência de tosse, cansaço e dispneia, para diagnosticar a presença de hiper-responsividade das vias aéreas. São realizados em laboratórios especializados e utilizam como desencadeantes metacolina, histamina, antígenos específicos, entre outros. A responsividade de vias aéreas é definida como uma tendência normal à constrição em resposta a vários estímulos como agentes químicos e famacológicos, alérgenos inalados, infecções respiratórias, poluentes atmosféricos, exercício e ar frio. A hiper-responsividade é uma resposta exagerada a esses estímulos. A hiper-responsividade à histamina ou à metacolina é observada em todos os pacientes com sintomas recorrentes de asma. Os testes de broncoprovocação têm sido utilizados para exclusão clínica da asma, pois apresentam alta sensibilidade e alto valor preditivo negativo; todavia, são menos usados para confirmar o diagnóstico de asma pela sua moderada especificidade e baixo valor preditivo positivo.

Existem aparelhos simples, os medidores do pico de fluxo expiratório (PFE), que são úteis para a monitoração da obstrução das vias aéreas e da resposta ao trata-mento no consultório do pediatra, no pronto-socorro e no domicílio. O PFE é o fluxo máximo alcançado durante manobra expiratória forçada. É esforço-dependente e reflete o calibre das vias aéreas maiores e, assim, pode estar normal quando o paciente apresenta obstrução das pequenas vias aéreas. O PFE é menos sensível do que o VEF_1 para detectar obstrução das vias aéreas. O uso do medidor do PFE no manejo da asma será discutido mais adiante.

CLASSIFICAÇÃO DA GRAVIDADE DA ASMA PARA PACIENTES QUE NÃO ESTEJAM EM TRATAMENTO DE MANUTENÇÃO

A classificação da gravidade da asma tem por objetivo auxiliar o médico na identificação da gravidade do quadro em cada paciente e na elaboração do plano terapêutico inicial, incluindo a escolha do tipo de medicação a ser utilizado: de alívio e/ou de controle. As classificações são elaboradas a partir da intensidade e da frequência dos sintomas, interferência no sono do paciente, e da função pulmonar (Quadro II-79).

Estima-se que cerca de 60% dos pacientes apresentam asma intermitente ou persistente leve, 25 a 30% persistente moderada e 5 a 10% persistente grave. Verifica-se, a partir desses dados, que a maioria das crianças e adolescentes com asma pode ser tratada pelo pediatra geral.

Existe uma pequena parcela de pacientes com alto risco para morte relacionada com a asma, os quais podem ser identificados na história e na evolução, tais como crise de asma extremamente grave com insuficiência respiratória que requereu intubação endotraqueal e ventilação mecânica; convulsões por hipóxia; asma lábil, caracterizada por broncoconstrição aguda e intensa, após exposição ao desencadeante, também denominada asma aguda asfixiante; asma corticosteroide-dependente; e problemas mentais e fatores estressantes psicossociais da criança, do adolescente ou da família.

Nesse contexto, recomenda-se que sejam encaminhados para os serviços especializados: portadores de fatores de risco para episódio letal de asma; pacientes com asma grave de difícil controle, seja pela gravidade do quadro inflamatório pulmonar, seja por problemas relacionados à aderência ao tratamento; adolescentes que apresentem piora da asma durante a gravidez; aqueles com comorbidade como cardiopatia, doença do refluxo gastroesofágico persistente e grave, rinossinusite crônica, pólipos nasais, entre outras; e pacientes que tiverem indicação de imunoterapia específica.

ABORDAGEM TERAPÊUTICA EM AMBULATÓRIO

No consultório do pediatra, a abordagem terapêutica da asma deve ter enfoque especial em três pontos, igualmente importantes para o sucesso do tratamento: far-

Quadro II-79 – Classificação da gravidade da asma para pacientes que não estejam em tratamento de manutenção.

	Asma			
	Intermitente	Persistente		
		Leve	Moderada*	Grave*
Frequência dos sintomas (tosse, chiado, falta de ar ou aperto no peito)	< 1 vez/semana	> 1 vez/semana, mas < 1 vez/dia	Diária	Diária
Sintomas noturnos*	$\leq$ 2 vezes/mês	> 2 vezes/mês	> 1 vez/semana	Frequentes
Exacerbações	Ocasionais leves	Afetam as atividades e o sono	Afetam as atividades e o sono	Frequentes
PFE ou VEF$_1$	Pré-broncodilatador $\geq$ 80% do previsto	Pré-broncodilatador > 80% do previsto	Pré-broncodilatador entre 60 e 80% do previsto	Pré-broncodilatador $\leq$ 60% do previsto

* Necessidade de broncodilatador para alívio diariamente.

PFE = pico de fluxo expiratório; VEF$_1$ = volume expiratório forçado no primeiro segundo.

Fonte: GINA, 2008.

macoterapia, educação do paciente e sua família sobre a doença e seu manejo, incluindo medidas de eliminação ou redução dos fatores desencadeantes/agravantes e abordagem psicossocial da criança/adolescente e sua família. A imunoterapia específica tem indicações precisas em alguns pacientes com asma, e essas estão discutidas no final do capítulo.

FARMACOTERAPIA

O objetivo primordial da farmacoterapia é controlar os sintomas e prevenir as exacerbações, com o mínimo de efeitos colaterais, de modo a melhorar a qualidade de vida e a função pulmonar do paciente.

Os medicamentos para o tratamento da asma podem ser divididos em duas categorias: de alívio, utilizados para alívio imediato dos sintomas (tosse, sibilância e falta de ar), e de manutenção ou prevenção dos sintomas ou controle da doença, utilizados para tratar a causa da asma, isto é, o processo inflamatório das vias aéreas, e assim prevenir o aparecimento dos sintomas.

Os medicamentos de alívio são representados pelos beta-2-agonistas de curta duração, anticolinérgicos, corticosteroides sistêmicos, sulfato de magnésio (uso hospitalar) e teofilina por via intravenosa (uso hospitalar).

Os medicamentos de manutenção ou de controle são corticosteroides (por via inalatória e oral), cromonas, moduladores dos leucotrienos, teofilina em baixas doses (pelo efeito anti-inflamatório) e anti-IgE. Os beta-2--agonistas de longa ação, que devem ser utilizados em associação com a droga anti-inflamatória, são considerados drogas de manutenção e não estão indicados nas crises. Os medicamentos de manutenção são utilizados de modo regular e por tempo prolongado, com exceção dos corticosteroides por via oral, quando utilizados por curto período (cinco a sete dias) para acelerar a recuperação nas crises moderadas e graves de asma.

Princípios gerais

Como referido, a classificação da gravidade da asma antes da instituição do tratamento de manutenção e fora dos períodos de exacerbação é útil para tomar decisões da abordagem medicamentosa inicial do paciente (Quadro II-79). Entretanto, é importante ressaltar que a gravidade da asma envolve a intensidade da doença de base (processo inflamatório) e a resposta ao tratamento. Em consequência, a asma pode, por exemplo, ser classificada como persistente grave na apresentação inicial, mas responder muito bem ao tratamento, permitindo-se que rapidamente se obtenha seu controle com doses baixas de medicação de corticosteroides inalados (CI). Mais ainda, a gravidade não é uma característica permanente de determinado paciente com asma, pois pode alterar-se ao longo de meses ou anos. Assim, a classificação de gravidade apresenta como limitação o pequeno valor em predizer adequadamente o tratamento necessário. Para isso, avaliação periódica do quadro de asma e reorientação do tratamento, tendo por referência o nível de controle da asma, são fundamentais. Em resumo, o esquema terapêutico inicial da asma pode ter como base os critérios da classificação de gravidade, no entanto, sua manutenção ou alteração deve basear-se no nível de controle da doença.

A maioria das diretrizes apresenta recomendações farmacoterapêuticas na forma de algoritmo ou de esquema de progressão ascendente de introdução de drogas, iniciando com beta-2-agonistas inalados de curta ação para os episódios infrequentes de asma e progredindo para uso de outras drogas como, por exemplo, CI, podendo chegar até ao uso prolongado de corticosteroides por via oral para a doença persistente grave de difícil controle.

A seguir são apresentados a proposta para o uso de drogas antiasmáticas, de acordo com a gravidade da asma, feitas pelas diretrizes da GINA (2008) e do NAEPP (2007), as formas de monitoração do controle da doença, os princípios da aerossolterapia, as características, os mecanismos de ação e os efeitos colaterais de cada grupo de drogas antiasmáticas, e os esquemas terapêuticos propostos para situações específicas, como asma induzida por exercício físico e por drogas, asma noturna e condutas pré-operatórias no paciente com asma. No apêndice, encontram-se descritas as apresentações comerciais das drogas utilizadas para o tratamento da asma.

Tratamento ambulatorial

As diretrizes da GINA (2008) recomendam cinco etapas de tratamento ambulatorial da asma para crianças com idade igual ou superior a 5 anos, adolescentes e adultos: a etapa 2 apresenta o tratamento inicial para a maioria dos pacientes com asma persistente leve. Se os sintomas nas consultas iniciais sugerirem asma persistente moderada ou grave, orienta-se iniciar o tratamento de manutenção pela etapa 3 (Quadro II-80). Essa graduação em etapas do uso de diferentes doses e classes de medicamentos também é útil para orientar a busca do controle da asma. Para crianças com idade inferior a 5 anos, optamos por utilizar as orientações feitas pelas diretrizes do NAEPP (2007).

Etapa 1: medicação de alívio quando necessário – única medicação necessária na asma intermitente, caracterizada por crises pouco intensas e espaçadas, com período intercrítico assintomático, a droga de escolha para o tratamento das exacerbações são os beta-2-agonistas de curta ação, em aerossol ou em nebulização. Os beta-2--agonistas de curta ação, como são drogas de alívio dos sintomas, não necessitam ser utilizados em regime de horário fixo, desde que o paciente ou os familiares da criança reconheçam os sintomas da asma. Assim, durante a crise de asma de pacientes já orientados a respeito da doença, prescreve-se inalação até de 4 em 4 horas, conforme a necessidade da criança, e orienta-se a família sobre o curso esperado, isto é, que os sintomas respiratórios (tosse e dispneia) regridam em uma semana. Se isso não ocorrer, o paciente deve ser reavaliado. Se durante o tratamento da crise houver necessidade do uso do beta-2-agonista inalatório de curta ação mais do que seis vezes por dia, a criança deve ser reavaliada, pois se trata de crise moderada ou grave e, nesse momento, deve-se considerar a possibilidade da associação de corticosteroide por via oral por curto período (cinco a sete dias). Na asma intermitente, orientam-se os pais a observar se o paciente apresenta exacerbações em algumas situações específicas, como durante a prática de exercício físico ou exposição a alguma substância em especial.

Quadro II-80 – Etapas do tratamento ambulatorial da asma para crianças com idade maior ou igual a 5 anos, adolescentes e adultos*.

Etapa 1	Etapa 2	Etapa 3	Etapa 4	Etapa 5
Esclarecimento sobre controle ambiental Educação sobre asma				
Beta-2-agonista de curta ação, se necessário	Beta-2-agonista de curta ação, se necessário			
	Selecionar uma	Selecionar uma ou mais	Utilizar duas ou mais	Adicionar uma ou ambas às medicações utilizadas na etapa 4
	Preferência: dose baixa de CI Alternativas: modificador de leucotrienos ou cromoglicato	Preferência para adolescentes e adultos: dose baixa de CI mais beta-2-agonista de longa ação Preferência para crianças ≥ 5 anos: dose média ou alta de CI Alternativas: dose baixa de CI + modificador de leucotrienos ou dose baixa de CI + teofilina de liberação prolongada	Preferência: dose média ou alta de CI associada a beta-2-agonista de longa duração Possibilidade de associar: modificador de leucotrienos ou teofilina de liberação prolongada	Corticosteroide oral (dose mais baixa) Tratamento anti-IgE (maiores de 12 anos de idade)

Fonte: GINA, 2008 – modificado.

CI = costicosteroide inalatório.

Obs.: para crianças com menos de 5 anos de idade, as medicações de manutenção indicadas em cada etapa estão acrescentadas no texto.

As etapas 2 a 5 combinam tratamento de alívio quando necessário com terapia regular de controle ou manutenção para o tratamento da asma persistente leve, moderada e grave. As medicações de controle têm em comum a atividade anti-inflamatória em vias aéreas. Das medicações disponíveis, os CI são os mais efetivos agentes quando utilizados isoladamente.

Etapa 2: medicação de alívio mais uma única medicação de manutenção – essa etapa corresponde ao tratamento inicial da asma persistente leve. As diretrizes da GINA recomendam para crianças com idade maior ou igual a 5 anos, adolescentes e adulto, como opção preferencial, a instituição da terapia de manutenção com doses baixas de CI (Quadro II-81). Como alternativa, podem-se utilizar os modificadores de leucotrieno (montelucaste), especialmente nos pacientes que não podem utilizar CI, naqueles que apresentam efeitos colaterais ao CI como rouquidão ou que têm rinite alérgica concomitante. Existe também como outra alternativa o uso de cromoglicato.

As diretrizes do NAEPP (2007) orientam para crianças menores de 5 anos de idade as mesmas opções terapêuticas. Se for feita opção por uma das drogas alternativas (montelucaste ou cromoglicato) e não se conseguir obter o controle adequado da asma em quatro a seis semanas, deve-se substituir a medicação pela droga preferencial (CI em baixa dose) antes de passar para o uso de medicações da etapa seguinte.

Etapa 3: medicação de alívio e uma ou mais medicação de manutenção – opções preferenciais para adolescentes e adultos: utilizar a associação de dose baixa de CI com beta-2-agonista inalatório de longa ação, utilizando uma das duas formas de apresentação: combinados em um único dispositivo de inalação ou inalados separada e sequencialmente. Para crianças com idade igual ou superior a 5 anos, recomenda-se utilizar, de modo preferencial, dose média de CI. E como alternativas para todas

essas faixas etárias tem-se: associação de dose baixa de CI com modificador de antileucotrieno ou de dose baixa de CI com teofilina de liberação prolongada.

Quando a asma for persistente grave, recomenda-se iniciar o tratamento de modo mais agressivo para conseguir o controle rápido, com redução da inflamação, alívio rápido dos sintomas e, consequentemente, maior confiança no tratamento. Para tanto, inicia-se a abordagem terapêutica com o uso de corticosteroide sistêmico, por curto período (cinco a sete dias), junto com CI ou outras medicações como discutido acima.

Para crianças de 0 a 4 anos de idade e segundo as diretrizes do NAEPP (2007), não existem estudos suficientes para orientar a adição de medicamentos para aquelas que não respondem bem à dosagem média de CI. Nesses casos, recomenda-se adicionar outras medicações de controle, antes de se utilizar doses altas de CI, devido aos potenciais riscos de efeitos colaterais. Associação de baixa a média dose de CI com montelucaste é uma alternativa. Outra opção seria a associação com beta-2-agonista de longa ação, droga liberada para uso a partir dos 4 anos de idade. Portanto, para crianças menores de 4 anos, orienta-se que a adição de beta-2-agonista de longa ação ao esquema terapêutico seja reservada para casos de difícil controle e, portanto, após discussão com especialista. A teofilina de liberação programada não é recomendada nessa faixa etária devido a seu metabolismo errático durante infecções virais, requerendo o monitoramento das concentrações séricas da droga para evitar efeitos colaterais graves.

Etapa 4: medicação de alívio mais duas ou mais medicações de manutenção – quando não houver controle da asma, a escolha do esquema terapêutico na etapa 4 depende das opções de tratamento nas etapas 2 e 3.

Quando não houver controle com os medicamentos da etapa 3, devem-se investigar diagnósticos diferenciais e/ou causas de asma de difícil controle.

Quadro II-81 – Graduação das doses de corticosteroide inalatório por faixa etária.

Droga / Faixa etária	Dose baixa (µg/dia)		Dose moderada (µg/dia)		Dose alta (µg/dia)	
	≤ 12 anos	> 12 anos	≤ 12 anos	> 12 anos	≤ 12 anos	> 12 anos
Beclometasona, dipropionato	100-200	200-500	200-400	> 500-1.000	> 400	> 1.000-2.000
Budesonida	100-200	200-400	200-400	> 400-800	> 400	> 800-1.600
Ciclesonida	80-160	80-160	160-320	> 160-320	> 320	> 320-1.280
Flunisolida	500-750	500-1.000	750-1.250	> 1.000-2.000	> 1.250	> 2000
Fluticasona	100-200	100-250	200-500	> 250-500	> 500	> 500-1.200
Mometasona, furoato	100-200	200-400	200-400	> 400-800	> 400	> 800-1.200
Triancinolona, acetonida	400-800	400-1.000	800-1.200	> 1.000-2.000	> 1.200	> 2.000

Fonte: Diretrizes da GINA, 2008.

A preferência no tratamento da etapa 4 é a associação de dose média a alta de CI com beta-2-agonista de longa ação. Na maioria dos pacientes, entretanto, o aumento da dose média para a alta do CI promove benefício adicional relativamente pequeno. A dose alta de CI é recomendada apenas como tentativa por três meses, quando o controle não puder ser alcançado com dose média de CI combinado com beta-2 de longa ação e/ou um terceiro controlador como, por exemplo, modificador de leucotrieno ou teofilina de liberação lenta. O uso prolongado de altas doses de CI está associado a um potencial aumento de efeitos colaterais. Nas doses médias e altas são necessárias duas doses ao dia para a maioria dos CI. A eficácia da budesonida pode melhorar aumentando o número de doses para quatro vezes ao dia. A adição de modificadores de leucotrienos produzem benefícios habitualmente menores do que os alcançados com a adição de beta-2-agonista de ação prolongada. A adição de dose baixa de teofilina de liberação lenta ao CI em média a alta dose, associado ao beta-2-agonista de longa ação, também pode apresentar benefícios.

Em relação ao uso de beta-2-agonistas de longa ação e de teofilina de liberação lenta, as dificuldades no seu uso encontram-se apresentadas na etapa 3.

Etapa 5: medicação de alívio mais opções adicionais de medicamentos de manutenção – a adição de corticosteroides orais a outras medicações de controle pode ser efetiva, mas está associada a efeitos colaterais graves e somente deve ser considerada se a asma permanecer grave e sem controle com as medicações da etapa 4, com limitações diárias e exacerbações frequentes. Os pacientes devem ser alertados sobre os possíveis efeitos colaterais, devendo ser considerados todos os tratamentos alternativos. A adição do tratamento anti-IgE (para maiores de 12 anos de idade) a outras medicações de controle tem sido capaz de melhorar o controle da asma alérgica quando ele não é alcançado com a combinação de outros medicamentos controladores, incluindo altas doses de corticosteroides inalatórios ou orais.

Monitoração do controle

O controle da asma pode ser caracterizado de acordo com os parâmetros clínicos e funcionais em três diferentes níveis: asma controlada, asma parcialmente controlada e asma não controlada (Quadro II-82). O completo controle da asma é frequentemente obtido com os medicamentos atualmente disponíveis. Nessa perspectiva, o objetivo do tratamento é manter o controle da asma por períodos prolongados, levando-se sempre em consideração os efeitos adversos potenciais, interações medicamentosas e custos dos medicamentos.

O nível de controle do paciente com asma e o tratamento no momento da avaliação determinam a escolha e a dose dos medicamentos a serem prescritos. Se, durante determinada avaliação, o paciente não se encontra controlado, deve ser promovido o incremento do esquema terapêutico, aumentando-se as doses e/ou as classes de medicamentos, e passar para a etapa seguinte de tratamento. Se o controle estiver mantido por pelo menos três meses, o paciente pode ter seus medicamentos ou doses reduzidos de acordo com a etapa anterior, em níveis suficientes para se manter o controle. Se a asma estiver parcialmente controlada, o pediatra deve considerar a passagem para a etapa seguinte, tendo por referência aspectos como satisfação do paciente com o nível de controle, efeitos adversos dos medicamentos a serem prescritos, atividades do paciente, presença de comorbidades. Antes de cada progressão de etapa, recomenda-se que sejam avaliadas a aderência aos medicamentos prescritos, a técnica inalatória, a presença de comorbidades e o controle do ambiente físico (Fig. II-21).

Quadro II-82 – Níveis de controle da asma em pacientes em tratamento de manutenção.

Parâmetros	Controlada (todos abaixo)	Parcialmente controlada (qualquer característica presente em qualquer semana)	Não controlada
Sintomas diurnos	Até 2 vezes/semana	Mais de 2 vezes/semana	Três ou mais características da asma parcialmente controlada presentes em qualquer semana
Sintomas/despertares noturnos	Nenhum	Pelo menos 1	
Necessidade de tratamento de alívio/resgate	Até 2 vezes/semana	Mais de 2 vezes/semana	
Limitação de atividades	Nenhuma	Presente	
Função pulmonar: PFE ou VEF_1*	Normal	< 80% do predito ou do pessoal, se conhecido.	
Exacerbação	Nenhuma	1 ou mais por ano**	1 em qualquer semana***

PFE = pico de fluxo expiratório; VEF_1 = volume expiratório forçado no primeiro segundo.

* Função pulmonar: PFE ou VEF_1 – não é confiável em menores de 5 anos de idade.

** Qualquer exacerbação deve motivar revisão do tratamento de manutenção para verificar sua adequação.

*** Uma exacerbação em qualquer semana caracteriza-a como uma semana de asma não controlada.

Fonte: GINA, 2008.

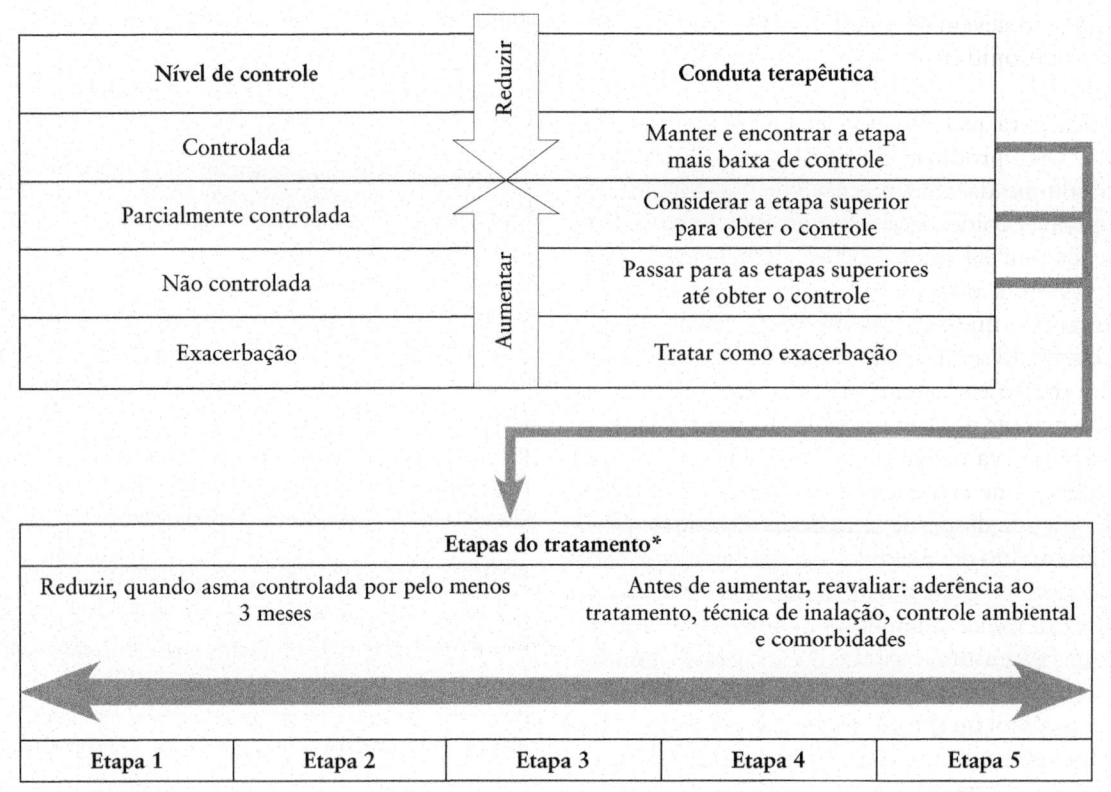

Nível de controle	Reduzir / Aumentar	Conduta terapêutica
Controlada		Manter e encontrar a etapa mais baixa de controle
Parcialmente controlada		Considerar a etapa superior para obter o controle
Não controlada		Passar para as etapas superiores até obter o controle
Exacerbação		Tratar como exacerbação

Etapas do tratamento*

Reduzir, quando asma controlada por pelo menos 3 meses	Antes de aumentar, reavaliar: aderência ao tratamento, técnica de inalação, controle ambiental e comorbidades

Etapa 1	Etapa 2	Etapa 3	Etapa 4	Etapa 5

* Especificações das medicações recomendadas por etapa estão citadas no quadro II-80.
Fonte: GINA, 2008, modificado.

Figura II-21 – Abordagem terapêutica baseada no controle da asma.

Asma de difícil controle é definida para pacientes que, mesmo com a melhor terapia, não atingem um grau aceitável de controle na etapa 4 (medicação de alívio com dois ou mais medicamentos de manutenção). Nesses casos, deve-se confirmar o diagnóstico de asma, pesquisar e confirmar a adesão ao tratamento, considerar o tabagismo passivo ou ativo (adolescentes) e avaliar a presença de comorbidades que possam agravar a asma (rinossinusite crônica alérgica e/ou bacteriana, doença do refluxo gastroesofágico, dispneia obstrutiva do sono/obesidade). Deve-se avaliar também a possibilidade de alterações psiquiátricas e psicológicas em adolescentes ou em pais de crianças com esse quadro.

Aerossolterapia

A via inalatória é a via de administração de drogas de escolha no tratamento da asma e de várias outras doenças respiratórias. Suas principais vantagens em relação à administração por via oral são: início de ação mais rápido, menos efeitos sistêmicos e efeito pulmonar máximo com menores dosagens da droga e consequente diminuição dos riscos de efeitos adversos. Porém, para sua utilização adequada, é fundamental que o médico conheça os vários métodos disponíveis, as vantagens e as desvantagens de cada um, suas indicações, e saiba orientar o paciente e seus familiares a usar adequadamente cada um deles.

O princípio básico da inaloterapia é que o efeito terapêutico depende da porcentagem da droga que atinge o parênquima pulmonar e vários fatores podem interferir e comprometer a eficácia do tratamento: o tamanho das partículas do aerossol, o dispositivo empregado, a técnica inalatória e o grau de obstrução das vias aéreas.

O tamanho da partícula de aerossol é fundamental para a eficácia do tratamento. As partículas consideradas respiráveis devem ter diâmetro que varie entre 1 e 5μ, uma vez que as partículas maiores impactam nas vias aéreas superiores e as partículas com diâmetro menor que 1μ são exaladas e não exercem seu efeito terapêutico. O dispositivo empregado é que determina o tamanho das partículas, sendo que, em cada apresentação comercial, vem especificado o valor do diâmetro de massa média e significa que metade das partículas geradas são maiores e metade menores que esse valor.

Existem vários dispositivos disponíveis comercialmente para a aerossolterapia, que podem ser divididos em dois tipos principais: nebulizadores e inaladores.

Nebulização é definida como administração de medicação diluída em solução e oferecida ao trato respiratório pela névoa produzida por jato de gás sob pressão (nebulizadores de jato) ou por vibração de cristais em alta velocidade (nebulizadores ultrassônicos). A principal vantagem dos ultrassônicos é que produzem aerossol aquecido e são menores e mais silenciosos do que os de jato; porém, não devem ser usados com suspensões (por exemplo, budesonida) por não nebulizar o fármaco, apenas água.

A técnica para uso dos nebulizadores é simples, o compressor deve produzir um fluxo de 6 a 8 litros/minuto e o volume da solução deve ser de 4 a 5ml. A máscara deve ser colocada diretamente na face da criança e o ideal é que ela respire pela boca, lenta e profundamente. Assim, a principal vantagem dessa forma de aerossolterapia é que não necessita da cooperação do paciente, podendo ser utilizada em crianças de qualquer idade e em pacientes com crise grave, devido à dificuldade em se manter o esforço inalatório nessa situação. Sua principal desvantagem em relação aos inaladores dosimetrados é que sua eficácia é muito variável, uma vez que há grande desperdício de droga (Quadros II-83 e II-84). O aparelho deve ser limpo periodicamente para diminuir o risco de contaminação.

O termo inalação refere-se ao emprego de drogas dispersas em fase gasosa, contidas em frascos sob pressão (inaladores dosimetrados pressurizados – IDP ou "bombinha" ou aerossol ou *spray*), ou drogas sob a forma de pó que deve ser aspirado (inaladores de pó seco – IPS). Estudos mostram que os IDPs, principalmente quando acoplados a espaçadores, são mais eficazes do que os

Quadro II-84 – Indicações dos equipamentos utilizados na aerossolterapia por faixa etária.

Idade	Equipamento
Lactentes	Nebulizadores IDP + espaçador com válvula unidirecional e máscara facial
2 a 4 anos	IDP + espaçador com válvula unidirecional e máscara facial
5 a 8 anos	IPS IDP + espaçador com válvula unidirecional
Maiores de 8 anos	IDP IPS

IDP = inalador dosimetrado pressurizado; IPS = inalador de pó seco.
Fonte: Bezerra et al., 1999, modificado.

nebulizadores tradicionais. A principal vantagem dos IDPs é que, além de fornecerem doses precisas, são portáteis (Quadro II-83).

A técnica de uso dos IDPs é muito importante e os pacientes devem ser treinados a executá-la corretamente, na seguinte sequência:

1. agitar o aparelho e retirar a tampa;
2. realizar expiração forçada;

Quadro II-83 – Vantagens e desvantagens dos dispositivos utilizados na aerossolterapia.

	Vantagens	Desvantagens
Nebulizador	Não requer cooperação do paciente Técnica fácil Pode nebulizar mistura de drogas Pode fornecer O_2	Custo inicial alto Procedimento lento e desconfortável Maior depósito em orofaringe Grande desperdício de droga Maior risco de contaminação Fornece doses variáveis Os caseiros requerem energia Manutenção e limpeza periódicas
IDP	Portátil Menor custo Múltiplas doses Fornece doses precisas	Requer coordenação Contém clorofluorcarbono (lesa camada de ozônio) Grande depósito em orofaringe Pode provocar broncoespasmo paradoxal Dificuldade em saber que está no fim
IDP + espaçador	Não requer coordenação Acoplado à mascara, possibilita o uso em crianças pequenas e nos pacientes com crises muito graves Menor depósito em orofaringe Maior depósito pulmonar	A maioria não é portátil Alguns são de alto custo Se valvulados, em crises mais graves pode ser difícil produzir fluxo que abra a válvula Limpeza periódica
IPS	Técnica fácil Pequenos e portáteis Liberação rápida da droga Fornece doses precisas Mostra cápsula vazia Não contém clorofluorcarbono	Alto custo Necessidade de esforço inspiratório Maior depósito em orofaringe Disponível para poucas drogas Preparo e reposição do disco

IDP = inalador dosimetrado pressurizado; IPS = inalador de pó seco.

3. fechar a boca ao redor do bocal ou colocar o aparelho a 2-3cm da boca;
4. disparar o jato após iniciar a inspiração, que deve ser lenta e profunda;
5. realizar pausa respiratória durante 10 segundos;
6. expiração lenta;
7. quando for utilizar outra dose, aguardar um minuto e, após agitar o aparelho, repetir os procedimentos descritos nos itens 2 a 6;
8. enxaguar a boca, quando for CI.

Nota-se que é fundamental que haja coordenação entre o disparo e o início da inspiração, sendo essa sua principal desvantagem (Quadro II-83). As crianças menores, e até mesmos muitos adultos, podem ter dificuldade nessa coordenação. Em estudos clínicos, tem-se mostrado que praticamente todas as crianças com idade inferior a 7 anos e cerca de 35% dos adultos não realizam as manobras corretamente.

O uso de espaçadores acoplados aos IDPs também eliminam a necessidade dessa coordenação. Além disso, os espaçadores diminuem o depósito de droga na orofaringe, pois retêm as partículas maiores e tornam o fluxo menos turbulento. Portanto, seu uso é obrigatório na corticoterapia inalatória, por reduzir o depósito da droga na orofaringe e consequentemente diminuir os efeitos colaterais locais e sistêmicos (pela menor dose deglutida e absorvida), e útil para o nedocromil, por reduzir o sabor amargo da droga. Os espaçadores possuem formatos e volumes diversos, podem apresentar máscaras faciais ou não. Alguns têm válvulas unidirecionais que impedem que o ar expirado seja inalado novamente, sendo indicado para as crianças menores (Quadro II-84). Não existem estudos de depósito com espaçadores artesanais fabricados, por exemplo, com frascos de soro ou garrafas plásticas; no entanto, eles têm mostrado resultado clínico e são utilizados como opção de tratamento para pacientes cujas famílias não têm condições de adquirir espaçadores, já que muitas apresentações comerciais de IDPs, mesmo de corticosteroides inalatórios, não incluem o espaçador.

A técnica para o uso dos espaçadores é a mesma empregada para os IDPs, lembrando-se que não há necessidade de coordenação disparo-inspiração e que o bocal do espaçador deve ser colocado diretamente na boca. Quando for empregado espaçador com máscara, essa deve estar diretamente na face da criança, que deve estar sentada ou no colo com a cabeça levantada. Após o disparo, deve-se aguardar o tempo necessário para que a criança realize quatro a seis movimentos respiratórios seguidos, antes de retirar a máscara do rosto. Quando for necessária uma segunda dose, essa deve ser inalada separadamente, aguardando-se 1 minuto e agitando o aparelho antes de usá-lo novamente. Para crianças com menos de 3 anos de idade, recomendam-se espaçadores com volume de 250 a 500ml, e para crianças maiores e adolescentes, de 500 a 1.000ml.

Os espaçadores devem ser lavados e colocados para secar naturalmente a fim de diminuir a quantidade de cargas eletrostáticas em seu interior, uma vez que elas retêm droga, diminuindo a quantidade que chega para o paciente.

Outro dispositivo disponível para a aerossolterapia é o inalador de pó seco (IPS), no qual a droga está sob a forma de pó muito fino, acondicionado em cápsulas ou em dispositivos com multidoses. Podem ser de monodose (Spinhaler, Rotahaler, Aerolizer) ou de multidoses (Turbuhaler, Diskhaler, Rotadisk).

Os IPSs não necessitam de coordenação, uma vez que são acionados pelo esforço inspiratório do paciente. Se por um lado isso é vantajoso, por outro dificulta seu uso em crises mais graves, devido à dificuldade em se manter o esforço inalatório nessa situação (ver Quadro II-86).

A técnica para a utilização dos IPSs é simples e deve ser executada na seguinte sequência:

1. remover a tampa;
2. carregar a dose de acordo com as instruções de cada dispositivo;
3. realizar expiração forçada;
4. fechar os lábios ao redor do bocal;
5. inspirar o mais rápido e profundamente possível;
6. realizar pausa pós-inspiratória de 10 segundos;
7. retirar o inalador da boca e expirar lentamente;
8. enxaguar a boca, quando for CI.

Além do diâmetro da partícula de aerossol, do dispositivo e da técnica empregada, outro fator que influi na eficácia do tratamento é o grau de obstrução das vias aéreas. Quanto menor o calibre das vias aéreas, menor a quantidade de droga que atinge a periferia pulmonar, o principal local de ação. Isso é muito importante, principalmente em crianças pequenas, nas quais as vias aéreas já são estreitas e a mínima diminuição nesse diâmetro, por broncoespasmo ou por secreção, aumenta muito a resistência à passagem de ar e, consequentemente, a droga deposita-se nas vias aéreas centrais, diminuindo o efeito terapêutico desejado.

A escolha do dispositivo deve ser individualizada, com base em diversos aspectos como:

• a preferência do paciente, suas habilidades pessoais, o contexto familiar e as condições socioeconômicas da família;
• avaliar a melhor relação custo/benefício;
• a maioria dos pacientes, se corretamente treinados, consegue utilizar os IDPs;
• os IPSs são a melhor alternativa para pacientes que tenham condições socioeconômicas para adquiri-los e para aqueles com dificuldade no uso dos IDPs, inclusive com espaçadores;

- os IDPs acoplados a espaçadores com máscara são a primeira opção para lactentes e para crianças maiores que não conseguem utilizar os IDPs com espaçadores sem máscara e os IPSs no tratamento de crises graves;
- nebulizadores são a segunda opção para menores de 3 anos de idade e para crianças maiores que não conseguem utilizar os IDPs com espaçadores sem máscara e os IPSs no tratamento das crises graves;
- na corticoterapia por via inalatória, o uso de espaçadores acoplados aos IDPs é obrigatório. Lembrar da importância de orientar a família para realizar higiene oral dos lactentes e supervisionar os bochechos ou os gargarejos sem deglutição das crianças maiores após o uso da droga; e
- é essencial conferir periodicamente como o paciente está utilizando o aparelho.

Medicamentos antiasmáticos

Drogas adrenérgicas – a ação dessas drogas é feita nos receptores alfa e beta-adrenérgicos, sendo que existem algumas com atividade distinta em beta-1 ou beta-2-receptores.

- Adrenalina – estimula receptores alfa, beta-1 e beta-2-adrenérgicos, sendo utilizada no controle da crise aguda com efeitos fugazes.
- Beta-2-agonistas – os agentes agonistas seletivos dos receptores beta-2-adrenérgicos atuam, principalmente, relaxando a musculatura lisa das vias aéreas, prevenindo e revertendo a broncoconstrição espontânea e a provocada por estímulos (exercício, ar frio, histamina, metilcolina, antígenos). São os broncodilatadores mais potentes, eficazes e de ação mais rápida disponíveis para o tratamento dos sintomas da asma, especialmente quando usados por via inalatória. Sua disponibilidade em várias formas de administração (comprimidos, preparações para uso sistêmico, líquidos, solução para nebulização) e com diferentes formas de ação (curta e ação prolongada) facilitam a utilização na prática clínica.

Os mecanismos de ação dos agentes beta-2-agonistas são vários. Além da sua ação broncodilatadora, atuam facilitando o *clearance* mucociliar e diminuindo a permeabilidade vascular. Os beta-2-agonistas de longa ação, como o formoterol e o salmeterol, parecem ser capazes de inibir o recrutamento e o acúmulo de granulócitos e das células inflamatórias nos sítios de inflamação pulmonar aguda. Com todas essas propriedades não broncodilatadoras, discute-se a possibilidade de atividade anti-inflamatória para os beta-2-agonistas, mas tal efeito ainda não foi comprovado na prática clínica e essas drogas, inclusive os beta-2-agonistas de longa ação, não devem ser usadas como substitutos às drogas anti-inflamatórias já conhecidas.

Os efeitos colaterais dos beta-2-agonistas podem ocorrer em função da estimulação dos receptores beta-2-adrenérgicos em vários locais do organismo e/ou em função do uso frequente da droga. No primeiro grupo, encontram-se as manifestações cardiovasculares, musculoesqueléticas e metabólicas, tais como aumento da frequência cardíaca, arritmias (em altas doses), tremores de extremidades, diminuição da concentração de potássio extracelular e quedas da pressão de oxigênio no sangue (assim, nas crises agudas graves deve-se monitorizar o nível de oxigênio sérico). Os efeitos colaterais decorrentes do uso crônico dos beta-2-agonistas são, principalmente, tolerância à ação broncodilatadora (redução das respostas dos receptores beta-2-adrenérgicos ou taquifilaxia) e redução da resposta broncoprotetora. Embora esses efeitos possam ter alguma importância clínica para alguns casos, no geral não chegam a comprometer o uso dessas drogas. Em relação ao surgimento de tolerância à ação broncodilatadora, esse efeito também pode acompanhar o uso inalatório prolongado. Isso pode ter implicação no atendimento da crise, quando altas doses dos beta-2-agonistas de curta ação podem ser necessárias nos pacientes em uso de beta-2-agonistas de longa ação. Os corticosteroides sistêmicos podem reverter essa dessensibilização induzida pelo uso regular de beta-2-agonistas de longa ação.

Nas crises agudas, os beta-2-agonistas promovem ação broncodilatadora mais eficaz e rápida do que outras drogas, como teofilina e derivados atropínicos, seja por via sistêmica, seja inalatória.

Os agentes beta-2-agonistas de curta ação por via inalatória, como albuterol (salbutamol), terbutalina e fenoterol, têm início de ação rápida, entre 4 e 15 minutos, com duração de 3 a 4 horas ou mais. Quando usados por via parenteral (subcutânea, por exemplo), o início da ação broncodilatadora é mais rápido (em menos de 5 minutos), sendo que essa via é benéfica no tratamento da crise aguda grave, na qual a broncoconstrição é tão intensa que impede a penetração da droga por via inalatória.

Por via oral, o início da broncodilatação ocorre em 15 a 30 minutos, dependendo da droga, sendo a duração mais prolongada e a potência igual quando comparada à via inalatória, mas com presença maior de efeitos colaterais. A utilização dos beta-2-agonistas por via oral deve ser reservada para pacientes que não tenham acesso à terapia inalatória.

Por essas características, os beta-2-agonistas de curta ação são drogas de escolha no tratamento das crises agudas, para alívio imediato dos sintomas da asma e nas reagudizações de pacientes estáveis.

Os beta-2-agonistas de curta ação são mais eficazes do que a teofilina e o cromoglicato de sódio na prevenção da asma induzida por exercício ou por exposição a antígeno ocasional. No entanto, a associação de beta-2-

-agonista com cromoglicato de sódio prolonga a duração do efeito broncodilatador na asma induzida pelo exercício.

Recomenda-se que o uso regular, com horário fixo, dos beta-2-agonistas de curta ação seja mantido o menor tempo possível e até que o paciente e os familiares da criança asmática reconheçam os sintomas da asma e passem a utilizá-los quando há necessidade de alívio dos sintomas. A necessidade do uso frequente dos beta-2-agonistas inalatórios (a cada 4 horas ou mais de 6 inalações por dia), ou a utilização de altas doses, deve alertar para a necessidade de introduzir ou rever a dose da medicação anti-inflamatória. Os beta-2-agonistas de curta ação não são drogas adequadas para o tratamento de manutenção.

Os beta-2-agonistas de longa ação podem promover broncodilatação por tempo prolongado sem perder sua potência de ação e estão indicados como droga adicional no tratamento de manutenção, quando os CIs não controlam adequadamente os sintomas da doença.

Os beta-2-agonistas de longa ação são o formoterol inalatório, o salmeterol inalatório e o bambuterol por via oral.

Após a inalação do formoterol, a ação máxima broncodilatadora é atingida em 15 minutos, persiste por 12 horas, e sua proteção para o broncoespasmo induzido por metacolina e exercício tem duração superior a 4 horas.

O salmeterol inalado tem início de ação em mais ou menos 30 minutos, ação máxima em 2 horas e persiste por 12 horas. Na asma induzida por exercício e metacolina, sua ação pode estender-se por pelo menos 8 horas. Salmeterol e formoterol não estão indicados nas crises agudas. Essas drogas são úteis na prevenção da asma induzida por exercício e por exposição ocasional a antígeno e, em associação com medicamentos anti-inflamatórios, no tratamento de manutenção, inclusive da asma noturna.

O formoterol parece ser mais potente como relaxante da musculatura lisa, mas, junto com o salmeterol, é mais potente que os beta-2-agonistas de curta ação, embora com risco de efeitos colaterais semelhantes. Apesar de o tempo de ação do formoterol e do salmeterol estender-se por 12 horas, existem variações individuais, e alguns pacientes podem necessitar de intervalos menores entre as doses.

O bambuterol, único beta-2-agonista de longa ação disponível para uso por via oral, trata-se de uma pró-droga da terbutalina oral com ação broncodilatadora prolongada, a qual permite que a administração seja uma vez ao dia. A comparação do bambuterol com salmeterol mostrou equivalência no controle dos sintomas da asma, sendo uma alternativa para crianças e idosos com dificuldades na utilização de medicações inalatórias. Pode ser administrado a partir de 2 anos de idade na dose de 10mg (10ml) uma vez ao dia. Para crianças com idade superior a 6 anos, a dose pode ser aumentada para 20mg/dia. Em crianças orientais, recomenda-se iniciar com metade da dose. Não está indicada sua utilização na asma induzida por exercício. Deve-se, por ser um beta-2-agonistas de longa ação, evitar seu uso isolado, sem associação com anti-inflamatórios.

O uso de beta-2-agonista de longa ação encontra-se liberado para crianças a partir de 4 anos de idade. Portanto, para crianças menores de 4 anos, recomenda-se analisar com cautela a indicação dessa droga e postergar sua adição apenas quando todas as outras opções foram esgotadas. Deve-se considerar, nesse caso, avaliação do pneumologista em experiência com crianças.

Metilxantinas – a teofilina é uma droga derivada das xantinas que, nas doses habituais, é um broncodilatador cujos efeitos são inferiores aos dos beta-2-agonistas, mas, mesmo assim, é capaz de promover alívio da sintomatologia nas crises agudas de asma. Apresenta também ação anti-inflamatória e imunomoduladora em doses baixas, que justifica seu uso no tratamento de manutenção da asma.

Os efeitos terapêuticos e colaterais da teofilina estão intimamente relacionados a sua concentração sérica. Os efeitos broncodilatadores são observados com níveis séricos entre 5 e 15μg/ml, e os efeitos anti-inflamatórios, com níveis séricos menores, entre 5 e 10μg/ml. Portanto, é necessário definir a dose terapêutica em função do efeito desejado. É importante salientar que a metabolização da droga varia muito entre os indivíduos (por exemplo, com a idade), no mesmo indivíduo diante de várias situações (como infecções, uso de drogas, tabagismo etc.) e conforme a apresentação comercial.

Devido aos riscos, recomenda-se iniciar com doses mais baixas, de 10mg/kg/dia (até 300mg/dia) e, se toleradas, pode-se aumentá-las até 16mg/kg/dia (até 600mg/dia). Deve-se dar preferência às apresentações de liberação prolongada, por determinarem menor oscilação nos níveis séricos e melhor aderência ao tratamento.

Como a dose terapêutica, especialmente em relação ao efeito broncodilatador, é muito próxima à dose tóxica, é importante a monitorização dos níveis séricos da teofilina, procurando-se mantê-los abaixo de 20μg/ml para permitir maior segurança em relação às variações de absorção e eliminação da droga. Para a determinação do nível sérico de teofilina, é fundamental que sua administração seja realizada de forma correta, quanto às doses e aos intervalos entre elas, por 18 horas. A amostra de sangue deve ser obtida 1 ou 2 horas após a última dose, quando forem utilizadas as preparações de absorção rápida, e 4 ou 6 horas após a última dose, quando a preparação for de liberação lenta.

Os efeitos colaterais mais frequentes são: cefaleia, náuseas, vômitos e desconforto abdominal. Pode ocorrer aumento da secreção gástrica, da diurese e do refluxo gastroesofágico. Em concentrações séricas elevadas, há risco de convulsões e arritmias.

As indicações da teofilina variam nas diversas diretrizes clínicas. Na terapêutica de manutenção, pode ser usada como broncodilatador adicional à terapêutica com CI em altas doses, quando a sintomatologia não está controlada; nesses casos, os beta-2-agonistas de longa ação ainda seriam a opção inicial, dada a baixa incidência de efeitos colaterais.

A teofilina é utilizada por via oral e encontra-se disponível nas seguintes apresentações de cápsulas de liberação programada.

A aminofilina resulta da adição de etilenodiamina à teofilina, tornando-a mais hidrossolúvel, possibilitando seu uso parenteral. Encontra-se disponível para usos intravenoso e oral (suspensão e comprimidos). A aminofilina contém 80 a 85% de teofilina.

A preparação de liberação programada de teofilina facilita a adesão do paciente e da família à terapêutica de manutenção a longo prazo, na medida em que diminui o número de doses (a cada 12 horas) a serem administradas por dia, em relação às preparações de absorção rápida (a cada 6 horas). Encontra-se disponível em cápsulas com 100, 200 e 300mg. Essa forma de apresentação não permite fracionamento, o que pode limitar seu uso em crianças, pela dificuldade no ajuste das doses. Quando a dificuldade no seu uso estiver relacionada à deglutição da cápsula, podem-se misturar as partículas contidas nelas com alimentos pastosos (por exemplo, papa de frutas) e oferecer à criança, seguido por ingestão de líquidos, na tentativa de evitar a mastigação das partículas, pois, desde que elas sejam mantidas íntegras, suas propriedades de liberação programada não serão comprometidas. A teofilina de liberação programada, entretanto, não é recomendada para crianças com idade inferior a 5 anos, devido a seu metabolismo errático durante infecções virais, requerendo o monitoramento das concentrações séricas da droga para evitar efeitos colaterais graves.

Brometo de ipratrópio – droga anticolinérgica, derivada da atropina, de uso inalatório, que promove broncodilatação reduzindo o tônus vagal das vias aéreas. Atua também reduzindo a produção excessiva de secreção e o edema nas vias aéreas, além de poder bloquear o reflexo de broncoconstrição causado por irritantes, mas não na asma induzida pelo exercício.

Na asma, os anticolinérgicos têm uso limitado nas crises, pois são broncodilatadores menos potentes do que os beta-2-agonistas e seu início de ação é mais tardio. Podem ser uma alternativa como broncodilatador para pacientes com efeitos adversos aos beta-2-agonistas. Dadas as suas propriedades de ação, discute-se que poderiam ser úteis no tratamento de lactentes com sibilância desencadeada por infecções respiratórias e por mudanças de temperatura.

Em relação à associação de anticolinérgicos aos beta-2-agonistas de curta ação nas exacerbações da asma, observou-se que pode ocorrer efeito broncodilatador aditivo, especialmente no tratamento inicial das crises graves de crianças e adolescentes, sendo que esse efeito aditivo não foi encontrado nas crises leves e moderadas. Assim, para a maioria dos pacientes, tal associação não é necessária e deve ser reservada para alguns indivíduos e nas crises em que o uso isolado de beta-2-agonistas de curta ação não produza o efeito desejado.

Os anticolinérgicos são o tratamento de escolha para a broncoconstrição induzida pelo uso de betabloqueadores.

Cromonas (cromoglicato de sódio e nedocromil sódico) – são drogas anti-inflamatórias que, embora sejam estruturalmente diferentes, possuem atividade farmacológica e eficácia semelhantes. Quando administrados profilaticamente, o cromoglicato e o nedocromil (indicado para maiores de 12 anos de idade) inibem a broncoconstrição inicial e tardia induzida por fatores alergênicos e não alergênicos, como exercício, frio e fumaça. Em relação a essa ação protetora das vias aéreas, alguns autores consideram o nedocromil três a cinco vezes mais ativo do que o cromoglicato.

Tanto o cromoglicato como o nedocromil apresentam baixa absorção quando administrados por via oral, devendo ser usados por via inalatória. O cromoglicato é apresentado com inaladores dosimetrados pressurizados (IDP) com 20mg/dose. O nedocromil não se encontra disponível no mercado famacêutico brasileiro. Como drogas profiláticas da asma induzida pelo exercício, devem ser usadas 15 a 20 minutos antes do exercício. São drogas seguras, e raramente se observam efeitos colaterais, que são os seguintes: para o cromoglicato – irritação local, tosse, rouquidão e, às vezes, sibilos; para o nedocromil – cefaleia, náuseas, tonturas, irritação na garganta e gosto amargo, o qual pode ser minimizado com o uso de espaçadores.

Para avaliar sua eficácia na terapêutica de controle, essas drogas devem ser mantidas por período mínimo de seis a oito semanas, no esquema de 20mg/dose para o cromoglicato e 4mg/dose para o nedocromil, quatro vezes ao dia. Quando houver boa resposta, podem ser mantidas por períodos variáveis de 6 a 12 meses, dependendo da gravidade do quadro inicial da asma, tentando-se reduzir a dose para duas vezes ao dia.

Corticosteroides – são as drogas anti-inflamatórias mais eficazes usadas tanto nas crises agudas como na terapia de manutenção da asma e podem ser administradas por via inalatória, oral ou parenteral.

O mecanismo de ação dos corticosteroides não está completamente estabelecido. Sabe-se que se ligam a sequências de DNA, estimulando ou inibindo a produção de diversas citocinas, moléculas de adesão e mediadores pró-inflamatórios. Além disso, agem diminuindo a permeabilidade vascular, o que, além de reduzir o afluxo de mediadores inflamatórios, diminui o edema e, consequentemente, o grau de obstrução das vias aéreas. Os corticosteroides também agem aumentando a responsividade dos receptores aos beta-2-agonistas na musculatura lisa das vias aéreas.

Os corticosteroides estão indicados nas crises agudas graves ou moderadas que não respondem satisfatoriamente aos broncodilatadores e na terapia de manutenção da asma persistente. A frequência do uso sob demanda de beta-2-agonistas para aliviar sintomas é um bom indicador para a necessidade de se iniciar o tratamento com drogas anti-inflamatórias.

A via inalatória, por apresentar menor risco de efeitos colaterais, é a forma de administração preferencial. Vários fatores são determinantes da eficácia: dose diária, frequência de administração, técnica inalatória, droga e forma de apresentação utilizadas.

Em relação à dose, como mencionado anteriormente, indica-se o tratamento inicial de acordo com a classificação de gravidade da asma. É importante salientar que, à medida que as doses dos corticosteroides são aumentadas, os efeitos terapêuticos não aumentam linearmente e eleva-se o risco de efeitos colaterais. A terapêutica combinada com baixas doses de CI e broncodilatadores de longa ação ou teofilina é considerada uma boa opção e, em alguns casos, apresenta eficácia maior do que a monoterapia com corticosteroide inalatório em altas doses.

Diversas drogas estão disponíveis na forma inalatória e, em relação à potência, tem-se que: flunisolida ≅ triancinolona < beclometasona ≅ budesonida < fluticasona, sendo que cada categoria é duas vezes mais potente do que a anterior. No quadro II-81 encontram-se especificadas as doses dos CIs consideradas baixa, média e alta para crianças e adolescentes.

Os corticosteroides por via oral estão indicados nas crises agudas, moderadas e graves em pacientes com asma persistente grave não controlada com outras medicações e em pacientes graves que não possam utilizar a inaloterapia, nos quais se pode iniciar o tratamento com corticosteroide oral até controle satisfatório, quando deve ser substituído por CI. É a primeira droga a ser retirada na terapia de manutenção.

Os corticosteroides para uso oral preferidos são a prednisona (com apresentação em comprimidos) e a prednisolona (com apresentação em suspensão e em comprimidos), na dose de 1 a 2mg/kg/dia, pela manhã, até o máximo de 60mg/dia. O deflazacort parece ser o corticosteroide oral com menores efeitos adversos (com apresentação em comprimidos e gotas) e que apresenta, como desvantagem, o fato de ser de custo muito maior do que a prednisolona e a prednisona. A dose preconizada de deflazacort é de 0,22 a 1,65mg/kg/dia, até o máximo de 60mg/dia. Os corticosteroides de vida média longa, como a dexametasona e a betametasona, devem ser evitados, pois apresentam mais efeitos colaterais do que a prednisona, a prednisolona e o deflazacort. Vale ressaltar, como já mencionado, que nas unidades básicas de saúde, nas quais se encontram disponíveis apenas a prednisona (comprimidos) e a dexametasona (suspensão), deve-se dar preferência à prednisona, orientando-se a mãe para dissolver os comprimidos em água, o que possibilita sua utilização em crianças. Quando utilizado por período curto (cinco a sete dias), pode ser retirado completamente, sem riscos de supressão da suprarrenal. Existe uma minoria de pacientes que necessita de corticosteroides sistêmicos a longo prazo. Para esses pacientes, além de providenciar encaminhamento para o especialista, deve-se optar pelos esquemas terapêuticos de menor risco de efeitos colaterais, dando-se preferência ao uso em dias alternados. Vale lembrar que a retirada do corticosteroide sistêmico, após uso prolongado, deve ser feita gradativamente.

A via parenteral é reservada às crises agudas graves, de tratamento hospitalar. Não devem ser utilizados corticosteroides de ação prolongada por via intramuscular em pacientes com asma, pois, além de ser difícil identificar a quantidade mínima necessária para o controle da doença, quando uma grande dose é administrada, pode mascarar os sintomas da asma, prejudicando a avaliação do médico e do paciente.

Os efeitos colaterais relacionados ao emprego de corticosteroides dependem da dose, do tempo de tratamento e da via de administração e são mais frequentes quando utilizados em doses altas, por longo período e por via sistêmica. Os efeitos colaterais descritos são os seguintes: osteosporose, aumento do apetite e do peso, hipertensão arterial sistêmica, úlcera gástrica, *diabetes mellitus*, labilidade emocional, miopatia aguda e crônica, catarata subcapsular posterior e piora de glaucoma incipiente. Além disso, com o uso prolongado de corticosteroide por via oral, há risco de reativação de tuberculose latente, de ocorrer varicela grave, insuficiência adrenal e síndrome de Cushing. O uso de corticosteroide por via inalatória pode ocasionar disfonia e candidíase oral, manifestações que podem ser evitadas com o emprego de espaçadores e realização de bochechos e gargarejos ou limpeza oral em lactentes após o uso da medicação. Em relação aos efeitos sobre o crescimento linear da criança, apesar de dados de vários estudos apontarem para a possibilidade de redução da velocidade de crescimento durante o uso de doses baixas ou médias de CI, esse efeito colateral é pequeno, não progressivo e pode ser reversível. Além disso, deve-se considerar que pacientes com asma inadequadamente controlada podem ter seu crescimento prejudicado pela gravidade da doença e, nesses casos, o uso de CI poderia ter efeito benéfico no crescimento, tanto pelo controle da doença como pela redução da necessidade de drogas. Enquanto tais dúvidas não são esclarecidas, crianças em uso de corticoterapia frequente e/ou de manutenção, mesmo em doses baixas, devem ter sua velocidade de crescimento monitorizada.

Modificadores de leucotrienos – os produtos derivados do ácido araquidônico pela ação da enzima 5-lipo-oxigenase, particularmente os leucotrienos cisteínicos, têm sido implicados em várias etapas envolvidas na patogênese da asma, promovendo a broncoconstrição e o aumento da secreção mucosa, do edema e da infiltração celular inflamatória. Assim, drogas que inibam a síntese desses derivados, como o zileuton, ou que sejam antagonistas dos receptores dos leucotrienos, como o zafirlucast e o montelucast, podem ser úteis no tratamento da asma.

Os modificadores dos leucotrienos apresentam efeito broncodilatador pequeno e inferior ao obtido pelos beta-2-agonistas. Em vários trabalhos, tem sido demonstrado que os modificadores dos leucotrienos podem ser eficazes para bloquear o broncoconstrição induzida por exercício, ar frio ou inalação de antígenos, principalmente nas fases imediatas da resposta. Na asma induzida por aspirina, os modificadores dos leucotrienos são muito eficazes em bloquear todo o espectro da resposta induzida por essa droga. Na asma induzida pelo exercício, seu efeito é variável, sendo que 25% dos pacientes respondem com proteção completa, enquanto 25% apresentam pouca ou nenhuma resposta.

Como tem boa eficácia no controle da rinite alérgica, é uma droga a ser considerada quando o paciente com asma também apresentar rinite alérgica.

Além dessas indicações, os modificadores de leucotrienos são recomendados como alternativa ao uso de CI em baixas doses no tratamento de manutenção da asma persistente leve e, apenas nesse caso, parece apresentar eficácia como monoterapia, segundo as diretrizes da GINA e do NAEPP. Na asma persistente moderada ou grave, um modificador de leucotrieno sempre será mais uma opção de medicação a ser acrescentada à terapêutica preferencial na tentativa de buscar o controle da doença (ver Quadro II-80).

O único modificador de leucotrienos disponível no comércio farmacêutico brasileiro é o montelucaste, que deve ser utilizado em dose única, ao deitar, de 4mg/dia para crianças dos 6 meses aos 5 anos de idade, de 5mg/dia dos 6 aos 14 anos e de 10mg/dia para aqueles com idade igual ou superior a 15 anos. Os modificadores de leucotrienos devem ser mantidos por seis a oito semanas para ser avaliada sua eficácia no controle da doença.

Em estudos clínicos, tem-se encontrado que os efeitos adversos dos modificadores de leucotrienos são leves e variam conforme a droga utilizada, tais como cefaleia, dispepsia, exantema e aumento das enzimas hepáticas, esse último efeito é reversível e foi relacionado ao zileuton.

Imunomoduladores – o omalizumabe é um anticorpo monoclonal humanizado derivado de DNA recombinante que se liga seletivamente à imunoglobulina E (IgE). Conhecido como anti-IgE, sua principal característica é inibir a ligação da IgE com seu receptor de alta afinidade na superfície de mastócitos e basófilos. Essa droga causa marcada inibição da broncoconstrição induzida por alérgeno nas fases precoce e tardia da inflamação, com consequente redução da hiper-responsividade das vias aéreas. O tratamento com o anti-IgE está indicado para pacientes maiores de 12 anos com asma alérgica de difícil controle. A dose deve levar em conta o peso corporal e o nível de IgE sérica total e é aplicada a cada duas ou quatro semanas, por via subcutânea. Para pacientes com peso corporal acima de 150kg ou IgE total < 30UI/ml ou > 700UI/ml, não se recomenda, atualmente, a utilização de anti-IgE. Contraindicação: menores de 12 anos; hipersensibilidade a substância ativa ou a qualquer outro componente do produto. É uma droga disponível no mercado farmacêutico brasileiro, mas seu custo elevado tem limitado o uso clínico.

Farmacoterapia e situações especiais

Asma noturna – apresentação clínica caracterizada por despertar à noite devido a tosse, chiado e falta de ar ou aperto no peito à noite ou ao despertar pela manhã. Os portadores de asma noturna apresentam maior grau de hiper-responsividade no período noturno em relação ao diurno, e a fisiopatologia não está completamente esclarecida, mas parece estar relacionada com o ritmo circadiano de várias substâncias do organismo. Além disso, outros fatores podem estar associados à asma noturna, como a posição supina, a presença de doença do refluxo gastroesofágico ou de rinossinusites e a exposição a aeroalérgenos (poeira e ácaros no colchão e no travesseiro) e outros desencadeantes presentes no quarto. Variações de temperatura e umidade podem desencadear piora noturna da asma, devendo-se evitar resfriamento pelo uso de aquecedores elétricos e ar seco, mantendo-se a vasilha com água no ambiente. A presença ou piora da asma à noite de forma regular (pelo menos mais de duas vezes por mês) indica que a doença não está controlada, isto é, o processo inflamatório das vias aéreas está presente e exacerba-se à noite e o tratamento de manutenção deve ser instituído ou reavaliado.

Asma induzida por exercício – a participação de criança e adolescentes com asma nas atividades esportivas favorece seu desenvolvimento psicossocial, na medida em que, facilitando sua socialização, possibilita que o paciente fique mais confiante em si mesmo e, consequentemente, mais independente da família. Não é incomum, em nosso meio, encontrar crianças e adolescentes excluídos até da prática da educação física escolar por receio da broncoconstrição induzida por exercício (BIE).

O tratamento preventivo da BIE possibilita aos portadores de asma a participação de qualquer atividade física, sem sintomas. Deve-se informar ao paciente quais são os fatores desencadeantes da BIE (ambiente frio e seco) e que existem exercícios potencialmente mais asmagênicos (corrida e ciclismo) do que outros (natação e caminhadas).

Como já mencionado, deve-se ter o cuidado de distinguir os pacientes que apresentam crises de BIE daqueles com processo inflamatório crônico das vias aéreas sem controle adequado, para os quais o esforço físico tende a ser menos tolerado. Para os últimos, deve-se procurar obter controle da doença por meio de tratamento anti-inflamatório adequado das vias aéreas. Nesses casos, a intolerância ao exercício físico é um indicador de que a asma não está sendo adequadamente tratada.

A prevenção da BIE compreende as terapias farmacológica e não farmacológica. A terapia preventiva farmacológica deve ser feita antes do início do exercício. Existem muitas drogas que podem apresentar esse efeito, mas devem ser individualizadas para cada paciente. As drogas mais utilizadas, 5 minutos antes dos exercícios, são os beta-2-agonistas de curta ação, o cromoglicato de sódio e o nedocromil sódico. Tanto os beta-2-agonistas de curta ação por via inalatória (uma ou duas pulverizações) como o cromoglicato (20mg) protegem contra a BIE por 2-3 horas. É importante ressaltar que o cromoglicato apenas é eficaz na prevenção da BIE quando administrado pré-exercício, pois no caso do uso contínuo como medicação de manutenção não oferece proteção satisfatória.

Para indivíduos que necessitam de efeito protetor da BIE mais prolongado (9-12 horas) e para aqueles que apresentam a resposta tardia da BIE (sintomas 3 a 12 horas após exercício), os beta-2-agonistas de longa ação são uma boa opção e devem ser inalados 15 minutos antes do início do exercício. Quando beta-2-agonista de longa ação é administrado regularmente em conjunto com CI para tratamento da asma persistente, a duração do efeito protetor para BIE é menor. Uso crônico e regular de beta-2-agonista de longa ação deve ser desencorajado para a prevenção de BIE. O bambuterol (beta-2-agonista de longa ação por via oral) não está indicado na BIE.

Os modificadores dos leucotrienos tem mostrado efeito protetor variável na AIE, enquanto alguns pacientes (cerca de 25%) apresentam proteção completa, outros têm resposta parcial ou ausente.

Na falta de disponibilidade das apresentações das drogas mencionadas, pode-se tentar utilizar os beta-2-agonistas de curta ação, por via oral, 1 hora antes do exercício físico, apesar de essa via de administração apresentar eficácia bem menor no controle da BIE quando comparada à via inalatória.

As seguintes medidas gerais não farmacológicas apresentam efeito preventivo da AIE: dar preferência a climas quentes e úmidos, incentivar a respiração nasal, realizar pequenas corridas com duração de 30 segundos, meia hora antes do exercício.

Asma induzida por drogas – os modificadores dos leucotrienos são a droga de escolha para o tratamento da asma induzida por AAS e por outros anti-inflamatórios não hormonais (AINHs). Os anticolinérgicos são as drogas de escolha para a asma provocada pelo uso de betabloqueadores.

Asma e cirurgia – não existem estudos suficientes que permitam conhecer a incidência da morbidade e da mortalidade devidos à cirurgia nos pacientes com asma ou selecionar aqueles de maior risco para complicações. Pneumonia e insuficiência respiratória não são comuns nos pacientes asmáticos submetidos à cirurgia; no entanto, o broncoespasmo intraoperatório pode ser uma complicação com potencial de risco de morte. Outra questão a ser levantada é que os pacientes com atopia apresentam maior risco de reações de hipersensibilidade imediata como rinite, asma e anafilaxia Mais recentemente, a hipersensibilidade ao látex das luvas cirúrgicas ou aos materiais utilizados em ambiente hospitalar, tais como cateteres, sondas e cânulas, tem sido implicada em casos de anafilaxia durante o ato cirúrgico. Em geral, a história e o exame físico são adequados para a avaliação pré-operatória, realizados para identificar a gravidade do quadro asmático, tratar possíveis infecções e verificar se houve reações de atopia em eventos anteriores. Os testes de função pulmonar podem ser úteis quando a avaliação clínica é inconclusiva ou quando existe suspeita de doença pulmonar irreversível. Se o PEF estiver menor de 80% do melhor valor pessoal (MVP), um curso de corticosteroide por via oral deve ser considerado. Se o paciente recebeu corticosteroide por via oral nos últimos seis meses, devem receber durante a cirurgia hidrocortisona de 8 em 8 horas por 24 horas, por via intravenosa, dose a ser reduzida pós-cirurgia, pois pode inibir a cicatrização.

EDUCAÇÃO

Muitos autores e guias clínicos denominam de educação do paciente e da família à transmissão dos conteúdos que eles devem conhecer a respeito da doença e do seu controle. O que se pretende é que se estabeleça um processo de ensino-aprendizagem no qual médico e paciente/família participem de forma ativa e que isso não se reduza a aulas expositivas sobre a doença e o uso dos medicamentos. Esse princípio deve estar presente para todos os profissionais de saúde que participam da abordagem terapêutica do paciente asmático.

É evidente que o conhecimento sobre a doença e seu manejo é componente importante na abordagem de qualquer portador de doença crônica. Conhecimento inadequado certamente está associado com o aumento da morbidade. A dificuldade, em geral, não está na transmissão de conhecimentos, mas na mudança de comportamentos e na aderência ao tratamento.

A aderência ao tratamento não depende apenas das informações que o paciente adquire a respeito da doença e do seu manejo, mas muitos outros fatores estão envolvidos para que ela ocorra, sendo primordial o estabelecimento de bom vínculo médico/paciente. Assim, o pediatra deve considerar a individualidade de cada caso, pois são diferentes as experiências de vida e de vivência da doença, os medos e os conceitos sobre a asma e os objetivos e as expectativas com o tratamento. É preciso escutar e identificar as questões mais importantes e angustiantes para o paciente/família, de modo que essas sejam discutidas e esclarecidas antes de partir para a transmissão de informações que o médico julga mais importantes (Quadro II-85).

É preciso identificar se existem barreiras que dificultem a aderência ao tratamento, como negação do diagnóstico ou da gravidade da situação, conceitos equivocados sobre a natureza da doença, medo do estigma da doença e do uso de corticosteroides e/ou aerossóis, entre outros. Muitas vezes, o paciente aceita bem o diagnóstico de asma, mas não suas implicações, como as alterações no ambiente físico, o uso regular de medicações, e outras. Portanto, a cada consulta devem-se negociar os objetivos a serem alcançados e buscar esquemas individualizados para monitorizar a sintomatologia. Material educativo de reforço, quando disponível, pode auxiliar nessa abordagem. Quando muitas medicações são prescritas, devem-se, junto com o paciente, organizar os horários de administração das drogas.

Quadro II-85 – Conteúdos que devem ser transmitidos ao paciente/família sobre a asma.

O que é a asma
Como identificar os fatores precipitantes
Formas de reduzir ou eliminar a exposição aos fatores precipitantes*
A diferença entre drogas de alívio e de controle*
Como usar os aerossóis*
Como usar o monitor de pico de fluxo expiratório (PFE) – técnica e interpretação dos resultados
Sinais e sintomas que indicam piora da asma e o que fazer quando eles estiverem presentes
Quando e como será feito o acompanhamento

* Esses assuntos já foram detalhados anteriormente.

É importante o paciente ter conhecimento principalmente dos três aspectos que caracterizam a asma: obstrução temporária ao fluxo de ar, o que leva à dificuldade respiratória, inflamação das vias aéreas e sensibilidade aumentada das vias aéreas a vários estímulos. O conhecimento sobre esses aspectos da asma vão servir de base para o paciente compreender a diferença na atuação das drogas de alívio e de manutenção, a necessidade de reconhecer e atuar na redução dos fatores precipitantes e o curso da doença. O paciente deve ser informado tanto sobre os fatores precipitantes mais comuns como o que fazer para identificá-los. Uma das formas é orientá-lo e sua família para, no momento da exacerbação da asma, recordar o que fez nas 24 horas que precederam o evento crítico.

Medida do pico de fluxo expiratório (PFE)

Técnica e interpretação – o uso do medidor de PFE é especialmente útil no consultório do pediatra e no pronto-socorro, pois permite que seja realizada medida objetiva da obstrução. No domicílio, o uso do medidor de PFE pode ser de ajuda para monitorar alguns pacientes com quadros de asma moderada ou grave de difícil controle. Os fatores limitantes para seu uso domiciliar são o custo inicial para a aquisição do aparelho (que é alto para grande parcela da nossa população), a idade da criança e a disciplina necessária para a realização desse procedimento regularmente. Quanto a seu uso em crianças, alguns autores discutem a possibilidade da introdução de esse procedimento confundir o pequeno paciente que também tem de aprender a utilizar os aerossóis. Geralmente é utilizado para crianças com idade igual ou superior a 6 anos.

Em relação à técnica do uso do monitor do PFE, deve-se ensinar o paciente a realizar a seguinte sequência:

1. ficar em pé;
2. verificar se o marcador está no ponto zero;
3. segurar o aparelho de modo que o marcador possa se movimentar livremente;
4. inspirar profundamente com a boca aberta;
5. colocar a boca no bocal, fechando bem os lábios para que não haja escape do ar;
6. expirar com força e o mais rápido que puder;
7. verificar a medida;
8. repetir os mesmos procedimentos dos itens 1 a 7 por mais duas vezes; e
9. anotar a maior medida das três.

Para a interpretação dos resultados encontrados com o monitor de PFE, é preciso ter um valor de referência. Em um primeiro momento, podem-se utilizar os valores previstos para a população normal (Tabela II-12). Entretanto, como os valores encontrados para muitos pacientes são consistentemente mais altos ou mais baixos

Tabela II-12 – Valores de pico de fluxo expiratório máximo (PFE) previsto para a população de crianças e adolescentes normais por estatura.

Estatura (cm)	Valor (litro/minuto)	Estatura (cm)	Valor (litro/minuto)
109	145	142	328
112	169	145	344
114	180	147	355
117	196	150	370
119	207	152	381
122	222	155	397
124	233	157	407
127	249	160	423
130	265	163	439
135	291	165	450
137	302	168	466
140	318	170	476

Fonte: Godfrey et al., 1970, citado no II Consenso Brasileiro de Asma.

do que os previstos para a população normal, recomenda-se utilizar o valor previsto até ser definido o MVP do PFE por medidas repetidas feitas no consultório ou no domicílio, antes e após o uso de broncodilatador.

Existe correspondência entre o PFE e os sintomas da asma. No paciente que está bem, sendo capaz de realizar as atividades diárias sem interrupção do sono por sintomas de asma, o PFE geralmente é superior $\geq$ 80% do MVP. Quando o PFE se encontra entre 60 e 80% do MVP, indica a presença de asma persistente moderada não controlada e costumam estar presentes os seguintes sintomas: fadiga fácil; tosse seca e persistente, geralmente à noite; chiado no peito com necessidade do uso de broncodilatador mais de duas vezes por semana. Valores de PFE < 60% do MVP indicam asma persistente grave não controlada. O PFE abaixo de 50% do MVP está presente na crise grave de asma. O paciente deve ter um plano de ação individualizado recomendado para as situações em que haja queda do PFE e/ou aparecimento dos sintomas, tanto em relação ao uso das medicações como quando e onde buscar atendimento médico.

Identificação dos sinais e dos sintomas que indicam piora da asma e condutas no domicílio

Os dados clínicos mais importantes para a monitorização do tratamento são a presença de distúrbio do sono e/ou de tosse e chiado matinal e a frequência da necessidade de beta-2-agonistas de curta ação. Para a grande maioria das crianças e adolescentes, a resposta a essas questões permite monitorizar acuradamente a eficácia do tratamento.

Ao longo do acompanhamento, o paciente e sua família devem aprender a identificar os sinais de alerta da

crise de asma, que raramente aparecem de repente. Habitualmente, surgem alguns sinais e sintomas que permitem identificá-la precocemente e instituir o tratamento de modo a evitar crise grave. Os sinais de alerta não são os mesmos para todos os pacientes asmáticos (Quadro II-86).

Quadro II-86 – Sinais e sintomas de alerta mais comuns da crise de asma.

Tosse persistente, principalmente à noite
Cansaço fácil
Sensação de aperto no peito ou de peito fechado
Respiração mais rápida que a habitual
Sensação de falta de ar a pequenos esforços
Sono interrompido por tosse ou chiado
Uso mais frequente que o usual de broncodilatador
Alívio obtido com broncodilatador é menor que o habitual
Coceira no queixo
Crises de espirros ou coriza
Garganta coçando ou arranhando
Queda nas leituras do PFE
Outros

É importante que o paciente e sua família estejam orientados em relação à identificação dos sintomas da crise asmática e às condutas no momento em que essas ocorrerem. A seguir, é apresentada uma proposta de conduta domiciliar na presença de crise asmática, de acordo com a gravidade do quadro:

Conduta na crise leve – caracterização do quadro clínico: PFE entre 50 e 70% do MVP e/ou presença de chiado, tosse, falta de ar leve, pequena retração intercostal, mas consegue andar e falar frases completas; os lactentes conseguem se alimentar. Nível de consciência normal.

1. Utilizar broncodilatador inalatório.
2. Após 20 minutos, caso o PFE permanecer < 90% e/ou os sintomas tenham melhorado pouco, repetir o broncodilatador inalatório. Após 20 minutos, pode-se repetir a medicação, se necessário.
3. Após as três doses de broncodilatador: o PFE voltou ao normal e/ou houve grande melhora da sintomatologia, deve continuar a utilizar broncodilatador a cada 4 a 6 horas, conforme necessário; o PFE continua < 90% e/ou houve pequena melhora da sintomatologia, o paciente deve procurar atendimento médico.

Conduta na crise moderada – caracterização do quadro clínico: PFE entre 30 e 50% do MVP e/ou falta de ar moderada, o paciente assume a posição sentada, reclinada para a frente e com ombros anteriorizados, fala frases incompletas. Lactente com choro curto e dificuldade para se alimentar. Nível de consciência: normal. Iniciar uso de broncodilatador inalatório e ir ao pronto-socorro.

Conduta na crise grave – caracterização do quadro clínico: PFE < 30% do MVP e/ou fala apenas palavras, dispneia intensa, presença de cianose (lábios e/ou unhas roxas) e/ou alteração de consciência (confusão mental, agitação, sonolência ou perda de consciência). Deve-se orientar a família para levar o paciente imediatamente ao pronto-socorro. No caminho, utilizar o broncodilatador aerossol com espaçador e máscara.

Medidas para eliminação ou redução dos fatores precipitantes e/ou agravantes

Anti-infecciosas e outras – como as infecções virais são fatores precipitantes de alta prevalência na infância, algumas medidas podem ser orientadas para reduzir a exposição aos vírus, como evitar aglomerações, principalmente em ambientes fechados, e contato do paciente com fumaça de cigarro, pois essa favorece a instalação de infecções respiratórias.

Em relação à imunização ativa, deve-se verificar se as vacinas do calendário básico estão completas, com especial atenção para a vacina anti-hemófilos em crianças até 5 anos de idade. Além disso, recomenda-se imunização antipneumocócica e contra influenza para os pacientes com asma persistente grave.

Deve-se evitar o uso de AAS e outros AINHs nos pacientes asmáticos, orientando outros analgésicos, como paracetamol. Quando for necessária a utilização dessas drogas, o acompanhamento do paciente deve ser monitorado para verificar se a introdução dessas drogas vai alterar ou não o curso da doença, identificando, assim, se ele é sensível ou não a esses medicamentos.

Medidas de controle ambiental – para reduzir a exposição do paciente aos fatores alergênicos e irritativos, são fundamentais no tratamento da asma. As orientações devem ser fundamentadas em um planejamento individualizado, no qual devem ser consideradas: gravidade do quadro, identificação dos alérgenos, condições socioeconômicas e interferência dessas orientações nos valores afetivos e culturais da criança e da família. As alterações quanto aos hábitos de higiene e à estrutura da casa devem ser elaboradas em parceria com a família, para que haja viabilidade na sua execução.

Como a maioria dos casos manifesta-se com quadros intermitentes e persistentes leves, o enfoque inicial das medidas de controle ambiental deve concentrar-se no quarto da criança (onde ela permanece de um terço a metade do dia) ou nos cômodos onde permaneça maior tempo. Posteriormente, dependendo da evolução, essas medidas podem estender-se para outros cômodos da casa e mesmo para outros lugares que a criança/adolescente frequenta.

Os agentes irritantes das vias aéreas, como odores de tinta, perfumes, produtos químicos, vários produtos em *spray* utilizados tanto na limpeza da casa como inseticida, devem ser evitados. Deve-se evitar, de modo especial, o contato com fumaça de cigarro.

Os ácaros (*Dermatophagoides* sp., *Blomia tropicalis* e outros) alimentam-se principalmente de produtos de descamação da pele humana, restos alimentares e fungos. Predominam em lugares úmidos, escuros e naqueles que acumulam pó como colchões, travesseiros, carpetes, roupas, bichos de pelúcia, cortinas e outros. Aparentemente, nenhuma medida nem método químico ou físico isolado, usado com a finalidade de reduzir a exposição aos alérgenos do ácaro, são efetivos para diminuir os sintomas da asma. Um estudo mostrou alguma eficácia com o revestimento de colchões e travesseiros com capas impermeáveis aos alérgenos dos ácaros na redução de sintomas em crianças. Existem capas feitas de tecidos impermeáveis aos ácaros, mas permeáveis à transpiração, e que são mais confortáveis do que as de plástico. Os alérgenos dos ácaros podem acumular-se sobre essas capas e, portanto, devem ser lavadas a cada duas semanas. O carpete é um local ótimo de proliferação de ácaros. A melhor medida é retirá-lo, principalmente do quarto do paciente asmático, substituindo-o por outro piso lavável, ou recobrir o carpete com capa fixa de vinil. O uso de aspiradores de pó comuns aumenta significativamente os alérgenos dos ácaros em suspensão e não é suficiente para reduzir os reservatórios de ácaros dos carpetes e estofados. Tem-se sugerido o uso de aparelhos com filtros HEPA (*high efficiency particulate air*), que evitaria a dispersão dos alérgenos no ar; no entanto, como são aparelhos importados, o alto custo inviabiliza seu uso para a maioria da população brasileira. A limpeza a vapor pode reduzir os níveis de alérgenos nos carpetes, mas, no entanto, como o vapor não atinge as camadas mais profundas, a duração desse tipo de limpeza é muito curta. A limpeza da casa deve ser feita com pano úmido, em vez de varrer o chão e espanar os móveis. O número de móveis deve ser o menor possível, evitando-se estantes e objetos empilhados que acumulem pó. As cortinas, quando indispensáveis, devem ser lavadas mensalmente, dando-se preferência ao uso de persianas. O calor e a luz têm atividade acaricida: exposição de colchões, travesseiros e carpetes à luz forte do sol por 3 horas determina a morte dos ácaros. No entanto, os ácaros mortos também são alergênicos e devem ser retirados por aspiração.

O uso de produtos químicos com poder acaricida tem demonstrado pouca eficiência no controle dos ácaros, principalmente pela pouca capacidade de penetrar nos tecidos e estofados. O uso de vários aparelhos com filtros de ar e ionizadores também não tem mostrado eficiência na melhora dos sintomas dos asmáticos alérgicos aos ácaros; a principal explicação é que eles não atuam sobre os principais reservatórios de ácaros (carpetes, colchões e travesseiros).

Como a sensibilidade dos asmáticos às baratas é alta em nosso meio, deve-se fazer algumas recomendações para controlar sua proliferação, como ter o cuidado de acondicionar adequadamente os alimentos e manter as lixeiras e os ralos fechados. A dedetização periódica do domicílio, quando possível, pode ser eficaz nesse controle, lembrando-se que o paciente asmático deve permanecer fora de casa por alguns dias, devido à ação irritante dos produtos utilizados.

Em relação aos animais domésticos, quando a criança já tem animais de pelos ou de penas, orienta-se que esses sejam colocados fora da casa, para que as descamações da pele, a saliva e os pelos deixem de constituir parte da poeira doméstica. Vale ressaltar para os familiares que as crianças com alergia confirmada a esses fatores alergênicos podem não ter melhora imediata dos sintomas após a saída do animal do ambiente intradomiciliar, pois esses alérgenos podem permanecer na casa por vários meses, mesmo quando se faz limpeza cuidadosa.

Mofo e fungos são evitados mantendo-se boas condições de ventilação e insolação. Detectando-se mofo nas paredes, deve-se tentar remover a causa (infiltração da umidade), e, se não for possível, orienta-se a aplicação de ácido fênico a 5% ou de hipoclorito de sódio a 0,5% com bomba de pulverização nova. Os xaxins de plantas geralmente se encontram recobertos por fungos e, portanto, devem ficar na área externa do domicílio. Em ambientes muito úmidos, podem-se utilizar aparelhos desumidificadores, que são caros e consomem muita energia elétrica; uma outra opção é a de se colocar vasilha com sal grosso nos ambientes com umidade e trocá-las sempre que o sal ficar úmido. O uso de vaporizadores (umidificadores) no quarto não deve ser estimulado, mas quando utilizados, especialmente em climas secos, ventilação e insolação adequadas do cômodo devem ser garantidas durante o dia, a fim de dissipar a umidade que favorece o crescimento de fungos e ácaros. Além disso, os vaporizadores devem ser limpos diariamente, pois podem abrigar e disseminar esporos de fungos. Uma opção para umidificar ambientes secos é colocar bacia com água no local.

ABORDAGEM PSICOSSOCIAL

Parte fundamental da abordagem psicossocial são as questões detalhadas no item Educação. A asma é uma doença crônica, cujos períodos de crise e mesmo a expectativa de crises geram emoções muito intensas na família e no paciente, que significam, em última instância, o medo da morte. Em vista disso, é importante que os pais estejam adequadamente orientados no manejo medicamentoso da crise e encontrem apoio do pediatra nos períodos de exacerbação.

O paciente asmático geralmente se torna o alvo das atenções da família que, na tentativa de evitar novas crises, mantêm a criança e o adolescente sob vigilância constante, impedindo-os, muitas vezes, de participar das

atividades normais para a idade, tendendo à superproteção. Nessa situação, muitas vezes encontram-se crianças infantilizadas, com grande dependência dos pais. O médico deve ter o cuidado de identificar as crianças e os adolescentes com asma induzida pelo exercício que se encontram excluídos até das aulas de educação física escolar e atuar para reverter esse quadro, pois sabe-se que a participação das atividades esportivas facilita a socialização e possibilita que o paciente, muitas vezes fragilizado pela doença, fique mais confiante em si mesmo.

Além disso, a solicitação das mudanças dos hábitos de vida, gastos com consultas médicas e/ou medicações podem interferir de maneira significativa na dinâmica familiar.

O pediatra deve ter a postura de escutar o que a família e o paciente têm a dizer sobre esses problemas e outros que surjam durante o seguimento ambulatorial. Deve estar atento para o comportamento diante da doença. Alguns pacientes desconsideram os sintomas por falsa sensação de independência associada à negação da necessidade de ajuda. Outros, altamente ansiosos, podem fazer uso abusivo de broncodilatadores e de outras drogas diante do surgimento de qualquer sintoma respiratório, e as crises leves podem desencadear ataque de ansiedade, hiperventilação e pânico. É sempre importante estar atento aos medos relacionados com o uso de drogas antiasmáticas como corticosteroides e aerossóis. Pais de crianças asmáticas e adolescentes com depressão podem ter sensação de desespero e abandono, apresentando pouca adesão ao tratamento. Vale ressaltar, como referido anteriormente, que fatores estressantes psicossociais do paciente, especialmente no adolescente, ou da família são considerados fatores de risco para asma letal.

Assim, é fundamental que o pediatra, em todas as consultas, permita que as angústias dos pacientes e seus familiares sejam explicitadas, para verificar o comprometimento emocional desses indivíduos, atuar para atenuar os medos e aflições e identificar aqueles que necessitam de tratamento psicológico especializado.

IMUNOTERAPIA ESPECÍFICA

Imunoterapia específica (ITE) consiste na administração de doses crescentes de extrato alergênico, para o qual foi demonstrada a sensibilidade do paciente, durante um período prolongado, para atenuar ou eliminar a sintomatologia pela modulação da resposta imunológica do paciente.

Devido à complexidade da asma, há poucos estudos sobre a eficiência da ITE nos pacientes com asma. Como a ITE é uma opção terapêutica para rinite alérgica de difícil controle, quando houver associação com asma, pode-se cogitar sua indicação.

Vários autores referem que a imunoterapia é uma opção de tratamento em pacientes nos quais a asma tem componente alérgico nítido, sintomas perenes (há pelo menos um ano) de difícil controle ou presença de efeitos colaterais aos medicamentos antiasmáticos. Portanto, os seguintes cuidados devem ser tomados antes da indicação da ITE: verificar se existem evidências que indiquem a sensibilidade do paciente ao antígeno a ser utilizado, por meio da sua correlação com a clínica obtida na história, corroborada pela positividade dos testes de sensibilização cutânea ou da dosagem sérica de IgE específica (RAST); avaliar se não é realmente possível a retirada total do alérgeno do ambiente; e avaliar se a intensidade dos sintomas justifica o custo, o tempo e os riscos envolvidos na imunoterapia (relação custo/benefício).

A imunoterapia raramente é utilizada em menores de 5 anos de idade, por diversas razões: o diagnóstico de doença alérgica é mais difícil de ser realizado; é alta a frequência de infecção viral como precipitante da asma; alguns tipos de imunoterapia são associados a maior risco de reações adversas nessa faixa etária em relação a outras; e existem poucos estudos controlados nessa população. Assim, a necessidade de imunoterapia deve ser discutida com o especialista para avaliar a relação risco/benefício.

Nos pacientes em ITE, a farmacoterapia e as medidas de controle do ambiente físico devem ser mantidas.

A ITE é geralmente um tratamento longo e, embora o tempo de tratamento seja um assunto em discussão, acredita-se que deva durar pelo menos por três anos. Deve ser realizada em centros especializados, equipados com material de emergência para tratar as possíveis reações locais ou sistêmicas, como eritema generalizado, prurido, angioedema, broncoconstrição e choque anafilático.

No Brasil, a indicação mais frequente de imunoterapia em asma é para a dessensibilização contra os ácaros presentes na poeira domiciliar. A imunoterapia contra os fungos ainda tem uso restrito, com risco de grande número de reações sistêmicas e indefinição quanto às doses e aos tipos de extratos a serem utilizados. A ITE é feita por via subcutânea e vem sendo desenvolvidos extratos purificados de alérgenos específicos para uso nasal ou sublingual. Esses extratos purificados não devem ser confundidos com os medicamentos sem nenhuma eficácia disponíveis no mercado e compostos por mistura de proteínas de substâncias inaláveis e alimentares com antígenos de bactérias de vias respiratórias.

A ITE está contraindicada em pacientes com grande comprometimento pulmonar (VEF_1 < 70% do valor previsto, após tratamento adequado), naqueles em uso de betabloqueadores, nos imunodeficientes e na gravidez.

APÊNDICE

MEDICAMENTOS USADOS NO TRATAMENTO DA ASMA

BRONCODILATADORES

BETA-2-AGONISTAS DE CURTA AÇÃO

Fenoterol

Dose: via oral – 0,2mg/kg/dose, 3 a 4 vezes ao dia
    inalação – 1 gota/3 a 4kg de peso corporal (máximo: 10 gotas), 4 vezes ao dia
    spray – 200-400mcg/dose, 4 vezes ao dia

Apresentação:
• Berotec®
  comprimido com 2,5mg
  xarope pediátrico: 2,5mg/10ml
  xarope adulto: 5mg/10ml
  solução para inalação: 5mg/ml = 20 gotas
• Berotec® 100
  spray com 100mcg/dose
• Berotec® 200
  spray com 200mcg/dose
• Duovent® – associação de fenoterol
  e brometo de ipratrópio, com dose recomendada de
  1 a 2 aplicações, 3 a 4 vezes por dia
  spray: 100mcg de fenoterol e 40mcg de brometo de ipratrópio/dose

Salbutamol

Dose: via oral – 0,10-0,15mg/kg de peso/dose, 3 a 4 vezes ao dia (máximo: 4mg/dose)
    nebulização – 1 gota/3kg de peso (máximo de 10 gotas), 4 vezes ao dia
    spray – 100-200mcg/dose, 3 a 4 vezes ao dia

Apresentação:
• Aerolin®
  comprimido com 2 e 4mg
  xarope: 2mg/5ml
  solução oral (Edulito): 2mg/5ml
  solução para nebulização: 5mg/ml = 20 gotas
  spray: 100mcg/dose
• Aerojet®
  xarope com 2mg/5ml
  comprimido com 2 e 4mg
  spray com 100mcg/dose
• Butovent® Pulvinal
  pó seco com 200mcg/aplicação

Terbutalina

Dose: via oral – 0,075mg/kg de peso/dose (ou 0,25mg/kg), 3 a 4 vezes ao dia
    nebulização – 1 gota/5kg de peso (máximo, 8 gotas), 4 vezes ao dia
    turbuhaler – 0,5mg/dose, 4 vezes ao dia

Apresentação:
• Bricanyl®
comprimido: 2,5mg
xarope: 0,3mg/ml
solução para nebulização: 10mg/ml-1ml = 20 gotas

BETA-2-AGONISTAS DE LONGA AÇÃO

Bambuterol, cloridrato

Uso oral

Dose: crianças de 6 a 13 anos: iniciar com 10mg (10ml)
1vez/dia, se necessário, aumentar para 20mg/dia e,
devido a diferenças na cinética, não ultrapassar 10mg/
dia em crianças orientais

crianças de 2 a 5 anos: 10mg (10 ml), 1 vez/dia, antes
de ir dormir e, devido a diferenças na cinética, 5mg/dia
em crianças orientais

Apresentação:
• Bambec®
solução oral com 1mg/ml

Formoterol

Uso inalatório

Dose: adultos e crianças com mais de 5 anos de idade:
12mcg/dose, 2 vezes ao dia

Apresentação:
Fluir®
• Foradil® Cápsulas
Formocaps®
todas em cápsula de pó seco com 12mcg, com e sem
inalador

Salmeterol

Uso inalatório:

Dose: adultos e crianças com mais de 4 anos de idade:
50 a 100mcg/dose, 2 vezes ao dia

Apresentação:
• Serevent Diskus®
rotadiscos com receptáculos (bolhas) contendo salmeterol
na forma de pó seco: 50mcg/bolha
deve ser utilizado com o aparelho *disk-haler*
• Serevent® *spray*
25mcg/dose

METILXANTINAS

Aminofilina

Dose: 5-7mg/kg de peso/dose, 4 vezes ao dia, máximo
de 100mg/dose

Apresentação:
• Aminofilina®
comprimido com 100-200mg
solução oral com 10mg/gota

Teofilina

Dose: liberação programada:10mg/kg/dia, 2 vezes ao dia
máxima: 16/mg/kg/dia até 600mg/dia

Apresentação:
• Talofilina®
• Teolong®
ambas de liberação programada: cápsulas com 100, 200 e
300mg

ANTICOLINÉRGICOS

Brometo de ipratrópio

Dose: solução para inalação – 0,025% (250mcg/ml)
– crianças com menos de 5 anos de idade:
4 a 10 gotas, 4 a 6 vezes ao dia
– crianças com mais de 5 anos de idade:
10 a 20 gotas, 4 a 6 vezes ao dia
– adultos: 20 a 40 gotas, 4 a 6 vezes ao dia

Aerossol dosimetrado
– para adultos e crianças acima de 5 anos:
0,04mg/dose 4 vezes ao dia

Apresentação:
• Atrovent®
solução para nebulização a 0,025%: 4 gotas = 0,05mg
aerossol dosimetrado com 20mcg/jato

ANTI-INFLAMATÓRIOS

ANTI-INFLAMATÓRIOS HORMONAIS PARA USO INALATÓRIO

Beclometasona (dipropionato)

Dose: 100-1.200mcg/dia em 3 a 4 vezes

Apresentação:
• Clenil® 50mcg *spray*
com 50mcg/dose de beclometasona
• Clenil®250mcg *spray*
Beclort®
ambas com 250mcg/dose de beclometasona
• Clenil® Jet 250mcg (vem com espaçador Jet, sem máscara)
250mcg/dose de beclometasona + espaçador Jet® (sem
máscara)
• Clenil® A
solução para nebulização: cada flaconete de 2ml com 400mcg
• Clenil® pulvinal®
inalador pulvinal® de pó seco com 100, 200 e 400mcg/dose
• Miflasona®
cápsulas de pó para inalação com 200 e 400mcg/dose +
inalador

Associações:
• Aerotide®
50mcg/dose de beclometasona e 100mcg/dose de salbutamol
• Clenil® Compositum *spray* e Jet®
50mcg/dose de beclometasona e 100mcg/dose de salbutamol
+ inalador Jet®

Ciclesonida

Dose: crianças de 4 a 11 anos: 80 a 160mcg/dia, 1 vez/dia
adolescentes e adultos: 80 a 640mcg/dia, 1 a 2 vezes/dia

Apresentação:
• Alvesco® 80
• Alvesco® 160
aerosol dosimetrado com 80 ou 160mcg/jato e propelente
norflurano (HFA 134A)

Fluticasona

Dose: para crianças com mais de 4 anos de idade:
iniciar com 50 a 100mcg, 2 vezes/dia

Apresentação:
• Flixotide® *spray* 50mcg
50mcg de fluticasona/jato
• Flixotide® *spray* 250mcg
250mcg de fluticasona/jato
Ambas com propelente norflurano (HPA 134A)

- Flixotide® Diskus 50mcg
- Flixotide® Diskus 250mcg
  pó para inalação com 50mcg ou 250mcg de fluticasona/dose

Associações:

Fluticasona com salmeterol

- Seretide® *spray* 25mcg/50mcg
- Seretide® *spray* 25mcg/125mcg
- Seretide® *spray* e 25mcg/250mcg
  jato com propelente norflurano (HPA 134A) com 25mcg de salmeterol e 50, 125 ou 250mcg de fluticasona
- Seretide® Diskus 50mcg/100mcg,
- Seretide® Diskus 50mcg/250mcg
- Seretide® Diskus 50mcg/500mcg
  pó para inalação com 50mcg de salmeterol e 100, 250 ou 500mcg de fluticasona/dose

Budesonida

Dose do pó para inalação: para crianças com mais de 6 anos de idade, 200-800mcg/dia, divididos em 2 a 4 vezes

Dose da suspensão para nebulização: 0,25-0,5mg, 2 vezes ao dia

Apresentação:

- Pulmicort® Turbuhaler®
  pó para inalação com 100 e 200mcg/dose
- Pulmicort®
  suspensão para nebulização com 0,25mg/ml e 0,5mg/ml

Associações:

Budesonida com formoterol

- Symbicort® Turbuhaler® 6/100mcg
- Symbicort® T urbuhaler® 6/200mcg
- Symbicort® T urbuhaler® 6/400mcg
  pó para inalação com 6mcg de formoterol e 100, 200, ou 400mcg de budesonida

ANTI-INFLAMATÓRIOS HORMONAIS PARA USO ORAL

Prednisona

Dose: 1 a 2mg/kg de peso/dia, dose única matinal

Apresentação:

- Meticorten® e Prednisona® – comprimidos com 5 e 20mg

Prednisolona

Dose: 1 a 2mg/kg de peso/dia, dose única matinal

Apresentação:

- Prednisolona® – solução oral com 1mg/ml
- Prelone® – solução oral com 3mg/ml

- Predsim® – solução oral com 3mg/ml

Todas com comprimidos de 5 e 20mg

Deflazacort

Dose: 0,22 a 1,65mg/kg/dia, dose única matinal, até o máximo de 60mg/dia

Apresentação:

- Calcort®, Deflanil®
  comprimidos com 6mg e 30mg
  gotas com 1mg/gota

ANTI-INFLAMATÓRIOS NÃO HORMONAIS

CROMONAS – USO INALATÓRIO

Cromoglicato de sódio

Dose: 10-20mg, 4 vezes ao dia

Apresentação:

- Intal® aerossol – com 5mg/dose

MODIFICADORES DE LEUCOTRIENOS – USO ORAL

Montelucaste sódico

Dose: crianças de 6 meses a 5 anos de idade:
4mg/dia/dose única, ao deitar
crianças de 6 a 14 anos: 5mg/dia/dose única, ao deitar
adolescentes > 15 anos e adultos: 10mg/dia/dose única,
ao deitar

Apresentação:

- Singulair®
  comprimido revestido com 10mg
  comprimido mastigável com 4, 5 e 10mg
  Singulair® baby
  4mg em grânulos orais por sache. Administrar diretamente na boca ou
  misturados com alimento em temperatura ambiente (papa de fruta)

IMUNOMODULADORES

USO PARENTERAL (VIA SUBCUTÂNEA)

Omalizumabe

Dose: para adolescentes > 12 anos e adultos é determinada pelo nível sérico de IgE
inicial (antes do tratamento) associado ao peso corporal do paciente. Crianças < 12 anos, sem dados de eficácia e segurança.

Apresentação:

- Xolair®
  frasco com 150mg de pó de omalizumabe para ser reconstituído
  com água esteril e aplicado por via subcutânea

BIBLIOGRAFIA

1. Bezerra PGM et al. Bases para inaloterapia e fluidificação de secreções. In: Rozov T. Doenças pulmonares em pediatria – diagnóstico e tratamento. São Paulo: Atheneu; 1999.p.595. • 2. Castro-Rodriguez JA, Holtberg CJ, Wright AL, Martinez FD. A clinical índex to define risk of asthma in young children with recurrent wheezing. Am J Pespir Crit Care Med 2000;162:1403. • 3. Covar R, Spahn JD. Asthma in children and adults – natural course of the disease. In: Szefler SJ, Pedersen S. Childhood asthma. New York: Taylor & Francis; 2006.p.99. • 4. Bisgaard H. Use of inhaled corticosteroids in pediatric asthma. Pediatr Pulmonol 1997;15(Suppl.):27. • 5. Creticos JP. Immunotherapy – allergy. 2nd ed., Philadelphia: Saunders; 1997.p.726. • 6. IV Diretrizes Brasileiras para o Manejo da Asma. J Bras Pneumol 2006;32(Supl 7):447. • 7. Global Initiative for Asthma (GINA) [homepage on the Internet]. [update 2008; www.ginasthma.com • 8. Jeffey RS et al. Asthma in infants and children. In: Kaplan AP. Allergy. 2nd ed., Philadelphia: Saunders; 1997.p.459. • 9. Kai-Hakon, C. Diagnosis and treatment of exercise-induced asthma. In: Neffen HE et al. Asthma – a link between environment, immunology, and the airways. Seattle: Hogrefe & Huber; 1999.p.112. • 10. Kavuru MS, Wiedemann HP. Diagnóstico e controle da asma. 2ª ed., Rio de Janeiro: Editora de Publicações Científicas; 1998. • 11. Kercsmar CM. Asthma. In: Kendig's disorders of the respiratory tract in children. 6th ed. Philadelphia: Saunders; 1998.p.688. • 12. National Asthma Education and Prevention Program. NAEPP Expert Panel Report. Guidelines for the Diagnosis and Management of Asthma–Update on Selected Topics 2007 [text on the Internet]. Bethesda: National Institute of Health. Available from: www.nhlbi.nih.gov/guidelines/asthma/execsumm.pdf • 13. National Institutes of Health – Guidelines for Diagnosis and Management of Asthma, 1997. • 14. Nelson HS, Weiss ST et al. The salmeterol multicenter asthma research trial: a comparison of usual pharmacotherapy for asthma or usual pharmacotherapy plus salmeterol. Chest 2006;129:15. • 15. Partridge MR. Asthma education – what does this mean and does it work? In: Neffen HE et al. Asthma – a link between environment, immunology, and the airways. Seattle: Hogrefe & Huber; 1999.p.38. • 16. Phelan PD, Robertson CF, Olinsky A. The melbourne asthma study: 1964-1999. J Allergy Clin Imunnol 2002;109:189. • 17. Plotnick LH, Ducharme FM. Should inhaled anticholinergics be added to β-2-agonists for treating acute childhood and adolescent asthma? A systematic review. BMJ 1998;317:971. • 18. Rabe KF, Dent G. Theophylline and airway inflammation. Clin Exp Allergy 1998;28:35. • 19. Rodrigo GJ, Castro-Rodriguez JA. Anticholinergics in the treatment of children and adults with acute asthma: a systematic review with meta-analysis. Thorax 2005;60:740. • 20. Rodrigues JC, Bussamra MHCF, Cardieri JMA, Kimura HM. Testes de função pulmonar em crianças e adolescentes. In: Rodrigues JC, Adde FV, Silva Filho LVRF. Doenças respiratórias. São Paulo: Manole; 2008.p.3. • 21. Schramm CM. Clinical diagnosis in childhood. In: Barnes PJ et al. Asthma. Philadelphia: Lippincott-Raven; 1997.p.1415. • 22. Sheffer A et al. Sympathomimetic and cholinergic agents and antagonists. In: Kaplan AP. Allergy 2nd ed., Philadelphia: Saunders; 1997.p.664. • 23. Sociedades Brasileiras de Alergia e Imunopatologia, de Pediatria e de Pneumonia e Tisiologia – II Consenso Brasileiro no Manejo da Asma. J Pneumol 1998;24:173. • 24. Souza LSFS. Aerossolterapia na asma da criança. J Pediatr 1998;74:189. • 25. Strachan DP, Butland BK, Anderson HR. Incidence and prognosis of asthma and wheezing illness from early childhood to age 33 in a British cohort. BMJ 1996;312:1195. • 26. Warne JO. The pros and cons of evidence-based guidelines for asthma management. In: Neffen HE et al. Asthma – a link between environment, immunology, and the airways. Seattle: Hogrefe & Huber; 1999.p.33. • 27. Wood RA, Toran TF. Atopic disease, rhinitis and conjunctivitis, after respiratory tract infection and insect bites. Curr Opin Pediatr 1994;6:607. • 28. Worldwide variation in prevalence of symptoms of asthma, allergic rhinoconjunctivitis, and atopic eczema: ISAAC. The International Study of Asthma and Allergies in Childhood (ISAAC) Steering Committee. Lancet 1998;351:1225.

38
PNEUMONIAS ADQUIRIDAS NA COMUNIDADE

Maria Lúcia de Moraes Bourroul
Ana Maria Cocozza
Lucia Ferro Bricks

O termo pneumonia aguda é utilizado para definir uma variedade de reações pulmonares a agentes infecciosos e não infecciosos, geralmente de natureza inflamatória, com comprometimento de alvéolos, bronquíolos e espaço intersticial. O quadro de pneumonia aguda adquirida na comunidade (PAC), por ser o mais prevalente, é reconhecido como uma entidade mórbida com características específicas.

Geralmente, as pneumonias na infância são causadas por vírus e bactérias e, por esse motivo, estudadas juntamente com as infecções respiratórias agudas (IRA). A diversidade de quadros clínicos dentro desse grupo de infecções respiratórias dificulta a análise dos resultados encontrados nos diversos estudos epidemiológicos, no entanto, não há dúvidas de que as pneumonias são uma das causas mais frequentes de mortalidade e morbidade na infância.

A importância relativa das pneumonias entre as IRA pode ser percebida destacando-se alguns destes estudos. Bulla e Hitze, já em 1978, apontavam que era de esperar que as crianças apresentassem quatro a seis episódios de infecções respiratórias por ano. Em 2000, a OMS estimava que as pneumonias ocorriam como complicações de 2 a 3% das infecções agudas de vias aéreas superiores (IVAS) e, em 2002, Williams et al. constataram que as pneumonias foram responsáveis por 80% das mortes por IRA, que por sua vez causaram aproximadamente 2 milhões de mortes de crianças em todo o mundo. Em estudo publicado em 2005, Fahra e Thomson estimaram que a incidência mundial de PAC em crianças com idade inferior a 5 anos é de 0,29 episódio/ano, o que significa 150,7 milhões de casos novos por ano, sendo que 7 a 13% necessitam de hospitalização para tratamento, devido à gravidade, o que equivale a 11 a 20 milhões de internações por ano.

No Brasil, a incidência específica da PAC não é conhecida. Os dados de atendimento ambulatorial são escassos. Na pesquisa sobre as condições de saúde dos menores de 5 anos de idade realizada em amostra probabilística das crianças residentes no Município de São Paulo, entre abril de 1984 e junho de 1985, Monteiro et al. descreveram 3,5 relatos de internação por PAC/100 crianças. Em estudo de base populacional realizado em Goiânia (Goiás), De Andrade et al. encontraram incidência de 724 casos de pneumonias adquiridas na comunidade comprovadas radiologicamente entre crianças menores de 5 anos no período de 16 meses (maio de 2000 a agosto de 2001) e apontam risco anual estimado de 566 casos de pneumonia/100.000 crianças menores de 5 anos. No entanto, as informações sobre mortalidade e internações disponíveis permitem confirmar a relevância das pneumonias na morbimortalidade da infância.

Analisando-se os dados disponíveis de mortalidade do Brasil, entre 2001 e 2006 (Tabela II-13), constata-se que a pneumonia se destaca como causa básica do óbito entre os menores de 5 anos (excluindo-se o primeiro mês de vida). A pneumonia foi em média a causa

Tabela II-13 – Mortalidade por pneumonia (como causa básica do óbito) – número de óbitos de crianças e adolescentes por pneumonia e porcentagem de óbitos por pneumonia em relação ao número total de óbitos por faixa etária, Brasil, 2001 a 2006.

Ano Idade	2001		2002		2003		2004		2005		2006	
	Nº	%	Nº	%	Nº	%	Nº	%	Nº	%	Nº	%
0-6 dias	35	0,11	40	0,13	33	0,11	23	0,08	10	0,04	24	0,09
7-27 dias	120	1,39	123	1,41	131	1,53	118	1,41	180	2,26	116	1,58
28 dias-11 meses	2.406	11,12	2.199	10,99	2.274	11,34	2.076	11,44	1.876	10,98	1.821	11,58
1-4 anos	1.174	10,74	1.055	10,37	1.091	10,59	1.104	11,66	966	11,10	1.013	11,89
5-9 anos	237	4,56	235	4,41	240	4,61	249	4,96	200	4,17	270	5,49
10-14 anos	221	3,56	204	3,28	204	3,43	210	3,57	184	3,16	224	3,84
15-19 anos	304	1,56	326	1,63	296	1,52	309	1,61	291	1,54	319	1,69

básica do óbito de 11,24% dos lactentes (na faixa etária entre 28 dias e 11 meses) e de 11,05% das crianças entre 1 e 4 anos.

A morbidade por pneumonia pode ser parcialmente quantificada pelo número de internações. O Ministério da Saúde disponibiliza, pelo DATASUS, dados de morbidade hospitalar que condensam a causa principal da internação registrada na ficha de autorização de internação (AIH), por local de residência do paciente, nos hospitais públicos e conveniados ao SUS. A pneumonia é motivo frequente de internação entre lactentes, pré-escolares e escolares. De 2001 a 2006, no Brasil, a pneumonia motivou, em média, 21,16% das internações de lactentes menores de 1 ano e 25,18% das internações das crianças com 1 a 4 anos de idade (Tabela II-14).

FATORES DE RISCO

Do ponto de vista epidemiológico, à semelhança das IRA, desnutrição, baixa idade, comorbidade e potencial maior virulência de alguns agentes etiológicos mais raros como *Staphylococcus aureus* e os bacilos gram-negativos são consideradas fatores de risco para a mortalidade por pneumonia. Outras questões como baixo peso ao nascimento, desmame precoce, esquema vacinal incompleto, sibilância associada ou história de pneumonias prévias, permanência em creche e condições sociais e ambientais precárias e menor acesso aos serviços de saúde estão associados à maior morbimortalidade.

ABORDAGEM DIAGNÓSTICA

Etiologia e manifestações clínicas

As manifestações clínicas do acometimento pulmonar, na maioria das vezes, são inespecíficas, não permitindo identificar o agente causal. Os avanços ocorridos nos últimos anos quanto às técnicas de identificação dos diferentes agentes etiológicos, por meio de culturas, reações sorológicas e imunológicas, entre outros, e as novas opções terapêuticas têm permitido melhor abordagem das pneumonias. No entanto, esses novos recursos tecnológicos, na maioria das vezes, têm permanecido res-

tritos a centros especializados, pois requerem intervenções muitas vezes invasivas (punções aspirativas, biópsias), acarretam custo elevado e muitas vezes seus resultados demoram para ser obtidos (culturas e reações sorológicas).

Assim, habitualmente, o pediatra, diante de uma criança com pneumonia, vê-se obrigado a definir, rapidamente, a conduta terapêutica, tendo por base dados epidemiológicos regionais, aliados às informações obtidas na anamnese, no exame físico e, por vezes, na avaliação radiológica.

Etiologia/faixa etária

Em crianças saudáveis, as vias aéreas inferiores são estéreis, diferentemente das vias aéreas superiores que costumam ser colonizadas por vários patógenos. Além das barreiras anatômicas, o reflexo de tosse e os mecanismos de clareamento mucociliar garantem essa condição. Há consenso entre vários autores na afirmação de que a maioria dos quadros pneumônicos costuma ter o envolvimento de vírus, seja como agente etiológico, seja como facilitador da invasão bacteriana, por bloquear os mecanismos de defesa. A etiologia viral isolada parece ser mais frequente nos países desenvolvidos (60-90% dos agentes determinados), enquanto nos países em desenvolvimento se encontra predomínio da etiologia bacteriana, estimada em mais de 60% dos agentes determinados. Em 2001, Vieira et al. publicaram os resultados encontrados em estudo realizado com crianças hospitalizadas com doença do trato respiratório inferior em São Paulo, quando identificaram o vírus sincicial respiratório em 41,8% (principalmente nas crianças com idade inferior a 1 ano), o adenovírus em 4,6% e o agente bacteriano em 5,8% dos pacientes.

Levantamentos epidemiológicos revelam que a incidência de determinados agentes patogênicos é maior em certas faixas etárias. Assim sendo, no período neonatal devem ser considerados os agentes que colonizam a mucosa vaginal da mãe (gram-negativos, especialmente *Escherichia coli*, estreptococos do grupo B, *Listeria monocytogenes*) e *Staphylococcus aureus* e *epidermidis*.

Entre os lactentes com idade inferior a 6 meses, nascidos geralmente por parto normal, pode ocorrer um

Tabela II-14 – Morbidade hospitalar por pneumonia – número de internações de crianças e adolescentes por pneumonia e porcentagem de internações por pneumonia em relação ao total de internações por faixa etária, Brasil, 2001 a 2005.

Ano / Idade	2001 Nº	2001 %	2002 Nº	2002 %	2003 Nº	2003 %	2004 Nº	2004 %	2005 Nº	2005 %	2006 Nº	2006 %
Menor 1 ano	152.889	20,97	146.392	20,96	157.771	22,65	145.424	21,80	129.995	19,96	129.366	20,63
1-4 anos	259.711	27,40	228.104	24,81	229.903	25,55	209.648	24,84	195.322	23,97	196.489	24,54
5-9 anos	77.391	16,75	64.909	13,78	59.702	13,03	56.136	12,55	55.316	12,10	58.034	12,53
10-14 anos	37.875	10,67	31.867	8,96	27.904	8,20	25.913	7,94	22.586	6,80	24.324	7,13
15-19 anos	32.995	3,05	26.424	2,55	24.384	2,44	24.374	2,48	19.325	1,97	18.763	1,99

Fonte: DATASUS http://tabnet.datasus.gov.br/CGI/deftohtm.exe?sih/cnv/mrbr.def

quadro de pneumonia afebril que, em geral, começa insidiosamente, 4 a 12 semanas após o nascimento, tem evolução subaguda, com tosse progressiva que se torna coqueluchoide e taquidispneia moderada, que raramente leva a desconforto respiratório importante. Esses quadros devem-se à infecção pela *Chlamydophila trachomatis* (denominada anteriormente *Chlamydia trachomatis*, principalmente em crianças com história de conjuntivite pregressa (presente em 50% dos casos), e, em menor frequência, podem ser atribuídos ao *Ureaplasma urealiticum*, ao *Pneumocystis jiroveci (*denominado anteriormente *Pneumocystis carinii)* e ao citomegalovírus. Nessa faixa etária, quando ocorre febre, passam a ter importância o *Streptococcus pneumoniae* (pneumococo), o *Haemophilus influenzae* e mais raramente o *Staphylococcus aureus*. O *Ureaplasma urealiticum* é agente muito frequente nos lactentes portadores de displasia broncopulmonar.

Estudos de punção pulmonar realizados no Brasil, envolvendo crianças menores de 5 anos de idade, mostraram predomínio do pneumococo, sendo ainda frequente o *Haemophilus influenzae*, seguido pelo *Staphylococcus aureus*. Cabe salientar que esses estudos foram realizados antes da utilização universal da vacina contra o *Haemophilus influenzae* e, na época, acreditava-se que os *Haemophilus influenzae* não tipáveis e a *Moraxella catarrhalis* eram agentes não patogênicos.

Mesmo nos países desenvolvidos, com alta cobertura vacinal contra coqueluche, a *Bordetella pertussis* é um agente relativamente frequente entre lactentes (80% dos casos ocorrem antes dos 5 anos de idade e principalmente em lactentes).

Nos escolares, o pneumococo é também o agente bacteriano mais prevalente e, a partir da idade escolar até a adolescência, o *Mycoplasma pneumoniae* também passa a ter importância crescente. Nessa faixa etária, a pneumonia por *Chlamydophila pneumoniae* (denominado anteriormente *Chlamydia pneumoniae*), que apresenta quadro clínico semelhante ao do *Mycoplasma*, também deve ser lembrada. Esses agentes foram responsabilizados por cerca de um terço das PAC em estudos realizados em países europeus e nos Estados Unidos.

A conjuntivite costuma estar associada a quadros virais, *Chlamydophila trachomatis*, *Haemophilus influenzae* e *Mycoplasma pneumoniae*. Quando vários indivíduos são acometidos por infecções respiratórias em comunidades fechadas, como família, escola, creche, exército, as etiologias virais e as infecções por *Mycoplasma pneumoniae* e por *Haemophilus influenzae* devem ser lembradas.

A pneumonia pelo *Mycoplasma pneumoniae* geralmente tem início insidioso, não cursa com toxemia, a febre não é elevada, a tosse é prolongada e predominam os sintomas gerais como cefaleia, mal-estar, coriza, dor de garganta e/ou de ouvido, náuseas e vômitos. Pode haver acometimento cutâneo, que, por sua vez, varia muito de aspecto, podendo simular um exantema viral agudo ou apresentar-se como eritema multiforme. Eventualmente, artralgia ou anemia podem acompanhar o quadro. Derrame pleural está presente em 20% dos casos. É frequente a ocorrência de outros casos na família ou na escola. A pneumonia por *Chlamydophila pneumoniae* também acomete escolares e cursa com início insidioso com queixa de dor de garganta e posterior aparecimento de tosse, febre e condensação pulmonar e derrame pleural em até 25% dos episódios. Não é raro fazer parte de quadro de etiologia infecciosa mista, associada à infecção bacteriana, e esses casos são de maior gravidade, geralmente necessitando de hospitalização.

Os vírus mais frequentes relacionados à PAC são os da influenza, vírus sincicial respiratório (VRS), rinovírus, adenovírus, parainfluenza e enterovírus. Atualmente, foram descritos novos vírus associados a quadros de infecção de vias respiratórias inferiores que causam bronquiolite e pneumonia: os metapneumovírus e mais recentemente os bocavírus, da família dos parvovírus.

Portanto, conclui-se que, excluindo o período neonatal, a etiologia bacteriana de maior prevalência nas pneumonias agudas é o pneumococo. O quadro II-87 resume os agentes das PACs mais prevalentes de acordo com a faixa etária.

Sinais e sintomas comuns

Na história da doença atual, são comuns as seguintes queixas: febre, tosse seca ou produtiva, obstrução nasal, coriza, falta de ar, vômitos, anorexia, alterações do hábito intestinal, dor torácica, dor abdominal ou no ombro, queda do estado geral, diminuição da atividade física e outros sintomas gerais. A dor abdominal é frequentemente referida nas pneumonias que acometem as bases pulmonares, o que muitas vezes pode desviar a atenção para uma causa abdominal.

Em crianças de baixa idade, a sintomatologia pode ser muito inespecífica e, algumas vezes, os únicos dois dados objetivos são a taquipneia não associada à febre e a presença de retração intercostal.

Quadros clínicos especiais

A etiologia não pneumocócica deve ser pensada, além do período neonatal, nas seguintes situações clínicas: crianças com história de internação recente ou em uso de antibióticos ou de corticosteroides, em quadros associados à aspiração de corpo estranho, sarampo, varicela e coqueluche, desnutridos graves, crianças com imunodeficiência congênita ou adquirida, pacientes com neoplasias e transplantados. Nesses casos, a pesquisa do agente causal torna-se mais importante, justificando-se, inclusive, maior investimento nesse sentido. De maneira geral, para esses grupos, deve-se pensar em bactérias

Quadro II-87 – Agentes etiológicos das PACs por faixa etária.

Idade		Patógeno (por ordem de frequência)
Recém-nascido	< 3 dias	Estreptococo do grupo B, gram-negativo (sobretudo *E. coli*), *Listeria* sp. (pouco comum em nosso meio)
	> 3 dias	*Staphylococcus aureus*, *Staphylococcus epidermidis* e gram-negativo
1-3 meses (afebril)		Vírus sincicial respiratório, *Chlamydophila trachomatis*, *Ureaplasma urealyticum*
1 mês-2 anos		Vírus, *Streptococcus pneumoniae*, *Haemophilus influenzae* tipo b, *Haemophilus influenzae* não tipável, *Staphylococcus aureus*
2-5 anos		Vírus, *Streptococcus pneumoniae*, *Haemophilus influenzae* tipo b, *Haemophilus influenzae* não tipável, *Mycoplasma pneumoniae*, *Chlamydophila pneumoniae*, *Staphylococcus aureus*
6-18 anos		Vírus, *Streptococcus pneumoniae*, *Mycoplasma pneumoniae*, *Chlamydophila pneumoniae*, *Haemophilus influenzae* não tipável

Fonte: Diretrizes brasileiras em pneumonia adquirida na comunidade em pediatria, 2007.

gram-negativas e *Staphylococcus*, além de outros agentes causais raros como o *Pneumocystis jiroveci*, o citomegalovírus e a *Mycobacterium tuberculosis*. Por esse motivo, a internação dessas crianças deve ser priorizada.

Crianças nefróticas em uso crônico de corticosteroides ou com anemia falciforme ou S-talassemia também constituem um grupo especial, no qual o pneumococo, o *Haemophilus influenzae* e a *Chlamydophila pneumoniae* são frequentes, apresentando, nesses pacientes, maior risco de disseminação e evolução mais lenta para a cura do processo pneumônico.

Evolução clínica

Como referido, geralmente, o início do quadro pneumônico é precedido por infecção viral de vias aéreas superiores. As pneumonias de início mais abrupto frequentemente são causadas pelo pneumococo e pelo *Staphylococcus aureus*. Quando o início é insidioso, geralmente a pneumonia é causada por *Haemophilus influenzae*.

A evolução também é variável, de acordo com o agente etiológico. Em geral, as pneumonias virais e as pneumocócicas apresentam boa evolução clínica. Os quadros pulmonares causados pelo *Staphylococcus aureus*, *Haemophilus influenzae* e outras bactérias gram-negativas costumam ter evolução mais prolongada, com maior comprometimento do estado geral, podendo apresentar piora clínica e radiológica em poucas horas.

Complicações

A ocorrência de complicações também varia conforme o agente etiológico. O derrame pleural é bem mais frequente entre as pneumonias causadas pelo *Staphylococcus aureus* (50-70%) e pelo *Haemophilus influenzae* (cerca de 50%); nas pneumonias pneumocócicas, o derrame ocorre em aproximadamente 5 a 20% dos casos. As pneumonias por *Mycoplasma pneumoniae* e por *Chlamydophila pneumoniae* são acompanhadas de derrame pleural, respectivamente, em 20 e 25% dos casos.

No entanto, esses dados devem ser interpretados com cuidado, pois, na realidade, como o pneumococo é a etiologia predominante das pneumonias na infância, também é o agente mais frequentemente encontrado nos empiemas.

As pneumatoceles ocorrem em aproximadamente 23 a 30% e os abscessos pulmonares em cerca de 6% das infecções pulmonares causadas pelo *Staphylococcus aureus*. Meningite pode estar associada à evolução das pneumonias causadas pelo *Haemophilus influenzae* em cerca de 18% dos casos e podem ocorrer também epiglotite (8%) e pericardite (4%).

Anamnese

À anamnese é importante caracterizar o início do quadro, os sintomas presentes, a presença de febre, a evolução, os serviços de saúde procurados e os tratamentos realizados. Verificar a ocorrência de episódios anteriores de pneumonias ou de quadros de sibilância. Idade de início e frequência a creches ou escolas. Presença de irmãos que frequentam escolas e que podem ser veiculadores de agentes infecciosos específicos do trato respiratório. História de traumatismo fechado ou queda com traumatismo, precedendo a pneumonia, sugere a etiologia estafilocócica.

Exame físico

No exame físico geral, deve-se verificar a presença de sinais de desnutrição e desidratação, dispneia, infecções da pele, marcas de traumatismos (hematomas, escoriações), exantema (sugerindo varicela, sarampo, infecção por *Mycoplasma pneumoniae* ou quadros virais), posições antálgicas (sugerindo acometimento pleural) e de infecção articular (frequentemente causadas por *Staphylococcus aureus* ou por *Haemophilus influenzae*).

A verificação da frequência respiratória, temperatura axilar, tiragem intercostal e subdiafragmática é fundamental. À ausculta, são sinais bastante sugestivos de pneumonia: presença de estertores crepitantes, diminuição de murmúrio vesicular na ausência de broncoespasmo, aumento do frêmito toracovocal e da broncofonia, além de submacicez ou macicez à percussão torácica.

A propedêutica pulmonar deve ser feita de maneira detalhada, mas a ausência de sinais clássicos de acometimento não deve excluir o diagnóstico de pneumonia. Algumas crianças com broncopneumonia e pneumonia lobar podem apresentar ausculta normal. A semiologia pulmonar nos lactentes costuma ser muito inespecífica.

O aparecimento de chiado no peito em crianças sem história pregressa de bronquite pode sugerir quadros de etiologia viral, de infecção por *Chlamydophila pneumoniae* e *Mycoplasma pneumoniae* ou de aspiração de corpo estranho.

Um dado do exame físico muito importante para o diagnóstico de pneumonia é a frequência respiratória. A proposta de Atenção Integrada às Doenças Prevalentes na Infância (AIDPI) considera sinal sugestivo de pneumonia a frequência respiratória maior ou igual a 50 movimentos por minuto, para crianças de 2 até 11 meses, e maior ou igual a 40 movimentos por minuto para crianças de 12 meses até 4 anos.

Exames complementares

Atualmente, inúmeros recursos laboratoriais podem auxiliar no diagnóstico etiológico das pneumonias agudas; no entanto, pela dificuldade e custo das técnicas quanto pelo risco a que alguns exames expõem a criança, suas indicações devem ser muito bem avaliadas. Para o diagnóstico da PAC, esses recursos, na maioria das vezes, não serão necessários.

Nas crianças com história de febre e taquipneia, que se mantém mesmo após a diminuição da temperatura e principalmente se acompanhada de tiragem subcostal, está indicado fazer o exame radiológico pulmonar, caso não seja identificada a origem do quadro febril.

Diagnóstico por imagem

As manifestações radiológicas da PAC nem sempre correspondem aos achados clínicos. Precocemente na evolução das pneumonias, à ausculta podem-se encontrar estertores, enquanto as radiografias ainda estão normais, tornando-se alteradas mais tardiamente, após cerca de 24 horas. Esse fato não impede o início do tratamento com antibiótico. Por essa razão, nos locais em que não houver fácil acesso aos exames radiológicos é possível tratar a PAC a partir dos achados clínicos e a realização da radiografia de tórax será necessária nos casos que não evoluírem bem. Os achados radiológicos não são específicos nem permitem acurada diferenciação entre as pneumonias bacterianas e as causadas por outros agentes como vírus, riquétsias, fungos ou micoplasmas e/ou aquelas causadas por quadros clínicos sistêmicos como

colagenoses e fibroses. Habitualmente, as alterações radiológicas podem persistir por várias semanas após a melhora clínica.

Os padrões radiológicos mais frequentemente encontrados nas pneumonias agudas são consolidação lobar ou segmentar, broncopneumonia e infiltrado intersticial. Nos lactentes com idade inferior a 6 meses, independentemente do agente etiológico, costuma-se observar o padrão broncopneumônico.

As consolidações lobares ou segmentares são mais associadas às infecções pelo pneumococo e *Haemophilus influenzae*; já os padrões intersticiais são mais sugestivos de pneumonias virais e por *Mycoplasma*. O aspecto de "coração felpudo", secundário ao comprometimento alveolointersticial, é comum nas infecções por *Chlamydophila pneumoniae* e *Bordetella pertussis*.

O aumento dos linfonodos peri-hilares é raro nas pneumonias de etiologia pneumocócica, sendo mais encontrado nas infecções por *Haemophilus influenzae*, estreptococo do grupo A de Lancefield e *Staphylococcus aureus*. No entanto, quando se verifica a presença de linfonodos peri-hilares, a hipótese mais provável é de tuberculose.

O achado radiológico de velamento do seio costofrênico ou de linha pleural sugere a presença de derrame pleural. A radiografia com raios horizontais em decúbito lateral sobre o lado comprometido está indicada apenas nos derrames subpulmonares, para diferenciar os derrames septados dos não septados. Não há mobilização do líquido pleural quando ele está septado e, dessa forma, a visualização do diafragma continua comprometida; quando o derrame não é septado, o líquido escorre, permitindo a visualização do diafragma.

A ultrassonografia de tórax auxilia principalmente no diagnóstico de derrames muito pequenos, na diferenciação de espessamento pleural e derrames septados, na localização precisa de lojas pleurais para orientação da punção e no seguimento evolutivo dos derrames.

A tomografia de tórax só é indicada quando existem complicações com suspeita de abscesso, pneumonia necrotizante, malformações pulmonares ou empiemas complicados.

Hemograma

As alterações encontradas ao hemograma não são específicas para nenhum agente etiológico. Encontram-se neutrofilia, mesmo no início de quadros virais, linfocitose na coqueluche e eosinofilia nas infecções por clamídias. A presença de anemia, plaquetopenia e leucopenia com desvio à esquerda e anaeosinofilia sugerem gravidade, sendo mais frequentes nas infecções causadas por bactérias gram-negativas e pelo *Staphylococcus aureus*.

Hemoculturas

Os resultados positivos, de grande auxílio na orientação terapêutica, só estão presentes em cerca de 4 a 35% dos casos de pneumonia (40 a 60% das pneumonias por *Haemophilus influenzae*, 10% das pneumonias por *Staphylococcus aureus* e 10 a 30% das pneumonias por pneumococo). A baixa positividade das hemoculturas nas pneumonias agudas tratadas em domicílio, inferior a 10%, associada ao custo e à demora para a obtenção dos resultados, as tornam um meio diagnóstico pouco utilizado na prática ambulatorial, devendo ser realizadas nos casos potencialmente graves (crianças com internações recentes, desnutridos, imunodeprimidos), os quais necessitam de internação.

Análise do líquido pleural

Está sempre indicada para a pesquisa etiológica e orientação terapêutica. A punção pleural deve ser realizada em ambiente hospitalar. O líquido do derrame pleural é obtido por meio da punção pleural, preferencialmente esvaziadora, que deve ser realizada em todos os casos que cursam com derrame pleural, exceto nos de aspecto radiológico laminar. Na criança, o encontro de sangue no líquido pleural deve-se, fundamentalmente, aos acidentes de punção.

A tentativa de se obter o agente etiológico do derrame pleural, por meio de bacterioscópico, cultura para bactérias aeróbias e anaeróbias, pesquisa de bacilos álcool-ácido-resistentes (BAAR) e cultura para BK, é fundamental. A positividade dos resultados de bacterioscópico e cultura do líquido pleural é de aproximadamente 50 a 70%, constituindo-se exames de real importância. A contraimunoeletroforese, a aglutinação de partículas de látex e a reação da cadeia da polimerase (PCR) permitem, em alguns casos, a identificação de antígenos bacterianos rapidamente, mesmo depois de introduzida terapêutica antimicrobiana. Os exames bacteriológico, bioquímico e citológico do líquido pleural podem auxiliar na decisão para a indicação da drenagem pleural.

Bacterioscopia

O bacterioscópico do escarro, em geral, revela flora mista, e a dificuldade de obtenção de escarro, nos lactentes e pré-escolares, limita seu uso. A pesquisa de BAAR e a cultura para BK devem ser realizadas no escarro de crianças maiores e/ou no aspirado de suco gástrico das menores, quando há suspeita de tuberculose.

Métodos diagnósticos rápidos de identificação dos agentes infecciosos virais respiratórios

A identificação de antígenos virais, realizada em secreções colhidas da nasofaringe por meio de *swab* ou lavado nasal, apresenta sensibilidade de mais de 85% para o VSR, adenovírus, parainfluenza e influenzas A e B. Essa identificação é importante, especialmente para indicação de isolamento respiratório e no pequeno grupo de crianças que poderiam ser beneficiadas com a utilização de terapêutica antiviral. O encontro do agente viral não exclui a possibilidade de infecção mista.

Sorologia

As sorologias têm a finalidade de verificar a presença de anticorpos séricos específicos. Vale ressaltar que não são exames necessários para a prática ambulatorial diária do pediatra. Auxiliam nos casos em que há possibilidade de se verificar a presença de IgM específica, como na suspeita de *Mycoplasma* ou de *Chlamydophila*, pois há, respectivamente, técnicas de ELISA para a identificação de IgM anti-*Mycoplasma pneumoniae* e microimunofluorescência (MIF) para a identificação de *Chlamydophila pneumoniae*. Para alguns vírus, é apenas realizada a dosagem de IgG e os resultados só podem ser avaliados tardiamente, após a obtenção de uma segunda amostra de sangue, com intervalo de 10 a 14 dias, mostrando elevações de quatro vezes em relação ao título inicial. O mesmo acontece quando se utiliza a técnica de reação de fixação de complemento para *Mycoplasma pneumoniae*, porém, nesse caso, o encontro na primeira amostra de títulos superiores a 1:80 sugere infecção. Resultados falso-negativos podem ocorrer em lactentes nos primeiros meses de vida, devido à imaturidade imunológica observada nesse período.

Cultura de secreção de orofaringe e nasofaringe

A coincidência entre agentes isolados em hemoculturas e em cultura de material de orofaringe e/ou de nasofaringe costuma ser muito baixa (em torno de 10 a 20%). O diagnóstico é sugerido pelo encontro de um único tipo de bactéria em amostra de boa qualidade, isto é, com mais de 25 polimorfonucleares e menos de 10 células epiteliais por campo. Na população sadia, agentes potencialmente patogênicos para as vias aéreas inferiores podem colonizar as vias aéreas superiores sem causar sintomas, o que torna esse método diagnóstico de pouco auxílio na pesquisa do agente etiológico, não sendo recomendados rotineiramente.

Outros exames

Cultura de aspirado pulmonar – é o método diagnóstico mais específico, com positividade entre 50 e 60%. A punção pulmonar é um procedimento invasivo e, mesmo quando realizada por profissional treinado, apresenta riscos de complicações; portanto, seu uso é limitado apenas para casos especiais (imunodeprimidos e pneumonia intra-hospitalar), não sendo indicado na prática ambulatorial.

Oximetria – a mensuração da saturação periférica de oxigênio da hemoglobina está indicada em todas as crianças que apresentam sinais de insuficiência respiratória: cianose, palidez, taquidispneia, tiragem intercostal, torpor ou irritabilidade. A saturação periférica de oxigênio da hemoglobina igual ou menor que 92% é utilizada como critério de internação e suplementação de oxigênio. A oximetria é um exame disponível em serviços de urgência, para onde devem ser encaminhadas as crianças com PAC que apresentem sinais de insuficiência respiratória.

Além desses exames, são citados outros na literatura, tais como a contraimunoeletroforese, DOT-ELISA, aglutinação das partículas de látex, pesquisa de crioaglutininas ou aglutininas frias e pesquisa de *Bordetella pertussis*, os quais estão disponíveis apenas em serviços especializados.

ABORDAGEM TERAPÊUTICA

Uma vez feita a hipótese diagnóstica de pneumonia, torna-se prioritária a avaliação quanto à viabilidade do tratamento ambulatorial.

Devem ser hospitalizadas as crianças que apresentarem mal estado geral, que estejam desidratadas ou toxemiadas, com sinais de insuficiência respiratória, ou que necessitem de suplementação de oxigênio (quando a saturação periférica de oxigênio for inferior a 92%), as que não tolerarem a medicação por via oral, aquelas que apresentarem sinais clínicos e radiológicos de complicações como acometimento pleural e de pneumotórax, as que tiverem suspeita diagnóstica de pneumonia de aquisição intra-hospitalar ou história recente de sarampo ou varicela, as com doença de base (como anemia falciforme, síndrome nefrótica, imunodeficiências congênitas ou adquiridas, desnutrição grave). Os lactentes com idade inferior a 2 meses também devem ser internados, por se tratar de um grupo no qual incidem agentes etiológicos de alta patogenicidade e por apresentarem evoluções mais complicadas. As crianças que não responderem ao tratamento ambulatorial inicial com antibioticoterapia podem ter indicação de hospitalização.

Além dessas indicações formais para hospitalização, que são baseadas nos riscos relacionados ao quadro clínico e às condições prévias individuais da criança, também devem ser considerados os fatores de risco situacional: tempo de acesso do domicílio ao serviço de saúde maior que 2 horas, inexistência de adulto que se responsabilize pelo tratamento da criança, mãe ou responsável pela criança analfabeto, morte de irmão menor de 5 anos de idade e criança proveniente de microáreas de risco.

Como medidas gerais, no tratamento domiciliar das pneumonias, não devem ser esquecidos:

– o estímulo à hidratação oral, visando também à maior fluidificação das secreções das vias aéreas;
– a manutenção do aleitamento materno;
– a observação da temperatura axilar; o uso de antitérmicos deve restringir-se aos momentos em que a febre estiver atuando como fator de desconforto; a remissão da febre, em geral, está associada à adequação terapêutica;

– o uso de broncodilatadores na vigência de sinais de broncoconstrição (ver drogas e doses no capítulo Asma);
– a identificação e eliminação de fatores desencadeadores ou agravantes;
– fisioterapia respiratória, por meio de vaporizações, inalações, métodos vibratórios como tapotagem e drenagem de decúbito que favoreçam a movimentação de secreções e sua drenagem;
– não são recomendados descongestionantes, anti-histamínicos, expectorantes ou mucolíticos, por não trazerem vantagens terapêuticas.

Diante das dificuldades encontradas na prática para a determinação etiológica das pneumonias agudas na infância, é a análise dos dados epidemiológicos, da história pregressa e atual, do exame físico e dos exames complementares que permite formular a hipótese diagnóstica do agente etiológico, a qual orientará a escolha da droga antimicrobiana a ser instituída inicialmente.

O uso de antibióticos está praticamente sempre indicado, uma vez que a possibilidade da etiologia bacteriana ainda é alta no Brasil.

De maneira geral, como o principal agente etiológico bacteriano das pneumonias na infância é o pneumococo, inicialmente, a antibioticoterapia deve ser feita com betalactâmicos (penicilina cristalina ou procaína, amoxicilina ou ampicilina).

A preocupação com o possível aumento da resistência do pneumococo à penicilina tem sido monitorada em vários centros do mundo. O mecanismo de resistência do pneumococo aos derivados de penicilina é a alteração da proteína ligadora de penicilina, não envolve a produção de betalactamases e pode ser classificada em leve (sem importância clínica), intermediária e absoluta, de acordo com a concentração inibitória mínima (MIC). Em São Paulo, entre 1996 e 2000, 80% das cepas de pneumococos estudadas, *in vitro*, mantinham-se sensíveis à penicilina, 18,3% tinham resistência intermediária e apenas 1,7% das cepas eram resistentes à penicilina. Os antimicrobianos aos quais os pneumococos apresentavam maior sensibilidade *in vitro* foram penicilina, amoxicilina, associação amoxicilina-clavulanato, ceftriaxona e levofloxacino, enquanto a menor sensibilidade foi ao sulfametoxazol-trimetoprima (SMT-TMP). O mesmo estudo encontrou 13,7% de *H. Influenzae* produtores de betalactamase. Todos eram sensíveis *in vitro* à associação amoxicilina-clavulanato, a cefixima, ceftriaxona e quinolonas e a resistência era maior para SMT-TMP e macrolídeos.

É fundamental manter vigilância contínua quanto à resistência bacteriana e sua correlação com a evolução clínica dos processos infecciosos e, até o momento, pode-se resumir que essa resistência não tem interferido na evolução clínica das pneumonias adquiridas na comunidade e a preocupação maior se refere às infecções do sistema nervoso central. A proposta de se iniciar o tratamento das pneumonias adquiridas na comunidade com derivados de penicilina está mantida. A opção pela suspensão da penicilina deve basear-se essencialmente na evolução e a troca do antibiótico, quando clinicamente indicada, deve obedecer preferencialmente à epidemiologia e aos padrões de sensibilidade locais.

A amoxicilina é a droga de escolha para o tratamento das infecções pelo pneumococo e pelos *Haemophilus influenzae* não produtores de betalactamase. Já nas pneumonias causadas pelas cepas de *Haemophilus influenzae* produtoras de betalactamase (possibilidade que deve ser levantada para as crianças que não evoluírem bem com o esquema terapêutico inicial), pode ser utilizada a associação de amoxicilina-clavulanato ou cefalosporinas de espectro ampliado (cefuroxima, cefotaxima, ceftriaxona). É importante lembrar que a adição de droga inibidora da betalactamase não confere cobertura adicional para pneumococo resistente à penicilina, pois este não é o mecanismo de resistência.

Os macrolídeos, apesar de não serem boa opção para o tratamento de cepas de *Haemophilus influenzae* produtoras de betalactamase, são a droga de escolha para o tratamento das pneumonias causadas por *Mycoplasma pneumoniae*, *Chlamydophila pneumoniae*, *Chlamydophila trachomatis* e por pneumococo nos pacientes alérgicos à penicilina.

A cefalexina, assim como o cefaclor, não devem ser utilizadas como opção nas falhas terapêuticas, pois não apresentam espectro de ação melhor que a amoxicilina para pneumococos com resistência parcial à penicilina e cepas de *Haemophilus influenzae* produtoras de betalactamase nem ação melhor que os macrolídeos para *Mycoplasma pneumoniae* e *Chlamydophila pneumoniae*.

Quando houver suspeita de infecção por *Mycoplasma pneumoniae* ou por *Chlamydophila pneumoniae* (crianças maiores de 5 anos), os macrolídeos estão indicados. A terapêutica com eritromicina é muito eficaz e esse medicamento é disponível nas Unidades Básicas de Saúde, no entanto, são comuns quadros de irritabilidade gástrica, com vômitos frequentes. A claritromicina e a azitromicina são opções também eficazes, mais bem toleradas e de mais fácil posologia. Essas drogas são também ativas contra os pneumococos e, portanto, são uma opção no tratamento ambulatorial das pneumonias adquiridas na comunidade em crianças maiores de 5 anos. Nesses casos, a duração do tratamento por via oral é de 14 dias para a claritromicina (15mg/kg/dia) e para a eritromicina (40mg/kg/dia); e de cinco a sete dias para a azitromicina (10mg/kg/dia).

Em resumo, conforme pode ser visto no quadro II-88, a primeira droga de escolha no tratamento ambulatorial das PACs é a amoxicilina ou a penicilina procaína, com

Quadro II-88 – Tratamento ambulatorial da PAC.

Idade	Antibiótico inicial
2 meses-5 anos	Amoxicilina ou penicilina procaína
6-18 anos	Amoxicilina ou penicilina procaína, macrolídeos

Fonte: Diretrizes brasileiras em pneumonia adquirida na comunidade em pediatria, 2007.

exceção das crianças maiores de 5 anos, quando se suspeita de *Mycoplasma pneumoniae* ou de *Chlamydophila pneumoniae*, e nos de lactentes com 3 semanas a 3 meses de vida, quando se pensa em *Chlamydophila trachomatis*. Nesses casos, deve-se iniciar com macrolídeos. Na ocorrência de falha terapêutica, pensando-se em *Haemophilus influenzae* tipo b produtor de betalactamase e de *Haemophilus influenzae* não tipáveis, o tratamento pode ser realizado com a associação amoxicilina com clavulanato (50mg/kg/dia de amoxicilina) ou com cefuroxima (30mg/kg/dia por via oral).

Uma proposta terapêutica alternativa quando o esquema inicial falhar encontra-se resumida no quadro II-89. Esses esquemas baseiam-se nos agentes etiológicos mais frequentes nas diferentes faixas etárias e na sensibilidade antimicrobiana.

Os principais antibióticos e suas dosagens para o tratamento das pneumonias encontram-se na tabela II-15.

A duração do tratamento para a maioria das pneumonias é de 7 a 10 dias, devendo ser mantido pelo menos três a cinco dias após o término da febre. Utilizam-se os antimicrobianos por 10 a 14 dias nas seguintes situações: pneumonia afebril do lactente; pneumonia por *Chlamydophila pneumoniae* e *Chlamydophila trachomatis*; pneumonia intersticial do adolescente; na suspeita de infecção pelo *Haemophilus influenzae*, pelo *Pneumocystis jiroveci* e por *Mycoplasma pneumoniae*.

Situações especiais

Algumas situações especiais merecem ser comentadas, pois, mesmo que extrapolem os limites da abordagem ambulatorial, o pediatra deve estar atento para identificá-las e conduzi-las da melhor forma possível.

• Nos pacientes com derrame pleural, além da punção diagnóstica esvaziadora, alguns parâmetros do líquido pleural sugerem a necessidade de drenagem para a melhor evolução: aspecto macroscópico purulento, bacterioscopia ou cultura positiva para bactérias, pH menor ou igual a 7,2 ou 0,05 inferior ao pH arterial, glicose inferior a 40mg/100ml e concentração de desidrogenase láctica (DHL) superior a 1.000UI/l. O predomínio de linfócitos, associados a níveis de glicose muito baixos, sugere etiologia tuberculosa, que deve ser confirmada por meio da reação de Mantoux,

Quadro II-89 – Etiologia e esquemas terapêuticos inicial e alternativo das pneumonias conforme a frequência de agentes etiológicos por faixa etária.

Faixa etária		Quadro clínico	Etiologia	Esquema terapêutico inicial	Esquema terapêutico alternativo*
Recém-nascido	< 3 dias		Estreptococo do grupo B, gram-negativo (sobretudo *E. coli*)	Penicilina + amicacina ou ampicilina + amicacina	Vancomicina + cefalosporina de 2ª ou 3ª geração
	> 3 dias		*Staphylococcus aureus, Staphylococcus epidermidis* e gram-negativo	Oxacilina + amicacina	Vancomicina + cefalosporina de 2ª ou 3ª geração
1-3 meses (afebril)		Pneumonia afebril	*Chlamydophila trachomatis, Ureaplasma urealyticum, Pneumocystis jiroveci*	Eritromicina ou sulfametoxazol-trimetoprima	Claritromicina
1 mês-2 anos		Pneumonia febril	*Streptococcus pneumoniae, Haemophilus influenzae* tipo b, *Haemophilus influenzae* não tipável, *Staphylococcus aureus*	Amoxicilina ou penicilina	Amoxicilina-clavulanato ou cefuroxima
2-5 anos		Pneumonia	*Streptococcus pneumoniae, Haemophilus influenzae* tipo b, *Haemophilus influenzae* não tipável, *Staphylococcus aureus*	Amoxicilina ou penicilina	Amoxicilina-clavulanato ou cefuroxima
6-18 anos		Pneumonia lobar	*Streptococcus pneumoniae, Haemophilus influenzae* não tipável	Amoxicilina ou penicilina	Amoxicilina-clavulanato ou cefuroxima
		Pneumonia intersticial	*Mycoplasma pneumoniae, Chlamydophila pneumoniae*	Claritromicina	Azitromicina

* Esquema terapêutico alternativo quando existe insucesso com o esquema terapêutico inicial.

Tabela II-15 – Esquema dos principais antibióticos e suas dosagens para o tratamento das pneumonias.

Antibióticos		Dosagem (kg/dia)	Intervalo das doses (horas)	Via de administração
Penicilina	cristalina	50.000-100.000U	4	IV
	procaína	50.000U	12-24	IM
Amoxicilina		50mg	8	VO
Amoxicilina com clavulanato de potássio		50mg	8	VO
Ampicilina		100-200mg	6	VO, IV
Oxacilina		100-200mg	6	IV
Cefuroxima		30mg	12	VO
Ceftazidima		150mg	8	IV
Ceftriaxona		100mg	12	IM, IV
Cefotaxima		50-100mg	6	VO
Eritromicina		40-50mg	6	VO
Claritromicina		15mg	12	VO, IV
Azitromicina		10mg	24	VO
Sulfametoxazol-trimetoprima (*Pneumocystis jiroveci*)		100mg (sulfa)	6	IV
Amicacina		15mg	12	IM, IV
Vancomicina		40mg	6	IV

da pesquisa de bacilo BAAR (e a médio prazo de cultura de BK). Nesses casos, não está indicada a drenagem pleural e o tratamento específico encontra-se descrito no capítulo Tuberculose.

• Na presença de atelectasia na radiografia inicial, é imperiosa a intensificação da fisioterapia respiratória e a monitorização da ausculta pulmonar. Nesses casos, é obrigatório o controle radiológico ao final do tratamento.

• Na suspeita de aspiração de corpo estranho (início abrupto de dispneia, crise de tosse, engasgo, primeira crise de "chiado", pneumonia de repetição), primeiro deve ser feita a radiografia de tórax para definir a suspeita clínica de aspiração. A imagem pode mostrar áreas de atelectasia e pulmão vicariante contralateral. Algumas vezes, as obstruções são pequenas e variáveis e o diagnóstico só será feito com a endoscopia. Isso é mais comum com corpo estranho não radiopaco.

• Nos pacientes nefróticos e com anemia falciforme, mesmo que estejam imunizados contra pneumococo e *Haemophilus influenzae*, segue-se inicialmente o mesmo esquema terapêutico proposto no quadro II-89, de acordo com a faixa etária, lembrando que as crianças com asplenia têm infecções graves, principalmente por pneumococo, *Haemophilus influenzae* e *Salmonella* sp.

• As crianças e adolescentes com Aids sem internação prévia costumam apresentar etiologia semelhante à das crianças sem doença de base, de acordo com a faixa etária. Porém, outras bactérias frequentes são *Staphylococcus aureus*, *Klebsiella*, *Pseudomonas*, *Mycobacterium tuberculosis* e *avium*, além do *Pneumocystis jiroveci* e do citomegalovírus.

• Portadores de imunodeficiência celular, Aids e oncológicos pós-transplante de medula e de órgãos sólidos, que apresentam ao exame radiológico infiltrado intersticial difuso, devem receber, além do esquema acima descrito, a associação sulfametoxazol-trimetoprima (100mg/kg/dia de sulfametoxazol, por via intravenosa, divididos em quatro doses) devido à alta incidência de *Pneumocystis jiroveci* nessas situações.

• Pacientes com quadro radiológico de infiltrado pulmonar localizado e neutropenia aguda são principalmente infectados por agentes gram-negativos, *Pseudomonas aeruginosa* e *Staphylococcus aureus* e, nos portadores de neutropenia crônica em uso de antibioticoterapia, deve-se pensar em fungos.

• Apesar de se acreditar que a etiologia viral esteja direta ou indiretamente envolvida na maioria dos quadros de pneumonia, o uso de drogas antivirais restringe-se a algumas situações clínicas específicas, tais como infecções pelo citomegalovírus nos pacientes transplantados e imunodeprimidos e na pneumonia atribuída ao vírus varicela-zóster.

Controle evolutivo

A periodicidade das reavaliações clínicas deve ser definida com base na faixa etária da criança e na gravidade do quadro inicial. Portanto, quanto menor a criança e/ou maior a gravidade do quadro inicial, mais precoce deve ser o primeiro controle evolutivo.

Em geral, preconiza-se a primeira reavaliação 48 a 72 horas após a introdução da antibioticoterapia. Nesse momento, a piora clínica ou a persistência de febre indica a necessidade de pesquisar como está sendo a adesão ao tratamento, a possibilidade de resistência bacteriana ou de outros agentes etiológicos. A realização de nova radiografia de tórax deve ser pensada caso haja piora do quadro, após eliminadas essas hipóteses anteriores, ou suspeita de complicações como derrame pleural, atelectasias e abscesso pulmonar. Especificamente nos casos com derrame pleural, a febre costuma persistir por tempo prolongado, mesmo que a terapêutica seja efetiva; portanto, nesses casos, o estado geral é o principal parâmetro da evolução.

O controle radiológico, após a melhora clínica, tem indicações questionáveis. Sabe-se que a resolução radiográfica costuma acontecer na maioria dos casos, mas o tempo para que isso ocorra é variável. Grossman et al., em estudo prospectivo realizado no Serviço de Emergência do Hospital Pediátrico e no Centro de Pediatria Comunitária de Maryland (Baltimore), observaram que 20% de 70 crianças tratadas em ambulatório de pneumonia aguda mantinham imagens residuais no controle radiológico realizado entre a terceira e a quarta semanas após o diagnóstico, apesar de estarem assintomáticas. Essas imagens residuais desapareceram em todas as crianças que retornaram para o segundo controle radiológico, realizado após três meses de evolução. Esses autores concluíram que a radiografia de tórax de controle pós-pneumonia aguda não é obrigatória, e essa conduta atualmente está confirmada nas Diretrizes Brasileiras em pneumonia adquirida na comunidade (2007), a não ser que haja manifestações clínicas persistentes ou complicações como atelectasias, pneumotórax, derrame pleural e pneumatoceles.

Os espessamentos pleurais residuais e as pneumatoceles geralmente desaparecem nos primeiros seis meses após o início do quadro pulmonar e não indicam atividade infecciosa.

Outras situações podem estar associadas ao quadro pneumônico levando à persistência de sinais, sintomas e/ou alterações radiológicas. Entre essas devem ser lembradas aspirações habituais (doença do refluxo gastroesofágico, incoordenação da deglutição, fístulas, comunicação laringotraqueoesofágica), aspirações acidentais (corpo estranho, agentes químicos, gases tóxicos), asma, tuberculose, fibrose cística, imunodeficiências congênitas,

Aids, parasitoses de ciclo pulmonar, hemossiderose pulmonar, discinesia ciliar, malformações do trato respiratório, aspergilose, edema pulmonar e colagenoses.

Cabe ao pediatra, por meio da história, dos antecedentes pessoais, dos achados radiológicos e evolutivos, priorizar algumas dessas situações para dar continuidade à investigação diagnóstica nos quadros que se cronificam.

Profilaxia

A importância das pneumonias agudas na morbimortalidade infantil nos países em desenvolvimento é indiscutível; assim sendo, preconizam-se medidas gerais e específicas para minimizar esse fato.

Entre as medidas gerais incluem-se:

- incentivar o acompanhamento pré-natal, visando diminuir a incidência de prematuros e de recém-nascidos com baixo peso;
- incentivar o aleitamento materno que, além de garantir as necessidades nutricionais do primeiro semestre de vida, atua como fator de proteção na mucosa da orofaringe;
- garantir cobertura vacinal para todos os lactentes (contra *Haemophilus influenzae* tipo b, tuberculose, difteria, coqueluche, sarampo, poliomielite);
- melhorar as condições de vida das populações;
- diminuir o risco de exposição a agentes agressores das vias aéreas como poluição atmosférica e fumo;
- garantir acesso ao atendimento médico-ambulatorial adequado a todas as crianças portadoras de infecções respiratórias e hospitalização para os casos graves.

As medidas profiláticas específicas que se baseiam na ampliação da cobertura vacinal estão detalhadas nos capítulos Imunizações I e II.

Recentemente, o anticorpo monoclonal antivírus sincicial respiratório (palivizumabe) passou a ser indicado para lactentes com riscos específicos quanto à possibilidade de apresentarem pior evolução em quadro de bronquiolite. Os detalhes sobre esse recurso profilático encontram-se no capítulo Imunizações II (vacinas não incluídas no calendário básico).

Impacto das vacinas na redução da prevalência e incidência das pneumonias agudas

Existem vários estudos no mundo que avaliam a redução dos casos de pneumonia na infância a partir da utilização rotineira das vacinas antipneumocócica e *Haemophilus*

influenzae. Dessas duas, a última já está inserida no calendário básico de vacinação e disponível para toda a população. Quanto à antipneumocócica, ainda se encontra em estudo a universalização do seu uso pelos serviços públicos. Atualmente, está disponível para os pacientes de maior risco para pneumonias, conforme está descrito no capítulo Imunizações II.

BIBLIOGRAFIA

1. Bourroul MLM, Coccozza AM, Bricks LF. Pneumonias agudas. In: Sucupira ACSL, Bricks LF, Kobinger MEBA, Saito MI, Zuccolotto SMC. Pediatria em consultório. 4ª ed. São Paulo: Sarvier; 2000.p.294. • 2. Bricks LF, Berezin E. Impact of pneumococcal conjugate vaccine on the prevention of invasive pneumococcal diseases. J Pediatr (Rio J) 2006;82(Suppl 3):567. • 3. Carvalho MN, Souza-Marques HH. Recomendações da Sociedade Brasileira de Pediatria para antibioticoterapia em crianças e adolescentes com pneumonia comunitária. Rev Panam Salud Publica 2004;15:380. • 4. DATASUS. http://tabnet.datasus.gov.br/cgi/deftohtm.exe?sim/cnv/obtuf.def. Acessado em 15 dez 2008. • 5. DATASUS. http://tabnet.datasus.gov.br/CGI/deftohtm.exe?sih/cnv/mrbr.def. Acessado em 15 dez 2008. • 6. De Andrade ALSS, Silva AS, Martelli CMT, Oliveira RM, Morias Neto OL, Siqueira Jr JB et al. Population-based surveillance of pediatric pneumonia: use of spatial analysis in an urban area of Central Brazil. Rio de Janeiro: Cad Saúde Pública 2004;20:411. • 7. Diretrizes Brasileiras em Pneumonia Adquirida na Comunidade em Pediatria – 2007. J Brás Pneumol 2007;33(Suppl 1):S31. • 8. Grossman KL, Wald ER, Nair P, Papiez J. Roentgenographic follow up of acute pneumonie in children. Pediatrics 1979;63:1979. • 9. Monteiro CA, Benicio MHDA. Estudo das condições de saúde das crianças do Município de São Paulo, SP (Brasil), 1984/1985. VI. Doença respiratória. Rev Saúde Pública 1987;21:380. • 10. Rodrigues JC, Silva Filho LVR, Bush A. Diagnóstico etiológico das pneumonias – uma visão crítica. J Pediatr (Rio J) 2002;78(Suppl 2):S129. • 11. Rodrigues JC, Silva Filho LVR. Pneumonias agudas adquiridas na comunidade. In: Rodrigues JR, Adde FV, Silva Filho LVF (eds.). Doenças respiratórias. São Paulo: Manole; 2008.p.264. • 12. Secretaria Municipal da Saúde de São Paulo. Centro de Epidemiologia e Informação (CEInfo) – Programa de aprimoramento de informações de mortalidade (PROAIM) http://portal.prefeitura.sp.gov.br/secretarias/saude/tabnet. Acessado em 15 dez 2008. • 13. Secretaria Municipal da Saúde de São Paulo. Centro de Epidemiologia e Informação (CEInfo) – Progama de aprimoramento de informações de mortalidade (PROAIM). http://portal.prefeitura.sp.gov.br/secretarias/saude/tabnet/0017. Acessado em 15 dez 2008. • 14. Stein RT, Marosca PJ. Community-acquired pneumonia: a review and recent advances. Pediatr Pneumol 2007;42:1095. • 15. Vieira SE, Stewien KE, Queiroz DA, Durigton EL et al. Clinical patterns and seasonal trends in respiratory syncicial vírus hospitalizations in São Paulo, Brazil. Rev Inst Med Trop São Paulo. 2001;43:125. • 16. Willians BG, Gouwns E, Boschi-Pinto C, Bryce J, Dye C. Estimates of world distribution of child death from acute respiratory infections. Lancet Infect Dis 2002;2:25.

39 PNEUMONIAS RECORRENTES

CAPÍTULO

Silmar Gannam
Denise Ballester

Pneumonia é causa frequente de morbidade e internação em crianças. A estimativa mundial de incidência anual de pneumonias adquiridas na comunidade (PAC) é de 4% em crianças com menos de 5 anos de idade, 2% nas com idade entre 5 e 9 anos e de 1% nos adolescentes, destas, 7 a 13% necessitam de internação. Nos Estados Unidos da América e na Europa, a incidência anual de PAC em crianças menores de 5 anos é de 34 a 40/1.000 crianças e diminui para 7/1.000 em adolescentes. A mortalidade por pneumonia em países desenvolvidos é baixa, < 1/1.000 crianças/ano. Já nos países em desenvolvimento, a morbimortalidade por PAC é muito maior. Dessas crianças, apenas um pequeno grupo irá apresentar pneumonias recorrentes.

No Brasil, desconhece-se a incidência anual de PAC na infância. Analisando-se os dados de mortalidade, no período entre 2001 e 2005, constata-se que a pneumonia foi em média a causa básica de óbito em cerca de 11% dos óbitos de crianças na faixa etária entre 28 dias e 11 meses e de 11% dos óbitos daquelas entre 1 e 4 anos. Nesse mesmo período, a pneumonia motivou em média 21% das internações em lactentes menores de 1 ano de idade e de 25% das crianças entre 1 e 4 anos de idade.

Em relação às pneumonias recorrentes, existem poucos estudos na literatura que buscam analisar as causas de base para que esse evento ocorra. Na sua grande maioria, as publicações são de crianças internadas em hospitais terciários e, em especial, em países desenvolvidos.

Na maioria dos estudos, cerca de 15 a 20% dos casos de pneumonias recorrentes ficam sem etiologia definida. Também, não são encontrados dados sociodemográficos da população estudada nem analisados os fatores de risco associados às condições de vida dessas crianças com pneumonias recorrentes. Nesse contexto e partindo-se do conhecimento sobre os fatores de risco associados à morbimortalidade por PAC nos países em desenvolvimento, pode-se inferir que esses fatores devem estar, de maneira significativa, favorecendo a recorrência da pneumonia, até que estudos comprovem ou afastem essa hipótese.

Portanto, além de fatores individuais como desnutrição, baixa idade, presença de sibilância e comorbidades, outras condições como baixo peso ao nascimento, desmame precoce, esquema vacinal incompleto, permanência em creche (por vezes com condições precárias de ventilação e cuidados), condições sociais e ambientais precárias, representadas por aglomeração de pessoas em ambiente pequeno e pouco ventilado, exposição à fumaça de cigarro e menor acesso aos serviços de saúde estão associadas à maior morbimortalidade por PAC e, provavelmente, por pneumonia recorrente.

Apesar de a queixa de pneumonias recorrentes não ser rara no atendimento ambulatorial em pediatria, a confirmação desse diagnóstico é infrequente. As pneumonias recorrentes confirmadas são eventos incomuns, mas quando presentes apresentam etiologia diversificada e gravidade bastante variada. Em um estudo em hospital terciário no Canadá, Owayed et al. mostraram que 92% das crianças com pneumonia recorrente apresentavam uma doença de base diagnosticada antes da recorrência de pneumonia, ou seja, a criança já tinha um diagnóstico de alguma doença como asma, fibrose cística ou distúrbio da deglutição, entre outros, antes mesmo de evoluir com pneumonias recorrentes. Esses fatos sugerem que é fundamental o acompanhamento clínico ambulatorial cuidadoso para uma abordagem racional, para diagnosticar doenças potencialmente graves, identificar os fatores de risco para sua recorrência e, ao mesmo tempo, evitar iatrogenia decorrente de investigações excessivas. Além disso, é importante que o pediatra geral saiba o momento de solicitar a avaliação do especialista para evitar encaminhamentos precoces e desnecessários. A criança deve ser encaminhada após o diagnóstico de doenças específicas como, por exemplo, a fibrose cística ou para prosseguir na investigação diagnóstica de doenças mais raras.

DEFINIÇÕES

Não existe consenso, entretanto atualmente as definições mais utilizadas são:

Pneumonia aguda – definida como afecção do trato respiratório inferior, geralmente de origem infecciosa, de início agudo, e que evolui para a cura clínica em até quatro semanas.

Pneumonias recorrentes ou pneumonia de repetição – definida pela maioria dos autores como a presença de dois ou mais episódios de pneumonia em um ano ou três ou mais episódios durante qualquer período, com resolução completa das pneumonias entre os episódios.

Pneumonia crônica ou persistente – definida pela persistência da alteração radiológica por tempo maior que o esperado. Esse tempo varia de acordo com o agente etiológico: duas a três semanas para o vírus sincicial respiratório e o parainfluenza, seis a oito semanas para o pneumococo e até 12 meses para o adenovírus. Como a determinação do agente etiológico nem sempre é possível, alguns autores sugerem o limite de três meses para a resolução radiológica. Esse é um diagnóstico diferencial de pneumonia de repetição.

Falsa pneumonia recorrente ou falsa pneumonia de repetição – definida pelos autores deste capítulo como a queixa de vários episódios de pneumonia aguda tratados com antibióticos, para os quais não é possível confirmar o diagnóstico de pneumonias recorrentes pela história, exame físico, análise de radiografias e evolução ambulatorial.

ABORDAGEM DIAGNÓSTICA

O primeiro passo diante da queixa de pneumonias recorrentes é definir se a criança apresenta mesmo esse diagnóstico ou se se trata de falsa pneumonia recorrente. Na prática, muitas vezes esse é um diagnóstico diferencial desafiador, porque existem muitos fatores que levam à confusão diagnóstica:

- Lactentes e pré-escolares com crises de sibilância podem apresentar quadro clínico semelhante ao de pneumonia, inclusive com alterações radiológicas como atelectasias e edema peri-hilar, que podem prejudicar a diferenciação. Muitas crises de sibilância são desencadeadas por infecções de vias aéreas superiores (IVAS), com febre e prostração, dificultando ainda mais o diagnóstico diferencial.
- Não são infrequentes diagnósticos de "princípio, início ou começo de pneumonia" e "catarro no peito", nos quais quadros prolongados de tosse e febre muitas vezes levam o médico a prescrever antibióticos. Nesses casos, episódios de IVAS podem ser interpretados como pneumonias, principalmente quando não são realizadas radiografias ou quando essas apresentam técnica inadequada. Como a incidência de IVAS em crianças saudáveis é alta, estimada em seis a oito episódios por ano na faixa etária entre 6 meses e 5 anos de idade, com pico de maior incidência entre os 9 e os 18 meses, pode supor-se que, em algumas crianças, esses diagnósticos imprecisos levem a família a procurar investigação para a recorrência das pneumonias, as quais, de fato, não ocorreram (falsa pneumonia recorrente).
- Apesar da importância da comprovação radiológica para a confirmação do diagnóstico de pneumonias recorrentes, radiografias de tórax nem sempre são obtidas em todas as crianças com suspeita de pneumo-

nia. Nas pneumonias não complicadas, não é necessária a realização de radiografia de controle e, mesmo que essa seja realizada, a variação da técnica utilizada pode prejudicar a interpretação e a comparação das radiografias seriadas, dificultando tanto a confirmação diagnóstica como o diagnóstico diferencial de pneumonia crônica.

Assim, para o diagnóstico de pneumonias recorrentes, é imprescindível a realização de anamnese detalhada, com ênfase na cronologia dos eventos, de exame físico minucioso, de revisão das radiografias de tórax realizadas e de seguimento ambulatorial adequado.

ANAMNESE

Como em todas as queixas pediátricas, uma história completa é essencial. Na suspeita de pneumonia de repetição, algumas informações devem ser obtidas com detalhes.

Caracterização dos episódios de pneumonia

Não são informações fáceis de conseguir, porém importantes e muitas vezes requerem algumas consultas para obtê-las.

Época do primeiro episódio de pneumonia – a idade da criança por ocasião do primeiro episódio pode ser útil na identificação do diagnóstico etiológico, pois quanto mais precoce for o primeiro episódio, maior a possibilidade de doenças congênitas ou hereditárias. Também é importante saber a gravidade dessa primeira pneumonia, que pode sugerir, por exemplo, quando associada a outros dados clínicos, o quadro de bronquiectasia adquirida.

Outros episódios de pneumonia – os sintomas que a criança apresentava quando era levada ao médico devem ser recuperados com a família. Detalhar a sequência de eventos como tosse, falta de ar, sibilância, febre, perda de peso e acometimento sistêmico. Perguntar para a família o que o médico dizia para justificar os sintomas apresentados pela criança em cada episódio de adoecimento: "começo de pneumonia"? "catarro no peito"? "gripe forte"? "pneumonia"?

Tratamentos realizados – após o diagnóstico de cada episódio, é importante saber qual foi a conduta terapêutica proposta: necessidade de internação (enfermaria ou UTI), uso de oxigenoterapia, antibiótico prescrito, duração do tratamento e drenagem de derrame pleural. Todos esses dados permitem avaliar a gravidade do quadro respiratório apresentado em cada episódio, mas não necessariamente confirmar a presença de pneumonia, se não houver comprovação radiológica evidente, exceto nos casos de derrame pleural drenado ou puncionado, em que o relato de história é suficiente para o diagnóstico de pneumonia aguda. Muitas internações são indicadas pela gravidade do quadro de insuficiência respiratória relacionado à crise de sibilância compatível com asma, no qual, apesar da dúvida radiológica e clínica quanto à existência de broncopneumonia associada, resolve-se acrescentar antibioticoterapia ao tratamento, assumindo-se uma possibilidade diagnóstica não confirmada.

História de possível aspiração de corpo estranho – perguntar se a criança apresentou tosse, ficou cianótica ou com dificuldade respiratória após colocar algum objeto na boca ou durante a alimentação e averiguar a cronologia desde evento e o início dos sintomas que levaram aos diagnósticos de pneumonia. Sabe-se que em apenas 50% dos casos de aspiração de corpo estranho consegue-se recuperar essa informação na história.

Análise de exames anteriores – algumas vezes, a família traz na primeira consulta uma pasta com as radiografias de tórax realizadas ao longo do tempo, receitas datadas com as prescrições das medicações e relatórios de alta hospitalar. A análise de todo esse material, associada aos dados clínicos descritos pelos pais, facilita o início da abordagem diagnóstica da criança. Quando isso não ocorre, deve-se solicitar à família que traga todas as radiografias de tórax anteriores para que sejam avaliadas.

Caracterização dos períodos entre as pneumonias

O aparecimento de sintomas respiratórios quando a criança é exposta a determinados agentes como pó, fumaça de cigarro, poeira ou mudança de temperatura pode sugerir associação entre os quadros de pneumonias e asma.

Perguntar se a criança apresenta crises de tosse com expectoração espessa abundante, principalmente pela manhã, e/ou hemoptise que podem indicar bronquiectasia.

Episódios de tosse que ocorrem sistematicamente durante a alimentação podem sugerir relação entre pneumonias recorrentes e síndromes aspirativas.

Vômitos ou regurgitações frequentes no primeiro ano de vida isoladamente não são sintomas suficientes para confirmar uma associação entre pneumonias recorrentes e DRGE (ver capítulo Doença do refluxo gastroesofágico").

A presença de fezes volumosa ou de fezes com características diarreicas de caráter crônico e de baixo ganho pondoestatural pode ser decorrente de má absorção intestinal, a qual, associada à história de pneumonias recorrentes, sugere o diagnóstico de fibrose cística.

Hipótese da família para o quadro de pneumonia de repetição

Em algum momento da primeira consulta é importante saber a explicação da família para os episódios de pneumonias apresentados pela criança, pois isso pode facilitar a tranquilização dos pais, evitando cuidados excessivos e desnecessários com a criança, além de favorecer a programação terapêutica e diagnóstica do médico em conjunto com a família.

Antecedentes pessoais

A presença de sintomas como espirros frequentes, prurido e obstrução nasal ou referência a episódios anteriores de crise de sibilância podem sugerir o diagnóstico de rinite alérgica e asma, respectivamente.

Também é importante verificar o teste de triagem neonatal (teste do pezinho) para descartar anemia falciforme, uma vez que a autoesplenectomia predispõe à pneumonia recorrente.

Antecedentes perinatais – a ocorrência de prematuridade, baixo peso ao nascer, presença de infecção perinatal, necessidade de oxigenoterapia e/ou de ventilação mecânica sugere um pulmão imaturo e agredido precocemente, o que pode determinar sintomas pulmonares recorrentes nos primeiros anos de vida, que costumam regredir com o crescimento da criança, como no caso de broncodisplasia.

Desenvolvimento neuropsicomotor (DNPM) – o conhecimento do DNPM da criança é fundamental, pois os casos de atraso, de etiologias e gravidade variadas, costumam associar-se a distúrbios de deglutição e, consequentemente, síndromes aspirativas, as quais, por sua vez, podem favorecer o estabelecimento de pneumonias recorrentes.

Imunização – é importante saber se a criança está com a imunização básica atualizada e, no caso daquela com pneumonias recorrentes, se recebeu vacinas especificamente contra a coqueluche, o hemófilo tipo b e o sarampo. Como no Brasil as vacinas antipneumocócicas e contra o vírus influenza não são de acesso universal, são poucas as crianças cujas famílias dispõem de poder aquisitivo para complementar o esquema básico de imunização com essas vacinas, adquirindo-as em clínicas particulares. Entretanto, crianças com doenças de base que favoreçam infecções (incluindo as pneumonias) têm acesso a uma série de vacinas especiais que não estão no calendário básico, nos Centros de Referência para Imunobiológicos Especiais (CRIE) do Sistema Único de Saúde.

Doenças anteriores – infecções recorrentes, internações pregressas por quadros infecciosos graves (sepse) ou epidemiologia para HIV podem sugerir imunodeficiência como causa das pneumonias recorrentes.

Alimentação pregressa e atual – é importante saber se há ou houve aleitamento materno exclusivo ou predominantemente prolongado, pois é um reconhecido fator protetor contra pneumonias no primeiro ano de vida.

Em relação à alimentação atual, é importante verificar se está adequada para a idade ou não, de modo a identificar problemas que possam favorecer o aparecimento de desnutrição, anemia ferropriva ou ferropenia, situações clínicas que comprometem a imunidade da criança, favorecendo a instalação de infecções.

Antecedentes mórbidos familiares

Verificar se existem antecedentes nos familiares próximos (pais e irmãos) de asma, rinite alérgica ou dermatite atópica. Investigar se existem pessoas com tuberculose na família e se a criança teve contato com elas. A história de doença pulmonar crônica na família, como a fibrose cística, também auxilia na elucidação diagnóstica. Deve-se pensar em imunodeficiência quando houver história na família de doença do sistema imunológico, infecções recorrentes graves, antecedentes de óbitos precoces e inexplicáveis, entre outros. Doença falciforme aumenta a frequência de pneumonias e, portanto, deve-se perguntar se existem casos na família.

Condições de vida

Para analisar o processo saúde-doença de uma criança com quadro de pneumonias recorrentes confirmado, não basta tentar encontrar ou afastar doença orgânica. É, também, fundamental obter informações sobre as condições de vida da criança e sua família e seus hábitos.

Assim, deve-se buscar conhecer as condições de habitação, número de cômodos e número de pessoas no domicílio para avaliar a possibilidade de aglomeração em lugar pequeno e mal ventilado. Informar-se sobre a presença de saneamento básico (água tratada, rede de esgoto e coleta regular de lixo) e acesso a serviços de saúde. Além de verificar se a criança frequenta creche e desde quando. Condições essas que podem favorecer a morbidade da criança.

Deve-se, também, verificar a presença de tabagismo entre os familiares que moram no domicílio, por ser um fator de risco tanto para estabelecimento como agravamento de infecções respiratórias.

Saber quem é responsável pelo cuidado diário da criança; conhecer a escolaridade e a ocupação dos pais e a renda familiar auxiliam a compreender os problemas da família e a compartilhar com eles o plano terapêutico.

EXAME FÍSICO

Assim como a anamnese, o exame físico adequado é fundamental na avaliação da criança com suspeita de pneumonia recorrente, com especial ênfase em:

Estado nutricional e crescimento

A desnutrição energético-proteica pode tanto ser um fator contribuinte para a recorrência de pneumonias, quanto um sintoma associado à doença de base. Em outras palavras, uma criança com desnutrição primária pode apresentar pneumonias de repetição pela imunodeficiência que acompanha essa situação clínica, assim como um paciente com fibrose cística (ou outras doenças) pode apresentar, como sintoma associado às pneumonias recorrentes, a desnutrição. Assim, deve-se verificar por meio da aferição do peso e da estatura o padrão de crescimento da criança e se houve desaceleração das curvas de crescimento.

Sinais de atopia

Deve-se observar a presença de sinais de atopia como: prega nos olhos, eczema, xerodermia, mucosa nasal pálida.

Sinais de dismorfia

Algumas doenças genéticas apresentam maior prevalência de alterações anatômicas-estruturais, enquanto outras cursam com imunodeficiência, o que pode contribuir para a recorrência de pneumonias. Como exemplo, a trissomia do cromossomo 21, que pode cursar com alterações anatômicas tanto das vias áreas como cardíacas, as quais predispõem a infecções pulmonares, além de apresentar certo comprometimento imunológico.

Avaliação cardiorrespiratória

O aumento do diâmetro anteroposterior do tórax, assim como a presença de baqueteamento digital, é sinal de comprometimento crônico pulmonar. A presença de desconforto respiratório e o uso de musculatura acessória indicam insuficiência respiratória.

Avaliação respiratória – contar a frequência respiratória, buscar, por meio da ausculta pulmonar, se há algum segmento acometido e correlacionar esse dado com a clínica e os exames radiológicos.

Avaliação cardiocirculatória – aferir a pressão arterial, avaliar a frequência cardíaca, palpar os pulsos, identificar o *ictus*, buscar a presença de sopros ou outras alterações que possam ter correlação com a clínica e com os exames radiológicos. Cardiopatias podem levar a aumento das câmaras cardíacas ou a alterações dos vasos da base que podem comprimir a árvore traqueobrônquica e predispor a infecções pulmonares. Dextrocardia ocorre em 50% dos pacientes com síndrome da dismotilidade ciliar e essa associação recebe o nome de síndrome de Kartagener, que se caracteriza por infecções de repetição das vias aéreas.

AVALIAÇÃO RADIOLÓGICA

Toda criança com suspeita de pneumonia recorrente precisa realizar radiografias de tórax com incidências anteroposterior e lateral, de preferência quando o paciente estiver assintomático. Além disso, todas as radiografias anteriores devem ser revistas para analisar se existe imagem sugestiva de pneumonia, se ela ocorre em algum local preferencial ou se existe uma variação na localização em cada episódio.

CONFIRMAÇÃO DIAGNÓSTICA

Essa avaliação inicial completa permite a confirmação ou não da hipótese de pneumonias recorrentes.

O diagnóstico de pneumonias recorrentes é confirmado nos casos em que a história e o exame físico são compatíveis e a avaliação radiológica evidencia imagens nítidas de broncopneumonia ou consolidação pulmonar em duas ou mais ocasiões em um ano ou em três ou mais ocasiões em qualquer período. As alterações radiológicas podem ser:

1. em regiões diferentes do pulmão, evidenciando resolução total da pneumonia anterior e dispensando, dessa forma, uma radiografia normal entre os episódios; ou
2. ser no mesmo local do pulmão e, nesse caso, deve haver obrigatoriamente uma radiografia normal entre os quadros de pneumonia, mostrando resolução total entre os episódios.

SEGUIMENTO AMBULATORIAL

Na maioria das crianças com queixa de pneumonias recorrentes, não se confirma esse diagnóstico pela história, exame físico e análise de radiografias. São as falsas pneumonias recorrentes, geralmente representadas por lactentes e pré-escolares com quadros de sibilância acompanhados por febre e história de vários "começos de pneumonia" e cujas radiografias não mostram foco evidente de broncopneumonia (como broncograma aéreo) ou de condensação pulmonar. Essa hipótese deve ser esclarecida para a família e a conduta é de seguimento ambulatorial com monitoramento dos quadros respiratórios agudos por no mínimo 12 meses.

Confirmado o diagnóstico de pneumonias recorrentes, o seguimento ambulatorial adequado deve ser iniciado.

Em um primeiro momento, os fatores de risco individuais e socioeconômicos identificados na história e exame físico devem ser listados de modo que o pediatra não perca o foco do grau de vulnerabilidade social e/ou de outra natureza que aquela determinada criança com pneumonias recorrentes apresenta.

Em seguida, é importante ressaltar, em nosso meio, a necessidade de o pediatra conhecer o estado nutricional da criança, não só por referência à presença ou não de desnutrição proteico-calórica, como em relação a outras carências nutricionais como ferropenia e/ou anemia ferropriva, de alta prevalência em nosso meio – cerca de 50% das crianças menores de 5 anos de idade apresentam algum grau de anemia ferropriva. Assim, há necessidade

da solicitação do hemograma completo e reticulócitos no início da investigação. Se ao hemograma estiver presente também eosinofilia, pode-se pensar em manifestação de atopia, se a história for compatível, ou em infecção por helmintos intestinais ou por *T. canis*.

Identificada a presença de anemia ferropriva, deve-se iniciar imediatamente seu tratamento como uma medida importante na abordagem da criança com pneumonia de repetição, visto que essa condição aumenta a suscetibilidade às infecções. Nos locais onde as parasitoses intestinais forem de alta prevalência e/ou se houver eosinofilia ao hemograma, recomenda-se solicitar três amostras de protoparasitológicos de fezes ou instituir medicação anti-helmíntica empírica. Com essa última medida, se a síndrome de Löffler por helmintos intestinais estiver presente, será devidamente tratada, na maioria dos casos.

Em relação à imunização, é de fundamental importância que as crianças com pneumonias recorrentes confirmadas e que preencham as indicações dos Centros de Referência para Imunobiológicos Especiais (CRIE) do Ministério da Saúde sejam encaminhadas para receber as vacinas que não constam do calendário básico, como as antipneumocócicas, as contra a influenza, entre outras. Ver relação completa de indicações/tipo de vacina no capítulo Pneumonias adquiridas na comunidade e detalhes no capítulo Imunização II – Vacinas não incluídas no Calendário Básico.

Assim, a partir dessa abordagem geral para toda criança com pneumonias recorrentes, é necessário o estabelecimento de critérios de prioridade para outras investigações laboratoriais e exames de imagem, pois uma abordagem indiscriminada pode ser inadequada, desnecessária e muitas vezes iatrogênica, causando prejuízos para a criança e para a família.

A figura II-22 descreve um algoritmo para o seguimento inicial das pneumonias recorrentes. Uma vez confirmado o diagnóstico de pneumonia de repetição, o próximo passo é estabelecer se as pneumonias ocorrem sempre na mesma região do pulmão ou em regiões variadas.

Quando as pneumonias são fixas, ou seja, ocorrem no mesmo lugar do pulmão, a causa pode estar relacionada com obstrução brônquica intraluminal, obstrução brônquica extraluminal ou anomalias estruturais da árvore brônquica, como mostrado no quadro II-90. Os casos em que as pneumonias acometem regiões variadas do pulmão apresentam uma gama extensa de diagnósticos etiológicos possíveis, destacando-se: asma, síndromes aspirativas, doenças cardíacas e fibrose cística, como descrita no quadro II-91.

PNEUMONIAS RECORRENTES DE LOCALIZAÇÃO FIXA

Após a confirmação desse diagnóstico, é necessária uma investigação para a elucidação etiológica (Fig. II-22).

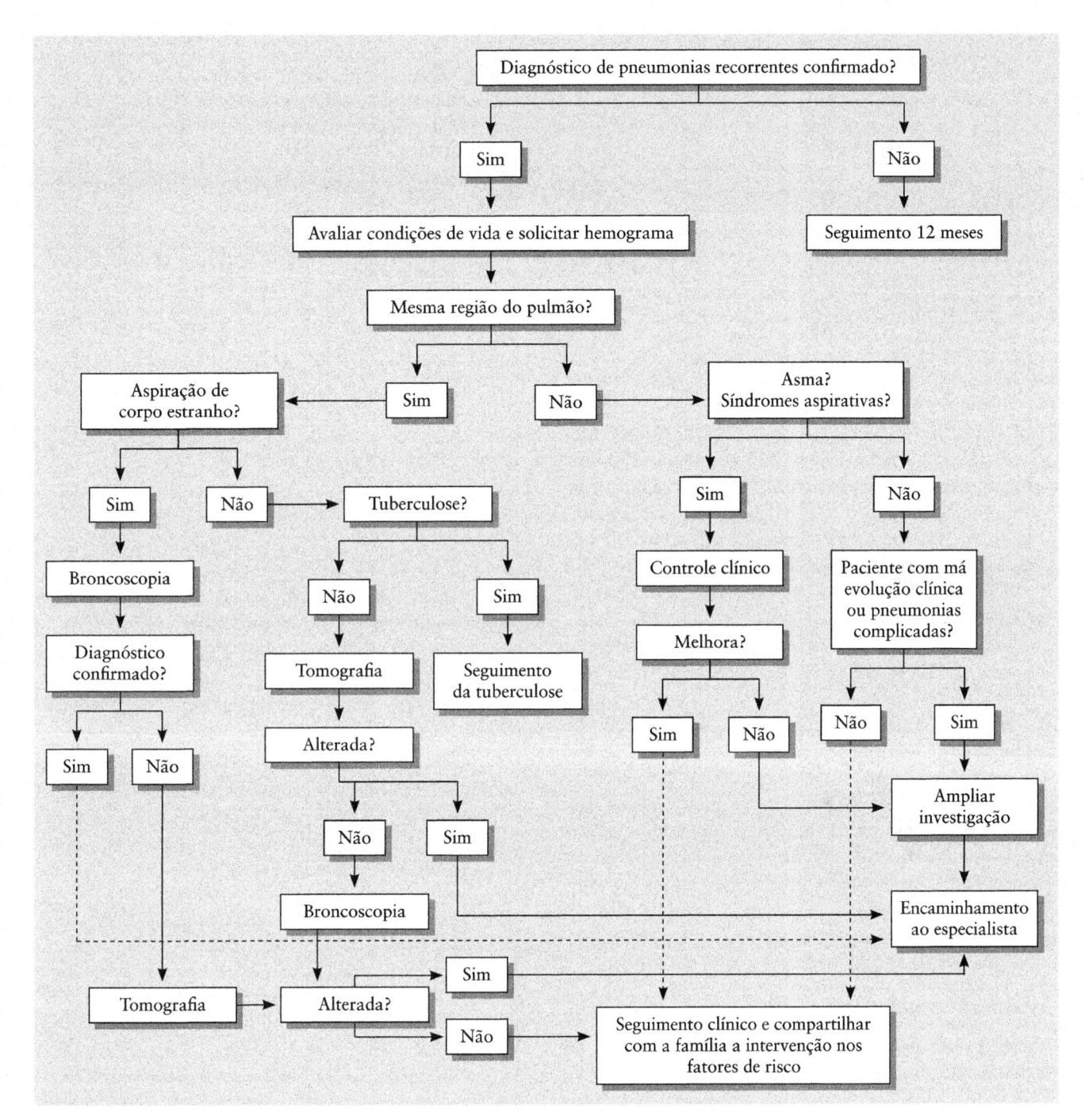

Figura II-22 – Algoritmo de seguimento de crianças com diagnóstico de pneumonias recorrentes.

Quando houver suspeita de aspiração de corpo estranho, deve-se iniciar a investigação com broncoscopia. Se essa estiver normal, realiza-se tomografia computadorizada de tórax (TCT). Se a TCT estiver alterada, deve-se encaminhar a criança para o pneumologista, e se estiver normal, recomenda-se observar a evolução.

Nos casos em que não houver evidência de aspiração de corpo estranho, deve-se pensar, em primeiro lugar, na possibilidade de tuberculose (ver capítulo Tuberculose). Se não for confirmado o diagnóstico de tuberculose, solicita-se a TCT:

– se estiver alterada, encaminha-se a criança para o pneumologista;
– se estiver normal, solicita-se a broncoscopia que, mostrando-se alterada, indica a necessidade de atendimento especializado. Porém, se a broncoscopia estiver normal, recomenda-se seguimento clínico.

Atualmente existem diversos tipos de tomografia: convencional, de alta resolução (ou de cortes finos), helicoidal, por feixe de elétrons, dentre outras. Cada uma com indicações específicas. Na investigação inicial das

Quadro II-90 – Principais causas de pneumonias recorrentes de localização fixa.

Obstrução intraluminal	Anomalias estruturais dos brônquios
Corpo estranho	Estenose ou atresia bronquial
Tumores brônquicos	Bronquiectasia adquirida ou congênita
Pseudotumor inflamatório	Malformações congênitas
Broncolitíase	Broncomalacia
Obstrução extrínseca	Cisto broncogênico
Adenomegalias	Sequestro pulmonar
Sarcoidose	Malformação adenomatoide cística
Tumores mediastinais	*Bronchus suis*
Malformações vasculares	

pneumonias recorrentes, dependendo da suspeita clínica, são utilizadas a TCT convencional ou a de alta resolução. A diferença entre as duas é quanto à resolução da imagem, sendo que a de alta resolução permite cortes mais finos (até 0,25mm). Para a avaliação do mediastino e do parênquima pulmonar, recomenda-se a tomografia convencional, enquanto para a avaliação da árvore brônquica e do interstício recomenda-se a tomografia de alta resolução, uma vez que é necessário diferenciar estruturas de 5 a 10mm.

Assim, nas pneumonias recorrentes de localização fixa, quando há suspeita de acometimento da árvore brônquica (bronquiectasia, por exemplo), deve-se iniciar a investigação com TCT de alta resolução. Quando não for possível a realização desse exame, pode-se optar pela realização da TCT convencional, pois ela mostra alterações ou indícios que sugerem alterações intersticiais ou da árvore brônquica na maioria dos casos. Nos outros casos, quando não há suspeita claramente definida ou quando essa é de que haja acometimento parenquimatoso ou mediastinal, deve-se realizar a TCT convencional.

A seguir, descrevem-se as causas de pneumonias recorrentes de localização fixa.

Obstrução intraluminal

Aspiração de corpo estranho – é a principal causa de obstrução intraluminal em criança.

A maioria dos corpos estranhos impacta no brônquio-fonte direito, porque esse é um pouco maior e apresenta angulação menos aguda que o esquerdo. A presença de corpo estranho obstruindo a luz do brônquio altera os mecanismos de defesa do pulmão, levando ao acúmulo de secreção e ao aumento da colonização bacteriana. Quando o corpo estranho não é removido, ocorre infecção, que pode repetir-se e levar à destruição parenquimatosa e até à bronquiectasia.

Apesar de acometer crianças de qualquer idade, predomina naquelas de 6 meses a 5 anos de idade, sendo que 96% dos casos ocorrem em crianças com menos de 10 anos. Menos de 50% dos pacientes com aspiração de corpo estranho evoluem com a tríade clássica: episódio agudo de engasgo, seguido de tosse e sibilância.

Radiografias de tórax podem ser úteis, uma vez que objetos radiopacos podem ser visualizados. Outros sinais indiretos de aspiração de corpo estranho incluem: atelectasia e hiperinsuflação localizada (*air trapping*) que é evidenciada durante a expiração forçada. Nas crianças pequenas que não conseguem fazer radiografias com expiração forçada, uma alternativa é realizar radiografias em decúbito direito e esquerdo. Normalmente, quando se deita sobre um dos lados, esse aparece um pouco atelectasiado, mas na presença de obstrução aérea isso não ocorre e o pulmão mantém-se bastante insuflado (*air trapping).*

Em todos os casos de suspeita de aspiração de corpo estranho, está indicada a broncoscopia, tanto para o diagnóstico definitivo como para a terapêutica.

Tumores pulmonares – além de raros, costumam vir acompanhados de outro quadro clínico que não pneumonia de repetição. Os tumores mais comuns são as metástases que correspondem a 80% dos casos, seguidos dos adenomas brônquicos e dos lipomas endobrônquicos. Os últimos apresentam aparência pedunculada e são facilmente reconhecidos à broncoscopia.

Broncolitíase e pseudotumor inflamatório – outras possibilidades diagnósticas também pouco frequentes. Ambas são complicações de infecções crônicas como tuberculose e histoplasmose, tanto pulmonares como mediastinais, e diagnosticadas pela TCT. A broncolitíase é o resultado de calcificações, principalmente de linfonodos, e o pseudotumor é uma massa pulmonar única e bem limitada decorrente de processo inflamatório e fibrose. O tratamento da broncolitíase é a remoção do cálculo, enquanto o do pseudotumor depende do controle do quadro infeccioso.

Obstrução extrínseca

Assim como na obstrução intraluminal, na obstrução extrínseca ocorre infecção secundária como resultado do acúmulo de secreção e consequente colonização bacteriana.

Adenomegalia é a principal causa de pneumonia de repetição por obstrução extrínseca. Outras causas bem menos frequentes são as alterações vasculares. Várias malformações vasculares podem comprimir as vias aéreas. As mais comuns são: anéis vasculares como o duplo arco aórtico, artéria inominada anômala, artéria pulmonar ocluída e alterações dos grandes vasos.

Adenomegalias – em nosso meio, as principais causas de adenomegalia no mediastino em crianças são as infecciosas, destacando-se a tuberculose (ver capítulo Tuberculose). Outras causas mais raras são os tumores mediastinais e a sarcoidose. A sarcoidose é uma doença multissistêmica de etiologia desconhecida, que causa lesões granulomatosas no tecido linfoide, pele, parênquima pulmonar, olhos, sistema nervoso e no coração. O diagnóstico é confirmado pela biópsia. Na população pediátrica, os tumores mediastinais são bastante raros, predominando os de origem neurogênica e os linfomas não Hodgkin.

Na literatura é descrita a **síndrome do lobo médio**, que se caracteriza por atelectasia e/ou pneumonias focais recorrentes ou pneumonia crônica no lobo médio. Apesar de ser uma obstrução extrínseca do brônquio por adenomegalia mediastinal, ganha destaque devido às peculiaridades que o brônquio desse lobo apresenta: diâmetro pequeno e saída da árvore brônquica em um ângulo bastante agudo. Essas características, juntamente com o grande número de linfonodos presente ao seu redor, tornam-o especialmente suscetível a colapso e compressão. Ocorre principalmente em crianças com asma e tuberculose.

Anomalias estruturais dos brônquios

Dentre as anomalias estruturais dos brônquios, destacam-se as bronquiectasias e as malformações congênitas.

Bronquiectasia – bronquiectasia é uma doença congênita ou adquirida resultante de dilatação anormal de segmentos dos brônquios, que pode ser focal ou generalizada. A maioria das bronquiectasias ocorre após pneumonia bacteriana grave que causa dilatação localizada da via aérea. Essa dilatação inicial leva ao acúmulo de secreção que, por sua vez, causa ativação de processos inflamatórios e colonização bacteriana, fazendo com que haja infecções recorrentes e piora da lesão do brônquio. As crianças com menos de 5 anos de idade são as mais acometidas, por serem mais suscetíveis a sequelas pós-inflamatórias. Crise de tosse com expectoração espessa abundante, principalmente pela manhã, é o principal sintoma, mas sibilância, hemoptise e perda de peso podem estar associadas.

A radiografia de tórax pode mostrar alguma alteração sugestiva de bronquiectasia como o padrão em favo de mel, porém na maioria dos casos é necessário TCT de alta resolução.

Malformações congênitas – existem diversas malformações congênitas, entretanto, sua prevalência como grupo é rara. A maioria dos sintomas inicia-se nos lactentes jovens, porém em alguns casos podem permanecer assintomáticas até a idade escolar.

Dentre as alterações das estruturas dos brônquios, destacam-se o *Broncho suis*, as estenoses e atresias e a broncomalacia. *Broncho suis* é uma brônquio extra que se origina na traqueia, na maioria das vezes do lado direito. Normalmente, evolui assintomático, mas pode dificultar a drenagem do lobo superior direito e evoluir com pneumonias recorrentes em alguns casos. Da mesma forma, apenas as estenoses graves ou atresia dos brônquios são sintomáticas e necessitam de intervenção cirúrgica. A broncomalacia raramente evolui com pneumonia de repetição.

Ainda existem outras malformações pulmonares como os cistos broncogênicos, o sequestro pulmonar e a malformação adenomatoide cística. Os cistos broncogênicos são pequenas massas de tecido pulmonar não funcionantes, normalmente de localização peritraqueal ou subcarinal. Infecções podem ocorrer tanto no cisto como em regiões comprimidas por ele. O tratamento é a remoção cirúrgica do cisto.

O sequestro pulmonar é uma massa pulmonar que não se comunica ou o faz de forma anormal com a árvore brônquica e pode ou não ter irrigação arterial ou drenagem venosa anômalas. Como essa massa pulmonar apresenta arquitetura distorcida, é mais suscetível a infecção.

A malformação adenomatoide cística origina-se no desenvolvimento embrionário anormal, no qual há falência na comunicação dos alvéolos com os bronquíolos terminais. O diagnóstico ocorre em 80% dos casos no pré-natal, sendo que o restante apresenta como principal sintoma a pneumonia de repetição. Todas as malformações adenomatoides císticas devem ser retiradas por apresentarem grande risco de malignização.

A TCT convencional é o exame de escolha para o diagnóstico das malformações pulmonares.

PNEUMONIAS RECORRENTES DE LOCALIZAÇÃO VARIÁVEL

Pneumonias recorrentes acometendo diversas regiões ou lobos pulmonares frequentemente representam um desafio diagnóstico. Uma grande variedade de distúrbios ou alterações anatômicas, imunológicas e neurológicas pode causar ou contribuir com esse problema. Além disso, fatores socioambientais podem contribuir na prevalência de pneumonias recorrentes.

Uma gama extensa de diagnósticos diferenciais encontra-se listada no quadro II-91, e, portanto, a investigação etiológica deve ser realizada com critério, evitando-se investigações excessivas e desnecessárias.

Quadro II-91 – Principais causas de pneumonias recorrentes de localização variável.

Asma
Síndromes aspirativas
Distúrbio de deglutição
Paralisia cerebral
Síndromes convulsivas
Lesão de nervo craniano
Miastenia gravis
Distrofia muscular
Alterações anatômicas (fissuras palatinas, fendas laríngeas)
Tumores da laringe ou língua
Alterações esofágicas
Acalasia
Dismotilidade esofágica
Cistos mediastinais
Doença do refluxo gastroesofágico
Fístula traqueoesofágica
Distúrbios mucociliares
Fibrose cística
Discinesia ciliar primária (síndrome de Kartagener)
Cardiopatias
Miscelânea
Traqueobroncomalacia
Displasia broncopulmonar
Deficiência de α1-antitripsina
Síndrome de Löffler
Hemossiderose pulmonar
Histiocitose
Fibrose pulmonar idiopática
Vasculites (granulomatose de Wegener)
Apergilose broncopulmonar alérgica
Pneumonite de hipersensibilidade

Assim, da mesma forma que nas pneumonias recorrentes de localização fixa, a investigação deve ser pautada pela história e exame clínico:

- O primeiro passo é averiguar se não existe algum dado de história, ou sintoma ou sinal sugestivo de alguma doença específica, destacando-se as duas mais prevalentes: asma e síndromes aspirativas.

- Quando for possível fazer a hipótese de asma, deve-se instaurar a terapêutica e seguimento adequados (ver capítulo Asma) e observar a evolução clínica. Outras investigações serão necessárias apenas se o paciente continuar a apresentar pneumonia, mesmo após o controle da asma, ou manifestações clínicas que sugiram outra doença. O ganho pondoestatural insuficiente, desde que não associado à baixa disponibilidade de alimentos pela família, também é uma indicação de se ampliar a investigação etiológica.

- Quando a hipótese diagnóstica for síndrome aspirativa, deve-se realizar o estudo contrastado do esôfago, estômago e duodeno (EED) com deglutograma para afastar os distúrbios de deglutição e as alterações anatômicas, como, por exemplo, fístula traqueoesofágica. Uma vez identificada uma dessas alterações, a terapêutica adequada deve ser instaurada (fonoaudiologia ou cirurgia). Nos demais casos de suspeita de síndrome aspirativa, apesar da falta de evidência científica que estabeleça com certeza uma relação causal, sabe-se que as crianças com pneumonias recorrentes apresentam mais episódios de RGE do que as crianças sem esta queixa. Recomenda-se, então, o seguimento e a abordagem terapêutica para DRGE (ver capítulo Doença do refluxo gastroesofágico). Outras investigações serão necessárias apenas se o paciente continuar a apresentar pneumonia ou outras manifestações clínicas ou, ainda, baixo ganho pondoestatural, desde que a disponibilidade de alimentos seja adequada.

- Nas outras situações, prossegue-se com a investigação específica para cada caso, por exemplo, na suspeita de:
  - cardiopatia: ecocardiograma;
  - fibrose cística: pesquisa de sódio e cloro no suor;
  - doenças genéticas: avaliação do especialista.

- Quando a história e o exame clínico são insuficientes para sugerir uma linha de investigação, temos duas possibilidades:

1. As pneumonias apresentaram boa evolução clínica, ou seja, não foram pneumonias extensas nem tiveram complicações como abscesso pulmonar e derrame pleural. O paciente apresenta crescimento e desenvolvimento normais. Nesses casos, os autores recomendam seguimento ambulatorial durante um ano e investigação de fatores pessoais e ambientais que possam estar contribuindo para maior suscetibilidade a pneumonias. Esses fatores ambientais e pessoais foram descritos no tópico sobre anamnese, destacando-se: tabagismo passivo, permanência em creche, condições precárias de vida, viver em aglomerados de pessoas, difícil acesso a serviços de saúde, baixo peso ao nascer, desnutrição, desmame precoce e anemia ferropriva.

   Quando possível, deve-se buscar interferir nesses fatores, em conjunto com a família e, muitas vezes, com o apoio da rede social, para diminuir a vulnerabilidade dessas crianças a infecções. Se houver melhora clínica, sem novos episódios de pneumonias, não são necessárias outras investigações.

   Durante esse seguimento de um ano, pode não haver melhora clínica, ou seja, o paciente continua a ter pneumonias ou apresenta comprometimento de seu estado nutricional e crescimento não atribuídos à baixa disponibilidade de alimentos. Nesses casos, deve-se pesquisar sódio e cloro no suor, pois a fibrose cística é uma doença com espectro de manifestações clínicas muito grande. Afastando-se fibrose cística, recomenda-se TCT de alta resolução, para afastar causas mais raras.

2. O paciente apresenta comprometimento do crescimento e desenvolvimento não atribuído à baixa disponibilidade de alimentos e/ou os episódios de pneumonia apresentaram complicações. Nesses casos, recomenda-se ampliação da investigação com ecocardiograma, TCT de alta resolução, pesquisa de sódio e cloro no suor e investigação inicial para imunodeficiências.

Nas pneumonias recorrentes de localização variável, quando há necessidade de TCT para elucidação diagnóstica, recomenda-se a TCT de alta resolução, uma vez que é necessário avaliar, também, o interstício pulmonar. Quando essa modalidade de TCT não estiver disponível, pode-se realizar a TCT convencional, que mostra alterações ou indícios que sugiram alterações intersticiais na maioria dos casos.

O encaminhamento ao especialista deve ser realizado de acordo com o diagnóstico, ou seja, cabe ao pediatra geral identificar qual a provável etiologia da pneumonia de repetição para o encaminhamento correto: cardiopatia, para o cardiologista; pneumopatia, para o pneumologista; suspeita de imunodeficiência congênita, para o imunologista; síndrome da imunodeficiência adquirida (Aids), para o infectologista etc.

A seguir são comentadas as principais causas de pneumonia de repetição de localização variável.

Asma

Muitas crianças com o diagnóstico de pneumonia de repetição de localização variável, na verdade, apresentam asma. Em alguns estudos, até 80% das crianças avaliadas por pneumonia de repetição têm o diagnóstico de asma. Ao mesmo tempo, é importante salientar que, apesar de a asma ser causa frequente de pneumonias recorrentes, elas não são manifestação comum de asma. A fisiopatologia, o seguimento e o tratamento da asma são descritos em outro capítulo.

Deve-se pensar no diagnóstico de asma quando o paciente com queixa de pneumonias recorrentes apresentar: história pessoal de atopia; história familiar de asma ou outras atopias; crises de tosse, cansaço e sibilância desencadeadas por alérgenos ou exercício.

Síndromes aspirativas

As síndromes aspirativas englobam os distúrbios de deglutição, as malformações traqueobrônquicas e a doença do refluxo gastroesofágico (DRGE). Os distúrbios da deglutição são eventos raros em crianças sem doenças neurológicas graves, como, por exemplo, na paralisia cerebral com grande comprometimento motor e nas crianças com comprometimento motor decorrente de epilepsia grave, ou sem doenças musculares, como,

por exemplo, na *miastenia gravis* e nas distrofias neuromusculares. Nos casos de pneumonias de repetição, pode-se pensar em incoordenação da deglutição como etiologia dos eventos nas situações mencionadas acima e quando a história clínica relatada pela família sugerir associação temporal entre ingestão de alimentos e sintomas como tosse e engasgos. Nessa situação, as malformações traqueobrônquicas como, por exemplo, as fístulas traqueoesofágicas, também podem ser consideradas no diagnóstico diferencial. Em relação ao refluxo gastroesofágico, os dados na literatura não mostram evidências de relação causa/efeito com as pneumonias de repetição. Assim, sugere-se que o tratamento da DRGE, nessa situação, seja limitado a situações específicas e analisado caso a caso (ver capítulo Doença do refluxo gastroesofágico).

Distúrbios mucociliares

Os principais distúrbios mucociliares relacionados com pneumonias recorrentes são: fibrose cística e discinesia ciliar primária.

A fibrose cística é uma doença genética autossômica recessiva de ocorrência rara e com amplo espectro de manifestações clínicas de gravidade variada. A manifestação inicial é mais frequente na infância e o diagnóstico e tratamento precoces podem alterar ou retardar o curso clínico da doença que, muitas vezes, evolui para insuficiência respiratória grave. O quadro clínico mais comum é o de pneumonias de repetição, mas geralmente vem acompanhado de sintomas de má absorção intestinal secundária ao acometimento da função pancreática enxógena e também de baixo ganho pondoestatural.

Nessa doença, há acometimento do gene que codifica uma proteína transmembrana reguladora do transporte iônico, principalmente sódio, cloro e água. Esse defeito causa desidratação do muco, o que o torna mais espesso, favorecendo o acúmulo e consequente obstrução brônquica e infecção secundária. Essa proteína transmembrana aparece em outros tecidos, como é o caso do pâncreas. O processo inflamatório crônico causa destruição do tecido pulmonar de forma irreversível ao longo do tempo.

A discinesia ciliar primária é outra doença genética autossômica recessiva de ocorrência bastante rara. Os cílios hipofuncionantes ou mesmo imóveis prejudicam o transporte mucociliar, facilitando o acúmulo de secreções e infecção bacteriana secundária, como ocorre na fibrose cística. As manifestações mais frequentes são infecções de repetição das vias aéreas, destacando-se otites e pneumonias. A dextrocardia ocorre em 50% dos pacientes e, nesses caso, a doença é denominada síndrome de Kartagener.

A suspeita de distúrbios mucociliares deve ser feita depois de excluídas as causas mais frequentes de pneumonias de repetição ou quando a história clínica sugerir o diagnóstico. Em tal situação, o pediatra deve encaminhar a criança para avaliação do pneumologista.

Síndrome de Löffler

Em local onde a ocorrência de verminose é muito frequente, essa síndrome pode ser pensada como etiologia para as pneumonias de repetição. A manifestação respiratória é decorrente do ciclo pulmonar de alguns parasitas intestinais como *Ascaris lumbricoides*, *Ancylostoma braziliensis*, *Strongyloides stercoralis* e *Schistosoma mansoni*. Além disso, deve-se considerar a hipótese de reinfecções por *Toxocara canis* em crianças com epidemiologia presente (de 1 a 4 anos de idade, com geofagia e contato com cães). A eosinofilia é achado laboratorial comum associado a essa síndrome.

Cardiopatias

A suspeita de doenças cardíacas como causa de pneumonia de repetição é feita pela história e pelo exame físico. Deve-se pesquisar cansaço às mamadas nos lactentes ou, em crianças maiores, às atividades habituais como correr e brincar. Ao exame físico podem-se notar sopro cardíaco, hepatomegalia, taquicardia e alteração de palpação de pulsos. As cardiopatias podem levar à pneumonia por obstrução brônquica extrínseca secundária à cardiomegalia ou por hiperfluxo ou até hipertensão pulmonar (comunicação intraventricular – CIV, comunicação interatrial – CIA, tetralogia de Fallot e outras). No caso de a cardiopatia ser uma suspeita etiológica para as pneumonias de repetição, o ecocardiograma deve ser solicitado e, se confirmada a hipótese diagnóstica, o pediatra deve encaminhar a criança ao cardiologista para seguimento e tratamento específicos.

Imunodeficiências

As imunodeficiências podem ser secundárias (adquiridas) ou primárias (congênitas) e acometer a imunidade celular ou humoral, o sistema complemento, o sistema fagocitário ou ainda ser imunodeficiências combinadas. Dependendo da alteração imunológica apresentada, a infecção predominante pode ser bacteriana ou viral. A imunodeficiência primária é mais rara e manifesta-se nos primeiros anos de vida. A imunodeficiência secundária decorre do uso de medicações (corticoterapia sistêmica prolongada e imunossupressores), distrofias (desnutrição, deficiência de ferro, deficiência de vitamina A), doenças hereditárias e metabólicas (*diabetes mellitus*, síndrome de Down), neoplasias, doenças infecciosas (Aids), dentre outras causas.

Nos estudos realizados em hospitais terciários de países desenvolvidos, menos de 10% das crianças com pneumonias recorrentes apresentam algum tipo de imunodeficiência. Entretanto, deve-se pensar em imunodeficiência como etiologia das pneumonias recorrentes

diante de: história de pneumonias extensas e complicadas, pneumonias causadas por germes oportunistas como o *Pneumocystis jiroveci* (denominação atual do *Pneumocystis carinii*); infecções graves ou recorrentes em outros órgãos (meningite ou sepse, por exemplo), história familiar de mortes sem explicação ou por infecções graves, história familiar de imunodeficiência, complicações decorrentes de vacinas com componentes vivos.

A pesquisa inicial para imunodeficiências envolve uma série de testes laboratoriais. Quando esses estiverem alterados, sugerem imunodeficiência e são úteis como guia para investigações posteriores, que devem ser realizadas junto a um imunologista pediátrico. Entretanto, quando estiverem normais, continuar a investigação laboratorial é desnecessário, em um primeiro momento, e seguimento ambulatorial por 12 meses é recomendado. A família do paciente deve ser tranquilizada e informada de que a maioria das imunodeficiências foi excluída, mas que o seguimento clínico é fundamental.

Os exames iniciais para a investigação de imunodeficiência são:

Hemograma completo com dosagem de plaquetas – anemia, plaquetopenia, neutropenia (número absoluto de neutrófilos abaixo de 1.500 células/μl), linfopenia (número absoluto de linfócitos abaixo de 1.500 células/μl, para crianças com idade superior a 5 anos ou 2.500 células/μl para as crianças menores) e leucocitose sem vigência de infecção (número absoluto de leucócitos acima de 20.000 células/μl) indicam necessidade de ampliar a investigação.

Imunoglobulinas (IgG, IgM, IgA e IgE) – os títulos de IgG, IgM e IgA devem ser comparados com controles pareados para a idade, principalmente nas crianças com idade inferior a 2 anos, quando os valores podem ser mais baixos. Resultados indicativos de deficiência de anticorpos são definidos como pelo menos 2 desvios-padrões do valor do referência. Títulos de IgE acima de 2.000mg/dl podem estar relacionados com a síndrome da hiper-IgE.

Títulos de anticorpos – a função dos anticorpos pode ser avaliada verificando-se os títulos de anticorpos para as vacinas administradas anteriormente, as quais, dependendo da idade, podem ser: poliovírus, sarampo, rubéola, hepatite B, dentre outras.

Atividade do complemento – deve-se dosar o CH_{50} sérico, e valores normais excluem quase todas as deficiências primárias associadas ao complemento.

Hipersensibilidade cutânea tardia – esse teste é útil para avaliar a imunidade celular. Entretanto, tem valor limitado em crianças com idade inferior a 2 anos, porque elas podem apresentar testes com resultados negativos, apesar de sua imunidade celular estar intacta. Os testes mais frequentemente utilizados são: antígeno para *Can-*

dida, PPD (tuberculina) e antígeno para tétano. Todavia, é importante saber se o paciente foi vacinado para BCG e tétano e se apresentou infecção documentada de *Candida*. Um teste negativo não necessariamente indica imunodeficiência, mas, dependendo da história e da suspeita clínica, pode indicar ampliação da investigação.

Pesquisa de HIV – a pesquisa do HIV por sorologia (ELISA) deve ser realizada.

Essa triagem inicial, quando com resultados negativos, afasta a maioria das imunodeficiências, no entanto, o paciente deve ser acompanhado por pelo menos um ano e, caso a suspeita de imunodeficiência ainda persista, deve ser encaminhado a um imunologista pediátrico para prosseguir a avaliação.

Broncodisplasia pulmonar (BDP)

A broncodisplasia, também conhecida como doença pulmonar crônica neonatal, pode ser causa de doenças respiratórias em crianças que foram recém-nascidos prematuros.

A etiologia é multifatorial e inclui lesão pela ventilação mecânica, toxicidade pelo oxigênio e infecções recorrentes. Esses fatores podem resultar em inflamação crônica com consequente lesão pulmonar. O pulmão parece ser mais vulnerável antes da 31ª e 34ª semanas de gestação, quando se inicia a formação dos alvéolos e em crianças com peso de nascimento inferior a 1.250g.

A BDP pode afetar crianças que tiveram síndrome do desconforto respiratório (SDR) grave com necessidade de surfactante e de ventilação mecânica prolongada, mas também é descrita em casos de SDR leve. A BDP pode manifestar-se por quadros de sibilância frequentes ou pneumonias de repetição durante os primeiros anos de vida.

Deve-se pensar em BDP como etiologia das pneumonias de repetição nas crianças com história de prematuridade, baixo peso ao nascer com necessidade de ventilação mecânica ou outro método de suplementação de oxigênio por longo período. Ao exame físico podem-se observar: taquipneia; retrações de fúrcula, intercostais e subdiafragmáticas; estertoração e sibilância à ausculta pulmonar.

As radiografias de tórax podem evidenciar um amplo espectro de alterações, dependendo do grau de lesão pulmonar, como infiltrado intersticial difuso, áreas de atelectasia intercaladas com áreas de hiperinsuflação localizadas, entre outras.

BIBLIOGRAFIA

1. Barson WJ. Epidemiology, pathogenesis, and etiology of pneumonia in children. www.uptodate.com. Última atualização em outubro, 2008. • 2. Eigen H, Laughlin JJ, Homrighausen J. Recurrent pneumonia in children and its relationship to bronquial hyperreactivity. Pediatrics 1982;70:698. • 3. Heffelfinger JD, Davis TE, Gebrian B et al. Evaluation of children with recurrent pneumonia diagnosed by World Health Organization criteria. Pediatr Infect Dis J 2002;21:108. • 4. Huerta GB, Micó VS, Gomes AA et al. Underlying causes of recurrent pneumonia. Ann Pediatric (Barc) 2005;63. • 5. Kaplan KA, Beierle EA, Faro A et al. Recurrent pneumonia in children: a ase report and approach diagnosis. Clin Pediatr 2006;45:15. • 6. Lodha R, Puranik M, Natchu UC, Kabra SK. Recurrent pneumonia in children: clinical profile and undelyying causes. Acta Paediatr 2002;91:1170. • 7. Orens JB, Sitrin RG, Lynch JP 3rd. The approach to nonresolving pneumonia. Med Clin North Am 1994;78:1143. • 8. Owayed AF, Campbell DM, Wang EEL. Underlying causes of recurrent pneumonia in children. Arch Pediatr Adolesc Med 2000;154:190. • 9. Santana ACM – Pneumonias persistentes e recorrentes na Infância. In: Figueira F. Manual de diagnóstico diferencial em pediatria: Instituto Materno-Infantil Professor Fernando Figueira (IMIP). 2ª ed. Rio de Janeiro: Guanabara Koogan; 2005. p.395. • 10. Sheares BJ. Recurrent pneumonia in children. Pediatr Ann 2002;31:109. • 11. Stark P. Principals of conventional and helical CT scanning. www.uptodate.com. Última atualização em outubro, 2008. • 12. Stiehm ER. Aproach to the child with recurrent infections. www.uptodate.com. Última atualização em outubro, 2008. • 13. Vaughan D, Katkin JP. Chronic and recurrent pneumonia in children. Semin Respir Infect 2002;17:72. • 14. Wald ER. Recurrent and nonresolving pneumonia in children. Semin Respir Infect 1993;8:46. Citado por Vaughan D, Katkin JP. Chronic and recurrent pneumonia in children. Semin Respirat Infect 2002;17:72.

40 DIARREIA AGUDA

CAPÍTULO

ANA CECILIA SILVEIRA LINS SUCUPIRA
JOSÉ NÉLIO CAVINATTO

Diarreia aguda é uma queixa antiga para o pediatra que, entretanto, ainda se mantém atual e frequente, tanto nos consultórios quanto nos serviços de urgência. Nos países em desenvolvimento, mais de 1,5 milhão de crianças menores de 5 anos continuam morrendo em consequência de episódios de diarreia. No Brasil, pode-se observar redução significativa dos óbitos por doença diarreica. Em 1990, a doença diarreica foi responsável por 11,3% dos óbitos de crianças menores de 1 ano de idade, caindo para 3,3% em 2006 (Sistema de Informações sobre Mortalidade), graças às ações do Programa de Controle da Doença Diarreica, com a disseminação da Terapia de Reidratação Oral (TRO), as mudanças na conduta alimentar durante o episódio diarreico e o uso mais criterioso de medicamentos. Acrescente-se, também, o Programa Nacional de Imunização, principalmente com a eliminação do sarampo infantil, as políticas de incentivo ao aleitamento materno e à melhoria das condições de saneamento básico. Nos últimos 15 anos, a expansão do acesso aos serviços de saúde com a implantação do Programa de Saúde da Família contribuiu também, de forma significativa, para a redução dos óbitos por diarreia e, consequentemente, da mortalidade infantil no Brasil. Um dos aspectos mais importantes na redução da mortalidade por diarreia, no Brasil, nos últimos anos, deve-se à redução da desnutrição infantil em todo o País, graças às políticas de redistribuição de renda.

O perfil de morbidade e mortalidade no Brasil, entretanto, ainda expressa as desigualdades no padrão de desenvolvimento das diferentes regiões e os grandes contrastes sociais na população, fazendo com que as doenças diarreicas continuem sendo uma causa importante de morbidade e mortalidade no Norte e Nordeste, ao lado das doenças respiratórias, neoplasias e acidentes, causas mais características dos países desenvolvidos. Vale ressaltar que a doença diarreica ainda é uma das principais causas de internação em crianças menores de 5 anos de idade, em todo o Brasil. Em 2006, a diarreia foi responsável por 6,68% das internações em menores de 1 ano, no Brasil (Sistema de Informações Hospitalares – SIH/SUS). De acordo com a Pesquisa Nacional de Demografia e Saúde, PNDS-2006, 12% das crianças menores de 5 anos foram internadas no ano anterior à pesquisa, sendo a diarreia a terceira causa de internação, representando 19% do total das internações nessa faixa etária.

A doença diarreica é mais frequente entre as crianças de 6 a 23 meses de idade (PNDS-2006).

É importante, em nosso meio, destacar a distribuição característica das doenças diarreicas que atingem predominantemente as regiões mais pobres do País e aquelas situadas na periferia das grandes cidades. É nessa população com precárias condições de vida e de assistência médica que os episódios diarreicos tendem a apresentar uma evolução mais demorada e grave.

Em revisão da literatura sobre diarreia aguda, verifica-se, de um lado, a grande preocupação de entidades como OMS, UNICEF e OPAS com a magnitude da ocorrência de doenças diarreicas, observando-se grande interesse nos estudos dirigidos a medidas de grande alcance e baixo custo no combate à diarreia; de outro lado, estudos dirigidos para os agentes etiológicos, alterações patológicas, tratamento e vacinas.

Nos últimos 20 anos, o desenvolvimento da terapia de reidratação oral (TRO) constituiu um marco no tratamento da diarreia. Um editorial da revista *Lancet*, em 1978, considerou que "A Terapia de Reidratação Oral se constitui, potencialmente, no mais significativo avanço da medicina do século XX". Recentemente, novos avanços em relação à doença diarreica aguda, visando reduzir ainda mais a mortalidade por diarreia, merecem ser destacados:

– o desenvolvimento de uma fórmula para a solução de reidratação oral (SRO), com redução dos níveis de glicose e sódio e, portanto, com menor osmolaridade, a qual tem diminuído a duração da diarreia e a necessidade de terapia por via intravenosa;
– as evidências de que a suplementação com zinco durante um episódio de diarreia aguda reduz a duração e a gravidade do episódio;
– as evidências de que a suplementação com zinco por 10 a 14 dias diminui a incidência de diarreia nos dois a três meses seguintes àquele episódio.

Acredita-se que milhões de vidas podem ser salvas se essas propostas forem utilizadas, juntamente com o tratamento nutricional efetivo em casa e o acesso adequado aos serviços de saúde.

Para o pediatra geral, a diarreia aguda deve ser vista sob uma dupla perspectiva, sempre marcada pela compreensão de que se trata de uma doença determinada pelas condições sociais de vida. De um lado, a diarreia como um episódio eventual, de evolução benigna, auto-limitada, que acomete uma clientela diferenciada, com recursos nutricionais e terapêuticos adequados. De outro lado, o quadro diarreico característico da clientela que procura os serviços públicos ambulatoriais e de urgência. São crianças em que a diarreia tende a complicar-se, tanto por fatores ligados à criança e ao agente etiológico, quanto àqueles relacionados às condutas terapêuticas inadequadas.

DEFINIÇÃO

Diarreia pode ser definida como o resultado de distúrbios nas funções do trato alimentar. Gribosky define diarreia como a expressão da incapacidade do intestino em absorver água e solutos. Para Roy et al., a diarreia é a principal manifestação clínica de alterações no transporte de água e eletrólitos no trato alimentar. Ela envolve, portanto, alterações nas funções digestiva, absortiva e secretória.

A OMS define como diarreia aguda aqueles episódios com duração menor que 14 dias. Os episódios que têm início agudo e se prolongam por mais de 14 dias são considerados diarreia persistente.

As definições clínicas e os critérios para a caracterização da diarreia são bastante variados, utilizando-se diferentes combinações de aparência e frequência das evacuações. Snyder e Merson, analisando vários estudos prospectivos de inquérito domiciliar sobre diarreia aguda, encontraram diferentes critérios para defini-la, o que contribui para dificultar a comparação entre os diferentes trabalhos (Quadro II-92).

QUADRO CLÍNICO GERAL

Na prática pediátrica, verifica-se que a queixa de diarreia é referida em função das características das evacuações, tomando-se como referência um padrão de evacuações considerado normal para toda criança. Em geral, os pais têm uma ideia rígida sobre qual deve ser esse padrão; assim, variações na consistência e/ou no número de fezes consequentes a mudanças na alimentação são muitas vezes motivo de queixa de diarreia ao pediatra. É comum a família ficar alarmada diante da eliminação de fezes esverdeadas por um recém-nascido ou lactente após episódio de cólicas. O pediatra deve esclarecer a família que o padrão de evacuações varia com a idade, o tipo de alimentação e de indivíduo para indivíduo.

Na abordagem da criança, cujos pais referem diarreia aguda, a primeira preocupação do pediatra deve ser a de confirmar se há realmente diarreia. A observação direta das fezes é um exame bastante útil. A anamnese constitui o principal elemento diagnóstico. A história deve ser bem detalhada, especificando o início e a evolução do quadro diarreico, os tratamentos já realizados,

Quadro II-92 – Definições de diarreia utilizadas nos estudos de morbidade (segundo Snyder e Merson).

País	Definição
Bangladesh	Mais de duas evacuações aquosas ou amolecidas em 24 horas
Costa Rica	Definição da mãe
Egito	Cinco ou mais evacuações em um dia precedidas e seguidas por uma semana de fezes normais
Etiópia	Quatro evacuações amolecidas por dia ou uma evacuação aquosa ou sanguinolenta por dia
Guatemala	Menores de 1 ano: cinco ou mais evacuações líquidas ou semilíquidas em 24 horas; maiores de 1 ano: três ou mais evacuações líquidas ou semilíquidas precedidas de duas semanas de fezes normais
Índia	Três ou mais evacuações com fezes de consistência alterada ou com sangue ou muco em 24 horas
Indonésia	Mais de quatro evacuações em 24 horas
Quênia	Definição da mãe

as características das evacuações e a presença de outros sinais e sintomas, principalmente vômitos e perda de peso. Essas informações são fundamentais na determinação da gravidade da diarreia. A descrição das evacuações pode indicar fatores etiológicos. A presença de muco, pus e sangue é sugestiva de agente invasivo, enquanto perdas de grandes quantidades de líquidos nas fezes são mais indicativas de enterotoxinas. Fezes aquosas e ácidas sugerem um componente osmótico consequente às inadequações alimentares.

O exame físico na diarreia aguda é pouco esclarecedor. Na prática, os aspectos mais importantes são a avaliação do grau de comprometimento do estado geral e do estado de hidratação.

O quadro clínico nas diarreias agudas tende a ser semelhante, independente da etiologia, com diferenças que se referem às variações na gravidade, além de algumas peculiaridades quanto ao aspecto das fezes. Na descrição dos agentes etiológicos, serão comentados os aspectos clínicos mais específicos.

ETIOLOGIA DA
DOENÇA DIARREICA AGUDA

ETIOLOGIA INFECCIOSA

As diarreias infecciosas podem ser causadas por vírus, bactérias, protozoários e helmintos.

Vírus

Rotavírus e calicevírus (norovírus e sapovírus), são os vírus mais frequentemente envolvidos na etiologia da diarreia aguda Além deles, os astrovírus, bocavírus e adenovírus também são responsabilizados como causadores de gastroenterites infecciosas.

• Rotavírus

Desde sua descoberta em 1974, o rotavírus tem sido considerado um dos principais micro-organismos causadores de gastroenterites em crianças. Tanto em países desenvolvidos, como naqueles em desenvolvimento, ele é responsável pela maioria das internações hospitalares por diarreia aguda infecciosa em crianças, levando à morte, anualmente, mais de meio milhão delas. Nos países de clima temperado, a diarreia provocada pelo rotavírus ocorre em picos sazonais, correspondendo aos meses mais frios. Nas áreas tropicais, onde se localiza a maior parte dos países em desenvolvimento, ocorre durante todo o ano, com alguns surtos epidêmicos ocasionais.

Rotavírus é um RNA vírus de dupla hélice, com 7 distintos grupos antigênicos (A-G), sendo os do grupo A os mais frequentemente encontrados na natureza e associados à doença humana. Os sorotipos são determinados por duas proteínas (VP7 – proteína G e VP4 – proteína P) situadas no capsídeo externo. São descritos 15 tipos G e 20 tipos P, para o grupo A, e pelo menos 10 tipos G e 8 tipos P são patógenos humanos. Os mais comuns são os tipos G1 e G4, e para os quais estão sendo desenvolvidas vacinas. Preocupante é o encontro cada vez mais frequente em humanos de outros tipos como G5, G6, G8 e G10, antes só detectados em animais.

Praticamente todas as crianças infectam-se nos primeiros 3 a 5 anos de vida, inclusive nos países desenvolvidos. O meio de transmissão principal é o fecal-oral, porém parece também ser transmitido por via respiratória. A eliminação de 10^8 a 10^{10} partículas virais por grama de fezes proporciona alta contagiosidade da doença, sendo que o inóculo para determinar doença em crianças é de aproximadamente 10 partículas virais, considerado muito baixo. Rotavírus pode ser encontrado em brinquedos e outras superfícies, o que facilita a contaminação. O período de incubação é de um a três dias.

O rotavírus invade e destrói um grande número de enterócitos, principalmente do jejuno e íleo, levando à diminuição da atividade das dissacaridases, acarretando diferentes graus de intolerância aos dissacarídeos (diarreia tipo osmótica). Além disso, o rotavírus possui uma proteína não estrutural (NSP4) que funciona com uma enterotoxina viral, causando secreção de ânions e provocando diarreia tipo secretória.

O quadro clínico pode ser desde leve, de duração limitada, até quadros graves, com desidratação, choque hipovolêmico e óbito, predominando os quadros leves e moderados. Na grande maioria das vezes, o quadro inicia-se com vômitos, que duram aproximadamente dois dias, e febre que pode ser elevada. História prévia de infecções das vias aéreas, como otites e rinofaringites, podem ser referidas. Em crianças maiores de 3 anos pode haver queixa importante de dores epigástricas. Lorrot e Vasseur referem que publicações recentes relatam a existência de manifestações extraintestinais que podem estar associadas à presença de viremia. Bellaiche et al. relatam o acometimento de vários órgãos pelo rotavírus, cuja fisiopatologia ainda não está suficientemente esclarecida.

Após 12 a 24 horas do início do quadro, surge a diarreia que, caracteristicamente, é aquosa, com pico entre 24 e 48 horas e durando de três a oito dias. Grande parte das crianças apresenta anorexia importante, o que dificulta a hidratação oral. Em função da intensidade dos vômitos, da febre e das evacuações abundantes, a desidratação é bastante frequente. Em 10% dos casos, a diarreia pode evoluir para diarreia persistente ou pós-enterite. O diagnóstico é feito pela pesquisa de rotavírus nas fezes.

• Calicevírus

Calicevírus é uma família de RNA vírus, com hélice única, não envelopados.

Os dois gêneros reconhecidos como causadores de diarreia em humanos são o norovírus (Norwalk-like vírus) e sapovírus (Saporo like vírus).

São os principais responsáveis por surtos de gastroenterites, pois são altamente contagiosos. Um inóculo de 10 partículas virais pode ser suficiente para causar diarreia. São transmitidos principalmente pela via fecal-oral, incluindo ingestão de água e alimentos contaminados e passagem de pessoa para pessoa.

O quadro clínico é semelhante ao do causado por rotavírus, porém, geralmente, menos grave e de menor duração.

Astrovírus, adenovírus entéricos e enterovírus também podem causar gastroenterites.

Um novo vírus, o bocavírus, pertencente à família Parvoviridae, tem também sido responsabilizado, tanto por causar infecções de vias aéreas superiores, como por gastroenterites, em crianças.

De modo geral, o quadro clínico das gastroenterites virais são autolimitados, principalmente em crianças imunocompetentes, porém deve-se ter o cuidado de se intervir rapidamente, com orientações gerais e início da reidratação oral, para evitar a desidratação e outras complicações.

Bactérias

Ao lado dos vírus, as bactérias constituem os principais micro-organismos responsáveis pela diarreia aguda infantil.

Basicamente, são reconhecidos três mecanismos fisiopatogênicos envolvidos na diarreia aguda bacteriana:

1. adesão e produção de enterotoxinas sem lesão celular;
2. adesão e produção de citotoxinas com lesão celular; e
3. invasão da mucosa intestinal intra e transepitelial.

As principais bactérias causadoras de diarreia podem ser classificadas nesses três grupos, tendo como base seu principal mecanismo de ação, já que uma mesma bactéria pode atuar de mais de uma forma. Mesmo assim, não se trata de uma classificação definitiva, pois dia a dia pormenores em relação à patogênese são esclarecidos (Quadro II-93). A única bactéria que não se enquadra, como veremos abaixo, é a *E. coli* enteropatogênica clássica.

Quadro II-93 – Classificação das bactérias enteropatogênicas de acordo com o principal mecanismo de ação.

Bactérias invasivas
E. coli invasiva
Shigella sp.
Salmonella sp.
Yersinia enterocolitica
Campylobacter jejuni
Bactérias toxigênicas
E. coli enterotoxigênica
Vibrio cholerae
Bactérias produtoras de citotoxinas
Escherichia coli êntero-hemorrágica
Clostridium difficile
Não se enquadra
Escherichia coli enteropatogênica clássica

• *Escherichia coli*

E. coli é a bactéria mais frequentemente envolvida na etiopatogenia da diarreia aguda infantil, em países em desenvolvimento; está dividida em sorogrupos de acordo com o antígeno somático O e, posteriormente, sorotipada de acordo com o antígeno flagelar H.

Na atualidade, são reconhecidas pelo menos cinco classes de *E. coli* diarreicogênicas:

1. enteropatogênica clássica;
2. enterotoxigênica;
3. enteroinvasiva;
4. êntero-hemorrágica;
5. enteroagregativa.

***E. coli* enteropatogênica clássica (ECEC ou EPEC)** – ECPEC foi a primeira classe de *E. coli* reconhecida como diarreicogênica. Entre os anos 1940 e 1950, alguns sorogrupos dessa bactéria foram isolados com frequência significativamente maior em crianças com diarreia, quando comparadas com o grupo-controle de crianças sadias. Durante esse período, essas cepas foram identificadas como responsáveis pela maioria dos surtos de gastroenterite em creches e enfermarias infantis. Ainda é muito frequente em nosso meio.

Seu mecanismo enteropatogênico desconhecido inicialmente, e só recentemente esclarecido, é no mínimo inusitado. É até agora reconhecido como o único patógeno intestinal que causa diarreia por mecanismos que não envolvem a produção de toxinas ou invasão. EPEC injeta moléculas de proteínas através de uma "seringa molecular" diretamente no interior do enterócito. Essas proteínas provocam ruptura das *tights junctions* e estimulam a produção de moléculas pró-inflamatórias e alterações na atividade de transporte de íons e, portanto, de água, através do epitélio intestinal, que provocam a diarreia.

***E. coli* enterotoxigênica (ECE)** – descoberta em 1960, a ECE também é bastante comum em países em desenvolvimento. A ECE produz toxina termolábil (LT) e/ou termoestável (ST). Para provocar diarreia, além de produzir toxina, a ECE depende da presença do FC (fator de aderência ou de colonização), que permite à bactéria aderir-se firmemente à superfície do enterócito, evitando assim ser eliminada pelos movimentos peristálticos. A síntese do FC e de toxinas ST e LT pela ECE são plasmídeo-mediadas. A toxina LT estimula a formação de AMP cíclico, enquanto a toxina ST estimula a formação de GMP cíclico. O acúmulo de AMP cíclico na luz intestinal provoca aumento de secreção de água e eletrólitos nas células das criptas (pelo estímulo dos canais de cloro) e diminuição da absorção desses elementos nas células dos topos, o que resulta em diarreia francamente secretora. O acúmulo de GMP cíclico, por sua vez, aumenta a secreção de água e eletrólitos nas células das criptas, provocando também diarreia secretória.

A ECE também pode ser diagnosticada pela coprocultura.

***E. coli* enteroinvasiva (ECI)** – ECI é semelhante à *Shigella*. Apresenta homologia extensiva em relação ao DNA, mecanismos patogênicos e quadro clínico semelhantes. A ECI invade o intestino grosso e o íleo terminal, penetra nas células epiteliais, prolifera no seu interior e as destrói. O processo determina reação inflamatória da mucosa intestinal de intensidade variável. Pode ocorrer desde diarreia leve até disenteria grave e causar surtos epidêmicos ou diarreia esporádica. Pode ser diagnosticada pela coprocultura. Não se sabe com segurança sua frequência no Brasil.

***E. coli* êntero-hemorrágica (ECH)** – *E. coli,* descoberta em 1982, quando o sorotipo $O_{157}H_7$ foi reconhecido como causador de dois surtos de colite hemorrágica em Michigan e Oregon (EUA). A ECH produz uma toxina semelhante à da *Shigella*.

Infecção intestinal por ECH é caracterizada por cólicas abdominais e diarreia de início aquosa e posteriormente sanguinolenta. A doença dura aproximadamente 10 dias e pode ser bastante grave. A principal complicação da doença diarreica causada por essa bactéria é a síndrome hemolítico-urêmica (anemia hemolítica microangiopática, plaquetopenia e insuficiência renal), que pode ocorrer em aproximadamente 8% das vezes.

A ECH é responsável por muitos surtos de diarreia em países desenvolvidos. Não se sabe ao certo sua frequência em nosso meio.

***E. coli* enteroagregativa (ECAg)** – *Escherichia coli* enteroagregativa (ECAg) foi reconhecida no final da década de 1980 e possui a propriedade de aderir à borda "em escova" da mucosa intestinal e às células de culturas teciduais. Adere-se a HEp-2 e células HeLa, em padrão característico. São capazes de induzir a produção de interleucina-8 no intestino. Também são capazes de produzir enterotoxinas. A ECAg está relacionada com a diarreia persistente.

• *Salmonella*

Este grande e importante gênero causa uma grande variedade de infecções, incluindo a diarreia. Incluem mais de 2.000 sorotipos identificados de acordo com o antígeno somático O e o flagelar H e de superfície Vi. O antígeno O permite a classificação das salmonelas nos sorogrupos A, B, C1, C2, D e E. O grupo D inclui a *S. enteridis* e *S. typhi*, e o grupo B, a *S. typhimurium* e algumas cepas de *S. paratyphi*.

A *S. enteridis* e a *S. typhimurium* (*S.* não *tphi*), são os sorotipos mais comumente envolvidos com diarreia em humanos. Para isso, é necessário a aderência e posterior invasão. Aderem-se principalmente em células específicas chamadas de células M, situadas sobre as placas de Peyer, que têm alta capacidade endocítica. Além disso, aderem-se aos enterócitos, células normalmente não fagocíticas, e os induzem a praticar fagocitose. Posteriormente, são liberadas na lâmina própria, na qual ocorre reação inflamatória. Nas infecções intestinais por salmonelas, ocorre substancial infiltração de neutrófilos no intestino. O tráfego paracelular de neutrófilos induz o fluxo paracelular de água e eletrólitos, o que é considerado uma possível hipótese para a ocorrência de diarreia nessas infecções. Certas cepas de salmonela produzem enterotoxina, semelhante à da cólera, o que também pode causar diarreia.

A salmonela pode sobreviver por longo período dentro dos macrófagos e reproduzir-se neles, o que facilita sua disseminação para a corrente sanguínea e consequente sepse.

A magnitude dos problemas causados pela salmonela é variável, conforme as regiões do mundo. Em nosso meio, assumiram papel importante como agente etiológico das infecções intestinais, principalmente em crianças de baixo nível socioeconômico, além de se transformarem em um dos principais micro-organismos responsáveis pela infecção hospitalar.

A salmonela é transmitida facilmente pela via fecal-oral.

• *Shigella*

Inicialmente identificada por *Shiga*, no Japão, durante surto epidêmico que provocou mais de 2.000 mortes, a *Shigella* é o protótipo do organismo invasor que produz disenteria (sangue e muco nas fezes). O gênero *Shigella* apresenta 4 espécies:

1. *S. dysenteriae*.
2. *S. flexneri*.
3. *S. boydii*.
4. *S. sonnei*.

Todas as espécies causam doenças em humanos. O processo da doença envolve invasão da mucosa colônica e indução de intensa resposta inflamatória, levando à morte das células epiteliais e das de imunidade, com formação de ulcerações e abscessos mucosos. A doença diarreica provocada pela shiguela está associada a grande diminuição das microvilosidades intestinais. Além disso, as shiguelas podem elaborar três tipos de toxinas, que induzem secreção intestinal de água e eletrólitos.

S. dysinteriae pode eventualmente causar síndrome hemolítico-urêmica, pois podem produzir toxinas Stx1 e Stx2, semelhantes às produzidas pela ECEH.

A shiguela continua sendo importante e comum causa de diarreia aguda no mundo todo. É transmitida principalmente pelo contato com a pessoa infectada graças ao baixo inóculo infectivo: 10 organismos podem causar doença.

A diarreia por essa bactéria é classicamente descrita como inicialmente aquosa, acompanhada de febre, que cessa após 24 horas, ocasião em que o volume fecal diminui, aparecendo muco e sangue nas fezes.

• *Campylobacter*

Descrito em 1963, o *Campylobacter* pertence, juntamente com os gêneros *Helicobacter* e *Arcobacter*, a um distinto grupo de bactérias gram-negativas, chamada de rRNA superfamília. Apresentam em comum uma rara adaptação de colonizar membranas mucosas do trato alimentar. Essa adaptação é refletida em suas morfologias. São agentes curvos ou em forma de "S", finos, pequenos, apresentando um ou dois flagelos, que lhes permite rápida mobilidade.

As espécies mais frequentemente verificadas são *jejuni* e *coli*.

Seu mecanismo enteropatogênico parece estar relacionado tanto com sua propriedade de fácil aderência ao epitélio intestinal, que lhe permite a invasividade, quanto com a capacidade de produção de uma toxina termoestável verificada em determinadas cepas.

No Brasil, não se sabe sua real incidência, porém em países desenvolvidos parece ser a principal bactéria causadora da diarreia aguda. Um estudo multicêntrico em nosso meio, entre 1979 e 1982, mostrou que 6% das gastroenterites foram causadas pelo *C. jejuni*.

O período de incubação é curto e varia de dois a quatro dias, enquanto a diarreia normalmente não ultrapassa uma semana. A diarreia pode ser aquosa ou apresentar muco ou sangue. Nesse caso, o episódio diarreico é acompanhado de dores abdominais e cólicas, enquanto a mucosa do cólon se apresenta inflamada e edemaciada e em casos mais graves ocorre um quadro semelhante ao da colite ulcerativa aguda, que desaparece após a cura. Podem ocorrer outras doenças causadas por *Campylobacter* associadas à infecção intestinal como: pústulas na pele, eritema nodoso, artrite, cardite, peritonite, infecção urinária e artrite reativa, entre outras.

• *Clostridium difficile*

C. difficile é um bacilo gram-positivo, anaeróbio, esporulado. A doença diarreica está relacionada com a ação das toxinas A e B, produzidas por essa bactéria.

Frequentemente colonizam o intestino de recém-nascidos e lactentes, porém são encontrados em menos de 5% de crianças com mais de 2 anos de idade.

O maior risco da doença existe em internações prolongadas ou quando diminui a barreira intestinal por alteração da flora intestinal normal, relacionada com a ingestão de antibióticos, permitindo ao clostrídio proliferar e produzir grande quantidade de toxinas.

Clostrídio é um dos principais agentes responsável pela etiologia da diarreia associada ao uso de antibióticos e pela colite pseudomembranosa. Os principais antibióticos envolvidos são clindamicina, lincomicina, penicilinas e cefalosporinas.

Na colite pseudomembranosa, a mucosa retal apresenta-se edemaciada, friável, com placas rasas e aderentes, de 2 a 5mm de tamanho. Essas pseudomembranas são formadas por aglomerados de polimorfonucleares, células inflamatórias crônicas, fibrina e células epiteliais descamadas e disseminadas por todo o cólon.

A diarreia, nesses casos, é do tipo disentérica, prolongada e grave, acompanhada de febre e deterioração do estado geral, merecendo tratamento com antibiótico específico contra o *C. difficile,* além da suspensão da antibioticoterapia que originou o processo.

• *Yersinia enterocolitica*

Esse gênero compreende cocobacilos gram-negativos, relativamente grandes, anaeróbios facultativos com pleomorfismo acentuado. Originariamente descrito em meados da década de 1960, hoje é implicado em uma série de síndromes clínicas em todas as idades. Em crianças, o quadro clínico mais frequente é o de diarreia aguda. Não se sabe com exatidão sua incidência em nosso meio, porém parece não ser grande, ao contrário do que ocorre em países desenvolvidos.

O mecanismo de enteropatogenicidade é relacionado com sua característica de invasividade e com a produção de toxinas semelhantes à ST da *E. coli*. A *Y. enterocolitica* penetra principalmente no íleo terminal, até a lâmina própria, podendo atingir os linfonodos regionais. Uma variedade de manifestações extraintestinais pode acompanhar a infecção entérica, principalmente em adulto, incluindo artrites, eritema nodoso, cardite, tireoidite, hepatite, glomerulonefrite, pancreatite, anemia hemolítica e convulsão. Adenite mesentérica é uma manifestação comum, mesmo em crianças, com quadro clínico que se confunde com apendicite. Sepse é rara.

A diarreia provocada pelo micro-organismo em crianças é autolimitada, como as demais, e geralmente não é grave. Apresenta duração média de 14 dias. Em 25% dos pacientes, ocorre muco e sangue nas fezes. A maioria das crianças acometidas apresenta cólicas abdominais e tenesmo que melhoram após a evacuação.

• Outras bactérias

Aeromonas hydrophila e a *Plesiomonas shigelloides* têm sido responsabilizadas por causar diarreia aguda, porém não se sabe ao certo sua frequência.

Protozoários

Pelo menos 18 espécies de protozoários intestinais têm sido identificados nas fezes ou sucos intestinais no homem. Desses, pelo menos 10 são considerados patógenos em potencial, com capacidade de induzir doença diarreica. Dentre eles, os mais comumente envolvidos são: *Entamoeba hystolitica, Giardia lamblia* e *Cryptosporidium* sp.

• *Entamoeba hystolitica*

A *E. hystolitica* é a única ameba patogênica para o homem. Sua forma vegetativa (trofozoíta) alimenta-se do conteúdo intestinal. Em condições adversas, encista-se, transformando-se assim na forma infectiva. Os cistos eliminados podem durar semanas ou meses em ambientes úmidos. Quando ingeridos, atravessam sem dificuldades a barreira gástrica e, ao atingirem o intestino, transformam-se novamente em trofozoítas. A *E. hystolitica* vive como perigoso comensal no intestino (amebíase luminal) com frequência de 400 *versus* 10^6 casos/ano. Em poucos casos (1:270 no mundo) podem invadir a mucosa intestinal, causando a disenteria amebiana, ou ainda, através da circulação sanguínea, atingir determinados órgãos, originando a amebíase extraintestinal, como os abscessos hepáticos amebianos. Estima-se que a amebíase é mais frequente em crianças com mais de 2 anos de idade. A mortalidade situa-se em torno de 2%.

A diarreia por *E. hystolitica* pode apresentar-se com características clínicas diferentes; uma forma aguda, tipo disenteria, com presença de muco, pus e sangue nas fezes, ulcerações da parede intestinal e, às vezes, íleo paralítico; outra forma é mais prolongada, alternando em alguns casos com obstipação intestinal e presença de dor abdominal, sangue e muco nas fezes.

• *Giardia lamblia*

G. lamblia é um protozoário bastante frequente no meio ambiente, principalmente nos países menos desenvolvidos, sendo alta a incidência de infecção em crianças de até 3 anos de idade. Em função da transmissão através da água ou alimentos contaminados e por contato interpessoal, é comum a presença de giardia nas fezes de crianças que frequentam creches ou outras instituições.

Os cistos ingeridos liberam trofozoítas que se aderem às paredes do intestino delgado. Os trofozoítas podem também invadir o epitélio e, tem sido mostrado, por meio da microscopia eletrônica, que os discos de sucção da giardia lesam diretamente as microvilosidades. Apesar de bem conhecidas muitas das alterações patológicas provocadas pela giardia, não se sabe exatamente quais as relações entre a infecção e os sintomas clínicos. As manifestações clínicas variam desde quadros assintomáticos até diarreia aguda autolimitada ou diarreia crônica ou recorrente acompanhada ou não de má absorção. Os sintomas mais característicos são diarreia de curta duração, anorexia, náuseas e cólicas abdominais. Em algumas ocasiões, a diarreia pode prolongar-se até por vários meses ou repetir-se de forma intermitente. Nas regiões onde a desnutrição é frequente, a giardia parece ter um papel importante em precipitar ou agravar déficits nutricionais.

• *Cryptosporidium* sp.

Cryptosporidium foi descrito como causador de gastroenterite, em humanos, em 1976. Na década de 1980, tornou-se um importante patógeno, pois era encontrado com relativa frequência em fezes de pacientes com HIV e diarreia.

Há mais de 10 espécies de *Cryptosporidium*: *C. parvum* é a principal espécie, responsável por doença em humanos. O *Cryptosporidium parvum* é um pequeno protozoário coccidioentérico, formador de esporos, que pode causar diarreia no homem, assim como em várias espécies de vertebrados. Tem a particularidade de que os oocistos eliminados já são imediatamente infectantes. A transmissão se dá diretamente através das fezes eliminadas por indivíduos ou animais parasitados. Parece haver marcada sazonalidade na sua ocorrência, com predomínio nos meses chuvosos. É responsável por 1 a 3% das diarreias agudas em imunocompetentes, e de 8 a 30% em pacientes com HIV. Podem ser responsáveis por epidemias.

Em um estudo realizado no Nordeste Brasileiro por Weikel et al. em 117 pacientes com diarreia, o *Cryptosporidium* foi encontrado em nove casos (8%), a maior parte em crianças de baixa idade. Em estudo feito em favela urbana do Nordeste Brasileiro, durante quatro anos, publicado no *J Infect Dis* em 1999, foram encontrados oocistos de *Cryptosporidium* em 7,4% do total de fezes coletadas. Dos casos positivos para *Cryptosporidium*, 16,5% estavam associados com diarreia persistente, 8,4% com diarreia aguda e 4% com o grupo-controle, o que foi estatisticamente significativo. Na Costa Rica e em Bangladesh, estudos revelam que esse agente é responsável por 4 a 5% do total de diarreias. Pesquisando *Cryptosporidium* em 223 crianças imunocompetentes de 4 a 6 anos de idade em uma escola municipal de São Paulo, encontrou-se esse protozoário em apenas três crianças (1,3%), as quais se apresentavam, no momento do exame, com diarreia aguda.

A patogênese não é bem conhecida. O organismo causa diarreia secretória que pode estar associada à má absorção. É provável que sua natureza intracelular possa interferir na secreção e na absorção intestinal. Parece não ser produtor de toxinas. Podem causar distorção nas vilosidades intestinais e provocar alterações inflamatórias.

O período de incubação gira em torno de 7 a 10 dias e da doença entre 10 a 14 dias, podendo ser mais prolongada e causar diarreia persistente, principalmente em imunodeficientes. Praticamente não se tem encontrado casos de criptosporidiose em crianças amamentadas, o que sugere que o leite materno pode conferir proteção contra o *Cryptosporidium*.

O diagnóstico é feito por meio do exame parasitológico de fezes utilizando-se coloração especial. A presença de um anticorpo monoclonal permite o diagnóstico por imunofluorescência. Assim, pela técnica do ELISA, pode-se monitorizar a elevação dos títulos de anticorpos que apresentam aumento após duas semanas do início da infecção.

Helmintos

É controvertida a importância dos helmintos no quadro geral da diarreia infantil. Nos países menos desenvolvidos, as infestações maciças parecem ter papel na gênese de episódios diarreicos. Entretanto, nessas populações, a presença concomitante de bactérias, vírus ou protozoários, bastante frequente, dificulta a avaliação da atuação específica dos helmintos. O encontro desses agentes no parasitológico de fezes implica seu tratamento adequado. A infestação maciça por tricocéfalos pode causar diarreia sanguinolenta crônica, levando à anemia. O *Strongyloides stercoralis* pode causar doença diarreica grave.

INTOXICAÇÃO ALIMENTAR

Em determinadas ocasiões, a criança pode ingerir diretamente a toxina juntamente com os alimentos, caracterizando a intoxicação alimentar.

As principais enterotoxinas envolvidas nesses processos são:

- estafilocócica;
- toxinas do *Bacillus cereus;* e
- toxinas do *Clostridium perfringens.*

Intoxicação estafilocócica – o *S. aureus* produz cinco proteínas tóxicas (A, B, C, D, E), todas capazes de determinar efeitos lesivos. Ao contrário das bactérias, as toxinas não são destruídas pelo calor ou pela pasteurização.

Os principais alimentos implicados são: carne de vaca, aves, peixes, derivados de leite e salada de vegetais. A manutenção desses produtos em temperatura ambiente ou aquecidos favorece o crescimento do *S. aureus,* com consequente aumento da produção de toxinas.

O quadro clínico torna-se evidente entre 1 e 8 horas após a ingestão do alimento contaminado. Há aparecimento de náuseas, vômitos, cólicas e diarreia. O processo normalmente evolui para a cura em um a dois dias. Recomenda-se manter os alimentos em ambientes refrigerados para diminuir o risco da intoxicação.

Intoxicação pelo *Bacillus cereus* – o *Bacillus cereus* produz dois tipos de toxinas: uma termolábil e outra termoestável. A primeira causa principalmente diarreia, e a segunda, náuseas e vômitos. Derivados de carne, doces, sopas, vegetais e arroz cozido ou frito são os principais alimentos envolvidos.

DIARREIA ASSOCIADA A INFECÇÕES EXTRAINTESTINAIS

Alcantara chamava a atenção para a reação global e inespecífica da criança diante de processos infecciosos, caracterizada por anorexia, vômitos e diarreia. O pediatra está acostumado a observar queixa de fezes diarreicas acompanhando quadros de infecção de vias aéreas superiores ou do trato urinário. Atualmente, com a melhora das técnicas de identificação e descoberta de novos agentes etiológicos, muitas dessas diarreias passaram a ser caracterizadas como episódios de infecção aguda do trato gastrintestinal. Assim sendo, muitos autores questionam a diarreia chamada parenteral.

Estudos epidemiológicos que mostram associação entre infecções respiratórias e episódios agudos de diarreia têm permitido pensar na ocorrência de infecção simultânea do trato respiratório e do intestinal.

ETIOLOGIAS NÃO INFECCIOSAS

No consultório pediátrico, é comum a família referir queixa de diarreia em criança com bom estado geral, em virtude do amolecimento das fezes ou de pequeno aumento no número das evacuações. Na maioria das vezes, não se trata de doença diarreica, sendo apenas a manifestação de alterações no trânsito intestinal decorrente de fatores alimentares. O importante é que a criança tenha boa evolução pondoestatural e esteja saudável. Na maioria dos casos, uma boa anamnese é suficiente para afastar o diagnóstico de infecção intestinal e identificar os fatores causais.

Nos lactentes, a alimentação com excesso de carboidratos pode gerar sobrecarga osmótica, com acúmulo de líquidos na luz intestinal, que, ao sobrepujar a capacidade absortiva do intestino, poderá levar ao aparecimento de fezes diarreicas. Nas famílias de baixa renda, a utilização de leites diluídos com acréscimo de grandes quantidades de farinha pode desencadear esse tipo de diarreia. Vale lembrar que, no recém-nascido, a presença de fezes líquidas, espumosas e explosivas, geralmente após as mamadas, reflete inadequação transitória entre a quantidade de lactose ingerida e a capacidade enzimática de digestão desse açúcar. Esse padrão evacuatório, muitas vezes confundido com diarreia, principalmente quando após episódios de cólicas as fezes são esverdeadas, não tem repercussão clínica, além de eventual hiperemia perianal. Infelizmente, essa aparente intolerância à lactose, muitas vezes, tem sido motivo para a suspensão do leite materno.

A alimentação excessiva que ocorre nos lactentes com cólicas, nos quais o choro ou a necessidade de sucção são interpretados como fome, é causa frequente de fezes diarreicas em criança com bom estado geral. A ingestão de grandes quantidades de leite, ao provocar distensão gástrica, desencadeia o reflexo gastrocólico, acelerando o trânsito gastrintestinal. Isso tende a favorecer uma diarreia osmótica por comprometer a digestão e a absorção dos solutos.

Muitas mães poderão indicar uma associação entre o início da diarreia e a introdução de novos alimentos na dieta, ou simplesmente mudanças no tipo de leite ou na forma de preparo. O excesso de alimentos laxantes pode, em algumas crianças, levar à eliminação de fezes amolecidas.

Em crianças maiores, assume importância a utilização de alimentos industrializados, nos quais a presença de certos aditivos pode contribuir para o aparecimento de diarreia. O sorbitol, uma substância não digerida e não absorvida, utilizada como adoçante em produtos dietéticos, farmacêuticos e nas balas, pode desencadear diarreia do tipo osmótico. A associação de diarreia com má erupção dentária é achado frequente, bastante valorizado pelos familiares. Entretanto, não há evidências de que haja alguma relação entre os eventos. Na prática, pode tratar-se de um episódio de diarreia infecciosa, que não chega a ter um diagnóstico, quando o quadro é leve e de curta duração.

As diarreias relacionadas aos fatores aqui mencionados podem chegar ao pediatra como queixa de diarreia aguda ou crônica, uma vez que o caráter benigno dos sintomas pode, durante algum tempo, não despertar nenhum tipo de preocupação entre os familiares.

DIAGNÓSTICO LABORATORIAL

Hemograma – exame de valor relativo nas gastroenterites. O número de leucócitos pode estar normal, aumentado ou diminuído. Os bastonetes, normalmente, encontram-se aumentados nas diarreias por bactérias invasivas.

Esfregaço de fezes – pode ser realizado com os seguintes objetivos: a) quantificar os leucócitos nas fezes, aumentados nas diarreias causadas por bactérias invasivas; b) verificar a presença de protozoários; e c) identificar o *C. jejuni* no esfregaço corado pelo método de Gram ou no exame a fresco em campo escuro.

Cultura de fezes – o objetivo desse exame é o de identificar alguma espécie de bactéria patógena para o sistema digestório, possivelmente determinante da gastroenterite. Até há pouco tempo apenas 30% delas eram positivas. Com a melhoria da técnica e a descoberta de novos agentes patogênicos, obtém-se positividade em 60 a 80% dos casos, na atualidade. Normalmente são pesquisadas na coprocultura as seguintes bactérias: EPEC, shiguela, salmonela e *Campylobacter*. Alguns laboratórios identificam ainda a ECE, ECH e a ECI.

Protoparasitológico de fezes – permite identificar um possível protozoário ou helminto, passível de tratamento, que pode ou não estar envolvido na patogênese da diarreia. Às vezes, são necessários três ou mais exames para a identificação da *G. lamblia*.

Pesquisa de rotavírus nas fezes – o rotavírus pode ser identificado pela microscopia eletrônica, pelo método ELISA e aglutinação pelo látex.

Na prática, esses exames não são essenciais. Por representarem um custo elevado e não trazerem subsídios que possam, de modo geral, alterar a terapêutica, é nossa impressão que não há necessidade de serem solicitados em todos os casos de diarreia leve ou moderada, sem comprometimento do estado geral.

Devem ser reservados para os casos graves, prolongados (duração maior de 7-10 dias), em crianças que necessitam de internação hospitalar, e em doença diarreica com presença de muco e sangue. Além disso, a determinação do agente etiológico pode ser importante em crianças que frequentam instituições durante surtos epidêmicos.

Para a pesquisa completa, e mesmo assim incapaz de identificar todos os agentes causadores de doença, é necessário solicitar:

1. Coprocultura.
2. Pesquisa de rotavírus nas fezes.
3. Pesquisa de *Cryptosporidium*.
4. Pesquisa de toxinas para *Clostridium*.
5. Protoparasitológico de fezes.

Para esses exames, não é aconselhável deixar as fezes em geladeira, recomenda-se levar as amostras de fezes ao laboratório no máximo em 2 horas.

TRATAMENTO

O tratamento da diarreia aguda consiste basicamente na manutenção do equilíbrio hidroeletrolítico e na oferta calórico-proteica adequada. A reidratação oral e a realimentação precoce constituem, portanto, a essência do tratamento da diarreia aguda. Dessa forma, podem-se resumir os principais objetivos do tratamento nos seguintes pontos:

Prevenção da desidratação – deve começar logo que se inicia o quadro diarreico, por meio do aumento da oferta de líquidos, privilegiando-se aqueles com os quais a criança está acostumada, tais como leite materno, outros leites, água, chás, sucos de frutas.

Tratamento da desidratação – a terapia de reidratação oral (TRO) constitui o tratamento de escolha para a desidratação, restaurando o equilíbrio hidroeletrolítico. A TRO pode ser iniciada em qualquer serviço de saúde, mantendo sua continuidade no domicílio. Com a TRO adequadamente realizada, é pequeno o número de casos que necessitarão de hospitalização e terapia por via intravenosa.

Manutenção do estado nutricional – a criança com diarreia deve ser alimentada normalmente com sua dieta habitual. Essa conduta previne os danos sobre o estado nutricional.

De modo geral, a doença diarreica tem evolução benigna, com curta duração e cura espontânea. Um aspecto importante a ser considerado no tratamento da doença diarreica é a observação direta e frequente do paciente para tranquilizar os pais e detectar precocemente as complicações na evolução. Uma dificuldade que o pediatra enfrenta para monitorar o paciente de consultório com diarreia é a qualidade das informações prestadas pela família, as quais estão frequentemente contaminadas pelos vários graus de ansiedade e aflição que o estado da criança provoca. Uma proposta de monitoração da criança em tratamento ambulatorial foi inicialmente utilizada há 20 anos no Ambulatório Geral do Instituto da Criança "Prof. Pedro de Alcantara", com bastante sucesso. Trata-se de solicitar aos familiares que preencham uma ficha diária na qual constam dados sobre o horário, o tipo de alimento, a quantidade oferecida e aceita, além do horário das evacuações com a descrição do aspecto das fezes. Com esse instrumento, o pediatra disporá de informações mais precisas sobre a nutrição da criança e o padrão das evacuações. Nos casos de diarreia aguda, pode-se solicitar a anotação diária desse tipo de ficha. Esse instrumento também mostra excelentes resultados em pacientes de consultório.

TRATAMENTO DIETÉTICO

Nos últimos anos, observou-se uma discussão na literatura sobre qual a melhor alternativa de tratamento dietético nos casos de diarreia aguda. Duas posições opostas se destacaram: manter a alimentação normal durante a doença ou redução da alimentação durante a fase aguda, seguida de aumento compensatório da oferta alimentar durante a convalescença.

Vários trabalhos foram publicados, questionando o jejum e as restrições alimentares no tratamento da doença diarreica aguda. A polêmica sobre o tratamento dietético ampliou-se com a recomendação atual da OMS de estimular a alimentação durante e após a diarreia. Esta conduta da OMS foi consequente aos estudos sobre o impacto dos episódios diarreicos no estado nutricional das populações dos países em desenvolvimento. É sabido que o déficit nutricional observado após um episódio diarreico deve-se não somente ao comprometimento da absorção intestinal, mas também às limitações na oferta dietética.

Tradicionalmente, o tratamento dietético na diarreia aguda era a suspensão da alimentação com posterior reintrodução gradativa da dieta habitual. O aspecto mais uniforme em todas as condutas consistia na retirada do leite por algumas horas ou dias. No retorno da alimentação láctea, utilizava-se o leite diluído, aumentando-se progressivamente a concentração, até que, após um período variável de dias, a criança voltava a receber o leite integral.

Essa conduta foi amplamente incorporada pela população em função das características atribuídas ao leite, que por conter gordura é visto como um alimento "quente" e, portanto, que "faz mal" para a criança com diarreia. É comum as mães terem suas próprias ideias sobre a digestibilidade de alguns alimentos e procederem à suspensão espontânea de vários componentes da dieta durante a diarreia. Esses conceitos presentes na população foram incorporados, em parte, como decorrência das orientações médicas. Tudo isso tem levado ao uso de dietas restritivas com a suspensão prolongada do leite até que haja desaparecimento total do sintoma diarreico. Como consequência, observa-se a deterioração do estado nutricional, especialmente nos casos em que a criança já se encontrava previamente desnutrida.

A conduta de não suspender a alimentação durante a diarreia, entretanto, não é nova. Park, em 1924, chamava a atenção para a importância da nutrição da criança como principal objetivo do pediatra e não apenas a interrupção do fenômeno diarreico. Os estudos de Chung e Viscorova, em 1948, demonstravam que, apesar de uma má absorção extensa na diarreia, pode haver absorção considerável de nutrientes. Esses autores demonstraram que a duração da diarreia não sofria aumento nos lactentes realimentados precocemente, entretanto, só nos anos 1980 essas afirmações foram consideradas.

As evidências de que após uma gastroenterite viral ou bacteriana ocorre diminuição temporária nas dissacaridases, principalmente a lactase, levou à proposição de redução da lactose no tratamento da diarreia e exclusão desse açúcar nos casos mais graves. A partir daí, verificou-se a generalização da conduta de suspensão temporária do leite no tratamento da diarreia. Entretanto, apesar de existir algum grau de má absorção para os diversos nutrientes, essa é transitória e raramente tem consequências práticas, não devendo ser um fator limitante à manutenção do leite materno e à reintrodução alimentar.

Embora na maioria dos casos não haja problemas com a reintrodução precoce da alimentação, o modelo de terapêutica adotado em vários serviços médicos é dirigido para o pequeno número de casos que apresentam complicações e exigem condutas alimentares específicas. Na prática, a suspensão da dieta, quando necessária, deve ser restrita à fase de hidratação.

Atualmente, existe um consenso na literatura de que o aleitamento materno deve ser mantido, mesmo durante a fase de reidratação. O leite materno ajuda na reidratação e alternado com a SRO dispensa a suplementação com água. Alguns trabalhos mostram que a amamentação durante a doença diarreica reduz o número de evacuações e a duração da doença, com melhores resultados sobre o estado nutricional.

As discordâncias quanto às propostas do tratamento dietético referem-se principalmente às crianças que recebem exclusivamente leite de vaca, para as quais alguns autores sugerem o uso do leite diluído ou mesmo a introdução de fórmulas lácteas que não contenham lactose. Alguns estudos indicavam certa vantagem na redução ou suspensão da lactose em relação à prevenção de possíveis complicações na evolução da doença diarreica. Entretanto, Brown (1994), a partir de meta-análise dos estudos clínicos publicados nos últimos anos, concluiu que a grande maioria das crianças pequenas com diarreia aguda pode ser tratada com sucesso, mantendo-se a alimentação normal, sem necessidade de diluição do leite. Segundo esse autor, o uso rotineiro do leite diluído ou de fórmulas sem lactose é desnecessário, especialmente quando o tratamento da diarreia aguda é realizado com reidratação oral e realimentação precoce, incluindo outros alimentos da dieta normal da criança. Um aspecto importante é que as crianças que mantêm a dieta normal, embora não apresentem resultados superiores quanto à evolução da diarreia, têm como vantagem um melhor ganho de peso durante o tratamento.

O Programa para o Controle das Doenças Diarreicas da OMS recomenda a manutenção da alimentação durante a diarreia, com especial ênfase no aleitamento materno.

Pode-se dizer que muitos casos de diarreia aguda se complicam em função de tratamentos inadequados. Brown, no artigo já citado, chama a atenção para o fato de que os trabalhos que apontam maior falha de tratamento com dietas contendo lactose são anteriores a 1985, época em que começaram a ser instituídos protocolos mais adequados para o tratamento da doença diarreica.

O comprometimento pondoestatural é devido à anorexia, má absorção e catabolismo decorrente da infecção e frequentemente, ao jejum iatrogênico. A combinação desses fatores é particularmente prejudicial para crianças que apresentam vários episódios de diarreia durante o primeiro ano de vida e para aquelas cujo estado nutricional já esteja previamente comprometido.

A prática de suspender a alimentação como parte do tratamento da doença diarreica foi preconizada pelos médicos por muito tempo, passando a ser uma conduta de domínio da população. Dessa forma, as propostas atuais de não se alterar a alimentação da criança, durante a diarreia, encontram resistência entre os profissionais médicos e, principalmente, por parte dos familiares. As campanhas de divulgação sobre a prevenção e o tratamento da doença diarreica têm contribuído de forma importante para reverter essas práticas tradicionais de suspensão da alimentação, assim como para reforçar o uso das soluções de reidratação oral e manutenção do aleitamento materno.

A manutenção da alimentação durante a doença diarreica tem os seguintes aspectos positivos:

– protege a mucosa intestinal, evitando a atrofia induzida pelo jejum e possibilitando a recuperação mais rápida da mucosa intestinal nas infecções intestinais;
– há indícios de que a alimentação durante a doença pode evitar o aumento da permeabilidade intestinal associada à diarreia; e
– previne ou reduz os danos sobre o estado nutricional causados pela doença, facilitando, ainda, a recuperação nutricional durante a convalescença.

A recomendação para o tratamento da diarreia aguda em lactentes alimentados com leite de vaca é a reintrodução alimentar após as 4 horas de reidratação com soro oral, utilizando o leite na diluição que vinha recebendo antes do quadro diarreico. A manutenção da administração do soro oral após cada evacuação líquida deve continuar junto com a alimentação normal.

Na prescrição dietética da criança com diarreia aguda, devem ser considerados, além dos pontos já discutidos anteriormente, a anorexia da criança e os conhecimentos próprios das mães. A colaboração da família é decisiva no tratamento dietético da diarreia aguda. A criança com diarreia aguda pode ter dificuldades em mastigar e deglutir determinados alimentos, em função da menor produção de saliva. Assim, pequenas quantidades de alimentos, sob a forma de papas ou purês, que não necessitam ser mastigados, sendo facilmente deglutidos, são mais bem aceitos. Nessa perspectiva, justificam-se muitas das dietas adotadas pelas mães no tratamento da diarreia aguda.

Considerando que, na faixa etária na qual a diarreia é mais frequente, o leite é uma das principais fontes de gorduras e calorias, sua suspensão, geralmente, leva à dietas hipocalóricas e hipogordurosas, constituindo um fator de manutenção da diarreia.

O uso tradicional da maçã e da banana na diarreia é decorrente, em parte, das suas propriedades adsorventes, em função de conterem pectina e caolim. Entretanto, é preciso não exagerar na ingestão dessas frutas, pois sabe-se que a ação bacteriana sobre a pectina (fração fibra) produz aumento dos gases intestinais, podendo exacerbar o desconforto na doença diarreica.

A utilização de dietas à base de alimentos obstipantes não tem efeito sobre o processo diarreico. Os preparados domésticos à base de cenoura, batata e arroz, que podem adsorver o líquido em excesso na luz intestinal, graças as suas propriedades hidrófilas, não reduzem as perdas hidroeletrolíticas digestivas. Além disso, não há confirmação de que tenham efeito protetor sobre a mucosa intestinal. Entretanto, várias publicações aconselham a utilização desses alimentos na reintrodução alimentar para os lactentes que já recebiam outros alimentos além do leite.

A escolha dos alimentos a serem oferecidos à criança durante a diarreia deve ser adequada às disponibilidades locais dos alimentos e, principalmente, respeitar os hábitos alimentares anteriores da criança. Ou seja, a orientação alimentar deve ser elaborada a partir da dieta que a criança vinha recebendo antes do início da diarreia. A anorexia, frequente na doença diarreica, é um fator que dificulta a manutenção da nutrição adequada. Assim, é preciso respeitar as preferências alimentares da criança. Em geral, as dietas prescritas para o tratamento da diarreia são destituídas de sabor, complicando a aceitação por parte da criança.

Considerando todas essas dificuldades, recomenda-se que as refeições tenham pouco volume e sejam oferecidas com maior frequência. Nesse sentido, é importante que o alimento a ser oferecido tenha alta densidade energética, evitando se leites muito diluídos e de baixo valor calórico.

É importante informar os pais sobre o padrão de evolução de uma infecção intestinal, reforçando-se seu caráter autolimitado, esclarecendo-se, ainda, que a utilização de dietas restritivas não diminuem a duração e a intensidade da diarreia.

No tratamento da criança com doença diarreica, deve ser enfatizado que é a criança, e não as fezes, quem está sendo tratada. Assim, a alimentação deve ser mantida, apesar das evacuações diarreicas, valorizando-se o ganho de peso.

Realimentação em lactentes com menos de 4 meses de idade

Na literatura atual há concordância em relação às propostas de tratamento colocadas anteriormente para as crianças com mais de 4 meses de idade. Entretanto, há divergências quanto ao tratamento dietético em lactentes menores de 4 meses que estejam recebendo leite de vaca. Alguns autores propõem a reintrodução do leite habitual, com ou sem diluição progressiva, crescente, do leite de vaca durante dois ou três dias, enquanto outros autores aconselham a utilização sistemática durante uma a duas semanas de fórmulas lácteas contendo hidrolisados de proteínas e sem lactose. Essa última conduta, além de desnecessária, na grande maioria dos casos, é inviável para muitos pelo alto custo dessas fórmulas. De acordo com o Comitê de *Nutrition de la Société Française de Pédiatrie,* a intolerância à lactose ocorre em cerca de 3% dos casos, o que significa que a utilização de fórmulas lácteas sem lactose raramente será necessária. É aconselhável introduzir o leite, diluído ou não, de acordo com a intensidade da diarreia e das manifestações clínicas que refletem algum grau de intolerância à lactose, como fezes explosivas e ácidas, distensão abdominal após a ingestão do leite e hiperemia perianal; e avaliar a evolução do quadro para identificar a necessidade de medidas dietéticas mais diferenciadas. No capítulo Diarreia persistente há um detalhamento de alternativas dietéticas para o tratamento de lactentes com manifestações de intolerância à lactose, na vigência de quadros de diarreia.

Tratamento com iogurte, leites fermentados e probióticos

Muitos estudos têm mostrado os efeitos benéficos do iogurte e dos preparados à base de leite fermentado, os quais melhoram a absorção da lactose em razão da presença de lactase existente nos fermentos lácteos, das propriedades probióticas, com diminuição da permeabilidade intestinal às proteínas e pelo efeito estimulante sobre as funções imunitárias. Boudraa et al., em estudo com crianças entre 3 e 24 meses, apresentando diarreia aguda, mostraram que a utilização de uma preparação láctea fermentada com *Lactobacillus bulgaricus* e *Streptococcus thermophilus* reduziu significativamente a duração da diarreia e o número de evacuações, principalmente entre as crianças que apresentavam substâncias redutoras nas fezes. Após 48 horas do tratamento, 62% das crianças que receberam a preparação não fermentada apresentavam diarreia contra 35% das que receberam a preparação fermentada.

Probióticos

Probióticos são micro-organismos vivos que, quando administrados em quantidades adequadas, conferem benefício ao hospedeiro.

Meta-análise sobre probióticos, envolvendo os principais trabalhos publicados até julho de 2008, concluem:

1. Eficácia na prevenção de diarreia adquirida em "escolinhas infantis e creches" – poucos estudos; probióticos testados: *Lactobacillus GG, Bifidobacterium lactis* e *Lactobacillus thermophilus* – evidência modesta.
2. Eficácia na prevenção de diarreia adquirida em hospitais – poucos trabalhos; resultados conflitantes.
3. Eficácia na prevenção de diarreia induzida por antibióticos – muitos trabalhos; de modo geral, os resultados mostram eficácia. Probióticos mais eficazes: *Lactobacillus GG* e *Saccharomyces boulardii.*
4. Tratamento da diarreia – muitos trabalhos; mostram eficácia na redução do tempo de diarreia em mais de um dia, principalmente em diarreia causada por rotavírus. Probióticos mais eficazes: *Lactobacillus GG, Saccharomyces boulardii* e *L. reuteri.* O efeito demonstrado não somente é cepa-dependente, como dose-dependente (pelo menos 10 bilhões de agentes por dia).

Obs.: Floratil® – pacote com 1 grama de pó, 200mg ou 4 bilhões de células de *Saccharomyces boulardii.*

TRATAMENTO MEDICAMENTOSO

O único tratamento recomendado pela OMS e UNICEF é a administração de zinco durante o episódio de diarreia aguda que, como já foi comentado, reduz a duração e a gravidade do episódio, além de diminuir a incidência de diarreia nos dois a três meses seguintes àquele episódio. Recomenda-se a administração de 20mg por via oral durante 10 a 14 dias, e para crianças menores de 6 meses, 10mg.

A despeito dos avanços em relação ao tratamento da diarreia, ainda se constata que muitos casos são mal conduzidos. No Brasil, a utilização de antibióticos e antidiarreicos é bastante frequente, tanto a partir de prescrição médica quanto por automedicação ou ainda por recomendação de quem trabalha em farmácias. Segundo a PNDS (2006), quase 10% das crianças cujas mães relataram algum episódio de diarreia nas duas últimas semanas antes da pesquisa foram medicadas com antibióticos por via oral, caracterizando-se como a terapia mais comumente utilizada. A segunda terapia mais usada são os remédios caseiros e/ou as ervas medicinais com 7% dos casos, principalmente nas crianças maiores de 1 ano. Os antidiarreicos foram utilizados em 6% dos casos e a restrição alimentar em 3%. Vale ressaltar que os antibióticos e os antidiarreicos predominaram nas Regiões Norte e Nordeste do Brasil.

Os antidiarreicos e o uso rotineiro de antimicrobianos, além de não contribuírem para a cura na diarreia, podem, inclusive, complicar sua evolução.

As drogas antidiarreicas não têm nenhum efeito benéfico e em princípio não devem ser indicadas para o tratamento da diarreia aguda em crianças.

Publicações diversas têm apontado as desvantagens da prescrição de medicamentos na diarreia aguda:

- a utilização de medicamentos na diarreia desvia a atenção, tanto da família como do médico, quanto às medidas mais importantes, tais como a prevenção e o tratamento da desidratação, a alimentação e o acompanhamento da criança;
- as drogas utilizadas não reduzem a perda de líquidos durante a diarreia, a gravidade da doença e não encurtam o tempo da doença;
- representam um custo alto para os governos e para as famílias; e
- muitas das drogas utilizadas apresentam efeitos colaterais sérios, tais como depressão do sistema nervoso central, toxicidade gastrintestinal e agravamento e prolongamento do quadro diarreico e, no caso dos antimicrobianos, desenvolvimento de resistência nos micro-organismos.

Frequentemente, médicos e mães atribuem os efeitos colaterais das drogas à própria doença e não aos medicamentos.

Principais efeitos das drogas antidiarreicas

Drogas que interferem na motilidade intestinal – preparados à base de ópio (paregórico, codeína) e seus derivados sintéticos (hidrocloreto de difenoxilato e loperamida). Não há evidências de que encurtem a duração da diarreia aguda, nem diminuam a perda de água e eletrólitos e sua ação antissecretória é bem modesta. Interferem com os mecanismos de propulsão intestinal, retardando a eliminação de bactérias e vírus que infectam o trato gastrintestinal. O íleo paralítico tem sido associado com o uso dessas drogas em crianças. Sedação descrita com as doses terapêuticas e toxicidade para o sistema nervoso central, às vezes fatal, pode ocorrer.

Adsorventes – caolim, pectina, atapulgita, carvão ativado, carbonato de cálcio e similares. Utilizados pelas suas propriedades adsorventes, apenas induzem um ligeiro aumento na consistência das fezes, porém não há evidências de nenhum efeito benéfico sobre a evolução da diarreia. Estudos sobre a utilização dessas drogas em animais revelaram aumento da excreção de eletrólitos e gorduras nas fezes. Como os adsorventes podem ligar-se a antibióticos e a enzimas, interferem com o tratamento antimicrobiano quando indicado.

Drogas antissecretórias – clorpromazina e salicilato de bismuto. A clorpromazina não deve ser usada, uma vez que a dose requerida para produzir o efeito antissecretor frequentemente causa sedação excessiva. Em relação ao salicilato de bismuto, não está estabelecida sua eficácia no tratamento da diarreia em crianças e não é recomendado seu uso em crianças menores de 3 anos.

Existe no mercado um grande número de produtos farmacêuticos que combinam drogas antidiarreicas entre si e com agentes antimicrobianos. Essas combinações são absurdas, com custos altos e efeitos colaterais graves. Não devem jamais ser usadas no tratamento da diarreia aguda em crianças.

Tendo em vista os perigos oferecidos por essas drogas, ditas antidiarreicas, o Ministério da Saúde divulgou portaria cancelando os registros e proibindo a comercialização dos medicamentos que contêm tais drogas. É fundamental que o pediatra tenha conhecimento dessa medida, para poder orientar e esclarecer dúvidas dos familiares sobre o uso de medicamentos na diarreia aguda (ver Anexo).

Os antieméticos, como a prometazina e a clorpromazina, causam sedação, interferindo com a TRO. Não devem nunca ser utilizados em crianças com diarreia. A hidratação da criança é o melhor tratamento antiemético.

A ondansetrona (Vonau®, Zofran®) é uma potente droga antiemética. É um antagonista seletivo de receptores serotonínicos 5-HT 3. Não se conhece exatamente seu mecanismo de ação como droga antiemética. É liberado pelo FDA para crianças com mais de 4 anos de idade, porém em trabalho publicado no *New England Journal of Medicine* (2006), utiliza-se essa droga em crianças acima de 6 meses de idade, sem aumento de efeitos colaterais.

Observação: tiorfan, uma droga que inibe a encefalinase, um dos estimuladores do AMP cíclico, sem alterar a mobilidade intestinal, e aparentemente sem grandes efeitos colaterais, tem-se mostrado efetivo na redução do volume fecal, em diarreias aquosas, na dose de 1,5mg/kg de 8/8h, por via oral. Porém, não reduz o tempo de diarreia. Como as outras medicações antidiarreicas, em princípio, não necessitam ser utilizadas.

Antibioticoterapia

Os antimicrobianos não devem ser usados rotineiramente na gastrenterite aguda de etiologia não determinada pelos seguintes motivos:

- a diarreia aguda é normalmente um processo autolimitado;
- a antibioticoterapia não altera o quadro clínico da maior parte dos casos e pode prolongar o tempo de eliminação de determinadas bactérias como, por exemplo, *Salmonella*;

– os antimicrobianos promovem alteração da flora intestinal, podendo selecionar uma população bacteriana resistente;

– os antibióticos podem permitir o crescimento desproporcional do *Clostridium difficile,* resultando no aparecimento de colite pseudomembranosa;

– pode agravar o quadro de síndrome hemolítico-urêmica, quando existente;

– qualquer antimicrobiano pode apresentar efeitos colaterais adversos; e

– aumenta o custo do tratamento.

A antibioticoterapia estaria reservada para os seguintes casos:

– pacientes imunodeprimidos;

– recém-nascidos, particularmente os prematuros;

– suspeita de disseminação do processo intestinal;

– cólera;

– surto epidêmico de shiguela em crianças institucionalizadas, para diminuir o tempo de eliminação de bactérias pelas fezes.

Discute-se a indicação de antibioticoterapia para crianças com diarreia mucossanguinolenta, logo após a coleta da coprocultura, devido à possibilidade de a doença ser ocasionada por bactéria invasiva, principalmente em crianças com menos de 1 ano de idade e febris. Nesses casos, existem muitos prós e contras. Os agentes podem ser variáveis como salmonela, shiguela, ECI, ECEH, *Campylobacter* e outros menos comuns. O antibiótico pode ser importante como em casos de shiguela, porém pode provocar todas as complicações vistas acima. Se for possível, orienta-se aguardar a coprocultura.

A terapêutica antimicrobiana, quando indicada, deve, sempre que possível, ser orientada pelo antibiograma. Enquanto isso não ocorre, o antibiótico de escolha deve ser aquele para o qual mais provavelmente o micro-organismo presumido é sensível (Quadro II-94).

PROFILAXIA E TRATAMENTO DA DESIDRATAÇÃO

Avaliação do estado de hidratação

O Ministério da Saúde recomenda atualmente uma classificação operacional do estado de hidratação a partir da proposta elaborada pela estratégia de Atenção Integrada às Doenças Prevalentes na Infância (AIDPI). Ela é baseada em sinais e sintomas que conduzem a opções terapêuticas apropriadas. Essa classificação é praticamente a mesma que vem sendo utilizada desde o início da década de 1970, com mudanças que visam ajudar os profissionais de saúde não médicos, que trabalham em

Quadro II-94 – Micro-organismo e drogas de escolha.

Micro-organismo	Drogas de escolha	Dosagem diária (mg) por kg de peso	Administração
Escherichia coli	Garamicina	7,5	8/8h, IV/IM, 10-14 dias
	Amicacina	18	24/24h, IV/IM, 10-14 dias
	Ceftriaxona	70-100	8/8h ou 12/12h, IV/IM, 10-14 dias
Salmonella	Ceftazidima	100	12/12h, IV, 21 dias
Shigella	Ácido nalidíxico	50	6/6h, VO, 5 dias
	Ceftriaxona	70-100	8/8h ou 12/12h, IV/IM, 10-14 dias
Campylobacter	Eritromicina	30-40	8/8h, VO, 7 dias
Yersinia	Amicacina	15	8/8h, IV/IM, 10 dias
C. difficile	Metronidazol	30	8/8h, VO
	Vancomicina	40	6/6h, VO
V. cholerae	Crianças maiores de 8 anos – tetraciclina	50	6/6h, VO, 3 dias
	Crianças menores de 8 anos – sulfametoxazol-trimetoprima	50mg de sulfa	12/12h, VO, 3 dias
Cryptosporidium	Nitazoxamida	15	12/12h, VO
S. stercoralis	Ivermectina	0,2	Dose única
	Tiabendazol	25	12/12h, VO, 3 dias
G. lamblia E. hystolitica	Metronidazol	15-30	8/8h, VO, 7 dias
Rotavírus	Nitazoxamida (?) (poucas publicações)	15	12/12h, VO, 3 dias

IV = via intravenosa; IM = via intramuscular; VO = via oral.

comunidades, a reconhecer e tratar ou encaminhar as crianças, de acordo com o estado de hidratação.

A criança com diarreia é classificada, de acordo com o estado de hidratação, em: desidratação grave, com desidratação e sem desidratação.

1. Desidratação grave

Dois ou mais sinais que se seguem:
– letárgica ou inconsciente;
– olhos fundos;
– não aceita líquidos, ou aceita muito mal;
– turgor de pele pastoso – sinal da prega: a pele volta muito lentamente ao estado anterior.

2. Desidratação

Dois ou mais sinais que se seguem:
– inquieta, irritada;
– olhos fundos;
– bebe avidamente, com sede;
– turgor de pele semipastoso – sinal da prega: a pele volta lentamente ao estado anterior.

3. Sem desidratação

Não há sinais suficientes para classificar como desidratação.

Plano de tratamento

1. Desidratação grave – plano C.
2. Desidratação – plano B.
3. Sem desidratação – plano A.

• Plano A

A grande maioria das crianças com diarreia não tem desidratação. Para a prevenção da desidratação não é necessário utilizar um esquema terapêutico rígido. Bastará, após o exame clínico da criança, orientar os familiares sobre a evolução natural da doença, o risco de complicações e a conduta a ser utilizada no domicílio.

Manter a alimentação habitual, em especial o leite materno, aumentando a frequência das mamadas. Não se deve modificar o tipo e a quantidade dos alimentos, corrigindo-se os erros dietéticos e aumentando a frequência com a qual são oferecidos, para que, na falta de apetite, a ingestão fique próximo dos níveis normais.

Recomendar o aumento da ingestão de líquidos tais como água, chá, sucos, água de coco, água de arroz. As mamadas devem ser mais prolongadas e mais frequentes. Além dos líquidos dados habitualmente, a mãe deve ser orientada a oferecer a solução de reidratação oral (SRO) depois de cada evacuação líquida:

a) crianças de até 12 meses:
   50 a 100ml (um quarto a meio copo); e
b) crianças maiores de 12 meses:
   100 a 200ml (meio a um copo).

Administrar frequentemente pequenos goles de líquidos. Se a criança vomitar, aguardar 10 minutos e depois continuar, porém mais lentamente. Continuar com os líquidos adicionais até a diarreia parar.

Orientar ainda a mãe para o reconhecimento dos sinais de desidratação. Explicar que a criança deve ser levada a uma unidade de saúde quando:

– ficar sem urinar por mais de 6 a 8 horas;
– não esteja conseguindo beber;
– a diarreia persistir por mais de cinco dias.

Na estratégia do AIDPI, recomenda-se ainda o retorno imediato quando há piora do estado geral ou aparecimento de sangue nas fezes e dificuldade para beber.

• Plano B

A reidratação oral com a SRO – solução de reidratação oral da Organização Mundial da Saúde – é o tratamento de escolha para os pacientes com desidratação devido à diarreia e aos vômitos (Quadro II-95).

Quadro II-95 – Composição da SRO.

Grama/envelope	
Cloreto de sódio	3,5
Citrato trissódico diidratado	2,9
Cloreto de potássio	1,5
Glicose	20,0
Milimoles/litro de água	
Sódio	90
Cloro	80
Citrato	10*
Potássio	20
Glicose	111
Osmolaridade: 311mOsm	

* Como o citrato é trivalente, 10mM correspondem a 30mEq. Recomenda-se realizar a reidratação da criança, sob supervisão e orientação médica.

A quantidade da solução ingerida dependerá da sede da criança. Apenas como orientação inicial, a criança deverá receber de 50 a 100ml/kg de SRO em 4 a 6 horas.

Os lactentes que estão sendo amamentados deverão continuar recebendo o leite materno, junto com a SRO. Os pacientes com outro tipo de alimentação deverão receber somente a solução reidratante, enquanto mantêm sinais de desidratação. A solução deve ser oferecida com frequência, usando copo, colher ou conforme os hábitos da criança.

Se o paciente vomitar, o volume administrado deverá ser reduzido e a frequência da administração aumentada.

Os sinais clínicos de desidratação desaparecem paulatinamente durante o período de reidratação. Os pacientes deverão ser reavaliados com frequência. Quando já ingerido o volume inicial prescrito e os sinais clínicos de desidratação ainda estiverem presentes, prescreve-se um volume adicional correspondente. São poucas as crianças que necessitam dessa prescrição adicional.

A febre causada pela desidratação geralmente cede na medida em que a criança se reidrata. O uso de antitérmicos nessa fase deve ser evitado.

A fase de reidratação termina quando desaparecem os sinais de desidratação. Se isso acontecer, antes mesmo da ingestão de todo o volume inicial prescrito, deve-se interromper essa fase, alimentar a criança e administrar a SRO após cada evacuação líquida. A administração com sonda nasogástrica é uma maneira de dar SRO de modo gradual e contínuo, favorecendo a absorção da solução, e deverá ser administrada nas seguintes condições:

a) perda de peso após as primeiras 2 horas de tratamento adequado com SRO;
b) vômitos persistentes (quatro ou mais vezes, no mínimo, em 1 hora) depois de iniciada a TRO;
c) distensão abdominal acentuada com ruídos hidroaéreos presentes, que não desaparece mesmo após um intervalo maior entre as tomadas;
d) dificuldade de ingestão de SRO (por exemplo, estomatite grave).

Iniciar a administração pela sonda na velocidade de 20 a 30ml/kg/h até a reidratação. Terminada a reidratação, a criança deverá receber alta; os familiares deverão ser informados de que a diarreia poderá durar ainda alguns dias.

Manutenção do estado de hidratação – poderá ser realizada no domicílio da criança. Os responsáveis deverão ser orientados do seguinte modo:

Após cada evacuação líquida, oferecer SRO nos seguintes volumes:

a) crianças de até 12 meses – 50-100ml (um quarto a meio copo);
b) crianças maiores de 12 meses – 100-200ml; e
c) crianças maiores de 10 anos ou mais – a quantidade que desejar.

Para a continuidade do tratamento em casa, devem ser fornecidos dois envelopes de SRO. A preparação da solução deve ser ensinada e demonstrada.

O aleitamento materno deve ser mantido e estimulado. Enfatizar que o leite materno é o melhor alimento, contribuindo para prevenir a diarreia e outras infecções. Para as crianças que recebem outros alimentos, orientar a mãe para manter a alimentação habitual da criança, corrigindo os erros dietéticos. A criança deve comer quanto e quando quiser, recomendando-se o uso de colheres e outros utensílios mais fáceis de serem mantidos limpos do que mamadeiras. Enfatizar a importância de acrescentar uma refeição diária até a recuperação nutricional.

Orientar sobre os sinais de piora: sede intensa, vômitos frequentes, piora da diarreia, irritabilidade ou prostração. Indicar que caso isso ocorra deve-se administrar a SRO e voltar imediatamente ao consultório ou informar o médico.

Observação: no comércio existe uma solução que pode ser empregada, pois obedece alguns parâmetros específicos necessários para a eficácia das soluções de hidratação por via oral, ou seja: a) isosmolaridade em relação ao plasma sanguíneo; b) conter glicose em concentrações adequadas; e c) repor adequadamente as perdas eletrolíticas causadas pela diarreia. A solução recomendada é o Pedialyte 90®, que apresenta composição semelhante à da SRO.

• **Plano C**

As indicações para a hidratação venosa em crianças restringem-se a:

– paciente com alteração do estado de consciência (criança deprimida, comatosa e incapaz de ingerir líquidos ou com crise convulsiva);
– quando após o uso de sonda nasogástrica a criança apresenta vômitos persistentes (quatro ou mais vezes, no mínimo, em 1 hora);
– quando a criança não ganha ou perde peso após as primeiras 2 horas de sonda nasogástrica;
– íleo paralítico (distensão abdominal e ausência de ruídos hidroaéreos).

A realização da hidratação parenteral deve ser feita em hospitais e foge ao escopo deste livro.

NOVA COMPOSIÇÃO PARA A SOLUÇÃO DE REIDRATAÇÃO ORAL

Recentes avanços no tratamento da diarreia levaram a uma nova formulação dos sais para a reidratação oral com baixa concentração de glicose e sal, que se espera possa reduzir mais ainda o número de óbitos infantis por doença diarreica. Um dos objetivos esperados com a redução da osmolaridade da solução de reidratação oral é evitar os efeitos adversos da hipertonicidade e hipernatremia. Os estudos mostraram que a eficácia da SRO para o tratamento de crianças com diarreia aguda não cólera aumentava ao se reduzir a concentração de sódio para 75mEq/l, a concentração de glicose para 75mmol/l e a osmolaridade total para 245mOsm/l. Com essa nova formulação foi observada redução de 33% na necessidade de suplementação com terapia intravenosa para a correção da desidratação, redução da perda fecal em 20% e da ocorrência de vômitos em 30%. A solução com 245mOsm/l parece ser segura e pelo menos tão efetiva quanto a solução proposta anteriormente pela OMS para o tratamento de crianças com cólera.

A OMS e o UNICEF recomendam que os países usem e produzam a solução de reidratação oral com a composição apresentada no quadro II-96.

Além disso, definiram critérios para se obter as características aceitáveis para uma solução de reidratação oral (Quadro II-97).

Vários países já adotaram essa nova SRO, juntamente com a distribuição dos comprimidos de zinco. No Brasil, ainda não está sendo utilizada essa nova formulação nos serviços públicos de saúde.

PREVENÇÃO DA DIARREIA AGUDA

Em relação à doença diarréica, deve-se ressaltar que é fundamental sua prevenção, uma vez que existem meios adequados para esse fim. A prevenção envolve dois objetivos: 1. evitar as infecções intestinais; e 2. evitar suas complicações (nutricionais e hidroeletrolíticas).

Medidas de prevenção da doença diarreica

Destacam-se incentivo ao aleitamento materno, orientação para a introdução adequada da alimentação complementar, imunização contra o sarampo e o rotavírus, melhoria das condições nutricionais da mãe e da criança, higiene pessoal e doméstica, disponibilidade adequada de água potável, rede de esgotos e coleta de lixo, higiene dos alimentos e identificação e controle das epidemias.

Experiências em vários países têm mostrado que para crianças de 0 a 5 meses de idade é possível reduzir a incidência de diarreia em até 20% e a mortalidade em torno de 25% por meio das medidas de promoção do aleitamento materno. O efeito protetor do leite materno contra a gastroenterite infecciosa se dá tanto pela transferência de anticorpos quanto por seu efeito antimicrobiano determinado pelo conteúdo de lactoferrina, lisozimas e fagócitos. O leite materno tem ainda a capacidade de manter o crescimento de bifidobactérias e garantir um pH baixo no recém-nascido, dificultando o crescimento de *E. coli*. Em nosso meio, é importante lembrar ainda que, para a população de baixa renda, o leite materno consumido diretamente na mãe elimina os riscos decorrentes da contaminação, tão frequentes no preparo da mamadeira. A redução do risco de infecções persiste após o desmame, desde que a duração da amamentação tenha sido de pelo menos três meses.

A imunização contra o sarampo pode reduzir a incidência de diarreia em 1 a 3% e a mortalidade por essa causa em 11 a 22% em crianças com idade inferior a 5 anos. Alguns estudos sugerem que há importante correlação entre sarampo e doença diarreica aguda. Feachem et al. distinguem dois tipos de doença diarreica associada ao sarampo: 1. a diarreia concomitante ao sarampo, que ocorre desde uma semana antes até quatro semanas após o aparecimento do *rash*; e 2. a diarreia pós-sarampo que se inicia de quatro a 26 semanas depois da erupção do sarampo. A etiologia desses quadros diarreicos asso-

Quadro II-96 – Composição da solução de reidratação oral recomendada pela OMS e pelo UNICEF.

SRO com osmolaridade reduzida	Gramas/litro	SRO com osmolaridade reduzida	mmol/litro
Cloreto de sódio	2,6	Sódio	75
Glicose	13,5	Cloro	65
Cloreto de potássio	1,5	Glicose	75
Citrato trissódico diidratado	2,9	Potássio	20
		Citrato	10
		Osmolaridade total	245

Quadro II-97 – Critérios para uma solução de reidratação oral definidos pela OMS e pelo UNICEF.

Concentração total das substâncias	Deve variar entre 200 e 310mmol/l
Concentração individual de cada substância	
Glicose	Deve ser pelo menos igual à do sódio, mas não deve exceder 111mmol/l
Sódio	Deve variar entre 60 e 90mEq/l
Potássio	Deve variar entre 15 e 25mEq/l
Citrato	Deve variar entre 8 e 12mmol/l
Cloro	Deve variar entre 50 e 80mEq/l

ciados ao sarampo é desconhecida, porém há indícios de que há uma forma grave e disentérica na qual a shiguela teria um papel importante. No Brasil, a imunização contra o sarampo teve grande impacto no controle das doenças diarreicas.

No momento, há grande interesse nas pesquisas em busca da descoberta de vacinas contra os principais organismos causadores de diarreia aguda.

As outras medidas referidas para a prevenção da diarreia são fundamentais por agir diretamente nos mecanismos de transmissão das infecções entéricas. Vale ressaltar que todas essas medidas diminuem tanto a morbidade quanto a mortalidade, por proporcionar ao organismo melhores condições de resistência às doenças diarreicas.

Vacina contra o rotavírus

Em 2006, teve início no Brasil a vacinação contra o rotavírus, utilizando uma vacina de origem humana atenuada que foi testada em 11 países da América Latina, incluindo o Brasil, em Belém do Pará.

Trata-se de uma vacina com elevada eficácia e que poderá reduzir ainda mais a ocorrência de episódios diarreicos, principalmente em crianças, contribuindo, assim, para maior queda na mortalidade infantil no Brasil (ver capítulo Imunização).

Prevenção das complicações

Entre as complicações mais frequentes da doença diarreica estão a desidratação e a desnutrição. As estratégias adotadas para controlar o quadro diarreico evitando suas complicações resumem-se na utilização precoce da terapia de reidratação oral e na alimentação apropriada durante a diarreia e no período de convalescença.

Recomendações gerais para os pais e cuidadores:

– prevenir a desidratação com a administração de quantidades aumentadas de líquidos disponíveis em casa e da solução de reidratação oral após os episódios de evacuações líquidas;
– continuar alimentando a criança ou dar mais vezes o peito durante a diarreia, e aumentar o número de refeições após a cura do episódio de diarreia;
– reconhecer os sinais de desidratação e procurar um serviço de saúde, fazendo adequadamente a terapia de reidratação oral (TRO);
– dar à criança 20mg por dia de zinco por 10 a 14 dias (10mg por dia para lactentes menores de 6 meses).

CONSIDERAÇÕES FINAIS

Apesar da eficácia comprovada da TRO, verifica-se nos últimos anos um decréscimo na sua utilização. A PNDS (2006) mostrou que, na Região Sul, em mais de 65% dos casos de diarreia a TRO não foi utilizada. Além disso, essa pesquisa mostrou que entre as crianças que usaram TRO foi o soro caseiro o que com maior frequência foi utilizado. A literatura aponta os problemas relacionados com o soro caseiro, principalmente quanto à composição final. Parece haver baixa disponibilidade da SRO nos serviços de saúde.

Outro fato importante a ser destacado é que, embora haja evidências suficientes sobre os efeitos benéficos da manutenção da nutrição na melhora da função gastrintestinal e nos resultados sobre o estado nutricional, bioquímico e clínico, na prática a conduta de continuar com a alimentação normal durante o episódio diarreico ainda é bastante difícil de ser observada. Há muitos anos já se têm evidências para afirmar que as crianças amamentadas devem continuar com o leite materno, mesmo durante a reidratação. Além disso, muitos estudos bem conduzidos têm proporcionado evidências de que nas crianças alimentadas com leite de vaca, com quadros leves ou moderados de diarreia, um rápido retorno à alimentação normal é bem tolerado. Alergia à proteína do leite de vaca ou intolerância à lactose não constituem problema para a grande maioria dos pacientes. Dessa forma, a recomendação que deve ser a regra é a realimentação precoce, com a dieta habitual da criança, em quantidades suficientes para suprir suas necessidades nutricionais e energéticas.

ANEXO

A Portaria n° 167 de 14 de setembro de 1994, do Ministério da Saúde, que cancela os registros e proíbe a comercialização e manipulação de medicamentos antidiarreicos para o tratamento da diarreia infantil teve como base as Recomendações do Grupo Técnico de Estudo sobre Medicamentos Antidiarreicos instituídas pela Portaria do Ministério da Saúde, que são apresentadas a seguir:

1. Retirar de uso, imediatamente, e cancelar o registro de formulações de uso essencialmente pediátrico (líquidas e xaroposas), contendo ópio e seus derivados sintéticos (hidrocloreto de difenoxilato e loperamida), *isoladamente ou em associações*, devido ao risco de complicações até fatais associado à baixa eficácia no tratamento da diarreia na infância.

2. Retirar de uso, imediatamente, e cancelar os registros de medicamentos contendo hidroxiquinoleína halogenada e proibir a manipulação e comercialização dessas substâncias, pelo risco de provocar neuropatia mielo-óptica subaguda ou outras encefalopatias, além da ausência de comprovação de sua eficácia.

3. Retirar de uso, imediatamente, e cancelar o registro de antimicrobianos pouco ou não absorvíveis comercializados como antidiarreicos, para uso por via oral, tendo em vista o grau de resistência adquirido pelos agentes patogênicos e consequente baixa eficiência, além de efeitos colaterais:
   – ftalilsulfatiazol, sulfaguanidina, formossulfamerazina, *isoladamente, quando associados* entre si, com outras substâncias ditas antidiarreicas ou com outros antimicrobianos; e
   – sulfato de neomicina, sulfato de estreptomicina e de diidroestreptomicina, *quando associados* entre si ou com outras substâncias ditas antidiarreicas ou com outros antimicrobianos.

4. Retirar de uso, imediatamente, e cancelar o registro de associações de antimicrobianos com substâncias colinérgicas, comercializadas como medicação antidiarreica.

5. Cancelar o registro de substâncias que não demonstraram eficiência no tratamento da diarreia:
   – caolim, pectina e atapulgita, *isoladamente, quando associados* entre si ou com outras substâncias ditas antidiarreicas ou com antimicrobianos; e
   – carvão ativado, hidróxido de alumínio, silicato de magnésio, silicato de alumínio e carbonato de cálcio, *quando associados* entre si, com outras substâncias ditas antidiarreicas ou com antimicrobianos.

6. Cancelar o registro de medicamentos comercializados como antidiarreicos que contenham: *Saccharomyces cerevisae, Lactobacillus acidophilus, Bacillus cereus, Saccharomyces boulardii-17, isoladamente ou em associações.*

7. Acrescentar à bula e, se possível, ao rótulo de medicamentos acima citados e que permaneçam comercializados por outras indicações (comprimidos de opiáceos sintéticos, carvão ativado; formulação oral de sulfato de neomicina, sulfato de estreptomicina e de diidroestreptomicina; sais de magnésio, calcio e alumínio; anticolinérgicos; colestiramina):
   Não indicado na diarreia aguda persistente da criança

8. Não permitir os registros de novas substâncias, ou formulações medicamentosas ou novos medicamentos ditos antidiarreicos que não tenham eficiência rigorosamente comprovada. Submeter novos registros à consultoria médico-acadêmica especializada.

9. Estabelecer mecanismos para divulgar as informações contidas neste relatório de forma ampla aos profissionais de saúde e à população em geral.

BIBLIOGRAFIA

1. Bartlett JG. Narrative review: the new epidemic of clostridium difficile-associated enteric disease. Ann Intern Med 2006;145:758. • 2. Bellaiche M, Viala J, Degas V, Cézard J-P. Rotavírus: une infection ubiquitaire? Arch Pédiatr 2007.p.156. • 3. Brown KH, MaClean WC. Nutritional management of acute diarrhea: an appraisal of the alternatives. Pediatrics 1984;73:119. • 4. Brown KH, Peerson JM, Fontaine O. Use of nonhuman milks in the dietary management of young children with acute diarrhea: meta-analysis of clinical trials. Pediatrics 1994;93:17. • 5. Chen XM, Keithly JS, Paya CV, LaRusso NF. Cryptosporidiosis. N Engl J Med 2002;346:1723. • 6. Chouraqui J-P, Michard Lenoir A-P. Alimentation au cours des diarrhées aiguës du nourrisson et du jeune infant Archives de pédiatrie. 2007;14:176. • 7. Comite de Nutrition de la Societe Française de Pediatrie. Traitement nutritionnel des diarrhées aiguës du nourrisson et du jeune enfant. Arch Pédiatr 2002;9:610. • 8. Dupont HL, Sullivan P. Giardiasis: the clinical spectrum, diagnosis and therapy. Pediatr Infect Dis J 1986;5:131. • 9. Feachem RG, Hogan RC, Merson MH. Control de las enfermedades diarreicas. 1. Bol. of. Sanit. Panam. Analisis de posibles intervenciones para reducir su alta incidéncia, 1985;99:173. • 10. Freedman SB, Adler M, Seshadri R, Powell EC. Oral ondansetron for gastroenteritis in a pediatric emergency department. N Engl J Med 2006;354:1698. • 11. Gribosky J. Gastrointestinal Problems in the Infant. 2nd ed., Philadelphia, Saunders, 1983. • 12. Hatakka K, Savilahti E, Pönkä A, Meurman JH, Poussa T, Näse L, et al. Effect of long term commption of probiotic milk on infections in children attending day care centres: double blind, randomized trial. Br Med J 2001;322:1327. • 13. Hecht GA. Early enterocyte responses to enteropathogenic E. Coli. J Pediatr Gastroenterol Nutrit 2005;40(Suppl 1):32. • 14. Kumate J, Isibasi A. Pediatric diarrheal diseases: a global perspective. Pediatr Infect Dis J 1986;5:21. • 15. Levine MM et al. Pediatric diarrhea: the challenge of prevention. Pediatr Infect Dis J 1986;5:29. • 16. Lorrot M, Vasseur M. Physiopathologie de la diarrhée à rotavírus. Arch Pediatr 2007;14:145. • 17. Macfarlane DE, Horner-Bryce J. Cryptosporidiosis in wellnourished and malnourished children. Acta Paediatr Scand 1987;76:474. • 18. Matsen JM. The thrasher international conference on pediatric enteric infections: what have

we learned? Pediatr Infect Dis 1986;5:S3. • 19. Ministério da Saúde – Assistência e Controle das Doenças Diarreicas. Brasília, 1993. • 20. Nataro JP, Kaper JB. Diarrheagenic Escherichia coli. Clin Microbiol Rev 1998;11:142. • 21. Olives J-P, Mas E. Diarrhées aiguës virales: aspects cliniques et évolutifs. Arch Pédiatr 2007;14:152. • 22. Pesquisa Nacional de Demografia e Saúde da Criança e da Mulher – 2006. Ministério da Saúde, Brasil, 2008. • 23. Placzek M, Walker-Smith JA. Comparison of two feeding regimens following gastroenteritis in infancy. J Pediatr Gastroent Nutr 1984;3:245. • 24. Robins-Browne, Roy M, Hartland EL. Escherichia coli as a cause of diarrhea. J Gastroenterol Hepatol 2002;17:467. • 25. Roy CE, Silverman A, Alagille D. Pediatric clinical gastroenterology. 4th ed. St. Louis, C.V. Mosby, 1995. • 26. Snyder JD, Merson MH. The magnitude of the global problem of acute diarrhoeal disease: a review of active surveillance data. Bull WHO 1982;60:605. • 27. Sterling CR, Arrowood MJ. Detection of Cryptosporidium sp. infections using a direct immunofluorescent assay. Pediatr Infect Dis 1986;5:139. • 28. Sucupira ACSL, Cavinatto JN. Diarréia Aguda. In: Sucupira ACSL et al. Pediatria em Consultório. Sarvier, 4ª ed., São Paulo, 2000. • 29. Tarr PI, Gordon CA, Chandler WL. Shiga-toxin-producing Escherichia coli and haemolytic uraemic syndrome. Lancet 2005;365:1073. • 30. Thielman NM, Guerrant RL. Acute Infectious Diarrhea. N Engl J Med 2004;350:38. • 31. Weikel CS, Johnston LI, Souza MA. Cryptosporidiosis in Northeastern Brazil: association with sporadic diarrhoea. J Infect Dis 1985;151:963.

DIARREIA PERSISTENTE

Ana Cecilia Silveira Lins Sucupira
Sandra Josefina Ferraz Ellero Grisi

A diarreia é importante causa de morbimortalidade em crianças com idade inferior a 5 anos nos países em desenvolvimento. No Brasil, houve redução significativa da mortalidade por doença diarreica em menores de 5 anos de idade. Em 1990, a doença diarreica foi responsável por 11,3% dos óbitos de crianças menores de 1 ano, caindo para 3,5% em 2005. Na faixa etária de 1 a 4 anos, no mesmo período a mortalidade por doença diarreica caiu de 8,4% para 5,7% (Sistema de Informações sobre Mortalidade). Entretanto, ainda se observam grandes variações regionais. Em algumas cidades do Nordeste Brasileiro, a mortalidade infantil por doença diarreica ainda é preocupante, chegando a 10% dos óbitos. Quando se buscam alguns dados que possam indicar a morbidade, nota-se que as internações por diarreia também sofreram bastante redução. Em 2006, a diarreia foi responsável por 6,68% das internações em menores de 1 ano, no Brasil (Sistema de Informações Hospitalares – SIH/SUS). De acordo com a Pesquisa Nacional de Demografia e Saúde, PNDS (2006), 12% das crianças menores de 5 anos foram internadas no ano anterior à pesquisa, sendo a diarreia a terceira causa de internação, representando 19% do total das internações nessa faixa etária.

O Programa de Controle da Doença Diarreica, priorizando o uso da terapia de reidratação oral (TRO), a manutenção da alimentação adequada para a idade durante o episódio diarreico e o uso criterioso de medicamentos, obteve resultados significativos, levando à redução da mortalidade por diarreia aguda, principalmente à custa da diminuição de óbitos por desidratação. Além disso, a implantação do Programa de Saúde da Família viabilizou a expansão do acesso aos serviços de saúde, possibilitando as intervenções precoces no cuidado às crianças com diarreia, fato que contribuiu de forma significativa para a redução dos óbitos por diarreia e, consequentemente, da mortalidade infantil no Brasil.

Com a redução da mortalidade por diarreia, passam a ter maior destaque os casos de diarreia aguda que apresentam evolução por tempo superior a 14 dias, principalmente porque é nesse grupo que ocorre mais da metade dos óbitos por diarreia na infância e verifica-se maior comprometimento do estado nutricional.

Por outro lado, a redução significativa da desnutrição no Brasil contribuiu também para a redução dos casos de diarreia de evolução mais grave.

Vários estudos indicam que a duração dos episódios de doença diarreica é muito variável e, dependendo do local do estudo, cerca de 2 a 20% dos casos de diarreia têm duração superior a 14 dias.

Na literatura, até 1990, encontram-se vários termos para denominar essa condição clínica, como diarreia prolongada, aguda prolongada, protraída, pós-enterite e outras.

Em 1987, a Organização Mundial da Saúde, após reunião com especialistas de maior expressão na área, passou a recomendar o termo "diarreia persistente" para denominar essa condição patológica, para normatizar as pesquisas e os estudos.

Diarreia persistente é definida como diarreia de início agudo, de etiologia presumivelmente infecciosa, com duração igual ou superior a 14 dias. Koda (2004) utiliza o termo síndrome da diarreia pós-enterite como sinônimo da diarreia persistente.

Essa recomendação decorreu, também, da necessidade de identificar esses casos precocemente, por causa da gravidade potencial, da necessidade de agrupá-los para o desenvolvimento de vários estudos e principalmente para a implementação de programas visando estabelecer estratégias e normas para o tratamento.

FATORES DE RISCO

A grande questão presente em vários estudos sobre a diarreia persistente é procurar esclarecer porque alguns episódios têm essa evolução mais complicada, com maior risco de óbito. O objetivo de muitas pesquisas, em desenvolvimento em várias partes do mundo, é identificar durante a fase inicial do episódio diarreico quais fatores teriam um valor preditivo para o reconhecimento precoce dos casos que irão se tornar persistentes. Ou seja, quais os fatores de risco presentes nos casos que vão evoluir sob a forma de diarreia persistente. O conhecimento desses fatores é fundamental para o estabelecimento de medidas de prevenção que possam efetivamente evitar que os casos venham a ter uma evolução mais demorada e grave.

Publicações da OMS apontam alguns fatores como os mais significativamente implicados na determinação da persistência da diarreia. Esses fatores são:

- idade;
- estado nutricional;

– baixo peso ao nascer;
– deficiência da imunidade celular;
– episódios anteriores de diarreia;
– alimentação prévia à diarreia durante os episódios agudos;
– medicamentos usados durante o episódio agudo;
– condições socioeconômicas e educacionais.

Idade

A maioria dos estudos mostra que os episódios de diarreia persistente ocorrem, predominantemente, durante o primeiro ano de vida. No norte da Índia, a probabilidade de um episódio se tornar persistente é de 22% em crianças com idade inferior a 1 ano, caindo para 10% no segundo ano e 3% no terceiro. No Nordeste Brasileiro, o período de maior prevalência é no segundo ano de vida, sendo que o risco de desenvolver episódios de diarreia persistente parece maior nas crianças com idade inferior a 3 anos.

Estado nutricional

Sabe-se que a diarreia contribui para a desnutrição ou agrava o estado de desnutrição prévia. Recentemente, tem sido demonstrado que, nos desnutridos, a duração média dos episódios diarreicos é mais longa e a incidência de diarreia persistente é mais elevada.

Baixo peso ao nascer

Crianças com peso inferior a 2.500g ao nascimento apresentam maior probabilidade de desenvolver doença diarreica e de apresentar persistência do processo, particularmente durante o primeiro ano de vida.

Esse aspecto pode estar relacionado com a imaturidade da mucosa intestinal do ponto de vista morfofuncional e imunológico, o que favorece a absorção de proteínas estranhas, levando à reação inflamatória.

Deficiência da imunidade celular

Estudos mostram que o risco de diarreia persistente pode ser avaliado a partir da intensidade das reações de hipersensibilidade de tipo tardio medida por meio de testes cutâneos. Crianças com estado imunitário deficiente avaliado por esses testes apresentam maior risco de ter diarreia persistente. As relações entre o tipo de resposta aos testes cutâneos e a diarreia persistente não estão muito claras, mas acredita-se que a imunidade celular normal é necessária para vencer as infecções intestinais. As alterações imunitárias observadas não são relacionadas à baixa de imunidade ocasionada pelo sarampo e pela desnutrição.

Episódios anteriores de diarreia

As crianças que tiveram um episódio recente de diarreia aguda ou que já tenham tido diarreia persistente estão mais propensas a ter novamente diarreia persistente. Acredita-se que isso se deva às lesões na mucosa intestinal causadas pelo episódio anterior ou às alterações nas defesas da criança contra infecções que predisponham à diarreia. Outros tipos de infecções, como as respiratórias, não parecem predispor a criança a ter diarreia persistente.

Alimentação prévia à diarreia e durante os episódios agudos

Sabe-se que o leite materno tem ação protetora em relação à diarreia aguda, com vários estudos mostrando que a duração da diarreia é menor nas crianças em aleitamento materno do que naquelas que não estão sendo amamentadas. Pode-se concluir que o aleitamento materno, também, protege a criança da diarreia persistente, já que, por definição, essa tem início com um quadro de diarreia aguda.

Da mesma forma que se afirma que as crianças não amamentadas têm risco 25 vezes maior de ter diarreia aguda, é possível que essas também tenham um risco maior de desenvolver diarreia persistente.

A introdução precoce do leite de vaca parece estar relacionado com o risco maior de desenvolvimento da diarreia e da sua persistência.

Durante os episódios agudos, sabe-se que o jejum não melhora o quadro diarreico e que contribui para piorar o estado nutricional.

O uso do leite de vaca pode levar ao prolongamento da diarreia nos casos em que ocorre intolerância secundária à lactose e/ou fenômeno de sensibilização à proteína do leite de vaca. Entretanto, não há comprovação de que a utilização de leite de vaca durante a diarreia aguda seja um fator determinante de persistência do quadro. Vale ressaltar que a intolerância secundária à lactose não é tão frequente quanto se supõe e que, quando presente, a deficiência de lactase é parcial e transitória. A mudança na dieta habitual da criança durante a diarreia é um fator que contribui para agravar o estado nutricional.

Medicamentos usados durante o episódio agudo

Tem sido aventada a hipótese de uma associação entre o uso de medicamentos durante o episódio de diarreia aguda e a evolução para quadros persistentes. A literatura refere que a utilização de drogas que atuam diminuindo o peristaltismo favorece a proliferação de micro-organismos patógenos e comensais na porção proximal do intestino delgado, levando às alterações funcionais da mucosa intestinal, à má absorção e à diarreia persistente. O uso de antibióticos e antidiarreicos altera a microflora intestinal, modificando a evolução da diarreia.

Os dados da PNDS (2006) mostram que 10% das crianças que apresentaram algum episódio de diarreia nas duas semanas anteriores à pesquisa foram medicadas com antibióticos por via oral, sendo essa a terapia mais comumente utilizada.

Condições socioeconômicas e educacionais

Os estudos indicam forte relação entre condições de moradia, saneamento básico, nível educacional dos pais, renda familiar e diarreia persistente.

Em nossa experiência, o tratamento inadequado do episódio agudo parece ser um fator decisivo para o prolongamento da diarreia. Assim, tanto o uso abusivo de medicamentos quanto o de dietas restritivas (hipocalóricas, hipoprotéicas e hipogordurosas) parecem contribuir de maneira importante para o agravamento e a persistência da diarreia. Em estudo realizado em 1985, no Ambulatório Geral do Instituto da Criança "Prof. Pedro de Alcantara", com 142 crianças apresentando queixa de diarreia persistente ou crônica, encontrou-se apenas uma criança com alteração estrutural, tendo as demais múltiplos fatores etiológicos, nas quais se destacava o uso de dietas altamente restritivas e a elevada frequência de utilização de medicamentos antidiarreicos e antibióticos.

Em estudo realizado em 1998, o seguimento de 39 casos de diarreia persistente no Instituto da Criança mostrou a baixa idade e o uso de antibióticos durante a fase aguda como os possíveis fatores relacionados com a persistência do quadro.

Em nosso meio, muitos casos de diarreia persistente eram consequentes a episódios de infecções bacterianas ou virais, que habitualmente têm curso autolimitado, mas que, ao acometer crianças com estado nutricional limítrofe ou deficiente, associado à diminuição no padrão de defesas orgânicas, recebendo tratamento inadequado e submetidas a condições de vida que tanto favorecem a aquisição quanto o agravamento de quadros infecciosos, tornavam-se persistentes.

Lins et al., em um estudo sobre fatores de risco para diarreia persistente em crianças com diarreia aguda e crianças com diarreia persistente em Recife, identificaram risco alto para crianças com disenteria (diarreia com sangue), febre no início da diarreia, jejum, uso de antibiótico previamente à internação. As variáveis que mostraram maior associação com a diarreia persistente foram morar em casas sem geladeira e hiperemia perianal à admissão hospitalar. Os autores concluem que é preciso melhorar as condições ambientais e a abordagem clínica para reduzir a morbidade por diarreia.

ETIOLOGIA

Muitos patógenos são responsabilizados pela diarreia aguda e vários estudos tentam identificar, entre esses, quais os associados à diarreia persistente.

Os resultados obtidos em quatro estudos prospectivos conduzidos na Índia, em Bangladesh e no Peru, nos quais houve pesquisa etiológica na primeira e na terceira semanas de diarreia, indicaram o rotavírus como agente associado a episódios agudos, e o *Campylobacter* sp. e a *Shigella* sp. foram isolados em episódios diarreicos agudos e persistentes. O *Cryptosporidium,* a *Giardia lamblia* e a *Escherichia coli* enteroaderente (EAEC) foram os agentes mais frequentemente relacionados a episódios persistentes. Outros estudos apontam também a *Escherichia coli* enteropatogênica (EPEC) como possível agente etiológico na diarreia persistente. Cohen acrescenta como agentes etiológicos da diarreia persistente, embora menos frequentes que os anteriormente citados, a *Cyclospora, Isospora belli* e *Clostridium difficile.*

Estudos conduzidos em Melbourne, na Austrália, indicaram o adenovírus e o astrovírus como possíveis agentes implicados na diarreia persistente em cerca de 3% dos casos.

Enteropatógenos específicos ou infecções sucessivas podem contribuir para a incidência da diarreia persistente, porém, esse aspecto não parece ser o mais relevante. Todos os estudos concluem que fatores do hospedeiro e do meio ambiente é que são importantes na determinação da duração dos episódios de diarreia.

Vernacchio et al., estudando a diarreia persistente em uma coorte de crianças nos Estados Unidos, concluíram que vários patógenos virais foram a causa de uma minoria de casos e que na maioria das crianças não foi identificado nenhum agente infeccioso conhecido.

O tratamento incorreto da diarreia aguda é indicado também como causa da persistência da diarreia. Nesse contexto, as dietas restritivas, que acabam sendo hipocalóricas durante o episódio agudo, prejudicam a recuperação da mucosa intestinal e podem manter o quadro. Por outro lado, estudos controlados com grupos de crianças com diarreia aguda submetidas a dietas adequadas para a idade apontam para a recuperação do processo mórbido, sem afetar o estado nutricional, ou até mesmo indicam ganho de peso como parte do processo de recuperação nutricional. O uso indiscriminado de antimicrobianos, principalmente de largo espectro, provoca alteração qualitativa e quantitativa na microflora intestinal e pode causar alterações estruturais da mucosa intestinal gerando má absorção. Outros medicamentos, como os antiperistálticos, podem propiciar o supercrescimento bacteriano em intestino delgado e dificultar a eliminação dos enteropatógenos causadores da diarreia.

PATOGÊNESE

Na patogênese da diarreia persistente há importante participação de fatores nutricionais, infecciosos e alérgicos, na agressão à mucosa do intestino delgado, que respondem pela manutenção da síndrome diarreica.

É amplamente reconhecido que lesões no intestino delgado podem persistir por períodos prolongados após o desaparecimento dos fatores que precipitaram a diarreia. Essas lesões podem ser resultantes da interação do fator precipitante da diarreia aguda e dos fatores nutricionais e alérgicos.

A mucosa intestinal tem rápida reposição de células epiteliais que pode ser profundamente afetada na má nutrição energético-calórica, na qual ocorre diminuição no número de células e da migração de células da cripta para a vilosidade. Além disso, o alimento na luz intestinal é um dos mais importantes fatores tróficos que promovem a renovação celular. A diminuição da atividade mitótica das células epiteliais na desnutrição pode ser explicada, em parte, pela redução da estimulação por causa da limitação da ingestão alimentar, especialmente quando a anorexia faz parte da síndrome diarreica. A redução final das microvilosidades acaba por diminuir a capacidade digestiva e absortiva da mucosa intestinal.

A deficiência de micronutrientes, como zinco e ácido fólico, também reduz a regeneração celular e pode estar relacionada à persistência da diarreia.

A má absorção de açúcares também é fator importante na manutenção da diarreia. Alguns enteropatógenos como a *Escherichia coli* enteroaderente, a *Escherichia coli* enteropatogênica, o rotavírus e outros podem levar à diminuição da atividade das dissacaridases. Estabelece-se, então, a intolerância secundária aos dissacarídeos que são afetados na seguinte ordem: lactose, sacarose e maltose. O açúcar mal absorvido sofrerá hidrólise bacteriana, transformando-se em monossacarídeos, ácidos orgânicos de cadeia curta e gases (H_2 e CO_2). Essas substâncias aumentarão a pressão osmótica na luz intestinal e provocarão a perda de água. Os ácidos orgânicos exacerbam o peristaltismo, gerando cólica intestinal, e os gases são responsáveis pela distensão abdominal. Assim sendo, a diarreia expressa-se por fezes líquidas, eliminadas de maneira explosiva e de odor acre.

Agressões à mucosa intestinal podem facilitar a absorção de macromoléculas que levariam à sensibilização local, ao processo inflamatório e à má absorção. Estudos com microscopia eletrônica em crianças com diarreia persistente e desnutrição têm demonstrado a presença de múltiplos corpos vesiculares nas células absortivas do intestino delgado. Esses achados podem ser indicativos do aumento de absorção de material antigênico estranho pelos enterócitos, o que propiciaria os processos alérgicos.

Quando a lesão ocorre predominantemente no cólon, pode-se expressar desde diarreia inespecífica até quadros graves de colite com grande perda de sangue. Em casos graves e raros, pode ocorrer o acometimento concomitante do intestino delgado e cólon, associando-se má absorção e quadro disentérico.

O supercrescimento bacteriano no intestino delgado que ocorre, principalmente, em crianças desnutridas, por diminuição da efetividade da barreira gástrica e da hipomotilidade intestinal e nas crianças submetidas a grande carga de inóculos, por viverem em precárias condições de saneamento, pode levar à desconjugação dos ácidos biliares que, em altas concentrações, lesariam a mucosa diretamente, além de provocarem a má absorção de gorduras.

Repetidas infecções causadoras de diarreia também podem ocorrer, sem que a criança se recupere entre essas infecções, principalmente se ela apresenta deficiência do estado imunológico e vive em precárias condições ambientais.

Na diarreia persistente ocorrem várias alterações fisiopatológicas concomitantes, de tal modo que mais de um desses mecanismos podem estar presentes em cada caso.

QUADRO CLÍNICO

Na medida em que a diarreia persistente é, na verdade, uma continuidade da diarreia aguda, não se identifica especificidade no quadro clínico. As manifestações clínicas da diarreia persistente podem estar presentes no quadro agudo, embora na evolução persistente haja maior predomínio das complicações. Todavia, sabe-se que o grau dessas complicações vai depender do tratamento realizado durante a fase aguda. É o caso, por exemplo, da desnutrição ou das complicações devido às infecções. Assim, o comprometimento do estado nutricional depende, em grande parte, do tratamento dietético feito na fase aguda. Por outro lado, sabe-se que um dos fatores que predispõem o prolongamento da diarreia é o estado prévio de desnutrição, assim, pode-se dizer que é bastante frequente o comprometimento do estado nutricional nas crianças com diarreia persistente.

O estado geral e o de hidratação podem estar mantidos em algumas crianças, possibilitando o tratamento ambulatorial, enquanto outras vão necessitar de internação, devido à presença de complicações hidroeletrolíticas, além da desnutrição.

Nos casos graves que necessitam de internação são comuns os distúrbios hidroeletrolíticos, principalmente a hipopotassemia, que deve ser suspeitada quando há distensão abdominal e hipotonia muscular. A depleção de potássio é decorrente das perdas diarreicas prolongadas e da desnutrição. Suspeita-se que haja, também, hipomagnesemia.

Há maior suscetibilidade às infecções e à disseminação das infecções levando à sepse. As complicações por sepse são mais frequentes nas infecções por shiguela e salmonela e nas crianças menores de 1 ano por *E. coli*. O maior risco de disseminação das infecções é consequente à perda dos mecanismos de defesa locais do tubo digestório e, possivelmente, ao comprometimento das defesas imunitárias.

Manifestações clínicas de intolerância à lactose podem fazer parte do quadro clínico da diarreia persistente. A deficiência de lactase presente nesses casos é decorrente de infecções intestinais e da desnutrição. O quadro clássico de intolerância aos dissacarídeos é de diarreia aquosa, com evacuações numerosas, explosivas, com alto teor de água, acompanhada de distensão abdominal, flatulência, borborigmos e cólicas. Geralmente, está presente irritação perineal resistente aos tratamentos locais. Entretanto, muitas crianças com infecção intestinal aguda podem ter algum grau de intolerância temporária à lactose sem nenhuma expressão clínica.

O diagnóstico da intolerância à lactose pode ser feito pela determinação do pH em fezes, recém-emitidas e não contaminadas por urina. Resultado abaixo de 6 sugere um componente de má absorção de carboidratos; a presença de substâncias redutoras nas fezes, detectadas pelo "Clinitest", é um dado adicional sobre a absorção dos carboidratos. Esses testes são apenas sugestivos de algum grau de intolerância à lactose, não constituem, portanto, uma prova diagnóstica definitiva. Algumas vezes, podem estar alterados em crianças assintomáticas.

Os testes de tolerância à administração oral de lactose e sacarose apresentam cerca de 30% de resultados falso-positivos, isto é, um aumento inferior a 20mg/dl na concentração sérica de glicose em relação à concentração de jejum. Os resultados dependem da velocidade de esvaziamento gástrico, do trânsito intestinal e do metabolismo e da remoção da glicose do organismo. Portanto, a interpretação dos testes deve ser criteriosa, levando-se em conta, principalmente, o desencadeamento dos sintomas logo após a realização da prova.

Na literatura, faz-se referência à dosagem do hidrogênio respiratório proveniente da decomposição dos açúcares pelas bactérias no cólon, que estaria, portanto, aumentado nas intolerâncias aos carboidratos. Entretanto, esse teste também apresenta restrições ao seu uso, uma vez que nos processos infecciosos, em geral, há aumento do H_2 expirado, o que leva a resultados falso-positivos. Para a avaliação da absorção de monossacarídeos, tem-se a prova de absorção de D-xilose, indicada nos casos em que se sobrepõe um quadro de má absorção. A confirmação diagnóstica, pela biópsia oral de mucosa do intestino delgado, no qual se pode avaliar a concentração e a atividade das enzimas, raramente é necessária, uma vez que o diagnóstico para finalidades práticas pode ser estabelecido por outros meios mais simples.

Na prática, para o pediatra geral, que não dispõe dessas provas diagnósticas, uma alternativa simples é a observação clínica dos sintomas, principalmente distensão abdominal, eliminação de gases e irritação perineal, juntamente com a piora da diarreia, após a criança ter recebido uma mamadeira contendo lactose. Nesses casos, reforça-se o diagnóstico quando se observa a melhora clínica com redução do teor de lactose na dieta e piora dos sintomas com o aumento da ingestão de lactose.

TRATAMENTO

Na prática, o tratamento da diarreia persistente é uma continuação do tratamento da diarreia aguda. À medida que o quadro vai prolongando-se, é necessário redobrar os cuidados com a criança, procurando identificar os fatores que estão contribuindo para a persistência da diarreia. Isso significa que a criança deve ser acompanhada de perto.

O tratamento pode ocorrer em duas situações: a criança no domicílio e a criança internada. Sempre que possível, a criança deve ter um tratamento ambulatorial, recebendo os cuidados da família.

Os parâmetros para avaliar a criança durante o tratamento da diarreia persistente são o estado geral e o de hidratação e o ganho de peso. A intensidade da diarreia só deve ser considerada quando repercute sobre esses parâmetros. Assim, se a criança está em bom estado geral e ganhando peso, a conduta deve ser a de tratá-la no domicílio, mantendo a alimentação habitual para a idade.

Quando durante a evolução a criança apresenta sinais de desidratação, a reidratação pode ser feita por via oral, mas a TRO deve ser feita em um serviço de saúde, em virtude do risco maior de essas crianças apresentarem distúrbios eletrolíticos ou requererem hidratação por via intravenosa.

Da mesma forma, a criança que não ganha peso, ou mesmo passa a perdê-lo, precisa ser avaliada mais frequentemente, sendo muitas vezes necessária a internação.

Na prática, a conduta a ser tomada deve levar sempre em conta o estado nutricional da criança. É fundamental, portanto, monitorar essa criança com informações sobre o tipo e a quantidade dos alimentos ingeridos, o número e o aspecto das evacuações, as intercorrências como vômitos e febre. Quando a criança está internada, esses dados podem ser mais facilmente obtidos. As dificuldades são maiores com a criança em atendimento ambulatorial. Frequentemente, a ansiedade e a aflição dos pais fazem com que esses tenham dificuldades para relatar o que ocorre com a criança com diarreia. Entretanto, os pais podem ser excelentes informantes, desde que bem orientados. Essa tem sido a experiência no Ambulatório Geral de Pediatria do Departamento de Pediatria da FMUSP, utilizando um instrumento simples que facilita aos pais registrarem todos esses dados em um impresso próprio.

Solicita-se aos familiares que preencham um impresso no qual devem constar dados sobre o horário, o tipo de alimento, a quantidade oferecida e aceita, além do horário das evacuações, com a descrição do aspecto das fezes. Com esse instrumento, o pediatra disporá de informações mais precisas sobre a nutrição da criança e o padrão das evacuações. Nos casos de diarreia persistente, é interessante que a anotação desse tipo de ficha seja feita diariamente, ou pelo menos em três dias da semana.

O tratamento da diarreia persistente é essencialmente dietético. O principal objetivo é manter o estado nutricional e a hidratação do paciente. Os efeitos da diarreia persistente sobre o estado nutricional decorrem dos seguintes fatores:

– diminuição da ingestão;
– diminuição da absorção;
– perda de nutrientes; e
– aumento dos requerimentos energéticos.

A OMS recomenda que a alimentação, principalmente o aleitamento materno, seja mantida durante os episódios de diarreia aguda e de diarreia persistente. Entretanto, na prática diária, ainda é frequente a conduta de suspensão da alimentação e a adoção de dietas restritivas. Na literatura verifica-se um consenso em relação a manter-se a alimentação inalterada em crianças que estão em aleitamento materno exclusivo, naquelas em aleitamento materno mais alimentos sólidos e nas crianças recebendo leite de vaca e outros tipos de alimentos. A discordância ocorre quando se trata de crianças alimentadas exclusivamente com leite de vaca.

A polêmica sobre a orientação de manter ou não a alimentação normal da criança durante a diarreia era referida, inicialmente, aos episódios de diarreia aguda. Atualmente, as discussões estão mais relacionadas à diarreia persistente. As posições a favor e contra alimentar a criança durante a diarreia têm como eixo principal a presença de intolerância aos carboidratos e a possibilidade de sensibilização à proteína do leite de vaca. Tanto a suspensão do leite quanto a de outros elementos da dieta tem como justificativa evitar os efeitos da má absorção dos alimentos ingeridos.

Embora, atualmente, essa polêmica esteja ultrapassada, é conveniente que se apresente os argumentos para as diferentes condutas. Brown e MacLean, a partir da análise da literatura sobre os trabalhos favoráveis e contrários à alimentação precoce na diarreia, fazem uma síntese dos fundamentos das duas posições.

Suspensão da alimentação

Justifica-se para evitar consequências da má absorção:

– acidose;
– perda de líquidos;
– depleção do *pool* de ácidos biliares; e
– lesão da mucosa.

Manutenção da alimentação

Visa:

– evitar déficits calórico-proteicos;
– manter ou induzir a restauração da mucosa intestinal; e
– manter o aleitamento materno.

Os argumentos utilizados para defender a suspensão da alimentação nos episódios agudos de diarreia reportam-se aos efeitos da má absorção de carboidratos consequentes às alterações da mucosa intestinal e seriam responsáveis pela perda de líquidos e eletrólitos, podendo levar à acidose. Além disso, elementos da dieta, não absorvidos, podem ligar-se aos ácidos biliares impedindo sua reabsorção no íleo, comprometendo o *pool* de ácidos biliares. Outro ponto levantado seria o efeito da absorção de macromoléculas de proteínas no desenvolvimento de sensibilização alimentar. Em relação a esse último aspecto, Brown e MacLean concluem que não há dados convincentes de que isso ocorra mais comumente após infecções agudas ou que a absorção dessas proteínas durante o período de infecção resulte em aumento na prevalência da alergia alimentar. Essa discussão já está superada diante da importância da oferta calórica adequada.

As vantagens em se manter a alimentação durante a diarreia referem-se principalmente à prevenção de déficits calórico-proteicos, além da manutenção do aleitamento materno, fator importante para a conservação do estado nutricional e prevenção de outras infecções. A realimentação precoce é benéfica também no processo de reparação da mucosa em função da observação de que o nível das dissacaridases na mucosa intestinal se reduz marcadamente durante o jejum. Estudos têm demonstrado que a alimentação precoce melhora o estado nutricional sem agravar a diarreia. Sabe-se que o jejum de mais de três dias diminui a capacidade de absorção intestinal do sódio, água, glicose, aminoácidos e atividade das dissacaridases. Quando o jejum se torna prolongado, pode ser um fator de manutenção da diarreia, agravando a má nutrição e comprometendo as defesas do organismo, podendo levar a quadros de diarreia grave e rebelde. Vários autores afirmam que a realimentação precoce, após a restauração do equilíbrio hidroeletrolítico, teria um efeito favorável sobre a evolução da síndrome diarreica.

Os trabalhos que comparam as duas condutas alimentares na diarreia mostram resultados discrepantes. Enquanto alguns concluem que não há diferenças na evolução da diarreia quando se introduz o leite integral em seguida à hidratação ou após alguns dias, outros relatam complicações mais frequentes após a reintrodução precoce do leite integral. Placzek e Walker-Smith, em estudo no qual após 24 horas de terapia de hidratação utilizaram para um grupo leite integral e no outro reintrodução gradativa do leite em quatro dias, concluíram que nas crianças de mais de 9 meses não há problemas em se introduzir o leite integral precocemente. Sperotto, estudando crianças internadas com diarreia aguda e alimentadas precocemente, encontrou maior ganho de peso e melhor evolução clínica naquelas recebendo dieta própria para a idade, do que naquelas que eram submetidas a restrições alimentares.

Os resultados diferentes nos estudos podem ser consequentes às diferenças nos critérios valorizados na metodologia desses trabalhos. Diferenças na duração da diarreia, gravidade, etiologia e formas de realimentar podem ser fatores decisivos para a resposta à introdução alimentar. Placzek e Walker-Smith valorizam a idade, outros autores chamam a atenção para a gravidade. Brown e MacLean, considerando que os únicos aspectos que comprovadamente podem ser prejudiciais são as perdas de líquido e o aumento da acidose, fatores facilmente detectáveis clinicamente, concluem que é possível reintroduzir a alimentação imediatamente após a reidratação ou manter a alimentação quando não houver desidratação e acompanhar a evolução clínica.

Os princípios observados para manter a alimentação durante a diarreia persistente são os mesmos da diarreia aguda:

- protege a mucosa intestinal, evitando a atrofia induzida pelo jejum e possibilita a recuperação mais rápida da mucosa intestinal nas infecções intestinais;
- há indícios de que a alimentação durante a doença pode evitar o aumento da permeabilidade intestinal associada à diarreia;
- previne ou reduz os danos sobre o estado nutricional causados pela doença, facilitando ainda a recuperação nutricional durante a convalescença.

Atualmente, segundo a orientação da OMS, se a criança está em bom estado geral e ganhando peso, não importa o grau de diarreia, a conduta deve ser a de manter a alimentação normal para a idade. Quando há perda de peso ou a criança apresenta queda do estado geral ou desidratação, faz-se necessário adequar a dieta, observando os graus de má absorção referentes aos diversos nutrientes. As crianças que estão recebendo exclusivamente leite de vaca devem ser observadas mais de perto, pois são as que tendem a apresentar mais frequentemente complicações.

Havendo piora dos sintomas, é preciso adequar a dieta, considerando os requerimentos energéticos e a aceitação da criança. A preocupação inicial é reduzir o conteúdo de lactose. Entretanto, é importante lembrar que, em se tratando de um mecanismo dependente de um conteúdo enzimático, não se pode pensar em termos absolutos, isto é, do tudo ou nada. O grau de má absorção vai depender da extensão do comprometimento da mucosa e principalmente da relação entre a quantidade de lactose na dieta, o conteúdo enzimático e a superfície de absorção disponível. Apesar do alto teor de lactose do leite humano, não há problemas em se manter o aleitamento materno. Na maioria das crianças, em atendimento ambulatorial, que estão recebendo leite de vaca, é suficiente a redução da ingestão de lactose, sendo muito rara a necessidade de sua exclusão total.

Uma sequência possível de condutas apresenta-se a seguir, sendo importante mantê-las por dois ou três dias, antes de se tentar uma nova conduta. A ansiedade do médico e da família em obter a suspensão imediata da diarreia leva a intervenções sucessivas na dieta, sem que possa ter sido feita uma avaliação clínica adequada.

1. Diminuição da oferta de lactose pela substituição de uma ou mais refeição láctea por refeição de sal ou papa de frutas com cereais. As refeições de leite são mais bem toleradas quando preparadas como mingaus com mucilagens (água de arroz, amidos de milho).
2. Diluição do leite de vaca – a lactose em concentração correspondente ao leite diluído à metade, em geral, é bem tolerada, especialmente se o leite for oferecido junto com outros tipos de alimentos, tais como os mingaus de leite com cereais (especialmente as mucilagens). A diluição do leite também reduz a concentração dos seus outros componentes, por isso, deve-se estar atento à oferta energética e ao teor de gordura da dieta. Recomenda-se acrescentar ao leite óleo vegetal ou creme de leite (sem soro).
3. Substituição da mamadeira de leite por outros produtos lácteos – a redução do conteúdo de lactose pode ser obtida pelos métodos tradicionais de fermentação, oferecendo-se à criança queijo branco ou iogurte. A utilização do creme de leite sem soro constitui boa oferta de proteínas e gorduras do leite de vaca, com conteúdo reduzido de lactose. Na prática, pode-se optar pela conduta 1 ou 2, ou ainda combinar as sugestões contidas em cada uma delas.
4. Suspensão temporária da lactose, substituindo-se o leite de vaca por outros tipos de leite que não contenham lactose – o principal obstáculo para essa conduta é o alto custo das fórmulas lácteas que não contêm lactose. Na prática, é possível encontrar soluções para reduzir acentuadamente a lactose sem que seja necessária a utilização desses produtos. Uma alternativa é a diminuição do número de refeições lácteas com a introdução de sopas e outros alimentos.
5. Suspensão do leite – quando a criança não apresenta melhora com as condutas anteriores, apresentando perda de peso, aventa-se a hipótese de sensibilização à proteína do leite de vaca. Deve-se ter sempre presente que essas são situações muito raras e geralmente apresentam outras complicações que acabam por indicar a internação hospitalar. A conduta de suspender o leite deve ser bem avaliada, em razão das dificuldades em se manter uma dieta com exclusão do leite de vaca em crianças pequenas. Além disso, o custo elevado das fórmulas à base de hidrolisados proteicos disponíveis no mercado torna seu uso impeditivo para a maioria das crianças que têm diarreia. A utilização da soja em substituição à proteína do leite de vaca também é problemática. Além de ser uma proteína estranha à alimentação da maioria das crian-

ças, o que acarreta, muitas vezes, dificuldades na aceitação por parte dela, vários estudos mostram ser elevado o poder antigênico da proteína da soja. Para as crianças com idade superior a 6 meses, recomendam-se os alimentos utilizados, habitualmente, durante o desmame. Para a substituição do leite de vaca, em vários estudos têm sido mostrado bons resultados com a utilização de dietas à base de cereais, óleo de soja, arroz e proteína do ovo.

No quadro II-98 estão relacionados os principais produtos alternativos ao leite, disponíveis no mercado, com algumas características da sua composição e comparação de preços.

Quando o quadro diarreico melhora e a criança começa a ganhar peso, é necessário continuar a dieta, pelo menos, por duas semanas, antes que as introduções gradativas para a normalização da dieta venham a ocorrer. Durante o período de convalescença, a criança deve receber refeições suplementares para que possa recuperar, no mínimo, seu peso anterior.

A suplementação com vitamina A, ácido fólico e vitamina B_{12} e os minerais como zinco e ferro têm sido indicados por sua provável ação no processo de regeneração da mucosa intestinal e aumento das defesas imunológicas.

Atualmente, vários estudos mostram que a suplementação com zinco, para as crianças com diarreia aguda, reduz a duração e a gravidade dos episódios agudos. Além disso, a suplementação de zinco por 10 a 14 dias diminui a incidência de novos episódios de diarreia nos dois a três meses seguintes. A dose recomendada para crianças é de 20mg por dia e 10mg por dia para os lactentes com menos de 6 meses de idade.

Quadro II-98 – Composição nutricional e custo das fórmulas infantis por 100ml reconstituído.

Fórmula	VCT (kcal)	Proteínas (g)	Glicídios (g)	Lipídios (g)	Fonte proteica	Fonte lipídica	Fonte glicídica	Custo em reais
Nan soy®	67	1,8	7,4	3,4	Proteína isolada de soja	Oleína de palma, óleo de soja, óleo de coco, óleo de girassol e lecitina de soja	Maltodextrina	1,35
Aptamil soja 1®	66	1,8	6,7	3,6	Proteína isolada de soja	Óleo de palma, óleo de girassol, óleo de canola e óleo de coco	Maltodextrina	1,09
Aptamil soja 2®	72	2,2	7,6	3,6	Proteína isolada de soja	Óleo de palma, óleo de girassol, óleo de canola e óleo de coco	Maltodextrina	1,27
Enfamil ProSobee Premium®	70	2,0	7,0	3,5	Proteína isolada de soja	Oleína de palma, óleo de coco, óleo de soja e óleo de girassol	Sólidos de xarope de milho	1,49
Isomil®	70	1,8	6,9	3,7	Proteína isolada de soja	Óleo de girassol, óleo de coco e óleo de soja	Xarope de milho e sacarose	1,37
Nan HA®	67	1,6	7,6	3,4	Proteínas do soro do leite parcialmente hidrolisadas pela ação da tripsina, com posterior tratamento térmico suave, reduzindo sua alergenicidade	Óleo de palma, óleo de canola, óleo de coco, óleo de girassol e gordura láctea	Lactose e maltodextrina	0,99
Enfamil HA®	68	1,5	6,9	3,7	Caseína e soro do leite hidrolisado	Oleína de palma, óleo de coco, óleo de soja, óleo de girassol e lecitina de soja	Lactose e sólidos de xarope de milho	1,44

Fórmula	VCT (kcal)	Proteínas (g)	Glicídios (g)	Lipídios (g)	Fonte proteica	Fonte lipídica	Fonte glicídica	Custo em reais
Nan sem lactose®	67	1,7	7,6	3,3	Proteínas do soro do leite e caseína	Óleo de palma, óleo de canola, óleo de coco, óleo de milho, lecitina de soja e gordura láctea	Maltodextrina	2,19
Enfamil sem lactose Premium®	70	1,0	7,0	3,6	Proteínas do leite integral	Oleína de palma, óleo de coco, óleo de soja, óleo de girassol e lecitina de soja	Sólidos de xarope de milho	2,91
Alfaré®	70	2,1	7,7	3,6	Proteínas do soro do leite extensamente hidrolisadas por ação enzimática e ultrafiltradas	Triglicérides de cadeia média, oleína de palma, óleo de girassol, óleo de semente de cassis, óleo de peixe e gordura láctea	Maltodextrina, amido e possui teor residual de lactose, proveniente do soro do leite (0,1g de lactose/100ml)	5,96
Pregomin®	75	2,0	8,6	3,6	Proteína extensamente hidrolisada (proteína de colágeno e soja)	Óleos vegetais de palma, girassol, canola e coco	Maltodextrina e amido de milho pré-gelatinizado	4,72
Pregestimil Premium®	68	1,9	6,9	3,8	Proteína hidrolisada de leite	Triglicérides de cadeia média, óleo de soja, óleo de milho e óleo de girassol	Sólidos de xarope de milho, dextrose, amido de milho modificado	7,89
Neocate	71	2,0	8,1	3,5	Aminoácidos livres	Óleo de coco, óleo de soja e óleo de girassol	Maltodextrina	13,15

Diluição de acordo com as orientações do fabricante. Foram considerados no quadro somente as fórmulas infantis que atendem o Codex, por isso foram excluídos outros leites como o Supra soy, Soylilke, Soymix, com exceção apenas para o Neocate pela observação de que é muito utilizado. Quadro elaborado pela nutricionista Cristina Teruko Kariya e pela estagiária de nutrição Livia Faria de Barros.

Orientações gerais

- A dieta deve conter alimentos que assegurem alta densidade energética (com pequenos volumes), baixa viscosidade e osmolaridade; os alimentos escolhidos devem ser de fácil digestão e absorção para evitar o efeito osmótico; o volume das refeições pode ser diminuído, aumentando-se o conteúdo de gordura da dieta.
- A dextrose não deve ser usada devido a seu alto potencial osmótico; os carboidratos complexos (amido) são mais indicados para evitar hiperosmolaridade e reduzir o problema da intolerância à lactose; em geral, não há problemas com o uso da sacarose nas crianças com diarreia; as misturas com leite e cereais são mais bem toleradas do que o leite oferecido isoladamente.
- A adição de gorduras de mais fácil digestão contribui para aumentar o teor energético da dieta e favorece a aceitação alimentar, pois melhora o sabor dos alimentos; recomenda-se que pelo menos 30% das calorias (40 a 50% nos primeiros 6 meses de vida e 35 a 40% até o final do primeiro ano) sejam fornecidas sob a forma de lipídios; sabe-se que a gordura aumenta o tempo de esvaziamento gástrico e o baixo teor de gordura na dieta é considerado fator de manutenção do quadro diarreico; as gorduras vegetais que contêm relativamente altas proporções de gordura insaturada ou ácidos graxos de cadeia média são mais facilmente digeridas e absorvidas do que as gorduras de cadeia longa; óleo de milho e de soja são ricos em ácidos graxos insaturados, incluindo os ácidos graxos essenciais; recomenda-se adicionar óleo vegetal ao mingau ou às refeições de sal.
- A oferta de proteínas deve levar em conta a qualidade da proteína, tendo como base a digestibilidade e o

balanço essencial de aminoácidos, visando à manutenção do crescimento; as proteínas de origem animal, em geral, têm melhor digestibilidade e maior valor biológico do que as provenientes dos vegetais; entretanto, a associação entre as proteínas vegetais e a caseína ou mesmo entre as proteínas vegetais aumenta o valor biológico desses alimentos (por exemplo, trigo e caseína, milho e feijão-preto, milho e caseína); dessa forma, os mingaus de leite (caseína) com cereais (milho, trigo) têm uma melhor resposta sobre o estado nutricional e a recuperação do crescimento nesses casos.

- A aceitação, pela criança, do tratamento dietético é, muitas vezes, difícil em função da anorexia própria da doença; além disso, as dietas elaboradas para o tratamento da diarreia são, geralmente, destituídas de sabor; por isso, recomenda-se manter, sempre que possível, os alimentos habituais da família, oferecendo refeições mais frequentes e com menor quantidade de alimentos.

- As frutas devem ser administradas sob a forma de sucos ou papas, sendo preferível utilizar as frutas ricas em fibras hidrossolúveis (gomas, mucilagens), que retardam o trânsito intestinal (por exemplo, maçã, goiaba, pera), embora não se restrinjam as outras que sejam de preferência da criança.

- Na escolha dos alimentos para a orientação dietética, deve-se ter o cuidado de recomendar aqueles habitualmente usados, facilmente disponíveis, de baixo custo e culturalmente aceitos; o modo de preparo, o número de refeições e o tipo de alimento a ser oferecido dependem da idade do paciente, da história alimentar pregressa e do estado fisiológico da criança.

A criatividade do profissional de saúde que está orientando a dieta é fundamental para o sucesso do tratamento, pois o objetivo maior é encontrar meios de alimentar a criança de modo que ela aceite as refeições e apresente ganho de peso e melhora geral do quadro diarreico. Assim, as condições econômicas, os valores culturais e a situação da família quanto à disponibilidade e às condições para o preparo dos alimentos no domicílio são fatores que precisam ser considerados no momento de fazer as orientações dietéticas. A elaboração da dieta, portanto, deve ser feita em conjunto com a mãe. De nada adianta insistir em introduzir alimentos que sejam culturalmente reconhecidos como prejudiciais à criança durante a diarreia. Por essa razão, a adição de gordura na dieta deve ser muito bem explicada, pois tal conduta pode parecer estranha para muitas mães.

Em nossa experiência, quando se trata dos casos nos quais estão envolvidos múltiplos fatores, principalmente de condutas terapêuticas inadequadas, a grande maioria dos casos melhora rapidamente após a instituição da dieta adequada, especificamente quanto à oferta calórica.

Tratamentos com iogurte, leites fermentados e probióticos

Muitos estudos têm mostrado os efeitos benéficos do iogurte e dos preparados à base de leite fermentado, os quais melhoram a absorção da lactose em razão da presença da lactase presente nos fermentos lácteos, das propriedades probióticas, da diminuição da permeabilidade intestinal às proteínas e pelo efeito estimulante sobre as funções imunitárias. Estudo realizado por Boudraa et al., na Argélia, mostraram que a utilização de leite fermentado ou de iogurte para a realimentação de lactentes com diarreia persistente reduziu a duração da diarreia, principalmente entre os lactentes que apresentavam sinais de intolerância à lactose.

Basu et al. (2007), em estudo duplo-cego, randomizado, concluíram que o *Lactobacillus rhamnosus* GG (LGG) na dose de 60 milhões de células podem diminuir a frequência e a duração da diarreia e vômitos e reduzir o tempo de internação em pacientes com diarreia persistente.

Fluidoterapia – os princípios para a reposição de água e eletrólitos na diarreia persistente são semelhantes aos estabelecidos para a diarreia aguda. Durante o processo diarreico, deve-se estimular a ingestão de líquidos conforme o hábito da criança: água, sucos, chás, leite, sopas etc., para manter o estado de hidratação. Na ocorrência de desidratação, inicialmente se utilizam os sais de reidratação oral (SRO), com um seguimento rigoroso, já que tais crianças têm um potencial de gravidade maior do que aquelas com diarreia aguda. Caso ocorra dificuldade na restauração do equilíbrio hidroeletrolítico e sinais de comprometimento do estado geral, recomenda-se a internação e a reidratação intravenosa.

Zinco – há várias indicações de que as crianças nos países em desenvolvimento apresentam alto risco para deficiência de zinco, e a suplementação com zinco tem demonstrado efeitos terapêuticos benéficos nos episódios de diarreia. Lukacik et al. publicaram, em 2008, uma meta-análise sobre os efeitos do zinco oral no tratamento da diarreia aguda e persistente. De acordo com esses autores, a duração média e a gravidade da diarreia aguda e da diarreia persistente foram significativamente menores com o uso do zinco do que com o placebo. Há recomendações para a suplementação oral com o zinco tanto na diarreia aguda como na persistente.

Antimicrobianos – apesar de alguns estudos indicarem algumas bactérias associadas à diarreia persistente, como *Escherichia coli* enteroaderente, e um possível papel da colonização do intestino delgado na patogênese da diarreia persistente, vários trabalhos controlados utilizando antibióticos orais não absorvíveis são inconclusivos sobre o benefício dessa conduta.

O uso de terapia específica parece estar restrito aos casos de infecção por *Shigella* sp., *Giardia lamblia* e *Entamoeba histolytica*.

Outras drogas – a colestiramina, por sua ação quelante, foi indicada no tratamento da diarreia persistente, com base na hipótese de que um supercrescimento bacteriano no intestino delgado pode causar a desconjugação de sais biliares e resultar em agressão à mucosa intestinal e má absorção. No entanto, trabalhos recentes demonstraram não haver diferença na evolução entre os casos com e sem o uso de colestiramina. O emprego do salicilato de bismuto no tratamento da diarreia aguda e da persistente tem sido estudado, porém os resultados são ainda inconclusivos.

As drogas antiespasmódicas têm sido contraindicadas por seus efeitos adversos e pelo prejuízo que causam à excreção de enteropatógenos, e as drogas adsorventes, como o caolim, não têm nenhum efeito sobre a diarreia.

PREVENÇÃO

Na prática, a prevenção da diarreia persistente é a prevenção da diarreia aguda e de suas complicações. Dessa forma, a manutenção da alimentação, principalmente da amamentação, durante a diarreia aguda, a prevenção e o tratamento da desidratação com a TRO e o uso criterioso de medicamentos constituem medidas para evitar que a diarreia aguda se torne persistente.

O conhecimento dos fatores que aumentam o risco de as crianças terem quadros de diarreia persistente indica ações que devem ser desenvolvidas visando reduzir a mortalidade por doença diarreica. Nessa perspectiva, destacam-se as medidas de combate à desnutrição, com destaque para o incentivo ao aleitamento materno. Ações mais gerais visando à melhoria das condições gerais de vida, principalmente quanto às condições de habitação, saneamento básico e cobertura vacinal, são decisivas para que haja um declínio efetivo da incidência da doença diarreica tanto na forma aguda quanto na persistente.

BIBLIOGRAFIA

1. Ballester D. Diarreia persistente: fatores de risco, fisiopatogenia e implicações terapêuticas. Dissertação de Mestrado – FMUSP, São Paulo, 1999. • 2. Baqui AH et al. Enteropathogens associated with acute and persistent diarrhea in Bangladesh children under five years of age. J Infect Dis 1992;166:792. • 3. Baqui AH et al. Epidemiological and clinical characteristics of acute and persistent diarrhea in rural Bangladesh children. Acta Paediatr 1992;81(Suppl 381):15. • 4. Basu S, Chatterjee M, Ganguly S, Chandra PK. Effect of Lactobacillus rhamnosus GG in persistent diarrhea in Indian children: a randomized controlled trial. J Clin Gastroenterol 2007;41:756. • 5. Bern C et al. The magnitude of the global problem of diarrhoeal disease: a ten-year update. Bull WHO 1992;70:705. • 6. Bhatnager S et al. Is small bowell bacterial overgrowth of pathogenic significance in persistent diarrhea? Acta Paediatr 1992;81(Suppl 381):108. • 7. Boudraa G, Touhami M, Pochart P, Soltana R, Mary JY, Desjeux JF. Effect of feeding yogurt versus milk in children with persistent diarrhea. J Pediatr Gastroenterol Nutr 1990;11:509. • 8. Claeson M, Merson MH. Global progress in the control of diarrheal diseases. Pediatr Infect Dis J 1990;9:345. • 9. Cohen SA. Use of nitazoxanide as a new therapeutic option for persistent diarrhea: a pediatric perspective. Curr Med Res Opin 2005;21:999. • 10. Cruz JR et al. Epidemiology of persistent diarrhea among Guatemalan rural children. Acta Paediatr 1992;81(Suppl 381):22. • 11. Guarino A, Spagnuolo MI, Russo S. Etiology and risk factors of severe and persistent diarrhoea. J Pediatr Gastroenterol Nutr 1995;20:173. • 12. Henry FJ et al. Epidemiology of persistent diarrhea and etiologic agents in Mirzapur, Bangladesh. Acta Paediatr 1992;81(Suppl 381):27. • 13. Macinko J, Guanais FC, Marinho de Souza MF. Evaluation of the impact of the Family Health Program on infant mortality in Brazil, 1990-2002. J Epidemiol Community Health 2006;60:13. • 14. Koda YKL. Síndrome da diarreia pós-enterite (diarreia persistente). In: Marcondes et al. Pediatria básica – pediatria especializada tomo III. 9ª ed., São Paulo: Sarvier; 2004.p.26. • 15. Lanata CF et al. Etiologic agents in acute vs. persistent diarrhea in children under three years of age in periurban Lima, Peru. Acta Paediatr 1992;81(Suppl 381):32. • 16. Lanata CF et al. Feeding during acute diarrhea as a risk factor for persistent diarrhea. Acta Paediatr 1992;81(Suppl 381):98. • 17. Lembcke JL, Brown KH. Effect of milk-containing diets on the severity and duration of childhood diarrhea. Acta Paediatr 1992;81(Suppl 381):87. • 18. Lima AL et al. Persistent diarrhea in northeast Brazil: etiologies and interactions with malnutrition. Acta Paediatr 1992;81(Suppl 381):39. • 19. Lins MG, Motta ME, Da Silva GA. Risk factors for persistent diarrhea in infants. Arq Gastroenterol 2003;40:239. • 20. Lukacik M, Thomas RL, Aranda JV. A meta-analysis of the effects of oral zinc in the treatment of acute and persistent diarrhea. Pediatrics 2008;121:326. • 21. Ochoa TJ, Salazar-Lindo E, Clearly TG. Management of children with infection-associated persistent diarrhea. Semin Pediatr Infect Dis 2004;15:229. • 22. Sazawal S, Bhan MK, Bhandari N. Type of milk feeding during acute diarrhoea and the risk of persistent diarrhoea: a case control study. Acta Paediatr 1992;81(Suppl 381):93. • 23. Snyder JFD. Dietary protein sensitivity: is it an important risk factor for persistent diarrhea? Acta Paediatr 1992;81(Suppl 381):78. • 24. Sucupira ACSL, Grisi SJE. Diarréia persistente. In: Sucupira et al. Pediatria em consultório. 4ª ed., São Paulo: Sarvier; 2000. • 25. Sullivan PB, March MN. Small intestinal mucosal histology in the syndrome of persistent diarrhoea and malnutrition: a review. Acta Paediatr 1992;81(Suppl 381):72. • 26. Vernacchio L, Vezina RM, Mitchell AA, Lesko SM, Plaut AG, Acheson DW. Characteristics of persistent diarrhea in a community-based cohort of young US children. J Pediatr Gastroenterol Nutr 2006;43:52. • 27. Victora CG et al. Deaths due to dysentery, acute and persistent diarrhea among Brazilian Infants. Acta Paediatr Scand 1992;81(Suppl 381):7. • 28. World Health Organization. Report of a WHO Mereting: persistent diarrhoea in children in developing countries. WHOI/CDD/88.27. Genebra, World Health Organization.

42 DIARREIA CRÔNICA

ANA CECILIA SILVEIRA LINS SUCUPIRA

Diarreia sempre foi uma queixa bastante frequente no consultório pediátrico. No Brasil, até pouco tempo a doença diarreica aguda era uma das principais causas de mortalidade infantil. Era muito comum também a evolução da diarreia aguda para casos persistentes e crônicos, muitas vezes por medidas terapêuticas inadequadas.

A expansão da rede de saneamento básico contribuiu de forma decisiva para a redução da incidência de episódios diarreicos no Brasil. Com o advento da terapia de reidratação oral, as políticas de incentivo ao aleitamento materno e a mudança nas condutas terapêuticas na doença diarreica aguda, observou-se redução acentuada da mortalidade por diarreia e modificações importantes no modo de evolução dos quadros diarreicos. Dessa forma, os casos de diarreia crônica, além de terem diminuído em frequência, passaram a ter outras formas de apresentação, reduzindo bastante os casos de evoluções iatrogênicas. Além disso, as mudanças nas definições da doença diarreica infantil introduziram critérios mais restritivos para a conceituação de diarreia crônica.

Atualmente, a Organização Mundial da Saúde (OMS) define diarreia crônica como aquela que tem início insidioso, com duração maior que 14 dias, podendo ser devida a uma variedade de condições metabólicas, estruturais ou infecciosas. Os quadros de diarreia que evoluem com duração superior a 14 dias e que no início se apresentaram com quadro de infecção intestinal aguda são denominados diarreia persistente.

Essa nova classificação ainda é de difícil aplicação em muitas regiões do Brasil, pois muitas vezes a queixa de diarreia crônica expressa uma situação decorrente de inúmeros fatores etiológicos que determinam quadros de evolução os mais diversos, ficando difícil classificar como diarreia persistente ou crônica. Muitas vezes, quadros de diarreia que se prolongam além de 14 dias não podem ser classificados como diarreias persistentes, sendo sua cronificação devida a inadequações dietéticas, como é o caso da diarreia crônica inespecífica.

Um aspecto importante que caracteriza a maioria dos casos atendidos pelo pediatra não gastroenterologista é que, em geral, essas crianças evoluem com quadros mais leves, não necessitando de internação e sendo atendidas em diversos serviços, com condutas geralmente inadequadas no que se refere às dietas e ao uso de medicamentos.

Considerando que uma das causas de cronificação dos episódios diarreicos, em nosso meio, era a ocorrência de diarreia aguda em crianças que apresentavam, previamente, estado nutricional precário, a melhora do estado nutricional das crianças brasileiras nas últimas décadas teve um impacto bastante importante na redução dos casos de diarreia crônica. De acordo com a Pesquisa Nacional de Demografia e Saúde das Crianças e da Mulher – PNDS (2006), comparações quanto à prevalência de déficits de peso para altura confirmam a exposição reduzida da população a formas agudas de desnutrição – 3% em 1996 e 2% em 2006. Nesse mesmo período, avaliações da prevalência dos déficits de crescimento mostram que houve redução de cerca de 50% na prevalência da desnutrição na infância no Brasil: de 13% para 7%, sendo que na Região Nordeste, onde a prevalência de diarreia sempre foi mais elevada, a redução da desnutrição foi excepcionalmente elevada, chegando a 67% (de 22,1% para 5,9%).

É importante comentar que na diarreia crônica, seja devida a alterações estruturais, seja metabólicas ou infecciosas, a evolução apresentada pela criança sofre influência das condições de vida e da qualidade da assistência médica a que ela tem acesso. Uma mesma condição etiológica pode apresentar evoluções diferentes. Tomando-se, por exemplo, a diarreia crônica não específica, ou colo irritável, classicamente descrito como um quadro de evolução crônica, sem repercussões sobre o estado nutricional, observa-se que essa mesma entidade pode ter o quadro clínico modificado acompanhando-se de déficit de peso, quando se sobrepõem outras condições decorrentes do meio em que a criança vive. Assim, tratamentos inadequados, principalmente à base de dietas restritivas, podem fazer com que crianças com esse diagnóstico apresentem comprometimento do estado nutricional.

Da mesma forma, o diagnóstico e o tratamento precoces dos quadros de diarreia crônica são diferentes, de acordo com as condições de vida da criança e o acesso aos serviços de saúde.

Quando uma infecção parasitária, responsável pelo quadro de diarreia crônica ocorre em criança com condições inadequadas de vida, observa-se que o estado nutricional deficiente com comprometimento das defesas imunológicas atua em sinergismo com as precárias condições de habitação, saneamento, alimentação e tratamentos mal conduzidos, de tal modo que se estabelece um círculo vicioso no qual causa e efeito se confundem em um mesmo processo.

Neste capítulo, o objetivo é apontar as principais doenças responsáveis pela diarreia crônica, sob a óptica do pediatra geral. Isso significa que o enfoque principal será o de chamar a atenção do pediatra geral para que ele possa fazer a suspeita diagnóstica e saber quando deve encaminhar a criança ao gastroenterologista.

DEFINIÇÃO

Diarreia é definida como o aumento do número de evacuações ou diminuição da consistência das fezes, reflexo de alterações no transporte de água e eletrólitos pelo tubo gastrintestinal, um sintoma que pode ser provocado por diferentes doenças.

Apesar da definição apresentada, uma dificuldade, sempre presente, é estabelecer o que constitui diarreia, uma vez que existe grande variação no hábito intestinal normal. Utilizar como critério absoluto o número de evacuações é inadequado, na medida em que o hábito intestinal depende da idade e do tipo de alimentação. No lactente, o reflexo gastrocólico é mais intenso, sendo frequente a evacuação logo após cada mamada. Por outro lado, a consistência das fezes pode ser também um critério bastante falho. Crianças em aleitamento materno costumam ter fezes líquidas, amarelo-ouro que, eventualmente, após episódios de cólicas podem estar esverdeadas.

Portanto, o diagnóstico de diarreia só deve ser estabelecido a partir da modificação no hábito intestinal anterior da criança, por aumento na frequência ou por diminuição na consistência das fezes, com aumento do conteúdo fluido ou, ainda, por mudanças no aspecto quanto a cor, odor ou presença de muco, excluindo-se as alterações normais devidas a eventuais variações alimentares.

A criança com diarreia crônica é um problema importante e de difícil manejo na prática pediátrica. Em relação à família, um episódio de diarreia sempre adquire a conotação de perda para a criança. Quando há necessidade de restrições na alimentação, acentua-se esse caráter de perda. Cria-se, então, uma situação de ansiedade que tende a se intensificar com a cronicidade da evolução. Por outro lado, os cuidados que a criança com diarreia requer geralmente terminam por comprometer a dinâmica familiar. Todos esses fatores contribuem para a pressão que a família costuma exercer sobre o pediatra, em busca de soluções imediatas e eficazes. Daí a necessidade de uma postura tranquila e segura por parte do médico, que lhe permita equacionar o problema de forma mais ampla e compreensiva.

MECANISMOS FISIOPATOLÓGICOS

Não é objetivo deste capítulo uma descrição detalhada das alterações fisiopatológicas presentes na diarreia crônica. Entretanto, é necessário fazer um breve comentário sobre os principais mecanismos envolvidos. Vários autores estabelecem classificações das diarreias a partir do mecanismo predominante. Esse procedimento, ainda que se ressalve a finalidade didática, pode transmitir uma visão linear inadequada de causa e efeito entre as doenças e os mecanismos.

Na diarreia crônica, enquanto um quadro sindrômico, ocorrem, concomitantemente, alterações fisiopatológicas de várias ordens, de tal modo que um mecanismo pode ser causa e/ou efeito de outro. Assim, é importante considerar que, em geral, mais de um processo está envolvido na gênese da diarreia. Contudo, deve-se ressaltar que o predomínio de um mecanismo pode sugerir determinada etiologia.

Mecanismo osmótico

Quando há absorção inadequada de nutrientes hidrossolúveis, sua presença na luz intestinal do delgado exerce pressão osmótica para reter líquidos visando manter a isotonicidade do conteúdo intestinal. Como consequência, o aumento do volume intraluminar estimula o peristaltismo com aceleração do trânsito intestinal. Essa condição é bem evidente quando há comprometimento da digestão e/ou absorção dos carboidratos (mais frequentemente da lactose), após a ingestão de dietas hipertônicas, de excesso alimentar e ingestão de substâncias solúveis não absorvíveis (laxantes, sorbitol usado como adoçante de alimentos dietéticos). Quando o excesso de líquidos na luz intestinal sobrepuja a capacidade absortiva intestinal, produz-se diarreia, com fezes aquosas e numerosas. A diarreia é tipicamente exacerbada pela alimentação e as fezes são ácidas contendo substâncias redutoras.

Mecanismo secretor

A secreção aumentada de água e eletrólitos pode ser identificada em uma série de doenças. Os diferentes patógenos produzem toxinas que podem inibir a absorção de água e eletrólitos ou levar à secreção excessiva de eletrólitos. Admite-se que a secreção ativa seja provocada pelo aumento na concentração de AMP cíclico na membrana do enterócito.

O mecanismo pelo qual o AMP cíclico exerce esse efeito envolve alterações na permeabilidade intestinal e no transporte iônico. São inúmeros os mediadores intracelulares, neurotransmissores e hormônios que contribuem para a regulação da secreção e absorção da água e eletrólitos. Vários agentes podem aumentar a síntese do AMP cíclico pela estimulação da adenilciclase. Um exemplo típico são as toxinas bacterianas. Substâncias endógenas, como as prostaglandinas, atuam por essa mesma via. Os sais biliares e os ácidos graxos, respectivamente, desconjugados e hidroxilados por ação bacteriana, consequentes às condições em que há supercrescimento bacteriano, estimulam também o mecanismo da adenilciclase AMP cíclico. A secreção aumentada de água e eletrólitos estimula a contração da musculatura lisa levando a uma diarreia aquosa com concentrações aumentadas de eletrólitos nas fezes. Quando existe predomínio do mecanismo secretor, há perda de grandes volumes de água pelas fezes que não se alteram com o jejum.

Alterações na estrutura da mucosa intestinal

Alterações na estrutura da mucosa intestinal tanto levam à diminuição da permeabilidade da mucosa a certos nutrientes, principalmente água e eletrólitos, como diminuem efetivamente a superfície disponível de absorção. Como consequência, desenvolve-se quadro de má absorção. Esteatorreia é a expressão da não absorção das gorduras. Má absorção dos carboidratos, quando há comprometimento difuso da mucosa intestinal, adiciona um componente osmótico. Envolvimento do íleo terminal compromete a absorção dos ácidos biliares, os quais, ao alcançarem o colo, acionam o AMP cíclico, introduzindo um componente secretor. A doença celíaca e a desnutrição grave são exemplos característicos, em que as alterações da mucosa levam a um quadro de má absorção.

Distúrbios da motilidade intestinal

O trânsito intestinal acelerado impede o contato adequado dos nutrientes com a superfície da mucosa, prejudicando sua digestão e absorção. Entretanto, ainda é uma questão controversa se alterações motoras podem ser causa primária e única de diarreia. Embora haja circunstâncias nas quais a hipermotilidade seja o fator primário, na maioria dos casos ela é secundária ao acúmulo de água e eletrólitos na luz intestinal. Por outro lado, a hipomotilidade é mais aceita como fator etiológico para a diarreia, levando ao supercrescimento bacteriano, com desconjugação de sais biliares e agravamento da diarreia por estimulação do AMP cíclico. Acredita-se que fatores hormonais e farmacológicos podem também acelerar o trânsito intestinal.

Pode-se perceber a superposição dos mecanismos que causam diarreia: um processo inflamatório inicial leva à alteração da mucosa intestinal e à secreção de água e eletrólitos. A presença na luz intestinal de nutrientes não absorvidos exerce pressão osmótica, aumentando o volume intraluminar e a motilidade intestinal. Esses nutrientes, por sua vez, também agridem a mucosa, agravando o processo inflamatório.

É importante diferenciar se há predomínio da diarreia por má absorção de nutrientes, água e eletrólitos (mecanismo osmótico) ou por secreção aumentada de água e eletrólitos (mecanismo secretor). A resposta à ingestão de alimentos ou à análise do conteúdo de eletrólitos nas fezes pode fazer essa diferenciação.

QUADROS CLÍNICOS MAIS FREQUENTES

Embora exista uma longa lista de doenças que se manifestam com diarreia crônica, a maior parte dos casos pode ser atribuída a um número bem reduzido de doenças. Isto é especialmente importante para o pediatra geral, na medida em que lida com pacientes não triados.

Diante de um caso de evolução crônica, ao se buscar uma etiologia é preciso lembrar que, embora a diarreia crônica causada por alterações estruturais, como a doença celíaca, possa ocorrer em crianças de qualquer meio social, algumas etiologias são mais frequentes em crianças de determinados grupos sociais.

Anderson et al. (1975), apontavam como principais causas de diarreia crônica na infância: giardíase, colo irritável, pós-gastroenterite aguda, doença celíaca e doença fibrocística, ressaltando que as três primeiras eram bem mais frequentes do que as duas últimas. Em nosso meio, também pode-se dizer que as três primeiras são, de longe, as causas mais importantes ao se pensar em diarreia crônica na infância. Com as novas definições da OMS para a diarreia crônica e a persistente, os episódios pós-gastroenterite são considerados diarreia persistente. Entretanto, como referido anteriormente, para muitos desses episódios, com duração de vários meses, o quadro difere bastante daquele que tem sido chamado de diarreia persistente. É a diarreia crônica que acomete crianças em condições sociais desfavoráveis, nas quais os fatores de cronificação são as infecções repetidas, as internações frequentes, o uso de dietas inadequadas por tempo prolongado, levando à desnutrição secundária, e o uso indevido de medicamentos, principalmente antibióticos.

A importância das condições de vida na determinação da diarreia crônica fica evidente quando se analisam as principais etiologias desse quadro. Kellermayer et al. referem que nos países desenvolvidos as principais causas a serem pensadas são aquelas relacionadas aos fatores dietéticos (excesso de consumo de sucos), a diarreia crônica inespecífica, as doenças que causam má absorção, principalmente a doença celíaca e as infecções entéricas nos imunocomprometidos.

Para os países em desenvolvimento, esses autores apontam como causas mais frequentes as infecções entéricas e a má nutrição. Deve-se acrescentar as parasitoses que se somam aos demais fatores etiológicos. Entre as parasitoses, destacam-se a giardíase e a criptosporidíase. Nas crianças pequenas, desnutridas ou com deficiência imunitária, principalmente nos pacientes com Aids, a diarreia por *Cryptosporidium* evolui com quadro persistente ou crônico. O colo irritável também é uma etiologia frequente, embora muitas vezes se acompanhe de algum grau de comprometimento ponderal, devido à dietas inadequadas.

Na clientela de consultório privado, aparece com maior frequência o colo irritável. A giardíase é a parasitose a ser pensada nos casos de diarreia crônica em crianças de melhor nível social. A doença celíaca deve ser afastada quando há evidências de má absorção intestinal.

A seguir, são discutidas algumas doenças específicas, pela sua maior prevalência ou por sua gravidade, tendo em vista que é o pediatra geral quem, inicialmente, lida com a criança com queixa de diarreia que eventualmente pode ser devida a alguma doença orgânica.

PRINCIPAIS ETIOLOGIAS

DESNUTRIÇÃO ENERGÉTICO-PROTEICA

A importância da desnutrição energético-proteica na diarreia crônica deve ser vista sob dois aspectos. Em primeiro lugar, impõe-se diferenciar a desnutrição primária daquela secundária às doenças que levam à má absorção. Em segundo lugar, na desnutrição primária, é fundamental compreender as implicações decorrentes das formas leves e as manifestações próprias dos estados mais acentuados, nos quais o quadro clínico da desnutrição aparece de forma mais evidente.

É importante tecer algumas considerações sobre o mito que envolve a desnutrição. Na medida em que para as crianças de condições sociais precárias a desnutrição é vista como etiologia única, perde-se a perspectiva de análise de outros fatores, muitas vezes com maior peso na gênese da diarreia. Atualmente, a frequência dos casos de desnutrição grave é muito baixa. Como foi visto anteriormente, houve redução importante da desnutrição no Brasil. Assim, o pediatra lida, em geral, com casos de desnutrição leve ou limítrofe. Nos casos em que as reservas nutricionais estão diminuídas, esse é um aspecto importante que pode somar-se a uma série de outros fatores, modificando a evolução das diferentes doenças. Nas crianças realmente desnutridas, já tiveram início alterações metabólicas que visam à adaptação de todo o organismo àquela situação de menor oferta nutricional. Esse novo estado de equilíbrio é conseguido com prejuízo de algumas funções, como o crescimento. Entretanto, novos agravos infecciosos, parasitários ou de qualquer outra ordem podem romper esse equilíbrio instável e precipitar o aparecimento rápido de manifestações clínicas de desnutrição grave. Em nosso meio, a diarreia aguda, independente da etiologia, é o desencadeante mais comum dessa situação, uma vez que interfere de maneira direta no processo de nutrição. Considerando que o desnutrido leve frequentemente é aquela criança que vive permanentemente em condições mais suscetíveis aos diversos agravos e sendo ele próprio um indivíduo de alto risco, a diarreia assume outra dimensão que requer do pediatra atenção especial.

A desnutrição grave é um exemplo característico, no qual se pode entender a concomitância de diversos mecanismos envolvidos na doença da diarreia. Uma vez que as alterações provocadas pela desnutrição levam à má absorção dos diferentes nutrientes, esses mecanismos fisiopatológicos podem estar presentes em diferentes graus de intensidade, praticamente em quase todos os casos de diarreia crônica por desnutrição, quaisquer que tenham sido as causas determinantes iniciais. Observa-se um quadro geral de disfunção intestinal. As alterações na estrutura da mucosa, com vários graus de atrofia, levam à diminuição da capacidade absortiva, pela redução na superfície de absorção. O comprometimento da borda "em escova" do epitélio intestinal tem como consequência a diminuição nas dissacaridases. Apesar de a intolerância à lactose ser de importância clínica maior, observa-se também a deficiência de sacarase e, nos casos mais graves, até o transporte de monossacárides pode estar comprometido. Observa-se também diminuição das enzimas pancreáticas, levando à má absorção de gorduras. Uma série de alterações concomitantes que comprometem o *pool* de sais biliares agrava a esteatorréia. Em primeiro lugar, como consequência da ruptura dos mecanismos que regulam a microflora bacteriana, por ação de diversos fatores tais como hipomotilidade intestinal, hipocloridria com diminuição da barreira bactericida gástrica e excesso de nutrientes não absorvidos, pode ocorrer supercrescimento bacteriano nas porções superiores do intestino delgado. Desencadeia-se, então, uma série de eventos, nos quais a desconjugação bacteriana dos sais biliares acarreta elevação na concentração de ácidos biliares livres e, portanto, aumento na relação ácido biliar livre/ácido biliar conjugado, com consequente prejuízo da solubilização micelar das gorduras. O supercrescimento bacteriano pode levar, ainda, à produção de enterotoxinas bacterianas. Em segundo lugar, a disfunção do íleo terminal, além de diminuir a absorção de vitamina B_{12}, compromete a reabsorção dos sais biliares. Como consequência desses processos que resultam na má absorção de gorduras, verifica-se também a excreção fecal aumentada de sais biliares. No colo, os ácidos biliares livres e os ácidos graxos hidroxilados podem estimular o mecanismo do AMP cíclico provocando diarreia secretora. As lesões tróficas da mucosa e as alterações induzidas pelos sais biliares desconjugados, capazes de alterarem a barreira de permeabilidade intestinal e favorecerem a absorção de antígenos alimentares, podem dar origem a um quadro de intolerância à proteína do leite de vaca.

A frequente associação com as parasitoses completa-se com diferentes graus de imunodeficiência, favorecendo as infecções extraintestinais e o agravamento do processo da desnutrição. O curso da diarreia pode ser crônico persistente, com número moderado de evacuações e fezes com características que expressam os graus de má absorção dos diferentes nutrientes, ou apresentar períodos de exacerbação, com intensificação dos sintomas.

Diagnosticar e tratar as parasitoses é fundamental na diarreia do desnutrido. Obrigatório também se faz afastar quadros infecciosos agudos ou crônicos. Os exames laboratoriais adicionais são indicados a partir das suspeitas clínicas de quadros superpostos à desnutrição. O tratamento é essencialmente dietético, lembrando-se que o comprometimento da lactose pode persistir por tempo prolongado. A correção da anemia deve ser feita, logo que possível, por meio de medicação adequada e da própria dieta. Felizmente, uma evolução com todos esses comemorativos é bem menos frequente hoje em dia.

PARASITOSES INTESTINAIS

Giardíase

A giardíase, por sua frequência, principalmente na população infantil, e pelo tipo de formas clínicas que pode provocar, é a parasitose mais importante a ser considerada na gênese da diarreia crônica. Embora seja descrita maior prevalência na população mais pobre, com precárias condições de higiene, a giardíase é uma parasitose que acomete indivíduos de todos os níveis sociais. Entretanto, é nos grupos sociais de condições de vida mais precárias, nos quais a giardíase se superpõe à má nutrição e à maior frequência de infecções, que ela assume um papel significativo como condição etiológica da diarreia crônica. Estima-se a prevalência de giardíase nos países em desenvolvimento em torno de 30%. Nas crianças que frequentam creches, a prevalência é bem mais alta do que na população geral, mesmo nos países desenvolvidos. Isso se explica pelo modo de transmissão da *Giardia lamblia que* ocorre pela ingestão de cistos, seja pelo contato pessoal com pessoas infectadas, seja pelos alimentos ou água contaminados com fezes infectadas.

Essas considerações estão de acordo com os achados de Pereira et al., ao analisarem a prevalência e os fatores de risco para a infecção por *Giardia lamblia* em crianças hospitalizadas em Goiânia, Brasil. Esses autores encontraram associação significativa com a idade da criança, número de crianças na família, higiene alimentar, frequência à creche, residência em zona rural e número de adultos na família. A prevalência da giardíase, nesse estudo, foi maior no segundo ano de vida. Mahmud et al. encontraram risco aumentado de infecção por *Giardia lamblia* em crianças que moravam em casas de chão de terra, sem saneamento básico e com exposição a animais como galinhas.

O mecanismo fisiopatológico da *Giardia lamblia* não está totalmente esclarecido, não estando adequadamente explicado o porquê de alguns indivíduos com giardíase permanecerem assintomáticos. Ainda, a dificuldade em se estabelecer uma correlação direta entre o número de parasitas, o grau de lesão da mucosa e a gravidade dos sintomas tem servido para reforçar a polêmica em torno da giardíase. Entretanto, a grande maioria dos autores aceita a patogenicidade desse parasita, reconhecendo-o como etiologia importante da diarreia crônica.

Nas porções mais altas do intestino delgado, os cistos ingeridos pelo homem rompem-se, dando origem aos trofozoítas. Por meio do disco de sucção que apresentam na face ventral, aderem à mucosa intestinal. Acredita-se que a má absorção de alguns nutrientes se deva à competição do parasita com o hospedeiro por nutrientes ou formação de uma pseudomembrana mucoide, que atua como barreira mecânica à absorção desses nutrientes. Têm sido comprovadas, com base em microscopia eletrônica, lesões nas microvilosidades do epitélio intestinal. Isso parece justificar, também, as alterações absortivas e, principalmente, a deficiência no conteúdo das dissacaridases, em especial da lactase. A má absorção das gorduras estaria relacionada à desconjugação dos sais biliares, por efeito direto do parasita ou secundária à associação com o supercrescimento bacteriano.

A resposta imunológica é importante e comprovada pelo fato de que quadros sintomáticos tendem a afetar principalmente indivíduos que chegam recentemente a ambientes contaminados como as creches. A resposta humoral é manifestada por aumento na IgA secretora e são descritos também mecanismos de imunidade celular.

Estudos epidemiológicos nos países em desenvolvimento têm mostrado baixa prevalência de *Giardia lamblia* em crianças amamentadas, justificada pela presença de anticorpos antigiárdia no leite materno. No estudo de Mahmud et al., infecção por *Giardia lamblia* não foi detectada nas crianças em aleitamento materno exclusivo quando comparadas com as crianças que não estavam em aleitamento materno. Os autores concluem que o aleitamento materno tem função protetora, reduzindo as infecções assintomáticas e sintomáticas, assim como a gravidade clínica dos episódios diarreicos. Entretanto, Pereira et al., no estudo citado anteriormente, não encontraram diferença significativa na ocorrência de infecção por *Giardia lamblia* entre crianças amamentadas exclusivamente e não amamentadas.

Crianças com deficiências imunológicas congênitas ou adquiridas são de maior risco para apresentar doença sintomática e infecções recorrentes por *Giardia lamblia*.

O quadro clínico da giardíase varia bastante nos diferentes indivíduos. De uma diarreia aguda com evolução autolimitada, até quadros de evolução crônica, com curso contínuo ou intermitente, há uma gama variável de formas clínicas de diarreia por giardíase, na dependência de condições próprias do indivíduo e da sobreposição de outras condições etiológicas. O estado de portador assintomático é bastante comum.

Nos episódios agudos, os sintomas são mais intensos, com fezes líquidas, amarelo-esverdeadas. É comum a presença de distensão abdominal, anorexia, cólicas abdominais e eliminação de gases. A evolução pode ser autolimitada, com duração de 7 a 10 dias, ou tender para a cronicidade. Nos cursos crônicos, a fase aguda pode não ser identificada e os sintomas são mais moderados. A criança pode apresentar episódios curtos, periódicos, semelhantes ao quadro agudo, intercalados com períodos de fezes pastosas ou mesmo de constipação. Em crianças maiores de 1 ano, o curso pode ser contínuo, com evacuações volumosas, pouco consistentes, pálidas, com alimentos mal digeridos e presença de gorduras. Outras vezes, o quadro é inespecífico, assemelhando-se àquele do colo irritável. Nos casos de evolução crônica, e principalmente quando se associam outras condições, pode haver sinais clínicos de má absorção expressos no comprometimento do peso e altura da criança. A semelhança desses quadros com a doença celíaca é resolvida por meio dos achados à biópsia.

A coexistência de giardíase, má absorção e deficiência de imunoglobulina tem sido descrita. Nos casos de giardíase com evolução semelhante à doença celíaca e presença de hiperplasia nodular linfoide, tem sido encontrada hipogamaglobulinemia ou deficiência isolada de IgA.

No Brasil, a giardíase deve sempre ser pensada em qualquer caso de diarreia crônica, principalmente na suspeita de diarreia por colo irritável, síndromes de má absorção e nas deficiências de imunoglobulinas. A confirmação, apesar de difícil em muitos casos, deve ser buscada por meio do exame parasitológico de fezes. O exame deve ser realizado a fresco em fezes recém-eliminadas e sem o uso concomitante de nenhuma medicação sintomática. O uso de antibióticos, antiácidos, derivados do caolim, antiespasmódicos e laxativos oleosos pode provocar o desaparecimento dos parasitas nas fezes. Portanto, esse exame deve somente ser realizado 5 a 10 dias após a suspensão dessas drogas. A positividade para uma amostra é baixa, em torno de 40 a 50%, e para três amostras a positividade eleva-se para 60 a 95%. Vários autores recomendam a coleta das amostras em dias alternados. Outros autores encontraram positividade maior colhendo em dois a três dias da semana por quatro a cinco semanas. Na prática, o diagnóstico é feito sempre com parasitológicos, e as sorologias não têm sido utilizadas na rotina.

A conduta tem sido tratar os casos de diarreia crônica com exame positivo e em seguida proceder à reavaliação clínica e laboratorial. O tratamento de escolha é feito com metronidazol na dose de 15 a 20mg/kg/dia por cinco dias. Quando não há melhora dos sintomas, pode-se repetir o tratamento com metronidazol. Havendo melhora clínica e exames parasitológicos negativos, considera-se curado. Quando há melhora clínica, mas persiste resultado positivo ao exame parasitológico, repetir o tratamento. Para mais informações sobre o tratamento da giardíase consultar o capítulo Parasitoses intestinais.

Criptosporidíase

Atualmente, o *Cryptosporidium* vem assumindo grande importância como etiologia de diarreia. Da mesma forma que a *Giardia*, o *Cryptosporidium* é mais frequente em crianças que vivem em instituições, como creches. Nas crianças pequenas, desnutridas ou que apresentam comprometimento do sistema imunitário, o quadro tende a ser mais grave. Nos pacientes com Aids, a criptosporidíase evolui com sintomatologia grave e prolongada, podendo levar ao óbito.

A patogênese da diarreia depende da capacidade do *Cryptosporidium* em vencer os mecanismos de defesa do hospedeiro e fixar-se à mucosa do intestino delgado. A diarreia secretória associa-se à má-absorção. É provável que sua natureza intracelular possa interferir na secreção e na absorção intestinal. Parece não ser produtora de toxinas. Pode causar distorção nas vilosidades e provocar alterações inflamatórias.

Nas crianças em condições de vida precárias, a criptosporidíase e a giardíase somam-se a inúmeros outros fatores, principalmente à desnutrição, propiciando o aparecimento de quadros repetidos de diarreia que tendem a se cronificar.

O diagnóstico é feito por meio do exame parasitológico de fezes utilizando-se coloração especial. A presença de um anticorpo monoclonal permite o diagnóstico por imunofluorescência. Assim, pela técnica do ELISA, pode-se monitorizar a elevação dos títulos de anticorpos que apresentam aumento após duas semanas do início da infecção.

O tratamento pode ser feito com o nitazoxamida. Antibióticos têm sido utilizados nos casos de crianças com Aids.

Outras parasitoses, como a tricocefalíase, quando há infecção maciça, podem causar diarreia crônica. As demais parasitoses não costumam ser causa de diarreia crônica.

COLO IRRITÁVEL

Essa é uma das causas mais frequentes de diarreia crônica no consultório pediátrico. É uma entidade clínica em que tanto os conceitos como os mecanismos fisiopatológicos não estão bem estabelecidos, dando margem a muita controvérsia. Na literatura, encontra-se também a denominação diarreia crônica não específica para esse quadro.

Alguns autores consideram que o colo irritável é um reflexo de alterações na motilidade intestinal, como forma de reação do indivíduo a uma série de estímulos na sua relação com o ambiente. Segundo Davidson, citado por Roy et al., trata-se da síndrome do colo irritável que se manifesta diferentemente de acordo com a faixa etária. Assim, no recém-nascido aparecem cólicas; no lactente e pré-escolar, quadro de diarreia crônica inespecífica; no escolar, dor abdominal recorrente; e na vida adulta, colo irritável do adulto.

No colo irritável da criança, o aparecimento dos sintomas frequentemente coincide com a fase anal ou pouco antes do início do treinamento esfincteriano. Nesse período, é comum a criança responder às dificuldades de relação com a família, tendo como órgão de choque o intestino, desenvolvendo um quadro de obstipação intestinal ou de diarreia crônica. A descoberta pela criança do próprio intestino como um órgão de choque pode ocorrer após um episódio de diarreia aguda como decorrência de vários fatores, ressaltando-se o clima de tensão e a ansiedade gerados pelo comportamento dos pais.

Os mecanismos fisiopatológicos ainda são bastante controvertidos. Entretanto, há acúmulo de evidências que indicam que as alterações na motilidade intestinal e fatores dietéticos, tais como superalimentação e excesso de ingestão de sucos hiperosmolares, desempenham papel importante na gênese do colo irritável. Aceita-se que há aumento no trânsito intestinal, com diminuição do tempo boca-ânus. Normalmente, a passagem do conteúdo intestinal do delgado para os colos é regulada pelo esfíncter ileocecal, e a propulsão desse material para o retossigmoide depende dos movimentos de segmentação, que são habitualmente desencadeados após a ingestão de alimentos. No colo irritável, esses mecanismos estão exaltados, observando-se hipersegmentação.

Alimentos frios e soluções com elevada osmolaridade podem exacerbar os movimentos de propulsão nas crianças com colo irritável. Segundo os estudos de Almy e Davidson, citados por Roy et al., há espasticidade no segmento colônico distal, dificultando a chegada do conteúdo fecal para a reabsorção final de líquidos. Dessa maneira, quando ocorre evacuação em resposta aos movimentos de propulsão desencadeados pela ingestão de alimentos, as fezes são eliminadas com grande conteúdo de líquidos. Durante a noite, ocorre relaxamento do segmento retoanal, sendo possível haver a dessecação das fezes, o que explica a consistência mais firme da primeira evacuação pela manhã. Embora haja poucos estudos em crianças, conclui-se que há hiper-reatividade da musculatura colônica em resposta à alimentação, às drogas parassimpaticomiméticas, assim como a fatores neurológicos, endócrinos e psicológicos.

O segundo fator considerado na etiologia do colo irritável é a dieta ingerida. Alguns autores, como Cohen et al., associam o aumento no trânsito intestinal com uma ingestão inadequada de gorduras. A redução da quantidade de gorduras na dieta diminui o tempo de esvaziamento gástrico, o qual parece ser um determinante primário da motilidade intestinal. Uma dieta em que menos de 30% das calorias derivam da gordura constitui um fator de piora e de manutenção ou mesmo ser um fator desencadeador da diarreia. Dessa forma, nas crianças que, em função de episódios agudos de diarreia, são mantidas por tempo prolongado em dietas com exclusão ou diluição de leite, pode haver persistência dos sintomas como consequência da redução no teor de gorduras ingeridas.

Uma outra situação que pode desencadear quadro de colo irritável é aquela na qual crianças mais ávidas de sugar são frequentemente alimentadas, desencadeando estímulos constantes para o movimento intestinal. Foi verificado que dieta com baixo teor de fibras leva à piora dos sintomas. A ingestão aumentada de sucos de frutas com taxa de frutose/glicose elevada tem sido documentada como fator agravante da diarreia, em função da alta osmolaridade que apresentam.

Na literatura americana, há referência ao consumo excessivo de suco de maçã, pera e abacaxi, que, além de conterem alto conteúdo de frutose em relação à glicose, podem conter ainda sorbitol. Chama a atenção também o aumento do uso do sorbitol nos preparados industrializados e, como esse açúcar não é digerido, exerce efeito osmótico, agravando a diarreia. Na experiência da autora, crianças com número elevado de refeições melhoravam do quadro da diarreia quando se modificava o padrão alimentar com menos refeições por dia.

O colo irritável caracteriza-se por ser um quadro de diarreia crônica inespecífica em uma criança que evolui com bom estado geral e crescimento pondoestatural normal. A idade das crianças que apresentam esse distúrbio varia entre 6 e 36 meses, havendo predomínio de aparecimento dos sintomas entre 8 e 20 meses.

O curso da diarreia pode ser contínuo, com duração de algumas semanas a vários meses, ou recorrente, com surtos desencadeados por infecções ou alterações na dinâmica das relações da criança. Em geral, após o segundo ano de evolução há melhora acentuada com redução dos episódios diarreicos e por volta dos 3 anos de idade os pacientes tornam-se assintomáticos. O desaparecimento dos sintomas pode ser concomitante à aquisição do controle esfincteriano anal.

Frequentemente, identifica-se história de antecedentes familiares de diarreia. A sintomatologia é moderada, com três a seis evacuações diárias, fezes líquidas ou semilíquidas, com muco e restos alimentares. Além desses, o único sinal presente é a dermatite perineal. Caracteristicamente, a criança, em geral, não evacua à noite e a primeira evacuação costuma ser de fezes formadas, diminuindo a consistência das fezes no decorrer do dia. Pode haver dermatite perineal devido ao pH fecal ácido. Esses achados, compatíveis com algum grau de intolerância aos carboidratos, devem-se ao aumento no trânsito intestinal, que leva à diminuição na capacidade digestiva e absortiva dos açúcares. Em algumas crianças, é possível encontrar-se ruídos hidroaéreos aumentados, que se exacerbam logo após a ingestão de alimentos. Não se observam outras alterações ao exame físico. O curso e os sintomas da diarreia não apresentam relação com os alimentos da dieta (Quadro II-99).

Quadro II-99 – Quadro clínico do colo irritável.

Início entre 6 e 36 meses
Crescimento e desenvolvimento normais
Evacuações em número de três a seis vezes por dia, com muco e restos alimentares
A criança não evacua à noite
Evacuação mais sólida no início da manhã
Número elevado de refeições por dia
Excesso de ingestão de sucos de frutas com alta osmolaridade
História familiar de alterações intestinais

Em nosso meio, o diagnóstico diferencial mais importante é em relação às parasitoses, principalmente a giardíase. Quando o colo irritável se soma ao conjunto de situações que acompanham as crianças de condições sociais precárias, é possível haver comprometimento do estado nutricional, dificultando assim o diagnóstico. Da mesma forma, mesmo nas crianças de famílias socialmente diferenciadas, pode haver ganho pondoestatural insuficiente, ou até perda de peso consequente à utilização de dietas caloricamente inadequadas. Na presença de distensão abdominal e fezes fermentativas, faz-se necessário excluir intolerância aos dissacarídeos.

Não há nenhuma prova laboratorial que confirme o colo irritável. O diagnóstico é essencialmente clínico e apoia-se no contraste entre uma história de diarreia de longa duração e uma criança que continua bem, ativa, com bom apetite e boa evolução pondoestatural.

Em relação às medidas terapêuticas, as restrições dietéticas são inteiramente contraindicadas, uma vez que não interferem com a evolução clínica e podem levar ao comprometimento do estado nutricional. É fundamental, antes de qualquer intervenção, monitorar a diarreia para avaliar o padrão das evacuações e da ingestão alimentar. Isso pode ser feito em ambulatório utilizando-se a ficha de registro da ingestão e do padrão da diarreia, já referido anteriormente. Roy et al. chamam a atenção para a discrepância entre o número de evacuações referido na primeira consulta e o observado durante os retornos. Em nossa experiência, verificou-se uma grande diferença entre o padrão referido pela mãe na queixa inicial da diarreia e o observado a partir da ficha de monitoração da diarreia preenchida no domicílio.

Quando a história alimentar revela ingestão de calorias acima de 150kcal/kg e de fluidos acima de 200ml/kg, orienta-se reduzir a quantidade de carboidratos em favor do leite ou alimentos com alto conteúdo de gordura, tais como queijo, manteiga, margarina e creme de leite. Durante o tratamento, o balanço da dieta deve garantir que 30 a 50% das calorias sejam derivadas da gordura.

Recomenda-se diminuir a estimulação do reflexo gastrocólico, reduzindo-se o número de refeições e eliminando-se a ingestão de alimentos nos intervalos.

Devem-se evitar também os líquidos concentrados e alimentos em temperaturas extremas, os quais podem exacerbar os movimentos de propulsão intestinal. A presença de alimentos não digeridos nas fezes, principalmente fibras, não tem significado patológico e nenhuma medida para suspendê-los deve ser tomada. Dietas ricas em fibras têm ação normalizadora do trânsito intestinal nos casos de colo irritável. A resposta ao tratamento dietético ocorre entre 3 e 14 dias.

Entretanto, a abordagem terapêutica mais importante é aquela que se dirige à criança e à família procurando identificar situações de conflito nas relações da criança com seu mundo. Na prática, é frequente o pediatra negar a importância dos fatores emocionais ao não identificar grandes alterações na dinâmica familiar. Entretanto, esse quadro pode ser consequente apenas a características individuais da criança e/ou dos pais, que determinam graus variáveis de ansiedade na forma de lidar com situações de tensão vivenciadas no dia a dia.

Uma explicação sobre o significado da diarreia e a tranquilização dos pais com relação à ausência de prejuízos orgânicos, mostrando a situação da criança nas curvas pondoestaturais, constitui um primeiro passo para o pediatra adquirir a confiança da família. A condução desses casos requer muita habilidade, a fim de evitar que a família procure outro médico que ceda as suas pressões por uma terapêutica mais intervencionista. O tratamento, portanto, deve basear-se no acompanhamento da família e da criança, com orientações também para ensinar a criança a adquirir o controle esfincteriano anal. Os tratamentos medicamentosos, inclusive a loperamida, não estão indicados, por não trazerem nenhum benefício para a criança, uma vez que a simples melhora do sintoma diarreico não significa que as condições causais tenham sido abordadas. A persistência dessa relação alterada com o ambiente pode, mais tarde, manifestar-se sob outras formas clínicas.

DIARREIA SECUNDÁRIA AO TIPO DE DIETA

Há um conjunto de queixas de diarreia crônica que chegam ao consultório do pediatra e em torno das quais há muita controvérsia quanto a sua caracterização como diarreia crônica. Na verdade, são histórias de fezes diarreicas, relacionadas a fatores alimentares, consideradas pelos pais e que aparecem em muitos livros-textos como diarreia crônica. O fato de a criança ter um ou dois dias de fezes diarreicas, consequentes à ingestão de determinados alimentos, não poderia ser considerado diarreia crônica. Entretanto, a repetição desses episódios, com elevada frequência, faz com que sejam vistos pelos pais como diarreia crônica e é assim que esse problema aparece para o pediatra.

O que caracteriza esses quadros é a possibilidade de estabelecer associações diretas com o padrão alimentar. Em geral, trata-se de uma queixa de diarreia de evolução intermitente ou mesmo contínua, porém com pequeno número de evacuações, em uma criança apresentando bom estado geral e desenvolvimento pondoestatural adequado. Apesar da semelhança com o quadro de colo irritável e giardíase, uma análise da dieta pode indicar as causas dietéticas relacionadas à manutenção das fezes diarreicas.

Tem sido chamada a atenção para a utilização das dietas hipercalóricas como causa de diarreia em crianças que evoluem bem, com peso normal ou acima do normal. É comum crianças que apresentam cólicas nos primeiros meses acalmarem-se quando a mãe oferece o peito ou a mamadeira. Frequentemente, crianças chorosas são erroneamente interpretadas como famintas, recebendo mamadeiras como forma de consolo, o que leva à superalimentação. Nessas crianças, uma oferta maior de carboidratos pode levar à sobrecarga osmótica no jejuno, consequente à inadequação entre o conteúdo de dissacaridases intestinais e a quantidade de carboidratos ingerida. Dependendo da capacidade de absorção intestinal do excesso de líquidos presente no delgado, pode haver fezes diarreicas. Crianças acostumadas a ingerir grandes quantidades de balas, doces e outros produtos que contenham sorbitol ou manitol (açúcares não digeridos e não absorvidos) podem desenvolver também diarreia osmótica, secundária à digestão incompleta e absorção de solutos osmoticamente ativos.

Na criança que recebe sucos e outros alimentos concentrados, portanto, com elevada osmolaridade, o total de água drenado para a luz do delgado por pressão osmótica, ao sobrepujar o processo absortivo normal, pode tornar as fezes diarreicas.

A persistência de fezes diarreicas em criança que vai muito bem pode ser devida apenas ao predomínio de alimentos laxantes na dieta. Alimentos ricos em fibras, graças a seu efeito hidroscópico, retêm água com consequente aumento do volume fecal e aumento do peristaltismo. A ingestão de líquidos em temperaturas extremas estimula o reflexo gastrocólico, acelerando o trânsito intestinal. Provocam efeito laxante alimentos com elevado teor de celulose (hortaliças de folhas, laranja, aveia); gorduras (abacate); de hidrato de carbono (doces concentrados); ácidos orgânicos (hortaliças e frutas).

Há evidências de que a utilização de dietas, em que menos de 27% das calorias são fornecidas por meio de gorduras, pode ser causa ou condição mantenedora de diarreia.

A permanência desses fatores no padrão dietético da criança acompanha-se de quadros de fezes diarreicas com curso crônico ou intermitente, nos quais a intensidade do fenômeno diarreico mantém estreita relação com a dieta. Uma história alimentar bem obtida é fundamental para elucidar o quadro, quando aparentemente não se encontram causas. Dependendo das condições de vida da criança, muitas vezes a associação de outras etiologias dificulta a avaliação desses fatores dietéticos na origem e na manutenção da diarreia. Colo irritável já foi mencionado como diagnóstico diferencial importante. Algumas vezes, essas condições descritas anteriormente podem ser desencadeantes do quadro clínico de colo irritável.

Tranquilizar os pais e procurar esclarecê-los sobre as relações entre as fezes diarreicas e a dieta é fundamental para o sucesso da terapêutica dietética. A melhora da sintomatologia é evidente após a correção da alimentação. Por outro lado, condutas intervencionistas, principalmente medicamentosas, constituem-se em fatores agravantes, que podem complicar o quadro da diarreia.

ALERGIA À PROTEÍNA DO LEITE DE VACA

Esse é um diagnóstico sempre lembrado e poucas vezes devidamente estabelecido. Até pouco tempo, a alergia à proteína do leite de vaca era uma justificativa diagnóstica para uma diversidade de casos pouco esclarecidos, nos quais se observava melhora ou suspensão da sintomatologia após a eliminação do leite da dieta. Embora inúmeros estudos tenham fornecido mais conhecimentos sobre a intolerância ao leite de vaca, a inexistência de métodos diagnósticos específicos tem permitido que essa entidade seja superdiagnosticada em vários centros médicos. Consequentemente, a incidência descrita para esse distúrbio tem sido muito controvertida em diferentes países, variando em alguns locais de 0,3 a 30%, como resultado de diferentes critérios utilizados. De modo geral, trata-se de uma entidade considerada pouco frequente. Grande parte dos casos diagnosticados, pela constatação de melhora clínica após a suspensão do leite da dieta, deve-se à intolerância secundária à lactose. É importante uma postura crítica diante de um diagnóstico tão controvertido, em face dos problemas que a exclusão do leite e derivados da dieta costuma trazer para a criança e a família.

A diarreia por alergia à proteína do leite de vaca é uma reação imunologicamente mediada. Dois tipos de reações podem ser identificados. A que melhor está descrita é a do tipo I ou reação de hipersensibilidade imediata (anafilática), mediada por IgE. Os sintomas aparecem até 1 hora após a ingestão do leite e com manifestações do tipo anafilática com choque, urticária, angioedema, vômitos e enterocolite grave. Eczema, asma, síndrome da alergia oral e gastroenterite eosinofílica alérgica também são produzidos pelo mesmo tipo de reação. A alergia oral caracteriza-se por reações locais quando o leite entra em contato com a boca da criança.

O segundo padrão de resposta é o do tipo celular ou reação de hipersensibilidade do tipo IV com manifestações que aparecem nas primeiras 24 horas, ou mais tardias, após 24 horas. Entre as manifestações que envolvem esse tipo de reação, está a gastroenteropatia induzida pelo leite de vaca de evolução crônica.

Acredita-se que uma série de fatores possam intervir como predisponentes ao desenvolvimento de sensibilidade à proteína do leite. A imaturidade do sistema gastrintestinal com aumento da permeabilidade intestinal, de um lado, e a imaturidade do sistema imunológico com deficiência de IgA secretora, de outro, somam-se à exposição aos antígenos alimentares favorecida pela prática habitual de introdução precoce do leite de vaca e de alimentos sólidos. Crianças em aleitamento materno estão mais protegidas por receberem IgA secretora, hormônios e fatores tróficos que aceleram a maturação do intestino, além de serem poupadas da exposição aos antígenos da dieta. História familiar de alergia é também um fator predisponente.

Uma forma secundária de intolerância à proteína do leite de vaca pode ocorrer como sequela de lesão intestinal nos casos de gastroenterite aguda, desnutrição e diarreias de evolução persistente. As alterações na barreira de permeabilidade da mucosa intestinal favorecem a penetração de antígenos alimentares, podendo levar à intolerância às proteínas da dieta. Os achados histológicos à biópsia intestinal são de enteropatia inespecífica, com diversos graus de atrofia das vilosidades, e infiltrado inflamatório. Como decorrência, há diminuição das dissacaridases com intolerância secundária à lactose. O quadro evolui, às vezes, para a desnutrição secundária com sinais de má absorção dos nutrientes, principalmente de gordura.

A grande maioria das alergias alimentares está presente na infância e tem curso transitório. Sua ocorrência envolve predisposição genética, idade, poder alergênico do alimento e natureza da exposição (dose, frequência). Como a proteína do leite de vaca é um dos primeiros antígenos que a criança tem contato, as reações alérgicas gastrintestinais à proteína do leite são as mais frequentes. A betalactoglobulina, seguida pela caseína e pela alfalactoglobulina, apresenta o mais alto poder antigênico do leite. O início da sintomatologia nos primeiros dias de vida pode ser devido à sensibilização intrauterina aos antígenos do leite ingerido pela mãe.

Gribosky identifica três formas clínicas de manifestações gastrintestinais.

1. A primeira seria a de uma enterocolite aguda, com diarreia grave, com fezes mucosas e frequentemente acompanhadas de sangramento intestinal, distensão abdominal e vômitos. Os sintomas podem aparecer entre 2 dias e 4 meses de vida, poucos dias após a ingestão do leite, e costumam regredir após um ano, o que parece indicar uma relação com a imaturidade da função intestinal.

2. A segunda forma, mais frequente, é de evolução crônica. O início geralmente ocorre entre a quarta e a sexta semanas de vida, embora possa ocorrer desde 2 dias até 6 meses de vida. O quadro é de diarreia inespecífica, de intensidade variável, mas sempre com algum grau de comprometimento do ganho pondoestatural. Vômitos e cólicas podem estar presentes. As fezes costumam ser mucoides ou aquosas devido à deficiência de dissacaridases, ou ainda volumosas, pálidas, com elevado teor de gorduras.

3. A terceira forma clínica aparece em crianças maiores de 6 meses e está relacionada ao desenvolvimento de sensibilização pós-episódio agudo de gastroenterite. O quadro clínico pode ser indistinguível daquele da intolerância secundária à lactose que se segue aos episódios agudos de diarreia, ou seja, dos casos de diarreia persistente.

Quanto ao diagnóstico, não existe nenhum teste laboratorial que confirme ou refute de forma conclusiva o diagnóstico de sensibilidade à proteína do leite de vaca, portanto, o diagnóstico é essencialmente clínico. O pediatra deve cercar-se de evidências clínicas suficientes antes de estabelecer um diagnóstico com implicações tão sérias, como a exclusão de um alimento que constitui a base da alimentação da criança. Uma história clínica, na qual se identifica correlação nítida entre o aparecimento dos sintomas e a introdução do leite de vaca, o início precoce da utilização do leite de vaca na alimentação da criança, as características das manifestações clínicas apresentadas, antecedentes de gastroenterites de evolução prolongada, antecedentes familiares alérgicos são elementos importantes para o pediatra considerar.

O padrão-ouro para o diagnóstico de hipersensibilização à proteína do leite são os critérios de Goldman que consistem em: a) desaparecimento dos sintomas após a eliminação do leite da dieta; b) sintomas que se iniciam em 48 horas após a ingestão do leite; e c) evidência de três ocorrências positivas e semelhantes nas manifestações clínicas, com remissão seguindo-se à eliminação do leite. Entretanto, várias limitações restringem sua aplicação na prática clínica corrente. A dificuldade maior para a utilização desses critérios reside no fato de que os testes apresentam um potencial de risco elevado, principalmente em crianças com sensibilidade IgE-mediada, só devendo ser realizado em ambiente hospitalar por especialista. Outro aspecto referido é que tais critérios podem ser preenchidos quando há apenas intolerância à lactose, devendo, portanto, os testes ser realizados utilizando-se a proteína do leite de vaca, excluindo-se a lactose. Além disso, tem-se verificado que as reações podem diferir tanto quanto às manifestações quanto à intensidade dos sintomas. E, por último, observam-se, na prática, grandes dificuldades em se realizar três testes consecutivos de tolerância à proteína do leite. Ainda que não se considerem os riscos provenientes das reações, os transtornos para a criança costumam gerar resistência por parte dos pais.

Quanto aos testes laboratoriais para o diagnóstico da alergia alimentar, o mais utilizado tem sido o RAST e os testes cutâneos. São testes com pouco valor preditivo, quando são utilizados um *pool* de antígenos. Resultados negativos do RAST ou do teste cutâneo não afastam completamente o diagnóstico de alergia alimentar e são ineficazes para diagnosticar as reações de resposta tardia (somente 15 a 20% de positividade). O RAST só tem maior especificidade quando realizado com antígenos específicos. Vale lembrar que são exames com alto custo.

Dessa forma, tem sido preferível considerar a melhora da suspensão dos sintomas após a exclusão do leite, afastada a intolerância à lactose e, de acordo com o caso, tentar a realização de um único teste de resposta à reintrodução da proteína do leite de vaca. Esses testes de reintrodução da proteína do leite de vaca, como já foi referido, têm de ser feitos pelo especialista.

As referências que aparecem na literatura quanto à presença de leucócitos, ou ao achado de anticorpos nas fezes, não são consistentes para considerá-los elementos diagnósticos. Crianças com reação ao leite de vaca do tipo imediato apresentam títulos elevados de IgE e uma relação IgE/IgG de anticorpos anticaseína e antibetalactoglobulina elevada. A biópsia intestinal pode mostrar padrão semelhante ao do celíaco, mas, devido ao caráter localizado das lesões, pode ser normal.

O diagnóstico diferencial mais importante a ser feito é o de intolerância secundária à lactose. A melhora clínica que se segue à exclusão do leite pode ser devida apenas à eliminação da lactose. Por outro lado, essa diferenciação pode ser difícil, uma vez que intolerância secundária à lactose pode estar presente na enterocolite induzida pela proteína do leite de vaca. Dessa maneira, os testes de resposta à utilização do leite de vaca na dieta só têm valor quando se afasta, previamente, a intolerância à lactose como causa da diarreia, ou quando se utilizam apenas preparados à base de proteína do leite isentos de lactose.

Diante da falta de provas definitivas que se tem para esse diagnóstico, é importante que inicialmente se afastem outras causas possíveis de intolerância à "mamadeira de leite de vaca", como responsáveis pelo quadro de diarreia. Assim, mamadeiras com concentrações elevadas de leite ou acrescidas de grande quantidade de farinhas, mamadeiras contaminadas, intolerância aos dissacarídeos, crianças que por qualquer choro estão constantemente sendo alimentadas com leite são, entre outras, condições que podem levar à suspeita de intolerância ao leite de vaca.

O tratamento é dietético e consiste na exclusão da proteína do leite, que se acompanha de remissão dos sintomas em dois a três dias. A substituição ideal seria pelos preparados à base de hidrolisados de proteína, entretanto, o custo elevado desses preparados impede seu uso na grande maioria dos casos. A alternativa é a utilização de preparados à base de frango ou soja, ou eventualmente leite de cabra. Persistência dos sintomas pode ser devida à deficiência de dissacaridases com intolerância à sacarose, presente em vários preparados de soja, ou ainda ao desenvolvimento de intolerância à soja, condição que se sobrepõe e que parece ser devida à reação cruzada. Situação idêntica pode ocorrer com o uso do leite de cabra.

Para a completa exclusão do leite é necessária, ainda, a proibição de todos os alimentos que contenham leite de vaca na sua composição, tais como iogurtes, queijos, chocolates, bolos, bolachas, pães, margarina, manteiga, entre outros.

A reintrodução do leite, ou de seus derivados, não deve ser feita antes dos 12 meses de vida. Aconselha-se que essa introdução seja lenta e cuidadosa, utilizando-se pequenas quantidades de leite, sendo feita em ambiente hospitalar. A prevenção das reações alérgicas aos alimentos passou a ser uma preocupação importante na orientação da dieta do lactente normal. É recomendada a introdução mais tardia, acima dos 6 meses de vida, do leite de vaca e de alimentos sólidos. Para os alimentos de alto poder antigênico, recomenda-se protelar mais ainda seu início. Nas crianças com antecedentes familiares de atopia, recomenda-se adiar a introdução de alimentos alergênicos para depois de 12 a 24 meses.

DOENÇA CELÍACA

Não cabe aqui a descrição detalhada dessa doença, uma vez que, diante de uma criança com doença celíaca (DC), o pediatra geral se verá obrigado a fazer um estudo mais aprofundado sobre a doença, cujo diagnóstico de certeza, pela biópsia, só será possível com a participação do gastroenterologista. Pretende-se apenas uma discussão que permita chamar a atenção do pediatra para, de um lado, pensar na eventual possibilidade de realizar esse diagnóstico e, de outro, alertá-lo para a necessidade de se atender a critérios específicos para o diagnóstico, em face das implicações que tal diagnóstico representa para a criança e sua família.

A DC é uma doença inflamatória autoimune, desencadeada em indivíduos geneticamente predispostos, na presença de um fator ambiental, à ingestão de glúten, uma proteína existente no trigo, centeio, cevada e aveia. A DC ocorre em crianças e adultos, com prevalência na população de 1%. Caracteriza-se pela atrofia das vilosidades e hiperplasia das criptas, com infiltrado inflamatório da mucosa intestinal. A suspensão do glúten da dieta é seguida da remissão dos sintomas e das alterações histológicas, e o retorno dessas lesões ocorre dois anos após a reintrodução do glúten na dieta.

No início da década de 1980, foram publicados estudos apontando redução na incidência da DC. Posteriormente, verificou-se que não havia de fato redução na incidência da doença, mas uma mudança no padrão de apresentação dos casos. Um dos aspectos mais marcantes na literatura recente sobre a DC é exatamente a discussão sob as novas formas clínicas de manifestação da doença. Em vez dos quadros clássicos de desnutrição, distensão abdominal e diarreia crônica, as manifestações clínicas têm variado para apresentações mais discretas, com predomínio de sintomas e sinais não gastrintestinais, principalmente nas crianças maiores e adolescentes. A idade de realização do diagnóstico tem também mudado, passando a ser feito muitas vezes em escolares e adolescentes. Nas crianças menores de 3 anos, predomina a sintomatologia gastrintestinal, enquanto nos escolares e adolescentes grande número de pacientes são assintomáticos, ou apresentam manifestações não intestinais (baixa estatura, anemia ferropriva) ou pertencem a grupos de risco, tais como pacientes com diabetes tipo I, doenças da tireoide, síndrome de Down ou parentes próximos de pacientes com DC. A presença de sintomas gastrintestinais mostra correlação com o agravamento das lesões histológicas da mucosa intestinal.

Alguns pacientes, aparentemente assintomáticos, apresentam alterações na mucosa gástrica que são normalizadas com a dieta sem glúten. Esses indivíduos são considerados tendo uma forma silenciosa de DC. Outros apresentam sorologia positiva apesar de não terem desenvolvido alterações na mucosa, correspondendo à forma latente ou potencial da DC.

A identificação dessas variações no quadro clínico tem feito com que a DC, anteriormente considerada uma síndrome rara de má absorção intestinal na infância, seja agora uma condição bem mais comum que pode ser diagnosticada em qualquer idade.

Os estudos mais recentes sobre os aspectos imunológicos do trato gastrintestinal levaram a mudanças nas explicações da patogênese da sensibilidade ao glúten. Olsson et al. afirmam que a suscetibilidade genética é necessária, mas, muito frequentemente, não suficiente para o desenvolvimento da DC. Foi demonstrado que 50 a 60% dos indivíduos com essa sensibilidade podem ser assintomáticos ou ter a forma latente da doença. Roy et al. definem a intolerância ao glúten como um estado de resposta imune anormal, manifestada por indivíduos geneticamente predispostos. O que precipita os sintomas e as lesões permanece ainda obscuro. Acredita-se que existem alguns períodos da vida nos quais os sujeitos predispostos são mais vulneráveis e que alguns fatores tais como infecções, deficiências nutricionais e condições ambientais são responsáveis pela piora da doença.

Acredita-se que a etiologia da DC possa ser multifatorial e que outras exposições ambientais, além da presença do glúten, têm importante papel no desenvolvimento da doença celíaca. Estudos epidemiológicos demonstram o efeito protetor do aleitamento materno. A manutenção do aleitamento materno quando da introdução do glúten pode ser um fator de proteção importante, minimizando o risco de doença celíaca. O padrão alimentar das crianças é considerado um importante fator no desencadeamento da doença. A introdução de cereais antes dos 4 meses ou depois dos 7 meses está associada a risco aumentado de desenvolver a doença. A ocorrência de algumas infecções intestinais, como a infecção pelo rotavírus, aumenta o risco de doença celíaca na infância.

Nos quadros que evoluem com diarreia, essa pode ser inicialmente intermitente e, posteriormente, tornar-se crônica. Nas formas clínicas clássicas, a criança apresenta anorexia importante, dor abdominal, irritabilidade, déficit acentuado de ganho de peso e altura, abdome volumoso, hipotrofia muscular, especialmente de glúteos e raízes dos membros, com enrugamento característico da pele nessas regiões. Geralmente, a diarreia é mais grave nos lactentes, e o padrão mais encontrado é de três a cinco evacuações, com fezes volumosas, amarelo-claras, brilhantes, gordurosas e com odor bastante desagradável. Embora a diarreia, juntamente com o déficit pondoestatural, seja o sintoma mais comum, ela pode estar ausente em 10 a 25% dos casos, principalmente em crianças maiores. Constipação pode estar presente em 10% dos casos. Vômitos pode ser um aspecto dominante do quadro. Anemia é um achado frequente, sendo devida à deficiência de ferro. Quadros clínicos de deficiência das vitaminas lipossolúveis são comuns. Sangramentos e algumas vezes hemorragia intestinal podem ocorrer pela deficiência de vitamina K. Como o crescimento está comprometido, a deficiência de vitamina D costuma aparecer mais como osteomalacia do que como raquitismo. Quase metade das crianças com quadro ativo apresenta diminuição das proteínas totais, e a albumina costuma estar abaixo de 3,5g/dl. A hipoalbuminemia é secundária à exsudação anormal de proteínas. Algumas vezes, a depleção proteica pode ser de tal forma intensa que a criança apresenta quadro de anasarca.

Entretanto, é fundamental ressaltar que esses quadros típicos correspondem a menos da metade dos casos. As dificuldades para o diagnóstico ocorrem justamente diante das formas clínicas mais leves, com graus variáveis de manifestação dos sintomas. Atualmente, a literatura refere que a maioria das crianças com DC se apresentam com sintomas gastrintestinais insidiosos, não específicos, moderados, incluindo diarreia intermitente, dor abdominal recorrente, constipação e pobre ganho pondoestatural. Isso explica a dificuldade em se estabelecer o diagnóstico.

As variações no tempo de latência entre a primeira exposição ao glúten e o aparecimento dos sintomas dificultam, muitas vezes, o estabelecimento da correlação entre a introdução de cereais na dieta e o início da diarreia. Além disso, as diferenças na época em que ocorre essa introdução fazem com que seja variável também a idade em que é feito o diagnóstico. Na literatura, o estabelecimento do diagnóstico é referido por volta de 17 a 18 meses, com autores indicando casuísticas de contingente importante de crianças diagnosticadas antes de 1 ano de vida. Roy et al. referem o início da sintomatologia por volta de 8 a 24 meses. Em nosso meio, muitas vezes esse diagnóstico só é feito muito tardiamente. Isto se deve em parte ao tipo de dieta frequentemente oferecido aos lactentes, em que a cevada e o centeio são pouco utilizados e mesmo a aveia e o trigo são, por vezes, introduzidos mais tarde. Uma outra justificativa seria a conduta largamente utilizada por pediatras e mães de, em casos de diarreia, adotarem dietas bastante restritivas, as quais, além de levarem à desnutrição secundária, podem mascarar o quadro da doença celíaca. É comum encontrar crianças com exclusão de cereais e permanência de alimentos industrializados que contêm glúten, apresentando muitas vezes formas clínicas moderadas de difícil diagnóstico.

Com frequência, essas crianças com quadros clínicos atípicos percorrem vários serviços de saúde, nos quais são submetidas a diversos procedimentos diagnósticos e terapêuticos sem que o diagnóstico de DC seja pensado. Muitas vezes, a diarreia pode não ser referida pela mãe. Uma vez que o número de evacuações não é elevado, esse sintoma pode não chamar a atenção dos pais. O encontro de uma criança emagrecida ou com baixa estatura e abdome distendido em uma família de bom nível socioeconômico pode ser um indício para se pensar nesse diagnóstico. Também deve ser valorizada, nas famílias carentes, a presença de uma única criança desnutrida.

Antes da indicação da biópsia, é importante a dosagem dos anticorpos específicos. Os anticorpos antigliadina (AAG) são encontrados em mais de 90% das crianças com doença celíaca não tratada. Os títulos desses anticorpos diminuem quando se instala a dieta livre de glúten. Esses testes são úteis para monitorizar a resposta à reintrodução do glúten. Entretanto, não são considerados bastante específicos e sensíveis para a detecção da DC.

O crescente número de formas clínicas diferentes de DC caracterizadas pelo início tardio e sintomatologia atípica faz com que os testes imunológicos sejam imprescindíveis. Os anticorpos antiendomísio (AAE) classe IgA têm melhor sensibilidade e especificidade do que os AAG, sendo um excelente método de triagem não invasivo para o diagnóstico antes da realização da biópsia. O alto custo desse teste pode torná-lo inviável em muitos casos. Uma alternativa é a pesquisa de anticorpos anti-Transglutaminase Tecidual (AtTG) IgA e IgG, que apresenta alta sensibilidade (95-100%) e alta especificidade (90-97%) como marcador de doenças celíacas. São considerados também a alternativa de mais baixo custo aos AAE. O aperfeiçoamento desses testes permitiu o diagnóstico dos casos assintomáticos, aumentando assim a prevalência da DC.

A confirmação diagnóstica, entretanto, só pode ser feita mediante as alterações histológicas encontradas à biópsia intestinal. Não se justificam tentativas de testes com suspensão e reintrodução do glúten na dieta como forma de diagnosticar a DC.

Diante das evidências já bem firmadas de melhora histológica seguindo-se à exclusão do glúten da dieta e piora com a reintrodução, estabelece-se a necessidade da dieta livre de glúten. O tratamento consiste na exclusão dos cereais que contêm glúten, como cevada, centeio, trigo e aveia e dos produtos industrializados que utilizam estes elementos em sua composição. Devem ser tratados os indivíduos sintomáticos e assintomáticos que apresentem as lesões características à biópsia intestinal. Atualmente, vários autores advogam a ideia de que em alguns pacientes a dieta sem glúten poderá não ser necessária para sempre, a partir de casos em que, após o tratamento e normalização da mucosa, alguns pacientes mantiveram-se assintomáticos, apesar da reintrodução de pequenas quantidades de glúten.

Pode-se ter ideia das implicações que o tratamento acarreta para toda a família, além dos custos em se assumir uma dieta específica para a criança. Por outro lado, as restrições impostas podem ter repercussões na dinâmica emocional da criança.

Assim como o diagnóstico, o tratamento deve ser instituído e acompanhado pelo gastroenterologista infantil. Entretanto, o pediatra geral pode participar do acompanhamento da criança, monitorando a evolução pondoestatural e solicitando os exames de controle periódicos, sob a supervisão do gastroenterologista. O aspecto mais importante no acompanhamento do pediatra geral, já acostumado com a família e a criança, é o monitoramento da adesão à dieta que principalmente nas crianças maiores e adolescentes é bastante difícil.

FIBROSE CÍSTICA DO PÂNCREAS

É uma entidade que deve ser pensada como diagnóstico diferencial nos casos de má absorção, afastado antes o rol de causas mais frequentes. Doença de múltiplas manifestações pode caracterizar-se por quadro de diarreia crônica com déficit de crescimento, na qual predominam os sintomas respiratórios.

Trata-se de doença genética com transmissão autossômica recessiva. A diarreia crônica, na qual se destaca a esteatorreia, é causada pela insuficiência exócrina do pâncreas. As manifestações gastrintestinais dependem da intensidade em que está comprometida a função pancreática. Frequentemente, ocorre má absorção das gorduras com aumento da excreção fecal, diminuição na absorção das vitaminas lipossolúveis e do cálcio, esse último por se ligar às gorduras não absorvidas. Má absorção de proteínas, com aumento da excreção fecal de nitrogênio, é outro aspecto importante que contribui para a desnutrição do paciente.

O quadro clínico típico é de diarreia crônica que pode iniciar-se desde o nascimento, com fezes volumosas, de odor extremamente desagradável, gordurosas, com muco e pouco numerosas. A criança apresenta desde o nascimento déficit de ganho de peso e altura. Nos casos mais graves, pode haver intensa desnutrição, com hipotrofia muscular e distensão abdominal. As infecções respiratórias frequentes têm grande importância no comprometimento do ganho de peso.

O diagnóstico de fibrose cística deve ser lembrado naquelas crianças com diarreia crônica de início precoce, déficit de crescimento pondoestatural associado à presença de sintomas respiratórios frequentes. Anderson e Burke chamam a atenção para o fato de que as fezes de crianças em aleitamento materno podem ser pouco características, mascarando o início do quadro. Ao ser introduzido o leite de vaca, as fezes tornam-se mais típicas e, quando isso ocorre próximo à introdução de cereais, pode haver confusão com doença celíaca. Assim, o diagnóstico diferencial mais importante é feito com a doença celíaca. A dosagem de cloro e sódio no suor é fundamental para diferenciar as duas entidades. Valores entre 40 e 60mEq/litro situam-se na faixa de dúvida, sendo necessário repetir o exame; níveis acima de 60mEq/litro são bastante sugestivos. Entretanto, recomenda-se que o diagnóstico só seja estabelecido com dois exames apresentando resultados acima desse limite, procedimento que eleva a confiabilidade do teste para 98%. Quando a suspeita clínica é muito forte, na prática, essa doença nunca é afastada, mesmo com exames negativos, e o médico pode tentar, após algum tempo de observação mais criteriosa, a repetição do teste. No recém-nascido, esse exame é particularmente falho, pela dificuldade em se obter a quantidade de suor necessária para sua realização. Hoje estão disponíveis testes de triagem diagnóstica neonatal que podem ser feitos ao nascimento. O diagnóstico pré-natal é possível por meio de estudo genético, em famílias de alto risco.

A dosagem de gordura nas fezes está bastante aumentada, e o nitrogênio fecal pode estar elevado. A prova de absorção da D-xilose apresenta resultados normais, o que diferencia da doença celíaca. A biópsia não revela achados característicos, tendo apenas indicação para o diagnóstico diferencial com doença celíaca.

O tratamento dessas crianças deve ser feito com o auxílio de especialistas com experiência em fibrose cística. A importância das afecções pulmonares faz com que esse seja um caso a ser acompanhado, principalmente, sob a orientação do pneumologista. São crianças portadoras de doença crônica, de evolução pontilhada por intercorrências e com prognóstico não muito favorável que necessitam, junto com seus pais, de apoio emocional. O tratamento dietético apoia-se na redução da ingestão de gorduras e em dietas hipercalóricas com alto teor de proteínas. O tratamento medicamentoso consiste na substituição de enzimas.

Uma situação que pode simular quadro de diarreia crônica é a perda fecal nos casos de obstipação intestinal com *soiling*. Nesses casos, uma história mais detalhada e o encontro ao exame físico de quadro sugestivo de retenção fecal, com a presença de tumoração à palpação intestinal, podem esclarecer o que realmente ocorre. Outras causas de diarreia crônica são mais raras e devem ser feitas com o auxílio do gastroenterologista.

ABORDAGEM DIAGNÓSTICA

Na abordagem da diarreia crônica, é fundamental a relação que se estabelece entre o pediatra e a família. Frequentemente, são crianças com diarreia de longa evolução, já submetidas a várias tentativas de tratamento dietético e medicamentoso e a investigações laboratoriais custosas e desnecessárias. São famílias traumatizadas, cuja expectativa é o encontro de uma "causa", geralmente de natureza orgânica, e que vêm em busca de soluções "mágicas" e definitivas. O contato inicial com os pais pode ser uma experiência bastante difícil para o pediatra. Em consultório particular, a pressão exercida pelos familiares pode confundir o médico e, se esse perder o controle da situação, torna-se mais um na longa lista de médicos já consultados. Nessa situação, o pediatra necessita tentar entender o grau de ansiedade já desenvolvido e o significado da diarreia para a família. Equacionar o problema, procurando esclarecer os fatores envolvidos e, a partir daí, traçar um plano de condutas, é muitas vezes mais importante do que descobrir a causa inicial do processo.

Se na diarreia aguda o pediatra enfrenta dificuldade para monitorar o paciente em ambulatório, nos casos crônicos essa dificuldade torna-se maior, pois a ansiedade e a aflição dos familiares estão mais acentuadas. Recomenda-se, portanto, a mesma forma de monitorar a diarreia já citada nos capítulos Diarreia aguda e Diarreia persistente. Trata-se da proposta de monitorar a criança em tratamento ambulatorial que vem sendo utilizada há mais de 20 anos, com bastante sucesso, no Ambulatório Geral de Pediatria do Departamento de Pediatria da Faculdade de Medicina da USP. Essa experiência mostra também excelentes resultados em pacientes de consultório privado. Solicita-se aos familiares que preencham uma ficha (elaborada pelo próprio médico) na qual constam dados sobre o horário, o tipo de alimento, a quantidade oferecida e aceita, além do horário das evacuações com a descrição do aspecto das fezes (ver Anexo 1). Com esse instrumento, o pediatra dispõe de informações mais precisas sobre a nutrição da criança (da ingestão calórica, tipo de nutrientes e do apetite) e o padrão das evacuações. Nos casos de diarreia crônica, recomenda-se a anotação desse tipo de ficha em dois ou três dias na primeira semana, e no seguimento, uma a duas vezes por semana.

Em Medicina, a anamnese é sempre fundamental, e nas crianças com diarreia crônica uma história detalhada e bem conduzida é muitas vezes o procedimento diagnóstico mais importante. Entretanto, é também uma tarefa que requer perspicácia, habilidade e muita paciência. A ansiedade dos pais, geralmente, dificulta a identificação da sequência cronológica do processo. Muitas vezes, as informações são confusas e baseadas em critérios próprios de prioridades. Isto é particularmente mais acentuado nas mães de nível socioeconômico mais baixo, quando se interpõem diferenças de linguagem. Em função disso, o pediatra não deve desanimar se não conseguir, já na primeira consulta, ter uma visão completa do caso, pois o quadro pode ir delineando-se nas consultas subsequentes. Inicialmente, é necessário identificar a gravidade, a partir da duração e comprometimento do estado nutricional, e, ainda, as repercussões emocionais para a criança e a família.

Nesse contexto, apresenta-se a seguir uma sugestão de roteiro para a condução do caso. Propõe-se a abordagem da criança com diarreia e não apenas a coleta de informações sobre a diarreia no momento atual. Dessa maneira, não se parte da caracterização das evacuações como informações iniciais, mas tenta-se recuperar toda a história da diarreia, procurando entender seu curso e identificar suas características, situando-a na vida da criança e da família.

As informações obtidas à anamnese vão direcionar as hipóteses diagnósticas

ANAMNESE

Início da diarreia

- Idade – diarreia com início no período neonatal sugere doenças congênitas, como deficiências congênitas de dissacaridases, galactosemia, cloridorreia congênita, entre outras. Nas diarreias que têm início entre 6 e 20 meses, deve-se pensar em diarreia crônica não específica ou colo irritável.
- Relação com introdução de alimentos como o trigo e cereais (macarrão, bolachas, entre outros) sugere doença celíaca; diarreia que se inicia após a introdução do leite de vaca pode indicar alergia à proteína do leite de vaca; associação com a introdução de algum alimento.
- Quadro clínico geral na época – quadro agudo ou insidioso, sintomas concomitantes, evolução, tratamentos realizados.

Curso da diarreia

- Distribuição dos surtos agudos e/ou crônicos ao longo do tempo.

- Caracterização dos surtos:
  - duração, frequência, distribuição e característica das evacuações ao longo do dia; evacuações que vão tornando-se mais líquidas durante o dia indicam diarreia crônica inespecífica ou colo irritável;
  - variações nas características das fezes durante o surto.
- Fatores desencadeantes – fatores de melhora.
- História de desidratação e internações (idade, diagnóstico, evolução, duração, local).
- Relação com a dieta – piora com a alimentação (diarreia osmótica) ou independe da alimentação (diarreia secretora):
  - alterações no apetite.
- Comprometimento do peso e do estado geral – indica quadro de má absorção intestinal ou dieta caloricamente insuficiente:
  - dados antropométricos anteriores.
- Relação do curso da diarreia com o meio familiar:
  - história de diarreia nos contatantes;
  - história familiar de diarreia: colo irritável ou diarreia crônica inespecífica; doença celíaca;
  - antecedentes familiares de atopia; pensar em alergia à proteína do leite de vaca;
  - alterações na dinâmica familiar – colo irritável.

Quadro clínico geral atual

- Náuseas, vômitos, dor abdominal, febre, desidratação, distensão abdominal, eliminação de gases imediatamente antes das evacuações e dermatites perineais sugerem quadro de diarreia osmótica, por intolerância aos dissacarídeos.
- Quadros respiratórios de repetição – pensar em doença fibrocística.
- Presença de dor, sangue e muco nas fezes, tenesmo, dissociados das reagudizações infecciosas, sugere doença inflamatória.

Características das fezes

- Volume, consistência, odor, cor, presença de líquidos, muco, sangue, restos alimentares, parasitas. A presença de sangue e muco pode sugerir doenças inflamatórias, principalmente quando há comprometimento do ganho pondoestatural.
- Variações nas características das fezes ao longo do dia – colo irritável.

Anamnese alimentar

- Cronograma alimentar – com ênfase na duração da amamentação e início do aleitamento artificial, introduções alimentares e reações de intolerância desde o nascimento.
- Ingestão excessiva de sucos concentrados – diarreia secundária à alimentação.

- Dietas já realizadas – época, quanto tempo, descrição.
- Dia alimentar antes da diarréia – quando possível.
- Detalhar o dia alimentar atual – excesso de refeições; colo irritável.

Uso de aditivos alimentares e adoçantes artificiais

- Uso de sorbitol ou de outros açúcares não absorvíveis indica diarreia secundária à alimentação.

Opinião da mãe sobre a dieta como terapêutica para a diarreia

Relação com o uso anterior de medicamentos e intervenções terapêuticas

- Uso crônico de laxantes, uso de antibióticos (colite pseudomembranosa).
- Diarreia pós-ressecção intestinal cirúrgica.

Caracterização do ambiente familiar do ponto de vista socioeconômico, cultural e habitacional

- Profissão dos pais, renda familiar, local de origem.
- Padrão alimentar familiar (hábitos, restrições etc.).
- Disponibilidade alimentar pregressa e atual.
- Conservação dos alimentos.
- Condições de habitação – caracterização da casa, número de habitantes, geladeira, fogão, luz elétrica, saneamento: água, esgoto, coleta de lixo.
- Condições precárias de vida podem sugerir diarreias parasitárias ou infecções bacterianas recorrentes.

Essas informações permitem avaliar fatores que podem interferir na origem e evolução da diarreia, assim como as condições para a elaboração do plano terapêutico.

História recente de viagem

Pode sugerir infecção intestinal, parasitoses.

Antecedentes familiares

- Saúde dos familiares – verificar presença de diabetes, hipertireoidismo, síndrome de Down, condições clínicas de risco para a doença celíaca.
- História familiar de diarreia – pesquisar a presença de doença inflamatória intestinal, doença celíaca, defeitos absortivos congênitos e colo irritável.

Interrogatório sobre os diversos aparelhos

- Hábito intestinal anterior.
- Presença de sintomas extraintestinais.
- Quadros infecciosos – vias respiratórias.
- Quadros alérgicos.
- Queixas dermatológicas.
- Deficiências imunológicas.

Desenvolvimento neuropsicomotor

- Controle esfincteriano – presença ou não, época e forma de treinamento.
- Em geral, a diarreia crônica inespecífica ou colo irritável acomete crianças que ainda não adquiriram controle esfincteriano.

Doenças anteriores

Ênfase em história pregressa de diarreia, cólicas do recém-nascido (diarreia crônica inespecífica).

EXAME FÍSICO

Deve sempre ser feito um exame clínico geral completo. Os itens referidos a seguir são particularmente importantes nos casos de diarreia.

- Peso e altura, aspecto geral, estado de hidratação.
- Alterações do estado nutricional:
  - mucosas, pele, subcutâneo;
  - musculatura: trofismo e tonicidade;
  - cabelos e unhas;
  - edemas, sinais de raquitismo.
- Abdome – aspecto geral, distensão, dor à palpação, ruídos hidroaéreos, hepatoesplenomegalia.
- Região anal e perineal, presença de hiperemia indicando eliminação de fezes ácidas.
- Vias respiratórias superiores.
- Comprometimento do estado nutricional – perda de peso e déficit de estatura sugerem componente de má absorção intestinal, doença celíaca, fibrose cística, anorexia nervosa, entre outras.

EXAME DAS FEZES

Se a criança evacuar no consultório, examinar as fezes, caso contrário tentar caracterizar o aspecto das fezes, principalmente se são indicativas de processo secretor ou osmótico, se apresentam sangue ou muco, a consistência e a coloração.

SUGESTÕES PARA A FORMULAÇÃO DAS HIPÓTESES DIAGNÓSTICAS

Diarreia crônica

- Comprometimento do estado geral e nutricional:
  - presente;
  - ausente.
- Tipo do curso:
  - curso crônico desde o início;
  - curso crônico com períodos de exacerbação agudos;
  - cursos agudos intercalados com períodos normais;
  - curso crônico intercalado com períodos normais.
- Hipóteses diagnósticas etiológicas.

Esse é um roteiro básico, que tenta abranger dados que possam ser importantes para a maioria dos casos.

Portanto, deve ser adaptado a cada criança individualmente. Por exemplo, se é importante verificar a relação com introdução de alimentos em crianças cuja diarreia se inicia antes do sexto mês de vida, em crianças maiores a associação com alterações emocionais pode ser mais pertinente. As informações sobre o padrão alimentar da família, a alimentação habitual da criança e as dietas já realizadas são fundamentais para a elaboração da terapêutica dietética. Enquanto no consultório particular a condição socioeconômica da família pode ser suposta como razoável, no atendimento ambulatorial dirigido à população mais pobre é necessário uma melhor caracterização das condições ambientais e disponibilidades alimentares. Ao exame físico, o uso de gráficos para a avaliação do crescimento pondoestatural permite visualizar a gravidade do quadro e identificar os casos em que pode haver associação com má absorção. Uma prática pouco frequente é o exame das fezes durante a consulta, o qual pode fornecer informações valiosas, como confirmar a existência de diarreia e indicar o mecanismo predominante na sua manutenção.

Em vez de apenas estabelecer hipóteses etiológicas, de acordo com a abordagem aqui proposta, é feita uma formulação diagnóstica mais ampla, englobando, basicamente, três itens: o comprometimento do estado geral, o tipo de curso da diarreia e as suspeitas das condições etiológicas envolvidas. Essa classificação dos tipos de cursos é uma modificação do modelo proposto por Martins Campos.

Embora a classificação do tipo de curso não aponte diretamente a etiologia, ela permite ao pediatra uma visão global e sintética do comportamento da diarreia, de sua gravidade e evolução temporal, reorganizando todas as informações obtidas durante a anamnese. Desse modo, facilita o raciocínio clínico, o direcionamento diagnóstico e o planejamento terapêutico. Por exemplo, em criança que apresente diarreia crônica com períodos de exacerbação aguda, pode-se pensar na superposição de outras causas, modificando o padrão evolutivo constante, enquanto um curso recidivante, intercalado com períodos normais, sugere condição etiológica que se manifeste de forma intermitente. A caracterização do modo de início do quadro diarreico, informação bastante valiosa, é facilmente visualizada nesse modelo. Finalmente, no último item, relativo às hipóteses etiológicas, deve-se tentar abranger todas as possíveis condições causais envolvidas.

CONDUTA INICIAL NA ABORDAGEM DIAGNÓSTICA DA CRIANÇA COM DIARREIA CRÔNICA

Inicialmente, na avaliação da criança é necessário confirmar a presença da diarreia crônica, o que pode ser feito a partir dos dados da anamnese descritos acima e com a utilização da ficha de monitorização da diarreia, já referida.

A questão principal que se coloca para o pediatra é decidir se a criança com queixa de diarreia crônica é portadora de alguma doença orgânica que necessita de investigação e tratamento, ou se trata de alteração no hábito intestinal decorrente da dieta ou de colo irritável. Definida a presença de uma doença, cabe decidir se a investigação se esgota no âmbito do pediatra geral ou requer o atendimento do gastroenterologista infantil. Roy et al. propõem que, após a avaliação clínica completa, o paciente seja classificado em uma das três seguintes categorias:

1. crianças que requerem apenas acompanhamento cuidadoso;
2. crianças que necessitam de um número limitado de exames laboratoriais simples;
3. um número pequeno de crianças que precisam de investigação extensiva.

O pediatra geral deve seguir as crianças do primeiro grupo e iniciar a investigação do segundo grupo, decidindo posteriormente se o caso precisa ser encaminhado para o gastroenterologista. No terceiro grupo, o pediatra deve estar atento para fazer as suspeitas diagnósticas e encaminhar para o especialista realizar as provas laboratoriais específicas para cada hipótese.

Nos casos em que se confirmar diarreia secundária à superalimentação ou ao excesso de sorbitol, alterações na dieta são suficientes para corrigir o hábito intestinal, não sendo necessário iniciar nenhuma investigação.

Quando a história e o exame físico não indicam presença de má absorção, ou seja, prejuízo no ganho pondoestatural, a investigação inicial pode ser resumida aos seguintes exames:

– três exames protoparasitológicos;
– cultura de fezes;
– hemograma completo.

O exame protoparasitológico deve ser feito com técnicas que identifiquem ovos, cistos e parasitas; quando possível, o exame a fresco é importante para o diagnóstico de giardíase. É importante lembrar que, em 50% dos casos de giardíase, o parasitológico de fezes pode ser negativo, daí a necessidade de realizar o exame com três amostras colhidas em dias diferentes. Solicitação especial deve ser feita para a identificação de *Cryptosporidium*. É importante afastar essas parasitoses para o diagnóstico diferencial com colo irritável.

Cultura de fezes positiva na diarreia crônica é pouco frequente, exceto para *Salmonella, Yersinia, Campylobacter* e *Clostridium difficile*. Quadros agudos de infecções intestinais que se sobrepõem ao quadro crônico podem tornar positiva a cultura de fezes.

O hemograma permite afastar ou confirmar processos infecciosos e anemia.

Quando todos esses exames são normais e a criança apresenta bom estado geral, pode-se pensar em diarreia por colo irritável, que o pediatra deve acompanhar, sem necessidade de mas investigações. Caso o exame clínico ou laboratorial aponte anormalidades, a investigação deve prosseguir, orientada pela clínica e pelas alterações encontradas na investigação laboratorial inicial.

Se a criança apresenta sinais e sintomas que sugerem intolerância aos dissacarídeos, o pediatra geral pode ainda solicitar o exame das fezes para a determinação de pH e pesquisa de substâncias redutoras (Clinitest).

A determinação do pH fecal só tem valor quando feita em fezes recém-emitidas e não contaminadas com urina. Resultado abaixo de 5,5 sugere má absorção de carboidratos. A presença de substâncias redutoras nas fezes, detectada pelo Clinitest, com valores superiores a 0,5g% é sugestiva de má absorção de hidratos de carbono. Esses são exames bastante valorizados, tanto para a indicação de exames mais específicos como para o planejamento inicial da dieta e, posteriormente, para o retorno gradativo à alimentação normal. Entretanto, são testes apenas sugestivos de algum grau de intolerância à lactose. Algumas vezes, podem estar alterados em crianças assintomáticas.

O diagnóstico de intolerância à lactose pode ser facilmente realizado com uma boa história clínica, na qual pode-se estabelecer uma relação entre a ingestão da lactose e o aparecimento dos sintomas. A presença de distensão abdominal, flatulência, e eliminação de fezes explosivas e aquosas, ácidas, provocando hiperemia perineal, é suficiente para indicar algum grau de intolerância à lactose. O pediatra geral pode então iniciar o tratamento com dietas com menor teor de lactose (ver "tratamento dietético" no capítulo Diarreia persistente).

Quando necessário maior aprofundamento do diagnóstico de intolerância à lactose, nos casos de má absorção, a criança deverá ser encaminhada ao gastroenterologista para a realização de testes especializados. Os testes de tolerância à administração oral de lactose e sacarose, assim como a dosagem do hidrogênio respiratório por apresentarem vários fatores que dificultam sua interpretação levando a resultados falso-positivos e falso-negativos, devem ser realizados sob supervisão do gastroenterologista.

Nos casos em que, além da diarreia, a criança apresenta dor abdominal e anemia, deve ser feita a pesquisa de sangue nas fezes. A pesquisa de sangue oculto nas fezes apresenta dificuldades para uso corrente, em face dos requisitos preparatórios necessários. A utilização do Kit Hemocult II, embora não seja ideal, apresenta resultados falso-negativos e falso-positivos em número aceitável.

Quando após a avaliação da história, do exame físico e, principalmente, da ingestão alimentar verifica-se que, apesar de oferta calórica adequada, a criança apresenta sinais de má absorção intestinal ou ganho pondo-estatural insuficiente, a investigação deve ser ampliada. É necessário solicitar as sorologias específicas para doença celíaca, o que poderá ainda ser solicitado pelo pediatra geral, nos casos em que a família possa fazer esses exames em laboratórios privados. Na maioria dos serviços, esse tipo de investigação só estará disponível nos ambulatórios especializados. A criança deve então ser encaminhada para o gastroenterologista.

A biópsia intestinal deve ser realizada após obter-se positividade para algum dos testes sorológicos, uma vez que, mesmo sendo um procedimento de baixo risco, trata-se de um método invasivo, traumatizante para a criança e de custo elevado.

A colonoscopia com biópsia está indicada em todos os casos de diarreia crônica com dor, tenesmo, sangramento evidente ou oculto. É, portanto, procedimento essencial quando há suspeita de doença inflamatória crônica intestinal. Os exames de imagem só devem ser indicados quando há suspeita de lesão anatômica.

A eletroforese de proteínas é um exame que ajuda muito pouco na determinação do estado nutricional ou na identificação de enteropatia perdedora de proteínas, podendo estar normal nos casos moderados dessa última doença.

CONDUTA TERAPÊUTICA

Diante de uma criança com diarreia crônica, a conduta deve ser sempre a mais conservadora possível. É frequente a família chegar ao pediatra após haver tentado inúmeros tratamentos dietéticos e medicamentosos sem sucessos. A abordagem inicial deve procurar romper a ansiedade familiar, procurando estabelecer um clima de tranquilidade e confiança, o que permitirá propor adequadamente as condutas. O objetivo principal do tratamento deve ser a criança e não a simples interrupção do quadro diarreico. A preocupação exagerada em atingir as características normais das fezes pode levar o pediatra a relegar para segundo plano a evolução do estado geral e nutricional da criança.

O tratamento da diarreia crônica é essencialmente dietético. Além disso, a dieta tem importante valor diagnóstico, na medida em que, por meio de exclusões e inclusões, podem-se identificar as crianças com intolerância a determinados alimentos. Vale ressaltar que a exclusão do glúten só deverá ser feita após comprovação do diagnóstico de doença celíaca pela biópsia.

Habitualmente, não está indicada a pausa alimentar, e é importante lembrar que algumas crianças podem necessitar de alimentação especial por tempo relativamente longo, não se podendo adotar, em geral, restrições muito intensas e globais. Além das repercussões nutricionais da própria diarreia crônica, frequentemente a criança se desnutre, ainda mais, pelo uso prolongado de dietas com baixa oferta calórica e inadequação de nutrientes. O grau de restrição da dieta é definido a partir da clínica e da resposta às tentativas iniciais de dieta. A exclusão, mesmo que temporária, de alguns alimentos deve ser baseada em evidências suficientemente fundamentadas. Ainda, uma dieta baseada em substituição de alimentos habituais por outros não rotineiros ou até desconhecidos para a criança implica a necessidade de alterações metabólicas para adaptação do organismo ao novo padrão alimentar, requisitando maior gasto energético, além da dificuldade de aceitação por parte da criança. Por outro lado, o seguimento de qualquer dieta não se faz sem repercussões sobre toda a família, com compras especiais, gastos aumentados e maior trabalho para a mãe.

Se na criança internada é possível um controle rígido da alimentação, especialmente da quantidade ingerida e do valor calórico, no seguimento ambulatorial essas condições são difíceis de se obter. Isso é particularmente mais grave quando se lida com crianças cuja família não dispõe de recursos financeiros e condições no ambiente doméstico para a realização de dietas especiais. É preciso considerar, ainda, que, pelo frequente desconhecimento do valor terapêutico da dieta e receios de que a própria dieta seja um fator limitante à boa nutrição da criança, é comum as mães apresentarem vários níveis de resistência às orientações. Dessa forma, a incorporação da dieta passa por mecanismo de reinterpretação, de tal modo que a exclusão ou introdução de alimentos obedece também a uma categorização própria da mãe (alimentos "leves", "pesados", "frios", "quentes"). Essa reelaboração de informações é um processo concreto e frequente, quando se defrontam com visões de mundo diferentes. Em vez de negar esse processo, o pediatra tem que aprender a lidar com ele, procurando elaborar a dieta em conjunto com a mãe, assumindo que ninguém mais do que ela conhece as preferências e as aceitações da criança e suas próprias possibilidades de execução de uma dieta. Por isso, é mais adequada uma dieta a partir de modificações na forma de preparo e diluição do que substituições por alimentos estranhos à criança e à família.

TRATAMENTO MEDICAMENTOSO

Em nossa experiência, o tratamento da maioria dos casos de diarreia crônica no ambulatório não requer a utilização de nenhum medicamento. A orientação dietética é suficiente e mais adequada. Por outro lado, a utilização indevida de medicamentos, muitas vezes, constitui-se em fator de cronificação da diarreia.

A utilização de medicamentos à base de caolim e pectina, além de não ter efeito comprovado na redução do tempo de evolução da diarreia, pode mascarar o quadro, na medida em que induz à eliminação de fezes formadas. Estudos realizados em animais indicam que esses medicamentos podem aumentar as perdas de eletrólitos e gorduras nas fezes. Finalmente, deve-se lembrar que, no comércio, são frequentes as associações de pectina e de caolim com antibióticos, principalmente neomicina, o que torna seu uso ainda mais inadequado.

Medicações que atuam diminuindo o peristaltismo, como a loperamida, também não estão indicadas para crianças. A diminuição no trânsito intestinal, levando à eliminação de fezes pastosas e em menor número, pode encobrir a secreção de fluidos no delgado.

A colestiramina, resina trocadora de ânions, com especial afinidade pelos ácidos biliares, está indicada quando há comprometimento do íleo terminal, com prejuízo na absorção desses ácidos. Em crianças acompanhadas em ambulatório geral de pediatria, as condições etiológicas que mantêm o processo diarreico, em geral, não indicam seu uso.

Nos casos específicos de parasitose, deve ser feito o tratamento medicamentoso específico.

ANEXO 1

HOSPITAL DAS CLÍNICAS
DA FACULDADE DE MEDICINA DA USP

Instituto da Criança Prof. Pedro de Alcantara	Data	Identificação

REGISTRO DE INGESTÃO ALIMENTAR

Horários	Refeições	Alimentos ingeridos	Quantidade ingerida	Obs.: vômitos e descrição das fezes

BIBLIOGRAFIA

1. Anderson CM, Burke V. Paediatric gastroenterology. Oxford: Blackwell; 1975. • 2. Barbieri D. Doença celíaca. In: Marcondes et al., Pediatria básica, Tomo III. Pediatria clínica especializada. 9ª ed., São Paulo: Sarvier; 2004. • 3. Bhatnagar S, Gupta SD, Mathur M, Phillips AD, Kumar R, Knutton S et al. Celiac disease with mild to moderate histologic changes is a common cause of chronic diarrhea in Indian children. J Pediatr Gastroenterol Nutr 2005;41:204. • 4. Binder HJ. Causes of chronic diarrhea. N Engl J Med 2006;355:3. • 5. Cohen SA, Hendricks KM, Mathis RK, Laramee S, Walker WA. Chronic nonspecific diarrhea: dietary relationships. Pediatrics 1979;64;402. • 6. Gribosky J. Gastrointestinal problems in the infant. 2nd ed., Philadelphia: Saunders; 1983. • 7. Grodzinsky E et al. Anti-endomysium and anti-gliadin antibodies as serological markers for coeliac disease in childhood a clinical study to develop a practical routine. Acta Paediatr 1995;84:294. • 8. Heyman MB and for the Committee on Nutrition. Lactose intolerance in infants, children, and adolescents. Pediatrics 2006;118:1279. • 9. Hin H, Bird G, Fisher P, Mahy N, Jewell D. Coeliac disease in primary care: case finding study. BMJ 1999;318:164. • 10. Hyman PE, Milla PJ, Benninga MA, Davidson GP, Fleisher DF, Taminiau J. Childhood functional gastrointestinal disorders: neonate/toddler. Gastroenteroloy 2006;130:1519. • 11. Kellermayer R, Shulman R. Approach to the diagnosis of chronic diarrhea in children in developed countries. Up to date Jan 2008. • 12. Krasilnikoff PA, Gudmand-Hoyer RE, Moltke HH. Diagnostic value of disaccaride tolerance tests in children. Acta Paediatr Scand 1975;64:697. • 13. Lebenthal E. Small intestinal disaccharidase deficiences. Pediatr Clin North Am 1975;22:757. • 14. Mahmud MA, Chappell CL, Hossain MM, Huang DB, Habib M, Dupont HL. Impact of breast-feeding on giardia lamblia infections in Bilbeis, Egypt. Am J Trop Med Hyg 2001;65:257. • 15. Olsson C, Hernell O, Hörnell A, Lönnberg G, Ivarsson A. Difference in celiac disease risk between Swedish birth cohorts suggests an opportunity for primay prevention. Pediatrics 2008;122:528. • 16. Palis NOM. Giardíase, uma importante causa de diarréia crônica. J Pediatr 1983;55:317. • 17. Pereira MGC, Atwill ER, Barbosa AP. Prevalência e fatores de risco associados para infecção por Giardia lamblia em crianças hospitalizadas por diarréia em Goiânia, no estado de Goiás, Brasil. Rev Inst Med Trop. S. Paulo 2007;49:139. • 18. Pesquisa Nacional de Demografia e Saúde da Criança e da Mulher – 2006. Ministério da Saúde, Brasil, 2008. • 19. Rodrigues AF, Jenkins HR. Investigation and management of coeliac disease. Arch Dis Child 2008;93:751. • 20. Roy CC, Silverman A, Alagille D. Pediatric clinical gastroenterology. 4th ed., St. Louis: C.V. Mosby; 1995. • 21. Soutan ZN, Foster MM, Newman NB, Anbar RD. Sweat chloride testing in infants identified as heterozygote carriers by newborn screening. J Pediatr 2008;153:735. • 22. Stern M, Teuscher M, Wechman T. Sorological screening for coelic disease methodological standards and quality control. Acta Paediatr 1996; 412(Suppl.):49. • 23. Sucupira ACSL. Diarreia crônica. In: Sucupira ACSL et al. Pediatria em consultório. 4ª ed. São Paulo: Sarvier; 2000. • 24. Telega G, Bennet TR, Werlin S. Emerging new clinical patterns in the presentation of celiac disease. Arch Pediatr Adolesc Med 2008;162:164. • 25. Wolfe MS. Giardiasis. Pediatr Clin North Am 1979;26:295.

DISTÚRBIOS DA DEGLUTIÇÃO

Maria Elisabeth B. A. Kobinger
Sandra Maria Callioli Zuccolotto
Ana Maria Cocozza

Apesar de os distúrbios da deglutição gerarem, habitualmente, demanda de consultas na prática ambulatorial devido às queixas relacionadas ao trato digestório, como regurgitações e vômitos, podem, também, manifestar-se de outras maneiras, como pela sintomatologia respiratória, com pouca ou nenhuma queixa sugestiva de acometimento do trato digestório. Além da variedade de manifestações clínicas, o número de doenças envolvidas na gênese do distúrbio da deglutição é grande e diversificado, envolvendo alterações de caráter anatômico e funcional do trato digestório. Além disso, como queixas de vômitos e regurgitações são muito frequentes na prática pediátrica, principalmente nos primeiros meses de vida da criança, torna-se necessário distinguir aquelas crianças que necessitam de investigação diagnóstica na busca de doenças que estejam causando esses sintomas.

O objetivo desse capítulo é delinear uma abordagem clínica da criança com distúrbio da deglutição, que permita ao pediatra geral estabelecer um plano de investigação diagnóstica, orientado pela sintomatologia predominante e iniciar a abordagem terapêutica. Destaca-se a doença do refluxo gastroesofágico (RGE) que por ser uma entidade clínica frequente na criança será discutido em outro capítulo deste livro.

MECANISMOS DE SUCÇÃO E DEGLUTIÇÃO

Sucção

No recém-nascido, o estímulo tátil na região orofacial desencadeia o reflexo de englobar o mamilo com os lábios. Em seguida, os músculos faciais se contraem e a língua é lançada para a frente para alcançar o mamilo e a aréola. Quando o mamilo encontra o palato duro, a língua, por meio de um movimento retrógrado, introduz a aréola na boca. Pela ação da língua e da musculatura facial contra o mamilo, cria-se uma pressão negativa na cavidade oral. O leite é coletado entre a língua e os palatos mole e duro. O dorso da língua encontra-se com o palato duro, formando um obstáculo à penetração do leite na faringe até o momento de se iniciar o processo de deglutição. Dessa forma, como a cavidade oral está separada do trato respiratório, a criança pode respirar enquanto suga.

No aleitamento artificial, a dinâmica de sucção apresenta algumas diferenças. O bico de borracha da mamadeira, apesar de ser flexível, não permite a vedação labial completa e interfere na ação da língua. Nesse caso, a língua é lançada para a frente, de encontro à gengiva. O bico da mamadeira é comprimido entre a gengiva superior e a ponta da língua, a qual se encontra encobrindo a gengiva inferior. Durante esse processo, os músculos faciais ficam relaxados. Além disso, se o bico da mamadeira for muito longo pode atingir o palato mole e desencadear reflexo de vômito.

Deglutição

A deglutição, ou seja, o ato de propulsão do alimento da boca em direção ao esôfago e ao estômago, envolve um mecanismo automático complexo controlado por um arco reflexo polissináptico com componente sensorial aferente, coordenador central e motor eferente. O reflexo inicial parte de sensações originadas nas porções posteriores da língua, palato, faringe posterior e tonsilas, com estimulação dos ramos sensoriais do V, IX e X pares cranianos. O componente central é composto pelo núcleo solitário e pelo centro da deglutição situados no tronco cerebral. A efetivação do ato da deglutição é mediada por ramos eferentes motores ligados ao V, VII, IX, XI, XII pares cranianos e ao núcleo ambíguo. Esse arco reflexo sofre influência de outros centros nervosos, de outros arcos reflexos complexos, como o da respiração e da tosse e, parcialmente, do controle voluntário.

A deglutição pode ser dividida em duas fases: orofaríngea e esofágica. A atividade dos componentes faríngeos da deglutição é totalmente dependente da função normal do sistema nervoso central, enquanto as atividades da fase esofágica são parcialmente dependentes do centro da deglutição.

Fase orofaríngea da deglutição – inicialmente, a língua comprime o alimento contra o palato, impulsionando-o para a orofaringe e, a seguir, a cavidade oral fecha-se reflexamente. Quando o bolo alimentar atinge a parte posterior da orofaringe, ocorre uma sequência de contrações automáticas, que tem duração de 1 a 2 segundos e, durante esse período, o centro da deglutição inibe o centro respiratório bulbar, interrompendo a respiração. A sequência é a seguinte:

– elevação do palato mole, com a oclusão da nasofaringe, impedindo a regurgitação nasal;
– aproximação das dobras palatofaríngeas, formando uma fenda para a passagem dos alimentos;
– justaposição das cordas vocais e deslocamento da epiglote para trás sobre a laringe, evitando a passagem dos alimentos para a traquéia;
– deslocamento da laringe para cima e para a frente, protegendo a região supraglótica e relaxando o esfíncter superior do esôfago (esfíncter cricofaríngeo) para permitir a progressão do bolo alimentar para o esôfago;
– contração do músculo constritor superior da faringe, desencadeando ondas peristálticas na faringe que impulsionam o bolo alimentar para o esôfago, por meio do esfíncter superior do esôfago relaxado.

Fase esofágica da deglutição – após a entrada do bolo alimentar, o esfíncter superior do esôfago contrai-se, retornando à sua pressão de repouso e impedindo o retorno do alimento para a hipofaringe. Em seguida, ondas peristálticas impulsionam o bolo alimentar até o esfíncter inferior do esôfago (EIE). Esse esfíncter é identificado como uma região de alta pressão intraluminal na porção distal do esôfago, não sendo identificado anatômica ou histologicamente. O EIE apresenta três características funcionais principais: 1. tônus de repouso, que separa a pressão negativa intratorácica da pressão positiva intra-abdominal, prevenindo o refluxo do conteúdo gástrico; 2. relaxamento com a deglutição, que permite a passagem do bolo alimentar deglutido para o estômago; e 3. contração ativa, que ocorre em sequência às ondas peristálticas, retornando ao seu tônus de repouso, impedindo o refluxo do alimento. Alguns fatores atuam como barreira antirrefluxo, como, por exemplo, o EIE.

Desenvolvimento dos mecanismos de sucção e deglutição

Os movimentos de sucção estão muito precocemente presentes na vida fetal. A deglutição inicia-se ao redor da 16ª à 17ª semanas de gestação, contribuindo para a regulação do volume do líquido amniótico, de modo que distúrbios funcionais ou anatômicos da deglutição fetal podem determinar a instalação de poli-hidrâmnio.

Após o nascimento, a coordenação da sucção, a deglutição e respiração e a peristalse esofágica passam por um processo de maturação. Os recém-nascidos a termo e os prematuros apresentam um "padrão imaturo da sucção-deglutição" caracterizado por três a cinco movimentos de sucção, seguidos de movimentos de deglutição que, às vezes, são ineficientes. Isso impede a ingestão de grande quantidade de líquido que poderia não ser tolerada pelo esôfago. Em um período que varia de 24 a 48 horas, é adquirido o "padrão maduro da sucção-deglutição", caracterizado por 10 a 30 sucções que produzem pressão negativa intraoral normal, com um a quatro movimentos de deglutição durante essas sucções, e a peristalse esofágica geralmente é adequada. O estabelecimento do "padrão maduro da sucção-deglutição" pode ser retardado quando a mãe recebe analgésicos ou sedativos durante o trabalho de parto. Nos prematuros, o estabelecimento do "padrão maduro da sucção-deglutição" depende da idade gestacional e do peso de nascimento (Quadro II-100).

Quadro II-100 – Desenvolvimento da sucção normal em relação ao peso de nascimento.

Peso de nascimento em gramas	Tempo de maturação
1.700 a 1.790	6 a 8 semanas
1.800 a 1.890	2 a 4 semanas
1.900 a 2.090	1 a 2 semanas
2.100 a 2.500	5 dias

Fonte: Walker, 1991.

Nos primeiros 6 meses de vida, a criança respira durante a sucção. Consequentemente, ocorre preenchimento da orofaringe com o ar, o qual é impelido junto com o bolo alimentar para o esôfago e o estômago a cada deglutição. Esse fato explica a necessidade de a criança eructar após as mamadas. Esse padrão geralmente se altera a partir dos 6 meses de idade, quando a respiração e a sucção passam a ocorrer de forma alternada.

Regurgitação nasal, associada a vômitos, pode ocorrer esporadicamente no lactente normal. Entretanto, se a frequência desses episódios for importante ou se a regurgitação nasal ocorrer isoladamente, caracteriza-se um quadro de distúrbio da deglutição, indicando a necessidade de pesquisa da sua etiologia.

Nos primeiros meses de vida, o padrão de movimentação da língua não permite que alimentos sólidos cheguem à orofaringe. Quando o alimento sólido é colocado sobre a língua, essa o leva de encontro ao palato e, em seguida, é expelido por meio dos lábios. Só a partir dos 3 a 4 meses de idade é que a maioria das crianças consegue aceitar esse tipo de alimento. Até essa fase, a criança devolve os alimentos sólidos com frequência, levando os pais a se queixarem de "recusa" alimentar. O ato de morder e a função mastigatória desenvolvem-se em sequência, a partir da época da erupção dentária, geralmente entre o sexto e o oitavo meses de vida. A mastigação é, a princípio, um fenômeno reflexo que, progressivamente, passa a ter um padrão coordenado sob controle voluntário.

Em relação ao esôfago, demonstrou-se que a função do esfíncter superior do esôfago (esfíncter cricofaríngeo) está bem desenvolvida em recém-nascidos a termo e em prematuros a partir de 32 semanas de gestação. Quanto ao esfíncter inferior do esôfago, sabe-se que seu tônus e comprimento, assim como o segmento intra-abdominal do esfíncter, aumentam progressivamente após o nascimento. Esse fato explica parcialmente a ocorrência de regurgitação frequente durante o período neonatal e a diminuição gradativa dessa sintomatologia com o crescimento da criança e a postura ereta.

ABORDAGEM DIAGNÓSTICA

A abordagem diagnóstica dos distúrbios da deglutição representa um problema difícil na prática, por envolver um grande número de causas que variam desde distúrbios transitórios normais da infância até doenças que requerem conhecimentos de áreas específicas, como no caso das doenças neuromusculares. Algumas questões surgem inicialmente: 1. quando suspeitar que uma criança apresenta distúrbio da deglutição; 2. até que ponto um distúrbio pode ser transitório e benigno; e 3. existindo distúrbio da deglutição, qual sua localização mais provável para que a investigação inicial possa ser realizada com técnicas mais adequadas.

A suspeita clínica de distúrbio da deglutição pode surgir nas seguintes situações:

– quando há queixas digestivas;
– quando há problemas respiratórios recorrentes ou crônicos;
– quando há comprometimento do estado nutricional;
– diante de algumas alterações presentes durante a gestação e no período neonatal;
– quando há doença genética e/ou neuromuscular.

A suspeita de distúrbio da deglutição surge, geralmente, de queixas relacionadas ao trato digestório, como engasgos, dificuldade para mamar ou engolir, regurgitações e vômitos e hematêmese. Algumas crianças de mais idade podem apresentar dor para engolir ou pirose retroesternal. Outra forma de apresentação é por meio de problemas respiratórios, como crises recorrentes ou perenes de chiado no peito, tosse crônica, pneumonia de repetição ou pneumopatia crônica, taquipneia e crises de apneia. Embora a sintomatologia digestiva ou respiratória possa ocorrer isoladamente, o que geralmente se observa é a predominância de uma delas, sendo possível identificar a presença da outra por meio de anamnese orientada para o problema. No entanto, não é infrequente o quadro respiratório apresentar-se sem sintomas digestivos associados, o que não afasta a possibilidade de existir um distúrbio da deglutição.

Outras manifestações que podem levar à suspeita desses distúrbios são mau desenvolvimento pondoestatural, anemia resistente a tratamento adequado e ruminação. Algumas situações, quando presentes, associam-se a alto risco de distúrbios da deglutição: gestação com poli-hidrâmnio (pela possibilidade de atresia de esôfago ou de coanas), *miastenia gravis* materna (a criança pode apresentar um quadro miastênico transitório), antecedentes familiares de malformações congênitas, síndromes genéticas ou cromossômicas e doenças neuromusculares de características hereditárias.

A outra questão que surge é até que ponto, diante da suspeita de um distúrbio de deglutição, estar-se-ia diante de um processo fisiológico ou de uma doença que deve ser investigada. A abordagem dessa questão é feita por meio de anamnese e exame físico cuidadosos e, principalmente, da observação das características evolutivas do processo. Os distúrbios fisiológicos tendem à resolução espontânea e, na maioria das vezes, não comprometem o desenvolvimento da criança; por outro lado, a evolução insatisfatória deve levar à pesquisa de um diagnóstico etiológico. Essa característica evolutiva é particularmente importante quando se trata de doenças neuromusculares, porque somente com o crescimento da criança é possível definir outras alterações neuropsicomotoras que auxiliam na investigação diagnóstica. É preciso avaliar qual a repercussão dessas queixas (engasgos, vômitos, regurgitações, crises de chiado no peito) no estado geral da criança. Familiares ou responsáveis inexperientes ou muito ansiosos tendem a supervalorizar tais problemas, frequentes nas crianças de menos idade.

Na suspeita de que uma criança apresenta distúrbio da deglutição, surge a questão de como priorizar a investigação de queixa que tem uma listagem de diagnósticos diferenciais. Optou-se por apresentar uma abordagem a partir da sintomatologia que originou a suspeita do problema (Quadro II-101). Esta listagem inclui os diagnósticos diferenciais mais importantes para o pediatra e, em algumas doenças, a abordagem diagnóstica deverá ser feita com o auxílio de especialistas como neurologistas, geneticistas, entre outros. Diante da queixa de regurgitações e vômitos, deve-se averiguar detalhadamente a forma como os alimentos estão sendo administrados, assim como é importante a observação direta da criança enquanto essa se alimenta.

Em relação à anamnese, inicialmente, deve-se verificar a experiência materna com a alimentação de lactentes, pois não é infrequente se encontrar mães inexperientes que consideram anormal o padrão de regurgitação esperado para a idade. Deve-se verificar, auxiliado pela observação clínica, a ocorrência de situações como: mamilos retraídos, que dificultam a adaptação adequada da boca da criança; ingestão excessiva de ar, antes ou durante as mamadas (choro intenso, sucção das mãos, dedos ou chupeta, orifício inadequado do bico da mamadeira etc.); e outros problemas que favoreçam ou intensifiquem as regurgitações e os vômitos. Além disso, deve-se verificar se a criança é colocada para eructar, se ocorre ingestão excessiva ou muito rápida do alimento e se ela é muito manipulada após as mamadas. Outros dados de anamnese e exame físico serão discutidos seguindo a proposta de abordagem do quadro II-101.

Quadro II-101 – Causas de distúrbios da deglutição por sintomatologia predominante.

Sintomatologia predominante	Localização	Causas
Sucção débil ou ausente		Sedação materna durante o trabalho de parto Prematuridade Anoxia neonatal Kernicterus Síndromes congênitas (de Down, de Prader-Willi, amniotomia congênita) Doença neuromuscular Atresia de coanas
Dificuldade de sucção por problemas mecânicos	Cavidade oral	Fenda labial Macroglossia Tumores e cistos Anquilose da articulação temporomandibular Alterações craniofaciais (sequência de Pierre Robin, síndrome de Crouzon)
Regurgitação nasal, engasgos, cianose, apneia no início e durante a alimentação	Cavidade oral, faringe e esôfago cervical	Doenças infecciosas da faringe Fenda palatina Paralisia de palato Obstrução nasal grave Tumores e cistos faríngeos Divertículo faríngeo Fístula traqueoesofágica com ou sem atresia de esôfago Fenda laríngea Disfunção transitória do palato ou faringe Incoordenação cricofaríngea Atresia de esôfago Divertículo de esôfago Compressão vascular do esôfago Doenças neuromusculares

Regurgitação ou vômitos, minutos a horas após a alimentação
 Pirose
 Hematêmese
	Corpo do esôfago, esfíncter inferior do esôfago e diafragma	Doença do refluxo gastroesofágico
		 Estenose de esôfago
		 Lesões adquiridas do esôfago
		    (cáusticos, moniliase, infiltração leucêmica)
		 Acalasia
		 Hérnia de hiato
		 Malformações esofágicas
		    (duplicação, divertículos, anéis musculares, membranas, encurtamento)
		 Espasmo de esôfago

Quadros respiratórios de repetição ou crônicos ("chiado no peito", pneumonia, bronquite)		Doença do refluxo gastroesofágico Hérnia diafragmática Fístula traqueoesofágica sem atresia de esôfago

Predominância de sintomas relacionados com o trato digestório

Causas de distúrbios da sucção – a sucção pode estar comprometida transitoriamente em situações como sedação materna durante o trabalho de parto, em prematuros, quando a mãe é portadora de *miastenia gravis* etc. A sucção ausente, ou que permanece débil por um período mais prolongado, pode ser uma manifestação precoce de comprometimento do sistema nervoso central devido à anoxia neonatal, hiperbilirrubinemia (kernicterus)

ou distúrbios neuromusculares. Nessas situações, também podem estar presentes alterações como flacidez, hipotonia localizada ou generalizada, arreflexia, hiporreflexia e choro débil. Sucção anormal é também encontrada nas crianças com síndromes de Down e de Prader-Willi e naquelas com alterações craniofaciais, como sequência de Pierre Robin, síndrome de Crouzon e outras.

A sucção pode estar normal e ocorrerem problemas mecânicos que dificultam sua efetivação, como fendas palatina e labial, tumores ou cistos da língua ou boca, anquilose ou limitação à movimentação da articulação temporomandibular e macroglossia. Os tumores ou cistos na cavidade oral podem ter origem em estruturas da boca ou faringe e, dependendo do seu tamanho, ser visualizados precocemente ou percebidos somente ao exame da cavidade oral ou, ainda, só serão notados mais tardiamente pelo seu crescimento, quando vierem a se tornar visíveis (tireoide ectópica, cisto do ducto tireoglosso, hemangioma de língua). A macroglossia pode ser um achado isolado, associado à hiperplasia idiopática ou aos tumores de crescimento difuso, ou fazer parte do quadro clínico de doenças como hipotireoidismo congênito, síndrome de Down e outras, em que o conjunto das alterações encontradas auxilia na investigação diagnóstica. No entanto, a macroglossia, os tumores e os cistos podem não ser suficientemente importantes para interferir na deglutição.

Os freios lingual e labial, mesmo quando curtos e pouco elásticos, são achados frequentes ao exame da cavidade oral e não geram problemas nem para a deglutição nem para a fonação.

Causas de distúrbios na orofaringe e esôfago cervical – os distúrbios de deglutição envolvendo essa região originam-se de doenças no palato, orofaringe, terço superior do esôfago (incluindo esfíncter superior) e porções posteriores da língua. A sintomatologia predominante é a de regurgitação nasal, engasgo, tosse e cianose, no início ou durante a alimentação. Pode ocorrer também salivação abundante e queixa de que a criança permanece com leite na boca, por longos períodos, entre as refeições. Distúrbios da deglutição, envolvendo essa região, apresentam-se, com frequência, associados a pneumopatias aspirativas, insuficiência respiratória, crises de asfixia e apneia.

A etiologia mais frequente dos distúrbios transitórios da deglutição envolvendo a orofaringe é o processo inflamatório causado pelas doenças infecciosas comuns da infância como a estomatite herpética, a moniliíase orofaríngea, a mononucleose, a faringotonsilite estreptocócica e a difteria. Essas doenças são, em geral, autolimitadas. No entanto, algumas doenças infecciosas podem ter curso clínico mais grave, levando a quadros irreversíveis, como nos casos de tétano, sequelas neurológicas de poliomielite e meningococcemia e estenose esofágica por moniliíase extensa.

A hipertrofia de tonsilas e/ou adenoides pode constituir uma obstrução mecânica à deglutição e causa de distúrbios respiratórios. Atresia de coanas, quando bilateral, manifesta-se precocemente com dificuldade respiratória grave e salivação abundante; porém, quando unilateral, seu diagnóstico é mais difícil, pois a sintomatologia é menos exuberante.

A fenda palatina pode ser completa, com ou sem associação com lábio fendido, ou inaparente ao exame habitual, no caso da fenda submucosa, cujo diagnóstico é feito por meio da palpação do palato ou pela videofluoroscopia da deglutição e pode ser suspeitada na presença de úvula bífida, pois existe associação entre essas duas malformações. Assim, o exame do palato deve ser cuidadoso quando há suspeita de distúrbio da deglutição. A fissura palatina pode ser ocorrência isolada, mas em cerca de 68% dos casos associa-se a outras anomalias, podendo constituir alterações, tais como alcoolismo maternofetal, toxoplasmose congênita, síndrome velocardiofacial, síndrome de Goldenhar, sequência de Pierre Robin (micrognatia, glossoptose e fissura palatina), entre outras. Em vista do grande número de anomalias associadas e pela possibilidade de recorrência, sempre que possível é aconselhável realizar avaliação genética.

A fístula traqueoesofágica com atresia de esôfago é uma doença rara, mas cujo diagnóstico é possível logo após o nascimento. A fenda laríngea é de mais difícil suspeita diagnóstica e sua sintomatologia é predominantemente respiratória, sendo o diagnóstico confirmado com a visualização direta, por laringoscopia. As doenças neuromusculares que causam sintomatologia de engasgos, regurgitação nasal e oral e distúrbios respiratórios, durante a deglutição, são várias e, geralmente, ocorrem associadas com outras anormalidades neurológicas e/ou musculares que devem ser buscadas à anamnese, exame físico geral e exame neurológico. Existem situações em que o processo neuromuscular envolve quase exclusivamente a região da orofaringe e o esfíncter superior do esôfago, como na disfunção transitória do palato e/ou faringe, na paralisia isolada do palato e na disfunção cricofaríngea. A disfunção transitória do palato ou faringe pode ocorrer em prematuros normais e em crianças com comprometimento do sistema nervoso central; caracteriza-se pelo engasgo durante a alimentação e pela não ingestão do alimento, não havendo comprometimento do esfíncter superior ou da motilidade do esôfago, com melhora do quadro em algumas semanas. A paralisia isolada do palato é de ocorrência rara, de aparecimento precoce, e caracteriza-se, principalmente, pela regurgitação nasal; sua evolução geralmente é desfavorável, requerendo correção cirúrgica.

A disfunção cricofaríngea inclui a acalasia do esfíncter superior do esôfago e a incoordenação cricofaríngea da infância. São doenças raras e graves, nas quais ocorre dificuldade na deglutição decorrente da incapacidade de relaxamento do esfíncter superior do esôfago em resposta ao estímulo do bolo alimentar. A sintomatologia é importante, pois o alimento não progride e permanece na boca por longos períodos, quando pode ocorrer a aspiração pulmonar, sendo que, geralmente, há desnutrição grave associada.

A compressão do esôfago por vasos anômalos apresenta sintomatologia que varia com o grau de compressão, podendo ocorrer, também, manifestações de estreitamento de vias aéreas, como estridor e rouquidão.

Causas de distúrbios no corpo e esfíncter inferior do esôfago – a sintomatologia predominante é a de regurgitação ou vômitos minutos a horas após a alimentação, pirose, dor retroesternal, podendo ocorrer também hematêmese, eliminação de alimentos não digeridos e ruminação. A doença mais frequente nesse grupo é a do refluxo gastroesofágico, que será discutido em outro capítulo.

Outro grupo de doenças é o das lesões adquiridas de esôfago que têm em comum a esofagite e a estenose. Nas situações em que o esfíncter inferior do esôfago apresenta fechamento inadequado (calasia), o conteúdo gástrico reflui com facilidade e pode irritar a mucosa da área de transição, levando à esofagite. Dependendo da evolução do processo de base, ocorrem áreas de fibrose, retração e estenose. São várias as doenças que podem cursar dessa forma: doença do refluxo gastroesofágico, esofagite química por ingestão acidental de cáusticos, moníliase extensa, infiltração neoplásica, esofagite eosinofílica e doenças do colágeno.

A estenose de esôfago primária ou congênita é rara e a hérnia de hiato, a doença do refluxo gastroesofágico e a estenose de esôfago secundária são doenças que podem ocorrer isolada ou concomitantemente, sendo que a associação entre elas condiciona pior prognóstico.

Por outro lado, a acalasia do esfíncter inferior do esôfago é uma incapacidade de relaxamento dessa região, geralmente associada a distúrbios da motilidade do corpo do esôfago, e que se manifesta pela devolução do alimento não digerido horas após a ingestão. Pode ocorrer dor retroesternal e desnutrição. Essas crianças costumam "empurrar" o alimento, ingerindo grandes volumes líquidos durante as refeições. A doença de Chagas é causa importante de acalasia em nosso meio. Existe uma forma de acalasia transitória no recém-nascido, cuja sintomatologia se resolve espontânea e rapidamente.

O espasmo do esôfago é uma doença sem causa definida, cuja manifestação clínica é predominantemente dolorosa, podendo ocorrer também regurgitações e vômitos nas crises. Relaciona-se com estresse, hábito de comer rápido, ingestão de comidas geladas, e pode associar-se ao refluxo gastroesofágico.

A hérnia diafragmática mais frequente é a de Bochdalek (80% do total), que se apresenta com sintomatologia predominantemente respiratória, decorrente da compressão pulmonar por vísceras abdominais, podendo cursar com disfagia por deslocamento do esôfago. A hérnia de hiato é causa de sintomatologia digestiva com regurgitações, vômitos e ruminação, sendo a presença de sintomas respiratórios secundária à aspiração pulmonar; ocorre com frequência nas crianças com paralisia cerebral. Ruminação ou mericismo é o fenômeno no qual o alimento, previamente deglutido, é regurgitado, mastigado e deglutido novamente. Geralmente, inicia-se entre o terceiro e o sexto meses de vida. A regurgitação é voluntária, podendo interferir no desenvolvimento ponderal da criança. A principal dificuldade para se evidenciar a presença de ruminação é que, tipicamente, ela acontece quando a criança está quieta e sozinha e não ocorre durante o sono. Dessa forma, a queixa principal pode ser de vômitos e/ou de má evolução ponderal, e a ruminação não ser referida na história. Nesses casos, só é possível evidenciar a presença de ruminação se a criança for observada a distância, quando estiver sozinha. Alguns autores associam a ruminação com hérnia de hiato, porém, parece tratar-se, na maioria das vezes, de um distúrbio emocional grave. Ruminação persistente pode também ser encontrada em lactentes com idade superior a 6 meses e em crianças com retardo mental grave ou psicóticas.

Predominância de sintomatologia respiratória

Os distúrbios da deglutição são causa importante de aspiração pulmonar, sendo que a gravidade do quadro respiratório varia com a frequência dos episódios aspirativos e com as características e volume do material aspirado.

A sintomatologia, geralmente, é tosse crônica e/ou noturna, "chiado no peito" recorrente ou perene, taquipneia, dispneia, crises de cianose e apneia. Manifesta-se, também, como pneumonias ou broncopneumonias de repetição ou crônicas, abscessos pulmonares, e quando existir obstrução parcial das vias aéreas, como hiperinsuflação pulmonar. A sintomatologia respiratória pode ocorrer sem que a anamnese aponte dados sugestivos de distúrbio da deglutição.

As lesões pulmonares decorrentes da aspiração habitual podem causar fenômenos obstrutivos das vias aéreas, colapso de áreas pulmonares ou hiperinsuflação pulmonar. As lesões podem ser secundárias, também, à irritação provocada pelo material aspirado sobre o parênquima pulmonar, o que leva a um processo inflamatório supurativo geralmente difuso. A evolução do quadro pulmonar pode variar desde um processo transitório que evolui para a cura, até lesões parenquimatosas irreversíveis com áreas de fibrose e de alteração estrutural, as quais mantêm a sintomatologia respiratória, mesmo que o processo desencadeante esteja corrigido ou melhorado. Paralelamente a isso, podem ocorrer reações de sensibilização ao material aspirado que modificam o curso clínico e o prognóstico.

Assim, nas crianças com predominância de sintomatologia respiratória, deve-se buscar, à anamnese e ao exame físico, dados que possam orientar a investigação de algum distúrbio da deglutição, uma vez que praticamente todas as doenças discutidas anteriormente podem ter como etiologia a aspiração para o pulmão. No entanto, diante de quadros respiratórios de repetição ou crônicos, mesmo sem evidências na história e no exame físico de distúrbios da deglutição, não se pode afastar a possibilidade da presença da doença do refluxo gastro-esofágico (DRGE), fendas ou fístulas laringotraqueo-esofágicas, sem atresia de esôfago.

É importante lembrar que, no período neonatal e nos primeiros meses de vida, as doenças respiratórias podem-se acompanhar de regurgitação nasal ou oral, vômitos e engasgos causados pelo esforço respiratório e/ou pela tosse, sem que isso signifique a ocorrência de distúrbio de deglutição como doença de base.

Exames complementares

Orientando-se pelos dados encontrados na anamnese e no exame físico e pela evolução do quadro clínico, podem ser solicitados exames complementares, principalmente exames de imagem, para o diagnóstico etiológico. A videofluoroscopia da deglutição (deglutograma baritado), a radiografia contrastada de esôfago, estômago e duodeno (EED), a radiografia de tórax e a endoscopia são exames que podem fazer parte da investigação dos distúrbios da deglutição, assim como a ultrassonografia, a manometria e, para a pesquisa das aspirações pulmonares, a cintilografia.

A videofluoroscopia da deglutição informa, principalmente, sobre a anatomia e a dinâmica da fase orofaríngea da deglutição, porém submete a criança a altas doses de irradiação. Os filmes são obtidos lateralmente, enquanto a criança suga uma mamadeira de bário diluído ou deglute o material colocado por sonda na cavidade oral. Dessa forma, obtêm-se dados sobre os movimentos da língua e palato, da peristalse faríngea, da progressão do contraste pela região cricofaríngea e da ocorrência de regurgitação nasal ou de aspiração para a traqueia. Horas após, deve-se verificar se ainda há persistência de contraste na boca, o que sugere dificuldade para a deglutição ou refluxo, e realizar a radiografia de tórax para avaliar a ocorrência tardia da aspiração pulmonar. O deglutograma pode ser realizado com diferentes volumes e com consistências variadas de bário para orientar as medidas terapêuticas.

O EED é um exame que fornece principalmente dados anatômicos e é importante no diagnóstico de malformações congênitas do trato digestório. Possibilita a identificação de atresias, áreas de estenose, dilatações, compressões, fístulas e divertículos de esôfago. Além disso, permite a avaliação da peristalse esofágica (por meio da visualização da progressão do contraste pelo esôfago) e a pesquisa de refluxo gastroesofágico. Possibilita, também, a avaliação das causas anatômicas de retardo de esvaziamento gástrico, em que os vômitos são o sinal clínico predominante, como estenose hipertrófica de piloro, vícios de rotação como volvo gástrico, estenoses duodenais etc.

Durante a realização do EED, podem ser obtidas radiografias laterais do crânio para avaliar a presença de regurgitação de contraste para a nasofaringe, da permanência do contraste por tempo prolongado na cavidade oral ou de comunicações anômalas.

A radiografia lateral do crânio e da região cervical alta, realizada para avaliação das partes moles da via aérea e digestiva alta, pode auxiliar na detecção de malformações, tumores ou cistos que podem dificultar a deglutição. A instilação de pequena quantidade de bário na nasofaringe pode delinear melhor as estruturas dessa região, principalmente as do palato, faringe e laringe.

A radiografia de tórax, nas posições anteroposterior e lateral, pode auxiliar no diagnóstico de algumas doenças que causam distúrbio de deglutição. O alargamento do mediastino pode sugerir a presença de herniação diafragmática, megaesôfago, grandes hérnias de hiato, vasos anômalos etc. Pode-se suspeitar da ocorrência de aspiração pulmonar quando se encontram imagens de infiltrados difusos bilaterais, padrão bronquítico, áreas localizadas de hiperinsuflação pulmonar e áreas de condensação persistentes ou recidivantes, principalmente nos lobos superiores nos lactentes.

Esses exames estão frequentemente disponíveis para o pediatra geral e permitem a realização do diagnóstico da maioria das doenças que causam distúrbio da deglutição. Outros exames, se acessíveis em algumas práticas clínicas, podem auxiliar no diagnóstico das doenças que causam distúrbios da deglutição e síndromes aspirativas.

A ultrassonografia da cavidade oral permite a observação dos movimentos das suas estruturas durante a sucção e a deglutição; é realizada com a colocação do transdutor na região submentual. Pouco utilizada, pois seu resultado depende muito da experiência do profissional com a técnica.

A ultrassonografia de abdome permite o diagnóstico de estenose hipertrófica de piloro e outras doenças que cursam com vômitos, como vícios de rotação.

Os métodos de diagnóstico por meio da cintilografia são de alto custo e pouco utilizados em nosso meio. O salivograma, realizado com a colocação sob a língua de tecnécio coloidal, possibilita a detecção de pequenas aspirações para as vias aéreas superiores e inferiores decorrentes dos distúrbios de deglutição. A cintilografia esofagogástrica fornece, principalmente, dados sobre a velocidade do esvaziamento esofagogástrico e pode detectar refluxo gastroesofágico (RGE) e as aspirações pulmonares consequentes ao refluxo.

A manometria avalia a sucção, a contração faríngea, a capacidade de progressão das ondas peristálticas (velocidade e coordenação) e o tônus dos esfíncteres esofágicos. Não informa sobre o movimento intraluminal dos alimentos ou contrastes, devendo, assim, ser realizada em associação com a videofluoroscopia. É pouco utilizada em pediatria, porém, útil no diagnóstico de hérnia de hiato e na diferenciação entre a acalasia cricofaríngea e a incoordenação cricofaríngea, que podem ter aspecto semelhante no deglutograma.

Entre os exames endoscópicos, a nasofibrolaringoscopia pode fornecer informações sobre alguns problemas anatômicos da região da faringe e da laringe que possam estar interferindo com a deglutição. Permite a visualização de atresia de coanas, de alterações anatômicas do palato como fenda palatina oculta e outras malformações do palato mole que cursam com insuficiência velofaríngea com consequente refluxo de material da cavidade oral para o nariz, da mobilidade das cordas vocais e de laringite ácida posterior consequente à DRGE. No estudo da deglutição pela nasofibrolaringoscopia associada à ingestão de alimentos, observa-se passagem do bolo alimentar pela faringe, fechamento velofaríngeo e pode-se documentar a presença de restos alimentares nos seios piriformes e na valécula. O encontro de restos alimentares nessas localizações indica a presença de distúrbio da deglutição com alto risco de aspiração pulmonar passiva.

A endoscopia digestiva alta permite visualizar malformações como hérnia de hiato e compressões vasculares do esôfago, além de diagnosticar estenose de esôfago, esofagite, gastrite e úlceras pépticas. A esofagoscopia pode ser utilizada, também, como uma forma de controle do tratamento e do prognóstico da esofagite.

ABORDAGEM TERAPÊUTICA

A abordagem terapêutica do paciente com distúrbio da deglutição deve ser orientada pela doença que o determina e, de modo geral, visa à oferta nutricional adequada, que possibilite crescimento satisfatório da criança, e a evitar a aspiração pulmonar. Esses princípios são válidos, também, durante o período no qual está sendo feita a pesquisa do diagnóstico etiológico, ou enquanto se aguarda o momento mais adequado para a correção cirúrgica, quando indicada. Sempre que possível, esses objetivos gerais de tratamento devem ser alcançados, mantendo-se a criança em alimentação por via oral, estimulando os mecanismos naturais da deglutição, principalmente na faixa etária na qual se completa o desenvolvimento de tais mecanismos. Medidas de exceção, como no uso de sonda nasogástrica (SNG) ou jejunal, nutrição parenteral ou gastrostomia, quando necessárias, devem ser utilizadas pelo menor tempo possível. Principalmente nos primeiros dias de vida, a utilização da SNG deve estar restrita aos casos mais graves, pois, além de prejudicar o desenvolvimento dos mecanismos de sucção e deglutição, pode comprometer o aleitamento natural. Além disso, a sonda pode atuar como um fator predisponente do refluxo gastroesofágico e aspiração.

Nas crianças com gastrostomia ou nutrição parenteral, devem-se manter os mecanismos de sucção e deglutição por meio da estimulação da região oral com técnicas especiais, pela possibilidade que essas crianças têm de, superando essa fase de tratamento, voltarem a se alimentar normalmente.

Nas crianças com sucção débil durante as primeiras horas de vida, decorrentes de alterações transitórias como prematuridade, sedação materna durante o trabalho de parto, *miastenia gravis* materna e outras, pode-se optar entre nutrição parenteral ou alimentação por SNG, dependendo da causa de base. Nas crianças com macroglossia ou lábio fendido, deve ser estimulado o aleitamento materno. As crianças nascidas de gestação com poli-hidrâmnio ou que apresentam salivação abundante ou aerada, nas quais se encontra dificuldade na passagem da sonda para aspirar o conteúdo gástrico, e aquelas que, após a primeira mamada, apresentam engasgo ou regurgitação nasal grave devem ser mantidas, preferencialmente, em jejum e com nutrição parenteral, enquanto a doença de base está sendo investigada. Nos casos de atresia de esôfago, deve-se manter o jejum com SNG aberta para drenagem do coto, decúbito ventral elevado e nutrição parenteral, até que seja possível a realização da cirurgia específica.

Enquanto o diagnóstico etiológico do distúrbio da deglutição não é esclarecido, pode-se, com as novas tecnologias, identificar a etapa comprometida da deglutição e assim iniciar precocemente as medidas mais adequadas para a disfunção encontrada:

- quando se evidencia que a dificuldade se encontra no início da deglutição, o bolo alimentar pode ficar momentaneamente estagnado na faringe, o que pode favorecer sua aspiração. Sabendo-se que o estímulo térmico gelado na úvula pode acelerar o reflexo da deglutição, sugere-se, nesses casos, o uso de chupetas geladas, bem como a oferta de sucos, chás e leite gelado;
- quando o problema refere-se à insuficiência da elevação da laringe e da oclusão da glote, as mamadas devem ser oferecidas com o auxílio de mamadeiras que têm o corpo angulado e a criança deve ser alimentada em uma posição em que o pescoço fique completamente flexionado;
- quando a dificuldade está relacionada com a progressão do bolo alimentar, pode ocorrer aspiração dos restos alimentares que permaneceram na faringe, após a deglutição inadequada. Nesses casos, deve-se utilizar diferentes texturas de alimentos, oferecer líquidos após os sólidos e estimular deglutições secas, oferecendo a chupeta após o alimento.

Os portadores de fenda labial e/ou palatina constituem um grupo heterogêneo em termos das alterações orofaciais (desde fenda labial isolada até fenda labiopalatal complexa) e da associação ou não com outras anomalias. Portanto, as estratégias de abordagem terapêutica devem ser individualizadas desde o período neo-natal. Em geral, essas crianças não apresentam complicações ao nascimento, sendo que os problemas iniciais a serem enfrentados referem-se à técnica de amamentação/alimentação e ao impacto que essas malformações causam nos pais. Na maioria desses pacientes, a dificuldade na alimentação encontra-se na sucção, sendo a deglutição normal. O aleitamento materno pode e deve ser estimulado nessas crianças, reforçando a necessidade de colocá-las na posição ereta, o que visa reduzir os episódios de regurgitação nasal. Na ausência do leite materno, deve-se tentar preencher passivamente a boca da criança com alimento, utilizando-se mamadeiras que possam ser comprimidas ou alimentá-la com colher, mantendo sempre a criança em posição ereta durante a refeição. Recomenda-se o uso de "bicos ortodônticos" com válvula e com orifício de 1mm na região posteroinferior. Alguns autores indicam próteses que cubram a fenda do palato. Tem-se por objetivo a médio e longo prazo favorecer o crescimento e desenvolvimento normais, prevenir anemia, otite média e pneumonia aspirativa. A correção cirúrgica da fenda labial é feita no terceiro mês; em relação à correção da fenda dos palatos mole e duro, há algumas propostas diferentes em relação à idade para a abordagem cirúrgica, variando entre os 6 e os 18 meses de idade.

As crianças com distúrbios da deglutição causados por doenças neurológicas e/ou musculares apresentam, com mais frequência, doença do refluxo gastroesofágico e processos pulmonares, principalmente pela aspiração de alimentos, por problemas mecânicos da respiração e por mecanismos de drenagem pulmonar insatisfatórios. Por isso, o comprometimento nutricional e pulmonar, nesses casos, é geralmente grave e determina o uso de medidas como SNG ou sonda nasojejunal por longos períodos, gastrostomia com ou sem fundoplicatura e traqueostomia. Esses portadores de neuropatias com muita frequência apresentam também aspiração salivar e, eventualmente, podem beneficiar-se do uso de drogas que diminuem a produção de saliva como a atropina, a hioscina e o glicopirrolato.

De forma geral, nos distúrbios da deglutição, orienta-se a posição ereta durante as mamadas, que parece ser a mais adequada, exceto nos casos da sequência de Pierre Robin, em que a posição prona é recomendada. Enquanto se investiga o diagnóstico etiológico, os alimentos devem ser administrados fracionados, em pequenas quantidades por refeição. Entretanto, enquanto algumas crianças se alimentam melhor quando se oferece pequena quantidade de alimento de cada vez, outras necessitam de volumes maiores para conseguir obter a progressão do bolo alimentar pelo esfíncter superior do esôfago. A alimentação deve ser fornecida por pessoa que disponha de tempo e paciência para fazê-lo e inicialmente super-

visionada pelos profissionais envolvidos. Sendo assim, a técnica de administração dos alimentos deve ser individualizada e a família e a equipe multiprofissional de saúde devem buscar a melhor forma de alimentar cada criança.

Algumas opções de terapia são listadas no quadro II-102 e compreendem, principalmente, medidas dietéticas, adequação de postura da criança, treinamento e condicionamento da sucção, mastigação e deglutição. Geralmente também é necessária a estimulação da criança nos vários aspectos do desenvolvimento neuropsicomotor para um melhor prognóstico.

Quadro II-102 – Técnicas de alimentação nos distúrbios da deglutição.

Técnicas de alimentação por via oral
Adequação da postura do corpo, da cabeça e do pescoço durante a alimentação
Modificação da sensibilidade oral (estimulação térmica, gustativa)
Exercícios de deglutição (mudanças na resistência da língua, movimentação da mandíbula)
Manobras protetoras da região glótica
Estabilização da mandíbula
Modificação da dieta: consistência, volume e outras propriedades físicas
Uso de utensílios específicos (mamadeiras com bicos especiais, conta-gotas)
Nutrição parenteral prolongada (NPP)
Sonda nasogástrica, nasojejunal
Gastrostomia

Fonte: Tuchman, 1988 (adaptado).

BIBLIOGRAFIA

1. Avedrson JC. Management of pediatric dysphagia. Otolaryngol Clin North Am 1998;31:453. • 2. Darrow DH, Harley CM. Evaluation os swallowing disorders in children. Otolaryngol Clin North Am 1998;31:405. • 3. Dodge JA. Vomiting and regurgitation. In: Walker WA. Pediatric Gastrointestinal Disease. Philadelphia: B.C. Decker; 1991.p.32. • 4. Evans JS et al. Update on medications used to treat gastrointestinal disease in children. Curr Op Pediatr 1999;11:396. • 5. Ferreira da Silva Filho LVR, Quintela T, Rodrigues JR. Doença do refluxo gastroesofágico, disfagia e suas manifestações respiratórias. In: Rodrigues JR, Adde FV, Ferreira da Silva Filho LVR (eds). Doenças respiratórias. São Paulo: Manole; 2008.p.454. • 6. Herbst JJ et al. Gastroesophageal reflux and respiratory sequelae. In: Hillman BC. Pediatric Respiratory Disease: Diagnosis and Treatment. Philadelphia: Saunders; 1993.p.521. • 7. Kobinger MEBA, Zuccolotto SMC, Cocozza AM. Distúrbios da deglutição. In: Sucupira ACSL, Bricks LF, Kobinger MEBA, Saito MI, Zuccolotto SMC. Pediatria em consultório. 4ª ed. São Paulo: Sarvier; 2000.p.363 • 8. Kosko JR, Mosser D, Erhat N, Tunkel DE. Differential diagnosis of dysphagia in children. Otolaryngol Clin North Am 1998;31:435. • 9. Larar GN et al. Nuclear medicine in the pediatric chest. Radiol. Clin North Am 1993;31:481. • 10. LIVOTI G et al. Ultrasonography and gastric emptying: evaluation in infants with gastroesophageal reflux. J Pediatr Gastroenterol Nutr 1992;14:397. • 11. Logan WL et al. Oral and pharyngeal

disphagia in infancy. Pediatr Clin North Am 1967;14:47. • 12. Orestein SR. An overvoew of reflux associated disorders in infants: apnea, laryngospasm, and aspiration. Am J Med 2001;111(Suppl 8A):60S. • 13. Orestein SR. Esophageal disorders in infants and children. Curr Opin Pediatr 1993;5:580. • 14. Quintella T. Síndromes aspirativas. In: Vilele MMS, Lotufo JP. Série Atualizações pediátricas: alergia, imunologia e pneumologia – Sociedade de Pediatria de São Paulo. São Paulo: Atheneu; 2004.p.123. • 15. Stanley EF et al. Swallowing disorders in infancy. Pediatr Clin North Am 1981;28:845. • 16. Sondheimer JM. Esophageal pH monitoring. In: Walker WA et al. Pediatric gastrointestinal diseases. Philadelphia: B.C. Decker; 1991.p.1331. • 17. Tani G et al. Diagnosis of gastroesophageal reflux in children. Ultrasonography versus pH monitoring. Radiol Med (Torino) 1993;86:626. • 18. Tuchman DN. Dysfunctional swallowing in the pediatric patient: clinical considerations. Dysphagia 1988;2:203. • 19. Walker WA, Grybosky J. Pediatric gastrointestinal diseases. Philadelphia: B.C. Decker; 1991.

DOENÇA DO REFLUXO GASTROESOFÁGICO

Sandra Maria Callioli Zuccolotto
Denise Ballester

A doença do refluxo gastroesofágico (DRGE) está presente como suspeita diagnóstica frequente na prática pediátrica, associada a uma diversidade de queixas relacionadas principalmente aos sistemas digestório e respiratório. É uma doença em contínua investigação nos vários ciclos de vida (infância, adolescência e vida adulta). Entretanto, a falta de evidências técnico-científicas tanto em relação à associação causal de vários sintomas com a DRGE, quanto à eficácia das condutas propostas ao longo das últimas décadas para seu tratamento, dificulta a abordagem das crianças com essa suspeita diagnóstica. Acresce-se a isso a dificuldade para a comprovação laboratorial da DRGE na prática rotineira da pediatria ambulatorial.

Diante disso, este capítulo tem por objetivo atualizar os pediatras a respeito da abordagem diagnóstica e terapêutica dessa doença. Para tanto, além do levantamento bibliográfico, optou-se por assumir como referências básicas dois consensos: o consenso da Sociedade Norte Americana de Gastroenterologia, Hepatologia e Nutrição Pediátrica (*North American Society of Pediatric Gastroenterology Hepatology and Nutrition* – NASPHGAN, de 2001) e o Consenso global baseado em evidência para a definição da DRGE na população pediátrica (*A global, evidence-based consensus on definition of gastroesophageal reflux disease in pediatric population*), publicado em 2009.

DEFINIÇÕES

O que é refluxo gastroesofágico (RGE)?

O termo refluxo gastroesofágico (RGE) refere-se à passagem involuntária do conteúdo do estômago para o esôfago. É um processo fisiológico que ocorre em indivíduos saudáveis de todas as faixas etárias.

Para quem, na prática pediátrica, aplica-se o conceito de refluxo gastroesofágico fisiológico ou não complicado?

Considera-se que o RGE fisiológico ou não complicado seja uma condição normal do lactente, que se acompanha de sintomatologia digestiva representada por regurgitações e/ou vômitos, a qual regride progressivamente com o crescimento da criança. A frequência diária dos episódios de regurgitações e/ou vômitos é variável, não acarreta nenhum incômodo ou repercussão na vida do lactente, caracterizando-se por uma evolução sem comprometimento do estado geral, do desenvolvimento pondoestatural e da qualidade de vida.

Em lactentes saudáveis, Vandenplas et al. (1991) mostraram que o RGE é extremamente comum, sendo que fluidos gástricos podem frequentemente retornar ao esôfago, cerca de 30 ± 20 vezes/dia. Muitos, mas não todos esses episódios de RGE, resultam em regurgitação para a cavidade oral. A frequência, bem como a proporção de episódios que resultam em regurgitação na cavidade oral, diminui com a idade, sendo infrequentes em crianças com idade superior a 18 meses (Fig. II-23).

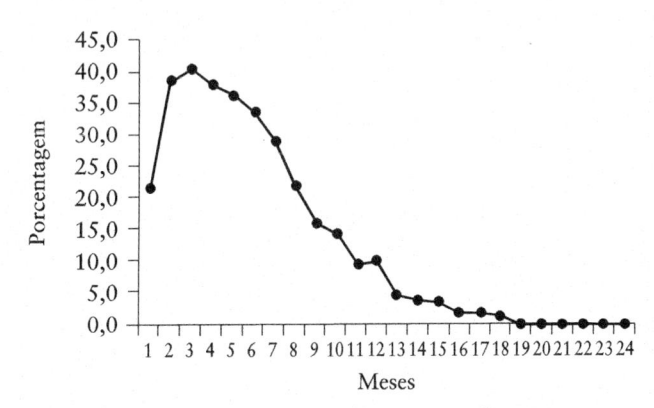

Figura II-23 – Proporção (%) de lactentes saudáveis com regurgitação após muitas refeições por idade em meses. Fonte: Martin et al., 2002.

Nas crianças maiores, nos adolescentes e nos adultos saudáveis, a maioria dos episódios de RGE está limitada ao esôfago distal, são breves, assintomáticos, sem comprometimento do esôfago ou presença de outras complicações. Podem, eventualmente, manifestar-se como vômitos em situações fisiológicas de aumento de pressão abdominal como na ingestão exagerada de alimentos e durante episódios de tosse ou choro intenso.

Qual é a diferença entre regurgitação e vômito?

Regurgitação é definida pelo movimento retrógrado de alimentos e secreções do esôfago ou do estômago até a boca e, por vezes, para fora da boca. Não se observa a presença de náuseas ou esforço abdominal na eliminação dos alimentos. Vômito é a expulsão forçada de alimentos e secreções do trato gastrintestinal alto pela boca, acompanhada ou não por contração intensa dos músculos abdominais.

Regurgitação nasal associada a vômitos pode acontecer esporadicamente no lactente normal. Entretanto, se a frequência dos episódios for importante ou se a regurgitação nasal ocorrer isoladamente, caracteriza-se um quadro de distúrbio da deglutição (ver capítulo Distúrbios da deglutição).

Como se define a doença do refluxo gastroesofágico (DRGE)?

DRGE está presente no paciente pediátrico quando o refluxo do conteúdo gástrico para o esôfago causa incômodo e/ou complicações. Essa definição do Consenso global de 2009 é idêntica àquela adotada para adultos pelo consenso de Montreal em 2006. Assim, define-se a doença no momento em que os sintomas se tornam suficientemente incômodos, de modo a interferirem na qualidade de vida da pessoa. Nota-se que essa definição tem limitação para a população pediátrica. A maioria dos sintomas típicos da DRGE como pirose, azia, dor em queimação são de difícil compreensão e descrição por crianças menores de 8 anos de idade, devido às habilidades de comunicação ainda em desenvolvimento. Além disso, nessa faixa etária as crianças são mais sugestionáveis a responder afirmativamente perguntas fechadas sobre características específicas desses sintomas. Portanto, a interpretação da interferência dos sintomas na qualidade de vida em crianças menores de 8 anos é realizada pelos pais ou cuidadores.

O que é ruminação?

Ruminação refere-se à regurgitação voluntária e sem esforço do conteúdo gástrico (constituído por alimento recentemente ingerido) para a boca, com subsequente mastigação e redeglutição do alimento. O encontro de ruminação em lactentes é descrito como evento raro e caracteriza-se por iniciar entre 3 e 6 meses de idade e desaparecer durante o sono. É mais comum em crianças com comprometimento neurológico. Encontra-se também em lactentes com pouca interação com a mãe/cuidador e parece ser um modo de autoestimulação para suprir as necessidades que não são atendidas pelo outro. A ruminação vem sendo identificada em crianças maiores e especialmente em adolescentes do sexo feminino. É considerada parte do espectro de manifestações dos transtornos alimentares. Assim, a ruminação é um diagnóstico diferencial da DRGE.

EPIDEMIOLOGIA

Existem poucos estudos populacionais sobre a epidemiologia da DRGE em crianças. A maioria dos estudos enfoca a prevalência de DRGE em grupos específicos como lactentes com regurgitação recorrente. A comparação entre os estudos é limitada pelas diferentes definições de DRGE e metodologias utilizadas.

No Consenso global de 2009, encontra-se citado o relato dos resultados dos estudos de Chitkara et al. e de Rigomez et al. O primeiro grupo de pesquisadores, analisando os dados produzidos pela atenção primária em saúde do Reino Unido, encontrou incidência estimada de DRGE, na faixa etária de 2 a 19 anos, de 0,47 e 0,77 por 1.000 pessoas/ano no sexo masculino e feminino, respectivamente. No segundo estudo, agrupando lactentes e crianças menores de 5 anos atendidos na atenção primária e terciária, os autores encontraram incidência de 0,9 por 1.000 pessoas/ano.

Crianças portadoras de alterações neurológicas, como, por exemplo, distrofia muscular e paralisia cerebral, de doenças genéticas como as síndromes de Down e de Cornelia de Lange, por razões pouco conhecidas, têm risco maior de desenvolver DRGE grave e suas complicações. Anormalidades congênitas do esôfago como atresia esofágica corrigida e hérnia diafragmática e doenças crônicas pulmonares, como a fibrose cística, também podem predispor as crianças à DRGE mais grave e de curso crônico.

Embora estudos na faixa etária pediátrica sejam escassos, em adultos a obesidade está associada com alta prevalência de DRGE grave, esôfago de Barrett e adenocarcinoma esofágico.

ANATOMOFISIOLOGIA DA JUNÇÃO ESOFAGOGÁSTRICA

Uma série de características anatômicas e funcionais do esôfago e do estômago são fatores que evitam o surgimento da DRGE e suas complicações. A saliva e a peristalse esofágica promovem a progressão dos alimentos ingeridos, como também do material eventualmente refluído do estômago.

O esfíncter esofágico inferior (EEI), região de maior pressão intraluminal, não é definida anatomicamente; fatores como a peristalse esofágica, o ângulo de entrada do esôfago no estômago e o diafragma, entre outros, agem concomitantemente nessa região, determinando uma barreira antirrefluxo; alteração em qualquer desses mecanismos propicia a ocorrência de refluxo gastroesofágico. O EEI deve apresentar relaxamentos coordenados com a deglutição.

Relaxamento transitório do EEI (sem associação com a deglutição), mediado pelo estímulo vagal, é responsável pela maioria dos episódios de refluxo e pode ser desencadeado pelo aumento da pressão abdominal, como ocorre após alimentação, choro e tosse. Além do relaxamento transitório do esfíncter, deve-se lembrar que lactentes nos primeiros meses de vida apresentam o segmento intra-abdominal do esôfago muito curto, o qual se alonga com o crescimento da criança, tornando a barreira antirrefluxo progressivamente mais efetiva. Esse é um dos motivos pelos quais o refluxo gastroesofágico tende a melhorar espontaneamente nos primeiros 18 meses de vida.

ABORDAGEM DIAGNÓSTICA

QUADRO CLÍNICO DA DRGE

O diagnóstico da DRGE é apoiado principalmente na história e no exame físico. Os exames subsidiários podem auxiliar na elucidação de complicações associadas à DRGE ou nos diagnósticos diferenciais, mas nenhum tem especificidade suficiente para a confirmação diagnóstica da DRGE propriamente dita. O quadro clínico é bastante variado, caracterizando-se por um amplo espectro de sinais e sintomas digestivos e/ou respiratórios.

Quando predominam as queixas gastrintestinais e as complicações associadas

Os sintomas gastrintestinais mais comuns da DRGE na infância e adolescência variam com a idade e encontram-se descritos no quadro II-103.

Quadro II-103 – Sintomas gastrintestinais mais comuns da DRGE, por faixa etária.

> **Lactentes** – a maioria dos lactentes apresenta regurgitações e vômitos sem significado clínico. Apenas um pequeno número deles desenvolve a DRGE com sintomas como vômitos em grande volume com consequente baixo ganho de peso ou aqueles sugestivos de esofagite como: recusa alimentar com ou sem baixo ganho de peso associado, irritabilidade, postura em opistótono, sono agitado, choro durante a mamada, hematêmese e anemia
>
> **Pré-escolares** – a DRGE nessa faixa etária pode apresentar-se com episódios de regurgitação ou vômitos recorrentes. Diminuição da aceitação alimentar, sem outras queixas associadas, pode ser sintoma de esofagite nessa faixa etária
>
> **Escolares e adolescentes** – o padrão dos sintomas gastrintestinais da DRGE assemelha-se ao do adulto com: pirose; azia; desconforto retroesternal descrito como em aperto ou queimação, que geralmente ocorre após as refeições e por vezes encontra-se associado à dor que se irradia para as costas, durando de minutos a horas e resolvendo-se espontaneamente ou com uso de medicação antiácida; regurgitação crônica; disfagia, principalmente para sólidos; e, menos frequentemente, hematêmese e melena. A dor pode despertar repetidas vezes o paciente do sono e ser exacerbada por estresse emocional. Caso a esofagite progrida para estenose esofágica, os sintomas digestivos exacerbam-se

Diagnóstico diferencial – regurgitações e/ou vômitos recorrentes são manifestações gastrintestinais frequentes na prática pediátrica. No quadro II-104 estão relacionadas as principais causas de vômitos na infância e adolescência por faixa etária. Reiterando o que já foi referido, a presença de regurgitações e/ou vômitos que não trazem repercussão para a vida do lactente e que regridem progressivamente com o crescimento deve ser considerada uma condição normal dessa faixa etária. Para esse grupo de crianças não há necessidade de realização de nenhum exame laboratorial. O RGE, mesmo sendo fisiológico, pode apresentar frequência elevada de episódios de regurgitações e vômitos, sem comprometimento do estado geral, da evolução pondoestatural e da qualidade de vida dos lactentes. Nesses casos, é importante avaliar o grau de ansiedade que esses sintomas estão desencadeando nos pais, buscando conhecer seus medos e preocupações a respeito da queixa, para poder apoiá-los e tranquilizá-los, de modo individualizado, quanto à normalidade do seu filho.

Outro dado importante é verificar se a técnica de alimentação da criança está adequada. Erros na técnica alimentar são causas comuns de regurgitação frequente e vômitos no lactente. Assim, na abordagem clínica da criança com queixa de regurgitações/vômitos frequentes, deve-se inicialmente verificar a experiência materna com a alimentação de lactentes, pois não é infrequente o encontro de mães inexperientes que consideram anormal o padrão de regurgitação esperado para a idade. Em seguida, deve-se identificar, pela anamnese e observação da amamentação da criança durante a consulta, se as seguintes situações, que podem causar regurgitação e vômitos, estão presentes: 1. ingestão excessiva de ar, antes ou durante as mamadas, favorecida pelo choro intenso, sucção das mãos, dedos ou chupeta ou orifício do bico da mamadeira muito grande ou muito pequeno; 2. se o lactente em aleitamento artificial recebe excesso de leite em cada mamada; 3. se a criança é muito manipulada após as mamadas; e 4. se o lactente não é colocado para eructar após as mamadas ou se é colocado em posições diferentes da vertical para eructar. Durante os primeiros seis meses de vida, a criança respira durante a sucção e, consequentemente, ocorre preenchimento da orofaringe com ar, o qual é impelido junto com o bolo alimentar para o esôfago e estômago a cada deglutição. Esse é um dos motivos de a criança ter necessidade de eructar, sendo necessário mantê-la alguns minutos na posição vertical após as mamadas. Se ela for colocada em decúbito horizontal imediatamente após ter alimentado-se, a eructação do ar pode causar regurgitação do leite.

Crianças com regurgitações/vômitos que apresentam comprometimento do estado geral e da qualidade de vida podem ter como causa a DRGE, principalmente os lactentes, seguidos pelos pré-escolares, no entanto uma série de outras doenças pode causar esses vômitos e fazem parte dos diagnósticos diferenciais da DRGE (Quadro

Quadro II-104 – Causas de vômitos na infância e adolescência, por faixa etária.

No primeiro mês de vida	**Pré-escolar e escolar**
Técnica alimentar inadequada	Cinetose
Refluxo gastroesofágico fisiológico ou	Vômitos cíclicos
não complicado	Vômitos psicogênicos
Doença do refluxo gastroesofágico	Enteroparasitoses:
Obstruções gastrintestinais:	Giardíase
Estenose hipertrófica de piloro	Suboclusão/oclusão intestinal por áscaris
Atresias, estenoses e bridas congênitas	Gastrite/úlcera péptica
Aganglionose (doença de Hirschsprung)	Enxaqueca
Malrotação com ou sem volvo intestinal	Doença hepatobiliar
Íleo meconial	Pancreatite
Peritonite meconial	Desencadeado por tosse
Obstrução por rolha de mecônio	**Adolescência**
Anomalias anorretais	Anorexia nervosa/bulimia
Quadros inflamatórios	Vômitos psicogênicos
Enterocolite necrotizante	Gravidez
Doenças metabólicas	Enxaqueca
Erros inatos do metabolismo: galactosemia e várias	**Em qualquer idade**
aminoacidopatias	Aparelho cardiorrespiratório
Doenças endocrinológicas	Infecções respiratórias
Hiperplasia congênita de suprarrenal	Tosse
Doenças alérgicas:	Insuficiência cardíaca congestiva
Alergia à proteína do leite de vaca	Aparelho gastrintestinal
Doença hepatobiliar	Gastroenterite aguda
	Hérnia inguinal encarcerada
Lactente	Intoxicação alimentar
Erro de técnica alimentar	Esofagite
Refluxo gastroesofágico fisiológico ou	Apendicite
não complicado	Gastrite
Doença do refluxo gastroesofágico	Úlcera péptica
Quadros obstrutivos	Aparelho geniturinário
Estenose hipertrófica de piloro	Litíase
Estenose congênita de esôfago	Pielonefrite aguda
Invaginação intestinal intermitente	Uremia – insuficiência renal crônica
Aganglionose (doença de Hirschsprung)	Tubulopatias
Bridas congênitas	Uropatias obstrutivas
Doenças inflamatórias	Sistema nervoso central
Diverticulite de Meckel	Meningite, encefalite
Íleo paralítico	Hematoma subdural
Distúrbios metabólicos	Hemorragia intracraniana
Alergia gastrintestinal – alergia à proteína do leite	Hipertensão intacraniana
de vaca	Sistema endocrinológico
Doença hepatobiliar	Cetoacidose diabética
Pancreatite	Miscelânea
Enteroparasitoses: giardíase	Intoxicação exógena
	Quimioterapia citotóxica
	Radioterapia

II-104). A presença de sinais de alerta, descritos no quadro II-105, pode indicar que o RGE da criança pode ser secundário a uma doença de base.

Outra manifestação clínica secundária à DRGE é o ganho ponderal insuficiente/desnutrição e pode ser resultante dos vômitos recorrentes e/ou da menor aceitação alimentar devido à disfagia; esses sintomas associados aos microssangramentos subclínicos da esofagite, quando erosiva, podem ser responsáveis pelo aparecimento de anemia ferropriva.

Quadro II-105 – Sinais de alerta para doenças de base na criança com regurgitações e vômitos.

Sintomas de doença ou obstrução gastrintestinal
Vômitos biliosos
Vômitos recorrentes em jato
Sangramento gastrintestinal: hematêmese e hematoquezia*
Início dos vômitos após 6 meses de idade*
Constipação intestinal
Diarreia
Distensão abdominal evidente
Sintomas de doenças sistêmicas ou neurológicas
Hepatoesplenomegalia
Abaulamento de fontanela
Micro ou macrocefalia
Convulsões
Doenças genéticas (por exemplo, trissomia do 21)
Outras doenças crônicas (por exemplo, Aids)
Sintomas inespecíficos
Febre
Letargia
Baixo ganho de peso*

* Pode ser também sintoma da DRGE – ver capítulo Sangramento gastrintestinal.

Quando predominam as manifestações respiratórias

Vários sintomas respiratórios são atribuídos à DRGE. Porém, as evidências na literatura são insuficientes para estabelecer essa relação causal na maioria dos sintomas e/ou doenças respiratórias, como exposto a seguir.

Asma – as diretrizes sobre asma do *National Asthma Education and Prevention Program* (2007) e o Consenso global (2009) sobre DRGE em crianças relatam que a associação com DRGE deve ser cogitada nos casos de asma de difícil controle, especialmente quando associada à asma noturna e/ou aos sintomas típicos da DRGE.

Lactente com sibilância – associação com DRGE deve ser cogitada nas crianças com sibilância recorrente ou perene de difícil controle (ver capítulo Criança com crise de sibilância).

Sinusite, faringite e otite média serosa – segundo o Consenso global de 2009, o grau de evidência é insuficiente para afirmar que a DRGE pode causar ou exacerbar tais doenças na população pediátrica. Também para a população adulta, dados que buscam estabelecer a relação entre essas doenças do trato respiratório superior e DRGE são inconclusivos.

Tosse crônica, laringite recorrente e rouquidão – de acordo com o Consenso global de 2009, o grau de evidência é insuficiente para dizer que a DRGE causa ou exacerba tais quadros respiratórios.

Pneumonia recorrente – é difícil estabelecer relação causal com a DRGE. Monitorização de pH esofágico com resultados anormais apresenta baixa sensibilidade e especificidade na detecção de pneumonia aspirativa associada à DRGE (ver capítulo Pneumonia recorrente). Nas crianças com doenças neurológicas e/ou musculares, a associação DRGE e pneumonia recorrente é mais frequente.

Crises de apneia – a relação causal com DRGE nem sempre pode ser confirmada e outras causas de apneia devem ser descartadas. Alguns autores consideram a possibilidade da associação de apneia com DRGE nas seguintes situações: apneia em vigília, apneia obstrutiva e apneia concomitante a vômitos.

Evento de quase morte súbita (*acute life-threatening event* – ALTE) – de acordo com o Consenso global de 2009, os dados disponíveis até o momento não são suficientes para definir a prevalência da DRGE como causa de ALTE.

Outras manifestações – de acordo com o Consenso global (2009), a síndrome de Sandifer é uma manifestação específica de DRGE nos pacientes pediátricos. É descrita como postura anormal (postura da cabeça em direção ao ombro, semelhante à do torcicolo e com movimentos incoordenados e espasmódicos da cintura escapular) secundária à DRGE em crianças sem comprometimento neurológico, as quais são, com frequência, erroneamente diagnosticadas como portadoras de neuropatia.

EXAMES COMPLEMENTARES

Radiografia contrastada de esôfago-estômago-duodeno (EED) – não é um bom exame para o diagnóstico da DRGE. A análise de vários estudos, nos quais os autores compararam os resultados do EED com aqueles encontrados pela monitorização do pH esofágico, mostrou uma variação da sensibilidade e da especificidade do EED de 31% a 86% e de 21% a 83%, respectivamente. Está indicado para a detecção de alterações anatômicas adquiridas, como as estenoses pépticas, ou congênitas como as malformações (anéis vasculares, cisto ou duplicação esofágica, estenose de piloro, má rotação ou brida duodenal, entre outras), além de fornecer informações sobre a motilidade esofagogástrica.

Cintilografia esofagogástrica – como a radiografia contrastada de EED, tem baixa sensibilidade e especificidade para diagnóstico de DRGE, colocando em dúvida seu papel no diagnóstico da DRGE para lactentes e crianças. Sua principal indicação é o estudo do esvaziamento gástrico.

Monitorização do pH intraesofágico – teste realizado por meio da colocação de um ou mais microeletrodos com um sensor de pH no esôfago distal e, às vezes, também no proximal. Esse exame permite quantificar a exposição do esôfago ao conteúdo ácido que reflui do estômago e analisar se existe correlação entre o refluxo e os sintomas.

Como episódios ácidos de RGE ocorrem em lactentes, crianças, adolescentes e adultos assintomáticos e sem DRGE, foi definido o índice de refluxo (porcentagem do tempo em que o pH esofágico ficou menor que 4,0), como a medida de refluxo que permite estimar a exposição ácida cumulativa do esôfago. O limite superior da normalidade do índice de refluxo foi definido como 12% no primeiro ano de vida e 6% após essa idade até a vida adulta. O índice de refluxo anormal correlaciona-se fortemente com o encontro de esofagite à endoscopia (cerca de 95% das crianças com esofagite apresentam índice de refluxo anormal).

Quando o teste é adequadamente realizado, é possível avaliar a associação temporal entre a queda do pH e a sintomatologia em investigação e, por meio de um estudo poligráfico, possibilita relacionar as alterações do pH com as do ritmo cardíaco, frequência respiratória, saturação de oxigênio no sangue e/ou ocorrência de apneia. Os resultados encontrados em períodos de 24 horas de monitorização geralmente são mais confiáveis do que aqueles realizados em 12 horas, embora seja mais difícil ter acesso à realização do exame com longos períodos de monitorização.

Limitações do exame: não detecta anormalidades anatômicas nem identifica a presença ou a gravidade de esofagite. Por isso, ele não está indicado nas seguintes situações: 1. avaliação de pacientes com sintomas típicos de DRGE: pirose ou dor retroesternal; 2. pacientes com esofagite diagnosticada por endoscopia e biópsia, pois não acrescenta informações para o diagnóstico.

Impedâncio-pHmetria esofágica prolongada – por meio de microeletrodos colocados na porção distal do esôfago, esse exame possibilita a detecção do refluxo com ou sem acidez e a análise de suas características físicas (líquido, gasoso ou misto). Tem indicação na suspeita clínica e/ou endoscópica de RGE não comprovada pela pHmetria convencional; na suspeita de refluxo não ácido, como na gastrectomia e na gastrite atrófica; e na presença de sintomas que independem da acidez como, por exemplo, eructação, disfonia, pigarro, tosse, broncoespasmo.

Manometria esofágica – é um método de avaliação direta da pressão e do comprimento do esfíncter inferior do esôfago, que permite inferir a presença de RGE por meio do encontro de alterações dos níveis pressóricos. É pouco utilizado no diagnóstico de DRGE. Pode auxiliar na avaliação da função peristáltica antes da cirurgia antirrefluxo para excluir alterações motoras.

Endoscopia e biópsia – deve ser realizada nas crianças com sintomas de esofagite como recusa alimentar ou dor retroesternal e que não obtiveram alívio dos sintomas com o tratamento clínico inicial com bloqueador de bomba de prótons por seis a oito semanas. O objetivo da endoscopia e biópsia é determinar a presença, a gravidade e a possível etiologia da esofagite (esofagite alérgica/eosinofílica, doença de Crohn ou infecciosa), assim como avaliar se há complicações como estenoses ou o esôfago de Barrett. Esôfago de aparência normal à visualização direta não exclui a presença de esofagite nem de DRGE. Esse exame pode ser realizado em todas as faixas etárias, as complicações são raras, mas, quando presentes, relacionam-se à sedação excessiva. Se os sintomas sugestivos de esofagite desaparecem com o tratamento, não há necessidade de repetir o exame.

ABORDAGEM TERAPÊUTICA

RGE FISIOLÓGICO OU NÃO COMPLICADO

Diante da suspeita clínica de RGE fisiológico, a abordagem baseia-se na tranquilização e no acolhimento dos pais, conversando a respeito da evolução benigna do quadro. Nessa perspectiva, as autoras discutem a importância em não utilizar o termo refluxo gastroesofágico fisiológico ou "normal" com os pais, pois para leigos essa terminologia carrega em si o estigma de um processo patológico. Sugere-se, então, que seja utilizado o termo descritivo "regurgitações frequentes próprias da idade", buscando-se evitar, assim, a "patologização" dessa condição fisiológica. Além disso, também é importante escutar as hipóteses dos pais para o problema da criança, pois não é incomum, nesse momento, eles levantarem a hipótese de "refluxo" ou de "refluxo gastroesofágico" por conhecerem crianças sendo tratadas por DRGE com várias medidas e medicações antirrefluxo. Segue-se esclarecendo a família a respeito da melhora dos sintomas com o crescimento da criança e sobre o fato de não ser necessária a realização de exames ou tratamentos específicos. Seguimento com retornos frequentes deve ser acordado com a família, para assegurar a ausência de sinais de alerta e o ganho ponderal adequado da criança. Os retornos devem ser espaçados quando os pais se sentirem mais seguros no cuidado da criança e o pediatra certo do seu bom desenvolvimento geral. Quando as regurgitações e/ou os vômitos forem muito frequentes, porém sem nenhuma repercussão clínica para a criança, como dificuldade em ganhar peso, irritabilidade, distúrbios do sono, problemas respiratórios ou alimentares, deve continuar prevalecendo o diagnóstico de RGE fisiológico e nenhuma medida terapêutica, postural, dietética ou medicamentosa deve ser instituída. Nesse caso, uma história cuidadosa a respeito das técnicas alimentares deve ser obtida, pois a mãe pode oferecer a dieta, apropriada para a idade da criança, em intervalos muito curtos, o que leva ao esvaziamento gástrico incompleto entre as refeições, favorecendo as regurgitações e os vômitos como forma de alívio. Além disso, os pais devem ser assegurados, em cada retorno, de que os sintomas não correspondem a nenhuma doença e o pediatra deve facilitar para que a família manifeste as dúvidas, os medos e as angústias que possam estar relacionadas à presença dos sintomas.

DRGE

A abordagem terapêutica da DRGE tem como objetivos melhorar os sintomas e prevenir as complicações. Para a maioria das crianças com DRGE, o tratamento é clínico e pode ser constituído por medidas posturais e/ou dietéticas e, eventualmente, pela terapia medicamentosa. A necessidade da prescrição de cada uma dessas medidas terapêuticas deve ser avaliada de acordo com a sintomatologia apresentada e a idade do paciente e é nessa perspectiva que elas são apresentadas a seguir.

Terapia postural

Os lactentes até 1 ano de idade devem ser colocados em posição supina. São contraindicadas as posições prona, lateral direita ou esquerda durante o sono por sua associação com risco aumentado de morte súbita de origem indeterminada.

Craig et al. (2004), em revisão sistemática, demonstraram que a elevação da cabeceira da cama não melhora o refluxo gastroesofágico ou diminui os episódios de vômitos em crianças menores de 24 meses de idade. Esses autores, assim como o Comitê da Sociedade Norte-Americana de Gastroenterologia e Nutrição Pediátrica (2001), não recomendam a elevação da cabeceira da cama para os lactentes com DRGE.

Colocar os lactentes em posição semissentada, como ocorre com o uso do "bebê-conforto", pode aumentar a presença do RGE em comparação com o decúbito ventral.

Nas crianças com mais de 2 anos de idade e em adolescentes, sugere-se a posição lateral esquerda e a elevação da cabeceira da cama, com base nos estudos em adultos que mostraram melhora dos sintomas.

Deve-se evitar o uso de roupas apertadas e, após as refeições, os lactentes devem ser mantidos em posição ortostática e deve-se evitar a manipulação excessiva da criança. Quando houver necessidade de fisioterapia respiratória, como tapotagem e drenagem de decúbito, essas devem ser sempre realizadas antes da alimentação.

Terapia dietética

O aleitamento materno deve ser estimulado, orientando-se a técnica adequada da amamentação, evitando-se a deglutição excessiva de ar e verificando se as manobras adequadas para a eructação pós-prandial (deixar a criança na posição ortostática por alguns minutos) estão sendo realizadas rotineiramente, impedindo assim a hiperdistensão gástrica e o consequente refluxo gastroesofágico fisiológico para a descompressão do estômago.

É importante salientar que, nas crianças em aleitamento materno exclusivo, não é recomendada nem sua suspensão nem a introdução de fórmulas engrossadas.

Em relação à dieta, a adição de engrossantes ao leite ou à fórmula, quando a criança não estiver em aleitamento materno exclusivo, pode ser recomendada para a melhora dos vômitos. Entretanto, como essa medida não impede a ocorrência do refluxo do conteúdo do estômago para o esôfago e apenas melhora os vômitos, o pediatra deve continuar alerta para os sinais que sugiram o aparecimento de complicações. Além disso, devem ser ponderados os efeitos adversos dessa medida em relação aos benefícios eventualmente obtidos.

No caso dos lactentes, Huang et al. (2002) e Craig et al. (2004), assim como o Comitê da Sociedade Norte-Americana de Gastroenterologia e Nutrição Pediátrica (2001), recomendam engrossar a dieta para melhorar os sintomas de vômitos, mas reforçam que essa medida não interfere no refluxo gastroesofágico propriamente dito. O aumento da consistência do leite é conseguido adicionando-se cereais na concentração de 3 a 8%. Assim, na orientação dessa medida, deve-se ponderar o efeito causado tanto pelo aumento da oferta calórica, como pela introdução precoce de alimentos que pode causar alergia ou estar associada, especificamente em relação à introdução de cereais na idade inferior a 4 meses, a maior risco de desenvolvimento de doenças como a doença celíaca e o *diabetes mellitus* tipo 1 (ver capítulo Alimentação da criança normal). Atualmente, encontram-se disponíveis, em nosso meio, fórmulas lácteas antirregurgitação espessadas com amido pré-gelatinizado. Importante atentar para o fato de essas fórmulas não interferirem no refluxo gastroesofágico propriamente dito, mas apenas melhorarem os sintomas de vômitos.

Apesar de alguns profissionais orientarem o fracionamento da dieta, a utilização de pequenos volumes, a intervalos menores de tempo, a uma temperatura ambiente, não são encontrados na literatura dados que corroborem essa conduta.

Nos lactentes com vômitos e baixo ganho ponderal ou irritabilidade ou baixa aceitação alimentar, é recomendada inicialmente a suspensão do leite de vaca por uma a duas semanas como parte da investigação dos diagnósticos diferenciais da DRGE, pois alergia à proteína do leite de vaca tem sido associada com razoável frequência a esse quadro clínico. Nessas crianças, a eliminação da proteína do leite de vaca da dieta acompanha-se com redução do número de vômitos em 24 horas. Portanto, se os vômitos desaparecerem ou melhorarem significativamente após a suspensão do leite de vaca pelo período acima mencionado, deve-se reintroduzi-lo e, então, confirmar o diagnóstico de alergia à proteína do leite de vaca se os vômitos retornarem. Após a confirmação desse diagnóstico, deve-se manter a exclusão do leite de vaca até pelo menos 1 ano de idade. Em geral, a criança adquire tolerância à proteína do leite de vaca com o crescimento.

Em relação às crianças maiores e adolescentes, restrições alimentares e mudanças de hábitos de vida são sugeridas com base em estudos em adultos, porém com evidência científica limitada.

Recomenda-se que alguns alimentos sejam evitados por diminuir a pressão do esfíncter inferior do esôfago como chás, chocolate, frutas cítricas, alimentos gordurosos, frituras e café. No entanto, deve-se ter o cuidado de avaliar o valor proteico, o calórico e o vitamínico resultante da dieta proposta, para que não haja prejuízo nutricional da criança. Dessa forma, antes de se excluir qualquer alimento, deve-se ter o cuidado de verificar a possibilidade de substituí-lo por outro de valor nutritivo semelhante. Nos pacientes obesos, recomenda-se a perda de peso como estratégia para a diminuição dos episódios de refluxo. A exposição ao tabaco parece relacionar-se com o refluxo gastroesofágico; assim, deve-se orientar os adolescentes a parar de fumar.

Tratamento medicamentoso

O uso de medicamentos como procinéticos, antiácidos, antagonistas dos receptores de histamina tipo 2 e bloqueadores de bomba de prótons pode ser indicado em casos específicos, quando os sintomas são graves e não melhoram com as medidas posturais e dietéticas, devendo-se lembrar que, até o momento, não existem informações técnico-científicas suficientes na literatura para indicá-los sistematicamente ou implicá-los na melhora do refluxo gastroesofágico.

Assim, a indicação de medicamentos na DRGE deve ser discutida individualmente e, em cada caso, ponderar os efeitos que se deseja alcançar com o medicamento, tendo como referência os resultados encontrados na literatura, os custos para a família e os possíveis efeitos colaterais da medicação.

Em pediatria não existem estudos com evidência suficiente para indicar tratamento medicamentoso rotineiramente nos casos de DRGE, com exceção daqueles associados à suspeita clínica ou à comprovação endoscópica de esofagite.

Procinéticos – são drogas em que, apesar de aumentarem o peristaltismo esofágico e facilitarem o esvaziamento esofagogástrico, os resultados encontrados na literatura associando seu uso à melhora dos sintomas de vômitos são controversos e não há evidência de que seu uso melhore o refluxo gastroesofágico. Assim, sua indicação é limitada às situações graves, como é o caso da apneia associada ao refluxo gastroesofágico.

• Domperidona – é um bloqueador D_2 da dopamina com atividade periférica seletiva no trato gastrintestinal superior que, por não atravessar a barreira hematoencefálica, não produz efeitos colaterais no sistema nervoso central, tais como sedação, discinesias e reações extrapiramidais. Porém, existem poucos estudos com essa medicação em crianças, sendo que os efeitos sobre os sintomas como vômitos, náuseas e regurgitações são controversos (Pritchard et al., 2005). Assim, não se indica rotineiramente o uso da domperidona para o tratamento dos sintomas das crianças com DRGE, ficando sua indicação dependente do caso. A dose preconizada é de 0,2mg/kg/dose, três a quatro vezes ao dia, cerca de 30 minutos antes das refeições.

• Metoclopramida – é um agente antidopaminérgico com ação central e periférica, estimula os receptores colinérgicos das células da musculatura da mucosa intestinal e libera acetilcolina nas junções neuromusculares. Existem poucos estudos clínicos com o uso da metoclopramida na DRGE em crianças e os resultados desses estudos são conflitantes em relação à melhora dos sintomas de vômitos e do refluxo gastroesofágico propriamente dito. Além disso, as ocorrências de efeitos colaterais como sedação, reações extrapiramidais e discinesia foram muito frequentes (Craig et al., 2004). Assim, à luz do conhecimento científico atual, não é recomendado o uso da metoclopramida para o tratamento da DRGE na infância.

• Baclofeno – é um agonista do receptor gama-aminobutírico B que inibe o relaxamento transitório do esfíncter inferior do esôfago e acelera o esvaziamento gástrico. Existem ainda poucos estudos em crianças, não sendo seu uso recomendado.

• Betanecol – agonista colinérgico direto, aumenta a contração do esfíncter inferior do esôfago, mas não há estudos clínicos suficientes para indicar seu uso na DRGE.

• Bromoprida – administrada na dose de 0,5 a 1mg/kg/dia, dividido em três vezes, 1 hora antes das mamadas ou das refeições e antes de dormir, tem sido muito utilizada na prática, porém não existem estudos na literatura sobre essa droga, sendo sua utilização isenta de respaldo científico. Os efeitos colaterais são inquietação, sonolência, fadiga, insônia, tontura, náuseas, distúrbios intestinais e também sintomas extrapiramidais.

Medicação antiácida – os antiácidos, como o hidróxido de alumínio, são utilizados nos intervalos das refeições, para tamponamento do pH ácido, e podem ser indicados nas crianças maiores com queixa de pirose e queimação retroesternal para o alívio dos sintomas por dois ou três dias. Após esse período, persistindo os sintomas, deve-se considerar o diagnóstico de esofagite e instituir tratamento específico com bloqueador de bomba de prótons ou com bloqueador de receptores H_2. A dose recomendada do hidróxido de alumínio é de 300 a 1.000mg a cada 6 horas. Como efeito colateral, podem-se encontrar encefalopatia, depleção de fósforo, mas o mais importante é o acúmulo de alumínio no organismo que pode provocar osteopenia, anemia e neurotoxicidade em pacientes pediátricos, principalmente após uso prolongado. O hidróxido de magnésio e o carbonato de cálcio não possuem estudos publicados que comprovem sua eficácia e segurança em crianças, não sendo, portanto, recomendados.

Bloqueadores da bomba de prótons – essa medicação é utilizada no tratamento da esofagite, sem agir primariamente no refluxo gastroesofágico propriamente dito. O uso indiscriminado dessa medicação em crianças, sem sintomas de esofagite, não é recomendado.

Os bloqueadores da bomba de prótons atuam bloqueando a secreção ácida e os estudos mostram que são mais eficazes em relação aos inibidores dos receptores H_2. Em crianças, estão indicados o omeprazol ou o lanzoprazol, pois as outras drogas desse grupo não foram estudadas nessa faixa etária.

Existem relatos sobre a segurança do uso prolongado dos bloqueadores da bomba de prótons em crianças, por até seis meses, para o tratamento de esofagite grave. Recomenda-se a administração de 1mg/kg/dia de omeprazol em dose única (adultos 20 a 40mg/dia, em dose única), pela manhã, por seis a oito semanas. A dificuldade da administração para crianças deve-se à apresentação da droga ser em cápsulas ou comprimidos revestidos, que não podem ser triturados. As cápsulas podem ser abertas e os microgrânulos misturados a alimentos cremosos, como, por exemplo, iogurtes. Os comprimidos revestidos podem ser dissolvidos em água, sem amassá--los. Os efeitos colaterais descritos são cefaleia, dor abdominal, diarreia, náuseas, *rash* cutâneo, constipação intestinal e deficiência de vitamina B_{12}. Utiliza-se 0,7 a 1,6mg/kg/dia de lanzoprazol, até o máximo de 30mg/dia, em dose única. Os efeitos colaterais do lanzoprazol são cefaleia, náuseas, diarreia, dor abdominal, elevação das transaminases, proteinúria, angina e hipotensão.

Em relação aos quadros respiratórios, alguns estudos mostram melhora da sintomatologia respiratória associada à DRGE em algumas situações especiais, como os lactentes com crises de sibilância recorrente grave e em crianças com asma persistente grave de difícil controle. Nesses pacientes, é recomendado o uso de bloqueador de bomba de próton por três meses. Assim, em crianças com esses quadros respiratórios e sem sintomatologia típica de DRGE (vômitos frequentes, azia e pirose), está indicada a realização de monitorização do pH esofágico para a confirmação da DRGE. Pela dificuldade de se realizar esse exame na prática clínica, recomenda-se, nesses casos, a introdução empírica de supressão ácida

por três meses com bloqueador de bomba de prótons e acompanhamento clínico: 1. se os sintomas respiratórios persistirem, sugere-se a monitorização do pH esofágico e, se a supressão ácida estiver adequada, deve-se pensar na possibilidade de refluxo não ácido ou da inexistência de DRGE; 2. se a supressão ácida estiver inadequada, deve-se otimizar a medicação, aumentando a dose do bloqueador de bomba de prótons.

Bloqueadores dos receptores H_2 – representados pela cimetidina, ranitidina e famotidina, atuam inibindo os receptores de histamina das células parietais, diminuindo a acidez da secreção gástrica. A duração do tratamento é de quatro a oito semanas. A ranitidina está indicada na dose de 2 a 4mg/kg/dose (adulto: 600mg/dia), duas vezes por dia. Os efeitos colaterais descritos são cefaleia, fadiga, irritabilidade, *rash* cutâneo, obstipação, diarreia, trombocitopenia e elevação das transaminases. A dose preconizada de famotidina é de 1 a 1,5mg/kg/dia (adulto: 40mg/dia), em duas tomadas. Os efeitos colaterais são cefaleia, fadiga, irritabilidade, *rash* cutâneo, constipação intestinal ou diarreia. Em relação à cimetidina, recomenda-se a dose de 40mg/kg/dia dividida em duas ou três tomadas (adulto: 800 a 1.200mg/dose). Foram descritos como efeitos colaterais *rash* cutâneo, bradicardia, ginecomastia, náuseas, vômitos, hipotensão e redução do metabolismo hepático a algumas medicações, como, por exemplo, a teofilina.

Tratamento cirúrgico

O tratamento cirúrgico tem indicação absoluta no esôfago de Barrett (diagnóstico anatomopatológico) e na estenose esofágica. As crianças maiores de 2 anos de idade, com esofagite e/ou sintomas respiratórios resistentes ao tratamento clínico, constituem um grupo no qual o tratamento cirúrgico pode ser ponderado como alternativa. O tipo de cirurgia utilizado é geralmente a fundoplicatura, que atualmente também pode ser feita por via endoscópica. Os resultados são variáveis, sendo de pior prognóstico nos portadores de neuropatia e de estenose de esôfago, nos quais são frequentes as complicações como disfagia, incapacidade de eructar ou vomitar, herniações, retardo do esvaziamento esofágico e outras.

BIBLIOGRAFIA

1. Carrocio A, Iacono G, Montalto G, Cavatio F, Soresi M et al. Domperidona plus magnesium hydroxide and aluminium hydroxide: a valid therapy in children with gastroesophageal reflux. A doble blind ramdomizade study versus placebo. Scand J Gastroenterol 1994;29:300. • 2. Corvaglia L, Rotatori R, Ferlini M, Aceti A, Ancora G, Faldella G. The effect of body positioning on gastroesophageal reflux in premature infants: evaluation by combined impedance and pH monitoring. J Pediatric 2007;151:591. • 3. Craig WR, Hanlon Dearman A, Sinclair C, Taback S, Mof-

fatt M. Metoclopramide, thickened feedings, and positioning for gastro oesophageal reflux in children under two years (Cochrane Review), 2004. • 4. De Loore I, Van Ravensteyn H, Ameryekx L. Domperidona drops in symptomatic treatment of chronic paediatric vomiting and regurgitation. A comparison with metoclopramide. Postgrad Med J 1979;55(Suppl 1):40. • 5. Gilger MA, Toli V, Vandenplas Y, Youssef NN et al. Safety and tolerability of esomeprazole in children with gastroesophageal reflux disease. J Pediatr Gastroenterol Nutr 2008;46:524. • 6. Gold BD, Gusnasekaran T, Tolia V, Wetzler G et al. Safety and symptom improvement with esomeprazole in adolescents with gastroesophageal reflux disease. J Pediatr Gastroenterol Nutr 2007;45:520. • 7. Huang R C, Forbes DA, Davies MW. Feed thickener for newborn infants with gastro oesophageal reflux (Cochrane Review), 2002. • 8. Martin AJ, Pratt N, Kennedy JD et al. Natural history and familial relationships of infant spilling to 9 years of age. Pediatrics 2002;109:1061. • 9. Pritchard DS, Baber N, Stephenson T. Should domperidone be used for the treatment of gastro oesophageal reflux in children? Systematic review of randomized controlled trials in children aged 1 month to 11 years old. Br J Clin Pharmacol 2005;59:725. • 10. Rudolph CD, Mazur LJ, Liptak GS, Baker RD, Boyle JT, Colletti RB et al. Guidelines for evaluation and treatment of gastroesophageal reflux in infants and children: recommendations of the North American Society for Pediatric Gastroenterology and Nutrition. J Pediatr Gastroenterol Nutr 2001;32(Suppl 2):S1. • 11. Sherman PM, Hassall EH, Fagundes Neto U, Gold BD, Kato S, Kolrtzko S et al. A global, evidence based consensus on definition of gastroesophageal reflux disease in pediatric population. Am J Gastroenterol 2009;104:1278. • 12. US National Heart, Lung, and Blood Institute. National Asthma Education and Prevention Program (NAEPP), 2007. • 13. Vakil N, Van Zanten SV, Kahrilas P, Dent J, Jones R. Global Consensus Group. The Montreal definition and classification of gastroesophageal reflux disease: a global evidence based consensus. Am J Gastroenterol 2006;101:1900. • 14. Vandenplas Y, Goyvaerts H, Helven H et al. Gastroesophageal reflux, as measured by 24 hour pH monitoring, in 509 healthy infants screened for risk of sudden infant death syndrome. Pediatrics 1991;88:834.

45 CONSTIPAÇÃO INTESTINAL CRÔNICA

Maria Lúcia de Moraes Bourroul
Daleth Rodrigues Scaramuzzi
Patricia Ruffo

De acordo com vários autores, as queixas de constipação e escape fecal em crianças correspondem a 3 a 5% das consultas de rotina em consultório de pediatria geral e a 10 a 25% das consultas em gastroenterologia pediátrica. Van Den Berg et al. (2006), baseados em revisão sistemática da literatura, estimam que a prevalência real de constipação varie bastante, entre 1 e 30%. A faixa etária mais acometida é a dos pré-escolares e não se observam diferenças entre os sexos.

Atualmente, a maioria dos autores considera que a constipação intestinal crônica na criança é determinada, na maioria dos casos, por alterações funcionais dos mecanismos de evacuação, sendo raras as situações nas quais alterações anatômicas ou neurológicas causam o quadro. No entanto, apesar dessa aparente benignidade da constipação intestinal crônica enquanto sintoma, sua remissão completa não é facilmente obtida. A cronificação da retenção fecal por si só induz ao aparecimento de uma série de outros sintomas, como a dor e consequentemente o medo de evacuar, que se complicam com alterações funcionais, como o não relaxamento da musculatura perineal e do esfíncter anal externo, e determinam alterações estruturais, como a dilatação da porção distal do intestino grosso formando um ciclo difícil de ser interrompido. Isso pode ser detectado em vários estudos, nos quais é frequente o relato de recidivas e de resultados relativamente limitados. Assim, diante de uma situação clínica na qual causas anatômicas ou neurológicas são pouco frequentes, este capítulo procura apresentar uma breve atualização sobre o tema e ao mesmo tempo orientar o pediatra geral para acompanhar a criança e sua família, evitando encaminhamentos desnecessários, e essencialmente abreviando a duração e as complicações da cronificação dessa condição tão desconfortável.

DEFINIÇÕES

Historicamente, encontram-se na literatura várias definições de constipação, evidenciando a dificuldade de estabelecer critérios realmente abrangentes e práticos.

Como nos quadros de constipação há uma tendência à retenção fecal, espera-se que as evacuações sejam menos frequentes e que as fezes se tornem mais volumosas e ressecadas e, nesse sentido, a princípio, parece simples que a definição se baseie na frequência das evacuações e na consistência das fezes. No entanto, como o hábito intestinal normal varia muito de acordo com a faixa etária da população estudada, hábitos alimentares regionais e individuais, fica difícil definir numericamente qual a frequência de evacuações que deve ou não ser considerada normal.

Além disso, o quadro clínico de constipação na infância pode variar muito quanto à gravidade, podendo haver tanto crianças com evacuações pouco ou muito espaçadas, quanto crianças com evacuações (ou perdas fecais) diárias; assim como fezes ressecadas em pequenos ou grandes volumes, até fezes líquidas. Essa grande variedade de expressões clínicas precisa estar prevista na definição para que crianças e adolescentes portadores de constipação possam ser identificados e devidamente acompanhados.

Atualmente, a Sociedade Norte-Americana de Gastroenterologia, Hepatologia e Nutrição Pediátrica define constipação como atraso ou dificuldade para evacuar por duas ou mais semanas, gerando desconforto para o paciente.

Na infância, as causas de constipação podem ser divididas em duas categorias: orgânicas e funcionais. As causas orgânicas são responsáveis por menos de 5% dos quadros, enquanto as causas funcionais englobam quase todas as outras situações, em geral, fora do período neonatal. A constipação orgânica deve ser suspeitada pelo pediatra e, dependendo da complexidade da etiologia aventada, a criança deve ser investigada e acompanhada em parceria com o gastropediatra. A constipação funcional, anteriormente denominada idiopática, a princípio, é da competência do pediatra, que deve estar atento para identificar suas primeiras manifestações, visando intervir de forma precoce, tentando evitar que a cronificação do sintoma se estabeleça e traga maiores consequências. A ausência de acometimento orgânico primário nas crianças com constipação funcional não garante um melhor prognóstico. Vários autores referem dificuldade no manejo dessas crianças, citando melhoras parciais e recorrências em uma parte significativa dos pacientes.

Experiências de várias regiões do mundo têm sido discutidas visando definir critérios diagnósticos e referências terapêuticas comuns para determinadas entidades mórbidas. Em 2006, o *Multinational Working Teams to Develop Criteria for Funcional Disorders* (ROME III, 2009) apresentou uma nova classificação para os distúrbios funcionais da defecação da criança, destacando as seguintes situações clínicas:

Constipação funcional – acomete lactentes e pré-escolares por no mínimo um mês e escolares e adolescentes por pelo menos dois meses e apresenta no mínimo duas das seis características apresentadas no quadro II-106.

Incontinência fecal – é a perda ou o escape repetitivo de fezes de crianças com idade superior a 4 anos, idade em que se espera competência do controle esfincteriano e hábito intestinal socialmente aceitável. Esse é o termo padronizado para as condições clínicas anteriormente denominadas como *soiling* e encoprese. Apesar de parecer paradoxal, a importância de definir a incontinência fecal neste capítulo deve-se ao fato de 80% das crianças com incontinência fecal apresentarem retenção fecal, ou seja, têm constipação que pode não ser facilmente percebida, pois a caracterização de suas fezes foge desse padrão: ressecadas, volumosas ou em intervalos longos. Nesses casos, a queixa de perda diária de fezes pastosas, semipastosas e até mesmo líquidas pode desviar a atenção da família e do próprio pediatra se o hábito da evacuação não for bem caracterizado e se ao exame físico não se buscar detectar a retenção fecal.

É comum encontrar na caracterização/definição de incontinência fecal que se trata de um ato involuntário. Isso se aplica a condições extremas em que a estrutura do esfíncter anal externo está comprometida e incapaz de reter ou nas situações de constipação intestinal crônica em que a retenção fecal na ampola retal é tão volumosa que extrapola a capacidade de continência desse esfíncter e as fezes recém-chegadas na ampola retal escorrem pela borda do fecaloma. No entanto, é complicado pensar que a perda é sempre involuntária, uma vez que o relaxamento do esfíncter anal externo é voluntário e, na prática, observa-se que alguns pré-escolares apresentam perdas fecais apenas em casa, e seus pais descrevem que eles se negam a ir ao banheiro e evacuam fezes pastosas ou semipastosas nas vestes em pequenas quantidades e muitas vezes são flagrados em cantos da casa, embaixo de mesas, atrás de sofás ou cortinas, em posições diferentes, como se fizessem força. Vale pensar que essas crianças podem estar desenvolvendo desde hábitos "caprichosos" até medidas para aliviar a pressão sobre a ampola retal e o esfíncter, e lutam contra a necessidade eminente de evacuar, contraindo a musculatura perineal ou permitindo rápidos relaxamentos do esfíncter externo, de tal forma que eliminem uma quantidade mínima de fezes, aliviando, em parte, as pressões e resgatando novamente a possibilidade de retenção.

MECANISMOS DE DEFECAÇÃO E CONTINÊNCIA

Para poder avaliar o hábito intestinal e definir se há adiamento das evacuações na suspeita de constipação, é importante conhecer as variações fisiológicas determinadas pelo crescimento, maturação e socialização.

A frequência das evacuações costuma variar conforme a oferta alimentar, tendendo naturalmente para uma diminuição que é expressão do aumento da capacidade de digestão/absorção e dos mecanismos de retenção. Normalmente, observa-se que recém-nascidos a termo apresentam a primeira evacuação nas primeiras 36 horas de vida e que 90% deles eliminam o mecônio nas primeiras 24 horas. Na primeira semana, os recém-nascidos costumam apresentar várias evacuações ao dia, determinadas por mecanismos reflexos e pela relativa sobrecarga osmótica que a oferta láctea representa nessa fase. História de rolha de mecônio ou de íleo meconial, assim como dificuldade para evacuar ou ausência de evacuações ou mesmo evacuações pouco frequentes nesse período, uma vez afastada insuficiência na oferta, apontam para a possibilidade de acometimentos orgânicos e devem ser acompanhadas de perto. Em geral, nos primeiros três meses, os lactentes evacuam mais de duas vez por dia, sendo que em aleitamento materno exclusivo costumam

Quadro II-106 – Características da constipação funcional.

Lactentes e pré-escolares (< 4 anos)	Escolares e adolescentes
Duas ou menos evacuações por semana	Duas ou menos evacuações por semana
Pelo menos um episódio de incontinência após a aquisição do controle esfincteriano	No mínimo um episódio de perda fecal na semana
História de retenção fecal excessiva (fezes muito volumosas a intervalos longos)	História de posicionamentos anômalos que são voluntários e resultam na retenção fecal
História de evacuações dolorosas ou difíceis	História de evacuações dolorosas ou difíceis
Presença de grande massa fecal no reto	Presença de grande massa fecal no reto
Fezes de grande volume que podem obstruir o vaso sanitário	Fezes de grande volume que podem obstruir o vaso sanitário

Fonte: Hyman et al., 2006; Rasquin et al., 2006.

evacuar mais do que os que recebem as fórmulas. À medida que sua capacidade digestiva se ajusta à oferta, o número de evacuações diminui, podendo chegar até a uma frequência bem baixa (ao redor de uma evacuação por semana) que, quando acompanhada de fezes pastosas, evacuações sem esforço e ganho de peso adequado, nada mais representa que uma variação da normalidade. A partir do momento em que outros alimentos são introduzidos com características mais laxativas ou mais obstipantes, pode haver variações tanto na frequência quanto na consistência das fezes e, se não houver sobrecargas ou inadequações, o equilíbrio se restabelece. Aos mecanismos evacuatórios reflexos (próprios do lactente jovem) somam-se experiências proprioceptivas do ciclo de enchimento/evacuações/esvaziamento e maior participação da musculatura perineal. A seguir, o relaxamento dessa região passa a ser um dos fatores determinantes para a evacuação, fazendo com que o lactente, que ainda não tem o controle total sobre essa condição ora contraia, ora relaxe adequadamente essa região. Nesse momento, os pais e mesmo os pediatras podem confundir-se supervalorizando manifestações transitórias (choro, expressões de força) que antecedem a evacuação que se completa com a eliminação de fezes normais e em frequência regular. Dessa forma, constata-se que, até os 4 anos de idade, os pré-escolares desenvolvem competência no controle esfincteriano anal e capacidade de retenção e de eliminação voluntária das fezes, definindo o próprio hábito que expressa um ajuste entre as peculiaridades de vida de cada criança e as expectativas sociais. Segundo Loening-Baucke (1996), para definir a frequência normal de evacuações a partir do primeiro ano de vida, a maioria dos autores baseia-se no estudo de Weaver com 350 pré-escolares saudáveis entre 1 e 4 anos de idade, que recebiam dieta pobre em fibras, no qual se verificou que 95% deles evacuavam com frequências que variaram entre três vezes por dia e uma vez em dias alternados.

Devido à importância das alterações funcionais dos mecanismos de evacuação na fisiopatogenia da constipação intestinal crônica, é fundamental a compreensão de alguns aspectos específicos da fisiologia da defecação e de continência fecal.

Normalmente, ao atingir a válvula ileocecal e durante sua progressão até o reto, o bolo fecal (quimo) tem 70% de seu peso reduzido pela absorção de água, sódio e cloro. A massa fecal eliminada é composta em 70% de água e o restante constitui-se de bactérias, fibras, elementos minerais e produtos do metabolismo de pigmentos biliares.

A motilidade e o fluxo do bolo fecal no cólon no homem têm regulação complexa. Acredita-se que participam dessa regulação o sistema nervoso entérico (composto pela imensa rede neural existente nas camadas musculares e submucosa do tubo digestório em conjun-

to com os plexos ganglionares de Meissner e Auerbach e gânglios mesentéricos paravertebrais), nervos extrínsecos (simpático, parassimpático e vago), sistema nervoso central, fatores humorais (neurotransmissores como acetilcolina, adrenalina, óxido nítrico e peptídeos produzidos em vários pontos do aparelho digestório como colecisticinina, peptídeo intestinal vasoativo, secretina, glucagon, gastrina e outros), fatores pressóricos e musculares. Os padrões de motilidade diferem entre os segmentos proximais e distais, e estudos de trânsito intestinal em crianças saudáveis mostram que as fases mais lentas ocorrem no ceco e no sigmoide. Em toda a extensão do cólon, acontecem contrações coordenadas com relaxamento de segmentos distais, gerando movimentos propulsivos. No transverso e no descendente, efetivam-se contrações segmentares, o que resulta em movimentos do conteúdo intestinal em ambos os sentidos, homogeneizando a massa fecal. A progressão rápida do bolo fecal faz-se por ondas de peristaltismo chamadas de contrações em massa, que costumam ser desencadeadas pela própria alimentação (reflexo gastrocólico), processos inflamatórios, estresse, drogas e exercícios físicos.

A defecação normal envolve funções autônomas (reflexas) e voluntárias. Na transição entre o sigmoide e o reto existe um esfíncter funcional que mantém a luz retal sem fezes nos intervalos das evacuações. A presença de fezes no reto estimula receptores da parede intestinal e do assoalho pélvico. O aumento de pressão no reto provoca, inicialmente, contração voluntária do esfíncter anal externo (músculo estriado) e, a seguir, relaxamento reflexo do esfíncter anal interno (músculo liso), promovendo a entrada de pequenas quantidades de fezes no canal anal, levando à sensação de urgência para a evacuação. Se a situação for propícia à evacuação, os músculos da parede abdominal e do diafragma se contraem, aumentando a pressão intraluminar; os músculos levantador do ânus e coccígeo também se contraem, seguidos pelo relaxamento voluntário do músculo puborretal e do esfíncter anal externo, o que finalmente permite a passagem das fezes pelo canal anal. Se a evacuação for inibida, o reto relaxa-se, o esfíncter anal externo e o músculo puborretal mantêm-se contraídos e as fezes retornam à porção superior do descendente; a diminuição da pressão intraluminar no reto posterga os reflexos de evacuação.

A manometria anorretal, que consiste na colocação de um balão no reto e dois nos esfíncteres anais interno (EAI) e externo (EAE) com transdutores de pressão, registra as alterações pressóricas que ocorrem durante toda a evacuação e ilustra de forma resumida a fisiologia da evacuação descrita anteriormente. Injetando-se ar no balão localizado no reto, mimetiza-se a presença de fezes e deflagra-se o reflexo evacuatório. Conforme pode ser visto no gráfico da manometria anorretal (Fig. II-24), na criança normal, após a insuflação do balão retal, ocorre

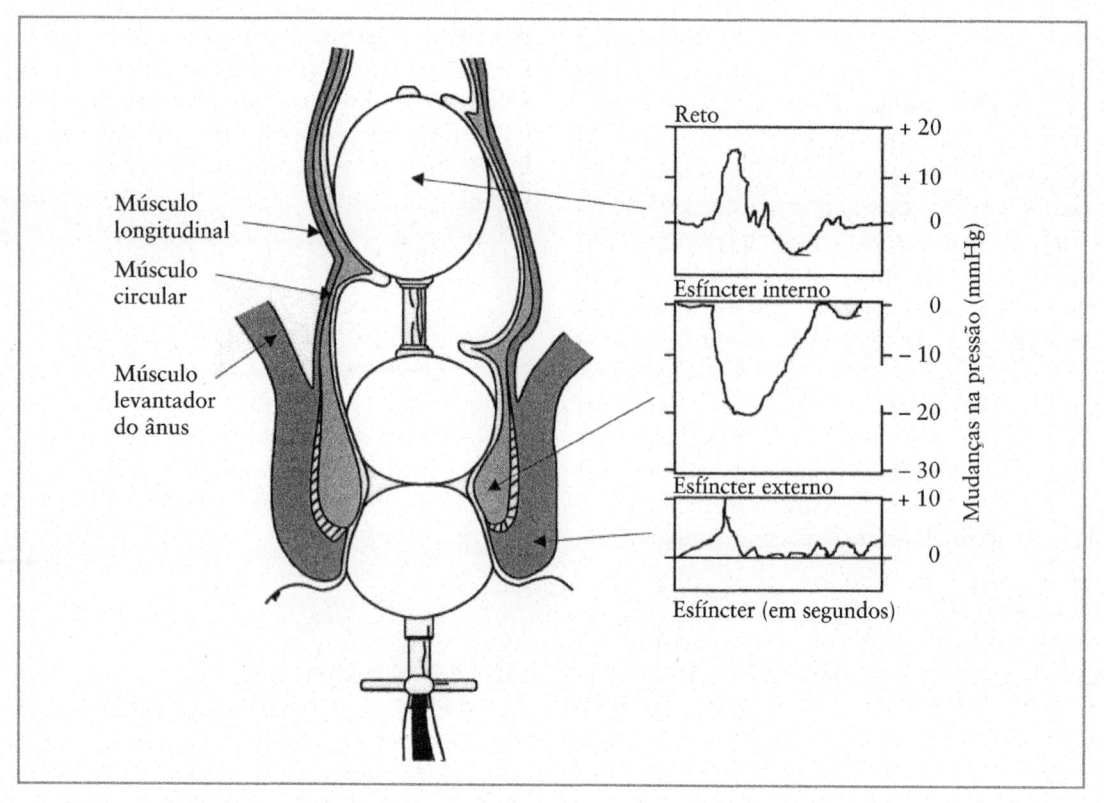

Reto

Esfíncter interno

Esfíncter externo

Esfíncter (em segundos)

Mudanças na pressão (mmHg)

Figura II-24 – Manometria anorretal. O balão proximal está no reto superior. Os balões distais estão adjacentes ao EAI e ao EAE. Registros das variações da pressão intraluminar durante o ato de evacuação (mimetizado pela distensão do balão) em criança normal.

a contração transitória do esfíncter anal externo, seguido pela queda de pressão no esfíncter anal interno e, por fim, ocorre relaxamento do esfíncter anal externo, permitindo a evacuação.

O ato da evacuação durante os oito primeiros meses de vida é absolutamente involuntário, ocorrendo por relaxamento reflexo do esfíncter anal interno, quando da distensão e estimulação de receptores no reto. A partir dos oito meses de idade, a criança começa a ter a sensação da possibilidade de retenção fecal, por meio da contração do esfíncter anal externo. Após os 18 meses, já é capaz de ter a percepção da distensão retal e está apta a iniciar o controle da retenção. Finalmente, em uma fase mais tardia, por meio do processo de socialização, a defecação surge como um ato voluntário controlado, sendo o indivíduo adulto capaz de evacuar em horário predeterminado, de acordo com sua conveniência social.

A continência fecal depende, portanto, da consistência e do volume das fezes, da integridade anatômica/funcional do intestino e de sua inervação intrínseca e extrínseca, da ação coordenada dos músculos lisos e estriados e do desejo. Entenda-se desejo como a expressão consciente ou inconsciente da subjetividade da criança, resultante de seu processo de desenvolvimento e socializa-

ção. O reconhecimento de todos esses fatores, embora complexo, é fundamental para a abordagem da criança com queixa de constipação.

ETIOPATOGENIA

A anormalidade ou disfunção de qualquer órgão ou sistema envolvidos nos mecanismos de evacuação podem determinar constipação. Teoricamente, portanto, uma infinidade de possibilidades etiopatogênicas podem ser aventadas. No entanto, grande parte dos autores reconhece que a maioria das crianças constipadas não apresenta alterações orgânicas e denominam essa situação como constipação intestinal crônica funcional. O quadro II-107 resume, de forma didática, as principais causas de constipação intestinal crônica na infância.

Como a abordagem deste capítulo é voltada para pediatras, diferentemente do que se encontra na literatura especializada que se ocupa principalmente das causas orgânicas (muito mais raras e da competência de especialistas), serão destacadas as situações clínicas mais comuns e essencialmente importantes.

Causas de constipação funcional

Atualmente, a dor à evacuação tem sido considerada a condição de maior importância tanto entre as causas

Quadro II-107 – Causas de constipação intestinal crônica na infância.

Constipação funcional da infância (90-95%)

Constipação secundária a lesões anais, colônicas e anatômicas
Fissuras anais
Localização anteriorizada do ânus
Estenose anal ou atresia anal
Prolapso retal
Tumores intestinais e extraintestinais

Constipação neurogênica
Alterações da medula (mielomeningocele, disrafismos ocultos, agenesia sacral, síndrome de estiramento medular, tumores, traumatismos)
Paralisia cerebral
Hipotonia
Convulsões
Doença de Hirschsprung
Pseudo-obstrução intestinal crônica
Hiperganglionose intestinal

Constipação secundária a distúrbios endócrinos e metabólicos
Hipotireoidismo
Acidose renal
Diabetes insipidus
Hipercalcemia
Gestação
Uremia
Hipocalemia

Constipação induzida por drogas
Metilfenidrato
Fenitoína e demais anticonvulsivantes
Hidrocloreto de imipramina
Fenotiazídicos
Antiácidos
Codeínicos
Compostos de ferro
Anestésicos
Hipotensores
Antidepressivos

Constipação associada a quadros psiquiátricos
Psicose
Depressão

Constipação devido a causas não esclarecidas
Cólon irritável

Fonte: Adaptado de Murphy, 1991.

funcionais de constipação, quanto entre os fatores de manutenção/complicação de outras causas.

Estudos mostram que a evacuação dolorosa frequentemente precede a retenção fecal e que, se efetivamente tratada, poderia reduzir a incidência de impactação fecal crônica e perdas em crianças na idade escolar. Partin (1992) encontrou 63% de história de evacuação dolorosa antes dos 36 meses de idade em crianças com esca-

pes fecais. Clayden (1992), em estudo de 488 crianças constipadas, observou história de dor à evacuação em 74% e de sangue nas fezes em 55%.

De modo geral, no lactente ou na criança, processos mórbidos agudos com febre, diminuição da ingestão hídrica ou da aceitação alimentar podem determinar alterações da consistência das fezes e da frequência das evacuações. Essas situações, quando não são prontamente atendidas, resultam em evacuações dolorosas. A dor à evacuação faz com que a criança passe a inibir o reflexo de evacuação, retendo as fezes para evitar o desconforto. O reto passa a acomodar o conteúdo fecal e o ato da evacuação é adiado. Observa-se que a distensão retal mantida cronicamente determina dilatação da luz intestinal, tornando os receptores pressóricos locais refratários a pequenos aumentos de volume fecal. Com o progredir do quadro, grandes quantidades de fezes ficam acumuladas na ampola retal. A estase fecal determina maior absorção de água do bolo fecal e, ao mesmo tempo, provoca irritação da parede retal e aumento da produção de muco. Pode haver perda de pequenas quantidades de fezes semipastosas ou até mesmo líquidas que se misturam a esse exsudato. Ondas peristálticas vigorosas podem levar à evacuação de fezes volumosas e ressecadas, sendo essa passagem fecal ainda mais dolorosa, as crianças choram, recusam-se a ir ao banheiro e podem apresentar escapes.

Para outras crianças, a dor pode até agravar o quadro, deve ser prevista como uma das complicações evolutivas na abordagem terapêutica, mas não é o fator inicial determinante da constipação. Nesse sentido, na abordagem diagnóstica da constipação crônica, há que se pensar na possibilidade de os mecanismos fisiológicos primários da evacuação estarem comprometidos, como alterações da motilidade colônica, insuficiência de resíduos não absorvíveis do bolo alimentar para a formação de fezes e até mesmo alterações do comportamento secundárias ao processo de socialização.

Há evidências que sugerem predisposição genética para constipação como:

- ocorrência de vários familiares acometidos, sem que se identifiquem hábitos alimentares inadequados;
- história de início precoce da sintomatologia, ou seja, desde o primeiro ano de vida, momento em que o ato de evacuação é predominantemente reflexo; e
- maior prevalência de constipação entre gêmeos homozigóticos em relação aos heterozigóticos, sugerindo que, assim como características fenotípicas e padrões de crescimento, a motilidade colônica também possa ter determinantes genéticos.

A identificação do risco familiar deve servir para que se observe com mais atenção tanto o hábito intestinal como a oferta alimentar desde os primeiros meses de vida, possibilitando intervenções precoces, antes que a dor às evacuações possa induzir as alterações descritas anteriormente.

Há ainda que se considerar que os processos de industrialização, urbanização e a mídia induziram grandes mudanças nos costumes e hábitos alimentares. Hoje, lactentes, crianças e adolescentes consomem muitos alimentos processados, em detrimento ao consumo de legumes, frutas e vegetais *in natura*. Passam boa parte do dia restritos a ambientes fechados, em moradias pequenas e sentados em atividades escolares ou em atividades sedentárias, como assistir à televisão, brincar com videogames ou diante do computador, diminuindo a possibilidade de estimulação dos movimentos peristálticos por meio de movimentos como andar, correr, pular. O consumo de bolachas, salgadinhos, chocolates, bebidas lácteas achocolatadas ou modificadas por sabores artificiais de frutas e refrigerantes é veiculado intensamente das mais diversas formas, propaganda televisiva, financiamento de *shows* e eventos, de tal forma que induzem identificações e necessidade de consumo e entram abusivamente no diário alimentar da maioria das crianças.

Especificamente, a questão do consumo de fibras deve ser considerada com cuidado: não há recomendações mínimas diárias, assim como nem todas as fibras estimulam o peristaltismo. Sua adição na dieta pode até ser útil na prevenção e no tratamento dos quadros leves ou moderados, mas não há evidências de sua eficácia nos casos graves.

O que mais se reconhece é que dietas inadequadas (com excesso de oferta láctea, baixo consumo de líquidos, baixos teores calóricos e em alguns casos com baixo consumo de frutas e vegetais) e a própria inapetência ou anorexia são considerados fatores de risco para a indução ou piora dos quadros de constipação, uma vez que alteram a quantidade e a composição do bolo fecal.

Partindo-se do fato que a evacuação é resultante de uma sequência de eventos que envolve não só a interação e a integridade de vários órgãos e sistemas, como também um processo evolutivo adequado, torna-se evidente que condições adversas ao desenvolvimento e à socialização da criança possam interferir de forma determinante. Nesse sentido, parece ser coerente pensar que formas inadequadas de treinamento para a aquisição do controle esfincteriano anal possam determinar disfunções da evacuação. Há várias formas para se obter o controle e a adequação das evacuações e, minimamente, a proposta de treinar deve considerar a habilidade motora, a capacidade de entendimento e a própria disposição da criança para essa questão que tanto a envolve. Treinamentos precoces ou punitivos ou que não obedeçam esses pré-requisitos mínimos podem gerar comportamentos de retenção fecal ou reativos que se expressam na forma de constipação funcional ou de incontinência (com ou sem retenção fecal).

Fatores psicogênicos foram, durante muito tempo, atribuídos às crianças constipadas que não apresentassem lesões orgânicas, época em que as causas de constipação eram classificadas como orgânicas ou psicogênicas. Atualmente, os fatores psicogênicos são citados como uma possibilidade etiológica entre as causas funcionais. Isso não deve desabilitar o pediatra geral na abordagem da criança com constipação e sim orientá-lo, mais uma vez, quanto à importância de abordar a criança como um todo, reconhecendo especificidades do desenvolvimento e das interações familiares. A identificação de situações psicoafetivas potencialmente complicadas pode apontar a necessidade de um seguimento psicoterápico concomitante e, nesses casos, o pediatra, além de identificar, deve mobilizar a família para que busque esse recurso terapêutico.

Algumas causas orgânicas de constipação intestinal

Quanto às demais causas de constipação na infância apresentadas no quadro II-107, evidencia-se que, na maioria dessas causas, o mecanismo fisiopatológico básico são disfunções da motilidade colônica consequentes a alterações anatômicas ou neurogênicas, distúrbios endocrinológicos ou uso de drogas.

As alterações anatômicas, em geral, dificultam a progressão ou a eliminação do bolo fecal, limitando a permeabilidade da luz intestinal, ou impondo angulações inadequadas ao trajeto ou induzindo dor à evacuação. Entre elas se destacam as anomalias anorretais.

Alterações anorretais

Os acometimentos dessa região têm um espectro amplo, passando por anomalias congênitas variando desde imperfuração à anteriorização anal, até intercorrências adquiridas como fissuras anais.

Fissura anal – é a mais frequente alteração proctológica da infância. Geralmente ocorre a partir do segundo semestre de vida, devido à eliminação de fezes endurecidas. A própria fissura torna-se causa de perpetuação da constipação, pois as evacuações dolorosas inibem o reflexo da defecação com consequente retenção fecal. Pode haver eliminação de fezes com laivos de sangue e a inspeção da região anal evidencia a fissura.

Estenose anorretal – pode ser uma anomalia congênita ou ser consequência de atos cirúrgicos (por exemplo, ráfias de fissuras). Ocorre distensão abdominal e eliminação de fezes em fita, e pode-se perceber a estenose ao toque retal. O tratamento consiste em dilatação ou correção cirúrgica da estenose.

Ânus de localização anterior – alterações anatômicas anorretais graves são reconhecidas já no recém-nascido. A localização anterior do ânus é provavelmente a forma mais leve de atresia anal e pode não ser diagnosticada nessa fase. O exame do períneo pode ajudar a diagnosticar essa anomalia, medindo-se a distância que vai da porção posterior do introito vaginal ou da base da inserção posterior da bolsa escrotal até o ânus e dividindo-se esse valor pela distância do ânus à ponta do cóccix (índice de Reisner ou índice de posição anal ou anogenital – Reisner, 1984). Esse índice é normalmente maior que 0,34 nas meninas e maior que 0,45 nos meninos. Valores inferiores sugerem deslocamento do ânus. Essas alterações predominam no sexo feminino. A criança acometida pode ser assintomática ou apresentar constipação grave e precoce desde o período neonatal. A constipação é devida à pronunciada angulação anterior da saída anal. Embora alguns autores afirmem que a maioria das crianças consegue alguma melhora com medicamentos, tais condições podem requerer correção cirúrgica, anoplastia e esfincterotomia para aliviar a obstrução de saída.

Imperfuração anal – a princípio é uma condição facilmente evidenciada ao exame físico do recém-nascido, no entanto, a maioria dos casos apresenta fístulas que drenam mecônio, podendo diminuir a gravidade da sintomatologia. Essa é uma situação clínica que deve ser precocemente encaminhada para o cirurgião e que muitas vezes não se resolve em uma única intervenção.

Alterações neurológicas

As alterações neurológicas podem ter causas neurogênicas localizadas tanto na inervação intestinal intrínseca quanto na extrínseca ou até mesmo ser consequentes a processos sistêmicos e uso de drogas que interferem na motilidade colônica.

Doença de Hirschsprung – aganglionose congênita ou doença de Hirschsprung incide em 1:5.000 nascimentos, com predomínio no sexo masculino (4:1). É caracterizada por ausência de células ganglionares parassimpáticas nos plexos de Meissner e Auerbach, levando à inércia do segmento acometido (aperistalse) que permanece contraído, produzindo a obstrução do trânsito intestinal e determinando a dilatação dos segmentos colônicos a montante. São observados três padrões de comprometimento. A doença típica compromete apenas o cólon retossigmoideo em 80%, em 15% o comprometimento vai até o cólon direito e em 5% ocorre aganglionose total, de todo o cólon e parte do delgado. O chamado segmento ultracurto ocorre quando o comprometimento é só do reto distal, sendo extremamente raro.

Na doença típica e na aganglionose total, a constipação inicia-se já desde o nascimento, com retardo ou ausência de eliminação de mecônio, baixa frequência de eliminações de fezes espontâneas, que costumam ser de pequeno calibre. Mais tarde, surgem sintomas obstrutivos francos que, nos casos graves, incluem queda do estado geral, distensão, dor abdominal e vômitos de

natureza biliosa. Sangramento gastrintestinal e diarreia podem ser sinais de enterocolite na doença de Hirschsprung no período neonatal. Nas crianças maiores, pode aparecer baixo ganho ponderal, no entanto, o achado mais frequente, nesses casos, é obstipação grave ou intratável.

Pseudo-obstrução intestinal crônica – é uma doença rara que ocorre igualmente entre os sexos, ocasionalmente familiar, cujo início dos sintomas é geralmente na infância. Resulta da disfunção motora de vários níveis do tubo digestório e manifesta-se como diarreia e distensão gasosa recorrentes, disfagia, retardo do esvaziamento gástrico e constipação grave. Em alguns casos, identifica-se miopatia, em outros, displasia neuronal intestinal, ou a etiologia permanece desconhecida. É refratária a tratamento.

Lesões medulares – mielomeningoceles, agenesia sacral, disrafismos espinhais ocultos (cistos e tumores intramedulares congênitos) e traumatismos que afetam o centro de reflexos sacrais podem estar associados à perda da percepção do reto e do seu tônus, levando a alterações da defecação. Quando a história e os exames físico e neurológico sugerem tais afecções, a investigação deve ser completada por avaliação neurológica mais detalhada e, se necessário, por exames subsidiários como tomografia e ressonância magnética.

Outros quadros neurológicos – vários outros acometimentos neurológicos podem apresentar constipação intestinal crônica devido à hipomotilidade, como nos casos de paralisia cerebral e hipotonia, ou ao acometimento sistêmico e ao atraso do desenvolvimento, como nos asfixiados graves e portadores de neuropatias crônicas, ou ainda devido ao uso de anticonvulsivantes (fenobarbital, fenitoína, clonazepam, carbamazepina, ácido valpróico, vigabatrina, lamotrigina, topiramato, diazepam, lorazepam).

Doenças sistêmicas

Entre os quadros de acometimentos sistêmicos acompanhados de constipação intestinal crônica, merecem destaque na infância o hipotireoidismo, a fibrose cística e a intoxicação por chumbo.

Hipotireoidismo – tem como uma de suas manifestações mais constantes e precoces a baixa velocidade de crescimento. Embora causa rara de constipação na infância, deve ser lembrada, pois nem sempre o quadro de hipotireoidismo é exuberante e, por vezes, a constipação é a primeira manifestação do lactente. Outros sinais e sintomas: prolongamento da icterícia neonatal, dificuldade para a alimentação, sonolência, hipotermia, pele fria e descamativa, pulso lento, edema de genitália e extremidades, anemia, fontanelas muito amplas, boca aberta e língua protrusa. Caso o diagnóstico seja adiado, o atraso do desenvolvimento neuropsicomotor torna-se evidente e irreversível. O tratamento deve ser instituído imediatamente após a confirmação diagnóstica. A suspeita de hipotireoidismo congênito também deve ser precocemente levantada e verificada se for constatada elevação do nível de TSH no teste de triagem neonatal. Nos casos de hipotireoidismo adquirido, a criança ou o adolescente costumam apresentar ganho de peso excessivo e diminuição/interrupção da velocidade de crescimento, além de sonolência e diminuição da atividade física.

Fibrose cística – apesar de o quadro clínico mais comum da fibrose cística na infância ser caracterizado por acometimentos pulmonares recorrentes, atualmente, descrevem-se crianças com sintomas menos evidentes e até mesmo atípicos como a constipação. A história de íleo meconial no período neonatal deve ser vista como um sinal de alerta para essa possibilidade, uma vez que esse é um problema que costuma ocorrer em 10 a 20% das crianças com fibrose cística. Episódios de obstrução do intestino delgado podem recorrer em crianças maiores e até mesmo em adultos, sendo denominados como equivalentes do íleo meconial ou como síndrome obstrutiva do íleo distal e algumas vezes requerem tratamento cirúrgico.

Alergia alimentar – Iacono et al. (1998) apontaram a alergia ao leite de vaca como uma possibilidade etiopatogênica para algumas crianças constipadas crônicas. Em estudo envolvendo 65 crianças, na faixa etária entre 11 e 72 meses, foi demonstrado que 68% melhoravam da constipação após a restrição ao leite de vaca e substituição por leite de soja. Tais crianças foram submetidas a provas de provocação e voltaram a apresentar constipação após a reintrodução do leite de vaca. Entre as 44 crianças que melhoraram após a suspensão do leite de vaca, foi significativamente maior a constatação de outras evidências de alergia ao leite, como bronquite, rinite, dermatite, eritema, edema e fissura anal, evidências de processo inflamatório à biópsia de mucosa retal e positividade nos testes de hipersensibilidade cutânea ou IgE específica. Loening-Baucke (1998) recomenda cautela na interpretação desses dados, uma vez que esses resultados foram expressos apenas por um serviço, e sugere que essa possibilidade etiológica seja verificada nas crianças com constipação intestinal crônica, acompanhadas de outros sinais sugestivos de alergia ao leite de vaca, sem outros acometimentos específicos, e que não tenham respondido ao uso de laxantes e de dieta laxativa.

Intoxicação por chumbo – as manifestações clínicas da intoxicação por chumbo variam de acordo com o tempo de exposição e com os níveis séricos. A constipação costuma aparecer associada a vômitos esporádicos e dor abdominal intermitente, podendo haver anemia também e acomete vários indivíduos da mesma região. A dificuldade de se estabelecer esse diagnóstico está no fato de as pessoas ignorarem a exposição ao risco de intoxicação, como ocorre em áreas onde a água usada pra beber está contaminada por dejetos de fábricas de bateria ou de tinta ou de outros produtos que contenham chumbo.

QUADRO CLÍNICO DA CONSTIPAÇÃO FUNCIONAL

Os distúrbios da evacuação são frequentes em lactentes e pré-escolares. Nessa faixa etária, a prevalência entre os sexos é de 1:1. A idade de início da constipação costuma ser inferior a 1 ano em 25% dos casos e atinge o pico máximo entre 2 e 4 anos. Nessa faixa etária, a maioria dos quadros de constipação são de curta duração e consequentes à anorexia e à espoliação hídrica que acompanham os processos mórbidos específicos, como as infecções de vias aéreas superiores. Nas crianças submetidas a processos mórbidos mais duradouros e muito frequentes ou a dietas inadequadas, a constipação pode instalar-se de forma gradativa, as fezes tornam-se ressecadas, as evacuações menos frequentes e dolorosas, motivando, por si só, o adiamento de futuras evacuações, iniciando, dessa forma, um ciclo que, se não for precocemente interrompido, induz à distensão do reto, perpetuando o sintoma. O pré-escolar passa a recusar o uso da privada e, entre os lactentes, podem ser observadas manobras de retenção fecal, como a hiperextensão do tronco e a contração das regiões glútea e anal. Manifestações muito precoces de constipação intestinal são raras e, geralmente, sugerem etiologias específicas, como megacólon agangliônico ou alterações estruturais neurológicas ou anorretais.

As crianças em idade escolar muitas vezes são encaminhadas à consulta pediátrica somente quando já apresentam escapes, complicação da constipação de vários anos de duração. Devido ao fato de o escolar ter maior autonomia na higiene pessoal e de as evacuações não serem mais assistidas pela mãe, os quadros de constipação podem ficar subestimados pelos pais, piorando o prognóstico e, até mesmo, induzindo interpretações distorcidas dos episódios de perdas, os quais são citados como diarreia. Segundo Loening-Baucke (1996, 1997), a queixa de incontinência fecal é encontrada em 1,5 a 2,8% das crianças entre 4 e 11 anos de idade, variando de 2,5 a 6 crianças do sexo masculino para uma criança do sexo feminino, que revela predomínio do sexo masculino em toda a infância. Essas crianças geralmente têm seus escapes fecais durante o dia, em casa (ambiente social de maior relaxamento) e frequentemente no final da tarde. A frequência das perdas fecais varia de uma a várias vezes ao dia, podendo haver, inclusive, períodos nos quais esse sintoma desaparece transitoriamente. As reações familiares costumam ser de raiva, punição ou medo de doença não esclarecida, promovendo ainda maior insegurança na criança.

A retenção fecal crônica pode determinar impactação fecal, situação clínica que deve ser reconhecida, pois, além de apontar para a cronicidade do quadro, sua presença determina prioridades na abordagem terapêutica. Em geral, a impactação fecal é acompanhada de história de evacuações pouco frequentes, ressecadas e volumosas, mas, no entanto, devido à possibilidade de associação com escapes, a confirmação desses dados pode não ser simples. O exame físico é fundamental para a objetivação dessa busca: palpa-se massa na extensão do cólon e mais frequentemente na região suprapúbica que, nos casos mais graves, pode estar associada à distensão abdominal.

Outros sintomas que podem estar presentes são as crises de dor abdominal imediatamente antes da evacuação, ou mesmo alguns dias antes, ou ainda dor abdominal vaga e recorrente, muitas vezes relacionadas com as refeições. A anorexia é um sintoma relativamente comum, principalmente nos casos de retenção fecal crônica. Algumas crianças apresentam baixo ganho ponderal, e outras, distensão abdominal. A associação com sintomas urinários é frequente. Loening-Baucke (1997) avaliou a frequência de alterações urinárias em 234 crianças constipadas com incontinência fecal na faixa etária de 5 a 18 anos e encontrou os seguintes resultados: enurese diurna em 29%, enurese noturna em 34% e infecção urinária em 11% (sendo 33% das meninas e 3% dos meninos). O seguimento dessas crianças durante um período mínimo de 12 meses mostrou resolução da constipação em 52%, desaparecimento da enurese diurna em 89%, da enurese noturna em 63% e ausência de recidiva das infecções urinárias em 100% dos casos. Nesse estudo, a investigação das crianças com infecção urinária (ITU) não confirmou a presença de alterações anatômicas das vias urinárias. Essa associação entre ITU e constipação intestinal crônica tem sido atribuída à compressão da parede vesical posterior exercida pelas fezes cronicamente retidas, gerando distocias da motilidade vesical, estase urinária ou volume urinário residual pós-miccional, situações descritas como predisponentes à ITU.

Abrahamian e Lloyd-Still (1984), em um estudo, classificaram apenas 20% das crianças como tendo problemas psicológicos graves, que eram, em sua maioria, secundários à própria obstipação. Os estudos que avaliam a possibilidade de os fatores psicogênicos estarem determinando a constipação são raros e, em geral, baseiam-se em testes padronizados, o que dificulta sua aplicabilidade. Partindo-se do princípio de que a evacuação é a resultante da interação de várias estruturas anatômicas moldadas por fatores dietéticos e reguladas pela vontade pessoal e por normas sociais, não resta dúvida de que possa haver fatores psicoafetivos determinantes ou consequentes ao quadro de constipação/incontinência fecal. Daí a necessidade de individualizar o conhecimento de cada criança, suas relações afetivas e seu processo de desenvolvimento e socialização.

ABORDAGEM CLÍNICA

Apesar de, atualmente, boa parte dos autores reforçarem a interação entre fatores constitucionais, determinando diminuição da motilidade colônica, dieta inadequada e dor à evacuação como cofatores geradores da constipação funcional, a abordagem da criança com constipação não deve limitar-se aos fatos relativos à alimentação e à evacuação, mas, sim, ser abrangente, de tal forma que a criança, suas relações e necessidades possam ser individualizadas.

A avaliação da criança com constipação intestinal crônica, com ou sem incontinência fecal, deve começar com uma anamnese detalhada. Geralmente, a queixa é materna e raramente da criança, sendo mais frequente no lactente e no pré-escolar, provavelmente, porque, nessa faixa etária, a mãe ainda é responsável pela higiene da criança.

Anamnese

Inicialmente, deve-se verificar a existência de constipação intestinal procurando estabelecer:

- grau de dificuldade para a eliminação das fezes (esforço, dor);
- frequência das evacuações;
- aspecto das fezes: volume (calibrosas, em cíbalos, em fita), consistência (ressecadas, pastosas, líquidas) e coloração (com muco ou sangue);
- mudanças em relação aos hábitos intestinais preexistentes; e
- presença de incontinência fecal, sendo que nessa condição a diferenciação com quadro de diarreia é fundamental.

Uma vez confirmada a existência de constipação, ela deve ser mais bem caracterizada.

A idade de início dos sintomas é importante para a busca etiológica, pois manifestações desde o nascimento sugerem mais fortemente etiologia orgânica do que funcional. Além disso, deve-se pesquisar a presença de eventos ou mudanças da rotina de vida da criança, que possam ter coincidido com o início da constipação (experiências traumáticas, separações, perda de ente querido, início da escolarização ou mudança de escola, alterações dietéticas e outras).

A presença de outros sintomas como vômitos, dor abdominal e anorexia podem sugerir quadros mais graves e até mesmo possibilidades etiopatogênicas mais específicas como causas obstrutivas.

Convém lembrar que vários medicamentos podem produzir constipação intestinal como efeito colateral, inclusive os laxantes, quando usados continuamente (ver Quadro II-107).

O conhecimento de todo o tratamento previamente realizado, assim como o de cirurgias prévias, será seguramente útil tanto no diagnóstico quanto no plano terapêutico dessas crianças.

Devem-se tentar recuperar informações a respeito do treinamento do controle esfincteriano, idade de início e modo como foi realizado.

A anamnese deve buscar informações detalhadas sobre a dieta atual e pregressa e alterações do hábito alimentar que tenham coincidido com o início da constipação.

Para conhecer os hábitos alimentares da criança, a anamnese alimentar deve ser detalhada, considerando:

1. queixa: avaliar se há relação entre início do quadro e introdução dos alimentos;
2. alimentação pregressa: época de introdução dos alimentos, técnicas de preparo e aceitação;
3. alimentação atual: disciplina de horários, aceitação, composição da dieta habitual (qualidade e quantidade dos alimentos), preferências e restrições, consistência, administração, local das refeições;
4. ingestão de líquidos;
5. hábito alimentar da família: verificar principalmente o tipo, a disponibilidade dos alimentos e as preparações;
6. dietas utilizadas: período, aceitação e resultados; e
7. conhecimento que o responsável possui com relação aos alimentos laxantes e constipantes.

Como é provável que essas crianças tenham experimentado parcialmente ou de forma não exitosa propostas dietéticas, assim como a família já tenha incorporado alguns conhecimentos, é possível que a descrição inicial da dieta seja influenciada por ideias e valores. Sendo assim, sugere-se que a descrição da dieta atual seja feita por meio do relato do dia alimentar, pedindo-se que a criança (sempre que possível) ou os pais contem o que comeu no dia anterior à consulta, quais suas preferências, qual o número de refeições lácteas, qual a frequência do consumo de frutas, verduras e de guloseimas.

É importante abordar a história familiar, detectar antecedentes familiares de constipação, condições culturais e sociais e, até mesmo, da habitação: acesso ao banheiro, posição em que a criança é colocada para evacuar, horário, privacidade. Assim como verificar como os pais lidam com o problema, que condutas costumam adotar, se a criança foi submetida a lavagens intestinais ou se usou supositório e como reage a esses procedimentos. E reconhecer as ideias que a própria criança e os pais têm sobre o problema, levantando hipóteses e medos.

Durante os vários retornos, devem ser obtidos dados que caracterizem a criança, por meio de sua história de vida, assim como seu desenvolvimento pregresso e atual, sua rotina de vida, suas relações e papéis na família, quais as expectativas que os pais têm em relação à criança, como se sentem diante do sintoma e expectativas em relação ao tratamento.

Exame físico

É importante observar o comportamento da criança durante a consulta, estado nutricional e saúde em geral.

O abdome é o alvo central do exame e, à inspeção, já se pode notar se há ou não distensão abdominal e se esta é localizada ou generalizada.

A palpação abdominal visa evidenciar massas abdominais ou visceromegalias. A massa fecal, normalmente, é identificada na região suprapúbica ou ao longo do cólon. A borda da massa fecal é geralmente móvel e a consistência pode variar de dura a pastosa. A palpação superficial pode sugerir a presença de defeitos da parede abdominal (hérnias, diástase do reto abdominal) que, por sua vez, podem comprometer a prensa abdominal no ato da evacuação.

As regiões lombossacral e glútea também merecem atenção especial. Alterações cutâneas na região lombossacral como manchas hiperpigmentadas, tufos de pilificação, covinhas, malformações vasculares podem indicar a presença de disrafismo oculto, que, por sua vez, determina o estiramento da coluna, comprometendo a inervação extrínseca do cólon. Da mesma forma, essa inervação pode estar comprometida nas crianças com mielomeningocele e nas que apresentam alterações da prega glútea (rebaixada ou assimétrica) ou ausência de vértebra à palpação, presentes na agenesia sacral.

Para viabilizar a inspeção do períneo, do sulco interglúteo e da região anal, a criança deve ser mantida em decúbito dorsal, com os joelhos fletidos e coxas dobradas sobre o abdome. Esse posicionamento é incômodo e pode parecer ameaçador para muitas crianças que reagem tentando estender os membros inferiores. Por isso, é fundamental explicar a intenção dessa abordagem e contar com a participação dos pais para a manutenção do posicionamento. A inspeção da pele nessa região pode mostrar alterações que se relacionem à dor ou desconforto às evacuações como eritema ou exsudatos, sugestivos de dermatite. A constatação de outras lesões como escoriações, hematomas, úlceras, queimaduras ou ferimentos aponta para a possibilidade de maus-tratos e redireciona a investigação. Eventualmente, observa-se escape fecal. O afastamento cuidadoso da pele perianal, percorrendo toda a extensão da circunferência que se pode delimitar ao redor do esfíncter, visa expor os sulcos das pregas e pode evidenciar fissuras e, nessas circunstâncias, o exame digital deve ser realizado somente se houver indicações específicas, pois pode ser muito doloroso. A presença de plicomas, ou seja, de regiões nas quais as pregas são mais proeminentes formando pequenas dobras, sugere zonas de maior tensão do esfíncter e pode estar relacionada a fissuras localizadas mais internamente no canal anal. Podem ser constatados também anteriorização anal e prolapso retal.

O toque retal deve ser realizado de forma delicada e explicado aos pais e às crianças maiores. É preciso muito cuidado para observar como foi o entendimento da criança e quais suas reações. Tranquilizá-la de que esse é um exame necessário para o diagnóstico e que não será feito em todas as consultas. A superfície da luva descartável, assim como a região perianal devem ser lubrificadas com vaselina ou pomada anestésica; a introdução do dedo mínimo deve preceder a do indicador. A resistência voluntária ou involuntária pode ser percebida ao toque. Se houver forte resistência voluntária, é melhor, se possível, postergar o exame para quando a criança estiver mais tranquila ou até, se necessário for, sedada. A resistência involuntária pode ser decorrente de espasmo, malformação ou estenose. O ânus excessivamente relaxado pode indicar distensão retal, fraqueza neurogênica do esfíncter interno ou da musculatura perineal.

O toque também pode evidenciar fissuras mais internas e, para isso, à medida que se introduz o dedo, deve ser feita ligeira pressão para fora, circundando todo o esfíncter, tentando expor os sulcos mais profundos que não foram suficientemente expostos na avaliação externa do esfíncter anal.

O próximo passo é verificar se o reto e o canal anal estão cheios ou não. Se, ao toque retal digital, for encontrada grande massa fecal, é certo que a constipação não decorre de motilidade colônica. Se o reto estiver vazio, com massa fecal palpável no abdome, indica obstrução, perda de motilidade ou diminuição de volume do conteúdo intestinal. O toque retal pode, ainda, mostrar massas tumorais ou pólipos ao alcance do indicador. A saída de fezes explosivas, na retirada do dedo, pode significar a dilatação de um segmento agangliônico. Ainda, ao exame digital, verifica-se a saída de muco ou sangue nas fezes.

O exame das fezes pode, por vezes, ser sugestivo. Assim, a eliminação de fezes em fita indica estenose anal; fezes em grande volume pode ser um sinal de inércia retal; fezes em cíbalos na criança pequena podem indicar distúrbios dietéticos.

O exame neurológico pode caracterizar presença de mielomeningoceles, hipotonia, paralisia cerebral e retardo mental.

ABORDAGEM LABORATORIAL

A anamnese detalhada e o exame físico minucioso, incluindo exame neurológico e retal, permitem avaliar a necessidade da realização de exames subsidiários que, na maioria das vezes, pouco contribuem para a elucidação dos casos em que não foi possível anteriormente formular uma hipótese diagnóstica. Além disso, como a causa de 95% das crianças com constipação intestinal crônica são as alterações funcionais, a princípio a investigação laboratorial não é fundamental.

Quando a palpação de massa abdominal, principalmente na região pélvica, deixar dúvidas sobre se realmente é um fecaloma, pode estar indicada a realização de ultrassonografia.

Os estudos radiológicos não estão indicados para a avaliação da constipação. A suspeita de malformação sacral induzindo alterações da inervação e secundariamente constipação intestinal crônica não pode ser levantada nem tampouco esgotada pela radiografia simples de abdome, minimamente pelo fato de a retenção fecal dificultar a avaliação da coluna. Para esses casos que, em geral, não são monossintomáticos e apresentam outras queixas como alterações da micção, alterações de membros inferiores ou da marcha, recomenda-se que a investigação diagnóstica seja feita por tomografia e ressonância magnética da porção distal da coluna.

O enema opaco com bário deve ser solicitado se houver suspeita de doença obstrutiva, auxiliando na diferenciação entre as lesões extrínsecas e as intrínsecas, dimensionando o grau de distensão do cólon ou do reto sigmoide nos casos graves, e evidenciando a zona de aganglionose que, nos quadros clássicos da doença de Hirschsprung, mostra-se estreitado (espástico) com segmento a montante dilatado.

A eletromanometria anorretal, ainda de difícil acesso em nosso meio, não é necessária em crianças com constipação leve ou moderada; tem seu papel em crianças com constipação grave e ajuda a excluir a doença de Hirschsprung, na qual há ausência do reflexo retoesfincteriano. Os estudos manométricos, comparando crianças com constipação idiopática e grupos-controle, têm revelado, nos constipados, limiar aumentado dos receptores de parede para a distensão retal, contratilidade retal diminuída e não relaxamento do esfíncter anal externo e assoalho pélvico durante a defecação. Esses achados sugerem pior evolução clínica e má resposta terapêutica.

Quando a história, o exame físico, a manometria e o enema baritado sugerem doença de Hirschsprung, a biópsia retal, com informações a respeito da histologia e da histoquímica, é a única forma de fechar o diagnóstico, afastando inclusive outras doenças neuronais do intestino. Constata-se a ausência de células ganglionares nos plexos de Auerbach e de Meissner, e as fibras nervosas contêm quantidades aumentadas de acetilcolinesterase.

A associação entre constipação intestinal crônica e alterações urinárias justifica a realização de exame de urina tipo I e urocultura em todas as crianças, visando afastar a ocorrência de infecção urinária concomitante.

Outros exames deverão ser solicitados, conforme a necessidade de complementação da investigação de quadros específicos.

Situações clínicas mais comuns que se confundem com constipação ou situações clínicas de constipação que devem ser diferenciadas

A seguir, citam-se algumas situações clínicas que merecem destaque para que não sejam confundidas com constipação e erroneamente conduzidas; outras pela importância de serem precocemente detectadas e adequadamente abordadas, diminuindo o risco de cronificação, e uma comparação simplificada (ou didática) entre megacólon funcional e o aganglônico.

Lactentes alimentados exclusivamente ao seio materno – essas crianças podem evacuar até uma vez por semana com fezes não endurecidas, sem distensão abdominal ou vômitos. Nesses casos, desde que a velocidade de crescimento e o ganho de peso estejam adequados, o que exclui baixa oferta láctea, deve-se tranquilizar a família. Isso ocorre devido às propriedades do leite materno que, podendo ser quase totalmente absorvido, deixa pouco resíduo.

Disquesia – desconforto leve e transitório que ocorre em lactentes, no final do primeiro semestre de vida e que está relacionado ao início da participação do assoalho pélvico na evacuação, momento em que a eliminação das fezes passa a não ser exclusivamente reflexa e depende do relaxamento dessa região. As fezes são normais e a frequência das evacuações não se altera.

Lactentes entre 8 e 12 meses – normalmente, nessa fase a criança percebe a sensação de poder reter as fezes pela contração do esfíncter anal externo. Essas crianças, ao evacuarem, fletem as pernas, ficam vermelhas e fazem esforço que frequentemente é confundido como sofrimento, quando, na realidade, o esforço é uma tentativa de reter as fezes e não de evacuar. Essa retenção dá uma sensação prazerosa ao lactente, sendo acompanhada por fezes pastosas sem sangue ou muco; as evacuações ocorrem em uma frequência fisiológica ou semelhante ao hábito intestinal pregresso, não são acompanhadas por choro, distensão abdominal ou palpação que sugira retenção fecal.

Segundo ano de vida – essa fase é marcada por interesses outros da criança que não a alimentação, a criança começa a andar e não está preocupada em comer ou evacuar, além disso, a dentição e as infecções frequentes nessa idade são, por vezes, responsáveis por uma diminuição transitória da aceitação alimentar e, consequentemente, do número de evacuações. Para isso, basta orientação e, se necessário, aumentar o volume da ingestão hídrica. Nesse período, manipulações inadequadas podem ter consequências desastrosas, levando a uma constipação intestinal de fato, muitas vezes agravada com tentativas inadequadas do controle esfincteriano.

Hipo ou inatividade física – sabe-se que exercícios físicos estimulam as contrações em massa do cólon. A vida nas cidades e a consequente mudança dos hábitos de vida das crianças, que cada vez mais tendem a passar boa parte do dia fechadas em apartamentos ou casas, entretidas com atividades sedentárias (TV, videogames, computadores), ou a impossibilidade de terem acesso a espaços abertos geram condições desfavoráveis que podem atuar como fatores coadjuvantes ou predisponentes à constipação. Por esse motivo, o exercício físico ou os movimentos que estimulem a prensa abdominal fazem parte da abordagem terapêutica global dos constipados.

Inadequação alimentar – foi observado que, nas sociedades onde o consumo de fibras na alimentação é alto, a prevalência de constipação é pequena. Ao mesmo tempo, não existem recomendações técnicas específicas no que se refere à quantidade de fibras a ser ingerida diariamente, pois a concentração e as propriedades das fibras nos alimentos variam muito e parece haver ainda respostas individuais a sua ingestão.

Uma vez respeitados idade, capacidade digestiva e hábitos familiares, preconiza-se, como ideal, uma dieta diversificada e com alimentos *in natura*. Tais recomendações vêm sendo esquecidas no processo de industrialização/urbanização da sociedade, podendo favorecer o desenvolvimento da constipação. Outros fatores devem ser considerados, como as quantidades de alimento e de água ingerida que, quando insuficientes, podem prejudicar a velocidade de crescimento e ganho de peso e explicar o aparecimento de fezes em cíbalos. Excesso de oferta láctea, situação frequente em lactentes e pré-escolares, pode predispor a distrofia e constipação. Assim sendo, a história alimentar torna-se um dos elementos-chave para o manuseio terapêutico adequado da constipação.

Uso abusivo de laxantes – crianças muito manipuladas frequentemente chegam ao consultório com história de ingestão crônica de laxantes, uso inadequado de supositórios e enemas. Suas evacuações são produzidas por estímulos que levam ao esvaziamento completo do cólon, fazendo com que haja prejuízo do tônus e do peristaltismo colônico. No cólon dilatado pela retenção fecal crônica são necessários de três a quatro dias para que esse se preencha e os mecanismos de evacuação se deflagrem; assim sendo, se esse tempo não for respeitado, novas medidas intempestivas tornam-se iatrogênicas.

Constipação funcional (megacólon funcional) *versus* **doença de Hirschsprung** (megacólon aganglônico) – a doença de Hirschsprung, apesar de rara, deve ser lembrada no diagnóstico diferencial das crianças portadoras de constipação intestinal de início precoce (nos primeiros 6 meses de vida) grave ou resistente ao tratamento clínico adequado, em qualquer idade. As características mais importantes que diferenciam o megacólon aganglônico do megacólon funcional encontram-se no quadro II-108.

Quadro II-108 – Diagnóstico diferencial entre megacólon aganglônico e megacólon funcional.

Dados	Megacólon aganglônico	Megacólon funcional
Sexo	Predominância masculino	Indiferente
Início	Desde o nascimento	2 a 3 anos
Distensão abdominal	Presente	Rara e discreta
Estado geral	Comprometido	Mantido
Incontinência fecal	Ausente	Presente
Toque retal	Ausência de fezes; reto estreitado	Fezes na ampola; reto dilatado
Radiografia	Reto e sigmoide estreitados, cólon dilatado	Cólon e reto dilatados
Manometria anorretal	Ausência do reflexo retoesfincteriano	Ausência do relaxamento do esfíncter anal externo
Biópsia	Aganglionose	Normal

ABORDAGEM TERAPÊUTICA

É importante tentar dimensionar a importância e as consequências da constipação diante da criança e dos familiares por meio de uma escuta acurada. Orientações e esclarecimentos a respeito da evolução e do prognóstico da doença podem diminuir a ansiedade e minimizar as sensações de culpa. Nos casos em que ocorre retenção fecal crônica com escape fecal, é fundamental esclarecer que se trata de uma complicação e que recorrências são prováveis, mas que essas também podem ser controladas por meio de medidas terapêuticas adequadas. Esse momento não se esgota na primeira consulta, devendo ser retomado sempre que se percebam dúvidas ou falhas. Considera-se importante também traçar um plano terapêutico em comum acordo com a criança (quando possível) e com a família; o tempo de tratamento deve ser previsto como longo, uma vez que geralmente a queixa é de longa duração, acarretando alterações funcionais e anatômicas.

O plano de tratamento deve visar à correção do distúrbio causal básico, quando existente e, se isso não for possível, visando prevenir o acúmulo de fezes e o aparecimento da dor, devem-se orientar medidas facilitadoras como adequações alimentares, uso de laxantes, atitudes ou recursos que tornem o ato de evacuação mais fisiológico e apoio emocional para todas as crianças. Especificamente para as crianças com impactação fecal, vi-

sando afastar o risco de complicações como torção intestinal e sofrimento de alça, o tratamento deve iniciar-se pelas condutas que garantam a desimpactação e depois somadas às demais medidas facilitadoras.

Abordagem dietética

A base do tratamento dietético consiste na adequação alimentar qualitativa e quantitativa de acordo com a idade do paciente.

Em nossa experiência, os principais problemas relacionados ao hábito alimentar de crianças com constipação são: dieta geralmente pobre em fibras, excesso de alimentos industrializados altamente refinados e de refeições lácteas; indisciplina alimentar, a maioria dos pacientes não obedece a horários de alimentação, consumindo e petiscando sempre salgadinhos, bolos, balas, bolachas; observa-se também que a maioria das crianças com constipação pertencem a famílias que não possuem hábito do consumo de alimentos fontes de fibra alimentar. Outro fator está relacionado à quantidade dos alimentos, ou seja, hipoalimentação, seja por baixa disponibilidade de alimentos, seja por inapetência secundária às intercorrências mórbidas específicas da infância ou associado às doenças sistêmicas crônicas.

No lactente alimentado exclusivamente ao seio, pode ocorrer falsa impressão de constipação, como já foi explicado anteriormente, devido à menor frequência de evacuações, talvez pelo baixo teor de resíduos do leite materno e a boa absorção de seus nutrientes, o que pode levar à antecipação precipitada da introdução do leite de vaca ou outros alimentos, podendo causar o desmame precoce. Nesses casos, deve-se rever a técnica do aleitamento materno, como horários das mamadas, tempo de duração, alternância de seio, para as devidas adequações, inclusive alimentação da nutriz. A constatação de crescimento e ganho de peso adequados e de fezes pastosas exclui o diagnóstico de constipação e a mãe e a família devem ser esclarecidas quanto ao fato de a oferta estar adequada às necessidades e de se tratar de uma variação da normalidade. É importante comentar que o maior efeito laxante ao leite materno comparativamente ao leite de vaca é devido à menor proporção de caseína do leite materno. Além disso, o maior conteúdo de lactose do leite materno favorece o crescimento de bactérias fermentescíveis no trato gastrintestinal.

As frutas e as hortaliças podem apresentar efeito laxante, dependendo do seu conteúdo em fibras alimentares e ácidos orgânicos. A fibra alimentar é a soma de todos os polissacarídeos de vegetais da dieta, mais lignina, que não são digeridos no trato intestinal de humanos. As fibras, além de contribuírem para o aumento do volume fecal (1g de fibra aumenta 15g de bolo fecal), promovem o amolecimento das fezes. A dieta rica em fibra diminui o tempo de trânsito intestinal, reduz o tempo de fermentação e, posteriormente, contribui para aumentar a quantidade de matéria orgânica. O produto de degradação das fibras inclui ácidos graxos voláteis como ácidos acético, butírico e propiônico, que parecem ter efeito sobre a motilidade colônica, enquanto o CO_2, o H_2 e o metano contribuem para amolecer as fezes. As fibras ainda promovem o aumento da excreção de sais biliares e ácidos graxos que estimulam a propulsão colônica. As recomendações diárias de fibra alimentar não estão estabelecidas. O *National Research Council* não estabelece quantidade de fibras para crianças, apenas para adultos, que é de 30g/dia; Vannuchi et al. (1990), recomendam ingestão mínima de 20g/dia para os adultos jovens, e a *National Academy of Science*, 30g/dia para o adulto. Recentemente, passou a ser divulgada a seguinte fórmula como recomendação de consumo mínimo diário de fibras para crianças com idade superior a 2 anos:

Consumo diário de fibras (em gramas) = idade da criança em anos + 5

Uma vez conhecido o hábito alimentar da criança, o profissional deverá realizar a adequação da alimentação. De modo geral, a dieta deve ser equilibrada e variada quanto ao tipo de alimentos e preparações, com acréscimo de alimentos laxantes e ricos em fibras, com diminuição da ingestão de guloseimas, que são pobres em fibras e propiciam baixa ingestão alimentar com perda do apetite; adequação de números e horários das refeições e da consistência dos alimentos; ingestão adequada de líquidos e evitar a monotonia alimentar. A oferta de alimentos frios também favorece o aumento do peristaltismo. É importante ressaltar que a dieta deve ser adaptada às condições socioeconômicas da família, bem como as preferências e as restrições do paciente.

Com relação aos lactentes em aleitamento misto ou em aleitamento artificial com diagnóstico de constipação, verificar o tipo de leite oferecido e o uso de carboidrato como engrossante e outros alimentos para se avaliar a tendência constipante da dieta. Dependendo do caso, pode ser necessário substituir o leite e/ou carboidrato. Algumas fórmulas lácteas são mais obstipantes para determinadas crianças que podem se beneficiar com a substituição por leite de vaca, obedecendo-se as diluições e suplementações especificadas no capítulo Alimentação da criança. Normalmente, utiliza-se como engrossante após o sexto mês de vida, nos casos da obstipação, a aveia ou a farinha de aveia. O mel é outro recurso utilizado para corrigir a constipação, além da introdução de água de ameixa ou a antecipação do início do suco ou papa de fruta, primeira ou segunda refeição de sal, gradualmente, de acordo com a idade.

As fibras alimentares são encontradas apenas nos alimentos de origem vegetal, destacando-se cereais integrais, hortaliças, frutas e leguminosas. As hortaliças e as frutas devem, sempre que possível, ser ingeridas de preferência com a casca, com a finalidade de as fibras não

serem removidas. O consumo de cereais integrais, sem beneficiamento, contribui para o aumento da ingestão de fibras, pois essas se localizam nas camadas mais externas dos grãos. Existe a necessidade de se verificar o efeito da administração de dietas ricas em fibras por longo período, pois alimentos ricos em fibras podem provocar redução na absorção de minerais como cálcio, ferro, zinco, cobre, magnésio e fósforo. Parece que o prejuízo provocado na absorção desses minerais é devido, principalmente, aos fitatos e aos polifenóis. O quadro II-109 apresenta uma lista de alimentos de acordo com sua ação estimuladora sobre o peristaltismo intestinal. Adequações devem ser feitas, respeitando-se os hábitos e a disponibilidade de alimentos de cada família e as reavaliações são fundamentais, levando-se em conta que nem todas as crianças respondem da mesma forma prevista na tabela e o fato de que mudanças de hábitos são difíceis de ser incorporadas.

Uso de laxantes

O uso de laxantes por via oral deve ser criterioso, obedecendo às restrições quanto à faixa etária (contraindicados, de forma geral, para crianças com idade inferior a 6 meses), observando efeitos colaterais (dor, perda de vitaminas lipossolúveis) e tentando suprir as principais necessidades ou deficiências evidenciadas em cada caso. Recomendam-se doses iniciais que devem ser ajustadas individualmente, até que se obtenham uma ou duas evacuações diárias. Uma vez atingida a dose terapêutica, o uso do laxante deve ser mantido por períodos longos (três meses a um ano), para o restabelecimento das funções do reto. A suspensão do laxante deve ser lenta e gradativa e, muitas vezes, adiada devido à piora do quadro.

Em nosso meio, são raras as apresentações medicamentosas que contenham apenas uma droga com efeito laxativo, o que torna seu uso mais difícil. O quadro II-110 apresenta uma relação de produtos comerciais dispostos de acordo com o mecanismo de ação das drogas neles contidas.

Para a faixa etária pediátrica, prefere-se iniciar pelo uso de laxantes osmóticos como o hidróxido de magnésia a 8% (1 a 3ml/kg/dia em uma ou duas doses), sempre associado ao aumento significativo da ingestão de água. Nos casos mais graves de constipação, com fezes muito ressecadas, a dose inicial deve ser de 3ml/kg/dia. Carboidratos não absorvíveis também têm efeito osmótico. Estudos europeus sugerem o uso da lactulose (1-3ml/kg/dia), mas seu custo é alto e os efeitos colaterais são flatulência e cólicas; estudos americanos descrevem boa aceitação do sorbitol a 70% (1-3ml/kg/dia), quando misturado a alimentos.

Para os casos em que a evacuação costuma ser volumosa e dolorosa, dá-se preferência ao óleo mineral por via oral (1-3ml/kg/dia). Cabe salientar que o óleo mineral não deve ser oferecido de forma forçada nem para crianças com disfagia ou vômitos, devido ao risco da sua

Quadro II-109 – Lista de alimentos de acordo com ação estimuladora sobre o peristaltismo intestinal.

Intensa	Moderada	Quase nula
Acelga	Beterraba	Abobrinha sem casca
Almeirão	Berinjela	Batata
Alface	Brócolis	Cenoura cozida
Agrião	Cenoura	Chuchu
Couve	Couve-flor	Inhame
Espinafre	Nabo	Mandioquinha
Ervilha	Caldo verde de folhas	Banana
Feijões	Amora	Caju
Lentilha	Caqui	Goiaba sem semente e sem casca
Pimentão	Cereja	Limão (suco artificial)
Pepino	Carambola	Maçã
Quiabo	Goiaba	Pera sem casca
Rúcula	Mexerica	Maracujá sem casca
Repolho	Morango	Arroz
Tomate	Sucos coados	Maisena
Vagem	Fubá	Gelatina
Frutas não referidas nas colunas	Açúcar	Baunilha
subsequentes	Mel	Canela
Milho/aveia	Queijo branco	Chá
Centeio/cevada	Ricota	
Leite/iogurte	Margarina	
Creme de leite	Carnes brancas	
Manteiga	Vísceras	
Carnes vemelhas	Ovos	
Doces		
Chocolate		

Quadro II-110 – Classificação dos medicamentos conforme o efeito laxativo.

Osmóticos
  Hidróxido de magnésio (Leite de magnésia)
  Fosfato de sódio (Fleet enema)
  Sulfato de sódio (Minilax*)
  Sorbitol (Guttalax*)
  Lactulose (Farlac, Lactulona)

Lubrificantes
  Vaselina líquida
  Óleo mineral (Nujol, Agarol*)

Formadores de volume
  Ágar-ágar (Agarol*)
  Sementes de *psyllium* (Metamucil)

Estimulantes do peristaltismo
  Bisacodil (Dulcolax, Humectol D*)
  Cáscara sagrada (Solvobil*, Eparema*)
  Sena (Naturetti*, Tamarine*)
  Fenolftaleína (Agarol*)
  Glicerina
  Rícino (Laxol, Óleo de rícino)
  Didroxiantranquinona (Humectol D*)

* Apresentações comerciais compostas por mais de uma droga.
Fonte: adaptado de Koda, 1996.

aspiração poder determinar pneumonia química. O excesso de óleo pode ser notado quando a criança passa a eliminá-lo nas vestes e, por outro lado, a perda de óleo colorido pelas fezes, à semelhança de escapes fecais, sugere a possibilidade de impactação fecal.

Laxantes formadores de volume podem ser utilizados enquanto ajustes dietéticos são propostos; no entanto, seu uso é recomendado apenas para crianças maiores, como escolares e adolescentes (muciloide de Psyllium: meio envelope, uma a três vezes/dia).

Laxantes irritativos, cujo efeito é a estimulação de contração da musculatura colônica, podem ser associados à terapêutica por períodos curtos nos casos em que não se obteve melhora com as medidas anteriores. Seu uso não deve ser estimulado, pois causam cólicas.

A associação de laxantes pode ser feita quando se acredita que mais de um fator esteja predispondo ao quadro, no entanto, antes das associações, ajustes de doses devem ser tentados. Por esse motivo e para que se construa um conhecimento detalhado do quadro, da criança e de suas relações, os retornos devem ser frequentes, buscando-se reavaliações continuadas da proposta terapêutica e das hipóteses diagnósticas inicialmente formuladas.

Tratamento da fissura anal

Especificamente para as crianças portadoras de fissura anal, está indicado o uso tópico de pomadas anestésicas na região perianal antes e após as evacuações, higienização local com água corrente, sem uso de papel higiênico, para que não se atrite ou traumatize mais a região, associados a algum laxante osmótico ou óleo mineral por via oral. Algumas dessas pomadas tópicas estão associadas a corticosteroides e essa associação pode ajudar a diminuir o processo inflamatório local e acelerar a cicatrização. É importante lembrar que o uso dessas pomadas com corticosteroides não deve ultrapassar 10 dias. Nesses casos, é fundamental que a dieta seja rapidamente adequada, para que as fezes se tornem pastosas, diminuindo a dificuldade de eliminação.

Recursos que tornam o ato de evacuação mais fisiológico

Dentre as medidas dos recursos que tornam o ato de evacuação mais fisiológico indicam-se:

– estimular o uso do vaso sanitário durante aproximadamente 10 minutos imediatamente após as principais refeições, momento em que o reflexo gastrocólico estimula as contrações em massa e a evacuação pode ser facilitada;
– garantir à criança uma postura fisiológica durante a evacuação com os pés apoiados no chão, segura e confortável, viabilizando, dessa forma, o uso da musculatura perineal e abdominal; para isso, podem ser usados assentos de privada redutores do diâmetro que se encaixam no assento usado normalmente pela família, caixas ou degraus para apoio dos pés e, até mesmo, por um período transitório, o penico;
– aumentar a ingestão hídrica é sempre uma medida útil no manejo da constipação intestinal e visa garantir mais água na luz intestinal;
– incentivar a prática de exercícios físicos, visando estimular as contrações em massa e fortalecer a musculatura da parede abdominal; e
– atender prontamente ao reflexo que precede a evacuação, viabilizando o acesso ao banheiro, independente do local onde se manifeste (domicílio, escola, espaços públicos).

Desimpactação fecal

Trata-se de uma medida terapêutica muito desconfortável que, por ser realizada pela via retal, encontra muita resistência, tanto por parte da criança quanto por parte dos pais. Portanto, essa prescrição deve ser acompanhada de explicações simplificadas sobre a técnica e de outros esclarecimentos. É fundamental que a criança e seus pais entendam a lógica desse procedimento, como a remoção de um obstáculo para que o trânsito das fezes possa ser aos poucos restabelecido e que existe a possibilidade de apenas uma lavagem não ser suficiente. Da mesma forma,

devem ser avisados quanto ao fato de a lavagem provocar desconforto e até mesmo dor, e que o alívio é restabelecido após a eliminação do bolo fecal. Esse procedimento está indicado quando outras medidas não obtêm sucesso e a criança apresenta massa palpável nas regiões suprapúbica ou pélvica. Para isso, usam-se enemas com soluções salinas isotônicas ou hipertônicas. Com as soluções isotônicas, obtém-se a distensão do reto, o aumento da pressão intraluminar e consequentemente o reflexo de evacuação. Com enemas de solução hipertônica infundem-se volumes menores (microenemas), seu efeito osmótico traz água para a luz intestinal, gerando, de forma mais gradativa, a distensão do reto; por esse motivo, são mais toleráveis, mas ocasionalmente pode ocorrer hipernatremia, hiperfosfatemia, hipocalemia, hipocalcemia, hipermagnesemia e, até mesmo, desidratação.

A associação de lubrificantes (glicerina, óleo mineral) às soluções dos enemas (por via retal) ou das lavagens intestinais é comum e visa facilitar a saída do fecaloma. Já a associação de agentes irritativos não costuma ser indicada em crianças pequenas, pois potencializa as contrações do reto, gerando muito desconforto.

Os enemas devem ser repetidos periodicamente (um a cada dois ou três dias), até que se obtenha um esvaziamento significativo do reto e evacuações espontâneas e pastosas e em intervalos menores que os anteriormente apresentados.

Nessa fase, são contraindicados laxantes por via oral com efeito irritativo ou osmótico, pois a impactação fecal pode funcionar como obstrução mecânica contra as contrações ou contra o aumento do bolo fecal, havendo riscos de complicações graves, como torção intestinal e sofrimento de alça. Recomenda-se o uso de óleo mineral por via oral (conforme descrito anteriormente), visando facilitar a eliminação do bolo fecal retido. Como citado anteriormente, o aumento da ingestão de fibras não é efetivo na abordagem inicial das crianças com retenção fecal crônica e impactação. Essa medida deve ser retomada no seguimento, visando readequação alimentar, assim como a introdução de laxantes (osmóticos ou lubrificantes) para diminuir a possibilidade de recorrência.

Se a via retal está inacessível ou se os enemas repetidos se mostram ineficazes, está indicada a lavagem sob sedação ou esvaziamento manual do reto sob anestesia geral. Com o esvaziamento da ampola retal, a incontinência fecal costuma desaparecer, o ressurgimento desse sintoma ou a presença de tumoração à palpação abdominal sugerem fortemente retenção fecal e, nesses casos, as medidas de desimpactação devem ser reiniciadas.

Psicoterapia

A abordagem psicoterápica pode ajudar ou mesmo ser essencial nos casos em que se evidenciam alterações psicoafetivas da criança ou de suas relações. Cabe ao pediatra reconhecer essas situações e mobilizar a família e a criança para essa proposta terapêutica. No acompanhamento das crianças em psicoterapia, é muito importante que o pediatra e o psicoterapeuta estejam em sintonia. Dessa forma, ajustes ou suspensão de medidas laxativas podem ser programados, respeitando as várias fases do processo terapêutico.

Outras formas de tratamento

O tratamento por *biofeedback* vem sendo experimentado, em alguns centros especializados, nas crianças nas quais se constatam, pela eletromanometria retal, alterações da dinâmica da defecação e as propostas terapêuticas anteriormente descritas falharam.

Trata-se, na sua essência, de uma proposta terapêutica comportamentalista, que, por meio de estímulos repetitivos, pretende obter um recondicionamento de hábitos e atitudes. Consiste em submeter a criança a treinamentos do ato de evacuar, monitorizados por manometrias seriadas, durante as quais, apos a distensão do reto, orientam-se manobras que aumentam a pressão intra-abdominal e, simultaneamente, relaxam o esfíncter anal externo e a musculatura do assoalho pélvico, mimetizando uma evacuação. Em princípio, esse método não é reforçado como proposta terapêutica pelo Ambulatório Geral do Departamento de Pediatria da Faculdade de Medicina da Universidade de São Paulo, pois, além de ser um método bastante invasivo, desconsidera os princípios básicos do desenvolvimento infantil.

A abordagem cirúrgica está restrita às crianças portadoras de determinadas anomalias anorretais e especificamente aos casos de doença de Hirschsprung. A ressecção dos segmentos de cólon muito dilatados, secundários às alterações funcionais, não costumam melhorar o prognóstico a médio e longo prazo, ocorrendo recidiva da constipação. Há uma modalidade terapêutica, que consiste na formação de apendicocecostomia continente, por meio da qual o ceco pode ser cateterizado de forma intermitente, viabilizando uma via para a realização de enemas gravitacionais.

Por fim, a dilatação anal ou a esfincterectomia do esfíncter anal externo, nos casos em que se evidencia hiperatividade esfincteriana e que resistem a todas as propostas terapêuticas, pode trazer algum alívio.

O tratamento da constipação, com ou sem incontinência fecal, exige esforço, parceria, tolerância e persistência por parte de todos: criança, familiares e equipe de saúde. Reavaliações frequentes são fundamentais; encaminhamentos para o gastroenterologista para a viabilização de medidas invasivas, como manometrias e biópsia retal, devem ser pensados no decorrer da evolução dos quadros em que não se evidencia melhora, apesar de a adesão adequada às propostas terapêuticas ter sido obtida.

PROFILAXIA

Nesse aspecto, o pediatra tem a oportunidade de atuar já desde os primeiros meses de acompanhamento da criança, orientando as melhores práticas alimentares, incentivando o aleitamento materno e as dietas adequadas para as respectivas faixas etárias e ricas em fibras, esclarecendo sobre padrões variáveis de evacuações normais, monitorizando o treinamento e controle esfincteriano e detectando precocemente disfunções intestinais. Deve-se reforçar a importância de as necessidades de evacuar serem prontamente atendidas.

PROGNÓSTICO

O seguimento a longo prazo de crianças com constipação intestinal funcional tem evidenciado, diferentemente do que se acreditava, que o quadro se mantém durante a adolescência. Loening-Baucke (1993) em estudo com 90 crianças, que iniciaram tratamento antes dos 4 anos de idade e o mantiveram por um período que variou de aproximadamente quatro a nove anos, constatou que apenas 63% alcançaram recuperação completa (duas a três evacuações/semana, sem incontinência fecal, mesmo após a suspensão do uso de laxativos). A mesma autora, usando um protocolo de atendimento semelhante, por um período de quatro anos, com 215 crianças maiores de 5 anos de idade, portadoras de constipação funcional e incontinência fecal, obteve apenas 57% de recuperação completa, sendo que 29% mantiveram dois ou mais episódios de escapes fecais. Staiano iniciou um protocolo de atendimento com 103 crianças portadoras de constipação intestinal funcional; após cinco anos de seguimento, 52% das 63 crianças que se mantinham no Serviço persistiam constipadas.

A persistência de sintomas parece estar mais vinculada ao início precoce e à história de constipação na família; incontinência fecal e dor abdominal também pioram significativamente o prognóstico desses casos.

BIBLIOGRAFIA

1. Abrahamian FP, Lloyd-Still JD. Chronic constipation in childhood: a longitudinal study of 186 patients. J Pediatr Gastroenterol Nutr 1984;3:460. • 2. Benninga MA. Comprometimento da qualidade de vida em crianças com distúrbios funcionais da defecação. J Pediatr (Rio J) Porto Alegre: 2006.p.82. • 3. Bourroul MLM, Scaramuzzi DR, Ruffo P. Constipação intestinal crônica. In: Sucupira ACSL, Bricks LF, Kobinger MEBA, Saito MI, Zuccolotto SMC. Pediatria em consultório. 4ª ed. São Paulo: Sarvier; 2000. p.500. • 5. Clayden GS. Management of chronic constipation. Arch Dis Child 1992;67:340. • 6. Croffie JM, Fitzgerald JF. Hypomotility disorders 1. Idiopatic constipation. In: Walker WA, Goulet O, Kleinman RE, Sherman PM, Shneider BL, Sanderson IR. Pediatric Gastrointestinal Disease. Pathophysiology. Diagnosis. Management. 4th ed. Hamilton: Decker, USA: 2004.p.1000. • 7. Ferry GD, Klish WJ, Hoppin AG. Constipation in children: etiology and di-

agnosis. UpToDate.last literature review: may 31, 2008. This topic last updated: jan 31, 2008. Acessado em 22 set 2008. Disponivel em www.uptodate.com • 8. Ferry GD, Klish WJ, Hoppin AG. Treatment of chronic functional constipation and fecal incontinence in infants and children. UpToDate.last literature review: may 31, 2008. This topic last updated: dec 18, 2007. Acessado em 22 set 2008. Disponivel em www.uptodate.com • 9. Hyman PE, Milla PJ, Benninga MA et al. Childhood functional gastrointestinal disorders: neonate/toddler. Gastroenterology 2006;130:1519. • 10. Iacono G, Cavataio F, Montalto G, Florena A, Tumminello M, Soresi M, Notarbartolo A, Carroccio A. Intolerance of cow's milk and chronic constipation in children. N Engl J Med 1998;339:1100. • 11. Imseis E, Gariepy CE. Hypomotility disorders 3. Hirschsprung disease. In: Walker WA, Goulet O, Kleinman RE, Sherman PM, Shneider BL, Sanderson IR. Pediatric gastrointestinal disease. Pathophysiology. Diagnosis. Management. 4th ed. Hamilton: Decker, USA; 2004.p.1031. • 12. Hyman PE, Milla PJ, Benninga MA et al. Childhood functional gastrointestinal disorders: neonate/toddler. Gastroenterology 2006;130:1519. • 13. Koda YKL. Obstipação intestinal crônica. In: Barbieri D et al. Doenças gastroenterológicas em pediatria. São Paulo: Atheneu; 1996.p.331. • 14. Koda YKL, Almeida OF. Assistência multiprofissional à criança portadora de obstipação intestinal crônica funcional. In: Barbieri D et al. Doenças gastroenterológicas em pediatria. São Paulo: Atheneu; 1996.p.343. • 15. Koletzko S. Hypomotility disorders 2. Dysmotilities. In: Walker WA, Goulet O, Kleinman RE, Sherman PM, Shneider BL, Sanderson IR. Pediatric gastrointestinal disease. Pathophysiology. Diagnosis. Management. 4th ed. Hamilton: Decker, USA; 2004. p.1017. • 16. Loening-Baucke VA. Chronic constipation in children. Gastroenterology 1993;105:1557. • 17. Loening-Baucke V. Constipation in early childhood: patient characteristics, treatment and long-term follow up. Gut 1993;34:1400. • 18. Loening-Baucke VA. Constipation in children. Curr Op Pediatr 1994;6:556. • 19. Loening-Baucke VA. Encopresis and "soiling". Pediatr Clin North Am 1996;43:279. • 20. Loening-Baucke VA. Urinary incontinence and urinary tract infection and their resolution with treatment of chronic constipation in childhood. Pediatrics 1997;100:228. • 21. Loening-Baucke VA. Fecal incontinence in children. Am J Fam Physisol 1997;55:2229. • 22. Loening-Baucke VA. Constipation in children. N Engl J Med 1998;339:1155. • 23. Murphy MS. Constipation. In: Walker WA et al. Pediatric gastrintestinal disease. Philadelphia: Decker; 1991.p.90. • 24. Partin JC, Hamill SK, Fischel JE, Partin JS. Painful defecationandfaecal painful defecation and faecal soiling in children. Pediatrics 1992;89:1007. • 25. Rasquin A, Di Lorenzo C, Forbes D et al. Childhood functional gastrointestinal disorders: neonate/toddler. Gastroenterology 2006;130:1527. • 26. Reisner SH et al. Determination of anterior displacement of the anus in newborn infants and children. Pediatrics 1984;73:216. • 27. ROME III. Endpoints and outcomes Conference 2009: optimizing clinical trials. Disponível em: www.romecriteria.org • 28. Staiano A, Andreotti MR, Greco L, Basile P, Auricchio S. Long-term follow-up of children with chronic idiopathic constipation. Digest Dis Sci 1994;39:561. • 29. Van Den Berg MM, Benninga MA, Di Lorenzo C. Epidemiology of childhood constipation: a systematic review. Am J Gastroenterol 2006;101:2401. • 30. Vannuchi H et al. Fibra alimentar. In: SBAN: Aplicações das Recomendações Nutricionais Adaptadas à População Brasileira, S.1:73, 1990. • 31. Yamada T. Approach to the patient with constipation. In: Yamada T. Handbook of gastroenterology. 2nd ed. Philadelphia, USA: Lippincott Williams & Wilkins; 2005.p.87.

46 SANGRAMENTOS GASTRINTESTINAIS

Ana Cecilia Silveira Lins Sucupira
Ana Maria Cocozza

O sangramento gastrintestinal não é uma ocorrência frequente em pediatria, mas seu aparecimento é motivo de grande preocupação para os pais, sendo um fator indicativo da presença de alguma doença que deve ser esclarecida. Os sangramentos leves podem, pela sua persistência, ser causa de anemias importantes resistentes ao tratamento com ferro. Muitas dessas formas de sangramento pouco intensas podem não ser visíveis, só sendo detectáveis por meio de exames subsidiários. São os chamados sangramentos ocultos. As hemorragias intensas são assustadoras e necessitam de intervenções imediatas, pois podem levar o paciente ao estado de choque hipovolêmico. Na literatura internacional, o termo mais frequentemente utilizado é sangramento gastrintestinal. Vale ressaltar que as hemorragias digestivas podem ser consideradas sangramentos gastrintestinais, mas nem todo sangramento gastrintestinal tem a intensidade de uma hemorragia.

Não existem informações precisas na literatura sobre a incidência de sangramento gastrintestinal, mas sabe-se que a ocorrência de sangramentos graves na população pediátrica é rara.

CLASSIFICAÇÃO

Os sangramentos gastrintestinais são, para efeito didático, classificados em altos e baixos, de acordo com sua localização. O ligamento de Treitz, no duodeno, é definido como o limite anatômico entre ambos. Assim, os sangramentos que ocorrem anteriormente ao ligamento de Treitz são denominados de sangramentos digestivos altos, enquanto os que acometem os segmentos intestinais distais a essa delimitação constituem os sangramentos digestivos baixos.

As formas de apresentação do sangramento ajudam a esclarecer o seu local de origem:

Hematêmese – refere-se ao vômito de sangue vermelho vivo ou digerido (semelhante a borra de café), geralmente proveniente de sangramento digestivo alto, ou pode ser, ainda, a eliminação de sangue deglutido oriundo da rinofaringe ou de fissura no seio materno.

Melena – é a evacuação de fezes negras, contendo sangue digerido proveniente do tubo digestório alto ou do colo ascendente. Entretanto, sangramento volumoso, oriundo de varizes esofágicas, úlcera duodenal e divertículo de Meckel, pode resultar na eliminação de sangue avermelhado. A melena pode ocorrer alguns dias após episódios de hematêmese.

Enterorragia – é a defecação de grande volume de sangue vivo, líquido, mesclado ou não com coágulos. Eventualmente, pode haver sangue digerido. É indicativo de sangramento intestinal baixo.

Hematoquesia – é a eliminação de fezes formadas, misturadas com sangue vivo, líquido ou em coágulos, consequente a sangramento digestivo baixo.

Essas classificações são na verdade apenas didáticas, pois na prática uma mesma criança pode apresentar os diferentes tipos de sangramento, que correspondem muitas vezes a etapas evolutivas de um mesmo processo.

O pediatra deve estar atento para algumas situações que podem simular um quadro de sangramento digestivo pelo aparecimento de vômitos ou fezes avermelhados ou enegrecidos. A ingestão de beterraba, amora, amoxacilina, rifampicina, pamoato de pirvínio, corantes alimentícios, entre outros, pode ter esse efeito. É muito comum a eliminação de fezes escuras durante a terapia com ferro ou compostos de bismuto. Vômitos de sangue deglutido oriundo da rinofaringe ou de fissura no seio materno podem também induzir ao diagnóstico errôneo de sangramento digestivo.

AVALIAÇÃO INICIAL DO PACIENTE COM SANGRAMENTO DIGESTIVO

Anamnese

Além da realização da anamnese geral, destacam-se alguns aspectos mais específicos que podem orientar o diagnóstico:

Faixa etária – de acordo com a idade do paciente, algumas causas tornam-se mais prováveis, conforme quadro II-111.

Características do sangramento – a caracterização do sangramento auxilia o raciocínio clínico, diferenciando as possibilidades diagnósticas. Assim, a quantidade fornece informações sobre a gravidade. O tipo de sangramento sugere sua localização. Deve ser lembrado que grandes quantidades de sangue provenientes do esôfago,

Quadro II-111 – Causas de sangramento digestivo.

1 mês a 2 anos	Pré-escolar e escolar
Mais frequentes	
Fissura anal	Diarreia infecciosa
Diarreia infecciosa	Parasitose intestinal
Alergia ao leite de vaca e soja	Fissura anal
Invaginação intestinal	Pólipo
Hiperplasia nodular linfoide	Úlcera péptica
	Gastrite erosiva
	Esofagite
	Prolapso retal
Menos frequentes	
Divertículo de Meckel	Varizes esofágicas
Volvo	Esofagite por refluxo gastroesofágico
Enterocolite necrotizante	Púrpura de Henoch-Schönlein
Úlcera de estresse	Corpo estranho
Distúrbios da coagulação	Divertículo de Meckel
Anomalias vasculares	Hiperplasia nodular linfoide
	Hipertensão portal
	Abuso sexual
	Doença inflamatória intestinal

estômago e duodeno estimulam o peristaltismo, podendo resultar no aparecimento de sangue não digerido nas fezes, com aparência avermelhada.

A relação temporal com as evacuações, isto é, se o sangramento é independente, concomitante ou após a evacuação, sugere algumas hipóteses clínicas:

– o sangramento concomitante pode ser indicativo de fissura anal, parasitose intestinal, alergia ao leite de vaca ou de soja;
– o gotejamento de sangue após a evacuação está presente nos casos de pólipo colônico;
– no sangramento de origem alta, o sangue vem mesclado com as fezes;
– no sangramento intestinal baixo o sangue cobre as fezes;
– há sangramentos que aparecem no final da higienização anal, que mancham o papel higiênico e sugerem fissuras latentes que ficam recobertas de fibrina, a qual é removida pelo atrito com o papel, reabrindo o ferimento e causando sangramento.

Sintomas associados – a associação com outros sintomas sugere quais doenças podem estar, provavelmente, envolvidas. Quando existe a queixa de diarreia crônica, pode-se pensar em intolerância ao leite de vaca ou de soja. Se a diarreia crônica ocorre juntamente com evidência de prolapso retal, a suspeita recai sobre a existência de parasitoses intestinais. Já a diarreia aguda sanguinolenta é sugestiva de colite infecciosa. No lactente, entretanto, se há também vômitos e dor abdominal, deve-se pensar na possibilidade de invaginação intestinal. Dor e dificuldade para evacuar associadas à retenção

fecal lembram o diagnóstico de fissura anal. Na história de sangramento vivo com queixa de dor anal e incontinência fecal, é importante que o pediatra esteja atento para investigar evidências de abuso sexual, em qualquer faixa etária.

Utilização de medicamentos – deve sempre ser investigada a ingestão pelo paciente de medicamentos, principalmente o ácido acetilsalicílico, os corticosteroides e os anti-inflamatórios não hormonais. Esses medicamentos são causas frequentes de doença péptica secundária.

Doenças sistêmicas – o sangramento gastrintestinal pode fazer parte do quadro clínico de alguma doença sistêmica que o paciente apresente. Entre as doenças que podem cursar com sangramento do trato digestório estão a púrpura de Henoch-Schönlein, a síndrome hemolítico-urêmica e as doenças do tecido conjuntivo.

Dados epidemiológicos – devem ser considerados na formulação do diagnóstico. Assim, nas regiões onde a esquistossomose é endêmica, a primeira hipótese na investigação de hematêmese ou melena deve ser a presença de varizes esofágicas, principalmente nos escolares e adolescentes.

Antecedentes:

• Intercorrências neonatais – a cateterização e a infecção do coto umbilical podem levar à trombose da veia porta e à hipertensão portal.
• História pessoal ou familiar de sangramento – embora o sangramento gastrintestinal não constitua uma forma habitual de manifestação das coagulopatias, essas devem ser afastadas quando houver história anterior de outra forma de sangramento.

Exame físico

O exame físico geral ajuda a diferenciar os casos em que o sangramento gastrintestinal é um fenômeno isolado ou faz parte do quadro de doença sistêmica. Como exemplo da primeira situação, está a fissura anal, e no segundo caso, a esquistossomose mansônica. O estado geral indica a gravidade do sangramento e as condições em que devem ser feitas a investigação diagnóstica e as intervenções terapêuticas. Quando o paciente apresenta bom estado geral, é possível programar os passos da elucidação diagnóstica. Entretanto, se o paciente se apresenta com palidez acentuada ou sinais de descompensação circulatória (hipotensão, pulso fraco, taquicardia), nesse caso está indicada a hospitalização imediata. O início do tratamento, visando restabelecer a volemia e o equilíbrio hemodinâmico, deve ser feito antes mesmo de ser estabelecido o diagnóstico. A presença de equimoses e/ou petéquias apontam a necessidade de pesquisar coagulopatias. Hemangiomas cutâneos podem sugerir a presença de hemangiomas gastrintestinais. Pigmentação da boca e lábios é clássica da polipose de Peutz-Jeghers.

Ao exame físico especial, é fundamental o exame do abdome, principalmente para afastar as doenças cirúrgicas quando há história de sangramento intestinal agudo. O achado de esplenomegalia sugere a presença de hipertensão portal, leucoses, esquistossomose mansônica, entre outras entidades clínicas. Massas palpáveis podem indicar invaginação. Distensão abdominal faz pensar em colite ulcerativa e doença de Crohn. Sinais de irritação peritoneal podem estar presentes nas causas infecciosas e na inflamação do divertículo de Meckel. À inspeção da região anal, podem-se detectar fissuras responsáveis por sangramentos crônicos de pequena intensidade. A pesquisa de fissuras deve ser feita afastando-se as pregas do esfíncter anal externo. Fissuras agudas são vermelhas e doloridas, enquanto as brancas e endurecidas são crônicas e não dolorosas. É importante atenção especial ao impacto psicológico provocado pela realização do toque retal. Embora seja um procedimento necessário em muitos casos, sua realização vai depender das condições do paciente e dos indícios que levem a suspeitar de doenças anorretais. Dessa forma, em algumas situações, esse exame poderá ser adiado para uma próxima consulta. No toque retal, deve-se procurar avaliar o tônus esfincteriano, a presença de fecaloma e pólipos. A grande maioria dos pólipos é palpável ao toque retal. A presença de pus, sangue ou muco ao toque retal é indicativa de doença inflamatória intestinal.

INVESTIGAÇÃO LABORATORIAL

A investigação inicial visa avaliar as condições gerais do paciente. Deve-se solicitar hemograma completo com plaquetas e reticulócitos. Nos sangramentos agudos, é importante o monitoramento clínico e laboratorial do paciente para identificar a intensidade das perdas sanguíneas. A avaliação do sangramento pode ser feita por meio de dosagens repetidas da hemoglobina e do hematócrito. Quedas progressivas nos valores desses exames indicam a persistência do sangramento, fato que pode determinar a necessidade de terapêutica transfusional. É importante salientar que o valor do hematócrito inicial não corresponde necessariamente à realidade, uma vez que só depois de 24 a 48 horas ocorrerá a reorganização do volume e, portanto, o reflexo da real perda sanguínea. Deve-se colher hamatócrito e hemoglobina a cada 4 horas, objetivando-se manter o hematócrito em torno de 25 a 30%, se necessário, por meio de transfusão.

O estudo da coagulação deve ser realizado quando a história for indicativa de coagulopatia ou nos casos nos quais não for identificada uma causa local para o sangramento.

A partir das suspeitas clínicas, fundamentadas na anamnese e no exame físico, alguns exames iniciais devem ser realizados para que se possa estabelecer o diagnóstico e as intervenções terapêuticas. A diferenciação entre o sangramento gastrintestinal alto e baixo direciona para linhas específicas de investigação. O pediatra geral deve ter clareza de quais procedimentos diagnósticos são de sua competência, assim como identificar o momento em que será necessária a participação do especialista.

No Brasil, onde as infecções intestinais bacterianas e parasitárias ainda são frequentes, a eliminação de fezes mucossanguinolentas aponta para a necessidade de realização de exames parasitológicos e cultura de fezes. No parasitológico procura-se identificar principalmente *Entamoeba histolytica*, *Schistosoma mansoni*, *Trichocephalus trichiuris*, enquanto na coprocultura pesquisa-se a presença de *Shigella*, *Campylobacter*, *Yersinia*, *Salmonella*, *Escherichia coli* enteroinvasiva e êntero-hemorrágica, *Clostridium difficile* e *Aeromonas*. Nas infecções maciças por tricocéfalos, é comum o aparecimento de prolapso retal associado a sangramento.

Quando houver história recente de sangramento gastrintestinal alto, a passagem de uma sonda nasogástrica tem finalidade diagnóstica e terapêutica. Com esse procedimento, é possível se ter uma noção da localização do sangramento. Quando o material aspirado for vermelho-vivo, pode-se pensar em sangramento ativo proveniente do trato digestório alto, se for bilioso, o sangramento deverá ser proveniente do trato digestório baixo e nos casos de aspirado claro e sem sangue pode ter havido sangramento duodenal. Utiliza-se a sonda para proceder à aspiração do sangue e para a lavagem do estômago com soro fisiológico à temperatura ambiente. Esse procedimento tem como objetivo ajudar a controlar a hemorragia, além de facilitar o preparo do paciente para o caso de ser necessário o exame endoscópico.

Investigação endoscópica

A endoscopia digestiva alta está indicada no achado de sangue na aspiração gástrica, na presença de hematêmese ou de melena ou de sangramento retal vivo e volumoso (o que pode indicar sangramento intenso do tubo digestório alto acompanhado de trânsito acelerado). Esse exame permite visualizar as lesões responsáveis pelo sangramento em 90% dos casos, quando realizado nas primeiras 24 horas após o episódio, além de permitir avaliar a possibilidade da manutenção do sangramento. Tem também função terapêutica, pois permite, por exemplo, a esclerose de varizes esofágicas.

Os exames endoscópicos realizados por via baixa estão indicados para localizar o sangramento. A anoscopia, que pode ser realizada com o otoscópio tradicional, ao qual se adapta um espéculo especial, permite a visualização da maioria das lesões sangrantes, uma vez que é no segmento retoanal onde se localizam as causas mais frequentes de sangramento. Por meio da retossigmoidoscopia flexível é possível identificar a lesão hemorrágica e colher material de biópsia. Hsia cita estudo em que a sigmoidoscopia sozinha foi utilizada em crianças com sangramento crônico por um ano ou mais e esse estudo revelou as etiologias mais comuns como poliposse colorretal juvenil e proctite inespecífica. A colonoscopia tem sua indicação quando a retossigmoidoscopia for normal ou quando no enema baritado aparecerem lesões que necessitam de mais esclarecimento. Na colonoscopia, obtém-se uma visão do íleo, sendo possível fazer o diagnóstico de doença de Crohn, o qual é confirmado com a biópsia.

Investigação por imagem

Em geral, os exames de imagem não ajudam a elucidação diagnóstica nos casos de sangramento agudo. A radiografia simples é um elemento de ajuda nos casos de abdome agudo. Quando há um quadro de perfuração de víscera oca, observa-se imagem de pneumoperitônio e nas doenças obstrutivas verifica-se a presença de distensão de alças intestinais no abdome superior associada a ausência de ar nas alças da região abdominal inferior. A ultrassonografia pode ser de grande ajuda nos casos de abdome agudo obstrutivo, permitindo a visualização de invaginação intestinal, a qual aparece como uma imagem em "alvo", no corte transversal, e em forma de pseudorrim no plano longitudinal. A ultrassonografia com o Doppler colorido aumenta a sensibilidade para 98 a 100% e a especificidade para 89 a 100%, dependendo do operador.

O enema opaco, tradicionalmente utilizado para o diagnóstico de invaginação intestinal, possibilita, inclusive, em alguns casos, sua redução. Apresenta sensibilidade de 50 a 90% dos casos. Essas taxas aumentam quando o exame é realizado nas primeiras 24 horas do aparecimento dos sintomas. Está contraindicado quando há suspeita de perfuração. Uma outra possibilidade é a redução da invaginação por meio de uma coluna de água em um procedimento acompanhado pela ultrassonografia. O enema opaco pode revelar, também, imagem de lesões sugestivas de hiperplasia linfonodular.

Nos casos nos quais não for possível esclarecer o diagnóstico com os exames acima e diante de sangramentos importantes, os exames cintilográficos, quando disponíveis, devem ser realizados. A cintilografia com pertecnetato de tecnécio-99 é útil para identificar mucosa gástrica funcionante em localização ectópica, sendo então solicitada, principalmente, para confirmação do diagnóstico do divertículo de Meckel e da duplicação cística do trato gastrintestinal. A cintilografia realizada com hemácias marcadas com tecnécio-99 é utilizada para localizar sangramento intermitente ou então para orientar a realização da endoscopia ou da angiografia.

A arteriografia é usada para localizar lesões quando a endoscopia falha ou o paciente não colabora. Pode ser de ajuda para sangramentos distais ao ligamento de Treitz.

Esses exames podem ser solicitados pelo pediatra clínico, entretanto, quando mostrarem alteração, a interpretação deve contar com a participação dos profissionais que tenham mais experiência com a doença apresentada. Uma vez firmado o diagnóstico, o acompanhamento do portador de doença crônica, como retocolite ulcerativa ou doença de Crohn, deve ser feito pelo especialista, o gastroenterologista.

Em alguns pacientes com quadro de sangramento e abdome agudo, nos quais não se conseguiu estabelecer um diagnóstico, pode ser necessária a realização da laparotomia exploradora.

Apesar da história e exame físico detalhados, da utilização de exames laboratoriais, radiológicos, endoscópicos e da laparotomia exploradora, em 25% dos sangramentos gastrintestinais o diagnóstico etiológico não é estabelecido. Entretanto, 80 a 90% dos sangramentos intestinais baixos cessam espontaneamente.

PRINCIPAIS CAUSAS DE SANGRAMENTOS GASTRINTESTINAIS

As principais causas de sangramento gastrintestinal, em criança, variam de acordo com as faixas etárias (ver Quadro II-111).

Na criança, a grande maioria dos sangramentos gastrintestinais é proveniente do trato intestinal baixo e, ao contrário do adulto, frequentemente transitória, quase sempre benigna e de fácil tratamento. Ocasionalmente, a presença de sangramento retal pode indicar doença mais grave. A seguir serão comentadas, de forma sucinta, as principais causas de sangramentos gastrintestinais.

Invaginação intestinal – é um quadro mais frequente no lactente do sexo masculino, entre 3 e 12 meses de vida. Apenas 10 a 20% dos casos ocorrem em crianças com mais de 2 anos de idade. Caracteriza-se por vômitos intermitentes e crises de choro devido à dor abdominal em cólica. O abdome é flácido e à palpação nota-se a presença de tumoração geralmente no hipocôndrio direito ou epigástrio. Há eliminação anal de muco sanguinolento. A criança, inicialmente irrequieta e irritada, torna-se apática ou mesmo prostrada, desidratada e apresenta quadro de abdome agudo obstrutivo. Feito o diagnóstico, o tratamento deve ser realizado com a participação do cirurgião.

Divertículo de Meckel – o diagnóstico é basicamente clínico, estabelecido pela presença de sangramento baixo vermelho-escuro ou brilhante, quando intenso, não associado à eliminação de fezes. Geralmente, o quadro não se acompanha de dor abdominal. Quando o sangramento é leve e recorrente, sob a forma de sangramento oculto, manifesta-se como anemia ferropriva refratária ao tratamento. Acomete principalmente meninos com menos de 2 anos de idade. O tratamento é cirúrgico.

Doenças hepáticas neonatais – ainda são a principal causa de sangramento intestinal na infância precoce. As principais doenças devem ser investigadas, de acordo com a sintomatologia apresentada.

Alergia a leite de vaca ou de soja – pode causar sangramentos ocultos ou ser visíveis nas fezes, decorrente de uma colite por reação imunológica à proteína do leite de vaca ou de soja, não mediada por IgE. O quadro pode ainda ser acompanhado de vômitos, diarreia e irritabilidade. Para a elucidação diagnóstica, retiram-se todos os alimentos que contêm o leite de vaca ou soja, conforme o caso. A suspensão do alimento causador leva à melhora dos sintomas, embora o sangramento possa ainda persistir por algum tempo.

Fissura anal – quadro de dor à evacuação com retenção de fezes. Pode ter como causa a obstipação intestinal. As fezes são eliminadas recobertas com laivos de sangue. Nos lactentes, podem ser detectadas manchas de sangue na fralda. A lesão da mucosa é linear e, geralmente, localiza-se na linha média dorsalmente. As fissuras recentes são avermelhadas e dolorosas, as antigas são esbranquiçadas e endurecidas. Vale lembrar que as fissuras anais podem estar presentes em qualquer idade e associadas a abuso sexual. O tratamento da fissura anal consiste em medidas que visem melhorar o quadro de obstipação intestinal, com diminuição da consistência das fezes. Além disso, devem ser feitas orientações quanto à higiene perianal, incluindo lavagem da região após cada evacuação, eliminando-se o uso de papel higiênico. Podem ser utilizados cremes para alívio da dor nas evacuações e pomadas cicatrizantes.

Diarreia infecciosa – a colite infecciosa aguda tem como principais agentes etiológicos *Shigella* sp., *Salmonella* sp., *Entamoeba histolytica*, *E. coli* enteroinvasiva e êntero-hemorrágica, *Yersinia enterocolitica* e *Campylobacter jejuni*, *Clostridium difficile* e *Aeromonas hydrophila*, entre outros. Caracteriza-se por evacuações sanguinolentas que podem vir acompanhadas de muco e queda do estado geral, com febre e cólicas abdominais. Nos casos de diarreia crônica com prolapso retal, a etiologia mais frequente é o *Trichocephalus trichiuris*.

As diarreias infecciosas agudas que cursam com fezes sanguinolentas têm, em geral, curso autolimitado, apenas devendo ser tratadas com antibioticoterapia quando o quadro preenche os critérios para o tratamento com antibiótico (ver capítulo Diarreia aguda). As parasitoses confirmadas devem ser tratadas com medicação específica (ver capítulo Parasitoses intestinais).

Pólipos juvenis – são encontrados em 15% das pancolonoscopias realizadas para esclarecimento de sangramento retal, sendo que em 58% dos casos são visualizados mais de um pólipo. Os pólipos juvenis são hamartomas benignos também chamados de pólipos inflamatórios, hiperplásticos ou pólipos de retenção, com incidência maior entre 4 e 5 anos. O quadro clínico é de sangramento retal indolor (95% dos casos), com estrias de sangue recobrindo as fezes e/ou gotejamento de sangue no final da evacuação. A resolução espontânea do pólipo, por meio da autoamputação, ocorre na maioria dos casos, principalmente quando se localizam no segmento retal.

Doença péptica – constitui a causa mais importante de sangramento digestivo na faixa etária pediátrica. Tomamasa et al., estudando a sensibilidade e a especificidade dos sinais e sintomas abdominais, constataram que o sangramento intestinal (hematêmese ou melena) foi altamente específico – maior que 90% – para a doença péptica. O sangramento da úlcera péptica primária é frequentemente do tipo oculto, enquanto a sangramento gastrintestinal é a forma mais comum de apresentação da doença péptica secundária a doenças ou ao uso de medicamentos, como os anti-inflamatórios (80% dos casos).

Púrpura de Henoch-Schönlein – vale lembrar que mais de 50% das crianças com essa doença apresentam melena, embora em 25% dos casos o sangramento apareça como sangue oculto nas fezes.

O detalhamento desses diagnósticos pode ser encontrado nos capítulos específicos deste livro ou na literatura especializada.

TRATAMENTO

O tratamento tem dois objetivos: a causa do sangramento e a anemia e/ou as alterações hemodinâmicas decorrentes do sangramento.

Inicialmente, deve ser avaliada a necessidade de reposição de volume e de transfusão. Havendo necessidade desses procedimentos, o pediatra encaminhará a criança para internação e deverá, posteriormente, tratar a causa do sangramento. O tratamento específico será de acordo com a etiologia encontrada. Quando não houver melhora do quadro anêmico, é importante verificar se o sangramento persiste ou reincidiu.

O tratamento das causas específicas que não constam deste capítulo poderá ser encontrado nos capítulos específicos sobre as doenças citadas ou em literatura específica.

BIBLIOGRAFIA

1. Arensman R. Gastrointestinal bleeding: surgical perspective. Curr Opin Gastroenterol 2006;22:612. • 2. Arvola T, Ruuska T, Keränen J, Hyöty H, Salminen S, Isolauri E. Rectal bleeding in infancy: clinical, allergological, and microbiological examination. Pediatrics 2006;117:760. • 3. Barbieri D. Hemorragia digestiva em pediatria: considerações diagnósticas. In: Barbieri D, Koda Y. Doenças gastrointestinais em pediatria. São Paulo: Atheneu, 1996. p.429. • 4. Barry R, Perrault J. Gastrointestinal bleeding. In: Walker WA, Durie P, Hamilton JR, Smith JAW, Walkins JB. Pediatric gastrointestinal diseases. Philadelphia: B.C. Decker; 1991.p.111. • 5. Fox VL. Gastrointestinal bleeding in infancy and childhood. Gastroenterol Clin North Am 2000;29:37. • 6. Hsia R. Pediatrics gastrointestinal bleeding disponível em eMedicine, acessado em junho 2008. • 7. Kong MS, Huang SC, Tzen KY, Lin JN. Repeteat Tc 99m pertechne take scanning for children with obscure gastrointestinal bleeding. J Pediatr Gastroenterol Nutr 1994;18:284. • 8. Nakakura CH, Azevedo RA, Ferreira OMG, Macedo M. Hemorragia digestiva. In: Carvalho WB, Hirschheimer MR, Matsumoto T. Terapia intensiva pediátrica. 3ª ed., São Paulo: Atheneu; 2006.p.1107. • 9. O'Hara SM. Acute gastrointestinal bleeding. Radiol Clin North Am 1997;35:879. • 10. Peters JM. Management of gastrointestinal bleeding in children. Curr Treat Options Gastroenterol 2002;5:399. • 11. Raine PAM. Investigation of rectal bleeding. Arch Dis Child 1991;66:279. • 12. Roy CC, Silverman A, Alagille D. Pediatric clinical gastroenterology. St. Louis: Mosby; 1995. • 13. Thompson EC, Brown MF, Bowen EC, Smith LM, vander Griten D, Thompson EC et al. Causes of gastrointestinal hemorrhage in neonates and children. South Med J 1996;89:370. • 14. Uno T, Harada Y, Kimura T, Mochida Y, Goto K, Miyatani K et al. Investigation of melena and hematochezia as the chief complaint of gastrointestinal bleeding in pediatric surgical patients. Acta Pediatr Jpn 1994;36:268. • 15. Vinton NE. Gastrointestinal bleending in infancy and childhood. Gastroenterol Clin North Am 1994;23:93.

INFECÇÃO DO TRATO URINÁRIO

Sandra Maria Callioli Zuccolotto

Ana Cecilia Silveira Lins Sucupira

Infecção do trato urinário (ITU), problema frequente na prática pediátrica, é um tema sobre o qual muitos conceitos, além de não estarem definitivamente estabelecidos, encontram-se em constante debate. As condutas que foram sendo propostas e incorporadas na prática clínica nas últimas décadas, para acompanhamento da criança com ITU, têm sido questionadas quanto a sua validade.

Diante de uma literatura tão extensa e muitas vezes contraditória, na abordagem que se propõe aqui, estão presentes condutas que implicam uma opção, tendo como respaldo a revisão da bibliografia sobre o tema e a nossa vivência prática de ambulatório. Atualmente, existem algumas diretrizes publicadas nos últimos 10 anos, como o consenso de 1999 da Academia Americana de Pediatria, o do NICE (*National Institute for Health and Clinical Excelence*) do Reino Unido, em 2007, e as diretrizes da Suécia, de 1999, para a abordagem de crianças com ITU e refluxo vesicoureteral (RVU) e daquelas com cicatriz e lesão renal (Jodal e Lindeberg).

A importância da ITU, mais do que sua frequência, deve ser vista em função da sua história natural, que pode ser ou não pontilhada por recorrências, e tem como possibilidade evolutiva o surgimento de lesões renais, que podem evoluir com o prejuízo da função renal e o desenvolvimento de hipertensão arterial. Assim sendo, diante de uma entidade cuja abordagem, em muitos casos, não se encerra com o tratamento e a cura clínica, mas que pode implicar a realização de vários exames laboratoriais e, principalmente, a investigação do trato urinário por meio de exames de imagem, impõe-se a necessidade de procedimentos diagnósticos acurados.

Na prática pediátrica, a ITU talvez seja uma das doenças em que a confirmação do diagnóstico apresente mais problemas. A ITU na infância é caracteristicamente uma entidade tanto super como subdiagnosticada. O caráter inespecífico da sintomatologia, especialmente nos lactentes, contribui para que o pediatra nem sempre pense em ITU como possibilidade diagnóstica. Por outro lado, a frequência com que os sintomas referentes ao trato urinário aparecem em consequência de processos oriundos de causas sem relação com o sistema urinário e a presença de inúmeros fatores responsáveis por resultados falso-positivos nas culturas de urina terminam por levar ao superdiagnóstico de ITU.

Em adição, em nosso meio, no qual o uso indiscriminado de antibióticos passa a ser cada vez mais de domínio da população, é possível que muitas vezes o primeiro episódio de ITU seja difícil de ser identificado.

A infecção do trato urinário é definida como a associação de sinais e sintomas com bacteriúria significativa no trato urinário. Neste capítulo, o termo ITU refere-se sempre à infecção do trato urinário sintomática, seguindo a diretriz proposta pelo NICE.

EPIDEMIOLOGIA E FATORES DE RISCO PARA ITU

Não estão disponíveis, em nosso meio, estudos populacionais que permitam ter uma ideia da incidência de ITU, seu quadro clínico e sua história natural. Na literatura, encontra-se, para o sexo masculino, no grupo etário de 0 a 11 anos, um risco de desenvolver infecção sintomática em torno de 1,1%; excluindo-se o período neonatal, este valor cai para 0,7%. No sexo feminino, estes valores são de 3% e 2,8%, respectivamente.

Bacteriúria assintomática (BA) é uma condição encontrada em todas as faixas etárias, desde o período neonatal. Jodal et al., citados por Jacobson et al., em estudo prospectivo com lactentes no primeiro ano de vida, encontraram BA em 2,5% dos meninos e em 0,9% das meninas. Nos pré-escolares e escolares essa relação entre sexos se inverte, sendo mais frequente em meninas, com prevalência variando de 1 a 3%. Nos escolares, a prevalência de BA é estimada em 1%.

Vários são os fatores relacionados ao hospedeiro que predispõem à infecção urinária em crianças/adolescentes, tais como:

Idade e sexo – Shaikh et al., em revisão sistemática publicada em 2007, encontraram as seguintes prevalências de ITU febril em lactentes: em menores de 3 meses, a prevalência foi maior em meninos do que meninas, sendo de 8,7% e 7,5%, respectivamente; dos 3 aos 12 meses de idade, muito maior em meninas do que em meninos, sendo de 7,5% e 2,2%, respectivamente; em meninas maiores de 12 meses até 2 anos de idade, a prevalência encontrada foi de 2,1%. Assim, a prevalência de ITU em lactentes do sexo feminino é duas a quatro vezes maior do que a do sexo masculino. Tem-se presumido que essa diferença resulta do tamanho menor da uretra da menina. Entretanto, devido à incidência igual ou maior de ITU em meninos durante o período neonatal, questiona-se a importância do tamanho da uretra na patogênese da ITU. Uma explicação alternativa seria a maior propensão à aderência bacteriana na mucosa periuretral da menina.

Presença ou ausência do prepúcio – a prevalência de ITU em lactentes com febre não postectomizados é quatro a oito vezes maior do que naqueles circuncidados. Schoen et al. avaliaram, retrospectivamente, a ocorrência de ITU em uma coorte de recém-nascidos e encontraram a seguinte incidência de ITU no primeiro ano de vida: 2,15% em meninos não circuncidados, 2,05% em meninas e 0,22% em meninos circuncidados, concluindo-se que a circuncisão neonatal resulta na redução da incidência de ITU no primeiro ano de vida de 9,1 vezes, especialmente nos três primeiros meses. Os mecanismos aventados para explicar essa diferença são: 1. a mucosa da superfície do prepúcio não circuncidado favorece muito mais a aderência de bactérias uropatogênicas do que a pele queratinizada do pênis circuncidado. A queratinização da mucosa completa-se com 1 ano de idade, fato que coincide com a época em que diminui a prevalência de ITU em meninos; 2. a obstrução parcial do meato uretral pelo prepúcio favorece as infecções. Apesar do risco aumentado para ITU, a maioria dos meninos não circuncidados não apresenta ITU. Quanto à presença de aderência balanoprepucial, Hiraoka et al., em um estudo com meninos com idade inferior a 7 meses, encontraram que a incapacidade de retrair o prepúcio foi mais comum em meninos com ITU febril do que naqueles sem ITU, 82% e 42%, respectivamente. Essa aderência balanoprepucial diminui com o tempo e é infrequente após 1 ano de idade.

Raça/etnia – crianças brancas têm duas a quatro vezes mais ITU do que as negras.

Genética – crianças com parentes em primeiro grau com história de ITU apresentam maior probabilidade de ter ITU do que aquelas sem essa história familiar.

Obstrução das vias urinárias – crianças com anormalidades obstrutivas apresentam risco maior de ITU, pois a urina estagnada é um ótimo meio de cultura para o crescimento de bactérias. As anormalidades obstrutivas podem ser de origem anatômica (válvula de uretra posterior em meninos, estenose da junção ureteropélvica – JUP, entre outras); neurológica (mielomeningocele com bexiga neurogênica) ou funcional. Anomalias anatômicas do trato urinário como causa da primeira ITU são infrequentes, variando de 1 a 4% nos diversos estudos.

Síndrome da disfunção de eliminação – refere-se a um padrão anormal de eliminação, de etiologia desconhecida, que se caracteriza por incontinência e retenção fecal e urinária (Koff et al., 1998). É fator de risco para ITU e costuma ser subdiagnosticada. Como resultado de vários estudos, tem-se que cerca de 40% das crianças com controle esfincteriano que apresentaram sua primeira ITU e 80% das crianças com ITU recorrente apresentavam sintomas compatíveis com disfunção de eliminação. A disfunção de eliminação também é um fator de risco para a persistência do refluxo vesicoureteral e para cicatriz renal (ver detalhes sobre fisiologia da micção e disfunção vesical no capítulo Enurese noturna e consultar também o capítulo Constipação intestinal).

Atividade sexual – a associação entre relação sexual e ITU no sexo feminino, especialmente cistite, encontra-se bem documentada.

Interação bactéria-hospedeiro – há evidência de que o uso de substâncias que alteram a flora normal periuretral, promovendo a aderência de bactérias patogênicas, podem desencadear ITU. Em estudos prospectivos de crianças com bacteriúria assintomática, o uso de antibiótico para tratamento de infecção respiratória foi associado ao aumento do risco de ITU.

AGENTES ETIOLÓGICOS

Na primeira infecção urinária, *Escherichia coli* é o agente etiológico mais frequente de ITU, chegando a ser responsável por 80 a 90% dos casos. Em meninos, principalmente com idade superior a 1 ano, aumenta a ocorrência de ITU por bactérias do gênero *Proteus*. Quando estão presentes alterações anatômicas do trato urinário, aumenta a ocorrência de infecções por germes menos comuns como *Klebsiella*, *Enterobacter* e outros. Na puberdade, o *Staphylococcus saprophyticus* é responsável por cerca de um terço das ITUs, especialmente no sexo feminino. É importante ressaltar que bactérias gram-positivas na urina geralmente representam contaminação, com exceção do *Staphylococcus saprophyticus* em adolescentes e de outros estafilococos em crianças com anomalias complexas do trato urinário.

Nas recorrências, a *E. coli* continua sendo a etiologia mais frequente, tanto nas recaídas como nas reinfecções. Das recorrências, apenas 15% são devidas à recaída, isto é, recrudescência da ITU não curada, portanto, pelo mesmo agente da infecção anterior, e cerca de 85% são reinfecções (por outro agente), habitualmente um sorotipo diferente da *E. coli* que foi responsável pela ITU anterior. Quando há número elevado de recorrências, observa-se aumento na frequência de *Proteus* sp., *Morganella morgagnii*, *Streptococcus faecalis* e *Pseudomonas*, mas a *E. coli* continua sendo o germe predominante.

Outros agentes mais raros podem ser causa de ITU na infância, como fungos, especialmente *Candida*, os quais podem ser encontrados em pacientes com cateterização vesical prolongada, diabéticos, imunodeprimidos e, inclusive, em crianças com alterações anatômicas congênitas. Vírus (adenovírus tipos 11 e 12) podem causar cistite hemorrágica em crianças na faixa etária escolar. O comprometimento renal pelo agente da tuberculose (bacilo de Koch – BK) é extremamente raro na infância, apesar da alta prevalência da tuberculose em nosso meio. *Chlamydia trachomatis, Ureaplasma urealyticum* e *Mycoplasma hominis* podem causar, na maioria das vezes, uretrite e cistite, sendo de ocorrência mais frequente na puberdade.

QUADRO CLÍNICO

DEFINIÇÕES DE ACORDO COM AS DIRETRIZES DO NICE

Infecção do trato urinário – é definida como a associação de manifestações clínicas com bacteriúria significativa no trato urinário. Como já referido, neste capítulo o termo ITU refere-se sempre à infecção do trato urinário sintomática. Vale ressaltar que outros micro-organismos, além das bactérias, podem ser causa de infecção urinária, mas sua frequência na prática clínica é inexpressiva.

Pielonefrite aguda/infecção do trato urinário superior – termo utilizado para descrever inflamação renal devido a uma infecção. Macroscopicamente, o rim apresenta segmentos de tecidos inflamados e edemaciados. Microscopicamente, encontra-se infiltração de polimorfonucleares e bactérias em parênquima e túbulos, assim como edema e, por vezes, ruptura da arquitetura renal. Caracterização do quadro clínico: lactentes e crianças que apresentam febre (temperatura corporal ≥ 38ºC) e bacteriúria e crianças com febre (temperatura corporal < 38ºC) com dor lombar e bacteriúria significativa.

Cistite/infecção do trato urinário inferior – termo que se refere à infecção urinária confinada ao trato urinário inferior, principalmente à bexiga, cuja mucosa se encontra inflamada. Caracterização do quadro clínico: crianças com sintomas associados à micção (alteração da frequência, retenção de urina, dor à micção, urgência miccional) e dor suprapúbica na presença de bacteriúria significativa e na ausência de febre e outras manifestações sistêmicas.

Bacteriúria significativa – número de unidades formadoras de colônias/ml de bactérias, definido como significativo para cada método de coleta da urina.

Bacteriúria assintomática – também conhecida como bacteriúria oculta, é definida pela presença de bactérias na urina (bacteriúria significativa), sem sintomatologia atribuível às vias urinárias.

Cicatriz renal – refere-se à perda de parênquima renal entre os cálices e a cápsula renal.

ITU recorrente – definição das diretrizes do NICE:
- Dois ou mais episódios de pielonefrite aguda ou
- Um episódio de pielonefrite aguda e um ou mais episódios de cistite ou
- Três ou mais episódios de cistite.

ITU atípica – definição das diretrizes do NICE:
- Sepse ou criança gravemente doente.
- Diminuição do fluxo urinário.
- Palpação de massa abdominal ou da bexiga urinária.
- Aumento da creatinina.
- Falha em responder ao tratamento com antibiótico apropriado em 48 horas.
- Infecção por micro-organismo diferente da *E. coli*.

QUADRO CLÍNICO E FAIXA ETÁRIA

O quadro clínico da ITU depende não apenas da intensidade do processo inflamatório (interação hospedeiro-agente), mas também do local da infecção no trato urinário e da idade de aparecimento do primeiro episódio. Observando-se a ITU nas diferentes faixas etárias, é possível visualizar as variações no quadro clínico de acordo com a idade. À medida que se vai do recém-nascido ao escolar, verifica-se tendência à localização dos sintomas, que passam a ser referidos especificamente no trato urinário. Assim, de um quadro de infecção generalizada, observado no recém-nascido, passa-se àquele em que a febre e os sintomas inespecíficos são os dados mais importantes, frequentes no lactente, até a referência de sintomas específicos do trato urinário encontrada na criança maior.

Recém-nascido – o quadro costuma ser de infecção generalizada, frequentemente com sério comprometimento do estado geral, evoluindo em muitos casos para sepse. Febre geralmente baixa, aparece em 42 a 50% dos casos; perda de peso ou parada da evolução pondoestatural, icterícia (hiperbilirrubinemia direta), palidez, cianose, irritabilidade, apatia, anorexia, vômitos, diarreia e sintomas relacionados ao sistema nervoso central são sinais que expressam um recém-nascido com infecção generalizada. Na exploração diagnóstica desse paciente, a cultura de urina impõe-se como exame obrigatório.

Lactente – a febre assume importância maior, por ser o sintoma que mais frequentemente motiva a ida da criança ao médico. Disúria, urgência miccional e polaciúria, apesar de poderem estar presentes, são sintomas difíceis de ser identificados nessa faixa etária, uma vez que a criança usa fraldas e não consegue expressar a queixa. Outros sintomas inespecíficos, isolados ou em conjunto, quando sem explicação aparente, devem indicar ao pediatra a necessidade de pensar em ITU. Assim, a sintomatologia comum nessa faixa etária constitui-se em febre, hepato e/ou hepatoesplenomegalia, anorexia, ganho inadequado de peso, irritabilidade, vômitos ou diarreia. Em relação ao ganho inadequado de peso como manifestação isolada de ITU, vale ressaltar que, antes de se solicitar urocultura, deve-se aprofundar a história sobre a ingestão adequada de alimentos ou a ocorrência de outros eventos que podem alterar o apetite da criança.

Pré-escolar e escolar – a sintomatologia começa a ser definida mais especificamente no trato urinário, aparecendo com maior frequência: disúria (emissão dolorosa e difícil da urina), polaciúria (aumento da frequência miccional, sem aumento do volume urinário total) e urgência miccional (necessidade imperiosa de urinar). Quadro de febre, com dor lombar e sintomas relacionados à micção, reproduzindo a sintomatologia clássica de pielonefrite aguda, já pode ser encontrado nessa faixa etária. A ocorrência de hematúria é bastante variável.

É interessante ressaltar a diferença marcante entre a infecção urinária nos primeiros meses de vida e em crianças maiores, quando passa a ser significativamente mais frequente a incidência em meninas e a ocorrência de sepse torna-se bem mais rara. Não se conhece exatamente o momento em que a transição entre as formas clínicas ocorre.

Embora o aparecimento de queixas específicas do trato urinário favoreça a suspeita de ITU, esse fato permite, também, que muitos erros diagnósticos sejam cometidos. Diante de um quadro altamente sugestivo de ITU, o pediatra frequentemente é tentado a iniciar um tratamento antimicrobiano sem que a comprovação pela urocultura tenha sido feita. É fundamental, portanto, comentar aqui algumas condições que frequentemente se manifestam com queixas exclusivamente urinárias e nas quais não existe infecção das vias urinárias.

Nas fases iniciais de desenvolvimento, época em que se inicia o processo de controle esfincteriano, é comum a criança apresentar padrão de micção que pode ser confundido com polaciúria e urgência. Frequência elevada de micção é habitual até a idade pré-escolar. A criança pequena, que ainda não controla o esfíncter vesical, ao ter a sensação de bexiga cheia, tem a necessidade de micção imediata. Essa condição em crianças maiores pode constituir realmente a síndrome de urgência miccional. Entretanto, em apenas uma parte dos casos está associada à ITU, podendo ser decorrente de disfunção vesical. A polaciúria é também um sintoma nem sempre originado por infecções do trato urinário, podendo ocorrer em consequência de vulvovaginite, de litíase urinária ou de irritação da uretra por causas químicas, traumáticas ou por infecções virais. Destaque-se ainda que história de aumento isolado e repentino da frequência de micções, por referência ao padrão miccional anterior da criança, em grande número de casos pode representar reações de ansiedade diante de situações vivenciadas pela criança. Heale et al., citados por Stamey, referem que a combinação de dois ou mais sintomas no pré-escolar, como disúria, polaciúria e dor no hipogástrio, encontra uma correlação com ITU de 33%, enquanto a presença de apenas um desses sintomas corresponde a 9% de ITU, mostrando que a queixa isolada de disúria e polaciúria tem baixa associação com ITU.

A inflamação local do períneo (dermatite perineal) e de genitais (vulvovaginite e balanopostite), tanto nas meninas como nos meninos, é causa comum de disúria sem ITU associada.

ABORDAGEM DIAGNÓSTICA

A anamnese e o exame físico são fundamentais, tanto na identificação de sinais e sintomas compatíveis com infecção urinária como na busca de dados sugestivos de alterações do trato urinário que possam ter favorecido a instalação da ITU.

ANAMNESE

Duas situações podem apresentar-se para o pediatra: a criança que tem, no momento, sinais e sintomas que podem sugerir o diagnóstico de ITU ou a criança que vem para a consulta com o diagnóstico de ITU anterior, realizado em outro serviço.

Nas crianças que vêm ao consultório apresentando queixas que podem sugerir ITU, como o quadro clínico varia com a idade, nas crianças maiores os sinais e sintomas são mais sugestivos de ITU, como já referido. Na criança menor de 1 a 2 anos, o quadro é menos específico. À anamnese, é importante pesquisar outras possibilidades para o quadro febril ou de perda de peso ou ainda afastar condições que produzem sinais e sintomas urinários na ausência de ITU.

Quando a criança vem encaminhada para seguimento ambulatorial com o diagnóstico de um ou mais episódios de ITU feitos em outro local, é de extrema importância averiguar, além dos sinais e sintomas apresentados durante os episódios, como foi coletada a amostra de urina para a urocultura (métodos e técnicas de assepsia), de modo a poder inferir a possibilidade de erro no diagnóstico, isto é, de suspeita de ITU sem confirmação diagnóstica acurada.

Nas crianças que já apresentaram episódios de ITU, à anamnese é fundamental obter detalhes sobre o padrão de micção da criança em relação a:

– frequência das micções, buscando-se identificar a presença de polaciúria ou de retenção urinária ou variações no padrão urinário anterior da criança (estima-se que os pré-escolares e escolares urinem entre três e seis vezes por dia);
– intensidade, continuidade e duração do jato urinário, para verificar se existe jato urinário entrecortado, em gotejamento ou de intensidade fraca;
– presença de perda urinária na calcinha ou cueca;
– esforço para iniciar a micção; dor à micção;
– urgência miccional;
– realização de manobras especiais para a efetivação ou inibição da micção como, por exemplo, compressão da bexiga, posturas estranhas adotadas pela criança durante o esvaziamento vesical ou para reter a urina.

Deve-se investigar, também, se existe constipação intestinal, pois verifica-se correlação positiva entre as crianças que retêm fezes e as que retêm urina, descrita na síndrome da disfunção de eliminação.

Como, muitas vezes, é difícil a obtenção desses dados na maioria das crianças com idade superior a 3 anos, uma vez que elas já têm autonomia para ir sozinhas ao banheiro, pode-se solicitar à mãe e à criança a realização do registro diário das micções e evacuações por dois dias não consecutivos, no qual devem ser caracterizados o número e o padrão das micções e das evacuações.

Essa caracterização é importante para detectar a possibilidade de os distúrbios neurogênicos e os funcionais da micção estarem determinando o surgimento da ITU. Micções muito frequentes e em pequena quantidade, ou perda urinária na calcinha ou cueca, podem indicar diminuição da capacidade da bexiga ou instabilidade vesical; micções raras e volumosas apontam a possibilidade de mecanismos exacerbados de retenção, como nos processos obstrutivos e na bexiga hipo/acontrátil ou síndrome da micção infrequente (anteriormente denominada de síndrome da bexiga preguiçosa). Interrupções do jato urinário, esforço para iniciar a micção e jato urinário fraco ou em gotejamento são observados nos quadros obstrutivos e na instabilidade do esfíncter urinário externo. Posturas anômalas e manobras para esvaziamento ou retenção da urina aparecem nos quadros obstrutivos e neurogênicos.

É também de fundamental importância, à anamnese, averiguar, em algum momento da primeira consulta, quais são as ideias e hipóteses para o surgimento da ITU feitas pela família e quais as preocupações a respeito desse diagnóstico, de modo a poder esclarecer as dúvidas em relação à doença e tranquilizar a família e a criança quanto aos seus temores a respeito do problema.

Sobre os antecedentes mórbidos familiares, deve-se pesquisar a presença de infecção urinária e doenças renais, como insuficiência renal crônica, litíase urinária e refluxo vesicoureteral em familiares de primeiro grau.

EXAME FÍSICO

O exame físico possibilita a obtenção de informações complementares fundamentais para a confirmação das hipóteses inicialmente levantadas na história, destacando-se os seguintes dados:

- avaliação do estado geral;
- presença dos sinais clínicos que estão presentes no quadro clínico de ITU aguda;
- aferição da pressão arterial;
- avaliação do estado nutricional, para verificar se houve perda de peso recente;
- palpação abdominal, para avaliar a presença de massas, retenção urinária ou fecal;
- presença de urina ou fezes na calcinha ou na cueca;

- avaliação pormenorizada das regiões genital e perineal à procura de malformações e outros acometimentos externos das vias urinárias (estenose e ectopia do meato urinário, hipospadia, fimose obstrutiva, fístulas vesicais, balanopostite, vulvovaginite, sinéquia de pequenos lábios, traumatismo, corpo estranho em vulva, doenças sexualmente transmissíveis). O toque retal, para avaliar o tônus do esfíncter anal e a presença de fezes na ampola retal, está indicado quando houver constipação intestinal e suspeita de bexiga neurogênica;
- avaliação cuidadosa das regiões glútea e lombossacral para verificar se existem sinais que possam sugerir a presença de agenesia sacral, como nádegas achatadas, assimetria da prega glútea, prega glútea rebaixada e curta e/ou ausência de vértebra na região coccígea. Ainda no exame da região lombossacral, deve-se verificar se estão presentes alterações cutâneas que indicam a necessidade de investigação de disrafismos ocultos de coluna, que podem cursar com bexiga neurogênica, como pequenas cavidades (covinha ou um orifício de fundo cego), manchas hiperpigmentadas ou pilificadas e malformações vasculares;
- avaliação do desenvolvimento neuropsicomotor, pois crianças com paralisia cerebral podem ter associada a presença de bexiga neurogênica;
- avaliação do tônus, força muscular, reflexos, sensibilidade e movimentação dos membros inferiores que podem estar alterados no comprometimento neurológico da medula espinal baixa, o qual geralmente se encontra associado à presença de bexiga neurogênica;
- observação do jato urinário, se necessário.

DIAGNÓSTICO LABORATORIAL

O conceito de ITU está referido à presença de bacteriúria significativa (encontrada na urocultura) em criança sintomática. Portanto, mesmo quando a clínica for sugestiva, o diagnóstico de ITU só pode ser firmado a partir da comprovação laboratorial com cultura de urina.

Cultura de urina

O conceito de ITU está referido à presença de bactérias nas vias urinárias e é a partir da eliminação de bactérias na urina que se pode detectar essa infecção. O trato urinário é estéril, com exceção da uretra anterior. Dessa maneira, a urina colhida por micção pode conter um número variável de bactérias da uretra anterior. Isso constitui a primeira dificuldade para o diagnóstico, ou seja, que quantidade de bactérias representa a probabilidade de bacteriúria significativa. Kass, a partir de estudos estatísticos em mulheres, com urina total (coletada desde o início da micção) após assepsia, estabeleceu, pela primeira vez, critérios precisos para se definir o número de colônias de bactérias necessário para se considerar a presença de ITU. Ele considerou como resultado negativo o crescimento de bactérias até 10.000 UFC (unidades formadoras de colônias)/ml; como resultado duvidoso, entre 10.000 e 100.000UFC/ml, e igual ou acima de 100.000UFC/ml, provavelmente estaria presente uma ITU. A dúvida que persiste na faixa de 10.000 a 100.000UFC/ml está em se distinguir os casos em que houve contaminação pelas bactérias da uretra anterior daqueles em que a ITU se apresenta com baixa eliminação de germes.

Na medida em que se trata de critério baseado em dados estatísticos, diante de um caso individual, não se pode ter certeza de ITU com apenas uma urocultura. A confiabilidade de uma cultura feita com urina total colhida diretamente no frasco, com assepsia local, conforme estudo de Kass citado acima, está em torno de 80%. Com duas culturas, tem-se um grau de certeza de 91% e, dispondo-se de três culturas, a possibilidade de certeza aumenta para 95%. Na prática, na maioria das vezes é impossível realizar mais de uma cultura de urina; devido à gravidade do quadro clínico, entretanto, essa conduta é recomendada diante de resultados duvidosos, entre 10.000 e 100.000UFC/ml.

A coleta do jato médio de urina, após assepsia, é um procedimento que diminui significativamente a contaminação pelas bactérias da uretra anterior, aumentando a confiabilidade do exame para 95%. É a forma de coleta de escolha em adultos e em crianças que têm controle esfincteriano e conseguem urinar sob comando. Existe uma parcela de crianças pequenas, com controle esfincteriano, para as quais os requisitos necessários para uma boa assepsia, geralmente, transformam o momento da coleta em uma situação de estresse para a criança e para a família, inibindo a micção.

Em lactentes, a questão do diagnóstico reveste-se de dificuldades adicionais, isto é, a ausência do controle esfincteriano. Para essas crianças, a coleta de urina tem sido feita por saco coletor, cateterização vesical transuretral (CVTU) e punção suprapúbica (PSP). Considerando que ao risco de contaminação pela uretra anterior se soma eventual contaminação por germes do períneo, é possível pensar que aqueles valores estabelecidos por Kass apresentem, com o modo de coleta por saco coletor, uma margem de erro maior.

A CVTU, quando são observados os cuidados rigorosos de assepsia, é o segundo melhor método de coleta de urina para o diagnóstico de ITU, com sensibilidade de 95% e especificidade de 99%, quando comparado com a cultura de urina coletada por punção suprapúbica. Por esse método, é indicativo de ITU o crescimento bacteriano igual ou acima de 50.000UFC/ml de uma única bactéria. O resultado é considerado duvidoso quando houver crescimento entre 10.000 e 50.000UFC/ml e negativo quando inferior a 10.000UFC/ml. Em lactentes, o risco de provocar ITU pela cateterização vesical transuretral não está bem estabelecido. É consenso da Academia Americana de Pediatria que esse risco é

suficientemente baixo para justificar a realização desse procedimento quando houver suspeita de ITU.

A punção suprapúbica (PSP) é considerada o método padrão-ouro para a coleta de urina para detectar bactérias na bexiga. Na cultura da urina coletada por PSP, o encontro de qualquer número de colônias de bactérias gram-negativas é significativo de ITU.

A PSP não causa mais dor do que qualquer outro tipo de punção com agulha. Complicações são raras; hematúria macroscópica ocorre em 2% dos casos, mas hematúria microscópica é muito mais comum. Punção acidental de alça intestinal, geralmente, não leva a maiores problemas, a não ser a contaminação da amostra com várias bactérias. Está contraindicada nos casos de íleo paralítico, dermatite no local da punção, coagulopatias e abdome agudo. É mais utilizada para o diagnóstico de ITU em crianças com idade inferior a 1 ano. Punção com agulha em crianças maiores torna-se especialmente difícil, devido a razões psicológicas (medo, resistência, agitação), embora os pré-requisitos anatômicos necessários à realização da técnica definida para esse procedimento permaneçam inalterados até os 4 ou 5 anos de idade. Entretanto, apesar de vários autores referirem a facilidade de execução desse procedimento, em nossa experiência, as dificuldades decorrentes da rotina ambulatorial limitam seu uso. Além disso, a resistência dos pais à realização desse exame deve ser considerada outra dificuldade para sua execução.

Diante do exposto, optamos por colher a urina por jato médio nas crianças que urinam sob controle e colaboram com essa forma de coleta, e por saco coletor ou CVTU nas crianças menores, reservando-se a PSP apenas para crianças com idade inferior a 1 ano nas seguintes situações:

1. com quadro infeccioso grave, no qual há necessidade de um diagnóstico rápido e preciso para o início imediato de antibioticoterapia;
2. com fimose intensa que não permita boa assepsia.

A Academia Americana de Pediatria (AAP) recomenda que, para crianças dessa faixa etária, com febre sem foco detectável e suficientemente doentes para necessitarem de instituição imediata de antibioticoterapia, a coleta de urina seja feita de preferência por CVTU e, eventualmente, por PSP. Essa recomendação deve-se à importância de se utilizar um método com boa sensibilidade e especificidade, de modo a confirmar ou afastar o diagnóstico de ITU, o que não acontece na coleta de urina por saco coletor, na qual a proporção de resultados falso-positivos estimada pela AAP é de 85%. Para as crianças cujo quadro clínico não impõe a introdução imediata de antibióticos, pode-se solicitar cultura de urina coletada por saco coletor, mas, no caso de o resultado dessa urocultura ser positivo, a AAP recomenda que outra cultura seja realizada com urina coletada por CVTU.

Qualquer que seja o método de coleta escolhido é necessário:

– primeiro, uma boa assepsia, que pode ser feita com água e sabão neutro, tendo-se o cuidado de retirar totalmente o sabão utilizado;

– segundo, se a amostra de urina não puder ser semeada imediatamente, deve ser refrigerada à temperatura de 4ºC para evitar o crescimento de micro-organismos que pode ocorrer na urina mantida em temperatura ambiente. Pelo mesmo motivo, as amostras de urina que precisam ser encaminhadas para outro local, a fim de ser processadas, devem ser transportadas em recipiente com gelo. Dessa forma, resultado confiável só pode ser obtido naqueles casos em que a urina é colhida em laboratório e com pessoal adequadamente treinado, pois a maior causa de resultados falso--positivos ou duvidosos está na realização inadequada da coleta, favorecendo a contaminação da amostra de urina. Cabe ao pediatra, ao receber o resultado da urocultura, indagar os pais em que condições foi colhida a urina, antes de proceder à análise do resultado. Por outro lado, fatores relacionados à coleta da urina podem também levar a resultados abaixo de 100.000UFC/ml em crianças que realmente tenham ITU. Assim, nas crianças que demoram para urinar, é comum a oferta de grandes quantidades de líquidos, o que pode levar à diluição da urina excretada, com menor teor de bactérias/ml. Resíduos de detergentes, utilizados na assepsia do períneo, podem impedir o crescimento bacteriano nas culturas.

Além disso, outras condições são responsáveis, em algumas infecções, por crescimento de bactérias abaixo de 100.000UFC/ml, como uropatia obstrutiva grave, pielonefrite crônica e na vigência do uso de agentes bacteriostáticos ou bactericidas excretados pela urina.

Bacterioscópico de urina

Um outro método auxiliar no diagnóstico de ITU, que é rápido, simples e apresenta 90% de correlação positiva com urocultura, mas pouco utilizado em nosso meio, é o exame bacterioscópico da gota de urina não centrifugada e corada pelo método de Gram. Desde que a coleta de urina obedeça aos mesmos requisitos preconizados para a cultura, o encontro de bactérias constitui um excelente *screening* para o início do tratamento, enquanto se aguarda o resultado da urocultura, naquela criança cuja sintomatologia indique urgência na instituição de antibioticoterapia.

Análise da urina

O exame de urina não centrifugada, ou o sedimento quantitativo feito após centrifugação da urina, realizado em amostra de urina colhida com assepsia rigorosa e avaliação criteriosa, pode ter utilidade nas seguintes situações:

a) fornece maiores subsídios para a hipótese de ITU, em pacientes com quadro agudo;
b) reforça a necessidade de prosseguir na investigação diagnóstica, nas infecções por germes que não crescem nos meios de cultura habituais.

Piúria – está presente em 80 a 90% dos episódios de ITU sintomática; todavia, a ausência de leucocitúria não afasta o diagnóstico de ITU. Hoberman (1997) define piúria na presença de pelo menos cinco leucócitos por campo em amostra de urina centrifugada, enquanto na urina não centrifugada e analisada em hemocitômetro piúria é considerada na presença de pelo menos 10 leucócitos por mm^3. Além disso, a presença de leucócitos na urina não é diagnóstico de ITU. Piúria, na ausência de bacteriúria, pode ser encontrada em crianças febris com infecção fora do trato urinário, em processos inflamatórios não infecciosos no trato urinário ou genital (cálculos renais, vulvovaginite, irritação química, nefrite, cistite viral, desidratação e contaminação com leucócitos da vagina). A sensibilidade e a especificidade da leucocitúria para o diagnóstico de ITU são de 72% e 81%, respectivamente. Assim, a baixa correlação entre a leucocitúria no sedimento quantitativo e a urocultura impede que ela seja um método de *screening* para o diagnóstico de ITU. Por todas essas razões, o pediatra não está autorizado a iniciar a terapêutica para ITU antes que tenha sido adequadamente colhida uma amostra de urina para cultura.

Teste do nitrito positivo – a pesquisa da presença de nitrito na urina pode indicar ITU, uma vez que essa substância não é habitualmente detectada na urina. O teste é baseado na capacidade de muitos uropatógenos reduzirem nitrato (proveniente da dieta) para nitrito. Essa redução é tempo-dependente e o teste positivo requer um tempo longo da urina na bexiga, mais de 4 horas; por isso, a sensibilidade é baixa em lactentes com micções frequentes. Segundo a AAP (1999), o teste do nitrito tem baixa sensibilidade (15 a 82%) e alta especificidade (90 a 100%). Assim, esse teste é útil para sugerir a presença de ITU quando positivo, mas de pequeno valor para afastar o diagnóstico de ITU quando negativo.

Cristais fosfato-amoníaco-magnesiano (estruvita) – o encontro desses cristais na urina tipo I alerta para a presença de cálculos infecciosos nas vias urinárias. Geralmente, as bactérias implicadas nesses casos são *Proteus* sp. e, mais raramente, as do gênero *Klebsiella, Citrobacter* e *Pseudomonas*. Cerca de 75% dos casos ocorrem em crianças com idade inferior a 5 anos, sendo que o pico de incidência é aos 2 anos e um terço dos casos apresenta malformações urológicas. São casos graves, nos quais está indicada a hospitalização para a investigação imediata de cálculos urinários por meio de radiografia simples de abdome e ultrassonografia das vias urinárias e instituição imediata de antibioticoterapia por via intravenosa. Esses cálculos devem ser removidos cirurgicamente, pois o risco de desenvolver pionefrose é alto e a cirurgia deve ser realizada na vigência de antibioticoterapia para evitar sepse.

LOCALIZAÇÃO DA INFECÇÃO

A importância em se saber a localização da infecção no trato urinário reside no fato de que, quando existe comprometimento renal, a gravidade é muito maior em comparação ao acometimento do trato urinário baixo (cistite ou uretrite), devido à possibilidade de sequelas renais na primeira situação, o que implica plano terapêutico e de seguimento clínico específico. Sabe-se que o encontro de cilindros leucocitários no sedimento urinário indica comprometimento renal; no entanto, raramente eles estão presentes na criança com pielonefrite aguda.

A busca de métodos laboratoriais, factíveis na prática clínica e com boa sensibilidade e especificidade para detectar se existe comprometimento renal na criança com ITU, tem sido permanente nos centros de pesquisa internacionais. Até o momento, o único método disponível na prática clínica que permite identificar a presença de pielonefrite aguda é a cintilografia renal com ácido dimercaptossuccínico (DMSA) marcado com Tc^{99m}. Há, entretanto, limitações técnicas nesse exame, como a dificuldade em distinguir as imagens de alterações inflamatórias agudas da pielonefrite daquelas determinadas por cicatriz renal; e limitações para a execução desse exame, em face do seu alto custo, encontram-se disponível apenas em alguns serviços especializados de saúde. Na realidade, a realização desse exame para a localização da ITU não é recomendada de rotina em nenhuma das diretrizes sobre ITU. Além disso, deve ser realizada nos primeiros dias da infecção, com a criança hidratada, pois o tempo de resolução do processo inflamatório renal é variável, podendo ocorrer nos primeiros dias após a instituição do tratamento, quando não evolui para cicatriz renal. A presença de comprometimento renal compatível com pielonefrite aguda na cintilografia renal com DMSA, seis meses após o controle da infecção, significa cicatriz. Assim, continua sendo valorizado o quadro clínico como guia para a localização presuntiva da infecção. A partir da idade pré-escolar, como foi referido, há tendência maior de localização dos sintomas, sendo possível identificar-se um quadro típico de pielonefrite aguda, semelhante ao que ocorre no adulto. Em vários estudos realizados para avaliar se a febre é um bom marcador da presença de pielonefrite aguda diagnosticada pela cintilografia renal com DMSA, foram encontrados resultados que mostram grande variação na sensibilidade (53 a 84%) e na especificidade (42 a 92%) desse sintoma.

De acordo com as recomendações do NICE, lactentes e crianças que apresentam febre (temperatura corporal ≥ 38°C) associada a bacteriúria significativa e crianças com febre (temperatura corporal < 38°C), dor lombar e bacteriúria significativa devem ser consideradas tendo pielonefrite aguda. Todas as outras crianças com bacteriúria significativa, com sintomas relacionados à micção e/ou com dor suprapúbica e que não apresentam febre ou outras manifestações sistêmicas, devem receber o diagnóstico de infecção do trato urinário inferior ou cistite.

CONDUTA NA SUSPEITA DE ITU

Diante de uma criança com suspeita de ITU, deve-se sempre colher amostra de urina para urocultura, bacterioscópico (quando disponível) e sedimento quantitativo antes da instituição de antibioticoterapia.

Devido à inespecificidade dos sintomas de ITU na faixa etária pediátrica, especialmente em lactentes, algumas considerações devem ser feitas quanto ao momento da introdução de antibioticoterapia.

Sempre que possível, realizar o exame bacterioscópico. A terapêutica pode ser orientada pelo resultado desse exame, já que existe correlação de 90% com a urocultura. Quando a bacterioscopia não estiver disponível e houver suspeita clínica de pielonefrite aguda, o tratamento não deve ser retardado. Entretanto, diante de crianças com sintomatologia inespecífica, como parada de ganho de peso e anorexia ou sintomas urinários isolados (disúria ou polaciúria ou dor em hipogástrio), a conduta é aguardar o resultado da urocultura. A introdução precoce do antimicrobiano, nesses casos, traz alguns problemas: em primeiro lugar, a criança pode receber medicação desnecessária se a cultura vier estéril; e, em segundo lugar, quando a cultura apresentar resultado duvidoso, perde-se a possibilidade de, repetindo-se a cultura, esclarecer o diagnóstico. Nos casos com sintomatologia inespecífica, sem quadro febril associado e sem comprometimento do estado geral, mesmo com resultado positivo de urocultura, quando a urina foi colhida por saco coletor deve-se repetir esse exame com amostra de urina obtida por CVTU para confirmar o diagnóstico de ITU, antes de tratar como tal, devido à alta proporção de resultados falso-positivos na urina colhida por saco coletor (cerca de 85%).

Nos casos em que o único sintoma é a disúria, pode-se usar um medicamento analgésico específico de vias urinárias, como a fenazopiridina (Pyridium®), até que se obtenha o resultado da urocultura. A dose preconizada é de 7 a 10mg/kg/dia, dividida em duas a três tomadas. Chama-se a atenção para as dificuldades no uso dessa droga, cuja apresentação em drágeas, de difícil fracionamento, pode levar à superdosagem com o desenvolvimento de meta-hemoglobinemia.

Tratamento da ITU

Os objetivos do tratamento da ITU sintomática, na cistite e especialmente na pielonefrite aguda, são eliminar a infecção, prevenindo sua disseminação (sepse), aliviar os sintomas agudos e evitar o aparecimento de lesões renais que possam, posteriormente, comprometer a função renal do paciente e/ou levar ao aparecimento de hipertensão arterial. Em seguida, após o tratamento da ITU, o seguimento clínico tem como objetivo prevenir as recorrências e as complicações. Isso implica, em termos práticos, a identificação e o tratamento precoces de novos episódios de ITU, além da detecção de anomalias das vias urinárias que predisponham à recorrência da infecção e/ou ao acometimento do parênquima renal.

Antimicrobiano de escolha – em termos gerais, o antimicrobiano de escolha, além de possuir atividade bactericida ou bacteriostática, deve ter as seguintes qualidades: pequeno ou nenhum efeito tóxico; alto grau de atividade da droga na urina; administração fácil; custos reduzidos e baixa capacidade de induzir resistência bacteriana na flora intestinal. Os antimicrobianos como ampicilina, amoxicilina, nitrofurantoína, sulfametoxazol-trimetoprima e cefalexina preenchem a maioria desses requisitos, sendo que todos eles apresentam boa eficácia no tratamento das infecções por *E. coli*, bactéria responsável por cerca de 80 a 90% dos casos de ITU. O ácido nalidíxico pode ser incluído nesse grupo de drogas, mas seu uso está indicado para crianças com idade superior a 12 meses, por causa dos seus efeitos colaterais em lactentes no primeiro ano de vida, principalmente hipertensão intracraniana. Devido à excreção predominantemente urinária dos vários agentes antimicrobianos, a dose necessária para tratar a ITU é menor do que as habitualmente usadas para outros tipos de infecções.

Além disso, a escolha empírica da droga vai depender do padrão de resistência da *E. coli* na comunidade, como dos recentes tratamentos com antimicrobianos recebidos pelo paciente.

Vale ressaltar que, antes de se pensar em instituir tratamento com aminoglicosídeos (gentamicina e amicacina), que apresentam maior potencialidade de efeitos colaterais como nefro e ototoxicidade, deve-se considerar a boa eficácia das penicilinas sintéticas (ampicilina e amoxicilina) e das cefalosporinas no tratamento dessas infecções. Os principais antimicrobianos utilizados no tratamento da ITU encontram-se apresentados no quadro II-112.

Via de administração do antimicrobiano/indicação de hospitalização – medicação por via oral é efetiva na maioria das crianças com ITU febril. A gravidade do quadro deve orientar a via de administração da droga. Terapia parenteral está indicada, especialmente, em crianças com sepse ou bacteriemia e naquelas com quadro de náuseas, vômitos, desidratação ou de intolerância à medicação por via oral. Em recém-nascidos, como estudos demonstram positividade de hemocultura de 31% na vigência de ITU, a via de eleição é a parenteral; em lactentes menores de 3 meses de idade, tem-se encontrado hemocultura positiva em 18% dos casos de ITU, portanto, a indicação da administração por via parenteral deve ser avaliada nas crianças nessa faixa etária. Nos casos de sepse ou bacteriemia, o tratamento parenteral deve ser feito com a criança hospitalizada.

Duração da terapêutica antimicrobiana – depende da idade e do quadro clínico. Crianças menores de 2 anos de idade e aquelas com ITU febril ou recorrente devem ser tratadas por 10 dias. Crianças com idade superior a 2 anos, com o primeiro episódio de ITU afebril, provável cistite, podem ser tratadas por cinco dias. Tratamento de crianças com ITU com antimicrobianos por 10 dias erradica as bactérias sensíveis, independente do local da ITU nas vias urinárias. Nas crianças com pielonefrite aguda, o objetivo do tratamento é evitar a formação de cicatriz renal. Nas crianças com ITU limitada ao trato urinário baixo, um dos objetivos do tratamento é aliviar o desconforto dos sintomas. Apesar de muitos pacientes com cistite apresentarem desaparecimento dos sintomas após a segunda ou terceira dose do antimicrobiano, devem ser orientados para completar os cinco dias de tratamento.

Considera-se desnecessária a realização de rotina da urocultura após 48 horas do início da terapêutica antimicrobiana, com a finalidade de avaliar a sensibilidade do germe à droga usada. O custo desse exame adicional pode ser evitado, recorrendo-se aos critérios clínicos para avaliação da resposta terapêutica. A solicitação dessa urocultura deve ser reservada para os casos que não apresentam boa resposta clínica ou que desenvolvam ITU de repetição de difícil controle. Sabe-se que os sinais de inflamação da ITU podem durar alguns dias, sendo que a febre pode persistir por dois a três dias e a piúria por três a quatro dias. Ressalta-se que a falha na melhora significativa do quadro clínico em 48 horas é um dos critérios para a definição da ITU atípica.

Com referência ao antibiograma, tem-se uma situação particular quando se lida com a infecção urinária. Como são utilizados discos de antibióticos com concentrações padronizadas para determinar a inibição do crescimento bacteriano no sangue, não se tem uma ideia precisa da eficácia daqueles agentes cuja excreção é predominantemente renal, atingindo concentrações urinárias elevadas. Dessa maneira, mesmo quando os antibióticos de primeira escolha são rotulados como "resistentes" ao antibiograma, é possível sua utilização com bons resultados terapêuticos. Na escolha do antimicrobiano no tratamento da infecção urinária, o antibiograma é um elemento auxiliar, porém não definitivo. O antibiograma tem sua importância nos casos em que, após 48 horas, o tratamento empírico não resulta no desaparecimento

Quadro II-112 – Antimicrobianos mais utilizados no tratamento de ITU em crianças/adolescentes.

	Dose/intervalo da administração	Efeitos colaterais e contraindicações
Nitrofurantoína	5-7mg/kg/dia 6/6 horas, via oral	Efeitos colaterais: náuseas, vômitos e reações de hipersensibilidade Contraindicada em menores de 1 mês de vida, na deficiência de G6PD e na insuficiência renal
Sulfametoxazol (SMZ) Trimetoprima (TMP)	40mg/kg/dia (SMZ) 8mg/kg/dia (TMP) 12/12 horas, via oral	Reações cutâneas, depressão de medula óssea Contraindicada em menores de 1 mês de vida
Ácido nalidíxico	50mg/kg/dia 6/6 horas, via oral	Não deve ser utilizado em menores de 1 ano de vida Hipertensão intracraniana, fotossensibilização, distúrbios gastrintestinais
Ampicilina	50-100mg/kg/dia 6/6 horas, via oral ou IV	Reações de hipersensibilidade, distúrbios gastrintestinais
Amoxicilina	20-50mg/kg/dia 8/8 ou de 12/12h, via oral	
Cefalotina	40-100mg/kg/dia 6/6 horas, via IM ou IV	Reações de hipersensibilidade, distúrbios gastrintestinais Possibilidade de reação cruzada com hipersensibilidade em pacientes alérgicos à penicilina
Cefalexina	25-60mg/kg/dia 6/6 horas, via oral	
Cefaclor	20-40mg/kg/dia 8/8 ou 12/12 horas, via oral	
Cefuroxima	> 3 meses de idade: 30mg/kg/dia 12/12 horas, via oral Recém-nascidos: 20-60mg/kg/dia 12/12 horas Criança 75-150mg/kg/dia 8/8 horas, IV ou IM	
Cefotaxima	50-150mg/kg/dia 6/6 a 8/8 horas, IV ou IM	
Cefadroxila	25-50mg/kg/dia 12/12 horas, via oral	
Ceftriaxona	50-80mg/kg/dia 12/12 ou 24/24 horas, IV ou IM	
Cloranfenicol	50-100mg/kg/dia 6/6 horas, via oral ou IV	Distúrbios gastrintestinais, depressão da medula óssea, síndrome cinzenta
Gentamicina	7,5mg/kg/dia 8/8, 12/12 ou 24/24 horas, IV ou IM	Nefrotoxicidade e ototoxicidade
Amicacina	15mg/kg/dia 12/12 ou 24/24 horas, IV ou IM	Nefrotoxicidade e ototoxicidade

IV = via intravenosa; IM = via intramuscular.

das manifestações clínicas, o que indica a necessidade da substituição do antimicrobiano utilizado. Não há necessidade de realizar urocultura após a suspensão do tratamento como era proposto anteriormente, pois a avaliação da cura é feita pela evolução clínica. Urocultura positiva após o tratamento em paciente assintomático constitui bacteriúria assintomática que não requer nenhuma conduta específica.

ACOMPANHAMENTO DA CRIANÇA APÓS TRATAMENTO DA ITU

AVALIAÇÃO DO TRATO URINÁRIO POR IMAGEM

O estudo ideal do trato urinário deve ter as seguintes características: ser indolor, seguro, apresentar boa relação custo-efetividade e exposição mínima à radiação, sendo capaz de detectar malformações estruturais e funcionais significativas e cicatrizes renais. Pode-se constatar que, geralmente, é difícil conseguir atingir as condições ideais para a investigação do trato urinário. Assim, na escolha dos exames, além de analisar as características próprias de cada um, o pediatra deve considerar se o profissional que irá realizá-los tem experiência na técnica e na interpretação do exame em crianças.

Descrição dos exames de imagem

Ultrassonografia (US) das vias urinárias – quando comparada à urografia excretora, as vantagens da US são as seguintes: não requer nenhum preparo prévio, é um exame não invasivo que não envolve o uso de radiação nem de contraste e independe da função renal. A US permite: avaliar a pelve renal, a posição e a textura renais; medir o tamanho dos rins, detectar obstrução do trato urinário, estruturas e massas anormais; cálculos; e avaliar a anatomia vesical. Quando realizada pré e pós-miccional, possibilita analisar as características da parede vesical e quantificar o volume residual de urina na bexiga, respectivamente. Pode mostrar sinais de inflamação renal aguda, com alteração da ecogenicidade do parênquima, aumento do volume renal e outras; porém, a sensibilidade desse exame para a detecção dessas alterações é baixa, em média 42%. As desvantagens da US, em relação à urografia excretora, são as seguintes: a US não avalia a função renal, apresenta menor sensibilidade para a detecção de cicatrizes renais e não consegue caracterizar as condições dos ureteres, a não ser que estejam muito dilatados. Como a urografia excretora, a US é um exame precário na pesquisa de RVU, isto é, o resultado normal desses exames não exclui sua presença.

Urografia excretora (UE) – permite avaliar o parênquima renal e ter informações sobre a função dos rins e das vias excretoras. Possibilita, também, o estudo das doenças obstrutivas e, com o uso associado de furosemida, permite esclarecer se a causa da obstrução do trato urinário é funcional ou não. As dificuldades relacionadas à realização desse exame são as seguintes: uso de contraste, que pode desencadear reações alérgicas e ser nefrotóxico; exposição à radiação; necessita de preparo intestinal prévio, com uso de laxantes; a presença de função renal alterada pode comprometer o resultado do exame. Para a detecção de cicatrizes renais, a UE apresenta sensibilidade maior que a US, mas menor em comparação à da cintilografia renal com DMSA. A realização da UE está indicada quando, na investigação inicial do trato urinário da criança com ITU, forem encontradas alterações renais à US e não houver disponibilidade para realizar a cintilografia renal com DMSA. No período neonatal, a UE tem valor limitado nas primeiras duas semanas de vida e, além disso, como a capacidade de concentração renal é limitada nesse período, a técnica da realização

desse exame deve ser adequada à faixa etária. Portanto, recomenda-se a avaliação de um nefrologista ou urologista especialista em crianças antes de solicitar UE no período neonatal.

Uretrocistografia miccional – é realizada pela cateterização da uretra ou, em casos especiais, por punção suprapúbica. A uretrocistografia miccional (UCM) permite a identificação acurada da gravidade do RVU e a obtenção da morfologia do sistema coletor, bexiga e uretra, especialmente em meninos. A visualização da uretra em meninas não tem tanta importância clínica quanto em meninos, nos quais a válvula de uretra posterior é um importante diagnóstico a ser excluído, a não ser em alguns casos de disfunção miccional, em que se pode encontrar imagem de "uretra em pião", em ambos os sexos. A UCM é o padrão-ouro para a detecção de RVU. Todos os esquemas de graduação do RVU, assim como a avaliação do prognóstico e da probabilidade da regressão espontânea, são baseados nesse procedimento. As desvantagens desse método são risco de infecção, traumatismo e radiação. Na avaliação de sinais radiológicos da instabilidade vesical à micção, a sensibilidade e a especificidade da UCM podem chegar a 90%. A acurácia dessa avaliação aumenta progressivamente com o encontro de um a três sinais radiológicos de contração instável do detrusor: enchimento da uretra posterior, irregularidade da parede vesical e alongamento da forma da bexiga.

Estudos radioisotópicos – quando comparados aos estudos radiológicos como urografia excretora e uretrocistografia miccional, os estudos radioisotópicos têm em comum as seguintes vantagens: não há interferência de outras estruturas na visualização renal e a dose de radiação é extremamente menor.

Cintilografia renal com ácido dimercaptossuccínico (DMSA) marcado com Tc^{99m} – como o DMSA tem alta afinidade com o córtex renal, é útil na avaliação da morfologia dos rins, mas, em virtude de sua excreção lenta, não está indicado para medir a função renal. É um exame que apresenta maior sensibilidade do que a urografia excretora para detectar cicatrizes renais, pois as áreas inflamatórias diminuem a captação do DMSA antes que a atrofia do parênquima e a cicatriz se estabeleçam. Para a identificação de cicatriz renal, recomenda-se que esse exame seja realizado pelo menos seis meses após o episódio de pielonefrite aguda. A realização da cintilografia renal com DMSA também está indicada quando, na investigação inicial do trato urinário da criança com ITU, forem encontradas alterações renais à US.

Cistografia isotópica direta – tecnicamente, é realizada de forma similar à UCM, pela cateterização da uretra ou por punção suprapúbica.

• Vantagens em relação à UCM – maior sensibilidade, pois permite a monitorização contínua durante a micção, além de ter dose de radiação muito baixa e não haver interferência de outras estruturas na visualização do RVU. Pode-se avaliar o volume residual de urina na bexiga no início do exame.

• Desvantagens em relação à UCM – não permite boa avaliação anatômica da bexiga e da uretra, deixando de detectar alterações como válvula de uretra posterior, ureteroceles ectópicas e divertículos, nem estabelecer os graus de refluxo de I a V, de acordo com a classificação internacional. No entanto, o refluxo pode ser classificado em leve, moderado e grave.

Assim, em virtude da baixa radiação e da boa sensibilidade, esse exame é uma ótima opção para o seguimento de pacientes com RVU e para a avaliação da cirurgia antirrefluxo.

Critérios para investigação do trato urinário com exames de imagem

A recomendação de realizar UCM em crianças com ITU estava baseada na assertiva não comprovada de que profilaxia a longo prazo com antimicrobianos em crianças com RVU era efetiva para reduzir a reinfecção e a cicatriz renal subsequente. Diretrizes sobre abordagem de infecção urinária na infância (AAP, 1999, e outras) estabeleceram como conduta, na última década, a realização de UCM em toda criança com ITU febril em menores de 2 anos de idade, para identificar o RVU e a instituição da quimioprofilaxia até a realização da UCM. Em 2007, as diretrizes para diagnóstico, tratamento e abordagem a longo prazo da ITU em crianças, desenvolvidas pelo NICE, reduziram drasticamente as indicações de investigação do trato urinário por exames de imagem, reservando essas indicações para os grupos que realmente apresentam maior risco de alterações. Vale ressaltar que a investigação por meio da UCM expõe a criança a um procedimento invasivo, com risco de infecção, grande carga de radiação ionizante e traumático do ponto de vista emocional, pois a criança não pode ser sedada.

Algumas considerações devem ser feitas para se entender as razões que levaram às mudanças nas recomendações para a realização de exames de imagem. Como já foi mencionado, vários conceitos foram revistos. Não está suficientemente estabelecida a frequência em que ocorre lesão renal resultante de RVU com ou sem ITU e, nessa perspectiva, não há sentido na prescrição de quimioprofilaxia após o tratamento da ITU até a realização da UCM. Da mesma forma, não existem estudos que permitam, com segurança, estabelecer o risco de a ITU na infância levar à insuficiência renal, entretanto, sabe-se que esse risco é bem menor do que se acreditava anteriormente.

Resumindo, os principais exames que devem ser realizados para a investigação do trato urinário são: US, UCM, cintilografia com DMSA ou UE.

Para alguns grupos de crianças, entretanto, há evidências de que a realização de exames de imagem pode mudar a condução do tratamento. De acordo com as diretrizes do NICE, as indicações para a realização de exames de imagem são:

• falha na melhora clínica após 48 horas de antibioticoterapia;
• presença de massa abdominal, redução do fluxo urinário, sepse e aumento da creatinina, que caracterizam a ITU atípica, podem indicar obstrução, o que leva à indicação da US precoce. Em todas as outras circunstâncias, a indicação de exames de imagem pode ser postergada.

O foco nos lactentes menores de 6 meses com ITU atípica ou recorrente deriva da análise da evolução dos casos nessa faixa etária, nos quais se constatou que:

• lactentes com ITU nos primeiros meses de vida têm maior risco de apresentar obstrução e outras anormalidades estruturais do trato urinário do que crianças maiores;
• lesões do parênquima renal estão associadas com infecção recorrente do trato urinário superior.

Da mesma forma, crianças com ITU atípica apresentam risco maior de alterações estruturais e lesões renais.

Nas diretrizes do NICE, as recomendações para a investigação do trato urinário com exames de imagem são diferenciadas em três categorias: ITU que responde ao tratamento em 48 horas, ITU atípica e ITU recorrente, cujas definições encontram-se no quadro II-113.

Quadro II-113 – Definição de ITU atípica e de ITU recorrente.

ITU atípica
Sepse ou criança gravemente doente
Diminuição do fluxo urinário
Palpação de massa abdominal ou da bexiga urinária
Aumento da creatinina
Falha em responder ao tratamento com antibiótico apropriado em 48 horas
Infecção por micro-organismo diferente da *E. coli*
ITU recorrente
Dois ou mais episódios de ITU com pielonefrite aguda
Um episódio de ITU com pielonefrite aguda e um ou mais episódios de cistite
Três ou mais episódios de cistite

Fonte: NICE, 2007.

A seguir, as indicações específicas de exames de imagem por faixa etária.

Para lactentes menores de 6 meses de idade (Quadro II-114):

– Após a primeira ITU, que responde bem ao tratamento em 48 horas, recomenda-se apenas a realização da

Quadro II-114 – Exames indicados para a investigação do trato urinário em crianças com ITU, de acordo com a apresentação clínica e a faixa etária.

Exame	Boa resposta ao tratamento da ITU em 48 horas			ITU atípica[1]			ITU recorrente[1]		
	Faixa etária			Faixa etária			Faixa etária		
	< 6 meses	≥ 6 meses a < 3 anos	≥ 3 anos	< 6 meses	≥ 6 meses a < 3 anos	≥ 3 anos	< 6 meses	≥ 6 meses a < 3 anos	≥ 3 anos
US durante infecção aguda	Não	Não	Não	Sim[2]	Sim[2]	Sim[2,3]	Sim	Não	Não
US em 6 semanas	Sim[4]	Não	Não	Não	Não	Não	Não	Sim	Sim[3]
DMSA 6 meses após a última ITU	Não	Não	Não	Sim	Sim	Não	Sim	Sim	Não
UCM	Não	Não	Não	Sim	Não[5]	Não	Sim	Não[5]	Não

[1] Definição no quadro II-113.
[2] Quando a ITU for por micro-organismos diferentes da *E. coli* e responder bem aos antibióticos e não apresentar outro critério de ITU atípica, a US pode ser solicitada sem caráter de urgência, em 6 semanas.
[3] Em crianças com controle esfincteriano, a US deve ser realizada com a bexiga cheia, avaliando-se o volume vesical antes e após a micção.
[4] Se anormal, considerar UCM.
[5] Embora a UCM não esteja indicada de rotina nessas crianças, ela deve ser considerada nos casos em que houver dilatação na US, diminuição do fluxo urinário, infecção por outros organismos que não *E. coli,* história familiar de RVU.
Fonte: NICE, 2007.

US sem caráter de urgência em seis semanas após a ITU. Caso a US revele anormalidades, deve-se fazer a UCM.
– Nos casos de ITU atípica (ver quadro II-113) a US deve ser realizada durante a infecção aguda, para identificar anormalidades estruturais do trato urinário, tais como obstrução.
– Quando a ITU for por micro-organismos diferentes da *E. coli* e responder bem aos antibióticos e não apresentar outro critério de ITU atípica, a US pode ser solicitada em seis semanas, isto é, sem urgência.
– Nos casos de ITU atípica e de ITU recorrente, recomenda-se a realização de cintilografia renal com DMSA para a pesquisa de cicatriz renal.

Para crianças com idade ≥ 6 meses e menor que 3 anos (ver Quadro II-114):
– Após a primeira ITU, que responde bem ao tratamento em 48 horas, a US de rotina não está recomendada.
– Nos casos de ITU atípica (ver Quadro II-113) está recomendada a US em seis semanas após a ITU.
– Quando a ITU for por micro-organismos diferentes da *E. coli* e responder bem aos antibióticos e não apresentar outro critério de ITU atípica, a US pode ser solicitada em seis semanas.
– Embora a UCM não esteja indicada de rotina nessas crianças, ela deve ser considerada nos casos em que houver dilatação na US, diminuição do fluxo urinário, infecção por outros organismos que não a *E. coli,* história familiar de RVU.

– Nos casos de ITU atípica e de ITU recorrente, recomenda-se a realização de cintilografia renal com DMSA para a pesquisa de cicatriz renal.

Para crianças com idade ≥ 3 anos (ver Quadro II-114):
– Após a primeira ITU, que responde bem ao tratamento em 48 horas, nenhum exame de rotina está recomendado.
– Em crianças com controle esfincteriano, a US deve ser realizada com a bexiga cheia, avaliando-se o volume vesical antes e após a micção.
– Quando a ITU for por micro-organismos diferentes da *E. coli* e responder bem aos antibióticos e não apresentar outro critério de ITU atípica, a US pode ser solicitada em seis semanas.
– Nas crianças com ITU recorrente, recomenda-se a realização da US em seis semanas.

Cintilografia renal com DMSA – a realização desse exame seis meses após a infecção aguda está indicada para a detecção de cicatrizes renais nas situações descritas no quadro II-114. A indicação para aguardar seis meses para fazer o DMSA justifica-se para permitir que alterações do parênquima decorrentes de pielonefrite aguda tenham sido resolvidas. A realização precoce desse exame não permite diferenciar lesão aguda de cicatriz renal. Um tempo muito maior que seis meses pode prejudicar a correlação da lesão com o episódio agudo. Quando não houver disponibilidade para a realização desse exame, orienta-se fazer urografia excretora.

Uretrocistografia miccional (UCM) – recomenda-se que para a realização da UCM seja utilizado antimicrobiano por via oral, e em dose de tratamento para profilaxia de possível ITU desencadeada pelo procedimento, por três dias, sendo que a UCM deve ser realizada no segundo dia da medicação.

SEGUIMENTO AMBULATORIAL

Uma das grandes mudanças observadas na literatura é justamente o acompanhamento a longo prazo das crianças que tiveram ITU. A falta de evidências que suportem a necessidade de quimioprofilaxia em toda criança com RVU levou ao questionamento das medidas anteriormente propostas, principalmente a recomendação da AAP de manter as crianças em quimioprofilaxia até que a investigação com exames de imagem estivesse completa.

O objetivo principal do acompanhamento a longo prazo é reduzir o risco de nova ITU e o aparecimento de lesões renais. Isso requer o envolvimento da família e da criança para que as medidas necessárias à prevenção de novas recorrências possam ser incorporadas. As condutas a serem tomadas devem ser amplamente discutidas com a família. Em geral, como a maioria das crianças mantém-se assintomática, costuma ser difícil a adoção de uma atitude contínua de prevenção de novas infecções. É fundamental explicitar o significado da infecção urinária em crianças, informando sobre as possibilidades de prevenção de novas recorrências.

Lactentes e crianças que não necessitam de investigação por imagem não precisam de acompanhamento específico para a ITU (NICE, 2007). As consultas de puericultura serão suficientes para as orientações de prevenção de recorrências. Essa conduta também se aplica às crianças cujos exames de imagem não mostraram alterações do trato urinário.

Prevenção da recorrência de ITU

Na evolução do paciente que teve a primeira infecção urinária sintomática, é comum o aparecimento de recorrências, cujo risco é maior nos primeiros seis meses, caindo gradativamente, sendo mínimo após dois anos de ausência de ITU.

A conduta para a detecção de novo episódio de ITU mudou substancialmente. Atualmente, a maioria dos autores não recomenda a vigilância da recorrência por meio de realização periódica de culturas de urina em crianças assintomáticas. O fundamento para a mudança dessa estratégia encontra-se em vários estudos, nos quais esse procedimento não se comprovou como efetivo, além de ser custoso e penoso para a maioria das famílias e das crianças.

As medidas de prevenção de ITU aplicam-se a todas as crianças e devem fazer parte das orientações das consultas de rotina, com especial ênfase para aquelas que apresentam fatores de risco ou que já tiveram algum episódio de ITU. Entre essas medidas destacam-se:

1. favorecer a ação dos mecanismos naturais de defesa da bexiga por meio da diluição da urina, garantindo boa ingestão hídrica, e da eliminação dos agentes infecciosos pelo hábito de micções frequentes e completas;
2. tratar a constipação intestinal, quando presente, pois se verifica correlação positiva entre as crianças que retêm fezes e as que retêm urina.

As crianças que apresentam a síndrome da disfunção de eliminação, reconhecido fator de risco para ITU, necessitam receber orientações específicas para evitar recorrências.

Detecção precoce de recorrência da ITU

Crianças que apresentaram ITU requerem, no seguimento de puericultura, um cuidado especial do médico em relação a certificar-se, em cada consulta, de que os pais e a criança continuam cientes de que toda vez que identificarem sinais e sintomas compatíveis com ITU devem procurar o serviço médico no qual fazem seguimento ambulatorial ou, na sua impossibilidade, o pronto-socorro de referência, para colher urocultura e introduzir o tratamento antimicrobiano adequado. Especial ênfase deve ser dada ao aparecimento de febre sem sinais localizatórios ou associada a sintomas específicos de ITU. É fundamental que os pais e a criança compreendam a importância dessa medida, esclarecendo-os que, quanto antes for introduzido o tratamento de uma pielonefrite aguda, menor será a possibilidade do estabelecimento de cicatriz renal.

Seguimento das crianças com bacteriúria assintomática

Jacobson et al., em um artigo publicado em 1999, relatam que, na década de 1970, foram feitos vários estudos prospectivos de triagem, em escolas, para bacteriúria assintomática (BA) em meninas com idade igual ou superior a 4 anos, nas escolas. Aquelas em que foi confirmada a presença de BA, foram submetidas à investigação do trato urinário com urografia excretora e UCM. Nos achados radiológicos, encontrou-se RVU em 21-35% das meninas investigadas e cicatriz renal em 10-26%. O principal objetivo desses estudos era verificar se o tratamento antibacteriano era benéfico ou não nesses casos. O reaparecimento da BA após tratamento foi de 50 a 80% dos casos, sendo que 10 a 40% se tornavam sintomáticos devido à seleção de bactérias mais virulentas da flora intestinal causada pelo uso do antimicrobiano. A bacteriúria assintomática está associada à colonização vesical por *E. coli* de baixa virulência. Esses estudos concluíram que a não instituição de antibioticoterapia não levou ao aumento das cicatrizes renais e o uso de antimicrobianos não preveniu a progressão das cicatrizes preexistentes. Há tendência à resolução espontânea da BA, evolutivamente.

Na época em que era rotina realizar seguimento periódico com uroculturas após infecção urinária sintomática, observou-se que um terço das crianças com urocultura positiva não apresentava manifestações clínicas, caracterizando-se como BA. Portanto, crianças que haviam apresentado ITU continuavam tendo BA durante algum tempo após a infecção.

Assim, diante de crianças e adolescentes com BA não se recomenda o uso de antimicrobianos para o tratamento ou para a profilaxia. As situações em que a BA deve ser tratada são em gestantes e no preparo para procedimentos urológicos. Não há, também, necessidade de seguimento de indivíduos com BA (NICE, 2007).

Os pais e as crianças/adolescentes com BA devem ser esclarecidos sobre as medidas para identificar precocemente um episódio de ITU sintomática, já referidas anteriormente. Além disso, devem ser alertados sobre: a ITU sintomática na criança com BA tem maior probabilidade de ocorrer após o uso de antimicrobiano para tratar qualquer infecção não localizada em trato urinário como, por exemplo, otite média aguda; as situações que necessitam de tratamento da BA como na gravidez e em procedimentos urológicos; e a necessidade de busca de atendimento médico se houver alteração do padrão da micção ou surgimento de constipação intestinal.

Acompanhamento de crianças com ITU recorrente, sem anomalia do trato urinário

A cada recidiva deve ser feito tratamento com agente antimicrobiano por 10 dias. Nem sempre será necessária a utilização de drogas diferentes, uma vez que o agente etiológico, mesmo sendo *E. coli*, frequentemente é de outro sorotipo.

No caso de ITU recorrente em meninos, especialmente no primeiro ano de vida, deve-se considerar a indicação da realização da postectomia, uma vez que a AAP relata que o risco relativo de os meninos não circuncidados terem ITU é 4 a 10 vezes maior do que os circuncidados.

Profilaxia com antimicrobiano em crianças com ITU recorrente – recomenda-se que a instituição de profilaxia deva ser decidida com base na análise de cada caso individualmente, considerando-se o quadro clínico, o intervalo entre as infecções e o número de episódios e mantida por três a seis meses. Acreditamos que seja desnecessária a terapêutica a longo prazo antes de o terceiro episódio ter ocorrido em seis meses, pois é comum haver recorrência, especialmente em meninas, sem outras manifestações posteriores. Duas revisões sistemáticas realizadas por Williams et al. e pela equipe do NICE (2007) encontraram evidência de que o uso de antibióticos a longo prazo não diminui o risco de ITU.

A nitrofurantoína e a associação sulfametoxazol-trimetoprima (SMZ-TMP) são as drogas de escolha, pois, nas doses recomendadas para a quimioprofilaxia, praticamente não interferem na flora bacteriana intestinal, os efeitos colaterais são raros e as reações de intolerância são pouco frequentes. Em alguns estudos, embora a nitrofurantoína tenha mostrado-se mais efetiva do que associação SMZ-TMP na prevenção da recorrência, seu uso esteve associado a mais efeitos colaterais (náuseas, vômitos e dor abdominal). O ácido nalidíxico não está indicado como agente quimioprofilático, pois induz resistência bacteriana na flora intestinal em curto espaço de tempo. Recomenda-se a nitrofurantoína na dose de 1 a 2mg/kg/dia, e para o SMZ-TMP a dose proposta é de um quarto ou metade da dose de ataque, ou seja, 10 ou 20mg/kg/dia de sulfametoxazol. A terapêutica de manutenção pode ser feita de duas maneiras. Habitualmente, preconiza-se a administração da droga em dose única à noite, o que permite que ela permaneça por longo período na bexiga, especialmente quando a criança tem controle esfincteriano noturno. Quando esse esquema apresenta falhas, sugere-se que a dose total seja dividida em duas vezes por dia. A quimioprofilaxia deve ser mantida por três a seis meses.

Há um pequeno grupo de crianças que, apesar de não apresentar anomalias do trato urinário na investigação por exames de imagem, desenvolve ITU sempre que se suspende a terapêutica de manutenção. Nessas crianças, outras falhas no processo de esvaziamento da bexiga, como alterações na dinâmica miccional ou deficiência no efeito protetor da mucosa vesical, podem ser responsáveis por um aumento de suscetibilidade às reinfecções. Entre os mecanismos de defesa da bexiga às infecções destacam-se a eliminação das bactérias pelo esvaziamento vesical e a destruição das bactérias pelas células epiteliais da bexiga. Embora a maioria das bactérias seja expelida pelo esvaziamento vesical, algumas permanecem no epitélio, sendo eliminadas pela atividade bactericida das células uroepiteliais. A capacidade dessa defesa local é limitada e diminui muito se o volume residual de urina na bexiga for grande. Uma forma de avaliar o volume residual de urina nas crianças com ITU recorrente é pela realização da ultrassonografia pré e pós-miccional. Aquelas crianças com grande volume residual teriam indicação de fazer estudo urodinâmico. Esse procedimento, em nosso meio, não está acessível à grande parte da população. Além disso, sua realização é bastante dolorosa e traumática para as crianças.

Reeducação do hábito miccional, evitando-se que a criança retenha urina por grandes intervalos de tempo, e o aprendizado de como realizar uma micção contínua e completa são medidas auxiliares importantes no tratamento dessas crianças, que devem ser orientadas e reavaliadas posteriormente com nova realização de US pré e pós-miccional.

Acompanhamento de crianças com anomalia do trato urinário

Pacientes com anomalia do trato urinário merecem seguimento e conduta especiais.

Anomalias obstrutivas – crianças com anomalias obstrutivas, como litíase, válvula de uretra posterior, estenose da junção ureteropélvica (JUP) ou ureterovesical (JUV), bexiga neurogênica e outras disfunções miccionais não neurogênicas devem ser colocadas em esquema de quimioprofilaxia e encaminhadas para avaliação com nefrologista e urologista com experiência em crianças.

Refluxo vesicoureteral (RVU) e cicatriz renal – é importante discutir as implicações da presença de RVU, problema frequente para o pediatra.

• **RVU primário** – é a alteração mais comumente encontrada nas crianças com ITU e constitui anomalia congênita da junção vesicoureteral, a qual se deve mais frequentemente ao segmento intramural do ureter muito curto. Sabe-se que o RVU primário é transmitido geneticamente, pois verificou-se ocorrência familiar elevada. Alguns estudos constataram a presença de RVU em até 45% de irmãos assintomáticos de portadores de refluxo. Esse achado tem levantado a seguinte questão: seria necessário investigar os irmãos assintomáticos dos portadores de RVU? Até o momento, essa questão mantém-se sem resposta na literatura, recomendando-se às famílias que os irmãos assintomáticos da criança com RVU sejam levados ao serviço de saúde assim que apresentarem sintomas compatíveis com ITU. Desconhece-se o modo de herança genética, mas parece ser multifatorial.

• **RVU secundário a obstruções do trato urinário inferior** – pode ser encontrado como obstrução uretral (válvula de uretra posterior em meninos), bexiga neurogênica e disfunção vesical não neurogênica, sem anormalidade intrínseca da junção vesicoureteral. O RVU também pode ser devido a malformações congênitas ou adquiridas da junção vesicoureteral, como presença de divertículo paraureteral e complicações de traumatismos ou de cirurgias, entre outras.

É comum a associação de anomalias congênitas do trato urinário superior com RVU, tais como agenesia renal, displasia renal, rim multicístico, estenose da junção ureteropélvica. Outros fatores congênitos que favorecem a ocorrência do RVU são os relacionados com a implantação anormal do ureter na bexiga, como pode acontecer nas duplicações ureterais. O RVU também é muito comum nos recém-nascidos com detecção de hidronefrose ou outras malformações renais à US feita durante a gestação, chegando a 38% em algumas casuísticas.

Vários autores relatam a ocorrência de 30 a 50% de RVU primário em crianças até 2 a 3 anos de idade com ITU, em ambos os sexos. Em aproximadamente metade das crianças com RVU, ele é bilateral. A prevalência de RVU é alta nas crianças com ITU. Havia, também, a suspeita de que a grande maioria dos casos de cicatriz renal estaria associada à presença concomitante de RVU e ITU. Com base nesses pressupostos, a investigação de RVU nas crianças menores de 3-5 anos de idade com ITU era uma recomendação padrão. Entretanto, nenhuma dessas associações foi validada com estudos controlados e a importância de se identificar RVU após a ITU está sendo questionada. Além disso, estudos têm mostrado que lesões renais são encontradas mesmo na ausência de RVU. Alguns pacientes, entretanto, principalmente do sexo masculino, podem ter lesão renal associada com os graus IV e V de RVU. Tem sido proposto por alguns autores que, na ausência de lesão renal após a primeira ITU, pode-se afastar a presença de RVU com significado clínico, o que reforça a não necessidade de realizar exames invasivos como a UCM. A prioridade dos exames de imagem deve ser a identificação de situações clínicas, nas quais as intervenções disponíveis diminuem o risco de recorrência de ITU e, consequentemente, a possibilidade de instalação de cicatriz renal.

Aceita-se que RVU, sem infecção urinária, habitualmente não induz o aparecimento de lesão renal e que a possibilidade de regressão espontânea do RVU primário guarda relação direta com a gravidade do refluxo inicial. A presença da síndrome da disfunção de eliminação retarda o desaparecimento do RVU. Existem várias propostas de classificação do RVU quanto à gravidade. A classificação internacional de RVU, definida pelo Comitê Internacional para o Estudo de Refluxo, encontra-se na figura II-25.

Uma pesquisa prospectiva colaborativa entre os países europeus e os Estados Unidos, denominada Estudo Internacional de Refluxo em Crianças, foi realizada para comparar a evolução dos pacientes com RVU submetidos a tratamento clínico (com quimioprofilaxia) ou cirúrgico. Após cinco anos de observação, constataram que não houve diferença significativa entre os tipos de tratamento em relação aos seguintes parâmetros: crescimento renal, desenvolvimento de novas cicatrizes renais ou progressão das cicatrizes já estabelecidas. Nesse mesmo estudo, foram comparados os resultados com o tratamento clínico e cirúrgico dos RVUs graus III e IV, tendo sido constatada diferença significativa na resolução do refluxo em relação à apresentação bilateral ou unilateral. Quando o comprometimento era unilateral, a resolução espontânea ocorreu em 60 e 10% dos RVUs graus III e IV, respectivamente, enquanto naqueles com RVU bilateral a regressão espontânea aconteceu em apenas 10%. Esse estudo mostrou, também, que o crescimento renal independe da presença do RVU, mas sim do tamanho inicial do rim por ocasião do diagnóstico. Na presença de refluxo moderado e grave (graus superiores a II), rins que já eram pequenos por ocasião do diagnóstico cresceram pouco, enquanto rins de tamanho

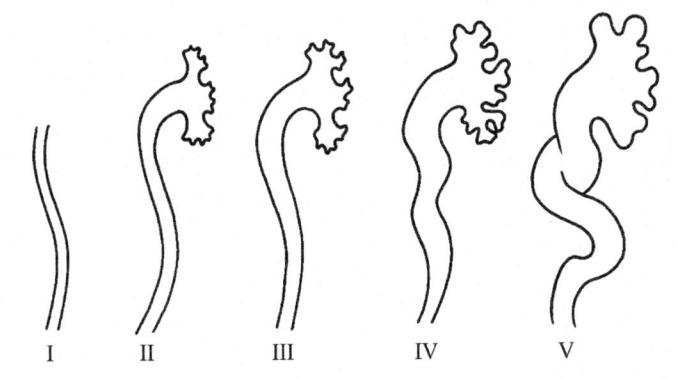

I   II   III   IV   V

Figura II-25 – Classificação internacional de refluxo vesicoureteral.

Grau I   – refluxo atingindo apenas o ureter.
Grau II – refluxo atingindo a pelve e os cálices, sem dilatação.
Grau III – refluxo atingindo a pelve e os cálices renais, com dilatação e tortuosidade leve e/ou moderada de ureter, mas com a distensão dos cálices ausente ou discreta.
Grau IV – refluxo com dilatação e/ou tortuosidade moderada do ureter, pelve e cálices; deformidade calicinal, com manutenção das impressões papilares na maioria dos cálices.
Grau V   – refluxo com grande dilatação e tortuosidade de ureter, pelve e cálices; perda das impressões papilares na maioria dos cálices.

normal apresentaram velocidade de crescimento normal. Esses e outros estudos mostraram que a determinação do comprometimento renal, em termos de prognóstico, depende mais da presença de cicatriz renal do que da persistência do RVU e, portanto, ênfase deve ser dada na prevenção do surgimento de cicatriz.

Desde o encontro desses resultados, passaram a surgir questionamentos a respeito de como seria a história natural do RVU sem o uso de profilaxia com antimicrobianos, pois em nenhum momento anterior havia sido feito estudo controlado com dois grupos de crianças com RVU: um recebendo a quimioprofilaxia e outro o placebo. Vários estudos foram então desenhados para avaliar o efeito da profilaxia na prevenção especialmente da pielonefrite aguda e de cicatriz renal. Em estudo multicêntrico, randomizado e controlado, publicado em 2006, Garin et al. discutem a efetividade da profilaxia contínua com antimicrobianos para crianças com RVU primário, no que se refere à prevenção de pielonefrite aguda e de cicatriz renal. Nesse estudo, no qual foram excluídos os portadores de RVU graus IV e V e de malformações anatômicas e funcionais das vias urinária, os autores concluem que essa profilaxia foi ineficaz para reduzir a ocorrência total de ITU, a taxa de pielonefrite aguda e a formação de lesão renal na presença de RVU graus I, II e III na população estudada de 3 meses a 18 anos de idade.

Outra questão em investigação diz respeito de como a lesão renal evolui e influi no crescimento renal. Parvex et al. (2008) publicaram os resultados de um estudo prospectivo para analisar a progressão da cicatriz renal e seu impacto no crescimento renal. Para um total de 50 crianças de 2 meses a 14 anos de idade (com mediana de 4,1 anos) e com cicatriz renal identificada na cintilografia renal com DMSA feita seis meses após episódio de pielonefrite aguda (de 100 rins, 88 comprometidos), esse exame foi repetido após três anos da realização do primeiro. Os autores encontraram os seguintes resultados: nenhuma alteração da lesão renal em 27%, resolução parcial em 63% e desaparecimento total da lesão em 9%; o número de cicatrizes renais é o mais importante parâmetro para o crescimento renal e a presença de três ou mais cicatrizes renais foi de grande significância para o encontro de redução do crescimento renal em três anos de evolução.

Nesse momento, em vista do conhecimento atual, opta-se por adotar as recomendações feitas, em 1999, nas diretrizes suecas para abordagem da criança com ITU e RVU e daquela com cicatriz/lesão renal (Jodal e Lindeberg):

A) *RVU grau V em todas as idades e grau IV bilateral abaixo de 1 ano de idade, no primeiro exame:*
   – iniciar profilaxia com antimicrobiano;
   – considerar a realização de postectomia;
   – considerar a consulta com especialistas: nefrologista e urologista com experiência com crianças;
   – após 1 ano de seguimento: repetir cintilografia renal com DMSA ou urografia excretora e UCM
   – caso o RVU persista inalterado, o seguimento dessas crianças deve ser decidido junto com os especialistas.

B) *RVU graus III e IV no primeiro exame:*
   – iniciar profilaxia com antimicrobiano e manter por um ano;
   – após um ano, reavaliação com UCM e cintilografia renal com DMSA ou urografia excretora:
   B1) *se RVU regrediu para graus 0-II durante o seguimento:*
      • suspender profilaxia;
      • nas crianças sem comprometimento renal, deve-se fazer avaliação clínica final após um ano.
   B2) *se o RVU persistiu inalterado durante o seguimento:*
      • para meninos: suspender profilaxia e fazer acompanhamento clínico anual. Após três anos, fazer cintilografia renal com DMSA ou urografia excretora para avaliar se houve dano renal. Na presença de pielonefrite aguda recorrente, encaminhar para especialista avaliar intervenção cirúrgica se a função vesical for normal;

- para meninas: continuidade do tratamento medicamentoso ou instituição do tratamento cirúrgico deve ser considerada. Se houver função vesical normal, as duas modalidades de tratamento apresentam o mesmo prognóstico para os rins após 5 a 10 anos. Suspender a profilaxia e tratar as recorrências com cursos de antibióticos ou discutir com o urologista outras alternativas de tratamento. Para aquelas que não optaram por tratamento cirúrgico, acompanhamento clínico anual e cintilografia renal com DMSA ou urografia excretora a cada três anos para verificar se houve surgimento de danos renais.

C) *RVU graus I-II ao primeiro exame:*
  - não se indica a quimioprofilaxia;
  - após um ano, avaliação renal com cintilografia renal com DMSA ou urografia excretora, o que não será necessário se o exame inicial for normal;
  - crianças sem lesão não necessitam de monitoramento.

D) *Abordagem da criança com lesão renal* – todas as crianças com lesão renal devem ter acompanhamento clínico anual e, após três anos da realização do diagnóstico, deve repetir a cintilografia com DMSA ou a urografia excretora para avaliar se houve progressão da lesão renal. A continuidade do seguimento dependerá dos resultados encontrados:

  D1) *Lesão renal moderada inalterada* – sem necessidade de acompanhamento. Lesão renal moderada é definida pelo encontro, à cintilografia renal com DMSA, de dano unilateral focal com distribuição da função do lado comprometido não menor de 45% ou pelo achado, à urografia excretora, de lesão unilateral focal com apenas um cálice deformado.

  D2) *Progressão da lesão renal* – encaminhar o paciente para avaliação com nefrologista com experiência em crianças.

  D3) *Todas as outras situações* – as crianças com lesão renal bilateral devem ser acompanhadas ao longo da vida adulta, com avaliação clínica anual com aferição da pressão arterial, pesquisa de microalbuminúria ou proteinúria. Repetir exames de imagem tem valor limitado. Se houver aparecimento de microalbuminúria ou proteinúria ou hipertensão arterial, encaminhar ao nefrologista.

Concluindo, é importante ressaltar que, na abordagem da ITU, o pediatra defronta-se, frequentemente, com sérias resistências por parte da família, fato comum no acompanhamento das crianças portadoras de doenças crônicas. Na ITU, isso se reveste de uma particularidade que diz respeito aos diferentes modos como essa doença é encarada pelos pais. De um lado, tem-se o médico raciocinando em termos de consequências futuras que a ITU pode acarretar para o paciente, e do outro, os pais que lidam com uma criança aparentemente sadia e que ao mesmo tempo requer tantos exames e tantos gastos. Dessa maneira, cabe ao pediatra esclarecer à família, de forma a não alarmá-la, a história da evolução do paciente com ITU, ressaltando a importância das medidas profiláticas que podem impedir o desenvolvimento de problemas futuros para a criança.

Além disso, é preciso ter em mente que o tipo de acompanhamento exigido para as crianças com ITU discrimina, na população, modos diferentes de evolução. Assim, é bem diferente o que pode ocorrer com crianças de boas condições financeiras ou que têm acesso às instituições que dispõem de maiores recursos do que para a maioria da população. Diante disso, cabe ao pediatra encontrar, dentro das limitações impostas para cada caso, alternativas que permitam oferecer, à criança, perspectivas menos sombrias em relação à função renal na vida adulta.

BIBLIOGRAFIA

1. Abrahamsson K, Hansson S et al. Antibiotic treatment for five days is effective in children with acute cystitis. Acta Paediatrica 2002;91:55. • 2. Academia Americana de Pediatria. Documento sobre a política de saúde relativa à circuncisão. Pediatrics, ed. brasileira, 1999;3:521. • 3. American Academy of Pediatrics. Practice parameter: the diagnosis, treatment, and evaluation of initial urinary tract infection in febrile infants and young children. Pediatrics 1999;103:843. • 4. Conway PH, Cnaan A, Zaoutis T et al. Recurrent urinary tract infections in children – risk factors and association with prophylactic antimicrobials. JAMA 2007;298:179. • 5. Garin EH, Olavarria F, Garcia Nieto V et al. Clinical significance of primary vesicoureteral reflux and urinary antibiotic prophylaxis after acute pyelonephritis: a multicenter, randomized, controlled study. Pediatrics 2006;117:626. • 6. Hansson S et al. Untreated bacteriuria in asyntomatic girls with renal scarring. Pediatrics 1989;84:964. • 7. Hansson S, Jodal U. Urinary tract infection. In: Avner ED, Harmon WE, Niaudet P. Pediatric nephrology. 5th ed. Philadelphia: Lippincott Williams & Wilkins; 2004.p.1007. • 8. Hellström M, Jacobsson B. Diagnosis of vesico-ureteric reflux. Acta Paediatr 1999;431(Suppl):3. • 9. Hiraoka M, Tsukahara H, Ohshima Y et al. Meatus tightly covered by the prepuce is associated with urinary infection. Pediatr Int 2002;44:658. • 10. Hoberman A, Wald ER. Urinary tract infections in young febrile children. Pediatr Infect Dis J 1997;16:11. • 11. Jacobson SH, Hansson S, Jakobsson B. Vesico-ureteric reflux: occurrence and long term risks. Acta Paediatr 1999;431(Suppl):22. • 12. Jodal U, Lindeberg U. Guidelines for management of children with urinary tract infection and vesico-ureteric reflux. Recommendations from Swedish state-of--art conference. Acta Paediatr 1999;431(Suppl):87. • 13. Jodal U, Koskimies O et al. Infection pattern in children with vesicoureteral reflux randomly allocated to operation or long-term antibacterial prophylaxis – behalf of the international reflux study in children. J Urol 1992;148:1650. • 14. Kass EH. Bacteriuria and diagnosis

of infection of the urinary tract. Arch Int Med 1957;100:709. •
15. Koch VH, Zuccolotto SMC. Infecção do trato urinário. Em
busca das evidências. J Pediatr (Rio J) 2003;79(Supl 1):S97. •
16. Koff SA, Wagner TT, Jayanthi VR. The relationship among
disfuncional elimination syndromes, primary vesicoureteral reflux
and urinary tract infections in children. J Urol 1998;160:1019. •
17. National Institute for Health and Clinical Excellence (NICE).
Urinary tract infection in children: diagnosis, treatment, and long-
-term management. 2007. Disponível em www.guidance.nice.
org.uk/CG54 • 18. Parvex P, Willi JP, Kossovsky MP, Girardin
E. Pyelonephritis in children and their impact on renal growth. J
Urol 2008;180:2602. • 19. Rushton HG. Vesicoureteral reflux and
renal scarring. In: Avner ED, Harmon WE, Niaudet P. Pediatric
nephrology. 5th ed. Philadelphia: Lippincott Williams & Wilkins;
2004.p.1028. • 20. Rushton HG, Belman AB. Vesicoureteral reflux
and renal scarring. In: Holliday M, Barrat TM, Avner ED. Pediatric
nephrology. 3rd ed. Baltimore: Williams & Wilkins; 1994.p.963. •
21. Schoen EJ, Colby CJ, Ray GT. Newborn circumcision decreases
incidence and costs of urinary tract infections during the first
year of life. Pediatrics 2000;105:789. • 22. Shaikh N, Hoberman
A. Epidemiology and risk factors for urinary tract infections in
children. Last literature review for version 17.1: janeiro 1, 2009.
www.uptodate.com • 23. Shaikh N, Morone NE, Lopes J, Chi-
anese J, Sangvai S, D'Amico F et al. Does this child have a urinary
tract infection? JAMA 2007;298:2895. • 24. Sillém U. Bladder
dysfunction in children with vesico-ureteric reflux. Acta Paediatr
1999;431(Suppl):40. • 25. Singh-Greawal D, Macdessi J, Craig J.
Circumcision for the prevention of urinary tract infection in boys:
a systematic review of randomized trials and observational studies. Arch Dis Child 2005;90:853. • 26. Smellie JM. Reflections on
30 years of treating children with urinary tract infections. J Urol
1991;146:665. • 27. Stamey TA. Urinary infections in infancy and
childhood. In: Stamey TA. Pathogenesis and treatment of urinary
tract infections. Baltimore: Williams & Wilkins; 1980.p.290. • 28.
Turner GM, Couthard MG. Fever can cause piuria in children. BMJ
1995;311:924. • 29. Williams GJ, Wei L et al. Long term antibiotics for preventing recurrent urinary tract infection in children.
Cochrane Databas Syst Rev 2006;3CD001534. • 30. Zuccolotto
SMC, Sucupira ACSL. Infecção urinária. In: Sucupira ACSL et al.
Pediatria em consultório. 4ª ed. São Paulo: Sarvier; 2000.

48 HEMATÚRIA

Maria Lúcia de Moraes Bourroul
Lucia Ferro Bricks
Vera Hermina K. Koch

Embora a incidência de hematúria na infância não seja bem conhecida, em estudos populacionais envolvendo escolares aparentemente saudáveis e assintomáticos (Dodge et al., 1976; Vehaskari et al., 1979 e Iitaka et al., 1994), a prevalência de hematúria microscópica isolada foi de aproximadamente 4 a 6% em uma ou até quatro amostras de urina. A prevalência caiu para aproximadamente 1% quando se colocou como critério a positividade em, no mínimo, duas de quatro amostras, e, após 6 a 12 meses de seguimento, reduziu-se para 0,33%.

A queixa de hematúria macroscópica foi referida por Ingelfinger et al. (1977) como causa de consulta em Serviço pediátrico de urgência em 1,3:1.000 consultas realizadas. A maior dificuldade na avaliação de crianças com hematúria é o grande número de possibilidades diagnósticas, já que esse problema pode ocorrer por alterações em qualquer local do trato urinário, desde a cápsula de Bowman, até a porção terminal da uretra, além de outras possibilidades etiológicas externas ao trato urinário como alterações vasculares e acometimentos sistêmicos como alterações hematológicas.

O objetivo deste capítulo é trazer ao pediatra geral subsídios que o auxiliem no raciocínio clínico e na investigação de crianças com hematúria, evitando procedimentos diagnósticos invasivos, caros e frequentemente desnecessários. A comparação da incidência de hematúria na infância com dados de mortalidade anual por doenças renais sugere que essa condição é frequentemente benigna e autolimitada, raramente sendo causada por lesões urológicas ou tumores, ao contrário do que ocorre nos adultos. No entanto, o caráter benigno da hematúria só poderá ser determinado acompanhando-se a evolução clínica de cada caso.

DEFINIÇÃO

Hematúria é a presença de número aumentado de hemácias na urina. Quando isso é percebido a olho nu, denomina-se hematúria macroscópica. Quando o aumento do número das hemácias só pode ser constatado por exames de urina realizados em triagens ou em investigações de sintomas ou sinais relacionados ao sistema urinário, denomina-se hematúria microscópica. A coloração avermelhada da urina não basta para definir a presença de hematúria; a suspeita de hematúria deve ser confirmada pela análise microscópica do sedimento urinário por meio da qual define-se hematúria como a presença de, no mínimo, cinco eritrócitos por campo em amostra de urina centrifugada (sedimento urinário). Como há situações transitórias e autolimitadas que cursam com hematúria, considera-se hematúria significativa quando se obtém a confirmação microscópica em, no mínimo, três amostras de urina colhidas no intervalo de duas a três semanas.

Da mesma forma, a confirmação microscópica da presença e a da quantificação do número de hemácias está indicada após os testes de urina realizados com fitas reagentes, pois o resultado positivo ocorre quando a fita se torna azul-esverdeada, indicando a presença de hemoglobina ou de mioglobina, até mesmo em pequenas concentrações. A reação química, facilitada pela presença de hidrogênio peroxidase nessas fitas, pode resultar falsamente positiva em urinas alcalinas (com pH > 9,0) ou pela contaminação da amostra de urina com agentes oxidantes como o hipoclorito usado na higiene do períneo. Resultado falso-negativo ocorre com altas doses de agentes redutores na urina, como o ácido ascórbico.

ETIOLOGIA

As causas (formas clínicas) que podem determinar o aparecimento de hematúria são múltiplas, como pode ser visto no quadro II-115.

Em algumas condições, como porfiria, hemoglobinúria, ingestão de drogas e de certos alimentos (beterraba e amoras), pode ocorrer alteração na cor da urina, levando à suspeita de hematúria que, nesses casos, não é confirmada à análise do sedimento urinário. Outras vezes, hemácias provenientes de sangramento vaginal ou de meato pós-circuncisão podem misturar-se à urina, levando a um falso diagnóstico de hematúria. Os alimentos e drogas que causam pigmentúria, mimetizando hematúria, estão relacionados no quadro II-116, e as que realmente causam hematúria, no quadro II-117.

A literatura não é uniforme a respeito das principais causas de hematúria na infância, havendo variações de acordo com o tipo de serviço procurado (de urgência ou ambulatorial, pediatria geral, nefrologia ou urologia

Quadro II-115 – Causas de hematúria.

Doenças de etiologia glomerular
Glomerulonefrite aguda pós-infecciosa (glomerulonefrite aguda pós-estreptocócica e outras)
Glomerulonefrites primárias não sistêmicas (nefropatia mesangial por depósito de IgA – doença de Berger, doença da membrana basal fina, síndrome de Alport)
Glomerulonefrites focais proliferativas associadas a doenças sistêmicas (lúpus, púrpura de Henoch-Schönlein, vasculites e outras)
Glomerulonefrite membranoproliferativa
Glomerulonefrite progressiva
Outras lesões glomerulares
Doenças de etiologia não glomerular
Doenças hematológicas
Coagulopatias
Trombocitopenias
Uso de anticoagulantes
Anemia falciforme (portadores e doentes)
Hemoglobinopatia SC
Trombose de veia renal
Alterações anatômicas congênitas ou adquiridas
Exercício
Uso de medicamentos
Doenças metabólicas e calculose
Hipercalciúria
Hiperoxalúria
Cistinose
Outras
Doenças renais não glomerulares
Refluxo vesicoureteral e hidronefrose
Nefroesclerose secundária à hipertensão
Infarto renal
Trombose de veia renal
Pielonefrite
Doença policística
Rim esponjoso medular
Nefrite intersticial (alergia a drogas, infecções e outras causas)
Necrose papilar ou cortical
Outras causas
Tumores
Malformações vasculares
Hematoma perirrenal
Uretrite, epididimite, prostatite, cistite, úlcera de meato, fimose, hipertrofia prostática
Corpo estranho em uretra e bexiga

Quadro II-116 – Alimentos e drogas que causam pigmentúria, mimetizando hematúria.

Alimentos
Beterraba
Amora
Drogas
Agentes anticancerígenos
Antimaláricos
Clorzoxazona
Deferoxamina
Anticoagulantes do grupo indandiona
Laxantes contendo cáscara, *danthron*, fenolftaleína ou *senna*
Levodopa
Metildopa
Nitrofurantoína
Fenacetina
Fenazopiridina
Fenotiazinas
Hidantoína
Quinina
Rifampicina
Sulfametoxazol
Sulfassalazina

Quadro II-117 – Drogas que causam hematúria.

Penicilina e cefalosporinas	Nefrite intersticial
Fenindiona e fenitoína	Nefrite alérgica
Fenacetina e outros agentes anti-inflamatórios não hormonais	Necrose papilar
Ciclofosfamida e mitotana	Cistite química
Ciclofosfamida e fenacetina	Tumores malignos do epitélio urogenital
Anticoagulantes	Sangramentos espontâneos sem lesão evidenciável

pediátrica), com o tempo de seguimento das crianças e com a extensão da investigação que pode subsidiar-se em recursos laboratoriais, de imagem ou de estudos histológicos.

A incidência de hematúria transitória é maior e inclui situações muito diferentes como infecção do trato urinário, traumatismo, febre e exercício. Hematúria persistente ou recorrente pode estar relacionada a fatores genéticos (algumas glomerulopatias, coagulopatias, anemia falciforme e alterações metabólicas) e infecciosos/ambientais (glomerulonefrite pós-estreptocócica, tuberculose, esquistossomose), o que pode tornar as casuísticas encontradas muito específicas de cada local.

Estudos realizados com escolares americanos assintomáticos com hematúria associaram hipercalciúria em 11% no Nordeste (Feld et al., 1998) e 35% no Sul (Stapleton, 1990).

A "síndrome do quebra-nozes" (*nutcracker syndrome*) parece ter importância como causa de hematúria na Ásia: no Japão, Okada et al. (1998) detectaram-na em 38/85 crianças estudadas com hematúria, e na Coréia, Shin et al. (2007) encontraram a mesma alteração em 33% das 216 crianças com hematúria isolada. Nesse quadro clínico ocorre a compressão (pinçamento) da veia renal esquerda que passa entre a aorta e a artéria mesentérica superior, o que só pode ser detectado pela medida do diâmetro e do fluxo da veia renal esquerda por eco-doppler.

Em estudo coreano, Lee et al. (2006) biopsiaram 289 crianças com hematúria microscópica isolada persistente (> 6 meses) e 163 crianças com hematúria microscópica e proteinúria e encontraram os seguintes resultados: entre as crianças com hematúria microscópica isolada, 47% apresentavam biópsia normal; 34%, doença da membrana basal fina, e 16%, depósito de IgA na membrana basal; entre as crianças com hematúria e proteinúria apenas 25% tinham biópsia normal; 18%, membrana basal fina; e 46%, nefropatia por depósito de IgA, sendo encontrados também glomerulonefrite proliferativa mesangial (3%), glomerulonefrite pós-estreptocócica (3%), síndrome de Alport (2%) e glomeruloesclerose focal (2%).

As causas mais comuns de hematúria macroscópica na infância são infecção urinária, irritação do meato urinário ou do períneo e traumatismo. Entre as causas de hematúria macroscópica menos frequentes estão: nefrolitíase, traço falciforme, coagulopatias, doenças glomerulares (glomerulonefrite pós-infecciosa e nefropatia por depósito de IgA), tumores (Wilms) e cistite hemorrágica induzida por droga (por exemplo, ciclofosfamida). Em 1977, Ingelfinger et al. publicaram levantamento retrospectivo das causas de hematúria macroscópica entre crianças que procuraram um serviço de pronto-socorro durante dois anos e encontraram infecção do trato urinário em metade, irritação perineal ou uretral em 18%, traumatismo em 7%, nefrite aguda em 4%, coagulopatia em 3%, cálculo em 2%, e 10% dessas crianças não tiveram a etiologia esclarecida, confirmando o que está citado na literatura. Em outro estudo retrospectivo, Greenfield et al. (2007) descreveram as seguintes causas de hematúria macroscópica entre as 342 crianças atendidas em um centro de urologia americano, no período de 1994 a 2004: irritação uretral ou traumatismo (15%), infecção do trato urinário (14%), anomalias congênitas (13% refluxo vesicoureteral, válvula de uretra posterior, obstrução da junção ureteropélvica), nefrolitíase em 5% e tumor maligno em 1%. Nesse estudo 35% das crianças não tiveram a etiologia definida e, entre os 136 que se submeteram à cistoscopia, 1/6 apresentava uretrite posterior; 1/6, cistite, 1/20; bexiga trabeculada; e 1/18, estenose uretral. Youn et al. (2006), em revisão das causas de hematúria macroscópica das 80 crianças investigadas em um centro de nefrologia pediátrica americano, encontraram: doença glomerular em 29% (16% nefropatia por IgA e 7% síndrome de Alport), 37% acometimentos não glomerulares (11% hipercalciúria, 10% irritação uretral ou traumatismo, 8% cistite hemorrágica) e 34% não tiveram a causa definida.

Em nosso meio, existem poucos relatos sobre as principais causas de hematúria entre crianças e adolescentes. Em estudo retrospectivo de 128 crianças com hematúria, com idades variando entre 5 meses e 16 anos, acompanhadas no ambulatório de Nefrologia Pediátrica do Instituto da Criança do Hospital das Clínicas da Faculdade de Medicina da Universidade de São Paulo, de 1978 a 1995, Fujimura et al. (1998) constataram a presença de distúrbios metabólicos em 35,2%, glomerulopatias em 25%, associação entre distúrbio metabólico e litíase em 21%, litíase idiopática em 9,3%, diagnóstico inconclusivo em 4,7% e um caso de cada uma das seguintes situações clínicas, respectivamente: tuberculose renal, malformação vascular, tumor de Wilms, anemia falciforme, síndrome de Alport associada à hipercalciúria, tuberculose renal associada à hipercalciúria.

Os dados epidemiológicos descritos nesses diversos estudos locais apontam as causas mais frequentes de hematúria na infância e adolescência, esboçando contornos mais nítidos para a prática pediátrica. De forma geral, os estudos populacionais entre crianças assintomáticas evidenciam a hematúria como um achado relativamente frequente (6 a 4%), mas bem menos relevante quando se considera a persistência desse achado (0,33%), apontando a grande possibilidade de resolução espontânea e minimamente a necessidade de diagnósticos evolutivos para a condição de hematúria recorrente ou persistente.

Resumindo os resultados dos estudos etiológicos mais aprofundados, vale destacar: a importância de processos inflamatórios de localização distal em vias urinárias (irritação perineal ou do meato uretral, infecções do trato urinário, cistite) e alterações anatômicas (traumatismos, malformações, tumor) entre as causas de hematúria macroscópica; a possibilidade de a hematúria, tanto macro quanto microscópica, ser sinal de glomerulopatia; a importância da presença de proteinúria como indicativo de maior risco de acometimento glomerular e a prevalência de hipercalciúria associada a hematúria.

Do ponto de vista clínico, a etiologia das hematúrias pode ser dividida em dois grandes grupos: hematúrias de origem glomerular e hematúrias de origem não glomerular.

Hematúria de origem glomerular – numerosas doenças podem afetar a estrutura dos glomérulos, destacando-se aquelas que, por meio de mecanismos imunológicos (primários ou secundários), acarretam alterações histopatológicas denominadas genericamente de glomerulonefrites (GN).

As glomerulonefrites podem ser causadas ou desencadeadas (direta ou indiretamente) por diversos agentes infecciosos (estreptococos, estafilococos coagulase-positivos e coagulase-negativos, bactérias gram-negativas, micobactérias, helmintos/trematoides, vírus Epstein-Barr, citomegalovírus, e riquétsias), por depósitos de imunocomplexos (contendo diversas imunoglobulinas ou frações do complemento, como nefropatia por depósito de IgA – doença de Berger, lúpus eritematoso sistêmico, GN membranoproliferativa, entre outras) e por alterações da membrana basal (síndrome de Alport e outras glomerulopatias hereditárias).

As glomerulopatias que causam com mais frequência hematúria isolada recorrente (macro ou microscópica) são a nefropatia por depósito de IgA (doença de Berger), a doença da membrana basal fina (também denominada de hematúria idiopática ou familiar benigna) e a síndrome de Alport (assintomática no início do quadro clínico). Apesar de esses diagnósticos se basearem essencialmente em achados histopatológicos, essas doenças devem ser do conhecimento do pediatra geral pelo fato de a hematúria microscópica ou macroscópica isolada poder ser a única expressão clínica inicial ou recorrente e de essas manifestações clínicas serem encontradas na prática pediátrica ambulatorial.

A glomerulonefrite aguda (GNA) pós-infecciosa não costuma apresentar-se como hematúria isolada e, devido a sua importância entre os acometimentos mórbidos da infância, recomenda-se a leitura do capítulo Síndrome nefrítica. No entanto, vale lembrar que na fase subaguda (ou de remissão) dessa doença, a hematúria microscópica pode ser encontrada, mas, em geral, essas crianças têm história de um quadro inicial associado a edema e hipertensão. Outras glomerulopatias, como membranoproliferativa, lúpica, associada a infecções crônicas, síndrome hemolítico-urêmica, síndrome de Henoch-Schönlein e doença de Goodpasture, não serão aqui discutidas, pois geralmente se manifestam com quadros mais graves e não como hematúria isolada, merecendo avaliação especializada.

Hematúrias de origem não glomerular – podem estar associadas a:

1. causas infecciosas: infecção do trato urinário, cistite hemorrágica aguda, tuberculose, esquistossomose;
2. causas metabólicas: hipercalciúria, hiperuricosúria, cistinúria, hiperoxalúria, hipocitratúria e hipomagnesiúria;
3. causas hematológicas: anemia e traço falciforme, distúrbios da coagulação, trombose de veia renal, infarto renal, trombocitopenia;
4. causas anatômicas/estruturais: malformações, doença policística, anomalias vasculares (malformações arteriovenosas, hemangiomas), tumores, traumatismo, síndrome do quebra-nozes; e
5. outras: exercício, corpo estranho em vias urinárias, uso de drogas, síndrome de Münchausen por procuração etc.

O quadro II-118 destaca os principais achados de história, exame físico e exames de urina que diferenciam a hematúria glomerular da não glomerular.

ABORDAGEM DIAGNÓSTICA

AVALIAÇÃO CLÍNICA

Frequentemente, história e exame físico completos são os mais importantes auxiliares do médico na identificação da etiologia da hematúria.

Quadro II-118 – Fatores de diferenciação entre hematúria glomerular e não glomerular.

Achados		Hematúria glomerular	Hematúria não glomerular
História	Disúria	–	+ (uretrite e cistite)
	Acometimentos sistêmicos	Edema, febre, faringites, *rash*, artralgias	Febre (ITU), dor intensa (litíase)
	Traumatismo	–	+
	Antecedentes familiares	Surdez ou insuficiência renal (síndrome de Alport)	Geralmente ± (litíase)
Exame físico	Hipertensão	±	Raramente +
	Edema	±	–
	Massa abdominal	–	+ (tumor de Wilms) (rins policísticos)
	Rash e artrites	Lúpus eritematoso	–
		Púrpura de Henoch-Schönlein	
Exame de urina	Cor	Marrom, chá	Rósea ou vermelha
	Proteinúria	Frequente	–
	Dismorfismo eritrocitário	+	–
	Cilindros hemáticos	+	–
	Cristais	–	De cistina (cistinúria

Fonte: Kaplan e Meyers, 2004.

Anamnese

A descrição dos episódios de hematúria deve ser bastante detalhada e inclui:

Tipo de sangramento – dificilmente se obtém essa informação em crianças. Quando o sangramento é limitado ao início ou final da micção, sugere lesões vesicais, uretrais ou prostáticas. A história de mancha sanguinolenta nas vestes íntimas sugere sangramento uretral.

Cor da urina – coloração rósea ou vermelho-vivo, geralmente indica sangramento baixo, ao passo que a coloração mais escura (marrom), sangramento glomerular.

Presença de coágulos – está mais associada a sangramento de origem extraglomerular.

Periodicidade – quando os episódios de hematúria estão associados à menstruação, deve-se pensar na possibilidade de endometriose em bexiga ou ureter.

Associação com exercícios – a presença de hematúria imediatamente após exercício ou esforço físico intenso (como corridas de longa distância), não acompanhada por outras manifestações (sem dismorfismo eritrocitário na urina e sem cilindros eritrocitários), e que desaparece em até 72 horas tem sido denominada hematúria de esforço. Esse quadro pode ser recorrente ou não, mas parece ter mais significado entre atletas.

Antecedente recente de infecção de vias aéreas superiores – pode sugerir glomerulonefrite difusa aguda (quando o período de latência até o surgimento da hematúria for de 7 a 10 dias) ou a presença de outras glomerulopatias (Berger, Alport, doença da membrana basal fina e nefropatias crônicas, quando a latência for de um a dois dias).

Outros sinais e sintomas – a pesquisa de sintomas associados também é importante para o raciocínio clínico: a presença de febre, disúria, urgência miccional, dor abdominal ou em flancos sugere quadro de infecção urinária, enquanto a presença desses sintomas em criança afebril sugere a presença de cálculo renal; edema, oligúria e hipertensão fazem parte do quadro de glomerulonefrite difusa aguda; púrpura, dor abdominal e artralgia fazem parte do diagnóstico de púrpura de Henoch-Schönlein; presença de outros sangramentos lembra a possibilidade de coagulopatias, como hemofilia e doença de von Willebrand; e a presença de febre, artralgia e exantema leva à investigação de doenças sistêmicas como o lúpus. O quadro agudo de oligúria associada à hematúria e à anemia, precedido por diarreia ou infecção de vias aéreas superiores, acompanhado ou não de hipertensão, desidratação, sinais de insuficiência cardíaca congestiva, petéquias, equimoses e hepatoesplenomegalia, é muito sugestivo da síndrome hemolítico-urêmica.

Pesquisa do uso de substância que podem causar alteração da cor da urina ou hematúria – todo paciente deve ser questionado quanto ao uso de alimentos, drogas e produtos químicos capazes de produzir alteração da cor da urina ou hematúria. Nesses casos, a persistência da alteração urinária com a suspensão das drogas implica pesquisa de outra etiologia para o problema (ver Quadros II-116 e II-117).

Hipóteses da criança/adolescente e dos pais para o aparecimento da hematúria – é também de fundamental importância averiguar, na anamnese e em algum momento da primeira consulta, quais são as ideias e hipóteses para o surgimento da hematúria feitas pelos pais e as crianças/adolescentes e quais são as preocupações a respeito desse diagnóstico, de modo a poder esclarecer as dúvidas a respeito da doença e tranquilizar a todos quanto a seus temores a respeito do problema.

Antecedentes mórbidos familiares positivos para litíase urinária ou doença renal – podem sugerir hipercalciúria, litíase, cistinúria, doença policística ou nefrites hereditárias.

Deve-se lembrar que foram relatados casos de hematúria fictícia na infância, em que os pais simulavam a história e adicionavam sangue às amostras de urina, caracterizando-se como uma das formas de síndrome de Münchausen por procuração.

A pesquisa de dados epidemiológicos para tuberculose e esquistossomose também deve ser feita em todos os casos, pois, embora sejam causas raras de hematúria na infância, não devem ser esquecidas.

Exame físico

Deve ser completo, incluindo a aferição da pressão arterial. A presença de febre, exantema, artrite, sopros, linfadenopatia ou hepatoesplenomegalia pode sugerir problemas sistêmicos, assim como a presença de púrpura sugere o diagnóstico de púrpura de Henoch-Schönlein. A inspeção do orifício uretral e a palpação da uretra terminal podem revelar a presença de corpo estranho, irritação perineal, úlcera ou estenose de meato como causas de hematúria.

INVESTIGAÇÃO LABORATORIAL E SEGUIMENTO AMBULATORIAL

A investigação laboratorial de crianças ou adolescentes sob suspeita de hematúria deve ser sempre baseada em dados de anamnese e exame físico.

A presença concomitante de icterícia, anemia aguda, sufusões hemorrágicas levanta a hipótese de síndrome hemolítico-urêmica e contraindica a investigação ambulatorial pela potencial gravidade e risco de insuficiência renal.

No primeiro momento, desde que a criança esteja clinicamente estável, o pediatra geral pode assumir o caso e recomendam-se posicionamentos diferenciados diante da hematúria macro ou microscópica. A visualização da urina avermelhada, sugerindo sangramento (na hematúria macroscópica), mobiliza preocupações familiares e deve ser considerada um sinal de maior importância clínica. Por outro lado, como a prevalência de hematúria microscópica isolada é relativamente alta, mas em um grande número de crianças esse problema é transitório, não se recomenda fazer, logo de início, investigação muito extensa.

De modo geral, tanto na hematúria macro como na microscópica, inicia-se pela simples confirmação da hematúria.

A análise do sedimento urinário é fundamental para a confirmação da hematúria; por esse motivo e para evitar sangramento decorrente de traumatismo no momento da coleta, não deve ser colhido por sonda e a higiene do períneo deve ser realizada de forma delicada. Crianças com queixa de urina rósea, avermelhada ou escura, em que não se confirme a presença de no mínimo 5 hemácias por campo ao exame microscópico do sedimento urinário, podem estar apresentando pigmentúria por hemoglobinúria, mioglobinúria, porfiria ou pela presença, na urina, de ácido homogentísico ou de pigmentos ingeridos (drogas e alimentos). Trata-se de um exame simples e bastante rico em informações, por revelar não apenas a presença de hemácias, mas também de outros elementos, como leucócitos, cilindros, proteínas, glicose etc. Quando o exame do sedimento urinário revelar a presença de proteínas, deve-se quantificar a proteinúria de 24 horas. Crianças com quadros relativamente benignos, como processos infecciosos febris, desidratação, exercício, podem apresentar proteinúria, mas, geralmente, nesses casos a excreção proteica na urina é discreta, não ultrapassando 5mg/kg/dia. A presença de leucocitúria pode estar associada a infecção do trato urinário, vulvovaginites, desidratação, glomerulonefrites, infecções não bacterianas dos tratos gastrintestinal e respiratório, litíase urinária ou instrumentação anterior do trato urinário, sendo, portanto, um sinal muito inespecífico. Em crianças com leucocitúria e urocultura negativa, deve-se aventar a possibilidade de cistite viral ou por micoplasma e, quando houver leucocitúria persistente, investigar a possibilidade de tuberculose renal. A presença de cilindros hemáticos na urina é muito sugestiva de doença glomerular. Cilindros leucocitários podem estar associados a várias doenças, como necrose tubular aguda, nefrocalcinose maligna, nefrite tubulointersticial e nefropatia diabética, não caracterizando, portanto, alteração glomerular. A identificação de cilindros deve ser feita em urina fresca ou acidificada, já que a presença de bactérias desdobradoras de ureia pode destruí-los. A presença dessas alterações deve ser confirmada em mais uma amostra de urina, antes do encaminhamento para o nefrologista.

A coleta de urocultura deve ser considerada para todos os lactentes com hematúria (macro ou microscópica), pois a infecção urinária nessa faixa etária pode revelar-se somente por esse sinal, enquanto para crianças e adolescentes costuma estar associada a disúria, polaciúria, perdas urinárias, febre ou dor lombar. Na confirmação da infecção urinária, o tratamento e o seguimento devem seguir as orientações contidas em capítulo específico.

Se confirmada hematúria, com urocultura negativa, sempre que possível, na fase inicial da investigação da hematúria recomenda-se fazer também a dosagem de complemento sérico total e frações para afastar a hipótese de glomerulonefrite aguda pós-estreptocócica (em fase subaguda, cujo início foi subclínico ou oligossintomático). Vários autores têm demonstrado que as glomerulopatias são as principais responsáveis pela presença de hematúria persistente na infância. Wyatt et al. (1977) identificaram a GNA como causa mais frequente de hematúria em 21,3% de 164 crianças estudadas, na faixa etária entre 1 e 16 anos. Como a GNA pode manifestar-se apenas com hematúria (micro ou macroscópica), não acompanhada por outros sinais, recomenda-se, sempre que possível, a realização da dosagem de complemento sérico, logo na avaliação inicial, pois, na maioria dos casos, o complemento retorna aos níveis normais entre quatro e oito semanas, independentemente do desaparecimento da hematúria microscópica.

Nos casos de tumoração abdominal, traumatismo e de hematúria macroscópica (se afastadas balanopostite, vulvovaginite e alterações perineais, menstruação), recomenda-se, logo no início, a realização de ultrassonografia de vias urinárias para verificar a presença de alterações anatômicas. Na ausência de alterações detectáveis na ultrassonografia e persistência de hematúria macroscópica, deve ser considerada a realização de cistoscopia.

Se os resultados da investigação inicial forem normais, preconiza-se repetir o exame do sedimento urinário (até três vezes, em algumas semanas), visando verificar o caráter benigno e transitório da maioria dos casos de hematúria. A persistência ou recorrência de hematúria nesses exames de controles implica a necessidade de seguimento que deve ser racionalizado, de acordo com as necessidades clínicas de cada caso, os dados epidemiológicos, os recursos laboratoriais e o entendimento e disponibilidade da família.

Nos casos em que a hematúria persistir, o estudo da morfologia das hemácias por meio da análise da urina por microscopia de fase, disponível em alguns serviços, pode ajudar para a diferenciação inicial das hematúrias de origem glomerular. Sabe-se que as hemácias provenientes de glomérulos costumam apresentar-se dismórficas e hipocrômicas, ao contrário daquelas provenientes do restante do trato urinário, que se apresentam eumórficas. A presença de dismorfismo eritrocitário e hipocromia em pelo menos 10% das hemácias da urina é muito sugestiva de origem glomerular do sangramento, especialmente quando associada à presença de cilindros hemáticos ou proteinúria. Recomenda-se fazer a pesquisa de dismorfismo eritrocitário apenas em urina fresca e com densidade acima de 1.010, pois as hemácias se deformam em urina hipotônica ou armazenada por algumas horas. Apesar de a constatação de dismorfismo ter elevado grau de sensibilidade (99%) e de especificidade (93%), a ausência dessas alterações no início do seguimento não exclui, de maneira definitiva, a etiologia glomerular para hematúria. Há necessidade de se acompanhar para verificar a recorrência ou a persistência da hematúria. A presença de dismorfismo eritrocitário na urina, tendo sido afastado o diagnóstico de GNA, implica a necessidade de encaminhamento para o nefrologista sob suspeita de glomerulopatia a ser confirmada, esclarecida e acompanhada.

Uma outra forma de rastrear o comprometimento renal vem sendo feita pela quantificação de microalbuminúria (microalbumina em microgramas)/creatinina em miligramas) na amostra isolada de urina, à semelhança do que se preconiza para diabéticos, o que torna esse exame acessível na atenção primária. Resultados de microalbuminúria maiores que 30µg/mg de creatinina sugerem lesão glomerular e a necessidade de seguimento especializado.

Nos casos de hematúria recorrente ou persistente sem proteinúria, a criança deve ser reavaliada conforme os dados de história, sintomas ou sinais que sugiram condições clínicas específicas e acompanhada, de tal forma que possam ser detectados sinais que se tornam evidentes apenas com a progressão de alguns quadros.

A constatação de hipertensão arterial no seguimento por hematúria, mesmo sem proteinúria, uma vez afastada GNA, deve ser valorizada sob a possibilidade da presença de outras glomerulopatias, sendo indicada a avaliação com nefrologista.

A confirmação de episódios de hematúria relacionados às infecções de vias urinárias (IVAS) pode ser obtida com retornos e coletas de sedimento urinário ajustados para os períodos dessas intercorrências. Essa associação sugere também glomerulopatia e destaca as crianças ou adolescentes que devem ser seguidos, rastreando-se proteinúria (no sedimento urinário ou pela dosagem de microalbuminúria) ou hipertensão arterial como sinais de acometimento glomerular e de necessidade de encaminhamento.

História de familiares com surdez (neurossensorial) e nefropatia progressivas deve ser valorizada e verificada por meio de laudo do serviço onde o familiar acometido faz seguimento; da busca ativa de hematúria nos irmãos e pais, nos casos em que as informações não estiverem acessíveis e da avaliação audiométrica da criança ou adolescente que está em acompanhamento. Esses achados aumentam a possibilidade de glomerulopatia hereditária (Alport) e reforçam a importância do seguimento pediátrico, dirigido para o aparecimento de microalbuminúria/proteinúria e hipertensão arterial, que, uma vez detectados, implicam a necessidade de atendimento especializado.

História de litíase urinária na família (pais e irmãos) também indica a necessidade de seguimento, orientando a investigação para a busca de distúrbios metabólicos. O conhecimento do distúrbio metabólico específico do familiar direciona a investigação. Em geral, como essa informação é rara, inicia-se pela dosagem de calciúria, pelo fato de essa ser mais frequente. Como a perda excessiva de cálcio pela urina pode ser intermitente, preconiza-se essa medida em até três amostras, caso as primeiras não sejam positivas. Nas amostras de 24 horas, deve ser dosada também a concentração de creatinina urinária, visando dimensionar se o volume de urina analisado corresponde ao volume diário esperado. Normalmente, espera-se que sejam eliminados no mínimo 20mg de creatinina/kg/dia.

Se houver hipercalciúria, deve ser avaliada a calcemia. Nos casos de hipercalcemia associada, a abordagem deve ser ampliada pelo nefrologista. Se a calciúria for isolada, o pediatra pode manter seguimento com adequações alimentares, conforme descrito anteriormente. Como a excreção urinária de sódio habitualmente está associada à excreção do cálcio, recomenda-se quantificá-la simultaneamente à de cálcio no controle evolutivo do tratamento da hipercalciúria. A hipernatriúria reflete dificuldade de adesão à proposta de adequação alimentar.

Se não for confirmada hipercalciúria ou se as propostas terapêuticas para seu controle não forem suficientes para a remissão da hematúria, há possibilidade de outros distúrbios isolados ou associados: hipomagnesiúria, hipocitratúria, hiperuricosúria, hiperoxalúria e cistinúria. A investigação de cada uma dessas alterações segue o mesmo preceito da investigação da hipercalciúria e deve ser repetida em até três amostras. A presença de cristais de cistina na urina é sugestiva de hipercistinúria e mostra a necessidade de priorizar sua dosagem. Essa etapa da abordagem da criança com hematúria sob suspeita de distúrbio metabólico é extensa, honerosa e muitas vezes complexa, pois, nos casos nos quais esses distúrbios mais raros são confirmados, há necessidade de investigar outras condições mórbidas de base, em geral também raras, que fogem da competência do pediatra. Os valores de corte para o diagnóstico de cada um desses distúrbios metabólicos encontram-se resumidos no quadro II-119.

A investigação das causas hematológicas deve ser pensada quando há história pessoal ou familiar sugestiva de distúrbios da coagulação, anemia falciforme ou traço falciforme. O hemograma completo pode revelar anemia ou plaquetopenia. A investigação de coagulopa-

Quadro II-119 – Valores normais de excreção de cálcio, ácido úrico, oxalato, cistina, citrato, magnésio, proteína, creatinina, sódio e microalbumina na urina, de acordo com a idade.

Cálcio urinário (deve ser colhido em frasco acidificado)	Até 12 anos[1]: < 4mg/kg/dia ou 0,1mmol/kg/dia Adultos: 55-220mg/dia Relação cálcio/creatinina na urina (em jejum)[2] 0-6 meses: < 0,8mg cálcio/mg creatinina 0-6 meses: < 0,6mg cálcio/mg creatinina > 2 anos: < 0,2mg cálcio/mg creatinina Relação cálcio/creatinina na urina (2ª amostra da manhã)[2] < 0,25mg cálcio/mg creatinina ou < 0,74mmol cálcio/mmol creatinina
Ácido úrico (deve ser colhido em frasco alcalinizado)	2-7 anos: < 15mg/kg/24h 7-12 anos: < 11mg/kg/24h > 12 anos: < 9mg/kg/24h Mulheres: < 750mg/1,73m^2/24h Homens: < 850mg/1,73m^2/24h Ácido úrico urinário (mg/dl) × creatinina sérica (mg/dl)/creatinina urinária (mg/dl)[2] RN com 29-33 semanas de gestação: < 8,8mg/dl ou < 0,56mmol/dl RN com 34-37 semanas de gestação: < 4,6mg/dl ou < 0,27mmol/dl RN a termo: < 3,3mg/dl ou < 0,20mmol/dl > 3 anos: < 0,56mg/dl ou < 0,03mmol/dl
Oxalato (deve ser colhido em frasco acidificado)	20-59mg/1,73m^2/24h[7] 0,14-0,46mmol/1,73m^2/24h Relação oxalato (mmol)/creatinina (mmol) na 2ª urina da manhã[3] < 1 ano: 0,061 1 ≤ 5 anos: 0,036 5 ≤ 12 anos: 0,030 > 12 anos: 0,013
Cistina (deve ser colhida em frasco acidificado)	< 70mg/24h
Citrato (agente de solubilidade) (deve ser colhido em frasco acidificado)	387 ± 77mg/1,73m^2/24h[4] Relação citrato (mg)/creatinina (mg) em amostra isolada e em jejum[5] 0,51 ± 0,2
Magnésio (agente de solubilidade)	> 1,5 ± 0,2mg/kg/24h[4] ou 3-5 anos: 2,4 ± 0,69mg/kg/24h[6] 6-8 anos: 2,51 ± 0,75mg/kg/24h[6] 9-14 anos: 1,87 ± 0,76mg/kg/24h[6] 15-16 anos: 1,77 ± 0,65mg/kg/24h[6] Relação magnésio (mg)/creatinina (mg)[5]; 0,125 ± 0,032
Proteína	Normal: < 4mg/m^2/h em 12-24h[8] ou < 5mg/kg/dia[1] Elevada: 4-40mg/m^2/h em 12-24h[8] ou 5-50mg/kg/dia[1] Nefrótica: > 40mg/m^2/h em 12-24h[8] ou > 50mg/kg/dia[1]
Creatinina[1] Acompanha a dosagem dos demais nos 2 frascos: alcalinizado e acidificado (avalia volume urinário/24h)	≥ 20mg/kg/dia
Sódio urinário	27-287mEq/litro/24 horas (recomenda-se que seja < 6mEq/h)
Microalbumina (amostra de urina isolada)	≤ 30µg de creatinina urinária

[1] Fujimura et al. (1998); [2] Stapleton (1994); [4] Perrone et al. (1996); [5] Akçay et al. (1996); [6] De Santo et al. (1992); [7] Barrat et al. (1994); [8] Okay (1989); Assadi, 2005.

tias deve iniciar-se pelo coagulograma. As alterações encontradas devem ser redimensionadas pelo hematologista. A eletroforese de hemoglobina pode mostrar a presença de hemoglobina S (HbS). Concentrações de HbS inferiores a 75% são compatíveis com o traço falciforme ou com a associações da HbS com outras hemoglobinopatias e, nesses casos, a hematúria costuma cursar sem maiores complicações na infância e adolescência. Em geral, o diagnóstico de anemia falciforme é pensado diante de outras manifestações mais comuns na infância, mas, se for encontrada concentração de HbS superior a 75% na investigação de hematúria, a criança deve ser encaminhada para o hematologista.

A história ou a existência de comorbidades (febre, exantema, artralgia, artrite, anemia, plaquetopenia) é indicativa de que a hematúria deva ser mais uma das expressões de uma doença sistêmica. Nessas situações, a investigação diagnóstica deve ser adaptada a cada caso, sendo fundamental verificar evolutivamente a presença de sinais sugestivos de acometimento glomerular (hipertensão, microalbuminúria/proteinúria, alterações da função renal) para que o seguimento com o nefrologista possa ser priorizado.

Durante o seguimento das crianças com hematúria recorrente ou persistente, recomenda-se avaliar a função renal, por meio da dosagem de ureia e creatinina séricas e do *clearance* de creatinina.

Se a investigação proposta acima não elucidar a etiologia da hematúria e a hematúria macroscópica persistir, recomenda-se a avaliação do nefrologista para que outros recursos diagnósticos possam ser planejados.

Indicação de exames por imagem

Como já foi dito, para as crianças e adolescentes com hematúria macroscópica, recomenda-se fazer precocemente a avaliação do trato urinário por meio de exames por imagem. Indica-se a ultrassonografia das vias urinárias para avaliar o tamanho e a forma dos rins, a presença de cicatrizes causadas por pielonefrite crônica, cálculos, tumores, rins policísticos, corpo estranho, alterações estruturais secundárias a traumatismos ou sinais de uropatia obstrutiva.

Na investigação de litíase, a radiografia simples de abdome pode ser suficiente para localizar os cálculos radiopácos. A ultrassonografia de abdome pode identificar os cálculos não radiopacos; no entanto, a região dos ureteres não é bem definível por esse método. A urografia excretora ou a tomografia estão indicados nos casos nos quais a suspeita de litíase permanece, apesar de a ultrassonografia e a radiografia serem normais.

Quando a ultrassonografia das vias urinárias estiver alterada, indicam-se exames que possam detalhar o acometimento; para tanto, há inúmeras possibilidades (tomografia, ressonância, urografia excretora, cintilografia renal), cujas indicações devem ser bem dimensionadas e de preferência discutidas com o nefrologista ou urologista, evitando-se desgaste desnecessário da criança e da família e gastos excessivos.

Investigação e seguimento da criança com hematúria microscópica persistente ou recorrente assintomática

O seguimento ambulatorial das crianças que apresentam hematúria microscópica persistente ou recorrente sem outros sinais ou sintomas, denominada de hematúria microscópica assintomática ou isolada, justifica-se pela possibilidade de essas crianças serem portadoras de nefropatias glomerulares; no entanto, essa é uma possibilidade pouco frequente e, quando presente, sua expressão clínica/laboratorial pode levar anos para se manifestar.

Em 2005, Stapleton, baseado na releitura de alguns estudos, propôs um questionamento sobre a investigação da hematúria microscópica assintomática. Retomou os resultados de estudos populacionais de triagem de hematúria microscópica nos quais são apontadas prevalências de 0,5 a 1,1%. Destacou o estudo de Murakami et al. (1991) no Japão, onde foram acompanhados (de 1974 a 1986) 380.000 alunos do ensino fundamental e 180.000 alunos de ensino secundário e encontrados, respectivamente, 0,54% e 0,94% com hematúria microscópica persistente, cuja etiologia foi identificada em 18%, sendo 2% passíveis de tratamento e apenas 0,009% portadores de doença renal crônica entre todos os estudantes. Por esse motivo, Stapleton desaconselhou a realização de estudos populacionais para rastrear hematúria microscópica assintomática entre crianças e adolescentes e alertou para a maior possibilidade de a investigação etiológica não definir uma causa que justifique, do ponto de vista clínico, tanto investimento. Em relação à hipercalciúria identificada por diversos autores, Stapleton comentou que não se conhece suas implicações a longo prazo nos casos não tratados, que não há testes preditivos para identificar quais as crianças com maior risco de desenvolverem urolitíase e que tratamentos medicamentosos prolongados para reduzir a excreção de cálcio não estão recomendados. Concluiu que parece seguro manter essas crianças em seguimento de longa duração, para que se detecte o aparecimento de hipertensão arterial ou de proteinúria.

Portanto, recomenda-se que as famílias e as crianças ou adolescentes portadores de hematúria microscópica persistente ou recorrente assintomática sejam esclarecidos e envolvidos em uma proposta de seguimento ambulatorial com retornos periódicos (semestrais) ou eventuais (caso aparecem sinais ou sintomas) nos quais a pressão arterial seja aferida e a presença de hematúria e microalbuminúria/proteinúria seja redimensionada. Quando a hematúria persiste, sem complicações, deve-se propor a investigação complementar de hipercalciúria, visando alguma definição. Diven e Travis (2000) sugerem que essa investigação seja feita nos casos em que a hematúria microscópica dure mais de um ano. A constatação de alterações, à semelhança de tudo o que foi discutido anteriormente, implica a necessidade de encaminhamento para o nefrologista.

Assadi (2005) acompanhou, durante 51 meses, 76 crianças e adolescentes (com idade entre 6 e 15 anos) com hematúria microscópica isolada assintomática. Todos foram submetidos a uma investigação laboratorial inicial (que constava de: dosagem sérica de creatinina, eletroforese de hemoglobina, cálcio e creatinina e proteína urinários, ultrassonografia de vias urinárias), cujos resultados foram normais. Durante o seguimento, as crianças e adolescentes foram divididos em dois grupos: com e sem microalbuminúria e todos foram submetidos à biópsia renal. Entre as crianças com microalbuminúria aumentada (29%), 91% tinham histologia compatível com nefropatia por IgA, e 9% tinham doença da membrana basal fina. Entre as que não apresentaram microalbuminúria (54 casos – 71%), 70% tinham biópsia normal, 28% doença da membrana basal fina e 2% nefropatia por depósito de IgA. Vale ressaltar que metade dos casos estudados apresentaram biópsia normal, sem microalbuminúria, e evoluíram com desaparecimento da hematúria. Esses dados confirmam a importância do seguimento a longo prazo e a dosagem de microalbuminúria como um marcador sensível para detectar lesões renais (e adiar ou até evitar a indicação da biópsia renal pelo desaparecimento da hematúria ao longo do tempo).

Indicação de biópsia renal

A literatura é controversa quanto à indicação da biópsia renal em crianças com hematúria. Atualmente, biopsiam-se os casos em que há proteinúria (> 5mg/kg/dia) ou microalbuminúria recorrentes ou persistentes associadas à hematúria macro ou microscópica, os casos de glomerulonefrite de evolução atípica (persistência de: hematúria macroscópica por mais de três semanas, hipertensão arterial ou de níveis baixos de complemento após 8 a 12 semanas), quando se evidencia deterioração progressiva da função renal, nas suspeitas de nefrite lúpica ou quando a hematúria macroscópica recorrente ou persistente não tem etiologia identificada.

Apesar de a biópsia renal ser um procedimento bastante seguro, trata-se de um método invasivo e não totalmente isento de riscos. Crianças com hematúria isolada, micro ou macroscópica, que apresentam proteinúria negativa ou insignificante e função renal normal não têm indicação para biópsia, a menos que tenham antecedentes familiares muito sugestivos de nefropatias hereditárias.

O pediatra geral diante de crianças e adolescentes com hematúria

Diven e Travis (2000), implicados com a possibilidade de atuação dos pediatras diante da suspeita de hematúria, reconheceram que a dificuldade se deve tanto pelo fato de o ensino médico ser baseado em serviços de urgência ou hospitais, realidades completamente diferentes das necessidades e da prática da atenção primária, quanto pela inaplicabilidade dos protocolos de investigação apresentados pelos serviços de referência. Propõem que, na atenção primária, a hematúria seja confirmada e reclassificada em macroscópica, microscópica com proteinúria, microscópica com outros sinais ou sintomas e microscópica assintomática. A forma de seguimento, as indicações de investigação e de encaminhamento para o nefrologista estão contempladas no que foi descrito anteriormente.

De maneira geral, espera-se que o pediatra confirme a presença de hematúria por meio de sedimento urinário, investigue o que estiver ao seu alcance, encaminhe as crianças que tenham indicações de exames específicos fundamentais para cada caso e que essencialmente acompanhe tanto as recorrências quanto a persistência da hematúria, rastreando o aparecimento de hipertensão arterial ou de proteinúria/microalbuminúria como sinais de alerta para doença glomerular, quando se justifica a ampliação da investigação diagnóstica e o encaminhamento para o nefrologista.

O diagnóstico precoce das glomerulopatias é importante, pois permite o seguimento com o nefrologista e a utilização de opções terapêuticas que podem ajudar no controle do processo inflamatório e atenuação da progressão de doença crônica por múltiplos mecanismos atualmente conhecidos (controle da pressão arterial, da proteinúria, da hiperlipidemia), visando à melhor qualidade de vida.

FORMAS CLÍNICAS

A seguir são descritas as formas clínicas que representam as principais causas de hematúria recorrente ou persistente na infância, por origem glomerular e não glomerular, caracterizando o quadro clínico, os achados laboratoriais, as condutas e a evolução associados a cada doença. Neste capítulo não será feita a abordagem das hematúrias que ocorrem no período neonatal, pois geralmente são desencadeadas por doenças graves, cuja pesquisa raramente é realizada em consultório.

HEMATÚRIAS DE ORIGEM GLOMERULAR

Glomerulonefrite aguda pós-infecciosa

Uma das principais causas de hematúria na infância encontra-se descrita no capítulo Síndrome nefrítica.

Nefropatia mesangial por depósito de IgA – doença de Berger

A nefropatia mesangial por depósito de IgA, também conhecida por doença de Berger, caracteriza-se pela presença de imunocomplexos no mesângio, contendo predominantemente IgA. Pode haver também depósito de IgG, IgM e C3, porém não se identifica a presença de C4 nem de C1q.

Essa doença é mais comum no sexo masculino (2:1 até 6:1) e sua forma mais frequente de apresentação é por meio de surtos recorrentes de hematúria macroscópica (80 a 85%), com duração de um a 50 dias, intercalados por períodos assintomáticos, durante os quais pode ocorrer hematúria microscópica. A função renal não costuma estar alterada no início do quadro e a proteinúria geralmente é mínima (< 1g/24h). A doença também pode manifestar-se como síndrome nefrítica de aparecimento súbito ou como hematúria microscópica isolada. Pode ser encontrada em qualquer idade, porém é rara antes dos 10 e após os 50 anos, predominando entre 16 e 35 anos. A doença de Berger é rara na raça negra.

A hematúria macroscópica quase sempre ocorre logo após (um a dois dias) infecções respiratórias altas e, mais raramente, pode estar associada a outras infecções que envolvem mucosas (diarreia). Esse fato, associado aos níveis normais da fração C3 do complemento, auxilia a distingui-la da GNA. Na doença de Berger, a pressão sanguínea costuma estar normal (exceto nas fases tardias e complicadas) e pode haver queixas vagas, como mal-estar, mialgia e febre baixa, associadas à hematúria.

Laboratório – as hemácias da urina geralmente têm aspecto dismórfico e a proteinúria, quando presente, é discreta. Em 8 a 16% das crianças (e 30% a 50% dos adultos), pode-se encontrar elevação dos níveis séricos de IgA. Os componentes do complemento (C3 e C4) estão normais ou elevados e a função renal não está alterada.

Diagnóstico – pode ser feito por meio da biópsia renal, com demonstração dos depósitos de imunocomplexos mesangiais contendo única ou predominantemente IgA, por meio de técnicas de imunofluorescência.

Curso e tratamento – o quadro clínico é muito variável, podendo expressar-se das seguintes maneiras: hematúria microscópica com ou sem proteinúria, hematúria macroscópica recorrente e como síndrome nefrítica. A insuficiência renal aguda é rara. A maioria apresenta hematúria microscópica nos intervalos assintomáticos e a ausência de episódios de hematúria macroscópica está associada a uma evolução mais benigna. Entre japoneses, a hematúria microscópica foi o achado mais frequente nas 258 crianças estudadas com síndrome de Berger. Na Europa e nos Estados Unidos, a hematúria macroscópica recorrente é a manifestação mais importante.

Alguns estudos têm demonstrado que 20 a 30% dos doentes adultos desenvolvem queda lenta e progressiva da filtração glomerular, sendo considerados sinais indicativos de mau prognóstico o início da doença em faixa etária mais avançada, a presença de proteinúria acentuada (> 1g/dia) ou persistente entre os episódios de hematúria, a queda da função renal e a presença de hipertensão arterial persistente.

Linné et al. (1991), acompanhando crianças com doença de Berger por um período de oito a 14 anos, verificaram que em 53% houve desaparecimento das alterações; 35% desenvolveram proteinúria; 9%, hipertensão arterial; e 3%, queda na filtração glomerular.

Até o momento não se preconiza nenhum tratamento específico, exceto o uso sintomático nos casos de hipertensão. Em centros de referência, estão sendo avaliadas as seguintes possibilidades terapêuticas: uso de corticosteroides, suplementação com óleo de peixe, tonsilectomia e antibioticoterapia profilática para infecções respiratórias agudas. A suspeita diagnóstica pode ser levantada pelo pediatra, mas a confirmação pela biópsia renal deve ser indicada pelo nefrologista. Devido à possibilidade de evoluir para cronicidade, os portadores dessa doença devem ser acompanhados periodicamente pelo pediatra geral, com avaliação clínica e laboratorial (medidas de pressão arterial e análise de urina). Pelo fato de as infecções de vias aéreas poderem reagudizar o processo inflamatório glomerular, recomenda-se a antecipação dessa avaliação nessas intercorrências. Se for constatada hipertensão arterial, seu controle na reagudização deve seguir as mesmas orientações terapêuticas que constam do capítulo de hipertensão arterial. Na persistência de proteinúria (> 5mg/kg/dia) ou de hipertensão, a função renal deve ser avaliada (por meio da dosagem sérica de eletrólitos, ureia e creatinina e do *clearance* de creatinina) e o seguimento concomitante com o nefrologista se impõe.

Nefropatia da membrana basal fina (hematúria idiopática ou familiar benigna)

Há crianças que apresentam surtos recorrentes de hematúria micro ou macroscópica, sem evidências de alterações sistêmicas e com exames laboratoriais normais. Essas crianças eram consideradas portadoras de hematúria recorrente benigna ou hematúria familiar benigna ou idiopática. Quando submetidas à biópsia renal, com análise à microscopia óptica e técnicas de imunofluorescência, não se identifica nenhuma alteração glomerular. Atualmente, por meio de técnicas de estudo do material de biópsia com microscopia eletrônica, tem-se demonstrado que algumas dessas crianças apresentam afilamento discreto e difuso da membrana basal glomerular (nefropatia da membrana basal fina).

Conforme apresentado anteriormente, os estudos mais recentes, quando chegam à realização da biópsia renal em crianças com hematúria assintomática, vêm confirmando essa alteração histológica em percentuais que variam entre 18 e 34%. Ueno (1991), revendo 217 biópsias de indivíduos com hematúria assintomática (com e sem proteinúria), refere ter encontrado doença de Berger em 55%, ausência de qualquer alteração em 21%, doença da membrana basal fina em 17%, e outras causas (glomerulonefrite membranoproliferativa, membranosa ou outras) em 7%. Em indivíduos com menos de 20 anos, a doença da membrana basal fina foi o diagnóstico mais frequente (22% nas crianças *versus* 14% em adultos), sendo que 38% apresentavam antecedente familiar para problemas renais.

A evolução clínica das hematúrias idiopáticas costuma ser benigna. Na maioria dos casos, a hematúria desaparece com o tempo, sem nenhum acometimento da função renal.

O principal diagnóstico diferencial das hematúrias idiopáticas é a síndrome de Alport, uma das mais frequentes causas de nefrite hereditária que, ao contrário das hematúrias idiopáticas, tem prognóstico reservado.

O único meio de diferenciar as hematúrias idiopáticas da síndrome de Alport (nas fases iniciais) é pela realização de biópsia renal associada a estudos histológicos com técnicas de microscopia eletrônica, já que nessa doença também não se detectam alterações à microscopia óptica ou com imunofluorescência.

Muito raramente, as crianças com hematúria idiopática podem evoluir com comprometimento da função renal e, por esse motivo, propõe-se que elas sejam acompanhadas por pediatras com reavaliações clínicas periódicas (semestrais ou anuais), nas quais sejam realizadas a aferição da pressão arterial e rastreadas as alterações urinárias significativas detectáveis pelo sedimento urinário, para que se possa ter certeza quanto ao caráter benigno da hematúria.

Síndrome de Alport

Caracterizada por hematúria recorrente, insuficiência renal progressiva e história de surdez progressiva de caráter neurossensorial no paciente e na família. Costuma estar presente em mais de um membro da mesma família, apontando o caráter hereditário. Sabe-se que os indivíduos do sexo masculino costumam ser mais afetados pela doença.

A doença pode manifestar-se precocemente na infância pela presença de hematúria recorrente ou persistente, que se exacerba após quadros infecciosos em vias aéreas superiores. Em 30 a 40% dos casos ocorre perda progressiva da percepção auditiva para sons de alta frequência, que só pode ser detectada pelos testes audiométricos. Também é frequente o encontro de alterações oculares (lenticônus anterior, alterações pigmentares perimaculares ou úlceras recorrentes de córnea) em indivíduos com síndrome de Alport.

Diagnóstico – inicialmente, essa doença se manifesta apenas com hematúria microscópica, em geral, persistente; hematúria macroscópica ocorre em episódio único ou recorre em 50% dos casos, frequentemente dois dias após episódio de infecção de vias aéreas superiores. Posteriormente, surgem proteinúria e alterações da função renal. O diagnóstico deve ser suspeitado em todo indivíduo com antecedentes familiares de insuficiência renal ou surdez, recomendando-se fazer audiometria e avaliação oftalmológica para a pesquisa das outras manifestações da síndrome. No entanto, o diagnóstico de certeza só pode ser estabelecido por meio da biópsia renal, com estudo por microscopia eletrônica, que revela a presença de afilamentos irregulares da lâmina densa, com regiões de duplicação e descamação (*basket weave*), podócitos e que, com a progressão da doença, passa a apresentar também proliferação mesangial, fibrose intersticial e atrofia tubular.

Prognóstico e tratamento – os indivíduos do sexo masculino têm pior prognóstico, desenvolvendo insuficiência renal progressiva, que costuma levar ao óbito. No sexo feminino, o quadro clínico costuma ser mais benigno, não afetando tanto a sobrevida, porém apresentando exacerbações relacionadas a estresse e gestações.

Estudos genéticos mais recentes relacionam a síndrome de Alport a mutações do gene responsável pela formação do colágeno IV. Sabe-se que 80% dos portadores da síndrome de Alport têm herança ligada ao cromossomo X e, nesses, a produção da cadeia $\alpha5$ do colágeno IV está comprometida; essa herança ligada ao sexo explica o predomínio do acometimento do sexo masculino. Os 15% que têm herança autossômica apresentam mutações que comprometem a produção das cadeias $\alpha3$ e $\alpha4$ do colágeno IV. Os heterozigóticos têm ora a produção de uma ora de outra cadeia comprometida e expressam-se, histologicamente, como os portadores da doença da membrana basal fina. Os que apresentam um dos genes autossômicos dominante evoluem com características clínicas da síndrome de Alport e representam 5% desses. As mutações do gene que produz a cadeia $\alpha5$ do colágeno IV estão relacionadas a pior prognóstico e explicam a maior gravidade da doença entre os homens, no entanto, estudos mais recentes mostram que as mulheres não são completamente poupadas. Jais et al. (2003) acompanharam a evolução de mulheres com síndrome de Alport e constataram que apenas 12% desenvolveram insuficiência renal terminal antes dos 40 anos de idade (contra 90% dos homens), 30% antes dos 60 anos e 40% antes dos 80 anos. Entre as mulheres, tanto a perda auditiva como a proteinúria apontaram a piora da função renal. Esses dados alertam para que mulheres com síndrome de Alport não sejam doadoras de rim.

Até o presente, não se dispõe de tratamento específico para essa doença, recomendando-se apenas o aconselhamento genético para portadores e familiares da síndrome de Alport. Para o futuro, há expectativas quanto à possibilidade de se induzir a produção das cadeias $\alpha5$, $\alpha3$ e $\alpha4$ do colágeno IV por meio da terapia genética. Atualmente, nefrologistas discutem formas de congelar a evolução da doença nas fases iniciais, tentando diminuir a fibrose e inibir a proteinúria com o uso experimental de inibidores da enzima conversora da angiotensina (IECA) e de ciclosporina, mas não há consenso, pois os resultados ainda são conflitantes, a doença é rara, há baixa adesão às propostas terapêuticas experimentais que têm sentido no início da doença, momento em que as crianças são quase sempre assintomáticas e sua etiologia está relacionada a centenas de mutações genéticas, dificultando generalizações.

A evolução potencialmente complicada e grave dos portadores da síndrome de Alport justifica o seguimento com nefrologista, assim como o encaminhamento das crianças e adolescentes com hematúria persistente ou recorrente (com ou sem proteinúria) e antecedentes de insuficiência renal ou surdez na família para que essa hipótese seja verificada.

HEMATÚRIAS DE ETIOLOGIA NÃO GLOMERULAR

Apresentação das principais doenças agrupadas por causas de origem infecciosa, metabólica, hematológica e anatômica.

Causas infecciosas

Infecção do trato urinário – entre as causas infecciosas associadas à hematúria, a infecção do trato urinário (ITU) é a mais frequente e deve ser sempre investigada por meio da realização da urocultura. Geralmente, a ITU é acompanhada de hematúria microscópica e raramente de hematúria macroscópica. Além da ITU de etiologia bacteriana, sabe-se que pode haver hematúria causada por infecções virais, por micoplasma, esquistossomose, ureaplasma e clamídia, e que a localização do processo infeccioso pode ser tanto alta (renal) quanto baixa (bexiga e uretra). Recomenda-se a leitura do capítulo Infecção do trato urinário, que não será discutida aqui.

Cistite hemorrágica aguda – é uma doença autolimitada, caracterizada por hematúria macroscópica de início súbito com duração média de três dias e que, na maioria dos casos, é acompanhada por disúria e polaciúria. Frequentemente, a disúria e o aumento ou diminuição do número de micções iniciam-se 12 a 24 horas antes da hematúria e desaparecem 48 horas após seu término, tendo o quadro todo duração média de cinco dias.

Dor suprapúbica, febre e enurese são sintomas menos frequentes. Em apenas 40% dos casos pode-se identificar o agente causal, que em 20% dos casos é o adenovírus tipo 11, e em 20%, a *E. coli*. Em adultos com cistite hemorrágica, frequentemente o agente causal é um micoplasma, porém, na infância, raramente se consegue isolar esse agente.

A confirmação diagnóstica da cistite hemorrágica aguda é feita pela urografia excretora, uretrocistografia miccional ou cistoscopia; no entanto, por ser um quadro benigno e autolimitado, raramente têm-se indicado esses exames em crianças, sendo mais importante a realização de uroculturas para afastar a possibilidade de infecção urinária bacteriana. O isolamento de vírus e a pesquisa de anticorpos raramente são realizados em nosso meio, por seu alto custo e por não contribuírem na instituição de terapêutica específica.

Tuberculose renal – a incidência de tuberculose renal não é bem conhecida, mas estima-se que 4 a 8% dos pacientes com um foco pulmonar possam desenvolver tuberculose urogenital, que costuma manifestar-se, clinicamente, após um período variável, entre 2 e 20 anos (em média oito anos), da infecção primária.

Por ser uma complicação tardia da doença, a maioria dos diagnósticos é estabelecida durante a adolescência ou no início da vida adulta. Em estudo epidemiológico, que incluiu todas as formas de tuberculose diagnosticadas no município de São Paulo, em 1984, Dias (1991) verificou que apenas 1,8% das pessoas com menos de 15 anos de idade que tiveram o diagnóstico de tuberculose apresentavam tuberculose renal.

O quadro renal é resultante da disseminação hematogênica ou linfática dos bacilos, que ocorre precocemente após a infecção pelo *M. tuberculosis*. Inicialmente, os bacilos são encontrados no córtex e nas arteríolas glomerulares e, aparentemente, em muitos casos ocorre cura espontânea da lesão. Em outros casos, o foco torna-se quiescente e pode posteriormente progredir, ocasionando doença renal.

O quadro clínico costuma ser insidioso; a maioria das crianças é assintomática, mas algumas podem apresentar sintomas inespecíficos, como febre, emagrecimento e fraqueza. Também são descritos disúria, polaciúria, nictúria, piúria, hipertensão e edema escrotal em variadas percentagens e associações. A frequência aproximada de hematúria é de 20% dos casos, geralmente microscópica.

É fundamental pesquisar a história de contato com tuberculose ou de doença prévia nas crianças com hematúria.

• Laboratório – geralmente, identifica-se a presença de pequeno número de hemácias no sedimento urinário e leucocitúria com culturas estéreis para os germes habitualmente causadores de ITU. Nessa situação, indica-se a solicitação de pelo menos três culturas específicas para BK, radiografia de tórax e teste de Mantoux. Recomenda-se utilizar a primeira urina da manhã para pesquisar o crescimento de BK e não a urina de 24 horas. A urografia excretora está alterada em 60% dos casos e a radiografia simples do abdome pode revelar a presença de calcificações em 16 a 40% dos casos. Quando a suspeita clínica for muito forte e não puder ser confirmada pelos exames anteriores, pode-se indicar a realização de arteriografia ou tomografia computadorizada.

• Tratamento – recomenda-se o uso do esquema tríplice com isoniazida (INH), rifampicina (RFP) e pirazinamida (PZA) por seis meses, para todas as formas de tuberculose pulmonar ou extrapulmonar, exceto meningite tuberculosa. A critério médico, o tratamento da tuberculose renal pode ser mais prolongado.

Causas metabólicas

As causas metabólicas de hematúria na infância variam muito nas diversas regiões do mundo e apresentam correlação com dieta, clima e etnia.

Em 1978, Moore et al. descreveram, pela primeira vez, a hipercalciúria associada à hematúria na infância e, somente nas últimas duas décadas, iniciaram-se os estudos sobre os distúrbios metabólicos como causa de hematúria na criança. Em nosso meio, existem poucos estudos a respeito de hematúria associada a distúrbios metabólicos. Perrone et al. (1989) encontraram 31% de 250 crianças entre 8 meses e 14 anos de idade com hematúria devida a causas metabólicas (27% com hipercalciúria, 4% com hiperuricosúria e 11% com nefrolitíase). Como citado anteriormente, no estudo retrospectivo de 128 crianças com hematúria, acompanhadas no ambulatório de Nefrologia Pediátrica do Instituto da Criança do Hospital das Clínicas da Faculdade de Medicina da Universidade de São Paulo, entre os diagnósticos firmados predominaram os distúrbios metabólicos e a litíase de vias urinárias que, isolados ou em associação, corresponderam a 65,5% dos casos estudados. Nesse estudo, a hipercalciúria foi o distúrbio metabólico predominante (90,1%), ocorrendo isoladamente em 73,2% dos casos e em associação com hiperuricosúria em 16,9% dos casos.

Por sua maior frequência e importância clínica, a hipercalciúria será discutida mais detalhadamente a seguir.

Hipercalciúria – define-se hipercalciúria como uma excreção renal de cálcio acima de 4mg/kg na urina de 24 horas ou por uma relação cálcio/creatinina acima de 0,21, na primeira amostra de urina, ou acima de 0,25, na segunda amostra de urina, colhidas pela manhã. As amostras de 24 horas são ideais, pois revelam uma média da excreção diária de cálcio, ficando menos suscetíveis às variações dessa excreção induzidas pela ingestão recente de alimentos ricos em cálcio, fosfato, glicose, por exercícios ou postura. Por outro lado, a coleta de amostra única, por ser mais simples, é realizada em maior número e, em geral, tem mostrado boa correlação com as amostras de 24 horas.

Geralmente, a hipercalciúria manifesta-se como hematúria micro ou macroscópica não acompanhada por proteinúria ou por cilindrúria (o que sugere sua etiologia não glomerular), que pode preceder o aparecimento de cálculos por alguns anos. Ainda não se conhece o mecanismo pelo qual a hipercalciúria leva ao surgimento de hematúria, mas a explicação mais aceitável é que, devido a um aumento na concentração de cálcio na urina, ocorre formação de microcálculos (não detectáveis por exames de imagem), que lesam o epitélio tubular renal e determinam a hematúria.

Entre as causas metabólicas associadas à hematúria, a hipercalciúria idiopática é a etiologia mais frequente; porém, a hipercalciúria também pode ser secundária a diversas situações clínicas em que ocorre hipercalcemia, ou ser apenas uma das alterações laboratoriais detectáveis nas crianças portadoras de tubulopatias e/ou de nefrocalcinose. As causas de hipercalcemia são: hiperparatireoidismo, hiper e hipotireoidismo, tumores produtores de 1,25-hidroxicolecalciferol (ou 1,25-OH), tumores produtores de paratormônio, hipercalcemia idiopática familiar, e situações clínicas que levam à imobilização prolongada, tais como politraumatismos, neoplasias, neuropatias. Recentemente, o consumo indiscriminado de alimentos enriquecidos por vitamina D vem sendo apontado como indutor de intoxicação por essa vitamina e, por esse motivo, deve ser lembrado na investigação etiológica das hematúrias com hipercalciúria. A hematúria dita idiopática não é acompanhada de hipercalcemia e teoricamente pode ser atribuída a um aumento da absorção intestinal de cálcio ou a um aumento da sua excreção tubular. As causas de hipercalciúria estão resumidas no quadro II-120.

Quadro II-120 – Principais causas de hipercalciúria.

Idiopática	Esporádica
	Familiar
Secundária	Ingestão excessiva de cálcio ou sódio
	Corticosteroides
	Furosemida
	Excesso de vitamina D
	Depleção de fosfato
	Imobilização
	Hiperparatireoidismo primário
	Hipercalcemia
	Acidose metabólica
Tubulopatias	Acidose tubular renal
	Doença de Dent's

Fonte: Milliner, 2004.

Crianças com hematúria por hipercalciúria idiopática geralmente apresentam surtos recorrentes de hematúria macroscópica, não acompanhada por outros sintomas, até o aparecimento de cálculos. Algumas crianças apresentam queixa de dor nos flancos antes de desenvolver litíase renal.

A hipercalciúria é rara em indivíduos de raça negra e existe alta incidência de familiares dessas crianças com antecedentes positivos para litíase renal (77 a 98%), o que sugere uma possível relação genética.

• Laboratório – as hemácias da urina, analisadas por microscopia de fase, têm aspecto semelhante às do sangue, não apresentando dismorfismo. O diagnóstico é confirmado pela dosagem de cálcio na urina de 24 horas (acima de 4mg/kg) ou pela relação cálcio/creatinina na urina, acima de 0,21. Devido ao fato de a hipercalciúria poder ser uma manifestação intermitente, recomenda-se a realização de três dosagens urinárias de cálcio, em períodos diversos. A dosagem concomitante de creatinina urinária na amostra de 24 horas permite confirmar se o volume enviado para a análise corresponde ao volume urinário esperado em um dia. A dosagem de citrato e de magnésio na urina, cujos valores normais podem ser verificados no quadro II-119, amplia a abordagem da criança com hipercalciúria, uma vez que essas duas substâncias dificultam a precipitação de cristais de cálcio, diminuindo a possibilidade de formação de cálculos. A constatação de hipocitratúria ou de hipomagnesiúria indica maior risco de formação de cálculos e aponta para a possibilidade de sua reposição, por via oral, como recurso terapêutico. Na investigação etiológica da hipercalciúria, é fundamental a diferenciação entre as hipercalciúrias idiopáticas (mais frequentes) e as secundárias à hipercalcemia, ou associadas à nefrocalcinose ou tubulopatias. Como algumas causas não apresentam manifestações clínicas específicas, as crianças com hipercalciúria devem ser submetidas à dosagem sérica de cálcio e à realização de ultrassonografia de vias urinárias.

• Prognóstico e tratamento – em estudo multicêntrico realizado nos Estados Unidos, constatou-se que 13% das crianças com hipercalciúria desenvolveram litíase renal entre um e quatro anos de seguimento e, em outro estudo realizado na Hungria, foi demonstrado que 72% das crianças com hipercalciúria desenvolveram litíase urinária durante 15 anos de seguimento. Portanto, recomenda-se pesquisar essa doença em crianças com hematúria recorrente ou persistente e fazer um seguimento cuidadoso pelo risco de virem a apresentar litíase urinária.

Sabe-se que a dieta rica em sódio, pobre em potássio, rica em proteínas e com excesso de carboidratos pode aumentar a excreção de cálcio na urina; por isso, são recomendadas as seguintes alterações dietéticas: reduzir a ingestão de sódio na dieta, aumentar a oferta hídrica e de potássio, evitar a ingestão excessiva de proteínas e carboidratos. As dietas com baixo teor de cálcio devem ser desencorajadas, pois estimulam a absorção intestinal de oxalatos e podem submeter a criança ou o adolescente à carência de um nutriente tão importante para o metabolismo sistêmico (equilíbrio acidobásico) e específico (muscular e ósseo).

O pediatra geral pode iniciar a investigação confirmando a hipercalciúria em até três amostras de urina e identificar se há ou não hipercalcemia concomitante. Os casos com hipercalcemia devem ser referidos para que sua causa possa ser explorada pelo nefrologista. Nos casos em que a ultrassonografia evidencia cálculos ou nefrocalcinose também há necessidade de seguimento especializado, para que terapêuticas específicas (litotriptíase, nefrostomia, nefrectomia) possam ser definidas. As crianças e adolescentes com hematúria por hipercalciúria idiopática, a princípio, podem ser acompanhadas pelo pediatra, reorientando a dieta conforme descrito anteriormente, monitorando-a com retornos periódicos e com a dosagem urinária de cálcio, creatinina e sódio (em 24 horas) e a contagem microscópica de hemácias na urina. Esse seguimento deve incluir orientações sobre o risco da formação de cálculos de complicações como obstrução e infecções das vias urinárias e a necessidade de avaliação precoce no aparecimento de sinais ou sintomas.

Os casos de hematúria por hipercalciúria idiopática que não respondem às adequações alimentares devem ser encaminhados para que outras medidas terapêuticas (reposição oral de citrato ou de magnésio) possam ser implantadas e para que a associação com outras etiologias (outros distúrbios metabólicos e até glomerulopatias) sejam afastadas e doenças mais raras possam ser investigadas (como tubulopatias). Apesar de a hidroclorotiazida reduzir a excreção renal de cálcio, o uso rotineiro desse medicamento não é recomendado em crianças, devido a seus efeitos colaterais (hipocalemia, hiperuricemia, hipercalcemia, hiperglicemia, alterações hematológicas), que podem alterar a velocidade de crescimento.

Outras causas metabólicas – hiperuricosúria, hiperoxalúria e hipercistinúria podem ocorrer de forma isolada ou associada à hipercalciúria. Dentre essas causas, a hiperuricosúria é a mais frequente, apesar de ser rara na infância. O diagnóstico desses problemas metabólicos é realizado por meio da dosagem específica de cada uma das substâncias na urina e, como citado anteriormente, de preferência, em até três amostras, nas quais a dosagem concomitante de creatinina na urina de 24 horas permite avaliar se não houve perda urinária. Os valores normais encontram-se no quadro II-119. Deve-se salientar que a simples presença de cristais de oxalato na urina I não tem nenhum significado patológico, sendo necessária a dosagem de excreção de oxalato na urina de 24 horas para firmar o diagnóstico de hiperoxalúria. Por outro lado, quando forem encontrados cristais de cistina, a possibilidade de cistinúria é maior, impondo-se sua investigação pela dosagem de cistina na urina.

O pediatra pode iniciar a investigação dessas doenças em crianças com hematúria sem características glomerulares, mas deve ter clareza que essas são condições clínicas muito menos frequentes do que as infecções urinárias e a hipercalciúria, e a investigação laboratorial exige que as amostras de 24 horas para as dosagens específicas sejam coletadas em frascos alcalinizados, diferentemente das dosagens de cálcio, que exigem frascos acidificados.

O rastreamento, o tratamento e o controle das possíveis etiologias desses distúrbios metabólicos são bem mais complicados e exigem tanto conhecimentos específicos como experiência com condições clínicas complexas e raras que fogem da competência do pediatra geral.

Nos casos de hiperuricosúria, uma vez afastados excesso de ingestão proteica, uso de medicamentos e terapias específicas (ácido ascórbico, citrato, estrógenos, dicumarínicos, salicilatos, fenilbutazona e probenecida, altas doses de enzimas pancreáticas ou dietas cetogênicas), esse distúrbio metabólico costuma estar associado a quadros clínicos mais sintomáticos como: lise tumoral, doenças mielo ou linfoproliferativas, diabetes e síndrome de secreção inapropriada do hormônio antidiurético. Assim sendo, a hiperuricosúria aparece apenas como mais uma intercorrência.

A hiperoxalúria engloba desde situações mais simples, como ingestões excessivas de alimentos ricos em oxalatos (como aspargo, espinafre, beterraba, ameixa, chá, chocolate, laranja e *grapefruit*) ou dietas pobres em cálcio e excessivas em fósforo e ácidos graxos livres, até quadros congênitos raros (tubulopatias, entre outros).

A hipercistinúria é atribuída a condições congênitas (com determinação hétero, ou homozigótica e por mutações) em que a reabsorção tubular da cistina está comprometida e a velocidade de excreção na urina excede sua solubilidade, podendo haver formação recorrente de cálculos no decorrer da vida e até mesmo comprometimento da função renal. O tratamento inicial consiste em diluir e alcalinizar a urina.

Causas hematológicas

Na maioria das doenças hematológicas, a hematúria não ocorre de forma isolada, mas sim associada a outras manifestações hemorrágicas, anemia, plaquetopenia, tumoração etc. Entre as causas hematológicas, será discutida apenas a anemia falciforme, por sua maior frequência em nosso meio.

Anemia falciforme – 6% dos pacientes com hemoglobina S apresentam hematúria, sendo que os portadores de estigma falciforme (HbAS) apresentam esse sinal com mais frequência do que os doentes (HbSS), o que talvez possa ser explicado simplesmente pelo fato de os portadores do traço falciforme serem mais numerosos do que os doentes falciformes. Na maioria dos episódios, a hematúria é microscópica, moderada e transitória, embora já tenham sido descritos casos de hematúria maciça. Existem relatos de maior incidência de hematúria maciça em indivíduos do sexo masculino e nos portadores de estigma falciforme.

O local de sangramento parece ser a medula renal, em que as condições de hiperosmolaridade, hipóxia e acidose favoreceriam a falcização. Na HbS, a valina é substituída pela glutamina na posição 6 da cadeia da betaglobina. Sob essas condições, as moléculas de HbS se aglutinam e formam fibras intracelulares, impedindo que as hemácias se ajustem normalmente à luz dos vasos, dificultando sua passagem na microcirculação e determinando obstruções. A obstrução vascular pode levar à ruptura de vasos sanguíneos e à lesão tecidual, perpetuando a falcização. A hematúria manifesta-se quando os vasos medulares se rompem para o sistema coletor. O sangramento ocorre com mais frequência no rim esquerdo do que no direito (4:1), e acredita-se que esse fato possa ser explicado por diferenças na drenagem venosa de ambos os rins. Até 40% dos pacientes costumam apresentar quadros de hematúria recorrente.

Pacientes com doença falciforme também podem apresentar glomerulopatia, necrose papilar com ou sem hematúria e carcinoma medular.

• Laboratório – o diagnóstico deve ser confirmado pela eletroforese de hemoglobina. A ultrassonografia revela ecodensidade aumentada das pirâmides medulares, o que é bastante peculiar à doença falciforme, justificando inclusive a pesquisa de hemoglobinopatia em crianças com hematúria sem hipercalciúria. A urografia excretora pode revelar necrose papilar em alguns casos, e a cistoscopia pode ser útil para localizar o sangramento, quando a hematúria é maciça. A tomografia pode ser indicada se a imagem medular sugerir massa tumoral.

• Tratamento – não existe tratamento específico para a hematúria microscópica associada à anemia falciforme. Nos casos de sangramento evidente, recomenda-se repouso (visando não deslocar coágulos hemostáticos), manter a criança bem hidratada com líquidos hipotônicos (4 litros/1,73m^2 de área corporal) para diminuir o processo da falcização, diuréticos (tiazida ou furosemida) para lavar os coágulos na urina e, quando necessário, transfusão de concentrado de hemácias. Nos raros casos de sangramento maciço, deve-se tentar a embolectomia focal antes da nefrectomia.

Causas anatômicas

Quase todos os tipos de malformação do trato urinário podem estar associados à hematúria, sendo que nesses casos é relativamente frequente a ocorrência de hematúria macroscópica de início súbito, após pequenos traumatismos na região dos flancos. O diagnóstico de malformações geralmente é feito pela realização da ultrassonografia de abdome ou da urografia excretora.

As alterações vasculares (como os hemangiomas e as fístulas arteriovenosas) são causas raras de hematúria na criança. Geralmente, manifestam-se como hematúria macroscópica com eliminação de coágulos e seu diagnóstico é confirmado pela arteriografia.

Entre os tumores do trato urogenital, o tumor de Wilms é o mais frequente na criança. Esse tumor geralmente se manifesta pelo aparecimento de massa no abdome (83%), facilmente identificável pelo exame ultrassonográfico do abdome, urografia excretora ou tomografia computadorizada. Apenas um terço das crianças com tumor de Wilms apresenta hematúria durante a evolução.

Aproximadamente 20% das crianças com tumores do trato urinário alto apresentam anomalias associadas como cifose, hipospadia, hérnia inguinal, intersexo, doença cardíaca congênita e criptorquidia.

Os tumores do trato urinário baixo (bexiga) são muito raros na criança e, geralmente, manifestam-se pelo surgimento de hematúria indolor, distensão vesical e dificuldade para urinar. Na suspeita de tumor de bexiga, devem-se indicar cistoscopia, cistografia e tomografia computadorizada.

BIBLIOGRAFIA

1. Akçay T, Konukoglu D, Celik Ç. Hypocitraturia in patients with urolithiasis. Arch Dis Child 1996;74:350. • 2. Assadi FK. Value of urinary excretion of microalbumin in predicting glomerular lesions in children with isolated microscopis hematuria. Pediatr Nephrol 2005;20:1131. • 3. Barrat TM. Urinary calculi. In: Holiday MA. Pediatric nephrology. 3rd ed. Baltimore: Williams and Wilkins; 1994.p.1070. • 4. Brikcs LF, Bourroul MLM, Koch VHK. Hematúria. In: Sucupira ACSL, Bricks LF, Kobinger MEBA, Saito MI, Zuccolotto SMC. Pediatria em consultório. 4a ed. São Paulo: Sarvier; 2000.p.410. • 5. De Santo NG, Di Iorio B, Capasso D, Paduano C, Stamler R, Langman CB, Stamler J. Population based data on urinary excretion of calcium, oxalate, phosphate and uric acid in children from Cimitile (southern Italy). Pediatr Nephrol 1992;6:149. • 6. Dias MHP. Aspectos epidemiológicos da tuberculose em menores de 15 anos no Município de São Paulo, Brasil, 1984. Rev Saúde Púb S Paulo; 1991;25:426. • 7. Diven SC, Travis LB. A practical primary care approach to hematuria in children. Pediatr Nephrol 2000;14:65. • 8. Dodge WF, West EF, Smith EH et al. Proteinuria and hematuria in schoolchildren: epidemiology and early natural history. J Pediatr 1976;88:327. • 9. Feld LG, Meyers KEC, Kaplan BS, Stapleton FB. Limited evaluation of microscopic hematuria in pediatrics. Pediatrics 1998;102:1. • 10. Fujimura MC, Koch VH, Vaibich MH, Furusawa EA, Schvartsman BGS, Pozzi RA, Penna DO, Okay Y. Hematúria na infância. J Pediatr 1998;74:119. • 11. Greenfield SP, Williot P, Kaplan D. Gross hematuria in children: a ten years review. Urology 2007;69:166. • 12. Iitaka K, Igarashi S, Sakai T. Hypocomplementaemia and membranoproliferative glomerulonephritis in school urinary screening in Japan. Pediatr Nephrol 1994;8:420. • 13. Ingelfinger JR, Davis AE, Grupe WE. Frequency and etiology of gross hematuria in a general pediatric setting. Pediatrics 1977;59:557. • 14. Jais JP, Knebelman B, Giatras I et al. X linked Alport syndrome: natural history and genotype phenotype correlations in girls and women belonging to 195 families – a "European Community Alport Syndrome Concerted Action" study. J Am Soc Nephrol 2003;14:2603. • 15. Kaplan BS, Meyers KEC. Pediatric nephrology and urology – the requesites in pediatrics. Philadelphia, USA: Elsevier Mosby; 2004. • 16. Lee YM, Baek SY, Kim JH, Kim DS, Lee JS, Kim PK. Analysis of renal biopsies performed in children with abnormal findings in urinary mass screening. Acta Pediatr 2006;95:849. • 17. Linné T, Berg U, Bohman SO, Sigström L. Course and long term outcome of idiophatic IgA nephropathy in children. Pediatr Nephrol 1991;5:383. • 18. Milliner DS. Calculi. In: Kaplan BS, Meyers KEC. Pediatric nephrology and urology – the requesites in pediatrics. Philadelphia, USA: Elsevier Mosby; 2004.p.361. • 19. Milliner DS. Urolithiasis. In: Avner ED, Harman WE, Niaudet P. Pediatric nephrology. 5th ed. Philadelphia, USA: Lippincott Williams e Wilkins; 2004.p.1091. • 20. Moore ES, Coe FL, McMann BJ, Favus MJ. Idiopathic hypercalciuria in children: prevalence and metabolic characteristics. J Pediatr 1978;92:906. • 21. Murakami. Urinary screening of elementary and junior high school children over a 13 year period in Tokyo. Pediatr Nephrol 1991;5:50. • 22. Okada M, Tsuzuki K, Ito S. Diagnosis of the nutccracker phenomenon using two dimensional ultrasonography. Clin Nephrol 1998;49:35. • 23. Okay Y. Avaliação da função renal. In: Carrazza FR. Laboratório em pediatria – interpretação clínica. São Paulo: Sarvier; 1989.p.249. • 24. Perrone HC et al. Recurrent hematuria in children: study of 250 cases. Rev Assoc Med Bras 1989;35:67. • 25. Perrone HC, Toporovski J, Schor N. Urinary inhibitors of crystallization in hypercalciuric children with hematuria and nephrolitiasis. Pediatr Nephrol 1996;10:435. • 26. Shin JI, Park JM, Lee JS, Kim MJ. Effect of renal Doppler ultrasound on the detection of the nutcracker syndrome in children with hematuria. Eur J Pediatr 2007;166:399. • 27. Stapleton FB. Asymptomatic microscopic hematuria – time to look the other way? Editorial Arch Pediatr Adolesc Med 2005;159:353. • 28. Stapleton FB. Hematuria associated with hypercalciuria and hyperuricosuria: a practical approach. Pediatr Nephrol 1994;8:756. • 29. Stapleton FB. Idiopatic hypercalciuria association with isolated hematuria and risk of urolithiasis in children. The southwest pediatric nephrology etudy group. Kidney Int 1990;37:807. • 30. Ueno M. Thin basement membrane disease in patients with asymptomatic hematuria and/or proteinuria: a clinicopatholological study. Nippon Jinzo Gakkai Shi 1991;33:338. • 31. Vehaskari VM et al. Microscopic hematúria in schoolchildren; epidemiology and clinicopathologic evaluation. J Pediatr 1979;95:676. • 32. Wyatt RJ, McRoberts JW, Holland NN. Hematuria in childhood: significance and management J Urol 1977;117:366. • 33. Youn T, Trachtman H, Gauthier B. Clinical spectrum of gross hematuria in pediatric patientes. Clin Pediatr 2006;45:135.

49
CAPÍTULO

SÍNDROME NEFRÍTICA

ANA PAULA SCOLEZE FERRER
SANDRA MARIA CALLIOLI ZUCCOLOTTO

A síndrome nefrítica caracteriza-se por ser um quadro clínico de início abrupto de hematúria micro ou macroscópica, edema, hipertensão arterial, congestão cardiovascular e insuficiência renal de intensidade variável. E pode ser uma das manifestações de: infecções por bactérias, vírus, fungos, espiroquetas e parasitas; doenças sistêmicas; glomerulopatias não associadas a processos infecciosos; e doenças renais não glomerulares. No quadro II-121 encontra-se listada a maioria das causas de síndrome nefrítica.

Quadro II-121 – Causas de síndrome nefrítica.

Glomerulonefrites pós-infecciosas por
Bactérias – estreptococos, pneumococos, estafilococos, meningococos, bacilos gram-negativos
Vírus – citomegalovírus, vírus das hepatites B e C, Coxsackie, sarampo, caxumba, varicela
Parasitas – *Schistosoma mansoni, Plasmodium falciparum, Toxoplasma gondii, Trichinella spirallis*
Fungos – *Hystoplasma capsulatum*
Outros agentes – *Treponema pallidum, Leptospira, Mycoplasma, Chlamydia,* riquétsias
Doenças sistêmicas
Lúpus eritematoso sistêmico
Endocardite bacteriana
Síndrome de Goodpasture
Púrpura de Henoch-Schönlein
Outras vasculites sistêmicas
Glomerulopatias não relacionadas a processos infecciosos
Glomerulonefrite membranoproliferativa idiopática
Glomerulonefrite proliferativa mesangial
Glomerulonefrite focal e segmentar
Nefropatia por IgA ou doença de Berger
Doenças não glomerulares
Nefrite intersticial aguda
Hipertensão maligna

Como na prática pediátrica a glomerulonefrite aguda pós-estreptocócica é a doença mais frequentemente associada à síndrome nefrítica, optamos por detalhá-la neste capítulo.

GLOMERULONEFRITE AGUDA PÓS-ESTREPTOCÓCICA

A glomerulonefrite aguda pós-estreptocócica (GNPE) ocorre após infecção por cepas nefritogênicas do estreptococo do grupo A de Lancefield e, ocasionalmente, pelos grupos C e G, podendo surgir de forma esporádica, endêmica e até epidêmica em uma comunidade.

A ocorrência da GNPE depende, além dos fatores relacionados ao agente, daqueles associados ao hospedeiro como idade, sexo, predisposição genética e nível socioeconômico. Assim, é mais comum em crianças de 6 a 12 anos de idade, do sexo masculino (na proporção 2:1), com piores condições de higiene e com comprometimento do estado nutricional. É muito rara em menores de 2 anos de idade.

A prevalência da GNPE tem diminuído na última década, especialmente nos Estados Unidos e na Europa Ocidental, provavelmente devido às melhores condições de higiene, uso mais disseminado de antibioticoterapia e, talvez, a mudanças no agente. Porém, em países subdesenvolvidos e em desenvolvimento, sua ocorrência ainda é alta.

FISIOPATOLOGIA

A GNPE é uma doença imunomediada, na qual a reação antígeno-anticorpo pode ocorrer na circulação ou diretamente nos glomérulos e determinar depósito de imunocomplexos com consequente ativação do sistema complemento e quimiotaxia de mediadores inflamatórios. Além dos mecanismos anticorpos dependentes, a imunidade celular atua amplificando o dano glomerular.

A infiltração glomerular pelas células inflamatórias e a alteração da permeabilidade da membrana basal levam à diminuição do ritmo de filtração glomerular, com consequente retenção hidrossalina e graus variados de insuficiência renal.

QUADRO CLÍNICO

Quando suspeitar de GNPE?

Em qualquer caso de aparecimento agudo de um ou mais dos seguintes sinais e sintomas: edema, hematúria macroscópica, oligúria, hipertensão arterial, sinais e sintomas de sobrecarga cardiocirculatória aguda (presença da terceira bulha ou "ritmo de galope", aumento da área cardíaca, eventualmente dispneia com ou sem edema pulmonar) ou quadro de encefalopatia hipertensiva. A gravidade da doença tem um grande espectro, variando desde quadro assintomático, somente com hematúria microscópica, até insuficiência renal aguda oligúrica.

Qual é o quadro clínico clássico da GNPE?

É aquele compatível com o da síndrome nefrítica, isto é, hematúria, edema e hipertensão, com ou sem oligúria, além de graus variados de proteinúria. A hematúria está presente em todos os casos, sendo macroscópica apenas em 24 a 40% dos pacientes e, nesses casos, a maioria queixa-se de urina mais escura ou cor acastanhada. Proteinúria é encontrada em 80% das crianças, geralmente de graus leve a moderado, podendo raramente ser de nível nefrótico, ou seja, maior que 50mg/kg/dia.

No entanto, muitos casos de GNPE são assintomáticos ou oligossintomáticos. Estudos prospectivos de coorte populacional indicam que a doença subclínica, caracterizada por hematúria microscópica e diminuição do complemento sérico, é três a quatro vezes mais frequente do que os casos com síndrome nefrítica. Por isso, na avaliação inicial de casos de hematúria, está indicada a dosagem dos níveis séricos do complemento (ver capítulo Hematúria).

A retenção de água e sal, decorrentes da lesão glomerular, leva à congestão vascular e ao edema (em 80% dos pacientes). O edema geralmente é periorbitário, mas em graus maiores de hipervolemia podem ocorrer: edema de extremidades, insuficiência cardíaca congestiva, ascite, derrame pleural, derrame pericárdico e anasarca. A hipertensão arterial é encontrada em cerca de 80% dos casos e secundária principalmente à retenção hidrossalina. Ela pode ser assintomática, detectada apenas na aferição da pressão arterial ao exame físico, ou manifestar-se com cefaleia, sonolência, náuseas e, mais raramente, por crise convulsiva, caracterizando uma emergência por encefalopatia hipertensiva. Outros sintomas incluem: náuseas, vômitos, anorexia, mal-estar, dor lombar e dor abdominal.

Geralmente, as manifestações clínicas são precedidas por infecção estreptocócica. Em climas temperados, a GNPE ocorre uma a duas semanas após infecções de orofaringe, nos períodos de inverno e início da primavera, enquanto em climas tropicais costuma ocorrer no verão e início de outono, três a seis semanas após infecção de pele. Sabe-se que durante o período de latência a hematúria microscópica já pode ser detectada.

INVESTIGAÇÃO LABORATORIAL

O diagnóstico da GNPE é feito pelo quadro clínico/laboratorial específico, marcadores do processo inflamatório imunomediado e identificação de infecção estreptocócica prévia.

Assim, diante da suspeita de GNPE em crianças com quadro de síndrome nefrítica, deve-se solicitar: análise da urina com sedimento quantitativo, dosagem sérica de ureia, creatinina, sódio e potássio; dosagem sérica de complemento total (CH_{50}) e da fração C_3 do complemento; e sorologias específicas para pesquisa de infecção estreptocócica. Naquelas crianças apenas com hematúria macroscópica isolada, são dispensáveis os exames para a avaliação de insuficiência renal como dosagem sérica de ureia, creatinina e eletrólitos (ver capítulo Hematúria).

A análise da urina com sedimento quantitativo confirma a presença de hematúria e evidencia a lesão glomerular pelo encontro, além da hematúria, de proteinúria de graus variados, leucocitúria e, por vezes, de cilindros hemáticos, granulosos e hialinos. Quando realizada, a pesquisa de dismorfismo eritrocitário é positiva.

A redução do ritmo de filtração glomerular pode ser verificada pelo aumento de ureia e creatinina séricas, podendo chegar a valores de insuficiência renal. No entanto, em muitos casos as concentrações séricas de ureia e creatinina podem estar normais ou discretamente aumentadas, na vigência de grande retenção de sódio e água. Em geral, os valores de sódio no sangue são normais, mas, se a função renal estiver muito prejudicada, podem-se encontrar hiponatremia, hipercalemia e acidose metabólica. Ao hemograma, podem-se encontrar anemia diluicional e plaquetopenia secundária à menor meia-vida das plaquetas.

Como a confirmação da infecção estreptocócica progressa por cultura de orofaringe ou de lesões de pele tem sensibilidade muito baixa (cerca de 20%), ela deve ser feita, preferencialmente, pelo aumento dos títulos dos seguintes anticorpos contra a parede celular e os produtos extracelulares da bactéria: antiestreptolisina O (ASLO), antidesoxirribonuclease B (anti-DNAse B) e anti-hialuronidase. Na GNPE que ocorre após infecção de vias aéreas superiores, os três anticorpos encontram-se com títulos aumentados na maioria dos casos. No entanto, na GNPE após infecção cutânea, em geral os títulos de ASLO não se elevam, mas os de anti-DNAse B e anti-hialuronidase estão aumentados em 90% dos casos. Uma a duas semanas após a infecção, os títulos dos anticorpos elevam-se e podem permanecer aumentados por meses.

O processo inflamatório imunomediado é demonstrado pela dosagem do complemento sérico, encontrando-se diminuição do complemento total (CH_{50}) e da fração C_3, estando os valores de C_4 geralmente normais.

DIAGNÓSTICO DIFERENCIAL

Conforme já referido, várias doenças renais e sistêmicas podem cursar com quadro clínico de síndrome nefrítica e, portanto, fazem parte do diagnóstico diferencial da GNPE, embora esta seja de longe a mais frequente entre as crianças (Quadro II-121). A presença de anticorpos que evidenciam infecção pelo estreptococo, associada aos níveis séricos diminuídos do complemento, permite diferenciar a GNPE em relação às outras hipóteses diagnósticas (Quadro II-122). Período de latência curto, de um a três dias, entre a infecção de vias aéreas superiores e a hematúria sugere nefropatia por IgA (doença de Berger).

Quadro II-122 – Doenças que se apresentam com síndrome nefrítica, conforme o nível do complemento sérico.

Complemento baixo	Complemento normal
Glomerulonefrite aguda pós-estreptocócica	Nefropatia por IgA
Glomerulonefrite membranoproliferativa	Glomerulonefrite idiopática rapidamente
Nefrite lúpica	progressiva
Endocardite bacteriana subaguda	Púrpura de Henoch-Schönlein
Abscessos viscerais	Vasculite de hipersensibilidade
Crioglobulinemia	Poliarterite nodosa
	Granulomatose de Wegener
	Síndrome de Goodpasture

TRATAMENTO

O tratamento inicial da GNPE pode ser hospitalar ou ambulatorial, conforme as manifestações clínicas, mas, posteriormente, todas as crianças devem ser acompanhadas em ambulatório até a recuperação clínica e a normalização das provas laboratoriais. Cabe ao pediatra geral lidar com a maioria dos casos de GNPE, sendo raros os pacientes que vão necessitar de avaliação do nefrologista. Portanto, é fundamental que esteja preparado para a abordagem terapêutica e o seguimento dessas crianças.

Repouso é obrigatório na fase aguda da doença, isto é, enquanto estiverem presentes hipertensão arterial, edema, oligúria e hematúria macroscópica.

Embora a evolução da GNPE seja autolimitada, na fase aguda devem ser tratadas as manifestações decorrentes da hipervolemia como edema, hipertensão arterial e congestão cardiovascular, além da abordagem do processo infeccioso. Os casos leves, com edema discreto, sem hipertensão arterial, com débito urinário normal (> 240ml/m²/dia[1]), sem hipercalemia ou uremia, podem ser acompanhados em ambulatório, desde que os retornos sejam diários para controle da pressão arterial, do edema, do aparelho cardiovascular e do peso do paciente, pedindo-se para os pais controlarem o débito urinário.

Os critérios de internação hospitalar são: presença de hipertensão arterial, de edema importante e/ou sinais de sobrecarga cardiocirculatória e presença de insuficiência renal (aumento de ureia e creatinina séricas).

A abordagem terapêutica inclui tratamento medicamentoso e não medicamentoso: restrição hidrossalina, diurético, terapia anti-hipertensiva. A seguir são descritas algumas situações clínicas que podem ocorrer na fase inicial da doença:

• Nos casos com retenção hidrossalina leve, caracterizados por edema discreto, sem oligúria (débito urinário normal > 240ml/m²/dia), hipertensão arterial leve ou ausente e pequeno aumento das concentrações séricas de ureia, orienta-se: restrição da adição de clore-

to de sódio na dieta ao máximo de 2g/dia; ingestão hídrica correspondente à soma das perdas insensíveis (400ml/m²/dia) com parcela do débito urinário, de acordo com a intensidade do edema, para manter a criança em balanço negativo de líquidos. Quando estiver sem edema, a oferta líquida deve repor o somatório das perdas insensíveis e do débito urinário total. A quantidade de sal deve ser gradativamente liberada na dieta, quando a criança estiver sem edema e sem hipertensão arterial.

• Nos casos em que se detectar edema mais intenso associado à sobrecarga cardiovascular, indica-se a internação hospitalar, como já referido, e prescrevem-se: oferta hídrica apenas para repor as perdas insensíveis, dieta acloretada (sem adição de cloreto de sódio) e uso de diurético, de preferência a furosemida na dose de 1 a 4mg/kg/dia, para trazer o paciente para a condição de euvolemia. As doses devem ser reduzidas e o diurético deve ser suspenso o mais precocemente possível, assim que o paciente se mostrar euvolêmico (sem sinais de congestão cardiovascular e quando o peso corporal voltar ao valor habitual).

• Embora a hipertensão arterial geralmente acompanhe a retenção hidrossalina, medicações anti-hipertensivas podem ser necessárias na fase inicial da terapêutica de pacientes hospitalizados, sempre em associação com a furosemida, para manter a pressão arterial entre os percentis 90 e 95. Assim, para os casos de hipertensão moderada ou grave assintomática, utilizam-se anti-hipertensivos como anlodipino e hidralazina. Se houver emergência hipertensiva e insuficiência cardíaca congestiva com edema pulmonar, o paciente deve ser internado em unidade de terapia intensiva, indicando-se o uso de nitroprussiato de sódio por via intravenosa, além de diurético e de oxigenação adequada (ver capítulo Hipertensão arterial na criança).

• Pacientes com insuficiência renal aguda por GNPE muitas vezes necessitam de medidas para o tratamento de hipercalemia e, algumas vezes, de diálise, quando não há resposta ao tratamento clínico da hipervolemia, hipercalcemia ou da uremia.

Antibioticoterapia – para o caso-índice e para os contatantes/familiares, está indicada a antibioticoterapia para

---

[1] Cálculo m² superfície corporal = $\dfrac{4 \times \text{peso corporal}}{\text{peso corporal} + 90}$

se eliminar o estado de portador do estreptococo. Utiliza--se, por via intramuscular, a penicilina benzatina (dose única habitual) ou, por via oral, a amoxicilina e, para os pacientes alérgicos à penicilina, a eritromicina, durante 10 dias e nas doses habituais.

SEGUIMENTO AMBULATORIAL E PROGNÓSTICO

A glomerulonefrite pós-estreptocócica geralmente é autolimitada, com melhora da função renal e redução do edema e da hipertensão em uma semana, permitindo--se suspender a restrição hídrica, os diuréticos e os anti-hipertensivos. A liberação do sal na dieta é o último passo, após a criança estar normotensa e sem edema. Os pacientes devem ser acompanhados em ambulatório até que ocorra normalização clínica e dos exames laboratoriais. A hematúria microscópica pode persistir por dois a quatro anos.

Espera-se que a hematúria macroscópica e a hipertensão arterial desapareçam em três semanas. A proteinúria elevada em nível não nefrótico (5 a 50mg/kg/dia) habitualmente desaparece em seis meses e o complemento sérico em geral normaliza-se em seis a oito semanas, mas pode persistir alterado por até 12 semanas. Se não houver melhora desses parâmetros clínicos nos prazos descritos, deve-se solicitar avaliação do nefrologista com experiência em crianças, pois existe a indicação de biópsia renal, a qual pode identificar quadros anatomopatológicos de risco (crescentes ou glomerulonefrite rapidamente progressiva) ou detectar outras doenças que podem ter como manifestação inicial a síndrome nefrítica (nefropatia por IgA, síndrome de Alport, nefrite lúpica etc.).

É fundamental esclarecer o motivo da necessidade do seguimento ambulatorial dessas crianças, as quais, na maioria das vezes, estarão assintomáticas. Deve-se abrir espaço nas consultas para identificar as dúvidas e as preocupações da criança e dos pais a respeito da doença, de modo que o pediatra possa esclarecer e tranquilizar a todos de modo individualizado.

Deve-se informar a criança e os pais a respeito do conhecimento existente, no momento, sobre o prognóstico da doença. Sabe-se que ele é benigno a curto e a médio prazo para a maioria das crianças, no entanto, a evolução da doença a longo prazo, mais de 20 anos de seguimento, é pouco conhecida.

Encaminhamento para especialista – orienta-se que seja feito encaminhamento ou avaliação conjunta com o nefrologista com experiência em crianças nos casos em que se considera a necessidade de realização de biópsia renal como:

- anúria por mais de 48 horas;
- oligúria e/ou azotemia persistente por mais de duas semanas;
- hipertensão arterial persistente por mais de três semanas;
- hematúria macroscópica por mais de três semanas;
- concentração sérica de C_3 persistentemente baixa por mais de 12 semanas;
- proteinúria em nível não nefrótico (5 a 50mg/kg/dia) persistente por mais de seis meses;
- proteinúria em nível nefrótico (> 50mg/kg/dia) por mais de seis semanas de tratamento adequado;
- outras possíveis indicações: pacientes com sinais de doença sistêmica, história anterior de nefropatia ou história familiar de doenças renais hereditárias se evoluírem de maneira atípica.

Quando a hematúria microscópica isolada e assintomática após GNPE perdurar por mais de quatro anos, solicitar avaliação do nefrologista para analisar qual a melhor conduta nesse caso.

BIBLIOGRAFIA

1. Isbel NM. Glomerulonephritis. Management in general practice. Aust Fam Physician 2005;34:907. • 2. Kock VH. Glomerulonefrite aguda pós-estreptocócica. In: Grisi S, Escobar AMU. Prática pediátrica. São Paulo: Atheneu; 2007. p.742. • 3. Payne D, Houtman P, Browning M. Acute post-streptococcal glomerulonephritis associated with prolongated hypocomplementaemia. J Clin Pathol 2000;61:1133. • 4. Rodriguez-Iturbe B. Postinfectious glomerulonephritis. Am J Kidney Dis 2000;35:xivi. • 5. Schvartsman BGS, Gumiero FN. Síndrome nefrítica. In: Schvartsman C, Reis AG, Farhat SCL. Pronto-socorro. Barueri: Manole; 2009.p.555. • 6. Sulvok E. Acute proliferative glomerulonephritis. In: Avner ED, Harmon WE, Nialudet P. Pediatric Nephrology. Philadelphia: Saunders; 2004.p.601. • 7. Vinen CS, Oliveira DBG. Acute glomerulonephritis (Best practice). Postgrad Med J 2003;79930:206.

SÍNDROME NEFRÓTICA

Ana Claudia da Cunha Travassos
Ana Paula Scoleze Ferrer

A síndrome nefrótica é uma doença crônica que pode ser idiopática ou secundária a uma série de condições, sendo uma doença de grande importância na infância.

A síndrome nefrótica idiopática é uma doença rara, com incidência de 2-7 casos por 100.000 crianças e prevalência de 16 casos por 100.000 crianças. É ligeiramente mais comum no sexo masculino (relação 3:2). Na maioria dos casos, o início ocorre entre os 2 e 6 anos, com idade média de aparecimento aos 3 anos. Em crianças de origem asiática, é aproximadamente seis vezes mais frequente e com início mais precoce. Comparando com outras populações, as crianças afro-americanas e hispânicas têm incidência maior de síndrome nefrótica, a doença é mais grave, com pior prognóstico e progressão para insuficiência renal mais rápida.

DEFINIÇÃO

A síndrome nefrótica é uma entidade clínica caracterizada por alterações na permeabilidade glomerular que resulta em proteinúria maciça, hipoalbuminemia e edema generalizado.

A expressão laboratorial pode ser resumida por: proteinúria maciça (50mg/kg peso/dia ou $40mg/m^2$/hora ou $3,5g/1,73m^2$/dia) ou relação proteína/creatinina > 2mg/dl, hipoalbuminemia (albumina sérica < 2,5g/dl), hiperlipidemia (colesterol sérico > 200mg/dl) e hipoproteinemia (< 5g/dl).

A seguir são apresentadas outras definições utilizadas na evolução da doença:

Remissão – proteinúria $\leq 4mg/m^2$/hora ou proteinúria em fita negativa-traço, ou relação proteína/creatinina < 0,02mg/dl por três dias consecutivos.

Remissão parcial – proteinúria de 10-50mg/kg/dia e albumina sérica > 2,5g/dl.

Recidiva – proteinúria positiva 3+ ou 4+ em fita ou > $40mg/m^2$/hora por 3 dias consecutivos, tendo estado antes em remissão.

Recidivas frequentes – duas ou mais recidivas em seis meses da resposta inicial ou mais de três recidivas em qualquer período de 12 meses.

Corticosteroide dependente – duas ou mais recidivas quando se faz corticosteroide em dias alternados ou em 14 dias de sua suspensão.

Corticosteroide resistente – ausência de remissão mesmo com tratamento com prednisolona diária na dose de 2mg/kg/dia por 4 semanas.

ETIOLOGIA

Em crianças, a maioria das causas são doenças primariamente glomerulares, sendo em 80% das vezes atribuída a lesões mínimas na histologia renal que responderão rapidamente à terapia com corticosteroides.

QUADRO CLÍNICO

A apresentação típica da síndrome nefrótica é de edema progressivo durante algumas semanas geralmente desencadeado por infecção de vias aéreas superiores que precede o início do edema em dois a três dias. Inicialmente, o edema é periorbitário, percebido pela manhã, sumindo no decorrer do dia. Com o passar dos dias e piora da perda proteica, nota-se o edema de membros inferiores e genitais até a anasarca. Em alguns casos mais graves o acúmulo de líquido pode levar a derrames cavitários com derrame pleural e ascite. Embora a apresentação mais comum seja uma evolução insidiosa, também pode ocorrer edema de rápida instalação, com grande ganho de peso em alguns dias.

Como o sintoma mais importante é o edema, deve-se fazer o diagnóstico diferencial com outras causas de edema generalizado, como síndrome nefrítica, insuficiência renal, insuficiência cardíaca, doença hepática crônica e enteropatia perdedora de proteínas.

Muitas crianças apresentam também outros sinais inespecíficos como mudanças de humor, irritabilidade, diminuição do apetite e da atividade.

AVALIAÇÃO INICIAL

O diagnóstico de síndrome nefrótica é baseado na presença de proteinúria maciça, hipoalbuminemia e edema, portanto, assim que for feita a suspeita clínica, devem ser pesquisadas proteinúria e albuminemia sanguínea.

Uma vez feito o diagnóstico, avaliação detalhada do paciente é necessária, antes do tratamento com corticosteroide. A altura, o peso e a pressão arterial devem ser aferidos. Um registro regular do peso e informações sobre o peso anterior da criança (peso seco) irão ajudar a monitorar o edema até que o peso anterior seja atingido.

É importante investigar o uso de medicações que podem ser causas de síndrome nefrótica na infância, assim como a existência de outras doenças nas quais a síndrome nefrótica pode ser secundária, como lúpus eritematoso sistêmico, púrpura de Henoch-Schönlein, amiloidose etc. (Quadro II-123).

AVALIAÇÃO LABORATORIAL

Os exames de investigação no episódio inicial são:

a) Urina tipo I.
b) Proteinúria ou relação proteína/creatinina.
c) Albumina sérica.
d) Colesterol.

e) Hemograma completo.
f) Ureia e creatinina.
g) C3 e C4.

Se a apresentação da síndrome nefrótica for atípica e sugerir a possibilidade de outro diagnóstico, outros exames devem ser feitos (antiestreptolisina O, fator antinúcleo, por exemplo). Nesses casos deve ser considerado encaminhamento para um nefrologista. As principais características de uma apresentação atípica são:

1. idade menor que 1 ano ou maior que 12 anos;
2. hipertensão persistente;
3. insuficiência renal persistente (concentração elevada de creatinina), não causada por hipovolemia;
4. hematúria macroscópica;
5. concentração de C3 plasmático baixo.

Quadro II-123 – Causas de síndrome nefrótica na infância.

Doenças genéticas	Causas secundárias
Síndrome nefrótica típica	Infecciosas
Síndrome nefrótica congênita tipo Finnish	Hepatites B e C
Glomeruloesclerose focal e segmentar	HIV
Esclerose mesangial difusa	Malária
Síndrome de Denys-Drash	Sífilis
Displasia imuno-óssea de Schimke	Toxoplasmose
Proteinúria com ou sem síndrome nefrótica	Drogas
Síndrome unha-patela	Penicilaminas
Síndrome de Alport	Ouro
Síndromes multissistêmicas com ou sem síndrome nefrótica	Anti-inflamatórios não hormonais
Síndrome de Galloway-Mowat	Pamidronato
Doença de Charcot-Marie-Tooth	Interferon
Síndrome de Jeune	Mercúrio
Síndrome de Cockayne	Heroína
Síndrome de Laurence-Moon-Biedl	Lítio
Doenças metabólicas com ou sem síndrome nefrótica	Doenças imunológicas ou alérgicas
Síndrome de Alagille	Doença de Castleman
Deficiência de alfa-1-antitripsina	Doença de Kimura
Doença de Fabry	Picada de abelha
Doenças do glicogênio	Alergias alimentares
Síndrome de Hurler	Associadas com tumores
Alterações lipoproteicas	Linfoma
Mitocondriopatias	Leucemia
Anemia falciforme	Hiperfiltração glomerular
Síndrome nefrótica idiopática	Obesidade mórbida
Lesões mínimas	Adaptação à redução de néfrons
Glomeruloesclerose focal e segmentar	
Nefropatia membranosa	
Doenças inflamatórias glomerulares	
Vasculites	
Lúpus eritematoso sistêmico	
Glomerulonefrite membranoproliferativa	
Nefropatia por IgA	
Púrpura de Henoch-Schönlein	

TRATAMENTO

Confirmado o diagnóstico deve ser iniciado o tratamento que consta de:

Balanço hídrico

Os mecanismos pelos quais o edema na síndrome nefrótica se desenvolve ainda não são totalmente conhecidos. A hipoalbuminemia diminui a pressão oncótica, o que acarreta a passagem de líquido para o meio intersticial. Além desse mecanismo, foi notado também um aumento da reabsorção de sódio no túbulo distal, o que colabora com o edema. Dieta hipossódica é, portanto, recomendada. Na ausência de hipovolemia, pode ser também feita discreta restrição hídrica, oferecendo, por exemplo, $1.000ml/m^2/dia$.

A progressão do edema será monitorada pela medida de peso diária, até duas vezes ao dia. Após um período de observação no qual não exista preocupação com hipovolemia, podem ser usados diuréticos para auxiliar no controle do edema (por exemplo: furosemida por via oral 2mg/kg/dia que pode ser combinada com espironolactona 2mg/kg/dia, exceto se houver insuficiência renal ou hiperpotassemia). Quando os diuréticos forem prescritos, devem ser feitas coletas de eletrólitos, para o controle desses medicamentos.

Alguns serviços também utilizam infusões de albumina a 20% combinadas com diuréticos em casos de edema grave e refratário a outras intervenções. No entanto, seu uso não deve ser rotineiro, pois pode levar a aumento rápido do intravascular com falência ventricular esquerda aguda.

Pressão arterial

A pressão arterial deve ser avaliada com base nos gráficos de referência para sexo, idade, estatura. As crianças com síndrome nefrótica por lesões mínimas são geralmente normotensas. A presença de hipotensão reflete hipovolemia grave e requer medidas imediatas. Hipertensão (> p95) deve ser avaliada com cautela, já que pode ser manifestação de hipovolemia devido à vasoconstrição sistêmica compensatória. Hipertensão mantida na ausência de hipovolemia é uma forma de apresentação atípica, justificando encaminhamento para especialista. Se for necessário, pode ser introduzida nifedipina (200µg/kg/dose em três tomadas diárias), até reavaliação por especialista.

Infecções e vacinação

Além da albumina, outras proteínas são perdidas na urina, como imunoglobulinas e complemento, deixando essas crianças mais suscetíveis a infecções bacterianas como peritonites (2-6%), sepse, celulite e pneumonia. Os principais agentes são encapsulados (pneumococos e hemófilos) e gram-negativos. Tratamento profilático com antibiótico (penicilina V oral) tem sido sugerido durante as recidivas, no entanto poucos trabalhos apoiam essa medida. A vacinação para pneumococo, é recomendada nesses pacientes, da mesma forma que a vacinação para hemófilos.

Como muitas crianças com síndrome nefrótica idiopática não são imunes à varicela, a exposição e a infecção por varicela requerem especial consideração. Tratamento profilático com imunoglobulina para varicela-zóster é recomendado para pacientes não imunes que estão em tratamento imunossupressor. Uma vez havendo remissão, a imunização para varicela é segura e eficaz, embora algumas doses adicionais possam ser necessárias para atingir a imunidade. O uso de aciclovir por via oral pode também prevenir infecções graves pelo vírus da varicela em indivíduos recebendo corticosteroides.

Quanto a outras vacinas, pacientes recebendo prednisolona na dose de 2mg/kg/dia ou maior, especialmente quando dada por mais de 14 dias, são considerados imunocomprometidos e não devem receber vacinas com componentes vivos e atenuados. Vacinas com componentes inativados ou mortos são seguras.

Lembrar que os processos infecciosos, virais ou bacterianos, são os grandes responsáveis pelas recidivas.

Mobilização

Vários fatores predispõem à trombose em pacientes com síndrome nefrótica: uso de diuréticos, tratamento com corticosteroides, trombocitose, agregação plaquetária aumentada, aumento de fatores da coagulação, diminuição de antitrombina III e hipovolemia. Em crianças, o risco de trombose é de aproximadamente 1,8 a 5%. Como a imobilização é um risco para trombose venosa, crianças com síndrome nefrótica devem ser encorajadas a sair do leito.

Dieta

Além de uma dieta saudável e hipossódica, não é necessária outra orientação dietética.

Informação aos pais

É compreensível o grau de ansiedade que experimentam os pais na internação de uma criança com síndrome nefrótica. Esse momento deve ser aproveitado para discutir com os pais a história natural da doença, a importância do uso da medicação, seus possíveis efeitos colaterais, fatores que possam desencadear recidivas e controle domiciliar.

Os pais devem ser orientados a:

- Realizar exame de urina para avaliar proteinúria por meio de tiras reagentes ou ácido tricloroacético. O exame deve ser feito toda manhã durante o período de remissão, durante processos infecciosos ou no caso de notarem edema.

- Manter atividades normais da criança, tanto físicas quanto escolares.
- Vacinar seus filhos quando possível.
- Manter sempre a medicação prescrita e em caso de dúvida procurar orientação da equipe médica.

Tratamento com corticosteroide

Inicial – o esquema inicial proposto para o tratamento da síndrome nefrótica é de prednisolona 60mg/m^2 ou 2mg/kg/dia (dose máxima de 80mg), por via oral, durante quatro semanas, seguido de 40mg/m^2 ou 1,5mg/kg/dia (dose máxima de 60mg) em dias alternados por mais quatro semanas. Deve ser administrado, preferencialmente, em dose única diária. Pode ser também utilizada a prednisona.

A resposta a esse tratamento é observada quando ocorre negativação da proteinúria, sendo que das crianças que responderão ao tratamento 80% o fazem nos primeiros 14 dias.

As crianças que respondem ao tratamento em até 28 dias são corticossensíveis, e as que não respondem, corticorresistentes.

Cerca de três quarto dos pacientes terão uma ou mais recidivas. Nesses casos, a repetição do tratamento com corticosteroides acompanha-se de risco aumentado de toxicidade ao corticosteroide, infecções e outras complicações. Uma pequena parte dos pacientes resistentes aos corticosteroides também terão, além dessas complicações, o risco de evoluir para insuficiência renal.

As crianças corticorresistentes devem ser encaminhadas ao especialista por necessitarem de outra abordagem terapêutica.

Alguns estudos mostraram que talvez exista um benefício no tratamento mais longo com corticosteroide, para diminuir o número de recidivas. Devido a tal fato, o tratamento pode ser feito com as mesmas doses, seis semanas para cada esquema.

Tratamento da recidiva – em caso de recidiva, pode ser reintroduzido o tratamento com prednisolona na dose de 2mg/kg/dia até a remissão e então 1,5mg/kg em dias alternados por quatro semanas.

Corticosteroide dependente ou com recidivas frequentes – cerca de 60% dos pacientes que respondem aos corticosteroides têm cinco ou mais recidivas. Alguns desses pacientes podem ser tratados com doses baixas de corticosteroides diárias ou em dias alternados, mas muitos não terão remissão, principalmente se eles têm infecções recorrentes. Nesses casos, há necessidade de encaminhar para o especialista, que poderá usar drogas como levamizol ou ciclosporina para auxiliar no tratamento.

Corticosteroides resistentes – esses casos devem obrigatoriamente ser encaminhados ao especialista.

Outras medicações

Antiácidos ou antagonistas do receptor da histamina (H$_2$), como a ranitidina, não precisam ser administrados de rotina, mas se a criança apresentar dor abdominal devem ser considerados. Suplementação de cálcio geralmente também não é necessária, exceto se o uso de corticosteroide for muito prolongado.

INDICAÇÕES PARA BIÓPSIA RENAL

A maioria das crianças com síndrome nefrótica não necessitam de biópsia renal, exceto se a apresentação for atípica ou, ainda, antes do início do tratamento com ciclosporina, portanto as indicações são:

- Idade menor que 1 ano ou maior que 12 anos.
- Hematúria microscópica persistente ou macroscópica.
- C3 sérico baixo.
- Hipertensão mantida.
- Insuficiência renal não causada por hipovolemia.
- Suspeita de causas secundárias para a síndrome nefrótica.
- Proteinúria persistente por mais de quatro semanas em tratamento com corticosteroide.
- Antes do início do tratamento com ciclosporina.
- Recidivas frequentes ou criança corticodependente, a critério do nefrologista.

INDICAÇÕES PARA ENCAMINHAMENTO AO ESPECIALISTA

O encaminhamento para o nefrologista pediatra deve ser feito:

1. Início < 1 ano.
2. Síndrome nefrótica com hipertensão mantida, insuficiência renal não devida a hipovolemia, hematúria macroscópica ou microscópica persistente.
3. Complicações como edema refratário, trombose, infecções graves ou toxicidade ao corticosteroide.
4. Resistência ao corticosteroide: inicial ou tardia.
5. Recidivas frequentes ou corticodependência.

COMPLICAÇÕES

As complicações da síndrome nefrótica foram citadas durante o capítulo, cabendo aqui apenas relembrá-las:

- Infecções.
- Tromboses.
- Hipertensão (pode ser também a longo prazo pelo uso do corticosteroide).
- Hipovolemia.
- Efeitos colaterais devido ao uso de corticosteroides (aumento de apetite, diminuição do crescimento, gastrite, mudanças de comportamento, retenção hídrica, hipertensão e osteoporose).

PROGNÓSTICO

O prognóstico da síndrome nefrótica na infância geralmente é muito bom, com a grande maioria das crianças apresentando diminuição das recidivas durante os anos seguintes. Mais de 20% dos indivíduos continuam tendo recidivas na adolescência, inclusive depois dos 20 anos de idade, só tendo remissão na terceira década.

Após um período de remissão de até 5 anos, 20% ainda poderão ter recidivas nos próximos cinco anos, mas se o tempo de remissão for de 10 anos o risco de recidiva é muito pequeno.

BIBLIOGRAFIA

1. A Report of the International Study of Kidney Disease in Children. Primary nephrotic syndrome in children: clinical significance of histopathologic variants of minimal change and of diffuse mesangial hypercellularity. Kidney Int 1981;20:765. • 2. Bagga A, Mantan M. Nephrotic syndrome in children. Indian J Med Res 2005;122:13. • 3. Bergstein JM. A practical approach to proteinuria. Pediatr Nephrol 1999;13:697. • 4. Eddy AA, Symons JM. Nephrotic syndrome in childhood. Lancet 2003;362:629. • 5. Hodson EM, Craig JC, Willis NS. Evidence based management of steroid sensitive nephrotic syndrome. Pediatr Nephrol 2005;20:1523. Epub 2005 Jun 21. • 6. Hodson EM, Craig JC, Willis NS. Evidence based management of steroid sensitive nephrotic syndrome. Pediatr Nephrol 2005;20:1523. • 7. Hodson EM, Willis NS, Craig JC. Corticosteroid therapy for nephrotic syndrome in children Cochrane Database System Rev 2007; CD001533. • 8. Indian Pediatric Nephrology Group, Indian Academy of Pediatrics, Bagga A, Ali U, Banerjee S, Kanitkar M, Phadke KD, Senguttuvan P, Sethi S, Shah M. Management of steroid sensitive nephrotic syndrome: revised guidelines. Indian Pediatr 2008;45:203. • 9. Peco Antic A. Management of idiopathic nephrotic syndrome in childhood. Srp Arh Celok Lek 2004;132:352.

DORES RECORRENTES

Ana Cecilia Silveira Lins Sucupira
Ana Maria Bara Bresolin
Sandra Maria Callioli Zuccolotto

Dores crônicas ou recorrentes constituem queixa comum no consultório do pediatra, principalmente na criança em idade escolar e no adolescente. Os três capítulos que se seguem apresentam uma sistematização para a abordagem diagnóstica e terapêutica das dores recorrentes mais frequentes: cefaleia, dor abdominal e dor em membros.

No Brasil, não existem estudos populacionais que possam dimensionar a ocorrência das dores recorrentes. Os estudos mais citados sobre a prevalência das dores recorrentes em escolares e adolescentes foram realizados na Dinamarca. Øster e Nielsen (1972) encontraram, em escolares de 6 a 19 anos de idade, prevalência de 20,6% para cefaleia, 15,4% para dores em membros e 14,4% para dor abdominal. A distribuição da população com queixa de dores, por tipo de localização, sexo e faixa etária, é apresentada nas figuras II-26 a II-28.

O atendimento ao paciente com dor recorrente não é uma tarefa fácil para o pediatra, pelo caráter vago e subjetivo da queixa e pela complexidade dos fatores implicados na gênese do sintoma. Diante dessas dificuldades, na prática do consultório, habitualmente, observam-se duas condutas opostas, que expressam o despreparo do profissional para lidar com essa demanda. De um lado, o receio de que não seja diagnosticada precocemente uma doença grave é partilhado pela família e pelo médico, fazendo com que esse último parta para investigações extensas, custosas e muitas vezes injustificadas. De outro lado, o pediatra subestima a importân-cia da queixa para a criança e a família, ao assumir uma postura simplista de negação do problema. Nessa postura, o pediatra costuma afirmar para a família que "não é nada" ou que "com o tempo isso passa". Vale lembrar que a dor é real e representa um duplo sofrimento para a criança: a dor física e a ansiedade que está desencadeando o processo dessa dor, a qual pode estar ou não associada ao medo de que possa ser uma doença grave.

Ambas as condutas estão fundamentadas na ideia de que só constitui um problema médico aquela situação em que pode existir causa orgânica como base para a manifestação da dor. Quando não há evidência mais concreta para a identificação de etiologia orgânica, o sintoma deixa de ter importância para o médico, apesar

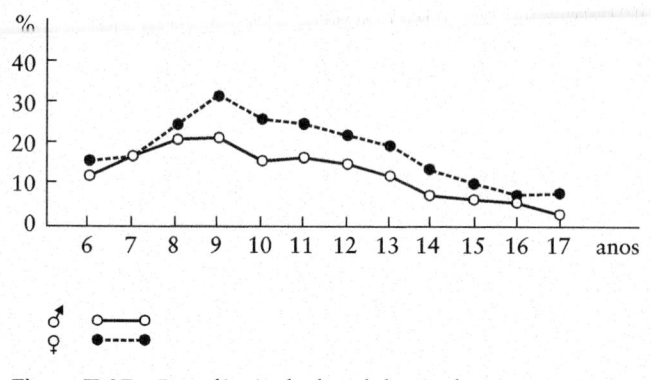

Figura II-27 – Prevalência de dor abdominal recorrente em escolares na faixa etária de 6 a 19 anos, baseada em 18.162 observações realizadas durante um período de oito anos (segundo Øster, modificado).

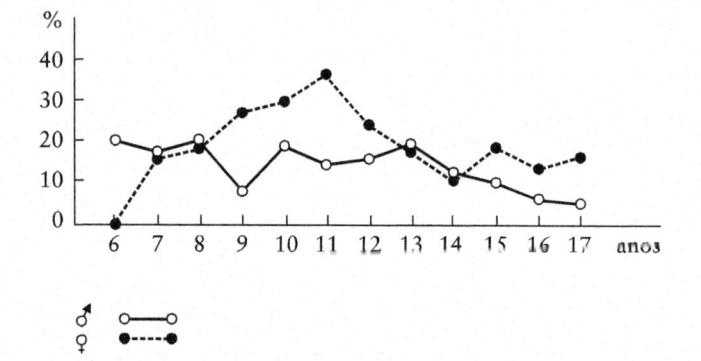

Figura II-26 – Prevalência de cefaleia recorrente em escolares na faixa etária de 6 a 19 anos, baseada em 18.162 observações realizadas durante um período de oito anos (segundo Øster, modificado).

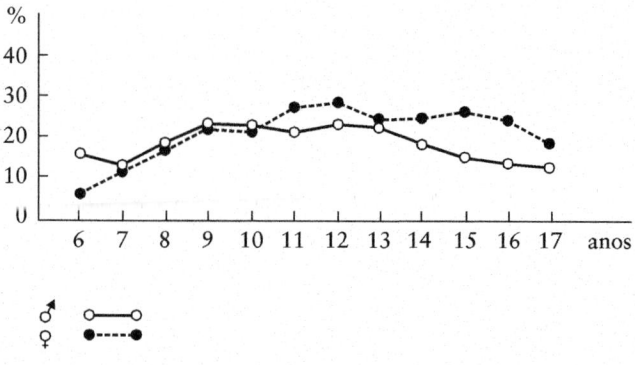

Figura II-28 – Prevalência de dores em membros em 2.178 escolares na faixa etária de 6 a 19 anos, no período de 1968/1969 (segundo Øster e Nielsen).

das repercussões dos episódios de dor na vida da criança e na dinâmica das relações familiares. O problema é visto como se houvesse uma oposição: orgânico *versus* não orgânico. Entretanto, a avaliação cuidadosa para identificar a possível presença de causa orgânica não deve significar a exclusão da análise dos aspectos emocionais envolvidos na manifestação da dor. Além disso, o fato de existir etiologia orgânica não exclui a importância dos aspectos emocionais que, frequentemente, contribuem para o agravamento do sintoma. Nessa perspectiva, é importante levantar a possibilidade de a dor estar sendo agravada ou provocada por problemas emocionais já na primeira consulta.

Estudos populacionais demonstram que a ocorrência de doenças orgânicas como causa de dor recorrente só é encontrada em pequena porcentagem dos casos, menos de 10%. De acordo com Øster e Nielsen (1972), a ocorrência de causa orgânica nas queixas de cefaleia é de 5 a 10%, 5 a 13% nas queixas de dor abdominal e 3 a 4% nas queixas de dores em membros.

Na literatura, classifica-se a dor em aguda e crônica ou recorrente. Nade define a dor aguda como aquela na qual a família consegue lembrar com detalhes a situação em que ocorreu o primeiro episódio. Em 1958, Apley e Naish definiram para a dor abdominal recorrente os seguintes critérios: pelo menos três episódios durante um período mínimo de três meses, com intensidade suficiente para interferir nas atividades habituais da criança. Esse conceito é aqui utilizado para definir também a dor recorrente em membros e a cefaleia. Essa classificação deve ser vista como um referencial para orientar o pediatra na abordagem da criança com dor de evolução crônica ou recorrente, na medida em que para esse tipo de apresentação de dor já existem estudos que sistematizam a conduta básica a ser instituída. Tais estudos também apontam a morbidade mais frequentemente encontrada nesses casos.

A dificuldade maior advém do contato inicial do pediatra com a criança com queixa de dor, quando é necessário distinguir se esse episódio faz parte de um quadro crônico ou recorrente ou se é a manifestação de uma doença aguda, pois são situações que demandam condutas diferentes.

É frequente nas crianças com queixas de dores recorrentes a associação de vários tipos de dor, que podem ser concomitantes ou em épocas diferentes, Assim, por exemplo, a queixa de cefaleia pode suceder a de dor em membros ou de dor abdominal ou a criança apresentar dois ou mais tipos de dor no mesmo período da vida. Øster e Nielsen chamaram a atenção para o fato de que em 30% dessas crianças havia a presença de dores e doenças crônicas nos familiares próximos.

Ao trazer a criança com dores recorrentes para a consulta médica, é muito comum que a família já tenha feito suas hipóteses diagnósticas sobre o que pode estar sendo a causa das dores. Nesse sentido, é necessário dar condições para que a família possa explicitar essas hipóteses ou, melhor, seu medo de uma doença específica. Da mesma forma, uma conversa direta com a criança ou o adolescente é importante para conhecer seus medos e angústias.

Na abordagem da criança ou do adolescente com queixa de dores recorrentes é fundamental a realização de uma anamnese ampliada na qual é preciso "conhecer a dor", "conhecer a criança" e "conhecer a família". É importante esclarecer à família que serão necessários alguns encontros para que se possa colher todas as informações e para observar a evolução da dor.

O conhecimento das relações que a criança estabelece com os familiares, os amigos e os professores na escola ou ainda com os colegas de trabalho ou parceiros de namoro, no caso de adolescentes, pode ajudar a conhecer melhor a criança e o adolescente e identificar como reagem às situações da vida diária.

Para conhecer a dor, ou seja, para caracterizar a dor, as principais perguntas a serem feitas são:

- Há quanto tempo tem essa dor?
- Como foi a primeira vez que teve essa dor?
- Como é a dor?
- O quanto essa dor atrapalha a vida da criança?
- Com que frequência ela ocorre?
- Onde é a dor? Tem alguma irradiação?
- Quando ocorrem os episódios?
- Onde ocorrem os episódios?
- Quais os principais fatores desencadeantes da dor?
- O que faz a dor melhorar ou piorar?
- Existem outros sintomas associados como febre, mal-estar, perda de peso?
- Que tratamentos costuma fazer quando tem dor?
- Tem outras queixas de dores recorrentes como cefaleia e dor abdominal?

Para conhecer a criança/adolescente, é interessante perguntar:

- Qual a rotina de vida? O que a criança/adolescente faz no seu dia a dia?
- Quais as atividades preferidas?
- Como a família descreve o temperamento da criança/adolescente?
- Houve mudança de comportamento recente?
- Como é o relacionamento com os pais e irmãos?
- Como é o relacionamento com os colegas e professores?

É importante tentar caracterizar com os pais a história do desenvolvimento afetivo/emocional.

Para conhecer a família, pode-se perguntar:

- Na família, alguém tem queixa de dor ou doença crônica?

- Como costuma ser a reação dos pais à dor da criança?
- É comum levar a criança ao pronto-socorro por causa da dor?
- A família costuma dar medicação para a dor?
- Como a família caracteriza o relacionamento pais/criança?
- Houve algum evento crítico na família recentemente?
- Como a família reage nos momentos de conflito?

Após a anamnese, recomenda-se que o exame físico seja completo, para investigar a presença de sinais que indiquem comprometimento local ou sistêmico. Para cada tipo de dor pode haver ou não uma padronização de exames complementares básicos, que serão descritos nos capítulos seguintes. A necessidade de prosseguir na investigação é definida pela presença de sinais de alerta característicos para cada tipo de dor. No acompanhamento da criança/adolescente pode-se observar mudanças no padrão da dor, que indicarão a necessidade de novas avaliações.

O aspecto mais importante na abordagem da família e da criança/adolescente com queixa de dores recorrentes, em que não há indícios de doença orgânica, é tranquilizar tanto a família como a criança, reafirmando o caráter benigno da queixa. É preciso explicar que na ausência de sinais de alerta não se faz necessário solicitar mais exames.

Uma das maiores dificuldades do pediatra parece ser aceitar que para lidar com esse tipo de queixa o modelo biomédico[1] é inadequado e insuficiente. Isso explica porque é difícil vencer a pressão da família para prosseguir na investigação ou prescrever tratamentos medicamentosos e lidar com a ansiedade da família e do paciente. E, principalmente, lidar com a sua própria ansiedade, diante do desejo de encontrar um diagnóstico de uma doença orgânica e de uma resolução rápida.

No modelo biomédico, a resolução dos casos assume um caráter espontâneo, como se a dor desaparecesse com o tempo, uma vez que nenhuma intervenção medicamentosa foi realizada.

Em um outro paradigma, o método clínico centrado no paciente (aqui a família e a criança/adolescente) possibilita um entendimento maior da demanda que é trazida pelo paciente, o que significa ouvir todas suas queixas, procurando entender os determinantes que contribuíram para o adoecimento; entender a doença e o sujeito doente; e como ele vivencia sua doença.

Nesse último modelo, no qual se insere a anamnese ampliada aqui comentada, ressalta-se o efeito terapêutico da consulta, o médico como terapêutica de acordo com Balint (1964). O desaparecimento ou melhora da queixa de dor vai depender, em grande parte, da relação médico/criança/família e do modo como o médico consegue tranquilizar a família quanto à natureza da dor, além de fazer a associação da experiência da dor com os períodos de vivência de ansiedade e estresse da criança.

BIBLIOGRAFIA

1. Apley J, Naish N. Recurrent abdominal pains a field survey of 1000 school children. Arch Dis Child 1958;33:165. • 2. Balint M. The doctor, his patient and the ilness. London, Pitman, 1964. • 3. Nade S. Pain in leg: an overwiew. Aust Fam Physiol 1984;13:158. • 4. Øster J, Nielsen A. Growing pains. Acta Paediatr Scand 1972;61:329. • 5. Øster J. Recurrent pain, headache and limb pains in children and adolescents. Pediatrics 1972;50:429. • 6. Stewart M, Brown JB et al. The impact of patient-centered care on outcomes. J Fam Pract 2000;49:796.

---

[1] Sobre o Modelo Biomédico, ver capítulo Prática pediátrica no consultório.

52 CEFALEIA RECORRENTE

CAPÍTULO

ROSA RESEGUE
SANDRA MARIA CALLIOLI ZUCCOLOTTO

Embora a cefaleia tenha sido descrita desde a Antiguidade, as primeiras considerações sobre esse sintoma na população pediátrica datam de 1873, quando Day, um médico britânico, dedicou todo um capítulo a esse tema em seus livros *Diseases of children* e *Headaches*.

A grande maioria das crianças apresenta queixa de cefaleia em algum período de sua vida, geralmente concomitantemente a processos infecciosos. Nesses casos, a cefaleia não é o principal motivo de atendimento médico. No entanto, em muitas crianças essa queixa manifesta-se de forma crônica e recorrente, interferindo nas suas atividades habituais. Este capítulo tem por objetivo detalhar a abordagem diagnóstica e terapêutica da criança e do adolescente com esse tipo de cefaleia.

Em 1955, Bille realizou um estudo clássico sobre cefaleia na Suécia, com mais de 9.000 indivíduos entre 7 e 15 anos de idade. Cerca de 48% queixaram-se de cefaleia ocasional, e 7%, de cefaleia frequente. A prevalência de enxaqueca foi de 4%. A queixa de cefaleia foi observada em um terço das crianças aos 7 anos de idade e em metade dos adolescentes aos 15 anos de idade.

Em cinco estudos retrospectivos sobre cefaleia, publicados entre 1977 e 1991, com cerca de 30.000 crianças, observou-se que a prevalência da queixa de cefaleia, de qualquer tipo, variou entre 37% e 51% aos 7 anos e entre 57 e 82% aos 15 anos. Nesses estudos, demonstrou-se que antes da puberdade há maior prevalência de meninos afetados, invertendo-se essa tendência após esse período.

São poucos os dados referentes à prevalência de cefaleia na população de crianças brasileiras. Em estudo realizado na cidade de Curitiba com 460 indivíduos entre 10 e 14 anos de idade, observou-se que 90% das crianças apresentaram pelo menos um episódio de cefaleia no último ano. Dessas, 45,4% tinham pelo menos um episódio por mês, sendo que 17,6% tinham mais de um episódio por semana.

A cefaleia é, portanto, queixa comum e, quando aparece de forma esporádica, não costuma atrapalhar as atividades da criança. No entanto, quando crônica, é importante causa de absenteísmo escolar.

CLASSIFICAÇÃO DAS CEFALEIAS

Em 1988, a Sociedade Internacional de Cefaleia (SIC) propôs uma classificação baseada nos novos conheci-mentos sobre o assunto, estruturada de acordo com o grau de complexidade diagnóstica. Essa classificação pretendeu categorizar os tipos existentes de cefaleia e não seus portadores e representou um avanço por possibilitar maior uniformidade diagnóstica, facilitar a comparação das pesquisas existentes e, também, por sua aplicabilidade tanto clínica como em pesquisa. No entanto, em relação ao paciente pediátrico, essa classificação foi alvo de constantes críticas pela dificuldade de utilização no cotidiano da prática clínica e pela baixa sensibilidade em diagnosticar as cefaleias nessa faixa etária.

Em 2004, foi lançada a segunda edição da Classificação Internacional das Cefaleias, que manteve princípios semelhantes à primeira com algumas modificações baseadas em novas evidências, como a adição de novos tipos e subtipos e a inclusão dos códigos da CID-10 (Organização Mundial da Saúde – Classificação Internacional das Doenças). Todas as cefaleias estão catalogadas em 14 grandes grupos, sendo os quatro primeiros representados pelas cefaleias primárias, e os demais, pelas cefaleias secundárias a determinada doença. A maioria das crianças com quadros recorrentes de cefaleia tem diagnóstico de cefaleia primária, particularmente os quadros de enxaqueca e cefaleia tipo tensão.

A classificação das cefaleias quanto ao seu aspecto temporal também pode auxiliar na abordagem clínica das crianças com cefaleia. Define-se como aguda a cefaleia representada por evento isolado sem história prévia semelhante. Nesses casos, quando houver associação com manifestações neurológicas, há necessidade de diagnóstico rápido. Os casos de cefaleias agudas e recorrentes, com quadros repetidos de maneira semelhante, na maioria das vezes relacionam-se às enxaquecas. Cefaleias crônicas e progressivas, com piora da intensidade e da frequência dos episódios, devem alertar o médico para a possibilidade de hipertensão intracraniana.

ABORDAGEM DIAGNÓSTICA

A abordagem diagnóstica do paciente com queixa de cefaleia requer a realização de anamnese e exame físico detalhados, sendo importante a inclusão de dados referentes às características da criança, à sua rotina de vida e à vivência de suas relações nos diversos grupos sociais aos quais pertence: família e escola. Para os adolescentes, acrescem-se dados referentes às experiências no trabalho e no grupo de amigos. Assim, deve-se explicitar, para a família e o paciente na primeira consulta, que outros encontros serão necessários antes de se estabelecer o diagnóstico definitivo e o tratamento adequado.

Também na primeira consulta é importante verificar qual a suspeita do paciente e da família sobre a causa do sintoma, pois não é infrequente encontrar o receio de que o médico diagnostique um tumor intracraniano. Esse dado é importante tanto para compreender o grau de ansiedade da família e do paciente, como para não os deixar sem nenhuma resposta a esse respeito ao final da consulta.

Em cerca de 90% dos casos o diagnóstico pode ser estabelecido pela história e pelo exame físico, sem necessidade de exames complementares.

Anamnese

Idade de início – grande parte das crianças pode ter apresentado cefaleia recorrente antes dos 6 anos de idade, porém sem que tenha sido identificada. A partir dos 6 anos de idade, há maior referência da criança à queixa de cefaleia, com pico ao redor dos 12 anos, quando ocorre predomínio no sexo feminino.

Caracterização da cefaleia

Intensidade – a intensidade do sintoma na criança deve ser inferida pela interferência nas suas atividades habituais. Portanto, deve-se perguntar o que a criança faz no momento da dor, se interrompe as atividades, vai deitar-se. Especialmente nos pré-escolares, é importante averiguar com os familiares se, no momento da dor, a criança tem expressão facial ou corporal de sofrimento, pois não é infrequente o encontro de crianças pequenas que falam que estão com dor, mas na verdade estão sentindo qualquer outro desconforto denominado por elas de dor de cabeça. A intensidade da dor não apresenta relação com a gravidade da doença, mas a mudança progressiva para quadros de maior intensidade ou com maior frequência pode indicar a necessidade de aprofundar a pesquisa diagnóstica.

Frequência – a frequência dos quadros dolorosos é um sinal indireto da repercussão da queixa no cotidiano dessas crianças e de sua família. A mudança do padrão da cefaleia com o aumento da intensidade e da frequência é um sinal de alerta que também indica a necessidade de aprofundar a pesquisa diagnóstica.

Duração – a maioria apresenta episódios de curta duração, raramente ultrapassando um período maior que 2 horas. O menor período das crises dolorosas das crianças em relação às dos adultos pode estar relacionado ao fato de a criança só parar suas atividades (geralmente as brincadeiras) quando a dor atinge seu pico máximo. A duração do episódio de dor não apresenta relação com a gravidade da doença.

Localização – de forma geral, quando indagada sobre a localização de sua dor, a criança costuma apontar toda a cabeça. Em crianças maiores, a localização frontal bilateral aparece mais frequentemente, mesmo nos casos típicos de enxaqueca. A localização hemicraniana é mais comumente descrita em adolescentes e nas crianças pré-púberes. A localização occipital aparece menos frequentemente como sede da dor na infância.

Caráter – geralmente, as crianças não sabem caracterizar o tipo de dor que sentem. A dor de caráter pulsátil, um dos critérios utilizados no diagnóstico de enxaqueca, parece ser mais comum nas crianças maiores e adolescentes do que nas crianças menores, provavelmente pela maior facilidade que elas têm em descrever seus sintomas.

Período de ocorrência – os quadros de enxaqueca podem ocorrer, preferencialmente, no período matutino. No entanto, crises matinais recorrentes ou que repetidamente despertam o indivíduo do sono são sinais de alerta importantes.

Pródromos – a presença de pródromos é pouco frequente em crianças, provavelmente pela dificuldade da descrição desses sintomas. Aparecem, geralmente, em pacientes maiores, sendo as auras visuais as mais frequentes.

Manifestações concomitantes – as crianças com enxaqueca apresentam mais comumente sintomas neurovegetativos acompanhando as crises dolorosas. Assim, é frequente a descrição de náuseas, vômitos e/ou dores abdominais, sendo também comum a descrição de palidez, fonofobia e/ou fotofobia. A presença de fonofobia ou fotofobia é mais facilmente observada ao indagar-se o comportamento da criança no momento da dor, quando geralmente é descrito que procura um lugar calmo e escuro para repousar. Vômitos persistentes com aumento de frequência ou de início recente são sinal de alerta para a presença de hipertensão intracraniana.

Fatores desencadeantes – a ansiedade aparece como fator desencadeante principal tanto nas crianças e adolescentes com cefaleia tipo tensão, como naqueles com enxaqueca. Muitos referem a preocupação com as avaliações escolares, com os conflitos na família ou na escola como fatores desencadeantes principais. Deve-se verificar se a cefaleia está relacionada com atividades que exigem esforço visual, como períodos de leitura e escrita. Em nosso país, a associação com a exposição solar é também frequente. São poucas as crianças ou os adolescentes que descrevem seus quadros dolorosos relacionados à ingestão de algum tipo de alimento. Outros fatores desencadeantes são jejum prolongado, fadiga e diminuição ou aumento das horas de sono. Nos adolescentes, aparecem também ingestão de bebida alcoólica e alterações hormonais no período menstrual (dois dias antes, até três dias após o início da menstruação). No entanto, é importante ressaltar que existe uma grande variabilidade de fatores desencadeantes entre os indivíduos e mesmo para cada indivíduo.

Fatores de melhora – o repouso e o sono aparecem como os principais fatores de melhora. É também importante a indagação sobre o uso de analgésicos, tendo em vista a possibilidade de abuso de alguns desses medicamentos em crianças e adolescentes com quadros frequentes de dor.

Fatores de piora – um dos critérios da SIC para o diagnóstico de enxaqueca é o agravamento da dor por atividades físicas de rotina como, andar ou subir escadas. Assim sendo, reitera-se a importância de indagar o comportamento da criança no momento da dor (se evita as atividades procurando o repouso) ou se há piora da dor com a atividade física.

Atitudes da família no momento da dor – é importante que o profissional de saúde identifique a atitude da família diante da queixa de cefaleia. Em algumas famílias, a criança só consegue fazer-se percebida por meio da dor. Em outras, a postura ansiosa em relação à dor pode estar atuando como um fator de manutenção dessa queixa.

Significado da dor para a família – é frequente a família procurar o atendimento médico receosa de uma doença grave associada ao sintoma. Nesse sentido, avaliar a criança e tranquilizar a família quanto ao diagnóstico têm efeito terapêutico.

Presença de outras dores – a simultaneidade ou a migração de sintomas dolorosos é frequente nessas crianças, sendo comum a associação com as dores recorrentes abdominais e em membros.

Presença de outros sintomas – cinetose (sinais neurovegetativos associados ao movimento), vômitos cíclicos e distúrbios de sono são sintomas mais comuns em crianças com enxaqueca. Queixas respiratórias como obstrução e prurido nasal, espirros em salva e tosse podem indicar a presença de rinossinusite. A associação do quadro doloroso com diminuição progressiva da acuidade visual, diplopia, quadros convulsivos recentes e outras manifestações neurológicas é sinal de alerta que indica a necessidade de investigação de hipertensão intracraniana. Nas crianças com hipertensão intracraniana, podem ser encontrados emagrecimento, baixo ganho pondoestatural e mudança no padrão de comportamento.

Antecedentes pessoais de dores recorrentes e/ou outros distúrbios – além da simultaneidade dos sintomas dolorosos, é também comum a ocorrência de outras dores recorrentes na história pregressa.

Antecedentes familiares de cefaleia e outras enfermidades crônicas – os quadros de enxaqueca apresentam alta incidência familiar. Cerca de 70 a 90% das crianças com enxaqueca apresentam familiares próximos (pais e irmãos) com o mesmo diagnóstico. Além disso, nas crianças com cefaleia recorrente é também comum a ocorrência de familiares com outras dores ou enfermidades crônicas. Nessas famílias, pode-se pensar em uma maior dificuldade de lidar com os conflitos, sendo o sintoma uma forma de comunicação entre os seus membros.

Exame físico

Além das medidas de peso, estatura e da pressão arterial em todas as crianças com cefaleia, deve-se obter a medida do perímetro cefálico, particularmente nas crianças de até 5 anos de idade. À inspeção geral, é importante observar se existem manchas café com leite na pele, marcador da neurofibromatose que pode manifestar-se com processos tumorais no sistema nervoso central. A presença de seis manchas café com leite com diâmetro maior ou igual a 0,5cm em crianças e superior a 1,5cm na puberdade sugere o diagnóstico de neurofibromatose, que deve ser investigada.

No exame físico especial, é importante a realização da rinoscopia anterior, a palpação dos seios da face, a avaliação da oclusão dentária e a palpação da articulação temporomandibular. A má oclusão dentária pode indicar alterações da articulação temporomandibular, que podem provocar cefaleia, geralmente biparietal, que piora com os movimentos mastigatórios. O exame da coluna, principalmente cervical, deve ser feito pela inspecção, pela mobilização do pescoço e pela palpação das vértebras, sendo também importante a palpação da musculatura paravertebral.

Durante a consulta, é importante a observação minuciosa do desenvolvimento da criança, analisando-se sua atitude, comportamento, estado emocional, atenção, memória, raciocínio, percepção e atividade. Além disso, o pediatra deve realizar exame neurológico sistematizado, incluindo o exame ocular, avaliando o tamanho das pupilas, o reflexo fotomotor e a motilidade ocular. Apesar de o exame de fundo de olho fazer parte do exame físico e neurológico, a maioria dos pediatras, em nosso meio, não foi treinada para realizá-lo. Vale ressaltar que o exame de fundo de olho normal, na presença de sinais de alerta para hipertensão intracraniana, não afasta a possibilidade desse diagnóstico, sendo necessário prosseguir na investigação laboratorial. Além disso, quando houver suspeita clínica de processo intracraniano, não se deve retardar a investigação específica, em função da espera no agendamento de consulta oftalmológica para a realização do exame fundoscópico.

Exames laboratoriais e seguimento ambulatorial

Não existem exames de rotina para a abordagem diagnóstica da criança com cefaleia. Os exames dependem das hipóteses cogitadas. A maior parte dos pacientes com quadro de cefaleia crônica não progressiva, sem sinais ou sintomas de alerta não necessita de exames de imagem.

A Academia Americana de Neurologia e a Sociedade Americana de Neurologia Pediátrica (2002), em documento com diretrizes para a abordagem diagnóstica de crianças com cefaleia recorrente, após revisão sistemática da literatura concluíram: a avaliação radiológica de rotina não está indicada em crianças com cefaleia recorrente e exame neurológico normal; exames de neuroimagem deverão ser considerados nas crianças com exame neurológico anormal (alterações focais, sinais de hipertensão intracraniana, alteração da consciência) e/ou coexistência de crises convulsivas e nas crianças com história recente de cefaleia, mudanças no padrão da dor ou a presença de sintomas associados que sugiram doença intracraniana.

Na presença de sinais de alerta para hipertensão intracraniana, deve-se encaminhar o paciente para avaliação neurológica ou, na impossibilidade dessa avaliação, aprofundar a investigação diagnóstica. Nesses casos, vale ressaltar que, mesmo que o pediatra solicite tomografia computadorizada de crânio e o resultado for normal, a investigação deve prosseguir.

FORMAS CLÍNICAS

Conforme comentado anteriormente, a maioria das cefaleias recorrentes em crianças são primárias, geralmente representadas pela enxaqueca e pela cefaleia tipo tensão. Além dessas, serão descritas outras entidades clínicas, lembradas pela sua gravidade ou pela frequência excessiva de suspeitas diagnósticas na prática clínica, como os vícios de refração e a sinusopatia.

Enxaqueca

Na classificação da SIC, a enxaqueca é subdividida em enxaqueca sem aura, enxaqueca com aura e outros tipos de enxaqueca e suas complicações.

Na prática clínica, não existe um exame laboratorial específico que comprove o diagnóstico de enxaqueca. Dessa forma, esse diagnóstico baseia-se, exclusivamente, na anamnese e no exame físico desses pacientes. No entanto, em muitas crianças de pouca idade é comum a dificuldade de caracterização dos sintomas. Assim, muitos pacientes com quadros de enxaqueca podem não ser assim diagnosticados, dependendo da idade em que se inicia a investigação clínica. Esse fato pressupõe, portanto, que em muitas situações o diagnóstico de enxaqueca no paciente pediátrico seja feito de forma evolutiva, durante o seguimento.

Enxaqueca sem aura – a enxaqueca mais frequente no paciente pediátrico é a enxaqueca sem aura, que costuma ser bilateral, mais comumente localizada em região frontal. A criança com enxaqueca apresenta, habitualmente, sintomas neurovegetativos associados aos períodos dolorosos, principalmente náuseas, vômitos e dor abdominal, sendo também descrita associação significativa com história de enxaqueca nos familiares próximos – pais e irmãos. A duração das crises costuma ser mais breve do que nos adultos, com extremos entre 10 minutos e um a dois dias, geralmente não excedendo 2 horas. Ressalte-se que alguns dos pacientes com enxaqueca sem aura podem apresentar pródromos (não caracterizados como aura), como palidez, mudanças de humor ou mudança no apetite precedendo a queixa de cefaleia.

Alguns autores propõem que, em crianças, toda cefaleia recorrente com períodos intercríticos sem anormalidade seja classificada como enxaqueca pelas seguintes razões: a pequena habilidade dos pacientes pediátricos em descrever as características da dor e dos sintomas associados; a forma muito semelhante de abordagem terapêutica entre a cefaleia tipo tensão e a enxaqueca sem aura; e a existência de alguns estudos demonstrando que esse tipo de enxaqueca e a cefaleia tipo tensão são formas diferentes de manifestação da mesma entidade. No quadro II-124 encontram-se listados os critérios da SIC para o diagnóstico de enxaqueca sem aura em crianças.

Quadro II-124 – Critérios da SIC para o diagnóstico de enxaqueca sem aura em crianças.

A) Pelo menos 5 ataques preenchendo os critérios de B a D
B) Cefaleia com duração de 1 a 72 horas, quando não tratadas ou tratadas sem sucesso (se a criança foi dormir com dor e acordou sem ela, o tempo de sono deve ser incluído na duração da dor)
C) Cefaleia com pelo menos 2 das seguintes características 1. Localização unilateral (em crianças pequenas a localização é geralmente bilateral; o padrão hemicraniano da cefaleia ocorre na adolescência ou no início da vida adulta) 2. Caráter pulsátil 3. Intensidade moderada ou intensa 4. Agravada por atividade física rotineira ou causando o afastamento dessas atividades
D) Pelo menos um dos seguintes sintomas durante a cefaleia 1. Náuseas e/ou vômitos 2. Fotofobia e fonofobia
E) As crises não são atribuídas a outras desordens

International Headache Society, 2004.

Enxaqueca com aura – a enxaqueca com aura é menos frequente em crianças, sendo responsável por apenas um terço das enxaquecas na infância. Acomete principalmente os adolescentes, provavelmente em consequência da dificuldade de caracterização dos sintomas relacionados à aura nas crianças mais jovens. A aura, geralmente visual, precede ou acompanha o quadro doloroso e dura entre 5 minutos e 1 hora. Aura mais prolongada pode ser sugestiva de comprometimento intracraniano.

De forma geral, salvo a maior frequência de dores unilaterais, os episódios dolorosos das enxaquecas com aura em nada diferem daqueles encontrados nas enxaquecas sem aura.

Enxaqueca complicada – na classificação da SIC, o termo enxaqueca complicada, utilizado anteriormente para identificar os quadros de enxaqueca associados com manifestações neurológicas, foi abandonado, estando a enxaqueca hemiplégica familiar, enxaqueca hemiplégica esporádica, enxaqueca retiniana, enxaqueca tipo basilar e as complicações da enxaqueca (enxaqueca crônica, *status* enxaquecoso, infarto enxaquecoso e a aura persistente sem infarto) descritas separadamente. Apesar da tendência atual em não se utilizar o termo enxaqueca complicada, em nossa opinião essa classificação tem a vantagem de representar um divisor que limita o campo de atuação do médico geral e do especialista. Embora o prognóstico do paciente com enxaqueca complicada seja geralmente benigno, ele deve ser sempre referido ao neurologista, tanto pela necessidade de diagnóstico diferencial com doenças intracranianas graves, como pela possibilidade de a evolução ser atípica, com presença de sequelas. Assim, quando o paciente apresentar hemiplegia, hemiparesia, afasia, disartria, dor ocular com paralisia ipsilateral do nervo oculomotor, troclear ou abducente, cegueira transitória, ataxia ou qualquer outra manifestação neurológica, deve ser encaminhado ao neurologista.

Cefaleia tipo tensão

Existe grande dificuldade na abordagem diagnóstica e epidemiológica da cefaleia tipo tensão. Na prática clínica, esse diagnóstico é feito por exclusão naquela criança com quadro clínico não sugestivo de enxaqueca ou de outras enfermidades.

Ao longo dos anos, as inúmeras definições propostas para esse tipo de cefaleia utilizaram características que levaram em conta a suposta relação causal com a contração dos músculos pericranianos ou com fatores emocionais, como problemas com a família ou com o desempenho escolar. No entanto, são muito conflitantes os resultados encontrados nos estudos que se dispuseram a avaliar o papel da contração anormal desses músculos na etiopatogenia desse tipo de dor. Por outro lado, a descrição dos fatores emocionais, atuando como principal desencadeante, em nada diferencia a cefaleia tipo tensão da enxaqueca, que também costuma apresentar exacerbações relacionadas a períodos de ansiedade.

As características da cefaleia tipo tensão propostas pela SIC como duração da dor entre 30 minutos e sete dias, bilateralidade, dor em aperto ou tipo pressão, dor de fraca a moderada intensidade, ausência de náuseas ou vômitos e ausência de fotofobia associada a fonofobia, em nada separam muitos dos casos de enxaqueca em crianças, visto a dificuldade própria dessa faixa etária em descrever o tipo de dor e seus sintomas associados. Em muitas crianças pequenas, a única descrição trazida inicialmente pela família é que, no momento da dor, a criança apresenta-se pálida, para suas atividades e, às vezes, adormece. Muitas dessas crianças, com o passar dos anos, conseguem definir mais claramente seu tipo de dor, sendo diagnosticadas como portadoras de enxaqueca.

Dessa maneira, o diagnóstico de cefaleia tipo tensão em crianças é feito na presença de dor de caráter contínuo, geralmente bilateral e sem os sintomas concomitantes típicos da enxaqueca. A localização em região occipital, típica da cefaleia por contração muscular no adulto, não é comum na infância.

Cefaleia e hipertensão intracraniana

A grande preocupação do pediatra e de muitas famílias, ao defrontar-se com uma criança com queixa de cefaleia recorrente, é a possibilidade da presença de um processo expansivo intracraniano. Embora a cefaleia seja comumente o primeiro sintoma de tumor cerebral, tumores cerebrais são causas pouco frequentes de cefaleia. Classicamente, a cefaleia secundária a tumores intracranianos apresenta evolução crônica e progressiva. No entanto, não existe cefaleia típica dos tumores intracranianos, seja por sua intensidade, seja por seu caráter ou localização.

A ocorrência de cefaleia nos pacientes com tumores intracranianos depende de sua localização e velocidade de crescimento. Os tumores supratentoriais, de crescimento lento, costumam causar mais quadros convulsivos, enquanto os tumores infratentoriais causam mais comumente cefaleia por obstruir a passagem do líquido cefalorraquidiano.

Os tumores cerebrais primários constituem o segundo tipo mais comum de neoplasias malignas na infância, situando-se em 60 a 70% das vezes na fossa posterior, sendo o astrocitoma e o meduloblastoma os mais diagnosticados. Dessa maneira, a cefaleia é um sintoma precoce e frequente nas crianças com tumores intracranianos.

Honig e Charney (1982), em um estudo clássico, retrospectivo, das características clínicas de 72 pacientes entre 1 e 16 anos de idade, com queixa de cefaleia secundária à presença de tumor intracraniano, encontraram que 94% apresentavam anormalidades ao exame neurológico e/ou ocular no momento do diagnóstico do tumor. Em 60 casos, esses sinais surgiram logo após o início da cefaleia. Em 55% desses casos, as alterações no exame neurológico e/ou ocular apareceram nas primeiras duas semanas, e em 85%, nos primeiros dois meses após o início da cefaleia. Nos pacientes com diagnóstico realizado após quatro meses do início da dor, a maioria apresentava indícios na história e/ou exame físico que, se considerados, possibilitariam a confirmação da presença do tumor intracraniano mais precocemente. Com base nesses resultados, os autores propuseram que as condições clínicas especificadas no quadro II-125 sejam utilizadas como sinais de alerta para a investigação de hipertensão intracraniana em crianças e adolescentes com cefaleia recorrente.

Quadro II-125 – Sinais de alerta para investigação de hipertensão intracraniana em pacientes com cefaleia recorrente.

Presença de alteração neurológica
Presença de alterações oculares como edema de papila, anisocoria, nistagmo, instalação de estrabismo, dificuldades visuais como diplopia e diminuição da acuidade visual
Vômitos persistentes com aumento na frequência ou de início recente
Mudança no padrão da cefaleia, com aumento na intensidade e na frequência
Cefaleia recorrente matinal ou que, repetidamente, desperta a criança
Crianças com desaceleração da velocidade de crescimento
Diabetes insipidus
Crianças com idade ≤ a 3 anos
Pacientes com neurofibromatose

Fonte: Honig e Charney, 1982.

Na casuística desses autores, os sinais de alerta propostos estão presentes em 96% dos pacientes com tumores intracranianos nos primeiros quatro meses após o início da cefaleia. Esse estudo também permite inferir que o início recente do quadro deve ser valorizado, sendo necessário o seguimento ambulatorial frequente para averiguar a evolução e a identificação de outros sinais que possam sugerir a necessidade de aprofundamento diagnóstico.

Conclui-se, portanto, que os sinais de alerta aqui propostos são referendados por diversos autores, com exceção ao que se refere à idade da criança no momento da queixa, que, para alguns, deveria estender-se até os 5 anos de idade.

A maioria das considerações feitas para o paciente com tumores intracranianos pode ser utilizada naqueles com outras causas de hipertensão intracraniana, como abscessos cerebrais, hematomas subdurais, hidrocefalia, neurocisticercose e pseudotumor cerebral ou, mesmo, malformações cerebrais.

Cefaleia recorrente e hipertensão arterial

Apesar de ser raro encontrar-se crianças ou adolescentes com cefaleia recorrente, cuja causa seja hipertensão arterial, julgamos importante salientar essa hipótese diagnóstica para enfatizar a necessidade de medir a pressão arterial em todas as crianças e adolescentes com essa queixa. Sabe-se que na criança com hipertensão arterial pode acontecer, apesar de não ser comum, que a queixa que demande o atendimento médico seja a cefaleia recorrente, podendo, inclusive, mimetizar o quadro de enxaqueca.

Cefaleia recorrente e sinusite

Embora a rinossinusite seja causa frequentemente aventada nas crianças com cefaleia recorrente, poucas são as que têm essa queixa que apresentam sinusopatia.

Como a mucosa que reveste o nariz é uma extensão da mucosa dos seios da face, os pacientes com sinusopatia frequentemente se apresentam com alterações no exame nasal, seja pela presença de hipertrofia de cornetos, seja pela alteração da coloração da mucosa ou pela presença de secreções. Nesses pacientes, é comum a história de infecção precedente de vias aéreas superiores ou de exacerbações de rinite alérgica.

A cefaleia pode aparecer como queixa associada à sinusopatia nas crianças em idade escolar. Crianças pré-escolares ou lactentes com esse diagnóstico costumam apresentar-se com queixa de tosse, irritabilidade, febre, rinorreia e obstrução nasal. No entanto, mesmo em escolares, a cefaleia isolada raramente é causada por sinusopatia, sendo fundamental a associação de sintomas ou sinais respiratórios ao aventar-se esse diagnóstico.

Resegue (1997), em estudo prospectivo das características clínicas e laboratoriais de 67 crianças e adolescentes de 3 a 13 anos de idade com queixa de cefaleia recorrente, atendidos no Ambulatório Geral do Instituto da Criança "Prof. Pedro de Alcantara", encontrou oito casos com sinusopatia. A autora observou associação estatisticamente significativa apenas entre história pessoal de rinite e diagnóstico de sinusopatia. Esses oito pacientes receberam antibioticoterapia por 14 dias. Em sete, houve melhora do quadro de cefaleia na primeira consulta após o tratamento. No entanto, nos retornos subsequentes houve recrudescência da dor, embora com intensidade e frequência diminuídas. Desses, quatro tinham o diagnóstico de enxaqueca. Apenas uma criança apresentou melhora completa do quadro, que recidivou durante um episódio de rinossinusite aguda. A autora concluiu que a rinossinusite raramente é a única causa de cefaleia recorrente e que a maioria dos pacientes com cefaleia recorrente associada a rinossinusite apresenta história de rinite. Além disso, a rinossinusite, quando presente, pode não ser a causa da cefaleia recorrente, mas apenas uma doença associada que deve ser tratada, sem encerrar, no entanto, a investigação diagnóstica do quadro.

Cefaleia e vícios de refração

Na prática clínica, a maioria das crianças com cefaleia recorrente é encaminhada para o oftalmologista com suspeita de apresentar vício de refração como causa da queixa. Embora alguns vícios de refração possam desencadear cefaleia, geralmente com características muito específicas, a maioria das cefaleias na população pediátrica não é originada por vícios de refração.

A cefaleia relacionada ao vício de refração origina-se não a partir desse problema propriamente dito, mas em decorrência do esforço contínuo exercido pelo músculo ciliar para corrigi-lo. Nesse sentido, a hipermetropia é o vício de refração mais habitualmente relacionado com cefaleia. Entretanto, esse tipo de esforço ocular é muito raro em crianças, devido a sua grande capacidade de acomodação. As crianças e os adolescentes com miopia podem apresentar cefaleia por contração muscular, devido ao esforço realizado ao tentar focalizar objetos localizados a grandes distâncias. Assim, a cefaleia decorrente de erros de refração ocorre após longos períodos de esforço visual, localiza-se, geralmente, em região frontal bilateral e melhora muito rapidamente após breve período de repouso visual.

Por outro lado, entre 7 e 14 anos de idade, cerca de 15% dos indivíduos apresentam erros de refração, sendo, portanto, relativamente comum a prescrição de lentes corretivas pelos oftalmologistas nessa faixa etária.

Resegue (1997), no estudo já referido, encontrou que, dos 53 pacientes que realizaram exame oftalmológico e foram acompanhados por mais de seis meses, nove apresentaram esse exame alterado. No entanto, quatro já faziam uso de lentes corretivas adequadas há mais de seis meses, sem mudança no padrão da dor. Dos cinco restantes, apenas um apresentou melhora completa do sintoma após a utilização dos óculos, durante os oito meses que permaneceu em seguimento ambulatorial. Era uma criança que apresentava história de cefaleia diretamente relacionada ao esforço visual, sempre após leitura ou atividades escolares que demandassem esforço visual.

Concluindo, o vício de refração raramente é a única causa de cefaleia recorrente. Muitas vezes, o paciente apresenta melhora temporária com o uso de lentes corretivas, sendo grande a recorrência do sintoma, se não houver abordagem adequada dos determinantes reais da dor. Nesses casos, não se pode desconsiderar o efeito placebo do uso das lentes.

ABORDAGEM TERAPÊUTICA

Como foi referido, a maioria dos casos de cefaleia recorrente em crianças e adolescentes é do tipo tensão ou enxaqueca. Geralmente, nas primeiras consultas, é difícil diferenciar essas duas etiologias, que muitas vezes se alternam. Na abordagem terapêutica desses casos, dois aspectos são relevantes: a tranquilização em relação à presença de doenças graves e a identificação de fatores desencadeantes da dor, pois, na maioria das vezes, não há necessidade de medicamentos.

Assim, o primeiro passo efetivo no tratamento baseia-se no estabelecimento do vínculo médico-paciente. Na grande maioria dos casos, a realização de anamnese detalhada, como a que foi acima proposta, e de exame físico pormenorizado são procedimentos fundamentais para o bom estabelecimento desse vínculo e também para a detecção de possíveis causas orgânicas. Muitas famílias procuram o médico com medo da ocorrência de doenças mais graves. A percepção do interesse do médico, do detalhamento da anamnese e do exame físico diminui em muito essa ansiedade, o que certamente contribui para a melhora do sintoma.

Ao final da primeira consulta, mesmo que não tenha sido possível definir o diagnóstico entre enxaqueca e cefaleia tipo tensão e identificar os fatores desencadeantes da dor, o pediatra já deve informar a família sobre os desencadeantes mais frequentes, destacando o papel da ansiedade. Mesmo nos casos típicos de enxaqueca, é preciso abordar o caráter multifatorial da cefaleia. Nesse momento, em muitas ocasiões, é importante salientar a necessidade de um período de acompanhamento para a realização do diagnóstico final e identificação dos fatores desencadeantes do sintoma.

Outro fator importante está na premissa da veracidade da dor, mesmo que essa esteja claramente associada à possibilidade de ganhos secundários. A pergunta, nesses casos, é: por que essa criança nessa família precisa ter dores para a obtenção desses ganhos? À medida que a família se tranquiliza a respeito da inexistência de doenças graves e passa a entender que quem precisa de suporte e atenção é a criança e não o sintoma, vai adquirindo condições de lidar com a dor de forma menos ansiosa, dando apoio à criança e auxiliando-a a superar suas dificuldades, buscando entender o que ela está querendo dizer por meio desse sintoma.

Não se trata, portanto, de seguir um roteiro de atendimento preestabelecido e infindável logo na primeira consulta. É necessário ouvir e retomar algumas questões nas consultas subsequentes. É preciso dar tempo para que a família reflita e perceba os desencadeantes e a própria representação do sintoma dentro do contexto familiar. Como, muitas vezes, a prática médica baseia-se no princípio da queixa-conduta, a não devolução à família de uma prescrição pode criar a falsa sensação para o médico de que a consulta não foi finalizada. Assim, quando não existe indicação para o uso de medicamentos, prescrevem-se exames; quando não existe a necessidade de exames, prescrevem-se orientações. E muitas dessas orientações são genéricas e preestabelecidas de acordo com os conceitos individuais do médico, sendo que muitas vezes não refletem as necessidades da criança em questão, nem se adaptam à realidade da família. É o caso, por exemplo, do exercício físico, panaceia para muitas queixas. Embora a prática de exercícios físicos seja saudável para qualquer criança, em muitas famílias essa simples orientação é mais um motivo de ansiedade, seja por dificuldade financeira, seja pela ausência de locais apropriados ou de fácil acesso para tal prática.

A consulta nesses moldes tem efeito terapêutico, seja por diminuir a ansiedade ao afastar-se a possibilidade de enfermidades graves, seja por devolver ao paciente o domínio do seu próprio corpo, conhecendo seu mal e os fatores desencadeantes, seja por possibilitar ao paciente a verbalização de sua dor.

No acompanhamento desses pacientes, também é importante o conhecimento do caráter recidivante da queixa; muitos deles conviverão com quadros recorrentes, geralmente relacionados a fatores desencadeantes conhecidos ou a períodos de maior ansiedade.

Outra ferramenta para a terapêutica e acompanhamento dessas crianças é o registro dos episódios dolorosos. Orienta-se os familiares, ou preferencialmente as próprias crianças, que anotem o dia e o horário de suas dores, as características, possíveis fatores desencadeantes e o que foi feito para que a dor melhorasse. Deve-se ressaltar, no entanto, que para algumas famílias esse procedimento pode levar a um dimensionamento maior do sintoma, na medida em que uma atenção maior é dada à dor.

Para a maioria das crianças, o repouso em local com pouca luz e barulho e o sono são suficientes para reparar o quadro doloroso. Para algumas crianças que não respondem com essas medidas, além da orientação de repouso em local tranquilo, as crises dolorosas podem ser tratadas com analgésicos comuns. Pretende-se uma proposta terapêutica que se fundamente no conhecimento da vida da criança e do adolescente, de suas relações familiares, na escola e de outros possíveis fatores emocionais que possam estar atuando como desencadeantes ou mantenedores dos períodos dolorosos.

Quando se faz a suspeita de doença sistêmica ou intracraniana já na primeira consulta, por meio da identificação de sinais de alerta, a investigação deve prosseguir geralmente em conjunto com especialistas, e o tratamento específico é determinado pela etiologia do sintoma.

Devem-se tratar as rinossinusites e corrigir os vícios de refração sem, no entanto, encerrar a investigação diagnóstica do sintoma.

Tratamento medicamentoso

Em relação ao tratamento medicamentoso da enxaqueca, existem dois grupos principais de drogas: as sintomáticas e as profiláticas das crises de dor.

Em decorrência das características das crises dolorosas da enxaqueca na criança, os medicamentos mais eficazes são aqueles de maior facilidade de uso e que apresentam início rápido de ação. Os analgésicos habitualmente utilizados, como paracetamol ou dipirona, são suficientes para o tratamento da crise de enxaqueca para a maioria das crianças e adolescentes. Os analgésicos anti-inflamatórios não esteroides (AINE) também apresentam eficácia clínica comprovada. Não há, entretanto, evidências comprovadas de diferenças entre as eficácias desses dois tipos de medicações, exceto quanto à atuação mais rápida do ibuprofeno. Cabe ressaltar, também, a necessidade da utilização das doses corretas desses medicamentos, pois é frequente o uso, por parte dos familiares, de subdoses. Além disso, deve-se evitar o uso frequente dessas medicações, pois podem acarretar o quadro de cefaleia crônica diária. Quando o indivíduo identifica a aura, recomenda-se que a medicação sintomática seja utilizada no início da sua manifestação. Para aqueles cujas crises de enxaqueca se apresentam com náuseas e vômitos intensos, a administração do analgésico junto com uma droga antiemética pode ser a melhor opção terapêutica. Outras opções disponíveis para o tratamento das crises de dor são os derivados do ergot, pouco utilizados em crianças, e o sumatriptano, que ainda não foi suficientemente testado nessa faixa etária.

Os derivados do ergot, tartarato de ergotamina, mesilato de diidroergotamina e outros são pouco utilizados em crianças, pois seu melhor efeito é obtido quando são administrados antes da instalação da crise dolorosa, sendo, portanto, pouco comum na enxaqueca sem aura, a mais comum em crianças. Acresce-se o fato de não ter sido definida a dose adequada por quilo de peso para essa faixa etária e, portanto, haver risco de intoxicação pela ergotamina, cuja dose tóxica é muito próxima da dose terapêutica. Os sintomas de intoxicação pelos derivados do ergot são tontura, cefaleia, náuseas, vômitos, diarreia, distúrbios cardiocirculatórios e de comportamento.

Os derivados de ergot foram pouco estudados nas enxaquecas em crianças. Em uma revisão sistemática sobre o tratamento medicamentoso da enxaqueca, Damen et al. (2005) encontraram apenas um estudo comparando o uso de derivados de ergot ao uso de placebo em crianças com enxaqueca. Nesse estudo, não houve diferença significativa no alívio da dor entre os pacientes dos dois grupos.

O uso de derivados de ergot também está associado a maior efeito rebote (retorno do quadro doloroso, horas após o uso da medicação) e a mais sintomas gastrintestinais. Nas diretrizes para o tratamento farmacológico da enxaqueca em crianças e adolescentes da Academia Americana de Neurologia e da Sociedade Americana de Neurologia Pediátrica (2004), baseadas em revisão sistemática sobre esse assunto, não há referência sobre o uso de derivados de ergot como abortivos da enxaqueca na criança ou no adolescente.

Os triptanos são agonistas dos receptores da serotonina. Em decorrência de sua ação seletiva sobre alguns receptores, esses agentes apresentam perfil de tolerabilidade superior ao da ergotamina. O sumatriptano foi o primeiro triptano introduzido no mercado, sendo o mais estudado e utilizado na prática clínica. Embora esteja disponível na apresentação oral, subcutânea e *spray* nasal, apenas essa última mostrou-se eficaz no tratamento das crises de enxaqueca em adolescentes.

Algumas crianças podem apresentar habituação com a utilização de determinado sintomático, mostrando resposta com a simples troca por outro da mesma categoria. O uso abusivo de medicações sintomáticas pode ocasionar cefaleia crônica induzida por drogas. Especial atenção deve ser dada à possibilidade da ocorrência da cefaleia de "rebote" (recorrência da dor após algumas horas do quadro inicial), sendo sempre importante considerar a vida média das drogas utilizadas.

A indicação do uso profilático de drogas é preconizada quando as crises de enxaqueca são muito frequentes e intensas, a ponto de determinar interferência significativa nas atividades diárias do paciente, e também quando há abuso das medicações sintomáticas. Deve-se evitar a preconização de terapêutica profilática com base apenas na frequência das crises. Quadros semanais de breve duração, que respondem rapidamente a analgésicos comuns podem não ser indicativos de terapia profilática. No entanto, quadros quinzenais de forte intensidade que provocam vários dias de absenteísmo escolar são mais incapacitantes e podem indicar a necessidade de profilaxia. Assim, a decisão de instituir o tratamento profilático vai depender de cada caso.

As drogas mais habitualmente utilizadas são o propranolol, os antagonistas da serotonina (pizotifeno e cipro-heptadina), os bloqueadores do canal de cálcio (flunarizina), a amitriptilina e o divalproato de sódio. Há, entretanto, poucos estudos confiáveis abordando o uso de medicamentos profiláticos para as crises de enxaqueca em crianças.

Em nossa experiência acumulada no atendimento realizado no Ambulatório Geral do Instituto da Criança, assim como na experiência de outros serviços universitários nacionais e internacionais de pediatria geral e neurologia, constata-se que, apesar de ser comum a criança ou o adolescente chegar na primeira consulta com queixa que, pela frequência e intensidade das crises de enxaqueca, teriam a indicação para uso profilático de drogas, raros são os pacientes que permanecem com esse quadro inalterado, a partir da abordagem diagnóstica e terapêutica acima proposta. Nessa perspectiva, somos de opinião de que não é atribuição do pediatra geral a introdução de medicação profilática em pacientes com enxaqueca e que esses raros casos devem ser encaminhados para o neurologista tanto para reavaliação do diagnóstico como para a instituição da terapia profilática. Em alguns pacientes, é importante também que o pediatra reavalie a necessidade de tratamento psicoterápico.

Ainda são poucos os estudos relacionados ao prognóstico das crianças com cefaleia. Bille acompanhou durante 40 anos um subgrupo de 73 indivíduos que apresentavam quadro de enxaqueca importante, da sua mostra original de 9.000 crianças. Nessa casuística, aos 25 anos de idade, 23% dos indivíduos não apresentavam mais os quadros de dor. No entanto, por volta dos 50 anos, mais da metade desse grupo ainda era sintomática. Os indivíduos do sexo feminino ou aqueles com mais tempo de queixa no momento do diagnóstico foram os que tiveram prognóstico mais desfavorável.

Em outro estudo, 227 crianças com diagnóstico de enxaqueca ou de cefaleia tipo tensão foram reavaliadas por volta de 7 anos após o exame inicial. Cerca de 30% das crianças e adolescentes estavam assintomáticos. Outros 20 a 25% mudaram para o diagnóstico de cefaleia tipo tensão ou vice-versa.

Pode-se concluir que, embora o conhecimento da doença e de suas manifestações seja importante, a percepção do indivíduo é a principal ferramenta utilizada no diagnóstico, na terapêutica e no acompanhamento desses pacientes.

APÊNDICE

ANALGÉSICOS COMUNS E AINH* USADOS NO TRATAMENTO SINTOMÁTICO DAS CRISES DE ENXAQUECA

Analgésicos

1. Paracetamol
   Dose: 10-15mg/kg/dose
2. Dipirona
   Dose: 6-10mg/kg/dose em crianças menores de 6 anos
         Até 2g/dia em crianças entre 6 e 12 anos
         Até 3g/dia em crianças maiores de 12 anos
3. Ibuprofeno
   Dose: 10mg/kg/dose
4. Naproxeno
   Dose: 10mg/kg/dose

Antieméticos

1. Metoclopramida
   Dose: 0,5mg/kg/dia, de 8/8 horas, até o limite de 15mg/dia
         Criança com idade inferior a 6 anos não deve receber mais do que 0,1mg/kg/dose
   1.1. Eucil
       Composição: comprimidos com 10mg de metoclopramida; gotas pediátricas com 4mg/ml; gotas adulto com 10mg/ml;
           xarope com 1mg/ml; ampolas com 10mg; e supositórios com 5 e 10mg
   1.2. Plasil
       Composição: comprimidos com 10mg; solução oral com 1mg/ml; ampolas com 10mg; e gotas com 4mg/ml

---

* AINH = anti-inflamatórios não hormonais.

BIBLIOGRAFIA

1. Bille B. Migraine in school children. Acta Paediatr 1962;(Suppl. 136):1. • 2. Bille B. A 40-year follow-up of school children with migraine. Cephalalgia 1997;17:488. • 3. Damen L, Bruijn JKJ, Verhagen AP, Berger MY, Passchier J, Koes BW. Syntomatic treatment of migraine in children: a systematic review of medication trails. Pediatrics 2005;116:295. • 4. Gherpelli JLD. Cefaleia na criança. Recomendações. Atualização de Condutas em Pediatria. Sociedade de Pediatria de São Paulo. 18:6-14, gestão 2004-2006. • 5. Headache Classification Committee of the International Headache Society. Classification and diagnostic criteria for headache disorders. Second Edition. Cephalalgia 2004;(Suppl 1):1. • 6. Honig PJ, Charney EB. Children with brain tumor headaches. Am J Dis Child 1982;136:121. • 7. Kienbacher C, Wober C, Zesch HE, Hafferl-Gattermayer A, Posch M, Karwautz A, et al. Clinical features, classification and prognosis of migraine and tension-type headache in children and adolescents: a long-term follow-up study. Cephalalgia 2006;26:820. • 8. Lewis D, Ashwal S, Dahl G, Dorbad D, Hirtz D, Prensky A, Jarjour I. Practice parameter: evaluation of children and adolescents with recurrent headaches. Report of the Quality Standards Subcommittee of the American Academy of Neurology and the Practice Committee of the Child Neurology Society. Neurology 2002;59:490. • 9. Lewis D, Ashwal S, Hershey A, Hirtz D, Yonker M, Silberstein S. Practice parameter: pharmacological treatment of migraine headache in children and adolescents. Report of the American Academy of Neurology Quality Standards – Subcomittee and the Practice Committee of the Child Neurology Society. Neurology 2004;63:2215. • 10. Resegue RM. Estudo da cefaleia recorrente em ambulatório geral de pediatria. Dissertação de Mestrado apresentada na Faculdade de Medicina da Universidade de São Paulo. São Paulo, 1997. • 11. Sillanpää M. Changes in the prevalence of migraine and other headaches during the first seven school years. Headache 1983;23:15. • 12. Sociedade Internacional de Cefaleia. Classification and diagnostic criteria for headache disorders, cranial neuralGIAS and facial pain. Cephalalgia 1988;8(Suppl. 7):9. • 13. Turk WR. Childhood migraine. Adv Pediatr 2000;47:161. • 14. Sociedade Brasileira de Cefaleia. Recomendações para o tratamento da crise migranosa. Arq Neuropsiqiatr 2000;58(2-A):371.

DOR ABDOMINAL RECORRENTE

Sandra Maria Callioli Zuccolotto

Dor abdominal recorrente é queixa frequente na infância e na adolescência que traz dúvidas ao pediatra quanto à sistematização da sua abordagem diagnóstica e terapêutica, pois, além de todos os problemas relacionados à questão da abordagem das dores recorrentes em geral, a literatura é particularmente controversa em relação à etiopatogenia da grande maioria dos casos representada por crianças e adolescentes sem doença orgânica como causa das dores.

Assim, diante de uma literatura muitas vezes contraditória, na abordagem aqui proposta estão presentes condutas que implicam uma opção, tendo como respaldo a revisão da bibliografia sobre o tema e a vivência prática no atendimento de crianças com dores recorrentes no Ambulatório Geral do Departamento de Pediatria da Faculdade de Medicina da Universidade de São Paulo (FMUSP).

Para diferenciar a queixa de dor aguda daquela que já existe há algum tempo, encontram-se na literatura dois conceitos: dor abdominal crônica e dor abdominal recorrente.

Alguns autores definem dor abdominal crônica como aquela que tenha pelo menos três meses de duração, enquanto outros consideram como crônica a dor que persiste por mais de um a dois meses.

O conceito de dor abdominal recorrente, definido por Apley e Naish em 1958 e que vigora até hoje, consiste na presença de pelo menos três episódios de dor, de intensidade suficiente para interferir nas atividades habituais da criança, por um período mínimo de três meses. Todavia, os casos com um ou dois meses de história, com características semelhantes àqueles que se encontram com três ou mais meses de evolução, podem ser definidos como dor abdominal recorrente, sem a necessidade de se esperar completar os três meses de recorrência da dor. A evolução, associada à história e ao exame físico feitos adequadamente, vai confirmar ou não o caráter recorrente da dor.

O que se observa na literatura é que há sobreposição dos dois termos (crônica e recorrente), sendo que muitas vezes eles são utilizados como sinônimos. Neste capítulo, optou-se pelo termo dor abdominal recorrente (DAR), tanto por ser o mais aceito na literatura como por descrever o que acontece na maioria das crianças e dos adolescentes – dores abdominais de evolução recorrente.

Os estudos que têm por objetivo conhecer a prevalência de DAR são poucos, realizados por meio de inquéritos em escolas, e os resultados encontrados variam de 8 a 17%, na faixa etária dos 4 aos 18 anos. Nem toda criança com dor abdominal recorrente busca tratamento médico. Assim, é interessante saber qual é a demanda dos pacientes com esta queixa para os serviços de saúde. Nessa perspectiva, também são poucos os trabalhos. Starfield et al. (1984), nos USA, encontraram que a queixa de DAR representava 2 a 4% das consultas em ambulatórios de pediatria geral, nos quais eram atendidos crianças e adolescentes.

Como as outras localizações de dores recorrentes, cefaleia e membros, a maioria das crianças e adolescentes com DAR não apresenta doença orgânica como etiologia e enquadra-se no diagnóstico da síndrome da dor abdominal recorrente (SDAR).

Por isso, na abordagem diagnóstica e terapêutica do paciente com essa queixa impõe-se a mudança do paradigma biomédico para o biopsicossocial, no qual os pressupostos do método clínico centrado no paciente norteiam a realização da consulta. É nessa perspectiva que este capítulo é apresentado.

ABORDAGEM DIAGNÓSTICA

Para a abordagem diagnóstica da criança com DAR, a anamnese e o exame físico são fundamentais.

Diante do fato de a grande maioria de crianças e adolescentes com dor abdominal recorrente não apresentar como etiologia doença orgânica, a abordagem diagnóstica e terapêutica do paciente com essa queixa requer a realização de anamnese ampliada, a qual inclui o conhecimento de como a criança vivencia as relações nos diversos grupos sociais aos quais pertence: família e escola. Para os adolescentes, acrescem-se dados referentes às experiências no trabalho e no grupo de amigos. Nessa perspectiva, é importante esclarecer a família e o paciente sobre a necessidade de algumas consultas antes de se estabelecer o diagnóstico definitivo e o tratamento adequado.

ANAMNESE

Na primeira consulta, geralmente o pediatra deve buscar, em primeiro lugar, entender as demandas dos pais e da criança/adolescente envolvidas na queixa, deixando-os discorrer sobre o problema livremente e, por meio de escuta atenta, entender as hipóteses deles sobre a queixa, os medos e as preocupações relacionados a ela, assim como as suas repercussões na vida da família e do paciente. Em seguida, passa-se para o detalhamento dos aspectos clínicos da queixa, buscando, em um primeiro momento, identificar a presença ou ausência de sinais clínicos de alerta para doença orgânica.

A apresentação dos itens da anamnese não representa a ordem da obtenção dos dados, mas uma forma de apresentação dos conteúdos significantes em cada um deles.

História da doença atual

• Descrição do primeiro episódio de dor e há quanto tempo tem a recorrência

É importante tentar identificar o primeiro episódio de dor, pois algumas vezes encontra-se história de quadro dramático com internação por hipótese de doença grave e, a partir de então, surge a dor recorrente. Por exemplo: criança de 8 anos de idade ficou internada por um dia com suspeita de apendicite, cujo diagnóstico foi afastado; os pais e a criança ficaram muito assustados com a possibilidade de cirurgia durante a internação; desde a alta, há 4 meses, a criança vem tendo DAR, sem sinais de alerta para doença orgânica.

• Natureza da dor

Intensidade – a intensidade do sintoma na criança deve ser inferida pela interferência nas suas atividades habituais. Portanto, deve-se perguntar o que a criança faz no momento da dor, se interrompe as atividades, vai deitar-se, pede colo. Especialmente nos pré-escolares, é importante averiguar com os pais se, no momento da dor, a criança tem expressão facial ou atitude corporal de sofrimento, pois não é incomum o encontro de crianças pequenas que falam que estão com dor, mas na verdade estão sentindo qualquer outro desconforto denominado por elas de dor abdominal. A intensidade da dor não apresenta relação com a gravidade da doença.

Frequência e duração – a frequência e a duração dos quadros dolorosos são sinais indiretos da repercussão da queixa no cotidiano dessas crianças/adolescentes e de sua família. Como no caso da intensidade, tanto a frequência quanto a duração da dor não apresentam relação com a gravidade da doença ou presença de doença orgânica.

Localização e irradiação da dor – a localização da dor no abdome é um dado importante na avaliação da criança, pois pode identificar sinais de alerta para investigação laboratorial de doença orgânica como dor persistentemente localizada em região periférica do abdome e dor com irradiação para o dorso (como na pancreatite) ou para a virilha (como na litíase renal). É comum durante a consulta, especialmente dos pré-escolares, quando a dor não está presente, a criança não saber referir sua localização. É importante, nessa situação, o médico não insistir para que a criança dê uma resposta, pois existe grande possibilidade de ela sentir-se pressionada ou induzida a dar uma resposta qualquer, sem que represente a realidade. Portanto, nesses casos, deve-se solicitar que, nos próximos episódios de dor, a mãe pergunte para a criança sua localização para que, no retorno, possa informar ao médico essa característica da queixa.

Caráter – quando se pergunta para a criança pré-escolar e até escolar como é a dor, geralmente ela não sabe descrever seu caráter: se em pontada, em peso, em cólica ou em queimação. O médico deve ter o cuidado de não induzir a resposta, nesses casos. Algumas crianças maiores e os adolescentes já conseguem descrever melhor essas características da dor.

Local de ocorrência e período do dia – em que período do dia as crises de dor costumam ocorrer e onde a criança está nesses momentos, na escola, na casa de parentes, na própria casa e aos cuidados de quem, contribui para a compreensão da queixa. Dores que repetidas vezes despertam o indivíduo do sono é sinal de alerta para investigação de doença orgânica. Vale ressaltar que se a dor fez a criança despertar do sono apenas uma vez, não está caracterizado o sinal de alerta, pois, para tanto, esse evento deve acontecer repetidas vezes.

Fatores desencadeantes – verificar se o paciente e/ou os pais conseguem identificar o que faz a dor aparecer. Verificar, também, se os períodos em que as crises de dor aumentam estão associados com épocas de realização de provas ou de campeonatos desportivos, pois podem auxiliar na elucidação diagnóstica por serem situações que geram ansiedade. No entanto, o fato de não haver relação da queixa de dor com esses períodos não afasta a possibilidade da SDAR. Assim, é importante que nos retornos seja questionada se foi identificada pelos pais e paciente aumento da frequência dos episódios de dor com períodos de vivência estressante.

Fatores de melhora – verificar se existe algum fator de melhora e quais tipos de tratamento já foram realizados. Além disso, é importante conhecer qual é a conduta dos pais no momento da dor, se utilizam alguma medicação ou chás, se fazem massagem ou se costumam ir ao pronto-socorro. Também tem importância saber a frequência de absenteísmo na escola devido à dor. Essas informações podem apontar, por vezes, que a ansiedade dos pais em relação à dor pode estar atuando como fator de manutenção da recorrência.

• Hipótese para a causa da dor feita pelos pais e o paciente

Perguntar especificamente durante a primeira consulta – "o que vocês acham que pode estar causando esta dor?". Nota-se, muitas vezes, que tanto o paciente como os pais estranham essa pergunta, pois não estão habituados a ser questionados pelos médicos sobre suas hipóteses para seus problemas de saúde. A resposta para essa questão pode dar a dimensão da preocupação dos pais com a queixa da criança/adolescente. É importante escutar também o que a criança/adolescente pensa sobre a dor e quais seus medos em relação a ela. Alguns exemplos: se a mãe responde quc sua hipótese para as dores recorrentes é de verminose, como em nosso meio é comum as crianças terem parasitose intestinal, pode-se inferir que ela não está preocupada com a existência de doença grave como causa da dor. No outro extremo, tem-se o caso no qual os pais suspeitam da existência de tumor intestinal no filho, porque o avô, que faleceu há alguns meses com esse diagnóstico, teve como manifestação inicial a queixa de dor abdominal recorrente. No último caso e em outros similares, a avaliação da criança e a tranquilização da família quanto ao diagnóstico têm efeito terapêutico. Portanto, é fundamental saber sobre os medos e as preocupações do paciente e dos pais em relação ao quadro de dor, além de conhecer as repercussões do problema na vida de todos os envolvidos.

• Uso habitual de medicamentos

Importante averiguar se existe o uso contínuo ou habitual de medicamentos e analisar se eles podem ter como efeito colateral o aparecimento de dores ou determinar complicações que possam explicar sua causa. Por exemplo: verificar se é comum o uso de ácido acetilsalicílico ou de outros anti-inflamatórios não hormonais que possam agredir a mucosa gástrica e causar desde irritação superficial da mucosa até gastrite e úlcera gástrica.

• Manifestações clínicas concomitantes

A história clínica deve ser completa, com enfoque especial na busca de manifestações que indiquem a presença ou ausência de sinais de alerta para doenças orgânicas. Assim, verificar se existe história de astenia, perda de peso involuntária, diminuição do apetite, febre recorrente, artrites, entre outros. O interrogatório deve ser detalhado, principalmente em relação aos aparelhos geniturinário e gastrintestinal. Assim, deve-se verificar se o padrão miccional é normal e se existe queixa de hematúria, disúria, polaciúria, sangramento gastrintestinal, vômitos persistentes e disfagia. Crianças com constipação intestinal podem cursar com crises de dor abdominal imediatamente antes da evacuação, ou mesmo alguns dias antes, ou ainda com dor abdominal vaga e recorrente, muitas vezes relacionadas com as refeições (ver capítulo Constipação intestinal). Quando a constipação intestinal estiver presente, ela deve merecer abordagem diagnóstica e terapêutica adequadas, sem, contudo, encerrar a investigação para SDAR.

• Presença de outras dores

A concomitância com outras dores recorrentes, como cefaleia e dores em membros, é frequente nas crianças sem causa orgânica.

Antecedentes pessoais

Além dos antecedentes clássicos da história pediátrica, desde o nascimento até o momento atual, deve-se dar ênfase à busca de outras manifestações de origem provavelmente emocional ou de reação ao ambiente psicossocial que a criança teve ao longo da vida. Assim, é importante verificar, desde o primeiro ano de vida, se a criança apresentou distúrbios do sono, diarreia crônica compatível com diagnóstico de cólon irritável, entre outras. Cada criança tende a reagir de uma maneira às suas dificuldades e conflitos. Muitas delas expressam esses problemas por meio de dores. A migração do local dos sintomas dolorosos na história pregressa, como dores em membros e cefaleia, é frequente nas crianças com síndrome da dor abdominal recorrente.

Antecedentes mórbidos familiares

Deve-se investigar especialmente a presença ou ausência de doenças de caráter hereditário que podem causar dor abdominal recorrente como anemia falciforme, litíase renal, doença inflamatória intestinal, úlcera péptica, entre outras. Além disso, deve-se verificar se existem familiares próximos (pais e irmãos) com queixa de dores recorrentes e/ou quadros de doença crônica na família, pois é mais comum o encontro das denominadas por Apley de "famílias doloridas" no grupo de crianças com DAR do que nas crianças sem essa queixa.

Conhecer a criança/adolescente

Conhecida a história clínica da queixa de dor, é necessário conhecer quem é a criança/adolescente. Para tanto, pode-se seguir o roteiro com os seguintes itens: rotina de vida; atividades preferidas; temperamento; mudança de comportamento; relacionamento com pais e irmãos, com colegas e professores; e relacionamento no grupo de amigos e no trabalho, no caso de adolescentes.

Quando os motivos da ansiedade da criança/adolescente se encontram centrados na escola, é interessante tentar especificá-los pelas informações obtidas da própria criança, da observação dos pais e até, dependendo do caso, pelas informações obtidas do professor, por meio de um relatório. Por vezes, as situações de *bullying* (violência entre colegas no espaço escolar) são de difícil identificação pela família, pois a criança é ameaçada pelos agressores se a situação se tornar pública. Assim, quando a criança se mostra contrariada em ir para a escola, essa possibilidade deve ser suspeitada e explorada com cuidado e persistência.

Conhecer a família

Não se restringe a conhecer os antecedentes mórbidos e a composição familiar, mas a dinâmica estabelecida entre os membros da família: pais, paciente e outros familiares que tenham importância na vida da criança/adolescente. É importante verificar a existência de eventos críticos na família como separação dos pais, nascimento de irmãos, morte de parentes, dificuldades financeiras, entre outros, por ocasião do surgimento ou aumento da frequência das dores; no entanto, se presente, deve ser interpretado com cautela, pois pode não haver relação direta do evento com o sintoma, encobrindo por vezes os determinantes reais. Não se deve esquecer de avaliar se existem situações de risco para violência doméstica (ver capítulo Violência contra crianças e adolescentes). Conhecer a ocupação e a escolaridade dos pais pode facilitar ao médico a escolha da forma de comunicação a ser estabelecida com eles, tanto na abordagem diagnóstica como terapêutica.

EXAME FÍSICO

O exame físico deve ser completo, com medidas de peso e altura e da pressão arterial. Deve ter sempre como objetivo afastar sinais de comprometimento do estado geral ou causas extra-abdominais para a dor que, apesar de raras, devem ser excluídas.

O exame específico de abdome deve ser feito procurando identificar se a dor é da parede do abdome ou mais profunda. Quando é muscular, observa-se que surge a dor com a palpação e movimentação do referido músculo. Pode haver hérnias na linha alba e nesses casos a criança aponta o local da dor coincidente com o da hérnia. Na percussão e palpação, procuram-se sinais de visceromegalias, tumorações e ascite. Deve-se avaliar a região perianal, pois alterações significativas nessa região pode associar-se a abuso sexual, doença de Crohn (fissura anal crônica, fístula perianal, úlcera perianal) e retocolite ulcerativa inespecífica (fissura anal aguda e, raramente, fístula anal).

INVESTIGAÇÃO LABORATORIAL

Para as crianças sem sinais de alerta à história e ao exame físico, especificados nos itens 1 a 6 do quadro II-126, recomenda-se como investigação inicial a realização de hemograma completo, uma prova de fase aguda (velocidade de hemossedimentação – VHS ou proteina C-reativa – PCR), análise de urina com sedimento quantitativo e protoparasitológicos de fezes, cuja interpretação será comentada adiante.

Em relação à ultrassonografia (US) de abdome, vale ressaltar que estudos realizados para utilizá-la como investigação inicial para triagem de doença orgânica nas crianças com DAR sem sinal de alerta não mostraram bom resultado. Van der Meer et al. (1990), para inves-

Quadro II-126 – Sinais de alerta identificados na história, no exame físico e nos exames iniciais, para prosseguir na investigação de doença orgânica.

1. Dor de localização abdominal periférica (distante do umbigo), constante no local
2. Dor que se irradia para as costas, a escápula ou os membros inferiores
3. Dor que desperta a criança/adolescente do sono repetidas vezes
4. Perda de peso involuntária
6. Outras evidências de doença orgânica à anamnese e/ou ao exame físico como parada ou desaceleração do crescimento, febre recorrente de origem indeterminada, vômitos significantes ou biliosos, visceromegalias, massas abdominais, anormalidades perianais, diarreia crônica, artrite, sangramento gastrintestinal, entre outras
6. História familiar de doença orgânica relevante (por exemplo: anemia falciforme, úlcera péptica, doença inflamatória intestinal, doença celíaca)
7. VHS ou PCR elevada ou alterações ao hemograma como anemia, leucocitose, morfologia celular alterada etc., e
9. Alterações à análise de urina

VHS = velocidade de hemossedimentação; PCR = proteína C-reativa.

tigarem o valor diagnóstico da US como *screening* em crianças com DAR, estudaram prospectivamente os resultados das US de abdome realizadas em 93 crianças com DAR, segundo os critérios definidos por Apley e Naish (1958). Os autores observaram apenas três crianças com problemas orgânicos (3,2%) diagnosticados pela US (rim duplo, agenesia renal unilateral e esplenomegalia), sendo que nenhum desses quadros tinha relação com a DAR. Shanon et al. (1990), estudando as US de abdome realizadas em 65 crianças e adolescentes de 3 a 17 anos de idade, portadores de DAR, encontraram resultado normal do exame em 81% dos casos, e nos 19% restantes, alterações que não tinham relação causal com a DAR.

Assim, é consenso que esse exame deve ser reservado para investigar hipóteses diagnósticas suspeitadas pela presença de sinais de alerta para doença orgânica, tais como cistos duodenais ou mesentéricos, hidronefrose, estenose da junção ureteropélvica, cálculos renais, tumores adrenais, cistos retroperitoneais, alterações ou abscessos hepáticos, cistos de colédoco, litíase biliar, cistos ou tumores pancreáticos, pâncreas anular, pancreatite. Se a dor for em fossas ilíacas, deve-se solicitar UG pélvica.

Portanto, a US de abdome é um exame importante quando existe a queixa de dor irradiada, dores localizadas em regiões periféricas do abdome, palpação de massas abdominais, com alteração da análise de urina como, por exemplo, na presença de hematúria (ver capítulo Hematúria).

Se houver leucocitúria à análise de urina, reavaliar a clínica para verificar a possibilidade de infecção do trato urinário e, então, se indicado, realizar coleta de urina para urocultura (ver capítulo de Infecção do trato urinário).

Na criança com anemia hipocrômica microcítica, além de se avaliar as condições de oferta e aceitação de alimentos ricos em ferro, pode-se solicitar a pesquisa de sangue oculto nas fezes para investigar doença inflamatória do trato gastrintestinal.

Elaboração e registro do diagnóstico – na primeira consulta, como já referido, busca-se elucidar as demandas dos pais e do paciente, conhecer as hipóteses deles para o surgimento da DAR, seus medos e preocupações associados à queixa, as repercussões do quadro clínico na vida da família e da criança e identificar se existem sinais clínicos de alerta para doença orgânica. No Ambulatório Geral do Departamento de Pediatria da FMUSP, nesse momento, registra-se como diagnóstico a queixa que trouxe o paciente e seus pais para a consulta, isto é, Dor Abdominal Recorrente, cuja etiologia se encontra em processo de esclarecimento. Posteriormente, com a complementação da história para o conhecimento detalhado sobre a vida da criança/adolescente e suas relações, os resultados dos exames laboratoriais iniciais e, se necessário, de outros definidos pela história, exame físico e evolução do quadro clínico, será estabelecido o diagnóstico final como, por exemplo, síndrome da dor abdominal recorrente ou litíase renal.

ETIOLOGIA

A grande maioria das crianças e adolescentes com queixa de DAR não apresenta doença orgânica (processo inflamatório, anatômico, metabólico ou neoplásico) que justifique o sintoma e enquadra-se no diagnóstico de síndrome da dor abdominal recorrente (SDAR). Nas primeiras pesquisas sobre DAR em crianças, feitas na população geral, o encontro de doença orgânica variava de 5 a 10% (Quadro II-127). Posteriormente, em alguns estudos de casuística, principalmente em serviços de atendimento terciário, têm sido descritas porcentagens maiores. No entanto, no estudo publicado em 2008 por Devanarayana et al., realizado em Sri Lanka, os autores encontraram, a partir de enquete em escolares de 5 a 15 anos de idade, que 13 das 55 crianças com DAR, segundo a definição de Apley, apresentavam-se com doenças orgânicas, representando 23,6% do total da casuística, distribuídas da seguinte forma: constipação intestinal – 7; infecção urinária – 2; urolitíase – 1; doença do refluxo gastroesofágico – 1; duodenite e artrite – 1; e amebíase intestinal – 1. Os autores relatam que optaram por considerar a constipação intestinal sem problema de base como causa orgânica para compararem com estudos que

haviam sido feitos no Sri Lanka. Quando se subtraem as crianças com constipação intestinal desse grupo com causas orgânicas, restam 6 em 55 com doença orgânica e DAR, o que representa cerca de 11% do total, mantendo, portanto, os valores dos primeiros estudos.

Entre as causas orgânicas nenhuma é predominante, no entanto, pode-se afirmar que a grande maioria se encontra no aparelho gastrintestinal ou geniturinário.

Quanto à etiologia das crianças e adolescentes com DAR, neste capítulo, além da SDAR, que representa a maioria dos casos das crianças com essa queixa, serão discutidos: doença ulcerosa péptica em conjunto com a dispepsia funcional, por ser hipótese habitualmente pensada na criança com dor epigástrica; parasitoses intestinais devido a sua prevalência em nosso meio; síndrome do intestino irritável e enxaqueca abdominal, por serem entidades cada vez mais descritas na literatura sobre DAR, sendo que a segunda tem correlação duvidosa com o quadro de DAR; e intolerância à lactose, por ser, também, frequentemente citada na literatura, embora seja uma etiologia inexpressiva de DAR.

Síndrome da dor abdominal recorrente

Verifica-se que a grande maioria das crianças com dor abdominal recorrente não apresenta doença orgânica. A terminologia utilizada ao longo do tempo para caracterizar esse grupo de crianças mostra que não existe consenso entre os autores em relação à etiopatogenia da dor.

MacKeith e O'Neill (1951), em um estudo sobre crianças com dor abdominal recorrente, citam vários autores que, a partir da década de 1920, enfatizavam a importância da tensão emocional como etiologia do sintoma na maioria das crianças com essa queixa. No entanto, a população estudada pelos diversos autores era heterogênea, não permitindo comparação entre os resultados das pesquisas realizadas. A partir de 1958, quando Apley e Naish, ao publicarem seu primeiro estudo sobre crianças com DAR, propuseram uma definição de DAR aceita internacionalmente, iniciou-se uma nova etapa no estudo da abordagem das crianças com essa queixa. Apley e Naish (1958) analisaram o comportamento do sintoma, identificando dois grupos de crianças com DAR, denominando-os de orgânico e psicogênico. Posteriormente, em 1977, Apley dividiu esses grupos em orgânico e não orgânico, justificando que essa seria a forma mais didática para conduzir os casos de crianças com DAR, apesar de registrar sua contrariedade em assumir a dicotomia corpo/mente, pois achava que "a criança doente está inteiramente doente". Observa-se que a perspectiva desse autor já incluía alguns dos pressupostos do que, vários anos após, foi definida como medicina centrada no paciente, na qual doença e adoecimento não são eventos que ocorrem separadamente no indivíduo.

Quadro II-127 – Doenças orgânicas que podem causar dor abdominal recorrente na infância e adolescência.

Causas gastrintestinais	**Causas urogenitais**
Hérnia de hiato	Infecção do trato urinário
Hérnias da linha alba	Hidronefrose
Hérnia inguinal	Obstrução de vias urinárias inferiores
Esofagite	Litíase renal
Úlcera péptica*	Crise dos rins móveis
Gastrite*	Rim policístico
Parasitoses intestinais**	Tumor renal
Doença de Hirschsprung	Torção de testículos ou de ovários
Divertículo de Meckel	Dismenorreia
Pólipos	Cisto ovariano
Doença de Crohn	Endometriose
Retocolite ulcerativa	Hematocolpo devido a hímen imperfurado
Neoplasias	**Outras causas**
Invaginação intestinal recorrente	Distensão de músculo da parede abdominal
Duplicação intestinal	Doença falciforme
Má rotação intestinal causando obstrução ou volvo	Púrpura de Henoch-Schönlein
Síndrome da artéria mesentérica superior	Porfiria
Pâncreas anular	Intoxicação por chumbo
Volvo do sigmoide	Acidose diabética
Corpo estranho ou bezoar	Hiperlipidemia familiar idiopática
Angioedema familiar	Doença do colágeno
Fibrose cística	Endocardite com embolia
Doença celíaca	Insuficiência cardíaca
Intolerância à lactose*	Tumores
Peritonite	Doença da coluna vertebral
Colecistite e colelitíase	Tumor cerebral
Pancreatite crônica	Dor desencadeada por exercício
Hepatite crônica	
Cirrose	
Tuberculose abdominal	

* Doenças discutidas no item Doenças ulcerosas pépticas.
** Doenças discutidas no texto.

Alguns autores, a partir da constatação de que os pais de crianças com DAR eram ou foram portadores de dores recorrentes, aventaram a hipótese de esse sintoma ser determinado geneticamente, enquanto outros interpretaram esse achado como um modelo de aprendizado da dor pela criança pelo contato com "famílias doloridas".

Barr (1983), citado por Levine e Rappaport, dividiu as crianças com DAR em três grupos: orgânico, disfuncional e psicogênico. Neste caso disfuncional, era considerada a dor gerada no abdome como resultado de funções fisiológicas que estariam temporariamente desajustadas como efeito das condições de vida. O grupo disfuncional também incluía casos descritos como não específicos ou de origem desconhecida. O grupo psicogênico seria aquele com determinação psicossocial ou emocional.

Levine e Rappaport (1984) propuseram um modelo conceitual de gênese da dor, no qual múltiplos fatores predisponentes convergem para gerar esse sintoma em graus diferentes de intensidade. Por um lado, destacam a presença de predisposição somática ou disfunção (síndrome do intestino irritável ou constipação intestinal funcional) ou distúrbio (isto é, doença orgânica) e, por outro, o temperamento da criança e o padrão de resposta às situações de ansiedade. Essas características da criança estariam sob influência do ambiente, de eventos críticos, do estilo de vida e de hábitos. Observa-se que os autores ensaiaram uma tentativa de diminuir o fracionamento corpo/mente/meio ambiente.

A busca de padrões de temperamento ou traços de personalidade nas crianças com DAR não tem tido sucesso. Acredita-se que não é especificamente o temperamento ou a personalidade da criança que determina o aparecimento da dor, mas sim a interação do paciente com seu meio familiar e social.

É interessante observar essa evolução da literatura, pois desde os primeiros autores do início do século, assim como Apley na década de 1950, Barr e mesmo Levine e Rappaport, todos aceitam que a origem psicogênica da

DAR é epidemiologicamente expressiva. No entanto, nesse percurso surge um grupo disfuncional, mal caracterizado quanto a sua etiopatogenia e que se confunde com a etiologia psicogênica.

Em 1997, houve um encontro em Roma de pediatras de vários países da Europa, do Canadá e dos Estados Unidos e que ficou conhecido como ROMA II (Rasquin-Weber et al., 1999), com o propósito de definir os critérios diagnósticos para distúrbios gastrintestinais funcionais (DGIF) em crianças, à semelhança do que havia sido feito anteriormente, também em Roma, em relação à população adulta (ROMA I). Desse encontro, originaram-se várias publicações em 1999. No final de 2004, um novo encontro foi realizado com ampliação da participação de países, inclusive com representantes do Brasil, denominado ROMA III, do qual saíram publicações em 2006 com revisão das recomendações feitas no ROMA II. Os responsáveis pela elaboração desses critérios referem conhecer a controvérsia gerada por eles, pois sabem que são imperfeitos, pois estudos com evidência sobre esse tema são raros, especialmente entre crianças e adolescentes.

Segundo o ROMA III, publicado por Rasquin et al. (2006), os DGIF são definidos pelas várias combinações de sintomas gastrintestinais crônicos ou recorrentes não explicados por anormalidades estruturais ou bioquímicas; e o sintoma dor abdominal na criança e no adolescente (dos 4 aos 18 anos de idade) está relacionado com os seguintes DGIF: a) dispepsia funcional; b) síndrome do intestino irritável; c) enxaqueca abdominal; e d) Dor Abdominal Funcional, para a qual é especificado o subitem d1, denominado Síndrome da Dor Abdominal Funcional, sendo que essas duas terminologias são complementares. Assim, de acordo com o ROMA III, o conceito de Dor Abdominal Funcional inclui a definição da periodicidade e do tempo de ocorrência dos episódios de dor, uma vez por semana, por no mínimo dois meses, e a caracterização dos episódios de dor, que devem preencher todos os seguintes critérios: 1. dor abdominal episódica ou contínua; 2. insuficiência de critérios para ser definida como outro DGIF; e 3. sem evidência de processo inflamatório, anatômico, metabólico ou neoplásico que explique os sintomas. Na mesma referência, o conceito de Síndrome da Dor Abdominal Funcional inclui, também, a definição da periodicidade e do tempo de ocorrência dos episódios de dor, uma vez por semana, por no mínimo dois meses, e a presença de Dor Abdominal Funcional em pelo menos 25% do tempo e que preencha um ou mais dos seguintes critérios: 1. alguma perda da atividade do dia; 2. presença de sintomas somáticos como cefaleia, dores nos membros inferiores ou distúrbios do sono. Observam-se na definição, tanto de dor abdominal funcional como da síndrome da dor abdominal funcional, que os critérios se assemelham com os dados definidos por Apley para o grupo de crianças denominado por ele ora como não orgânico, ora como psicogênico.

Nesse contexto da literatura e a partir da experiência acumulada no atendimento de crianças e adolescentes com essa queixa, a equipe de assistentes do Ambulatório Geral do Departamento de Pediatria da FMUSP tem optado por utilizar o termo "síndrome da dor abdominal recorrente" (SDAR).

A SDAR apóia-se nos conceitos especificados por Apley e é caracterizada por: crises recorrentes de dor abdominal suficientemente intensas para interromper as atividades habituais da criança/adolescente, por no mínimo três vezes nos últimos três meses; alta prevalência de dores recorrentes em outros locais (membros e cabeça) concomitante à queixa de DAR ou ao longo do tempo e parentes próximos (pais e irmãos) com dores recorrentes ou doenças crônicas. Na SDAR, consideramos que a gênese da queixa se encontra nos fatores psicossocias vivenciados pela criança ou adolescente.

Vale ressaltar que, entre os fatores psicossociais envolvidos na SDAR, deve sempre ser investigada a presença de situações que evidenciem risco de violência, tanto doméstica como escolar. Os quadros de dores crônicas ou recorrentes devem ser avaliados também sob a perspectiva da violência. Em vários estudos, têm-se encontrado a queixa de dores crônicas e recorrentes em adolescentes do sexo feminino e mulheres vitimizadas nas suas relações familiares. À semelhança da família, o ambiente escolar pode ser um local onde pode ocorrer violência contra crianças e adolescentes, quer por tratamentos humilhantes impostos por membros da equipe da escola, quer pelo *bullying*: comportamento agressivo contra colegas que são intimidados por apelidos, ofensas, humilhações, discriminações, roubos, agressões físicas ou sexuais, gerando dor, angústia e medo (ver capítulo Violência contra crianças e adolescentes).

Por fim, na SDAR, os de sinais de alerta para doenças orgânicas descritos no quadro II-127 estão ausentes.

Doença ulcerosa péptica e dispepsia funcional

É comum pensar em doença ulcerosa péptica em crianças e adolescentes com queixa de dor recorrente epigástrica, no entanto, esse diagnóstico nessa população não é frequente. Assim, julga-se importante discutir de forma detalhada os diagnósticos envolvidos nesses conceitos.

Doença ulcerosa péptica – é conceituada como lesões ulcerosas decorrentes da ação cloridopéptica da secreção gástrica sobre a mucosa do trato gastroduodenal e varia desde diversos graus de gastrite até franca ulceração (Blanchard e Czinn, 2007). Úlcera péptica é definida como lesão profunda que atinge a camada muscular da mucosa da parede gástrica ou duodenal.

As úlceras pépticas podem ser primárias ou secundárias. As úlceras secundárias, geralmente de curso agudo e gástricas, são decorrentes de uso de substâncias agressoras da mucosa gástrica, como, por exemplo, ácido acetilsalicílico, outros anti-inflamatórios não hormonais, corticosteroides e álcool; de situações de estresse físico/emocional, como, por exemplo, nos casos de queimadura extensa, internação em UTI, hipóxia e choque; e, mais raramente, estados hipersecretórios, como nas síndromes de Zollinger-Elison, do intestino curto e da mastocitose sistêmica. A úlcera péptica primária apresenta evolução em geral crônica, de início insidioso, de localização duodenal. Segundo Blanchard e Czinn, a úlcera péptica primária encontra-se frequentemente associada à presença da infecção por *Helicobacter pylori,* embora muitos casos sejam caracterizados como idiopáticos. A etiologia da úlcera primária é considerada multifatorial por muitos autores, isto é, na qual fatores genéticos, ambientais e psicossociais interagem de modo a determinar seu aparecimento.

Os sintomas de úlcera péptica variam de acordo com a idade, tornando-se mais específicos na adolescência. Antes dos 6 anos de idade, as úlceras pépticas são principalmente secundárias e agudas. A partir dos 6 anos de idade, começa a aumentar progressivamente a frequência de úlcera primária, de evolução crônica, sendo que é na adolescência que o número de casos se torna mais expressivo.

Silverman e Roy, citados por Boyle (1991), relataram que o ciclo dor-alimentação-alívio da dor é pouco frequente na úlcera primária de crianças. Eles sugerem que a úlcera péptica deva ser considerada nas seguintes circunstâncias: dor abominal que ocorre à noite e desperta a criança do sono ou no período da manhã ao acordar, vômitos recorrentes relacionados com a alimentação, anemia associada ao encontro de sangue oculto nas fezes e história familiar positiva para úlcera duodenal.

Tomomasa et al. (1986), em um estudo com 165 crianças e adolescentes de 6 a 15 anos de idade, com sinais e sintomas sugestivos de úlcera péptica, que haviam sido encaminhadas para realizar endoscopia, não encontraram nenhuma manifestação que isoladamente fosse capaz de predizer a presença de úlcera. Além disso, verificaram que a dor abdominal recorrente é um sintoma de alta sensibilidade para esse diagnóstico (86,2%), mas de baixa especificidade (21,5%), sendo o valor preditivo positivo desse sintoma para úlcera muito baixo (20,8%). Quanto ao tipo de dor que desperta a criança do sono repetidamente, a sensibilidade é baixa (13,8%), mas, no entanto, apresenta alta especificidade (94,6%). Também em relação à perda de peso, a especificidade foi alta (88,1%) e a sensibilidade baixa (22,2%). Por meio da análise multivariada, esses autores encontraram correlação de úlcera péptica com os seguintes sinais ou sintomas: dor relacionada à ingestão alimentar (quando ocorre regularmente antes ou após a refeição); dor epigástrica; vômitos; sangramento (hematêmese ou melena); e história familiar de úlcera (em parentes até o segundo grau).

O diagnóstico é feito pela endoscopia digestiva alta (EDA) que, quando solicitada, deve-se acrescentar ao pedido a realização de biópsia e a pesquisa do *H. pylori.*

Na maioria dos casos, o tratamento é essencialmente clínico com o uso de agentes antiácidos como os bloqueadores dos receptores H_2 (cimetidina, ranitidina, famotidina) ou os inibidores da bomba de prótons (omeprasol, lanzoprasol). Durante o tratamento, recomenda-se evitar alimentos que possam piorar os sintomas (cafeína e alimentos gordurosos e muito condimentados) e o uso de medicamentos agressores da mucosa gástrica como anti-inflamatórios. É fundamental investigar os aspectos psicossociais que podem estar envolvidos no aparecimento da doença.

A decisão de confirmar o diagnóstico com EDA ou observar a resposta ao tratamento na suspeita de doença péptica ulcerosa deve ser individualizada. Quando for diagnosticada a presença de *H. pylori,* deve-se proceder ao tratamento específico para essa infecção.

Dispepsia funcional – cada vez mais citada na literatura pediátrica e cuja definição, segundo o ROMA III (Rasquin et al., 2006), inclui a periodicidade e o tempo de ocorrência do sintoma (dor ou desconforto), como pelo menos uma vez por semana por no mínimo dois meses, e a presença de todos os seguintes critérios: 1. dor ou desconforto na área superior do abdome (acima do umbigo); 2. sintoma (dor ou desconforto) que não se alivia com a evacuação; 3. o surgimento do sintoma (dor ou desconforto) não esteve associado à mudança da frequência das evacuações ou da consistência das fezes; e 4. sem evidência de processo inflamatório, anatômico, metabólico ou neoplásico que explique o sintoma. O quadro fisiológico nessa entidade tem sido descrito como retardo no esvaziamento gástrico e alteração da motilidade antroduodenal. Problemas de ordem psicossocial costumam estar associados à dispepsia funcional, determinando, portanto, o quadro fisiológico descrito.

O desconforto no abdome superior pode ser caracterizado pela presença de diferentes sintomas, tais como empachamento, saciedade precoce, distensão, necessidade de arrotar, enjoos, náuseas ou vômitos. Além de esses sintomas serem de difícil descrição pelas crianças menores de 7 a 8 anos de idade, devido ao desenvolvimento linguístico na infância, outra dificuldade encontra-se no fato de os sintomas da dispepsia funcional serem similares aos de doenças orgânicas como esofagite, gastrite, duodenite, entre outras. Apesar disso, no ROMA III (Rasquin et al., 2006) fica claro que não é obrigatória a realização de endoscopia digestiva alta (EDA) para o diagnóstico de dispepsia funcional, na ausência de sinais de alerta para doença orgânica.

Nesses casos, a recomendação da EDA associada à pesquisa de *Helicobacter pylori* restringe-se àqueles pacientes com persistência de sintomas na vigência do uso de medicação antiácida por mais de quatro semanas ou naqueles que apresentam recorrência dos sintomas após a suspensão dessa medicação.

Como para o tratamento da doença ulcerosa péptica, a medicação recomendada para controle do sintoma de dor da dispepsia funcional é um dos agentes antiácidos, como os bloqueadores dos receptores H_2 (cimetidina, ranitidina e famotidina) ou os inibidores da bomba de prótons (omeprasol, lanzoprasol), por quatro a seis semanas.

Parasitoses intestinais

Uma conduta muito comum em nosso meio é limitar a abordagem da criança com queixa de DAR à prescrição de vermífugos. Esta conduta parte do seguinte pressuposto: como as enteroparasitoses são de alta prevalência em nosso meio, elas aparecem como responsáveis pela maioria dos casos de DAR, apesar de não existirem estudos controlados confirmando tal hipótese. Na estrongiloidíase, dor abdominal epigástrica em queimação, semelhante à que ocorre na síndrome ulcerosa, pode acontecer em associação com diarreia. Alguns autores advogam que a giardíase pode provocar quadro de dor abdominal recorrente associado a diarreia recorrente, plenitute pós-prandial e náuseas.

No entanto, a abordagem da criança com queixa de DAR é mais complexa, pois observa-se que vários pacientes, apesar da cura parasitológica, permanecem com a queixa. Por outro lado, mesmo quando existe melhora do sintoma após o tratamento, muitas vezes essa resposta é transitória, provavelmente devido ao efeito placebo da droga. Assim, recomenda-se que, nos casos de DAR, as parasitoses intestinais sejam investigadas e tratadas, sem, contudo, interromper a abordagem diagnóstica.

Síndrome do intestino irritável

Definida pelo ROMA III (Rasquin et al., 2006), como a presença de dor ou desconforto abdominal pelo menos uma vez por semana por no mínimo dois meses, com o encontro de todos os seguintes critérios: 1. dor ou desconforto abdominal associado a dois ou mais dos seguintes sintomas por pelo menos 25% do tempo: a) melhora com a evacuação, b) início da queixa associado com mudança na frequência das evacuações e c) início da queixa associado com mudança na consistência das fezes; e 2. sem evidência de processo inflamatório, anatômico, metabólico ou neoplásico que explique os sintomas.

Os sinais de alarme para doenças orgânicas estão ausentes, não existe comprometimento do desenvolvimento pondoestatural e o diagnóstico diferencial com

giardíase deve ser pensado quando essa infecção for endêmica. O quadro fisiológico descrito é de hipersensibilidade visceral, para o qual advoga-se a possibilidade de predisposição genética e associação com eventos estressantes na vivência da criança. Não existe tratamento específico recomendado para crianças e adolescentes na literatura.

Enxaqueca abdominal

Segundo o ROMA III (Rasquin et al., 2006), todos os seguintes cinco critérios devem ser preenchidos por duas ou mais vezes nos últimos 12 meses: 1. episódios paroxísticos de dor periumbilical com duração de 1 hora ou mais; 2. períodos de semanas a meses entre os episódios de dor, nos quais ocorre retorno às condições habituais de saúde; 3. dor que interfere com as atividades habituais; 4. dor associada a dois ou mais dos seguintes sintomas: a) anorexia, b) náuseas, c)vômitos, d) cefaleia, e) fotofobia; 5. sem evidência de processo inflamatório, anatômico, metabólico ou neoplásico que explique os sintomas.

Analisando-se esses critérios, pode-se notar que a definição de enxaqueca abdominal e SDAR são muito semelhantes, a não ser pela inclusão do critério número 4, no qual a dor deve estar associada a dois ou mais dos seguintes sintomas: a) anorexia; b) náuseas; c) vômitos; d) cefaleia; e) fotofobia. Sabe-se que não é incomum a enxaqueca na criança apresentar-se com vômitos ou náuseas e fotofobia associados sempre à presença de cefaleia. E não é incomum, também, o sintoma dor abdominal estar presente nesse quadro, tanto que ele faz parte dos critérios de Prensky, utilizado anteriormente para a definição de enxaqueca em crianças. Na longa experiência do grupo de assistentes do Ambulatório Geral do Departamento de Pediatria da FMUSP, no atendimento de crianças com dores recorrentes, não se identificou nenhum caso em que criança com DAR apresentasse fotofobia na ausência de cefaleia. Não é incomum o encontro de alguns episódios de dor abdominal associados a náuseas ou vômitos em crianças com SDAR. Além disso, na literatura, verifica-se que os critérios estabelecidos para a elaboração têm mudado com muita frequência nos últimos 20 anos. Portanto, como não há evidência da existência dessa entidade associada à DAR, deve-se evitar o uso de medicações profiláticas de enxaqueca em crianças com DAR, pois nenhuma medicação é inócua e o efeito placebo não pode ser descartado.

Intolerância à lactose – segundo Heyman do Comitê de Nutrição da Academia Americana de Pediatria (AAP), 2006, intolerância à lactose é uma síndrome clínica com um ou mais dos seguintes sintomas: dor abdominal, diarreia, náuseas, flatulência e/ou distensão após ingestão de lactose ou de substâncias alimentares que contêm lactose. A quantidade de lactose que causa sintomas varia em cada indivíduo, dependendo da quantidade de lactose consumida, do grau de deficiência de lactase e da forma do alimento no qual a lactose é ingerida.

Durante a década de 1970, vários trabalhos surgiram na literatura apontando a intolerância à lactose como etiologia muito frequente na população de crianças com DAR, variando de 28 a 80% dos casos. Todos esses trabalhos tinham como principal crítica metodológica o estudo não ser duplo-cego em relação à resposta à dieta de exclusão de lactose. Como a dor é um sintoma no qual a interferência de fatores psicológicos e emocionais determina diferença na resposta ao tratamento, torna-se fundamental, para avaliar qualquer forma de terapêutica, o uso de método controlado duplo-cego. Em 1982, Wald et al., utilizando essa metodologia, verificaram que a maioria das crianças com DAR não era má absorvedora de lactose e que a melhora da dor durante a eliminação de lactose da dieta não era achado específico das crianças com má absorvedoras, pois o grupo dos que apresentavam absorção normal de lactose também melhorou com a dieta de exclusão. Barr et al. (1986) realizaram estudo prospectivo duplo-cego e encontraram que a intolerância à lactose é clinicamente significativa em pequena porcentagem de crianças com DAR. Lebenthal (1981), em estudo com 103 crianças com DAR, encontrou que, após 12 meses de dieta com eliminação de leite, o desaparecimento da dor foi semelhante em absorvedores e má absorvedores de lactose. Além disso, a intolerância à lactose não é uma entidade frequente na população em geral. A DAR causada por intolerância à lactose pode ser considerada um evento raro.

ABORDAGEM TERAPÊUTICA

Quando se encontra uma doença orgânica como causa da dor, tratamento específico deve ser instituído, com a ressalva de que este não se esgota na prescrição de medicamentos e/ou de medidas para alteração de hábitos, mas requer abordagem do componente subjetivo da criança/adolescente que pode estar envolvido na gênese e/ou ser secundário ao sofrimento crônico determinado pela doença. Enfim, para que a consulta seja eficiente, devem-se abordar as questões relacionadas à doença e ao adoecimento do paciente, nos pressupostos do método clínico centrado no paciente, tanto para crianças e adolescentes com DAR de etiologia orgânica como para aqueles com SDAR.

Ao final da primeira consulta, nos casos em que não foram encontrados sinais de alerta para a presença de doença orgânica, é importante que o pediatra informe aos pais e ao paciente que, na maioria das crianças/adolescentes com dor abdominal recorrente, esse sintoma pode ser uma forma de expressão de problemas de ordem psicossocial, isto é, as dores podem ser manifestação de vivências que estão provocando ansiedade na criança/

adolescente. Isto é importante, pois introduz uma hipótese que não havia sido, até então, aventada por muitos pais e que vai requerer o aprofundamento do conhecimento das relações da criança na família e na escola. Além disso, ao se colocar a possibilidade de problemas de ordem psicossocial na gênese do sintoma, introduz-se a hipótese da SDAR que é, epidemiologicamente, muito mais frequente do que, por exemplo, as doenças do aparelho urinário que também estão sendo investigadas pela solicitação da análise de urina entre os exames laboratoriais iniciais. O espectro de reações dos pais a essa hipótese é grande, variando desde a total discordância, até o reconhecimento imediato dessa possibilidade.

A tranquilização dos pais e da criança/adolescente é fundamental na abordagem terapêutica. Quando existe receio de uma doença específica por parte dos pais ou do paciente, na maioria das vezes é possível apontar, já na primeira consulta, que os dados que falam contra ele ser portador da doença cogitada. Vale lembrar que o exame físico completo também tem efeito tranquilizador para a família, pois mostra que o médico está desempenhando seu papel com competência, tentando identificar ou afastar problemas graves.

No retorno dos casos sem dados clínicos incluídos nos sinais de alerta e em posse de resultados normais dos exames laboratoriais inicias, confirma-se a ausência de sinais de alerta para a presença de doença orgânica e, geralmente, é possível realizar a hipótese diagnóstica de SDAR. A ausência de sinais de alerta dá ao pediatra a segurança necessária para transmitir confiança à família sobre a inexistência de doença orgânica, importante fator na abordagem terapêutica da criança com SDAR. Nesse momento, é importante deixar claro que, apesar de o paciente não ser portador de doença orgânica, ele deve ser acompanhado para que o médico possa identificar, junto com os pais, os fatores desencadeantes da dor. Deve-se esclarecer que a dor é real, apesar da ausência de doença orgânica. O uso da analogia da dor abdominal presente na SDAR com a cefaleia tensional facilita a compreensão dos pais a esse respeito, pois a maioria dos adultos já teve cefaleia intensa em períodos de maior ansiedade, podendo então reconhecer que é possível sentir dor intensa, apesar de não haver doença grave subjacente como, por exemplo, tumor intracraniano. Dessa forma, os pais podem compreender também que a criança tem dois sofrimentos reais. Um é a dor física no abdome, e o outro, o sofrimento psíquico (angústia ou ansiedade) que a criança não está conseguindo expressar de outra forma e que aponta para a necessidade de tentar compreender o que ela está querendo dizer com o sintoma.

McGrath (1994) relata que as crianças com dores recorrentes são extremamente ansiosas em relação à verdadeira etiologia da dor. Muitas crianças com dores recorrentes apresentam episódios de dor em resposta a situações estressantes que elas têm dificuldade de reconhecer e resolver de modo mais elaborado. Outras vezes, as emoções são reprimidas e eventualmente aliviadas pelos episódios de dor. Com certa frequência, os episódios de dor são motivo para os pais afastarem temporariamente a criança das situações de estresse, além de também determinarem benefícios secundários, como aumento da atenção dos familiares. Como resultado, sua resposta corporal ao estresse é gradativamente reforçada e, assim, os episódios de dor podem tornar-se uma reação protetora involuntária que recorre nas situações potencialmente estressantes. A incapacidade de identificar e de expressar os sentimentos geralmente está presente na criança com dor recorrente. À medida que a criança consegue reconhecer e expressar seus sentimentos, a frequência e a intensidade dos episódios de dor diminuem.

É nessa perspectiva que se insere o efeito terapêutico da consulta, quando há abordagem abrangente durante a anamnese. Perguntar sobre a rotina de vida da criança e das suas relações intra e extrafamiliares possibilita à família identificar problemas nessas relações e buscar formas de solucioná-los. Assim, é frequente, após uma primeira consulta feita adequadamente, a criança voltar com alívio importante da queixa. Como os pais dificilmente relatam as mudanças ocorridas nas relações com a criança, pois geralmente não são percebidas pela própria família, muitos pediatras ficam atônitos diante da melhora da queixa, concluindo, de forma reducionista, que o caso não era tão complicado quanto parecia.

Entretanto, a partir do momento em que os pais aceitam a hipótese de que a SDAR é uma manifestação de ansiedade e de sofrimento que a criança não consegue expressar verbalmente, eles passam a colaborar com o pediatra na identificação de fatores que podem estar envolvidos na gênese da dor. Não se pretende com isto que o pediatra assuma o papel de psicólogo ou psiquiatra, mas que desenvolva a capacidade de escutar a criança e sua família e de perguntar o motivo de muitas condutas assumidas em relação à criança. Por exemplo, a mãe conta ao pediatra que a filha única de 8 anos de idade tem reclamado muito porque não a deixa mais brincar com os vizinhos. Nesse momento, o pediatra ao perguntar para a mãe o por quê desta conduta faz com que ela esclareça para si e para a criança os motivos dessa proibição, fato que favorece o estabelecimento de um diálogo aberto entre as duas sobre a vida da filha. No momento em que os pais se dispõem a responder questões dessa natureza, abre-se espaço para que eles reflitam sobre atitudes muitas vezes automáticas e pouco elaboradas e a criança expresse seus sentimentos.

Deve-se ter o cuidado, também, de identificar se as soluções propostas pela família ou pela própria criança ou adolescente estão sendo para afastar o paciente de todas as situações que geram ansiedade. Quando isto estiver ocorrendo, cabe ao pediatra apontar que devem existir outras formas de se enfrentar o problema. Por exemplo, se a dificuldade estiver centrada na adaptação da criança à escola, em vez de imediatamente retirá-la ou afastá-la da escola, a família pode entrar em contato com o professor, para identificar as dificuldades e tentar encontrar formas de facilitar sua adaptação. Na medida em que a família se tranquiliza a respeito da inexistência de doença orgânica grave, ela tem condições de lidar com a dor de forma menos ansiosa, dando apoio à criança e auxiliando-a a superar suas dificuldades.

Portanto, na SDAR, o pediatra pode atuar como um agente facilitador na identificação dos problemas e na busca de soluções que devem ser definidas sempre pelos pais e o paciente e não pelo médico, pois apenas eles podem avaliar as reais condições disponíveis para grandes mudanças, como, por exemplo, troca de escola.

Pacientes com distúrbios graves de conduta necessitam de atenção psicológica especializada, mas a grande maioria das crianças com SDAR pode ser tratada exclusivamente pelo pediatra.

É comum a utilização de medidas caseiras como chás, massagens e compressas quentes no momento da dor. Quando essas medidas não aliviam o sintoma e a dor é intensa, alguns autores recomendam o uso de antiespasmódicos neste momento, embora não existam estudos que comprovem a eficácia dessas drogas, pois a melhora pode ser devida ao efeito placebo dessa conduta. Vale ressaltar que a abordagem terapêutica não deve estar centrada no uso de medicamentos, pois o objetivo é tratar a criança e não apenas o sintoma.

PROGNÓSTICO

O prognóstico das crianças com DAR sem etiologia orgânica é bom. Estudos mostram que cerca de 30 a 50% dos pacientes apresentam remissão completa do sintoma, em duas a seis semanas após a realização do diagnóstico, desde que a abordagem seja semelhante à proposta neste capítulo. Entretanto, estudos a longo prazo apontam que 30 a 50% das crianças com DAR terão esse sintoma na vida adulta, embora em 70% desses casos o sintoma não limite as atividades habituais do indivíduo.

Considerando os sinais de alerta referidos e os exames laboratoriais básicos, vários trabalhos de seguimento a longo prazo, por até 20 anos, mostraram que essa abordagem é suficiente e segura para não deixar de diagnosticar as causas orgânicas quando presentes.

BIBLIOGRAFIA

1. Apley J, Mac Keith R, Meadow R. The child and his symptoms. A comprehensive approach. 3rd ed. Oxford: Blackwell; 1978. • 2. Apley J, Naish N. Recurrent abdominal pains a field survey of 1000 school children. Arch Dis Child 1958;33:165. • 3. Apley J.

Dor abdominal na criança. 2ª ed. São Paulo: Manole; 1977. • 4. Barr RG et al. Recurrent abdominal pain due to lactose intolerance revisited. AJDC 1986;140:302. • 5. Blanchard SS, Czinn SJ. Peptic ulcer disease en children. In: Kliegman RM, Behrman RE, Jenson HB, Stanton BF. Nelson textbook of pediatrics. 18th ed. 2007. Disponível em www. mdconsul.com • 6. Boyle JT. Chronic abdominal. In: Walter AW et al. Pediatric gastrointestinal disease. Philadelphia: BC Decker; 1991.p.45. • 7. Christensen MF, Mortensen O. Long term prognosis in children with recurrent abdominal pain. Arch Dis Child 1975;50:110. • 8. Crushell E, Rowland M, Doherty M et al. Importance of parental conceptual model of illness in severe recurrent abdominal pain. Pediatrics 2003;112:1368. • 9. Devanarayana NM, Harenga de Silva DG, Janaka de SH. Aetiology of recurrent abdominal pain in a cohort of Sri Lankan children. J Paediat Child Health 2008;44:195. • 10. Gryboski JD. Peptic ulcer disease in children. Med Clin North Am 1991;75:829. • 11. Heyman MB and for the American Academy of Pediatrics Committee on Nutrition. Lactose intolerance in infants, children, and adolescents. Pediatrics 2006;118:1279. • 12. Lebenthal WM. Recurrent abdominal pain and lactose absorption in children. Pediatrics 1981;67:828. • 13. Levine MD, Rappaport LA. Recurrent abdominal pain in shcool children: the loneliness of the long-distance phisician. Pediatr Clin North Am 1984;31:969. • 14. Longstreth GF, Thompson WG, Chey WD et al. Functional bowel disorders. Gastroenterology 2006;130:1480. • 15. MacKeith R, O'Neill D. Recurrent abdominal pain in children. Lancet 1951;2:278. • 16. McGrath PA. Alleviating children's pain: a cognitive-behavioural approach. In: Wall PD, Melzack R. Textbook of pain. 3rd ed. London: Churchill Livingstone; 1994. p.1403. • 17. North American Society for Pediatric Gastroenterology, Hepatology, and Nutrition (Naspghan). Technical report – chronic abdominal pain in children. Pediatrics 2005;113:e370. • 18. Rappaport LA, Leichtner AM. Recurrent abdominal pain. In: Schechter NL et al. Pain in infant, children and adolescents. Baltimore: Williams & Wilkins; 1993.p.561. • 19. Rasquin A, Di Lorenzo C et al. Childhood functional gastrointestinal disorders: child/adolescent. Gastroenterology 2006;130:1527. • 20. Rasquin-Weber A, Hyman PE, Cucchiara S, Fleisher DR, Hyams JS, Milla PJ, Staiano A. Childhood functional gastrointestinal disorders. Gut 1999;45(Suppl II):II60. • 21. Roy CC, Silverman A, Alagille D. Pediatric clinical gastroenterology. 4th ed. St. Louis: Mosby; 1995. • 22. Shanon A et al. Ultrasonographic studies in management of recurrent abdominal pain. Pediatrics 1990;86:35. • 23. Starfield B et al. Who provides health care to children and adolescents in the United States? Pediatrics 1984;74:991. • 24. Stickler BG, Murphy DB. Recurrent abdominal pain. Am J Dis Child 1979;133:486. • 25. Tomomasa T et al. Statistical analysis of symptoms and signs in pediatric patient with peptic ulcer. J Pediatr Gastroent Nutr 1986;5:711. • 26. Van Der Meer SB et al. Diagnostic value of ultrasound in children with recurrent abdominal pain. Pediatr Radiol 1990;20:501. • 27. Wald A et al. Lactose malabsortion in recurrent abdominal pain of childhood. J Pediatr 1982;100:65. • 28. Wood B. Biopsychosocial care. In: Walter AW et al. Pediatric gastrointestinal disease. Philadelphia: BC Decker; 1991.p.1747. • 29. Zuccolotto SMC et al. Análise descritiva de 109 crianças com queixa de dor abdominal recorrente. Anais do XXV Congresso Brasileiro de Pediatria, III Congresso Paulista de Pediatria, II Congresso da Sociedade de Pediatria de Língua Portuguesa. São Paulo; 1987. • 30. Zuccolotto SMC, Rañna W, Sucupira ACSL. Dores em geral e principais dores recorrentes: abdominal, cefaléia e em membros. In: Marcondes E. Pediatria básica. 9ª ed. São Paulo: Sarvier; 2002.p.200.

DORES RECORRENTES EM MEMBROS

Sandra Maria Callioli Zuccolotto
Ana Cecilia Silveira Lins Sucupira
Clovis Artur Almeida da Silva

A queixa de dor recorrente é cada vez mais frequente em pediatria, seja a dor em membros, seja a dor abdominal ou a cefaleia. Trata-se de uma queixa com referências desde a Antiguidade, registrada nas mais variadas formas de expressão de arte. Podem ser encontrados relatos de dor em membros, descritos como dor de crescimento, em vários textos médicos do início do século XIX.

As características do modo de vida atual, repleta de atividades e situações produtoras de estresse físico e emocional, têm determinado diferentes formas de expressão para o sintoma dor. A criança, ainda muito pequena, é submetida a situações de competição, sofrendo tensões que vão manifestar-se, muitas vezes, como pontos dolorosos em várias partes do corpo. O início precoce da prática de esportes, visando principalmente às competições, leva ao desgaste de grupos de músculos isolados, com aparecimento frequente de dores localizadas. O advento do computador, com suas inúmeras possibilidades de diversões, além dos jogos eletrônicos, acrescentou mais uma forma de solicitação do corpo, com movimentos repetitivos e de longa duração, que trazem consequências importantes para a criança e o adolescente, que ainda muito cedo passam a apresentar tendinites semelhantes às lesões por esforço repetitivo apresentadas pelos adultos.

Essas considerações são importantes para contextualizar um sintoma que, ao longo do tempo, vai tendo significados diferentes, cuja abordagem deve, portanto, considerar as características do meio em que a criança vive.

Inicialmente, é preciso diferenciar se a queixa é aguda ou se o sintoma já vem de longo tempo. Nade (1984) chama a atenção para o fato de que, na dor aguda, a criança ou a família descreve com precisão o início e o tempo de duração do sintoma. Um dos aspectos da dor de evolução longa é a imprecisão da história. Perde-se a cronologia dos fatos e a descrição dos episódios de dor torna-se vaga, sendo bastante difícil caracterizar a frequência e as características desses episódios. Entretanto, esse é precisamente um dado importante para se pensar no diagnóstico. Essa dificuldade em descrever os episódios, em função do longo tempo da queixa, pode indicar que se trata de quadros de menor gravidade.

Em crianças, raramente a dor tem evolução persistente que melhor caracterizaria a evolução crônica, sendo bem mais usual a ocorrência de episódios de dor, que se repetem com frequência extremamente variável. Dessa forma, a denominação mais adequada seria dor recorrente em membros. Neste capítulo, pretende-se abordar apenas a dor que apresente essa evolução recorrente.

Aplicando-se a definição de Naish e Apley, a dor recorrente em membros trata-se de um quadro de pelo menos três episódios de dor, de intensidade suficiente para interferir nas atividades habituais da criança, por um período de pelo menos três meses. Entretanto, nos casos que chegam com um ou dois meses de história, com características semelhantes àquelas que já vêm com três meses de evolução, o pediatra não precisa esperar completar três meses para caracterizar como dor recorrente em membros. Nesses casos, a anamnese e o exame físico completos e, principalmente, a evolução vão diferenciar se se trata de um caso agudo ou recorrente.

É entre os escolares de 6 a 10 anos de idade que vamos encontrar a maior incidência dessa queixa, estimando-se uma prevalência de 15 a 20%. Em apenas 3 a 4% dos casos é possível encontrar uma doença orgânica como causa da dor. Dessa forma, em mais de 90% dos casos, trata-se de entidade clínica, sem fisiopatologia bem definida. Existem várias teorias que tentam explicar a origem dessas dores, tais como emocional, funcional e psicossomática. Assim, pode-se pensar que seja uma das formas de como o indivíduo reage às situações vivenciadas no seu dia a dia. Vale lembrar, ainda, que ao se tentar diferenciar essas dores, como de origem emocional, em contraposição aos quadros nos quais se encontra uma etiologia orgânica, incorre-se em uma dicotomia falsa entre o que é orgânico e o que é emocional. Não existe nenhum outro sintoma que se acompanhe de tanta emoção como a dor, daí as dificuldades para se mensurar sua intensidade, na tentativa de fazer uma avaliação mais objetiva. Assim, na maioria dos casos, a intensidade da dor, por ser extremamente subjetiva, não indica gravidade. Além disso, é importante frisar que, nos casos em que é possível estabelecer uma doença orgânica como causa, os aspectos emocionais envolvidos podem determinar o tipo de evolução dos episódios de dor.

As dores recorrentes em membros são predominantemente não articulares, embora possa haver comprometimento periarticular, que deve ser diferenciado do quadro de artrite. Em geral, o acometimento predominante é dos membros inferiores, sendo pouco comum a queixa isolada de dor em membros superiores. O que chama a atenção nesse tipo de queixa é a evolução benigna, com história de longa duração, sem comprometimento do estado geral e do ganho pondoestatural.

Na literatura, observam-se várias tentativas de classificar as afecções que se apresentam com esse tipo de quadro clínico. A denominação de "reumatismo de partes moles" deve-se a uma das características mais marcantes dessas afecções, não envolver as articulações. A desproporção entre a intensidade da queixa de dor e os achados ao exame físico e à investigação laboratorial levou alguns autores a considerar esses quadros "síndromes da amplificação da dor". Outros autores propõem o termo "dores musculoesqueléticas de origem não definida ou idiopáticas". São tentativas de encontrar um nome para definir esses casos nos quais não se encontra uma causa orgânica para a dor. Analisando-se a literatura, são incluídas nessas definições as dores de crescimento, a fibromialgia juvenil, a síndrome de hipermobilidade articular benigna e, mais recentemente, a síndrome miofascial, a qual se caracteriza pelo comprometimento muscular regional, que pode cursar com dor aguda ou crônica, e pela presença de um ou mais pontos de gatilho capaz de deflagrar um padrão de dor referida, específica para cada músculo acometido. Como na infância ainda há poucos estudos sobre essa síndrome, ela não será abordada neste capítulo.

Vale ressaltar, também, a inadequação da denominação de "dores de crescimento" que, embora bastante antiga e muito utilizada, tem o grande inconveniente de associar essa queixa ao processo de crescimento, apesar de já ter sido provado que essas dores não guardam nenhuma relação com o crescimento.

ABORDAGEM DIAGNÓSTICA

Para a abordagem diagnóstica da queixa de dores recorrentes em membros na infância, são fundamentais a história e o exame físico completos, que vão orientar a necessidade de investigação laboratorial e de intervenção terapêutica.

ANAMNESE

A anamnese, tradicionalmente utilizada pelo médico, é insuficiente para a abordagem da criança com queixa de dor recorrente em membros, pois tem o objetivo primordial de buscar evidências de doenças orgânicas. Portanto, é imperativa a ampliação dessa anamnese para incluir o conhecimento dos aspectos psicoafetivos e psicossociais da criança, isto é, conhecer a rotina de vida e as reações e relações da criança na família e na escola. Vale ressaltar que a existência de eventos críticos na família, como separação dos pais, nascimento de irmãos, morte de parentes e outros, deve ser interpretada com cautela, pois pode não ter relação direta com o sintoma, encobrindo por vezes os determinantes reais. Quando os motivos da ansiedade da criança se encontram centrados na escola, é interessante tentar especificá-los por meio das informações obtidas da própria criança, da observação dos pais e de informações do professor.

Inicia-se a anamnese buscando elucidar os aspectos clínicos da queixa que trouxe o paciente ao consultório. Na anamnese ampliada é importante caracterizar a dor, conhecer a criança e a família.

Caracterizar a dor

A primeira pergunta deve ser:

• Há quanto tempo a criança tem essa dor?

O tempo de duração da queixa permite avaliar se ela é aguda ou crônica e há quanto tempo a criança/adolescente sofre com essa dor. Pacientes com queixa de dores recorrentes em membros de longa duração, por exemplo há um ano ou mais, em bom estado geral e sem sinais de alerta, têm grande possibilidade de não ter uma doença orgânica.

Em seguida podem ser feitas as seguintes perguntas:

• Como foi a primeira vez que teve essa dor?

Essa pergunta permite avaliar as repercussões do primeiro episódio na vida da criança e da família. Quanto mais longa for a duração da queixa, menos a família lembra detalhes desse primeiro episódio.

• Como é a dor?

Essa pergunta permite entender o caráter da dor. É importante pedir diretamente à criança que ela descreva como é a dor que ela sente. Em geral, a criança não consegue explicar muito bem como é a dor. Quando a queixa é de dor "diferente", como "presença de formigas nas pernas" ou de "adormecimento dos membros", pode ser uma manifestação de alterações de ordem neurovascular, desde aquelas decorrentes de posturas inadequadas até doenças neurovasculares.

• O quanto essa dor atrapalha a vida da criança?

• Com que frequência ela ocorre?

Essas duas perguntas permitem caracterizar a intensidade, a frequência e a duração da dor.

Intensidade – a intensidade do sintoma na criança deve ser deduzida pela interferência nas suas atividades habituais. Portanto, deve-se perguntar o que a criança faz no momento da dor, se interrompe as atividades habituais (escola, lazer, sono), se vai deitar ou se pede colo. Especialmente nos pré-escolares, é importante averiguar com os familiares se, no momento da dor, a criança tem expressão facial ou corporal de sofrimento, pois não é infrequente o encontro de crianças pequenas que falam que estão com dor, mas na verdade estão sentindo qualquer outro desconforto denominado por elas de dor nas pernas. A intensidade da dor não apresenta relação com a gravidade da doença.

Frequência – a frequência dos quadros dolorosos permite estabelecer o padrão de evolução que auxilia na avaliação diagnóstica. Mudanças nesse padrão de frequência deve alertar o médico para a busca de fatores novos ou de intensificação de situações anteriormente envolvidas na gênese da dor. É, também, sinal indireto da repercussão da queixa no cotidiano dessas crianças e de sua família.

Duração – a maioria das crianças com dor recorrente em membros apresenta episódios de curta duração que, no entanto, podem prolongar-se por 1 a 2 horas. A duração do episódio de dor não tem relação com a gravidade da doença. Entretanto, dores persistentes, que não melhoram com analgésicos, são um sinal de alerta para aprofundar a investigação diagnóstica.

• Onde é a dor? Tem alguma irradiação?

Localização – é um dado importante no diagnóstico diferencial das dores recorrentes em membros. É comum durante a consulta, especialmente dos pré-escolares, quando a dor não está presente, a criança não saber referir sua localização. Na maioria das vezes, a descrição é de uma dor que acomete de forma difusa as panturrilhas, os cavos poplíteos ou as pernas de modo geral. As mães podem ter essa informação, mas, às vezes, ficam em dúvida quando questionadas se a dor, por exemplo, ocorre sempre no mesmo membro ou varia. Esse dado é importante, pois as dores de crescimento são bilaterais, ora comprometendo um membro, ora outro, ora ambos. Deve-se perguntar se a dor é fixa, ou seja, sempre no mesmo local. Esse é um sinal que pode ser indicativo da presença de tumores e osteocondrites. Também pode significar dor referida, cuja causa se encontra em outro local, como é o caso da dor na região medial dos joelhos na doença de Legg-Calvé-Perthes. A dor irradiada é aquela que segue o trajeto de um nervo, como, por exemplo, a ciatalgia. Quando a dor é na região da articulação, deve-se distinguir a artralgia, cuja dor é difusa em toda a articulação, da dor periarticular, que é localizada em determinada área anatômica ao redor da articulação.

• Quando ocorrem os episódios? Onde ocorrem os episódios?

Essas perguntas estão relacionadas com o período e local de ocorrência da dor.

Período de ocorrência – os quadros de dores de crescimento costumam ocorrer no final da tarde, à noite ou podem despertar repetidamente o indivíduo do sono. A queixa raramente está relacionada com exercícios físicos. No osteoma osteoide, a dor pode ter as mesmas características.

Local de ocorrência da dor – muitas crianças referem dor enquanto estão na escola, sendo importante informar-se sobre a vida escolar e as relações da criança com a escola. Entretanto, na dor de crescimento, a maioria desses episódios, por ocorrerem à noite, acontecem em casa, mas isso não afasta a possibilidade da presença de conflitos que a criança esteja enfrentando durante o dia, por exemplo, na escola.

• O que faz aparecer a dor? O que faz a dor melhorar?

São perguntas para se saber quais os fatores desencadeantes e os fatores de melhora.

Fatores desencadeantes – exercício físico como fator desencadeante da dor pode estar relacionado às síndromes de superuso. Embora, muitas vezes, as dores sejam associadas pelos pais e pela criança à realização de caminhadas longas, elas não são consideradas fatores desencadeantes, mas apenas o cansaço esperado pelo esforço realizado pela criança. A identificação da ocorrência de dor em membros na época da realização de provas ou de campeonatos desportivos pode auxiliar na elucidação diagnóstica, por serem situações que geram ansiedade.

Fatores de melhora – nas dores de crescimento, observa-se melhora da dor com massagem, calor local e uso de analgésicos comuns como ácido acetilsalicílico (AAS) ou paracetamol. Vale ressaltar que a dor do osteoma osteoide também costuma ocorrer à noite e responde bem a doses baixas de AAS ou de outro anti-inflamatório não hormonal. Nas dores causadas pelas síndromes de superuso, existe melhora com o repouso.

• Como a dor está hoje? Vem melhorando ou piorando?

Evolução da dor até o momento da consulta – em geral, as dores mantêm-se de forma recorrente, algumas vezes mais frequentes, o que faz a família procurar o médico. Nas doenças graves, o padrão da dor tende a piorar de forma progressiva quanto à intensidade, respondendo menos a analgésicos simples, e quanto à frequência e à duração das crises dolorosas, diminuindo os períodos assintomáticos e, consequentemente, perdendo o caráter recorrente.

• Tem outras queixas de dores recorrentes como cefaleia e dor abdominal?

Presença de outras dores

A simultaneidade ou a migração de sintomas dolorosos é frequente nessas crianças, sendo comum a associação com dores abdominais e cefaleia recorrente.

Antecedentes pessoais de dores recorrentes

Além da simultaneidade dos sintomas dolorosos, é também comum a ocorrência de outras dores recorrentes na história pregressa. Assim, além da dor em membros, é importante perguntar se a criança já queixou antes de cefaleia ou dor abdominal.

• Existem sintomas associados como febre, edema, vermelhidão, mal-estar, perda de peso?

Manifestações concomitantes

A associação com outros sintomas indica a necessidade de investigação de causas mais específicas para a dor. A natureza do sintoma indica que exames devem ser solicitados. Febre e/ou perda de peso podem estar presentes na doença inflamatória, infecciosa ou na neoplasia maligna. A queixa de fraqueza muscular leva à investigação de miosites ou miopatias.

Conhecer a criança

A seguir estão os pontos mais importantes para conhecer a criança:

- Rotina de vida.
- Atividades preferidas.
- Temperamento.
- Mudança de comportamento.
- Relacionamento com pais e irmãos.
- Relacionamento com colegas e professores.
- História do desenvolvimento afetivo/emocional.

Uma vez caracterizada a dor, é preciso conhecer a criança que se queixa da dor. Quem é essa criança, como é o dia dela, o que gosta de fazer. Atividades preferidas, realização de uma ou mais atividades esportivas, uso de computador e jogos eletrônicos. Perguntar sobre as relações da criança com a família e os irmãos. Identificar como ela interage na escola, se tem problemas com os estudos. Se tem amigos na escola, se gosta da professora, enfim se a escola é um espaço de prazer para a criança. Cada criança tende a reagir de uma maneira às suas dificuldades e conflitos. Muitas delas expressam esses problemas por meio de dores. Daí a importância de perguntar sobre o comportamento da criança desde pequena.

Conhecer a família

Entre os pontos mais importantes para conhecer a família destacam-se:

- História de dores na família.
- Reação dos pais à dor da criança.
- Relacionamento pais/criança.
- Nível de tolerância a conflitos da família.
- Eventos críticos.

Presença de dores nos familiares – deve-se verificar se existem familiares próximos (pais e irmãos) com queixa de dores recorrentes mesmo de outra natureza ou qua-

dros de doença crônica na família, pois é comum o encontro desses problemas nas famílias das crianças sem doença orgânica.

• Como a família reage às crises de dor? O que os pais costumam fazer? Que tratamentos já realizaram?

Atitudes da família no momento da dor – é importante identificar a atitude da família diante da queixa de dor em membros. Muitas vezes, a postura ansiosa em relação à dor pode estar atuando como fator de manutenção dessa queixa. Indagar se utilizam medicamentos, se procuram o pronto-socorro ou outro serviço de saúde.

• O que os pais acham da criança? Como é o relacionamento do pai e da mãe com a criança?

É importante saber como os pais descrevem o temperamento e o comportamento da criança em casa e na escola e identificar se eles perceberam mudanças no seu modo de ser. Deve-se perceber, por meio das respostas a essas questões e da observação da interação entre eles durante a consulta como é a relação dos pais com a criança – agressiva, afetuosa, intolerante, tolerante, controladora, entre outras. Além disso, procurar identificar na dinâmica familiar qual o nível de tolerância da família aos conflitos habituais do dia a dia.

• Neste último ano vocês passaram por algum momento difícil? E ela (a criança) passou ou está passando por alguma situação difícil em casa ou na escola?

Deve-se verificar se houve algum evento crítico na família, por exemplo, separação dos pais, morte de um familiar, dificuldade financeira, entre outros, que possam estar associados com o início da queixa ou piora do quadro. Também se deve verificar se alguma situação crítica aconteceu especificamente na vida da criança, como mudança recente de escola, troca recente da babá, saída recente da escola da professora que a criança gostava muito, entre outras.

Ainda que não tenha sido possível aprofundar todas essas informações, é importante que já no primeiro dia, ao final da anamnese, procure-se saber:

• O que a família e a criança pensam que está causando a dor? Quais os medos da família e da criança em relação à dor?

Essas perguntas poderão ser feitas no momento em que for mais propício para se obter essas informações.

Significado da dor para a família – é frequente a família procurar o atendimento médico receosa de que alguma doença grave esteja associada ao sintoma, sendo importante que ela explicite sua suspeita. É importante ouvir também o que a criança acha ou pensa sobre a dor. Quais os medos em relação à dor. A avaliação da criança e a tranquilização da família quanto ao diagnóstico têm efeito terapêutico.

EXAME FÍSICO

Deve ser completo, de modo que possam ser identificadas manifestações de doenças sistêmicas quando presentes.

É fundamental a avaliação do sistema musculoesquelético. Esse exame inicia-se desde o momento em que a criança entra no consultório, quando o pediatra já pode observar a marcha e a postura. Posteriormente, pode-se solicitar à criança que suba na mesa de exame e, nesse momento, avalia-se se existe dificuldade em realizar essa atividade devido à dor ou fraqueza nos membros inferiores.

Em seguida, na inspeção geral da criança, quando deitada na mesa de exame em decúbito dorsal horizontal, verifica-se a posição que ela assume, a simetria entre os dois lados, a relação entre os segmentos corporais, o relevo muscular e tendíneo e o aspecto das articulações. Solicita-se à criança e à mãe para especificarem a região da dor. Mesmo quando a queixa é de dor difusa em membros inferiores e/ou superiores, deve-se verificar se existem pontos dolorosos ou dor à palpação da musculatura dos membros. Quando a queixa é de dor fixa em um ou dois locais, deve-se verificar se ela existe na região apontada e se estão presentes outros sinais como edema, eritema e calor no local. Dor localizada e fixa não constatada à palpação pode surgir nos casos em que ela é referida. Ainda, com a criança deitada, faz-se o exame funcional da articulação coxofemoral, pelas manobras de flexão da perna sobre a face posterior da coxa e da face anterior da coxa sobre o quadril, seguidas da abdução, rotações externa e interna da articulação coxofemoral, de ambos os lados. Palpa-se a massa muscular e avalia-se o tônus, pela resistência que o músculo oferece à movimentação passiva das articulações.

Faz parte do exame medir o comprimento dos membros inferiores, utilizando-se fita métrica, que é colocada desde a espinha ilíaca anterossuperior até o maléolo medial interno da tíbia, dos dois lados. Diferença de comprimento dos membros inferiores de até 0,5 centímetro é considerada normal.

Deve ser feita a avaliação circulatória dos membros por meio da medida da pressão arterial e palpação dos pulsos periféricos: radiais, femorais e pediosos, avaliando-se ritmo, amplitude e simetria. A coartação da aorta e a arterite de Takayasu podem ser causa de dor em membros inferiores e, nesses casos, ser encontrados pulsos femorais ausentes ou com amplitude diminuída.

O exame da força muscular também é importante na avaliação das crianças com dores recorrentes. Utilizam-se geralmente para esse fim as manobras antigravitárias e de oposição. A avaliação da força muscular é realizada com o paciente ainda em decúbito dorsal, solicitando-se que ele eleve o membro e verificando-se se consegue superar a força da gravidade e a resistência imposta pela mão do examinador. Deve-se avaliar cada membro isoladamente. A força muscular é considerada normal quando o paciente conseguir vencer a força da gravidade e a resistência da mão do examinador. Nos casos de dor causada por doenças inflamatórias, é comum a diminuição da força na área comprometida. Outras lesões como o osteoma osteoide podem causar atrofia da musculatura local e determinar diminuição da força muscular.

A seguir, solicita-se à criança que fique em pé, de frente para o examinador, de modo que se possa observar a postura, a simetria da altura dos ombros e da posição dos mamilos, o alinhamento da bacia, a simetria e o eixo dos membros e dos pés e as proporções corporais e o contorno muscular. Procura-se identificar a presença de postura viciosa ou deformidades (ver afecções dos pés e alterações angulares e torcionais dos membros inferiores no capítulo Ortopedia – noções básicas para o pediatra).

Colocando-se atrás da criança, o examinador observa o nível dos ombros, das escápulas e das cristas ilíacas e os triângulos formados pelo braço, gradeado costal e flanco, para verificar o alinhamento da coluna e a simetria dos membros. Essa inspeção geral permite identificar a presença de desvios ou de outras alterações.

A flexão do tronco sobre os membros inferiores, deixando os membros superiores caírem livremente e sem apoio sobre as coxas, permite avaliar a simetria da região dorsal. Essa manobra auxilia na detecção da escoliose estrutural, na qual se observa assimetria da região dorsal. Na visão lateral, podem ser observadas as curvaturas fisiológicas da coluna vertebral: lordose cervical, cifose torácica, lordose lombar e cifose sacrococcígea.

A seguir, solicita-se à criança que caminhe, tanto de frente como de costas para o examinador, visando avaliar, de modo dinâmico, a marcha, o equilíbrio, a regularidade e a harmonia dos movimentos e a relação entre os segmentos corporais. O exame da marcha também avalia a massa muscular e compara os grupos musculares semelhantes. Nesse momento, pode-se avaliar se a criança preenche os critérios que definem a hipermobilidade articular e dor à digitopressão nos pontos considerados critério diagnóstico da fibromialgia.

INVESTIGAÇÃO LABORATORIAL

A investigação laboratorial é orientada pelos dados encontrados na história e no exame físico, por meio dos quais é possível identificar os sinais de alerta para a presença de doença orgânica (Quadro II-128).

Quando os sinais de alerta não estiverem presentes na criança com dor recorrente em membros, nenhum exame inicial é necessário.

Na presença de sinais de alerta, o pediatra deve iniciar a investigação laboratorial com hemograma e prova de fase aguda (velocidade de hemossedimentação – VHS e/ou proteína C-reativa – PCR), e solicitar outros exames com base nos sinais encontrados, como, por exemplo:

Quadro II-128 – Sinais de alerta que sugerem a presença de doença orgânica e indicam a necessidade de prosseguir na investigação laboratorial da criança com dor recorrente em membros.

> Presença de dor localizada em pontos fixos, mas que não façam parte dos critérios de fibromialgia
>
> Dor com características "diferentes" (parestesias como formigamento, adormecimento etc.)
>
> Dor à palpação muscular
>
> Dor à movimentação passiva
>
> Diminuição da força muscular
>
> Dificuldade ou alterações à marcha
>
> Manifestações sistêmicas associadas ao quadro de dor
>
> Evolução com dor persistente e/ou que não responde a analgésicos

– radiografias do segmento acometido e do contralateral para a comparação nos seguintes casos: presença de dor localizada em pontos fixos, mas que não façam parte dos critérios de fibromialgia juvenil; dor à movimentação passiva; e evolução com dor persistente e/ou que não responde a analgésicos;

– radiografias das articulações coxofemorais, do seguimento comprometido e do contralateral nas crianças com dor localizada em membro inferior e dificuldade ou alterações à marcha.

Vale ressaltar que, na presença desses sinais de alerta, quando não houver alterações às radiografias, a investigação deve continuar com encaminhamento para ortopedista ou solicitação de cintilografia óssea com tecnécio e/ou tomografia computadorizada e/ou ressonância magnética, dependendo do caso.

SEGUIMENTO AMBULATORIAL

No início da abordagem, retornos frequentes possibilitam melhor avaliação da dor para estabelecer o diagnóstico. Quando se firma o diagnóstico de dor de crescimento, é importante o acompanhamento com retornos periódicos para verificar se a evolução do quadro clínico mantém o mesmo padrão.

FORMAS CLÍNICAS

De modo geral, uma forma de iniciar a abordagem diagnóstica das crianças com dores recorrentes em membros é avaliar se existem ou não manifestações sistêmicas. Quando não existirem manifestações sistêmicas associadas, essas crianças podem ser subdivididas em dois grupos, dependendo da presença ou não de dor localizada (Fig. II-29). Se elas estiverem presentes, os dados

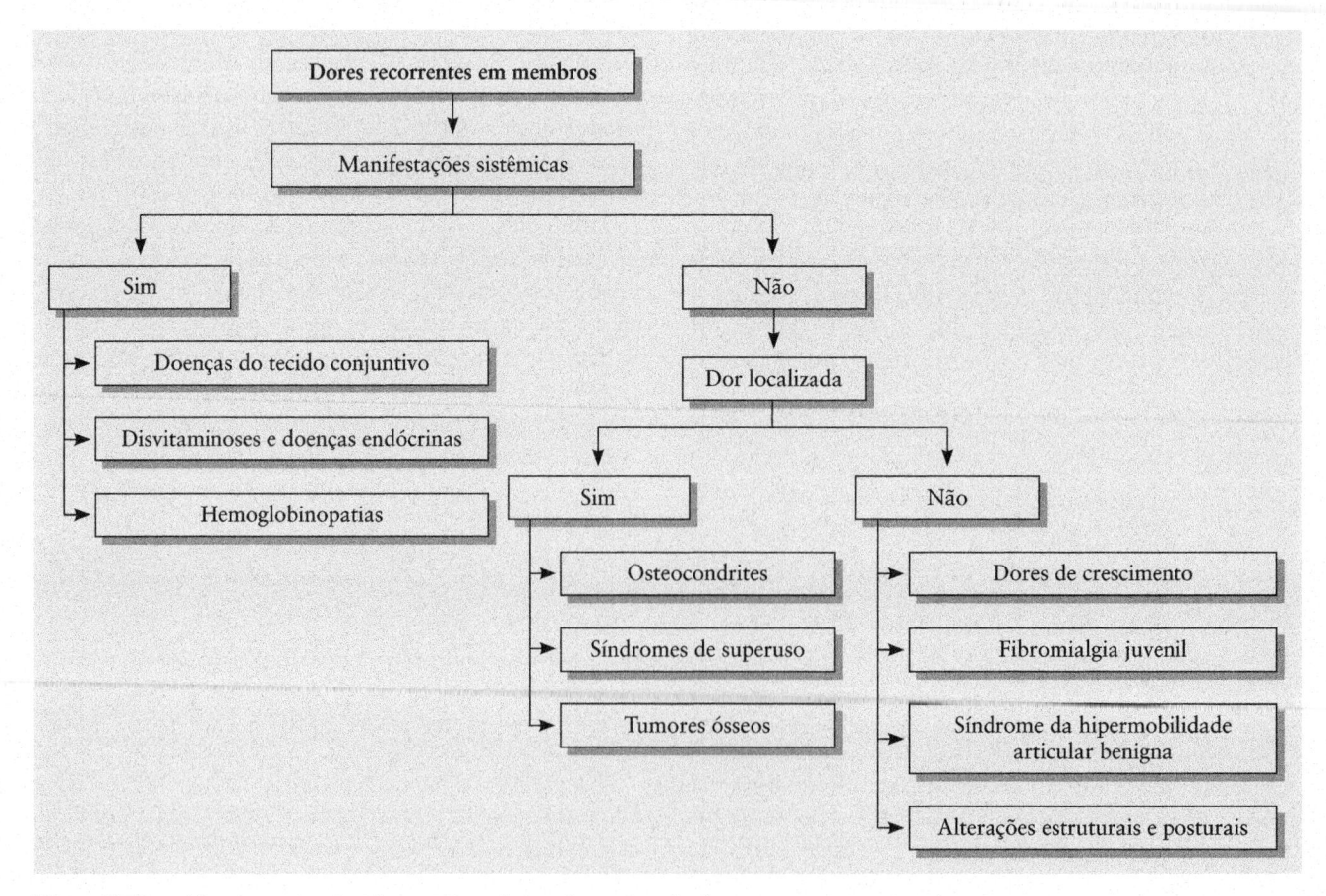

Figura II-29 – Algoritmo da abordagem diagnóstica da queixa de dor recorrente em membros.

clínicos vão orientar o diagnóstico para três grupos de doenças, a saber: doenças do tecido conjuntivo, disvitaminoses, doenças endócrinas e hemoglobinopatias.

AUSÊNCIA DE MANIFESTAÇÕES SISTÊMICAS

Dor não localizada

Crianças com queixa de dores recorrentes em membros na ausência de manifestações sistêmicas constituem o grupo mais frequente na prática pediátrica. Nesse grupo, a causa mais comum são as dores de crescimento.

Dores de crescimento – o termo "dores de crescimento" foi utilizado pela primeira vez, segundo Peterson, por Duchamps em 1823 no seu estudo denominado *Maladies de la Croissance*. Mas foi em 1951, ano da publicação da pesquisa de Naish e Apley realizada com 751 escolares na Inglaterra, que essa entidade passou a ter credibilidade científica. Posteriormente, outros autores, como Øster e Nielsen (1972), publicaram estudos sobre características clínicas das dores de crescimento. Assim, ao longo dos anos, a entidade "dores de crescimento" foi sendo gradativamente definida.

Em relação à denominação "dores de crescimento", Naish e Apley, em 1951, já questionavam a inadequação desse termo, uma vez que eles encontraram que a ocorrência da dor era mais frequente entre 8 e 12 anos, período da infância no qual a velocidade de crescimento não é acelerada. Posteriormente, em 1972, Øster e Nielsen não encontraram relação das dores com o crescimento avaliado pela altura, peso e a relação peso/altura das crianças estudadas. Em função do inconveniente da associação inexistente dessas dores com o crescimento, algumas outras denominações foram propostas. Entretanto, na literatura, a maior parte dos textos refere-se a esse quadro com o nome de dor de crescimento.

As características das dores de crescimento encontram-se descritas no quadro II-129.

Vários autores não recomendam a realização de nenhum exame laboratorial se a criança tiver quadro clínico (história e exame físico) compatível com dor de crescimento (Quadro II-129), pois, como se pode observar, não existe nenhum sinal de alerta incluído na definição deste quadro.

Em relação ao tratamento no momento da dor, não se recomenda indiscriminadamente o uso de analgésicos, pois na grande maioria dos casos a dor melhora com massagem e calor local.

Desconhece-se a sua etiopatogenia. No entanto, é comum o encontro de problemas de ordem emocional nas crianças com dores de crescimento, além da presença de dores em outros locais. Øster encontrou que cerca de 40% das crianças com dores de crescimento apresentavam concomitantemente cefaleia e/ou dor abdominal recorrente.

Quadro II-129 – Características das dores de crescimento.

Mais frequentes em crianças de 6 a 13 anos de idade, mas podem estar presentes a partir dos 3 anos
Dores musculares intermitentes, de intensidade e frequência variáveis
A dor habitualmente ocorre em membros inferiores, mas pode surgir também em membros superiores e é sempre não articular
Localização: principalmente em coxa, face anterior da tíbia, cavo poplíteo e panturrilhas
Dor de caráter difuso
Tipicamente, a dor é bilateral e pode ocorrer ora em um membro, ora no outro, ora em ambos
A dor é mais frequente no final do dia ou à noite e pode despertar a criança do sono noturno, sendo que, na manhã seguinte, a criança acorda sem dor
Correlação variável com esforço físico
Boa resposta a calor, massagem e analgésicos
Sem história de traumatismos e de sinais e sintomas de comprometimento sistêmico
Exame físico normal

Em estudos de seguimento a longo prazo, vários autores constataram que os pacientes com dores de crescimento apresentam prognóstico benigno, pois não progridem para doença orgânica e têm curso autolimitado, embora possam persistir de modo intermitente por anos. Assim, é importante orientar aos pais e à criança quanto ao caráter recorrente da dor, que pode ficar ausente por muito tempo, para que, nos períodos em que a dor com as mesmas características retornar, eles tentem identificar fatores que podem estar gerando ansiedade na vida da criança e, então, possam intervir não apenas no sintoma dor, mas nos possíveis determinantes da sua recorrência.

Fibromialgia juvenil – a fibromialgia juvenil é uma das denominações para as dores musculoesqueléticas de origem não definida. É uma queixa frequente nos adultos, que começa a aparecer nos adolescentes e mesmo em crianças. Wolfe et al., estudando adultos, encontraram que em 25% dos casos os sintomas dolorosos já estavam presentes desde a infância.

Yunus e Masi realizaram o primeiro estudo de fibromialgia juvenil em 1985. A idade de início dos sintomas variou de 5 a 17 anos (média de 12,3 anos), com maior frequência no sexo feminino (84%). A duração das queixas foi em média de 30 meses, sendo influenciada por fatores moduladores, com piora das queixas, em especial, em clima frio, úmido e na sobrecarga física. Os critérios diagnósticos utilizados foram diferentes do *American College of Rheumatology* (ACR), e os pontos dolorosos mais comumente referidos foram na região cervical, interlinha medial dos joelhos e epicôndilo lateral.

A fibromialgia juvenil aparece descrita em todos os textos como um quadro de dor musculoesquelética difusa, no qual se distinguem pontos dolorosos que, identificados ao exame físico à digitopressão, correspondem aos locais de inserção dos músculos. Essa é uma entidade clínica, na qual fica mais evidente a noção de que as dores musculoesqueléticas expressam a carga tensional sofrida pelos indivíduos e distribuída pelo corpo. Os fatores de piora e os sintomas associados, citados pelos autores, referem-se, na sua maioria, a condições que refletem modos de vida. Assim, os mais referidos são fadiga generalizada, estresse, depressão, edema subjetivo, síndrome do colo irritável, ansiedade, parestesias. A queixa de outros tipos de dores recorrentes, como cefaleia, é frequente nesses indivíduos.

Recentemente, a literatura tem dado destaque aos distúrbios de sono com maior quantidade de despertares breves, redução do sono REM, e aumento do sono de ondas lentas. Uma característica sempre apontada é a presença de sono não repousante que aparece em 40% dos pacientes. Todos esses sintomas refletem uma vida agitada, tensa e com poucas oportunidades de experimentar situações de lazer relaxantes. Em vários estudos, tem-se encontrado que adultos e crianças apresentam um nível aumentado de ansiedade quando praticam jogos eletrônicos e alguns chegam a ter, durante esses jogos, aumento da pressão arterial.

Não há alterações nos exames laboratoriais, e o diagnóstico é estabelecido a partir da clínica e de critérios definidos pelo ACR. Assim, é necessário apresentar dor musculoesquelética difusa nos quatro quadrantes (envolvendo os hemicorpos direito e esquerdo, acima e abaixo da região umbilical) e esqueleto axial, com duração mínima de três meses, e presença de 11 dos 18 pontos dolorosos (Fig. II-30).

Os pontos dolorosos são considerados positivos se a palpação for dolorosa com uma força digital de 4kg/cm^2 e são pesquisados bilateralmente:

1. occipitais (inserção dos músculos suboccipitais);
2. cervicais inferiores (regiões laterais às apófises transversas entre C5 e C7);
3. músculos trapézios (ponto médio da borda superior);
4. músculos supraespinhais (na origem, acima da espinha escapular, próximo da borda medial);
5. segundas costelas (segundas junções costocondrais);
6. epicôndilos laterais dos cotovelos (2cm abaixo do epicôndilo);
7. glúteos (quadrante superolateral da região glútea);
8. grandes trocanteres (posteriores às proeminências trocantéricas);
9. joelhos (coxim gorduroso medial próximo à linha articular).

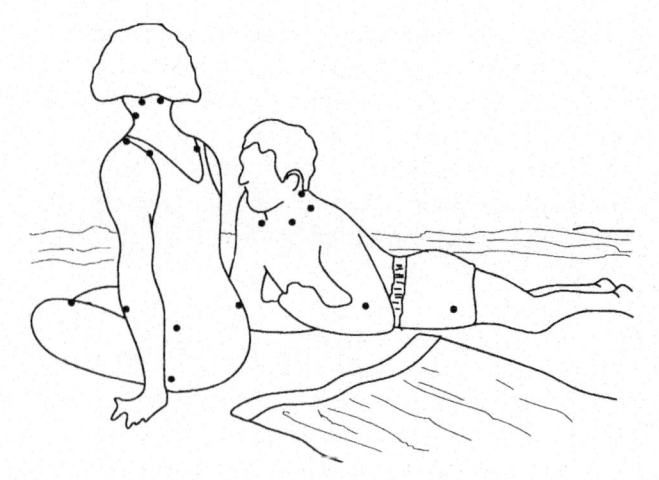

Figura II-30 – Localização dos pontos dolorosos na fibromialgia juvenil (Fonte: Ediger, 1991).

Entre os pontos dolorosos mais frequentemente encontrados estão os occipitais, trapézios, cervicais e joelhos. O limiar médio da dor é significativamente menor em crianças do que em adultos com fibromialgia. Alguns autores encontraram associação entre a fibromialgia juvenil e a hipermobilidade em crianças.

Apesar de apresentar pontos dolorosos, a fibromialgia juvenil foi incluída no grupo de dores não localizadas porque tem caráter difuso, uma vez que é preciso haver 11 pontos dolorosos para estabelecer esse diagnóstico.

O tratamento deve ter como centro o indivíduo visando melhorar sua qualidade de vida, no que diz respeito às situações de ansiedade e estresse. Aprofundar o conhecimento da dinâmica das relações familiares e procurar identificar, na rotina de vida da criança, as situações de maior tensão auxiliam o pediatra a encontrar, junto com a família, a melhor forma de lidar com esse sintoma. Medicamentos não apresentam bons resultados, devendo ser evitados em crianças, pelos seus efeitos colaterais e por desviar a atenção dos fatores que podem efetivamente estar envolvidos na gênese da dor. Entretanto, nos casos em que a criança refere dor de grande intensidade ou com muito desconforto, poderão ser usados analgésicos ou anti-inflamatórios não hormonais por tempo limitado.

Um aspecto que deve ser considerado na avaliação dos fatores determinantes do quadro doloroso são as agendas lotadas de atividades dessas crianças que, diante de tantos compromissos (aula de inglês, computação, natação, judô, balé), não têm tempo para brincar. O aumento dos momentos livres para brincar e as atividades de relaxamento são excelentes medidas que proporcionam melhora da qualidade de vida e consequentemente atenuação do sintoma.

Síndrome da hipermobilidade articular benigna – o termo "síndrome da hipermobilidade articular benigna" (SHB) tem sido utilizado para descrever crianças que apresentam hipermobilidade articular generalizada associada a dores musculoesqueléticas, na ausência de doenças hereditárias do tecido conjuntivo como as síndromes de Marfan e de Ehlers-Danlos. A hipermobilidade encontrada na SHB é uma variação normal da mobilidade articular. Crianças com idade inferior a 5 anos apresentam hipermobilidade articular em vários graus, em uma proporção bem maior do que as crianças de mais idade. Assim, não há respaldo científico para o diagnóstico da SHB antes dos 5 anos de idade. Nos portadores da síndrome de Ehlers-Danlos, além da hipermobilidade articular, encontram-se outros sinais e sintomas que auxiliam no diagnóstico, tais como hiperelasticidade da pele; pele frágil; cicatrização precária com aspecto de pergaminho; articulações com tendência à luxação dos quadris, ombros, cotovelos e joelhos; fragilidade capilar com tendência a formar equimoses. Na síndrome de Marfan, os principais achados, além da hipermobilidade articular, são tendência para estatura elevada, braços longos e finos, aracnodactilia, subluxação do cristalino e alterações cardiovasculares. Os critérios utilizados para o diagnóstico de hipermobilidade articular estão descritos no quadro II-130.

Quadro II-130 – Critérios para o diagnóstico de hipermobilidade articular.

O indivíduo com idade igual ou superior a 5 anos é considerado portador de hipermobilidade articular quando for capaz de executar pelo menos cinco das seguintes nove manobras, sendo que cada lado – direito e esquerdo – equivale a um critério:
Oposição dos polegares até a face flexora dos antebraços (2)
Hiperextensão dos dedos das mãos paralelamente à face extensora dos antebraços (2)
Hiperextensão dos cotovelos, superior a 10 graus (2)
Hiperextensão dos joelhos, superior a 10 graus (2)
Apoiar as palmas das mãos no chão durante a flexão do tronco com os joelhos em extensão (1)

Gedalia et al., estudando 338 indivíduos na faixa etária de 9 a 15 anos em uma escola de Israel, encontraram 13% dos escolares com hipermobilidade articular e 5% com fibromialgia. Cerca de 81% dos indivíduos com fibromialgia apresentavam hipermobilidade articular, e 40% daqueles com hipermobilidade articular, fibromialgia. A análise estatística desses resultados mostrou que essas duas situações clínicas apresentam alta associação.

Habitualmente, as crianças com a SHB apresentam-se com queixa de dores recorrentes difusas e/ou periarticulares e/ou artralgia. Frequentemente, a dor limita-se a uma ou duas articulações e recorrem no mesmo local. As outras articulações comumente comprometidas são as dos quadris, joelhos, cotovelos e tornozelos. Artrite ocorre em 10 a 20% dos casos. Costuma-se obter história de dor em algumas articulações após exercício excessivo. Cerca de 50% das crianças com a SHB acompanhadas em serviços de reumatologia pediátrica apresentam dor no final da tarde ou à noite. Recomenda-se fisioterapia ativa e/ou prática de natação para fortalecer a musculatura periarticular. Embora essas crianças sejam as que apresentam melhor desempenho em esportes como ginástica olímpica, balé e capoeira, essas atividades devem ser evitadas, pois, a médio e longo prazo, provocam microtraumatismos, ruptura de ligamentos e de tendões e artrose precoce. A maioria desses pacientes não necessita de tratamento regular com anti-inflamatórios não hormonais (AINH). O tratamento medicamentoso com AINH só deve ser feito nos casos de dor intensa, quando for necessário o alívio imediato da dor. É importante tranquilizar os pais quanto ao caráter benigno do problema, de modo a diminuir a ansiedade e evitar o uso abusivo de medicamentos.

Alterações estruturais e posturais – não são raras as alterações ortopédicas estruturais, como pés planos, *genu varum, genu valgum* e anteversão dos colos femorais em crianças com dores recorrentes em membros inferiores de caráter difuso. É importante ressaltar que, em determinadas fases do crescimento, essas alterações em pequeno grau podem fazer parte do desenvolvimento normal. No entanto, mesmo quando essas alterações apresentam características que as distinguem do padrão de normalidade, não há evidências que sustentem que elas possam ser causa de dores musculoesqueléticas. O mesmo pode ser dito em relação à diferença pequena no comprimento dos membros inferiores e à escoliose. Assim, quando as alterações estruturais e as posturais encontradas não forem compatíveis com o desenvolvimento normal, o pediatra deve encaminhar o paciente para avaliação e tratamento específicos com ortopedista, sem, contudo, interromper a abordagem diagnóstica da dor recorrente (ver capítulo Ortopedia – Noções Básicas para o Pediatra).

Moysés et al., avaliando 71 crianças admitidas ao Instituto da Criança "Prof. Pedro de Alcantara" com queixa de dores recorrentes em membros, com tempo de evolução igual ou superior a três meses, observaram, ao exame físico, a presença de alterações ortopédicas em 39 crianças (Tabela II-16).

Em 59 das 71 crianças houve melhora ou desaparecimento das dores logo no primeiro mês de seguimento, sem nenhuma medida terapêutica específica. O restante dos casos com alterações estruturais/posturais apresentaram melhora ou desaparecimento da queixa de dores em poucos meses (4 a 10 meses), alguns, inclusive, sem ter sido corrigido o problema identificado. Os autores concluíram que não foi possível estabelecer relação de causa-efeito entre as alterações estruturais/posturais

Tabela II-16 – Alterações ortopédicas observadas em 39 crianças.

Alterações ortopédicas	N° de pacientes
Anteversão do colo do fêmur	11
Diferença de comprimento dos membros inferiores (superior a 0,5cm)	9
Escoliose	5
Metatarso primovaro	4
Genu recurvatum	4
Navicular acessório	3
Hiperlordose lombar	2
Tíbia vara	2
Pés adutos	2
Hipermobilidade de patela	1
Patela alta lateralizada	1
Cifose dorsal	1
Pés cavos	1

Fonte: Moysés et al., 1986.

encontradas e a queixa de dores recorrentes em membros. No entanto, a alta frequência de alterações ortopédicas observada nesse estudo (55,9%) indica a necessidade de que sejam realizados outros estudos, utilizando grupo controle para avaliar a existência ou não de correlação entre essas alterações e as dores recorrentes em membros.

AUSÊNCIA DE MANIFESTAÇÕES SISTÊMICAS

Dores localizadas

Existem doenças que causam dores recorrentes em membros localizadas, sem manifestações sistêmicas iniciais, que exigem tratamento específico e cujos diagnósticos são suspeitados pela história e exame físico. Nesses casos, é sempre possível identificar alguns sinais de alerta que orientam a investigação laboratorial. Essas doenças são representadas pelas osteocondrites, síndromes de superuso e tumores ósseos.

Osteocondrites – podem ser definidas, do ponto de vista clínico, como alterações idiopáticas, adquiridas e localizadas na cartilagem e no osso, frequentemente caracterizadas por dor localizada. As osteocondrites geralmente afetam apenas um local, embora possam ser bilaterais. São encontradas nas crianças na faixa etária de 3 a 14 anos, sendo mais comum no sexo masculino. Sua etiopatogenia é, em grande parte, desconhecida. Presume-se que os traumatismos (síndrome de superuso) e, em alguns casos, a necrose avascular não relacionada aos traumatismos sejam os mecanismos etiopatogênicos. As osteocondrites são mais frequentes nos membros inferiores do que nos superiores (Quadro II-131).

A doença de Legg-Calvé-Perthes é a necrose avascular idiopática da cabeça do fêmur que ocorre predominantemente no sexo masculino, em uma proporção de 5:1, na idade entre 2 e 12 anos, sendo mais frequente entre 4 e 8 anos. É bilateral em 20% dos casos. O quadro clínico é constituído por claudicação e dor com limitação dos movimentos do quadril. O início geralmente é insidioso, com dor de pequena intensidade e intermitente na região inguinal, na face anterior da coxa ou medial do joelho. Nesses casos, o exame físico do quadril mostra limitação dos movimentos, principalmente de abdução e rotação interna. Embora a radiografia simples do quadril, nas incidências anteroposterior e lateral, seja suficiente para estabelecer o diagnóstico em 95% dos casos, nas fases iniciais da doença esse exame pode não mostrar alterações. Na cintilografia óssea com tecnécio-99 e na ressonância magnética, as alterações provocadas pela doença são identificadas antes do aparecimento das alterações radiológicas. O objetivo do tratamento é prevenir a deformidade da cabeça do fêmur.

Síndromes dolorosas relacionadas ao superuso – as síndromes de superuso eram antigamente diagnosticadas quase exclusivamente em adultos e estavam associadas às atividades físicas relacionadas ao trabalho. Com o

Quadro II-131 – Osteocondrites.

Área comprometida	Doença (denominação)	Faixa etária mais afetada
Cabeça do 2° metatarso	Freiberg	Início da adolescência
Navicular tarsal	Köhler	3 a 8 anos
Apófise do calcâneo*	Sever	Adolescência
Tubérculo proximal da tíbia*	Osgood-Schlatter	12 a 14 anos, atletas
Osteocondrite dissecante* (mais frequente em joelhos)	König	Geralmente na adolescência
Epífise femoral	Legg-Calvé-Perthes	2 a 12 anos

* Doenças cuja abordagem diagnóstica e terapêutica se encontra detalhada no capítulo Afecções e Algias Musculoesqueléticas do Adolescente.

aumento na participação em atividades atléticas de indivíduos de todas as idades, a síndrome de superuso começou tornar-se um evento frequente. Mais recentemente, a utilização dos computadores passou a fazer parte da vida de muitas crianças e adolescentes e já têm sido descritos relatos de síndromes de superuso associadas a essa atividade nessa população.

A criança e o adolescente são particularmente suscetíveis às lesões pelo superuso devido à presença de cartilagens nas epífises e apófises. Além disso, a velocidade de crescimento dos músculos e tendões é menor que a do esqueleto, resultando em maior tensão relativa dos músculos.

• Associadas às práticas esportivas – as lesões de superuso relacionadas com esportes geralmente representam o somatório do excesso em termos de duração e intensidade da prática esportiva com preparação e treinamento insuficientes e, por vezes, com o uso de equipamentos inadequados (Quadro II-132).

O fator comum às lesões de superuso é o microtraumatismo repetitivo que ocorre em determinada estrutura anatômica, causando inflamação das estruturas comprometidas, com consequente dor, edema e incapacidade funcional.

O aumento da duração e da intensidade dos treinos pode resultar, também, nas fraturas de estresse. Embora potencialmente possam ocorrer em qualquer osso, Orava, citado por Harvey, encontrou que as fraturas de estresse são mais frequentes na tíbia (50%), metatarsos (18%), fíbula (12%) e fêmur (6%).

A história é fundamental no diagnóstico das síndromes de superuso. A maioria dos pacientes refere que iniciou o esporte recentemente ou intensificou o treinamento algumas semanas antes do início dos sintomas. Algumas vezes, a criança iniciou um segundo esporte com biomecânica similar que provocou estresse adicional, culminando com o aparecimento dos sintomas.

O início é insidioso e, nessa fase, muitos pacientes realizam tratamentos caseiros (com bolsas de gelo ou de água quente), até que os sintomas se agravem, para só então demandar atendimento médico. Inicialmente, a dor ocorre com atividade intensa e melhora com o repouso. Se o estresse repetitivo continua, a dor passa a persistir por algum tempo mesmo em repouso e, posteriormente, torna-se constante com exacerbação durante a atividade física.

Em muitas síndromes de superuso, as radiografias simples não mostram nenhuma alteração significativa, mas são importantes para afastar outros diagnósticos, como, por exemplo, tumores ósseos.

• Associadas ao uso de computadores e jogos eletrônicos – os computadores estão presentes atualmente na maio-

Quadro II-132 – Algumas síndromes de superuso associadas à prática de esportes.

Denominação	Sinais e sintomas	Lesões	Atividade esportiva relacionada
Fasciíte plantar	Geralmente unilateral Dor na base do pé, no centro do arco plantar e/ou na face anterior do calcâneo	Lesão da fáscia plantar que se insere nos ossos metatarsofalângicos e calcâneo	Corrida em ladeiras ou de velocidade
Tendinite de Aquiles	Geralmente unilateral Dor à palpação do tendão de Aquiles, na altura dos maléolos Ocasionalmente, pode ser mais proximal, na junção musculotendínea, ou mais distal na inserção do tendão no calcâneo posterior Pode haver dor e rigidez matinal	Tendinite causada pela combinação de tendão de Aquiles curto e força de tração repetitiva	Corrida, salto, ciclismo (pedalando em pé) e futebol
Tibial anterior	Geralmente bilateral Dor linear difusa na face anterior ou medial da metade ou do terço distal da tíbia	Tração na origem dos músculos anterior e posterior da tíbia; podem surgir fraturas de estresse	Corrida
Doença de Osgood-Schlatter*	Geralmente bilateral Dor na região do tubérculo tibial anterior	Apofisite por tração do tubérculo tibial	Esportes que envolvem flexão e extensão repetidas dos joelhos
Patelofemoral	A dor mais frequente é peripatelar na região lateral do joelho Outros locais de dor: medial dos joelhos, central da patela e cavo poplíteo	Comprometimento da junção patelofemoral	Corrida em ladeiras
Epicondilite lateral ou cotovelo de tenista	Dor no epicôndilo lateral provocada pela supinação mantida do pulso	Tração do epicôndilo lateral do cotovelo	Tênis

* Doença cuja abordagem diagnóstica e terapêutica se encontra detalhada no capítulo Afecções e algias musculoesqueléticas do adolescente.

ria das escolas de classes média e alta e inclusive nas salas de aula das redes públicas de ensino estaduais e municipais de muitas cidades brasileiras.

Vários problemas têm sido relacionados ao uso prolongado de computadores e jogos eletrônicos em crianças e adolescentes, tais como diminuição da atividade física e prática de esportes, obesidade, dor torácica, dor abdominal, fadiga, anorexia, ansiedade, cefaleia, comportamentos agressivos, convulsões por fotoestimulação e particularmente as dores musculoesqueléticas localizadas ou difusas.

Várias denominações têm sido utilizadas na literatura para as dores e as lesões musculoesqueléticas associadas ao uso de computadores. Nos pacientes adultos e adolescentes, em regime de trabalho, utilizam-se alguns termos como tenossinovites dos digitadores ou LER (lesões por esforços de repetição) ou DORT (distúrbio osteomuscular relacionado ao trabalho), que é atualmente o termo recomendado pela Organização Mundial da Saúde.

As LER constituem um conjunto de afecções do aparelho musculoesquelético que acometem músculos, tendões, ênteses (cordões fibrosos que ligam os tendões aos ossos), ligamentos, articulações, nervos e, mais raramente, vasos sanguíneos e tegumentos. Elas são consequentes à realização de movimentos contínuos, posturas inadequadas e estresses emocionais, por período variado. Podem-se manifestar em qualquer segmento do corpo, habitualmente membros superiores (punho, antebraço, mão), coluna cervical e lombar. Até 70% dos pacientes com LER preenchem os critérios de fibromialgia, com estados importantes de depressão e ansiedade, além da associação com fadiga, distúrbios do sono, rigidez, parestesias e sensação de inchaço. A maior parte dos pacientes com dor regional apresenta pontos dolorosos compatíveis com síndrome miofascial.

Atualmente, crianças pré-escolares, escolares e adolescentes vêm apresentando sintomas similares às LER de adultos e adolescentes em regime de trabalho. Tazawa et al. acompanharam 19 pacientes, com idades variando de 6 a 13 anos, que utilizaram computadores 1 a 4 horas/dia (média de 1,6 hora/dia) durante um a quatro anos (média de 2,4 anos). Esses pacientes apresentaram dores recorrentes, fadiga importante e hipertonia do músculo trapézio, principalmente no lado contralateral da mão dominante. Os sinais e os sintomas regrediram com a suspensão do uso dos computadores. Zapata et al. avaliaram 791 adolescentes de uma escola privada de São Paulo, na qual o computador era utilizado por 99% dos alunos e 67% o usaram no dia anterior à pesquisa. As principais atividades realizadas no computador eram: uso da internet em 69%, comunicadores instantâneos em 60%, jogos eletrônicos em 30% e tarefas escolares em 25%. Dor musculoesquelética foi relatada por 312 (40%) dos alunos; 23% queixaram-se de dores na coluna vertebral; 9% em membros superiores; 4% no músculo trapézio; e 4% dor difusa. Cerca de 11% dos alunos mencionaram que essas dores estavam associadas ao uso do computador.

A utilização intensiva de computadores por crianças e adolescentes pode acompanhar-se de dores musculoesqueléticas, edemas, fadiga e incapacitação funcional, a exemplo do que é descrito em adultos com LER. Esses sinais/sintomas aparecem após períodos variáveis da exposição aos fatores traumáticos (dias a anos). A dor pode ser em queimação ou peso, podendo ser acompanhada de formigamento e choques nas extremidades dos dedos. Na faixa etária pediátrica, é mais frequente a presença de lesões inflamatórias (tendinites, artrites, bursites e entesites) do que as lesões neurológicas (hérnia de disco e síndrome do túnel do carpo).

A melhor forma de prevenção das lesões, particularmente no adolescente em regime de trabalho, é a utilização da ergonomia adequada com flexibilidade corporal (exercícios de alongamento e relaxamento dos braços, punhos, mãos e coluna) em média 10 minutos por hora e postura correta em frente aos computadores.

A posição correta de digitação é aquela em que a altura do teclado coincide com a altura do cotovelo. Os punhos devem ficar retos e apoiados anteriormente ao teclado do computador, podendo ser utilizados apoios especiais de borracha para evitar a flexão dos punhos. Os dedos devem estar ligeiramente dobrados e digitar levemente sobre o teclado. O tronco deve estar apoiado em encosto da cadeira com os pés apoiados no chão. O monitor do vídeo não deve ficar inclinado mais que 20 graus e em uma altura em que a borda superior da tela esteja na mesma altura dos olhos e na distância de 30cm. O monitor não deve ser colocado em frente à janela, evitando assim reflexos na tela e o *mouse* deve ser movimentado sempre perto do corpo.

Os exercícios de alongamento e relaxamento podem ser feitos em casa e no ambiente de trabalho. Para exercitar os ombros, deve-se fazer movimentos circulares para a frente e para trás. Para os punhos: com os braços relaxados e junto ao corpo, mexer as mãos abertas em movimentos circulares nos dois sentidos. Para os antebraços: apoiar o antebraço sobre a mesa e manter a mão levantada por 15 segundos. Para as mãos: com o antebraço em repouso sobre a mesa, tocar a ponta de cada um dos dedos com a extremidade do polegar.

O diagnóstico precoce e a suspensão imediata do fator desencadeante favorecem a cura na maioria dos casos. Deve-se orientar o repouso, com retirada ou redução da exposição ao fator desencadeante (por exemplo, jogos eletrônicos e/ou computador), com utilização da ergonomia adequada e prescrição de analgésicos (paracetamol) ou anti-inflamatórios não hormonais (naproxeno na dose de 10 a 15mg/kg/dia, de 12 em 12 horas).

O tratamento fisiátrico visa à profilaxia da sobrecarga funcional ao aparelho locomotor, como também à reabilitação da função motora e neurovegetativa.

As crianças e os adolescentes devem permanecer no máximo 2 horas ao dia em frente ao computador e/ou utilizando jogos eletrônicos e, em caso de dores e lesões musculoesqueléticas, seu uso deve ser prontamente suspenso.

Tumores ósseos – podem ser causa de dor recorrente em membros, com dor fixa no local da lesão (Quadro II-133). Aproximadamente metade dos tumores primários dos ossos na infância são malignos e mais frequentes em meninos, na proporção de 1,5:1.

Dos tumores ósseos benignos, o osteoma osteoide, os osteocondromas e os condromas são os mais comuns nas primeiras duas décadas de vida.

O osteoma osteoide ocorre mais frequentemente na área proximal do fêmur, vértebras e tíbia proximal. A dor é descrita como profunda e penetrante que, usualmente, piora à noite e tem resposta excelente a doses baixas de ácido acetilsalicílico e de outros anti-inflamatórios não hormonais. O local da lesão é doloroso à palpação e pode haver atrofia muscular, fraqueza do membro acometido e claudicação. Os sinais de doença sistêmica estão ausentes e não existe alteração no hemograma ou nas provas de fase aguda. O diagnóstico baseia-se nos achados dos exames de imagem. A radiografia simples pode mostrar lesão típica desse tumor. No entanto, muitas vezes, esse exame não mostra alterações, e a investigação deve prosseguir com cintilografia óssea com tecnécio-99. O curso da doença sem tratamento é variável. Pode evoluir para a cura espontânea, entretanto, a debilidade do membro acometido e a dor geralmente indicam a excisão cirúrgica. Não evolui para malignização e a recorrência é rara.

Osteocondroma é o tumor benigno mais frequente na infância, geralmente se manifestando como uma massa indolor que, devido à localização e ao tamanho, pode ocasionar alterações funcionais. A dor pode ocorrer quando há compressão de estruturas neurovasculares. Geralmente, afeta as extremidades dos ossos longos e a região de inserção dos tendões, mais comumente ao redor do joelho, com comprometimento da parte distal do fêmur ou proximal da tíbia e da porção distal do úmero. O tratamento consiste na excisão cirúrgica, pois, além do comprometimento local, pode evoluir para malignização.

Em relação aos tumores malignos na infância, as manifestações musculoesqueléticas podem ser decorrentes de uma das seguintes situações: tumores primários do osso, sinóvia ou músculo; metástases ósseas (neuroblastoma), infiltração maligna da medula óssea (leucemias e linfomas); e osteoartropatia hipertrófica secundária. Os tumores malignos primários do osso constituem menos de 1% das neoplasias malignas da infância e são representados principalmente pelo osteossarcoma (sarcoma osteogênico), primeiro lugar em termos de frequência, e o sarcoma de Ewing, em segundo lugar.

Pacientes com osteossarcoma geralmente apresentam dor no local do tumor. Dor e inchaço local são as manifestações mais frequentes do sarcoma de Ewing. Aproximadamente 15% dos pacientes com osteossarcoma apresentam metástases, principalmente nos pulmões, e 25% daqueles com sarcoma de Ewing apresentam metástase em pulmões, medula óssea e ossos. Sintomas de comprometimento sistêmico, como febre e mal-estar, são mais comuns no sarcoma de Ewing, especialmente nos pacientes com metástases. Nos exames laboratoriais, podem ser encontradas leucocitose e alterações nas provas de fase aguda, o que pode sugerir osteomielite. As radiografias simples das regiões acometidas mostram várias alterações sugestivas desses tumores, mas o diagnóstico é firmado pelo resultado da biópsia óssea.

PRESENÇA DE MANIFESTAÇÕES SISTÊMICAS

Dores recorrentes em membros podem fazer parte do quadro clínico de várias doenças sistêmicas de evolução crônica, sendo, por vezes, a principal queixa. No entan-

Quadro II-133 – Classificação dos tumores primários dos ossos mais comuns da infância segundo o tipo histológico, o caráter benigno ou maligno e a faixa etária mais afetada.

Tipo histológico	Benigno	Idade (anos)	Maligno	Idade (anos)
Condrogênico	Osteocondroma	< de 21	Condrossarcoma	Crianças
	Condroma	10-40		
	Condroblastoma	10-20		
	Fibroma condromixoide	10-30		
Osteogênico	Osteoma osteoide	5-24	Osteossarcoma (sarcoma osteogênico)	10-20 (mas pode ocorrer em qualquer idade)
	Osteoblastoma	10-35(5-78)		
Fibrogênico	Defeito fibroso cortical	10-15	Sarcoma de Ewing	10-30 (mas pode ocorrer em qualquer idade)

Fontes: Cassidy e Petty, 1995 e Copley et al., 1996.

to, nesses casos estão presentes outras manifestações clínicas indicativas de comprometimento sistêmico que orientam o diagnóstico.

Doenças do tecido conjuntivo

As dores recorrentes em membros podem ser queixa dos portadores de doenças do tecido conjuntivo, mas, nesses casos, existem outras manifestações sistêmicas e, geralmente, comprometimento articular ou muscular.

Na dermatomiosite juvenil, doença caracterizada por processo inflamatório vascular difuso e não supurativo que compromete preferencialmente pele e músculos, é frequente a queixa de dores recorrentes em membros. Ao exame físico, encontra-se fraqueza muscular mais acentuada nos músculos proximais do que nos distais e pode ocorrer dor à palpação muscular. É comum, ainda, a presença de lesão eritematosa periorbital com edema e eritema sobre a face extensora das articulações metacarpofalângicas, interfalângicas, cotovelos, joelhos ou tornozelos. O diagnóstico pode ser confirmado com dosagem sérica das enzimas musculares (CPK, DHL, aldolase, ALT e AST), eletromiografia e biópsia muscular.

Vale ressaltar que a presença exclusiva de dores recorrentes em membros não permite que seja feito o diagnóstico de febre reumática ou de lúpus eritematoso sistêmico. Assim, não se justifica a solicitação de fator antinúcleo (FAN) na criança que apresenta apenas dor recorrente em membros. É importante lembrar que os níveis séricos do FAN se encontram elevados em cerca de 12,5 a 20% das crianças e adolescentes normais.

Disvitaminoses e doenças endócrinas

As disvitaminoses que podem causar dores recorrentes em membros são a carência crônica de vitamina C (etiologia do escorbuto) e a hipervitaminose A. No escorbuto, os sintomas surgem mais frequentemente no segundo semestre de vida e só 4% dos casos ocorrem em crianças com idade superior a 2 anos. Nas fases iniciais da doença (escorbuto latente), podem ser encontrados os seguintes sintomas: anorexia, perda de peso, sudorese, irritabilidade e dor ao manuseio da criança, especialmente dos membros inferiores. Em seguida, podem surgir manifestações hemorrágicas como tumefações nos membros, que são a expressão cutânea das hemorragias subperiostais, equimoses, petéquias, entre outras. Ocorre piora das dores em membros, secundárias à osteoporose e à periostite, e a criança passa a assumir posição antálgica, sendo característica a "posição de rã" (ver capítulo Disvitaminoses). Na hipervitaminose A, podem ser encontrados vários sinais e sintomas como irritabilidade, alopecia, apatia e dores nas extremidades, sendo típico o encontro, às radiografias de membros, de hiperostose cortical, principalmente nos ossos do metatarso e nas ulnas.

As doenças endócrinas que podem causar dores recorrentes em membros são aquelas que cursam com desmineralização óssea como hipotireoidismo, hiperparatireoidismo, doença de Cushing (endógena ou exógena) e raquitismo. Como a vitamina D é considerada por muitos autores um pré-hormônio ou hormônio, o raquitismo, quadro clínico causado pela deficiência dessa vitamina, pode ser classificado como entidade endocrinológica determinada por várias etiologias. Independente da causa da deficiência da vitamina D, a queixa de dores recorrentes ocorre principalmente em membros inferiores, nos quais se encontram alterações acentuadas, tais como *genu varum* ou *genu valgum*.

Hemoglobinopatias

A criança com anemia falciforme pode apresentar, durante as crises hemolíticas recorrentes, dores em membros, principalmente nos ossos longos, apesar de ser mais comum a ocorrência de artrites e artralgias. Osteonecrose pode acometer qualquer osso, sendo mais vulneráveis os ossos do quadril. Ao hemograma, encontra-se anemia, e o diagnóstico é estabelecido pela eletroforese de hemoglobina.

Existem outras hemoglobinopatias que podem provocar dor recorrente em membros, como talassemia *major* e hemoglobinopatia S C, nas quais a presença de outros sinais e sintomas, além da anemia, orientará o diagnóstico.

ABORDAGEM TERAPÊUTICA

Quando se encontra uma doença orgânica como causa de dor, ela deve receber tratamento específico.

Ao final da primeira consulta, nos casos em que não foram encontrados sinais de alerta para a presença de doença orgânica, o pediatra pode informar aos pais e ao paciente que, na maioria das crianças com dores recorrentes, esse sintoma pode ser uma forma de expressão de problemas emocionais, ou seja, as dores podem ser decorrentes de vivências que estão provocando angústia ou ansiedade na criança, à qual ela está reagindo com a dor. Isso é importante, pois introduz uma questão que não foi aventada por muitos pais e que vai requerer o aprofundamento do conhecimento das relações da criança na família e na escola.

Um passo importante na abordagem terapêutica é tranquilizar a família e a criança. Quando existe o receio de uma doença específica por parte dos pais, é necessário apontar os dados que falam contra o fato de a criança ser portadora da doença imaginada. Vale lembrar que o exame físico completo também tem ação tranquilizadora para a família, pois mostra que o médico está desempenhando seu papel com competência, tentando afastar problemas graves. Quando se explica aos pais que nenhuma doença orgânica foi encontrada, é fundamental enfatizar que a dor é real. O uso da analogia da dor recorrente em membros com cefaleia tensional facilita a compreensão da família a esse respeito, pois a maioria dos adultos já teve cefaleia intensa em períodos de maior ansiedade, apesar de não haver nenhuma doença intracraniana.

Também é importante deixar claro que, embora o paciente não seja portador de nenhuma doença orgânica, ele deve ser acompanhado para que o médico possa identificar, junto com a família, os fatores envolvidos na gênese da dor, explicitando que a criança vem apresentando dois sofrimentos, sendo um a dor recorrente em membros e outro o sofrimento psíquico (angústia ou ansiedade) que a criança não está conseguindo expressar de outra forma. Nesses casos, as consultas podem ter um efeito terapêutico, quando há abordagem abrangente durante a anamnese. Perguntar sobre a rotina de vida da criança e das suas relações intra e extrafamiliares possibilita à família identificar problemas nessas relações e buscar formas de solucioná-los. Não se pretende com isso que o pediatra assuma o papel de psicólogo ou psiquiatra, mas que desenvolva a capacidade de escutar a criança e sua família, permitindo que se estabeleça um diálogo aberto sobre a vida da criança. Pacientes com distúrbios graves de conduta ou com sinais de depressão necessitarão de atenção psicológica especializada, mas a grande maioria das crianças com dores recorrentes em membros pode ser tratada exclusivamente pelo pediatra.

No Ambulatório Geral e na Unidade de Reumatologia do Instituto da Criança "Prof. Pedro de Alcantara", com essa abordagem mais ampla, a evolução das crianças com dores recorrentes em membros, sem lesões orgânicas, mostraram melhora intensa dos sintomas logo nas primeiras semanas. Para os pacientes que evoluem mantendo crises de dor, sem sinais de alerta, o pediatra deve insistir na abordagem referida, sem se deixar pressionar pela família para a realização de investigação especializada. A ausência de sinais de alerta dá ao pediatra a segurança necessária para transmitir confiança à família sobre a inexistência de doença orgânica, importante fator na abordagem terapêutica da criança com dores recorrentes em membros.

BIBLIOGRAFIA

1. Barros CMMCC. Jogos eletrônicos: qual a dose certa? Pediatr Moderna 1999;32:59. • 2. Bowyer SL, Hollister JR. Limb pain in childhood. Pediatr Clin North Am 1984;31:1053. • 3. Bresolin AMB, Sucupira ACSL, Kiss MHB, Moyses MA, Suzuki I. Dor em membros. In: Marcondes E (ed.). Roteiros diagnósticos em pediatria. São Paulo: Sarvier; 1987.p.154. • 4. Cassidy JT. Miscellaneous conditions associated with arthritis in children. Pediatr Clin North Am 1996;43:949. • 5. Cassidy JT, Petty RE. Textbook of pediatric rheumatolology. 3rd ed. Philadelphia: Saunders; 1995. • 6. Codo W. Apresentação. In: Codo W, Almeida MCCG (eds.). LER diagnóstico, tratamento e prevenção. Petrópolis, RJ: Ed. Vozes; 1995. p.355. • 7. Copley L, Dormans JP. Benign pediatric bone tumors. Evaluation and Treatment 1996;43:949. • 8. Dorman SM. Video and computer games: effect on children and implications for health education. J Sch Health 1997;67:133. • 9. Ediger B. Coping with fibromyalgia (fibrositis). Dallas: The fibromyalgia Association of Texas; 1991. • 10. Gazeta R. Computadores invadem salas de aula. On Line 1999;6:12. • 11. Gedalia A, Brewer EJ. Joint hypermobility in pediatric practice – review. J Rheumatol 1993;20:371. • 12. Gedalia A, Press J, Klein M, Buskila D. Joint hypermobility and fibromyalgia in school children. Ann Rheum Dis 1993;52:494. • 13. Harvey JS. Overuse syndromes in young athletes. Pediatr Clin North Am 1982;29:1369. • 14. Moysés MAA, Kiss MHK, Bresolin AMB et al. Dores em membros na infância: resultados preliminares em 71 crianças. Pediat (S Paulo) 1986;8:50. • 15. Nade S. Pain in leg: an overwiew. Aust Fam Physiol 1984;13:158. • 16. Naish JM, Apley J. "Growing pains": a clinical study of non arthritic limb pains in children. Arch Dis Child 1951;26:134. • 17. Nicolleti S. LER (lesões por esforços repetitivos). Literatura técnica continuada de LER. 1996;1:1. • 18. Øster J. Recurrent pain, headache and limb pains in children and adolescents. Pediatrics 1972;50:429. • 19. Øster J, Nielsen A. Growing pains. Acta Paediatr Scand 1972;61:329. • 20. Roizenblatt S, Tufik S et al. Juvenile fibromyalgia: clinical and polysomnographic aspects. J Rheumatol 1997;23:579. • 21. Silva CAA. Dores e lesões músculo-esqueléticas associadas a computadores e video-games em crianças e adolescentes. Pediatr (S Paulo) 1999;21:298. • 22. Sullivan JA. Recurring pain in the pediatric athlete. Pediatr Clin North Am 1984;31:1097. • 23. Tazawa Y, Soukalo AV, Okada K, Takada G. Excessive playing of home computer games by children by children presenting unexplained symptoms. J Pediatr 1997;130:1010. • 24. Wiegman O, Van-Schie EG. Video game playing and its relations with aggressive and prosocial behavior. Br J Soc Psychol 1998;37:367. • 25. Wolfe F, Smythe HA et al. The American College of Rheumatology 1990 criteria for the classification of fibromyalgia – report of the Multicenter Criteria Committee. Artritis Rheum 1990;33:160. • 26. Wolfe F. The fibromyalgia syndrome: a consensus report on fibromyalgia and disability. J Rheumatol 1996;23:534. • 27. Yeng LT, Teixeira MJ, Barbosa HFG, Hsing WT. Reabilitação em lesões por esforços repetitivos. I curso teórico-prático de lesões por esforços repetitivos (LER). Instituto de Ortopedia e Traumatologia HC-FMUSP; 1997.p.1. • 28. Yunus MB, Masi AT. Juvenile primary fibromyalgia syndrome. A clinical study of thirty three patients and matched normal controls. Arthritis Rheum 1985;28:138. • 29. Zapata AL, Moraes AJ, Leone C, Doria-Filho U, Silva CA. Pain and musculoskeletal pain syndromes related to computer and videogame use in adolescents. Eur J Pediatr 2006;165:408. • 30. Zuccolotto SMC, Sucupira ACSL, Silva CA. Dores recorrentes em membros. In: Sucupira ACSL, Bricks LF, Kobinger MEBA, Saito MI, Zuccolotto SMC (eds.). Pediatria em consultório. 4ª ed. São Paulo: Sarvier; 2000.

55 ARTRALGIA E ARTRITE

CAPÍTULO

Clovis Artur Almeida da Silva
Lucia Maria Arruda Campos
Thais Pereira Cardoso

Artralgia e artrite são queixas frequentes na prática pediátrica e, por serem manifestação de uma grande diversidade de doenças, requerem do pediatra a habilidade de uma abordagem inicial cuidadosa e encaminhamento criterioso para a avaliação do especialista, quando necessário. Parte expressiva dessas doenças não é diagnosticada devido à fugacidade do seu quadro clínico, associada às limitações laboratoriais.

A gravidade do quadro e das condições gerais da criança determina se a avaliação inicial será realizada em atendimento de urgência ou ambulatorial.

DEFINIÇÕES E CLASSIFICAÇÃO

Artralgia é uma dor articular, habitualmente difusa, em toda a articulação e sem alterações ao exame físico.

Artrite é caracterizada pela presença de derrame articular e/ou pela presença de dois ou mais dos seguintes sinais: dor à palpação passiva e/ou dor à movimentação passiva e limitação ao movimento articular. A presença de calor e/ou rubor não é necessária para o diagnóstico de artrite na faixa etária pediátrica.

Por sua vez, o comprometimento periarticular (tendinites, bursites, entesites, lesões ligamentares e/ou meniscais) pode manifestar-se por dores localizadas, podendo simular artralgia ou artrite.

Artrite na faixa etária pediátrica pode ser classificada de acordo com:

1. Duração do comprometimento articular: aguda (até cinco semanas) e crônica (maior ou igual a seis semanas).
2. Número de articulações acometidas: monoartrite (uma articulação), pauciartrite ou oligoartrite (duas a quatro) e poliarticular (cinco ou mais).
3. Localização das articulações acometidas: periféricas (grandes e pequenas articulações) ou axiais (coluna, articulações sacroilíaca, esternoclavicular e manubrio-esternal).
4. Padrão evolutivo do acometimento articular: migratório (a inflamação melhora ou regride em uma articulação, enquanto inicia progressivamente em uma outra articulação previamente normal), aditivo (o processo inflamatório estende-se para outras articulações, enquanto as articulações previamente comprometidas mantêm-se em atividade) ou intermitente (intercala períodos de remissão e atividade dos sinais e sintomas articulares).
5. Distribuição do envolvimento articular: simétrico ou assimétrico.
6. Ritmo da dor: mecânica (piora com o movimento) e inflamatória (piora após períodos de repouso, como ocorre na rigidez matinal).
7. Presença de sequelas e limitações articulares.

ABORDAGEM DIAGNÓSTICA

A abordagem diagnóstica inicial envolve, prioritariamente, história e exame físico completos. Devido à ampla gama de diagnósticos diferenciais, a história e o exame físico são fundamentais para um direcionamento do diagnóstico e realização de exames complementares de forma racional.

ANAMNESE

Com relação à anamnese, além da caracterização minuciosa dos sintomas, torna-se importante abordar o paciente e sua família quanto as suas preocupações, sentimentos, medos e possíveis fantasias a respeito da doença. Tal espaço de escuta tem influência terapêutica no sofrimento que envolve o processo de adoecer, solidifica a relação médico-paciente e propicia uma história mais fidedigna.

Caracterização do comprometimento articular

Duração dos sintomas (aguda ou crônica, vide classificação acima) – no início do quadro, todas são agudas, podendo iniciar de forma abrupta ou insidiosa, e a evolução vai apontar para aquelas que vão se caracterizar como crônicas (maior ou igual a seis semanas). O início rápido pode sugerir artrite séptica, osteomielite, neoplasias (como leucemias, linfomas e neuroblastoma) e vasculite (púrpura de Henoch-Schönlein), entre os diagnósticos de maior urgência.

Número de articulações envolvidas – pode sugerir os diagnósticos. Apesar de existir sobreposição entre as causas de dor mono e poliarticular, infecções como artrite séptica costumam envolver uma única região. Assim, pacientes com envolvimento monoarticular devem ser avaliados na urgência para a necessidade ou não de tratamento rápido com antibioticoterapia e punção articular, se necessário. Dentre outras causas de acometimento de uma única articulação estão osteomielite, traumatismo (fratura, hemartrose), osteonecrose, artrite de Lyme e artrites reativas. Causas mais frequentes de envolvimento múltiplo são a artrite idiopática juvenil (AIJ), denominação mais recente para a artrite reumatoide juvenil (ARJ), o lúpus eritematoso sistêmico (LES) e as artrites relacionadas à doença inflamatória intestinal.

Localização das articulações comprometidas – pode ser difícil precisar na infância a localização da dor, principalmente em lactentes. Os responsáveis devem ser questionados sobre onde notaram alterações articulares e limitação de movimento. Para as crianças maiores, deve ser pedido para que aponte com o dedo a área dolorosa, o que nem sempre é possível, dependendo da fase de desenvolvimento, momento da dor e seu padrão. É importante o diferencial entre articulações periféricas e/ou axiais, grandes e/ou pequenas. O comprometimento das articulações axiais (coluna vertebral e sacroilíacas) sugere, como hipóteses mais prováveis, os traumatismos, as infecções e as espondiloartropatias.

Padrão evolutivo de acometimento articular – dores/artrites persistentes são associadas a quadros de origem infecciosa ou reumatológica e àqueles de dores ósseas devido a processo neoplásico. Dores intermitentes podem estar associadas a atividade física e alterações ortopédicas, principalmente nas que pioram com o movimento. Evolução migratória pode ser característica de artrite reativa pós-estreptocócica ou febre reumática aguda, púrpura de Henoch-Schönlein e leucemia ou linfomas.

Padrão de variação da dor ao longo do dia – pode auxiliar a identificar a causa do problema. Enquanto nas artrites crônicas, como na AIJ/ARJ, a dor é pior no início do dia (ou após um período de inatividade, como longo período sentado sem viagens ou mesmo na escola) e melhora no seu decorrer, as dores devido a traumatismo ou causas mecânicas estão ausentes ou são leves no início do dia e pioram com a atividade que acontece ao longo do dia (doença de Legg-Calvé-Perthes, síndrome patelofemoral etc.). Neoplasias ósseas podem apresentar-se com dor noturna que permanece durante o dia, enquanto as dores de crescimento se manifestam mais frequentemente no fim do dia ou no meio da noite (ver capítulo Dor recorrente em membros).

Intensidade da dor – apesar de ser um dado subjetivo, deve ser valorizada. Dores com limitação articular importante e recusa em suportar peso nas articulações envolvidas são de alerta para maior gravidade. A interferência da dor nas atividades habituais e na marcha são também queixas importantes. As dores de maior intensidade, na faixa etária pediátrica, são da pioartrite/osteomielite, neoplasias e febre reumática. No entanto, na sinovite transitória do quadril, doença de evolução benigna; a dor é, por vezes, incapacitante e a criança não consegue andar.

Fatores precipitantes – torna-se necessária, na história, a pesquisa de traumatismos antecedendo o quadro clínico, os quais podem ser causa direta (fratura, lesões ligamentares) ou indireta (osteomielite) da doença atual. É fundamental detalhar o mecanismo do traumatismo, intensidade e sua relação temporal com a queixa atual. As infecções recentes são dados importantes, especialmente virais (por exemplo parvovírus B19), patógenos entéricos (*Salmonella, Shigella* e *Campylobacter*), estreptococo do grupo A e imunizações, as quais podem estar relacionadas às artrites reativas, causas frequentes na faixa etária pediátrica. A febre reumática está tipicamente associada à infecção de orofaringe pelo estreptococo do grupo A.

Sintomas sistêmicos – dentre os sintomas sistêmicos associados, a febre tem papel relevante, ajudando no diagnóstico etiológico. É importante determinar seu padrão e tempo. A febre pode preceder ou ser concomitante aos sintomas articulares. Febre alta associada a lesões monoarticulares agudas é classicamente associada a infecção bacteriana. No entanto podem ocorrer casos subagudos de artrite séptica ou parcialmente tratados, dificultando esse diagnóstico. Doenças não infecciosas também podem estar associadas a quadro febril como a AIJ/ARJ sistêmica (padrão de picos diários elevados geralmente à tarde e à noite), a febre familiar do Mediterrâneo (febre periódica, episódios intermitentes durando poucos dias e semanas alternadas com temperatura normal) e o LES (febre de início gradual e geralmente baixa e intermitente). Dentre outras queixas sistêmicas relevantes estão *rash*, perda de peso, dor abdominal e alterações oculares.

Viagens recentes – é importante a pergunta objetiva na anamnese sobre viagens recentes. A doença de Lyme é um exemplo de doença endêmica frequente na costa Atlântica dos Estados Unidos, que vai desde Massachusetts até Maryland, com outros focos em expansão e casos notificados em 47 estados daquele país. No Brasil, focos já foram detectados em São Paulo, Santa Catarina e no Rio Grande do Norte.

Antecedentes pessoais e familiares

Deve-se ressaltar a pesquisa de: hemoglobinopatias, como doença falciforme e talassemia, hemofilia; vasculites primárias, como púrpura de Henoch-Schönlein, síndrome de Kawasaki, poliarterite nodosa e arterite de Takayasu; doença inflamatória intestinal (Crohn ou retocolite ulcerativa); psoríase. Além disso, contato com tuberculose.

Condições de vida da criança e sua família

Conhecer as condições de habitação (número de cômodos e número de pessoas no domicílio, presença de saneamento básico) e acesso a serviços de saúde. Saber quem é responsável pelo cuidado diário da criança, conhecer a escolaridade e a ocupação dos pais e a renda familiar auxiliam a compreender os problemas da família e a compartilhar com eles o plano terapêutico.

EXAME FÍSICO

A realização do exame físico completo é fundamental, incluindo a avaliação geral e específica sistematizadas.

Quanto à avaliação geral, é importante notar o estado geral, nutricional, estado de hidratação e coloração de pele e mucosas. A pele e anexos devem ser observados minuciosamente na pesquisa de lesões de psoríase, vasculites, alopecia, úlceras orais e genitais. O heliotropo (lesão eritematosa e violácea, com ou sem edema periorbitário) e o sinal de Gottron (pápulas eritematodescamativas sobre as articulações metacarpofalângicas e interfalângicas proximais das mãos), por exemplo, são alterações patognomônicas de dermatomiosite juvenil, ocorrendo em 75% dos pacientes.

Quanto ao exame sistêmico, é importante a identificação de alterações ganglionares, hepato e/ou esplenomegalia, sopros e palpação dos pulsos arteriais. Um cuidadoso exame neurológico também deve ser realizado. A aferição da pressão arterial é fundamental, pois pode estar elevada nas vasculites primárias e no LES.

O exame musculoesquelético deve incluir a inspeção (edema, deformidades, postura preferencial), palpação (edema, coleções, crepitação), mobilização ativa e passiva (amplitude de movimentos, dor) e avaliação de força muscular. Tal exame deve ser realizado de forma sequencial em todas as articulações. A fraqueza muscular progressiva e simétrica, envolvendo cinturas escapular e pélvica, é característica da dermatomiosite juvenil.

A avaliação da força muscular, cuja classificação de gravidade de comprometimento encontra-se no quadro II-134, é realizada solicitando-se que a criança faça movimento do membro contra resistência feita pelo examinador.

Quadro II-134 – Classificação da gravidade de comprometimento da força muscular.

Grau 0	Ausência de contração muscular – paralisia
Grau 1	Contração sem deslocamento do segmento (percepção à palpação)
Grau 2	Contração com deslocamento sem ação da gravidade
Grau 3	Movimento ativo contra ação da gravidade
Grau 4	Movimento vencendo resistência
Grau 5	Movimento ativo normal

As manobras deficitárias utilizadas com mais frequência são a dos braços estendidos e a de Mingazzini.

A manobra dos braços estendidos consiste em, na posição sentada, solicitar a permanência dos braços estendidos na horizontal. Na presença de déficit de força muscular, após segundos e até 1 minuto, os membros podem oscilar ou mesmo abaixar de forma simétrica ou não.

A manobra de Mingazzini é realizada no decúbito dorsal com as pernas fletidas em ângulo reto sobre as coxas e estas sobre o quadril. Em caso de déficit, ocorre antes de 1 minuto oscilação ou queda progressiva de perna ou coxa.

INVESTIGAÇÃO COMPLEMENTAR

Deve ser orientada pela anamnese e exame físico. Como exames complementares iniciais, devem-se solicitar o hemograma e as provas inflamatórias, por serem úteis nos casos de dor articular aguda ou crônica, desde que não relacionada diretamente a traumatismo. Anemia hemolítica autoimune, leucopenia e plaquetopenia podem estar presentes no LES. Infecções podem alterar o leucograma, sugerindo reação a quadros virais ou bacterianos. Anemia com características secundárias a doença crônica pode ocorrer na ARJ sistêmica e leucoses. As leucoses ainda podem alterar o leucograma de forma variável, sendo os mais característicos a leucocitose e os blastos nas leucemias agudas. Eosinofilia pode sugerir a presença de helmintíase (toxocaríase, estrongiloidíase, ascaridíase, ancilostomíase ou esquistossomose), a qual pode ser causa de artrite reativa.

As reações de fase aguda (velocidade de hemossedimentação e proteína C-reativa), quando elevadas, são marcadores inespecíficos de processo inflamatório.

A suspeita de artrite séptica, na presença de derrame articular, indica punção aspirativa e avaliação do líquido sinovial com celularidade e diferencial, coloração de Gram, glicose, proteína e culturas.

A pesquisa de disfunção renal e hepática pode ser útil na suspeita de doença sistêmica como LES ou vasculites. A dosagem sérica de creatinoquinase (CK) e a de creatinofosfoquinase (CPK) podem estar elevadas em casos de miosites. As elevações séricas de desidrogenase láctica (DHL) e de ácido úrico podem sugerir neoplasia maligna.

A urina tipo I pode detectar alterações urinárias associadas com vasculite, destacando-se o LES (mais especificamente cilindrúria como critério diagnóstico) e a púrpura de Henoch-Schönlein (atenção para hematúria, proteinúria, leucocitúria e cilindrúria).

A avaliação com exames de imagem inclui radiografia simples com comparação com o membro contralateral, importante para excluir fraturas, periostite, necrose avascular, tumores e displasias ósseas. A ultrassonografia é útil na avaliação do envolvimento do quadril e a tomografia computadorizada e a ressonância nuclear magnética estão geralmente reservadas para a avaliação de condições não inflamatórias e neoplasias.

A cintilografia com tecnécio ajuda na diferenciação de artrite séptica com osteomielite, podendo ainda detectar tumores e lesões traumáticas.

Outras avaliações laboratoriais dependem, em um primeiro momento, de identificar se a artrite/artralgia é aguda ou crônica.

Na artrite/artralgia aguda, pode ainda ser útil a realização de culturas (orofaringe, hemocultura, líquido articular, copro e urocultura), teste sorológico para doença de Lyme (se quadro e epidemiologia suspeitos) e títulos de antiestreptolisina O ou semelhantes (anti--DNAse B, por exemplo) para evidência de infecção estreptocócica recente.

Na artrite/artralgia crônica, podem ser solicitados: pesquisa de imunodeficiência com dosagem sérica de imunoglobulinas, sorologia para doença de Lyme, anticorpo antinuclear, fator reumatoide, HLA B-27 (espondilite anquilosante, artrite psoriática, doença inflamatória intestinal, artrite reativa).

É importante ressaltar para o pediatra que o anticorpo antinuclear e o fator reumatoide apresentam elevadas taxas de resultados falso-positivos e são frequentemente negativos em algumas doenças reumatológicas como a AIJ/ARJ.

A avaliação diagnóstica complementar deve estar sempre baseada na suspeita clínica e direcionada para o quadro suspeito de forma racional.

FORMAS CLÍNICAS

A seguir, tem-se a descrição das causas mais frequentes de artrite/artralgia aguda e crônica na infância, caracterizando o quadro clínico e os achados laboratoriais associados a cada doença.

ARTRALGIA E ARTRITE AGUDA

O quadro II-135 mostra as principais causas de artralgia e artrite aguda na infância e adolescência. No quadro II-136, encontram-se as etiologias das monoartrites agudas e crônicas.

As principais etiologias de artralgia e artrite aguda na faixa etária pediátrica são:

Artrite séptica

A artrite séptica ou pioartrite ocorre quando um agente infeccioso está ou esteve presente na cavidade articular. Embora as bactérias sejam os agentes mais frequentes, os fungos e os outros agentes também podem ser isolados. Ocorre em qualquer idade, mas é observada principalmente em recém-nascidos, lactentes e crianças menores de 2 anos de idade. As vias de propagação são:

Quadro II-135 – Principais causas de artralgia e artrite aguda na faixa etária pediátrica.

Infecção
Séptica ou pioartrite – bacteriana, fúngica
Artrite reativa – viral (rubéola, parvovírus B19, hepatite B, herpesvírus), bacteriana (estreptococos, gonococos, meningococos, micobactéria, brucela, salmonela, shiguela, *Yersinia*, campilobacter etc.), parasitas (giárdia, entamoeba etc.), entre outros (micoplasma, clamídia etc.)
Traumatismo
Neoplasias – leucemias, linfomas, neuroblastomas, histiocitose das células de Langerhans
Doenças hematológicas – doença falciforme, hemofilia
Doenças do tecido conjuntivo – vasculites primárias (púrpura de Henoch-Schönlein, síndrome de Kawasaki, poliarterite nodosa e arterite de Takayasu), lúpus eritematoso sistêmico e dermatomiosite juvenil

Quadro II-136 – Causas de monoartrite aguda e crônica.

Aguda	Crônica
Traumatismo	Artrite idiopática juvenil ou artrite reumatoide juvenil
Artrite séptica	Artrite por agentes infecciosos como fungos, tuberculose, micobactérias atípicas, doença de Lyme, HIV
Hemofilia	Sinovite vinonodular
Sinovite transitória do quadril	Sinovite por inoculação de corpo estranho
Neoplasias	Osteonecrose
	Neoplasias

hematogênica ou por contiguidade (celulite, abscesso, osteomielite, após traumatismo). O agente infeccioso mais comum é o *Staphylococcus aureus* em todas as faixas etárias e o estreptococo do grupo B no recém-nascido. A *Neisseria gonorrhoeae* pode ser isolada nos adolescentes sexualmente ativos. Apresenta-se geralmente como monoartrite aguda intensamente dolorosa, com um processo inflamatório exuberante, incluindo calor, rubor e limitação à movimentação passiva e ativa. Oligoartrite acometendo duas ou mais articulações podem raramente estar envolvidas. O quadro clínico instala-se rapidamente e é exuberante, com a presença de febre e queda do estado geral, manifestações estas que podem estar ausentes na fase inicial de alguns casos. O diagnóstico impõe-se principalmente nas crianças com monoartrite e deverá ser confirmado por meio da punção articular (artrocentese), para análise do líquido sinovial e pesquisa do agente etiológico pelo método de Gram, cultura e reação em cadeia da polimerase. Ao hemograma encontra-se leucocitose com desvio para a esquerda, e a velocidade de hemossedimentação e a proteína C--reativa estão geralmente aumentadas.

Artrite traumática

A história de traumatismo e do mecanismo de lesão são de grande auxílio diagnóstico. A artrite traumática é geralmente uma monoartrite aguda intensamente dolorosa, envolvendo joelhos e tornozelos, ocorrendo principalmente em lactentes e pré-escolares. O aumento da articulação geralmente ocorre minutos após o traumatismo e pode evoluir para artrite séptica quando o traumatismo foi aberto. Quando existe apenas traumatismo contusiforme, sem o contato da articulação com o meio ambiente, pode ocorrer estiramento das estruturas intra-articulares. Os fatores causais da monoartrite traumática são: compressão meniscal e da sinóvia, laceramento dos vasos com possibilidade de hemartrose e fratura. A radiografia pode detectar hematoma e fratura; entretanto, a ressonância magnética (RM) é o exame preferencial em casos de dúvida da possibilidade de traumatismo, pois avalia integralmente as articulações e todas as estruturas periarticulares. O pediatra deve também ficar atento para os casos de artralgia ou artrite aguda recorrente por maus-tratos à criança, nas quais o exame radiológico pode ser útil, revelando múltiplas fraturas em diferentes fases de consolidação.

Artrite reativa

Artrite reativa é a resposta a um agente infeccioso a distância, geralmente nas vias aéreas superiores, trato gastrintestinal e geniturinário. Os principais agentes etiológicos causadores de artrite reativa são: viral (rubéola, parvovírus B19, hepatite B, herpesvírus), bactérias (gonococos, meningococos, micobactéria, brucela, salmonela, shiguela, *Yersinia*, campilobacter etc.), parasitoses intestinais (giárdia, entamoeba etc.), entre outros agentes (micoplasma, clamídia etc.). A artrite reativa pós-infecciosa é considerada um tipo especial de artrite, na qual imunocomplexos contendo componentes não viáveis do agente infeccioso estão presentes na articulação comprometida. Esta é geralmente uma oligoartrite ou poliartrite aguda, envolvendo grandes e pequenas articulações das mãos e dos pés que habitualmente não deixam sequelas. A artrite por parvovírus B19 pode evoluir para artrite crônica. As artrites virais podem apresentar características variáveis em termos de localização e ser de difícil diagnóstico diferencial. Ocorrem geralmente uma semana após a infecção e são essencialmente autolimitadas, com resolução completa em até três a quatro semanas, podendo ocorrer em dias. O tratamento é sintomático e os sintomas são geralmente controlados com anti-inflamatórios não hormonais, repouso e calor local. O uso de anti-inflamatórios não hormonais deve ser evitado se houver dúvida diagnóstica inicial, principalmente em quadros incaracterísticos, nos quais deve-se proceder à observação com medidas locais e analgésicos de baixo poder anti-inflamatório, na tentativa de não mascarar ou retardar diagnósticos diferenciais específicos. É importante ressaltar que as artrites virais não levam a sequelas ou a curso recorrente, devendo-se tranquilizar os pais quanto a essa evolução.

A etiologia mais frequente de artrite reativa no Brasil, que também é a principal causa de doença reumatológica, é a febre reumática (FR). Esta doença ocorre após infecção de orofaringe pelo *Streptococcus pyogenes* ou estreptococo beta-hemolítico do grupo A de Lancefield (EBHGA). Clinicamente, caracteriza-se por poliartrite aguda, de grandes articulações, migratória e fugaz. Tem ainda como características dor intensa, geralmente limitando a deambulação e desproporcional às alterações ao exame físico, e boa resposta aos salicilatos. No entanto, cerca de um terço dos pacientes com FR podem apresentar artrite atípica: aditiva, curso crônico, monoartrite ou oligoartrite e com má resposta aos anti-inflamatórios não hormonais.

Artrite neoplásica

As neoplasias devem ser sempre consideradas em crianças e adolescentes com artralgia, monoartrite, oligoartrite ou poliartrite aguda ou crônica, habitualmente dolorosas, cuja dor é desproporcional aos achados do exame físico. Artrite da leucemia pode ocorrer mesmo na ausência de febre, manifestações gerais (perda de peso, anorexia, adinamia), exame físico alterado (adenomegalia, hepatoesplenomegalia, anemia, sangramentos) e blastos em sangue periférico. A leucemia é a doença linfoproliferativa mais frequente na infância e adolescência e a que mais causa dor osteoarticular, particularmente noturna, tanto no início da doença quanto durante sua evolução. Na maioria das vezes, a dor é difusa em ossos longos, preferencialmente nas regiões metafisárias. O pediatra deve ficar atento a alguns achados laboratoriais de alerta, como queda da hemoglobina e do hematócrito, plaquetopenia e linfocitose com atipia sem sinais clínicos de virose. O mielograma deve ser sempre realizado na dúvida diagnóstica de artrite dolorosa e, em especial, quando o uso de corticosteroides vier a ser recomendado em pacientes com hipótese diagnóstica de AIJ/ARJ. Outras neoplasias que acometem a faixa etária pediátrica, como linfomas, neuroblastomas, histiocitose das células de Langerhans, podem-se apresentar, preferencialmente, com artralgia, artrite ou dor recorrente em membros.

Artrite associada às doenças hematológicas

As hemoglobinopatias, entre elas a doença falciforme e a talassemia *major*, podem ser causa de artralgia ou oligoartrite aguda por vários mecanismos, como isquemia por fenômenos trombo-oclusivos e proliferação intensa da medula óssea. A hemofilia, por deficiência congênita do fator VIII, pode-se apresentar inicialmente com monoartrite ou pauciartrite aguda por hemartroses recorrentes, principalmente em joelhos, tornozelos e cotovelos.

Quadril doloroso

A presença de dor aguda no quadril é queixa bastante frequente na faixa etária pediátrica e merece especial atenção. O quadril doloroso envolve um amplo diagnóstico diferencial com doenças graves e potencialmente fatais, muitas destas necessitam de um pronto diagnóstico. A história clínica, exame físico e exames complementares auxiliam na pesquisa etiológica. O quadro II-137 ilustra as principais causas de quadril doloroso na infância e adolescência.

A dor no quadril pode ser classificada de acordo com o sítio anatômico, grupos etiológicos ou características da dor. Com relação à anatomia, pode-se localizar em articulações (coxofemoral, sacroilíaca e disco intervertebral), ossos (fêmur, ilíaco, sacro e coluna), músculos (quadríceps, ileopsoas, glúteos etc.) e/ou abdome. Com relação à etiologia, as causas podem ser infecciosas (sacroileíte, discite, osteomielite, psoíte, pioartrite), inflamatórias (sinovite transitória do quadril, AIJ/ARJ), neoplásicas (leucemia, linfoma, neuroblastoma) ou mecânicas (doença de Legg-Cavé-Perthes, displasia epifisária, epifisiólise).

Na história clínica, a intensidade da dor é uma das principais características que pode auxiliar na identificação da causa do quadril doloroso. As dores de maior intensidade na faixa etária pediátrica são pioartrite/osteomielite, neoplasias e FR.

Dessa forma, com amplos diagnósticos diferenciais, os exames complementares são importantes para a determinação etiológica. O hemograma com plaquetas e as provas de fase aguda estão alterados nas doenças infecciosas, inflamatórias e tumorais. A punção articular é necessária para o diagnóstico da pioartrite. A radiografia simples frequentemente discrimina os tumores e permite o diagnóstico nas causas ortopédicas, exceto na fase inicial da doença de Legg-Perthes, cujo mapeamento ósseo é indicado, mostrando hipocaptação da cabeça do fêmur (estágio avascular). Os exames de imagem são fundamentais, sendo que a RM é o método de maior eficácia para detectar alterações precoces. A RM evidencia com mais nitidez as superfícies articulares e periarticulares em relação à tomografia computadorizada (TC). Por sua vez, a TC permite melhor avaliação da calcificação, ossificação e reação periosteal, sendo o exame de escolha nos casos suspeitos de neoplasias ósseas.

Artrites e artralgias associadas às doenças do tecido conjuntivo

As principais doenças do tecido conjuntivo que apresentam, predominantemente, artrite ou artralgia como manifestação musculoesquelética inicial ou evolutiva são: vasculites primárias, LES e dermatomiosite juvenil.

Vasculites primárias – as vasculites primárias que cursam com oligoartrite ou poliartrite agudas são: púrpura de

Quadro II-137 – Principais causas, manifestações clínicas e exames complementares do quadril doloroso na faixa etária pediátrica.

Infecciosas
Sacroileíte – febre, dor à palpação da articulação sacroilíaca, leucocitose com ou sem desvio à esquerda, PFAs elevadas, RM de sacroilíaca alterada
Discite – febre, dor no quadril ou na coluna, leucocitose com ou sem desvio à esquerda, PFAs elevadas, RM de coluna alterada
Psoíte – febre, dor abdominal ou dor no quadril, com limitação em flexão. A ultrassonografia é método de triagem, porém a RM ou a TC são os métodos de escolha para a confirmação diagnóstica
Pioartrite e osteomielite – febre, dor intensa em quadril, leucocitose com ou sem desvio à esquerda, PFAs elevadas, punção articular com exsudato e isolamento do agente etiológico na pioartrite, RM alterada na osteomielite
Inflamatórias
Sinovite transitória do quadril – causa mais comum de dor na articulação coxofemoral em crianças de 2 a 12 anos de idade, de início abrupto, incapacitante, febre baixa, hemograma com leucocitose discreta, PFAs normais ou discretamente elevadas, US de quadril com edema e discreto espessamento sinovial. A etiologia não é definida, mas acredita-se que seja reativa a infecções a distância, principalmente de vias aéreas superiores. Tratamento: repouso e analgésicos comuns como paracetamol. Evolução geralmente benigna, com resolução dos sintomas em uma a duas semanas.
Ortopédicas
Doença de Legg-Cavé-Perthes – dor discreta em coxofemoral ou referida em joelho, limitação e claudicação em membro inferior, hemograma e PFAs normais, alterações radiológicas (irregularidade e achatamento da cabeça femoral), cintilografia ou mapeamento ósseo alterado (hipercaptação ou hipocaptação) e RM de quadril alterada (ver capítulo Dores recorrentes em membros)
Epifisiólise – adolescentes, sexo masculino, obesos, dor discreta em coxofemoral ou referida em joelho, limitação e claudicação em membro inferior, hemograma e PFAs normais, radiografia em posições anteroposterior e de Ferguson evidencia deslocamento medial da epífise (ver capítulo Afecções e algias musculoesqueléticas do adolescente)
Neoplásicas
Osteoma osteoide
Leucemia linfoblástica
Neuroblastoma
Osteossarcoma

PFAs = provas de fase aguda; RM = ressonância magnética; TC = tomografia computadorizada; US = ultrassonografia.

Henoch-Schönlein, síndrome de Kawasaki, poliarterite nodosa e arterite de Takayasu.

A púrpura de Henoch-Schönlein é a vasculite predominante da faixa etária pediátrica. A manifestação clínica presente em 100% dos pacientes é a púrpura palpável não plaquetopênica de localização simétrica em membros inferiores e nádegas, mas que pode acometer também face, membros superiores e tronco. Artralgia e/ou artrite é a segunda manifestação mais frequente e, em geral, uma pauciartrite aguda, dolorosa, acometendo principalmente joelhos e tornozelos. O envolvimento de cada articulação dura de um a dois dias e regride espontaneamente, sem deixar sequelas. Em até 20% as artrites podem preceder as lesões purpúricas em uma semana. O comprometimento gastrintestinal ocorre entre 50 e 85% dos casos, particularmente dor abdominal em cólica, e o envolvimento renal é evidenciado em 10 a 50% dos pacientes (ver capítulo Púrpuras).

A síndrome de Kawasaki (SK) é a segunda vasculite mais frequente na faixa etária pediátrica. Seu diagnóstico é essencialmente clínico, baseado nos critérios estabelecidos, não necessitando da solicitação de exames complementares. Para o diagnóstico desta doença é necessária a presença de febre por mais de cinco dias associada a quatro dos cinco critérios propostos: hiperemia conjuntival bilateral, alterações de mucosa (eritema ou fissura labial, eritema difuso em orofaringe e/ou língua em framboesa), alterações de extremidades (edema indurado de mãos e pés, eritema palmoplantar e/ou descamação periungueal), exantema polimorfo e adenomegalia cervical com diâmetro superior a 1,5cm. Outras manifestações clínicas associadas podem ser observadas, tais como: artralgia, oligoartrite ou poliartrite aguda, meningite asséptica, diarreia, dor abdominal, icterícia obstrutiva, miocardite, pericardite e insuficiência mitral aguda. Os pacientes com SK habitualmente não apresentam tosse com expectoração, rinorreia, conjuntivite e exsudatos purulentos. O comprometimento coronariano é o mais temido, pois pode resultar em infarto agudo do miocárdio e morte súbita. A terapia precoce (nos primeiros 10 dias de doença), com gamaglobulina intravenosa e ácido acetilsalicílico, reduz a incidência dos aneurismas coronarianos de 20 a 30% para 4 a 5%.

A poliarterite nodosa (PAN) é uma vasculite rara e caracterizada pela presença de vasculite necrosante de artérias de pequeno e médio calibres. Quatro formas de apresentação clínica da PAN podem ser reconhecidas na faixa etária pediátrica: PAN sistêmica, PAN cutânea, PAN clássica associada ao vírus da hepatite B e poliangeíte microscópica (PAM). Nas manifestações clínicas da PAN sistêmica, pauciartrite aguda ou artralgia ocorre em 40% dos casos. O comprometimento sistêmico na PAN cutânea costuma ser leve e traduzido pela presença de febre (80 a 90%), pauciartrite aguda e/ou artralgia de grandes articulações (70 a 90%). Cerca de 50% das crianças com PAN cutânea apresentam recorrências da doença, principalmente nos dois a três primeiros anos de evolução, podendo estar associadas ao estreptococos beta-hemolítico do grupo A, necessitando de profilaxia secundária com penicilina benzatina, à semelhança da FR.

A arterite de Takayasu é uma doença inflamatória crônica que compromete a aorta e seus ramos, resultando em dilatações aneurismáticas, estreitamento, irregularidades e oclusões da aorta e seus ramos. Sua evolução tem sido dividida em duas fases clínicas. Até 50% dos pacientes apresentam a primeira fase (sistêmica) com predomínio dos sintomas inflamatórios agudos inespecíficos, tais como febre, adinamia, anorexia, perda de peso, fadiga, cefaleia, artralgias, pauciartrite ou poliartrite aguda, mialgias, dor torácica e dor abdominal. Estes sinais e sintomas raramente ultrapassam três a quatro semanas, podem recorrer e eventualmente podem durar anos até o surgimento da segunda fase (isquêmica). Esta fase é característica da doença e os pacientes podem apresentar: claudicação, diferenças de pulsos, sopros carotídeo ou abdominal, hipertensão arterial, insuficiência cardíaca congestiva, acidente vascular cerebral etc.

Lúpus eritematoso sistêmico – a característica principal do LES é o acometimento de múltiplos órgãos e sistemas, com várias formas de apresentação. É uma doença de evolução imprevisível, possui caráter crônico com períodos de remissão e exacerbação das manifestações clínicas. Acomete com maior frequência articulação, pele e mucosa; assim como maior gravidade com envolvimento do rim e sistema nervoso. Artralgia e artrite estão presentes em cerca de 75 a 80% dos casos, no momento ou curso da doença. Habitualmente, os pacientes apresentam poliartrite aguda, simétrica, migratória ou aditiva envolvendo pequenas e grandes articulações, que não causa erosão e raramente determina deformidade articular (artropatia tipo Jaccoud). A artrite dos pacientes com LES pode ser aguda, intensamente dolorosa e recorrente, semelhante à observada na FR ou excepcionalmente (1,5%) pode tornar-se crônica como na AIJ/ARJ.

Dermatomiosite juvenil (DMJ) – é uma doença sistêmica de etiologia desconhecida, caracterizada por vasculite de vasos de pequeno e médio calibres. Acomete preferencialmente pele e musculatura estriada esquelética, podendo, entretanto, envolver outros órgãos e sistemas como trato gastrintestinal, pulmões e coração. Essa doença faz parte do grupo das miopatias inflamatórias idiopáticas, sendo a mais comum na faixa etária pediátrica. É caracterizada por fraqueza muscular progressiva e simétrica, envolvendo cinturas escapular e pélvica. As alterações cutâneas patognomônicas da DMJ são heliotropo (lesão eritematosa e violácea, com ou sem edema periorbitário) e/ou sinal de Gottron (pápulas eritematodescamativas sobre as articulações metacarpofalângicas e interfalângicas proximais das mãos) que ocorrem em torno de 75% dos pacientes. Artralgia e oligoartrite aguda podem acompanhar as mialgias e a fraqueza muscular no início da doença.

ARTRITES CRÔNICAS

As artrites crônicas são mais raras que as artrites agudas, podendo determinar rigidez matinal, espessamentos sinoviais, limitações e deformidades articulares a curto, médio e longo prazo, com prejuízo na qualidade de vida física e psíquica dos pacientes e seus familiares.

As principais causas de artrite crônica na faixa etária pediátrica são AIJ/ARJ e espondiloartropatias juvenis. Outras etiologias de artrite crônica estão no quadro II-136. E no quadro II-138 encontram-se as principais etiologias das monoartrites agudas e crônicas.

Quadro II-138 – Principais causas de artrite crônica na faixa etária pediátrica.

Artrite relacionada com infecção – tuberculose, fungos (blastomicose etc.)
Doenças do tecido conjuntivo – artrite idiopática juvenil ou artrite reumatoide juvenil, espondiloartropatias juvenis
Doenças imunológicas – deficiência de IgA, hipogamaglobulinemia
Neoplasias – osteoma osteoide, osteossarcoma
Outras – sinovite vilonodular, sinovite por corpo estranho, osteoartropatia hipertrófica, doenças genéticas (displasias musculoesqueléticas, mucopolissacaridoses etc.), doenças endócrinas (tireoidite de Hashimoto etc.)

Artrite idiopática juvenil ou artrite reumatoide juvenil

Desde a década de 1970, o *American College of Rheumatology* define o termo artrite reumatoide juvenil para artrite crônica em uma ou mais articulações, com início antes dos 16 anos de idade. O diagnóstico de ARJ é essencialmente clínico e de exclusão. O comportamento nos primeiros seis meses da doença define três tipos de início: pauciarticular ou oligoarticular, poliarticular e sistêmico (febre diária acima de 39°C por um período superior a duas semanas associada à artrite). Em crianças com monoartrite crônica, recomenda-se a realização de biópsia sinovial, a fim de se afastar outros possíveis diagnósticos, como, por exemplo, a artrite tuberculosa. O componente doloroso da artrite da ARJ é, habitualmente, pequeno quando comparado ao derrame articular, em geral mais acentuado.

Uma nova terminologia tem sido utilizada pelos reumatologistas pediátricos nacionais e internacionais para ARJ. Nos anos de 1994, 1997 e 2001, o Comitê Pediátrico da *International League of Associations for Rheumatology,* em substituição à denominação de ARJ, modificou em parte os critérios anteriores e propôs a classificação de AIJ. Sete categorias foram incluídas (Quadro II-139). Essa classificação foi idealizada para uniformizar tipos com características clínicas e genéticas comuns.

Quadro II-139 – Proposta de classificação da artrite idiopática juvenil.

1. Artrite sistêmica – febre diária acima de 39°C por um período mínimo de 15 dias e pela presença de pelo menos uma destas manifestações: exantema reumatoide, adenomegalia generalizada, pericardite, pleurite, hepatomegalia e/ou esplenomegalia; associada a artrite crônica
2. Poliartrite com fator reumatoide negativo
3. Poliartrite com fator reumatoide positivo
4. Oligoartrite – persistente (até quatro articulações acometidas após os seis primeiros meses de doença) ou estendida (comprometimento de mais de quatro articulações após os seis primeiros meses de doença)
5. Artrite relacionada à entesite
6. Artrite psoriática – artrite e psoríase ou artrite e pelo menos dois dos seguintes: dactilite, alterações ungueais (pequenas depressões puntiformes ou onicólise) ou história familiar de psoríase em parente de primeiro grau
7. Artrite indiferenciada – não preenche nenhuma categoria de 1 a 6 ou preenche mais de uma

Na AIJ ou ARJ, qualquer articulação (grande ou pequena, periférica ou axial) pode ser acometida, manifestando-se com oligoartrite ou poliartrite crônica. Artrite pode determinar sequela articular, assim como fraqueza e atrofia muscular próximas às articulações acometidas.

Espondiloartropatias

As espondiloartropatias constituem um grupo de artropatias inflamatórias com mecanismos genéticos comuns (interação familiar, participação do HLA-B27) e presença de entesites (inflamação da inserção ligamentar ou tendínea com osso subcondral ou cartilagem articular). As entesites localizam-se preferencialmente em joelho, tuberosidade anterior da tíbia, tendão de Aquiles e calcanhar.

Essas doenças caracterizam-se por acometimento axial e periférico assimétrico, geralmente determinando pauciartrite envolvendo os membros inferiores, associados a entesite, englobando coluna lombossacral. Dentro desse espectro clínico, destacam-se: espondilite anquilosante, artrite reativa, artrite psoriática, artrite associada à doença inflamatória intestinal (doença de Crohn ou retocolite ulcerativa) e formas indiferenciadas. A classificação do Comitê Pediátrico da *International League of Associations for Rheumatology* engloba também algumas dessas espondiloartropatias e os pacientes podem ser denominados de AIJ/ARJ relacionada à entesite ou à artrite psoriática.

A mais frequente das espondiloartropatias é a espondilite anquilosante juvenil. Esta deve ser considerada particularmente nos meninos com idade superior a 10

Quadro II-140 – Principais anti-inflamatórios não hormonais e corticosteroides utilizados para o controle de artrite na faixa etária pediátrica.

Nome do medicamento	Dose/kg de peso/dia (dose máxima)	Intervalo (em 24 horas)
Anti-inflamatórios não hormonais		
Ácido acetilsalicílico	80-100mg (2,5g)	3-4 vezes
Naproxeno	10-20mg (1g)	2 vezes
Ibuprofeno	30-40mg (2,4g)	3-4 vezes
Indometacina	1,5-3mg (150mg)	3 vezes
Diclofenaco	2-3mg (150mg)	3 vezes
Piroxicam	0,2-0,3mg (20mg)	1 vez
Tolmetina	20-30mg (1,8g)	3-4 vezes
Meloxicam	0,125-0,25mg (15mg)	1 vez
Corticosteroides		
Prednisona-prednisolona	1-2mg (60mg)	1-4 vezes
Pulsoterapia com metilprednisolona*	10-30mg (1g)	1 vez

* Via intravenosa em 1 a 3 horas por três a cinco dias consecutivos.

anos com oligoartrite assimétrica crônica de membros inferiores (predominantemente envolvendo tarsos, tornozelos ou joelhos) e entesite. O diagnóstico é confirmado pela evidência da sacroileíte ou envolvimento da coluna lombar na radiografia simples, cintilografia, TC ou RM de sacroilíacas.

TRATAMENTO DA ARTRALGIA E DA ARTRITE

O tratamento de artralgias e artrites agudas e crônicas na infância e adolescência deve ser individualizado de acordo com o diagnóstico. A artrite séptica é uma emergência clínica e deve ser tratada com antibioticoterapia por via intravenosa. O antibiótico de escolha depende da faixa etária acometida. Drenagem cirúrgica é obrigatória na artrite séptica do quadril e nas demais articulações, quando houver resposta inadequada após 48 horas de tratamento.

Nos pacientes com artrite de etiologia não estabelecida, recomenda-se não utilizar corticosteroide, pela possibilidade de esse medicamento mascarar os sintomas de uma neoplasia, retardando seu diagnóstico e piorando seu prognóstico.

O paracetamol é utilizado nos pacientes com artralgia. Os principais medicamentos utilizados para o controle das artrites agudas e crônicas são: anti-inflamatórios não hormonais (AINHs) e corticosteroides (Quadro II-140). Os AINHs liberados pelo *Food and Drugs Administration* (FDA) para uso crônico em doenças reumatológicas pediátricas crônicas são ácido acetilsalicílico, tolmetina, ibuprofeno e naproxeno. Destes, apenas a tolmetina não é disponível no mercado nacional. O

meloxicam pode ser utilizado em dose única diária nos pacientes com AIJ/ARJ. Essas drogas devem ser indicadas para crianças com diagnósticos etiológicos estabelecidos, monitorizando seus efeitos colaterais e evitando associação de dois ou mais AINHs. Antes da introdução dos corticosteroides, devem-se diagnosticar e tratar as parasitoses intestinais (como a estrongiloidíase) e a tuberculose. Os AINHs e os corticosteroides são indicados nas doenças com diagnóstico definido, particularmente na FR, vasculites primárias, LES, DMJ, AIJ/ARJ e espondiloartropatias.

Outras drogas importantes no arsenal terapêutico do reumatologista pediátrico e que devem ser prescritas e monitorizadas por profissionais experientes são: drogas modificadoras do curso da doença ou drogas de ação lenta ou drogas de segunda linha (metotrexato, cloroquina, hidroxicloroquina, sulfassalazina, D-penicilamina etc.), imunossupressores ou citotóxicos (azatioprina, ciclosporina A, ciclofosfamida, micofenolato mofetil, clorambucil, leflunomida, tacrolimus etc.) e agentes biológicos (gamaglobulina intravenosa, etanercepte, infliximabe, adalimumabe, CTLA 4, tocilizumabe, rituximabe etc.).

ENCAMINHAMENTO PARA ESPECIALISTAS

O pediatra, além de realizar a abordagem diagnóstica, deve estar apto a reconhecer quais os pacientes que necessitam ser avaliados e/ou acompanhados por um especialista. Muitos casos podem ser diagnosticados e acompanhados pelo próprio pediatra, como aqueles associados às artrites reativas e a algumas vasculites (púrpura de Henoch-Schönlein, com monitorização do comprometimento renal ao longo dos anos – ver capítulo Púrpuras). Além disso, muitos casos apresentam comportamento fugaz, sem diagnóstico etiológico, e requerem a monitorização dos sintomas pelo pediatra. Nas artrites/artralgias crônicas, é frequente a necessidade de acompanhamento com reumatologista pediátrico ou oncologista, seja para finalizar o diagnóstico, seja para acompanhamento clínico e/ou tratamento. Nos casos em que o quadro articular for associado à doença inflamatória intestinal, está indicado o seguimento com gastroenterologista. Nos casos de tumores ósseos e traumatismos, o acompanhamento será feito em conjunto com o ortopedista.

BIBLIOGRAFIA

1. Bricks LF, Silva CA. Recomendações para o uso de anti-inflamatórios não hormonais em pediatria. Pediatria (S Paulo) 2005;27:114. • 2. Bricks LF, Silva CA. Toxicidade dos anti-inflamatórios não-hormonais. Pediatria (S Paulo) 2005;27:181. • 3. Campos LM, Goldstein S, Santiago RA, De Jesus AA, Cristofani LM, Odone Filho V, Silva CA. Musculoskeletal involvement as a first manifestation of neoplasm disease. Rev Assoc Med Bras 2008;54:132. • 4. Faco MM, Leone C, Campos LM, Febrônio MV, Marques HH, Silva CA. Factors associated to death in patients hospitalized with juvenile systemic lupus erythematosus. Braz J Med Biol Res 2007;40:993. • 5. Hilário MO, Len CA, Sato EI, Terreri MT, Sacchetti S, Okuda EM et al. Lúpus eritematoso sistêmico juvenil: resultados do estudo multicêntrico nacional. Rev Bras Reumatol 2002;42:85. • 6. Hochberg MC. Updating the American College of Rheumatology revised criteria for the classification of systemic lupus erythematosus. Arthritis Rheum 1997;29:2635. • 7. Kimura Y, Southwood TR. Evaluation of children with joint pain or swelling – uptodate – last literature review for version 2008;16:3. • 8. Naka EN, Silva CA, Dória AS, Sallum AM, Liphaus BL, Campos LM et al. Quadril doloroso em crianças e adolescentes: análise de 52 casos. Pediatria (S Paulo) 2001;23:290. • 9. Petty RE, Southwood TR, Manners P, Baum J, Glass DN, Goldenberg J et al. International League of Associations for Rheumatology classification of juvenile idiopathic arthritis: second revision, Edmonton, 2001. J Rheumatol 2004;31:390. • 10. Ruperto N, Nikishina I, Pachanov ED et al. Pediatric Rheumatology International Trials Organization. A randomized, double-blind clinical trial of two doses of meloxicam compared with naproxen in children with juvenile idiopathic arthritis: short- and long-term efficacy and safety results. Arthritis Rheum 2005;52:563. • 11. Sallum AME, Kiss MHB, Sachetti S, Resende MBD, Moutinho KC, Carvalho MS et al. Juvenile dermatomyositis: clinical, laboratorial, histological, therapeutical and evolutive parameters of 35 patients. Arq Neuropsiquiatr 2002;60:889. • 12. Sallum AME, Pivato FC, Doria-Filho U, Aikawa NE, Liphaus BL, Marie SK, Silva CA. Risk factors associated with calcinosis of juvenile dermatomyositis. J Pediatr (Rio J) 2008;84:68. • 13. Sampaio MC, Silva CA, Pereira RM, Oliveira ZN. Lúpus eritematoso discóide na infância. Rev Paul Pediatria 2007;25:167. • 14. Silva CA. Lúpus eritematoso sistêmico juvenil. Rev Brasil Reumatol 2006;46:26. • 15. Silva CA, Len CA, Terreri MT, Lotito AP, Hilário MO. Artrite no paciente pediátrico. Recomendações – atualização de condutas em pediatria. Departamentos Científicos da SPSP. Gestão 2001-2003, número 11. p. 2-8, 2003. • 16. Silva CA, Araújo LM, Liphaus BL, Campos LM, Kiss MH. Febre de origem indeterminada como manifestação da artrite reumatoide juvenil (ARJ) forma sistêmica. Pediatr Modern 1998;34:833. • 17. Silva CA, Kiss MHB. Manifestações extra-articulares iniciais em 80 pacientes com artrite reumatoide juvenil (ARJ) forma sistêmica. Pediatria (S Paulo) 1998;20:83. • 18. Sogabe T, Silva CA, Kiss MHB. Clinical and laboratory characteristics of 50 children with dermato/polymyositis. Rev Bras Reumatol 1996;36:351.

56 INFECÇÕES CONGÊNITAS

Denise Ballester
Silmar Gannam

As infecções adquiridas intraútero ou durante o parto representam importante causa de mortalidade fetal e neonatal e contribuem para a morbidade nos primeiros anos de vida. Dessa forma, o objetivo deste capítulo é abordar o acompanhamento ambulatorial pelo pediatra geral das principais infecções congênitas como: toxoplasmose, rubéola, citomegalovirose, infecção pelo herpes vírus simples, sífilis (TORCHS)[1], Aids e hepatites virais. Estas doenças são únicas na sua fisiopatologia e possuem apresentações clínicas variáveis, sendo ainda importante causa de cegueira e surdez.

A maneira como o feto adquire uma infecção congênita é por transmissão vertical, ou seja, após a infecção materna quando o agente patogênico circula na corrente sanguínea e atravessa a placenta ou por contaminação direta durante o parto. Na maioria das vezes, a doença materna pode passar despercebida, uma vez que pode ser assintomática ou apresentar sintomas (febre, cefaleia, mialgia, linfoadenomegalia, anorexia, dor de garganta) que são frequentemente atribuídos a outras infecções mais comuns como gripe e resfriado. Entretanto, as consequências para o feto podem ser devastadoras, causando aborto, restrição do crescimento intrauterino, prematuridade e infecção pós-natal crônica. As manifestações clínicas da doença congênita são dependentes da idade gestacional, da virulência do agente infeccioso, do dano à placenta e da gravidade da doença materna.

Os mecanismos patogenéticos dessas infecções são semelhantes. Uma vez o feto se comporta como um tecido estranho implantado no útero, a placenta representa uma barreira de proteção do feto contra o sistema imunológico celular e humoral da mãe. Isso torna o feto especialmente suscetível a infecções. No início da gravidez, a embriogênese tem lugar importante, tornando os órgãos sensoriais (olhos e orelhas) vulneráveis. Como ao feto imaturo falta o mecanismo imunológico necessário para a completa eliminação da infecção do organismo, estabelece-se um estado de tolerância imunológica, re-sultando na persistência do processo infeccioso que normalmente seria eliminado ou contido por uma criança que adquirisse a infecção após o nascimento. Essa persistência possibilita a destruição tecidual progressiva, na qual os agentes infecciosos sobrevivem e continuam a se replicar nos tecidos, após meses ou até anos do início da infecção. Assim, pode levar ao aparecimento de lesões tardiamente, como, por exemplo, o desenvolvimento de coriorretinite na adolescência devido à toxoplasmose congênita. As sequelas dessas doenças também são progressivas no tempo, como na rubéola congênita, em que a perda auditiva pode aparecer ou mesmo progredir após muito tempo de audição normal ou estável. A figura II-31 ilustra as possibilidades de evolução da infecção congênita. Assim, é importante que o pediatra geral conheça as principais manifestações clínicas (Quadro II-141), manejo diagnóstico e aproprie-se das particularidades do acompanhamento ambulatorial dessas doenças. Nesse seguimento, o pediatra geral recebe crianças encaminhadas do berçário com diagnóstico confirmado e tratamento realizado ou crianças com dúvida diagnóstica que precisam de elucidação. Como grande parte dessas doenças pode ser assintomática ao nascimento, algumas crianças apresentam-se sem história de infecção congênita ou com história duvidosa, mas desenvolvem alterações clínicas durante o seguimento de rotina. Quando a sintomatologia for inespecífica e não apontar a etiologia da infecção, sugere-se a seguinte abordagem para o diagnóstico diferencial: anamnese detalhada da gestação, parto e período neonatal; análise dos resultados das sorologias maternas realizadas durante a gestação e exame físico completo. Se mesmo assim ainda não for possível uma suspeita diagnóstica, prossegue-se com a coleta de sorologias da mãe e da criança para as infecções do grupo TORCHS. Quando a história, os sintomas ou a sorologia apontar para uma doença específica, a investigação deve ser voltada para esta.

Os exames sorológicos são importantes para a avaliação diagnóstica, mas devem ser interpretados com cuidado. Os anticorpos IgM maternos não ultrapassam a barreira placentária, portanto, a presença de anticorpos IgM específicos no sangue do recém-nascido é evidência de infecção congênita, se não houver mistura entre sangue materno e fetal. Eventualmente, quando a infecção ocorreu muito próximo ao parto, é possível que não

---

O conceito original de TORCHS (do inglês TORCH) foi criado para agrupar cinco infecções congênitas com manifestações clínicas semelhantes, incluindo alterações oculares e lesões de pele. Hoje se discute que esta classificação deva conter outras doenças como enteroviroses, doença de Lyme, HIV, hepatites virais, varicela e parvovirose B19.

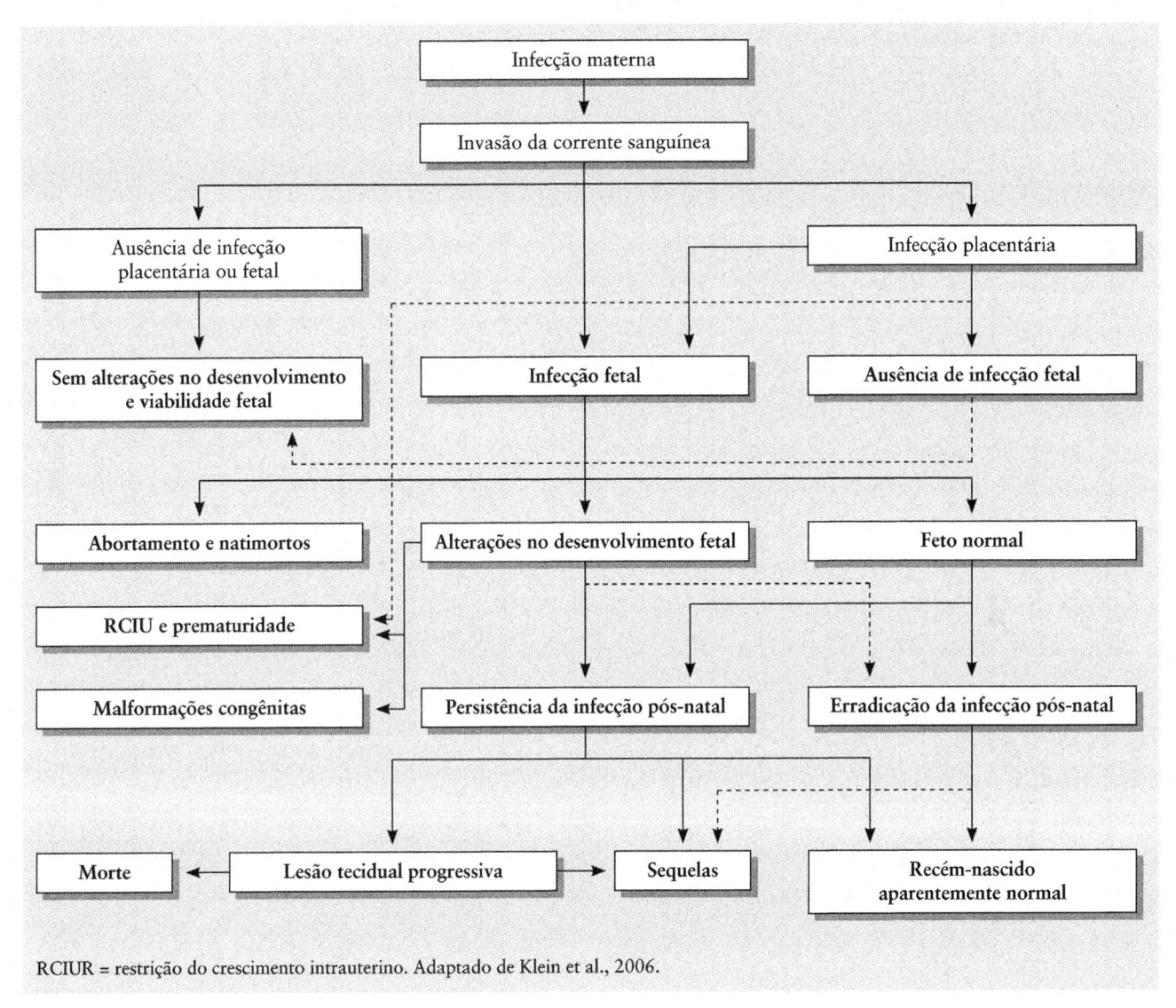

RCIUR = restrição do crescimento intrauterino. Adaptado de Klein et al., 2006.

Figura II-31 – Fisiopatologia das infecções congênitas.

tenha dado tempo para o recém-nascido produzir anticorpos IgM e estes sejam negativos na sorologia feita imediatamente após o nascimento. Por outro lado, anticorpos IgM maternos podem frequentemente persistir por períodos prolongados e, portanto, a presença deles durante a gestação não necessariamente significa infecção materna atual e, consequentemente, risco para o feto. Já os anticorpos maternos da classe IgG podem ser transferidos passivamente ao feto através da placenta e não é possível diferenciar os anticorpos maternos daqueles produzidos pelo próprio feto, quando infectado intraútero. Além disso, esses exames apresentam resultados falso-positivos e falso-negativos com frequência. Por isso a dificuldade de se fazer o diagnóstico de infecção congênita com base apenas nas sorologias. Assim, anamnese e acompanhamento ambulatorial adequados são fundamentais para a confirmação diagnóstica e não a coleta indiscriminada de sorologias.

Atualmente, avanços recentes em biologia molecular, técnicas de ultrassonografia e procedimentos intraútero, como a punção do líquido aminiótico, têm permitido avaliações mais acuradas e diagnósticos mais precoces.

Portanto, para o diagnóstico e a prevenção de infecções congênitas, recomenda-se seguimento pré-natal adequado com coleta de sorologias maternas, seguimento de soroconversão nas gestantes suscetíveis e avaliação ultrassonográfica periódica do feto, bem como atendimento ao parto e perinatal adequados, juntamente com o acompanhamento ambulatorial do recém-nascido.

SÍFILIS CONGÊNITA

A sífilis congênita é o resultado da disseminação hematogênica do *Treponema pallidum*, atingindo por via transplacentária o concepto de gestante infectada não

Quadro II-141 – Manifestações clínicas das infecções congênitas.

Manifestações clínicas	Rubéola	CMV	Toxoplasmose	VHS	Sífilis
Hepatoesplenomegalia	+	+	+	+	+
Icterícia	+	+	+	+	+
Adenomegalia	+	0	0	0	+
Pneumonite	+	+	+	+	+
RCIU/prematuridade	+	+/0	+	0	+
Lesões ósseas	+	0	+	0	++
Lesões mucocutâneas					
Petéquia ou púrpura	+	+	+	+	+
Vesículas	0	0	0	++	0
Exantema maculopapular	0	0	+	+	++
Lesões do SNC					
Meningoencefalite	+	+	+	+	+
Microcefalia	+	++	+	+	0
Hidrocefalia	+	+	++	+	0
Calcificações intracranianas	–	++	++	0	0
Paralisias	–	0	0	0	0
Perdas auditivas	++	+	0	0	0
Lesões cardíacas					
Miocardite	+	0	+	+	0
Defeitos congênitos	++	0	–	0	0
Lesões oculares					
Glaucoma	++	0	–	0	+
Coriorretinite	++	+	++	+	+
Catarata	++	0	+	+	0
Atrofia óptica	0	+	+	0	0
Microftalmia	+	0	+	0	0
Uveíte	–	0	+	0	+
(Cerato) Conjuntivite	–	0	0	++	0

0 = ausente ou raro; + = ocorrência frequente; ++ = significância diagnóstica especial; RCIU = restrição do crescimento intrauterino; SNC = sistema nervoso central.
Adaptado de Klein J, Baber CJ et al., 2006.

tratada ou inadequadamente tratada. Mais de 50% das crianças infectadas são assintomáticas ao nascimento, com surgimento dos primeiros sintomas, geralmente, nos primeiros três meses de vida. Porém, algumas crianças podem permanecer assintomáticas até o final do segundo ano de vida. Sífilis congênita precoce ou tardia é a classificação utilizada para os casos em que os sintomas aparecem antes ou após o segundo ano de vida, respectivamente.

Além da prematuridade e do baixo peso, hepatomegalia, esplenomegalia, lesões cutâneas, anemia, icterícia, púrpura, rinite serossanguinolenta, linfoadenomegalia generalizada, osteocondrite, periostite, osteíte, pseudo-

paralisia dos membros são algumas das manifestações clínicas da sífilis congênita precoce. Os achados laboratoriais incluem anemia, trombocitopenia, leucocitose ou leucopenia. Na sífilis congênita tardia, pode-se encontrar tíbia em "lâmina de sabre", sinal de Higouminaki (clavícula em "lâmina de sabre"), articulação de Clutton (sinovite, hidroartrose, dor local e limitação do movimento), fronte "olímpica", nariz "em sela", molares em "amora", mandíbula curta, palato em ogiva, fissuras perilabiais, dentes incisivos medianos deformados (dentes de Hutchinson), ceratite intersticial (inflamação da córnea) e surdez. Os três últimos sintomas são conhecidos com a tríade de Hutchinson.

Exames diagnósticos

O diagnóstico de sífilis congênita é epidemiológico, clínico e sorológico. As principais manifestações clínicas encontram-se no quadro II-141. Os testes sorológicos são a principal forma de se estabelecer o diagnóstico de sífilis. São divididos em testes não treponêmicos (VDRL, RPR) e treponêmicos (TPHA, FTA-Abs, ELISA). O teste positivo, treponêmico ou não, no soro dos recém-nascidos, pode ser decorrente da transferência passiva de anticorpos IgG maternos, que tendem a diminuir progressivamente até sua negativação, em geral, ao final do primeiro semestre de vida. Na ocorrência de sífilis congênita, mesmo nas crianças assintomáticas, os títulos tendem a ser superiores aos da mãe, mantendo-se ou elevando-se durante o seguimento.

Testes não treponêmicos – no Brasil, o VDRL (*Veneral Disease Research Laboratory*) é o teste recomendado pelo Ministério da Saúde para ser realizado em todas as gestantes devido a sua alta sensibilidade, o que o torna um bom teste para triagem sorológica. O resultado pode ser descrito qualitativamente ("reagente", "não reagente") ou quantitativamente (titulações como: 1:2, 1:8, 1:32), o que permite monitorar a evolução sorológica do paciente e comparar a titulação materna com a do recém-nascido. A principal desvantagem desse teste refere-se aos resultados falso-positivos. Uma vez que esse teste é baseado na detecção de anticorpos anticardiolipina, que são produzidos pelos pacientes com sífilis, os resultados falso-positivos podem ser explicados pela ocorrência de reações cruzadas com outras infecções treponêmicas e mesmo por outras condições em que esse anticorpo se encontra elevado como lúpus, artrite reumatoide, hanseníase, febre reumática, algumas viroses (mononucleose e hepatites), uso de medicamentos, dentre outros. Além disso, mesmo após a cura da infecção com o tratamento adequado, o VDRL pode manter-se reagente por longos períodos ("memória imunológica"), apesar de apresentar queda progressiva da titulação. Assim, a manutenção da mesma titulação ao longo do tempo pode indicar falha no tratamento ou reinfecção. Já os resultados falso-negativos são menos frequentes. Entretanto, o VDRL demora de três a quatro semanas para se positivar após a infecção aguda e apresenta queda progressiva dos títulos ao longo de vários anos, mesmo sem tratamento, podendo assim estar negativo tanto nas primeiras semanas como nas fases tardias da doença. Também pode ocorrer o efeito prozona, fenômeno em que a alta concentração de anticorpos dificulta sua detecção, mas é facilmente contornado diluindo-se o soro do paciente. Portanto, os testes quantitativos não apresentam esse efeito, pois são baseados em diluições sucessivas do soro.

Testes treponêmicos – TPHA (*Treponema pallidum Hemaglutination*), FTA-Abs (*Fluorescent Treponemal Antibody – Absorption*) e ELISA (*Enzyme-Linked Immunosorbent Assay*) são utilizados para a confirmação da infecção pelo *T. pallidum*, permitindo a exclusão dos resultados falso-positivos dos testes não treponêmicos, tendo em vista sua elevada especificidade (dosam a presença de anticorpos IgM e IgG específicos para o parasita). Esses testes não devem ser usados para triagem sorológica, devido a sua baixa sensibilidade, e nem para monitoramento, pois, uma vez infectado, o indivíduo permanece com o anticorpo (IgG) pelo restante de sua vida. Para a confirmação do diagnóstico de sífilis congênita, a sorologia treponêmica é recomendada apenas após os 18 meses de idade, quando a presença dos anticorpos não é mais decorrente de passagem transplacentária, o que permite a confirmação diagnóstica se presente, mas não a afasta se ausente (20 a 40% de falso-negativos). Não é recomendada a realização dos testes treponêmicos para a triagem no período neonatal e os protocolos são baseados no VDRL.

Caso suspeito

Definição – considera-se caso suspeito de sífilis congênita:

- Toda criança nascida de mãe com sífilis (evidência clínica ou sorológica), diagnosticada durante a gestação, o parto ou o puerpério, independente do tratamento.
- Toda criança com menos de 13 anos com suspeita clínica (Quadro II-141) ou epidemiológica de sífilis congênita.

A evidência sorológica na gestante é obtida por meio de VDRL reagente associado a exame confirmatório (treponêmico). Na impossibilidade de realização de testes confirmatórios ou exiguidade de tempo para sua realização em relação à data provável do parto, considerar apenas o resultado do teste não treponêmico.

Conduta – em todo caso suspeito de sífilis congênita, deve-se proceder à investigação para a confirmação da doença por meio dos seguintes exames:

- VDRL em amostra de sangue periférico da criança e sua mãe. O sangue do funículo umbilical não deve ser utilizado para fins de diagnóstico sorológico, devido à presença de sangue materno e à possibilidade de atividade hemolítica, que pode determinar resultados falsos.
- Radiografia de ossos longos, hemograma e análise do líquido cefalorraquidiano. Deve-se fazer estes exames em todas as crianças nascidas de mãe com sífilis (evidência clínica ou sorológica), diagnosticadas durante a gestação, o parto ou o puerpério, conforme os critérios descritos no item Confirmação diagnóstica e tratamento. A realização de radiografia de ossos longos é justificada, pois as alterações radiológicas são de

aparecimento precoce nos casos de sífilis congênita. Nota-se o envolvimento da metáfise e diáfise de ossos longos (tíbia, fêmur e úmero). São encontradas em 75 a 100% das crianças que se apresentam com evidências clínicas de sífilis congênita e incluem: osteocondrite, osteíte e periostite. E, em 4 a 20% dos recém-nascidos infectados assintomáticos, as imagens radiológicas representam a única alteração.

– O hemograma colabora no diagnóstico e pode evidenciar: anemia, trombocitopenia, leucopenia ou leucocitose.

– O LCR tem como objetivo avaliar a celularidade, o perfil proteico e o VDRL, para a exclusão do diagnóstico de neurossífilis. As alterações liquóricas são muito mais frequentes nas crianças com evidências clínicas de sífilis congênita do que naquelas assintomáticas. O quadro II-142 mostra os dados laboratoriais no LCR compatíveis com o diagnóstico de neurossífilis em crianças com suspeita de sífilis congênita, de acordo com a faixa etária.

Nas situações em que a avaliação complementar da criança com suspeita de sífilis congênita não for possível, ela deve ser tratada e acompanhada clinicamente.

Segundo o Programa Nacional de DST/Aids de 2005 do Ministério da Saúde, o manejo da sífilis congênita pode ser dividido em duas partes: a primeira, diagnóstico e tratamento inicial, e a segunda, seguimento dos recém-nascidos. Apesar de o seguimento dessas recomendações ser fundamental para o controle da sífilis congênita, a medida mais efetiva consiste em oferecer a toda gestante uma assistência pré-natal adequada.

Período neonatal – confirmação diagnóstica e tratamento

Nesse período, existem duas possíveis situações:

Situação 1 – Recém-nascidos de mães com sífilis não tratada ou inadequadamente tratada.

Definição de tratamento inadequado para sífilis materna – 1. aquele realizado com qualquer medicamento que não seja a penicilina ou realizado por tempo ou com dose inadequados para a fase clínica da doença. No quadro II-143 estão descritos os esquemas terapêuticos para sífilis durante a gestação; 2. iniciado 30 dias antes do parto; 3. na ausência de queda dos títulos (sorologia não treponêmica) após tratamento adequado; 4. presença de parceiro não tratado ou tratado inadequadamente.

Nos recém-nascidos de mães com tratamento inadequado para sífilis, deve-se solicitar: VDRL (em amostra de sangue periférico), hemograma, radiografia de ossos longos e punção lombar (na impossibilidade de realizar esse exame, tratar o caso como neurossífilis).

• Quando houver alterações clínicas, sorológicas, radiológicas ou hematológicas, sem alteração liquórica, o tratamento pode ser feito com penicilina G cristalina na dose de 50.000UI/kg/dose, por via intravenosa (a cada 12 horas nos primeiros 7 dias de vida e a cada 8 horas após este período), durante 10 dias; ou com penicilina G procaína 50.000UI/kg, dose única diária, por via intramuscular, durante 10 dias.

• Quando houver alteração liquórica, ou seja, neurossífilis, o tratamento deve ser feito exclusivamente com

Quadro II-142 – Líquido cefalorraquidiano sugestivo de neurossífilis*.

Faixa etária (dias de vida)	Nº de leucócitos	Concentração de proteínas (mg/dl)	Sorologia para VDRL
Menor ou igual a 28	> 25	> 150	+
Maior de 28	≥ 5	≥ 40	+

* Presença de apenas uma das três possíveis alterações no LCR confirma o diagnóstico de neurossífilis.

Quadro II-143 – Resumo dos esquemas terapêuticos para sífilis na gestação e controle de cura.

Estadiamento	Penicilina G benzatina	Intervalo entre as séries	Controle de cura (VDRL)
Sífilis primária	1 série Dose total: 2.400.000UI	Dose única	Mensal
Sífilis secundária ou latente com menos de 1 ano de evolução	2 séries Dose total: 4.800.000UI	1 semana	Mensal
Sífilis terciária ou com mais de 1 ano de evolução ou com duração ignorada	3 séries Dose total: 7.200.000UI	1 semana	Mensal

1 série = 1 ampola de 1.200.000UI aplicada em cada glúteo.

Na neurossífilis, o tratamento deve ser com penicilina G cristalina por 10 dias. Adaptado de Ministério da Saúde, 2005.

penicilina G cristalina, uma vez que níveis liquóricos treponemicidas de penicilina não são alcançados em 100% dos casos quando utilizada a penicilina procaína.

- Quando não houver alterações clínicas, radiológicas, hematológicas ou liquóricas e a sorologia for negativa, deve-se tratar com penicilina G benzatina por via intramuscular na dose única de 50.000UI/kg. O tratamento com penicilina G procaína por 10 dias em pacientes assintomáticos e com exames complementares normais não mostrou nenhum benefício adicional quando comparado ao esquema com penicilina G benzatina. Entretanto, é necessário repetir o VDRL aos 3 meses de idade, pois a infecção pode ter sido adquirida muito próxima ao parto, não tendo havido tempo para viragem sorológica ou, ainda, pode-se tratar de resultado falso-negativo, apesar de evento raro. O acompanhamento é essencial, incluindo o seguimento com VDRL sérico. Se o acompanhamento não for possível, o recém-nascido não deve receber penicilina benzatina, mas sim tratamento completo para caso confirmado de sífilis congênita com penicilina G cristalina ou penicilina G procaína como descrito acima.

Situação 2 – recém-nascidos de mães adequadamente tratadas.

Definição de tratamento adequado de sífilis materna – realizado com penicilina na dose e tempo adequados ao estágio da doença e finalizado pelo menos 30 dias antes do parto, tendo sido o parceiro tratado adequada e concomitantemente. No quadro II-143 estão descritos os esquemas terapêuticos para sífilis durante a gestação.

Nesses casos, deve-se realizar o VDRL em amostra de sangue periférico do recém-nascido e de sua mãe.

- Quando o VDRL for reagente e a titulação da criança for maior do que a materna ou na presença de alterações clínicas, independente da sorologia, realizar: hemograma, radiografia de ossos longos e análise do LCR. Se houver alterações clínicas, radiológicas ou hematológica sem alterações liquóricas, o tratamento deve ser feito com penicilina G cristalina ou penicilina G procaína, como descrito acima. Entretanto, se houver alteração liquórica, o tratamento deve ser exclusivamente com penicilina G cristalina.
- Quando o VDRL não for reagente e o recém-nascido for assintomático, deve-se apenas realizar seguimento para a identificação de sinais clínicos e repetir o VDRL aos 3 meses de idade para assegurar que não se tratava de resultado falso-negativo. Mesmo a mãe sendo adequadamente tratada, existe o risco de reinfecção e falha terapêutica de 14% em gestantes tratadas. Assim, na impossibilidade de garantir o seguimento,

deve-se proceder ao tratamento com penicilina G benzatina, por via intramuscular, na dose única de 50.000UI/kg.
- Quando o VDRL for reagente com título igual ou menor que o materno e a criança for assintomática, recomenda-se acompanhá-la clinicamente. Na impossibilidade do seguimento clínico, colher LCR. Se este estiver normal, tratar com penicilina G cristalina ou penicilina G procaína como descrito acima ou exclusivamente com penicilina G cristalina se alterado.

Período pós-natal – confirmação diagnóstica e tratamento

Em crianças com mais de 28 dias de vida, que durante o acompanhamento de rotina apresentarem alguma evidência clínica ou epidemiológica sugestiva de sífilis congênita, deve-se proceder à investigação cuidadosa com VDRL em sangue periférico, radiografia de ossos longos, LCR e hemograma. Confirmando-se o diagnóstico, tratar conforme recomendações acima, observando-se o intervalo das aplicações que, para a penicilina G cristalina, deve ser de 4 em 4 horas, e para a penicilina G procaína, de 12 em 12 horas, mantendo-se os mesmos esquemas de doses. Deve-se, também, colher sorologia materna (VDRL) e rever os dados do pré-natal para se afastar sífilis adquirida por abuso sexual.

Acompanhamento ambulatorial

Para o seguimento de todas as crianças com sorologia para sífilis alterada ao nascimento (VDRL positivo) ou filhos de mães com sífilis não tratada ou inadequadamente tratada, independente de sua sorologia, recomenda-se:

- Realizar VDRL com 1, 3, 6, 12 e 18 meses de idade, interrompendo-se o seguimento quando dois exames consecutivos forem negativos.
- Realizar TPHA ou FTA-Abs para sífilis após os 18 meses de idade (TPHA ou FTA-Abs positivo e VDRL negativo significa cicatriz sorológica de sífilis congênita tratada).
- Repetir os testes sorológicos, ainda que não esteja no momento previsto acima, caso sejam observados sinais clínicos compatíveis com sífilis congênita.
- Realizar avaliação clinicolaboratorial completa e retratamento, quando houver elevação do título sorológico, persistência do título sorológico (sem queda) após 6 meses de vida ou ainda a não negativação até os 18 meses de idade.
- Realizar acompanhamento oftalmológico, neurológico (avaliação neurológica pelo pediatra) e audiológico (BERA nas crianças até 9 meses e audiometria comportamental entre 9 meses e 2 anos de idade) semestral até os 2 anos de vida.

- Nos casos em que o LCR mostrou-se alterado, realizar reavaliação liquórica a cada seis meses, até sua normalização. Caso isso não ocorra, deve-se fazer a investigação clinicolaboratorial completa e retratamento.
- As alterações ósseas não requerem nenhum tratamento específico. Observa-se resolução das alterações radiológicas, independente do tratamento. As deformidades ósseas secundárias a essas lesões não são reversíveis.
- Levar em consideração o risco de coinfecção de sífilis e HIV, que pode influenciar a eficácia terapêutica e o tempo de negativação dos títulos sorológicos da sífilis. Oferecer a toda mãe a coleta de sorologia para HIV sempre que se tiver suspeita de sífilis e sugerir nos casos de falha terapêutica ou evolução inesperada.

O acompanhamento ambulatorial das crianças em que o diagnóstico ocorreu com mais de 28 dias de vida é semelhante ao descrito acima. O VDRL também deve ser colhido trimestralmente e interrompido quando dois exames consecutivos forem negativos. Quando houver elevação do título sorológico ou persistência do título após seis meses de tratamento ou a não negativação após um ano de tratamento, deve-se realizar reavaliação clinicolaboratorial completa e retratamento. O acompanhamento oftalmológico, neurológico e audiológico é semestral até dois resultados negativos de VDRL ou até os 2 anos de vida, o que ocorrer mais tarde.

Recém-nascidos de mães com sífilis tratada adequadamente, assintomáticos e com VDRL não reagente devem repetir o VDRL aos 3 meses de idade e se negativo apenas realizar seguimento pediátrico, com o cuidado de se identificar precocemente sinais clínicos sugestivos de sífilis congênita sem outros cuidados específicos.

Todo caso confirmado ou suspeito de sífilis congênita é de notificação obrigatória, segundo a portaria número 5, de 21 de fevereiro de 2006, que define a relação de doenças de notificação compulsória para todo território nacional.

RUBÉOLA CONGÊNITA

Na literatura encontra-se o termo síndrome da rubéola congênita, que diferencia os casos de infecção congênita pelo vírus da rubéola com manifestações clínicas desde o nascimento daqueles em que o recém-nascido é assintomático. Entretanto, uma vez que as alterações nos órgãos pelo vírus da rubéola são evolutivas e podem manifestar-se desde a infância até a adolescência, independentemente do quadro inicial, o acompanhamento ambulatorial é semelhante nos dois casos. Assim, neste capítulo será usado o termo rubéola congênita para ambas as situações.

Quando o contato com o vírus da rubéola ocorre no primeiro trimestre de gestação, 40 a 90% dos fetos tornam-se infectados. Alguns estudos descrevem que as malformações cardíacas e oftalmológicas aparecem quando a infecção ocorreu nas primeiras oito semanas de gestação, enquanto o comprometimento auditivo e a restrição do crescimento intrauterino relacionam-se à infecção ocorrida ao redor da 16ª semana.

As crianças com rubéola congênita podem excretar o vírus por até um ano, o que possibilita a transmissão do vírus a pessoas suscetíveis e, portanto, especial cuidado deve ser tomado com as mulheres em idade fértil. A negativação viral pode ser confirmada pela pesquisa do vírus na nasofaringe e urina a partir dos 3 meses de idade. Assim, a pesquisa viral pode ser uma alternativa para excluir o risco de transmissão por essas crianças a mulheres em idade fértil e com imunidade para rubéola desconhecida. Entretanto, a prevenção da rubéola congênita está diretamente relacionada com a prevalência de imunização das mulheres em idade fértil. Por isso, a importância da vacinação. Atualmente, todas as crianças devem ser vacinadas e receber reforço na adolescência, uma vez que a vacinação apenas na infância não garante imunização para todas as mulheres na vida adulta. O Centro de Vigilância Epidemiológica recomenda que puérperas com sorologia negativa para rubéola durante a gravidez sejam vacinadas logo após o parto ou episódio de aborto. A imunização de gestantes não é recomendada, entretanto estudos recentes realizados com gestantes inadvertidamente vacinadas não demonstraram nenhum risco para o concepto. Essas gestantes, bem como as vacinadas logo antes da concepção, podem apresentar IgM positiva sem significar necessariamente doença materna ou risco para o feto. Entretanto, recomenda-se que os filhos dessas gestantes com IgM positiva sejam seguidos como suspeita de rubéola congênita, como descrito a seguir.

Todo caso considerado rubéola congênita é de notificação obrigatória, segundo a portaria número 5, de 21 de fevereiro de 2006, que define a relação de doenças de notificação compulsória para todo o território nacional, para identificar a circulação do vírus e avaliar a cobertura vacinal dos contatantes e fazer o bloqueio da disseminação da infecção.

Manifestações clínicas

As principais manifestações clínicas encontram-se no quadro II-141. É importante ressaltar que algumas lesões são transitórias, outras como cardiopatia congênita (persistência do canal arterial, estenose aórtica, estenose pulmonar), micro-oftalmia e microcefalia são permanentes, mas não evolutivas, e outras como catarata, glaucoma, retinopatia e déficit auditivo, que podem ou não estar presentes ao nascimento, têm caráter evolutivo, necessitando de avaliações periódicas.

Caso suspeito

Definição – considera-se caso suspeito de rubéola congênita:

- Recém-nascido de gestantes com suspeita ou confirmação de rubéola.
- Toda criança de até 12 meses que apresente sinais clínicos compatíveis com infecção congênita pelo vírus da rubéola, independente da história materna.
- Todo recém-nascido com algum comprometimento congênito do grupo abaixo, associado a outro sinal clínico compatível com infecção congênita pelo vírus da rubéola (ver Quadro II-141):
  - catarata, glaucoma, cardiopatia congênita, surdez, microcefalia e alterações na metáfise óssea.

Conduta – a norma de 1999 do Plano de Controle da Rubéola da Secretaria do Estado da Saúde de São Paulo recomenda que deve ser coletada uma amostra de sangue logo após o nascimento, quando há suspeita ou confirmação de infecção materna durante a gestação ou logo após a suspeita clínica de infecção na criança. Assim, o diagnóstico é baseado no resultado dos testes sorológicos associados à presença ou não de manifestações clínicas.

Na suspeita de rubéola congênita, deve-se fazer avaliação oftalmológica e auditiva precocemente, ecocardiograma e ultrassonografia ou tomografia computadorizada de crânio para a identificação de lesões. O comprometimento auditivo é o achado isolado mais comum e sua avaliação depende da idade da criança.

Confirmação diagnóstica

O diagnóstico de rubéola congênita é confirmado nas seguintes situações:

- Em todo recém-nascido com:
  - presença de anticorpos IgM específicos para rubéola; ou
  - título de anticorpos da classe IgG específicos para rubéola, mantidos persistentemente elevados ou acima da titulação de anticorpos maternos; ou
  - isolamento do vírus da rubéola.
- Em todo recém-nascido que apresentar duas das complicações relacionadas no item A ou uma do item B associada a outra do item A; ou
- Em toda criança com presença de anticorpos IgG específicos para rubéola e apresentar duas das complicações relacionadas no item A ou uma do item B associada a outra do item A:
  A) catarata/glaucoma (interpretar como uma só manifestação), cardiopatia congênita, surdez, retinopatia pigmentar;
  B) púrpura, esplenomegalia, icterícia, microcefalia, retardo mental, meningoencefalite e alterações na metáfise óssea.

Tratamento e acompanhamento ambulatorial

Apesar de não existir tratamento específico para os casos de rubéola congênita, a realização do diagnóstico e seguimento adequados pode ter impacto na qualidade de vida e no desenvolvimento neuropsicomotor dessas crianças, pois permite a identificação e a intervenção precoces das alterações, principalmente oftalmológicas e auditivas, como, por exemplo, cirurgia para a correção de catarata, tratamento precoce de glaucoma e uso de aparelho de amplificação sonora individual (AASI).

Estudos de seguimento das alterações auditivas e oftalmológicas demonstram que existem alterações que podem aparecer ou agravar-se em qualquer idade, desde a infância até a idade adulta. Não existe consenso sobre qual seria o intervalo adequado das avaliações nem por quanto tempo. Assim, sugere-se que, quando diante do diagnóstico de rubéola congênita, façam-se avaliações oftalmológicas e audiológicas ao nascimento e a cada seis meses até os 2 anos de idade (BERA nas crianças até 9 meses e audiometria comportamental entre 9 meses e 2 anos de idade), por ser um período de grande desenvolvimento neurológico. Após isso, anualmente ou quando houver alguma modificação do quadro clínico (entre 2 e 4 anos de idade, audiometria comportamental e, após 4 anos, audiometria convencional).

Nos casos de comprometimento neuromuscular, cognitivo e da fala, intervenções precoces com estimulação são fundamentais. Tais intervenções baseiam-se em inclusão escolar, interação com outras crianças e interações realizadas pela própria família como brincar, conversar com a criança, permiti-la experimentar novas situações, dentre outras. Algumas terapias especializadas como fonoaudiologia, psicologia, fisioterapia e terapia ocupacional podem ser necessárias em alguns casos selecionados. O profissional de saúde deve reconhecer as necessidades de cada paciente e evitar encaminhamentos indiscriminados e desnecessários que podem causar ansiedade na família e no paciente, além de serem mais um ônus para a rotina e o cuidado da criança. Em alguns casos, a avaliação de especialistas (como neurologista, cardiologista, ortopedista) é necessária, dependendo das sequelas e das lesões provocadas pela rubéola.

TOXOPLASMOSE

A toxoplasmose, doença causada pelo protozoário *Toxoplasma gondii*, é mais frequentemente adquirida por via oral após a ingestão de carne crua contaminada ou a exposição à terra e às fezes de animais domésticos como gato, cachorro, porco, cabra e ovelha, ou a ingestão de alimentos crus (verduras, hortaliças e frutas) mal higienizados e contaminados com ovos do protozoário. Outras formas de transmissão descritas são por via transplacentária, transfusão sanguínea e transplante de órgãos. Uma vez infectado, o hospedeiro humano torna--se um portador crônico, mesmo após a cura da doença aguda. A toxoplasmose, na maioria das vezes, é assintomática ou com sintomas leves, facilmente atribuídos a outras doenças infecciosas.

Já a toxoplasmose congênita pode ser extremamente grave. O feto é infectado via transplacentária, após a invasão da placenta durante a parasitemia secundária à infecção primária materna. Apesar de haver casos descritos de reativação da doença em portadoras crônicas gestantes e de reinfecção por cepas diferentes do parasita, acredita-se que não exista risco de transmissão fetal, nesses casos, se a mãe for imunocompetente. Assim, a infecção materna primária durante a gravidez está associada acerca de 30% de risco de transmissão para o feto, sendo maior no último trimestre da gestação. Entretanto, quanto mais precoce for a infecção do feto, principalmente no primeiro trimestre, mais grave pode ser seu acometimento.

A maioria dos casos de toxoplasmose congênita é assintomática ao nascimento, sendo que apenas 20 a 30% dos recém-nascidos infectados apresentam evidência de infecção. Os sinais e sintomas são extremamente variáveis e podem ser evidentes já no período neonatal, manifestar-se nos primeiros meses de vida ou, ainda, ser detectados tardiamente como sequelas. Cerca de 70 a 90% das crianças assintomáticas ao nascimento irão apresentar alguma sequela decorrente da toxoplasmose congênita até a vida adulta, como retardo mental, surdez, convulsões, sendo a mais comum a coriorretinite, com consequente perda de visão quando a mácula é acometida. Mesmo que a regra seja a doença subclínica, sintomas presentes ao nascimento podem incluir: febre, eritema maculopapular, hepatoesplenomegalia, microcefalia, convulsões, trombocitopenia e a tríade clássica: coriorretinite, hidrocefalia e calcificações intracranianas. No quadro II-141 foram descritos os principais sinais.

Diminuir a vulnerabilidade à toxoplasmose em gestantes suscetíveis, por meio da redução da exposição a fatores de risco para adquirir a doença, é a conduta mais eficiente para diminuir a morbimortalidade decorrente da toxoplasmose congênita. Os cuidados necessários para esse fim encontram-se relacionados no quadro II-144.

Sabe-se que o tratamento adequado de toxoplasmose durante a gravidez reduz em cerca de 60% a possibilidade de transmissão da infecção para o feto. Além disso, o diagnóstico precoce da infecção na gestante, associado ao tratamento específico e posterior acompanhamento ambulatorial das crianças, tem melhorado o prognóstico da infecção fetal, diminuindo as sequelas na criança e em sua vida adulta.

Considerando-se a alta prevalência de toxoplasmose no Brasil e que a infecção adquirida pela gestante é, na maioria das vezes, assintomática, é necessário detectar

Quadro II-144 – Cuidados para a prevenção de toxoplasmose em gestantes suscetíveis.

Cozimento adequado dos alimentos que serão ingeridos pela gestante
Frutas, legumes e hortaliças devem ser bem lavados e descascados para seu consumo
Tábuas para corte de alimentos, louças, talheres e outros utensílios, bem como as mãos, devem ser lavados com sabão e água quente após terem entrado em contato com carne crua (vaca, carneiro, porco, frango, peixe, frutos do mar e outras) ou frutas e legumes não lavados
A gestante deve evitar mexer com terra ou areia ou cuidar do jardim, mas, se precisar fazê-lo, deve usar luvas e lavar as mãos após
A gestante deve evitar o contato com as fezes de gatos e não trocar a caixa de areia. Se isso não for possível, a gestante deve trocar a caixa de areia usando luvas e lavar bem a mão com sabão e água quente após. Essa troca deve ser diária, uma vez que os oocistos do *Toxoplasma gondii* se tornam infecciosos após 24 horas. Além disso, durante a gestação, os gatos que entrarão em contato com a gestante devem ser mantidos dentro de casa e alimentados com alimentos enlatados ou alimentos bem cozidos, não podendo comer alimentos crus. Também não se deve adquirir um novo gato nesse período

aquelas gestantes em risco de infecção aguda. Assim, deve-se realizar em toda gestante, no início do pré-natal, a investigação sorológica da toxoplasmose, verificar se existe história de sorologia positiva para toxoplasmose antes da concepção e a presença de fatores de risco, removendo-os quando possível.

A investigação sorológica da toxoplasmose procura identificar anticorpos IgG e IgM específicos contra o parasita, sendo os métodos mais utilizados para sua dosagem o imunoensaio enzimático (ELISA) e a imunofluorescência indireta (IFI). Estes testes são muito sensíveis e pouco específicos, o que pode levar a dificuldades na sua interpretação. Por exemplo, a IgM residual pode permanecer positiva mesmo depois de 18 meses da infecção aguda. Assim, foram desenvolvidos outros testes como a dosagem de IgA sérica específica para toxoplasmose (tanto por ELISA, como por IFI), teste de avidez da IgG específica para toxoplasmose e reação em cadeia da polimerase (PCR). Este último parece ser o exame mais promissor, mas ainda é realizado em apenas alguns centros, com custo muito elevado e com grande exigência técnica para se evitar resultados falso-negativos. Portanto, algumas vezes, o diagnóstico depende da combinação de testes laboratoriais, desde que disponíveis, bem como da história materna, fetal e neonatal.

Em gestantes imunocompetentes com IgG positiva antes da gestação atual, o risco de transmissão fetal é praticamente inexistente. A triagem sorológica realizada no início da gestação permite que se identifiquem as gestantes de risco ou suscetíveis (IgG e IgM negativas), as não suscetíveis (IgG positiva e IgM negativa), as com infecção aguda (IgG e IgM positivas) e as com provável infecção aguda (IgG negativa e IgM positiva).

O tratamento da gestante com infecção aguda confirmada deve ser realizado com espiramicina por 18 semanas. Nesse momento, deve-se investigar a possibilidade de infecção fetal: se não for confirmada, continua-se com a espiramicina até o final da gestação; se for confirmada, altera-se o esquema de tratamento, acrescentando-se sulfadiazina e pirimetamina, intercaladas com espiramicina, até o final da gestação.

Confirmação da infecção fetal

Para a confirmação da infecção fetal, recorre-se à pesquisa do parasita no líquido amniótico (por meio da técnica de PCR) ou à dosagem de anticorpos no sangue do funículo umbilical. Entretanto, esses exames, mesmos quando negativos, não excluem a doença fetal. Também se deve realizar ultrassonografia mensal para a investigação de hidrocefalia, calcificações cerebrais, alterações hepáticas, calcificações placentárias e restrição do crescimento intrauterino que confirmam a doença fetal, sendo, entretanto, manifestações tardias e nem sempre presentes.

Tratamento – a importância de se confirmar a infecção fetal reside no fato de que a espiramicina, apesar de ser eficiente para tratar a mãe e evitar a transmissão vertical, não previne as sequelas no feto e, portanto, nos casos de infecção fetal é necessário o tratamento com sulfadiazina e pirimetamina. Da mesma forma, o tratamento indiscriminado com esses medicamentos apresenta riscos, sendo demonstrado que a pirimetamina pode ter efeitos colaterais e a sulfadiazina leva à depressão gradual reversível da medula óssea, devido à inibição da síntese do ácido folínico.

Além disso, não se sabe o efeito dessas drogas na sorologia após o nascimento. Acredita-se que a sulfadiazina e a pirimetamina interfiram nos exames, aumentando os resultados falso-negativos. Isso cria um dilema no uso indiscriminado desses medicamentos, pois sem a confirmação diagnóstica intrauterina e com a impossibilidade de fazê-la após o nascimento como diferenciar o recém-nascido que deve ou não ser tratado?

Caso suspeito de toxoplasmose congênita

Definição – considera-se caso suspeito de toxoplasmose congênita:

- História materna de soroconversão durante a gestação.
- Sinais sugestivos da doença observados no recém-nascido (ver Quadro II-141).

Conduta – em toda criança com suspeita de toxoplasmose congênita, deve ser obtida história materna e do pré-natal, bem como realizar os seguintes testes: sorologia IgG e IgM para toxoplasmose tanto da mãe como da criança, radiografia de crânio, ultrassonografia transfontanela, hemograma, punção lombar e exame de fundo de olho (fundoscopia).

A conduta nos casos suspeitos varia de acordo as seguintes situações:

1. Crianças com suspeita da infecção, que ao nascimento apresentem sorologia IgM negativa e IgG positiva com títulos iguais ou menores aos da mãe, podem ser portadoras de toxoplasmose congênita, mesmo sem outras alterações clínicas ou laboratoriais. Assim, mesmo sem necessidade de tratamento, devem ser acompanhadas com exame clínico mensal, sorologia bimensal e fundoscopia trimestralmente. Esse seguimento deve ser mantido até a negativação da sorologia, quando o diagnóstico é excluído, ou até a confirmação diagnóstica (ver acima).

2. Crianças com história materna de soroconversão durante a gestação que, ao nascerem, apresentam sorologias negativa (IgG e IgM) e não tenham nenhuma alteração clínica ou laboratorial, devem repetir a sorologia em três meses. Se negativa, o diagnóstico é excluído, se positiva, ele é confirmado.

3. Crianças cujas mães receberam tratamento com sulfadiazina e pirimetamina durante o pré-natal, sem a confirmação intraútero de infecção fetal, merecem cuidado especial:
   - Se as sorologias forem negativas (IgG e IgM) e não apresentarem nenhuma alteração clínica ou laboratorial, devem ser acompanhadas com exame clínico mensal, sorologia bimensal e fundoscopia trimestralmente, até os 12 meses de vida, sem necessidade de tratamento. Caso haja soroconversão ou alteração clínica, o diagnóstico é confirmado e o tratamento deve ser iniciado.
   - Se as sorologias forem positivas (IgG e IgM), as crianças devem ser tratadas como caso confirmado de toxoplasmose congênita.

Caso confirmado de toxoplasmose congênita

A confirmação diagnóstica pode ser clínica ou sorológica:

1. Confirmação sorológica:
   - IgM positiva na criança.
   - Títulos de IgG maiores que os maternos.
   - Elevação dos títulos de IgG na criança.
   - Persistência de IgG ao final do primeiro ano de vida.
   - Se houver disponibilidade, a infecção do recém-nascido pode ser confirmada pela dosagem sérica de IgA para toxoplasmose ou ainda pela sorologia do líquido cefalorraquidiano.

2. Confirmação clínica:

A confirmação clínica depende de história materna de soroconversão durante a gestação ou sorologia duvidosa materna para toxoplasmose ou ainda presença de anticorpo IgG específico para toxoplasmose no recém-nascido associada a um dos seguintes sinais na criança:

- Calcificações cerebrais notadas na radiografia de crânio.
- Alterações na ultrassonografia transfontanela ou na punção lombar ou na fundoscopia ou no hemograma.

Tratamento

Toda criança com diagnóstico confirmado de toxoplasmose congênita, mesmo intraútero, deve receber tratamento adequado por um ano para se evitar sequelas.

O esquema terapêutico da toxoplasmose congênita é composto por:

- **Pirimetamina** – 1mg/kg/dia, por via oral, uma vez ao dia, durante seis meses, seguido da mesma dosagem três vezes por semana por um ano.
- **Sulfadiazina** – 100mg/kg/dia de 12/12 horas, por um ano.
- **Ácido folínico** – 5-10mg, três vezes/semana por um ano.

Quando houver evidência de inflamação, coriorretinite em atividade ou hiperproteinorraquia ($\geq$ 1g/dl), deve-se adicionar ao esquema acima mencionado a prednisona ou a prednisolona 1mg/kg/dia, em duas doses, por via oral. Conforme a evolução da inflamação e quando cessar a indicação do uso de anti-inflamatório (LCR normal, melhora da coriorretinite), deve-se reduzir a dose do corticosteroide gradativamente (aproximadamente em três semanas).

A sulfadiazina pode ocasionar reações de hipersensibilidade, erupções, intolerância gastrintestinal, agranulocitose e cristalúria. A pirimetamina pode ter como efeitos colaterais neutropenia, leucopenia, anemia, trombocitopenia e intolerância gastrintestinal. Para avaliar a presença desses efeitos colaterais, devem ser realizados periodicamente: hemograma completo e uroanálise (urina tipo I). A periodicidade depende da evolução de cada caso, mas recomenda-se que no primeiro mês seja semanal para depois se tornar mensal. Os seguintes cuidados também devem ser observados:

- Nas reações de hipersensibilidade, interromper a droga associada ao quadro.
- Aumentar a ingestão de líquidos para evitar cristalúria.
- Nos casos de neutropenia (< 1.000/mm^3), deve-se aumentar a dose de ácido folínico para 10-20mg/dia. Se neutrófilos < 500/mm^3, interromper o uso da pirimetamina até a normalização do quadro, mantendo nesse período o ácido folínico diariamente. Após a normalização do quadro, pode-se introduzir novamente o medicamento e, na recorrência da neutropenia, deve-se interrompê-lo definitivamente. A sulfadiazina deve ser mantida.

Acompanhamento ambulatorial dos casos suspeitos e dos casos confirmados

Avaliação clínica periódica – ao final do primeiro ano de vida, todos os casos com suspeita de toxoplasmose congênita devem ter a infecção confirmada ou excluída. Toda criança com suspeita ou diagnóstico confirmado de toxoplasmose congênita deve ter acompanhamento ambulatorial apropriado que, além dos cuidados acima descritos, é composto por avaliação clínica periódica, a qual tem como objetivo avaliar o crescimento pondoestatural, desenvolvimento neuropsicomotor, detectar precocemente sequelas ou sinais clínicos da infecção e quando em uso de drogas, estar atento aos efeitos colaterais.

Avaliação oftalmológica – deve ser feita na suspeita da infecção. Nos casos confirmados, deve ser repetida trimestralmente até 1 ano de idade. Depois de 1 ano, semestralmente, até o período escolar, e depois anualmente, por toda a vida. Independente desse controle, o exame fundoscópico deve ser repetido se for notada alguma sintomatologia ocular. Nos casos suspeitos, ver recomendações acima.

Avaliação auditiva – deve ser realizada no período neonatal ou quando da confirmação do diagnóstico e ao final do primeiro ano de vida (BERA nas crianças até 9 meses e audiometria comportamental entre 9 meses e 2 anos de idade).

Avaliação neurológica – deve ser realizada pelo pediatra em toda consulta de seguimento. Quando forem notadas alterações ao exame neurológico, está indicada a avaliação por neurologista. Atraso do desenvolvimento neuropsicomotor isoladamente não é indicação de encaminhamento a esse especialista. Nos casos de alterações à radiografia ou ultrassonografia de crânio, está indicada a tomografia computadorizada de crânio para melhor diagnóstico. Na presença de dilatação ventricular, repetir a ultrassonografia transfontanela bimestralmente durante o primeiro ano de vida para sua monitorização. Se essa aumentar, está indicada a avaliação por neurologista ou neurocirurgião.

Acompanhamento pós-tratamento – a partir do final do tratamento, deve-se realizar controle semestral até a puberdade com exame clínico completo e oftalmológico e, após a puberdade, esses devem ser anuais. Em caso de aparecimento de coriorretinite em atividade, deve-se tratar novamente o paciente durante 30 a 90 dias com o esquema acima descrito em conjunto com o oftalmologista. Ao final do tratamento, deve-se repetir a radiografia de crânio em busca de novas calcificações.

Acompanhamento sorológico – só deve ser realizado naquelas crianças em que não foi possível confirmar o diagnóstico e, nesses casos, deve ser repetido a cada dois a três meses até se confirmá-lo ou excluí-lo. Nas crianças com diagnóstico confirmado, a sorologia deve ser repetida apenas ao final do tratamento, para verificar o sucesso do tratamento com a queda dos títulos. Entretanto, após a interrupção da medicação, pode ocorrer elevação dos títulos de IgG (rebote sorológico), mas esse rebote desacompanhado de lesão ocular em atividade não indica falha terapêutica. Nova sorologia deve ser colhida com intervalo de 30 dias para se observar o comportamento sorológico: se em ascensão indica retratamento com o esquema acima descrito por 30 a 90 dias, e se em queda, sucesso terapêutico.

CITOMEGALOVIROSE

Atualmente, a citomegalovirose é a doença congênita mais comum no mundo. O citomegalovírus (CMV) é membro da família Herpesviridae que tem como características biológicas a latência e a reativação, o que pode resultar em infecções recorrentes no hospedeiro. A transmissão do citomegalovírus depende do contato íntimo com fluidos corporais de uma pessoa que esteja excretando o vírus como saliva, urina, sangue e leite materno; mas também pode ocorrer por via sexual, por transplante de órgãos, por transfusão sanguínea e através da placenta.

A citomegalovirose é uma infecção de ocorrência frequente em casas onde vivem crianças pequenas e em creches e escolas. Nas creches, a transmissão pode chegar a 70% em crianças entre 1 e 3 anos de vida. Apesar de haver uma preocupação quanto à existência de risco maior de infecção para as mulheres que trabalham com crianças, principalmente em hospitais infantis ou maternidades, estudos realizados na última década apontam que o risco dessas mulheres é igual ao da população em geral.

Aproximadamente 40% das infecções primárias e até 1% das reativações do vírus durante a gravidez podem resultar em transmissão para o feto. Das mulheres em idade fértil, 50 a 80% já terão sido infectadas pelo menos seis meses antes da concepção e os casos de citomegalovirose congênita por reativação viral materna costumam apenas causar na criança eliminação assintomática do vírus. A transmissão mantém-se constante tanto no começo como no final da gestação, sendo alta também durante o parto e a amamentação. Entretanto, na maioria dos recém-nascidos sintomáticos ou com doença grave, a infecção fetal ocorreu no primeiro trimestre de gestação. As infecções ocorridas durante o parto ou pela amamentação adquirem importância apenas nos recém-nascidos prematuros, os quais podem apresentar quadros graves de citomegalovirose aguda, incluindo pneumonite.

A citomegalovirose congênita apresenta grande variação na apresentação clínica, desde assintomática até disfunções fulminantes de alguns órgãos. Apenas 10 a 15% das crianças nascidas de mães com infecção primária por citomegalovírus vão apresentar sintomas (Fig. II-32). Essas crianças apresentam taxa de mortalidade de 30% e desenvolvem alterações neurológicas graves

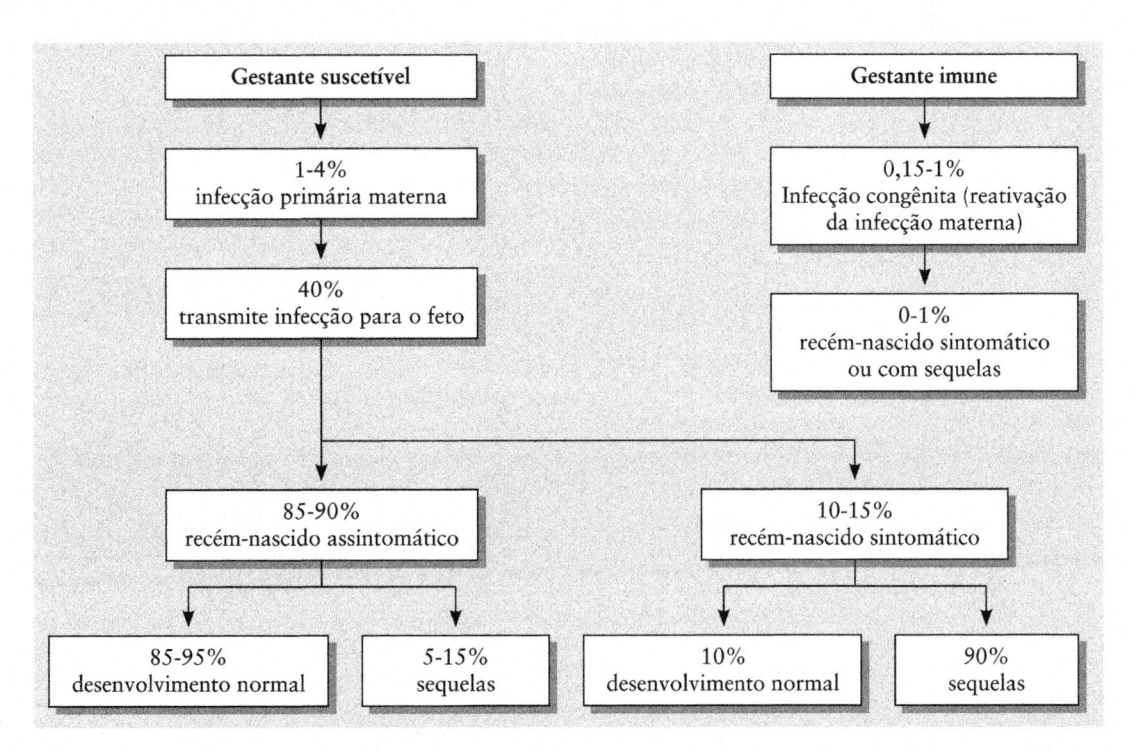

Figura II-32 – Características da transmissão do CMV durante a gravidez. Adaptado de Stagno e Whitley, 1985.

em 80% dos casos. Apesar de aproximadamente 90% das crianças com citomegalovirose serem assintomáticas ao nascimento, 5 a 15% estão em risco para desenvolver alterações psicomotororas, auditivas, neurológicas ou oculares nos primeiros anos de vida. Em particular, a perda auditiva sensorial aparece em 5 a 10% dos casos. O motivo de alguns recém-nascidos serem gravemente acometidos e outros assintomáticos ainda é desconhecido. Já o aparecimento de sequelas ou alterações tardias pode ser explicado pela baixa virulência da maioria dos citomegalovírus, ou seja, mesmo que a infecção tenha ocorrido intraútero, o déficit poderá aparecer muito tempo depois do nascimento.

Como indicado na figura II-32, imunidade materna prévia à gestação não previne a reativação e consequente transmissão para o feto, apesar de esta ser bem mais rara (0,15-1%). Além disso, a citomegalovirose congênita decorrente desses casos de reativação apresenta probabilidade pequena de evoluir com recém-nascido sintomático ou com sequelas (apenas 0-1% dos casos de infecção intrauterina). Entretanto, ainda não se pode excluir que infecções graves não ocorram dessa maneira, principalmente em filhos de gestante imunodeficiente ou imunologicamente suprimida.

Caso suspeito

Definição – mãe com soroconversão para citomegalovírus durante a gravidez ou quadro compatível de doença mononucleose-símile durante a gestação ou recém-nascido com sinais ou sintomas de citomegalovirose congênita (ver Quadro II-141).

Conduta – devem-se colher sorologias materna e do recém-nascido, hemograma completo da criança, cultura de CMV na urina ou saliva e realizar fundoscopia.

Caso confirmado

Definição – o diagnóstico de citomegalovirose congênita é confirmado pelo isolamento do vírus por cultura na urina ou saliva. Esse exame deve ser colhido precocemente em toda criança com suspeita diagnóstica, pois a presença de vírus nos fluidos corporais após três semanas pode indicar tanto infecção congênita como adquirida pós-natal. Normalmente, quando há infecção, as culturas apresentam-se positivas em dois a três dias. A excreção do vírus pode ocorrer por períodos longos: até quatro anos na saliva e seis anos na urina.

Os testes sorológicos (IgG e IgM) apresentam dificuldades de interpretação. Por exemplo, a ausência de IgG para CMV no sangue da criança praticamente exclui o diagnóstico, mas sua presença tem valor limitado, uma vez que 50 a 80% das gestantes apresentam IgG positiva (cicatriz sorológica) que atravessa a placenta, chegando na circulação fetal. Já títulos de IgG para CMV maiores nas crianças do que em suas mães confirmam infecção congênita. A coleta seriada aos 1, 3 e 6 meses de idade, com títulos em declínio e posterior negativação, poderá excluir o diagnóstico, mas a persistência e posterior não negativação, apesar de confirmar citomegalovirose, não é capaz de diferenciar a congênita da adquirida. Da mesma forma, apesar de a ausência de IgM para CMV ao nascimento não excluir o diagnóstico de infecção congênita, sua presença ao nascimento o confirma. Mesmo nesses casos, a cultura viral é recomendada, devido à existência de reações cruzadas e, portanto, com resultados falso-positivos. Pesquisa do DNA-CMV na urina, sangue ou liquor do recém-nascido pela técnica do PCR pode ajudar o diagnóstico, mas de uso limitado por ser de alto custo e não amplamente disponível.

Tratamento

Em relação ao tratamento da citomegalovirose congênita, alguns estudos realizados em recém-nascidos com quadro clínico grave mostraram que a administração de ganciclovir (6mg/kg), por via intravenosa, por seis semanas pode reduzir o aparecimento de lesões auditivas durante o seguimento de 12 meses. Ainda não se conhece qual o efeito desse tratamento na prevenção de sequelas visuais e a real influência no crescimento e desenvolvimento dessas crianças. Uma vez que os resultados ainda são controversos e existe o risco potencial de supressão da medula óssea e atrofia de testículos, não se recomenda esse tratamento de rotina, mas pode ser indicado em algumas situações que sugiram gravidade, como quando o recém-nascido apresentar:

- Síndrome séptica causada pelo citomegalovírus (hepatoesplenomegalia associada a alterações laboratoriais, tais como plaquetopenia, linfopenia, neutropenia, aumento de enzimas hepáticas e pneumonite).
- Pneumonite.
- Plaquetopenia grave e refratária.
- Coriorretinite com risco de perda visual.
- Perda auditiva neurossensorial.
- Microcefalia e casos selecionados de prematuridade (a depender da gravidade e evolução clínica).

A melhor conduta para o controle da citomegalovirose congênita é o diagnóstico e o tratamento precoces das sequelas, uma vez que não há terapêutica específica (Quadro II-145).

Quadro II-145 – Cuidados para prevenção de citomegalovirose em gestantes suscetíveis.

Deve-se evitar o contato com a saliva de crianças menores de 3 anos que pode ocorrer por meio de beijo, uso de utensílios como talheres, pratos, copos, guardanapos, toalhas
Lavar as mãos com sabão e água quente após trocar as fraldas, banhar, dar alimentos, limpar o nariz ou lavar as roupas de crianças menores de 3 anos
Evitar contato sexual se o parceiro apresentar sinais de infecção aguda (sintomas mononucleose-símile)

Prognóstico e evolução

O prognóstico a longo prazo das crianças com citomegalovirose congênita depende se esta é sintomática ou não ao nascimento. Quando sintomática, a probabilidade de evolução com o intelecto e audição normais é muito baixa, pois cerca de 90% das crianças que sobrevivem após o primeiro ano de vida apresentam algum tipo de deficiência. Alterações do sistema nervoso central, associadas à coriorretinite, detectadas em qualquer momento da evolução do paciente estão relacionadas com mau prognóstico, resultando em comprometimento do desenvolvimento neuropsicomotor e em perda auditiva, sendo que as alterações na tomografia computadorizada de crânio presentes no primeiro mês de vida é o fator preditivo positivo mais importante.

Como já comentado, até 90% dos pacientes com citomegalovirose congênita apresentam-se assintomáticos ao nascimento e seu prognóstico é bem melhor. Mesmo assim, 5 a 15% desses pacientes desenvolvem algum tipo de sequela, que se torna evidente, na maioria das vezes, antes dos 2 anos de vida.

Assim, as crianças com citomegalovirose congênita podem apresentar: restrição do crescimento intrauterino, prematuridade, trombocitopenia, anemia hemolítica, aumento de enzimas hepáticas, icterícia com aumento de bilirrubina direta e indireta, além de diversas anormalidades no sistema nervoso central (leucomalacia periventricular, anormalidades císticas, calcificações intracranianas, hidroanencefalia, ventriculomegalia, vasculites, microcefalia), anormalidades oculares (coriorretinite, atrofia óptica, perda da visão central), alterações motoras (diplegia espástica, quadriplegia), alterações dentárias (os dentes acometidos apresentam maior suscetibilidade a cáries), pneumonite, perda auditiva neurossensorial, exantema petequial ou purpúrico, dentre outras (ver Quadro II-141).

As alterações laboratoriais como elevação de enzimas, anemia hemolítica e plaquetopenia são decorrentes da própria infecção e tendem à normalização.

A perda auditiva neurossensorial é a sequela mais comum, apesar de mais frequente nas crianças sintomáticas desde o nascimento, e também está presente nas assintomáticas. Apresenta caráter evolutivo e pode ser tanto uni como bilateral.

A coriorretinite normalmente está associada a outros sinais (microcefalia, exantema petequial, calcificações intracranianas) e não apresenta caráter evolutivo, diferente da toxoplasmose congênita, em que esta pode ser manifestação isolada e apresenta caráter evolutivo.

As calcificações intracranianas, diferentemente da toxoplasmose congênita que se apresentam espalhadas pelo cérebro, tendem a distribuição periventricular. Entretanto, em ambas as condições, essas não desaparecem ao longo do tempo e podem representar focos de convulsão.

Acompanhamento ambulatorial

Avaliação clínica periódica – toda criança com suspeita ou diagnóstico confirmado de citomegaloviroese congênita deve ter acompanhamento ambulatorial apropriado que, além dos cuidados já descritos, é composto por avaliação clínica periódica, a qual tem como objetivo monitorar o crescimento pondoestatural e do perímetro cefálico, avaliar o desenvolvimento neuropsicomotor, detectar precocemente sequelas e encaminhar a criança para a reabilitação e atividades de estimulação precoce.

Avaliação oftalmológica – deve ser feita na suspeita da infecção. Nos casos confirmados, deve ser repetida semestralmente até os 2 anos de idade e, a qualquer momento, se for notada alguma sintomatologia ocular.

Avaliação auditiva – deve ser realizada no período neonatal ou quando da confirmação do diagnóstico e repetida semestralmente nos dois primeiros anos de vida e depois anualmente. Independente desse controle, deve ser repetida se for notada alguma sintomatologia que sugira perda auditiva.

Avaliação neurológica – deve ser realizada pelo pediatra em toda consulta de seguimento; caso seja notada alteração, deve-se encaminhar a criança ao neurologista. Ultrassonografia ou tomografia de crânio, dependendo da idade, deve ser realizada precocemente para a detecção de lesões permanentes, como calcificações e hidrocefalia. Na presença de dilatação ventricular, repetir a ultrassonografia transfontanela pelo menos bimestralmente durante o primeiro ano de vida para sua monitorização. Se esta aumentar, também está indicada a avaliação por neurologista ou neurocirurgião.

Acompanhamento sorológico – não tem indicação na criança com citomegalovirose congênita confirmada, uma vez que não fornece informação que auxilie na conduta clínica.

HERPES SIMPLES

A infecção congênita pelo vírus herpes simples (VHS) é adquirida principalmente durante o parto, sendo rara a infecção intrauterina. As crianças nascidas de mães com doença primária adquirem a infecção em uma taxa de 33 a 50%, enquanto aquelas crianças filhas de mulheres com doença reativada mostram taxa de infecção de 1 a 3%. A questão é que somente 15 a 20% das gestantes, cujos filhos adquiriram a infecção, apresentavam alguma manifestação clínica durante a gestação e somente 25% tiveram sintomas importantes no momento do parto. Mesmo assim, o pré-natal com anamnese detalhada e exame físico completo da gestante nas consultas regulares é importante para identificar a infecção materna e evitar a transmissão para o recém-nascido.

Quadro clínico

As manifestações perinatais, descritas no quadro II-141, são de aparecimento precoce, geralmente durante o primeiro mês de vida, sendo que, na maioria dos casos, os sintomas surgem até o final da primeira semana. Diferentemente da citomegalovirose, a infecção neonatal pelo VHS 1 e 2 é, em sua grande maioria, sintomática e, apesar de existirem alguns casos de infecção assintomática, o seguimento a longo prazo mostrou ausência de sequelas ou doença subclínica.

São descritas três classificações de acordo com a apresentação clínica, evolução e prognóstico da infecção congênita pelo VHS:

- Lesões de pele, olhos e boca, que apresentam melhor prognóstico.
- Encefalite com ou sem lesões de pele.
- Infecção disseminada.

Diagnóstico

O diagnóstico clínico de infecção disseminada pelo herpesvírus é difícil, pois se confunde com o quadro de sepse bacteriana ou com outras infecções enterovirais e o exantema vesicular nem sempre está presente.

A cultura viral é o método de confirmação diagnóstica e mostra-se positiva em 24 a 36 horas. Se lesões de pele, olhos e boca estão presentes, um esfregaço das vesículas deve ser obtido de forma que sejam obtidas células da base eritematosa da lesão. Outros lugares possíveis de coleta para o isolamento viral são olhos, garganta e nasorofaringe que, quando positivos, podem representar apenas presença transitória do vírus, além de urina e fezes que apresentam baixa sensibilidade e, mesmo quando negativos, não afastam a doença. Métodos de detecção rápida como a imunofluorescência e ELISA apresentam resultados falso-positivos e não são métodos confiáveis para o esfregaço da orofaringe ou para o liquor.

Diferentemente das outras infecções congênitas, os testes sorológicos apresentam pouco significado clínico. Como os testes atuais para IgG não diferenciam os tipos de VHS (1 e 2), os anticorpos maternos para um dos tipos impedem a detecção dos anticorpos da criança para o outro tipo. Além disso, a produção de IgM pode ser tardia na infecção ou mesmo não ocorrer, devido a uma imunodeficiência transitória decorrente da infecção sistêmica pelo VHS, além de os testes sorológicos atuais para IgM também não serem confiáveis.

O PCR é uma técnica promissora para o diagnóstico rápido, entretanto não está disponível comercialmente e ainda é difícil evitar contaminação que leva a resultados falso-positivos. Os exames citológicos (Papanicolaou, Giemsa ou Tzanck) apresentam sensibilidade baixa, de 60 a 70%, e não podem ser considerados métodos confirmatórios, uma vez que células gigantes multinucleadas e inclusões nucleares não são exclusivas do VHS.

Tratamento

O tratamento inclui aciclocir 20mg/kg/dia, de 8 em 8/ horas por 21 dias, e deve ser iniciado após a confirmação diagnóstica. Caso esta não seja possível em até 36 horas e a suspeita de herpes congênito se mantenha, deve-se iniciar o tratamento enquanto se aguarda a elucidação diagnóstica. Considera-se suspeito todo recém-nascido com quadro clínico sugestivo de herpes congênito. Até o momento, não há nenhuma indicação para o uso de imunoglobulina. Deve-se isolar qualquer criança com suspeita de herpes congênito, para se evitar a transmissão intra-hospitalar.

Mulheres com história de herpes genital recorrente devem ser asseguradas da baixa probabilidade de transmissão intrauterina, entretanto, avaliação cuidadosa e sistemática da vagina deve ser realizada. Gestantes sem sinais ou sintomas de herpes genital no momento do parto, mesmo com história de recorrência das lesões, podem ter parto normal. Os filhos dessas mães não necessitam de nenhuma medida ou seguimento especial, a não ser a assistência normal ao parto e ao recém-nascido. Entretanto, na presença de lesões ativas na vagina, deve-se realizar parto cesáreo. Caso isso não seja possível, essas crianças devem ser isoladas após o nascimento e por quatro semanas, mesmo após a alta hospitalar. Os pais devem ser informados dos sinais e sintomas do herpes congênito e orientados a buscar avaliação médica. Além disso, devem-se colher culturas dos olhos, boca, nariz e pele 24 a 48 horas após o nascimento e semanalmente por quatro semanas. Avaliação clínica também deve ser realizada semanalmente. Caso alguma cultura seja positiva ou apareçam sintomas sugestivos de herpes congênito, deve-se proceder à investigação completa que inclui coleta de LCR, de nova cultura da região cujo resultado foi positivo e de cultura de eventuais lesões. Além disso, deve-se iniciar o tratamento com aciclovir. Não está indicado o tratamento com aciclovir nos recém-nascidos expostos ao VHS que não apresentam sintomas clínicos.

Acompanhamento ambulatorial

Toda criança com diagnóstico confirmado de herpes congênito deve ter acompanhamento ambulatorial apropriado que, além dos cuidados já descritos, é composto por avaliação clínica periódica. As principais complicações são sequelas neurológicas e oculares. Assim, recomenda-se a avaliação oftalmológica com fundoscopia semestralmente até os 2 anos de idade ou na ocorrência de qualquer sinal ou sintoma ocular. O exame neurológico deve ser realizado em toda consulta pediátrica e o desenvolvimento neuropsicomotor avaliado com cuidado. Quando necessário, deve-se encaminhar para intervenções precoces de reabilitação pertinentes a cada caso.

Lesões de pele recorrentes são comuns e tanto pais como professores devem ser orientados. Apesar de benignas, podem ser responsáveis por transmissão do VHS, assim, quando as lesões estiverem presentes, deve-se cobri-las. Entretanto, vale ressaltar que o VHS se encontra amplamente disseminado na população e infecções primárias ocasionadas por ele são extremamente frequentes. Além disso, o VHS está presente na boca, faringe e saliva, sendo esta a principal via de transmissão.

O pediatra tem papel fundamental de apoio e suporte familiar, uma vez que os pais costumam sentir-se culpados pela doença do filho, o qual pode ser vítima de preconceito tanto pelas sequelas como pela recorrência das lesões.

HEPATITES VIRAIS CONGÊNITAS

As hepatites virais são doenças infecciosas de transmissão inter-humana, distribuídas universalmente, que podem apresentar evolução aguda ou crônica, constituindo-se em importante problema de saúde pública. Serão abordados neste capítulo os principais vírus que podem afetar o recém-nascido por transmissão vertical que são os tipos B e C.

HEPATITE B

As crianças filhas de mães portadoras de hepatite B tornam-se infectadas principalmente durante o parto. A transmissão transplacentária do vírus da hepatite B (VHB) é descrita, embora de ocorrência pouco comum. O risco de infecção do recém-nascido é de 70 a 90% se a mãe é HBsAg e HBeAg positiva e diminui se o HBeAg for negativo. Essas crianças são normalmente assintomáticas, mas quando ocorrem manifestações clínicas elas aparecem nos três primeiros meses de vida.

Quanto mais precocemente a criança adquire a doença, maior é o risco de evoluir para hepatite crônica. Estudos mostram que o clareamento do vírus é mais lento quando a aquisição ocorre durante o parto, sendo que menos de 2% se tornam HBeAg negativo antes dos 3 anos de idade.

Imunoprofilaxia para hepatite B em recém-nascidos

A vacinação contra a hepatite B nas primeiras 12 horas após o nascimento é altamente eficaz na prevenção da transmissão vertical do vírus da hepatite B. Assim, deve-se proceder à vacinação sistemática e universal de todos os recém-nascidos, nas primeiras 24 horas de vida, preferencialmente nas primeiras 12 horas, independente de realização prévia de teste sorológico na mãe. A precocidade da aplicação da vacina é essencial para evitar a transmissão vertical. A gamaglobulina hiperimune, contra a hepatite B, é recomendada em recém-nascidos filhos de mães HBsAg positivas, devendo ser aplicada nas primei-

ras 24 horas de vida, preferencialmente nas primeiras 12 horas e no máximo até o sétimo dia após o nascimento, na dose de 0,5ml, por via intramuscular. A primeira dose da vacina deve ser administrada simultaneamente com a imunoglobulina, mas em locais diferentes do corpo, para que não haja interação entre as duas.

Quando a sorologia materna para hepatite B for desconhecida, esta é colhida logo após o nascimento da criança, que deve receber a dose da vacina como acima descrito. Se a mãe for HBsAg positiva, está indicada gamaglobulina para o recém-nascido até o sétimo dia de vida, pois após esse período a sua eficácia é muito baixa. Crianças com peso ao nascer menor que 2kg devem receber mais três doses de vacina (0, 1, 2, 6 meses), além da dose aplicada após o nascimento, devido ao menor efeito imunogênico da vacina nessas crianças.

Em relação ao leite materno, o HBsAg pode ser detectado no leite de mães HBsAg positivas; no entanto, a amamentação não está contraindicada por não trazer riscos adicionais para os recém-nascidos dessas mães, desde que eles tenham recebido a primeira dose da vacina nas primeiras 12-24 horas de vida e imunoglobulina até no máximo no sétimo dia de vida.

Acompanhamento ambulatorial

O acompanhamento ambulatorial das crianças filhas de mãe HBsAg positiva pode ser feito pelo pediatra. A conduta mais importante neste caso é reforçar junto aos pais a necessidade de a criança receber as outras duas ou três doses da vacina nos recém-nascidos a termo ou pré-termo, respectivamente, exatamente nas datas previstas no esquema vacinal. Devido à alta eficácia da vacina, não há necessidade de colher sorologia da criança ao nascimento caso esta seja assintomática, mas deve-se dosar o anti-HBs e o HBsAg entre 9 e 15 meses de idade. Se o HBsAg for negativo, indica que a criança não foi infectada. Se o anti-HBs for negativo, a criança não está imunizada e, portanto, deve ser revacinada com esquema de três doses e repetir a sorologia após um ou dois meses do término do esquema. A sorologia negativa sugere tratar-se de um não respondedor à vacina e doses subsequentes não parecem promover soroconversão. Como essa criança é suscetível, tem grande risco de adquirir o vírus da hepatite B por transmissão horizontal, principalmente nos primeiros 5 anos de vida, já que é contatante de portador do vírus da hepatite B intradomiciliar.

Sabe-se que a hepatite B é transmitida por sangue ou fluidos corporais, como exsudato de feridas, sêmen, secreção vaginal e saliva de pessoas portadoras do vírus. O sangue é o que tem maior quantidade de vírus e esse pode sobreviver em superfícies ambientais, em sangue seco, durante uma semana. Assim, o contato direto de mucosas e pele não íntegra (queimaduras, escoriações, arranhaduras) com superfícies contaminadas pode transmitir o VHB. A transmissão do vírus também é observada por meio de objetos de uso pessoal como é o caso de toalhas, escova dental e barbeadores.

Dessa forma, as crianças que, apesar de receberem a vacina para hepatite B, não apresentarem soroconversão, são contatantes intradomiciliares de pessoas HBsAg positivas e devem ter os familiares orientados para as formas de transmissão do VHB e medidas para evitar essa transmissão devem ser instituídas. Define-se como portador crônico do vírus da hepatite B o indivíduo com presença de HBsAg por mais de seis meses. Assim, se entre 9 e 15 meses de vida a criança apresentar HBsAg positivo, ela deve ser encaminhada ao especialista para seguimento apropriado.

Se por alguma razão a criança filha de mãe HBsAg positiva não recebeu o esquema de imunização profilático em tempo adequado, o risco de adquirir a doença atinge 90%. Assim, deve ser encaminhada precocemente para os serviços especializados. Enquanto aguarda a consulta nesses serviços, o pediatra deve seguir o esquema de acompanhamento descrito acima.

HEPATITE C

A ocorrência da infecção pelo vírus da hepatite C (VHC) na faixa etária pediátrica é basicamente secundária à transmissão vertical. A infecção perinatal pode ocorrer no momento do parto. A transmissão intrauterina, sugerida por altos níveis de VHC-RNA viral encontrada em alguns recém-nascidos, parece ser incomum.

A média de infecção entre crianças nascidas de mães VHC positivas é de aproximadamente 6 e 17%, se houver coinfecção com o HIV. A transmissão pode estar associada ao genótipo e à carga viral elevada do VHC. Pelos dados disponíveis atualmente, não há consenso sobre o risco de transmissão entre o parto cesáreo e o parto vaginal.

Não existem muitos estudos sobre a evolução da hepatite C em crianças, mas os dados disponíveis sugerem evolução benigna durante a infância. A história natural da hepatite C adquirida durante o parto ou por transfusão sanguínea indica maior frequência de resolução espontânea comparada com a adquirida na fase adulta. Estima-se que 20% das crianças infectadas pelo vírus C tornam-se assintomáticas e 80% evoluem para doença crônica. Quando o PCR (VHC-RNA) para o vírus da hepatite C se torna positivo após um ano ou é persistentemente positivo durante o primeiro ano de vida, maior é o risco de evolução para hepatite crônica.

Habitualmente, crianças nascidas de mães portadoras de hepatite C são assintomáticas. Como os anticorpos anti-HVC detectados até 15 meses de vida podem ser oriundos de passagem transplacentária, a sorologia da criança antes dessa idade não auxilia o diagnóstico. Assim, para a confirmação diagnóstica, recomenda-se a pesquisa viral, VHC-RNA, entre o segundo e o sexto meses de vida e sorologia para VHC por volta dos 15 meses. Lembrar que o PCR para o vírus da hepatite C não é realizado de rotina no sistema público de saúde. Assim, todas as crianças filhas de mães portadoras de hepatite C devem ser encaminhadas precocemente para os serviços especializados. Enquanto aguardam a consulta nesses serviços, o pediatra deve iniciar o seguimento pediátrico rotineiro, com avaliações periódicas, acrescido das ressalvas abaixo.

Estudos de seguimento a longo prazo de crianças filhas de mães com hepatite C demonstram aumento dos níveis séricos das enzimas hepáticas a partir do quarto e quinto meses de vida até os 2 anos de idade, quando se tornam estáveis e tendem a diminuir. Essas crianças são assintomáticas e apresentam lesões hepáticas leves, de progressão lenta. É possível que, a partir dessa idade, aumento ou persistência de nível sérico elevado de enzimas hepáticas sugira processo crônico em evolução. Dessa forma, recomenda-se a dosagem sérica dessas enzimas a cada 6 a 12 meses, com a finalidade de detectar evolução desfavorável. Apesar de os estudos não serem conclusivos, o tratamento com interferon-gama associado a medicamentos antivirais, como a ribavirina, tem sido indicado em algumas crianças com mais de 3 anos de idade. Crianças com comorbidades, como a presença de HIV ou aquelas com uso crônico de medicações hepatotóxicas, podem necessitar de monitoração mais frequente.

Ainda em relação ao acompanhamento ambulatorial dessas crianças, embora o VHC tenha sido encontrado no colostro e no leite maduro, não há até o momento evidências conclusivas de que o aleitamento materno acrescente risco à transmissão do VHC. No entanto, uma vez que as partículas virais podem ser demonstradas no colostro e no leite materno, essa informação deve ser discutida com a mãe e a decisão de amamentar ou não a criança deve ser tomada em conjunto. Na ocorrência de fissuras ou sangramento nos mamilos, a amamentação dever ser contraindicada. A criança pode frequentar normalmente escolas e creches.

SÍNDROME DA IMUNODEFICIÊNCIA ADQUIRIDA

Em 2003, a Organização Mundial da Saúde estimava que 40 milhões de pessoas no mundo todo estavam infectadas pelo HIV. Destas, 2,5 milhões eram crianças e 700.000 eram casos novos, nos quais a principal via de contaminação era a vertical.

A taxa de transmissão mãe-filho do HIV encontra-se ao redor de 20% e ela pode ocorrer intraútero, durante ou após o parto. Alguns fatores aumentam o risco dessa transmissão tais como: doença materna avançada, baixos níveis de CD4+, elevação de CD8+, carga viral elevada em sangue e secreções maternas, ruptura prolongada de membranas amnióticas e parto normal. Em contrapartida, vários estudos demonstraram que a cesárea eletiva, a baixa carga viral materna e o uso profilático de drogas antirretrovirais durante a gravidez, associados à contraindicação do aleitamento materno, reduzem a taxa de transmissão vertical para 0 a 2%.

Quimioprofilaxia da infecção por HIV no recém-nascido

Os recém-nascidos filhos de mães HIV-positiva devem receber zidovudina (AZT), solução oral, independente do tratamento materno. A administração deve ser iniciada nas primeiras 24 horas após o nascimento (de preferência, iniciá-la até a 8ª hora de vida) e ser mantida até a sexta semana de vida (42 dias). Pode ser administrado por via intravenosa, se o recém-nascido não estiver em condições clínicas para receber por via oral. Quando a administração do AZT para o recém-nascido é iniciada após 48 horas de vida, não é observado nenhum benefício. A dose recomendada para crianças a termo é de 2mg/kg a cada 6 horas por seis semanas. Nas crianças prematuras, com menos de 34 semanas de gestação, recomenda-se 2mg/kg por via oral ou 1,5mg/kg por via intravenosa a cada 12 horas, nas primeiras duas semanas, e 2mg/kg por via oral a cada 8 horas, por mais quatro semanas, totalizando seis semanas. Nas crianças nascidas com menos de 30 semanas é mantida a dose de 2mg/kg por via oral ou 1,5mg/kg por via intravenosa a cada 12 horas por quatro semanas e depois a cada 8 horas por mais duas semanas.

Devido à possibilidade de ocorrência de anemia no recém-nascido em uso de zidovudina, iniciada logo após o nascimento, recomenda-se a realização de hemograma completo, possibilitando o monitoramento da criança no início do tratamento e com 6 e 12 semanas.

Quimioprofilaxia para pneumonia por *Pneumocystis jiroveci*

A partir da sexta semana de vida, a criança deve receber quimioprofilaxia para pneumonia por *Pneumocystis jiroveci* com sulfametoxazol (SMX) + trimetoprima (TMP), na dosagem de 750mg de SMX/m²/dia, divididos em duas doses diárias, três vezes por semana ou em dias alternados. Essa quimioprofilaxia deve ser suspensa quando afastado o diagnóstico de infecção pelo HIV.

Acompanhamento ambulatorial

O recém-nascido não deve ser amamentado pelo risco de infecção. A vacinação deve seguir o calendário habitual.

No seguimento dessas crianças, deve-se realizar o PCR para o HIV-DNA logo ao nascimento, depois de quatro a seis semanas e dois meses após a última coleta, uma vez que pode ser indetectável nas primeiras semanas de vida. Apresentando-se positivo em alguns desses momentos, deve ser repetido para confirmação. Já carga viral (PCR para HIV-RNA) é próxima a zero se a criança ou mãe receberam antirretroviral e não deve ser feita rotineiramente nos primeiros meses de vida.

Como a sorologia para o HIV pode ser positiva por passagem transplacentária até os 18 meses de vida, não auxiliando o diagnóstico nesse período, sua realização é recomendada apenas após essa idade. Sorologia positiva após os 18 meses de vida confirma o diagnóstico de infecção pelo HIV, enquanto a negativa afasta a doença.

Como o PCR (RNA e DNA) para o HIV não é realizado de rotina no sistema público de saúde, todas as crianças com suspeita de infecção pelo HIV devem ser encaminhadas precocemente para os serviços especializados. Enquanto aguardam a consulta nesses serviços, o pediatra deve iniciar o seguimento pediátrico rotineiro, com avaliações periódicas, acrescido das recomendações acima.

Os casos de crianças com risco de transmissão vertical do HIV são de notificação obrigatória, segundo a portaria número 5, de 21 de fevereiro de 2006, que define a relação de doenças de notificação compulsória para todo o território nacional.

CONSIDERAÇÕES FINAIS

Apesar da discussão em relação à necessidade de acompanhamento rigoroso das crianças com infecções congênitas para prevenir, diagnosticar e abordar precocemente as possíveis lesões secundárias, a melhor postura relaciona-se às medidas preventivas. Durante os últimos 20 anos, o avanço científico, como o desenvolvimento de vacinas para rubéola, varicela e hepatite B, associado a outras medidas preventivas, tem alterado a história das infecções congênitas, diminuindo significativamente a incidência dessas doenças. Dentre as medidas preventivas, destaca-se o acompanhamento da gestante durante o pré-natal por meio de anamnese e exame físico periódicos associados ao monitoramento sorológico das principais infecções congênitas (TORCHS). Além do seguimento das orientações para a prevenção de toxoplasmose (ver Quadro II-144) e de citomegalovirose (ver Quadro II-145) nas gestantes suscetíveis ou naquelas em que a sorologia é desconhecida. Atualmente, o Ministério da Saúde recomenda que se faça rotineiramente sorologia para sífilis e HIV/Aids durante o pré-natal. O uso de medicamentos também tem alterado a evolução de doenças como a citomegalovirose e a toxoplasmose congênitas. Ganciclovir parece promissor na prevenção de déficits auditivos e sequelas que caracterizam a citomegalovirose congênita.

O tratamento para toxoplasmose da gestante e do recém-nascido durante o primeiro ano de vida tem mostrado melhora significativa na evolução dessa doença e na diminuição de coriorretinite.

Quando as medidas preventivas, diagnósticas e terapêuticas falham e a infecção congênita ocorre, cabe ao pediatra apropriar-se das possibilidades evolutivas e atuar precocemente na prevenção ou reabilitação das sequelas. A reabilitação deve ser pensada desde a colocação de lentes corretivas e aparelhos de amplificação sonora individuais (AASI), quando indicados, até a inclusão social e escolar e intervenções terapêuticas como fisioterapia, fonoaudiologia, tratamento psicológico e de terapia ocupacional. Lembrar do apoio e do cuidado que as famílias de crianças com tais dificuldades necessitam. Equipes multidisciplinares que trabalham com intervenção precoce têm mostrado bons resultados, com grande melhoria da qualidade de vida dessas crianças e suas famílias.

BIBLIOGRAFIA

1. Adler SP, Nigro G, Pereira L. Recent advances in the prevention and treatment of congenital cytomegalovirus infection. Sem Perinatol 2007;31:10. • 2. Andrade GM, Carvalho AL, Carvalho IR et al. Toxoplasmose congênita – orientação prática sobre prevenção e tratamento. Rev Med Minas Gerais 2004;14(1 Supl. 3):S85. • 3. Boxall EH, Sira J, Standish RA et al. Natural history of hepatitis B in perinatally infected carriers. Arch Dis Child Fetal Neonatal 2004;89:456. • 4. Boyer SG, Boyer KM. Torch infections in the newborn infant. NBIN 2004;4(1), disponível em www.uptodate. com • 5. CDC – Control and Prevention of Rubella. Evaluation and management of suspected outbreaks, rubella in pregnant women, and surveillance for congenital rubella syndrome. MMWR Recomm Rep 2001;13(50 rr-12):1. • 6. Cunningham M, Cox EO. Committe on Pratice and Ambulatory Medicine and Section on Otolaryngology and Bronchoesophagology. Hearing assessment in infants and children: recommendations beyond neonatal screening. Pediatrics 2003;111:436. • 7. Centro de Vigilância Epidemiológica – Secretaria de Estado da Saúde – Guia de orientações técnicas das hepatites B e C. 2002; disponível em www.cve.saúde.sp.gov.br • 8. Centro de Vigilância Epidemiológica. Secretaria de Estado da Saúde. Plano de controle da rubéola. 1999; disponível em www.cve.saúde.sp.gov.br • 9. Demmier AJ. Cytomegalovirus infection and disease in newborns, infants, children and adolescents. 2006; disponível em www.uptodate.com • 10. Fregnaghi MW, Ceballos A. Manual de Vacinas da América Latina. Euro RSCG Life Esquema. Madri, Spain: 2005. • 11. Klein J, Baber CJ et al. Current concepts of infections in the fetus and newborn infant. In: Remington J, Klein J (eds.). Infectious disease of the fetus and newborn infant. Philadelphia, PA: Saunders; 2006.p.6. • 12. Lee C, GONG Y, Brok J, Boxall EH, Gluud C. Effect of hepatitis B immunization in newborn infants of mothers posite for hepatitis B surface antigen: systematic review and meta-analysis. Br Med J 2006;11:328. • 13. Ministério da Saúde – Secretaria de Vigilância em Saúde – Programa Nacional DST/AIDS. Recomendações para a profilaxia da transmissão vertical do HIV e terapia antirretroviral em gestantes; 2004. • 14. Ministério da Saúde. Secretaria de Vigilância em Saúde. Programa Nacional de DST e Aids. Diretrizes para o Controle da Sífilis Congênita/Ministério da Saúde, Secretaria de Vigilância em Saúde, Programa Nacional de DST e Aids. Brasília: Ministério da Saúde; 2005.p.31. • 15. Pickering L, Baker CJ et al. Red Book 2003: Report of Committee on Infections Disease. Elk Village, IL: American Academy of Pediatrics; 2003. • 16. Plotikin SA. The history of rubella and rubella vaccination leading to elimination. Clin Infect Dis. 2006;1(43 Suppl 3):S164. • 17. Remigton JS, Klein OJ et al. Infectious diseases of the fetus and newborn infant. Philadelphia, PA: Saunders; 2006. • 18. Schwarzwald H. Diagnostic testing for HIV infection in infants and young children. 2006; disponível em www.uptodate.com • 19. Smets K, Coen KD, Dhooge I et al. Selection neonatal with congenital cytomegalovirus infection for ganciclovir therapy. Eur J Pediatr 2006;165:885. • 20. Stagno S, Whitley RJ. Herpesvirus infeccion of pregnancy. N Engl J Med 1985;313:1270. • 21. WHO. Antiretroviral drugs for treating pregnant women and prevention HIV infectionin infants: guidelines on care, treatment and support for women living with HIV/Aids and their children in resource-constrained settings; 2004. whqlibdoc.who.int/publications/2004/9241592095.pdf • 22. Zuccotti GV, Salvini F, Farina F et al. Longitudinal Long-term follow-up study of children with vertically acquired hepatitis C virus infection. J Int Med Res 2006;34:215.

DOENÇAS EXANTEMÁTICAS NA INFÂNCIA

Heloísa Helena de Sousa Marques
Pedro Takanori Sakane

A infância é pródiga em apresentar doenças que evoluem com erupções na pele (exantema) ou nas mucosas (enantema). Muitas dessas enfermidades têm a erupção como marco principal do quadro clínico e sua análise por si só pode conduzir ao diagnóstico sem necessidade de exames laboratoriais, como acontece, por exemplo, com a varicela e a doença mãos-pés-boca. Em outras, o exantema não é característico, mas outros sintomas e sinais indicam o diagnóstico como na rubéola (exantema, petéquias no palato, adenomegalia retroauricular e artralgia) e no sarampo clássico (febre, exantema, toxemia, fácies sarampento). Mas, muito frequentemente, são necessários exames complementares para a confirmação diagnóstica, como nas enteroviroses, nas adenoviroses e em outras.

Anteriormente, as doenças exantemáticas foram numeradas e as chamadas "clássicas" iam do número 1 ao 6. Assim, o sarampo era a primeira; a escarlatina, a segunda; a rubéola, a terceira; a doença de Filatov-Dukes, que seria a quarta, hoje não é mais considerada uma entidade clínica; o eritema infeccioso, a quinta; e o exantema súbito, a sexta doença. Entretanto, com o progredir dos conhecimentos e principalmente das técnicas laboratoriais, muitas doenças tiveram seu agente etiológico conhecido e, atualmente, sabe-se que todas as doenças que evoluem com vasculite, sejam infecciosas ou não, podem, em algum momento, apresentar erupção cutânea. As lesões cutâneas, infeliz e raramente, são patognomônicas de alguma entidade mórbida, obrigando o pediatra a ter uma abordagem cuidadosa diante de uma criança com exantema.

Como em qualquer outra situação, o diagnóstico de uma doença exantemática inicia-se pela anamnese, que deve dar ênfase à idade, pois muitas doenças são mais frequentes em um grupo etário do que em um outro. Na história da moléstia atual e queixa principal, devem ser colhidos dados sobre febre, seu início (gradual ou abrupto), características (alta ou baixa, intermitente, remitente, contínua ou errática), duração entre seu início e o exantema; e sintomas e sinais que a acompanham (calafrios, sudorese, mal-estar, toxemia, artralgias, alterações de sensório e principalmente queda do estado geral), adenomegalias (características). O exantema deve ser exaustivamente explorado, indagando sobre o local do início e sua disseminação, o comportamento da febre e dos outros sintomas e sinais com seu aparecimento como presença de prurido, edemas, dor etc.

Nos antecedentes pessoais e familiares, pesquisar outras doenças pregressas e as de base, principalmente aquelas que se acompanham de imunodepressão.

Nos dados epidemiológicos, os contatos com outras pessoas com doença semelhante, viagens recentes, uso de medicamentos, contato com animais devem ser analisados, além do calendário vacinal.

O exame físico deve ser cuidadoso, observando-se o estado geral e os sinais vitais, pois algumas das doenças com exantema têm evolução rápida e fatal, como na meningococcemia, febre purpúrica brasileira, síndrome de choque tóxico estáfilo e estreptocócico. Descrever o exantema observando-se tipo, locais de distribuição e outros sinais que porventura estejam presentes. Ênfase especial deve ser dada à análise de gânglios e hepatoesplenomegalia. Sinais inflamatórios em partes moles e alterações do sistema osteoarticular não devem passar despercebidos.

Após a anamnese e o exame físico, caso não se chegue ao diagnóstico, são solicitados exames laboratoriais. Estes, na medida do possível, devem ser orientados de acordo com a suspeita clínica, pois a colheita aleatória de muitos exames, incluindo as sorologias em geral, apenas oneram o paciente. Entre os exames inespecíficos, o hemograma é um dos mais úteis, principalmente quando solicitar a contagem de linfócitos atípicos. Quanto às sorologias, deve ser lembrada a possibilidade de se ter resultados negativos nos primeiros dias de doença, pois frequentemente é necessário tempo para o aparecimento dos anticorpos e a pesquisa de antígenos nem sempre é possível.

TIPOS DE EXANTEMA

As lesões de pele causadas por micro-organismo podem ser devidas a: 1. invasão e multiplicação direta na própria pele, como, por exemplo, nas infecções por vírus da varicela-zóster ou do herpes simples; 2. ação das toxinas, como na escarlatina, na estafilococia; 3. por uma reação imunoalérgica com expressão na pele; e 4. por dano vascular, podendo chegar à obstrução e à necrose da pele, como nas meningococcemias, na febre purpúrica brasileira. Em geral, estes mecanismos coexistem.

Estas reações aparecem na pele por meio de lesões diferentes. Assim, mácula é uma lesão plana, não palpável; pápulas são lesões pequenas, perceptíveis ao tato que, quando maiores, são chamadas de nódulos; vesículas são pequenas lesões que contêm líquido, chamadas de bolhas, quando maiores. Quando o líquido é purulento, tornam-se pústulas. Placas são lesões planas, mas elevadas, perceptíveis ao tato e grandes. As lesões podem ainda ter cor eritematosa que, quando desaparece com a vitropressão, são devidas a uma vasodilatação, e quando não, a extravasamento de sangue do vaso, quando são chamadas de purpúricas, podendo ser pequenas, petequiais ou maiores, equimóticas. Ainda podem ser divididas em morbiliformes, quando existem áreas de pele sã entre as lesões, e escarlatiniformes, quando o acometimento é difuso.

EXANTEMAS VIRAIS

Sarampo

É uma doença quase erradicada em nosso meio graças às campanhas de vacinação, mas, até um passado recente, provocava grandes epidemias.

Etiologia – *Paramyxovirus.*

Mecanismo de transmissão – via aérea, por perdigotos.

Tempo de incubação – 8 a 12 dias.

Tempo de contágio – desde dois dias antes do início do pródromo até quatro dias após o aparecimento do exantema.

Cuidados com os contatantes – aplicar a vacina contra o sarampo até 72 horas após o contágio; após esse período, até seis dias, aplicar a imunoglobulina humana normal. Para crianças normais, a dose é de 0,25ml/kg, e nos imunodeprimidos, 0,5ml/kg.

Isolamento – respiratório (uso de máscara) até quatro dias após o início do exantema.

Quadro clínico – a doença começa com pródromos que duram de três a quatro dias, com febre, tosse, cefaleia, mal-estar, prostração intensa, incomum em doenças virais. A febre é elevada, atingindo o auge na época do aparecimento do exantema, o que difere também da maioria das viroses, e cai em lise no terceiro ou quarto dia do exantema. A tosse é seca, intensa (incomoda o paciente), está sempre presente e acompanha-se de coriza abundante, hialina no início, purulenta nos dias subsequentes. Os olhos ficam hiperemiados com lacrimejamento e fotofobia e, nos casos mais graves, ocorre edema bipalpebral. A prostração, por vezes, é intensa, denotando comprometimento sistêmico. O enantema é a primeira manifestação mucocutânea a aparecer, e é característico. A orofaringe fica hiperemiada e na região oposta aos dentes molares aparecem manchas branco-azuladas, pequenas, de cerca de 1mm de diâmetro, chamadas de manchas de Koplik. Aparecem um ou dois dias antes do exantema e desaparecem dois ou três dias após. O exantema inicia-se atrás do pavilhão auricular, disseminando-se rapidamente para pescoço, face, tronco e atinge a extremidade dos membros por volta do terceiro dia. O exantema é maculopapular, eritematoso e morbiliforme como regra, mas em determinadas áreas pode confluir. Na fase do exantema, a doença atinge seu auge, ficando o paciente toxemiado, febril, com os olhos hiperemiados, queixando-se da claridade, com intensa rinorreia e tosse implacável. Para os não familiarizados, a aparência é a de uma doença grave. O exantema começa a esmaecer em torno do terceiro ou quarto dia, na mesma sequência que apareceu, deixando manchas acastanhadas.

O sarampo, apesar de ser uma "doença de infância", não deve ser considerado moléstia banal "que todas as crianças devem ter". O número de complicações é grande, podendo-se citar entre elas: laringite, às vezes muito acentuada, traqueobronquite, pneumonite intersticial, ceratoconjuntivite, miocardite, adenite mesentérica, diarreia com perda importante de proteína, panencefalite esclerosante subaguda. Otite média é a principal complicação bacteriana. Também pode suceder rinossinusite, pneumonia bacteriana, púrpura trombocitopênica, encefalomielite, reativação de tuberculose pela imunodepressão. Em crianças com idade inferior a 1 ano e em desnutridas, é causa não desprezível de óbito. Em adolescentes e adultos, a gravidade tende a ser maior.

Devem ser consideradas, além do sarampo clássico, mais duas formas de apresentação: o sarampo modificado e o sarampo atípico. O primeiro acontece quando o vírus acomete pessoas que têm imunidade relativa, ou pela aquisição intrauterina de anticorpos (portanto, ocorre apenas em crianças pequenas), ou por terem tomado gamaglobulina. Nesses casos, o tempo de incubação é maior, de mais de três semanas, pródromos mais leves, raramente se observa mancha de Koplik e o exantema também é leve. Já o sarampo atípico, que ocorre em crianças que previamente tinham tomado vacina, é mais grave, com febre alta, cefaleia, mialgia, pneumonite grave, derrame pleural, sendo o exantema bastante variável, macular, vesicular ou petequial. Esta última forma de apresentação é, ainda que rara, uma preocupação devido à possibilidade teórica de ocorrer se as vacinas não forem bem conservadas.

Diagnóstico – dosagem de anticorpos pelas reações de inibição de hemaglutinação, neutralização e/ou fixação de complemento, colhida na fase inicial e duas a três semanas após com aumento de quatro vezes o título, ou pela pesquisa de anticorpos da classe IgM que se positivam a partir do sexto dia do exantema.

Prevenção – é feita com vacina de vírus vivo e atenuado, aplicada de acordo com o calendário vacinal. Como após os 12 anos muitas pessoas perdem os anticorpos, podendo adquirir a doença já em uma idade de maior risco de complicações, pode ser recomendado reforço nesse grupo etário.

Rubéola

Etiologia – *Togavirus*.

Transmissão – via aérea, por perdigotos.

Tempo de incubação – 14 a 21 dias.

Tempo de contágio – desde poucos dias antes até cinco a sete dias depois da erupção.

Cuidados com os contatantes – observação.

Isolamento – respiratório e de contato para os casos adquiridos pós-parto, até sete dias após o exantema. As crianças com infecção congênita são consideradas infectantes até 1 ano de idade ou até que a pesquisa de vírus na nasofaringe e na urina se torne negativa.

Quadro clínico – principalmente em crianças, não se observa pródromo, mas em adolescentes e em adultos podem aparecer sintomas gerais brandos antecedendo um a dois dias o exantema que se inicia na face, espalhando-se rapidamente para o pescoço e tronco, e atinge os membros já em 24 horas. O exantema é maculopapular róseo, eventualmente pode coalescer no tronco, e tem curta duração, de três ou menos dias. Em alguns casos, observa-se, no palato mole, lesões petequiais, conhecidas como sinal de Forchheimer, que não é patognomônico dessa doença. Achado marcante, entretanto, é a adenomegalia, que pode anteceder em até sete dias o exantema. São acometidos, principalmente, os gânglios da cadeia cervical e retroauricular. Metade dos casos apresenta esplenomegalia discreta. As complicações na criança são raras, citando-se púrpura trombocitopênica, encefalite e, em mulheres, artralgia. A grande importância da rubéola é na gestação, pela possibilidade de promover dano fetal; a vacinação em crianças visa fundamentalmente proteger as mulheres suscetíveis do seu contato.

Diagnóstico – isolamento do vírus do material de nasofaringe ou da urina. Pesquisa de anticorpos das classes IgM e IgG contra a rubéola no soro.

Prevenção – é realizada com a vacina de vírus vivo e atenuado, aplicado conforme calendário vacinal e podendo ser recomendado reforço conforme o risco da doença nas populações.

Eritema infeccioso

Etiologia – parvovírus humano B19.

Transmissão – via aérea, por perdigotos.

Tempo de incubação – 4 a 14 dias.

Tempo de contágio – desconhecido.

Cuidados com os contatantes – observação, principalmente nas pessoas que tenham hemoglobinopatia.

Isolamento – desnecessário.

Quadro clínico – em geral, não há pródromos e o primeiro sinal costuma ser o exantema que se inicia na face como maculopápulas que confluem tornando-se uma placa vermelho-rubra, com concentração, principalmente, na região das bochechas, poupando a região perioral, a testa e o nariz, conferindo um aspecto de "asa de borboleta", semelhante ao observado no lúpus eritematoso, dando às crianças o aspecto de "cara esbofeteada". Um a quatro dias após, o exantema evolui, acometendo os membros superiores e inferiores, inicialmente em sua face extensora e, mais tarde, na flexora. A lesão da pele inicia-se como uma mácula que vai aumentando de tamanho, deixando a região central mais pálida, conferindo um aspecto tipicamente rendilhado. Nessa fase, o tronco pode ficar acometido. O exantema pode persistir por um período longo, até mais de 10 dias, e exacerba-se quando a criança é exposta à luz ou ao calor. Recorrência das lesões, mesmo após uma a duas semanas do desaparecimento, é descrita.

A evolução é, em geral, afebril, podendo-se acompanhar de artralgias e artrites. O hemograma é normal ou com discreta leucocitose e eosinofilia. Apesar de ter uma evolução benigna, na maioria dos casos, complicações são conhecidas, sendo a mais grave a morte fetal quando o vírus acomete grávidas. Crises de anemia aplástica são descritas em pessoas com hemoglobinopatias, e casos de artropatia crônica, principalmente em adultos.

Diagnóstico – sorologia para o parvovírus humano B19.

Prevenção – não existe.

Roséola infantil ou exantema súbito

Etiologia – herpesvírus humano 6 (HVH 6) e 7 (HVH 7).

Transmissão – provavelmente por perdigotos.

Tempo de incubação – 5 a 15 dias.

Tempo de contágio – durante a fase de viremia, sobretudo no período febril.

Cuidados com os contatantes – observação.

Isolamento – desnecessário.

Quadro clínico – acomete, virtualmente, apenas as crianças entre os 6 meses e os 6 anos de idade, sugerindo que exista certa proteção pelos anticorpos maternos e que o vírus seja altamente predominante na comunidade, já que na idade pré-escolar quase todas já estão imunes. O início da doença é súbito, com febre alta, contínua (a criança fica extremamente irritada, anorética), e é considerada uma das causas mais comuns de convulsão febril. Não há toxemia apesar da magnitude da febre. Linfonodomegalia cervical é achado muito frequente, assim como a hiperemia de cavo. Após três a quatro dias de febre, quando esta cessa bruscamente, aparece o exantema, de modo súbito, constituído por lesões maculopapulares rosadas que se iniciam no tronco e se disseminam para a cabeça e as extremidades. A erupção é de curta duração, de algumas horas a dois ou três dias, desaparecendo sem deixar descamação ou hiperpigmentação. O exantema pode passar despercebido.

Diagnóstico – apenas a presença do herpesvírus humano 6 ou 7 no sangue periférico fornece o diagnóstico de infecção primária. Podem ser realizados testes para a detecção de anticorpos, mas seu resultado deve ser analisado com cuidado, pela possibilidade de ter infecções crônicas (como todo herpesvírus) com reativações.

Prevenção – não existe.

Mononucleose infecciosa

A mononucleose infecciosa hoje é uma síndrome, sendo que o vírus Epstein-Barr é o responsável por cerca de 80% dos casos. A ocorrência de erupção cutânea não excede 10 a 15% dos casos, exceto quando se administra penicilina ou ampicilina ao paciente. Os sintomas prevalentes nessa doença são febre, linfonodomegalia, hepatoesplenomegalia e faringotonsilite. O tipo de exantema é variável, sendo, na maioria das vezes, maculopapular, mas podem ocorrer erupções petequiais, papulovesiculares, escarlatiniformes e urticariformes e são mais evidentes na presença dos citados antibióticos. Os detalhes dessa virose são analisados no capítulo Síndromes infecciosas.

Enterovírus

Etiologia – RNA-vírus. Os não polioenterovírus são classificados em 23 Coxsackie A (A1 a A24, exceto A23), 6 Coxsackie B (B1 a B6), 31 Echo (1 a 33, exceto 10 e 28) e 4 enterovírus (68 a 71).

Transmissão – via fecal oral.

Tempo de incubação – três a seis dias.

Tempo de contágio – variável.

Cuidados com os contatantes – observação.

Isolamento – precauções entéricas durante a hospitalização.

Quadro clínico – os enterovírus são causa frequente de exantemas, já tendo sido identificados mais de 30 deles como responsáveis por erupções cutâneas. Estas podem ser virtualmente de qualquer tipo descrito, desde o clássico maculopapular até o vesicular, petequial e mesmo urticariforme. Apenas a doença mãos-pés-boca pode ser considerada bastante característica de enterovírus, sendo os responsáveis os Coxsackie A16, A5, A7, A9, A10, B2, B3, B5 e o enterovírus 71. Nessa doença, após um período prodrômico de febre baixa, irritabilidade, anorexia, aparecem lesões vesiculares na boca que rapidamente erodem, transformando-se em úlceras dolorosas de ta-

manho variável. As lesões nas extremidades são constituídas por papulovesículas que variam entre 3 e 7mm de diâmetro e acometem principalmente dedos, dorso e palma das mãos e planta dos pés. Em lactentes, não é infrequente o acometimento perineal. As lesões desaparecem sem deixar cicatrizes.

Diagnóstico – isolamento do vírus nas fezes e detecção de elevação de anticorpos no soro em duas titulagens, espaçadas de três a quatro semanas.

Prevenção – cuidados higiênicos.

Adenovírus

Etiologia – são DNA-vírus e 47 sorotipos são conhecidos como agentes de infecção humana.

Transmissão – por perdigotos.

Tempo de incubação – 2 a 14 dias.

Tempo de contágio – variável.

Cuidados com os contatantes – observação.

Isolamento – desnecessário. Em hospitais, caso possível, fazer isolamento de contato.

Quadro clínico – os adenovírus não são causa frequente de erupção cutânea que ocorre em cerca de 5% dos casos. Entretanto, em certas épocas do ano, a ocorrência de infecções por esse vírus chega a ser tão importante que se torna uma causa significativa de exantema na infância. Os tipos são, também, muito variáveis, sendo o maculopapular o mais frequente. A presença de outros sintomas e sinais mais sugestivos de adenovirose, como infecção de vias aéreas superiores, febre faringoconjuntival, e os dados epidemiológicos são importantes para a suspeita diagnóstica.

Diagnóstico – isolamento do vírus da secreção da nasofaringe ou pesquisa de antígeno por imunofluorescência. Detecção de anticorpos no soro, em duas titulagens.

Prevenção – vacinas estão sendo pesquisadas.

Varicela

Etiologia – vírus da varicela-zóster, do grupo herpes.

Transmissão – por perdigotos, raramente contágio direto, e pela transmissão vertical.

Tempo de incubação – 10 a 21 dias.

Tempo de contágio – desde o 10º dia após o contato até a formação de crostas de todas as lesões.

Isolamento – respiratório e de contato.

Cuidados com os contatantes – a imunoglobulina humana antivírus herpes zóster (VZIG) deve ser indicada nas seguintes situações:

– crianças imunocomprometidas, sem história prévia de catapora;
– gestantes suscetíveis;

– recém-nascidos cuja mãe tenha tido catapora cinco dias antes ou 48 horas após o parto;
– prematuros (gestação com 28 semanas), cuja mãe não tenha tido varicela; e
– prematuros (gestação com menos de 28 semanas), independente da história materna.

A dose indicada é de 125U para cada 10kg de peso e deve ser aplicada em 48 horas, até no máximo 96 horas, após a exposição.

Quadro clínico – principalmente em crianças, o exantema é o primeiro sinal da doença, mas eventualmente pode-se notar febre baixa e mal-estar, mais proeminentes em adolescentes e em adultos. A erupção inicia-se na face, como máculas eritematosas, que rapidamente se tornam pápulas, vesículas, pústulas e finalmente crostas. Essas lesões aparecem em surtos, em geral por três a cinco dias, antecedidas por febre (viremia), promovendo um aspecto polimórfico do exantema. O envolvimento do couro cabeludo, das mucosas orais e genitais é frequente. As crostas permanecem por cinco a sete dias e depois caem, deixando uma mácula branca, que não é permanente. Quando a pele foi anteriormente traumatizada ou sofreu abrasão, como cirurgias, radioterapia, queimadura, presença de eczema, dermatite de fraldas etc., as lesões costumam ser mais numerosas nessa região.

A varicela costuma ser uma doença benigna; entretanto, complicações às vezes muito sérias são observadas. Dentre elas podemos citar:

Infecções bacterianas secundárias – são as complicações mais frequentes, sendo causadas por estreptococos e estafilococos. Podem ser pouco graves, como piodermites (quando a "catapora irá deixar marca"), ou mais sérias, como a erisipela e a celulite. Ocasionalmente, servem de porta de entrada para infecções sistêmicas.

Pneumonia – a pneumonite intersticial parece ser regra na varicela e é em geral um achado radiológico. Entretanto, em algumas ocasiões assume proporções mais graves, evoluindo para insuficiência respiratória, às vezes fatal. Nos adultos, a expressão clínica do acometimento pulmonar é maior, chegando a mais de 10%, sendo também mais grave. Nas crianças imunodeprimidas, a pneumonite é a causa mais importante de óbito.

Encefalite – o acometimento do sistema nervoso central não é frequente e pode anteceder ou preceder o exantema. Como regra, aparece entre três e oito dias após o início do exantema. A região mais frequentemente atingida é o cerebelo, traduzindo-se por ataxia. A encefalite, por sua vez, é responsável pela sonolência, coma e hemiplegia, podendo deixar sequelas.

Manifestações hemorrágicas – podem ser decorrentes de trombocitopenia, que aparece na fase de convalescença, ou por coagulopatia de consumo, felizmente mais rara

e que dá origem à temida varicela hemorrágica e que quando acomete as suprarrenais evolui para púrpura fulminante, semelhante àquela que ocorre nas meningococcemias.

Gravidez – quando acomete gestante, o feto pode sofrer as consequências, e as mais frequentes são focomelia, coriorretinite, meningoencefalite, lesões cicatriciais na pele, além de morte fetal e aborto. Quando as lesões surgem durante os primeiros 16 dias após o parto, denomina-se varicela congênita e aparece em 25% dos recém-nascidos cujas mães apresentam a doença um a cinco dias antes e em 48 horas após o parto.

Síndrome de Reye – a degeneração aguda do fígado, acompanhada de encefalopatia hipertensiva grave, tem sido descrita em crianças com varicela, mormente quando estas receberam ácido acetilsalicílico como antitérmico.

Diagnóstico – na fase de vesícula, o exame do líquido da lesão pela microscopia eletrônica fornece o diagnóstico imediato. Anticorpos podem ser detectados pelo método de imunofluorescência indireta.

Prevenção – vacina de vírus vivo atenuado.

EXANTEMAS CAUSADOS POR BACTÉRIAS

Estafilococcias

Os estafilococos causam vários tipos de manifestações dermatológicas, sendo a presença de vesículas ou bolhas quase uma constante.

Síndrome de pele escaldada – é causada por uma toxina elaborada por certas cepas de *S. aureus,* conhecida como toxina esfoliativa, que age na camada espinhal da derme. É uma doença característica dos recém-nascidos e da primeira infância. Inicia-se com febre, irritabilidade e presença de eritrodermia, que evolui para a formação de bolhas em 24 a 48 horas. O sinal de Nikolsky, ou seja, o destacamento da pele por uma pressão é positivo. A extensão das bolhas determina a gravidade do quadro, sendo que, nos casos mais graves, a criança deve ser tratada como um grande queimado. O diagnóstico é feito por meio de biópsia da pele, e o tratamento, pelo uso de drogas antiestafilocócicas e cuidados da pele aliados a controles hidroeletrolíticos. Quando não há ocorrência das bolhas, a síndrome é conhecida como escarlatina estafilocócica.

Síndrome de choque tóxico estafilocócico – é o evento mais dramático de uma infecção estafilocócica causada por toxina. Foi descrito inicialmente por Todd em crianças, mas ficou mais marcante quando acometeu uma série de adolescentes e mulheres jovens, relacionado com o uso de tampões vaginais. A síndrome é causada quando o *S. aureus* coloniza determinado local, as vias aéreas superiores, por exemplo, e produz a TSST-1 (*toxic shock syndrome toxin 1*). O CDC (*Centers for Disease Control*) de Atlanta, Estados Unidos da América, definiu a síndrome com base nos seguintes critérios:

– febre acima de 38,9°C;
– presença de eritrodermia difusa;
– descamação uma a duas semanas após, particularmente nas mãos e nos pés;
– hipotensão, definida como pressão sistólica abaixo de 90mmHg ou menos para adultos e abaixo do quinto percentil para indivíduos com menos de 16 anos de idade ou queda de 15mmHg ou mais na posição ortostática; e
– envolvimento de três ou mais dos seguintes órgãos ou sistemas: trato gastrintestinal, sistema muscular, mucosas, rins, fígado, sistema hematológico e sistema nervoso central.

É necessário que quatro dos cinco critérios citados sejam preenchidos. Observa-se que não há necessidade da recuperação do *S. aureus*.

Os sintomas cutâneos são proeminentes nessa síndrome. No início, ocorre eritrodermia difusa, principalmente no tronco, e propaga-se para os membros, com acentuação nas dobras. Eritema e edema das extremidades são achados comuns. As mucosas são frequentemente atingidas, observando-se hiperemia conjuntival, enantema, língua "em framboesa". Na evolução, nos sobreviventes, ocorre descamação da pele.

Estreptococcias

Assim como os estafilococos, os estreptococos também podem-se apresentar com acometimento do sistema tegumentar.

Escarlatina – é uma das doenças exantemáticas clássicas. É causada pela produção da exotoxina eritrogênica pelo *S. pyogenes*. Apresenta-se bruscamente por meio de febre alta, cefaleia, vômitos, mal-estar e anorexia. Um a dois dias após, inicia-se o exantema. O enantema é proeminente, com a mucosa oral bem hiperemiada, com a língua, na fase inicial, apresentando revestimento esbranquiçado (língua de "morango branco") e que quatro a cinco dias após se torna vermelho-rutilante, com as papilas salientes (língua de "morango vermelho"). O exantema inicia-se no tronco, é maculopapular, não deixa área de pele sã (escarlatiniforme), tornando-a áspera ("lixa"). Nota-se sua acentuação nas regiões de flexão (sinal de Pastia) e palidez perioral (sinal de Filatov). Quatro a cinco dias após o exantema esmaece, deixando uma descamação furfurácea no tronco e lamelar nas mãos. O diagnóstico é clínico e pode ser corroborado pelo isolamento do estreptococo da orofaringe ou da secreção de alguma ferida cirúrgica ou pelo aumento da antiestreptolisina O (ASLO) no soro.

Síndrome de choque tóxico estreptocócico – recentemente, têm sido descritos casos graves de estreptococcias, alertando para uma mudança no comportamento dos estreptococos. Dentre essas apresentações mais graves, sem dúvida está a síndrome do choque tóxico estreptocócico, assim denominada devido à semelhança com o que acontece com os estafilococos. Essa síndrome está relacionada com a produção da exotoxina A, por parte dos *S. pyogenes*, e seu diagnóstico baseia-se em:

1. isolamento do *S. pyogenes*
   – de um local normalmente estéril;
   – de um local normalmente não estéril.
2. presença de sinais clínicos de gravidade
   – hipotensão;
   – mais de dois dos seguintes sinais: alteração da função renal, coagulopatia, comprometimento hepático, síndrome da angústia respiratória tipo 2, exantema eritematoso difuso e necrose de partes moles.

Será considerado tendo a síndrome definitivamente o caso em que se identifique o agente etiológico de um local normalmente estéril, acrescido de sinais clínicos de gravidade e provável se for isolado o agente etiológico, ou um local normalmente não estéril acrescido da presença de sinais clínicos de gravidade.

Meningococcemia

É uma das manifestações da doença meningocócica e pode-se apresentar de forma aguda ou crônica. Na forma aguda, as lesões cutâneas aparecem frequentemente acompanhando a meningite meningocócica e caracteriza-se por febre, toxemia e aparecimento de maculopápulas morbiliformes, urticariformes ou petequiais, que são as mais sugestivas.

Existe tendência a serem mais exuberantes no tronco, mas acometem também as extremidades, incluindo as palmas das mãos e as conjuntivas. A evolução é rápida não só na extensão, mas também em gravidade, tornando-se equimótica e necrótica em questão de horas. Os pacientes queixam-se de cefaleia, artralgias e nota-se intensa toxemia. Nos casos em que há envolvimento do sistema nervoso central, observam-se sinais de irritação meníngea. O diagnóstico pode ser rapidamente conseguido por raspado de uma das lesões com coloração pelo método de Gram, demonstrando os diplococos gram-negativos. Na forma fulminante, ocorre comprometimento de diversos órgãos, evoluindo, o paciente, rapidamente para choque e óbito. Na forma crônica, apresentação não usual da doença, a febre é intermitente, permanecendo às vezes até semanas, acompanhada por calafrios, artralgia, cefaleia, sem toxemia. A cada episódio de febre aparece um exantema maculopapular, não pruriginoso. Quando não diagnosticados e tratados, cerca de 20% dos casos evoluem para meningite.

Arcanobacteriose

É uma doença não muito conhecida em nosso meio, causada pelo *Arcanobacterium haemolyticum*. Caracteriza-se por faringotonsilite indistinguível daquela causada por estreptococo e, em cerca de metade dos casos, acompanha-se de exantema maculopapular, que se inicia na face extensora dos membros com disseminação centrípeta, podendo-se acompanhar de prurido. Ao contrário da escarlatina, não há petéquias no palato nem língua "em framboesa".

O diagnóstico é feito pela cultura da orofaringe e o tratamento de escolha é um macrolídeo.

Doença de Kawasaki*

É uma entidade mórbida que ocorre na infância, mormente entre os menores de 5 anos de idade, com predomínio entre os do sexo masculino. Caracteriza-se por apresentar um exantema polimórfico predominante no tronco.

Sua etiologia não é conhecida, mas presume-se que seja de origem infecciosa e que evolua com vasculite generalizada mediada por depósito de imunocomplexo na parede dos vasos sanguíneos. A predileção pelas coronárias faz aumentar o interesse por essa doença, sendo que, nos países desenvolvidos, é uma das principais causas de cardiopatia adquirida. De importância maior, reveste-se quando se considera que o diagnóstico precoce e a adoção de medidas pertinentes diminuem de modo marcante a incidência dessa complicação.

Infelizmente, não existe, por enquanto, exame que lhe seja patognomônico e que permita seu diagnóstico pronto e com segurança. Faz-se mister, portanto, recorrerem-se a sinais e sintomas mais frequentes para seu diagnóstico. São eles:

– febre, com duração maior ou igual a cinco dias;
– exantema polimórfico predominante no tronco;
– hiperemia conjuntival bilateral;
– adenomegalia cervical não supurativa;
– alterações da mucosa oral: enantema, língua "em framboesa", hiperemia, edema, secura e fissura dos lábios, até com formação de crostas; e
– alterações de extremidades, *na fase aguda*: hiperemia palmoplantar com edema endurecido de dedos e dorso dos pés e das mãos; *na fase seguinte*: descamação lamelar da ponta dos dedos.

A ocorrência de cinco destes seis sintomas, desde que se excluam outras doenças, sugere a doença de Kawasaki. Na presença de coronarite, bastam quatro dos sintomas citados. Os exames laboratoriais apenas atestam alterações de fase aguda do soro. Assim, no hemograma notam-se anemia, leucocitose com desvio à esquerda, hemossedimentação aumentada, proteína C positiva, plaquetose característica da segunda semana da doença.

A coronarite que ocorre, em geral, na segunda semana da evolução é hoje detectada pelo ecocardiograma bidimensional.

O tratamento é feito com a utilização de gamaglobulina por via intravenosa e aspirina.

BIBLIOGRAFIA

1. Bass JW. The spectrum of staphylococcal disease. Post Grad Med 1982;72:58. • 2. Bligard CA, Millikan LE. Acute exantems in children. Postgrad Med 1986;79:150. • 3. Frieden IJ, Reswick SD. Exantems in childhood. Clin Pediatr North Am 1991;4:909. • 4. Hicks R, Melish M. Kawasaki syndrome. Pediatr Clin North Am 1986;33:1151. • 5. Marques HHS. Diagnóstico imunológico das doenças infecciosas. In: Carrazza FR (coord.). Laboratório clínico em pediatria. São Paulo: Sarvier; 1989. • 6. Marques HHS. Controle das infecções em hospital. In: Marcondes E. Pediatria básica. São Paulo: Sarvier; 1991. • 7. Oselka GW. Doenças exantemáticas virais. In: Marcondes E. Pediatria básica. São Paulo: Sarvier; 1991. • 8. Pannuti CS. Soroepidemiologia do vírus EB. Rev Saúde Públ (S Paulo) 1981;15:93. • 9. Pannuti CS. Infecção por CMV. Pediatr (S Paulo) 1984;6:144.

---

* Vide capítulo "Sopro cardíaco inocente e noções de cardiopediatria".

SÍNDROMES INFECCIOSAS I

PEDRO TAKANORI SAKANE

HELOÍSA HELENA DE SOUSA MARQUES

SÍNDROME DA MONONUCLEOSE INFECCIOSA

Nos consultórios e nos ambulatórios pediátricos, é comum aparecerem crianças que apresentam adenomegalia, com ou sem hepatoesplenomegalia, por vezes acompanhada de febre, nas quais se nota, no hemograma, número de linfócitos atípicos acima de 1.000/mm³. A este quadro muitos dão o nome de síndrome de mononucleose infecciosa, que é causada por outros agentes infecciosos, além do vírus Epstein-Barr (EBV), como citomegalovírus (CMV), *Toxoplasma gondii*, adenovírus, vírus da rubéola, vírus da hepatite A (VHA) e, eventualmente, vírus da hepatite B (VHB) e da imunodeficiência humana (HIV).

Infecção por vírus Epstein-Barr

É o principal agente etiológico dessa síndrome. Trata-se de um DNA-vírus, da família Herpesviridae, ao qual pertencem os vírus do herpes simples 1 e 2, vírus da varicela-zóster, da doença citomegálica e herpesvírus humano 6, 7 e 8. Foi inicialmente reconhecido em material de biópsia de pacientes com linfoma de Burkitt e posteriormente recuperado de pacientes com mononucleose infecciosa, os quais, na sua evolução, apresentaram, no sangue, anticorpos específicos tanto da classe IgM quanto da IgG contra o vírus EB.

A infecção por esse vírus pode-se expressar de várias maneiras, desde formas assintomáticas, até quadros fatais, passando por uma apresentação crônica, com possibilidade de causar linfomas (como o de Burkitt), de carcinoma (de nasofaringe) e doenças linfoproliferativas (principalmente em imunodeprimidos).

Tem distribuição universal, atingindo todas as faixas etárias, sendo que em países mais desenvolvidos o grupo mais acometido é o de adolescentes, com idade superior a 15 anos. Em nosso meio, as classes menos favorecidas são atingidas mais precocemente, com apresentação clínica bastante discreta, evoluindo mais como um processo gripal. As classes com melhor poder aquisitivo infectam-se mais tarde, já na idade escolar, quando a clínica é mais completa, compreendendo febre, angina, linfonodomegalia e linfocitose com presença de linfócitos atípicos e dos anticorpos heterófilos no soro. Na idade adulta, 50 a 90% das pessoas apresentam sorologia positiva para este vírus.

Essa manifestação clássica começa após um período de incubação de cerca de quatro a seis semanas, com viremia, produzindo um período prodrômico de quatro a cinco dias, quando o paciente se queixa de sintomas vagos, como cefaleia, mal-estar e fadiga. A dor de garganta é um dos sintomas mais precoces e frequentes. Nota-se faringite difusa, podendo as tonsilas apresentarem-se hipertrofiadas, hiperemiadas e, em metade dos pacientes, com exsudato cinza-claro que permanece por 7 a 10 dias. Petéquias no palato ocorrem em 30% dos casos.

A adenomegalia é o achado mais característico da doença, ocorrendo em cerca de 90% dos casos, e acomete principalmente as cadeias cervicais, mas também outros gânglios, como os axilares, os mesentéricos e os mediastinais que podem estar hipertrofiados. O aumento é rápido, atingindo 1 a 4cm de diâmetro; contudo, a diminuição é lenta, podendo levar semanas.

A esplenomegalia ocorre em metade dos pacientes, atingindo o máximo na segunda e terceira semanas da evolução. A hepatomegalia é menos frequente do que a esplenomegalia, ocorrendo em 10 a 15% dos casos, porém as alterações das transaminases séricas são quase constantes, uma vez que 80% dos pacientes apresentam discreta elevação, que pode demorar semanas até a normalização. A icterícia é rara, sendo notada em menos de 5% dos casos.

Cerca de 10% dos pacientes apresentam, logo no início da doença, exantema maculopapular predominantemente no tronco e nas raízes dos membros. O exantema pode ser tênue, quase imperceptível, ou escarlatiniforme, com prurido, e até hemorrágico. Quando o paciente recebe ampicilina, sua incidência é maior e a lesão pode apresentar-se de maneira mais grave. Edema bipalpebral, conhecido como sinal de Hoagland, é achado característico da infecção pelo EBV.

A febre é mais frequente em adolescentes, podendo ser bastante elevada, persistindo por uma a duas semanas. Acompanha-se de mal-estar generalizado e fraqueza. Em crianças, essas queixas são pouco comuns e a febre tende a ser de curta duração, com picos mais baixos.

Mais raramente, a mononucleose infecciosa causada pelo EBV pode acompanhar-se de outras manifestações, como pneumonite, indistinguível daquelas causadas por outras etiologias, e pleurite com adenopatia hilar. A miocardite é uma complicação mais rara e em geral apenas diagnosticada pelas alterações eletrocardiográficas. Afecções do sistema nervoso central são descritas, incluindo entre elas meningoencefalite, síndrome de Guillain-Barré, paralisia de Bell, mielite transversa. As complicações hemorrágicas que ocorrem são, em geral, devidas à trombocitopenia.

O diagnóstico da mononucleose infecciosa causada pelo EBV baseia-se em dados clínicos, constituído pelo quadro febril acompanhado de faringotonsilite, adeno e esplenomegalia, alterações características ao hemograma, presença de anticorpos heterófilos e deve ser confirmado por exames específicos.

Dentre os exames laboratoriais, o leucograma é um dos mais importantes e suas alterações dão o nome à síndrome. O número total dos leucócitos pode ser normal, aumentado ou mesmo diminuído no início da doença, mas nota-se linfocitose relativa e absoluta. Na segunda para a terceira semana de doença, a leucocitose atinge seu ápice, chegando, às vezes, próximo de $100.000/mm^3$, com mais de 60% de linfócitos. É digno de observação o encontro dos chamados linfócitos atípicos, que são constituídos, no início da infecção, por células B contaminadas por EBV que lhes confere aspectos diferentes como núcleos irregulares, citoplasma vacuolizado e basofílico. Estes linfócitos atípicos, na infecção pelo EBV, estão presentes em mais de 10% do total de linfócitos ou, em números absolutos, mais de $1.000/mm^3$. A presença dos linfócitos atípicos não é patognomônica da infecção pelo EBV, pois esses também são encontrados na hepatite infecciosa, toxoplasmose aguda, rubéola, citomegalovirose adquirida, fase aguda da infecção por HIV, rinite alérgica, asma etc.

Anemia discreta é achado comum, mas, por vezes, pode ser muito intensa quando se impõe um mielograma, especialmente quando acompanhada de trombocitopenia, pela possibilidade de acometimento medular pelo EBV. Alteração de transaminase glutâmico pirúvica é muito frequente, mesmo na ausência de hepatomegalia.

A presença de anticorpos heterófilos no soro é uma das características importantes dessa doença. São anticorpos que aparecem na fase aguda contra hemácias de carneiro e não são específicos de infecção pelo EBV, sendo detectados em várias outras circunstâncias, tais como hepatite por vírus, doença de Chagas, leucemias. Todavia, na mononucleose infecciosa, estão relacionados com anticorpos da classe IgM e têm afinidade com as hemácias de boi, sendo absorvidos por estas, mas não pelas células de rim de cobaia, que absorve aqueles que aparecem em outras situações. Diferem, portanto, dos anticorpos contra hemácias de carneiro que aparecem na doença do soro (os quais são absorvidos pelas células do rim de cobaia) e dos que estão, às vezes, presentes em baixos títulos no soro normal (Quadro II-146).

Quadro II-146 – Comportamento dos anticorpos heterófilos (reação de Paul-Bunnell-Davidsohn).

Situação	Título dos anticorpos		
	Sem absorção	Após absorção com	
		Rim de cobaia	Hemácia de boi
Mononucleose infecciosa	+	+	–
Doença de soro	+	–	–
Soro normal	+	–	+

Na interpretação desse exame, portanto, analisam-se duas fases. Na primeira, com o uso de hemácias de carneiro, observa-se a presença de anticorpos heterófilos pela reação de hemaglutinação. Na segunda, trata-se o soro previamente com as hemácias de boi com as células de rim de cobaias e volta-se a determinar o título dos anticorpos nesse mesmo soro usando-se de novo as hemácias de carneiro. O rim de cobaia absorve os anticorpos heterófilos totalmente em qualquer outra situação e parcialmente ou nada quando se tratar de infecção pelo EBV. A queda dos anticorpos não será superior a três tubos.

Caso as hemácias de boi tiverem absorvido os anticorpos, haverá queda de pelo menos quatro tubos de ensaio (16 vezes o título) e até mesmo negativação. Esse exame, conhecido como reação de Paul-Bunnell-Davidsohn, é simples e específico. Infelizmente, a maioria dos pacientes apresenta esses anticorpos apenas na terceira semana de doença e em crianças com idade inferior a 8 anos, frequentemente, os níveis não são detectáveis, sendo então necessário indicar os chamados exames específicos.

Os exames específicos para o diagnóstico de mononucleose infecciosa baseiam-se na detecção de anticorpos para antígenos específicos virais. Os métodos atualmente disponíveis são: 1. imunofluorescência para demonstrar antígenos de cápside viral (VCA), o chamado precoce (EA), o de membrana e o nuclear (EBNA); 2. reação de fixação de complemento; 3. imunodifusão; 4. ELISA; 5. reação de neutralização. O mais utilizado em nosso meio é a imunofluorescência para a detecção de anticorpo contra o antígeno de cápside viral (EBVCA). A IgM positiva-se já na primeira semana da doença, permitindo o diagnóstico precoce, perdurando por dois a três meses.

O prognóstico da infecção pelo EBV costuma ser bom, sendo raras as complicações graves, como a ruptura de baço. Existe hoje em dia grande interesse no estudo desse vírus pela sua associação com determinados tumores (de Burkitt, carcinoma nasofaríngeo) e com doença linfoproliferativa, quando acomete pacientes imunocomprometidos.

Infecção por citomegalovírus

O citomegalovírus (CMV) é também da família dos herpesvírus, possui um genoma de DNA de dupla hélice, tem distribuição universal e produz quadros clínicos muito variados do hospedeiro, dependendo principalmente da forma de aquisição e da imunidade. A citomegalomononucleose é apenas uma das apresentações do CMV. Nas infecções, produz nas células corpúsculos de inclusão que, quando positivos, ajudam no diagnóstico.

A incidência da infecção pelo CMV é bastante elevada, sendo que nos países em desenvolvimento mais de 90% da população adulta já tem anticorpos contra esse vírus. O CMV, assim como os outros vírus do grupo herpes, costuma ficar latente no hospedeiro, até que haja queda da sua imunidade, por algum fator determinante, quando então pode sobrevir reativação com consequências em geral muito graves, como acontece, por exemplo, nos pacientes transplantados.

Várias são as formas de aquisição do vírus. O mais frequente é a via respiratória e a fonte mais importante deve ser o adulto com citomegalovirose, uma vez que esse pode eliminar o vírus por meses. A via transplacentária produz a doença de inclusão citomegálica nos recém-nascidos, os quais podem eliminar, pela urina, o CMV durante anos. A cérvix da gestante, quando alberga o vírus, é fonte de contágio para o feto, que em geral evolui sem sintomas. O CMV também é considerado um dos vírus que podem ser transmitidos por via sexual, transfusão de sangue e transplante de órgãos.

As manifestações clínicas, como foi enfatizado, variam muito, de acordo com o modo de aquisição e com o estado imunitário do paciente.

Assim, na forma congênita, 10 a 15% das crianças infectadas *in utero* desenvolvem a doença de inclusão citomegálica, apresentando coriorretinite, microcefalia, calcificações intracerebrais, icterícia, hepatoesplenomegalia, trombocitopenia e diáteses hemorrágicas. A infecção pelo CMV parece ser a infecção congênita mais frequente e muitas dessas crianças, mesmo assintomáticas ao nascimento, podem desenvolver déficit intelectual mais tarde.

Na forma adquirida, na maioria das vezes, a evolução é subclínica, principalmente em crianças menores. Nessa forma, a apresentação mais frequente é a da citomegalomononucleose que ocorre em crianças maiores e em adolescentes. As principais manifestações são febre prolongada, acompanhada de astenia e sudorese profusa, dor de garganta, anorexia, mialgias. Ao exame físico, observa-se comprometimento discreto do estado geral, a despeito da febre prolongada. Em geral, hepatoesplenomegalia e linfonodomegalia costumam estar presentes em crianças, sendo pouco frequentes em adolescentes e adultos. Exantema é sinal pouco observado e pode ser desencadeado ou exacerbado pelo uso de ampicilina.

Ao hemograma, em geral a partir da segunda semana, pode-se notar o aparecimento de linfocitose com atipia, mas é menos frequente do que na infecção pelo EBV. As transaminases estão alteradas em mais de 80% dos casos. Não há ocorrência de anticorpos heterófilos.

No paciente imunodeprimido, quando as manifestações são quase sempre decorrentes de reativação de uma infecção latente, os sintomas são bastante diferentes e refletem o local onde a ativação é maior. Quando existe um processo disseminado, os pulmões e o fígado são os órgãos mais atingidos.

O diagnóstico laboratorial da infecção pelo CMV tem recebido grandes avanços, sobretudo pela necessidade de ser estabelecido diagnóstico precoce em pacientes transplantados e imunodeprimidos. Os métodos comumente utilizados são:

1. Pesquisa de corpúsculos de inclusão citomegálica em material de biópsia, sedimento urinário, lavados gástrico e bronquioalveolar. Sua presença é altamente indicativa de infecção, mas sua ausência não afasta a probabilidade diagnóstica.
2. Cultura de vírus pode ser indicada em vários espécimes, como urina, saliva, lavado gástrico, material de biópsia, pesquisando-se o efeito citopático em cultura de células. É um método demorado, obtendo-se o resultado definitivo semanas mais tarde.
3. Pesquisa de anticorpos, tanto da classe IgG quanto da IgM – na análise da classe IgG é necessário repetir-se a amostra 10 a 14 dias após a primeira, para se detectar um aumento de quatro a oito vezes o título. A presença de anticorpos da classe IgM relaciona-se com infecção atual, não necessitando de uma segunda amostra.
4. Pesquisa de antigenemia usando-se a técnica de reação em cadeia da polimerase (*polymerase chain reaction* ou PCR).
5. *Shell vial*, que é uma técnica de diagnóstico rápido, pesquisando-se pelo uso de anticorpos monoclonais o antígeno em material de cultura de vírus.

O prognóstico na doença de inclusão citomegálica neonatal é reservado, resultando em elevada taxa de letalidade ou em sequelas permanentes. Na forma adquirida, a evolução é boa, raramente levando a comprometimentos sistêmicos sérios, não havendo necessidade de intervenção terapêutica. Nas formas graves, que ocorrem principalmente nos imunodeprimidos, indica-se o tratamento com ganciclovir ou foscarnet. Respondem bem ao tratamento os pacientes com quadros de retinite, colites, esofagites, hepatite e meningoencefalite; porém, aqueles com pneumonite, como regra, não costumam apresentar resposta terapêutica significativa. O manejo de pacientes imunodeprimidos infectados pelo CMV foge aos objetivos deste capítulo.

Infecção por *Toxoplasma gondii*

O *Toxoplasma gondii* é um protozoário intracelular que acomete vários animais, incluindo o homem. Nos hospedeiros, o parasita apresenta-se na forma de taquizoítas ou de crescimento rápido, relacionado com a doença, na forma de cistos teciduais, quiescentes, ou de oocistos, produtos de reprodução sexuada e principal forma de disseminação. Aceitam-se os felídeos como os hospedeiros definitivos, uma vez que os oocistos são encontrados apenas nesses carnívoros que os eliminam através dos dejetos. A transmissão do agente pode acontecer por via transplacentária, pela ingestão de carnes contendo os cistos teciduais ou pela ingestão dos oocistos.

Na transmissão congênita, a mãe com toxoplasmose aguda passa através da placenta os taquizoítas que vão agredir o feto. Aparentemente, a infecção no primeiro trimestre causa formas mais graves, levando ao aborto ou às malformações, e os sobreviventes podem apresentar ao nascimento: coriorretinite (cicatricial), macro ou microcefalia, calcificações intracranianas, retardo mental, hidrocefalia. As alterações oculares são frequentes, observando-se, além da coriorretinite, microftalmia, catarata, nistagmo, estrabismo. As infecções que ocorrem no último trimestre são mais benignas e na maioria subclínicas; entretanto, em um terço dos casos a apresentação é de uma forma septicêmica, com hiper ou hipotermia, pneumonite, miocardite, meningoencefalite, coriorretinite (ativa), hepatoesplenomegalia, linfadenite, icterícia, edema, anemia e plaquetopenia. Mesmo as crianças que ao nascer são assintomáticas podem, no futuro, apresentar dificuldades escolares ou problemas visuais.

Após o nascimento, o homem pode adquirir o parasita pela ingestão de carne crua ou malcozida, contendo os cistos, ou pelo contato com os dejetos de felídeos com os oocistos. Uma vez ingerido, existe ruptura da parede dos cistos com liberação do parasita que se transforma em taquizoíta, o qual tem a capacidade de infectar qualquer célula, exceto as hemácias não nucleoladas. As células contaminadas morrem elicitando intenso processo inflamatório. Caso o sistema imune do hospedeiro esteja intacto, haverá resposta tanto humoral quanto, e principalmente, celular e ocorrerá bloqueio da infecção, com o desaparecimento dos taquizoítas e a formação de cistos teciduais que podem permanecer eternamente até a morte do hospedeiro ou o aparecimento de alguma imunodepressão, quando os cistos se reativam. Os órgãos que mais frequentemente albergam os cistos são o cérebro, o músculo esquelético e o miocárdio.

As manifestações clínicas da toxoplasmose são bastante polimórficas, sendo que na maioria das vezes a infecção tem um curso assintomático e o diagnóstico só se faz pelas pesquisas soroepidemiológicas.

Na forma adquirida sintomática, a apresentação linfonodal é a mais frequente. A adenomegalia é, em geral, discreta, de consistência elástica, comprometendo com mais frequência a região cervical, podendo ser generalizada, incluindo a cadeia mesentérica e hilar. O aumento dos linfonodos é lento, raramente superando os 3 a 4cm de diâmetro, persiste por um tempo muito variável, de uma a várias semanas, mas não há supuração. Ao exame histopatológico, observa-se hiperplasia folicular com áreas de histiócitos epitelioides invadindo e apagando as margens dos centros germinativos associada com distensões locais de *sinus* e infiltrado mononuclear. A adenomegalia pode ser acompanhada de febre (que às vezes é muito prolongada); cefaleia, muito frequente; mal-estar; mialgia, às vezes chegando a franca miosite; dor de garganta e hepatoesplenomegalia. Mais raramente, pode-se notar exantema maculopapular, predominante no tronco, decorrente de uma vasculite. A pneumonite, a miocardite, a meningoencefalite e outras afecções são mais comuns nos pacientes imunodeprimidos.

De particular importância é o acometimento ocular nessa doença, principalmente quando congênita, uma vez que, na adquirida, ocorre em 1%. É referido que cerca de 30% das coriorretinites são causadas por toxoplasmose. Tanto na forma congênita quanto na adquirida, ocorre retinite necrotizante focal. O paciente queixa-se de visão borrada, escotomas, dor, fotofobia, podendo chegar à perda de visão. Destarte, compreende-se a importância, principalmente nos lactentes, de um seguimento oftalmológico acurado.

Nos pacientes imunodeprimidos, a toxoplasmose evolui de maneira mais grave. Como não há bloqueio da infecção, essa se dissemina, provocando encefalite, miocardite e pneumonite, levando o paciente ao óbito em um verdadeiro quadro de sepse. Nos adolescentes e nas crianças maiores, quando a imunodepressão ocorre após o primeiro contato, a toxoplasmose manifesta-se mais como uma doença oportunista, pela reativação de focos preexistentes, sendo o sistema nervoso central um dos locais mais frequentemente atingidos.

O diagnóstico da toxoplasmose pode ser feito pela pesquisa direta do protozoário em fluidos orgânicos ou em material de biópsia, corados pelos métodos de Giemsa ou pelo de Leishman. Maior acurácia pode ser alcançada se o material for analisado pela imunofluorescência, usando-se anticorpos específicos marcados com fluoresceína.

Na prática clínica, entretanto, os métodos sorológicos são os mais utilizados. A antiga reação de Sabin-Feldman, utilizada por muito tempo, está em franco abandono pelas dificuldades técnicas, pois, além de medir fundamentalmente os anticorpos da classe IgG, necessita de parasitas vivos cultivados em laboratório. O teste de hemaglutinação (HA) consiste em utilizar hemácias sensibilizadas. Caso o soro do paciente contenha anticorpos, ocorre aglutinação, positivando o teste. Já a reação de fixação de complemento (FC) mede anticorpos que surgem mais tardiamente. Um dos testes mais frequentemente utilizados é o de imunofluorescência indireta (IF), que pode, de maneira prática, medir os anticorpos das classes IgM e IgG. Cuidados devem ser tomados, pois resultados falso-positivos ocorrem em pacientes com lúpus eritematoso ou naqueles com colagenoses que apresentem fator antinuclear (FAN) positivo. Esses testes analisados em conjunto permitem estagiar a toxoplasmose adquirida em três fases: 1. fase aguda, em que se observa IF IgM positiva, IF IgG, HA e FC positivas, estes dois últimos em títulos mais baixos; 2. fase intermediária, a IF IgM já estará negativa, títulos de HA igualando-se aos da IgG e FC ainda em títulos elevados; e 3. fase de cicatriz sorológica, a IF IgM continuará negativa, IF IgG estará positiva em títulos baixos (em geral, abaixo de 1:4.000), a HA positiva abaixo de 1:80 e a FC fracamente positiva ou negativa.

Ultimamente, o método de ELISA tem mostrado cada vez mais sua importância, pela sua capacidade de detectar anticorpos IgM e IgG, ter boa sensibilidade, inclusive nas formas congênitas de alta especificidade. Recentemente, avanços na técnica de ELISA têm possibilitado a detecção de ínfimas quantidades de IgM, dificultando sua interpretação, uma vez que, mesmo 8 a 12 meses após uma infecção aguda, seus títulos sejam detectáveis. Nesses casos, a análise da avidez dos anticorpos da classe IgG pode auxiliar a interpretação: na fase aguda ou nos primeiros três meses, os anticorpos são de baixa avidez, em geral menor que 30% e, após esse período, são de alta avidez ou maiores que 50%.

Entretanto, grande revolução adveio com a padronização da detecção de antigenemia por PCR em sangue, inclusive de funículo umbilical, líquido amniótico ou LCR e tecido de biópsia.

Exames não específicos podem auxiliar na definição diagnóstica. O hemograma revela discreta anemia, leucócitos normais ou aumentados com linfocitose, eosinofilia e presença de linfócitos atípicos, variando de 10 a 50%. De particular interesse é o relato de Amato et al., que verificaram que, em alguns casos, o hemograma na primeira semana de doença pode mimetizar febre tifoide, apresentando leucopenia, neutrofilia e desvio à esquerda e apenas na evolução acontecer a linfocitose com formas atípicas. Outros dados laboratoriais apenas refletem o processo inflamatório, mostrando mucoproteínas elevadas, velocidade de hemossedimentação alta, transaminases alteradas quando o fígado está comprometido, LCR alterado na meningoencefalite, enzimas musculares aumentadas na presença de miosite e assim por diante.

O tratamento da toxoplasmose adquirida linfonodal em pacientes imunologicamente competentes em geral não é necessário, a não ser em casos muito sintomáticos, prolongados ou na suspeita de comprometimento de órgãos vitais.

As principais indicações de tratamento são quando a toxoplasmose ocorre em grávidas, em recém-nascidos com forma congênita e em pacientes imunodeprimidos. O quadro II-147 resume os esquemas de tratamento da toxoplasmose.

Como as drogas são mielossupressivas, convém realizar hemogramas seriados, para detectar eventual anemia. O uso concomitante de ácido folínico, na dose de 5mg, duas vezes por semana, é profilático para esse efeito colateral.

Outros recursos terapêuticos são o uso de clindamicina (20mg/kg/dia), da espiramicina e da azitromicina, esta última em fase experimental, mas com enormes promessas devido a sua ação intracelular.

Quadro II-147 – Esquemas de tratamento da toxoplasmose.

Situação	Medicação	Doses	Duração
Infecção congênita	Pirimetamina* + Sulfadiazina	Dose inicial 2mg/kg/dia em 2 tomadas por 2 dias e, depois, 1mg/kg/dia 1 vez/dia por 2 a 6 meses e, depois, 1mg/kg/dose 1 vez/dia 3 vezes/semana (2ª, 4ª, 6ª) 100mg/kg/dia em 2 tomadas	1 ano
Coriorretinite ativa	Pirimetamina + Sulfadiazina + Corticoide	Dose inicial 2mg/kg/dia em 2 tomadas (máximo 50mg) por 2 dias e, depois, 1mg/kg/dia 1 vez/dia (máximo 25mg) 75mg/kg/dia e, depois, 50mg/kg/dia em 2 tomadas 1mg/kg/dia (prednisona) em 2 tomadas	1 a 2 semanas após a resolução do quadro Até resolução do quadro
Crianças normais	Sem tratamento ou pirimetamina + Sulfadiazina	Doses acima, sem corticoide	4 a 6 semanas

* Alguns autores alternam este esquema com espiramicina mensalmente (esquema adotado no Instituto da Criança do HC-FMUSP).

Quando existe comprometimento do sistema nervoso central, indica-se corticoterapia (prednisona 0,5mg/kg/dia) até o desaparecimento da alteração liquórica.

Adaptado de Boyer et al., 1998.

HEPATITES VIRAIS

As hepatites virais, em geral, não fazem parte do diagnóstico diferencial da síndrome da mononucleose, uma vez que a clínica é mais própria, com predomínio do comprometimento hepático diante de outros sintomas. Entretanto, nas formas anictéricas, a presença de febre, adenomegalia, hepato e eventualmente esplenomegalia, aliada a um hemograma com linfocitose com certo grau de atipia, podem mimetizar esta síndrome.

Hoje se conhecem seis vírus de hepatite, podendo ainda existir outros. Esses vírus estão identificados como vírus da hepatite A (VHA), da hepatite B (VHB), da hepatite C (VHC), da hepatite D (VHD) ou vírus delta, da hepatite E (VHE), hepatite G (VHG), questionando-se a participação de um novo agente, o TTV (vírus transmitido por transfusão). Em pediatria, a infecção pelo VHA, principalmente em países em desenvolvimento, tem grande importância, pela sua alta prevalência.

O vírus da hepatite A é um enterovírus, classificado como o número 72. Sua transmissão é predominantemente pela via fecal-oral com contágio através de alimentos e água contaminados. O período de incubação é de duas a seis semanas e, após um curto tempo de viremia, os vírus assestam-se nos hepatócitos, nos quais se multiplicam e são eliminados pelas vias biliares, alcançando o intestino com consequente contaminação do meio ambiente.

O início do quadro clínico da hepatite A em crianças é, em geral, abrupto, sem grandes sintomas prodrômicos, que se caracterizam por inapetência, cansaço, febre às vezes, dores abdominais vagas, náuseas e vômitos. Segue-se colúria e em seguida icterícia. Ao exame físico nota-se icterícia, adenomegalia, hepatomegalia dolorosa e aumento do baço. Poucos dias após o início da icterícia, o estado geral do paciente melhora, inclusive com aumento do apetite. Nos casos anictéricos, cuja ocorrência é de cerca de 10 vezes maior do que nos ictéricos, apenas os dados epidemiológicos e laboratoriais podem fazer o diagnóstico. Destarte, quando se examina uma criança com adinamia e hepatomegalia dolorosa, é muito importante reforçar a anamnese quanto a contatos recentes e, em caso de dúvida, solicitar pelo menos um hemograma e dosagem das enzimas hepáticas.

O diagnóstico é feito pela dosagem das transaminases, quando a glutâmico pirúvica (ou a alanina aminotransferase) se encontra aumentada, bem como pela dosagem das bilirrubinas com aumento da fração conjugada. No exame da urina, encontra-se aumento do urobilinogênio e, às vezes, pequena hematúria. O hemograma, como já se disse, apresenta leucócitos normais ou pouco aumentados com linfocitose e discreta atipia. A dosagem de mucoproteínas geralmente está diminuída, o que, muitas vezes, permite fazer o diagnóstico diferencial com outras doenças, como toxoplasmose, por exemplo, quando os valores estão aumentados. O diagnóstico etiológico é feito com a detecção dos anticorpos específicos, pelos métodos de radioimunoensaio e ELISA, procurando-se tanto os da classe IgM, cuja presença indica infecção aguda, quanto os da IgG que, quando positivos, denotam infecção pregressa.

Não existe terapia específica e, na maioria absoluta das vezes, a evolução é benigna, com *restitutio ad integrum* dos hepatócitos. A evolução para hepatite fulminante ocorre em menos de 1% dos casos e não há descrição, por enquanto, de cronificação.

As crianças doentes devem ficar sob precauções entéricas por duas semanas após o início da icterícia e apenas aquelas que não têm controle esfincteriano necessitam ficar em quartos privativos.

A profilaxia passiva faz-se com o uso de imunoglobulina normal, de uso intramuscular, na dose de 0,02ml/kg do preparado comercial a 16%, até no máximo 14 dias após a exposição, e deve ser indicada para os contatantes íntimos.

A profilaxia ativa é realizada com as vacinas e está em comercialização um imunobiológico feito com vírus inativado aplicado por via intramuscular.

A hepatite B é causada por um DNA-vírus de 42nm de diâmetro. Apresenta na sua superfície o antígeno denominado de superfície (HBsAg) e que promove o aparecimento do respectivo anticorpo anti-HBs e, no seu interior, o antígeno do *core* ou do "núcleo" (HBc) que induz o anticorpo anti-HBc. Existe ainda o antígeno HBe, constituído por proteínas virais e relacionado com a transmissão, cujo anticorpo é o anti-HBe. Seu período de incubação é bastante longo, de 40 a 180 dias, com mecanismos de transmissão semelhantes aos do HIV (vírus da imunodeficiência humana), quais sejam: 1. parenteral, pelo uso de sangue ou seus derivados e material contaminados; 2. direto, pela exposição de sangue e fluidos orgânicos com a mucosa ou pele com solução de continuidade; 3. vertical, mãe-filho; e 4. contato sexual. O vírus em si não tem atividade citopatogênica importante, e as manifestações clínicas dependem quase exclusivamente da reação imunológica do indivíduo. As reações dependentes da imunidade humoral explicariam, por exemplo, a doença do soro, em que os imunocomplexos circulantes com o consumo de complemento justificariam o exantema, a urticária, as artralgias e as artrites. Já a agressão ao hepatócito seria causada pela reação do componente celular. Se essa reação não ocorrer, o paciente não terá hepatite, mas tornar-se-á um portador assintomático; se for demasiadamente excessiva, pode evoluir com as formas graves da hepatite e se a resposta imunocelular não for eficaz poderá evoluir para as formas crônicas da doença.

O quadro clínico da hepatite B é muito semelhante ao da hepatite A. Pode-se iniciar com febre, mal-estar, adinamia, anorexia, náuseas e vômitos, podendo ser precedido pelas manifestações de doença de soro, como exantema, urticária, comprometimento articular. Cerca de uma semana após, inicia-se o período ictérico. Ao exame físico notam-se adenomegalia discreta, hepatoesplenomegalia e, ao hemograma, leucócitos normais ou pouco diminuídos, com discreta atipia.

O diagnóstico de hepatite, como regra, é feito pela anamnese e exame físico, e a etiologia, deduzida pela epidemiologia e confirmada por exames laboratoriais. A presença de sintomas que lembram a doença do soro orientam para o vírus B, mas a confirmação somente é feita pela sorologia. O HBsAg é o primeiro antígeno a se positivar, podendo ser detectado até duas semanas após a infecção. Cerca de quatro semanas após o aparecimento do HBsAg no soro começam os sinais clínicos da hepatite. Acompanhando a melhora clínica, os títulos do antígeno diminuem e tornam-se indetectáveis após algumas semanas. O HBeAg positiva-se poucos dias após e acompanha o HBsAg, desaparecendo um pouco mais precocemente. Os pacientes que mantêm esse antígeno positivo por mais de 10 semanas são mais propensos a ter formas crônicas. O anti-HBe aparece coincidindo com o desaparecimento do HBeAg. O antígeno HBe parece estar relacionado com a infectividade do vírus. O outro marcador usado na prática é o anticorpo contra o antígeno do *core*, ou o anti-HBc, aparecendo de três a cinco semanas após o início da infecção, tornando-se positivo no sangue, ainda na presença do HBsAg, e persistindo por muito tempo no soro. O anti-HBs pode, ainda que raramente (10-20%), ser encontrado muito precocemente, mesmo antes do início da icterícia, mas na absoluta maioria dos casos apenas se positiva após o desaparecimento do HBsAg do sangue e significa depuração do vírus. Em alguns casos, podem decorrer semanas entre o desaparecimento do antígeno (HBsAg) e o aparecimento do anticorpo (anti-HBs), período conhecido como o de "janela", quando o único marcador para a hepatite B é o anti-HBc.

A presença de antigenemia por mais de 20 semanas está relacionada com formas crônicas. Nessa situação, indica-se biópsia hepática para analisar a possibilidade de evolução para a hepatite crônica, persistente ou ativa. Nesta última situação, receia-se a instalação de cirrose ou mesmo de carcinoma hepatocelular.

Nas hepatites agudas, não há necessidade de tratamento específico, indicando-se repouso, na fase inicial da doença, e dieta pouco rica em gorduras, enquanto persistirem náuseas e vômitos. Na hepatite crônica ativa, pode-se indicar o uso de interferon como tentativa de controle da evolução para malignidade.

A profilaxia é feita com o uso de imunoglobulina hiperimune contra o vírus da hepatite B (HBIg) aplicada até uma semana após o contágio, na dose de 0,05 a 0,07ml/kg, repetindo-se um mês após. A imunização ativa é feita com o uso de vacina preparada por engenharia genética, sem componente de plasma estranho. Aplica-se em três doses, sendo a segunda um mês após e a terceira, seis meses depois. Em crianças com idade inferior a 10 anos, indica-se a metade da dose (0,5ml), dependendo da formulação empregada.

INFECÇÃO POR ADENOVÍRUS

Os adenovírus são responsáveis por uma série extensa de manifestações clínicas nas crianças, mas poucas vezes apresentam quadro clínico característico. Geralmente se exteriorizam como infecções de vias aéreas e do trato gastrintestinal.

Fazem parte do gênero *Mastadenovirus* e até o momento são conhecidos 42 sorotipos humanos.

A porta de entrada do vírus são as vias respiratórias, acometendo a mucosa do nariz, orofaringe e conjuntiva. Nesses locais, o vírus pode ser recuperado desde dois dias antes e até oito dias após o início das manifestações clínicas. Dessa região o vírus pode-se disseminar, atingindo as vias respiratórias inferiores e o trato gastrintestinal.

A manifestação clínica mais comum de uma adenovirose é a faringotonsilite e não o quadro de resfriado comum como normalmente se pensa.

O início do quadro é caracterizado por febre, dor de garganta, tonsilite exsudativa, acompanhados ou não de adenomegalia cervical. A tosse é queixa frequente, assim como mal-estar, mialgias e cefaleia. Podem-se notar coriza, congestão nasal e em crianças pequenas é frequente a queixa de dores abdominais. A duração da doença é de cinco a sete dias e, às vezes, pode-se complicar com traqueobronquite e pneumonia viral. Ocasionalmente, na evolução da doença pode surgir exantema maculopapular que, diferentemente das enteroviroses, aparece na vigência da febre. A agressão hepática também é comum na adenovirose, notando-se hepatomegalia. Destarte, note-se que, nessa forma de apresentação, o adenovírus é diagnóstico diferencial da síndrome da mononucleose. O hemograma é incaracterístico, mas a presença de linfócitos atípicos é frequente, ainda que em pequeno número.

Outras manifestações de adenovírus, cujo conhecimento, às vezes, ajuda na avaliação do paciente são:

Síndrome da tosse coqueluchóide – ocorre em crianças pequenas e caracteriza-se por tosse espasmódica, levando, às vezes, à cianose. Nessa modalidade, pode ocorrer intensa leucocitose com linfocitose.

Conjuntivite folicular – doença restrita aos olhos, geralmente é unilateral e tem evolução benigna.

Febre faringoconjuntival – é uma das manifestações características de adenovirose.

Cistite hemorrágica aguda – quadro de início agudo, com disúria e hematúria, acompanhadas ou não por febre, dor abdominal e urgência miccional, durando cerca de cinco dias.

Gastroenterite aguda – o trato gastrintestinal é um dos locais mais frequentemente atingidos pelo vírus. O paciente queixa-se de dor abdominal, cefaleia, febre, náuseas e vômitos, mais dor de garganta. Eventualmente, podem coexistir sintomas respiratórios como tosse, coriza e faringite e, às vezes, conjuntivite.

Afecções em outros órgãos – o adenovírus ainda pode ser responsável por casos de nefrite, linfadenite mesentérica, miocardite, artrite etc.

O tratamento de uma adenovirose é apenas sintomático, recomendando-se repouso e uso liberal de líquidos.

INFECÇÃO POR VÍRUS DA RUBÉOLA

O vírus da rubéola é um RNA-vírus, da família dos Togaviridae. Causa em geral doença benigna, muitas vezes subclínica, de curta duração. Quando acomete gestantes no primeiro trimestre pode provocar danos irreparáveis ao feto, como cardiopatias, catarata e glaucoma, perda de audição e comprometimento neurológico. Na sua forma adquirida, que interessa neste capítulo, a doença manifesta-se após um período de incubação de 14 a 21 dias, em geral com poucos ou nenhum sintomas prodrômicos, por um exantema maculopapular, de início na face, disseminando-se de forma craniocaudal, atingindo por fim os membros. Quando existe, o pródromo caracteriza-se por febre baixa, cefaleia, mal-estar, dor de garganta. Ao exame físico, além do exantema, notam-se petéquias no palato, linfonodomegalia, principalmente em cadeias suboccipital, retroauricular e cervicais. Ocasionalmente, pode-se palpar hepato ou esplenomegalia. Queixas de comprometimento articular são mais frequentes em mulheres pós-menarca.

O hemograma nessa doença é incaracterístico, embora seja frequente a tendência à leucopenia e à linfocitose relativa com presença de poucos linfócitos atípicos.

O diagnóstico é feito pela pesquisa de anticorpos no soro. Na infecção aguda, a presença de IgM confirma a doença. O tratamento é sintomático, e a evolução, em geral, benigna.

INFECÇÃO PELO HIV (VÍRUS DA IMUNODEFICIÊNCIA HUMANA ADQUIRIDA)

O HIV é um retrovírus que causa a Aids, doença caracterizada por imunodeficiência progressiva, devido à depressão dos linfócitos CD4+. As vias de transmissão são a sexual, a perinatal e a parenteral, através de contato com material biológico (sangue e secreções).

Na faixa pediátrica, os dados clínicos que chamam a atenção para o diagnóstico são em geral as infecções bacterianas de repetição, com gravidade e em locais inusitados (por exemplo, parotidites de repetição), falta de ganho pondoestatural, infecções por patógenos não comuns; a pista mais importante, sem dúvida, é a epidemiologia, como, por exemplo, pais que pertençam a um grupo de risco, história anterior de transfusões de sangue e seus derivados etc.

O diagnóstico é feito pela detecção dos anticorpos contra o HIV ou da antigenemia.

Na fase aguda da infecção, em geral em torno da quarta semana após o contato, o HIV, eventualmente, apresenta um quadro semelhante ao da mononucleose infecciosa, como febre, linfonodomegalia, exantema, mal-estar geral, acompanhando-se, ao hemograma, de linfocitose com presença de atipias. Nessa ocasião, a antigenemia para o vírus é positiva. Para o pediatra, o diagnóstico é importante quando se tratar de adolescentes com vida sexual ativa, de usuários de drogas ou de crianças menores, vítimas de abuso sexual.

O tratamento de crianças portadoras de HIV é bastante complexo.

BIBLIOGRAFIA

1. Beaulieu BL, Sullivan JL. Epstein-Barr virus. In: Richman DD (ed.). Clinical virology. New York: Churchill Livingstone, Inc.; 1997.p.485. • 2. Boyer KM, Remington JS, Mcleod RL. Toxoplasmosis. In: Feign, Cherry. Textbook of pediatric infectious diseases. 4th ed. Philadelphia: Saunders; 1998.p.2473. • 3. Britt W, Alford BN. Cytomegalovirus. In: Fields BN (ed.). 3rd ed. Philadelphia: Lippincott-Raven; 1996.p.2493. • 4. Fishman LA, Jonas MM, Lavine JE. Update on viral hepatites in children. Pediatr Clin North Am 1996;43:57. • 5. Okano M. Epstein-Barr virus infection and its role in the expanding diseases. Acta Paediatr 1998;87:11.

59 SÍNDROMES INFECCIOSAS II

Denise Ballester
Thais Pereira Cardoso
Ana Claudia da Cunha Travassos

A leptospirose, a dengue, a toxocaríase e a leishmaniose são doenças ainda bastante presentes no Brasil. A dengue, nas últimas décadas, tem ocorrido sob a forma epidêmica causando inúmeros óbitos, inclusive em crianças. A leptospirose acomete principalmente a população de baixa renda nos grandes centros urbanos da Região Sul e Sudeste, e a leishmaniose é mais prevalente nos estados do norte e nordeste brasileiros. Entretanto, pediatras de todo o Brasil podem atender casos migrados das regiões mais prevalentes. Daí a importância de descrever os principais aspectos dessas doenças.

LEPTOSPIROSE

A leptospirose é uma zoonose que tem emergido causando surtos epidêmicos em comunidades urbanas de vários estados brasileiros. Entretanto, pouco é conhecido sobre essa infecção na população geral e principalmente em crianças.

A leptospirose é uma doença causada por uma espiroqueta, a *Leptospira interrogans*. As fontes de infecção em humanos incluem espécies de mamíferos selvagens e domésticos, como os ratos e os cães, que podem excretar a leptospira na urina por um a três meses. Assim, a maioria dos surtos ocorre por meio da exposição à água contaminada com urina desses animais, nos períodos de chuva e enchentes.

Na forma endêmica, a transmissão interpessoal é rara e de forma geral ocorre por meio do contato direto ou indireto das superfícies mucosas ou pele, com traumatismos ou abrasões, com a urina ou a carcaça de animais infectados.

O período de incubação é de 7 a 13 dias em média, variando de 2 a 26 dias.

QUADRO CLÍNICO

As manifestações clínicas da leptospirose são decorrentes de vasculite sistêmica causada pela presença da leptospira na circulação sanguínea. A doença tende a ter um curso bifásico e apresenta-se por meio de duas síndromes clínicas distintas: anictérica (90%) ou ictérica (10%), sendo que as infecções assintomáticas são pouco frequentes em humanos.

A síndrome anictérica é considerada a forma leve da leptospirose apesar de apresentar manifestações clínicas com espectro variado. A fase aguda ou septicêmica é caracterizada por febre alta de início abrupto, calafrios, cefaleia, náuseas, vômitos e mialgias, principalmente em panturrilhas. Lesões de pele podem ocorrer em 10% dos casos e caracterizam-se por exantema maculopapular ou urticariforme, petéquias ou púrpuras. Notam-se também linfoadenopatia generalizada e hepatoesplenomegalia. Essa fase inicial pode durar de quatro a sete dias e depois se segue um período de desaparecimento abrupto da febre por um ou dois dias, com diminuição dos sintomas, provocando uma sensação de melhora no paciente. A seguir, a febre pode recrudescer, mas raramente é tão alta quanto a da fase aguda. Esse período é denominado de fase imune e pode durar de 4 a 30 dias. O paciente pode apresentar meningite, meningoencefalite, pneumonia e uveíte. Nessa fase ocorre o aparecimento de anticorpos aglutinantes, a diminuição da leptospiremia e a excreção de leptospiras pela urina.

A síndrome ictérica ou doença de Weil é a forma grave da leptospirose. A taxa de letalidade varia de 5 a 20%. Nas formas mais graves, que evoluem com disfunção de múltiplos órgãos e sistemas, a letalidade pode chegar a 40%. As manifestações da fase aguda ou septicêmica são semelhantes às da síndrome anictérica, inclusive em relação à duração. A fase imune, porém, é bastante distinta e caracteriza-se por insuficiência hepática e renal graves. Notam-se fenômenos hemorrágicos como hemorragia digestiva alta, epistaxe e comprometimento cardiocirculatório muitas vezes levando ao óbito. A icterícia tem início entre o terceiro e sétimo dias da doença, alertando o médico para a evolução desfavorável da doença.

DIAGNÓSTICO CLÍNICO E LABORATORIAL

O diagnóstico de leptospirose é sugerido nos pacientes que apresentem sintomas de febre, mialgia, principalmente em panturrilhas, vômitos, calafrios, diminuição do volume urinário, hiperemia conjuntival e icterícia ou que apresentem sinais e sintomas de processo infeccioso inespecífico com antecedentes epidemiológicos tais como contato com água ou lama de enchentes, água de córregos, rios e lagos, fossa, esgoto, lixo, material para reciclagem, urina de animal doente ou contato direto com urina de roedores.

A confirmação diagnóstica pode ser feita por meio do isolamento do agente em cultura e pela sorologia. Pode ser realizada a cultura de sangue e liquor, que são positivas durante os primeiros 10 dias de doença, sendo possível isolar o agente no sangue em 50% dos casos. A cultura de urina torna-se positiva da segunda semana da doença até 30 dias após a resolução dos sintomas.

Como alguns laboratórios não oferecem a possibilidade de realização de culturas, a sorologia pode ser usada para a confirmação do diagnóstico. Vários testes sorológicos são utilizados, incluindo o teste de aglutinação microscópica (MAT), que é o exame padrão, o teste de macroaglutinação, a hemaglutinação indireta e o ELISA.

Títulos superiores 1:800 no MAT são fortemente sugestivos de leptospirose, mas pode haver reação cruzada com anticorpos da sífilis, doença de Lyme e legionelose. No entanto, como o MAT nem sempre está disponível, pode ser utilizado teste rápido (ELISA) que verifica a presença de anticorpos IgM. Técnicas mais novas como reação em cadeia da polimerase (PCR) estão sendo exploradas para o diagnóstico de leptospirose, mas ainda não estão disponíveis rotineiramente.

Os exames laboratoriais na leptospirose são inespecíficos e não auxiliam o diagnóstico, devendo ser solicitados apenas nos casos graves com presença de icterícia, diminuição do volume urinário, sangramentos, desconforto respiratório e alterações neurológicas para a avaliação dessas complicações. Os exames comumente solicitados inicialmente nessas situações são hemograma completo, ureia, creatinina, sódio, potássio, bilirrubinas, transaminases e creatinina fosfoquinase (CK).

TRATAMENTO

Nos casos leves com apenas febre, mialgia, cefaleia e vômitos, o tratamento é ambulatorial e indica-se a administração de doxiciclina, 100mg por via oral, de 12/12 horas, durante cinco a sete dias. Esse tratamento parece reduzir o curso da doença e a frequência da leptospiúria durante a fase de convalescença. Essa medicação não é recomendada para crianças com menos de 9 anos de idade. Nesse caso, pode ser usada a amoxicilina na dose de 50mg/kg/dia, de 8/8 horas, por via oral. Os pacientes graves devem ser internados e recomenda-se o uso da penicilina cristalina de 4 em 4 horas durante sete dias e nos pacientes alérgicos pode ser dada tetraciclina de 6 em 6 horas também durante sete dias.

Os pacientes com manifestações clínicas leves como febre, cefaleia e mialgia podem ter seguimento ambulatorial com orientação de repouso, hidratação adequada e coleta de sorologia para leptospirose a partir do sétimo dia do início do quadro. O retorno deve ser diário para a avaliação da evolução dos sintomas. A família deve ser orientada a procurar o serviço de urgência se aparecerem sinais e sintomas de gravidade da leptospirose como icterícia, sangramentos, diminuição do volume urinário, alterações neurológicas, prostração intensa ou dispneia.

Trata-se de uma doença de notificação compulsória, que impõe intervenção sanitária imediata na comunidade para evitar a disseminação dos casos.

DENGUE

A dengue é uma doença febril aguda causada por um RNA vírus, arbovírus do gênero *Flavivirus*, pertencente à família Flaviridae e são conhecidos quatro sorotipos: 1, 2, 3 e 4. A transmissão para os homens é feita por meio do seu principal vetor, o mosquito *Aedes aegypti*, que se desenvolve em áreas tropicais e subtropicais. A dengue não é transmitida de pessoa para pessoa.

Atualmente, a dengue é a arbovirose mais comum que atinge o homem, sendo responsável por cerca de 100 milhões de casos/ano na população de risco de 2,5 a 3 bilhões de seres humanos. A febre hemorrágica da dengue (FHD) e a síndrome do choque da dengue (SCD) atingem pelo menos 500 mil pessoas/ano, apresentando taxa de mortalidade de até 10% para pacientes hospitalizados e 30% para pacientes não tratados.

A dengue é endêmica no sudeste asiático e tem originado epidemias em várias partes da região tropical, em intervalos de 10 a 40 anos. Uma pandemia teve início na década de 1950 no sudeste asiático e, nos últimos 15 anos, vem intensificando-se e propagando-se pelos países tropicais do sul do Pacífico, África Oriental, Ilhas do Caribe e América Latina.

Na última década, vem ocorrendo epidemias de dengue em vários estados brasileiros, com elevado número de óbitos. Trata-se de uma doença que acomete indivíduos de todas as condições sociais, com alta disseminação, uma vez que envolve medidas sanitárias que dependem da participação da população. No Brasil, os sorotipos mais encontrados são o 1 e o 2. Somente em 2000, registrou-se o sorotipo 3 e em 2008 identificou-se o sorotipo 4 em Manaus. Mais de 3.000 municípios brasileiros têm notificado a dengue, como ilustrado na figura II-33. Vale ressaltar que o número de casos vem aumentando desde 2004 (Fig. II-34).

TRANSMISSÃO

O ciclo biológico do mosquito *Aedes aegypti* ocorre do seguinte modo: a fêmea do mosquito deposita seus ovos nas paredes dos recipientes com água. Ao saírem dos ovos, as larvas vivem na água por cerca de uma semana. É importante lembrar que os ovos que carregam as futuras larvas podem suportar até um ano de seca e ser transportados por longas distâncias, aderidos às bordas dos recipientes, uma das razões para a difícil erradicação do mosquito.

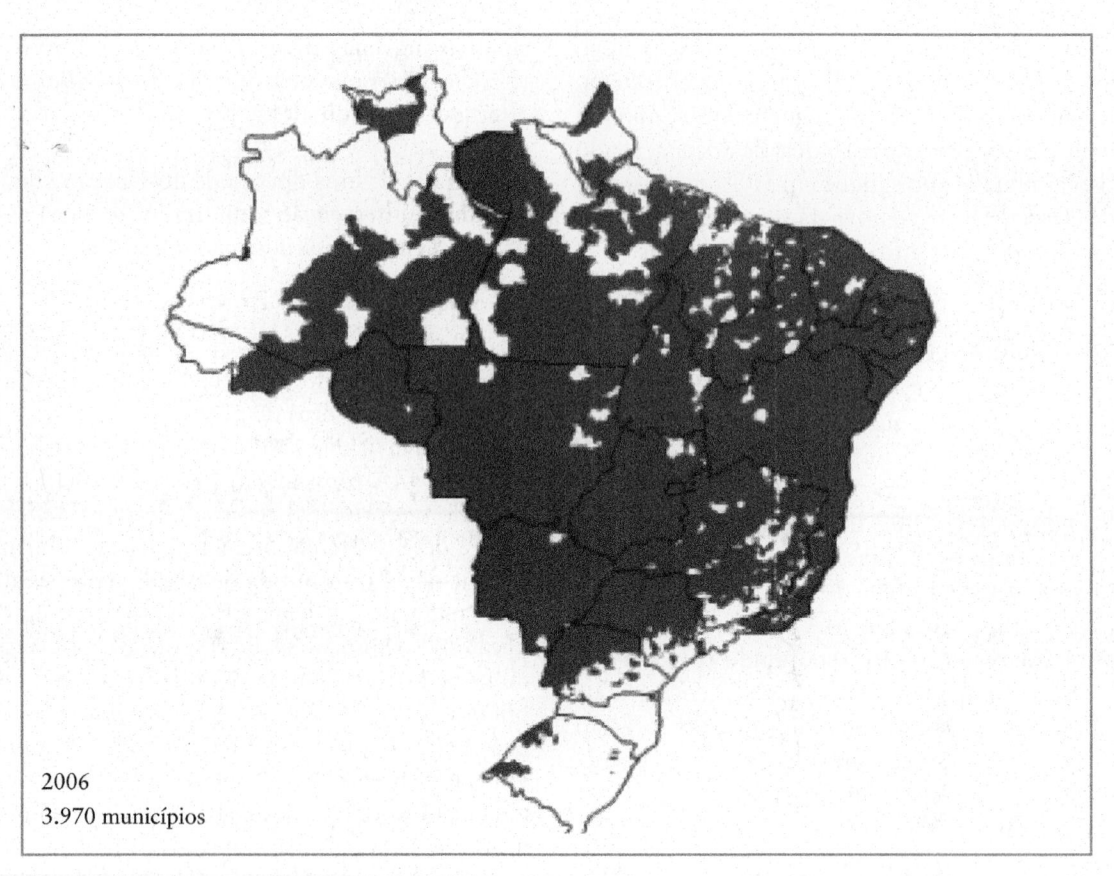

2006
3.970 municípios

Figura II-33 – Áreas com dengue.

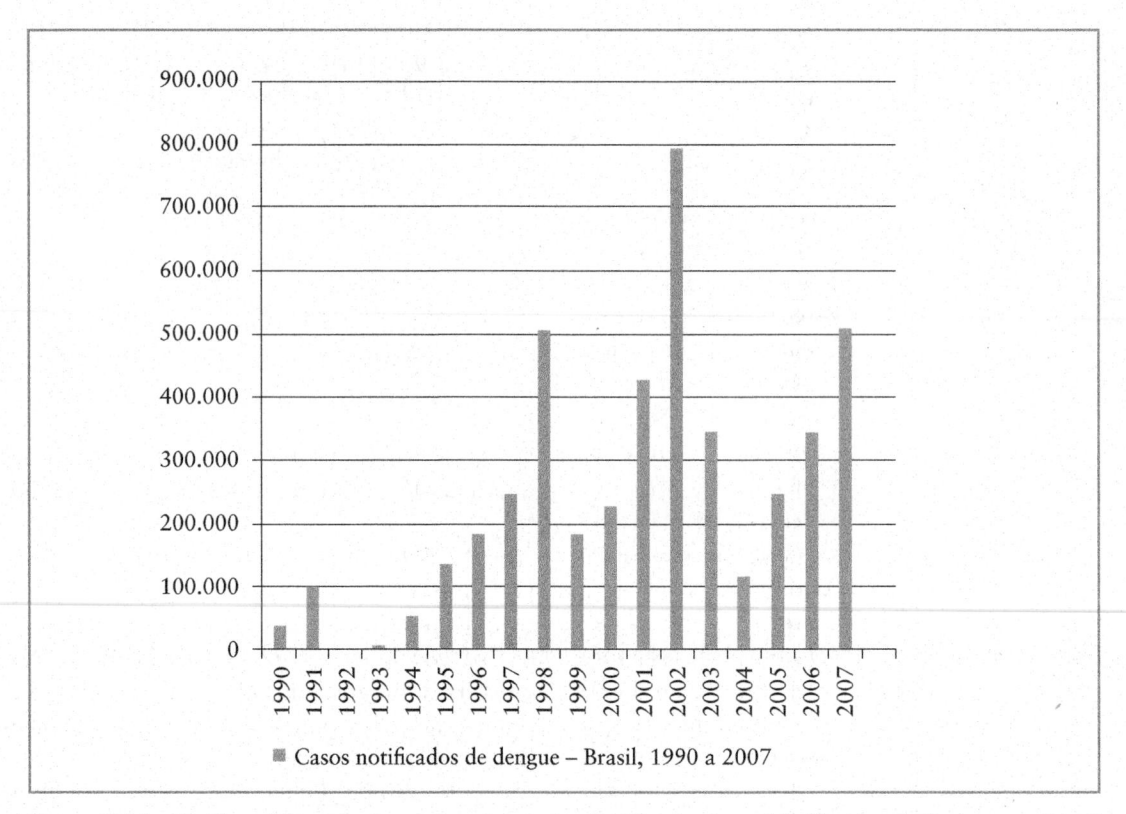

■ Casos notificados de dengue – Brasil, 1990 a 2007

Figura II-34 – Gráfico elaborado com informações da planilha de Casos Notificados de Dengue no Brasil (1997-2007). Fonte: SESs/UF – atualizado em 31/10/2007.

Após 7 a 10 dias, as larvas transformam-se em mosquitos adultos que se acasalam e as fêmeas passam a se alimentar de sangue que possui as proteínas necessárias para o desenvolvimento dos ovos. Nessa fase, o mosquito pode picar indivíduos contaminados e após 10 a 14 dias contados a partir da picada (período de incubação intrínseco – no mosquito) o *Aedes* pode estar apto a infectar indivíduos.

O mosquito *Aedes aegypti* mede menos de 1cm, tem aparência inofensiva, cor de café ou preta e listras brancas no corpo e nas pernas. Costuma picar nas primeiras horas da manhã e nas últimas da tarde (raramente à noite), evitando o sol forte. Entretanto, mesmo nas horas quentes, pode atacar à sombra dentro ou fora de casa. O indivíduo não percebe a picada, pois, no momento, não há dor ou prurido.

O período de incubação da doença é de 3 a 15dias, sendo em média 5 a 6 dias.

QUADRO CLÍNICO

A infecção por dengue causa uma doença com várias formas de manifestação clínica que inclui desde formas oligo ou assintomáticas, até quadros com hemorragia e choque que podem evoluir para óbito. Alguns sinais e sintomas são considerados de alerta para uma evolução desfavorável (Quadro II-148) e devem ser pesquisados ativamente em pessoas com suspeita de reinfecção.

Quadro II-148 – Sinais de alerta na dengue.

Dor abdominal intensa e contínua
Vômitos persistentes
Hipotensão postural
Hipotensão arterial
Pressão diferencial < 20mmHg (pressão arterial convergente)
Hepatomegalia dolorosa
Hemorragias importantes
Extremidades frias, cianose
Pulso rápido e fino
Agitação e/ou letargia
Diminuição da diurese
Diminuição repentina da temperatura corporal ou hipotermia
Aumento repentino do hematócrito

Ministério da Saúde. Secretaria de Vigilância em Saúde. Guia de vigilância epidemiológica/Ministério da Saúde, Secretaria de Vigilância em Saúde. 6ª ed. Brasília: Ministério da Saúde; 2005.

Dengue clássico (DC)

Caso suspeito – paciente que tenha doença febril aguda, com duração máxima de sete dias, acompanhada de pelo menos dois dos seguintes sintomas: cefaleia, dor retro-orbitária, mialgia, artralgia, prostração, exantema. Além desses sintomas, deve ter estado nos últimos 15 dias em área onde ocorre transmissão de dengue ou exista o *Aedes aegypti*.

A primeira manifestação é a febre alta (39° a 40°C), de início abrupto, seguida de cefaleia, mialgia, prostração, artralgia, anorexia, astenia, dor retro-orbitária, náuseas, vômitos, exantema, prurido cutâneo. Ao exame físico pode-se notar hepatomegalia dolorosa desde o aparecimento da febre. Na criança, a doença manifesta-se como uma síndrome febril com sinais e sintomas inespecíficos: apatia ou sonolência, recusa da alimentação, vômitos, diarreia ou fezes amolecidas. Nos menores de 2 anos de idade, especialmente em menores de 6 meses, os sintomas de cefaleia, mialgia e artralgia podem manifestar-se por choro persistente, adinamia e irritabilidade, geralmente com ausência de manifestações respiratórias, e pode confundir-se com outros quadros infecciosos febris comuns a essa faixa etária. Em crianças menores de 5 anos, o início da doença pode passar despercebido e o quadro grave ser identificado como a primeira manifestação clínica. Na criança, o agravamento geralmente é súbito, sendo os sinais de alarme de gravidade mais facilmente detectados. O exantema, quando presente, é maculopapular, podendo apresentar-se sob todas as formas (pleomorfismo), com ou sem prurido, precoce ou tardiamente. As manifestações hemorrágicas como petéquias, epistaxe e gengivorragia podem ocorrer no final do período febril. A dengue clássica tem duração de cinco a sete dias, mas o período de convalescença pode prolongar-se por várias semanas.

Em todos os pacientes com suspeita de dengue, é necessário realizar a prova do laço. Ela não pode ser realizada com garrote ou torniquete. Para realizar essa prova, deve-se aferir a pressão arterial e calcular a pressão média. Insuflar novamente o manguito até o valor médio e mantê-lo insuflado por 5 minutos (em adultos) ou 3 minutos (em crianças). Contar o número de petéquias no interior de um quadrado de 2,5cm × 2,5cm. A prova será positiva se surgirem mais do que 20 petéquias no adulto ou 10 petéquias nas crianças, no interior do quadrado. A prova do laço avalia a fragilidade capilar e pode refletir a queda do número de plaquetas, sendo importante sinal de alerta para a presença da febre hemorrágica da dengue.

A dengue clássica pode ser subdividida em grupos A, B e C, que diferem quanto à gravidade e conduta, como pode ser observado nas figuras II-35 a II-37.

Febre hemorrágica da dengue (FHD)

Caso suspeito – é todo caso suspeito de dengue que apresenta agravamento do quadro no terceiro ou quarto dia de evolução com aparecimento de manifestações hemorrágicas, variando desde prova do laço positiva até fenômenos mais graves como hematêmese, melena e outros.

Os pacientes com suspeita de FHD devem ser internados para tratamento. Nos casos graves, o choque circulatório ocorre entre o terceiro e sétimo dias de do-

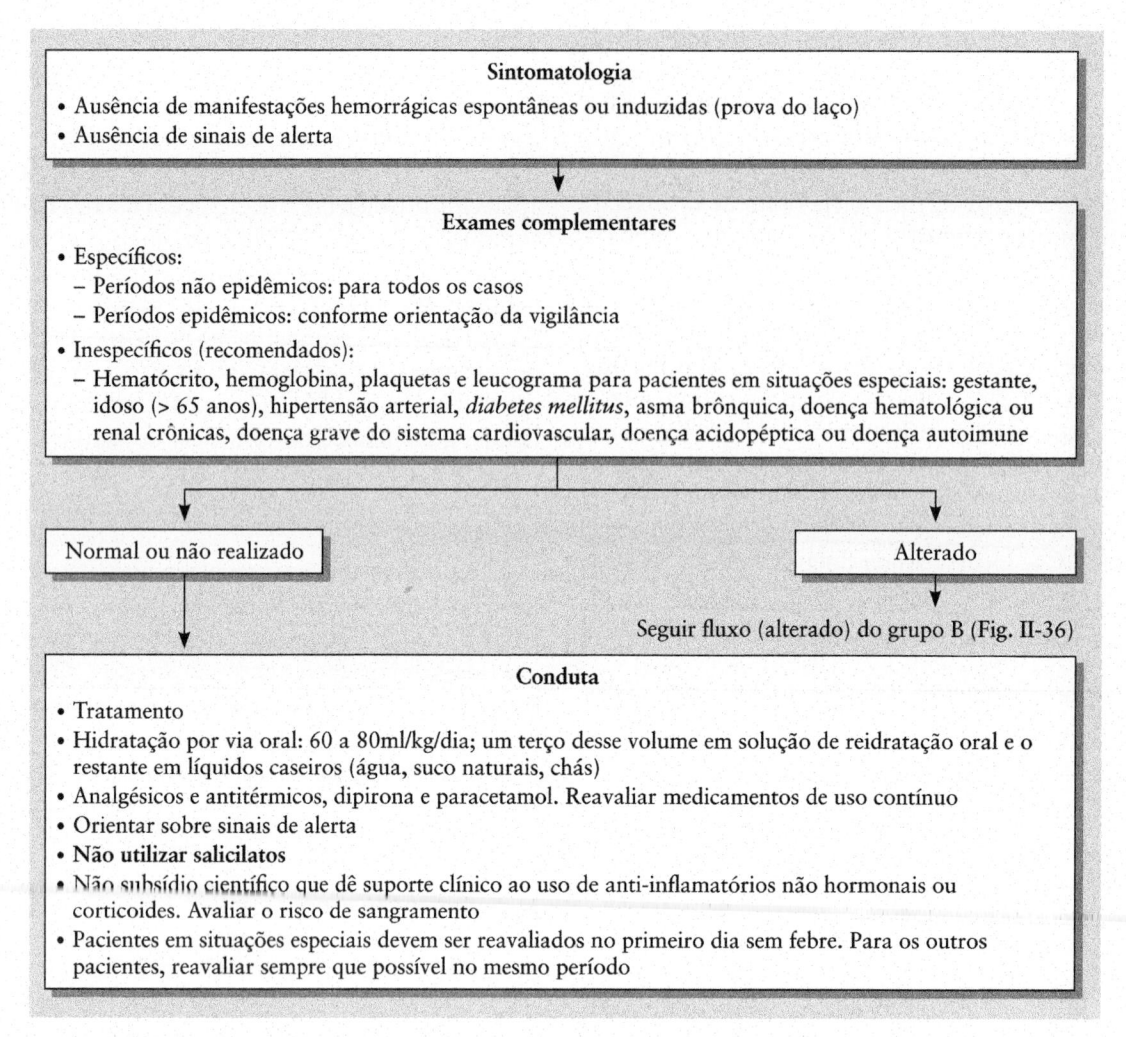

Figura II-35 – Conduta do paciente com suspeita de dengue do grupo A. Adaptado do texto do Ministério da Saúde – Secretaria de Vigilância em Saúde – Diretoria Técnica de Gestão: Dengue – Diagnóstico e Manejo Clínico – Série A. Normas e Manuais Técnicos; 2005.

ença, geralmente precedido por dor abdominal. O choque é decorrente do aumento de permeabilidade vascular seguida de hemoconcentração, detectada pela elevação do hematócrito ou hipotensão postural. Nota-se, ao exame físico, pulso rápido e fraco, diminuição da pressão arterial, extremidades frias, alteração do turgor da pele e agitação. Alguns pacientes podem ainda apresentar manifestações neurológicas, como convulsões e irritabilidade. Esse quadro pode ter evolução rápida, levando a óbito em 12 a 24 horas.

DIAGNÓSTICO LABORATORIAL

Os exames específicos para o diagnóstico da dengue são o isolamento do vírus ou os métodos sorológicos que demonstram a presença de anticorpos da classe IgM, em única amostra de soro, ou o aumento do título de anticorpos IgG (conversão sorológica) observado entre duas amostras colhidas em tempos diferentes.

O isolamento viral é o método mais específico para a determinação do vírus responsável pela infecção. A coleta de amostra deverá ser feita orientada pela vigilância epidemiológica, respeitando-se a capacidade dos laboratórios de referência e preferencialmente durante o período de viremia, ou seja, até o quinto dia do início dos sintomas.

Os métodos sorológicos são os de escolha para a confirmação laboratorial na prática. Existem várias técnicas, sendo o ELISA de captura de IgM (MAC-ELISA) o recomendado, pois detecta infecções atuais ou recentes. Sua realização requer somente uma amostra de soro e baseia-se na detecção de anticorpos IgM específicos aos quatro sorotipos do vírus da dengue. Esses anticorpos desenvolvem-se rapidamente após o quinto dia do início da doença, tanto na primoinfecção quanto nas infecções secundárias. Outras técnicas também são utilizadas no diagnóstico sorológico do vírus da dengue: inibição de hemaglutinação (HI), fixação de complemento (FC) e neutralização, mas exigem amostras pareadas do soro de casos suspeitos, o que torna a confirmação diagnóstica mais demorada.

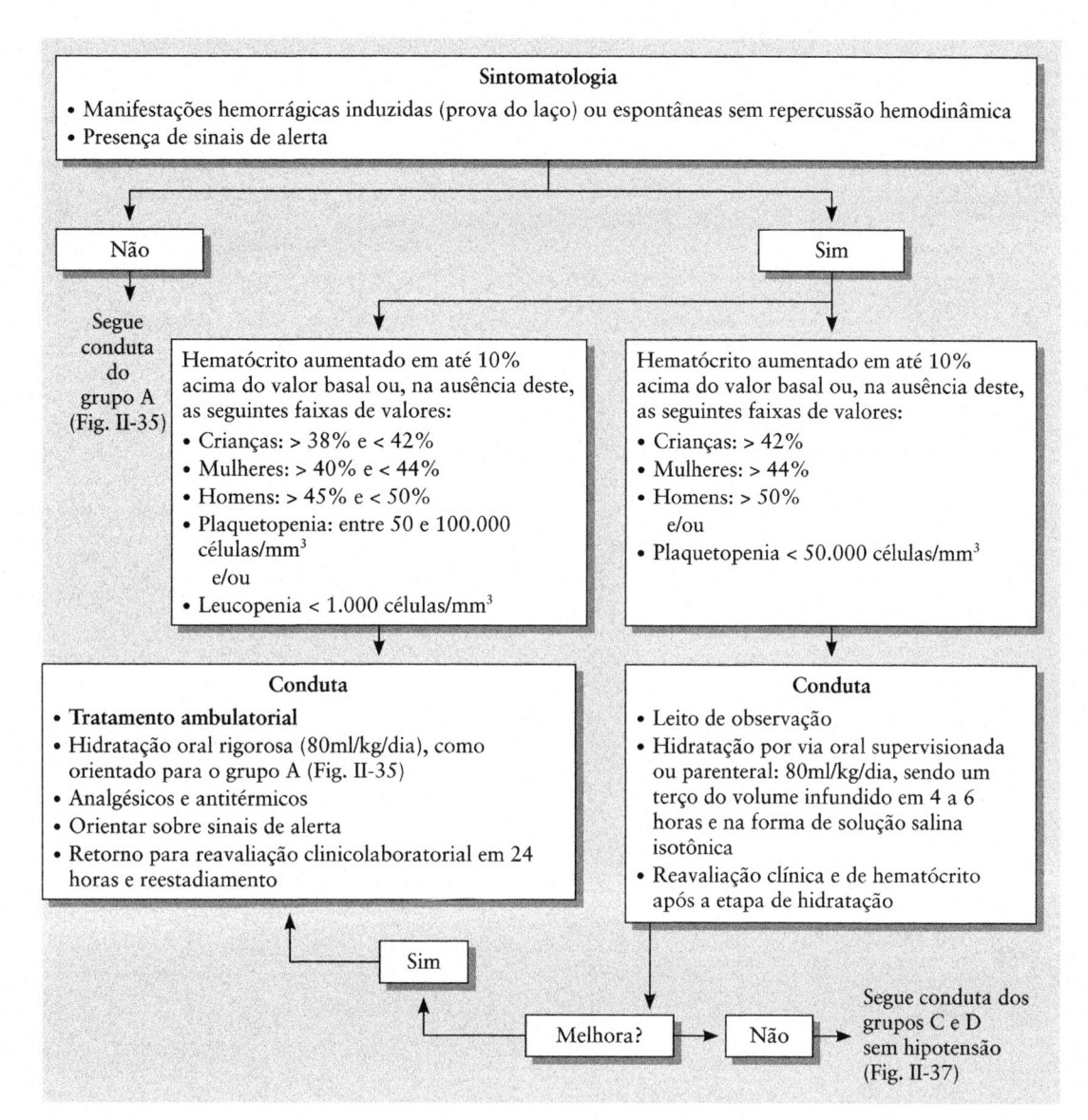

Figura II-36 – Conduta do paciente com suspeita de dengue do grupo B. Adaptado do texto do Ministério da Saúde – Secretaria de Vigilância em Saúde – Diretoria Técnica de Gestão: Dengue – Diagnóstico e Manejo Clínico – Série A. Normas e Manuais Técnicos; 2005.

As técnicas de detecção de antígenos virais e/ou ácido nucleico viral gradativamente estão sendo incorporadas na rotina dos laboratórios e muitas vezes confirmam o diagnóstico em situações em que não é possível fazê-lo pelas técnicas habituais. Podem ser detectados antígenos ou ácido nucleico viral no sangue e tecidos humanos, mediante os seguintes métodos: reação em cadeia da polimerase com transcrição reversa (RT-PCR), imunofluorescência (IF), imuno-histoquímica, hibridização *in situ* e diagnóstico histopatológico.

Atualmente, o Ministério da Saúde disponibiliza o teste rápido para dengue – NS1, com resultado imediato, e que pode dar o diagnóstico da dengue com menos de 24 horas do início da doença. Esse teste permite identificar o sorotipo do vírus e deve ser feito até o terceiro dia do início dos sintomas.

Exames inespecíficos – hematócrito e número de plaquetas são os mais importantes para o diagnóstico e acompanhamento dos pacientes com manifestações hemorrágicas. Os exames devem ser pedidos conforme a sintomatologia do paciente, baseada nas figuras II-35 a II-37.

CONDUTA

A conduta nos casos suspeitos de dengue é basicamente de suporte e varia conforme o quadro clínico inicial dos pacientes e a resposta à terapêutica proposta como sugerido nas figuras II-35 a II-37.

ACOMPANHAMENTO AMBULATORIAL

Os pacientes com dengue clássica do grupo A e em alguns casos do B, por não apresentarem sinais de alerta ou

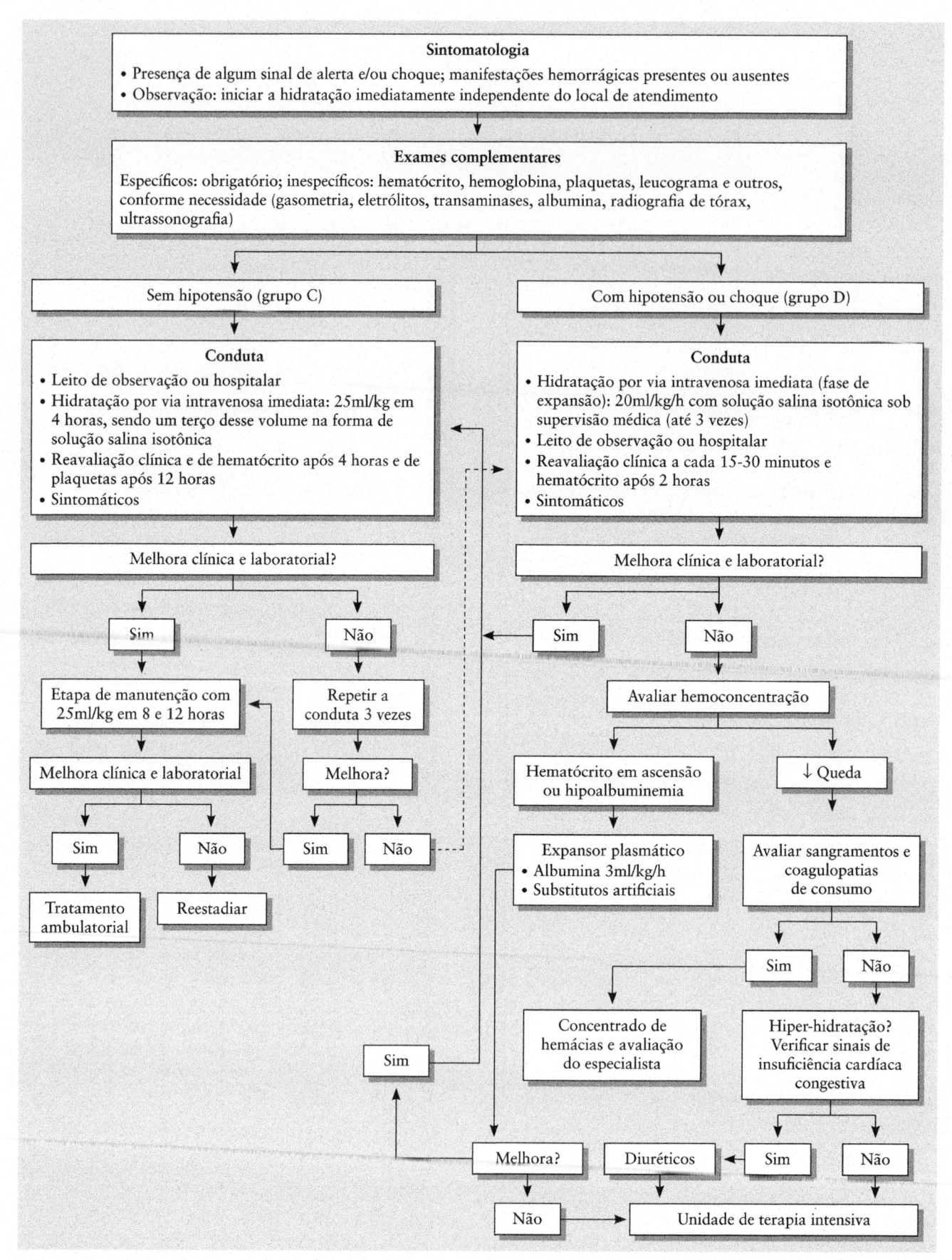

Figura II-5 – Conduta do paciente com suspeita de dengue dos grupos C e D. Adaptado do texto do Ministério da Saúde – Secretaria de Vigilância em Saúde – Diretoria Técnica de Gestão: Dengue – Diagnóstico e Manejo Clínico – Série A. Normas e Manuais Técnicos; 2005.

risco para distúrbios hemorrágicos, podem ser seguidos em ambulatório, com retorno ao serviço de saúde, após 48 a 72 horas do início dos sintomas para avaliação clínica, até a remissão da febre.

Os pacientes que inicialmente pertencerem aos demais grupos, ou apresentarem durante o seguimento ambulatorial alterações clínicas sugestivas de complicações como já anteriormente referido, principalmente com suspeita de FHD, devem ser encaminhados para o serviço de urgência para avaliação. Quando estiverem estabilizados, poderão receber alta para continuar o seguimento ambulatorial.

O tratamento é sintomático (analgésicos e antipiréticos) e pode ser feito no domicílio. Indica-se hidratação oral com aumento da ingestão de água, sucos e chás. Não devem ser usados medicamentos derivados do ácido acetilsalicílico e anti-inflamatórios não hormonais, por aumentar o risco de hemorragias.

A notificação dos casos suspeitos de dengue deve ser feita imediatamente, para que sejam tomadas medidas visando reduzir a letalidade das formas graves e obter o controle da doença. Essas informações permitem conhecer o comportamento da dengue na comunidade, principalmente em períodos de epidemia.

TOXOCARÍASE

A toxocaríase ou síndrome da *larva migrans* visceral foi definida na década de 1950 associada ao ascarídeo do gênero *Toxocara*. Caracteriza-se por eosinofilia persistente intensa, hepatomegalia, manifestações pulmonares e outras causadas pela migração prolongada de larvas pelos órgãos internos de hospedeiros não habituais. No final da década de 1960, foi incluído na definição o conceito da persistência da larva viva, por tempo prolongado, nos tecidos do hospedeiro, além da migração larvária. Com essa modificação estão excluídas as migrações larvárias dos ancilostomídeos e do *Ascaris lumbricoides*.

A síndrome tem como principal agente o *Toxocara canis*, uma vez que outros parasitas são mais raros. Pode-se apresentar de forma subclínica ou clínica, com predomínio de manifestações viscerais ou oculares.

O reservatório natural do *T. canis* são os cães. Os principais transmissores são os filhotes de cães, que adquirem o parasita pela via transplacentária e albergam vermes adultos, com alta carga parasitária, eliminando grande quantidade de ovos pelas fezes. Os filhotes podem manter altas taxas de infestação até os 6 meses de vida e os ovos excretados são resistentes, mesmo em ambiente hostil, tornando-se infectantes em condições favoráveis.

O homem adquire a infecção pela ingestão de ovos contendo a larva em estágio infectante, a qual, no intestino, irá invadir a circulação e iniciar um processo de migração que pode atingir diferentes órgãos, especialmente fígado, pulmões e coração. Na patogênese da doença, são importantes: as reações inflamatórias causadas pela larva nos tecidos e seu padrão migratório; a reação imunológica do hospedeiro (humoral e tecidual); a frequência da ingestão de ovos larvados e a sensibilização do hospedeiro aos antígenos da larva e aos produtos secretados e/ou excretados por ela. Dependendo da interação desses mecanismos, as manifestações clínicas da doença podem ser muito variáveis. Acredita-se que a maioria dos casos seja assintomática. O parasita pode permanecer quiescente no hospedeiro por longos períodos (por vezes causando síndromes hipereosinofílicas persistentes) e ser reativado em situações de queda da imunidade.

Os indivíduos de risco para a doença são os que ingerem os ovos embrionados de solo contaminado. Assim, uma das características da doença é sua presença em crianças de 1 a 5 anos de idade, especialmente aquelas com pica geofágica.

EPIDEMIOLOGIA

Estudos populacionais com indivíduos não doentes demonstram que as taxas de soropositividade para o *Toxocara canis* são muito variáveis, desde 2 a 3% até mais de 50%, dependendo das características da população estudada e/ou dos pontos de corte dos testes sorológicos utilizados.

Em nosso país, os estudos mostram variabilidade considerável na prevalência de acordo com a região. Um estudo envolvendo crianças em Vitória – ES, demonstrou maiores positividades, chegando a 39%.

Um estudo seccional foi realizado em um município do Amazonas, entre julho e outubro de 2006, para estimar a frequência de anticorpo anti-*Toxocara canis* da classe IgG e avaliar as variáveis epidemiológicas e socioculturais. Apresentaram sorologia positiva 66,6% (10/15) dos indivíduos que tinham contato domiciliar com filhotes de cão. Um estudo publicado em 2005, realizado na periferia da cidade de São Paulo, mostrou soroprevalência de 54,8% entre 208 crianças de 1 a 14 anos de idade atendidas nos ambulatórios de pediatria, imunologia e pneumologia pediátrica. Esse estudo mostrou associação da soropositividade com cães filhotes domiciliares, contato com terra, hepatomegalia, asma, eosinofilia, IgE aumentada e desnutrição pregressa.

Dentre os principais locais de risco para a aquisição do nematódeo estão os parques e os jardins públicos.

QUADRO CLÍNICO

As manifestações da toxocaríase podem ser variáveis, sendo descritos três padrões clínicos principais: toxocaríase visceral, ocular isolada e apresentações atípicas.

A toxocaríase visceral acomete classicamente crianças entre 1 e 5 anos de idade, com dados positivos para geofagia e contato domiciliar com cães, especialmente filhotes até 6 meses de vida. Os achados clínicos mais frequentes são febre (55 a 80% dos casos), hepatomegalia (65 a 85%) e manifestações pulmonares (20 a 60%). A febre pode ser elevada e os achados de palidez e anemia são comuns. O envolvimento hepático grave é raro e geralmente associado a alterações transitórias de enzimas hepáticas.

Os sintomas respiratórios estão presentes em 20 a 86% das crianças e podem expressar-se por quadros de sibilância recorrentes ou persistentes, pneumonia ou pneumonite intersticial, sendo a insuficiência respiratória grave um evento raro. A radiografia de tórax pode revelar infiltrado peribrônquico bilateral transitório em até 50% dos pacientes sintomáticos.

As manifestações oculares podem estar associadas à toxocaríase visceral, porém, em geral, apresentam-se isoladamente. A forma ocular pode manifestar-se após 4 a 10 anos do diagnóstico inicial da forma visceral. Os sintomas mais comuns são diminuição da acuidade visual e estrabismo, mas pode-se encontrar leucocoria e dor. A lesão típica no fundo de olho é de um granuloma elevado, medindo 1 a 2cm e localizado no polo posterior da retina. A toxocaríase ocular surge como um diagnóstico diferencial de retinoblastoma. Quadros mais raros podem ocorrer, como uveíte e endoftalmite.

Adenomegalia, esplenomegalia, artrite, edema de membros inferiores, astenia, anorexia, lesões de pele (eritema, urticária, púrpura) e nódulos subcutâneos podem estar presentes.

É importante considerar que os casos mais graves da doença decorrem do envolvimento miocárdico e/ou do sistema nervoso central ou da resposta imunológica alterada. O acometimento cardíaco geralmente se expressa com manifestações sugestivas de miocardite e as alterações descritas no sistema nervoso incluem quadros de meningoencefalite, síndrome de Guillan-Barré e epilepsia.

As formas atípicas de toxocaríase ou ocultas são descritas a partir de quadros clínicos inespecíficos como dor abdominal, cefaleia e tosse, nos quais os níveis de eosinofilia não são tão elevados, mas os títulos sorológicos estão muito altos. No entanto, tais formas ainda necessitam de estudos mais detalhados para melhor compreensão da sua importância clínica, especialmente em pediatria.

DIAGNÓSTICO

Para a suspeita de toxocaríase, alguns dados epidemiológicos são importantes como a presença de cães no domicílio, a população canina em determinada região geográfica que pode contaminar áreas públicas (especialmente áreas de terra ou areia), o hábito da geofagia, muito comum em crianças menores de 5 anos de idade.

Assim, a toxocaríase deve ser suspeitada em situações clínicas frequentes na prática pediátrica, como crises de sibilância persistente ou recorrente e hepatomegalia, especialmente quando ocorrer eosinofilia intensa (maior ou igual a 20%), associadas aos dados epidemiológicos referidos acima. A associação com hipergamaglobulinemia e aumento de iso-hemaglutininas pode ainda auxiliar na sugestão do diagnóstico.

Alguns autores apontam como significativa a associação entre sorologia positiva para *T. canis*, IgE total elevada (acima de 200UI/dl) e eosinofilia acima de 400 células/mm^3. É importante considerar que o parasitológico de fezes é negativo, pois o ser humano não elimina vermes adultos.

O diagnóstico de certeza reside no encontro da larva nos tecidos, mas, na prática clínica, o teste enzimático (ELISA) é o método de escolha. Em nosso meio, até o momento, os testes com antígenos somáticos ou de secreção ou excreção da larva, após absorção do soro com antígenos de *Ascaris suum*, com titulação igual ou superior a 1:640 são altamente sugestivos da doença, embora esse resultado não permita diferenciar a infestação aguda da forma inativa.

Na forma ocular da doença, a sorologia pode ser negativa e ser utilizado o teste do RAST (*radio-allergosorbent test*) para a detecção de IgE específica. A detecção de anticorpos no humor vítreo é considerada forte evidência da infecção.

Na suspeita de toxocaríase ocular, o pediatra deve encaminhar a criança para o oftalmologista para a confirmação diagnóstica.

TRATAMENTO

O tratamento dos casos de toxocaríase visceral é controverso porque o homem não dissemina o parasita, as alterações sorológicas podem refletir quadros pregressos autolimitados e as drogas utilizadas têm eficácia discutível. Além disso, o uso dos medicamentos pode ocasionar liberação de antígenos das larvas mortas que podem desencadear reações de hipersensibilidade no hospedeiro, bem como seus efeitos colaterais.

Dessa forma, o tratamento medicamentoso é indicado apenas nos indivíduos com sintomatologia clínica, pois a sorologia pode permanecer positiva por muito tempo. Também é indicado na fase aguda do processo inflamatório dos quadros oculares.

Os principais antiparasitários descritos no tratamento são o mebendazol, o tiabendazol, o dietilcarbamazina, o fendendazol e o oxifenbendazol (Quadro II-149).

O mebendazol e o albendazol são aprovados pelo FDA (*United States Food and Drug Administration*) e as drogas de escolha para o tratamento dessa infecção.

O uso de corticoide por via oral, junto com o antiparasitário, também gera discussões e estaria indicado

Quadro II-149 – Principais antiparasitários no tratamento da toxocaríase.

Medicamento	Dosagem	Intervalo	Duração
Mebendazol	100-200mg	12/12h	5 dias
Albendazol	400mg	12/12h	5 dias
Tiabendazol	25mg/kg/dia	Dose única	5-7 dias
Dietilcarbamazina	2mg/kg/dia	Dose única	5-7 dias

quando há risco de reação de hipersensibilidade aos antígenos larvários. Na prática, é difícil determinar qual o grupo de risco para tal condição. Na fase aguda da toxocaríase ocular, tem-se utilizado a associação de corticoide por via oral ou local, embora sem evidências que comprovem sua eficácia.

Relatos esporádicos ainda sugerem o uso de corticosteroides nos quadros respiratórios graves e envolvimento miocárdico e do sistema nervoso central, porém tais apresentações são bastante atípicas.

PREVENÇÃO

Com relação à prevenção da toxocaríase, as recomendações incluem a educação da população quanto ao tratamento e cuidados com animais domésticos (principalmente quando filhotes), evitar a presença de animais em tanques de areia e áreas de lazer infantil e cobertura dessas áreas à noite. Recomenda-se o recolhimento das fezes de animais, lavagem de mãos após manipular terra e animais e lavagem de verduras e legumes com molho em vinagre ou água sanitária. Outra medida proposta para a prevenção é a realização de um calendário de vermifugação dos animais domésticos, como uma das maneiras eficazes para quebrar o ciclo de transmissão.

LEISHMANIOSE VISCERAL

A leishmaniose visceral ou calazar é uma doença causada por um protozoário da família Trypanosomatidae, gênero e subgênero *Leishmania* e espécie *Leishmania chagasi*, largamente espalhada pelas regiões tropicais e subtropicais do globo terrestre. A doença que antes era restrita às áreas rurais e silvestres, hoje já atinge vários centros urbanos, provavelmente pela adaptação do mosquito a esses centros. Alguns sanitaristas sugerem que o plantio de árvores ornamentais, como as acácias, nas ruas e parques, facilita a disseminação do mosquito.

É uma doença endêmica em 65 países e, no continente americano, está descrita em pelo menos 12 países. Na América Latina, 90% dos casos ocorrem no Brasil e, em 2006, segundo dados do Ministério da Saúde, foram confirmados 3.433 casos em todo o território nacional, sendo que 53% desses casos ocorreram na Região Nordeste. A taxa de incidência nacional foi de 1,8 por

100.000 habitantes em 2006. Os estados brasileiros mais atingidos são Bahia, Ceará, Piauí e Maranhão com taxa de incidência de 25 casos por 100.000 habitantes.

A infecção causada por esse protozoário frequentemente é assintomática, sua disseminação no sistema reticuloendotelial causa a forma generalizada da doença em alguns indivíduos e manifesta-se por aumento do volume do baço, fígado e gânglios. Estudos no Brasil mostram que, em áreas endêmicas, 7,5% das crianças são infectadas a cada ano, mas somente uma em cada 8 a 10 crianças desenvolve os sintomas.

SUSCETIBILIDADE E IMUNIDADE

Crianças e idosos são os mais suscetíveis. Existe resposta humoral detectada por meio de anticorpos da classe IgG circulantes, que parecem ter pouca importância na defesa específica contra o agente. A *Leishmania* é um parasita intracelular obrigatório de células do sistema fagocitário mononuclear. Após a infecção, caso o indivíduo não desenvolva a doença, observa-se que os exames que pesquisam imunidade celular ou humoral permanecem reativos por longo período. Isso requer a presença de antígenos, podendo-se concluir que a *Leishmania* ou alguns de seus antígenos estão presentes no organismo infectado por tempo prolongado, depois da infecção inicial.

Assim, os indivíduos que desenvolvem alguma imunossupressão, principalmente celular, podem apresentar quadro de leishmaniose visceral muito tardiamente em relação ao período de incubação esperado. Portadores do HIV são exemplos dessa situação e esses pacientes tendem a ter manifestações clínicas mais graves tanto na infecção recente como nas recidivas.

RESERVATÓRIO

No ambiente urbano, o cão é a fonte primária de infecção e os responsáveis pelas endemias urbanas. Os caninos podem ou não desenvolver os sintomas da doença, que são: emagrecimento, queda de pelos, crescimento e deformação das unhas, nódulos ou ulcerações cutâneas, hemorragias intestinais, paralisia de membros posteriores, ceratite (que pode evoluir para cegueira) e desnutrição. Como o cão é o principal reservatório, é preciso estar atento aos sinais e sintomas para a adoção de medidas de controle da doença. Na maioria das vezes, o cão é assintomático.

MODO DE TRANSMISSÃO

O ciclo evolutivo apresenta duas formas: a amastigota, que é obrigatoriamente parasita de macrófagos de mamíferos, e a forma promastigota, presente no tubo digestório do inseto transmissor.

Não há transmissão direta entre seres humanos. A transmissão ocorre por meio do vetor, a fêmea de *flebo-*

tomineos infectada. A picada pelos flebótomos permite a inoculação na pele humana da forma pró-mastigota, flagelada, que é fagocitada pelos macrófagos da pele e transforma-se na forma amastigota. Dentro dos macrófagos, o parasita multiplica-se causando lesões na pele, ou dissemina-se por meio do sistema reticuloendotelial produzindo a doença sistêmica, conhecida como leishmaniose visceral ou calazar. O local da inoculação é frequentemente inaparente, mas uma pequena pápula pode ocorrer. Se um vetor não infectado pica um hospedeiro infectado, o parasita desenvolve-se no intestino do vetor e, então, migra para porções da boca, completando o ciclo de vida.

No Brasil, não há relatos de transmissão da infecção para o vetor a partir do homem doente. Os cães, mesmo assintomáticos, permanecem com parasitas na pele e, consequentemente, são fontes de infecção para o vetor.

Após o homem ter sido picado pelo vetor infectado, o período de incubação é variável, 10 dias a 24 meses, com média entre dois e seis meses.

QUADRO CLÍNICO

A leishmaniose visceral acomete preferencialmente crianças de 1 a 4 anos de idade e o quadro clínico sistêmico caracteriza-se por febre intermitente com duração inferior a quatro semanas na fase inicial ou aguda da doença. A fase crônica é reconhecida por febre com duração superior a quatro semanas, palidez cutânea intensa e perda de peso.

Ao exame físico nota-se, desde a fase aguda, esplenomegalia que frequentemente ultrapassa a linha da cicatriz umbilical com a evolução da doença, hepatomegalia com ou sem icterícia e em alguns casos linfadenomegalia.

Assim, deve-se suspeitar de leishmaniose visceral quando crianças com idade entre 1 e 4 anos apresentam quadro de hepatoesplenomegalia febril, com evidente predomínio do aumento do baço, principalmente se a criança for de área endêmica.

A avaliação laboratorial evidencia anemia que pode ser explicada pela hipoplasia hemolinfopoiética que ocorre com o avanço da doença, evoluindo para aplasia, com consequente granulocitopenia e plaquetopenia progressivas. O hiperesplenismo também participa nessa fisiopatogênese. A hipergamaglobulinemia é característica marcante na leishmaniose visceral. A progressão da doença afeta o aparelho gastrintestinal, resultando em diarreia, má absorção, hipoalbuminemia, edema periférico e consequente caquexia. O comprometimento do sistema imune presente na leishmaniose visceral pode facilitar a instalação de infecções bacterianas secundárias, causas de óbitos frequentes nesses pacientes.

A leishmaniose visceral pode ser confundida com algumas doenças, como a enterobacteriose prolongada (associação de esquistossomose com salmonela ou outra enterobactéria), pois a sintomatologia é muito parecida. O diagnóstico diferencial dos casos graves deve incluir doenças como leucoses, hepatites, malária (ver capítulo Hepatoesplenomegalia).

DIAGNÓSTICO PARASITOLÓGICO

O diagnóstico de certeza é obtido por meio da punção da medula óssea, baço ou linfonodo, com a identificação das formas amastigotas do parasita.

A punção com aspiração da medula óssea é a técnica preconizada por ser o procedimento mais seguro, mas a punção esplênica tem sensibilidade maior, ao redor de 90 e 95%. Quando essa estiver indicada, deve ser realizada em ambiente hospitalar e em centro cirúrgico. A biópsia hepática ou dos linfonodos são as menos sensíveis. O material aspirado pode ser analisado: 1. pelo exame direto, no qual podem ser visualizadas formas do parasita pelas colorações de Giemsa ou Wright, *Leishman*, Panóptico; 2. por meio do isolamento em meio de cultura; e 3. pela metodologia do PCR (*polymerase chain reaction* – reação em cadeia da polimerase) que traz uma nova perspectiva para o diagnóstico da leishmaniose visceral, pois apresenta 94% de sensibilidade.

DIAGNÓSTICO IMUNOLÓGICO

A pesquisa de anticorpos contra leishmania sugere presença de antígenos, mas não confirma a doença ativa, pois, mesmo após o tratamento, os anticorpos podem ser detectados por longos períodos de tempo. A ausência de sinais clínicos da doença não autoriza a introdução de tratamento específico. Os anticorpos podem ser identificados por: 1. imunofluorescência indireta – amostras reagentes com diluição 1:80 são consideradas positivas, mas diluições de 1:40, mesmo com quadro clínico sugestivo de leishmaniose visceral, são consideradas duvidosas, recomendando-se a coleta de nova amostra após 30 dias; 2. ensaio imunoenzimático (ELISA) – o resultado comumente é expresso como positivo ou negativo; 3. IDRM – a intradermorreação de Montenegro, ao contrário do que ocorre na leishmaniose tegumentar, é geralmente negativo durante o período crônico da doença, tornando-se positivo após a cura clínica, em um período de seis meses a três anos após o término do tratamento.

Atualmente, o Ministério da Saúde disponibiliza para o diagnóstico da leishmaniose o RK-39, um teste imunoenzimático usando a proteína recombinante K39, que apresenta boa especificidade e resultado rápido.

TRATAMENTO

N-Metilglucamina (Glucantime®)

É a droga de escolha para o tratamento de casos de leishmaniose visceral em adultos ou crianças. Segundo a Organização Mundial da Saúde (OMS), a dose do Glucantime® deve ser calculada em mg de Sb^{+5}/kg/dia (Sb^{+5} significa antimônio pentavalente). O esquema de tratamento preconizado é de 20mg/kg/dia, por via parenteral, durante 30 a 40 dias. A via intravenosa é preferida, pois o volume da medicação é grande para ser administrado por via intramuscular, causando dor excessiva durante a administração. Os efeitos colaterais são pouco frequentes, mas na dose de 20mg/Sb^{+5}/kg/dia o antimonial pode atingir o limiar de toxicidade e levar a alterações cardíacas ou renais que obriguem a suspensão do tratamento. Deve-se realizar eletrocardiograma antes do início da medicação e, após, semanalmente. Recomenda-se avaliação periódica da função renal.

É necessário estabilizar as condições clínicas da criança antes do tratamento, verificando enzimas hepáticas, albumina, função renal e hematológica. Não se justifica iniciar o tratamento sem a certeza diagnóstica.

As seguintes reações adversas devem ser obrigatoriamente notificadas às autoridades sanitárias: 1. arritmias cardíacas e/ou outras manifestações de cardiotoxicidade; 2. insuficiência renal aguda ou elevação dos níveis séricos de ureia e creatinina e/ou outras manifestações de nefrotoxicidade; 3. icterícia e/ou elevação de enzimas hepáticas e/ou outras manifestações de hepatotoxicidade; 4. pancreatite aguda e/ou hiperamilasemia; 5. outras não citadas acima e que não tenham sido descritas anteriormente.

Evolução clínica após término do tratamento – a febre desaparece ao redor do quinto dia após iniciado o tratamento e a hepatoesplenomegalia mostra involução já nas primeiras semanas e, ao final do tratamento, o baço mostra redução de 40% ou mais em relação à medida inicial. A partir da segunda semana de tratamento, observa-se melhora da hemoglobina e dos leucócitos, mas a eletroforese de proteína pode demorar meses para normalizar.

O paciente deve ser reavaliado em ambulatório aos 3, 6 e 12 meses após o tratamento e os exames laboratoriais como hemograma e eletroforese de proteína repetidos nessas ocasiões, até a normalização. O controle de cura da doença por meio da pesquisa parasitológica em medula, baço, fígado ou linfonodo não é recomendado, assim como a realização de sorologias, uma vez que essas podem permanecer positivas por longos períodos de tempo sem significado clínico. Se após 12 meses o paciente permanecer estável, deve ser considerado curado.

Durante o tratamento, os pacientes devem ser monitorados quanto à aderência. Caso descontinuado, convocar o paciente e proceder da seguinte forma:

• Retorno antes de sete dias da interrupção da droga: completar 20 doses da medicação e considerar terminado o tratamento.

• Retorno após sete dias da interrupção da droga, considerar o número de doses já recebidas:

Nº de doses	Clinicamente curado	Clinicamente doente
Menos de 10 doses	Reiniciar tratamento	Reiniciar tratamento
Mais de 10 doses	Observar	Reiniciar tratamento

Anfotericina B (desoxicolato de anfotericina B)

Apesar de potente droga leishmanicida, em decorrência de seu potencial tóxico, não é recomendada como primeira escolha no tratamento da leishmaniose visceral. Nos casos considerados falha terapêutica, ausência de cura clínica após a segunda série regular de tratamento com antimonial pentavalente, ou nos casos muito graves, pode-se considerar o uso dessa medicação.

Existem trabalhos mostrando altos índices de cura com o uso de anfotericina na dose de 14mg/kg diariamente, com diminuição da toxicidade.

Nos casos de resposta insatisfatória aos antimoniais, a anfotericina B deve ser utilizada na dose total de 15 a 25mg/kg de peso administrada em dias alternados. Doses acima das recomendadas podem ser usadas em casos especiais (máximo de 3g de dose total).

Os efeitos colaterais relacionados com o uso da anfotericina B são inúmeros: durante a infusão podem ocorrer cefaleia, febre, calafrios, astenia, dores musculares e articulares, vômitos e hipotensão; durante uma infusão rápida (menos de 1 hora) pode ocorrer hipocalemia, determinando alterações cardiovasculares. As complicações renais com o uso da anfotericina B são as mais importantes, mas são totalmente reversíveis quando a droga é usada nas doses recomendadas.

Atualmente, outras formulações menos tóxicas tornaram-se disponíveis comercialmente: anfotericina B liposomal e anfotericina B-dispersão coloidal.

A experiência acumulada com o uso da anfotericina B liposomal no tratamento do calazar é maior do que aquela com a dispersão coloidal, que parece ser mais tóxica que a anterior.

A anfotericina B liposomal tem custo elevado, o que impossibilita seu uso rotineiro. É indicada nos casos de leishmaniose visceral graves, principalmente os que desenvolveram insuficiência renal ou toxicidade cardíaca durante o uso do antimoniato de *N*-metilglucamina, e quando outras drogas de escolha não levam à melhora ou à cura clínica. Para o tratamento de leishmaniose visceral, a dose recomendada é de 3mg/kg/dia, durante sete dias.

PREVENÇÃO

Realizar sorologia dos animais das áreas de risco, uma vez ao ano. Embora exista uma vacina para ser administrada aos cães, ela não impede a condição do cão de fonte de infecção. Por essa razão, não se recomenda a vacinação dos cães.

VIGILÂNCIA EPIDEMIOLÓGICA E NOTIFICAÇÃO

Por meio da vigilância epidemiológica, é possível reunir as informações indispensáveis para conhecer, a qualquer momento, o comportamento ou história natural das doenças, bem como detectar ou prever alterações de seus fatores condicionantes, para recomendar oportunamente as medidas indicadas e eficientes que levem à prevenção e ao controle de determinadas doenças.

Para que essa vigilância ocorra de forma satisfatória, na suspeita clínica de doenças como a leptospirose, a dengue e a leishmaniose visceral, a notificação é compulsória por meio do Sistema de Informação de Agravos de Notificação (SINAN).

A Secretaria de Vigilância em Saúde do Ministério da Saúde é o órgão público federal responsável pela normatização das ações do Programa de Vigilância e tem como principais objetivos a redução das taxas de morbimortalidade e letalidade, por meio de ações de diagnóstico e tratamento precoces, eliminação de reservatórios e vetores e atividades de informação e educação à comunidade.

BIBLIOGRAFIA

1. Bharti AR, Nally JE, Vinetz JM. Leptospirosis: a zoonotic disease of global importance. Lancet Infect Dis 2003;3:757. • 2. Brasil. Ministério da Saúde. Secretaria de Vigilância em Saúde. Guia de vigilância epidemiológica/Ministério da Saúde, Secretaria de Vigilância em Saúde. 6ª ed. Brasília: Ministério da Saúde; 2005. • 3. CVE – Centro de Vigilância Epidemiológica. Secretaria de Estado da Saúde. Coordenação dos Institutos de Pesquisa Centro de Vigilância Epidemiológica "Prof. Alexandre Vranjac" Divisão de Zoonoses. Informe técnico – dengue. 13/10/2008. • 4. Faine S, Adler B, Bolin C, Perolat P. Leptospira and leptospirosis. CRC Press. 2nd ed. Melbourne: MedSci; 1999. • 5. Guia de Vigilância Epidemiológica. Secretaria de Vigilância em Saúde. Ministério da Saúde. 6ª ed.; 2005. • 6. Levett PN. Leptospirosis. Clin Microbiol Rev 2001;14:296. • 7. Manual de Vigilância Epidemiológica da Leptospirose. Normas e Instruções – CVE – SES SP; 1994. • 8. McBride A, Athanazio DA, Reis MG, Koi A. Leptospirosis. Curr Opin Infect Dis 2005;18:376. • 9. Ministério da Saúde. Fundação Nacional de Saúde. Manual de Dengue. Vigilância Epidemiológica e Atenção ao Doente. 2ª ed. Brasília: DEOPE; 1996. • 10. Pan American Health Organization. Dengue and dengue hemorrhagic fever in the Americas: guidelines for prevention and control. Washington, DC; 1994. • 11. Ricaldi J, Vinetz JM. Leptospirosis in the tropics and in travelers. Curr Infect Dis Reports 2006;8:51. • 12. Secretaria de Estado da Saúde de São Paulo. Manual de Vigilância Epidemiológica de Dengue. São Paulo; 1987.

TUBERCULOSE

Ana Paula Scoleze Ferrer

A tuberculose ainda representa um importante problema de saúde pública. Segundo estimativas, um terço da população mundial apresenta infecção latente pelo *Mycobacterium tuberculosis*. Vinte e dois países são responsáveis por 80% do total de casos; e o Brasil ocupa o 15º lugar desse grupo. Estima-se que no Brasil ocorram cerca de 110 mil casos novos por ano, sendo notificados por volta de 85 mil casos, e de 6 mil óbitos anuais por tuberculose. Embora o conhecimento da situação epidemiológica da tuberculose na infância seja limitado, sabe-se que a faixa etária pediátrica é muito acometida; cerca de 10 a 15% dos casos ocorrem em menores de 15 anos de idade. O risco de adoecimento também é grande em crianças, enquanto 5 a 10% dos adultos infectados com o bacilo adoecem, 43% dos menores de um ano de idade, 24% das crianças entre um e cinco anos e 15% entre adolescentes de 11 a 15 anos de idade vão adoecer após a infecção pelo bacilo. Tanto a epidemia de Aids como o surgimento de focos de tuberculose multirresistente são fatores agravantes da situação da doença no mundo.

A Organização Mundial da Saúde (OMS) declarou estado de emergência no mundo e estabeleceu um plano estratégico de combate à tuberculose para reduzir a prevalência e a mortalidade devida a essa doença. Com a iniciativa *Stop TB*, a OMS estabeleceu como objetivo a redução em 50% da prevalência e da mortalidade por tuberculose até 2015, em relação a 1990. No Brasil, o Ministério da Saúde colocou a tuberculose como prioridade entre as políticas governamentais de saúde, criando, no final da década de 1990, o Plano Nacional de Controle da Tuberculose, pelo qual estabelece diretrizes de enfrentamento da doença, pactuando com as metas internacionais de detecção de pelo menos 70% dos casos estimados e cura de 85% dos casos novos de tuberculose bacilífera.

A atuação diante da tuberculose da criança requer, do pediatra, o conhecimento da história natural da doença e dos fatores que fazem parte na rede causal da infecção. Assim, as condições de saúde da criança, a presença ou não de fonte de infecção (foco) e outros aspectos do ambiente de vida (físico, socioeconômico-cultural) fazem parte do diagnóstico global que vai trazer subsídios para a ação, tanto na prevenção primária ou secundária, como na identificação dos casos e opção pelo tratamento. A detecção precoce e a garantia de um tratamento adequado são as melhores formas de prevenir a disseminação da doença, além de evitar o aparecimento de cepas multirresistentes.

Como a chave para a atuação é estabelecer um diagnóstico correto, este deve ser conseguido para todas as fases da história da doença: a fase anterior à transmissão (identificar os contatantes para orientar a prevenção primária), a fase da infecção (identificar os infectados para orientar a prevenção secundária) e finalmente a fase da doença (identificar os doentes para iniciar o tratamento).

ETIOPATOGENIA

A infecção pelo *Mycobacterium tuberculosis* ocorre pela inalação de gotículas suspensas no ar contendo o bacilo. As gotículas são expelidas na tosse de pessoas com tuberculose pulmonar bacilífera. Ao atingir o pulmão, a micobactéria leva à formação do processo primário (processo de Ghon) no parênquima pulmonar e atinge os linfonodos regionais. Geralmente, o processo imunológico detém a multiplicação dos bacilos da tuberculose nesse estágio, mas podem permanecer bacilos em estado latente. Nessa fase, não há sintomatologia nem doença, sendo a infecção evidenciada apenas pela prova tuberculínica positiva, como será visto adiante.

Se o processo imunológico não detiver a proliferação da micobactéria, o que ocorre principalmente em pacientes imunodeprimidos e em crianças menores de 4 anos de idade, ou, mais tardiamente, se os bacilos latentes tornarem-se novamente ativos, pode ocorrer a tuberculose doença. A doença pulmonar ocorre tanto pela extensão do processo parenquimatoso como pelos efeitos do acometimento dos linfonodos pulmonares e o comprometimento de outros órgãos (formas extrapulmonares) ocorre pela disseminação hematogênica ou linfática.

A criança, geralmente, infecta-se no contato domiciliar com o adulto bacilífero e apresenta tuberculose primária, ou seja, aquela que ocorre no primeiro contato com o bacilo, por isso a forma mais comum na infância é a pulmonar.

ABORDAGEM DIAGNÓSTICA

Na faixa etária pediátrica, a suspeita de tuberculose pulmonar ocorre principalmente em duas situações:

– história de contato com adulto tuberculoso. É descrito que metade das crianças infectadas é assintomática, sendo diagnosticada ao se realizar a busca ativa entre os contatos de um adulto bacilífero;
– criança com infecção respiratória de evolução lenta, que não melhora com o uso de antibióticos para o tratamento de germes habituais.

Para o diagnóstico da tuberculose, são importantes os dados clínicos, epidemiológicos e radiológicos. A confirmação bacteriológica, embora muitas vezes não seja possível, sempre deve ser tentada.

ANAMNESE

Desde o início da história com os pais e a criança ou o adolescente, quando há suspeita de tuberculose, é importante permitir que eles falem sobre o que sabem e acham a respeito dessa doença, pois existem ainda muitos medos relacionados a ela: uso contínuo de medicamentos, isolamento social, doença contagiosa, medo de morte pela doença, entre outros. Essa forma de aproximação inicial do médico indica que ele está disponível para escutar os problemas que a família vem enfrentando com a possibilidade desse diagnóstico, favorecendo o estabelecimento de uma boa relação médico-paciente, que pode contribuir para a adesão na abordagem tanto diagnóstica como terapêutica.

A anamnese deve ser cuidadosa; além da pesquisa de sintomatologia compatível com a tuberculose, deve-se buscar história de contato com o bacilo.

É por intermédio da história clínica que o pediatra tem conhecimento da existência da fonte de infecção (foco) no ambiente da criança. A ausência ou presença de foco deve ser bem inquirida, algumas vezes por vias indiretas, como presença de adultos com tosse há mais de três semanas, a medicação utilizada por eles e se são matriculados em serviços especializados. Caso exista história consistente de foco, há necessidade de conhecer o tempo e o tipo de contato (domiciliar, extradomiciliar) e o parentesco com a criança. Esses dados acrescidos de outras informações como condição de saúde dos familiares, condições de insolação, ventilação e umidade da habitação, número de pessoas no domicílio e sua distribuição nos cômodos e condições socioeconômicas indicam maior ou menor probabilidade de infecção iminente, de infecção já ocorrida e mesmo de doença presente e orientam as possíveis formas de atuação. Como será discutido adiante, quando possível, uma visita domiciliar e/ou entrosamento com unidades sanitárias para investigação epidemiológica podem trazer subsídios importantes ao diagnóstico.

É importante a história de vacinação com BCGid e a pesquisa de sintomas gerais como anorexia, emagrecimento ou persistência em não ganhar peso e febre baixa. Esses sintomas, quando ocorrem sem outras explicações evidentes, levam sempre a considerar a possibilidade de tuberculose no diagnóstico diferencial. Raramente se espera história de febre alta, acompanhada de cansaço ou prostração.

Sintomas de comprometimento do aparelho respiratório podem não aparecer, são mais comuns de ocorrer nas formas pneumônicas ou nos processos extensos. A tosse crônica em criança, definida de acordo com Mellis et al. como a presença de tosse há mais de três semanas, pode ter origem em doenças diferentes da tuberculose. Deve-se lembrar que bronquites inespecíficas, tanto de causa viral quanto bacteriana, asma, lesões focais de laringe ou árvore traqueobrônquica, doenças supurativas do pulmão e aspiração de corpo estranho podem ser responsáveis pela tosse crônica (ver capítulo Tosse crônica). Entretanto, em que pese a grande variedade de problemas que podem ter como expressão a tosse crônica, o importante é sempre ter em mente a tuberculose no diagnóstico diferencial. O tipo de tosse referida na tuberculose depende da forma da doença, aparecendo, com maior probabilidade, na tuberculose brônquica. A tosse pode ser persistente, adquirir característica da tosse paroxística da coqueluche e não ocorrer. A queixa de tosse crônica acompanhada de sintomas gerais, como febre e emagrecimento, frequentemente aparece na tuberculose de reinfecção, rara em crianças, mas que pode surgir na adolescência.

Quando a localização é extrapulmonar, os sintomas relacionam-se aos órgãos ou aos sistemas acometidos.

EXAME FÍSICO

Na forma pulmonar, geralmente o exame físico pouco informa. Salvo as exceções de quadro mais intenso, na maioria das vezes é característica a discrepância entre achados clínicos escassos e radiológicos evidentes, diferentemente do que ocorre nos processos pulmonares inespecíficos. Quando há pneumonia caseosa, podem ser verificados sinais de condensação. Raramente a ausculta fornece dados como sopro anfórico ou cavernoso. Às vezes, aparece sibilância, outras vezes, ocorrem sinais de atelectasia (diminuição da expansibilidade, submacicez e diminuição ou ausência de murmúrio vesicular). Na ocorrência de derrame pleural, surgem sinais característicos de derrame, que geralmente é seroso e tem tendência a refazer-se após a drenagem.

Não há alterações ao exame físico que sejam específicas da tuberculose, mas alguns achados podem ser sugestivos da doença, principalmente nas formas extrapulmonares. O eritema nodoso, quando presente, sugere a possibilidade do diagnóstico de tuberculose, embora não seja patognomônico dessa doença.

Dentre as formas extrapulmonares, as mais frequentes na faixa etária pediátrica são a ganglionar, a óssea, a meningite tuberculosa e o acometimento pleural. A tuberculose ganglionar periférica geralmente acomete os gânglios cervicais e é unilateral. Ao exame físico aparece aumento dos gânglios, de consistência endurecida, geralmente indolores, que se fistulizam ou não (ver capítulo Adenomegalia). A tuberculose óssea pode apresentar-se com dor e edema local, principalmente quando localizada em artelhos; com gibosidade em região de coluna, quando se instala a tuberculose de vértebras; com ascite na tuberculose peritoneal; com sinais neurológicos de irritação meníngea, podendo acometer os pares cranianos, quando meningítica; com hepatoesplenomegalia na forma miliar e outras alterações, dependendo da localização e da intensidade do processo.

EXAMES LABORATORIAIS

Prova tuberculínica

A prova tuberculínica (PPD), também conhecida como reação ou teste de Mantoux, é um método auxiliar no diagnóstico da tuberculose, dado que o teste positivo, isoladamente, permite apenas o diagnóstico de infecção pela micobactéria e não o diagnóstico de doença.

Atualmente é utilizada a prova tuberculínica padronizada pela OMS, que emprega o derivado proteico purificado – PPD Rt23 2UT – para determinar a presença de hipersensibilidade tuberculínica. A prova é realizada por via intradérmica e a leitura é feita após 48 a 96 horas, de preferência após 72 horas. A interpretação do resultado é a seguinte, de acordo com a OMS:

– 0 a 4mm: não reator. Ausência de infecção tuberculosa ou hipersensibilidade reduzida;
– 5 a 9mm: reator fraco. Pode ocorrer em indivíduo vacinado com BCGid ou com infecção por outra micobactéria ou infecção por *M. tuberculosis*. A probabilidade de infecção pelo *M. tuberculosis* é pequena, principalmente na ausência de dados clínicos;
– 10mm ou mais: reator forte. Infecção pelo *M. tuberculosis*, com doença ou não, ou indivíduos vacinados com BCG há menos de dois anos.

A prova tuberculínica negativa, na maioria dos casos, afasta o diagnóstico de infecção pelo *Mycobacterium tuberculosis*. Entretanto, as reações negativas (0 a 4mm) ou mesmo fracas (5 a 9mm) podem ocorrer em algumas situações como:

– erro técnico na realização da prova;
– formas disseminadas de tuberculose antes do tratamento; e
– condições que diminuem a imunidade celular como má nutrição acentuada, uso de corticoides ou imunossupressores; algumas doenças anergizantes, como a síndrome da imunodeficiência adquirida (Aids), linfomas, sarampo, varicela, escarlatina e outras.

Outro fator a ser considerado é que a hipersensibilidade leva de quatro a oito semanas para se manifestar;

portanto, um teste negativo realizado antes desse período pode significar apenas janela imunológica e deve ser repetido após 2 meses, se persistir a dúvida diagnóstica.

No caso de vacinação com BCGid previamente, não se pode, com segurança, interpretar uma reação forte à prova tuberculínica como decorrente de infecção por *M. tuberculosis*, pois a vacina BCGid induz à viragem tuberculínica pós-vacinal. Nas crianças que receberam revacinação com a BCGid, essa interpretação é ainda mais difícil. A prova tuberculínica positiva em criança vacinada com BCGid deve ser analisada individualmente e incorporada, no raciocínio diagnóstico, à presença de riscos de infecção e de doença.

Assim, a prova tuberculínica pode ser interpretada como sugestiva de infecção pelo *M. tuberculosis* quando for:

– ≥ 5mm: em pacientes com infecção pelo vírus da imunodeficiência adquirida (HIV) ou desnutridos graves;
– ≥ 10mm: em crianças não vacinadas com a BCGid ou vacinadas há mais de dois anos;
– ≥ 15mm: nos vacinados há menos de dois anos. Embora haja tendência atualmente em se considerar o corte de 10mm em crianças vacinadas em qualquer época e que tenham tido contato com tuberculose bacilífera.

Nos casos em que a prova tuberculínica é negativa e há forte suspeita de tuberculose, existem publicações sobre a utilização do BCG teste, que consiste na aplicação da vacina BCGid e leitura precoce após 48 horas, pois se sabe que, no indivíduo infectado, a evolução da vacina é precoce. Um nódulo de 5mm ou mais indica a presença de infecção por *M. tuberculosis* ou vacinação prévia com BCGid. Como a interpretação é difícil em indivíduo vacinado, é um método diagnóstico utilizado em raras situações, quando se suspeita da incapacidade de reação à prova tuberculínica, principalmente em crianças com desnutrição grave.

Radiografia de tórax

Os achados mais comuns à radiografia de tórax de uma criança com tuberculose pulmonar são opacidade persistente associada a aumento de linfonodo ou alargamento mediastinal. A opacidade, com características de atelectasia ou de condensação, tem evolução lenta e não melhora com o tratamento com antibióticos. Ao lado das lesões parenquimatosas, podem aparecer imagens de derrame pleural, mais frequentes na idade escolar e na adolescência.

A presença de caverna é mais rara e ocorre nas formas em que existe necrose caseosa, que às vezes é confundida com as pneumatoceles da pneumonia estafilocócica. A localização mais frequente é no pulmão direito. São raras também na infância as imagens de calcificação, que variam desde pequenos pontos até nódulos maiores, tanto em parênquima quanto em gânglios. Quando existem somente imagens de calcificação, o processo deve ser antigo e provavelmente curado. Infiltrado micronodular difuso, embora não seja patognomônico, pode ser encontrado na forma miliar. Nas formas de tuberculose de reinfecção, mais comuns na adolescência, podem aparecer cavernas, fibrose ou calcificação.

Os achados radiológicos nunca são avaliados isoladamente, mas sempre relacionados com outros dados: sintomas, sinais do exame físico, contato com foco de tuberculose, prova tuberculínica e BCGid anterior.

Tomografia computadorizada de tórax

A tomografia computadorizada é mais sensível para a verificação de alterações não visualizadas à radiografia de tórax. Não é um procedimento de rotina, mas reservado somente para os casos de dúvidas diagnósticas, permitindo uma avaliação melhor da distribuição e da gravidade das lesões. Tem-se mostrado útil na linfadenopatia intratorácica, bem como na tuberculose miliar e no acompanhamento de sequelas.

Exame bacteriológico

Somente o achado do agente da tuberculose (bacilo de Koch – BK) confirma o diagnóstico de tuberculose. A pesquisa do BK é feita com mais facilidade no adulto, sendo de pequeno auxílio no diagnóstico da doença na infância, uma vez que as crianças normalmente são paucibacilares. O exame bacterioscópico, na tuberculose pulmonar da criança, quase sempre é negativo e a cultura do material, que estabelece o diagnóstico de certeza, na maioria das vezes, também é negativa. Somente nas formas de tuberculose endobrônquica e cavitária existe maior probabilidade de se encontrar o bacilo.

A bacterioscopia (pesquisa direta), que deve ser feita quando há alterações pulmonares sugestivas, é realizada por material obtido de lavagem gástrica nas crianças com menos de 6 anos de idade, nas crianças maiores, quando não houver expectoração, do lavado broncoalveolar ou do escarro, sendo que o último só pode ser obtido em crianças maiores, quando houver expectoração. A positividade do lavado gástrico é superior aos demais métodos, porém devem-se conhecer as dificuldades e as limitações desse exame, o qual deve ser realizado em jejum e antes que a criança tenha se levantado, para que o conteúdo gástrico não seja esvaziado antes da coleta do material. Dessa forma, é um exame que necessita de internação hospitalar para ser realizado. Para os casos com suspeita de tuberculose pulmonar e com baciloscopia persistentemente negativa, deve-se realizar cultura do material colhido (lavado gástrico, lavado broncoalveolar ou escarro).

Nas formas extrapulmonares, o material colhido, como líquido de pleura, biópsia de peritônio, liquor ou biópsia de gânglio, deve ser submetido à baciloscopia e à cultura acompanhada de antibiograma, embora a probabilidade de encontro do BK também seja pequena.

Embora a confirmação bacteriológica seja difícil na infância, sempre deve ser tentada, principalmente em crianças com formas mais graves da doença, naquelas soropositivas para o HIV e na suspeita de tuberculose multirresistente. Neste último caso, além da cultura, realiza-se o teste de sensibilidade às drogas.

Excepcionalmente, para acelerar o processo de detecção do bacilo nos meios de cultura são empregados métodos indiretos para a pesquisa do bacilo: detecção da produção de CO_2 e detecção de consumo de O_2.

Exame anatomopatológico

O exame histopatológico é importante em algumas formas de tuberculose extrapulmonar (ganglionar periférica, pleural, peritoneal e osteoarticular), nas quais o diagnóstico diferencial é mais difícil. Pelo exame anatomopatológico, pesquisa-se a presença do bacilo ou do processo inflamatório granulomatoso característico da tuberculose, permitindo o diagnóstico diferencial com outras doenças, como linfomas, por exemplo. Esse exame é particularmente útil no diagnóstico de tuberculose ganglionar.

Nos casos de acometimento pleural em que a probabilidade de tuberculose é alta, pela existência de outros dados como prova tuberculínica positiva sem vacinação BCG prévia, radiografia de tórax sugestiva, história de contato, exames citológico e bacilíscópico do líquido pleural, prescinde-se do exame anatomopatológico para a confirmação.

Outros métodos diagnósticos

Outros métodos têm sido estudados para o diagnóstico da tuberculose, mas como são de alto custo, menos acessíveis e com sensibilidade, especificidade e valores preditivos ainda não estabelecidos, principalmente em crianças, devem ser reservados para algumas situações especiais e não substituem os métodos convencionais para o diagnóstico da doença.

Marcadores biológicos – a adenosina deaminase (ADA) é uma enzima cuja atividade está relacionada à proliferação e à diferenciação dos linfócitos T, portanto; seu aumento pode ser relacionado à tuberculose. Sua dosagem pode ser efetuada no sangue ou no líquido pleural. O ácido tuberculoesteárico, outro marcador biológico, é um metabolito do *M. tuberculosis* que tem sido utilizado no diagnóstico da meningoencefalite tuberculosa ao ser dosado no liquor, porém ainda é pouco disponível devido a seu alto custo.

Provas imunológicas – métodos como ELISA e contraimunoeletroforese (CIE) têm sido empregados na pesquisa tanto de antígenos como de anticorpos produzidos contra componentes do *M. tuberculosis*. São métodos rápidos, mas têm baixa especificidade, podendo apresentar reações cruzadas com outros agentes infecciosos.

Técnicas de biologia molecular – são métodos de diagnóstico rápido que pesquisam material genômico do bacilo. O mais utilizado é a reação em cadeia da polimerase (PCR), cuja sensibilidade e especificidade têm sido altas em estudos experimentais, embora na prática clínica não sejam tão elevadas. É um exame útil nas tuberculoses com bacterioscopia negativa, porém não diferencia os bacilos ainda vivos dos mortos.

CONFIRMAÇÃO DO DIAGNÓSTICO

O diagnóstico de tuberculose é feito com base em um conjunto de fatores: epidemiológico (história de contato), dados clínicos (sinais e sintomas), prova tuberculínica positiva, radiografia de tórax com alterações sugestivas de tuberculose e confirmação bacteriológica, quando possível. Porém, o diagnóstico de tuberculose na infância é difícil de ser firmado, pois:

– muitas vezes, a criança é assintomática ou apresenta poucos sinais e sintomas típicos;
– os achados radiológicos podem ser inespecíficos;
– no Brasil, o uso rotineiro da vacina BCG dificulta a interpretação do teste tuberculínico; e
– a criança é paucibacilar, dificultando a confirmação bacteriológica.

Dessa forma, o diagnóstico de tuberculose pulmonar na infância deve ser feito com base na análise conjunta dos vários elementos encontrados: a história epidemiológica, o quadro clínico, o quadro radiológico e o resultado do teste tuberculínico. Devido às dificuldades descritas, desde a década de 1960, vários autores têm elaborado sistemas de pontuação para o diagnóstico da tuberculose. Porém, esses sistemas de escore apresentam grande variação na sua sensibilidade e especificidade. O Ministério da Saúde propôs um sistema de pontuação (Quadro II-150) para auxiliar o raciocínio clínico e o processo diagnóstico de tuberculose em crianças e adolescentes. Esse sistema de pontuação leva em consideração dados clinicorradiológicos, foi validado e está contido no Guia de Vigilância Epidemiológica elaborado pelo Ministério da Saúde e publicado em 2002. Desde sua publicação, alguns autores têm avaliado a utilização desse sistema de escore, encontrando boa sensibilidade e especificidade. Embora o Ministério da Saúde preconize a utilização do sistema de escore para crianças e adolescentes com baciloscopia negativa, os autores têm proposto que o sistema de pontuação seja utilizado também como um método auxiliar no rastreamento de casos suspeitos, para indicar quem deve ser submetido à pesquisa bacteriológica, e como auxiliar na decisão pela instituição da terapêutica específica. A interpretação proposta é a seguinte: o diagnóstico de tuberculose é

muito provável naqueles pacientes que somem 40 ou mais pontos, o diagnóstico de tuberculose é possível naqueles com 30 a 35 pontos e o diagnóstico de tuberculose é pouco provável nos que tiverem 25 ou menos pontos. Um estudo, avaliando a utilização desse sistema de pontuação para o diagnóstico de tuberculose em crianças de 0 a 12 anos de idade, encontrou sensibilidade de 58% e especificidade de 98% quando utilizado o corte de 40 ou mais pontos, semelhante ao da pesquisa do bacilo em escarro de adultos. Quando utilizado o corte de 30 ou mais pontos, a sensibilidade aumentou para 89% e a especificidade foi de 86%. Os autores consideram que uma pontuação de 30 ou mais, em crianças com história de contato, é suficiente para indicar o tratamento de tuberculose.

ABORDAGEM TERAPÊUTICA

O rastreamento dos contatos, a detecção precoce e o tratamento realizados de forma correta são as principais armas para o controle da tuberculose e interrupção da cadeia de transmissão.

Após a confirmação do diagnóstico de tuberculose, o médico deve recuperar a abordagem iniciada por ocasião da suspeita da doença. É um momento difícil para o paciente e sua família, daí a importância de eles serem escutados, acolhidos e esclarecidos a respeito das suas preocupações e medos das mais diversas naturezas.

Vale ressaltar que não apenas o médico, mas toda a equipe da unidade de saúde envolvida nos cuidados do paciente têm papel fundamental para esclarecer dúvidas sobre a doença que surjam ao longo do tempo, como também desfazer estigmas e mitos. Devem ser orientadas as formas de transmissão e de prevenção da tuberculose, para que o paciente e os familiares adotem medidas que diminuam o risco de transmissão, quando bacilíferos, façam a quimioprofilaxia corretamente, quando indicada, procurem o serviço de saúde para o rastreamento dos contatos e não discriminem o paciente.

Concomitantemente a essa abordagem, é fundamental que fique claro quem será o adulto/cuidador responsável pela administração diária da medicação, devido à importância de não haver falha ou interrupção do esquema terapêutico. Além disso, a equipe deve orientar como será o acesso à unidade de saúde, quando surgirem dúvidas relacionadas à doença e/ou ao tratamento e aos sintomas que possam estar relacionados ao uso dos medicamentos. Todos esses fatores favorecem a adesão ao tratamento, deixando-se claro para todos que, apesar de o tratamento ser longo, a tuberculose é uma doença curável.

CONDUTA NOS CONTATOS

Sempre que se diagnostica um adulto com tuberculose, é fundamental a investigação das pessoas que convivem

Quadro II-150 – Sistema de pontuação para diagnóstico de tuberculose pulmonar em crianças e adolescentes adotado pelo Ministério da Saúde.

		Pontuação
Quadro clínico	Febre ou sintomas como tosse, adinamia, expectoração, emagrecimento, sudorese por mais de duas semanas	+15
	Assintomático ou com sintomas por menos de duas semanas	0
	Infecção respiratória com melhora sem antibióticos ou após uso de antibióticos para germes comuns	–10
Quadro radiológico	Adenomegalia hilar ou padrão miliar Condensação ou infiltrado (com ou sem escavação) inalterado por mais de duas semanas Condensação ou infiltrado (com ou sem escavação por mais de duas semanas, evoluindo com piora ou sem melhora com antibióticos para germes comuns)	+15
	Condensação ou infiltrado de qualquer tipo por menos de duas semanas	+5
	Radiografia normal	–5
Contato com adulto tuberculoso	Próximo, nos últimos dois anos	+10
	Ocasional ou negativo	0
Teste tuberculínico e vacinação por BCG (não se aplica a revacinados)	Vacinados há menos de dois anos	
	< 5mm	0
	5-9mm	+5
	10-14mm	+10
	15mm ou mais	+15
	Vacinados há mais de dois anos	
	< 10mm	0
	10-14mm	+5
	15mm ou mais	+15
	Não vacinados	
	< 5mm	0
	5-9mm	+5
	10mm ou mais	+15
Estado nutricional	Desnutrição grave ou peso abaixo do percentil 10	+5
	Peso igual ou acima do percentil 10	0
Interpretação: ≥ 40 pontos – tuberculose muito provável, 30 a 35 pontos – tuberculose possível, ≤ 25 pontos – tuberculose pouco provável		

com o doente. No caso das crianças com história de contato com adulto bacilífero, deve-se realizar, além da avaliação clínica, a prova tuberculínica e a radiografia de tórax nas posições anteroposterior e perfil. A análise desses elementos vai permitir classificar a criança como doente, contato com infecção ou contato sem infecção. Definir a qual grupo o paciente pediátrico pertence é importante porque a conduta depende da classificação que a criança recebe. O quadro II-151 sumariza a conduta em crianças classificadas como contatos com tuberculose.

Contato sem infecção

Se a criança não apresentar alterações clínicas nem radiológicas e a prova tuberculínica for negativa, ela é classificada como contato, sem infecção ou doença. A conduta vai depender se a criança recebeu ou não a vacina BCGid.

Sem BCGid anterior – neste caso, existem duas alternativas:

1. Quimioprofilaxia primária com isoniazida (H) na dose de 10mg/kg/dia, até o máximo de 300mg, por

Quadro II-151 – Classificação da criança contatante de adulto com tuberculose.

	Apresentação	Conduta
Contato sem infecção	Sem alterações clínicas e radiológicas PPD negativo	Orientação Repetir o teste em dois meses Quimioprofilaxia nos recém-nascidos e crianças de grande risco de desenvolver tuberculose Vacinar os não vacinados
Contato com infecção	Sem alterações clínicas e radiológicas PPD positivo*	Quimioprofilaxia
Doente	Quadro clínico e/ou radiológico compatíveis com tuberculose PPD positivo* Pesquisa/cultura de BK positiva ou não	Tratamento

* PPD positivo: $\geq$ 10mm nos não vacinados ou vacinados há mais de dois anos, $\geq$ 15mm nos vacinados há menos de dois anos, $\geq$ 5mm nos HIV--positivos.

um período de três meses, e repetir a prova tuberculínica. Se ela se mantiver negativa, indica-se interromper a isoniazida e vacinar a criança com BCGid. Se a prova tiver se positivado, isto é, apresentar uma diferença de 10mm ou mais em relação à primeira, indica--se manter a isoniazida por mais três meses. Essa conduta é indicada principalmente em recém-nascidos que não receberam BCGid no berçário e que não teriam ainda tempo de vida suficiente para que a prova tuberculínica se positivasse. Como a positivação dessa prova leva oito semanas aproximadamente para se efetivar, uma criança de um mês de idade, por exemplo, em contato íntimo com foco de tuberculose, pode estar desenvolvendo a infecção por tuberculose e ainda ter PPD negativo; a vacinação, nesse caso, não traria benefícios, mas problemas para o diagnóstico.

2. Vacinação com BCGid – as crianças maiores, não vacinadas previamente com a BCGid, que forem contato e tiverem prova tuberculínica negativa, devem receber vacina. Porém, é fundamental que, antes de indicar a vacinação, tenha-se certeza de que a criança não esteja em fase de desenvolvimento da infecção ou da doença e ainda não teve tempo de positivar o PPD, o que pode levar até oito semanas após o contato. Nesse sentido, além da avaliação clínica e radiológica cuidadosa, deve-se verificar o intervalo de tempo entre o contato e a realização do teste de Mantoux. Caso esse intervalo seja inferior a oito semanas, antes de vacinar, é melhor repetir o PPD em 40 a 60 dias; se ele se mantiver negativo, indica-se vacinação com BCGid, mas se tiver positivado, indica que a criança está infectada e, portanto, deve receber quimioprofilaxia e não a vacina.

Com BCGid anterior – no caso de contato, quando a criança já recebeu BCGid e não existe indício de infecção nem de doença, a conduta é a de observar a criança e orientar os pais sobre a necessidade de busca de auxílio médico para investigação se surgir qualquer alteração clínica que leve à suspeita de tuberculose, como febre prolongada, emagrecimento e sintomas respiratórios.

Em alguns casos, mesmo a criança sendo vacinada, indica-se quimioprofilaxia com isoniazida. A opção pela quimioprofilaxia depende da análise dos riscos que o paciente corre em relação à tuberculose, sempre relacionados à idade, à intensidade do contato, às condições do foco, à situação de saúde individual e às condições ambientais. Assim, uma criança imunodeprimida que seja contato de tuberculose deve receber quimioprofilaxia, mesmo se não estiver infectada, pelo grande risco que tem de adoecer.

Contato com infecção e sem doença

Considera-se que a criança em contato com adulto tuberculoso como infectada quando não apresenta sinais clínicos nem radiológicos de doença, porém a prova tuberculínica é positiva, ou quando ocorre aumento da induração de pelo menos 10mm em testes tuberculínicos realizados com intervalo maior que seis a oito semanas. É importante lembrar que o teste tuberculínico positivo pode dever-se apenas à vacinação, portanto considera-se infecção se o resultado for reator forte: $\geq$ 10mm nos não vacinados ou vacinados há mais de dois anos, $\geq$ 15mm nos vacinados há menos de 2 anos e $\geq$ 5mm nos infectados pelo HIV.

A conduta adotada é a quimioprofilaxia secundária para prevenir o advento da doença, conforme as indicações de quimioprofilaxia do Ministério da Saúde, apresentadas no quadro II-152. A quimioprofilaxia secundária é uma medida terapêutica para prevenir a evolução de infecção para doença. A isoniazida reduz em 40 a 80% o risco do indivíduo infectado pelo bacilo a desenvolver a doença.

A quimioprofilaxia secundária consiste na administração de isoniazida, por via oral, por seis meses, na dose de 10mg/kg/dia, mantendo-se um máximo de 300mg/dia, administrada em uma só tomada.

Quadro II-152 – Indicações de quimioprofilaxia segundo o Ministério da Saúde.

> a) Recém-nascidos coabitantes de foco tuberculoso ativo
>
> b) Indivíduos menores de 15 anos, sem sinais de tuberculose ativa, contato de pessoa com tuberculose bacilífera, com:
> - PPD $\geq$ 10mm, se não vacinado com BCGid ou vacinado há mais de dois anos
> - PPD $\geq$ 15mm, se vacinado com BCGid há menos de dois anos
>
> Obs.: se contágio recente, o PPD pode ser negativo, devendo ser repetido entre 40 e 60 dias – se se tornar positivo, indica-se quimioprofilaxia; se persistir negativo, indica-se vacinar com BCGid, se o paciente não for previamente vacinado
>
> c) Indivíduos com viragem tuberculínica recente (até 12 meses), isto é, aumento na induração de, no mínimo, 10mm
>
> d) População indígena, com história de contato, reator forte ao PPD, afastada tuberculose ativa
>
> e) Imunodeprimidos por uso de drogas ou doenças imunossupressoras e contatos intradomiciliares de foco tuberculoso, sob criteriosa decisão médica
>
> f) Reatores fortes à tuberculina, sem sinais de tuberculose ativa, mas com condições clínicas associadas a alto risco de desenvolvê-la, como: alcoolismo, diabetes tipo 1, silicose, nefropatias graves, sarcoidose, linfomas, uso prolongado de corticoide em dose imunossupressora, pacientes submetidos à quimioterapia antineoplásica, pacientes submetidos a tratamento imunossupressor
>
> g) Pacientes infectados pelo HIV, com PPD $\geq$ 5mm

CONDUTA NA DOENÇA

No caso de a criança estar doente, isto é, além do teste de Mantoux positivo, apresentar quadro clínico e/ou radiológico compatível com tuberculose, mesmo na ausência de comprovação bacteriológica, indica-se tratamento.

As principais drogas utilizadas no tratamento da tuberculose da criança são: isoniazida (H); rifampicina (R); pirazinamida (Z); etambutol (E) e estreptomicina (S). A isoniazida deve estar incluída em todos os esquemas adotados. Para que o tratamento seja eficaz, a medicação deve ser administrada regularmente e o tempo de tratamento deve ser respeitado.

Esquemas de tratamento

O esquema de curta duração é o atualmente adotado no Brasil para o tratamento dos casos novos de tuberculose, tanto pulmonar quanto extrapulmonar, exceto para a forma meningoencefálica. Para as crianças menores de 10 anos de idade, consiste na administração de três drogas: R + H + Z, em uma fase inicial de dois meses, e administração de R + H, em uma segunda fase de quatro meses. O quadro II-153 apresenta o esquema de curta duração para os menores de 10 anos de idade – Esquema I do Ministério da Saúde.

Para os adolescentes com 10 anos ou mais e para os adultos, o Ministério da Saúde divulgou em 2009 uma norma técnica introduzindo o etambutol como quarta droga nos primeiros dois meses de tratamento, após ter sido verificado aumento de resistência tanto à isoniazida isolada como à associação isoniazida e rifampicina (Quadro II-154). Além da introdução do etambutol, foi introduzida a apresentação do comprimido em dose fixa combinada das quatro drogas (4 em 1) para a 1ª fase do tratamento, para facilitar a administração dos fármacos e aumentar a adesão ao tratamento.

Recomenda-se que, em todos os esquemas, as drogas sejam administradas em tomada única, preferencialmente em jejum, desde que não apresente intolerância gástrica, quando a conduta é modificada, como apresentado a seguir. Orientar que a urina e o suor ficarão cor de laranja, devido ao uso da rifampicina. Como a rifampicina interfere na ação dos contraceptivos orais, as adolescentes em uso desse medicamento devem receber orientação para utilizar outros métodos anticoncepcionais.

Para a forma meningoencefálica, recomenda-se a ampliação do tempo de tratamento, orientando-se 2 meses da 1ª fase e 7 meses da 2ª fase. Este é o Esquema II do Ministério da Saúde, demonstrado nos quadros

Quadro II-153 – Esquema curto de tratamento da tuberculose para menores de 10 anos de idade (Esquema I do Ministério da Saúde).

Fases do tratamento	Drogas	Peso do paciente			
		Até 20kg (mg/kg/dia)	20-35kg (mg/dia)	35-45kg (mg/dia)	Mais de 45kg (mg/dia)
1ª fase (2 meses – RHZ)	R	10	300	450	600
	H	10	200	300	400
	Z	35	1.000	1.500	2.000
2ª fase (4 meses – RH)	R	10	300	450	600
	H	10	200	300	400

R = rifampicina; H = isoniazida; Z = pirazinamida.

Obs.: utilizar as drogas em tomada única, preferencialmente em jejum.

Quadro II-154 – Esquema curto de tratamento da tuberculose para adolescentes com 10 ou mais anos e adultos (Ministério da Saúde, 2009).

Fases de tratamento	Drogas	Peso do paciente		
		20-35kg (dose/dia)	36-50kg (dose/dia)	Mais de 50kg (dose/dia)
1ª fase (2 meses – RHZE)	RHZE	2 comprimidos*	3 comprimidos*	4 comprimidos*
2ª fase (4 meses (RH)	R	300mg	450mg	600mg
	H	200mg	200mg	400mg

* Comprimido em dose fixa combinada (R = 150mg; H = 75mg; Z = 400mg; E = 275mg).

Quadro II-155 – Esquema para o tratamento da tuberculose meningoencefálica em menores de 10 anos de idade (Esquema II do Ministério da Saúde).

Fases do tratamento	Drogas	Peso do paciente			
		Até 20kg (mg/kg/dia)	20-35kg (mg/dia)	35-45kg (mg/dia)	Mais de 45kg (mg/dia)
1ª fase (2 meses – RHZ)	R	10-20	300	450	600
	H	10-20	200	300	400
	Z	35	1.000	1.500	2.000
2ª fase (7 meses – RH)	R	10-20	300	450	600
	H	10-20	200	300	400

R = rifampicina; H = isoniazida; Z = pirazinamida.

Obs.: utilizar as drogas em tomada única, preferencialmente em jejum. Acrescenta-se a esse esquema o corticoide por dois a quatro meses. Se for prednisona, a dose é de 1 a 2mg/kg de peso corporal/dia, até a dose máxima de 30mg/dia. Se forem usados outros corticoides, devem-se utilizá-los na dose equivalente à da prednisona.

Quadro II-156 – Esquema para tratamento da tuberculose meningoencefálica para adolescentes com 10 ou mais anos de idade e adultos (Ministério da Saúde, 2009).

Fases de tratamento	Drogas	Peso do paciente		
		20-35kg (dose/dia)	36-50kg (dose/dia)	Mais de 50kg (dose/dia)
1ª fase (2 meses – RHZE)	RHZE	2 comprimidos*	3 comprimidos*	4 comprimidos*
2ª fase (7 meses (RH)	R	300mg	450mg	600mg
	H	200mg	200mg	400mg

* Comprimido em dose fixa combinada (R = 150mg; H = 75mg; Z = 400mg; E = 275mg).

Acrescenta-se a esse esquema o corticoide por um a quatro meses. Se for prednisona, a dose é de 1 a 2mg/kg de peso corporal/dia até a dose máxima de 30mg/dia, ou dexametasona por via intravenosa nos casos graves (0,3-0,4mg/kg/dia) por quatro a oito semanas, com redução gradual da dose nas quatro semanas subsequentes.

II-155 e II-156. Na tuberculose meningoencefálica, além do esquema tríplice, indica-se administração de corticoide por um a quatro meses, preferindo-se a utilização da prednisona na dose de 1 a 2mg/kg/dia, até no máximo 30mg/dia.

Nos casos em que houver recidiva após a cura, isto é, o paciente recebeu alta por cura e apresentou recidiva da doença em menos de cinco anos, ou retornou ao tratamento após abandonar o esquema I, opta-se por ampliar o esquema com o uso do etambutol – Esquema I R do Ministério da Saúde (Quadro II-157). Para os maiores de 10 anos de idade, o Ministério da Saúde preconiza o mesmo esquema utilizado para os casos novos, que já incluía o etambutol (Quadro II-154).

Os casos de falência ao tratamento, muito raros na infância, devem ser encaminhados para unidades de referência para acompanhamento.

Conduta em casos de intolerância e toxicidade medicamentosa

A grande maioria dos pacientes não apresenta efeito colateral importante com o esquema tríplice. As manifestações indesejáveis mais comuns são: intolerância gástrica, icterícia (hepatotoxicidade), manifestações cutâneas variadas e dores articulares. Os efeitos colaterais que não implicam a modificação imediata do esquema de tratamento padronizado são conhecidos como efeitos menores e ocorrem em 5 a 20% dos casos;

Quadro II-157 – Esquema para o tratamento de recidiva após cura ou retorno após abandono do Esquema I (Esquema I R do Ministério da Saúde).

Fases do tratamento	Drogas	Peso do paciente			
		Até 20kg (mg/kg/dia)	20-35kg (mg/dia)	35-45kg (mg/dia)	Mais de 45kg (mg/dia)
1ª fase (2 meses – RHZE)	R	10	300	450	600
	H	10	200	300	400
	Z	35	1.000	1.500	2.000
	E	25	600	800	1.200
2ª fase (4 meses – RHE)	R	10	300	450	600
	H	10	200	300	400
	E	25	600	800	1.200

R = rifampicina; H = isoniazida; Z = pirazinamida; E = etambutol.

os efeitos maiores, ou que implicam a interrupção ou alteração do esquema terapêutico, são menos frequentes, ocorrendo em 2 a 8% dos casos. O quadro II-158 sumariza os principais efeitos menores e maiores e as respectivas condutas.

Intolerância gástrica – a orientação inicial é a de o paciente receber o esquema tríplice preferencialmente em jejum, desde que não surjam sintomas de intolerância gástrica. Quando ela ocorre, deve-se avaliar a função hepática (dosagem sérica de transaminases), pois os sintomas da intolerância gástrica são semelhantes aos da hepatotoxicidade e reformular os horários de administração dos medicamentos. A intolerância gástrica, manifestada por náuseas, pirose e dor epigástrica, são mais comuns de ocorrer na 1ª fase do tratamento, quando estão associadas a isoniazida, pirazinamida e rifampicina. Nesse caso, indicam-se a suspensão dos medicamentos e o uso de medicação sintomática. A reintrodução do esquema pode ser feita após 48 a 72 horas, administrando-se a rifampicina e a isoniazida após o café da manhã e a pirazinamida após o almoço. Se reaparecerem as manifestações de intolerância, suspende-se novamente as drogas por 24 a 48 horas e introduz-se uma a uma com intervalos de 48 horas, a fim de se determinar a droga envolvida na intolerância. A ordem de reintrodução é: pirazinamida, isoniazida e rifampicina. Uma vez determinada a droga responsável pelos sintomas, esta deverá ser substituída, conforme orientado a seguir.

Hepatotoxicidade – as drogas utilizadas no tratamento da tuberculose, em particular a isoniazida, podem apresentar efeito hepatotóxico, particularmente nos dois primeiros meses de tratamento. Se houver aparecimento de sintomas como icterícia, náuseas, vômitos e dor abdominal, indica-se coleta das transaminases hepáticas. Orienta-se suspender as drogas se ocorrer aumento nas enzimas hepáticas para valores três vezes maiores do que o normal ou se aparecer icterícia. Se não houver nem icterícia nem aumento das enzimas hepáticas, procede-se como nos casos de intolerância gástrica. Após a normalização da sintomatologia e da função hepática, podem-se reintroduzir as drogas. Se houve apenas icterícia, inicia-se primeiro com a rifampicina, seguida pela isoniazida e, por último, a pirazinamida, com intervalo de três dias entre elas. Porém, se além da icterícia tiver aparecido aumento das enzimas hepáticas, reinicia-se a isoniazida, seguida pela rifampicina e pela pirazinamida.

Neuropatia periférica – a neuropatia periférica, manifestada pela sensação de queimação das extremidades, ocorre durante a administração de isoniazida, e é resultante da ação competitiva entre essa medicação e a piridoxina. Essa reação colateral surge em geral em adultos, mas é rara na infância, não sendo, portanto, indicado o uso profilático de piridoxina na infância e na adolescência. Se sintomas de neuropatia periférica surgirem durante o tratamento, recomenda-se a suplementação de piridoxina (vitamina B_6) na dose de 5 a 10mg/dia por via oral. Algumas vezes, as reações colaterais podem diminuir e mesmo desaparecer com a redução das doses, principalmente quando utilizadas em dose elevada.

Neurite óptica – a toxicidade do etambutol, ocasionando diminuição da acuidade visual e dificuldade de discriminação da cor verde-vermelha, não é detectada pelo exame oftalmológico e sim pela queixa do paciente e obriga a substituição do medicamento. Entretanto, a toxicidade do etambutol é rara em crianças. Pode aparecer, raramente, associada ao uso de isoniazida.

Outros efeitos colaterais – o prurido cutâneo e as dores articulares são tratados com sintomáticos, com anti-histamínicos e anti-inflamatórios não hormonais, respectivamente.

Caso a intolerância gastrintestinal ou as reações colaterais importantes indiquem a substituição de um medicamento, ela pode ser feita da seguinte forma:

Quadro II-158 – Efeitos colaterais menores e maiores, drogas associadas e respectivas condutas.

Efeitos menores		
Efeito	**Droga(s) associada(s)**	**Conduta**
Intolerância gástrica	Rifampicina Isoniazida Pirazinamida	Reformular horários de administração da medicação Avaliar função hepática
Artralgia ou artrite	Pirazinamida Isoniazida	Medicar com ácido acetilsalicílico
Neuropatia periférica	Isoniazida Etambutol	Introduzir piridoxina (vitamina B_6)
Suor e urina alaranjados	Rifampicina	Orientar
Prurido cutâneo	Isoniazida Rifampicina	Medicar com anti-histamínico
Efeitos maiores		
Efeito	**Droga(s) associada(s)**	**Conduta**
Exantema	Estreptomicina Rifampicina	Suspender o tratamento Reintroduzir o tratamento droga a droga após a resolução Substituir o esquema nos casos graves ou recidivantes
Neurite óptica	Etambutol Isoniazida	Substituir a medicação
Hepatotoxicidade	Todas as drogas	Suspender o tratamento até a resolução
Trombocitopenia, leucopenia, eosinofilia, anemia hemolítica, agranulocitose, vasculite	Rifampicina Isoniazida	Dependendo da gravidade, suspender o tratamento e reavaliar o esquema
Nefrite intersticial	Rifampicina principalmente intermitente	Suspender o tratamento
Hipoacusia	Estreptomicina	Suspender e substituir a droga

Fonte: Guia de Vigilância Epidemiológica do Ministério da Saúde, 2002.

- substituição da pirazinamida: 2 meses de rifampicina + isoniazida + etambutol e 4 meses de rifampicina + isoniazida;
- substituição da isoniazida: 2 meses de rifampicina + etambutol + estreptomicina + pirazinamida e 4 meses de rifampicina + etambutol;
- substituição da rifampicina: 2 meses de estreptomicina + etambutol + isoniazida + pirazinamida e 10 meses de isoniazida e etambutol.

Isto é, substitui-se a pirazinamida pelo etambutol e a isoniazida e a rifampicina são substituídas pela associação etambutol e estreptomicina. Entretanto, a administração de estreptomicina é muito difícil em crianças, por ser injetável e apresentar ototoxicidade. Como a tuberculose da criança é paucibacilar, poder-se-ia excluir a estreptomicina, em face dos problemas apontados. A retirada da rifampicina não permite a utilização de esquema curto, devendo-se, portanto, prolongar o tratamento por 12 meses. É importante salientar que a opção por esses esquemas é conhecida basicamente para o tratamento da tuberculose do adulto, não existindo trabalhos sobre o uso desses esquemas em crianças.

Outros medicamentos

Outros medicamentos antituberculose podem ser utilizados em casos de falência de tratamento ou de intolerância importante aos quimioterápicos usuais. Entre esses estão a etionamida, a canamicina, a capreomicina e a ciclosserina. Entretanto, esses medicamentos são de uso excepcional em crianças.

Conduta na tuberculose multirresistente

Os pacientes que não se curam com os esquemas propostos pelo Ministério da Saúde, com bacilos resistentes à rifampicina, isoniazida, estreptomicina, etionamida e etambutol, são considerados portadores de tuberculose multirresistente. Como geralmente a criança tuberculosa é paucibacilar, o fenômeno da resistência natural é raro na infância, porém pode ocorrer resistência naquelas cuja fonte de infecção seja um caso multirresistente.

A suspeita de tuberculose multirresistente na infância deve ser feita se: for contato de um caso sabidamente multirresistente, apresentar resposta inadequada ao tratamento ou ocorrer recaída após um tratamento corretamente realizado.

A conduta da tuberculose multirresistente na faixa etária pediátrica ainda não está padronizada e o paciente deve ser encaminhado para um centro de referência. Em geral, é a cultura do escarro do adulto que infectou a criança, seguida por teste de sensibilidade que orientará a conduta mais adequada, uma vez que a comprovação bacteriológica na infância é pouco frequente.

Estratégia DOTS e o tratamento supervisionado

Para alcançar seu objetivo de reduzir drasticamente o número de casos de tuberculose e prevenir o aparecimento de formas multirresistentes, a Organização Mundial da Saúde preconiza que os governos se comprometam a oferecer o acesso universal ao diagnóstico e ao tratamento adequado, garantindo maior adesão ao tratamento e assegurando que seja completo. Nesse sentido, criou a estratégia DOTS (sigla em inglês para Estratégia do Tratamento Supervisionado da Tuberculose), que é composta por cinco atividades: 1. compromisso político de financiamento das atividades de controle da tuberculose; 2. garantia de acesso ao exame bacterioscópico para aumentar a detecção dos casos; 3. suprimento regular de medicamentos; 4. padronização do registro e da notificação, permitindo monitoramento dos pacientes e avaliação do programa; 5. garantia do regime de tratamento padronizado e supervisionado pelas equipes de saúde.

A supervisão direta do tratamento por um profissional de saúde visa aumentar a adesão ao tratamento e pode ser feita em domicílio ou na unidade de saúde. No Brasil, a proposta é que na primeira fase do tratamento (dois meses) sejam realizadas pelo menos três observações semanais, e na segunda fase (quatro meses), uma observação semanal.

No Brasil, a estratégia DOTS foi adotada desde o final da década de 1990, porém a abrangência da sua cobertura, apesar dos avanços observados nos últimos anos, ainda não alcançou as metas da OMS, tanto em relação ao número de pacientes sob tratamento supervisionado, como pelo número de unidades de saúde que adotam essa estratégia.

Na ausência de recursos e impossibilidade de realização do tratamento supervisionado por um profissional de saúde, isto é, se o tratamento for autoadministrado, algumas medidas podem melhorar a adesão ao tratamento: um bom acolhimento e vínculo entre o doente e o profissional que o atende; orientações sobre a doença e o tratamento; consultas mais frequentes no início do tratamento e em caso de efeitos colaterais; busca imediata dos faltosos e envolvimento de familiares ou pessoas próximas no acompanhamento.

Controle evolutivo, critérios de cura e causas de insucesso no tratamento

As consultas de retorno devem ser mais frequentes no início do tratamento, podendo ser mais espaçadas após a verificação da melhora clínica.

As manifestações clínicas costumam apresentar melhora rápida com a instituição do tratamento. Se isso não ocorrer, deve-se suspeitar de falha na administração dos medicamentos ou, mais raramente, de falência do tratamento. Uma situação excepcional, mas que pode ocorrer em pacientes com infecção pelo HIV e em uso de antirretrovirais e em pacientes que apresentam melhora nutricional após o início do tratamento, é a síndrome de reconstituição imune inflamatória. Trata-se de uma reação inflamatória exacerbada, levando a uma situação de resposta paradoxal ao tratamento, com piora dos sintomas, reaparecimento da febre e aparecimento de adenomegalias.

Os achados iniciais à radiografia de tórax é que indicam a necessidade e a frequência com que o exame deve ser repetido. Não se espera o desaparecimento completo das alterações radiológicas em curto intervalo de tempo, pois a evolução é demorada e algumas alterações podem permanecer por vários anos, sem, contudo, indicar atividade da doença. Entretanto, não deve haver piora radiológica e, se isso for observado, duas situações podem estar ocorrendo: ou o tratamento está sendo inadequado ou ineficaz ou houve erro diagnóstico.

A prova tuberculínica, mesmo quando positiva na época do diagnóstico, não necessita ser repetida, pois sua positividade, ao final do tratamento, não significa atividade da doença.

Ao final do tratamento, para ser considerado curado, o paciente não deve apresentar sinais clínicos de atividade da doença, embora, como descrito, algumas imagens radiológicas como faixas de atelectasias, calcificações, estrias cicatriciais podem ainda persistir.

Diante de um desfecho desfavorável, as seguintes causas devem ser aventadas: má adesão ou tratamento incompleto; a procura ao serviço médico foi tardia ou houve retardo no diagnóstico; o diagnóstico foi incorreto – não era tuberculose; ou ocorreu má absorção das drogas (desnutrição grave, infecção pelo HIV).

SISTEMA DE VIGILÂNCIA EPIDEMIOLÓGICA E DOENÇA DE NOTIFICAÇÃO COMPULSÓRIA

A tuberculose é doença de notificação compulsória, isto é, todos os casos de tuberculose diagnosticados devem ser notificados ao Centro de Vigilância Epidemiológica do município. A responsabilidade pela notificação é do serviço de saúde que fez o diagnóstico e iniciou o tratamento da doença. A notificação é feita em uma ficha individual de investigação do Sistema de Informações de Agravos de Notificação (SINAN). Os casos que devem ser notificados são: casos novos, reingressos após abandono, recidivas e casos que transferem o tratamento para outro serviço de saúde.

Além da notificação, é importante que o serviço de saúde que está realizando o tratamento e acompanhamento do caso inscreva o doente no Livro de Registro e Controle dos Casos de Tuberculose, para que seja acompanhada a evolução e o encerramento do caso seja registrado em uma das seguintes categorias: 1. alta por cura ou por término do tratamento; 2. abandono; 3. mudança de diagnóstico; 4. óbito; 5. falência de tratamento; 6. transferência para outra unidade de saúde.

A análise dos dados gerados pela notificação permite não só o conhecimento da situação epidemiológica, como também norteia a tomada de decisões pelo sistema de vigilância epidemiológica.

Vigilância epidemiológica e visita domiciliar

A identificação dos casos, possíveis fontes de infecção, é fundamental para que se diminua a cadeia de transmissão do bacilo e se alcance as metas propostas pela OMS e pactuadas pelo Ministério da Saúde de detectar pelo menos 70% dos casos estimados e que 85% deles sejam tratados e curados. Para isso, deve ser realizada investigação epidemiológica entre os contatos de todo caso de tuberculose, principalmente os bacilíferos. Por outro lado, ao se diagnosticar tuberculose em uma criança, os contatos adultos que convivem com ela devem ser encaminhados para a unidade de saúde para a busca da possível fonte de infecção. Se os contatos não comparecerem ao serviço médico, é importante a realização de visita domiciliar.

Sempre que possível, a visita domiciliar deve ser realizada, pois, além de ser importante para a pesquisa dos contatos, permite a constatação das condições de vida e habitação da criança, trazendo subsídios para uma atuação individualizada para aquela criança e sua família.

BIBLIOGRAFIA

1. American Thoracic Society. Diagnostic standards and classification of tuberculosis and other mycobacterial diseases. Am Rev Resp Dis 1990;142:725. • 2. American Thoracic Society. Treatment of tuberculosis and tuberculosis infection in adults and children. Am J Respir Crit Care Med 1994;149:1359. • 3. Barreira D, Grangeiro A. Avaliação das estratégias de controle da tuberculose no Brasil. Rev Saúde Pública 2007;41(Supl 1):4. • 4. Campanha Nacional Contra a Tuberculose. Controle da tuberculose: uma promessa de integração ensino-serviço. Brasília: Fundação Universitária José Bonifácio, Rio de Janeiro, UFRJ; 1992. • 5. II Consenso Brasileiro de Tuberculose. Diretrizes Brasileiras para Tuberculose. J Bras Pneumol 2004;30(Supl 1). • 6. Dias MHP. Tuberculose. In: Sucupira ACSL et al. Pediatria em consultório. 4ª ed. São Paulo: Sarvier; 2000. • 7. Dias MHP. Tuberculose. In: Issler H et al. Pediatria na atenção primária. São Paulo: Sarvier; 1999. • 8. Hijjar MA. Retrospecto do controle da tuberculose no Brasil. Rev Saúde Pública 2007;41(Supl 1):50. • 9. Maciel ELN, Dietze R, Struchiner C. Avaliação de sistemas de pontuação para o diagnóstico da tuberculose na infância. Cad Saúde Coletiva, Rio de Janeiro 2006;14:655. • 10. Marais BJ, Gie RP, Helling AC, Schoaf HS, Lombard C, Enorson DA, Beyers N. A refined symptom – based approach to diagnose pulmonary tuberculosis in children. Pediatrics 2006;118:e1350. • 11. Mellis CM et al. Evaluation and treatment of chronic cough in children. Pediatr Clin North Am 1979;26:554. • 12. Ministério da saúde. Norma técnica sobre as mudanças no tratamento da tuberculose no Brasil para adultos e adolescentes. 2009. Disponível em: http://www.cve.saude.sp.gov.br/htm/tb/mat_tec/tb09_nt_adulto_adol.pdf. • 13. Ministério da Saúde. Programa Nacional Contra a Tuberculose. Guia de Vigilância Epidemiológica, Brasília; 2002. • 14. Neu N et al. Diagnosis of pediatric tuberculosis in the modern era. Pediatr Infect Dis J 1999;18:122. • 15. Sant'Anna CC. Discussão sobre critérios de diagnóstico da tuberculose na infância. Rev Pediatr Ceara 2006;7:48. • 16. Sant'Anna CC. Tuberculose na criança. J Pediatr (Rio J) 1998;74(Supl 1):S69. • 17. Sant'Anna CC et al. Diagnóstico e terapêutica da tuberculose infantil – uma visão atualizada de um antigo problema. J Pediatr (Rio J) 2002;78(Supl 2):205. • 18. Sant'Anna CC et al. Evaluation of a proposed diagnostic scoring system for pulmonary tuberculosis in Brazilian children. Int J Tuberc Lung Dis 2006;10:463. • 19. Sant'Anna CC, Hijjar MA. Recente contribuição da Organização Mundial da Saúde para o controle da tuberculose na infância. Rev Saúde Pública 2007;41(Supl 1):117. • 20. Villa TCS et al. Cobertura do tratamento diretamente observado (DOTS) da tuberculose no Estado de São Paulo (1998 a 2004). Rev Esc Enferm USP 2008;42:98. • 21. World Health Organization. Guidance for national tuberculosis programmes on the management of tuberculosis in children, 2006.

APÊNDICE

Medicamentos utilizados no tratamento da tuberculose da criança	
Isoniazida (H)	**Rifampicina (R)**
Tem atividade intensa na prevenção da resistência bacteriana, bem como atividade bactericida precoce. A ação esterilizante é moderada, inferior, portanto, à rifampicina e à pirazinamida. Tem boa absorção por via oral, alta eficácia. É metabolizada por acetilação e tem como produto final a diacetil-hidrazida. Existem dois fenótipos de acetilação da isoniazida, que podem influir no tratamento: os acetiladores rápidos e os lentos. Nos pacientes acetiladores rápidos, pode haver eliminação mais rápida de seus metabolitos. A média de concentração encontrada no soro é de 30 a 50% daquela existente nos acetiladores lentos. Nos pacientes acetiladores lentos, as interações medicamentosas são mais pronunciadas. É excretada na urina na forma de metabolitos. Apresenta ação competitiva com a piridoxina no metabolismo celular, podendo ocasionar efeitos colaterais como neurites, perturbações psíquicas, cefaleias, vertigens e convulsões. Essas alterações são raras em crianças, ocorrendo mais frequentemente em adultos com idade superior a 35 anos. Não há necessidade, em crianças, de se administrar piridoxina profilaticamente, mas somente quando reações colaterais aparecem. Pode ser utilizada na gestação, como terapia, evitando-se como quimioprofilaxia nessa época. Se for utilizada durante a gestação, deve associar-se dose profilática de piridoxina (10mg/dia) durante o período de administração de isoniazida. Pode ser hepatotóxica, efeito colateral raro em crianças, sendo mais comum nos alcoólatras ou na presença de lesão hepática prévia. Inibe a metabolização da difenil-hidantoína, o que acarreta cuidados com a dose desse medicamento, que deve ser controlada e ajustada se necessário. Nos pacientes acetiladores lentos, em tratamento com fenantoínas ou carbamazepina, há maior elevação dos níveis séricos dessas drogas, podendo causar efeitos tóxicos. Raramente ocorrem reações de hipersensibilidade. Dose: – Pacientes com até 20kg: 10mg/kg/dia. Em casos graves, como na forma meningoencefálica, a dose pode chegar a 20mg/kg/dia. – Pacientes entre 20 e 35kg: 200mg/dia. – Pacientes entre 35 e 45kg: 300mg/dia. – Pacientes com mais de 45kg: 400mg/dia. Apresentação: Isoniazida: comprimidos de 100mg. Associação isoniazida + rifampicina: cápsulas de 100/150mg e de 200/300mg.	Tem intensa ação esterilizante, intensa atividade na prevenção da resistência bacteriana e moderada ação bactericida precoce. Sua ação faz-se tanto em meio intra quanto extracelular. É metabolizada no fígado, sendo seu produto principal a desacetil rifampicina, com muito boa atividade antibacilar. É eliminada na maior parte pelas vias biliares, sendo 30% pela urina. Para melhor aproveitamento, deve ser administrada em jejum. Pode levar à coloração alaranjada da urina, fezes, saliva, lágrima, suor e escarro. Os efeitos colaterais mais comuns são erupção cutânea, febre, náuseas, vômitos, síndrome gripal. É rara a ocorrência de hepatotoxicidade em crianças, bem como hemólise, trombocitopenia e insuficiência renal. A aplicação da droga, de forma intermitente, pode aumentar o risco de hepatotoxicidade. A RMP acelera o metabolismo de anticoncepcionais orais, de corticoides, anticoagulantes orais, metadona e digoxina. Seu uso é permitido na gravidez, pois não se verificou nenhum caso de efeito teratogênico. Dose: – Pacientes com até 20kg: 10mg/kg/dia. Em casos graves, como na forma meningoencefálica, a dose pode chegar a 20mg/kg/dia. – Pacientes entre 20 e 35kg: 300mg/dia. – Pacientes entre 35 e 45kg: 450mg/dia. – Pacientes com mais de 45kg: 600mg/dia. Apresentação: Rifampicina: cápsulas de 300mg; suspensão a 2% (20mg/ml). Associação isoniazida + rifampicina: cápsulas de 100/150mg e de 200/300mg.

Pirazinamida (Z)

Tem intensa atividade esterilizante, pois sua ação faz-se principalmente em meio ácido intracelular, eliminando os bacilos que se multiplicam nos macrófagos. É fraca sua ação relacionada à prevenção da resistência bacteriana e bactericida precoce. Transforma-se na sua metabolização em vários metabolitos, sendo o mais importante o ácido pirazonoico.

Esterilizante eficaz quando associado a outros quimioterápicos específicos, é, por esse motivo, importante na primeira fase do tratamento de curta duração.

Não existem dados na literatura sobre eventual efeito teratogênico.

As reações colaterais que podem aparecer são a hepatotoxicidade, gota com artralgia por aumento da uricemia, náuseas, vômitos, febre, urticária.

Seu uso é permitido na gestação.

Dose:
– Pacientes com até 20kg: 35mg/kg/dia.
– Pacientes entre 20 e 35kg: 1.000mg/dia.
– Pacientes entre 35 e 45kg: 1.500mg/dia.
– Pacientes com mais de 45kg: 2.000mg/dia.

Apresentação:
Pirazinamida: comprimidos de 500mg e suspensão oral a 3% (30mg/ml).

Etambutol (E)

Bacteriostático, bem absorvido por via oral. Excretado na forma ativa em cerca de 80% pelos rins. São excretados em forma inativa 10 a 15%. Tem ação moderada na prevenção da resistência e muito fraca atividade esterilizante.

É excretado de forma inalterada por filtração glomerular e secreção tubular.

Entre as reações colaterais, a mais frequente é a neurite retrobulbar que provoca diminuição da acuidade visual e dificuldade de diferenciação entre a cor verde e a vermelha. Outras reações, como erupção cutânea, febre, desconforto gastrintestinal, mal-estar, podem ocorrer.

Em face dos problemas relacionados à toxicidade da droga, alguns autores americanos a recomendam para crianças com idade superior a 5 anos.

É permitido seu uso na gestação, embora se saiba que a droga atravessa a placenta.

Dose:
– Pacientes com até 20kg: 25mg/kg/dia.
– Pacientes entre 20 e 35kg: 600mg/dia.
– Pacientes entre 35 e 45kg: 800mg/dia.
– Pacientes com mais de 45kg: 1.200mg/dia.

Apresentação:
Etambutol: Comprimidos de 100mg

Estreptomicina (S)

É bactericida, mas apresenta fraca atividade bactericida precoce e esterilizante, tem média atividade na prevenção da resistência bacteriana.

É excretada por filtração glomerular e não é afetada por agentes que bloqueiam a secreção tubular.

Entre as reações colaterais, a ototoxicidade é o efeito mais indesejável. Quando é administrada na forma de sulfato de estreptomicina, a ação faz-se de preferência sobre o VIII par craniano e quando administrada sob a forma de diidroestreptomicina a lesão mais frequente é a do nervo coclear, que tem a surdez como consequência.

Contraindicada na gestação.

Seu uso é por via intramuscular e, excepcionalmente, utilizada por via intravenosa.

Dose:
– Pacientes com até 20kg: 20mg/kg/dia.
– Pacientes entre 20 e 35kg: 500mg/dia.
– Pacientes com mais de 35kg: 1.000mg/dia.

Para facilitar a administração supervisionada na Unidade de Saúde ou para aumentar a adesão ao tratamento injetável, a estreptomicina pode ser administrada em doses diárias de 2ª a 6ª feira por dois meses duas vezes por semanas por mais quatro meses.

Apresentação:
Estreptomicina, sulfato: frasco-ampola com 1.000mg.

Apresentação em associação:
Comprimidos com dose fixa combinada (4 em 1):
– Comprimido contendo 150mg de rifampicina, 75mg de isoniazida, 400mg de pirazinamida e 275mg de etambutol.
– Isoniazida + rifampicina: cápsulas de 100/150mg e de 200/300mg.

61 PARASITOSES INTESTINAIS

SANDRA MARIA CALLIOLI ZUCCOLOTTO
ANA MARIA BARA BRESOLIN

As parasitoses intestinais ainda constituem importante problema de saúde pública e sua prevalência desigual nas várias regiões do País reflete a situação de desenvolvimento socioeconômico e as diferenças nas condições de vida da população. Apesar da redução nas taxas de mortalidade, o impacto dessas doenças na morbidade ainda é importante. As precárias condições de habitação e a ausência de saneamento básico favorecem as infecções intestinais, inclusive as parasitárias. Em determinadas regiões, o poliparasitismo, ou seja, a ocorrência simultânea de duas ou mais espécies de parasitas é a regra, e sua influência sobre as condições de saúde, particularmente da população infantil, assim como sobre a capacidade de trabalho dos adultos e os custos sociais da assistência médica criam um círculo vicioso que só poderá ser rompido quando houver um desenvolvimento social e econômico mais harmônico e melhores condições de vida no País.

Segundo o Plano Nacional de Vigilância e Controle das Enteroparasitoses (PNVCE) de 2005, no Brasil, observou-se diminuição na prevalência de infecção por enteroparasitas nos últimos 30 anos, mas mesmo algumas áreas com índices privilegiados de desenvolvimento ainda apresentam taxas de infecção próximas a 30% quando se considera a ocorrência de pelo menos uma espécie de enteroparasita. Em revisão bibliográfica abrangendo o período de 1980 a 2001, citada no PNVCE, demonstrou-se que no Brasil, neste período, foram realizados poucos trabalhos, tendo sido utilizadas metodologias e populações bastante heterogêneas. As prevalências observadas nessa revisão variaram bastante, indo de 15% em uma população de menores de 24 meses a 80% em um grupo de manipuladores de alimentos. Quando a população de estudo foi constituída de escolares ou usuários de serviços de saúde, a prevalência variou entre 23,3 e 66,3%. De modo geral, dentre os helmintos, os mais frequentes são os nematoides *Ascaris lumbricoides* e *Trichuris trichiura* e os ancilostomídeos, e dentre os protozoários destacam-se *Giardia lamblia* e *Entamoeba histolytica*.

A intensidade do acometimento clínico das infecções parasitárias depende de fatores do agente, do hospedeiro e do meio ambiente. As infecções podem ser assintomáticas, apresentar manifestações esporádicas ou quadros clínicos graves e mesmo letais. Na criança desnutrida com condições precárias de vida, são frequentes os distúrbios gastrintestinais crônicos que podem levar à perda de peso e à anemia, piorando o estado nutricional. Nessas crianças, é comum o poliparasitismo. Já na criança eutrófica, com boas condições de vida e de saneamento básico, as parasitoses intestinais são menos frequentes, geralmente oligossintomáticas ou mesmo assintomáticas. Nos pacientes imunodeprimidos ou com síndrome de imunodeficiência adquirida (Aids), as parasitoses intestinais assumem importância pela gravidade do quadro clínico. Entretanto, nos pacientes com Aids, desde a introdução da terapia antirretroviral potente (HAART – *highly active anti-retroviral therapy*), a prevalência de diarreia por enteroparasitoses tem diminuído significativamente, assim como a gravidade do quadro clínico associada a essa causa.

Neste capítulo, descrevem-se os sinais e os sintomas que podem sugerir a presença de determinadas enteroparasitoses, aspectos gerais do diagnóstico laboratorial e do tratamento das parasitoses intestinais e as características das helmintíases e protozooses intestinais discriminadas no quadro II-159, com ênfase no quadro clínico, diagnóstico e tratamento e, por fim, o controle de cura e a profilaxia das enteroparasitoses.

SINAIS E SINTOMAS

A suspeita de parasitose intestinal deve estar presente quando existem queixas relacionadas não apenas ao trato gastrintestinal, mas também a outros aparelhos do organismo. A seguir, são apresentados os sinais e os sintomas que podem sugerir o diagnóstico de determinadas enteroparasitoses.

Diarreia – é frequente nas infecções por protozoários intestinais, na tricocefalíase e na estrongiloidíase. Os episódios diarreicos costumam ser autolimitados e com evolução variável, a qual depende da carga parasitária, das condutas terapêuticas adotadas e do estado imunológico e nutricional prévio da criança. Na maioria das vezes, a sintomatologia é moderada, com baixo número de evacuações, sendo a desidratação pouco frequente. No entanto, existem quadros de diarreia aguda em crianças imunocompetentes, acompanhados por febre e vômitos, que podem levar à desidratação, semelhantes àqueles determinados por bactérias e vírus, associados principalmente às infecções por protozoários coccídios

Quadro II-159 – Parasitoses intestinais.

Helmintíases	
Devidas aos nematoides	
Ancilostomíase	*Ancylostoma duedonale* *Necator americanus*
Ascaridíase	*Ascaris lumbricoides*
Enterobíase (ou oxiuríase)	*Enterobius vermicularis* (ou *Oxiurus vermicularis*)
Estrongiloidíase	*Strongyloides stercoralis*
Tricocefalíase	*Tricocephalus trichiurus*
Devidas aos cestoides	
Teníase	*Taenia solium* *Taenia saginata*
Himenolepíase	*Hymenolepis nana* *Hymenolepis diminuta*
Devidas aos trematoides	
Esquistossomose	*Schistosoma mansoni*
Protozooses	
Amebíase	*Entamoeba histolytica*
Giardíase	*Giardia lamblia* (ou *Giardia duodenalis* ou *Giardia intestinalis*)
Dientamebíase	*Dientamoeba fragilis*
Balantidíase	*Balantidium coli*
Criptosporidíase	*Cryptosporidium parvum* *Cryptosporidium hominis*
Ciclosporíase	*Cyclospora cayetanensis*
Isosporíase	*Isospora belli*
Microsporidiose	*Enterocytozoon bieneusi* *Encephalitozoon intestinalis* *Encephalitozoon hellen*
Blastocistíase	*Blastocystis hominis*

(criptosporidiose, isosporíase e ciclosporíase) e à esquistossomose aguda. Em um número menor de casos, a evolução pode ser crônica, com episódios recorrentes de diarreia intercalados com períodos de eliminação de fezes normais ou ressecadas, ou com queixa de diarreia persistente de longa duração. Nesses casos, deve-se pesquisar especialmente a presença de giardíase e amebíase.

As manifestações clínicas dependem da localização intestinal da infecção. Os enteroparasitas que habitam no intestino grosso como *Entamoeba histolytica, Dientamoeba fragilis, Balantidium coli, Tricocephalus trichiurus* e *Schistosoma mansoni* podem causar inflamação e ulceração da mucosa intestinal, manifestando-se com fezes amolecidas ou com muco e sangue e, às vezes, como na colite amebiana e na infecção maciça por tricocéfalos, com evacuações mucopiossanguinolentas.

Os parasitas que se localizam preferencialmente no intestino delgado como *Strongyloides stercoralis, Giardia lamblia, Cryptosporidium, Isospora belli, Cyclospora* e os microsporídios podem determinar alterações absortivas, levando ao aparecimento de diarreia do tipo osmótico.

Em pacientes com Aids ou imunodeprimidos, a criptosporidiose, a isosporíase, a ciclosporíase e a microsporidiose são consideradas complicação séria, pois podem provocar diarreia aquosa, sem muco ou sangue, com perda de grande volume líquido, ser recorrente ou persistente, determinando, por vezes, quadro progressivo de má absorção com perda de peso e anorexia, podendo ser fatal.

Dor abdominal, náuseas e vômitos – são sintomas que podem estar presentes em qualquer parasitose intestinal, geralmente acompanhando o quadro de diarreia. Na estrongiloidíase, dor abdominal epigástrica em queimação, semelhante àquela que ocorre na síndrome ulcerosa, pode acontecer em associação com a diarreia ou disenteria crônica. Alguns autores advogam que a giardíase pode provocar quadro de dor abdominal recorrente associado à diarreia recorrente, plenitute pós-prandial e náuseas.

Nos casos de dor abdominal recorrente (DAR), uma conduta muito comum em nosso meio é limitar a abordagem da criança com essa queixa à prescrição de vermífugos. Essa conduta parte do pressuposto que, como a parasitose intestinal é de alta prevalência em nosso meio, ela é a responsável pela maioria dos casos de DAR, apesar de não existirem estudos controlados confirmando tal hipótese. No entanto, a abordagem da criança com queixa de DAR é mais complexa, pois observa-se que vários pacientes, apesar da cura parasitológica, permanecem com a queixa. Por outro lado, mesmo quando existe melhora do sintoma após o tratamento, não é possível excluir o fato de que a melhora possa ter ocorrido devido ao efeito placebo da droga. Assim, recomenda-se que, nos casos de DAR, as parasitoses intestinais sejam investigadas e tratadas sem, contudo, interromper a abordagem diagnóstica (ver capítulo Dor abdominal recorrente).

Eliminação de parasitas – eliminação de vermes cilíndricos pelos vômitos ou nas fezes ocorre na ascaridíase. Na tricocefalíase, quando existe prolapso retal associado, podem-se visualizar pequenos vermes fixados à mucosa prolabada. Na enterobíase, frequentemente, o verme adulto pode ser descrito como um "curto fio de linha branca", que se movimenta nas fezes ou na região perianal, principalmente à noite. Na teníase, a queixa mais frequente é o desconforto causado pela migração ativa e isolada das proglotes pelo ânus, no caso da *Taenia saginata,* ou pelo encontro das proglotes nas fezes, na infecção pela *Taenia solium*. As proglotes são descritas como vermes pequenos e chatos.

Desnutrição e perda de peso – o comprometimento do estado nutricional nas enteroparasitoses, em geral, é consequente à intensidade e à cronicidade da infecção, ao agravamento da desnutrição prévia e/ou ao uso de dietas inadequadas, sendo frequente, nesses casos, o encontro de poliparasitismo associado a episódios de infecções intestinais bacterianas ou virais.

Em relação às helmintíases, nas formas graves de ancilostomíase, estrongiloidíase, tricocefalíase e esquistossomose, especialmente em indivíduos desnutridos e cronicamente infectados, pode haver hipoalbuminemia, decorrente da má absorção de nutrientes e/ou da enteropatia com perda de proteínas, levando à piora do estado nutricional.

Na giardíase, algumas crianças podem apresentar quadro clínico compatível com má absorção, semelhante ao que ocorre na doença celíaca, com perda de peso, distensão abdominal e esteatorreia.

Nos pacientes imunodeprimidos ou com Aids, as infecções por protozoários microsporídios ou coccídios – criptosporidíase, isosporíase e ciclosporíase – podem causar quadro de diarreia crônica persistente, com síndrome de má absorção, determinando perda de peso e desnutrição.

Prurido anal e vulvar – na enterobíase, a queixa mais frequente é de prurido anal, que é exacerbado à noite pela migração das fêmeas para oviposição, causando insônia e grande irritabilidade no indivíduo devido ao prurido intenso. Nessa parasitose, o prurido vulvar ocorre devido à migração dos vermes para a vulva, podendo determinar quadro de vulvovaginite com presença de corrimento.

Prolapso retal – encontra-se associado à tricocefalíase. A mucosa prolabada apresenta-se edemaciada, ulcerada e, por vezes, repleta de vermes a ela fixados.

Presença de sangue nas fezes – está associada a ancilostomíase, tricocefalíase maciça, estrongiloidíase, esquistossomose, amebíase, dientamebíase e balantidíase.

Anemia – anemia ferropriva decorrente da espoliação intestinal de ferro encontra-se relacionada principalmente à ancilostomíase e à tricocefalíase. Nas infecções graves, pode ocorrer, também, deficiência de ácido fólico por problema na absorção, carência na alimentação ou aumento da demanda.

Eosinofilia – ao hemograma, eosinofilia leve e moderada, com eosinófilos representando até 50% do número total de leucócitos, pode ser encontrada na ancilostomíase, ascaridíase, estrongiloidíase, esquistossomose. A regra geral de que a infecção por protozoários não costuma apresentar eosinofilia é quebrada pela isosporíase e infecção por *Dientamoeba fragilis*, que costumam apresentar eosinofilia associada ao quadro de doença diarreica.

Manifestações pulmonares – a fase larvária pulmonar da ascaridíase, ancilostomíase, estrongiloidíase e esquistossomose pode manifestar-se como quadro bronquítico ou pneumonia intersticial, de intensidade variável e sintomas gerais como febre, cefaleia e mal-estar que caracterizam a síndrome de Löffler. O hemograma mostra, geralmente, leucocitose com eosinofilia de até 50% e o exame radiológico pode evidenciar um processo de infiltração difusa. O encontro de larvas no escarro ou no lavado gástrico confirma o diagnóstico. Essas manifestações regridem espontaneamente, em média, após uma a duas semanas.

Na esquistossomose crônica, podem ocorrer as formas pulmonares, das quais as mais graves estão relacionadas à arterite da artéria pulmonar levando à hipertensão pulmonar e ao *cor pulmonale* crônico.

Especialmente em pacientes imunodeprimidos, a criptosporidíase pode determinar comprometimento das vias respiratórias, sem diarreia associada, manifestando-se com quadro de tosse, taquipneia, sibilância, laringite e rouquidão. Os oocistos são encontrados no escarro, no lavado brônquico e na biópsia pulmonar.

Hepato e/ou esplenomegalia – hepatomegalia dolorosa e esplenomegalia podem ser encontradas na fase aguda da esquistossomose. Nas fases crônicas, pode-se encontrar fígado aumentado e endurecido e por vezes com superfície nodular, sem esplenomegalia ou hipertensão porta. Nos casos avançados e graves, existe a forma hepatoesplênica com hipertensão porta, sendo que a esplenomegalia pode ser discreta ou de grande volume. Hepatomegalia é achado frequente no abscesso hepático amebiano. Na ascaridíase, infecções intensas e repetidas podem causar hepatomegalia e dor no hipocôndrio direito.

Manifestações cutâneas e subcutâneas de hipersensibilidade – estão associadas especialmente às helmintíases, tendo sido relacionadas a ascaridíase, estrongiloidíase e esquistossomose aguda. Nas duas primeiras, o quadro é principalmente de urticária ou edema angioneurótico. Na esquistossomose aguda, podem surgir prurido generalizado, placas eritematosas, urticária, edema de face ou lesões purpúricas. Na ancilostomíase e na esquistossomose, a penetração das larvas na pele pode ocasionar prurido e exantema papuloeritematoso localizado, sendo mais frequente nas reinfecções.

Artrite reativa – Kiss e Silva citam que foi descrito, em indivíduos adultos com infecção intestinal por *Strongyloides stercoralis* e *Taenia saginata*, quadro de poliartrite simétrica com rigidez matinal e não responsiva ao uso de anti-inflamatórios, mas que regrediu após o tratamento das parasitoses. Esses pacientes apresentavam eosinofilia ao hemograma, presença de imunocomplexos no soro, reações sorológicas específicas positivas e exame parasitológico de fezes positivo. Já foram relatados casos de artrite reativa à *Giardia lamblia* e ao *Cryptosporidium*.

DIAGNÓSTICO LABORATORIAL – ASPECTOS GERAIS

O exame parasitológico das fezes é o método mais simples, específico e de menor custo para se fazer o diagnóstico das parasitoses intestinais, embora outros métodos possam ser utilizados como tubagem duodenal, provas sorológicas e intradérmicas, pesquisa dos vermes em material coletado no exame proctológico e avaliação radiológica. O exame parasitológico das fezes visa identificar a presença, na matéria fecal, de ovos ou larvas de helmintos e de formas trofozoíticas ou císticas de protozoários. Não há consenso sobre o número de amostras que devem ser examinadas. Como a eliminação de determinados tipos de ovos e larvas é cíclica e um único método de análise não é suficiente para definir a etiologia das parasitoses, recomenda-se o exame de pelo menos duas amostras. Para o diagnóstico de ovos de helmintos e cistos de protozoários, utilizam-se as técnicas de enriquecimento, pelos métodos de sedimentação (Hoffman, Pons e Janer) e de flutuação (Faust, Willis). Na pesquisa de larvas de estrongiloides, utiliza-se o método de enriquecimento de Baermann ou de Rugai. Portanto, na prática, recomendam-se associar técnicas e, diante da suspeita clínica, repetir os exames. As técnicas de avaliação quantitativa para a contagem de ovos nas fezes, como a de Kato-Katz e Stoll-Hausheer, empregadas na esquistossomose, ascaridíase, ancilostomíase e tricocefalíase, permitem avaliar a intensidade da infecção e a eficácia do tratamento. Para o diagnóstico das protozooses, os métodos habituais são eficazes em sua identificação, mas dependem da consistência das fezes no momento da coleta. O exame de amostras pós-purgativo, feito com fezes recém-eliminadas, aumenta a porcentagem de resultados positivos das protozooses. Contraindicam-se purgativos do tipo óleos minerais, que dificultam o exame da amostra, recomendando-se os salinos. Existem técnicas específicas para o diagnóstico dos protozoários intracelulares microsporídios e coccídios (*Cryptosporidium, Isospora* e *Cyclospora*). Portanto, na solicitação do exame, deve-se especificar a suspeita clínica, juntamente com a idade, procedência remota e atual do paciente, pois são informações que servirão de orientação básica para o direcionamento dos métodos de diagnósticos mais apropriados a serem utilizados pelo laboratório. Além disso, a realização do exame de fezes deve ser postergada por 7 a 10 dias após a suspensão de substâncias que interferem com o exame de fezes como antibióticos, bário, óleo mineral, compostos que contêm caolim, bismuto e antiácidos.

ASPECTOS GERAIS DO TRATAMENTO

O tratamento das parasitoses intestinais depende do tipo de verme, do estado imunológico do hospedeiro e da gravidade do quadro clínico.

Todo indivíduo, antes de iniciar um tratamento imunossupressor, deve ser investigado e tratado, principalmente se apresentar estrongiloidíase, himenolepíase, criptosporidíase, ciclosporíase, isosporíase, microsporidiose e balantidíase, pois essas infecções podem cursar com doença diarreica grave e/ou disseminação generalizada do parasita em paciente imunodeprimido ou com Aids.

Quando houver suspeita de helmintíase intestinal, pela presença de sinais e sintomas sugestivos desse diagnóstico, tais como prurido anal, relato de eliminação de parasitas com características específicas descritas acima, entre outros, o tratamento pode ser realizado sem a confirmação do exame de fezes. Há exceção especial em relação à suspeita de esquistossomose – doença de notificação compulsória em área não endêmica e em alguns estados e municípios – que deve ser confirmada com exames laboratoriais, pois tratamento específico só está indicado quando são encontrados ovos viáveis nas fezes ou, mais raramente, em amostras de biópsia. Recomenda-se tratamento para todas as helmintíases consideradas patogênicas, mesmo que no momento do diagnóstico o paciente se encontre assintomático. Os esquemas terapêuticos para cada helmintíase, a eficácia, os efeitos colaterais e as contraindicações das principais drogas anti-helmínticas estão apresentados no quadro II-160. Nos casos de poliparasitismo, quando não houver possibilidade de se utilizar uma única droga com ação sobre todos os parasitas, devem-se, inicialmente, tratar os vermes que apresentam a possibilidade de migração no trato gastrintestinal como o *Ascaris lumbricoides* e o *Strongyloides stercoralis*. O espectro de ação das drogas antiparasitárias encontra-se resumido no quadro II-161.

Em relação ao tratamento das protozooses intestinais, nos últimos anos, vários relatos vêm associando alguns protozoários intestinais considerados comensais, portanto, não patogênicos, com manifestações gastrintestinais. Nesse contexto, encontra-se em estudo a patogenicidade do *Blastocystis hominis*. Finalmente, o controle de cura de cada enteroparasitose encontra-se detalhado no quadro II-162.

HELMINTÍASES INTESTINAIS

Ancilostomíase

Parasitose muito frequente, especialmente em regiões quentes e úmidas, causada pelo *Ancilostoma duodenale* e pelo *Necator americanus* da família Ancylostomidae. O primeiro é mais prevalente na Europa e na Ásia, e o segundo, na África e nas Américas. Os vermes adultos

Quadro II-160 – Esquema de tratamento das principais helmintíases.

Parasitose	Droga	Dose	Administração	Efeitos colaterais e interações medicamentosas	Eficácia/ contraindicações/ cuidados
Ancilostomíase	Mebendazol[1]	100mg/dose, 2 vezes por dia, durante 3 dias	Via oral, após período de jejum	Discretos: dor abdominal, diarreia O uso concomitante de mebendazol e metronidazol deve ser evitado pelo risco de ocorrência de síndrome de Stevens-Johnson	Eficácia: 60 a 90% Contraindicações: gestação e durante a fase de amamentação. Não deve ser usado em criança com idade inferior a 2 anos, pois não há estudos nessa faixa etária. Relato de convulsões pelo uso em < 1 ano
	Albendazol	Crianças > 2 anos e adultos: 400mg/dia	Via oral, dose única	Dor abdominal, diarreia, cefaleia	Eficácia: em torno de 90% Contraindicações: gravidez Poucos estudos em menores de 2 anos
	Pamoato de pirantel	20mg/kg/dia, durante 3 dias, dose máxima: 1g	Via oral, em dose única diária	Pouco frequentes: sonolência, anorexia, náuseas, vômitos, diarreia, dor abdominal, cefaleia, tonturas, erupção cutânea	Eficácia: 85% Contraindicações: não está bem estabelecida a segurança do seu uso em gestantes; parece haver pouca possibilidade de dano ao feto, devido à baixa absorção intestinal
Ascaridíase[2]	Tetramisol (levamisol)	2 anos: 20mg 2-8 anos: 40mg > 8 anos: 80mg Adulto: 150mg	Via oral, dose única à noite, antes de deitar	Raros	Eficácia: em torno de 90%. Não deve ser usado na gestação e na fase de amamentação
	Pamoato de pirantel	10mg/kg/dia, dose máxima: 1g	Via oral, dose única em qualquer horário	Os mesmos da ancilostomíase	Eficácia: 90 a 100% Contraindicações: ver tratamento da ancilostomíase
	Mebendazol[1]	100mg/dose, 2 vezes por dia, durante 3 dias	Via oral, após período de jejum	Os mesmos da ancilostomíase	Eficácia: 90 a 100% Contraindicação: ver tratamento da ancilostomíase e obstrução intestinal pelo áscaris
	Albendazol	Criança > 2 anos e adultos: 400mg/dia	Via oral, dose única	Os mesmos da ancilostomíase	Eficácia: 90 a 100% Contraindicações: ver tratamento da ancilostomíase

Quadro II-160 – Esquema de tratamento das principais helmintíases (*continuação*).

Parasitose	Droga	Dose	Administração	Efeitos colaterais e interações medicamentosas	Eficácia/ contraindicações/ cuidados
Enterobíase[3] ou oxiuríase	Pamoato de pirvínio	10mg/kg/dia, dose máxima: 700mg	Via oral, dose única pela manhã. Repetir após 2 semanas	Frequentes, leves: náuseas, vômitos, cólicas abdominais, diarreia, cefaleia, fotossensibilidade. Cora as fezes e urina em vermelho	Eficácia: cerca de 90% Contraindicações: gestação
	Mebendazol[1]	100mg/dose, 2 vezes por dia, durante 3 dias	Via oral, após período de jejum. Repetir após 2 semanas	Discretos	Eficácia: 90 a 100% Contraindicações: ver tratamento da ancilostomíase
	Pamoato de pirantel	10mg/kg/dia, dose máxima: 1g	Via oral, dose única em qualquer horário. Repetir após 2 semanas	Os mesmos da ancilostomíase	Eficácia: 85 a 95% Contraindicações: ver tratamento da ancilostomíase
	Albendazol	Criança > 2 anos e adultos: 400mg/dia	Via oral, dose única. Repetir após 2 semanas	Os mesmos da ancilostomíase	Eficácia: 65 a 100% Contraindicações: ver tratamento da ancilostomíase
Esquistossomose mansônica[4]	Oxamniquina	Criança > 2 anos, até 30kg: 20mg/kg/dia, divididos em 2 doses, a cada 6 a 8 horas. Dose máxima: 1g	Via oral após a refeição	Sonolência, tonturas, cefaleia, anorexia, náuseas, vômitos, distúrbios neuropsíquicos (excitação, alucinação), convulsões	Eficácia: em torno de 85% para os adultos e 65% para as crianças Deixar o paciente em repouso na unidade de saúde por 2 horas, para a detecção de efeitos colaterais Contraindicações: nefropatias, hepatopatias e cardiopatias graves, criança < 2 anos
		Adulto: 15mg/ kg/dia	Via oral, dose única, à noite, após o jantar; manter repouso		Adulto > 70 anos (avaliar risco/benefício). História de epilepsia ou de doença mental, gestação e amamentação
	Praziquantel	Crianças de 2 anos a 15 anos de idade: 60mg/dia Adultos: 50mg/dia	Via oral, dose única ou dividida em 2 doses, com intervalo de 4 a 6h (para diminuir os efeitos colaterais)	Pouco frequentes: distúrbios gastrintestinais: cólicas, diarreia, náuseas, vômitos; anorexia, cefaleia, tonturas, sonolência, mialgia, exantema alérgico, arritmia cardíaca	Eficácia: cerca de 72% (adultos) e 65% (crianças) Contraindicações: hepatopatias, nefropatias, cardiopatias graves e gestação. Criança menor de 2 anos

Quadro II-160 – Esquema de tratamento das principais helmintíases (*continuação*).

Parasitose	Droga	Dose	Administração	Efeitos colaterais	Eficácia/ contraindicações/ cuidados
Estrongiloidíase[5]	Tiabendazol[5]	25mg/kg/dose, 2 vezes ao dia, durante 2 dias, dose máxima: 3g Adulto: 500mg, 2 vezes ao dia, por 5 dias	Via oral, após as refeições	Frequentes: tonturas, anorexia, náuseas, vômitos, sonolência Mais raros: febre, diarreia, erupção cutânea, cefaleia, hipotensão, síncope, síndrome de Stevens-Johnson	Eficácia: 90% Contraindicações: hepatopatias Recomendação: não utilizar no primeiro trimestre de gravidez
	Albendazol	Criança > 2 anos 400mg/dia, por 3 dias	Via oral	Os mesmos da ancilostomíase	Eficácia: 80 a 85% Contraindicações: ver tratamento da ancilostomíase
	Cambendazol	5mg/kg/dia Dose máxima: 360mg/dia	Via oral, dose única	Pouco comuns: astenia, cefaleia, sonolência, mialgia, irritação gastrintestinal	Eficácia: 90 a 95% Contraindicações: gestação
	Ivermectina	Crianças com peso ≥ 15kg, 0,2mg/kg ou Dose: escala de peso corporal/ comprimido com 6mg: de 15 a 24kg: ½ comprimido; de 25 a 35kg: 1 comprimido; de 36 a 50kg: 1 e ½ comprimido; de 51 a 65kg: 2 comprimidos; de 66 a 79kg: 2 e ½ comprimidos; ≥ 80kg: 3 comprimidos ou 0,2mg/kg	Via oral, dose única	Pouco comuns, leves e transitórios: cefaleia, prurido, astenia, náuseas, diarreia e tremores	Eficácia: 88 a 100% Contraindicações: gestação. Amamentação, crianças com peso inferior a 15kg

Quadro II-160 – Esquema de tratamento das principais helmintíases (*continuação*).

Parasitose	Droga	Dose	Administração	Efeitos colaterais	Eficácia/ contraindicações/ cuidados
Himenolepíase	Praziquantel	20 a 25mg/kg/dia	Via oral, dose única	Os mesmos da esquistossomose	Eficácia: ao redor 98,5% na dose de 25mg/kg Contraindicações: hepatopatias, nefropatias, cardiopatias graves e gestação
	Niclosamida	Adulto e criança > de 34kg: 1,5g no 1º dia e 1g por mais 6 dias De 11 a 34kg: 1g no 1º dia e 0,5g por mais 6 dias	Via oral, após refeição, mastigar bem os comprimidos	Raros: náuseas, dor abdominal, mal-estar	Eficácia: 60 a 80% Contraindicação: gravidez
Teníase	Praziquantel	10mg/kg/dia Dose máxima: 600mg	Via oral, dose única	Os mesmos da esquistossomose	Eficácia: 95 a 100% Contraindicações: ver tratamento da esquistossomose
	Mebendazol	200mg/dose, 2 vezes ao dia, por 4 dias	Via oral	Os mesmos da ancilostomíase	Eficácia: 90% Contraindicações: ver tratamento da ancilostomíase
	Albendazol	Criança > 2 anos: 400mg/dia, por 3 dias	Via oral	Os mesmos da ancilostomíase	Eficácia: ao redor de 83% Contraindicações: ver tratamento da ancilostomíase
	Niclosamida	Adulto e criança > de 34kg:1,5g/ dia; de 11 a 34kg:1g/dia, dividida em 2 vezes	Via oral, após as refeições, mastigar bem os comprimidos	Raros Os mesmos da himenolepíase	Eficácia: 60 a 80% Contraindicação: gravidez
Tricocefalíase ou tricuríase	Pamoato de oxipirantel	Criança: 20mg/ kg/dia Adulto: 440mg	Via oral, dose única	Raros	Eficácia: 70 a 90% Contraindicações: ver tratamento da ancilostomíase
	Mebendazol [1]	100mg/dose, 2 vezes por dia, durante 3 dias	Via oral, após período de jejum	Os mesmos da ancilostomíase	Eficácia: 75 a 80% Contraindicações: ver tratamento da ancilostomíase
	Albendazol	Criança > 2 anos: 400mg/dia	Via oral, por 3 dias	Os mesmos da ancilostomíase	Eficácia: 65 a 85% Contraindicações: ver tratamento da ancilostomíase

[1] Mebendazol em dose única de 500mg pode ser usado em infecções simples ou múltipla por *Enterobius vermicularis, Trichuris trichiura, Ascaris lumbricoides, Ancylostoma duodenale* e *Necator americanus*.

[2] O tratamento da suboclusão intestinal por áscaris é feito com piperazina, pois atua paralisando o verme, facilitando sua eliminação pelo peristaltismo intestinal. O esquema de tratamento está descrito no texto.

[3] O tratamento da enterobíase deve ser administrado a todas as pessoas infectadas da família ou agrupamento institucional.

[4] Oxamniquina e praziquantel não atuam sobre as formas larvárias, responsáveis pela fase aguda da esquistossomose.

[5] Para tratar a hiperinfecção e a disseminação da estrongiloidíase, o tiabendazol é indicado na dose de 25 a 50mg/kg/dia (máximo de 3g/dia), dividida em três vezes, por 7 a 10 dias ou mais e, se necessário, até a negativação do exame de fezes.

Quadro II-161 – Espectro de ação de drogas antiparasitárias.

Drogas	Ancilostomíase	Ascaridíase	Enterobíase ou oxiuríase	Esquistossomose	Estrongiloidíase	Giardíase	Himenolepíase	Microsporidiose	Teníase	Tricocefalíase ou tricuríase
					Parasitoses intestinais					
Albendazol[1]	X	X	X		X	X	X	X	X	X
Cambendazol					X					
Ivermectina[2]		X			X					
Levamisol		X								
Tetramisol		X								
Mebendazol[3]	X	X	X			X			X	X
Niclosamida							X		X	
Nitazoxanida[4]	X	X	X		X	X	X		X	X
Oxamniquina				X						
Piperazina[5]	X	X								
Pirantel, pamoato	X	X	X							
Pirvínio, pamoato			X							
Praziquantel				X			X		X	
Tiabendazol[6]	X	X	X		X					X

[1] O albendazol é um anti-helmíntico de amplo espectro que tem a vantagem de ser utilizado em dose única no tratamento da ancilostomíase, ascaridíase, tricocefalíase e enterobíase. Para tratar a estrongiloidíase e a teníase, o albendazol deve ser administrado durante 3 dias. No tratamento da giardíase, preconiza-se seu uso por cinco dias.

[2] A ivermectina apresenta eficácia semelhante ao tiabendazol no tratamento da estrongiloidíase. Em vários estudos, tem-se demonstrado que, na mesma dose recomendada para o tratamento da estrongiloidíase, a ivermectina apresenta índices de cura de 90% para ascaridíase.

[3] O mebendazol é utilizado nos casos de associação de ancilostomíase com tricocefalíase, enterobíase e ascaridíase, no esquema de 3 dias consecutivos. Alguns estudos mostram que o mebendazol é altamente eficaz, com taxa de cura de 90 a 100%, quando administrado em dose única de 100 ou 200mg na enterobíase, repetida após 2 semanas, porém não atua, nessa posologia, contra a ancilostomíase e a tricocefalíase.

[4] A nitazoxanida é uma droga de amplo espectro, aprovada em 2002 pelo FDA para uso em crianças, nos casos de giardíase e criptosporidíase. É eficaz no tratamento de helmintíases por nematoides, cestoides e trematoides.

[5] A piperazina, atualmente, tem uso exclusivo na suboclusão por *Ascaris lumbricoides*.

[6] O tiabendazol é utilizado apenas no tratamento da estrongiloidíase, pois existem outras drogas eficazes no tratamento das outras parasitoses com menos efeitos colaterais.

Quadro 162 – Controle de cura das parasitoses intestinais.

Parasitose	Periodicidade da realização de exame parasitológico de fezes, após o tratamento, para controle de cura
Ascaridíase	7º, 14º e 21º dias
Amebíase	7º, 14º e 21º e 28º dias
Ancilostomíase	7º, 14º e 21º dias
Enterobíase	7º e 14º dia
Esquistossomose*	6º mês
Estrongiloidíase	7º, 14º e 21º dias
Giardíase	7º, 14º e 21º dias
Himenolepíase	Três exames em 2 semanas
Isosporíase	7º, 14º e 21º dias
Teníase	Orientar o paciente para observar se há eliminação de proglotes, por 5 semanas, nos casos de infecção por *T. solium*, e 3 meses, nos casos de *T. saginata*
Tricocefalíase	7º e 14º dias

* O Ministério da Saúde recomenda que o primeiro controle do exame de fezes seja feito no 4º mês, após o tratamento, com três amostras colhidas em dias sucessivos. Se o exame for negativo ou o número de ovos igual a zero, o caso é considerado curado. Se o exame for positivo ou o número de ovos diferente de zero, o tratamento e os controles laboratoriais devem ser repetidos.

são cilíndricos, pequenos, com 1cm de comprimento, afilados nas extremidades e vivem na parte superior do intestino delgado, principalmente no jejuno, onde aderem às vilosidades, succionando-as pelas suas cavidades bucais. Secretam substância anticoagulante, que é responsável pelo sangramento contínuo nesse local, determinando anemia e sintomas intestinais.

A infecção pelo *Necator americanus*, espécie mais prevalente em nosso meio, só se adquire por via percutânea, mas a do *Ancylostoma duodenale* ocorre também por via oral, pela ingestão de ovos ou de larvas presentes na água ou nos alimentos contaminados.

O homem infectado elimina ovos com as fezes que, em solo quente e úmido, rapidamente se desenvolvem em larvas, as quais atravessam a pele do indivíduo exposto, alcançam o sistema venoso, o ventrículo direito e chegam até os pulmões, ascendem pela árvore respiratória, são deglutidas e completam a evolução até vermes adultos no duodeno e jejuno, onde chegam três a cinco dias após terem penetrado através da pele. Quatro a seis semanas após o início da infecção inicia-se a postura. As larvas sobrevivem no solo por seis semanas. São destruídas pelo calor, pelo ressecamento e pelo frio. O destino inadequado das fezes ou o uso de excremento humano como adubo são as principais fontes de infecção huma-

na que acomete, principalmente, lavradores, mineiros e oleiros, que, pelas condições habituais de vida e de trabalho, são os mais expostos à contaminação.

A ancilostomíase, no Brasil, predomina nas regiões rurais, estando associada a áreas sem saneamento básico e cujas populações têm o hábito de andar descalças.

As manifestações clínicas dependem do estado de nutrição do indivíduo infectado e da carga parasitária. Assim, infecções leves em indivíduos bem nutridos são pouco sintomáticas. Indivíduos desnutridos, cronicamente infectados, apresentam quadros graves devido à anemia e à hipoalbuminemia, que podem decorrer, em determinado grau, da má absorção de nutrientes ou da enteropatia com perda de proteínas. O papel da ancilostomíase, no agravamento do processo de desnutrição e na anemia por deficiência de ferro, está bem estabelecido em populações infectadas que vivem nos países tropicais e subtropicais.

A penetração de larvas na pele – fase invasiva – causa reação local, conhecida como "coceira da terra", com prurido intenso, edema, eritema e, mais tardiamente, erupção papulovesicular que dura até duas semanas. Esses sintomas são raros ou passam despercebidos em zonas endêmicas. A patogenicidade da fase migratória pulmonar das larvas é leve na ancilostomíase em comparação com a ascaridíase, podendo ser assintomática ou apresentar-se como quadro de pneumonia intersticial, constituindo a síndrome de Löffler. Os parasitas adultos, na fase de fixação à mucosa do intestino delgado, determinam ulcerações traumáticas com hemorragias e perda de sangue e linfa. Clinicamente, ocorrem dor abdominal, diarreia, enterorragia ou melena, se a infecção é maciça, e queixas relacionadas à anemia, como cansaço fácil, sonolência, anorexia, perda de cor da pele e falta de disposição para o trabalho. Alguns pacientes apresentam *angina pectoris* e dor nas panturrilhas ao caminhar. Polifagia, cacofagia e geofagia podem ocorrer e relacionam-se, possivelmente, à carência de ferro.

A anemia microcítica hipocrômica, clássica da ancilostomíase não complicada, depende do conteúdo de ferro da alimentação humana, do estado das reservas de ferro, da intensidade e duração da infecção. Estudos com radioisótopos estimam a espoliação sanguínea média diária, por verme, da ordem de 0,03 a 0,05ml para o *N. americanus* e de 0,16 a 0,34ml para o *A. duodenale*. Nas infecções graves, pode ocorrer carência de ácido fólico por problema na absorção, carência na alimentação ou aumento da demanda.

O diagnóstico laboratorial é feito pelo exame de fezes, e os ovos, devido a sua pequena densidade, devem ser pesquisados por método de flutuação, recomendando-se o de Willis, que apresenta resultados excelentes, embora o de Faust também seja eficaz. O método quantitativo de Kato-Katz indica o número de ovos, sendo útil para definir a gravidade da infecção em inquéritos epidemiológicos.

O hemograma avalia a presença de anemia, geralmente do tipo microcítica hipocrômica, e o leucograma costuma ser normal, mas pode ocorrer leucocitose com eosinofilia na fase aguda.

Tratamento – os principais medicamentos usados para tratar a ancilostomíase são mebendazol, albendazol e pamoato de pirantel (Quadro II-160). Além do tratamento específico da parasitose, a anemia deve ser tratada por meio de medidas dietéticas e da suplementação oral com sais de ferro.

Ascaridíase

O *Ascaris lumbricoides* é um parasita específico do homem. Os vermes adultos habitam o intestino delgado, jejuno e íleo, onde liberam ovos que se depositam com as fezes no solo, tornando-se infectantes após duas a três semanas.

A contaminação do ambiente, por defecação promíscua, concentra-se no interior e ao redor das casas, e as crianças são os principais disseminadores da infecção, ao brincar em solo contaminado, que é considerado o reservatório da infecção para a família. A alta prevalência da infecção resulta também da utilização de fezes humanas como fertilizantes. Os ovos resistem em condições ambientais desfavoráveis e podem viver por período de dois anos em temperatura de 5 a 10°C; resistem por duas a três semanas a 22°C, mas são destruídos pela exposição direta à luz solar por 12 horas. A exposição ao frio não afeta os ovos.

O homem adquire a ascaridíase pela ingestão de ovos que contêm larvas na fase infectante e que são levados à boca com os alimentos contaminados, legumes e verduras cruas, água ou poeira. Os ovos deglutidos abrem-se no intestino delgado e libertam as larvas que atravessam as vilosidades intestinais, entram na circulação portal, atravessam o fígado e através da veia cava superior alcançam o coração direito e os capilares pulmonares. Como as larvas são grandes, rompem esses capilares, caem na luz alveolar e ascendem pela árvore brônquica até a traqueia e faringe, onde são eliminadas pela tosse ou deglutidas, alcançando o intestino delgado. O período de migração das larvas é de aproximadamente duas semanas; as que atingem o intestino delgado evoluem para adultos jovens, atingem a maturidade sexual e, dois a três meses após a ingestão dos ovos infectantes, iniciam a postura.

As manifestações clínicas na ascaridíase são muito variadas, desde uma reação intensa de hipersensibilidade à infecção pelas larvas e ao alérgeno dos áscaris adultos, até uma grande tolerância à presença do verme adulto, típica dos parasitas da luz intestinal. O alérgeno do áscaris é o mais ativo de todos os alérgenos de origem parasitária, encontrando-se em todas as fases do ciclo vital do parasita. Pode determinar reações de hipersensibilidade nos pulmões, pele, conjuntiva e tubo digestório.

Na resposta do hospedeiro à fase larvária, as reações de imunidade celular são importantes, além das reações inflamatórias não específicas. Nessa fase, desencadeia-se também uma resposta imunológica do tipo humoral e anticorpos específicos da classe IgG podem ser detectados. É frequente o aumento das globulinas IgE circulantes; não se conhecem os mecanismos que causam a sensibilização ou a dessensibilização e a suscetibilidade ou resistência do hospedeiro às reinfecções.

Nas infecções leves, a fase larvária é assintomática. Nas graves, dependendo da hipersensibilidade do hospedeiro e do número de larvas desintegradas, as manifestações podem ser intensas. A fase larvária pulmonar pode manifestar-se com quadro de sibilância pulmonar ou de pneumonia intersticial, com sinais de insuficiência respiratória e sintomas gerais (febre, cefaleia, mal-estar, prostração) que definem a síndrome de Löffler. O hemograma mostra leucocitose com eosinofilia de até 50%, e o exame radiológico evidencia um processo de infiltração difusa. O encontro de larvas no escarro ou no lavado gástrico confirma o diagnóstico. Essas manifestações regridem espontaneamente, em média, após uma a duas semanas. Em sua migração normal, as larvas passam continuamente pelo fígado e nas infecções intensas e repetidas podem ocorrer hepatomegalia e dor no hipocôndrio direito.

Geralmente, há boa tolerância do hospedeiro bem nutrido à infecção leve por *A. lumbricoides*. O parasita permanece a maior parte do tempo estacionário na luz intestinal e não é afetado pelo peristaltismo. Apresenta um movimento de propulsão em espiral e tendência a migrar e a introduzir-se nos pequenos orifícios naturais. Nas infecções mais intensas, observadas especialmente em crianças desnutridas, as manifestações clínicas são variadas, sendo comuns o desconforto e a dor abdominal vaga ou em cólicas localizada na região epigástrica ou periumbilical, acompanhada de náuseas e, às vezes, diarreia. Outras manifestações são flatulência, meteorismo, anorexia, digestão difícil, irritabilidade, cefaleia, emagrecimento, manifestações alérgicas (asma, urticária) e agravamento da desnutrição.

As complicações devido à migração do verme adulto ou à obstrução intestinal por bolo de vermes adultos são pouco comuns, mas são causa importante de mortalidade. Febre, alimentos picantes, anestesia geral e outras drogas podem provocar a migração de vermes adultos, ocasionando obstrução dos ductos biliar e pancreático, do apêndice cecal e do trato intestinal, determinando quadro clínico de colecistite, pancreatite, apendicite, oclusão e até perfuração intestinal. Nos casos de vômitos com áscaris, estes podem penetrar nas vias respiratórias altas e na trompa de Eustáquio. A obstrução intestinal é mais frequente na porção terminal do íleo, sendo produzida não só pelos vermes enovelados, mas também por espasmo intestinal provocado por irritação de alguns receptores da mucosa.

O diagnóstico é feito pela identificação de parasitas ou de seus ovos no exame de fezes, pelos métodos de enriquecimento. Às vezes, não há eliminação de ovos, explicada pelo parasitismo por vermes machos ou por fêmeas imaturas. A eosinofilia é comum ao hemograma. As reações sorológicas não são satisfatórias, porque existem reações cruzadas com outras infecções por nematoides. A radiografia simples do abdome pode mostrar a presença de bolo de áscaris, determinando suboclusão ou oclusão intestinal, distensão de alças, com ou sem nível líquido entre elas. Se houver comprometimento respiratório, a radiografia de tórax mostra infiltrado pulmonar uni ou bilateral.

Tratamento – o tratamento da infecção isolada é feito preferencialmente com o levamisol (forma levógira do tetramisol), empregado em dose única, com índices de cura superiores a 90%, excelente tolerância e custo reduzido. Não age sobre as outras parasitoses intestinais. Outras drogas eficazes no tratamento da ascaridíase são o albendazol (dose única), o pamoato de pirantel (dose única) e o mebendazol (Quadro II-160).

Alguns autores têm recomendado dose única de 500mg de mebendazol, mais elevada do que a utilizada no esquema habitual, para o tratamento dessas infecções em populações altamente parasitadas, com índices de cura superiores a 90% para a ascaridíase e ancilostomíase e de aproximadamente 75% para a tricocefalíase.

Atualmente, a indicação da piperazina restringe-se ao tratamento da suboclusão intestinal, porque atua paralisando o verme, facilitando sua eliminação pelo peristaltismo intestinal. Recomendam-se 75 a 100mg/kg (máximo de 3g), por tubo nasogástrico, com o paciente em jejum. A seguir, administra-se óleo mineral (Nujol), por sonda, 40 a 60ml inicialmente e, se necessário, 15 a 30ml a cada 2 horas. Quando a dose inicial é ineficaz, pode-se administrar mais 65mg/kg, após 6 horas e, se necessário, repetir novamente após outras 6 horas.

Enterobíase ou oxiuríase

É o parasitismo do intestino humano pelo *Enterobius vermicularis* ou *Oxiurus vermicularis*, que se localiza no ceco, cólon ascendente, apêndice e reto. É a única parasitose encontrada nos países desenvolvidos de clima temperado, e sua incidência não depende do nível socioeconômico.

A prevalência é maior em pré-escolares e escolares, especialmente em instituições coletivas, porque os agrupamentos, a promiscuidade e os hábitos higiênicos inadequados são fatores importantes na disseminação dessa parasitose. O adulto infecta-se pelo contato com a criança.

Esse helminto não necessita de hospedeiro intermediário, nem os ovos necessitam do solo para tornarem-se infectantes. A transmissão resulta da presença de ovos na região perianal, pois as fêmeas, após fecundação, migram do intestino grosso para o reto e ânus, onde depositam os ovos já embrionados. Essa migração ocorre principalmente à noite e o doente reinfecta-se facilmente pelas mãos ao coçar a região anal e veicular os ovos nas unhas e dedos, levando-os à boca. Mais raramente, a transmissão acontece pela inalação de ovos que contaminam objetos, roupas íntimas, roupas de cama e poeira doméstica. Outros mecanismos descritos de infecção são a retroinfecção, determinada pela eclosão das larvas na mucosa anal e sua penetração e migração para o intestino grosso, e a autoinfecção interna, processo raro e não aceito por todos os autores, no qual ocorre a metamorfose das larvas na luz do intestino e sua penetração na mucosa do íleo e do cólon, o que explicaria a duração da infecção por período superior a dois meses. Após a ingestão do ovo, há liberação da larva no duodeno, que alcança o íleo e origina o verme adulto. O ciclo completo dura dois meses e as fêmeas adultas vivem dois meses no intestino humano. As reinfecções são frequentes pela facilidade de transmissão.

Na maioria dos casos, a parasitose é assintomática. Sintomas do aparelho digestório como dor abdominal, náuseas e vômitos são pouco frequentes. O comprometimento do reto pode determinar o aparecimento de evacuações mucossanguinolentas e tenesmo. A manifestação clínica principal é o prurido anal ou vulvar determinado pela migração dos vermes, exacerbado à noite, porque o calor do corpo ativa essa movimentação. O prurido intenso acompanha-se de irritabilidade e insônia. A migração ectópica dos vermes pode produzir apendicite, vaginite, endometrite, salpingite e formações granulomatosas na cavidade peritoneal.

A enterobíase não se associa com eosinofilia ou elevação dos níveis séricos de IgE.

O diagnóstico é suspeitado pelos dados epidemiológicos e clínicos, principalmente pela queixa de prurido anal, e o tratamento pode ser feito, independente da realização dos exames que comprovam a presença de ovos. Como os ovos ficam aderidos às regiões anal, perianal e perineal, seu encontro no exame de fezes é eventual. Sua presença é habitualmente demonstrada pelo *swab* anal, utilizando-se o método de Graham ou sua modificação, com fita adesiva de celofane. A coleta do raspado anal deve ser feita logo após o paciente ter acordado, antes da higiene anal ou perineal e antes da evacuação, utilizando-se duas fitas de celofane em cada exame. Na véspera, não devem ser aplicadas pomadas na região. Frequentemente, o verme adulto pode ser descrito como um "curto fio de linha branca", movimentando-se na região perianal ou nas fezes de emissão recente.

Tratamento – os medicamentos eficazes no tratamento desta enteroparasitose são pamoato de pirvínio (dose única), pamoato de pirantel (dose única), albendazol (dose única) e mebendazol, no esquema de três dias consecutivos (Quadro II-160). Alguns estudos mostram que o mebendazol é altamente eficaz, com taxa de cura de 90 a 100%, quando administrado em dose única de 100 ou 200mg na enterobíase, repetida após duas semanas, porém não atua, nessa posologia, contra a ancilostomíase e a tricocefalíase.

Para prevenir as reinfecções, indica-se a repetição do tratamento após duas semanas e o tratamento simultâneo das pessoas infectadas que convivem com o paciente. Durante esse período, recomenda-se troca de roupas de cama e toalhas de banho diariamente, para evitar a aquisição de novas infecções pelos ovos depositados nos tecidos.

Estrongiloidíase

Parasitose intestinal muito comum nas regiões tropicais e subtropicais, em áreas com condições de saneamento inadequadas. Causada pelo *Strongyloides stercoralis*, nematoide potencialmente letal pela sua capacidade de determinar autoinfecção, principalmente no hospedeiro imunodeprimido. No Brasil, a taxa média de prevalência de estrongiloidíase é de aproximadamente 20%, sendo maior nas instituições fechadas como prisões e nos hospitais para doentes mentais ou para crianças com retardo mental.

A infecção ocorre pela penetração ativa de larvas filarioides através da pele que, via circulação sistêmica, atingem o coração direito e os pulmões, onde rompem os capilares, ascendem pela árvore brônquica e são deglutidas na faringe, alcançando o intestino delgado, no qual as fêmeas adultas se desenvolvem e vivem no epitélio da mucosa duodenal e jejunal. Após 17 a 25 dias de infecção, as fêmeas começam a liberar ovos já embrionados, dos quais saem larvas rabditoides, ainda dentro do intestino. As larvas alcançam o meio externo com as fezes, ciclicamente; algumas se tornam infectantes, transformando-se em larvas filarioides que penetram através da pele, enquanto outras iniciam um ciclo de vida livre, originando vermes adultos masculinos e femininos no solo, sem necessidade de hospedeiro. Mais raramente, a infecção é adquirida pela ingestão de água ou alimentos contaminados com fezes contendo larvas.

Em determinadas situações, as larvas tornam-se infectantes antes de alcançar o meio externo, levando à autoinfecção do hospedeiro, nos segmentos inferiores do cólon (autoinfecção interna) ou na região perianal e anal (autoinfecção externa), o que explica os casos de parasitismo pelos estrongiloides de longa duração, até 20 a 30 anos, nas áreas endêmicas.

A estrongiloidíase pode ocorrer de várias formas, desde os casos assintomáticos até a infecção aguda sintomática, as formas crônicas, com sintomas de hipersensibilidade como urticária, tosse e eosinofilia variável de 10 a 50% em relação ao número de leucócitos, provavelmente em resposta à produção e à migração de larvas, e as formas graves e fatais, resultantes da disseminação das larvas, principalmente em indivíduos imunodeprimidos. Geralmente, a penetração das larvas na pele passa despercebida; nas reinfecções, podem ocorrer manifestações dermatológicas alérgicas, tipo *rash* eritematopapular pruriginoso ou lesões urticariformes. As manifestações respiratórias também são discretas, com tosse, expectoração, dispneia, crise asmatiforme, assumindo às vezes o aspecto da síndrome de Löffler. As manifestações gastrintestinais podem ser de média ou grande intensidade com diarreia, dor abdominal e flatulência, acompanhadas de anorexia, náuseas, vômitos e dor epigástrica, simulando quadro de úlcera péptica. Nas formas graves, ocorre alteração da mucosa intestinal, diarreia volumosa e esteatorreia, consequentes à síndrome de má absorção secundária ou à enteropatia perdedora de proteínas, levando a comprometimento intenso do estado geral, irritabilidade e depressão.

A síndrome hiperinfecciosa, complicação da estrongiloidíase que se caracteriza pela disseminação de larvas por todo o organismo, pode ocorrer em pacientes deprimidos imunologicamente, como os portadores de linfomas, leucemia, carcinomatose, Aids, hanseníase, desnutrição, sarampo, doença renal avançada, e naqueles que recebem corticoides ou outros imunossupressores. Nos pacientes com Aids e hiperinfecção pelos estrongiloides, a letalidade é alta apesar do tratamento. A falência da resposta imunocelular explica a infecção incontrolável. Clinicamente, o paciente apresenta febre, dor abdominal difusa, náuseas, vômitos, diarreia ou disenteria, distensão abdominal, manifestações de íleo paralítico e síndrome de choque, associada à hipoproteinemia e à hipopotassemia, e pode evoluir para o óbito. A mortalidade é elevada, em torno de 85%, e decorre da associação das lesões parasitárias com infecção bacteriana secundária em indivíduos imunodeprimidos.

O diagnóstico laboratorial da estrongiloidíase é feito pelo encontro de larvas nas fezes, predominando as rabditoides nas amostras recentes, e as filarioides ou mesmo vermes adultos em material deixado à temperatura ambiente por mais de 24 horas. Os métodos da extração de larvas mais usados para diagnóstico e controle de tratamento dessa parasitose são o de Baermann e o de Rugai et al., ambos de eficácia equivalente. A negatividade de um exame de fezes não afasta o diagnóstico, sendo necessários pelo menos três exames consecutivos pelas técnicas citadas, diante de uma suspeita clínica.

O exame de fezes para excluir a estrongiloidíase é obrigatório em todo indivíduo imunodeprimido, inclusive nos que recebem corticoides.

Outros exames que demonstram a existência do parasita, embora de uso não rotineiro, são a aspiração duodenal e a biópsia do intestino delgado.

O diagnóstico sorológico pelo método de ELISA, que detecta IgG específica, apresenta alta sensibilidade e especificidade, em torno de 90%, mas existem resultados falso-positivos com outras helmintíases, principalmente a filariose e a esquistossomose aguda. O teste não é útil para o diagnóstico de infecções agudas, porque o anticorpo permanece em níveis elevados por longo período, mas serve para inquéritos epidemiológicos em áreas endêmicas. O hemograma, embora inespecífico, mostra eosinofilia acima de 5% em 80% dos indivíduos infectados. A eosinofilia é menos intensa quando a doença se agrava, como nos casos de hiperinfecção.

Tratamento – todo indivíduo com estrongiloidíase deve ser tratado para se erradicar a infecção, especialmente antes de iniciar tratamento imunossupressor. Para o tratamento dessa parasitose, dispõe-se de drogas como tiabendazol, albendazol, cambendazol e ivermectina (Quadro II-160). O tiabendazol apresenta eficácia de 90 a 100%; seu mecanismo de ação não é claro e atua somente sobre os vermes adultos. O albendazol, de amplo espectro, pode ser indicado nos casos de poliparasitismo e, em relação à estrongiloidíase, é recomendado na dose de 400mg por dia, durante três dias. O cambendazol é eficaz tanto sobre os vermes adultos quanto sobre as larvas, com índice de cura variando de 90 a 95%.

A ivermectina, droga para o tratamento da estrongiloidíase, foi aprovada pelo FDA (Food and Drug Administration) em 1997. Induz paralisia tônica da musculatura dos vermes, imobilizando-os, e atua nos estágios intestinais do *S. stercoralis*. A concentração plasmática máxima é atingida em aproximadamente 4 horas após a ingestão. A metabolização da ivermectina é feita no fígado, e seus metabolitos são quase exclusivamente eliminados pelas fezes. A maior concentração tecidual da ivermectina é encontrada no fígado e no tecido adiposo. Apresenta eficácia entre 90 e 100%, em dose única de 0,2mg/kg/dia, por via oral. Sua eficácia e segurança não foram estabelecidas na criança com idade inferior a 5 anos ou peso inferior a 15kg. Em pacientes imunodeprimidos com estrongiloidíase intestinal, pode ser necessário repetir o tratamento a cada duas semanas. Geralmente, é bem tolerada e pode apresentar efeitos colaterais de natureza leve e transitória (Quadro II-160). Seu uso está contraindicado na gestação e na lactação.

Tricocefalíase ou tricuríase

Parasitose muito frequente, de maior prevalência em regiões quentes e úmidas, causada pelo *Tricocephalus trichiurus*, que se localiza no intestino grosso, ceco, cólon ascendente, apêndice e última porção do íleo. A infecção ocorre pela ingestão de ovos embrionados que se desenvolvem no solo e contaminam alimentos, água, mãos e objetos. Não existe migração, e as larvas libertadas dos ovos sofrem toda a evolução no intestino humano, originando os vermes adultos. Cerca de 90 dias após a in-

gestão dos ovos, inicia-se a postura. Cada fêmea produz cerca de 2.000 a 14.000 ovos por dia, que são eliminados pelas fezes para o meio ambiente, onde as larvas infectantes se desenvolvem dentro dos ovos após, aproximadamente, três semanas. Os ovos morrem no solo após exposição ao calor (temperaturas superiores a 40°C) por 1 hora ou em temperaturas inferiores a –8°C.

As manifestações clínicas são muito variáveis e dependem da intensidade da infecção, variando desde a completa ausência de sintomas, sendo o diagnóstico feito ao exame rotineiro das fezes, ou manifestações digestivas vagas e pouco características, até os casos graves com diarreia crônica, disenteria, enterorragia, anemia microcítica hipocrômica e prolapso retal. Descrevem-se também manifestações gerais como anorexia, insônia, apatia, irritabilidade e sintomas alérgicos caracterizados por surtos de placas urticariformes, acompanhados de eosinofilia de 10 a 15%.

A disenteria aguda assemelha-se à colite amebiana disentérica com evacuações mucopiossanguinolentas e tenesmo anorretal. A tricocefalíase é causa importante de enterorragia na criança, levando à anemia, tanto por espoliação quanto pelo prejuízo da absorção de ferro, em função da diarreia. O prolapso retal é referido nessa parasitose, e a mucosa prolabada apresenta-se edemaciada, ulcerada e repleta de vermes a ela fixados.

O diagnóstico clínico é presuntivo, exceto nos casos de infecção maciça com prolapso retal e presença de tricocéfalos aderidos à mucosa, como fios de linha. O diagnóstico específico é feito pela demonstração de ovos nas fezes, recomendando-se os métodos habituais de enriquecimento, tanto os de sedimentação (Hoffman, Pons e Janer) como os de flutuação (Faust, Willis). Para avaliar a intensidade da infecção e o efeito terapêutico das drogas na redução da quantidade de ovos, podem ser utilizados os métodos quantitativos de contagem de ovos como os de Kato-Katz e Stoll-Hausheer.

Tratamento – pode ser feito com o pamoato de oxipirantel (dose única), o mebendazol e o albendazol durante três dias (Quadro II-160).

Teníase

Parasitismo humano causado por cestoides do gênero *Taenia*, espécies *T. solium* e *T. saginata*, adquirido pela ingestão de carne crua ou malcozida de porco ou de boi, respectivamente, contendo cisticercos que representam as formas larvárias dos parasitas. Geralmente, a infecção ocorre por um único parasita, daí ser conhecida vulgarmente como solitária. As larvas *Cysticercus cellulosae* e *Cysticercus bovis* parasitam o gado suíno e bovino e, ocasionalmente, causam a cisticercose no homem.

As tênias são parasitas longos, achatados e segmentados, constituídos por três partes: a cabeça ou escólex, o colo e o corpo ou estróbilo formado por vários segmentos denominados anéis ou proglotes.

No homem, hospedeiro definitivo de ambas as espécies de tênia, os cisticercos ingeridos chegam ao intestino delgado, onde ocorre a desinvaginação do escólex que se fixa à parede pelas ventosas, seguida pela formação dos anéis. Nas tênias não existe oviposição. As proglotes grávidas desprendem-se do estróbilo e são eliminadas durante ou após a evacuação no caso da *T. solium* e ativamente, independente da evacuação, no caso da *T. saginata*. O início da eliminação dos anéis grávidos, repletos de ovos, para o meio ambiente ocorre, aproximadamente, três meses após a infecção. Esporadicamente, pode haver ruptura de uma proglote grávida no interior do intestino, liberando os ovos que poderão ser detectados ao exame de fezes. Além disso, durante o processo de transposição do esfíncter anal, as proglotes podem romper-se, ficando os ovos aderidos ao redor do ânus. O homem contamina o solo com seus dejetos, e os bovinos e suínos, hospedeiros intermediários, infectam-se ao ingerir os ovos.

No parasitismo humano pela *T. solium*, existe a possibilidade de o homem tornar-se hospedeiro intermediário, desenvolvendo a cisticercose. Isso pode ocorrer de duas maneiras. A primeira pela ingestão de água ou alimentos contaminados com ovos férteis. A segunda, nos portadores da forma adulta da *T. solium*, pela autoinfecção interna decorrente do refluxo de proglotes grávidas para o estômago com liberação dos ovos ou pela autoinfecção externa, quando o indivíduo transporta os ovos da região perianal para a boca, por meio das mãos contaminadas. No estômago, o ovo libera o embrião que penetra na mucosa gástrica, alcança a circulação sistêmica, podendo, dessa forma, atingir várias regiões do organismo. A sintomatologia vai depender da localização do embrião e da reação tecidual por ele desencadeada, sendo que a gravidade maior da doença se encontra nos casos em que as larvas se instalam no sistema nervoso central, determinando a neurocisticercose.

A sintomatologia da teníase, na maioria dos casos, é escassa ou inexistente. A queixa mais frequente é o desconforto causado pela migração das proglotes pelo ânus, no caso da *T. saginata*, ou o encontro de vermes descritos como pequenos e chatos, nas fezes. Sintomas relacionados ao aparelho gastrintestinal como náuseas, vômitos e diarreia de intensidade variável, de curta duração, podem ocorrer. Outros sintomas que podem estar relacionados com a teníase são os seguintes: alteração do apetite (fome exagerada ou inapetência), perda de peso, astenia ou irritabilidade. Obstrução intestinal ou sintomas relacionados com a localização ectópica das proglotes são extremamente raros.

O diagnóstico laboratorial depende do encontro de ovos ou proglotes nas fezes. É importante confirmar a espécie da tênia, pelo risco de o portador da *T. solium* poder desenvolver a cisticercose por autoinfecção. Para tanto, é necessário analisar as proglotes, uma vez que os ovos das duas espécies de tênias são indistinguíveis à microscopia óptica. Para a pesquisa das proglotes, orientam-se os pais para a coleta das proglotes em meio salino e o transporte imediato ao laboratório, ou solicita-se a tamização do material fecal, método que consiste na peneiragem das fezes obtidas em 24 horas. Os ovos podem ser encontrados no exame de fezes rotineiro, mas isso só ocorre eventualmente, quando há ruptura de anéis grávidos. O melhor método para a pesquisa de ovos é o *swab* anal com fita adesiva, mas os ovos não permitem a identificação da espécie.

Tratamento – as drogas utilizadas no tratamento da teníase são o praziquantel (primeira escolha), o mebendazol (utilizado em doses maiores, quando comparado ao tratamento de outras helmintíases), o albendazol (por três dias) e a niclosamina ou clorossalicilamida (Quadro II-160). As drogas tenicidas promovem a desintegração dos vermes eliminados e quase sempre é difícil encontrar o escólex nas fezes. Portanto, após a instituição da terapêutica, o paciente deve ser orientado para observar se há eliminação de proglotes, por cinco semanas, nos casos de infecção pela *T. solium*, e três meses, nos casos da *T. saginata*.

Himenolepíase

Parasitose causada por cestoides do gênero *Hymenolepis*, espécie *H. nana*, encontrada com mais frequência em crianças do que em adultos. A infecção pela *H. nana* é mais comum, e sua transmissão acontece frequentemente pelo contato direto, pessoa a pessoa, pois os ovos resistem poucos dias no solo ou na água. No entanto, também pode ocorrer pela ingestão de material contaminado com fezes humanas ou de ratos contendo ovos do parasita. Animais como pulgas e coleópteros podem ser hospedeiros intermediários do *H. nana* e pode ocorrer a infecção acidental do homem pela ingestão de cereais ou farinhas contaminados com esses insetos albergando as formas larvárias do verme.

No ciclo evolutivo da *H. nana*, o homem e o rato são hospedeiros intermediários e definitivos. Após a ingestão dos ovos, os embriões liberados na luz intestinal penetram nas vilosidades da mucosa intestinal e evoluem para larvas cisticercoides. Após alguns dias, essas larvas rompem as vilosidades, atingem a luz intestinal e fixam-se na mucosa pelo escólex. Após 30 dias, o verme adulto inicia a oviposição. Os ovos podem ser eliminados junto com as fezes ou liberar os embriões na luz intestinal que vão penetrar nas vilosidades, reiniciando o ciclo evolutivo e perpetuando a infecção. Isso explica o grande número de vermes, por vezes, encontrado.

A infecção pela *H. nana* geralmente é assintomática. A presença de manifestações clínicas depende da carga parasitária, e o quadro clínico é semelhante ao encontrado na teníase intestinal.

Em estudos experimentais, tem-se demonstrado que o curso da infecção por *H. nana* em ratos é influenciado pela imunodepressão, determinando a multiplicação anormal das cisticercoses nas vísceras. A partir dessas evidências, tem-se recomendado a eliminação da himenolepíase antes de se iniciar uma terapêutica imunossupressora.

O diagnóstico de himenolepíase é realizado pelo encontro de ovos do parasita no exame de fezes. Recomenda-se o uso de métodos de enriquecimento; as técnicas de flutuação e de sedimentação são adequadas para a detecção de ovos de *H. nana*.

Tratamento – o praziquantel é a droga de escolha para o tratamento da himenolepíase. Deve ser utilizado em doses maiores do que aquelas preconizadas para o tratamento da teníase. A administração de uma dose única de 20-25mg/kg apresenta taxa de cura ao redor de 80%. Como opção terapêutica, tem-se a clorossalicilamida ou niclosamida, que apresenta índices de cura de 60 a 80% (Quadro II-160).

Esquistossomose mansônica

A esquistossomose é uma parasitose causada pelo *Schistosoma mansoni*, vulgarmente conhecida em nosso meio como "xistose", "barriga d'água" ou "doença do caramujo". A doença ocorre na África, leste do Mediterrâneo e da América do Sul e Caribe.

No Brasil é considerada uma endemia que atinge 19 estados, estando presente do Maranhão até Minas Gerais, com focos no Pará, Piauí, Rio de Janeiro, São Paulo, Paraná, Santa Catarina, Goiás, Distrito Federal e Rio Grande do Sul. Atualmente, as prevalências mais elevadas são encontradas nos estados de Alagoas, Pernambuco, Sergipe, Minas Gerais, Bahia, Paraíba e Espírito Santo. Essa distribuição está condicionada à migração dos doentes, às condições de vida e à presença dos vetores. Apresenta baixa letalidade, mas as formas clínicas graves podem evoluir para óbito.

O homem é o principal reservatório do parasita e, quando infectado, elimina fezes que contêm os ovos do esquistossoma. As fezes podem contaminar o meio ambiente e alcançar rios, lagoas, valetas, represas e outras coleções de água doce, onde há pouca correnteza. Na água, os ovos eclodem e liberam uma larva ciliada, chamada miracídio, que penetra no hospedeiro intermediário, um caramujo do gênero *Biomphilaria,* no qual se reproduz. Na água, o miracídio tem cerca de 6 horas de vida útil. Dentro do caramujo, cada miracídio transforma-se em milhares de outras larvas, chamadas cercárias. Um miracídio dá origem acerca de 300.000 cercárias. As cercárias são vermes pequenos que, após quatro a seis semanas, abandonam o caramujo e nadam ativamente até encontrar seu hospedeiro definitivo – o homem. Assim, o modo de transmissão da doença para o homem é o contato com as águas infectadas pelas cercárias. Essas larvas penetram através da pele, atingem a corrente circulatória, passam pelos pulmões e chegam ao sistema porta intra-hepático, onde se tornam vermes adultos. Na fase adulta, os vermes acasalam-se e as fêmeas fecundadas põem ovos que atravessam as paredes dos vasos sanguíneos e caem no intestino, sendo em parte eliminados para o meio ambiente pelas fezes. A maior parte dos ovos fica retida nos tecidos, sob a forma imatura ou madura, podendo atingir diferentes órgãos pela corrente sanguínea. Os ovos imaturos não provocam reações nos tecidos, mas os maduros e vivos produzem reação típica que constitui o granuloma esquistossomótico, também chamado tubérculo, pseudogranuloma ou nódulo fibroso, que pode necrosar em sua porção central. Antígenos secretados pelos ovos, considerados os principais fatores patogênicos na esquistossomose, podem circular, ser depositados em tecidos e causar lesões. Cada fêmea põe em média 300 ovos por dia, e a vida média do parasita é de cinco anos. É difícil definir o período de incubação para a esquistossomose. Considera-se que os primeiros sintomas podem surgir algumas horas após a penetração das cercárias na pele (dermatite cercariana). A fase aguda da doença pode manifestar-se em duas a seis semanas após a infecção, e a forma crônica, após vários anos. O homem começa a eliminar os ovos do parasita após cinco semanas da infecção e, se não tratado adequadamente, os ovos permanecem viáveis por vários anos.

O quadro clínico depende da intensidade da infecção, da evolução do parasita no organismo e da resposta imunológica do indivíduo. Há relação entre o número de ovos por grama de fezes e antígenos circulantes, complexos imunocirculantes e componente C3 do complemento. Não se sabe o papel desempenhado pela infecção primária maciça, pelas reinfecções repetidas e pelo sistema imunológico na aquisição da carga de vermes. O número de vermes diminui gradativamente com a idade, provavelmente pelo aumento da resistência do homem infectado. As lesões no organismo parasitado dependem da agressão direta do parasita ou de seus produtos e da resposta do hospedeiro.

A maioria das pessoas infectadas pode permanecer assintomática. De acordo com a intensidade da infecção e o estágio de desenvolvimento do parasita no hospedeiro, a doença pode evoluir nas formas aguda ou crônica.

Dermatite cercariana – corresponde à fase de penetração das larvas através da pele, que pode passar despercebida ou apresentar-se como uma dermatite urticariforme, com erupção papular, eritema, edema e prurido, que dura até cinco dias após a infecção.

Esquistossomose aguda ou febre de Katayama – após três a sete semanas da exposição, pode ter início um quadro abrupto de febre (até 39°C), calafrios, sudorese, cefaleia, anorexia, dor abdominal e, menos frequentemente, diarreia ou disenteria, náuseas, vômitos, tosse seca, crise de broncoespasmo e emagrecimento. Podem ocorrer também manifestações de hipersensibilidade como urticária, prurido generalizado, placas eritematosas, lesões purpúricas e edema de face. O encontro de hepatoesplenomegalia ao exame físico e o achado laboratorial de leucocitose, alcançando até 50.000 leucócitos por mm^3, e de eosinofilia com os eosinófilos representando 20 a 30%, podendo atingir até 70% do número total de leucócitos, são sugestivos da doença quando associados ao dado epidemiológico de banho em águas suspeitas, um a dois meses antes do início dos sintomas. Os casos de esquistossomose aguda não são de moradores das áreas endêmicas, mas de pessoas, principalmente jovens, que esporadicamente entram em contato com águas contaminadas. Os ovos só aparecem no exame de fezes a partir do 40º dia da infecção, o que dificulta o diagnóstico. Nas áreas endêmicas, o contato com as águas infectantes pode iniciar-se após o nascimento, e a fase aguda é silenciosa, observando-se, em geral, aumento do tamanho do fígado, eosinofilia e pequeno número de ovos. Nessa fase, a lesão básica é a vasculite granulomatosa obliterante, e os granulomas são encontrados em vários órgãos, principalmente nos intestinos e no fígado.

Esquistossomose crônica – é a forma clínica habitual de apresentação da maioria dos pacientes; inicia-se seis meses após a infecção e pode durar vários anos. A doença pode progredir para diversos órgãos, de acordo com o grau de infecção parasitária e a natureza das respostas do hospedeiro e ocorrer sob várias formas:

1. Assintomática – o doente não apresenta sintomas, mas é portador e elimina os ovos, tendo importância na disseminação da doença.
2. Intestinal – é a forma na qual predominam as queixas intestinais como quadros repetidos de diarreia, com fezes mucossanguinolentas, com dor ou desconforto abdominal.
3. Hepatointestinal – caracterizada pela presença de diarreia e epigastralgia. Ao exame físico, o paciente apresenta hepatomegalia, pela formação de granulomas, devido aos ovos mortos e maduros que não passaram para o intestino. Os granulomas evoluem para fibrose do fígado, que se apresenta noduloso, duro e aumentado de volume.
4. Hepatoesplênica – uma pequena proporção dos casos evolui para formas graves com hipertensão porta, grande aumento do volume do baço e do fígado, endurecimento do lobo esquerdo, presença de varizes esofágicas e gástricas que podem romper-se, levando a hemorragias graves, principalmente hematêmese e melena, ascite, anemia acentuada, além de sinais de insuficiência hepática. Nessa fase, os pacientes apresentam comprometimento do estado geral e caquexia. A descompensação da forma hepatoesplênica é responsável por altos índices de mortalidade.
5. Pulmonar e cardiopulmonar – ocorre em estágios mais avançados da doença. Pode evoluir com arteriolite obstrutiva dos vasos pulmonares, levando a fibrose e hipertensão pulmonar, *cor pulmonale* crônica e insuficiência respiratória e cardíaca graves.
6. Outras formas como a tumoral e a ectópica são menos comuns e acometem diferentes órgãos como rins, pâncreas, sistema nervoso.

Em relação ao diagnóstico diferencial, a forma intestinal pode ser confundida com amebíase, gastroenterite ou outras causas de diarreia. As formas mais graves devem ser diferenciadas de leishmaniose visceral, febre tifoide, linfoma e hepatoma.

O diagnóstico laboratorial é feito pelo exame parasitológico de fezes, no qual o encontro de ovos viáveis que contêm miracídios bem formados e viáveis indica atividade parasitária. Os métodos de Kato-Katz e de sedimentação de Hoffman para ovos pesados são os mais usados. Os primeiros ovos são vistos entre 40 e 45 dias após a infecção, portanto, o exame de fezes antes desse prazo costuma ser negativo. Em caso de suspeita clínica e epidemiológica com resultado de exame parasitológico negativo, recomenda-se repetir a coleta de amostra no mínimo por três vezes. Após a cura da parasitose, os ovos não viáveis ainda podem ser encontrados nas fezes. A biópsia retal pode ser útil em casos suspeitos, nos quais o exame de fezes é negativo. Na biópsia, 50% dos ovos são viáveis, e os imaturos predominam na proporção de 4:1. A presença de ovos imaturos significa oviposição no máximo há cinco dias, ovos maduros viáveis, postura entre 6 e 18 dias. Na esquistossomose crônica, sem hipertensão porta, a biópsia retal apresenta cerca de 80% de positividade, e uma amostra de fezes, 50%; essa diferença se reduz desde que os exames de fezes sejam repetidos. Nos casos de hipertensão porta, os resultados da biópsia retal são inferiores aos fornecidos pelo exame de fezes. Os testes sorológicos possuem baixa sensibilidade e especificidade e são de pouca utilidade na prática. A intradermorreação é muito usada para o diagnóstico, e o antígeno, preparado com vermes adultos ou cercárias, é estável. A interpretação é feita 15 minutos após a inoculação, sendo positiva em mais de 80% dos portadores de esquistossomose. É útil para levantamentos epidemiológicos e não se negativa após o tratamento. Reações falso-positivas aparecem em 1% dos casos sem a doença e as crianças respondem menos ao antígeno.

Tratamento – os medicamentos usados no tratamento da esquistossomose, no Brasil, são o praziquantel e a oxamniquina (Quadro II-160). Os dois medicamentos equivalem-se quanto à eficácia e à segurança. O praziquantel é a droga de escolha, atualmente, em função do menor custo. Como segunda escolha, tem-se a oxamniquina, por via oral, a partir de 2 anos de idade e recomenda-se que sua administração seja feita, preferencialmente, na unidade de saúde, mantendo-se o paciente em observação por pelo menos 2 horas, para a detecção dos efeitos colaterais.

Nas formas de esquistossomose com hipertensão porta, indica-se tratamento cirúrgico.

Vigilância epidemiológica – a esquistossomose não é doença de notificação compulsória nacional, mas devem-se observar as normas estaduais e municipais de vigilância epidemiológica. Em determinados locais, todos os casos de esquistossomose, confirmados em laboratório, devem ser notificados para o Serviço de Saúde Pública, e o programa de controle dessa doença visa prevenir a ocorrência de formas graves, reduzir a prevalência da infecção e impedir sua expansão. Define-se como **suspeito** o indivíduo residente e/ou procedente de área endêmica que apresenta quadro clínico sugestivo da forma aguda ou crônica e história de exposição a águas, onde existe o caramujo eliminando cercárias. O caso é considerado **confirmado** quando, além desses aspectos, apresentar ovos viáveis de *S. mansoni* nas fezes, ou comprovação por meio de biópsia retal ou hepática. Os portadores são identificados pelos inquéritos coprológicos e tratados com quimioterapia específica, visando controlar os doentes e prevenir a evolução para formas graves, pela redução da carga parasitária.

O controle dos hospedeiros intermediários é feito pela pesquisa das coleções hídricas para determinar seu potencial de transmissão e tratamento químico dos criadouros. A modificação definitiva das condições de transmissão envolve saneamento do ambiente e ações de educação da comunidade.

PROTOZOOSES INTESTINAIS

Amebíase

O termo amebíase é reservado para designar o parasitismo humano pela *Entamoeba histolytica*. Outras amebas como *Entamoeba hartmanni*, *Endolimax nana* e *Iodamoeba butschlii* podem ser encontradas no intestino, mas não são patogênicas.

Recentemente, estudos moleculares e imunológicos demonstraram a existência de três espécies diferentes do gênero *Entamoeba*, que são morfologicamente idênticas. *E. histolytica* é a espécie patogênica que, apesar de ser assintomática na maioria das pessoas infectadas, tem a capacidade de invadir os tecidos e causar doença, enquanto a *E. dispar* e a *E. moshkovskii* se encontram sempre associadas aos portadores sadios.

A amebíase intestinal é uma doença endêmica e sua disseminação depende mais de fatores higiênicos do que geográficos. A transmissão ocorre pela ingestão de água ou de alimentos crus contaminados com cistos da *E. histolytica* ou pelo contato direto, pessoa a pessoa, por meio das mãos poluídas com fezes contaminadas. Os alimentos podem ser contaminados por manipuladores de alimentos, uso de adubo constituído por fezes humanas, água poluída com fezes humanas e insetos que podem atuar como veiculadores de cistos.

Os cistos ingeridos pelo homem chegam intatos até a porção inferior do intestino delgado, onde liberam as amebas tetranucleadas que, por sua vez, vão originar as formas vegetativas, as quais recebem a denominação de trofozoítas. Os trofozoítas movimentam-se por pseudópodes e habitam a luz das últimas porções do íleo e do intestino grosso. Alimentam-se por fagocitose do material fecal, inclusive das bactérias, e multiplicam-se por divisão binária. Na luz intestinal, os trofozoítas costumam evoluir para o encistamento e os cistos eliminados junto com as fezes para o meio exterior perpetuam o ciclo natural dessa protozoose. Entretanto, os trofozoítas na luz intestinal podem invadir a parede do intestino grosso onde, alimentando-se de hemácias e células, multiplicam-se por divisão binária, perdem a capacidade de encistamento e destroem os tecidos, provocando ulcerações intestinais ou, mais raramente, necroses e abscessos em outros órgãos, constituindo o ciclo patogênico da *E. histolytica*.

A infecção amebiana pode comportar-se de diversas maneiras. A forma mais comum de amebíase é a do portador assintomático que elimina cistos nas fezes. Todas as infecções por *E. dispar* e *E. moshkovskii* e cerca de 90% das infecções por *E. histolytica* são assintomáticas.

A colite amebiana não disentérica é caracterizada por quadros de diarreia alternados com períodos de melhora, quando as fezes se tornam normais ou ressecadas semelhantes ao quadro clínico que ocorre na giardíase e no cólon irritável. A colite amebiana disentérica apresenta geralmente início insidioso, mas pode ser abrupto, e caracteriza-se pela tríade constituída por evacuações frequentes com muco e sangue, cólicas abdominais e tenesmo. O número de evacuações habitualmente não excede 10 por dia. As manifestações gerais são pouco intensas e a temperatura costuma ser normal ou inferior a 38°C. Febre acima desse grau deve sempre trazer a suspeita de infecção bacteriana associada. Comprometimento progressivo pode determinar colite fulminante, com ulceração do cólon e da área perianal e, mais raramente, perfuração intestinal. Em crianças pequenas, invaginação intestinal, perfuração e peritonite ou colite necrotizante podem surgir rapidamente. O diagnóstico diferencial de colite disentérica deve ser feito com disenteria bacilar, retocolite ulcerativa, doença de Chron e colite por tuberculose.

A segunda forma mais frequente da amebíase invasiva é o abscesso hepático, que ocorre em 1 a 7% das crianças e em 10 a 50% dos adultos com amebíase intestinal invasiva. Entretanto, menos de 30% dos pacientes com abscesso amebiano hepático referem história de diarreia prévia. Em crianças, o quadro mais comum é de febre alta, distensão abdominal, irritabilidade e, às vezes, taquipneia. Hepatomegalia é um achado frequente. Várias dessas crianças são hospitalizadas com febre de origem indeterminada. Quando o tratamento não é instituído, a morte geralmente é decorrente de perfuração do abscesso hepático no peritônio, pleura ou pericárdio. Pode apresentar também outras localizações extraintestinais como pericárdica, cerebral, esplênica, cutânea, pulmonar e pleural, sendo extremamente raras na infância.

Ameboma é uma apresentação rara de amebíase intestinal, representado por granuloma com parede fibrosa, podendo atingir tamanho suficiente para causar suboclusão ou oclusão intestinal. Pode apresentar-se como massa anular na luz do cólon, sendo assim confundido com carcinoma intestinal ou massa de consistência amolecida extra-hepática, mimetizando abscesso piogênico.

O diagnóstico clínico da amebíase é presuntivo e deve ser firmado pelo encontro de *E. histolytica* no exame de fezes ou de fragmentos obtidos por biópsia.

Nas fezes formadas, a pesquisa de cistos pode ser feita por exame direto ou por técnicas de concentração, como a de Faust et al. Como os cistos são resistentes às condições normais, as fezes podem permanecer em temperatura ambiente por 24 horas ou no refrigerador por 72 a 96 horas, sem comprometer o resultado do exame. Nas fezes líquidas disentéricas, diarreicas ou de purgativo, a pesquisa de formas trofozoítas deve ser feita imediatamente após a evacuação.

Testes sorológicos são de grande auxílio no diagnóstico das formas invasivas da amebíase. Os métodos sorológicos mais utilizados são hemaglutinação e imunofluorescência. Embora apenas 10% dos portadores assintomáticos e menos de 50% dos pacientes com diarreia amebiana apresentem títulos iguais ou superiores a 1:256, 85% dos casos com disenteria amebiana e 95% daqueles com abscesso hepático apresentam títulos sorológicos dessa magnitude.

Ultrassonografia e tomografia computadorizada são exames efetivos para a detecção de abscessos hepáticos e em outros locais extraintestinais. A pesquisa de trofozoítas no material aspirado do abscesso é frequentemente negativa.

Tratamento – como é grande o arsenal terapêutico existente para o controle da amebíase, o médico deve basear sua escolha nas particularidades do caso clínico, na tolerância do indivíduo à droga e nas condições de vida do paciente, especialmente por referência à possibilidade de aquisição do medicamento prescrito.

As drogas amebicidas podem ser classificadas em relação à sua ação sobre a ameba e ao local de efeito máximo terapêutico. Os derivados da dicloracetamida, ou seja, a etofamida e a teclozana são amebicidas de ação direta sobre o protozoário, não absorvíveis e eficazes na luz intestinal. Os antibióticos de amplo espectro, como a tetraciclina e a eritromicina sob a forma de estearato, são amebicidas de ação indireta, pois atuam modificando a flora intestinal necessária à viabilidade da ameba, sendo eficazes na luz e na parede do intestino. A emetina, a desidroemetina e a cloroquina apresentam ação tecidual, sendo eficazes não só na luz e na parede do intestino, como também no fígado. Os derivados do nitroimidazol, representados pelo metronidazol, tinidazol e secnidazol, são amebicidas com eficácia em todas as localizações.

No quadro II-163 estão descritos os esquemas de tratamento propostos para as diversas formas clínicas da amebíase intestinal, além dos efeitos colaterais e contraindicações das drogas amebicidas.

Todos os portadores assintomáticos devem ser tratados, pois, além de atuarem como fonte de propagação da doença, existe o risco de desenvolverem a forma invasiva da amebíase. Como primeira escolha, recomendam-se os amebicidas de ação luminal exclusiva, isto é, a etofamida ou a teclosan. O uso isolado de metronidazol apresenta falha terapêutica em cerca de um terço desses casos. Na doença intestinal com sintomatologia leve ou moderada, seja na colite disentérica, seja na colite não disentérica, a opção deve ser feita por um derivado do nitroimidazol. Na doença intestinal grave, a droga de escolha é o metronidazol ou o tinidazol. Após qualquer dos esquemas terapêuticos propostos, a fim de extinguir a amebíase primitiva, completa-se o tratamento com o uso de um amebicida de ação exclusivamente luminal, ou seja, com a teclozana ou a etofamida.

Os antibióticos de amplo espectro como as tetraciclinas (clortetraciclina, oxitetraciclina e tetraciclina) e a eritromicina sob a forma de estearato, utilizados nas suas posologias habituais, por 7 a 10 dias, constituem uma opção terapêutica para adolescentes e adultos com doença intestinal leve, que deve ser completada pelo uso de um amebicida de ação luminal exclusiva.

No tratamento da amebíase hepática, a droga de escolha é o metronidazol por 10 dias e a maioria dos pacientes, suscetíveis a essa terapia, apresenta melhora clínica em 72 horas. O tinidazol tem mostrado efetividade semelhante ao metronidazol no tratamento da amebíase invasiva, na dose preconizada no quadro II-163. Para completar o tratamento, acrescenta-se, por fim, um amebicida de ação luminal exclusiva, teclozana ou etofamida. No tratamento do abscesso hepático, além da medicação específica, pode ser necessária, em alguns casos, a aspiração do abscesso. Drenagem cirúrgica

Quadro II-163 – Esquemas terapêuticos da amebíase, de acordo com o quadro clínico.

Quadro clínico	Substância básica	Esquema terapêutico	Efeitos colaterais, contraindicações e cuidados
Assintomático	Teclosan	Crianças: 15mg/kg/dia, divididos em 3 vezes por dia, VO, por 5 dias Adultos: 500mg/dose, 3 vezes por dia, VO, por 5 dias	Efeitos colaterais: distúrbios gastrintestinais como náuseas e meteorismo
	Etofamida	25mg/kg/dia, divididos em 3 vezes, VO, por 5 dias Dose máxima: 1g/dia, dividido em 2 doses por dia, por 5 dias	
Doença intestinal leve ou moderada	Metronidazol*	35mg/kg/dia, divididos em 3 vezes, VO, por 5 dias Adulto: 500mg/dose, 3 vezes por dia, VO, por 5 dias	Administrar após as refeições Evitar uso de bebidas alcoólicas durante o tratamento e até 4 dias após seu término Efeitos colaterais:
	Secnidazol*	30mg/kg/dia, dose única, VO Adulto: 2g/dia, dose única, VO	– frequentes: náuseas, cefaleia, gosto metálico
	Tinidazol*	50mg/kg/dia, dose única, VO Adulto: 2g/dia, dose única, VO	– ocasionais: vômitos, diarreia e erupção cutânea
Doença intestinal grave ou amebíase hepática Droga de escolha	Metronidazol*	50mg/kg/dia, divididos em 3 vezes, VO, por 10 dias Adulto: 750mg, 3 vezes ao dia, VO, por 10 dias	– raros: convulsões, ataxia e leucopenia Contraindicações: gestação, amamentação, doença neurológica ativa e discrasias sanguíneas
Droga alternativa	Tinidazol*	50mg/kg/dia, dose única, VO, por 3 dias Adulto: 2g/dia, dose única, VO, por 3 dias	Administrar com cuidado na insuficiência renal

* O tratamento deve ser completado com o uso de um antiamebiano de ação luminal exclusiva, isto é, etofamida ou teclosan, na mesma dose proposta para o tratamento da amebíase assintomática.

VO = via oral.

aberta não é recomendada, exceto em casos graves, quando o abscesso é inacessível à aspiração e não responde ao tratamento em até quatro dias.

Giardíase

Parasitose causada pela *Giardia lamblia* ou *Giardia duodenalis* ou *Giardia intestinalis*, protozoário flagelado que se apresenta sob as formas de trofozoíta e de cisto, habitando preferencialmente as porções mais altas do intestino delgado.

Os cistos, responsáveis pela disseminação da doença, podem permanecer viáveis em ambientes úmidos por três meses e resistem à cloração habitual das águas. A transmissão pode dar-se de forma direta, pessoa a pessoa, sendo frequente esse tipo de transmissão em creches e em outras instituições similares, ou de forma indireta, pela ingestão de água ou de alimentos crus contaminados.

Os cistos ingeridos liberam os trofozoítas que, por sua vez, vão fixar-se à mucosa do intestino delgado, pelo disco de sucção. O poder de adesão das ventosas é suficiente para impedir que sejam arrastados pelos movimentos peristálticos normais, fato este que explica

o motivo de a forma trofozoíta ser encontrada, praticamente, apenas nas fezes liquefeitas. Os cistos são encontrados nas fezes formadas, mas sua eliminação não é constante, podendo desaparecer das fezes por 7 a 10 dias.

A suscetibilidade à infecção com manifestações clínicas parece decrescer com a idade e aumentar com a carga de parasitas ingerida. Em um grupo de adultos para o qual foram administrados 10 a 25 cistos de *G. lamblia*, houve aparecimento de sintomas gastrintestinais em um terço; quando se aumentou a carga parasitária para 100 cistos, constatou-se o surgimento de diarreia em todos os indivíduos.

Em nosso meio, embora a prevalência de giardíase seja maior nos grupos sociais com condições precárias de vida, essa parasitose é encontrada em indivíduos pertencentes a todas as classes sociais. No entanto, na criança com desnutrição primária, fatores como alterações decorrentes da má nutrição e maior exposição às infecções determinam que a giardíase assuma papel importante como agente etiológico da diarreia crônica.

A sintomatologia pode variar desde quadros de diarreia aguda autolimitada, até diarreia crônica com curso persistente ou intermitente, acompanhada ou não de má absorção.

Nos quadros agudos, a diarreia tem início abrupto, com fezes líquidas, geralmente acompanhada por distensão abdominal, náuseas, anorexia, vômitos e cólicas abdominais. A evolução pode ser autolimitada, com duração de três a sete dias e, frequentemente, não se reconhece a giardíase como causa. Na diarreia crônica, o episódio agudo raramente é identificado, e os pacientes, habitualmente, apresentam persistência da diarreia com sintomas associados mais leves ou pode haver alternância de períodos com diarreia e períodos com eliminação de fezes normais ou ressecadas. Algumas crianças podem apresentar quadro clínico compatível com má absorção, semelhante ao que ocorre na doença celíaca, com perda de peso, distensão abdominal e esteatorreia.

Em nosso meio, deve-se levantar a suspeita de giardíase em toda criança com diarreia crônica.

O diagnóstico é feito pela identificação de trofozoítas ou cistos ao exame microscópico direto das fezes ou do fluido duodenal ou detecção de antígenos de *G. lamblia* nas fezes ou do fluido duodenal por exames imunoenzimáticos.

Ao exame microscópico das fezes liquefeitas, identificam-se as formas trofozoítas que, por serem lábeis, necessitam de exame imediato ou de fixação em meios adequados para exame posterior. Nas fezes moldadas, a pesquisa de formas císticas deve ser feita pelos métodos de concentração de Faust et al. ou de Ritchie. As fezes formadas podem ser conservadas em lugar fresco, durante 72 horas antes de ser examinadas. O exame das amostras de fezes colhidas em dias alternados parece proporcionar aumento da positividade em relação àquelas colhidas em dias consecutivos; isso provavelmente está relacionado com a eliminação intermitente de cistos pelo parasita. Ao exame microscópico de fezes, a positividade encontrada para uma amostra de fezes é cerca de 50 a 75%, enquanto para três amostras essa positividade aumenta para aproximadamente 95%. As técnicas imunoenzimáticas para a detecção de antígenos de *G. lamblia* nas fezes e na secreção duodenal apresentam sensibilidade e especificidade muito maior do que o exame microscópico, não tendo sido descrita reação cruzada com outro parasita intestinal. Resultados falso-negativos podem ocorrer em fezes formolizadas ou com níveis de antígenos abaixo do limite de detecção do teste. Para o laboratório, deve-se especificar a solicitação da pesquisa de antígeno da *G. lamblia* nas fezes ou na secreção duodenal, no entanto, esse exame não se encontra disponível para a maioria da nossa população.

Nos casos com forte suspeita clínica e epidemiológica, nos quais não se consegue detectar o parasita nos exames de fezes, pode-se optar por fazer um teste terapêutico ou prosseguir na investigação laboratorial. Após o teste terapêutico, a ausência de melhora clínica não afasta a possibilidade de a giardíase estar presente, uma vez que a eficácia terapêutica não é de 100%. Assim, nas crianças com diarreia crônica e comprometimento do estado geral, apesar da ingestão calórica adequada e na ausência de outros sinais que indiquem doença específica e da disponibilidade de testes imunoenzimáticos para a detecção de antígenos de *G. lamblia* nas fezes, pode-se pensar na realização da pesquisa de *G. lamblia* no fluido duodenal, obtido pelo *Entero-Test* – cápsula gelatinosa fixada em um fio delgado que é deglutida pelo paciente e permite a obtenção da secreção duodenal. Esse teste é seguro e uma alternativa econômica em relação à esofagogastroduodenoscopia, sendo contraindicado apenas em pacientes com varizes de esôfago ou coagulopatias. Outro método mais sensível é a biópsia duodenojejunal, habitualmente obtida por meio da esofagogastroduodenoscopia, que permite confirmar o diagnóstico em 95% dos casos, além de fornecer dados relativos ao grau de agressão à parede intestinal. Por ser um procedimento invasivo e de alto custo, deve ser reservado para os casos nos quais os sintomas persistentes e graves requerem esclarecimento diagnóstico. Assim, a biópsia intestinal geralmente é realizada para pesquisar outras doenças, além da giardíase, tais como doença celíaca e outras enteropatias específicas e inespecíficas.

Tratamento – a terapia de portadores assintomáticos, definidos como crianças sadias com exame de fezes positivo para *G. lamblia*, não é recomendada, exceto nos casos de contatos domiciliares com grávidas e nos pacientes com hipogamaglobulinemia e fibrose cística. O tratamento de portadores assintomáticos não tem demonstrado eficácia no controle de epidemias em creches. Um outro motivo para essa conduta é o surgimento de cepas resistentes aos esquemas terapêuticos convencionais, o que tem preocupado as autoridades de saúde pública.

No tratamento da giardíase, os derivados do nitroimidazol, representados pelo metronidazol, tinidazol, secnidazol e nimorazol, são atualmente considerados drogas de primeira escolha, pela sua alta eficácia. O tratamento com tinidazol ou secnidazol tem como vantagem ser feito em dose única.

A furazolidona, quimioterápico do grupo dos nitrofurânicos, apesar de apresentar índices de cura mais baixos do que os derivados do nitroimidazol, ao redor de 80%, apresenta como vantagem seu custo reduzido e mais acessível à população. Quando não se obtém sucesso com uma série de tratamento, outra série deve ser instituída.

O mebendazol na dose de 200mg/dose, por VO, três vezes por dia durante cinco dias mostrou eficácia de 80 a 90% no tratamento da giardíase.

Estudos randomizados demonstraram que a administração de albendazol na dose de 400mg/dia, durante cinco dias, em crianças com idade superior a 2 anos apresenta eficácia semelhante ao uso de metronidazol por cinco dias, ao redor de 95%.

A nitazoxanida foi aprovada pelo Food and Drugs Administration em 2002 para o tratamento de giardíase em crianças com idade superior a um ano. Vários estudos mostraram que a nitazoxamida é ao menos tão efetiva como o metronidazol e o mebendazol no alívio de sintomas da giardíase com eficácia variando de 81 a 85%.

A posologia de cada droga e os respectivos efeitos colaterais e cuidados encontram-se resumidos no quadro II-164.

Dientamebíase

Dientamoeba fragilis é um parasita intestinal do homem, considerado durante vários anos não patogênico. Embora inicialmente identificado como uma ameba, análises imunológicas, ultraestruturais e genéticas incluíram este parasita no grupo de protozoários flagelados. Diferentemente de outros protozoários intestinais, o *D. fragilis* não apresenta forma cística conhecida, sendo

Quadro II-164 – Esquemas de tratamento da giardíase

Substância básica	Dose	Duração	Efeitos colaterais, cuidados e contraindicações
Metronidazol	15-20mg/kg/dia, VO, 2 vezes ao dia Adulto: 500mg/dia	5 dias	Administrar após as refeições Evitar uso de bebidas alcoólicas durante o tratamento e até 4 dias após seu término
Secnidazol	30mg/kg/dose única, VO Adulto: 2g/dose única	1 dia	Efeitos colaterais: – frequentes: náuseas, cefaleia, gosto metálico – ocasionais: vômitos, diarreia e erupção cutânea
Tinidazol	50mg/kg/dose única, VO Adulto: 2g/dose única	1 dia	– raros: convulsões, ataxia e leucopenia Contraindicações: gestação, amamentação, doença
Nimorazol	15-20mg/kg/dia, VO, 2 vezes ao dia (máximo: 500mg/dose)	5 dias	neurológica ativa e discrasias sanguíneas Administrar com cuidado na insuficiência renal
Albendazol	Criança > 2 anos e adultos: 400mg/dia	5 dias	Efeitos colaterais: dor abdominal, diarreia, cefaleia Interesse do seu uso quando houver associação de helmintíases com giardíase Contraindicação: gravidez Poucos estudos em menores de 2 anos
Mebendazol	Criança e adultos: 200mg/dose, 3 vezes/dia	5 dias	Interesse do seu uso quando houver associação de helmintíases com giardíase (taxa de cura de 86%) Contraindicações: não é recomendado seu uso em gestantes Houve relatos esporádicos de convulsões em crianças menores de 1 ano de idade. Assim, o mebendazol só deve ser usado nessa faixa etária se a giardíase não for erradicada com outros medicamentos
Nitaxozamida	Crianças: de 1 a 3 anos: 100mg/dose, VO, 2 vezes/dia de 4 a 11 anos: 200mg/dose, VO, 2 vezes/dia ou 7,5mg/kg/dose, VO, 12/12 horas Adulto: 500mg, 12/12 horas	3 dias	Administrar após a refeição Efeitos colaterais: náuseas, vômitos, dor abdominal, cefaleia, perda do apetite, alteração da cor da urina, alteração da cor da esclera (amarela)
Furazolidona	8-10mg/kg/dia, VO, 3 vezes ao dia Adulto: 400mg/dia, VO	7 dias	Efeitos colaterais: Ocasionalmente: vômitos, diarreia, náuseas e febre Raramente: reações e hipersensibilidade como hemólise, hipotensão e urticária A urina adquire cor acastanhada Contraindicações: história de hipersensibilidade a nitrofurânicos, portadores da deficiência de G6PD e gestação

VO = via oral.

encontrados apenas os trofozoítas. Vários relatos de casos mostraram evidências da correlação entre sintomas abdominais agudos e crônicos e a infecção intestinal pelo *D. fragilis,* de modo que atualmente a dientamebíase é uma doença reconhecida.

Não há dúvida de que o *D. fragilis* é adquirido pela via fecal-oral, mas desconhece-se como a forma trofozoíta deste parasita sobrevive à acidez gástrica após sua ingestão. Inicialmente, alguns autores sugeriram que os ovos do *Enterobius vermicularis* veiculariam os trofozoítas do *D. fragilis.* Enquanto esse fato poderia explicar a coinfecção entre a dientamebíase e a enterobíase em algumas crianças, não daria conta de explicar a maioria das infecções pelo *D. fragilis.* Além disso, alguns estudos não conseguiram provar especificamente a correlação entre as infecções pelo *D. fragilis* e o *E. vermicularis.* O *D. fragilis* habita as criptas da mucosa intestinal do ceco até o reto, reproduz-se por divisão binária e parece não ter capacidade para formar cistos.

Desconhece-se o período de incubação da doença e a proporção de portadores assintomáticos da infecção. O quadro clínico pode ser de caráter agudo, mas frequentemente está associado à sintomatologia de curso crônico. Os sintomas mais comuns são de diarreia aguda ou recorrente e dor abodominal. Podem apresentar outros sintomas como anorexia, perda de peso e fadiga.

O diagnóstico da infecção intestinal pelo *D. fragilis* é feito pela demonstração de trofozoítas nas fezes. Três amostras de fezes colhidas em dias alternados, utilizando técnicas especiais de preservação e de coloração, permitem a identificação do parasita em 70 a 93% dos indivíduos infectados.

Tratamento – várias drogas têm sido utilizadas no tratamento dessa protozoose intestinal, no entanto, não existem estudos controlados que possam definir a terapêutica mais eficaz. Para crianças com idade superior a 9 anos, a tetraciclina é a droga de escolha, na dose de 40mg/kg/dia, até o máximo de 2g/dia, dividida em quatro vezes, durante 10 dias. O metronidazol é a opção terapêutica para crianças com idade inferior a 9 anos e para pacientes que apresentam contraindicações ao uso de tetraciclina. Recomenda-se a dose de 50mg/kg/dia de metronidazol, até o máximo de 2,25g/dia, dividida em três vezes, durante cinco dias.

Balantidíase

Parasitose causada por protozoário ciliado denominado *Balantidium coli,* cuja incidência é baixa no homem. O porco, o principal reservatório desse protozoário, excreta os cistos junto com as fezes para o meio ambiente. O homem adquire a infecção geralmente pela ingestão dos cistos existentes em bebidas ou alimentos contaminados com fezes de suínos. Acredita-se que o homem seja muito resistente a essa infecção, que ocorre mais comumente em escolares e adultos que lidam com suínos.

O quadro clínico é muito semelhante ao encontrado na amebíase. A maioria das infecções é assintomática ou causa eliminação ocasional de fezes amolecidas. Infecção assintomática é mais comum na criança do que no adulto.

Em alguns casos, pode manifestar-se com quadro constituído por diarreia recorrente, dor abdominal e perda de peso. Mais raramente, observa-se a forma invasiva, na qual o paciente apresenta diarreia com muco e sangue, febre e leucocitose. As lesões do cólon direito podem progredir para apendicite. Disenteria fulminante, perfuração intestinal, hemorragias e choque, ainda que raros, são complicações graves da balantidíase humana. Comprometimento de linfonodos mesentéricos, fígado e pulmões são complicações raras da balantidíase, que podem ocorrer em pacientes debilitados, desnutridos e imunodeprimidos.

O diagnóstico é feito pelo encontro do protozoário no exame de fezes ou por análise de material de biópsia intestinal. O exame de fezes é menos sensível do que a biópsia das lesões intestinais para diagnosticar a balantidíase. Várias amostras de fezes são necessárias para demonstrar a presença do *B. coli,* uma vez que sua eliminação acontece de modo intermitente.

Tratamento – para o tratamento da balantidíase intestinal, várias drogas têm sido estudadas, geralmente mostrando melhora da sintomatologia. No entanto, em muitos casos, o parasita não consegue ser erradicado. Para crianças com idade superior a 9 anos, a tetraciclina é a droga de escolha, na dose de 40mg/kg/dia, até o máximo de 2g/dia, dividida em quatro vezes, por 10 dias. O metronidazol, na dose de 35 a 50mg/kg/dia, dividida em três vezes, por cinco dias, é considerado uma boa opção terapêutica para o tratamento da balantidíase, sendo recomendado para crianças com idade inferior a 9 anos.

Criptosporidíase (ou criptosporidiose)

O *Cryptosporidium* é um protozoário coccídio intracelular que infecta o epitélio gástrico e respiratório de vertebrados. *Cryptosporidium parvum* é a espécie responsável pela doença no homem. O *C. parvum* corresponde a duas diferentes espécies: *C. hominis* (anteriormente denominado *C. parvum* genótipo 1) e *C. parvum* (anteriormente denominado *C. parvum* genótipo 2). O *C. hominis* aparentemente infecta apenas o homem, enquanto o *C. parvum* é encontrado no homem e em vários animais. A contaminação da criptosporidiose acontece pelos oocistos eliminados nas fezes do homem ou de animais infectados. Sua forma mais comum de transmissão é pessoa a pessoa, pela via fecal-oral. A infecção pela inalação dos oocistos tem sido sugerida, mas não foi confirmada. Durante a doença diarreica aguda, grande quantidade de oocistos é eliminada pelas fezes, que são altamente infectantes. Até cinco semanas após o episódio agudo de diarreia, existe eliminação assintomática de oocistos nas fezes. Fomites podem transmitir o *Cryptosporidium*, especialmente em creches, onde a contaminação fecal é comum. Como o *Cryptosporidium* resiste ao tratamento-padrão de cloração e filtragem habitual das águas de abastecimento público, foram descritos surtos de criptosporidíase, nos EUA, por meio de água considerada potável. Além disso, esse parasita é resistente aos desinfetantes comumente usados, inclusive hipoclorito a 3%. Como apresenta diferentes hospedeiros biológicos – mamíferos, aves, répteis e peixes –, fazendeiros e pessoas que tratam de animais apresentam maior risco de adquirir a criptosporidíase. Além dessa população, os grupos mais atingidos são os menores de 2 anos de idade, viajantes, homossexuais e contatos íntimos com infectados. Há relatos de epidemia a partir de água potável contaminada, além de banhos em águas contaminadas de piscina e de lagoas. Entretanto, a transmissão zoonótica não é tão comum, como a forma pessoa a pessoa e o consumo de água contaminada.

O quadro clínico da criptosporidíase tem grande espectro de apresentação, desde assintomático até diarreia grave com ou sem envolvimento do trato biliar. Infecção assintomática pode ocorrer em pacientes imunocompetentes e imunodeficientes. Estima-se que cerca de 30% das infecções por *Cryptosporidium* na infância sejam assintomáticas. O período de incubação estimado é de 7 a 10 dias (variando de 5 a 28 dias). O número de oocistos ingeridos parece estar associado à duração, mas não à gravidade da doença. A diarreia em indivíduos imunocompetentes costuma ser de evolução autolimitada e benigna. Entretanto, em alguns casos, a diarreia pode estar associada a febre, vômitos, dor abdominal e desidratação. O quadro clínico tende a ser mais grave em crianças pequenas, nos desnutridos e nos imunodeprimidos. A duração do quadro diarreico geralmente é de 10 a 14 dias, embora tenham sido relatados casos com evolução persistente, por três a cinco semanas. A excreção de oocistos nas fezes pode persistir por períodos prolongados após o desaparecimento dos sintomas. Em pacientes com Aids, a infecção pelo *Cryptosporidium* é considerada complicação séria, pois pode provocar diarreia aquosa com perda de grande volume líquido, semelhante àquela produzida pelo vibrião colérico, ou ser recorrente ou persistente, levando a um quadro de má absorção e emagrecimento, podendo ser letal. É indistinguível também da diarreia causada por outros coccídios intestinais. Especialmente em pacientes imunodeprimidos, a criptosporidíase pode determinar comprometimento das vias respiratórias, sem diarreia associada, manifestando-se com quadro de tosse, taquipneia, sibilância, laringite e rouquidão. Nesses casos, oocistos são encontrados no escarro, no lavado brônquico e na biópsia pulmonar. Nos pacientes com Aids, a infecção pelo *Cryptosporidium* também pode comprometer o trato biliar com quadro clínico de colecistite e, mais raramente, como colangite esclerosante. Já foram descritos casos de pancreatite e hepatite.

O diagnóstico é feito pela identificação dos oocistos no exame de fezes, lavado brônquico, escarro e biópsia de tecidos. O exame de fezes requer a utilização de técnicas especiais de concentração e de coloração. Como a pesquisa de protozoários intracelulares – *Cryptosporidium*, *Cyclospora*, *Isospora belli* e *Microsporidium* – não é feita de rotina, exames específicos devem ser solicitados para a identificação desses parasitas, quando houver suspeita clínica dessas infecções.

Tratamento e prevenção – o tratamento da criptosporidíase em pacientes imunocompetentes, por ser geralmente autolimitada, não requer medicação específica, apenas fluidoterapia adequada. A recuperação ocorre em algumas semanas, e a cura parasitológica, em alguns meses, sem medicação específica. Quando em imunocompetentes a terapia for necessária, a droga de escolha em crianças de 1 a 11 anos é a nitazoxanida. Nos pacientes imunodeprimidos, especialmente naqueles com Aids, a instituição imediata da terapia antirretroviral é fundamental, pois o restabelecimento da contagem de CD4 para mais de 100 células/microl está associada à resolução completa dos sintomas. Devido à perda excessiva de água, a reidratação por via oral e intravenosa é essencial. Não há um agente antimicrobiano efetivo para esta população de pacientes. Quando estas medidas terapêuticas não são suficientes para a melhora do quadro clínico, recomenda-se a utilização de drogas como nitazoxanida ou paromomicina (aminoglicosídeo com baixa absorção intestinal não disponível comercialmente em nosso meio), associadas ou não à azitromicina, apesar de não haver, até o momento, evidência sobre sua eficácia.

O prognóstico para pacientes com criptosporidíase e Aids depende da restauração da resposta imune. Mais de metade dos pacientes desenvolve doença crônica e 10% apresenta doença fulminante. A evolução da criptosporidíase em pacientes imunocompetentes é menos estudada. Hunter et al. enviaram questionários para 235 pacientes imunocompetentes e 232 controles, dois meses após o diagnóstico inicial. Cerca de 40% dos pacientes referiram recorrência dos sintomas intestinais (geralmente leves e moderados) após a resolução do quadro agudo da doença por *C. parvum* e *C. hominis*. Sintomas extraintestinais como artralgia, dor ocular, cefaleia e fadiga ocorreram duas a três vezes mais nos pacientes do que no grupo controle. Sintomas tardios como dor ocular e cefaleia foram mais comuns na infecção por *C. hominis*. Estudos de evolução a longo prazo não foram realizados.

Como ainda não se dispõe de terapia adequada, a prevenção dessa infecção é fundamental, principalmente em pacientes imunodeprimidos. Nas creches e no hospital, lavar as mãos é a medida mais importante para evitar a disseminação dos organismos de eliminação entérica. No hospital, endoscópios e broncoscópios devem ser esterilizados em autoclave. Os oocistos são resistentes à maioria das técnicas padronizadas de purificação da água, como cloração e filtração. Em situações de surto de criptosporidíase por contaminação da água, deve ser recomendada a ingestão de água que tenha sido fervida por 1 minuto e a utilização de filtros capazes de remover partículas com diâmetro $\leq$ 1µm. É prudente adotar essas medidas preventivas para todo paciente imunodeprimido, independente da presença de surto, além de recomendar que evitem contato com água de lagos e piscinas públicas.

Isosporíase

Parasitose causada pelo *Isospora belli*, protozoário coccídio para o qual o homem é o hospedeiro definitivo. A transmissão acontece pela via fecal-oral e pode ser direta, pessoa a pessoa, ou indireta, pela ingestão de água ou de alimentos contaminados com oocistos maduros.

Nos indivíduos imunocompetentes, a apresentação clínica mais frequente é constituída por diarreia aguda de caráter autolimitado, geralmente acompanhada por febre, anorexia, náuseas e vômitos, embora tenham sido descritos casos com curso crônico. Em contraste com a regra geral de infecção intestinal por protozoário de não ser causa de eosinofilia, seu encontro auxilia na suspeita diagnóstica de isosporíase. A eosinofilia pode ser leve ou moderada, com contagem de eosinófilos representando em média 15 a 45% do número de leucócitos. Entretanto, pode manifestar-se com quadro semelhante ao da criptosporidíase, particularmente em pacientes imunodeprimidos ou com Aids, caracterizado por diarreia grave e de curso crônico, com dor abdominal, anorexia e perda de peso. O uso de sulfametoxazol-trimetoprima, para a profilaxia de infecção por *Pneumocystids jiroveci* (denominação atual do *P. carinii*) nos pacientes infectados por HIV, diminui a probabilidade de eles desenvolverem isosporíase.

Tratamento – na maioria dos casos, particularmente em indivíduos imunocompetentes, nos quais o quadro clínico é autolimitado, o tratamento é apenas sintomático, sem necessidade de medicação específica.

Nos pacientes imunodeprimidos ou com Aids, observa-se que é mais fácil tratar a isosporíase do que a criptosporidíase, pois responde bem à terapêutica com sulfametoxazol-trimetoprima, atualmente considerado o tratamento de escolha. Para adultos, o esquema recomendado é de 800mg de sulfametoxazol e 160mg de trimetoprima/dose, quatro vezes/dia durante 10 dias; em seguida, para a profilaxia de recidivas da infecção, a mesma dose, duas vezes/dia, é mantida por três semanas.

Uma opção para a profilaxia de recidivas da isosporíase é o esquema com 25mg de pirimetamina e 500mg de sulfadoxina, uma vez por semana, durante três semanas. Em adultos alérgicos às sulfonamidas, tem sido preconizado tratamento com 50 a 75mg/dia de pirimetamina, por três a quatro semanas, seguido pela dose profilática de 25mg/dia. Não está estabelecida a dose para o tratamento de crianças.

Ciclosporíase

Cyclospora cayetanensis é um protozoário coccídio que infecta o trato gastrintestinal de indivíduos imunocompetentes e imunodeprimidos.

A prevalência da ciclosporíase é desconhecida. Também pouco se conhece a respeito da transmissão dessa doença. Foram descritos surtos da doença associados à ingestão de água, frutas, verduras e ervas contaminadas. Não parece que ocorra transmissão pessoa a pessoa, pois os oocistos de *Cyclospora* eliminados nas fezes requerem vários dias para se tornarem infecciosos. O gênero *Cyclospora* pode infectar vários tipos de animais, no entanto, somente o homem é reconhecido como hospedeiro da espécie *C. cayetanensis*.

Após a ingestão dos oocistos, o período de incubação é de sete dias. A ciclosporíase caracteriza-se por aparecimento abrupto de diarreia aquosa. Sintomas de gripe como mal-estar, mialgia e anorexia podem estar presentes. Febre foi relatada em 25% dos casos. Perda de peso pode ocorrer em indivíduos imunodeprimidos e imunocompetentes. Nos pacientes com Aids, a ciclosporíase causa sintomas indistinguíveis daqueles decorrentes de infecções por *Cryptosporidium* e *Isospora*. Recentemente, foram relatados dois casos de doença biliar em pacientes com Aids infectados por *Cyclospora*. O diagnóstico é feito pelo encontro de oocistos de *Cyclospora cayetanensis* nas fezes, pelas técnicas parasitológicas utilizadas no diagnóstico da criptosporidíase.

Tratamento – a ciclosporíase parece ser autolimitada em pacientes imunocompetentes. A terapia com sulfametoxazol-trimetoprima pode ser benéfica na resolução dos sintomas e na redução do tempo de eliminação de oocistos nas fezes. Em estudo controlado com indivíduos infectados por *Cyclospora* que haviam retornado do Nepal, foi observado que o tratamento com sulfametoxazol-trimetoprima por sete dias determinou o desaparecimento de oocistos nas fezes em 96% dos casos, enquanto em 88% dos indivíduos do grupo placebo ainda eram detectados oocistos nas fezes no sétimo dia após o diagnóstico. A erradicação do organismo correlaciona-se com a melhora dos sintomas. A dose varia com o estado imunológico do paciente. Para adultos imunocompetentes, recomenda-se o tratamento com 800mg de sulfametoxazol e 160mg de trimetoprima, duas vezes ao dia, durante sete dias. Para pacientes imunodeprimidos, a dose preconizada é de 800mg de sulfametoxazol e 160mg de trimetoprima, quatro vezes ao dia, durante 10 dias. Profilaxia com 800mg de sulfametoxazol e 160mg de trimetoprima três vezes por semana parece prevenir a recorrência de ciclosporíase em pacientes com Aids. Não está estabelecida a dose para tratamento de crianças. Para indivíduos que não possam receber sulfametoxazol-trimetoprima, estudos com ciprofloxacina têm mostrado alguma eficácia em pacientes com Aids e também há alguma evidência de que a nitazoxanida (500mg, duas vezes por dia, por três dias) possa ser efetiva.

Microsporidiose

Microsporídios são organismos formadores de esporos intracelulares, reconhecidos como sendo patógenos para o homem. Embora tenham sido previamente classificados como protozoários, estudos moleculares filogenéticos dão suporte para a relação entre os microsporídios e os fungos. Infectam homens e animais vertebrados e invertebrados. Os gêneros associados a doenças no homem incluem *Anncaliia*, *Encephalitozoon*, *Enterocytozoon* (também conhecida como *Septata*), *Pleistophora*, *Trachipleistophora* e *Nosema*. São conhecidas cerca de 1.200 espécies de miscroporídios e cerca de 14 foram encontradas em humanos, sendo na sua maioria associada como infecção oportunista identificada em pacientes com Aids. Os microsporídios não classificados são agrupados sob o termo *Microsporidium*. *Enterocytozoon bieneusi* e *Encephalitozoon intestinalis* são as espécies mais importantes nos quadros de diarreia crônica em pacientes com Aids, seguidas pelos *Encephalitozoon hellen* e *Encephalitozoon cuniculi*. Esporos de microsporídios têm sido detectados na urina, fezes e secreções respiratórias. A maioria das infecções ocorre por via fecal-oral ou urina-oral, embora também ocorra transmissão por água contaminada. Outros modos de transmissão possíveis são pessoa a pessoa, animal a pessoa, por vetores, por inalação de esporos e por alimentos contaminados.

As manifestações clínicas da microsporidiose variam de acordo com a espécie e a resposta imune do hospedeiro. Em pacientes **imunocompetentes e HIV-negativos**, *Enterocytozoon bieneusi* pode causar infecção assintomática, doença diarreica aguda autolimitada e, mais raramente, diarreia crônica; *Encephalitozoon cuniculi* tem sido associado a convulsões; espécies de *Trachipleistophora* e *Nosema* podem causar ceratoconjuntivite, a qual pode ser exacerbada pelo uso de corticosteroide tópico. Miosite tem sido associada à infecção por espécies de *Pleistophora* e de *Anncaliia*.

Em pacientes HIV-positivos, a incidência de microsporidiose tem diminuído drasticamente com o uso disseminado da terapia antirretroviral atual. A maioria dos casos de microsporidiose ocorre na presença de imunodeficiência grave, com mediana de CD4 de 20 células/μl. A apresentação mais frequente da infecção por *E. bie-*neusi e *E. intestinalis* é afebril, com diarreia aquosa sem muco ou sangue, contínua ou intermitente, associada a dor abdominal em cólica, perda progressiva de peso, má absorção e anorexia. Várias espécies dos vários gêneros de microsporídios que acometem humanos podem causar, nesse grupo de pacientes: colangite, doença renal, infecção disseminada, incluindo pneumonite, sinusite, nefrite, cistite, prostatite, hepatite, peritonite, ceratoconjuntivite, encefalite e miosite.

O diagnóstico é feito pela identificação de esporos dos organismos nas fezes, nos fluidos corporais (aspirado duodenal, bile, lavado broncoalveolar, urina, secreção conjuntival) ou na biópsia de tecidos, procedimento que é realizado na suspeita dessa parasitose em imunodeprimidos (Aids). É possível a identificação desse parasita à microscopia óptica, embora o tamanho reduzido e a necessidade de coloração específica façam com que o reconhecimento de microsporídios seja difícil. Portanto, na suspeita de microsporidiose, deve ser solicitado exame específico para esse parasita do material coletado.

Tratamento – o albendazol é efetivo no tratamento da maioria das infecções por microsporídios, particularmente pelas espécies de *Encephalitozoon*. Entretanto, apresenta eficácia modesta no tratamento do *Enterocytozoon bieneusi*. A duração do tratamento depende do estado imunológico do hospedeiro e se a infecção é localizada ou disseminada. Em pacientes com imunodeficiência e infecção disseminada, o tratamento habitualmente dura de duas a quatro semanas com albendazol na dose de 400mg, duas vezes por dia, diariamente.

Em pacientes imunocompetentes, em geral o quadro clínico se resolve espontaneamente, sem necessidade de terapia específica. No entanto, em alguns casos, principalmente em crianças hospitalizadas, o albendazol pode ser pensado como opção terapêutica. Tremoulet et al. (2004), citado por Leder et al. (2008), em um ensaio clínico randomizado com albenzazol (5mg/kg/dia, dividido em duas vezes, por sete dias) *versus* apenas terapia de apoio, feito com 200 crianças imunocompetentes, hospitalizadas na Costa Rica, por diarreia subaguda secundária a *Microsporidium*, encontraram o seguinte resultado: em 48 horas houve melhora clínica em 95% do grupo tratado com albendazol e em apenas 30% do grupo sem tratamento específico (p < 0,05) e a mediana de duração da diarreia também foi significativamente menor, 5 *versus* 10 dias, respectivamente.

Blastocistíase

O *Blastocystis hominis* é um protozoário anteriormente considerado comensal, que tem sido associado a sintomas de flatulência, diarreia leve ou moderada, dor abdominal, náuseas e vômitos. A diarreia pode ser de curso agudo ou crônico. Entretanto, a importância do *B. hominis* como causa de doença gastrintestinal é controversa.

Assim, quando o *B. hominis* for identificado nas fezes de pacientes sintomáticos, outras etiologias para esse quadro clínico devem ser investigadas, especialmente *G. lamblia* e *Cryptosporidium*, antes de assumir que o *B. hominis* é a causa dos sintomas. O estado de portador assintomático está bem documentado. *B. hominis* pode ser encontrado em 1 a 20% das amostras de fezes examinadas para pesquisa de ovos de parasitas. Acredita-se que a transmissão aconteça pela via fecal-oral. É identificado nas fezes pelas técnicas habitualmente utilizadas de Faust, Hoffman, Pons e Janer.

Tratamento – devido à controvérsia quanto à patogenicidade do *B. hominis*, a indicação do tratamento também não está estabelecida. Alguns autores recomendam que o tratamento deva ser reservado para pacientes imunodeficientes sintomáticos e para aqueles nos quais não se encontre nenhuma outra doença ou agente infeccioso que justifique a presença dos sintomas gastrintestinais. Nesses casos, alguns estudos mostram que o uso de 35-50mg/kg/dia para crianças ou de 2,25g/dia para adultos de metronidazol, em três doses, durante 10 dias, resulta na melhora dos sintomas. Entretanto, vale ressaltar que mais estudos controlados são necessários para estabelecer a melhor forma de tratar essa parasitose.

CONTROLE DE CURA

O controle de cura das parasitoses intestinais requer, além da regressão do quadro clínico, a negativação dos exames laboratoriais. No quadro II-162 estão especificados o número e a periodicidade da realização dos exames de fezes necessários para definir a cura do paciente.

PROFILAXIA

A profilaxia das parasitoses intestinais, em ampla escala, depende da melhoria das condições socioeconômicas das populações suscetíveis e do investimento em obras de saneamento básico.

No atendimento individual, algumas orientações podem auxiliar na prevenção da infecção intestinal por helmintos e protozoários, a partir do conhecimento dos principais mecanismos de transmissão desses parasitas, tais como:

1. Fecal-oral, direta, por meio de mãos sujas e da contaminação de alimentos ou de água, como na amebíase, giardíase, criptosporidíase, isosporíase e himenolepíase. Está sendo postulada essa forma de transmissão também na dientamebíase, ciclosporíase e microsporidiose.

2. Indiretamente, pelos ovos e cistos que amadurecem no solo e determinam a contaminação de água e alimentos, como na ascaridíase e na tricocefalíase. Para prevenir o risco de ocorrência dessas parasitoses, recomendam-se o consumo de água filtrada ou fervida, a lavagem rigorosa de verduras, legumes e frutas e a prática de lavar as mãos com água e sabão após as evacuações, antes das refeições e antes de manusear alimentos.

3. Por meio de larvas infectantes existentes no solo, que penetram a pele ativamente como na ancilostomíase e na estrongiloidíase. Para a prevenção dessas infecções, destino adequado para os dejetos, torna-se importante o uso constante de calçados, lembrando que, na criança, não são apenas os pés descalços os locais de invasão larvária. Deve-se evitar a permanência em solo suspeito, ou seja, locais onde os habitantes costumam defecar, sem que exista destino adequado para os dejetos.

4. Ingestão ou inalação de ovos que já são infectantes quando eliminados, não necessitando de nenhuma transformação como na enterobíase. O indivíduo reinfecta-se frequentemente pelas mãos que levam os ovos infectantes da região anal para a boca. A transmissão também pode ocorrer por objetos ou alimentos contaminados levados à boca ou pela aspiração de poeira doméstica contendo ovos. Para evitar essa infecção, devem-se ter cuidados higiênicos adequados, principalmente em relação às mãos, além do tratamento adequado de todos os indivíduos parasitados.

5. Os parasitas que têm hospedeiro intermediário e definitivo, como a *Taenia solium* e a *Taenia saginata*, produzem infecções transmitidas por alimentos contaminados, ou seja, pela ingestão de cisticercos contidos nas carnes suína ou bovina malcozidas. A profilaxia está baseada no cozimento da carne, mas a vigilância sanitária nos matadouros é fundamental. No caso da esquistossomose, a transmissão também depende da presença de hospedeiro intermediário, molusco, no qual ocorre a evolução da larva que infecta o hospedeiro humano. Nas zonas endêmicas de esquistossomose, deve-se evitar a permanência não só em lagos e lagoas, como também em poças, riachos, açudes e similares. Coletar água contaminada para abastecimento doméstico e lavar roupas em água contaminada são situações que possibilitam a disseminação dessa parasitose. Em diversas regiões, devido às condições precárias de saneamento e das condições de vida da população, torna-se muito difícil colocar em prática essas orientações.

Em resumo, as recomendações profiláticas mais importantes são:

– Consumo de água fervida ou filtrada: para eliminar o *Cryptosporidium* da água, é necessário consumir água fervida ou utilizar filtros especiais capazes de remover partículas com diâmetro $\leq 1\mu m$.

– Higiene adequada dos alimentos: lavagem de verduras, legumes e frutas; inspeção e cocção de carnes bovinas e suínas. Recomenda-se que, após lavar cuidadosamente os vegetais com água tratada, deve-se deixá-los imersos em solução de hipoclorito de sódio a 2,5% (uma colher das de sopa de hipoclorito de sódio em 1 litro de água filtrada) durante meia hora, para eliminar os cistos dos protozoários.

– Orientações de higiene pessoal: lavar as mãos antes das refeições, antes do manuseio de alimentos e após as evacuações. Cortar frequentemente as unhas.

– Uso de calçados de forma constante em solo possivelmente contaminado com dejetos.

– Destino adequado dos dejetos pelo uso de privadas ou fossas desinfetadas periodicamente.

– Não utilização de coleções de água suspeitas para banhos ou imersões de partes de corpo, principalmente em áreas endêmicas de esquistossomose.

– Tratamento dos indivíduos doentes e, em determinadas situações, também dos supostamente infectados.

Vale ressaltar que, embora todas essas medidas possam colaborar na prevenção das parasitoses intestinais, esse é um grave problema de saúde em nosso meio, que só poderá ser resolvido quando houver melhoria das condições gerais de vida da população, base concreta para o direito à saúde.

APÊNDICE

DROGAS ANTIPARASITÁRIAS		
Droga	Nome comercial	Apresentação
Albendazol	Parasin®	Comprimido 400mg / Suspensão 40mg/ml
	Zentel®	Comprimido 200mg e 400mg / Suspensão 40mg/ml
	Zolben®	Comprimido 200mg e 400mg / Suspensão 40mg/ml
Cambendazol	Cambem	Comprimido 180mg / Suspensão 6mg/ml
Etofamida	Kitnos®	Comprimido 500mg / Suspensão 20mg/ml
Furazolidona	Giarlam®	Comprimido 200mg / Suspensão 10mg/ml
Ivermectina	Revectina®	Comprimido 6mg
Levamisol	Ascaridil®	Comprimido 150mg
	Ascaridil® pediátrico	Comprimido 80mg
Mebendazol	Mebendazol	Comprimido 100mg / Suspensão 100mg/5ml
	Necamin®	Comprimido 100mg / Suspensão 100mg/5ml
	Pantelmin®	Comprimido 100mg / Suspensão 100mg/5ml
	Sirben®	Comprimido 100mg / Suspensão 100mg/ml
Metronidazol	Flagyl®	Comprimido 250, 400 e 500mg
		Suspensão 40mg/ml
Nimorazol	Naxogin®	Comprimido 500mg / Xarope 25mg/ml
Niclosamida	Atenese®	Comprimido mastigável 500mg
Nitazoxanida	Annita®	Comprimido revestido 500mg / Suspensão reconst. 20mg/ml
Oxamniquina	Mansil®	Cápsulas 250mg; / Suspensão 50mg/ml
Oxipirantel, pamoato	Tricocel®	Comprimido 107mg / Suspensão 11mg/ml

Pirantel, pamoato	Ascarical®	Comprimido 250mg Suspensão 250mg/15ml
Pirvínio, pamoato	Pyr-Pam®	Drágea 100mg Suspensão 10mg/ml
Praziquantel	Cestox®	Comprimido 150mg
	Cisticid®	Comprimido 500mg
Secnidazol	Secnidal®	Comprimido 500mg e 1.000mg Suspensão 30mg/ml
	Secnizol®	Comprimido 500mg e 1.000mg
Tetramizol	Ascaverm®	Comprimido 80mg
Tiabendazol	Thiaben®	Comprimido 500mg Suspensão 50mg/ml
Teclosan	Falmonox®	Comprimido 100 e 500mg Suspensão 10mg/ml
Tinidazol	Pletil®	Comprimido revestidos 500mg
	Amplium®	Comprimido 500mg

BIBLIOGRAFIA

1. Albonico M, Crompton DWT, Savioli L. Control strategies for human intestinal nematode infections. Adv Parasitol 1999;42:278. • 2. Amato Neto V, Correa LL. Exame parasitológico das fezes. 5ª ed. São Paulo: Sarvier; 1991. • 3. American Academy of Pediatrics. 2000 Red Book: Report of the Committee on Infections Diseases. 25th ed. Elk Grove Village, IL: American Academy of Pediatrics; 2000. • 4. Bresolin AMB, Zuccolotto SMC. Parasitoses intestinais. In: Sucupira ACSL, Bricks LF, Kobinger MEBA, Saito MI, Zuccolotto SMC. Pediatria em consultório. 4ª ed. São Paulo: Sarvier; 2000. p.567. • 5. Cron RQ, Sherry DD. Reiter's syndrome associated with cryptosporidial gastroenteritis. J Rheumatol 1995;22:1962. • 6. Bresolin AMB, Zuccolotto SMC. Parasitoses intestinais. In: Marcondes E, Manissadjian A. Terapêutica pediátrica/93. 4ª ed. São Paulo: Sarvier; 1993.p.146. • 7. Chieffi PP, Gryschek RCB, Amato Neto V. Parasitoses intestinais. Rev Bras Med 1997;54:161. • 8. Dutta AK, Phadke MA, Bagade AC, Joshi V, Gazder A, Biswas TK, et al. A randomised multicentre study to compare safety and efficacy of albendazole and metronidazole in treatment of giardiases in children. Indian J Pediatr 1994;61:689. • 9. Feigin RD, Cherry JD. Textbook of pediatric infections diseases. 3rd ed. Philadelphia: Saunders; 1998. • 10. Hunter PR, Hughes S, Woodhouse S, Raj N, Syed Q, Chalmers RM, et al. Health sequelae of human cryptosporidiosis im immunocompetent patients. Clin Infect Dis 2004;39:504. • 11. Leder K, Weller PF. Cryptosporidiosis. Last literature review for version 16.3: 01 out 2008. Available: www.uptodate.com • 12. Leder K, Weller PF. Microsporidiosis. Last literature review for version 16.3: 01 out 2008 Available: www.uptodate.com • 13. Kiss MHB, Silva CHM. Artrites. In: Sucupira ACSL, Bricks LF, Kobinger MEBA, Saito MI, Zuccolotto SMC. Pediatria em consultório. 4ª ed. São Paulo: Sarvier; 2000.p.492. •

14. Mahmoud AAF. Diseases due to helminths. In: Mandell GL, Benett JE, Dolin R. Principles and practice of infections diseases. 4ª ed. New York: Churchill Livingstone; 1995.p.2525. • 15. Ministério da Saúde do Brasil. Doenças infecciosas e parasitárias. Guia de Bolso. 7ª ed. Brasília: Ministério da Saúde; 2008. • 16. Ministério da Saúde do Brasil. Plano Nacional de Vigilância e Controle das Enteroparasitoses. Secretaria de Vigilância em Saúde, Brasília; 2005. • 17. Nightingale SL. From the food and drug administration. JAMA 1997;277:703. • 18. Ochoa TJ, White AC. Nitazoxanida for treatment of intestinal parasites in children. Pediatr Infect Dis J 2005;24:641. • 19. Organização Mundial de Saúde. Prevention and control of intestinal parasitic infections. Genebra: OMS; 1987. (Série de Informes Técnicos nº 749). • 20. Prata A. Esquistossomose mansônica. In: Veronesi R, Focaccia R. Tratado de infectologia. São Paulo: Atheneu; 1997.p.1354. • 21. Romero-Cabello R, et al. Randomised study comparing the safety and efficacy of albendazole and metronidazole in treatment of giardiasis in children. Rev Latinoam Microbiol 1995;37:315. • 22. Sadjjadi SM, Alborzi AW, Mostovfi H. Comparative clinical trial of mebendazole and metronidazole in giardiasis of children. J Trop Pediatr 2001;47:176. • 23. Veronesi R, Focaccia R. Tratado de infectologia. São Paulo: Atheneu; 1997. • 24. Wahlgren M. Entamoeba coli as cause of diarrhoea? Lancet 1991;337:675. • 25. Weller PF, Leder K. Cyclospora infections. last literature review for version 16.3 em 01 out 2008 Available: www.uptodate.com • 26. Weller PF, Leder K. Dientamoeba fragilis. last literature review for version 16.3 em 01 out 2008. Available: www.uptodate.com • 27. Wilcox CM, Wanke CA. Evaluation of the HIV-infect patient with diarrhea last literature review for version 17.2 em 01 maio 2009. Available: www.uptodate.com • 28. Zuccolotto SMC. Parasitoses intestinais. In: Escobar AMU, Grisi S. Prática pediátrica. 2ª ed. São Paulo: Atheneu; 2007.p.337.

ABORDAGEM DA CRIANÇA COM DOENÇA MALFORMATIVA E ERROS INATOS DO METABOLISMO

Ana Paula Scoleze Ferrer

Maria Elizabeth B. A. Kobinger

Embora a maioria das crianças e adolescentes atendidos nos consultórios pediátricos seja constituída de indivíduos normais com intercorrências e problemas de saúde ou doenças de bom prognóstico, o pediatra deve também estar apto a reconhecer as crianças portadoras de problemas mais graves como malformações congênitas ou erros inatos do metabolismo. Esses pacientes são avaliados no atendimento inicial na sala de parto e nos atendimentos de rotina com queixas inespecíficas como atraso do crescimento e/ou do desenvolvimento, sintomatologia recorrente sem diagnóstico específico, características físicas consideradas diferentes do padrão familiar, entre outras. O pediatra pode deparar-se com intercorrências no período neonatal ou situações aparentemente inexplicáveis que podem ser altamente sugestivas de doenças metabólicas hereditárias (erros inatos do metabolismo – EIM). Nessas condições, o diagnóstico pode ser relativamente fácil se a síndrome malformativa ou o erro inato do metabolismo for facilmente identificável dentre aquelas de maior prevalência na população como a síndrome de Down ou por meio dos testes de triagem neonatal como a fenilcetonúria. Porém, na maioria das vezes, essas possibilidades diagnósticas somente são abordadas se o pediatra estiver atento a tais possibilidades etiológicas e se souber conduzi-las.

Mesmo que reconhecidamente raras, as síndromes malformativas e os erros inatos do metabolismo estão tornando-se mais frequentes nos consultórios, especialmente em decorrência da melhor atenção à gestante e ao recém-nascido, o que tem possibilitado maior sobrevida mesmo nos casos mais graves. Nos países desenvolvidos, constituem atualmente uma das causas mais importantes de atendimento médico, ambulatorial e hospitalar, associando-se a altas taxas de morbimortalidade. Estudos sobre causas de internação nos Estados Unidos situam que entre 10 e 25% das internações podem ocorrer por causas direta ou indiretamente relacionadas às doenças genéticas e que o risco de mortalidade nesse grupo é ao redor de quatro vezes maior do que nas crianças internadas por outros motivos. Além disso, as doenças geneticamente determinadas geram situações de incapacitação física e mental e associam-se a um grande número de situações mórbidas, especialmente a doenças respiratórias, da nutrição e infecciosas, que demandam atendimento médico. E, também, geram a necessidade de que clínicos e pediatras tenham conhecimento de como usar métodos diagnósticos e terapêuticos adequados para tais doenças, fazer orientações aos familiares para evitar as recorrências de tais eventos e cuidar do indivíduo acometido.

Pela posição que ocupa, geralmente é o pediatra o primeiro profissional que pode suspeitar das anormalidades, e isso pode ocorrer em diferentes instâncias: no berçário, na enfermaria, em cuidado intensivo ou no consultório e nessas situações tornam-se necessários conhecimentos técnicos diferenciados. Assim, por exemplo, ao atender um recém-nascido com alterações fenotípicas, o pediatra deve estar apto a orientar a família e a iniciar o processo diagnóstico. Por outro lado, nos serviços de emergência, pode-se suspeitar que uma criança seja portadora de EIM pela dificuldade em se controlar os distúrbios metabólicos ou as crises convulsivas, precisando saber lidar com tais eventos e suas complicações. Esses pacientes necessitam de avaliações de vários especialistas e o pediatra pode auxiliar no seu seguimento, devendo ter conhecimentos sobre a estratégia diagnóstica e o manejo daqueles que apresentam situações de risco de adoecimento, que são diferentes das crianças sadias e que variam em cada diagnóstico.

No atendimento ambulatorial de rotina das crianças portadoras de doenças genéticas ou EIM, o médico necessita dar atenção especial para o atraso de desenvolvimento e/ou do crescimento, para as orientações alimentares e vacinais diferenciadas, além de estar familiarizado aos protocolos de seguimento específico das doenças mais comuns, em relação principalmente às curvas antropométricas específicas para determinadas síndromes, aos exames laboratoriais periódicos e outros.

As anomalias congênitas podem ocorrer isoladamente ou associar-se a vários outros defeitos. Embora a maioria das síndromes malformativas seja rara, não é incomum que o pediatra se depare com uma criança portadora de alguma anormalidade física que pode fazer parte de uma doença ou não. Aproximadamente 14% dos recém-nascidos têm uma anomalia menor, isto é, uma malformação com significado apenas estético, 1% apresenta duas dessas alterações e 1/2.000 podem ter três alterações menores. As malformações que, além da alteração estética, levam ao prejuízo da função e, muitas vezes, comprometem a vida são conhecidas como anomalias maiores e ocorrem em 2 a 4% dos nascidos vivos.

Outras alterações congênitas não se manifestam por deformidades ou malformações, mas sim por alterações metabólicas, e neste grupo estão os EIMs, um conjunto de doenças que isoladamente são raras, mas que em conjunto chegam a ter incidência de 1 para 5.000 nascidos vivos. O atraso no diagnóstico do EIM pode levar a realização de exames desnecessários e internações repetidas, pode alterar o prognóstico pela demora em se iniciar o tratamento específico e levar a óbito, além de impedir o aconselhamento genético que possibilitaria a prevenção de quadros semelhantes na família.

Devido à importância desse assunto, tem-se como objetivos neste capítulo: familiarizar o pediatra com algumas definições e conceitos comumente utilizados no estudo das doenças malformativas, trazer noções sobre os aspectos etiológicos, dar uma visão geral de como conduzir a investigação das crianças portadoras de alguma malformação ou sob suspeita de erros inatos de metabolismo, além de apresentar um protocolo de acompanhamento ambulatorial de crianças portadoras da síndrome de Down, pelo fato de a criança com doença genética ser mais frequentemente atendida no consultório pediátrico.

DEFINIÇÕES

Na década de 1960, o Dr. David W. Smith introduziu o termo dismorfologia para descrever o estudo dos defeitos congênitos e definiu dismorfia como qualquer alteração na estrutura de determinada parte do corpo que ocorre antes do nascimento, geralmente no primeiro trimestre de vida intrauterina.

Os defeitos estruturais podem ser divididos em quatro tipos, conforme a fisiopatologia envolvida: malformação, disruptura, deformidade e displasia. Todos eles podem ocorrer isoladamente ou como uma sequência (Fig. II-38). O conhecimento do mecanismo responsável pelo defeito apresentado é importante por apontar a necessidade de se pesquisar outros possíveis defeitos que podem estar associados, além de determinar o risco de recorrência ou não.

Sequência – entende-se por sequência uma série de eventos malformativos ou deformativos ou disruptivos ou displásicos que ocorrem após uma anormalidade inicial e que irão determinar quadros clínicos e prognósticos diferenciados. Assim, por exemplo, na sequência de Potter, a agenesia do sistema coletor intrarrenal determina a destruição renal e o oligoâmnio, o qual propicia o surgimento da hipoplasia pulmonar, da fixação das articulações, da compressão facial e do alto risco de morte precoce no recém-nascido.

Malformação – define-se como malformação o defeito estrutural que ocorre durante o processo de formação de um órgão ou tecido. Uma malformação isolada pode ocorrer em crianças sadias, como no caso da fenda palatina; e geralmente esse problema pode ser corrigido, havendo baixo risco de recorrência. Uma malformação

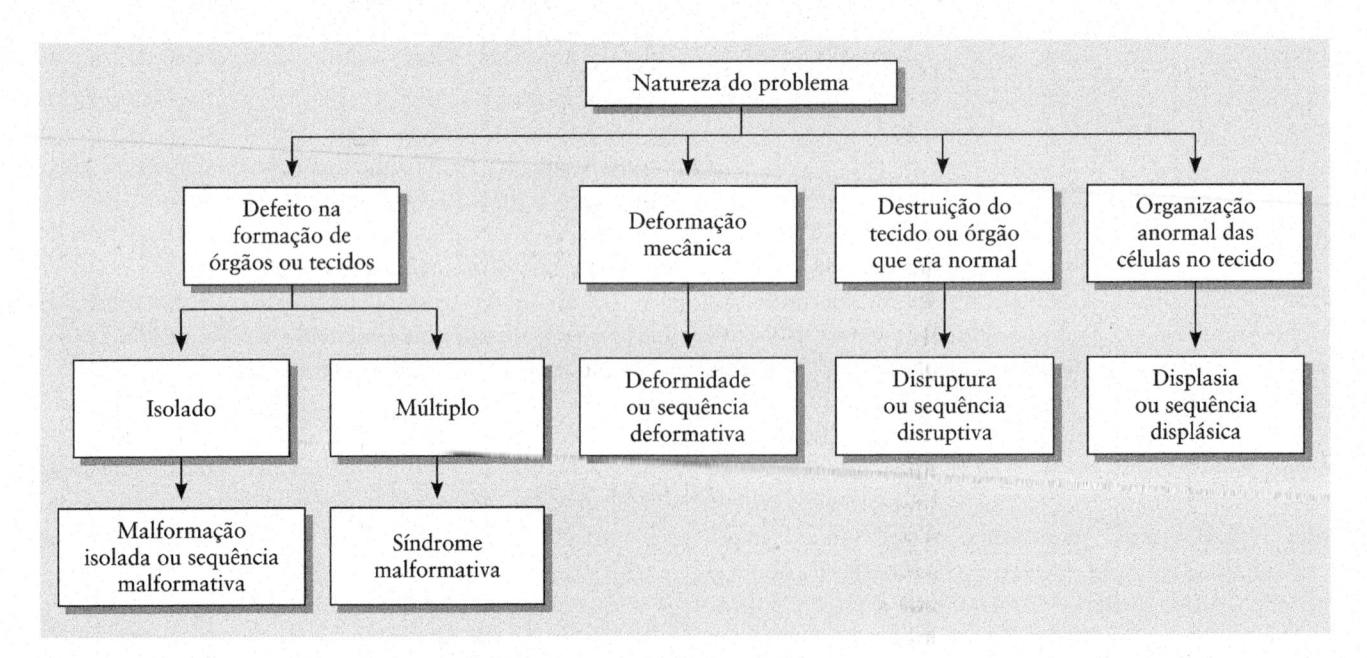

Figura II-38 – Fisiopatologia e tipos de defeitos estruturais. Fonte: Smith,

isolada, no entanto, pode desencadear sequência malformativa, o que leva a graus variados de alterações anatomofuncionais e diferentes manifestações clínicas.

Disruptura – é a destruição de uma parte da anatomia fetal, que inicialmente estava se desenvolvendo normalmente, por causas mecânicas, uso de medicações, alterações vasculares ou doenças infecciosas. Um exemplo de disruptura são as embriopatias por medicações, como a talidomida e as amputações/mutilações por bridas amnióticas. As disrupturas também podem ser isoladas ou desencadear uma sequência de defeitos, como a síndrome de Poland, na qual a interrupção do fluxo sanguíneo nas artérias subclaviculares e/ou vertebrais determina uma sequência com agenesia do músculo peitoral e alterações nos dedos da mão unilateral.

Deformidade – nesta, ocorre alteração na "moldagem" do órgão ou tecido na vida intrauterina, geralmente no último trimestre. Pode ser consequência de gestação múltipla, malformação uterina, oligoâmnio ou ocorrer em fetos com anormalidades neurológicas intrínsecas que acarretam alterações na função musculoarticular normal. Pode ser isolada ou determinar sequências. Por exemplo, podem ser notadas ao nascimento compressões de tecidos moles como nariz ou orelhas, micrognatia, encurvamento de ossos longos ou alterações da motilidade articular; se não ocorrerem alterações intrínsecas, tais alterações vão corrigindo-se com o crescimento. O risco de recorrência é baixo, exceto se o problema que levou à deformidade for uma malformação uterina. Se a deformidade ocorreu como consequência de outra anormalidade, o prognóstico pode variar. Assim, por exemplo, no pé torto congênito, o prognóstico é diferente se ele foi consequência da posição assumida pelo recém-nascido intraútero ou se decorreu de uma alteração neurológica.

Displasia – entende-se por displasia a anomalia que resulta da alteração na organização específica das células nos tecidos, como, por exemplo, nas displasias esqueléticas do tipo acondroplasia, displasia epifisária múltipla e outras. Nesses casos, pode ser difícil a diferenciação com as malformações, mas, nas displasias, as alterações permanecem restritas a tecidos específicos e não são detectados comprometimentos em outros órgãos ou sistemas. Na acondroplasia, as anormalidades na ossificação endocondral prejudicam o crescimento ósseo, resultando em um quadro de displasia esquelética, com manifestações clínicas como baixa estatura desproporcionada, com membros pequenos em relação ao tamanho da cabeça e tronco, além de hipoplasia de terço médio da face.

Síndrome – é a ocorrência de malformações múltiplas que não podem ser explicadas por uma sequência (ou seja, não se trata de um defeito inicial e suas consequên-

cias), mas representam defeitos estruturais múltiplos que acontecem concomitantemente e têm a mesma origem patogênica. Por exemplo, na síndrome de Patau (trissomia do cromossomo 13) podem ser encontradas grandes malformações como cardiopatia, fenda labial e de palato, microcefalia, holoprosencefalia, coloboma de íris, entre outros.

Associação – outra terminologia utilizada é a de associação, ou seja, malformações que ocorrem juntas mais frequentemente do que se esperaria que ocorressem isoladamente, mas que não têm a mesma origem patogênica, como nas síndromes. São duas ou mais anomalias que ocorrem em associação, não ao acaso, mas também não representam nem uma sequência nem uma síndrome. Geralmente a associação recebe nomes que são acrônimos, representando as anomalias, como exemplo, a **associação VATER** – defeito em **V**értebras, atresia **A**nal, fístula **T**raqueoesofágica, atresia **E**sofágica e displasia **R**adial e **R**enal.

Diante do que foi colocado, quando o médico encontra uma anomalia pode buscar entender como ocorreu esse evento, procurar ativamente a presença de outras alterações e, do conjunto encontrado, poderá ser possível definir uma associação, uma síndrome, uma sequência ou simplesmente uma variação da normalidade.

Uma outra forma de abordar as alterações congênitas é agrupá-las em anomalias menores ou maiores. As anomalias menores são as mais comuns, geralmente representam variações da normalidade ou alterações dismórficas com significado apenas estético (desvio fenotípico). As anomalias maiores são alterações morfológicas que se associam a prejuízo na função do órgão afetado e estas representam maior risco de associações malformativas e alterações cromossômicas ou genéticas (Quadro II-165). Anomalias congênitas maiores geralmente estão associadas a outras malformações e torna-se importante a busca ativa de anormalidades em outros órgãos ou sistemas e para tal podem-se pesquisar, na literatura específica, quais são as associações mais frequentes e em quais doenças genéticas essas alterações têm uma ocorrência mais constante.

Erros inatos do metabolismo – são doenças de origem genética causadas por alterações nas vias metabólicas, resultantes da falta de atividade de uma ou mais enzimas específicas ou defeitos no transporte de proteínas. Dependendo do defeito enzimático, pode ocorrer acúmulo de uma ou mais substâncias ou falta daquela(s) que seria(m) formada(s) na sequência da via metabólica comprometida.

ETIOLOGIA

Apesar de o aconselhamento genético não ser da competência do pediatra geral, é importante que ele tenha

Quadro II-165 – Exemplos de anomalias menores e maiores.

Anomalias menores	**Craniofacial** – occipital achatado ou proeminente, fontanela posterior aumentada, micrognatia discreta
	Olhos – pregas epicânticas, fendas palpebrais oblíquas ou pequenas, sobrancelhas esparsas
	Orelhas – ausência de curvatura normal na hélice, fossetas e apêndices pré-auriculares, assimetria de orelhas, ausência de trago, lóbulo hipoplástico
	Nariz – raiz achatada, hipoplasia de asas, narinas antevertidas, distância nasolabial aumentada
	Pele e anexos – implantação baixa de cabelos na nuca, placas de alopecia congênita, mamas extranumerárias, apêndices cutâneos, unhas hiperconvexas
	Mãos – prega simiesca, arranjo não usual de pregas palmares, clinodactilia dos quintos dedos
	Pés: calcâneos proeminentes, flexão dorsal do hálux, sindactilia parcial entre o segundo e o terceiro dedos
Anomalias maiores	Anencefalia
	Fenda palatina com ou sem lábio leporino
	Hérnia diafragmática
	Cardiopatia congênita
	Agenesia renal unilateral
	Estenose de piloro
	Meningomielocele com ou sem hidrocefalia

Fonte: Aase, 1992.

algumas noções sobre a etiologia que pode estar envolvida na dismorfia identificada, para poder entender o risco de recorrência e fazer as orientações iniciais. As anomalias congênitas têm causas não genéticas, genéticas e multifatoriais. As causas genéticas provêm de alterações em um cromossomo ou em um gene ou de mutações; as não genéticas são devidas a fatores externos e as multifatoriais ocorrem devido à interação entre causas externas e genéticas. Na maioria dos casos, não é possível determinar a causa das anormalidades e, em aproximadamente 40% dos casos, as anomalias são de origem desconhecida. Em 15 a 25% dos casos, ocorre herança clássica, e em até 20%, fatores ambientais associados a um defeito na estruturação genética.

Anomalias congênitas de origem não genética

Os fatores externos envolvidos nas anomalias congênitas de causa não genética incluem agentes teratogênicos químicos, como os medicamentos utilizados pela mãe durante a gestação, biológicos, como as doenças maternas, infecciosas ou não, e físicos (Quadro II-166). Nessa condição, o risco de recorrência varia conforme o fator envolvido e principalmente se ele pode persistir nas gestações subsequentes.

Agentes teratogênicos, químicos, físicos, infecciosos ou por estados de deficiência, presentes na vida embrionária, podem produzir consequências variáveis no concepto, como morte intrauterina, deficiências funcionais e atraso no crescimento e desenvolvimento. A forma de ação dos agentes teratogênicos depende de vários fatores como dose, tropismo específico sobre os diferentes tecidos, mas, principalmente, dependente do genótipo maternofetal e do estágio de desenvolvimento do concepto. Assim, determinado agente pode ser letal ou não causar nenhum dano nas primeiras duas semanas de vida, enquanto agressões entre a terceira e oitava semanas de vida podem ser críticas para o surgimento de malformações. Após a oitava semana, os acometimentos são progressivamente menores, mas continuam a afetar principalmente o sistema nervoso central e o crescimento fetal. As possibilidades de os agentes teratogênicos agredirem o embrião são praticamente infinitas, porém, geralmente, de difícil detecção, pois a maioria das mães tem dificuldade de reconhecer o uso de substâncias químicas ou o contato e ocorrência de doenças infecciosas durante a gestação, daí a importância da prevenção e da orientação no atendimento pré-concepcional e pré-natal.

Anomalias congênitas de causa genética

São decorrentes de alterações em um cromossomo, em um gene ou de mutações.

De origem cromossômica – podem decorrer de aberrações numéricas ou estruturais. As **aberrações numéricas** são as mais comuns (60%) e incluem as trissomias do cromossomo 21, do 13 e do 18 e a monossomia do cromossomo X, conhecida como síndrome de Turner.

Quadro II-166 – Principais agentes teratogênicos.

Químicos	Biológicos	Físicos
Ácido valproico	**Infecciosos**	Radiação
Anti-inflamatórios não hormonais	Rubéola	Hipertermia
Antineoplásicos	Citomegalovírus	
Ciclofosfamida	Herpes simples	
Anticoagulantes cumarínicos	Varicela-zóster	
Captopril/enalapril	Sífilis	
Carbamazepina	Toxoplasmose	
Chumbo		
Cocaína	**Não infecciosos**	
Dietilestilbestrol	*Diabetes mellitus*	
Etanol	Fenilcetonúria	
Fenitoína	Deficiências nutricionais	
Hormônios androgênicos		
Ácido retinoico		
Lítio		
Misoprostol		
Propiltiouracil		
Talidomida		
Tetraciclina e derivados		

Fonte: Kingston, 1989.

As aberrações estruturais correspondem a 40% das doenças cromossômicas e são resultado de uma quebra seguida por reconstituição alterada. Essa reconstituição pode ser balanceada ou não balanceada, na qual pode ocorrer perda e/ou excesso de material genético. Normalmente, resultam em anomalias múltiplas.

De origem monogênica (alteração em um gene) – são doenças classificadas, de acordo com o modo de herança, em autossômica dominante, autossômica recessiva, ligada ao X dominante e ligada ao X recessiva. O risco de recorrência pode, então, chegar a 100%, conforme a herança encontrada, daí a importância do conhecimento da alteração envolvida. Alterações monogênicas, transmitidas por herança mendeliana clássica, causam doenças como fibrose cística, hemofilia e acondroplasia, mais conhecidas pelos pediatras.

Devido a mutações – doenças genéticas devido a mutações podem ficar restritas ao indivíduo acometido ou ser transmitidas para as próximas gerações, às vezes de maneira não previsível. Assim, por exemplo, na síndrome do X frágil a mutação ocorrida no sexo feminino poderá ser detectada posteriormente, quando descendentes masculinos apresentarem alterações fenotípicas e atraso no desenvolvimento cognitivo a partir da idade escolar e adolescência.

Mosaicismo – outro mecanismo etiológico a ser reconhecido é o mosaicismo, um padrão de herança dita não tradicional. No mosaicismo, dois ou mais genótipos contribuem para a estrutura e função de um organismo pluricelular e, consequentemente, são encontradas expressões fenotípicas variáveis ou incompletas de síndromes cromossômicas conhecidas. O mosaicismo pode afetar tanto células germinativas (mosaicismo gonadal) como somáticas, se ocorrer em fases embrionárias precoces. O risco de recorrência, portanto, é bastante variável.

Anomalias congênitas de etiologia multifatorial ou complexa

São as responsáveis pela maioria das malformações congênitas isoladas. São decorrentes da interação entre fatores externos e genéticos, resultando em determinado fenótipo. São exemplos de doenças de origem multifatorial as fissuras palatinas, cardiopatias congênitas e defeitos do tubo neural. O risco de recorrência nas doenças de origem multifatorial geralmente é menor que 5%.

ABORDAGEM DIAGNÓSTICA

As principais ferramentas para o diagnóstico são a anamnese completa e o exame físico meticuloso. O objetivo principal é verificar se a anormalidade detectada é verdadeira ou se se trata apenas de uma variante do normal, se existem outras malformações e se os dados clinicolaboratoriais permitem estabelecer uma suspeita diagnóstica.

Muitas vezes a suspeita de uma síndrome malformativa estabelece-se a partir do reconhecimento gestáltico, isso é, a criança tem fácies ou aspecto que lembre alguma síndrome ou que difere muito do padrão familiar. Em outros casos, levanta-se a suspeita a partir do achado de alguma malformação específica que desencadeia a procura por outras anormalidades, pois o diagnóstico de uma síndrome malformativa não pode ser feito baseado em apenas um defeito, por maior que ele seja. O diagnóstico específico geralmente depende do reconhecimento de um conjunto de anormalidades, conhecido como padrões reconhecíveis de malformações. Assim, por exemplo, para firmar o diagnóstico de síndrome de Down, não basta apenas o aspecto mongólico, é preciso ter outras alterações frequentes na síndrome: atraso de desenvolvimento neuropsicomotor, macroglossia, alteração de mãos, entre outros. Esse conhecimento é importante para que o pediatra entenda que, às vezes, a suspeita diagnóstica inicial de uma síndrome pode não se confirmar, principalmente se os achados não são típicos ou se sofrem alterações e/ou passam a ser percebidos ao longo do crescimento e desenvolvimento da criança. Fica clara a importância da busca ativa de dados tanto na anamnese como no exame físico, devendo-se pesquisar não somente os achados típicos, como também a presença de anomalias ocasionais. Não é incomum a necessidade de que a criança seja reavaliada várias vezes para que o quadro seja mais bem caracterizado.

Alguns achados de história ou de exame físico podem ser considerados alteração-"chave", permitindo que, a partir dele, a consulta a livros, textos e banco de dados (ver Apêndice) possam auxiliar no processo diagnóstico, como, por exemplo, meningomielocele, bolsa escrotal em cachecol, epispadia e outros. Da mesma forma, os EIMs têm manifestações variadas e, na maioria das vezes, inespecíficas, podem apresentar alterações dismórficas associadas ou não e alguns achados clínicos podem levantar a suspeita da sua existência (Quadro II-167), como será discutido adiante.

Enquanto o diagnóstico não é estabelecido, é fundamental que o médico esteja disponível para lidar com as

Quadro II-167 – Dados clínicos sugestivos de erros inatos de metabolismo (EIM).

Antecedente familiar de EIM
História de consanguinidade
Atraso ou involução do desenvolvimento neuropsicomotor
Letargia/coma/variação do nível de consciência
Convulsões
Ataxia, hipotonia, hipertonia
Hipoglicemia ou hiperglicemia
Acidose ou alcalose metabólica
Hepatomegalia, esplenomegalia
Discrasias sanguíneas
Catarata, opacidade de córnea, luxação de cristalino, retinopatia, movimentos oculares anormais
Cabelos esparsos ou com alterações de textura
Odor anormal em urina ou suor

Fonte: Karam, 2001.

angústias da família, que valorize a importância da definição do diagnóstico, além de orientar que uma nova gestação seja evitada até que o risco de recorrência possa ser definido. As principais falhas na abordagem de uma criança com suspeita de doença malformativa são coleta incompleta dos dados de história e exame físico, precipitação em dar o diagnóstico e o prognóstico e erros na comunicação com a família.

Anamnese

A história deve ser completa, englobando dados sobre os antecedentes familiares, a gestação, o parto, além da caracterização dos sintomas que a criança apresenta e de informações sobre seu crescimento e desenvolvimento. Os principais dados a serem pesquisados na anamnese estão resumidos no quadro II-168.

Nos antecedentes familiares, devem-se perguntar a idade dos pais na época da gestação, a existência de falecimento de irmãos (e suas causas) e abortos prévios e, principalmente, se há consanguinidade.

A existência de casos semelhantes na família sugere uma causa genética e, muitas vezes, a construção de um heredograma com os membros afetados (inclusive na segunda ou terceira geração) permite identificar o tipo de herança envolvido, o que é importante para o aconselhamento sobre o risco de recorrência. Por outro lado, a história familiar possibilita a verificação de achados fenotípicos que podem ser comuns nos membros daquela família e que não têm significado patológico. Um recurso interessante é observar fotos dos familiares para verificar se determinado achado fenotípico não é uma característica peculiar daquela família. É importante considerar que, mesmo que outros membros da família sejam afetados, as alterações fenotípicas ou os distúrbios metabólicos podem ter expressão clínica variável, com maior ou menor gravidade.

Malformações múltiplas e graves associadas a alterações cromossômicas são raras entre os nascidos vivos (6,2 em 1.000), mas muito frequentes entre os natimortos (50 em 1.000), nas mortes perinatais e especialmente nos casos de abortamento. Entre os abortos do primeiro trimestre, 60% são atribuídos a anormalidades cromossômicas e esse número cai para 5% nos abortamentos mais tardios. Daí a importância do entendimento da história gestacional que precede o nascimento de uma criança com suspeita de malformações ou de erro inato do metabolismo, especialmente em relação a múltiplos abortos espontâneos e mortes inexplicadas no período perinatal.

Na história gestacional, pergunta-se sobre os cuidados recebidos pela mãe durante o pré-natal, buscando a ocorrência de fatores que possam ter afetado a embriogênese e o desenvolvimento fetal. Assim, pesquisa-se a presença de doenças maternas infecciosas, contato com drogas, álcool, agentes tóxicos ambientais, radiação e

Quadro II-168 – Dados mais relevantes a serem pesquisados na anamnese.

Antecedentes familiares	Existência de casos semelhantes ou outras doenças genéticas História de consanguinidade Idade dos pais Estado de saúde dos pais e dos irmãos Antecedentes de abortos ou natimortos
Gestação	Cuidados e exames realizados durante o pré-natal Doenças maternas durante a gestação (infecciosas e outras) Exposição a agentes teratogênicos Movimentos e crescimento fetal Ocorrência de oligo ou poli-hidrâmnio Idade gestacional Informações das gestações anteriores
Parto	Ocorrência de complicações durante o parto e período neonatal Apresentação pélvica
Período pós-natal	Características antropométricas ao nascer Problemas adaptativos neonatais Sintomas apresentados e idade de início Doenças e história de internações anteriores Evolução do crescimento e desenvolvimento

Fonte: Aase, 1992.

medicamentos utilizados pela mãe durante a gestação. É importante pesquisar, também, em que época da gestação ocorreu o contato com o agente teratogênico. A suscetibilidade do feto a esses agentes, sejam eles biológicos, sejam químicos ou físicos, depende do estágio de desenvolvimento que se encontrava o concepto, da dose recebida, da suscetibilidade individual maternofetal e do mecanismo específico de cada agente. O efeito teratogênico de certas substâncias, como o álcool, pode ocorrer em fases muito precoces, mesmo antes de a mãe saber que está grávida e, mesmo que suspenso o uso de tais agentes, os efeitos indesejáveis permanecem. Em relação aos cuidados recebidos pela mãe, é importante saber se realizou pré-natal, o número de consultas, o resultado das sorologias e das ultrassonografias gestacionais. Sabe-se, por exemplo, que o exame ultrassonográfico gestacional tem sensibilidade de 100% para detectar casos de anencefalia e de 50% para detectar anomalias cromossômicas de modo geral.

É importante conhecer como foi o crescimento intrauterino, pois algumas síndromes podem manifestar-se por restrição do crescimento intrauterino e outras por macrossomia. Deve-se detalhar também a presença de oligo ou poli-hidrâmnio e obter informações sobre os movimentos fetais. Tanto a hipo como a hipermobilidade fetal podem representar problemas para o desenvolvimento da criança. Por exemplo, pé torto congênito, displasia grave de quadril e artrogripose, geralmente estão associados à hipomobilidade fetal. Por outro lado, a hipermobilidade intrauterina pode sugerir convulsões fetais encontradas, com relativa frequência, nos EIMs.

Todos esses dados auxiliam tanto na pesquisa etiológica como da época em que o problema pode ter iniciado. Em relação aos dados perinatais, deve-se conhecer a idade gestacional e se ocorreram complicações durante o parto e o período neonatal; assim, por exemplo, alguns EIMs podem ter expressão clínica imediatamente após o nascimento com distúrbios metabólicos e/ou quadros neurológicos de difícil controle ou atípicos e também podem ocorrer manifestações associadas ao aleitamento materno como na galactosemia.

Além do crescimento intrauterino, é importante conhecer a evolução do crescimento pós-natal. Atrasos no crescimento intrauterino e pós-natal podem estar presentes em inúmeras síndromes malformativas, principalmente quando associadas a desproporções corporais e alterações do crescimento ósseo (ver capítulo Baixa estatura e Ortopedia pediátrica). Por exemplo, a síndrome de Turner, uma das anomalidades cromossômicas mais frequentes, tem a baixa estatura como seu grande marcador. Os outros achados fenotípicos da síndrome podem ser muito sutis. As meninas portadoras da síndrome podem até nascer com medidas próximas do normal e crescer assim até os 2 ou 3 anos de idade, quando iniciam uma desaceleração rápida e acentuada do crescimento. Também a alta estatura, diferente do padrão familiar, ou o crescimento acelerado podem representar uma doença genética, como a síndrome de Sotos, por exemplo.

O desenvolvimento neuropsicomotor também deve ser bem avaliado. Embora 30 a 50% das deficiências mentais não tenham etiologia conhecida, sabe-se que de 30 a 40% podem estar associadas a anomalias cromossômicas, síndromes dismórficas ou malformações do sistema nervoso central. É importante o reconhecimento não apenas dos atrasos de aquisição, como também dos casos de crianças com deficiência mental ou com hipotonia, como aqueles que cursam com regressão de habilidades já adquiridas.

A deficiência mental pode ser diagnosticada precocemente, juntamente com outras alterações clínicas, como no caso da síndrome de Down, ou, mais tardiamente, se outras alterações fenotípicas não forem tão marcantes. Assim, por exemplo, a síndrome do X frágil, principal causa de deficiência mental de natureza familiar, com incidência no sexo masculino de 1:4.425 a 1:6.045, geralmente é suspeitada por causa de atraso no desenvolvimento cognitivo identificado na idade escolar, podendo haver prejuízo no aconselhamento familiar. Outra causa importante de deficiência mental é a teratogenia pelo álcool na gravidez, que também pode estar associada a desvios fenotípicos em alguns casos.

Inúmeras doenças genéticas e erros inatos do metabolismo têm a hipotonia como parte do quadro clínico, geralmente associada a outros sinais e sintomas. A hipotonia decorre de alterações do sistema nervoso central e/ou periférico, tecido conjuntivo de sustentação e sistema muscular. Geralmente, a hipotonia pode estar presente ao nascimento ou nos primeiros meses de vida, daí a importância do conhecimento adequado das aquisições do desenvolvimento neuropsicomotor na história pregressa. Em outras doenças genéticas, como nas amiotrofias espinhais progressivas, a hipotonia pode ocorrer mais tardiamente, até mesmo na vida adulta, e o dado clínico mais importante é a regressão do desenvolvimento, com perda de aquisições e deterioração motora. A hipertonia também é considerada um sinal de risco e, quando persistente, indica a necessidade de exploração diagnóstica.

A presença de outros sintomas pode ser uma queixa trazida pela família, mas é fundamental que o pediatra busque ativamente os sinais e sintomas relacionados aos diversos aparelhos, a idade de início e a evolução da sintomatologia, dados que podem trazer indícios importantes para o diagnóstico.

Exame físico

O exame físico tem papel fundamental na avaliação da criança dismórfica porque, se por um lado as anomalias maiores são geralmente evidentes, as anomalias menores podem passar despercebidas se o exame não for cuidadoso e detalhado. Algumas anomalias menores ou desvios fenotípicos, ou seja, que não têm consequências significativas, ocorrem isoladamente ou estão associadas a outras malformações. A presença de três ou mais desses desvios tem alto risco de estar associado a uma malformação, em geral do sistema nervoso central (SNC),

cardíaca ou renal. É importante considerar também que alguns desvios fenotípicos sugerem malformações ocultas, como, por exemplo, presença de redemoinho anômalo pode associar-se a alterações do SNC. E que outras alterações podem auxiliar na determinação do período em que ocorreu a anomalia, assim, por exemplo, alterações de pregas palmares apontam para que o problema possa ter ocorrido antes da 12ª semana de gestação.

É importante também enfatizar que algumas síndromes dismórficas não apresentam características fenotípicas muito óbvias no início da vida e o exame físico inicial é considerado normal. Em outras vezes, o aspecto geral orienta para o diagnóstico, como na síndrome de Down, acondroplasia e hemi-hipertrofia.

A inspeção é fundamental, devendo-se estar atento a presença de assimetrias, alterações de posição e/ou forma, presença de apêndices, segmentos extranumerários ou ausentes, hipo ou hiperplasias e alterações de pigmentação. Faz parte também do exame físico geral as medidas de peso, estatura/comprimento, perímetro cefálico e torácico, envergadura e relação entre segmento superior e inferior (ver capítulo Baixa estatura). As medidas de comprimento e circunferência dos membros, comparadas entre si no mesmo paciente, podem sugerir assimetrias como hemi-hipertrofia. Quando o paciente já tem diagnóstico firmado de uma síndrome ou doença genética, as medidas de avaliação de crescimento devem ser analisadas por meio de curvas-referência específicas.

Os achados antropométricos devem ser bem descritos e comparados com parâmetros de normalidade e com as características da família. Assim, por exemplo, em pacientes com baixa estatura associada à alteração na relação segmento superior/segmento inferior, o diagnóstico de displasia esquelética ocorre em 95% dos casos. É importante considerar que todas as medidas corporais, como distância intercantal ou intermamilar, tamanho de orelhas ou de pênis e outras, têm padrões definidos que devem ser consultados na literatura (Smith, 2006) e, às vezes, necessitam ser corrigidos para a idade-estatura.

No crânio, além do perímetro cefálico, da forma e das suturas, as fontanelas devem ser pesquisadas. O perímetro cefálico deve ser medido e comparado a gráficos específicos, com o cuidado de corrigir a idade nos pré-termo e estimar pela idade estatura quando existir comprometimento do crescimento linear. A macrocrania e a microcrania são definidas quando o perímetro cefálico está 2 desvios-padrão acima ou abaixo da distribuição normal, mas é importante salientar que 2% da população normal pode apresentar tais alterações sem significado patológico. Nesses casos, a velocidade de crescimento do perímetro cefálico é normal, verifica-se presença de padrão familiar e não há comprometimento neurológico. As causas de macrocrania patológica incluem: hidrocefalia e megaencefalia associadas a algumas síndromes, hemorragias intracranianas, entre outras. A microcrania, por outro lado, também pode indicar problemas no crescimento cerebral decorrente de doenças genéticas, infecções congênitas e teratogenia. A presença de cranioestenose, ou seja, fechamento prematuro de uma ou mais suturas, pode ocorrer de maneira isolada ou estar associada a uma síndrome dismórfica. O formato do crânio, nesses casos, vai depender da sutura acometida. A cranioestenose por fechamento precoce de sutura craniana deve ser diferenciada da plagiocefalia posicional, na qual se encontra deformidade craniofacial decorrente de moldagem intrauterina ou por posições em que a criança é mantida após o nascimento. A evolução da assimetria craniofacial é uma das maneiras de se estabelecer o diagnóstico diferencial; enquanto na cranioestenose tende a se acentuar com o tempo, na plagiocefalia posicional a tendência é que desapareça.

Na pele é importante a avaliação da elasticidade, textura, presença de manchas, hemangiomas, áreas de hipo ou hiperpigmentação, alterações de unhas, pelos e couro cabeludo. Um dos exemplos clássicos das alterações de pele em doença genética é a neurofibromatose, que tem as manchas café com leite como um dos critérios diagnósticos.

Muitas síndromes dismórficas manifestam-se por alterações na face e seu exame merece especial atenção. O aspecto geral pode chamar a atenção por ser muito diferente do padrão familiar ou por ser característica de alguma doença específica, como já comentado. A distância entre as pupilas, entre os cantos internos e externos dos olhos, a inclinação da fenda palpebral e a presença de epicanto devem ser verificadas. É interessante notar que a presença de epicanto pode ocorrer em um terço dos recém-nascidos normais e costuma desaparecer por volta dos 4 anos de idade. No globo ocular, devem ser percebidas alterações de tamanho, posição, desvios de olhar, presença de movimentos anormais, presença de esclera azulada, opacificação de córnea, alteração de contorno da íris (coloboma) e presença de catarata. No exame do nariz, verificam-se forma, tamanho, posição e alterações na ponte nasal e ponta do nariz. A distância e a estrutura do filtro labial, a espessura dos lábios, a presença de fendas labiais e do palato, a macroglossia, a presença de úvula bífida (que pode associar-se a fendas palatinas ocultas) e as alterações nos dentes também devem ser pesquisadas. Em relação às orelhas, além do formato, simetria e presença de apêndices, fossetas e fístulas, a implantação deve ser avaliada. O normal é que esteja acima ou na mesma altura de uma linha imaginária traçada entre os dois cantos internos dos olhos. Ainda na face, devem-se observar a conformação do queixo, a região malar e maxilar e a expressão facial como um todo. No pescoço, descreve-se a presença de cistos e fístulas, de excesso de pele e se o pescoço é curto.

A avaliação ocular e audiológica da criança com suspeita de doença malformativa deve ir além da inspe-

ção e é recomendável que sejam realizados exames detalhados da anatomia e função, que podem apontar pistas importantes para certos grupos de doenças genéticas e infecciosas, entre outras.

A presença de alterações no esterno, no formato do tórax, na posição da escápula e na distância entre os mamilos deve ser verificada à inspeção torácica. A ausculta cardíaca cuidadosa pode revelar a presença de sopros e outras alterações auscultatórias sugestivas de cardiopatias, que podem ocorrer em várias síndromes dismórficas. A pesquisa de pulsos femorais, quando ausentes, finos ou assimétricos, pode apontar a presença de coartação da aorta.

Ao nascimento podem ser identificados defeitos no fechamento da parede abdominal, como onfalocele, gastroquize e extrofia vesical, além de imperfuração anal, defeitos que podem correlacionar-se a algumas doenças. No exame abdominal, também é importante a verificação de hepato e/ou esplenomegalia, comuns em infecções congênitas e algumas doenças metabólicas.

O exame dos genitais externos é fundamental, devendo-se avaliar a presença de criptorquidia, hipospadia, alterações de clitóris, pequenos e grandes lábios, além do aspecto da bolsa escrotal (como, por exemplo, escroto em cachecol). A hipospadia isolada é uma das malformações congênitas mais frequentes, acometendo 1 em 250 meninos. A hipospadia anterior ou distal é a mais comum, correspondendo em 65 a 70% dos casos e geralmente não está associada a malformações urinárias, como pode ocorrer nas hipospadias proximais ou posteriores. A presença de hipospadia associada à criptorquidia uni ou bilateral ou à não fusão das pregas labioescrotais deve ser avaliada quanto à possibilidade de estado intersexual ou ambiguidade genital. A detecção de ambiguidade genital ao nascimento requer uma conduta precoce do pediatra, como será discutido adiante. Diante de um recém-nascido com estado intersexual, deve-se buscar a presença de outras anomalias congênitas. Desse modo, havendo outras anomalias associadas, trata-se de uma síndrome malformativa na qual a anomalia genital é apenas mais uma das expressões fenotípicas. Nesses casos, o mais comum é que seja um recém-nascido do sexo masculino com hipospadia peniana ou penoescrotal, com micropênis, com ou sem criptorquidia. Afastando-se a presença de uma síndrome, não havendo outras malformações e apenas anomalias genitais, os diagnósticos possíveis são: pseudo-hermafroditismo feminino (mais comumente associado à hiperplasia adrenal), pseudo-hermafroditismo masculino (geralmente associado a distúrbios nos receptores de andrógenos) ou hermafroditismo verdadeiro, no qual há presença de tecido testicular e ovariano.

No exame da coluna vertebral, avalia-se, principalmente, a presença de sinais de disrafismos, que são defeitos no desenvolvimento do tubo neural que se manifestam com fechamento incompleto dos arcos vertebrais da coluna espinhal. Há as formas abertas (meningoceles e meningomieloceles) e as formas ocultas (espinha bífida oculta), sendo estas mais frequentes. As formas ocultas muitas vezes são suspeitadas pela presença de anormalidades na região lombossacral, como presença de fossetas, cistos, fístulas, hemangiomas, tufos pilosos e alterações de sulcos. É fundamental que o exame da região lombossacral seja cuidadoso não apenas pelas complicações que podem estar associadas aos defeitos do tubo neural (neurológicas, geniturinárias, renais), como pelo risco de recorrência. O risco estimado de uma criança ter disrafismo de coluna é de 0,1 a 0,2%, mas este aumenta para 2 a 5% se tiver um irmão afetado.

A proporção entre o tronco e os membros, assim como o tamanho dos membros, o comprimento dos segmentos proximais e distais, das mãos, dos pés e dos dedos devem ser verificados. A mobilidade articular deve ser pesquisada, denominando-se artrogripose a rigidez congênita de múltiplas articulações. Contraturas articulares podem ser decorrentes de limitação da movimentação fetal por condições intrauterinas, como ocorre na gemelaridade, por exemplo, enquanto a artrogripose pode ser manifestação de doenças neurológicas, musculares ou esqueléticas. Desvios de antebraços, tíbias e dos pés devem ser notados. Nas mãos e nos pés, observa-se presença de dedos supranumerários, ausência de dedos, clinodactilias, sindactilias, alterações das pregas palmares e plantares e outros.

Faz parte ainda do exame físico a avaliação da movimentação dos membros, o tônus muscular, a presença de reflexos, a linguagem da criança, se há alterações auditivas ou visuais que chamem a atenção, assim como se observa a reação da criança aos ambientes, aos estímulos apresentados e às pessoas. Nas crianças com suspeita de doenças malformativas e EIM, é fundamental a avaliação do desenvolvimento neuropsicomotor (ver capítulo Desenvolvimento). O exame morfológico não é difícil, mas sim minucioso, e a maior dificuldade encontra-se em diferenciar o normal do que se pode considerar anormal; muitas vezes as alterações encontradas são variantes do normal e não têm expressão patológica.

Exames complementares

O pediatra geral pode iniciar a investigação laboratorial diante da suspeita de uma doença malformativa ou de um EIM, visando identificar outras alterações que, quando associadas, podem levar ao diagnóstico específico de uma doença e, também, para verificar as repercussões anatomofuncionais dessas anormalidades, mesmo que a criança seja encaminhada ao geneticista. Exames como ecocardiograma e ultrassonografia de abdome permitem identificar malformações que geralmente não são detectadas ao exame físico. A avaliação oftalmológica e a

auditiva podem tanto permitir a identificação de padrões de alterações que auxiliam na abordagem diagnóstica, como diagnosticar complicações que podem ocorrer em várias doenças genéticas e infecciosas. Assim, a surdez é um dos achados da síndrome de Alport e algumas alterações visuais podem ser detectadas em várias doenças, como o coloboma na associação CHARGE, a cegueira e atrofia do nervo óptico na adrenoleucodistrofia e a catarata pode ser uma complicação encontrada em criança com galactosemia.

Os exames de imagem, como radiografia de esqueleto, radiografia de mãos e punhos para a determinação de idade óssea, tomografia de crânio, ressonância magnética encefálica, entre outros, também podem permitir a confirmação de alterações suspeitadas ao exame físico e a pesquisa de outras malformações. Principalmente nos casos em que existe baixa estatura e alterações de proporções ou dimensões corporais, a determinação da idade óssea e a radiografia de esqueleto são muito úteis e podem apontar um diagnóstico específico, como, por exemplo, discondroplasias, osteogênese *imperfecta* e outras doenças genéticas que acometem o sistema esquelético.

A ultrassonografia (US) abdominal, além de poder revelar também outras malformações associadas às síndromes genéticas, deve fazer parte do seguimento clínico de algumas delas. Por exemplo, nos pacientes com hemi-hipertrofia, a realização regular da US permite a detecção precoce do tumor de Willms, cuja incidência é maior nesse grupo de pacientes.

As imagens do sistema nervoso central são muito importantes, principalmente quando há atraso do desenvolvimento, alterações da conformação do crânio e/ou de suas medidas, convulsões, sinais de hipomotilidade fetal e outros. Certos padrões de alteração nesses exames podem ser altamente sugestivos de doenças específicas, como, por exemplo, a síndrome de Dandy-Walker, na qual existe macrocrania e a tomografia de crânio revela dilatação cística da fossa posterior e agenesia parcial ou completa do verme cerebelar.

Tanto os exames de imagem, como os exames bioquímicos, muitas vezes são necessários para se verificar complicações que podem ocorrer em algumas síndromes. Por exemplo, na síndrome de Down deve-se solicitar dosagem de hormônios tireoidianos anualmente (TSH, T_4) e radiografia de coluna cervical na idade pré-escolar, pelo risco aumentado que essas crianças têm de desenvolver hipotireoidismo e subluxação atlantoaxial, respectivamente.

Na suspeita de alterações cromossômicas, solicita-se o cariótipo com bandeamento de linfócitos ou fibroblastos. Porém, algumas vezes, são necessários exames para a pesquisa de pequenas anormalidades nos cromossomos, devendo ser realizadas técnicas de citogenética molecular, como cariótipo com hibridização com fluorescência *in situ* e estudo molecular. Geralmente, esses exames mais detalhados são solicitados após avaliação pelo geneticista. No quadro II-169 estão listadas as principais indicações para a solicitação de cariótipo.

Quadro II-169 – Principais indicações para realização de cariótipo.

Presença de múltiplas anomalias
Dados clínicos sugestivos de doença cromossômica ou com padrão reconhecível de malformação (por exemplo, síndrome de Down, síndrome de Patau)
Atraso de desenvolvimento neuropsicomotor sem causa aparente ou em crianças com múltiplas anomalias físicas
Genitália ambígua
Meninos com testículos pequenos e/ou ginecomastia muito significativa
Meninas com baixa estatura proporcionada e/ou amenorreia primária (para a pesquisa de síndrome de Turner)
Baixa estatura de etiologia não esclarecida, principalmente se desproporcionada
História familiar de abortos múltiplos ou defeitos congênitos
Pais e filhos de pessoas que sabidamente têm duplicações, translocações ou deleções
Natimortos com malformações ou com morte fetal inexplicada

Fonte: Bacino, 2006.

O diagnóstico de fenilcetonúria é feito pelo exame de triagem neonatal, obrigatório pelo Sistema Único de Saúde. Esse exame não permite o diagnóstico precoce de outros EIMs, o que seria especialmente importante na galactosemia, cujo prognóstico depende da correção metabólica precoce e inclui dieta especial e contraindicação ao aleitamento materno. O exame de triagem neonatal ampliado, realizado em parte das crianças, inclui a triagem de outras condições metabólicas, além da fenilcetonúria: deficiência de biotinidase, galactosemia, deficiência de acil-CoA desidrogenase de cadeia média, leucinose, além da pesquisa de hiperplasia congênita de suprarrenal, fibrose cística e algumas infecções congênitas. É importante salientar que estes exames podem ser realizados além do período neonatal.

Se o quadro clínico apresentado for sugestivo de EIM, pode-se procurar a interconsulta com especialista, geralmente o neurologista pediátrico, e tanto a solicitação dos exames como sua interpretação devem ser feitas em conjunto com esse profissional. Eventualmente, antes da avaliação do especialista podem ser solicitados exames de triagem para erros inatos de metabolismo na urina e no sangue, além de outros exames, como gasometria venosa, glicemia de jejum, hemograma, dosagem sérica de lactato, amônia, sódio, potássio, cloro, ácido úrico, transaminases, colesterol total e frações e triglicérides, conforme a suspeita diagnóstica. A análise dos resultados desses exames de triagem determinará a necessidade de se realizar exames mais detalhados como: cromatografia de aminoácidos e açúcares, dosagem de ácidos orgânicos e dosagem de enzimas específicas ou determinação da atividade enzimática, conforme a suspeita diagnóstica.

Erros inatos do metabolismo

Como já foi descrito, as doenças hereditárias do metabolismo ou erros inatos do metabolismo são um grupo de doenças que resultam da falta de atividade de uma ou mais enzimas específicas ou da deficiência no transporte de proteínas. São conhecidas atualmente mais de 500 doenças que fazem parte deste grupo. Os EIMs têm causa genética e a maioria das doenças tem herança autossômica recessiva, outras são ligadas ao cromossomo X e outras são de herança mitocondrial, determinadas por mutações no DNA mitocondrial (cuja recorrência é de quase 100%).

O quadro clínico, em geral, é inespecífico e variado, conforme a alteração metabólica presente, sendo que algumas doenças apresentam dismorfismo, enquanto outras apenas alterações metabólicas. Os dados clínicos que sugerem o diagnóstico de erros inatos de metabolismo foram apresentados no quadro II-167. Há quatro tipos de situações clínicas que levam à suspeitar de EIM:

– sintomatologia precoce no período neonatal ou antenatal;
– crises agudas e recorrentes, de início tardio, de sintomas como acidose, coma, ataxia, vômitos;
– sintomatologia crônica e progressiva como falência do crescimento, atraso ou perda de aquisições no desenvolvimento neuropsicomotor, deterioração neurológica e/ou psiquiátrica;
– acometimentos específicos, adversos e permanentes, em vários órgãos ou sistemas.

Para facilitar o raciocínio diagnóstico, costumam-se classificar as doenças em grupos. A identificação de qual grupo se encaixa o quadro do paciente é importante para o manejo terapêutico adequado e orienta a solicitação dos exames laboratoriais para o diagnóstico e encaminhamento para especialidade. Há na literatura algumas classificações dos EIMs. Neste capítulo, optou-se por adotar a classificação proposta por Saudubray et al. (2006), baseada em uma perspectiva terapêutica e visando ao diagnóstico precoce de condições potencialmente tratáveis, especialmente nas situações de emergência. Esses autores classificam as doenças em três grandes grupos:

1. **EIM que se apresentam com quadros de intoxicação** – nesse grupo estão incluídos os erros inatos do metabolismo intermediário que levam à intoxicação aguda ou progressiva por acúmulo de substâncias tóxicas geradas pelo bloqueio metabólico, a saber:
   – erros inatos do metabolismo dos aminoácidos (como fenilcetonúria, homocistinúria);

– acidúrias orgânicas (como metilmalônica, propiônica, isovalérica);
– defeitos no ciclo da ureia;
– intolerâncias aos açúcares (como galactosemia);
– intoxicação por metais (como doença de Wilson e Menkes, hemocromatose);
– porfirias.

Todas essas condições têm em comum o fato de não interferirem no desenvolvimento embriofetal e de evoluírem com períodos sem sintomas. Geralmente o quadro se inicia nos primeiros 10 anos de vida e a criança pode apresentar sintomas de intoxicação aguda e/ou crônica. Os sintomas de intoxicação aguda aparecem na crise metabólica que pode ser desencadeada por ingestão excessiva de proteína e/ou açúcar, cuja via metabólica esteja afetada, por febre ou por quadros infecciosos, podendo estar associados ou ser confundidos com quadros sépticos e intoxicações exógenas. Os sintomas mais comuns de intoxicação aguda são: acidose metabólica, alcalose respiratória, hipo ou hiperglicemia, vômitos, desidratação, letargia/coma, convulsão, cetose, icterícia, hepatomegalia, insuficiência hepática, complicações tromboembólicas e odor anormal. Em geral, os pacientes com quadro de intoxicação aguda são vistos nos serviços de emergência. No intervalo entre as crises metabólicas, os pacientes ou são assintomáticos ou apresentam sinais e sintomas de intoxicação crônica como atraso progressivo do desenvolvimento neuropsicomotor, hipo ou hipertonia, macro ou microcefalia, crises convulsivas, alteração de comportamento, atraso de crescimento, cardiomiopatia, arritmias e alterações oculares. Nota-se que esses achados são comuns a várias doenças genéticas e neurológicas, devendo-se pensar em EIM no diagnóstico diferencial dos pacientes sem outra causa definida.

A maioria das doenças deste grupo é tratável, requerendo medidas para evitar o acúmulo dos metabolitos ou para remover as substâncias tóxicas já acumuladas. Além das orientações dietéticas, que são o eixo principal da terapêutica dessas doenças, muitas vezes são necessários procedimentos extracorporais ou uso de substâncias "depurantes", as quais se ligam aos metabolitos acumulados e favorecem sua excreção, tais como carnitina, penicilamina e outras.

2. **EIM por defeitos no metabolismo energético** – consistem de erros inatos do metabolismo intermediário, com sintomatologia associada ao comprometimento na produção e/ou utilização de energia no fígado, miocárdio, músculo ou cérebro ou outros tecidos. Podem ser divididos em defeitos de energia mitocondrial e citoplasmática. Os defeitos mitocondriais são mais graves e podem estar associados a alterações dismórficas.

Esse grupo inclui doenças de depósito do glicogênio, defeitos na gliconeogênese, defeitos na oxidação de ácidos graxos, doenças mitocondriais e hiperlacticemias congênitas. São manifestações das doenças deste grupo: hipoglicemia, malformação de sistema nervoso central, convulsão, aumento de ácido láctico no sangue e/ou liquor cefalorraquidiano, hipotonia grave, surdez, cardiomiopatia, insuficiência cardíaca, acidose, dificuldade de alimentação, atraso de crescimento, hepatomegalia, alterações renais, alterações oculares, morte súbita e história materna de abortos de repetição. Algumas dessas condições são tratáveis, outras parcialmente tratáveis e muitas não são passíveis de tratamento.

3. **EIM por defeitos de síntese ou catabolismo de moléculas complexas** – engloba as doenças cujo defeito está na síntese ou degradação de macromoléculas complexas. Fazem parte desse grupo as doenças de depósito ou lisossômicas (doença de Gaucher, doença de Niemann-Pick), as doenças da biogênese dos peroxissomos (adrenoleucodistrofia ligada ao cromossomo X), doenças de transporte intracelular (deficiência de α1-antitripsina) e erros inatos da síntese de colesterol.

Os sintomas das doenças deste grupo são progressivos, permanentes e não têm relação com a alimentação nem com intercorrências como infecção. De modo geral, a sintomatologia inicia-se nos primeiros anos de vida, mas, em algumas doenças, pode iniciar-se mais tardiamente. O quadro clínico varia conforme a doença apresentada, mas os achados mais frequentes são: hidropisia fetal, crises convulsivas de difícil controle, involução de desenvolvimento neuropsicomotor, hipotonia, achados dismórficos, fácies grotesco, alterações esqueléticas, oculares e de pele, limitação articular, deficiência auditiva, discrasias sanguíneas e hepato e/ou esplenomegalia.

Por muitos anos essas doenças eram intratáveis, mas recentemente terapias de reposição enzimática têm sido utilizadas em algumas delas, como, por exemplo, na doença de Gaucher e na doença de Fabry.

ABORDAGEM TERAPÊUTICA

Muitas vezes mais difícil do que a estratégia diagnóstica é a abordagem da família de uma criança com suspeita de doença malformativa. Estudos mostram não apenas o impacto familiar provocado pelo nascimento de uma criança malformada e/ou com alguma deficiência, mas também apontam para a necessidade de formação adequada dos profissionais que lidam com essas crianças e seus familiares. O pediatra deve estar preparado para atuar em vários aspectos no acompanhamento desses pacientes como:

- informar o diagnóstico ou suspeita de alguma doença;
- orientar sobre os cuidados que a criança deve receber – alimentação, imunizações, formas de interagir e favorecer o desenvolvimento, como agir no adoecimento e como será o acompanhamento ambulatorial;
- informar e esclarecer dúvidas da família e acolher suas angústias;
- promover a inclusão social e escolar da criança;
- encaminhar para os especialistas e terapeutas necessários, coordenando e priorizando esse seguimento.

É fundamental que o médico conheça as possíveis reações e fases pelas quais os pais de uma criança com doença malformativa e/ou com alguma deficiência podem passar. Por exemplo, não adianta insistir em dar informações sobre a doença ou encaminhá-la para um especialista se os familiares ainda estiverem na fase de negação. Assim, o reconhecimento das emoções envolvidas e da fase pela qual os pais estão passando é importante.

O nascimento de uma criança com alguma malformação e/ou deficiência leva a um processo de adaptação que geralmente é muito mais difícil, pois ocorre um confronto entre o filho idealizado e o filho real, e esse fato pode ser um evento desestruturador. O momento e a forma de se comunicar o diagnóstico são considerados importantes para que essa adaptação seja facilitada, permitindo uma melhor relação dos pais com a criança. Estudo realizado com pais de crianças com síndrome de Down revelou que uma das queixas apresentadas era sobre a forma como os médicos haviam dado o diagnóstico, aumentando o medo e as fantasias a respeito da doença.

Deve-se escolher um ambiente calmo, para informar sobre o diagnóstico, com a presença da mãe e do pai, com tempo disponível para um diálogo tranquilo. Portanto, a sala de parto não é um bom local para ser dado o diagnóstico ou sua suspeita. A presença da criança também é importante para que o médico vá mostrando qual ou quais os achados que o fizeram suspeitar da doença. Essa atitude do pediatra também serve para que os pais percam o medo de manuseá-la, fato comum de ocorrer na presença de determinadas malformações, facilitando sua interação com a criança. Essa interação, que deve ser favorecida desde o momento do diagnóstico e em todas as consultas, é fundamental para o cuidado e seu desenvolvimento.

Durante o processo de aceitação e adaptação à nova situação, é natural que os familiares passem por várias fases, não necessariamente em ordem sequencial ou em todas as etapas, sendo cada processo diferente do outro. Em um primeiro momento, os pais enfrentam geralmente uma fase de choque, em que sentem medo do futuro imprevisível, podem sentir raiva, negar a situação, buscar um culpado e geralmente têm dificuldade em interagir com a criança. Alguns pais a rejeitam e afastam-se dela

por medo e por sentirem-se impotentes. Nessa fase, é fundamental que o pediatra esteja disponível para escutar os pais, permitir que eles expressem seus sentimentos, suas preocupações e suas dificuldades em lidar com seu filho, sem julgá-los ou criticá-los, mostrando-se empático. Entretanto, identificada uma situação de rejeição, é importante buscar encontrar, em conjunto com a família, a pessoa que assumirá o papel de cuidador, de modo a dar conta das suas necessidades essenciais para o desenvolvimento físico, afetivo e psíquico, enquanto, por exemplo, a mãe e o pai não conseguem assumir esse papel. Devido à neuroplasticidade do cérebro das crianças, sabe-se que as terapias de reabilitação devem ser iniciadas o mais precocemente passível, mesmo que o diagnóstico etiológico não tenha sido firmado ou que os pais estejam na fase de negação do diagnóstico realizado. Assim, como crianças com hipotonia e incoordenação da deglutição beneficiam-se com a instituição precoce da fisioterapia e da fonoterapia, essas informações devem ser dadas aos pais, de modo a estimulá-los a iniciar essas terapias.

Com o tempo, os pais começam a perder o medo e passam a buscar informações, estando mais abertos para perceberem as necessidades do filho. É nesse momento que o médico deve responder às dúvidas, explicar sobre a necessidade de exames, avaliações com especialistas, além de fornecer as orientações sobre os cuidados. Por exemplo, a mãe pode ter dificuldade em alimentar uma criança com fenda labial e o pediatra deve auxiliá-la e favorecer a amamentação.

Deve merecer atenção especial da consulta pediátrica a percepção de como está sendo a relação entre os pais e seu filho. Sabe-se que o ambiente e as relações que uma criança estabelece com os outros são fundamentais para seu desenvolvimento, especialmente para aquela com alguma deficiência, e a família precisa aprender a lidar com a criança que apresenta demandas diferenciadas para se desenvolver. Deve-se auxiliar os pais a perceberem em qual estágio de desenvolvimento seu filho se encontra, a notarem os avanços alcançados e a buscarem mecanismos que o ajudem ao máximo de sua capacidade, reafirmando que não é possível saber, *a priori*, qual será a evolução do desenvolvimento neuropsicomotor e cognitivo que ocorrerá em um processo de interação com a família (pais, irmãos, primos), os amigos e a escola.

Outra atribuição do pediatra é a de contribuir para que a família perceba a importância da inclusão social e escolar para a vida do seu filho. Uma atitude comum dos pais de uma criança com malformação e/ou deficiência é isolá-la do convívio social, diminuindo sua exposição e evitando os sentimentos que afloram no contato com o meio social. Apesar de o pediatra não estar, na maioria das vezes, inteirado dos diferentes métodos pedagógicos e escolas disponíveis, ele deve saber que é importante que a criança participe das salas regulares de creches/grupos educativos/escolas e que existe legislação específica respaldando essa inclusão. Pela Constituição Federal de 1988, art. 205, em seu artigo 208, é assegurado o atendimento educacional especializado aos "portadores de deficiência", preferencialmente na rede regular de ensino. Nessa direção, a Lei Federal nº 7.853 dispõe que nenhuma escola ou creche pode recusar o acesso do deficiente à instituição escolar. Os pais podem beneficiar-se também com a participação em programas de associações ou organizações específicas para pessoas com necessidades especiais.

Como já descrito anteriormente, o nascimento de uma criança portadora de alguma malformação e/ou deficiência pode ser um evento com forte impacto na dinâmica familiar. Os efeitos sobre a família são variados e dependem de inúmeros fatores, como estrutura familiar e relação do casal antes do nascimento da criança, história da gestação, renda familiar, crenças e significados sociais que estes pais têm a respeito da existência de malformação ou deficiência, entre outros. Os autores descrevem vários fatores que podem constituir sobrecarga para os responsáveis: falta de tempo, diminuição do contato social, necessidade de mais recursos financeiros e sentimento de culpa. Além dos efeitos nos pais, muitas vezes os outros filhos do casal também acabam sendo afetados. O pediatra tem, então, um papel importante para que os pais não percam a perspectiva de suas vidas e a dos outros filhos. Pode-se atuar também envolvendo mais de uma pessoa no seguimento e cuidados da criança, tentando diminuir a sobrecarga, especialmente da mãe, e a participação do pai sempre deve ser estimulada.

Em relação ao tratamento, é preciso que o pediatra esclareça que para a maioria das doenças metabólicas e dismórficas não há tratamento específico, apenas medidas de suporte. De modo geral, essas crianças necessitam de uma abordagem multidisciplinar com terapeutas e médicos especialistas, mantida por longos períodos. Portanto, é preciso coordenar e priorizar o acompanhamento do paciente e as famílias devem ser orientadas a buscar recursos de fácil acesso e que concentrem diferentes terapias, se possível. Por outro lado, alguns erros inatos do metabolismo têm tratamento por meio de dieta adequada ou por reposição enzimática e, devido ao alto custo e especificidade, essas terapias devem ser orientadas e conduzidas por especialistas, geralmente de centros de referência.

Conduta na criança com ambiguidade genital

Por se tratar de uma emergência pediátrica, optou-se por discutir separadamente a conduta diante de uma criança com ambiguidade genital. A presença de genitália ambígua é considerada emergência, pois, além de poder levar ao óbito se for secundária à hiperplasia adrenal perdedora de sal, pode acarretar graves distúrbios emocionais e inadequações sociais se o sexo de criação não for o mais adequado. A indefinição sexual é uma situação de grande impacto na família e causa de muita angústia.

Uma vez detectada a ambiguidade, o pediatra deve:
- orientar a família para que a criança não seja registrada, até que o sexo seja definido;
- explicar que a criança não tem dois sexos, mas que ocorreu algum problema durante a gestação que dificulta a identificação externa sexo, sendo que os exames permitirão identificar o sexo da criança; e
- solicitar avaliação do endocrinologista pediátrico para que seja orientada a investigação etiológica. Nesse sentido, é importante o cuidado em se detectar precocemente os casos de hiperplasia adrenal perdedora de sal pelo risco potencialmente fatal.

Acompanhamento ambulatorial

O conhecimento de algumas doenças e das complicações comuns de ocorrerem em cada uma delas tem permitido a elaboração de guias de atuação antecipatória, isso é, medidas preventivas e exames de triagem para a detecção precoce dessas complicações. Existem protocolos de seguimento para várias doenças e síndromes de origem genética, com disponibilidade de curvas-referência antropométricas diferenciadas, esquemas vacinais e terapêuticos especiais, entre outros, geralmente com acesso pela internet. A utilização desses protocolos permite definir o risco de problemas e doenças que podem agravar e colocar em risco a saúde desses pacientes. Assim, por exemplo, no acompanhamento do paciente acondroplásico, a utilização de gráfico ponderal e de perímetro cefálico específicos permite a detecção precoce da obesidade e da hidrocefalia, que tem graves repercussões nesses casos. Além disso, tais pacientes podem desenvolver processos obstrutivos de vias aéreas superiores, como apneia e otites de repetição, e problemas ortopédicos e a intervenção precoce pode melhorar a evolução clínica.

Os pacientes com síndrome de Down, uma das síndromes mais comuns na consultório pediátrico, apresentam peculiaridades também bem conhecidas, tanto em relação ao seu crescimento e desenvolvimento como ao risco aumentado de desenvolver algumas doenças. No acompanhamento ambulatorial dessas crianças, deve-se estar atento a essas peculiaridades, visando favorecer o crescimento e o desenvolvimento e diagnosticar e tratar precocemente as doenças que podem estar associadas à síndrome, objetivando melhor qualidade de vida e inclusão social. Além disso, é importante que o pediatra saiba e informe às famílias que, a partir de 2009, houve ampliação da vacinação para todo indivíduo com síndrome de Down nos Centros Reguladores de Imunobiológicos Especiais (CRIE) do SUS do Estado de São Paulo, respeitando-se o calendário para cada faixa etária. No quadro II-170, apresenta-se o protocolo de seguimento ambulatorial de pacientes com síndrome de Down, conforme as orientações da Academia Americana de Pediatria.

Quadro II-170 – Protocolo de seguimento do paciente com síndrome de Down. Adaptado das recomendações do Comitê de Genética da Academia Americana de Pediatria, 2001.

Período	Pesquisar (anamnese, exame físico e exames complementares)	Discutir/orientar
Neonatal	• Diagnóstico: exame físico e solicitar cariótipo • Avaliar problemas alimentares • Verificar teste de triagem neonatal (risco de 1% de hipotireoidismo congênito) • Cardiopatia (risco de 50%): ecocardiograma e/ou avaliação com cardiologista • Avaliar audição: pela anamnese, exame físico e solicitar emissões otoacústicas ou potencial evocado de tronco cerebral (BERA) • Avaliação oftalmológica (catarata, estrabismo, nistagmo) • Pesquisar distúrbios gastrintestinais (risco de atresia duodenal e doença de Hirschsprung) • Solicitar hemograma (risco de reação leucemoide e policitemia) • Verificar sintomas de infecções respiratórias	• Sobre o diagnóstico, esclarecer dúvidas sobre a síndrome de Down • Sobre o risco de doenças respiratórias/infecciosas e necessidade de procurar atendimento médico precocemente
1º ano de vida	• Solicitar hormônios tireoidianos (TSH, T_4) aos 6, 12 meses e anualmente por toda a vida (risco de 3 a 5% de hipotireoidismo) • Verificar presença de otite média serosa (risco de 50 a 70%) e solicitar audiometria comportamental com 1 ano de idade • Verificar distúrbios oftalmológicos • Acompanhar ganho pondoestatural (utilizando curvas específicas para pacientes com síndrome de Down) • Verificar desenvolvimento neuropsicomotor	• Encaminhar para programas de estimulação precoce • Orientar sobre manter vacinação em dia e encaminhar para os CRIEs para ampliar o calendário básico
1 a 5 anos de idade	• Solicitar hormônios tireoidianos anualmente • Verificar a presença de otite média e solicitar audiometria tonal aos 3 anos de Idade • Verificar sintomas de apneia obstrutiva do sono • Avaliação oftalmológica (risco de 50% de erros de refração entre 3 e 5 anos de idade) • Solicitar hemograma (risco de doenças hematológicas) • Solicitar radiografia cervical em posição neutra, flexão e extensão (risco de instabilidade e subluxação atlantoaxial) • Acompanhar ganho pondoestatural (utilizando curvas específicas para pacientes com síndrome de Down) • Verificar comportamento e socialização da criança • Avaliação odontológica anual	• Manter em programas de estimulação, terapia ocupacional e discutir sobre entrada na escola • Orientar sobre dieta saudável e atividades físicas para prevenção de obesidade
5 a 13 anos de idade	• Solicitar hormônios tireoidianos anualmente • Avaliação audiológica anual • Avaliação oftalmológica anual • Avaliação odontológica anual • Acompanhar ganho pondoestatural (utilizando curvas específicas para pacientes com síndrome de Down) • Verificar sintomas de apneia obstrutiva do sono • Verificar problemas dermatológicos (comuns em pacientes com síndrome de Down)	• Discutir sobre entrada na escola • Discutir sobre socialização da criança • Discutir sobre desenvolvimento puberal
Adolescência	• Solicitar hormônios tireoidianos anualmente • Avaliação audiológica anual • Avaliação oftalmológica anual • Avaliação odontológica anual • Verificar problemas dermatológicos	• Discutir sobre sexualidade e necessidade de contracepção • Discutir sobre programas de treinamento vocacional • Discutir sobre envelhecimento precoce

APÊNDICE

SITES DE INTERESSE PARA PESQUISA DE SÍNDROMES DISMÓRFICAS E ERROS INATOS DE METABOLISMO
CREIM – Centro de referência em erros inatos do metabolismo: http://www.unifesp.br/centros/creim/   OMIM – Mendelian Inheritance in Man – http://www.ncbi.nlm.nih.gov/omim/

BIBLIOGRAFIA

1. Aase JM. Dysmorphologic diagnosis for the pediatric practitioner. Pediatr Clin North Am 1992;39:135. • 2. Aguiar MJB. A criança com deficiência mental. In: Carakushansky G. Doenças genéticas em pediatria. 1ª ed. Rio de Janeiro: Guanabara Koogan; 2001.p.447. • 3. Alonso LG, Bueno MRP, Cavalheiro S, Brunoni D. Cranioestenoses. In: Carakushansky G. Doenças genéticas em pediatria. 1ª ed. Rio de Janeiro: Guanabara Koogan; 2001.p.311. • 4. American Academy of Pediatrics. Health supervision for children with Down syndrome. Pediatrics 2001;107:442. • 5. Araújo APQC, Fontenelle LMC. A criança hipotônica. In: Carakushansky G. Doenças genéticas em pediatria. 1ª ed. Rio de Janeiro: Guanabara Koogan; 2001.p.442. • 6. Bacino CA. Approach to congenital malformations. Last literature review for version 14.2 is current through. April 2006. http://www.uptodate.com. Acessado em 25/09/2006. • 7. Bickel H. Early diagnosis and treatment of inborn errors of metabolism. Enzyme 1987;38:14. • 8. Brunoni D et al. Avaliação genético-clínica do recém-nascido. Projeto Diretrizes da Sociedade Brasileira de Genética Clínica. Março, 2001. • 9. Burton BK. Inborn errors of metabolism in infancy: a guide to diagnosis. Pediatrics 1998;102:E69. • 10. Carey JC. Health supervision and anticipatory guidance for children with genetic disorders (including specific recommendations for trisomy 21, trisomy 18, and neurofibromatosis I). Pediatr Clin North Am 1992;39:25. • 11. Cortez MLS, Regen M. A família e o profissional, uma relação especial. http//www.inclusao.com.br/projeto_textos_03.htm. Acessado em 12/06/2008. • 12. Cunniff C. The Committee on Genetics. Prenatal screening and diagnosis in pediatricians. Pediatrics 2004;114:889. • 13. Carakushansky G. Herança não tradicional. In: Carakushansky G. Doenças genéticas em pediatria. 1ª ed. Rio de Janeiro: Guanabara Koogan; 2001.p.57. • 14. Carakushansky M, Carakushansky G. Síndromes com déficit de crescimento de início pré-natal. In: Carakushansky G. Doenças genéticas em pediatria. 1ª ed. Rio de Janeiro: Guanabara Koogan; 2001.p.393. • 15. Carakushansky M, Carakushansky G. Síndromes macrossômicas. In: Carakushansky G. Doenças genéticas em pediatria. 1ª ed. Rio de Janeiro: Guanabara Koogan; 2001.p.400. • 16. Damiani D. Como proceder frente a uma criança com ambiguidade genital – manual de endocrinologia pediátrica da Sociedade Brasileira de Pediatria (Comitê de Endocrinologia), 1996.p.102. • 17. Elliman DAC, Dezateux C, Bedford HE. Newborn and childhood screening programmes: criteria, evidence, and current policy. Arch Dis Child 2002;87:6. • 18. Faccini LS, Sanseverino MT, Peres RM. Teratologia na prática pediátrica. In: Carakushansky G. Doenças genéticas em pediatria. 1ª ed. Rio de Janeiro: Guanabara Koogan; 2001.p.407. • 19. Fenichel GM. Neurologia pediátrica: sinais e sintomas. 3ª ed. Rio de Janeiro: Revinter; 2000. • 20. Galera MF, Kim CAE. Displasias esqueléticas. In: Carakushansky G. Doenças genéticas em pediatria. 1ª ed. Rio de Janeiro: Guanabara Koogan; 2001.p.327. • 21. Karam SM, Schwartz IVD, Giugliane R. Introdução e aspectos clínicos. In: Carakushansky G. Doenças genéticas em pediatria. 1ª ed. Rio de Janeiro: Guanabara Koogan; 2001.p.155. • 22. Kaufman BA. Neural tube defects. Pediatr Clin North Am 2004;51:389. • 23. Kim CA. O pediatra e o aconselhamento genético. Pediatria (S Paulo) 2005;27:25. • 24. Kingston HM. Dysmorphology and teratogenesis. BMJ 1989;298:1235. • 25. Levin AV. Congenital eye anomalies. Pediatr Clin North Am 2003;50:55. • 26. Martins AM. Inborn errors of metabolism: a clinical overview. São Paulo; Med J/Rev Paul Med 1999;117:251. • 27. Puri RD, Verma IC. Dysmorphology diagnosis. Indian J Pediatr 2004;71:535. • 28. Saudubray J-M, Sedel F, Walter JH. Clinical approach to treatable inborn metabolic diseases – an introduction. J Inherit Metab Dis 2006;29:261. • 29. Seaver LH, Hoyme E. Teratology in pediatric practice. Pediatr Clin North Am 1992;39:111. • 30. Smith DW. Smith's recognizable patterns of human malformation. 5th ed. Philadelphia: Saunders; 2006. • 31. Walter JH. Arguments for early screening: a clinician's perspective. Eur J Pediatr 2003;162: S2. • 32. Winter RM, Baraitser M. Malformation syndromes – a diagnostic approach. Arch Dis Childhood 1984;59:294.

63 VIOLÊNCIA CONTRA CRIANÇAS E ADOLESCENTES

Maria Lúcia de Moraes Bourroul
Annete Harumi Katsuno

A violência é um fenômeno de conceituação complexa, variando de acordo com os valores culturais vigentes em determinado período da história de uma população. Não deve ser definida simplesmente como constrangimento físico ou moral, uso de força ou coação e vários autores a relacionam com o processo civilizador.

Para Freud (1979), a civilização é o processo de luta da espécie humana pela vida. Nesse processo, os homens relacionam-se em função de suas necessidades e através de suas idéias criam soluções, organizam-se em famílias e em Estados, relativizando o poder de cada indivíduo, exigindo renúncia aos instintos e o reconhecimento de autoridades externas. No entanto, a história das civilizações mostra que a harmonia entre os indivíduos não está naturalmente garantida e os conflitos de interesse são uma possibilidade permanente.

Chauí (1984) conceitua a violência como a transformação dos diferentes em desiguais e a ação que trata um ser humano não como sujeito, mas como coisa.

Marin (2002), assim como outros autores, na busca de um entendimento do quadro de violência atual, apontam como determinantes a tendência geral ao individualismo, o consumismo crescente com o surgimento de produtos descartáveis, fragilizando as relações entre os indivíduos e perpetuando a ruptura com o pacto social.

Villela e Botazzo (2004), refletindo sobre os nexos entre violência e saúde, consideram fundamental desnaturalizar a violência. Partem da observação de que "[...] a emergência da sociedade humana significou e ainda significa violentar a natureza: [...] o homem força a natureza a lhe entregar seus frutos e seus segredos,...domestica a energia, plantas e animais, [...] a morte de outros seres vivos é condição para que viva". Na base desse processo, destacam a acumulação, traduzida como excesso das atividades humanas que extrapola a necessidade de produzir a própria vida, transformando tudo em "coisas", inclusive o próprio homem. Os autores identificam nos Estados Modernos a violência primordial: o monopólio da força para a manutenção de desigualdades e de uma ordem estabelecida por leis que essencialmente são determinadas pela minoria dominante. Relativizam o conceito de violência na saúde como processo social e historicamente construído e enfatizam a importância dessa abordagem no desafio do entendimento da violência.

A Organização Mundial da Saúde (2002) define violência como o uso intencional de força física ou de poder, real ou em ameaça, contra si próprio, contra outra pessoa, ou contra um grupo ou uma comunidade, que resulte ou tenha grande possibilidade de resultar em lesão, morte, dano psicológico, deficiência de desenvolvimento ou privação. Deve ser diferenciada do acidente que é o evento não intencional e evitável causador de lesões físicas e/ou emocionais, no âmbito doméstico ou em outros ambientes sociais como o do trabalho, trânsito, escolas, esportes, lazer.

FORMAS DE VIOLÊNCIA CONTRA CRIANÇAS E ADOLESCENTES (DEFINIÇÕES ESPECÍFICAS E CLASSIFICAÇÃO)

Definição de violência doméstica contra crianças e adolescentes

Segundo Azevedo e Guerra (2000), a violência doméstica contra a criança e o Adolescente (VDCA) é um fenômeno que permeia todas as classes sociais, ocorre entre indivíduos da mesma classe, é interpessoal, e consiste no abuso do poder disciplinador e coercitivo dos pais ou responsáveis, podendo cronificar-se. Implica, de um lado, uma transgressão do poder e dever de proteção do adulto, e de outro, uma coisificação da criança. Viola os direitos essenciais da criança e do adolescente, pois são negados valores humanos fundamentais como vida, liberdade e segurança e tem na família, enquanto espaço privado, a maior possibilidade de sigilo, realimentando sua persistência privilegiada.

Uma peculiaridade quanto às definições está no emprego do termo violência doméstica. Em geral, esse termo refere-se às situações nas quais a condição de dependência, intimidade ou confiança favorecem o ato violento. Para alguns autores, aponta o local de ocorrência; para outros, refere-se às ocorrências onde o perpetrador é membro da família, amigo ou frequentador assíduo do espaço de convivência da família.

Classificação da violência doméstica contra crianças e adolescentes

Azevedo e Guerra (2000) propõem a seguinte classificação para a VDCA que, de forma simplificada, permite identificar suas diversas expressões e, no entanto, a constatação de uma dessas modalidades não exclui a possibilidade de concomitância com outras:

- Violência física doméstica – corresponde ao emprego da força física no processo disciplinador.
- Violência sexual – é todo ato ou jogo sexual, hétero ou homossexual entre um ou mais adultos e uma criança ou adolescente, com a finalidade de estimulá-la sexualmente ou utilizá-la para obter uma estimulação sexual sobre sua pessoa ou de outra pessoa. A intenção da violência sexual é sempre o prazer disvirtuado (direto ou indireto) do adulto.
- Violência doméstica psicológica – consiste na situação em que o adulto constantemente deprecia a criança ou a ameaça de abandono, gerando dificuldades de auto-aceitação, medo e angústia.
- Negligência – é a omissão no provimento das necessidades físicas e emocionais.
- Violência fatal é a que leva à morte. Nem sempre pontual, muitas vezes fruto de processos crônicos, onde outras formas de violência podem ter sido ocultadas.

Essa forma de definir simplifica e possibilita a comparação dos casos identificados, contudo, não dispensa o fundamental: pensar a violência como uma das possibilidades etiológicas para as diferentes manifestações de morbimortalidade na infância e na adolescência, o que implica dispor de olhares complementares que permitam tanto distinguir o agravo social da negligência, como captar no distúrbio de comportamento subjacente uma possível manifestação de violência psicológica.

Muitas situações podem ser incluídas na definição de violência física: desde atos brutais e explícitos, até "tapas, apertos, beliscões, puxões de orelha..." hábitos tradicionalmente aceitos como ações disciplinadoras e educativas. Em nosso meio, constata-se que o castigo corporal é ainda uma prática muito utilizada e culturalmente aceita, inclusive por profissionais da saúde que reconhecem que se submeteram a algumas destas modalidades na infância sem maiores consequências. Entretanto, há de se levar em conta que a solução de conflitos pela força é a forma de abuso do poder e pode ser palco de comportamentos explosivos e perversos.

Alguns autores classificam a violência sexual como violência física. No entanto, o mais importante é identificar que nela o adulto agressor utiliza a criança ou o adolescente como objeto de gratificação para suas necessidades ou desejos sexuais, causando danos, uma vez que não há independência emocional ou maturidade plena, violando tabus sociais, leis e papéis familiares.

Segundo Mattos e Miyahara (2002), nas situações em que a violência sexual se cronifica, há outras questões que devem ser compreendidas: o segredo, cujos motivos de manutenção passam pelo medo, submissão e identificação com o perpetrador; a anulação do abuso obtida por meio do silêncio ou de rituais e até mesmo pela transformação do abusador em "namorado"; e a própria condição do indivíduo que abusa. Para o agressor, o abuso pode até ser reconhecido como ilegal e prejudicial, mas, como serve de alívio à sua perversão, leva à compulsão e à repetição. A gratificação sexual impede a conscientização da inadequação do comportamento.

Há ainda outra condição de violência contra crianças e adolescentes que não se limita à classificação apresentada anteriormente: a "síndrome de Münschausen por Procuração", em que sintomas são inventados ou exagerados e sinais são forjados, induzindo os profissionais de saúde a investigações e tratamentos desnecessários e muitas vezes complexos e agressivos. É difícil esgotar as possibilidades de simulações, mas servem de exemplos as seguintes situações: simula-se febre aquecendo-se externamente o termômetro, administram-se substâncias ou medicamentos que podem causar sonolência ou outras alterações, mistura-se sangue ou açúcar à urina após a coleta, falsificam-se laudos de exames radiológicos ou laboratoriais. Esses casos desafiam o conhecimento médico, pois nem sempre obedecem a uma linha de raciocínio lógico, levando o médico a se perder à procura de diagnósticos raros, estimulado pelo responsável que, em um jogo perverso, mostra-se implicado com a saúde da criança e insatisfeito com a demora para a solução do quadro.

Outra modalidade de VDCA que não costuma ser identificada ou reconhecida como tal em nosso meio é o trabalho doméstico infantil. Crianças, em geral meninas, substituem precocemente as próprias mães, lavando, passando, cozinhando, limpando, arrumando a casa, cuidando de outras crianças, ficando sem cuidados específicos, expostas ao risco de acidentes e ao excesso de responsabilidades e acabam tendo limites na possibilidade de se desenvolverem profissionalmente.

Outras formas de violência contra crianças e adolescentes

Fora do ambiente familiar, há outras formas de violência contra crianças e adolescentes que devem ser consideradas em ambientes fechados ou abertos.

Instituições (escolas, creches, abrigos) que lidam com crianças e adolescentes em condições estruturais precárias ou autoritárias podem, de forma muito naturalizada, afetar a formação da identidade e autoestima e até mesmo ameaçar a saúde e a sobrevida.

À semelhança da família, o ambiente escolar ou institucional pode ser o local de relações interpessoais desiguais e inadequadas para o desenvolvimento de crianças e adolescentes. Além da possibilidade de tratamentos humilhantes e desrespeitosos e até mesmo violentos impostos por autoridades (corpo docente, agentes de segurança pública ou privada), destaca-se o *bullying*: comportamento agressivo contra colegas que são intimidados por apelidos, ofensas, humilhações, discriminações, roubos, agressões físicas ou sexuais, gerando dor, angústia, medo, podendo levar até mesmo ao abandono escolar.

As instituições de saúde podem violar os direitos de crianças e adolescentes, não facilitando acesso aos serviços, oferecendo serviços inadequados ou insuficientes ou até mesmo submentendo-os a consultas com profissionais descomprometidos ou antiéticos.

A exploração sexual de menores, apesar de ilegal, é ainda admitida como forma de ampliar a renda de famílias pobres. Em um varejo informal, o uso do corpo de meninas pré-púberes e adolescentes é trocado por mercadorias ou pelos mais diversos (e ínfimos) valores. Em uma outra dimensão, crianças e adolescentes são captados, agenciados e explorados por uma rede comercial imensuravelmente rentável. Além do comércio de sexo propriamente dito, redes virtuais internacionais vendem imagens erotizadas de menores e encontram um público alvo ocultado pelo dito "espaço virtual".

E ainda em outra perspectiva, crianças e adolescentes são explorados como força de trabalho, perdidos em meio a lavouras na zona rural ou explicitamente misturas ao caos urbano em atividades de comércio informal ou até mesmo envolvidas em práticas ilícitas como furtos e tráfico de drogas (Feffermann, 2006).

As inúmeras modalidades da violência contra crianças e adolescentes reconhecíveis na atualidade não parecem propriamente novas, sofrem ajustes à realidade, são reeditadas, mas há muito não se esgotam, refletindo as tendências das relações humanas, a dificuldade de reconhecer o outro e a complexidade do processo de civilização. A importância em reconhecê-las, desnaturalizá-las e interditá-las está em sua essência antiética e no fato de comprometerem a possibilidade de desenvolvimento pleno e de deixarem sequelas.

ASPECTOS ÉTICOS E LEGAIS

Partindo do "bem comum" como lema máximo da ética de hoje, proposto por Valls (2004), pode parecer óbvio que a violência não seja uma prática ética. No entanto, essa questão não é simples. Não bastasse a dificuldade de se obter um consenso sobre o que é violência para cada um, a ética deve ser pensada em todos os momentos da interação dos sujeitos: família, sociedade civil e Estado. É resultante e, ao mesmo tempo, determinante da socialização do homem e, como tal, deve ser reconhecida como processo com variações locais e temporais (históricas) das ideologias, dos costumes e das relações humanas. Portanto, tratar de ética diante da violência

contra crianças e adolescentes exige buscar o entendimento da evolução tanto de suas posições na sociedade, quanto dos direitos humanos.

Autores que estudam a evolução do conceito de maus-tratos contra crianças e adolescentes mostram que essa condição pode ser detectada em inúmeros registros da história da humanidade, sem que tivessem se constituído em irregularidades ou crimes em sua época.

Segundo Montoya (1994), o infanticídio foi prática de várias culturas, ora motivado por malformações (Esparta, Índia), ora para o controle do aumento da população (China). Na literatura, são descritos sacrifícios religiosos que dispõem da vida de crianças. Um exemplo consta na Bíblia (Gênesis), onde consta que:" Abraham oferece em sacrifício a Deus seu primogênito Isaac". O direito romano, por sua vez, reconhecia o pátrio poder como absoluto, dando ao chefe de família o direito de vida e morte das pessoas sob seu domínio (escravos e filhos), podendo vendê-los, abandoná-los e castigá-los corporalmente. Esse autor considera que o cristianismo, aos poucos, foi transformando a condição da criança: o primeiro direito que se extinguiu dos pais foi o de retirar a vida, já que não podiam destruir o que Deus havia criado; mas a obediência, sem objeções, permanecia completamente natural.

Ariès (1986), por meio da observação da forma como as crianças foram retratadas nas pinturas, com seus trajes, seus jogos e brincadeiras e por meio da análise de documentos e cartas da época, conta a história social da criança e da família no Ocidente, partindo da sociedade medieval até os tempos modernos. Conforme esse autor, o sentimento da infância não existia na sociedade medieval, o que não quer dizer que as crianças fossem neglicenciadas, abandonadas ou desprezadas. O que não havia era a consciência das particularidades que as distinguem dos adultos; desse modo, assim que superavam os primeiros anos de vida, período de alto risco de mortalidade, em que a sobrevivência era improvável, elas se confundiam com os adultos. Esse comportamento era natural para as condições demográficas da época. Ariès também destaca a importância da "cristianização mais profunda dos costumes" (séculos XV-XVI) para o surgimento de uma nova sensibilidade para a infância. Foi como se a consciência comum descobrisse que as crianças tinham alma, fazendo com que os adultos passassem a reconhecer a ingenuidade e a graça próprias da imaturidade e respondessem com "mimos e paparicações". A partir do final do século XVI, entre moralistas e educadores, o apego à infância, com suas brincadeiras e leviandades, é substituído pela preocupação em disciplinar, preservar sua existência e tornar, transformar as crianças, em homens racionais e cristãos. Surge também o cuidado com a higiene e a saúde física. A revolução industrial (1760) muda o "valor" das crianças, passando a incorporá-las prematuramente como força de trabalho mais barata e, portanto, mais rentável. Apenas no século XX o trabalho de menores de idade foi regulamentado pela Organização das Nações Unidas (em 1973) e proibido para menores de 15 anos de idade ou mesmo para os menores de 18 anos, se o esforço físico colocar a saúde em risco.

Hoje dispomos de várias leis que regem as relações humanas e que também são fruto do processo de civilização. A história dos direitos humanos tem inúmeros marcos, atravessou concepções metafísicas, positivistas e crítico-materialistas. Dornelles (1989) apresenta, de forma sucinta, a história da evolução desses direitos e os agrupa em três gerações: os direitos individuais, os direitos coletivos e os direitos dos povos ou da solidariedade que se somam e se complementam através dos tempos.

O século XX trouxe novas contradições e confrontos que exigiram respostas de toda a comunidade internacional para a garantia e a proteção das liberdades e da vida.

O fim da Segunda Guerra Mundial e o julgamento dos genocídios e dos crimes de guerra do regime nazista, pelo Tribunal de Nuremberg, representam marcos da recente organização dos direitos de cidadania em um sistema normativo internacional. Tais direitos encontram-se documentados na Declaração Universal de Direitos Humanos (DUDH), celebrada pela Organização das Nações Unidas (ONU) em 10/12/1948, data que ficou marcada como a do nascimento dos direitos humanos contemporâneos.

Inúmeros outros eventos e documentos foram e continuam sendo organizados, para reconhecer a existência e colocar em vigor a DUDH. Atualmente, outros tratados internacionais específicos abordam questões como as dos portadores de HIV/Aids, dos direitos da mulher e da criança, da discriminação racial e da tortura, ratificando os direitos humanos nas diversas relações. Mais especificamente, a saúde passou a ser considerada direito fundamental, sendo reconhecida por cerca de 60 constituições nacionais. Considera-se que o acesso aos direitos de cidadania pode ter um impacto positivo na área da saúde e, por sua vez, o acesso à saúde pode contribuir para o acesso a outros direitos. A prática dos direitos de cidadania é um processo em constante construção que não é homogêneo e depende não só de regulamentações, mas também, essencialmente, de atos que se sustentem tanto nas diferenças quanto na igualdade entre os homens.

Direitos da criança e do adolescente brasileiros

A Constituição Brasileira (1988) reconhece esse grupo social "como sujeito de direitos", considerando que todos são iguais perante a lei, garantindo a inviolabilidade do direito à vida, à liberdade, à igualdade, à segurança e à propriedade e garantindo que ninguém seja submetido à tortura nem a tratamento desumano ou degradante. Afirma que a família é a base da sociedade e tem especial atenção do Estado, assegurando assistência a cada um de seus integrantes e efetivação de medidas que coibam a violência em suas relações. Especifica, enquanto dever da família, sociedade e Estado o provimento de condições dignas de vida a crianças e adolescentes e o de salvá-las de quaisquer formas de maus-tratos.

Os direitos desse grupo são regulamentados pelo Estatuto da Criança e do Adolescente (ECA – Lei nº 8.069/90) que, com força de lei, estabelece os direitos especiais de crianças e adolescentes, respeitando-os e protegendo-os enquanto seres em desenvolvimento.

O ECA reforça o dever da família, comunidade, sociedade em geral e Poder Público de assegurar a efetivação dos direitos referentes à vida, à saúde, à alimentação, à educação, ao lazer, à profissionalização, à cultura, à dignidade, ao respeito, à liberdade, à convivência familiar e comunitária. O ECA proíbe qualquer trabalho para menores de 14 anos de idade, permite o trabalho de adolescentes entre 14 e 15 anos de idade como aprendizes e para os maiores de 16 anos exige todos os direitos trabalhistas e restringe o trabalho noturno, insalubre, perigoso ou penoso. Estabelece que nenhuma criança ou adolescente seja objeto de qualquer forma de maus-tratos e determina punição, na forma da lei, de qualquer atentado por ação ou omissão aos seus direitos fundamentais. Obriga a comunicação de casos de suspeita ou confirmação de maus-tratos ao Conselho Tutelar ou à respectiva Vara da Infância e Juventude. Define medidas de proteção à criança e ao adolescente sempre que os direitos reconhecidos na Lei forem ameaçados ou violados por ação ou omissão da sociedade ou do Estado, por falta, omissão ou abuso dos pais ou responsável ou em razão de sua conduta.

Buscando ajustes à realidade virtual, e visando responsabilizar os envolvidos, recentemente foi criada a Lei nº 10.764 (de 12 de novembro de 2003) que alterou a redação do artigo 241 do ECA, explicitando o crime da pedofilia praticado através da internet. É crime: facilitar, intermediar, produzir, armazenar, apresentar, vender, fornecer, divulgar ou publicar, por qualquer meio de comunicação, inclusive rede mundial de computadores ou internet, fotografias ou imagens com pornografia ou cenas de sexo explícito envolvendo criança ou adolescente.

O ECA atribui ao Conselho Tutelar a possibilidade de realizar vários encaminhamentos para a proteção da criança e do adolescente, como realizar visitas domiciliares, buscar entre os recursos da comunidade vagas em creches e escolas ou em outras instituições que garantam a atenção necessária para o desenvolvimento da criança.

À Justiça, na instância das Varas da Criança e do Adolescente e da Família, respaldada pelo ECA, cabe avaliar cada caso ou suspeita de violência contra crianças e adolescentes e intervir para garantir os direitos dessa faixa etária e de recuperar a integralidade ou funcionalidade da família; aplicar as medidas de proteção e demais medidas aplicáveis aos pais ou responsável; determinar, como medida cautelar, o afastamento do agressor da moradia comum; tirar a guarda; destituir a tutela; suspender ou destituir o pátrio poder e encaminhar o perpetrador[1] à Vara Criminal.

À vara criminal cabe avaliar, julgar e, se necessário, punir o perpetrador conforme conceitos e critérios contidos no Código Penal. Vale lembrar que o Código Penal foi promulgado em 1940. Nele, estão previstos os crimes de violência contra crianças e adolescentes conforme a natureza do ato, gravidade e consequências das lesões, intenção do ato e definidas as respectivas penas que variam de multas a reclusões de meses a anos.

No Código Penal Brasileiro, não há o termo violência sexual, essa condição está apontada entre os crimes contra a liberdade sexual. O estupro só é considerado quando há penetração vaginal; todas as outras modalidades de violência sexual são citadas como atentado violento ao pudor e a Lei nº 8.072 de 25/07/1990 considera todos como hediondos (http://www.planalto.gov.br/CCIVIL/LEIS/L8072.htm).

Na Legislação Brasileira, define-se crime contra a liberdade sexual quando a vítima é menor de 14 anos, pois presume-se *innocencia consilli* (ou seja, falta de ciência dos fatos sexuais), deficiente mental ou quando não pode oferecer resistência (extremos de idade, embriaguez, hipnose, enfermidades debilitantes e deficiências físicas). Apesar de o Código Penal vigente datar de 1940, atualizações parciais têm sido inseridas e muitos profissionais da saúde desconhecem que nele está previsto o direito de se praticar o aborto em gestação decorrente de estupro (artigo 213) e que, conforme estabelecido no artigo 128, não se pune o abortamento praticado por médico quando a gravidez resulta da violência sexual, desde que haja consentimento da gestante ou de seu representante legal, não havendo necessidade de autorização judicial.

EPIDEMIOLOGIA DA VIOLÊNCIA CONTRA A CRIANÇA E O ADOLESCENTE

Dimensionar a questão da violência não é simples. Identificá-la não é sempre possível, pois nem sempre deixa marcas, pode não ser reconhecida, denunciada ou registrada. Os registros mundiais variam muito de acordo com as fontes, a disponibilidade e a qualidade dos dados (OMS, 2002; Gawryszewski e Hidalgo, 2004; Villela c Botazzo, 2004).

Nem todas, nem sequer a maior parte das violências cotidianas conduz à morte. A morte revela a violência levada a seu grau extremo. Por esse motivo, o número de mortes violentas, ou seja, resultantes de uma intervenção humana intencional ou acidental, também denominadas causas externas, ocorridas em determinado espaço e tempo, expressa somente uma das faces da violência e é usado como um dos indicadores sociais de grande valor na avaliação das condições de vida das populações.

Estima-se que em 2000 morreram 1,6 milhão de pessoas no mundo como resultado de violência autoinfligida, interpessoal ou coletiva (não foram quantificados os acidentes). A maioria dessas mortes ocorreu em países de renda baixa e média; menos de 10% de todas as mortes relacionadas à violência ocorreram em países de renda alta. Cerca da metade desses óbitos foram suicídios, quase um terço foi de homicídios e cerca de um quinto estava relacionado a guerras (OMS, 2002).

Mello Jorge (2003), analisando os dados de mortalidade do Brasil, no período de 1979 a 2000, evidencia o incremento da violência e destaca o fato de crianças e adolescentes não estarem sendo poupados. Em 2000, a faixa etária compreendida entre 0 e 19 anos contribuiu com 18,6% dos óbitos por causas externas no Brasil.

Atualmente, no município de São Paulo, as causas externas, mais especificamente os acidentes, representam a segunda causa de óbito entre crianças de 1 a 4 anos de idade e passam a ser a primeira entre 5 e 9 anos. Na adolescência, os acidentes são precedidos pelos homicídios que se tornam a primeira causa de óbito (PRO-AIM, 2007). Apesar dessas evidências, o conhecimento da morbidade da violência contra crianças e adolescentes é ainda muito limitado em nosso meio. Na literatura, encontram-se dados relativos à morbidade e à incidência da VDCA dispersos em serviços de referência ou em projetos regionais.

Segundo Azevedo e Guerra (2000), considerando-se prevalência como os casos em que indivíduos adultos reconhecem ter sofrido abuso sexual na infância ou na adolescência ou em ambas, estima-se que na população brasileira 20% das mulheres e 10% dos homens tenham sido vítimas de violência sexual antes dos 18 anos de idade.

No estudo de Schraiber et al. (2002), realizado no município de São Paulo, com todas as usuárias de 15 a 49 anos de idade que foram atendidas em uma unidade básica de saúde, durante dois meses de 1998, 11,5% das entrevistadas relataram a ocorrência de pelo menos um episódio de violência sexual.

O uso de punição corporal como prática educativa tem mobilizado o interesse de vários autores que estudam violência contra crianças e adolescentes. Carmo e Harada (2006) constataram que 57% dos pais usam o tapa como ação educativa. Outros estudos mostram que essa é uma prática universal:

---

[1] Nome atualmente mais utilizado para o agressor.

- no Chile, 80% e 57% dos pais de escolas públicas e privadas, respectivamente, admitiram usar punição corporal sobre seus filhos;
- no Reino Unido, 5% das mães batem em filhos menores de 1 ano;
- na Coreia, 97% das crianças haviam sido punidas de forma severa;
- na Romênia, 84% dos pais consideraram a punição corporal normal para educar os filhos;
- nos EUA, 25% das mães batem em filhos menores de 6 meses e 33% em menores de 1 ano de idade (www.endcorporalpunishment.org).

Entretanto, amplia-se no mundo um movimento de reflexão sobre essa prática dita educativa e, a partir de 1979, 24 países passaram a considerar ilegal o castigo físico, mesmo quando aplicado pelos pais, entre eles: Áustria (1989), Alemanha (2000), Bulgária (2000), Chile (2007), Chipre (1994), Croácia (1999), Dinamarca (1997), Finlândia (1983), Espanha (2007), Grécia (2006), Hungria (2005), Islândia (2003), Israel (2000), Letônia (1999), Países Baixos (2007), Portugal (2007), Nova Zelândia (2007), Noruega (1987), Portugal (2007), Romênia (2004), Suécia (1979), Ucrânia (2004), Uruguai (2007), Venezuela (2007).

Por outro lado, segundo a Organização Internacional do Trabalho (http://www.oitbrasil.org.br), em 2003, existiam no Brasil aproximadamente 502.000 crianças e adolescentes envolvidos no trabalho doméstico, destes, 93% são meninas, entre as quais 83% têm as próprias mães envolvidas em trabalhos externos à casa, 96% sabem ler e escrever, mas 74% estudam de forma irregular.

Em relação às outras formas de trabalho infantil no Brasil, Schwartzman (2004), baseado nas informações da PNAD de 2002 (Pesquisa Nacional de Amostragem Domiciliar), aponta os estados da Bahia, Ceará, Santa Catarina e Rio Grande do Sul como os locais de maior ocorrência e destaca que, em geral, as crianças são incorporadas às atividades da família para a produção de bens do próprio consumo e que, mais especificamente, nos estados do Sul, participam de atividades agrícolas pela tradição da agricultura familiar. Os adolescentes dessas famílias costumam deslocar-se para as regiões urbanas à procura de atividades remuneradas. Reconhece também que boa parte das crianças envolvidas em diversas formas de trabalho vivem em condições de pobreza, mas não reduz o trabalho infantil a uma estratégia de aumento da renda familiar, mas muito mais a arranjos possíveis. Apesar de pesquisa confirmar a relação entre o trabalho infantil e o comprometimento da escolarização, o autor pondera que essas questões têm causas e condicionantes específicos que devem ser mais bem estudados. Outros autores referem que o trabalho infantil é visto por grande parte das famílias como uma atividade benéfica, melhorando o comportamento, a responsabilidade e o estudo escolar.

A questão do envolvimento de crianças e adolescentes com o tráfico de drogas tem outra complexidade. Feffermann (2006), baseada no relatório sobre o perfil da violência no Brasil de 2003, dimensiona que o tráfico de drogas emprega mais de 20 mil entregadores, a maioria entre 10 e 16 anos, recebendo de 300 a 500 dólares e, entre muitos outros fatores, conclui que a mercadoria mais barata nesse comércio extremamente rentável e firmemente estruturado no crime organizado é a vida desses jovens.

EXPRESSÕES CLÍNICAS DA VIOLÊNCIA CONTRA CRIANÇAS E ADOLESCENTES

Não bastasse o fato de serem praticamente infinitas as possibilidades de expressão da violência, há que se considerar que nem todas as situações de violência deixam marcas palpáveis ou facilmente identificáveis, enquanto outras podem ser intencionalmente ocultadas.

O mais importante é manter em mente essa possibilidade etiológica na avaliação das inúmeras condições mórbidas da infância e adolescência.

A princípio, todas as lesões corporais devem ser entendidas para além das questões clínicas e, para tanto, é fundamental resgatar como aconteceram.

São considerados sinais de alerta para a possibilidade de violência:

- a latência para a busca de ajuda;
- as lesões incompatíveis com a etapa de desenvolvimento;
- as lesões repetitivas, assim como a presença de várias lesões simultâneas ou em diferentes estágios de evolução sugerindo recorrência;
- as lesões mal explicadas, ou seja, cuja descrição não se encaixa com a gravidade e até mesmo as não explicadas pelos responsáveis.

Há possibilidade de violência física nos traumatismos cranioencefálicos, nas fraturas (simples ou múltiplas), nos quadros articulares (contusões ou coleções), nos hematomas, nas queimaduras (extensas, por imersão ou com formatos de objetos ou múltiplas e puntiformes provocadas com pontas de cigarro), nas escoriações e arranhaduras, nas lesões orais, perineais ou perianais, nos sinais de edema e hiperemia, nas fissuras, cortes, no prolapso retal, nos sangramentos (cutâneos, em mucosas, em orifícios, intra-abdominais, na urina ou nas fezes), corrimentos, nas cicatrizes e em inúmeras outras lesões.

Entre as fraturas destacam-se para a suspeita de maus-tratos:

– as de crânio a as múltiplas;
– as de traço oblíquo ou espiralares, pois sugerem torção do membro;
– as metafisárias, as epifisárias e os deslocamentos da placa de crescimento em crianças pequenas, pois ocorrem sob alto impacto;
– as de vértebras, clavículas, escápulas, arcos costais e mandíbula, por serem raras na infância e adolescência.

Lactentes jovens podem apresentar alterações neurológicas (irritabilidade, sonolência, coma e convulsões), como manifestação de contusão, sangramento, edema e hipertensão craniana sem fratura craniana, resultantes do traumatismo cranioencefálico quando são abruptamente chacoalhados. Esse quadro potencialmente grave é denominado "síndrome do bebê sacudido".

Inúmeros também são os distúrbios de comportamento que crianças e adolescentes podem expressar quando submetidos à violência física, sexual ou psicológica: medo, fobias, terror noturno, depressão, baixa autoestima, isolamento social, comportamentos autodestrutivos, comportamentos erotizados (incompatíveis com a etapa do desenvolvimento), enurese, encoprese e constipação, agressividade, fracasso escolar, irritabilidade, alterações do nível de consciência (nos traumatismos cranioencefálicos e nas intoxicações exógenas), tiques, manias, distúrbios de fala.

Gravidez precoce, abortos clandestinos e abandonos do lar podem estar relacionados com situações de violência sexual.

O quadro de dores crônicas e recorrentes deve ser avaliado também sob a perspectiva da violência. Vários estudos vêm mostrando essa relação entre mulheres e adolescentes do sexo feminino vitimizadas nas suas relações familiares (Schraiber et al., 2003). É possível pensar que crianças e adolescentes sob risco de violência possam expressar dor como sintoma inespecífico de dor maior não resolvida.

Déficit de crescimento, assim como atraso do desenvolvimento psicomotor ou da socialização podem estar relacionados com as mais diversas formas de violência e com a própria negligência.

Higiene precária, atraso vacinal, atraso no início da escolarização, absenteísmo e abandono da escola, acidentes domésticos frequentes apontam a possibilidade de negligência, pois os cuidados básicos não estão sendo garantidos.

Merece destaque também a condição de vulnerabilidade às diversas modalidades de violência de crianças e adolescentes portadores de necessidades especiais, seja pela própria necessidade de maior atenção não preenchida, seja pelo fato de gerarem sentimentos ambíguos (frustração, raiva, rejeição, culpa) entre os responsáveis e cuidadores ou até mesmo por serem incapazes de reagir a agressões físicas, aos abusos sexuais e psicológicos. Nesses casos a ausência de tratamentos adequados pode expressar as dificuldades de acesso ou significar negligência no cuidado com essas crianças. Os distúrbios de comportamento e as lesões devem ser valorizados e redimensionados sob a hipótese de vitimização.

Nos casos onde as "coisas não se encaixam bem" ou parece haver alguma incompatibilidade entre a história, o exame físico e os exames laboratoriais, há ainda que ser lembrada a possibilidade de os sintomas e sinais estarem sendo simulados ou provocados por um responsável (síndrome de Müschausen por Procuração).

COMPROMISSO (MÉDICO) COM O ATENDIMENTO DE CRIANÇAS E ADOLESCENTES SOB O RISCO DE VIOLÊNCIA

Segundo Wolff (1988), a primeira descrição de maus-tratos na área médica foi feita em 1860 pelo Prof. Ambroise Tardieu, presidente da Academia de Medicina de Paris. Nesse estudo, foram descritas lesões encontradas em 32 casos de crianças submetidas a sevícias, assim como as características dos pais e as condições socioculturais associadas. Seu trabalho não teve repercussão, pois, naquela época, na França, a autoridade paterna assim como a submissão de mulheres e crianças eram tidas como naturais e necessárias como exercício de aceitação e conservação do Estado. Bem mais tarde (1946), John Caffey descreveu a associação entre hematomas subdurais crônicos e múltiplas fraturas de ossos longos encontradas em seis crianças, aventando a possibilidade de serem lesões traumáticas, mas não conseguiu estabelecer relação com maus-tratos. O silêncio a respeito desse assunto só foi quebrado novamente em 1962, nos Estados Unidos, quando Kempe e Silverman descreveram a "síndrome da criança espancada". A partir daí, o assunto difundiu-se e apareceram definições e caracterizações em várias áreas de atuação e do conhecimento, em diferentes pontos do mundo, com nuances e especificações locais, obedecendo a padrões culturais ou a estágios diversos de discussão e reconhecimento dos direitos humanos universais.

Atualmente, no Brasil, as atribuições do setor Saúde estão estabelecidas pelo ECA. No artigo 245, a saúde e a educação são tratadas como esferas públicas privilegiadas de proteção, têm obrigações específicas: identificar, notificar a situação de maus-tratos, buscar formas (e parceiros) para proteger a vítima e dar apoio à família; ficando sob pena da lei, caso se omitam.

O Parecer nº 76/99 do Conselho Regional de Medicina do Rio de Janeiro (disponível em: http://www.portalmédico.org.br) conclui que o médico tem o dever legal de comunicar à autoridade competente os casos suspeitos ou confirmados de maus-tratos, pois se assim não proceder comete infração administrativa sujeitando-se à pena de multa. Portanto, essa comunicação não se configura em violação do segredo profissional.

No Estado de São Paulo, a Lei nº 10.498/2000 torna obrigatória a notificação compulsória de maus-tratos contra crianças e adolescentes. Em 2001, o Ministério da Saúde publicou a Portaria nº 1.968 que torna obrigatório, para todas as instituições de saúde pública e/ou conveniadas ao Sistema Único de Saúde, o preenchimento da Ficha de Notificação Compulsória e seu encaminhamento aos órgãos competentes (Saúde e Justiça).

Uma ampla discussão sobre a notificação dos maus-tratos consta do Manual Técnico do Ministério da Saúde nº 167 (2002): "Notificação de maus-tratos contra crianças e adolescentes pelo profissional de saúde". Nesse manual está destacado que o ECA coloca para o setor saúde a atribuição: o dever de notificar os maus-tratos, rompendo com a tradicional divisão que limita a atuação da saúde ao tratamento médico dos traumatismos e lesões resultantes dos atos violentos e a abordagem da violência, em si, fica restrita às considerações específicas da justiça e da polícia. O reconhecimento da violência na etiologia das lesões não limitada à abordagem como uma doença do agressor ou da vítima permite percebê-la como um problema social que acarreta agravos à saúde, evidencia a necessidade da junção do conhecimento e da atuação de vários setores da sociedade e dilui a clássica divisão entre clínica e saúde pública. A notificação permite a entrada, a articulação e a atuação de outros profissionais, o acompanhamento da evolução de cada caso e a quantificação e qualificação das expressões da violência, subsidiando ações de prevenção e de promoção próprias da saúde coletiva. Portanto, a notificação não é um ato que cabe ao médico optar se vai ou não efetivar, nem tampouco vale como denúncia policial, é sim um direito da criança e do adolescente. É fundamental à proposta de atenção integral à saúde e amplia a possibilidade de oferecer assistência e proteção. Por meio dela, inicia-se um processo que visa interromper as atitudes e os comportamentos violentos. O registro/denúncia dos maus-tratos é fruto do reconhecimento de demandas especiais dos envolvidos (vítima, perpetrador e família), além das de urgências, e, ao mesmo tempo, uma forma de chamar o poder público a sua responsabilidade.

Minayo (2000) recomenda que qualquer violência seja vista em rede: relações entre sujeitos que desempenham papéis dentro e fora do domicílio, inseridas em estruturas maiores e não raro também violentas. Nos serviços de saúde, o reconhecimento do risco de violência é fundamental para abrir a possibilidade de mudança. E é essa a posição que o pediatra ocupa: alguém que está colocado diante das inúmeras expressões de violência que a criança ou o adolescente podem portar durante a consulta. Cabe ao pediatra reconhecer essas expres-sões, levantar a possibilidade da violência e atuar com outros profissionais da saúde e setores da sociedade, visando acompanhar e proteger a criança sob risco de violência.

O atendimento específico às vítimas de acidentes e da violência está regulamentado pela "Política Nacional de Redução de Morbimortalidade por Acidentes e Violência" – Portaria nº 737 – Ministério da Saúde/GM, 16/05/2001. Essa política enfatiza os fundamentos do processo de promoção da saúde, considerando, especialmente, sua finalidade – o alcance da qualidade de vida – e suas estratégias básicas: a intersetorialidade das medidas e o fortalecimento da ação comunitária. Apresenta como diretrizes:

- promoção da adoção de comportamentos e de ambientes seguros e saudáveis;
- monitorização da ocorrência de acidentes e de violência;
- sistematização, ampliação e consolidação do atendimento pré-hospitalar;
- assistência interdisciplinar e intersetorial às vítimas de acidentes e de violência;
- estruturação e consolidação do atendimento voltado à recuperação e à reabilitação;
- capacitação de recursos humanos;
- apoio ao desenvolvimento de estudos e pesquisas.

Uma proposta de orientação desse atendimento foi elaborada e divulgada pela Sociedade Brasileira de Pediatria por meio do "Guia de atuação frente a maus-tratos na infância e na adolescência" (2001) e do "Manual de segurança da criança e do adolescente" (2003), para auxiliar no reconhecimento, na notificação, no tratamento, na referência adequada dos casos e na prevenção de reincidência e de episódios novos.

CONDUTAS BÁSICAS DIANTE DA SUSPEITA DE VIOLÊNCIA

Não é incomum o pediatra se sentir impotente diante das situações de risco e de violência. É preciso não perder o foco: a criança e o adolescente inseridos nessa condição precisam de ajuda. O pediatra não deve assumir a responsabilidade de resolver sozinho a questão, mas deve investir para reconhecê-la, tentar quebrar o ciclo da violência e abrir a possibilidade de intervenção e apoio de outros profissionais para que os direitos à vida, à saúde e à liberdade sejam resgatados. Na abordagem desses casos, recomendam-se:

Na anamnese

- O uso de perguntas sem nenhuma conotação de acusação ou de censura e que tenham, essencialmente, o propósito de esclarecer a suspeita e de proteger a criança e não necessariamente confirmações ou definições dos culpados.

- Evitar perguntas que possam induzir respostas.
- Tentar obter outras versões da história, ouvindo a criança ou o adolescente e outro(s) que conviva(m) com ela.
- Valorizar os relatos da criança e do adolescente.
- Solicitar a outros profissionais da saúde (como assistente social, enfermeira ou outro médico) que também tentem obter informações que possam contribuir para a identificação do risco de violência.
- Muito cuidado para não submeter a criança ou o adolescente à descrição ou à escuta desgastante e repetitiva dos eventos ou situações relacionadas, o que pode transformar a consulta e a investigação em nova violência.
- Registrar os achados de história e de exame físico no prontuário, visando documentar a suspeita.
- Não pré-julgar um possível perpetrador.

No exame físico

- Valorizar as lesões encontradas tentando verificar a coerência entre as explicações relatadas e a fase de desenvolvimento da criança.
- Avaliar a gravidade das lesões e as necessidades terapêuticas específicas.

Entre as condutas clínicas

- Tentar encaminhar amostras de sangue ou de urina para a dosagem de substâncias psicotrópicas nos casos em que haja alterações de comportamento ou de consciência (agitação, sonolência, coma).
- Solicitar exames de imagem (radiografias, ultrassonografia e tomografia) nos traumatismos, conforme local atingido, intensidade ou gravidade.
- Providenciar tratamentos ou encaminhamentos específicos.
- Estimar possibilidade de recorrência e risco de morte.
- Indicar internação para procedimentos terapêuticos específicos e nas situações nas quais se identifique risco de morte.
- Indicar internação no seguimento de crianças sob suspeita de negligência ou de síndrome de Münschausen por Procuração, visando avaliá-las em um ambiente mais controlado.
- Avaliar as vítimas sob suspeita de violência sexual no local onde chegaram para que se afastem lesões graves e risco de morte ou se priorizem condutas de emergência, antes de encaminhá-las a outros centros de referência.

O atendimento específico a casos de violência sexual há menos de 72 horas é padronizado pelo Ministério da Saúde e deverá incluir: coleta de material para a identificação do agressor (sempre que possível, por um médico legista), exames laboratoriais, anticoncepção de emergência, profilaxia de doenças sexualmente transmissíveis e vacinas e está detalhado da seguinte maneira na norma técnica que se segue:

- Nos casos de violência sexual devem ser solicitadas sorologias para sífilis, hepatite B, anti-HIV e teste de gravidez (testes rápidos), cultura de secreção vaginal e endocervical (pesquisa de gonococo e clamídia) e tipagem sanguínea.
- A prevenção das doenças sexualmente transmissíveis (DST) deve ser abrangente e seguir o seguinte esquema proposto pelo Ministério da Saúde:
  a) Para a prevenção da gonorreia e infecção por *Chlamydia trachomatis* – azitromicina 1g, VO, dose única + ofloxacino 400mg, VO, dose única; gestantes, nutrizes e menores de 18 anos, substituir: azitromicina por amoxicilina 500mg, VO, 8/8horas, 7 dias e ofloxacino por cefixima 400mg, VO, dose única (crianças, ajustar doses conforme a idade e o peso).
  b) Para a prevenção da sífilis – penicilina V-oral, 500mg. VO, 6/6 horas, 14 dias; para os indivíduos alérgicos: estearato de eritromicina 500mg, VO, 6/6horas, 14 dias (nesse caso considerar o feto não tratado); para crianças, ajustar doses conforme a idade e o peso.
  c) Para a prevenção de tricomoníase – metronidazol, tinidazol ou secnidazol 2g, VO, dose única; gestantes: tratar somente após o primeiro trimestre com metronidazol 2g, VO, dose única; nutrizes: suspender o aleitamento por 24 horas.
  d) Para a prevenção de hepatite B – gamaglobulina hiperimune para hepatite B, 0,06ml/kg, IM, dose única, preferencialmente até 48 horas após a exposição, com limite máximo de uma semana após. A gravidez e a lactação não são contraindicações. Iniciar vacinação (primeira dose) 1ml adultos e 0,5ml crianças, e posteriormente completar o esquema de três doses.
  e) Para a prevenção da infecção pelo HIV – não há consenso sobre os benefícios d a utilização profilática de antirretrovirais. Não está recomendado na Norma Técnica do Ministério da Saúde. No entanto, a paciente deve ser informada dessa possibilidade e, conforme sua decisão, encaminhada a um serviço de referência para a utilização de antirretrovirais.
  f) Outras medidas – vacinação antitetânica, em casos de ferimentos perfurocortantes ou contato com terra.
  g) As sorologias deverão ser repetidas: sífilis (30 dias), hepatite B (180 dias), anti- HIV (90 e 180 dias).
  h) Nos casos em que a violência sexual resulta em gravidez, a adolescente (ou seu representante legal, quando for considerada incapaz) deve ser informada quanto à possibilidade legal de dar ou não

continuidade à gestação. Se a decisão for pela interrupção, o abortamento deve ser feito em um dos centros de referência capacitados pelo Ministério da Saúde. Para gestações com até 12 semanas, o método de escolha é a aspiração a vácuo; para gestações entre 13 e 20 semanas, usa-se o princípio ativo misoprostol para se obter dilatação cervical e expulsão do ovo (feto).

Condutas de ordem jurídica

Notificar sempre a suspeita ao Serviço de Vigilância Epidemiológica da Secretaria Municipal da Saúde.

- Notificar ao Conselho Tutelar e demandar sua participação se forem identificadas necessidades específicas de sua competência, como visita domiciliar, encaminhamentos para recursos da comunidade (creche, escola, centro de juventude, serviços de regulamentação de documentos).
- Notificar à Vara da Infância e Adolescência as suspeitas consideradas mais graves, se houver necessidade de avaliar a guarda ou de afastamento da família ou do perpetrador.
- Orientar a família ou o responsável quanto à importância do registro de um boletim de ocorrência na Delegacia Regional, nos casos de violência sexual e mesmo nos outros, para que se deflagre a identificação e a responsabilização criminal do perpetrador.
- Nos casos de violência sexual que não puderem ser encaminhados para a avaliação de um legista, há normas técnicas (Ministério da Saúde) que devem ser seguidas para a obtenção de material que possa ser usado na identificação do agressor. No exame do períneo ou da lesão, devem-se usar luvas sem talco, para não prejudicar os exames laboratoriais; o espéculo vaginal pode ser umedecido com água morna, mas não com lubrificantes. O material para a identificação do agressor pode ser obtido:

1. das roupas da cliente, que devem secar em ar ambiente e guardadas em saco de papel (dependendo da roupa, inteira ou uma parte com evidências de sangue ou secreções). As roupas externas devem ser guardadas em separado das roupas íntimas;
2. dos pelos pubianos quando apresentarem sinais de secreção, dos quais deve ser retirada um amostra e acondicionar em papel, deixando secar ao ar ambiente, e guardando em envelope comum;
3. por meio da coleta de conteúdo vaginal e endocervical, com *swab* de algodão. Esse material deve ser fixado em papel de filtro poroso (tipo filtro de café), estéril, deixado secar em ar ambiente e ser armazenado em envelope comum.

O material coletado nos itens 1, 2, 3 deve ser identificado com o nome da paciente, a data da agressão e a data da coleta. O material nunca deve ser acondicionado em sacos plásticos, que facilitam a transpiração, e com a manutenção do ambiente úmido facilitam a proliferação de bactérias que podem destruir as células e o DNA. O material deve ser mantido em condições adequadas, à disposição da justiça.

Abordagem multiprofissional

- Acompanhar a evolução da criança ou adolescente, com retornos frequentes, buscando lidar com as consequências da violência e evitar recorrências.
- Convocar e avaliar as demais crianças ou adolescentes que possam estar submetidas às mesmas condições ou riscos (irmãos ou coabitantes).
- Encaminhar a criança ou o adolescente e sua família para serviços de referência de atendimento a vítimas de violência.
- Discutir com a rede de apoio (equipe da Saúde da Família, Unidade Básica de Saúde, creche ou escola, centro de juventude, Conselho Tutelar e Vara da Infância) as melhores estratégias para garantir proteção e qualidade de vida a essas crianças e adolescentes.
- Subsidiar a rede de apoio com laudos e atualizações sobre o seguimento clínico.

Há casos que provocam muita comoção. Ao mesmo tempo, há situações nas quais a inocência da vítima é indevidamente questionada pelos profissionais envolvidos no atendimento. Em qualquer situação, o respeito à alteridade da criança e do adolescente é o que deve subsidiar as ações da saúde.

Nesse sentido, em muitos municípios foram criados centros de referência visando atender crianças, adolescentes e mulheres vítimas de violência sexual onde atuam profissionais capacitados, para acolhê-los, atendê-los, acompanhá-los e encaminhar as providências gerais e específicas de cada caso. Antes de destiná-las, as vítimas sob suspeita de violência sexual devem ser avaliadas no local onde chegaram para que se afastem lesões graves e risco de morte ou se priorizem condutas de emergência.

Nos municípios onde não existem tais centros de referência, o atendimento deve levar em conta a delicadeza de tais situações, equacionar as questões clínicas e orientar as questões legais, que não se limitam ao boletim de ocorrência (BO). Do ponto de vista criminal, além do BO, é necessário que a vítima se submeta a um exame de corpo de delito, que deve ser realizado por um médico legista. Nem sempre as condutas terapêuticas podem aguardar esse procedimento e é comum as vítimas expressarem grande necessidade de ser higienizadas. Nos casos em que tais procedimentos tiverem que ser antecipados em relação à avaliação do legista e não há centros de referência, a abordagem deve ser feita conforme a rotina descrita na Norma Técnica de Prevenção e Tratamento dos Agravos Resultantes da Violência Sexual contra mulheres e Adolescentes. 2ª edição (2002) Ministério da Saúde.

Nos casos em que a violência sexual resulta em gravidez, a adolescente (ou seu representante legal, quando for considerada incapaz) deve ser informada quanto à possibilidade legal de dar ou não continuidade à gestação. Se a decisão for pela interrupção, o abortamento deve ser feito em um dos centros de referência capacitados pelo Ministério da Saúde, conforme descrito anteriormente. O atendimento não termina aí, é fundamental acompanhar essas adolescentes para que, por meio de apoio psicoterápico, tenham a possibilidade de processar o ocorrido.

CONSIDERAÇÕES SOBRE O ATENDIMENTO DE CRIANÇAS E ADOLESCENTES SOB RISCO DE VIOLÊNCIA

Há que se pensar também na posição que crianças e adolescentes ocupam na sociedade brasileira. Nesse sentido, Del Priore (2004) reuniu historiadores, sociólogos e outros especialistas para abordar a condição da infância no Brasil, pensando a situação atual como um legado da história que vem sendo construído e incorporado à condição de ser criança em uma sociedade injusta na distribuição de suas riquezas, avara quanto ao acesso à educação e marcada pelo escravismo.

No entanto, isso não tira a responsabilidade do pediatra na função de identificar as situações nas quais a integridade e a sobrevida de crianças e adolescentes possam estar ameaçadas.

Vários autores vêm ocupando-se do papel do pediatra como triador de comportamentos de risco para a violência. Esses estudos mostram que a dificuldade do ensino das questões da VDCA é comum e que o fato de haver protocolos e novas propostas não tem garantido um maior compromisso do pediatra. Há mais conhecimento para ser reconhecido e desvendado.

Buscando compreender as percepções de residentes de pediatria diante da violência doméstica contra crianças e adolescentes, Bourroul, Rea e Botazzo (2005) realizaram estudo qualitativo, com 67 residentes, inseridos em 9 dos 15 programas existentes no município de São Paulo, com questionários semiestruturados e entrevistas mais detalhadas com nove residentes, realizadas por uma das autoras. A quase totalidade expressou medo e caracterizou a formação como insuficiente. O medo foi evidenciado como impedimento, limitando a possibilidade de reconhecer a criança ou o adolescente em sua alteridade.

O medo e os sentimentos a ele relacionados na abordagem das situações de risco de violência vêm sendo reconhecidos por vários autores como uma condição que permeia a atuação dos profissionais da saúde.

A condição de violência complica a relação médico-paciente, distorcendo papéis e fazendo prevalecer uma necessidade maior de defesa de ambos os lados. Segundo Ferenczi (1992), isso ocorre quando a possibilidade de entender o outro é substituída pela sua introjeção, fazendo com que esse Outro desapareça enquanto realidade exterior, tornando-se intrapsíquico, gerando confusão de sentimentos e medo, que se expressam em atitudes como pactuações com o silêncio em nome de "uma estabilidade possível". O momento do atendimento se distorce: coloca-se a imagem estigmatizada do agressor em cena, predestinando esse papel ao responsável que acompanha a criança, o que determina a necessidade de se distanciar e se proteger.

No estudo com residentes anteriormente citado, o Outro mais reconhecido nas situações de suspeita de violência não é o igual em direitos, nem é a criança ou a família. É o potencial perpetrador, denominado pelos residentes como o Estranho e, como tal, ambíguo, pois apesar de novo (desconhecido) já se apresenta pré-concebido como assustador. Parece que é aí que o Outro perde a condição de Outro, e assim a condição de contraste e de distinção se mistura com algo que já tem um sentido negativo, carregado de repulsa e aflição (Freud, 1979). As entrevistas mostraram que esse Outro é o que ameaça o residente. É o diferente, mas a um só tempo é o igual por referência a um padrão de qualidade dos moradores da periferia, que os próprios residentes, nas entrevistas, denominaram como incultos, pobres, anormais, traficantes, criminosos (tão explorados e indiciados na mídia da violência).

Na literatura sobre VDCA, alguns estudiosos buscaram a caracterização dos prepetradores (agressores). Gonçalves (2003) salienta que restringir o sentido da violência à irracionalidade ou à intenção destrutiva apenas justifica a exclusão de seus autores e, baseada em entrevistas realizadas com mães que frequentam unidades de saúde no Rio de Janeiro, pôde perceber que muitas delas justificam a prática de castigos corporais como método disciplinador, como forma de proteção contra a violência do espaço público.

É possível também que as mulheres, muitas vezes, repitam as condições de gênero às quais estão historicamente submetidas, sem se perceberem como replicadoras da violência (Chauí, 1984).

Gomes et al. (2002), procurando entender por que as crianças são maltratadas, analisaram os artigos publicados nos anos 1990 nas revistas nacionais de Pediatria e encontraram três modelos explicativos:

a) a reprodução de modelos de violência;
b) desajustes familiares, psíquicos e alcoolismo;
c) a ordem macroestrutural.

Os agressores nem sempre são doentes mentais, assim como o modelo de família nuclear não deve ser o único adotado. A associação entre pobreza e violência pode ser confirmada em estudos e no imaginário social, mas não se deve "criminalizar" a pobreza, colocando segmentos sociais inteiros sob suspeita. Famílias de classe média e alta também praticam violência, mas gozam de maior privacidade, garantindo-lhes o sigilo. É fundamental identificar a singularidade de cada caso.

Apesar de toda a argumentação ética e legal apresentada anteriormente, tanto na clínica particular, quanto na rede pública, alguns pediatras podem sentir-se ameaçados para notificar uma (suspeita de) violência. Nessa condição, recomenda-se que a notificação seja assumida pela instituição (hospital, pronto-socorro, unidade básica de saúde) onde a vítima esteja sendo atendida ou para a qual seja encaminhada e a notificação se baseie no relato do médico e nos dados registrados no prontuário.

Em qualquer situação, o médico deve encontrar um meio de notificar e de acompanhar em rede a criança sob suspeita de violência; o que não é admissível é o silêncio que, na prática, deve ser entendido como uma pactuação que privilegia a perpetuação da condição de violência.

A sensação de constrangimento de estar colocando em risco uma unidade familiar é minimizada quando a denúncia é fundamentada e pela oportunidade de outros profissionais avaliarem o caso diante da suspeita.

Em relação ao risco de o pediatra se envolver com a Vara Criminal, é preciso esclarecer que a notificação é direcionada à Vara da Infância e Juventude e da Família. O encaminhamento à Vara Criminal é atribuição da própria Justiça ou da Delegacia onde foi aberto o Boletim de Ocorrência e não costuma implicar diretamente os profissionais da Saúde.

Espera-se que o pediatra, no âmbito de sua atuação clínica, preventiva ou de planejamento, encare a violência como uma possibilidade de morbimortalidade que interdita o desenvolvimento, deixa sequelas e, portanto, deve ser enfrentada.

A rotina e a demanda se entrelaçam, borram os contornos do fazer que é, sem dúvida, efetivado por sujeitos em parte conscientes e carregados de ideologias.

É fundamental distinguir que o pediatra não é a vítima; os acompanhantes, estando ou não envolvidos com a situação de violência, não atuam o tempo todo como agressores; a criança ou o adolescente precisam de ajuda e essa ajuda não deve ser adiada e muito menos se esgota em uma consulta ou pode ser suprida com atuação limitada do pediatra. A condição de vitimização, em geral, estabelece-se em um jogo complicado onde atuam tanto perpetradores, como expectadores (facilitadores) e a própria vítima. O atendimento em rede traz a possibilidade da complementaridade das ações diante da complexidade da violência.

BIBLIOGRAFIA

1. Almeida MG. Protocolo de Assistência à Saúde Sexual e Reprodutiva de Mulheres em Situação de Risco de Violência de Gênero. 2ª ed. Rio de Janeiro: BEMFAM; 2002. • 2. Ariès P. História social da criança e da família. 2ª ed. Rio de Janeiro: Guanabara Koogan; 1986. • 3. Assembléia Nacional Constituinte. Constituição da República Federativa do Brasil – 1988. Disponível em: http://www.senado.gov.br • 4. Azevedo MA, Guerra VNA (orgs.). Infância e violência doméstica: fronteiras do conhecimento. 3ª ed. São Paulo: Editora Cortez; 2000. • 5. Bourroul MLM, Rea MF, Botazzo C. A violência doméstica contra a criança e o adolescente e o ensino de pediatria na residência médica. Dissertação de Mestrado. Programa de Pós-Graduação em Ciências da Coordenadoria de Controles de Doenças da Secretaria de Estado da Saúde de São Paulo; 2005. • 6. Brasil. Congresso Nacional. Estatuto da criança e do adolescente. Lei nº 8.069/1990. Diário Oficial da União de 16 e 27/07/1990. • 7. Brasil. Conselho Federal de Medicina. Código de ética médica. Resolução nº 1.246/1988 e Resolução nº 13/1999. Disponível em: http://www. portalmédico.org.br • 8. Brasil. Ministério da Saúde. Norma Técnica de Prevenção e Tratamento dos Agravos Resultantes da Violência Sexual contra mulheres e Adolescentes. 2ª ed. (2002) Ministério da Saúde e Coordenação Nacional de DST/Aids do Ministério da Saúde. Disponível em: www.saude.gov.br ou www.aids.gov.br • 9. Brasil. Ministério da Saúde. Política nacional de redução de morbimortalidade por acidentes e violência – Portaria nº 737, Ministério da Saúde/GM, 16/05/2001. • 10. Brasil. Ministério da Saúde. Manual técnico do Ministério da Saúde nº 167: Notificação de maus-tratos contra crianças e adolescentes pelo profissional de saúde. Secretaria de Assistência à Saúde, Brasília, DF; 2002. • 11. Carmo CJ, Harada MJCS. Physical violence as educational practice. Rev Latino-Am Enfermagem 2006;14:849. • 12. Chauí M. Participando do debate sobre mulher e violência. In: Perspectivas antropológicas da mulher. nº 4. Rio de Janeiro: Editora Zahar; 1984. • 13. Del Priore M. História das crianças no Brasil. São Paulo: Editora Contexto; 2004. • 14. Dornelles JRW. O que são direitos humanos. Coleção Primeiros Passos. São Paulo: Editora Brasiliense; 1989. • 15. Feffermann M. Vidas arriscadas – o cotidiano dos jovens trabalhadores do tráfico. São Paulo: Editora Vozes; 2006. • 16. Ferenczi S. Obras completas – Psicanálise. São Paulo: Editora Martins Fontes; 1992. • 17. Freud S. O estranho. In: Freud S. Obras psicológicas completas de Sigmund Freud. Rio de Janeiro: Editora Imago, vol. XXII; 1979.p.275. • 18. Gawryszewski V P, Hidalgo N. Vigilância epidemiológica não é só para doenças infecciosas. A proposta do Estado de São Paulo para os acidentes e formas de violência. Boletim do Instituto de Saúde, Agosto. 2004;33:13. • 19. Gomes R, Deslandes SF, Veiga MM, Bhering C, Santos JFC. Por que as crianças são maltratadas? Explicações para a prática de maus-tratos infantis na literatura. Rio de Janeiro: Cad Saúde Pública; 2002;18:7. • 20. Gonçalves HS. Infância e violência no Brasil. Rio de Janeiro: Editora Nau; 2003. • 21. Marin ISK. Violências. Escuta – Fapesp; 2002. • 22. Mattos GO, Mikyiahara RP. Tratamento psicoterápico para crianças, adolescentes e famílias em situação de violência sexual. In: Mallak LS, Vasconcelos MGOM. Compreendendo a violência sexual em uma perspectiva multidisciplinar. Pacto São Paulo – Fundação Orsa Criança e Vida; 2002.p.74. • 23. Mello Jorge MH, Cascão AM, Silva RC. Acidentes e violências: um guia prático para o aprimoramento da qualidade de sua informação. Centro da OMS para Classificação de Doenças em Português (FSP – USP) (MS) – Série Divulgação nº 100 – São Paulo; 2003. • 24. Minayo MCS. Violência contra crianças e adolescentes: questão social, questão da saúde. Rev Bras Saúde Materno-Infantil 2000;1:91. • 25. Montoya V. El eco de la conciencia; 1994. • 26. Organização Mundial da Saúde. In: Krug EG, Dahlberg LL, Mercy JA. Relatório mundial

sobre violência. Genebra; 2002.p.1, 147, 241. • 27. PRO-AIM. (Programa de Aprimoramento de Informações de Mortalidade) CEInfo (Centro de Informação e Epidemiologia) – Secretaria Municipal da Saúde de São Paulo. Acessado em:10 de dezembro de 2008 http://www.prefeitura.sp.gov.br/secretarias/saúde). • 28. Sociedade Brasileira de Pediatria. Guia de atuação frente a maus--tratos na infância e na adolescência. 2ª ed. Ministério da Justiça; 2001. • 29. Sociedade Brasileira de Pediatria. Manual de segurança da criança e do adolescente; 2001/2003. • 30. Schwrtzman S. O trabalho infantil no Brasil. Instituto de Estudos do Trabalho e Sociedade. Rio de Janeiro: Julho de 2004. • 31. Schraiber LB, D'Oliveira AFPL, França Junior I, Pinho AA. Violência contra a mulher: estudo em uma unidade de atenção primária à saúde. Rev Saúde Pública 2002;36:470. • 32. Schraiber LB, D'Oliveira AFPL, Hanada H, Figueiredo WF, Couto MT, Kiss L, Durand G, Pinho A. Violência vivida: a dor que não tem nome, Interface Comunicação, Saúde, Educação; 2003;7:41. • 33. Valls ALM. O que é ética. 9ª ed. Coleção primeiros passos: 177. São Paulo: Editora Brasiliense; 2004. • 34. Villela WV, Botazzo C. Refletindo sobre os nexos entre violência e saúde. Boletim do Instituto de Saúde, 2004;33:5. • 35. Wolff L. Postcards from the end of the world. Child abuse in Freud's. Vienna: Atheneum. New York; 1988.

64 DERMATOLOGIA PEDIÁTRICA – NOÇÕES BÁSICAS PARA O PEDIATRA

ZILDA NAJJAR P. OLIVEIRA
EVANDRO A. RIVITTI

O diagnóstico preciso de uma afecção cutânea requer sempre inspeção cuidadosa e certo conhecimento da semiologia dermatológica que define os principais tipos de lesões. Geralmente, as dermatoses variam pouco com a faixa etária, apesar de algumas serem peculiares do recém-nascido, lactentes, crianças ou adolescentes. Além disso, na criança, há hiper-reatividade cutânea, que pode tornar uma dermatose aparentemente mais intensa do que no adulto. Também, o tratamento pode diferir na criança e no adulto, já que há medicamentos proscritos para a faixa infantil.

Em Dermatologia, dá-se ao exame objetivo das lesões maior atenção do que à anamnese. Geralmente, após se inquirir a queixa e a duração da doença, é feito um exame semiológico acurado, seguido de anamnese orientada pelo exame dermatológico. Em Dermatologia Pediátrica, a semiologia reveste-se ainda de maior importância, já que não se pode obter da criança, com segurança, dados sobre os sintomas da doença.

O exame objetivo deve abranger todo o tegumento, as mucosas, os anexos cutâneos (pelos e unhas), além da palpação para determinar os tipos de lesões: máculas, pápulas, nódulos, placas, vesículas, bolhas, vegetação, verrucosidade, úlceras, crosta e outras. As lesões podem apresentar-se isolada ou associadamente. Deve-se sempre determinar qual a lesão elementar da dermatose em questão para facilitar o diagnóstico.

As máculas são lesões em que há apenas alteração da cor da pele. Podem ser eritematosas, hipercrômicas ou hipocrômicas. As pápulas e nódulos têm alteração do relevo, variando conforme o tamanho, de até 1cm (pápulas) a mais de 1cm (nódulos). As placas caracterizam-se por apresentar leve elevação e tamanho mínimo de 2cm. As vesículas e bolhas apresentam conteúdo líquido, seroso ou hemorrárico, tendo as vesículas até 1cm, e as bolhas, mais de 1cm. As pústulas têm conteúdo purulento. As vegetações são lesões elevadas, com superfície amolecida e aspecto de couve-flor. As verrucosidades são lesões sólidas, de superfície endurecida e amarelada. As úlceras são causadas por perda da epiderme e derme, enquanto a exulceração é apenas da epiderme. As crostas resultam de dessecação de serosidade (melicéricas), sangue (hemáticas) ou pus (purulentas).

Destacaremos as dermatoses que julgamos de maior interesse para o pediatra.

DERMATITE SEBORREICA

Ocorre precocemente no lactente, nas primeiras semanas de vida até aproximadamente os 6-8 meses, quando tende a desaparecer, retornando na adolescência. Coincide com a maior atividade das glândulas sebáceas.

As lesões são eritematodescamativas, com escamas graxentas. No lactente, ocorrem no couro cabeludo (crosta láctea), na face, nos sulcos nasogeniano e retroauricular, nos supercílios e nas grandes dobras. No adolescente, localizam-se no couro cabeludo ("caspa"), região pré-esternal e face. Pode ocorrer infecção bacteriana associada, definida clinicamente pela acentuação do eritema das lesões e aparecimento de pústulas e crostas purulentas e melicéricas. Também pode-se complicar com candidose, havendo secreção e maceração nas áreas intertriginosas.

A dermatite seborreica, algumas vezes, generaliza-se, levando à eritrodermia (eritema e descamação em pelo menos 90% da área corporal), principalmente quando tratada incorretamente. Apesar de ser quadro extenso, há conservação do estado geral. Deve-se diferenciar essa forma generalizada no recém-nascido com a doença de Leiner, associada à diarreia, mau estado geral e deficiência da quinta fração do complemento, que pode ser letal.

O diagnóstico diferencial mais importante da dermatite seborreica é com a dermatite atópica, porém, a localização e o tipo das lesões são bastante característicos nas duas doenças. A primeira tem lesões eritematodescamativas, enquanto na dermatite atópica as lesões são eczematosas. Também, a época de aparecimento das duas dermatoses as diferencia, pois seu surgimento é muito precoce, desde os primeiros dias de vida na dermatite seborreica, e mais tardio, após os 3 meses de idade, na dermatite atópica. Como as lesões de dermatite seborreica podem ser figuradas, impõe-se o diagnóstico diferencial com as micoses (tinhas), sendo decisivo o exame micológico direto negativo do raspado das lesões.

O tratamento é feito à base de compressas secativas com água boricada ou permanganato de potássio a

1:40.000 se houver exsudação, seguidas de aplicação de cremes de hidrocortisona por períodos curtos (no máximo uma semana) ou cremes de cetoconazol ou imunomoduladores (pimecrolimo ou tacrolimo). No couro cabeludo, para a crosta láctea, proceder ao amolecimento com óleo de amêndoa antes do banho, retirando-se gradualmente as escamas. Para a seborreia do couro cabeludo, usam-se xampus à base de alcatrão, cetoconazol, enxofre e ácido salicílico, piritionato de zinco, ciclopiroxolamina. Quando há infecção bacteriana ou associação com candidose, tratar tópica ou sistemicamente com antibióticos ou antifúngicos, de acordo com a extensão do quadro.

DERMATITE ATÓPICA

A dermatite atópica faz parte do complexo atópico, que também compreende a asma, a rinite alérgica e eventualmente a urticária. Há associação com alergia respiratória em cerca de 50% dos casos. Há história familiar de atopia em 70%. Tem incidência variável em vários estudos, sugerindo-se prevalência entre 5 e 15% aos 7 anos de idade. Inicia na infância na maioria dos casos, sendo que em 60% ocorre até 1 ano de idade, em 30% entre 1 e 5 anos, em 5% entre 6 e 10 anos e em 4% até os 20 anos. A doença é crônica, ocorre em surtos, persistindo após a infância em 60% dos doentes, com 2 a 10% dos casos até a idade adulta. Na patogênese, há associação de fatores genéticos, mecanismos imunológicos e não imunológicos. A correlação com alimentos é controversa, sendo mais aceita até os dois primeiros anos de vida e quando há melhora do quadro clínico ao se excluir um determinado alimento suspeito (principalmente leite, ovos, trigo).

O quadro clínico pode ser dividido em três fases: do lactente (dos 3 meses até os 2 anos), infantil (dos 2 aos 12 anos) e do adolescente e/ou adulto. O primeiro manifesta-se como lesões eritematovesicossecretantes e crostosas, principalmente na face, poupando o maciço mediofacial. Ocorrem também lesões em dobras antecubitais e poplíteas, podendo haver generalização do processo nos casos mais graves. Sempre há prurido intenso. No eczema atópico infantil, o processo é mais crônico, apresentando lesões eritematosas, liquenificadas (com espessamento da pele e aumento dos sulcos naturais), preferentemente nas dobras antecubitais e poplíteas, face (periorificial) e dorso das mãos e dos pés. Apresenta surtos de agudização, com vesiculação e secreção. Nessa fase, também é comum o eczema crônico das mãos e pés e das pálpebras. No adolescente, as lesões são principalmente crônicas liquenificadas nas dobras e face. O quadro evolui por surtos e pode regredir espontaneamente ou acompanhar o crescimento da criança.

Na dermatite atópica, associam-se às lesões eczematosas: pele seca, ictiose, queratose folicular, dupla prega de Dennie-Morgan (prega abaixo da borda da pálpebra inferior), suscetibilidade a infecções virais (erupção variceliforme de Kaposi, verrugas, molusco contagioso), bacterianas (principalmente estafilocócicas, que podem ser responsáveis pelos surtos de piora da doença) e fúngicas. O eczema numular é um quadro de lesões eczematosas, arredondadas, em forma de moedas, que geralmente apresenta infecção secundária. Localiza-se preferentemente nos membros superiores e inferiores. É mais frequente nos atópicos, principalmente nos quadros crônicos. Geralmente está associado a pele seca e banhos demorados e quentes.

O diagnóstico diferencial principal é com dermatite seborreica, em que o início mais precoce e a localização das lesões são característicos. Também, há doenças metabólicas e imunológicas que podem apresentar erupções semelhantes: fenilcetonúria, histidinemia, enteropatia pelo glúten, acrodermatite êntero-hepática, síndrome de Wiskott-Aldrich, ataxia-telangiectasia, síndrome de hiperglobulinemia E, deficiência seletiva de IgA.

O tratamento consiste na orientação geral do doente e de seus pais, medidas tópicas e sistêmicas. A orientação visa esclarecer sobre a cronicidade do quadro e a possibilidade do controle sintomático satisfatório. Deve-se salientar a necessidade de não se agravar uma xerose já existente, evitando-se banhos demorados e uso excessivo de sabonetes. É importante evitar sudorese excessiva com superagasalhamento ou exposição ao calor e dar preferência para roupas de algodão. O tratamento tópico da fase aguda exsudativa consta de banhos ou compressas de permanganato de potássio a 1:40.000 ou compressas com líquido de Burow a 1:30, por períodos curtos, para não ressecar a pele. Nas fases subagudas (com pápulas e crostas), estão indicados os cremes de corticoides associados ou não a antibióticos, como neomicina e gentamicina. Nas fases crônicas, são empregadas as pomadas de corticoides, preferentemente em curativos oclusivos, por no máximo uma semana. Para crianças, na face e nas áreas de dobras, prefere-se utilizar o acetato de hidrocortisona, pois produz menos efeitos colaterais e menos absorção sistêmica do que os corticoides fluorados. Nas lesões liquenificadas, podem-se utilizar por curtos períodos (no máximo uma semana) os corticoides de média potência, como mometasona ou desonida. Em quadros leves e moderados, os imunomoduladores (tacrolimo e pimecrolimo) são eficazes, principalmente na face e pescoço. Sempre se associam cremes hidratantes sem perfume após o banho. O tratamento sistêmico consiste na utilização de anti-histamínicos anti-H1, já que o prurido é de suma importância na patogênese da doença. Dá-se preferência à hidroxizina, que pode ser associada a antihistamínicos não sedantes pela manhã para escolares, uma vez que a hidroxizina pode provocar muita sonolência. Os corticoides sistêmicos são medicações de exceção, reservados a formas muito extensas não responsivas a outros tratamentos, pois pode ocorrer o fenômeno de rebote, isto é, recidivas de maior intensidade na suspensão da terapêutica. Outras tentativas terapêuticas para casos graves são imunossupressores como a ciclosporina ou a talidomida. Os casos não responsivos aos tratamentos habituais beneficiam-se da mudança de ambiente ou internação para tratamento. As dietas restritivas são contraindicadas, podendo-se, em casos suspeitos, fazer exclusão de um determinado alimento por 10 dias para se observar se há melhora do quadro, para se optar por substituí-lo.

PITIRÍASE ALBA

Ocorre principalmente em crianças e adolescentes, podendo chegar até a idade adulta. Incide mais frequentemente em crianças que têm pele seca e em atópicos. Caracteriza-se por lesões maculosas hipocrômicas, com formas e tamanhos variados, com descamação fina, hiperqueratose folicular, podendo ter a borda levemente eritematosa. Localizam-se na face, parte superior do tronco e extremidades proximais, sendo notadas com mais frequência após exposição solar. O diagnóstico é eminentemente clínico, porém, em alguns casos, é necessário o exame micológico direto para afastar micose.

O diagnóstico diferencial mais importante é com a pitiríase versicolor, em que as lesões são menores, podendo ser hipo ou hipercrômicas, bem delimitadas, e localizam-se preferencialmente no tronco. Também, deve-se diferenciar da tinha do corpo e do vitiligo, a primeira com lesões circinadas, e o segundo, com lesões acrômicas. Eventualmente, pode ser necessário o diagnóstico diferencial com hanseníase indeterminada, em que o quadro clínico pode ser muito semelhante clinicamente, porém há alteração da sensibilidade térmica nas lesões.

Para o tratamento, geralmente só é necessário o uso de cremes hidratantes sem perfume, aplicados após o banho e orientação para evitar exposição solar intensa, além da utilização de cremes fotoprotetores. Os banhos devem ser rápidos, com água morna, evitando-se o uso excessivo de sabonetes. Em casos mais resistentes, pode-se recorrer à corticorticoterapia tópica por período curto, (menos de uma semana) utilizando-se corticosteroides de média potência para o corpo e hidrocortisona para a face.

ESTRÓFULO

É um quadro decorrente de hipersensibilidade a toxinas de insetos (mosquitos e pulgas). Ocorre entre 2 e 7 anos de idade, tendendo a desaparecer espontaneamente, devido à dessensibilização específica natural pela repetida exposição aos alérgenos através das picadas dos insetos. Acomete mais frequentemente crianças atópicas.

O quadro clínico consiste do aparecimento súbito de lesões urticadas, algumas encimadas por vesículas (denominadas seropápulas), podendo, em alguns casos, ser bolhosas. A distribuição das lesões pode sugerir o agente causal, isto é, quando ocorre em áreas descobertas, sugere insetos voadores, nas partes cobertas, pulgas e nos pés, principalmente formigas. A evolução é por surtos, podendo haver infecção secundária pela coçagem. O diagnóstico diferencial principal é com a escabiose, que tem lesões em localizações típicas que sempre devem ser cuidadosamente pesquisadas.

O tratamento principal é preventivo, combatendo-se a exposição aos insetos com o uso de mosquiteiros, inseticidas e outras medidas higiênicas. O tratamento sintomático é com anti-histamínicos por via oral, sendo de pequena utilidade o tratamento tópico à base de cremes de corticoides ou pasta d'água. Se as lesões forem bolhosas, utilizam-se banhos secativos com permanganato de potássio a 1:40.000. Quando houver infecção secundária, usam-se antibióticos tópicos ou sistêmicos, de acordo com a extensão do processo. A dessensibilização com vacinas subcutâneas tem resultados contraditórios, podendo ser aplicada em casos muito ativos e persistentes.

ERUPÇÕES MEDICAMENTOSAS

Eritema multiforme e síndrome de Stevens-Johnson – é quadro de hipersensibilidade, com lesões na pele e/ou mucosas, de evolução geralmente benigna, mas com formas mais graves, representadas pela síndrome de Stevens-Johnson. A etiologia principal são os medicamentos, particularmente analgésicos, sulfas, barbitúricos, antibióticos, anti-inflamatórios, carbamazepina, difenil-hidantoína, barbitúricos e outros. O eritema polimorfo também tem causas infecciosas, bacterianas, fúngicas, virais e por protozoários, sendo as mais importantes a hanseníase, o herpes simples, o micoplasma, as infecções de vias respiratórias por estreptococos e outras bactérias, a mononucleose e a histoplasmose. Outras menos importantes são: caxumba, sarampo, influenza, varicela, hepatite B, estreptococcias, infecções por *Pseudomonas*, pneumococos, sífilis, coccidioidomicose. Outras causas são: imunizações ou dessensibilizações com BCG, soro de cavalo, vacina para difteria-pertussis, pólio, tifo e sarampo; neoplasias, colagenoses, alimentos, inalantes.

O quadro clínico do eritema polimorfo caracteriza-se pelo início brusco, desenvolvendo-se, em um ou dois dias, lesões eritematopapulosas, urticarianas, vesicobolhosas ou purpúricas, principalmente em dorso das mãos e pés, antebraços, pernas e face. Tem lesões características, denominadas "em alvo" ou "herpes íris", que são eritematosas, com bordas papulosas ou vesiculosas e centro deprimido purpúrico ou pigmentado. Os sintomas geralmente são discretos e vão desde ardor ou leve prurido, até febre, artralgias e dor nas lesões. Pode haver comprometimento das mucosas com enantema e lesões em placas ou aftoides.

A síndrome de Stevens-Johnson, além de ser mais extensa, pode ter várias complicações sistêmicas, sinais prodrômicos de infecção, distúrbio hidroeletrolítico e infecção secundária, que podem levar à sepse e até ao óbito. Tem acometimento cutâneo que pode assemelhar-se ao eritema multiforme, mas pode haver lesões purpúricas ou com bolhas hemorrágicas. O comprometimento das mucosas é múltiplo, oral, ocular, genital e anal.

O diagnóstico diferencial deve ser feito com outras erupções medicamentosas, urticária e, nas formas bolhosas, com os pênfigos e a necrólise epidérmica tóxica.

Primeiramente, o tratamento deve eliminar a causa. Geralmente, como os casos de eritema polimorfo são discretos, emprega-se creme ou pomada de corticoide tópico. Se há lesões bolhosas, podem ser úteis os banhos com solução de permanganato de potássio a 1:40.000 ou compressas de água boricada. Se houver febre, pesquisar infecções. Para os casos mais graves da síndrome de Stevens-Johnson, é sempre necessária a internação para a manutenção do equilíbrio hidroeletrolítico e para se tratar uma eventual infecção o mais precocemente possível. O uso dos corticoides sistêmicos é controverso, mas a tendência é evitar sua utilização, devido aos efeitos colaterais indesejáveis e ao risco de sepse, que muitas vezes é a causa do óbito.

URTICÁRIA

É caracterizada pelo súbito aparecimento de pápulas eritematoedematosas pruriginosas de duração efêmera (urticas). É denominada aguda, quando tem duração de menos de seis semanas, e crônica, após este período. É produzida pela liberação de histamina dos mastócitos, de etiologia imunológica e não imunológica. Incide raramente nos primeiros anos de vida, sendo, nessa faixa etária, geralmente aguda. Após a primeira década de vida, pode tornar-se crônica.

As causas mais comuns são os medicamentos, principalmente penicilina, sulfas, sedativos, analgésicos, particularmente a aspirina, que pode liberar diretamente histamina, sendo capaz de exacerbar urticárias crônicas. Os alimentos são mais responsáveis pelas urticárias agudas e devem-se evitar os conservantes e corantes. Inalantes, inseticidas, poeira, polens, perfumes, desinfetantes e outros também podem ser imputados. Outras causas pouco comuns que devem ser descartadas são as parasitoses, as infecções bacterianas, fúngicas e virais (principalmente hepatite C), doenças sistêmicas como colagenoses, linfomas, hipertireoidismo. Os agentes físicos, como luz, calor, frio, pressão, podem produzir urticárias, além dos fatores psicogênicos. A urticária colinérgica caracteriza-se por lesões pequenas, com halo eritematoso intenso.

A urticária pode ter associação com edema angioneurótico ou de Quincke, com edema agudo e intenso, localizado em pálpebras, lábios, língua e laringe, podendo haver risco de asfixia por obstrução.

O diagnóstico da urticária é eminentemente clínico, recorrendo-se a exames laboratoriais para excluir doenças sistêmicas. A história deve ser minuciosa para se tentar detectar a etiologia e posteriormente excluir os prováveis agentes etiológicos.

A necessidade de diagnóstico diferencial é geralmente excepcional, devendo ser diferenciada do estrófulo, escabiose, dermatite de contato urticariforme e eritema polimorfo.

O tratamento, além do afastamento do agente causal, é basicamente com antihistamínicos, principalmente antiH1. Quando não houver o efeito desejado, deve-se trocar a droga por outra de grupo químico diferente, podendo-se inclusive associar dois grupos diferentes. As mais utilizadas são hidroxizina, cipro-heptadina e clemastina. Podem-se associar antihistamínicos H1 não sedantes como a loratadina, desloratadina e a cetirizina se não houver boa melhora com os clássicos ou para crianças em idade escolar. Os corticoides são contraindicados nas urticárias crônicas, podendo ser utilizados na urticária aguda por 15 a 20 dias. As formas graves de edema angioneurótico são tratadas com corticoide por via intravenosa e adrenalina em solução milesimal, 0,5 a 1ml por via subcutânea.

MICOSES SUPERFICIAIS

São doenças causadas por fungos que afetam as camadas superficiais da pele, unhas e cabelos. Incidem em qualquer faixa etária, sendo que a tinha do couro cabeludo ocorre principalmente em crianças e a pitiríase versicolor acomete preferencialmente adolescentes.

Tinhas ou dermatofitoses

São micoses superficiais causadas por dermatófitos. Podem ser transmitidas através de contato com pessoas, animais ou terra contaminados.

Tinha do couro cabeludo – pode ser tonsurante, isto é, há tonsura: os cabelos aparecem como cortados rente ao óstio folicular. As lesões são geralmente arredondadas, bem delimitadas, descamativas, de número variável e sem inflamação. Quando são inflamatórias, denominam-se quérion. Nesses casos, as placas são edematosas, dolorosas, com pequenos pontos purulentos na superfície e pode haver linfadenopatia geralmente cervical.

O diagnóstico clínico é confirmado pelo exame micológico direto dos cabelos e das escamas. Os diagnósticos diferenciais principais são: dermatite seborreica do couro cabeludo, em que há descamação, mas não há tonsura, e geralmente a lesão é mais difusa; alopecia areata, em que há placa de alopecia quase sempre arredondada, sem descamação e sem alteração da cor e textura do couro cabeludo; e tricotilomania, em que a própria criança arranca os cabelos, não há descamação e os cabelos remanescentes apresentam-se de tamanhos variados. O quérion pode-se confundir com infecções bacterianas do couro cabeludo.

Tinha do corpo – as lesões geralmente são eritematodescamativas, de crescimento centrífugo, circinadas, isto é, com vesículas e maior atividade nas bordas. Podem ser únicas ou múltiplas e afetar qualquer área corporal.

O diagnóstico é clínico, confirmado pelo exame micológico direto do raspado das lesões. O diagnóstico diferencial é feito com eczemas e dermatite seborreica, que podem cursar com lesões circinadas.

Tinha do pé e mão – caracteriza-se por descamação e vesículas na planta dos pés e maceração entre os dedos e os artelhos, associadas ao prurido. Em crianças, é mais frequente o acometimento dos pés do que das mãos. Nestas, podem ocorrer vesículas na face lateral dos dedos por mícide, isto é, reação de hipersensibilidade a fungos a distância, configurando quadros disidrosiformes. O exame micológico direto das lesões de mícide é negativo. As tinhas dos pés e das mãos não são comuns na criança imunocompetente antes dos 10 anos de idade.

O diagnóstico diferencial principal é com dermatite de contato e dermatite atópica, que podem manifestar-se por descamação, eritema e vesículas em mãos e pés. O exame micológico direto do raspado das lesões dirime a dúvida diagnóstica.

Tinha crural – geralmente incide na adolescência, principalmente no sexo masculino. Ocorrem descamação e eritema marginado na região inguinal e raiz das coxas, chegando até a atingir as nádegas. Geralmente o prurido é intenso e pode haver maceração.

O diagnóstico diferencial é com dermatite de contato, dermatite seborreica ou intertrigo por *Candida albicans*, em que as bordas geralmente não são marginadas, e com o eritrasma, causado pelo *Corynebacterium minutissimum*, em que as lesões são mais acastanhadas e observa-se fluorescência coral à lâmpada de Wood (ultravioleta).

Onicomicose – pode ocorrer espessamento ungueal, hiperqueratose subungueal (acúmulo de material córneo sob a unha) e onicodistrofia. Deve-se afastar candidose ungueal, em que há, geralmente, edema da dobra periungueal, além de que, na onicomicose por dermatófito, ao contrário da candidose, o acometimento inicia-se pela borda livre da unha.

Não é comum na infância, incidindo mais frequentemente a partir da adolescência.

O diagnóstico clínico é confirmado pelo exame micológico direto.

O tratamento das dermatofícias é semelhante, destacando-se algumas peculiaridades de acordo com a localização ou intensidade. Em suas formas localizadas, a terapêutica é com antimicóticos tópicos, aplicados duas vezes ao dia, por 30-45 dias, tais como ciclopirox, miconazol, econazol, terbinafina e outros que têm eficácia semelhante. Para lesões disseminadas e na tinha do couro cabeludo, tanto a forma comum como no quérion, associa-se, ao tratamento tópico, o sistêmico, com griseofulvina (10-20mg/kg/dia) ou com terbinafina, 125-250mg/dia por 20 a 30 dias para as lesões do corpo e no mínimo 45 dias para as do couro cabeludo. Outros agentes utilizados em adultos, o itraconazol e o fluconazol, não são usados na infância, mas somente a partir dos 12 anos. Nas onicomicoses em que há comprometimento leve, o tratamento é satisfatório apenas com antimicóticos tópicos. Quando há acometimento de toda a unha ou de várias, prefere-se associar a qualquer dos medicamentos tópicos o sistêmico, de preferência a terbinafina, por dois a quatro meses, dependendo do grau de alteração ungueal. O itrazonazol e o fluconazol podem ser utilizados a partir dos 12 anos.

Candidoses

Micose superficial causada pela *Candida albicans*, que é fungo da microflora da cavidade oral, gastrintestinal e vaginal, tornando-se patogênico em certas doenças como diabetes, má nutrição, com uso prolongado de antibióticos e corticoides e na imunodeficiência adquirida.

A candidose oral, denominada estomatite cremosa ("sapinho"), caracteriza-se por placas brancas na língua, gengiva e palato que, ao serem removidas, deixam a superfície eritematosa. O diagnóstico clínico pode ser confirmado pelo exame micológico direto. Embora ocorrendo em todas as idades, é característica nos recém-nascidos. Pode também acometer a mucosa vaginal, o prepúcio e a glande, originando as balanopostites por *Candida*. Ocorrem quadros mais intensos na mucosa oral em imunodeprimidos, principalmente na imunodeficiência adquirida.

O intertrigo por *Candida* ocorre em áreas de dobras úmidas, em que junto com o eritema aparecem lesões esbranquiçadas secundárias, podendo até levar a fissuras. São comuns em axilas, pescoço, regiões submamária ou inguinocrural e interdígitos.

A candidose ungueal, ou paroníquia, caracteriza-se por edema dos tecidos periungueais que leva à distrofia da unha. Inicia-se na matriz ungueal, podendo chegar, não frequentemente, à borda livre da unha, o que a diferencia das onicomicoses por dermatófitos.

O tratamento deve sempre visar à eliminação dos fatores predisponentes, como umidade (como o hábito de colocar o dedo na boca, não secar bem entre os dedos) e diabetes. Para as lesões localizadas, utilizam-se antimicóticos à base de nistatina, também ciclopirox, clotrimazol, econazol e cetoconazol. Se as lesões são disseminadas, é necessário tratamento sistêmico com cetoconazol por 10 a 20 dias em crianças com peso superior a 15kg ou itraconazol e fluconazol após os 12 anos de idade.

Pitiríase versicolor

É uma micose superficial cujo agente etiológico é *a Malassezia furfur*. Incide principalmente na adolescência e nos adultos jovens, mas pode ser encontrada em crianças. É mais frequente no verão.

As lesões são máculas e podem ser eritematosas, hipocrômicas e hipercrômicas, com descamação fina, furfurácea. Acomete principalmente face, pescoço e tronco, podendo disseminar-se por toda a pele do corpo.

O diagnóstico diferencial é com dermatoses que levem à hipopigmentação, como pitiríase alba, vitiligo, e outras doenças, como dermatite seborreica, sífilis, erupção medicamentosa. Pode-se recorrer ao exame micológico direto para a confirmação diagnóstica.

O tratamento local geralmente é eficaz, mas as recorrências são comuns. São efetivos os xampus com sulfeto de selênio a 2,5% e as soluções aquosas de hipossulfito de sódio a 30% aplicados topicamente à noite, por um mês. Os antimicóticos tópicos à base de cetoconazol ou miconazol são efetivos. É importante o uso de xampus de cetoconazol ou sulfeto de selênio concomitantemente ao tratamento tópico. Para lesões extensas, recorre-se ao cetoconazol, 5mg/kg/dia por 10 dias para crianças com peso superior a 15kg, ou itraconazol após os 12 anos de idade, 200mg/dia por cinco dias ou griseolfulvina ou terbenafina em crianças com menos de 2 anos de idade.

IMPETIGO

É uma infecção bacteriana primária da pele, contagiosa, que afeta preferentemente as crianças e cujos agentes etiológicos são estreptococo e/ou estafilococo. Quando esses germes infectam lesões preexistentes como eczemas ou escabiose, denomina-se impetiginização. Existem dois tipos clínicos:

1. Impetigo bolhoso, associado ao *Staphylococcus aureus* fagotipo II, em que a lesão inicial é mácula eritematosa que rapidamente se transforma em bolha ou vesícula que se rompe, formando exulcerações e crostas meliceéricas e purulentas. Há cura central, com progressão periférica, e autoinoculação pelo exsudato eliminado das lesões. Acomete geralmente a face, em torno dos orifícios naturais, tronco e extremidades.
2. Impetigo não bolhoso, devido ao estreptococo do grupo A, associado ao estafilococo em 10% dos casos, em que a erupção é vesicopustulosa, evoluindo para crostas, acometendo principalmente extremidades e áreas de pele lesada.

Quadros disseminados geralmente são acompanhados de febre e adenopatia.

O tratamento consiste na limpeza das lesões com sabonetes antissépticos ou banhos de permanganato de potássio a 1:40.000, para a remoção das crostas, duas a três vezes ao dia, até não haver mais secreção. A seguir, aplicam-se pomadas com antibióticos (de preferência, mupirocina ou ácido fusídico). Quando o quadro é disseminado, há necessidade de tratamento sistêmico com antibióticos, penicilina benzatina, eritromicina (30 a 50mg/kg/dia) ou cefalosporinas (50mg/kg/dia) por 7 a 10 dias. Devem-se sempre tratar com mupirocina os reservatórios dos estafilococos, que seriam o trato respiratório alto do próprio paciente ou de contatantes assintomáticos ou com lesões cutâneas infectadas. Quando o impetigo for de repetição, é importante pesquisar imunodeficiências, diabetes, desnutrição ou hábitos precários de higiene.

DERMATITE DA ÁREA DAS FRALDAS

Ocorre devido ao contato constante e prolongado com urina e fezes das fraldas, em que a umidade constante aumenta o pH e a permeabilidade da pele, intensificando a ação das lipases e proteases fecais que, associadas à fricção das fraldas, vão levar à irritação da pele. Geralmente, é uma afecção benigna em que há eritema brilhante das superfícies convexas das faces mediais e raiz das coxas, poupando pregas, nádegas e parte inferior do abdome. Em grande número de casos, há infecção secundária pela *Candida albicans*. Esta suspeita deve sempre proceder quando não há melhora com os tratamentos habituais, há intensificação do eritema, podendo ocorrer pequenas lesões papulopustulovesiculares satélites.

As crianças com dermatite seborreica e dermatite de contato pelas fraldas, lenços umedecidos ou por sabonetes apresentam maior incidência de dermatite da área das fraldas.

O tratamento consta da limpeza da área com água morna, uso moderado de sabonetes apenas quando há fezes, deixando a criança sem fraldas o maior tempo possível. Se o eritema é muito intenso, pode-se associar creme de hidrocortisona por períodos curtos de no máximo três a quatro dias. É necessário cautela para não se aplicar corticosteroides fluorados e não fluorados de média ou alta potência na área das fraldas. Nesta área, em particular, a absorção é maior tanto pela menor espessura da pele como pela oclusão provocada pela própria fralda. Quando houver infecção por *Candida*, utilizam-se cremes de nistatina tópica ou cetoconazol por 7 a 10 dias e, eventualmente, nistatina oral nos casos resistentes. Os cremes antimicóticos devem ser usados em aplicações alternadas aos de corticoide. Em muitos casos, os cremes de barreira à base de óxido de zinco ou dexpantenol são úteis na fase de manutenção. A troca da marca da fralda descartável pode ser benéfica, além da exposição ao sol por períodos curtos.

DERMATOVIROSES

Herpes simples

É afecção causada por um vírus DNA, denominado *Herpesvirus hominis* tipos 1 e 2.

Manifesta-se como primoinfecção e herpes simples recidivante. A primoinfecção acomete indivíduos que não tiveram contato prévio com o vírus, portanto, sem anticorpos circulantes, após período de incubação médio de seis a oito dias. A primoinfecção, na maioria dos casos, é subclínica, acometendo principalmente crianças, que se tornam portadoras. As manifestações clínicas são variadas, sendo a gengivoestomatite a mais comum em crianças entre 10 meses e 5 anos. O início é abrupto com febre alta, mal-estar geral, adenopatia e lesões vesiculosas na cavidade oral, gengiva, língua, lábios, palato, podendo atingir a faringe. A febre permanece por três a cinco dias, e as lesões, por 10 a 15 dias.

O diagnóstico clínico é confirmado pelo exame citológico de Tzanck (que mostra células gigantes multinucleadas), exame de reação em cadeia da polimerase (PCR) ou culturas para vírus. O diagnóstico diferencial é com outras gengivoestomatites como de Vincent, doença de Behçet, doença mão-pé-boca.

Outras localizações menos frequentes da primoinfecção são: ceratoconjuntivite, vulvovaginite, herpes pró-genital, meningoencefalite, erupção variceliforme de Kaposi, herpes simples disseminado. O herpes genital primário vem aumentando sua incidência em adolescentes, sendo que nos EUA há 550-700 mil casos novos por ano.

O herpes simples recidivante ou recorrente incide mais frequentemente em adolescentes e adultos, geralmente manifestando-se nas regiões em que ocorreu a inoculação primária, principalmente oral ou genital e, menos comumente, ocular. O quadro clínico é bem mais localizado, iniciando-se com eritema, edema e ardor por dois a três dias, com posterior formação de lesões vesiculosas agrupadas que se pustulizam e se transformam em crostas e exulcerações dolorosas. Os fatores desencadeantes para a reativação são febre, exposição solar, traumatismos, menstruação, frio, distúrbios emocionais e outros. O quadro clínico é característico.

Nos imunodeprimidos e aidéticos, o herpes simples manifesta-se com lesões ulcerosas de longa duração, principalmente no períneo, nos lábios e na cavidade oral, ou pode disseminar-se, evoluindo para encefalite herpética.

O tratamento da primoinfecção deve ser direcionado principalmente aos cuidados gerais com hidratação, manutenção do estado geral, antitérmicos e antibioticoterapia sistêmica quando houver infecção bacteriana associada. Se houver dificuldade para a alimentação, utilizar anestésico local. Em pacientes imunodeprimidos, ou quando a infecção é muito intensa, pode-se recorrer ao aciclovir por via oral, 25-30mg/kg/dia até 200mg, cinco vezes/dia, geralmente por cinco dias, ou por via intravenosa em casos excepcionais mais graves. Os cremes de aciclovir têm pouca efetividade, apenas abreviando o tempo de evolução da doença, quando utilizados nas fases iniciais de eritema. Para o herpes recorrente, não há tratamento efetivo, havendo autores que recomendam, para casos com seis ou mais recorrências por ano, 200mg de aciclovir duas vezes ao dia por 6 a 12 meses. Podem ser usados, embora com menor frequência, o famciclovir e o valaciclovir.

Verrugas

Causadas pelo papilomavírus humano (HPV) do grupo papovavírus. É comum na infância, com pico de incidência entre 10 e 19 anos de idade. Há involução espontânea em 65% após dois anos. É doença contagiosa por contato direto ou indireto.

Existem vários tipos clínicos de verrugas: vulgares, planas, filiformes, plantares, genitais (condiloma acuminado).

As verrugas vulgares são as mais comuns, afetando o dorso das mãos e dedos, regiões peri e subungueal, joelhos e em áreas de traumatismos. Apresentam-se como lesões papulosas ou nodulares com superfície queratósica com pontos escuros.

As verrugas planas geralmente ocorrem na face, no pescoço, nos braços e nas pernas. São pápulas planas de 2 a 5mm, amareladas ou rosadas, com ligeira elevação, podendo ser únicas ou numerosas. As verrugas filiformes assemelham-se a espículas, são mais frequentes em adultos jovens e prevalecem em face, pescoço, ângulos da boca e asas do nariz.

As verrugas plantares são pouco salientes e, às vezes, profundas, devido à pressão que suportam. Geralmente dolorosas, podem ser únicas ou múltiplas, denominando-se "em mosaico". As lesões maiores são mais escuras, do que advém o nome popular de "olho de peixe". Quando há dificuldade na diferenciação com os calos, faz-se curetagem da lesão para a evidenciação dos pontos pretos característicos.

As verrugas genitais ou condiloma acuminado são pápulas vegetantes, não queratósicas, que ocorrem nas junções mucocutâneas e áreas intertriginosas (glande, mucosa genital e perianal). A contaminação pode ser por via sexual (levando-se sempre em conta o abuso sexual) ou por contato com outras verrugas. O diagnóstico diferencial principal é com condiloma plano da sífilis, que são lesões planas.

O tratamento é bastante variado, podendo-se usar cáusticos como formalina e ácido salicílico. Também, a causocirurgia com ácido nítrico, a crioterapia com nitrogênio líquido, a eletrocoagulação com curetagem, além da podofilina a 25% em álcool ou podofilotoxina em creme, para o condiloma acuminado. As recidivas não são infrequentes.

Molusco contagioso

É uma doença causada por poxvírus, que atinge a pele e, menos frequentemente, as mucosas. São descritos períodos de incubação de 15 dias a 6 meses. É contagiosa, podendo haver autoinoculação. É mais comum em crianças e adolescentes. É doença autolimitada, sendo que as lesões podem involuir espontaneamente em até dois anos.

As lesões são pápulas róseas ou esbranquiçadas, de 2 a 5mm, raramente até 10mm, com umbilicação central. Geralmente assintomáticas, localizam-se em qualquer região do corpo, porém são mais frequentes em face, tronco e área genital. Pode haver descamação em torno das lesões. Em indivíduos atópicos e em imunodeprimidos, as lesões podem disseminar-se, chegando a centenas. Nos aidéticos, geralmente são maiores, podendo chegar a 1-1,5cm.

O diagnóstico clínico é característico, mas, se houver necessidade, podem-se recorrer aos exames citológico ou histopatológico.

O tratamento de eleição é a remoção das lesões com curetagem precedida da aplicação de creme anestésico tópico em oclusão por 1 hora (EMLA), seguida de pincelagem com tintura de iodo. Pode-se fazer também, com resultados menos satisfatórios, destruição das lesões com nitrogênio líquido aplicado por poucos segundos para não deixar cicatriz, eletrocoagulação superficial ou aplicação de ácido tricloroacético a 30%. Há um tratamento domiciliar que pode ser feito com aplicação diária de solução aquosa a 5% de hidróxido de potássio apenas sobre as lesões até formar crosta. Porém, esse tratamento pode gerar irritação da pele ou não ser efetivo. Quando o número de lesões for pequeno, pode-se optar pela conduta expectante visando a involução espontânea. Porém, quando há aumento progressivo das lesões, irritação na periferia, infecção pela coçagem, ou em pacientes atópicos ou imunodeprimidos, opta-se por se instituir de preferência a curetagem.

DERMATOSES ZOOPARASITÁRIAS

Escabiose

É também denominada sarna é causada pelo ácaro *Sarcoptes scabiei*, que atinge indivíduos de qualquer idade. A transmissão é por contato pessoal, sendo ocasional por roupas ou objetos de uso pessoal. A sarna animal eventualmente pode contaminar o homem, mas, nesses casos, diferentemente da sarna humana, a doença é limitada, sendo as lesões restritas às áreas de contato com o animal.

O quadro clínico baseia-se na tríade prurido, localização das lesões e epidemiologia positiva. O prurido é sempre intenso, particularmente à noite ou ao deitar. Manifesta-se 10 a 15 dias após a contaminação e deve-se à sensibilização do hospedeiro ao ácaro.

As lesões características são os sulcos, pequenas lesões lineares com uma vesícula na extremidade, que correspondem aos túneis em que as fêmeas depositam os ovos. São difíceis de ser identificadas e podem ser confundidas com escoriações. As lesões mais encontradas não são características e consistem de pápulas eritematocrostosas, e vários tipos de lesões secundárias, escoriações, eczematização e impetiginização.

A distribuição das lesões é característica, afetando, na criança após os 2 anos de idade, adolescentes e adultos, os interdígitos das mãos e pés, punhos, pregas axilares anteriores e posteriores, cintura, região submamária, genitais e nádegas. Em crianças menores de 2 anos, localizações também frequentes são a face, o tronco, as palmas das mãos e as plantas dos pés.

Há algumas apresentações clínicas peculiares como a sarna nodular em que, mesmo após o tratamento, surgem lesões papulonodulares muito pruriginosas em região genital, principalmente no sexo masculino. Estas lesões são desabitadas e ocorrem por hipersensibilidade ao ácaro. Outro quadro clínico atípico é a sarna norueguesa ou crostosa, que acomete principalmente doentes imunodeprimidos ou desnutridos. Apresenta-se como lesões descamativas, crostosas, com queratodermia, que afeta, além das áreas acometidas pela escabiose comum, o couro cabeludo, a face de extensão dos membros, as palmas das mãos e plantas dos pés. Existe grande número de ácaros e pode-se confundir o diagnóstico com eritrodermia.

O diagnóstico da escabiose é eminentemente clínico, além de se levar em conta a epidemiologia positiva. Pode-se recorrer à pesquisa direta do ácaro na lesão em casos de dúvida diagnóstica. Porém, o exame negativo não invalida o diagnóstico.

O diagnóstico diferencial principal é com estrófulo, porém as localizações características e a epidemiologia auxiliam a diferenciação. Quando há eczematização por uso errôneo de medicações tópicas ou mesmo por uso excessivo de escabicidas, deve-se diferenciar da dermatite seborreica, atópica ou de contato.

O tratamento pode ser feito com várias medicações:

– Benzoato de benzila a 25%: aplicado em todo o corpo por três noites consecutivas, repetindo-se o mesmo procedimento após uma semana. É muito irritativo.

– Permetrina: aplicar duas noites consecutivas, repetindo-se após uma semana.

– Monossulfiram: deve-se diluir o medicamento em água, uma parte de monossulfiram para duas de água para os adultos e três para crianças. O modo de aplicação é idêntico ao da permetrina. Evitar bebidas alcoólicas durante o uso, devido ao efeito antabuse.

– Enxofre precipitado a 5-10% em vaselina: aplicado por três dias, dar pausa de cinco dias e repetir por mais três dias. É o preferido em lactentes, gestantes e peles irritadas.

– Crotamiton e deltametrina: embora sejam agentes alternativos eficientes, são menos utilizados.

– O lindano, mesmo sendo o agente mais efetivo, foi retirado do mercado devido à potencial toxicidade.

Deve-se sempre lavar as roupas de cama e de uso pessoal, passá-las a ferro ou expô-las ao sol por várias horas. O tratamento dos contatantes é essencial e deve ser simultâneo. As lesões infectadas ou eczematizadas devem ser tratadas com medicação tópica ou sistêmica de acordo com a gravidade e o tipo do processo. Para o prurido, é necessário ministrar antihistamínicos. A sarna nodular é tratada com cremes de corticoides locais. O tratamento da sarna crostosa é semelhante, sendo necessário, muitas vezes, um ciclo a mais de tratamento específico, associando-se geralmente a ivermectina. É importante restringir o tratamento ao número de dias indicado, pois o uso mais prolongado pode levar à irritação da pele que muitas vezes é confundida com falha terapêutica. Para imunodeprimidos ou casos que não responderam adequadamente à terapêutica tópica, pode-se utilizar a ivermectina, na dose de 200g/kg, em dose única, por via oral, para crianças com peso superior a 15kg.

Pediculose

É dermatose causada por piolho que, em crianças, acomete principalmente o couro cabeludo, sendo o agente etiológico o *Pediculus humanus capitis*. Em crianças pequenas, pode atingir os cílios e supercílios, geralmente pelo contato com adultos contaminados.

O contágio é por contato pessoal, podendo também haver contaminação por meio de roupas, chapéus, pentes ou escovas, já que o piolho pode sobreviver por dois a três dias fora do indivíduo infestado. É mais comum no sexo feminino, provavelmente devido ao uso de cabelos compridos.

O quadro clínico caracteriza-se pelo prurido intenso no couro cabeludo, principalmente na região occipital. Há pápulas urticadas e escoriações que podem evoluir com infecção secundária e adenopatia satélite. As lesões às vezes atingem o pescoço e os ombros. É característica a presença dos ovos, denominados lêndeas, que ficam fixados à haste dos cabelos, e dos parasitas, que se encontram em número variável, relacionado ao grau de higiene.

O tratamento é feito com os mesmos medicamentos utilizados na escabiose, benzoato de benzila, permetrina e monossulfiram. Dar preferência às loções e não aos xampus que têm um tempo de contato muito curto com os cabelos. As loções são aplicadas nos cabelos à noite, por um ou dois dias consecutivos, repetindo-se após uma semana, já que são medicações que só matam os parasitas adultos e não atingem os ovos. Pela manhã, devem-se lavar os cabelos, aplicar uma solução de vinagre e água a 50% e penteá-los com pente fino, para remover as lêndeas. A permetrina, apesar de ter propriedades lendicidas, não tem total eficácia, necessitando também de um segundo tratamento após sete dias. É necessário examinar todos os contatantes, lavar as roupas de uso pessoal e de cama, além de escovas, chapéus e outros.

Larva migrans

É designada popularmente "bicho geográfico" ou dermatite serpiginosa. É uma erupção linear, tortuosa, produzida pela migração da larva do *Ancilostoma brasiliensis* que penetra ativamente na pele. Este agente habita o intestino do cão e do gato que depositam as fezes com os ovos, desenvolvendo as larvas, principalmente em terrenos arenosos de regiões quentes, contaminando crianças e adultos.

O quadro clínico caracteriza-se por linhas sinuosas, serpiginosas, levemente elevadas com migração de 1 a 2cm por dia e com uma pápula na porção terminal, onde se localiza a larva. O prurido é intenso desde a penetração da larva, que pode levar dias ou semanas para iniciar a migração. Devido ao prurido e às escoriações, é frequente a complicação com infecção secundária e eczematização, que podem dificultar o diagnóstico.

O tratamento é feito com tiabendazol tópico ou sistêmico. Opta-se pelo tratamento local com pomadas quando a infestação é por uma ou duas larvas, em curativos oclusivos por duas a três semanas. Quando a infestação é múltipla, o tratamento é por via oral, com tiabendazol, 25mg/kg de peso de dose total até o máximo de 3g, dividido em duas tomadas ao dia, após as refeições, por três dias. Pode ter, como efeitos colaterais, náuseas, vômitos e tontura. Outro antihelmíntico utilizado é o albendazol em dose única, que é de largo espectro e tem menos efeitos colaterais. A ivermectina na dose de 200g/kg em dose única também é efetiva em crianças com pelo menos 15kg.

MILIÁRIA

É dermatose bastante comum, causada pela retenção de suor devido à obstrução dos ductos sudoríparos com extravasamento de suor na pele. Dependendo da localização da obstrução, denomina-se miliária cristalina quando é na camada córnea; rubra (brotoeja), na camada malpighiana; profunda, na junção dermoepidérmica.

Incide em todas as idades e em regiões quentes, porém é mais frequente em recém-nascidos, devido à imaturidade dos ductos sudoríparos que favorecem a obstrução dos poros.

Clinicamente, a miliária cristalina caracteriza-se por pequenas vesículas, de 1 a 2mm, coloração clara, geralmente sem prurido, que ocorrem principalmente em dobras, mais comumente no pescoço e nas axilas. A miliária rubra é a mais frequente e, além das vesículas em base eritematosa, há pápulas rosadas, e o prurido é de discreto a moderado. As lesões, com frequência, infectam-se secundariamente, constituindo a miliária pustulosa, que deve ser diferenciada de foliculites, em que a infecção coincide com o óstio folicular ou com os pelos. As localizações preferenciais da foliculite também as diferencia, já que acomete principalmente as regiões corporais cobertas por roupas, particularmente tronco, braços e coxas. A miliária profunda caracteriza-se por pápulas rosadas, de aproximadamente 1cm, em vez de vesículas, com pouco ou nenhum prurido, às vezes dolorosas, acometendo principalmente o tronco.

Fatores que também podem provocar miliária, além da temperatura ambiental elevada, são: grande umidade, excesso de exposição solar ou de agasalhos, febre, exercícios físicos e uso de substâncias que obstruem os óstios sudoríparos, como cremes, óleos, bronzeadores e outros.

A primeira medida terapêutica é afastar calor, umidade e roupas quentes, indicando-se banhos mornos ou frios, em que se devem empregar buchas para desobstruir os óstios de maneira suave. Topicamente, fazem-se compressas de permanganato de potássio a 1: 40.000 ou água boricada, seguidas por uso eventual de pasta d'água ou cremes de corticoide (hidrocortisona) por curtos períodos, apenas indicados quando não houver melhora com as terapêuticas profiláticas. A antibioticoterapia sistêmica é necessária quando há infecção secundária intensa.

NEVOS PIGMENTADOS

O diagnóstico e a identificação dos nevos na infância revestem-se de grande importância, já que há sempre dúvidas se deve ser indicada sua excisão. A incidência dos nevos pigmentares no recém-nascido é estimada em 1%, aumentando até o primeiro ano de vida. Há crescimento das lesões na infância e principalmente na adolescência. Nessa fase da vida, os nevos podem aumentar em número e tamanho, além de se tornarem mais pigmentados e elevados. São mais frequentes em crianças de pele clara.

Apresentam-se como pápulas de cor castanha a negra, de tamanhos variados, de milímetros a vários centímetros. Podem ser planos, salientes ou pedunculados, com a superfície lisa ou verrucosa, com ou sem pelos.

Existem vários tipos histológicos de nevos pigmentares, juncionais, intradérmicos e compostos.

A maioria dos nevos não necessita de tratamento, apenas devendo-se observar se o crescimento é lento, coincidindo com o crescimento da criança, sem haver alteração da cor ou da superfície. Há indicação de excisão de alguns nevos pigmentados localizados em áreas de traumatismos, na região palmoplantar, genitais e mucosas, devido ao maior potencial de transformação para melanoma maligno. Outras indicações são o aparecimento de alterações que podem indicar indícios de transformação maligna, como crescimento rápido, aumento da pigmentação, eritema nas bordas, sangramento, prurido e surgimento de ulceração, crostas e lesões satélites. Os nevos congênitos devem ser retirados antes da puberdade, quando são gigantes, isto é, com tamanho maior que 19cm, pois o potencial de malignização desses nevos é maior.

É importante sempre se considerar os antecedentes familiares de melanoma, o que aumenta a importância da indicação adequada e precoce da retirada cirúrgica dos nevos. Uma outra particularidade a ser considerada é a presença de nevos displásicos ou atípicos que têm formas, tamanhos e cor variados, com limites imprecisos e que geralmente se localizam no tronco, aparecendo em maior número na adolescência. Em face desse tipo de nevo caracterizado clinicamente, deve-se indicar a retirada cirúrgica e confirmando-se, histologicamente, o nevo displásico e havendo antecedentes familiares de melanoma, é conveniente estudar a possibilidade de retirada cirúrgica de todos os outros nevos displásicos ou seguimento periódico acurado, conforme cada caso. Se não houver tais antecedentes, deve-se fazer seguimento clínico, dermatoscópico e fotográfico a cada seis meses, para detectar qualquer alteração nessas lesões.

BIBLIOGRAFIA

1. Bolognia JL, Jorizzo JL, Rapini R . Dermatology. 2nd ed. Philadelphia: Mosby Elsevier; 2008. • 2. Burns T, Breathnach S, Cox N, Griffiths C. Rook's textbook of dermatology. 7th ed. Massachusetts: Blackwell Science; 2004. • 3. Grumach AS. Alergia e imunologia na infância e adolescência. São Paulo: Atheneu; 2001. • 4. Harper J, Orange A, Prose N. Textbook of pediatric dermatology. 2nd ed. Massachusetts: Blackwell; 2006. • 5. Maldonado RR, et al. Textbook of pediatric dermatology. New York: Grune e Stratton; 1989. • 6. Sampaio SAP, Rivitti EA. Dermatologia. 3ª ed. São Paulo: Artes Médicas; 2007. • 7. Schachner LA, Hansen RC. Pediatric dermatology. 3rd ed. St. Louis: Mosby; 1998. • 8. Wolff K, Goldsmith LA, Gilchrest BA, Paller AS, Leffell D. Fitzpatrick's dermatology in general medicine. 7th ed. New York: McGraw-Hill; 2008.

APÊNDICE

Preparo da solução de permanganato de potássio a 1:40.000
Dissolver um comprimido com 0,1g de permanganato de potássio em 4 litros de água morna: banhos ou compressas por 15 minutos

Anti-histamínicos anti-H1

Sedantes

Subclasse	Droga	Dose	Nome comercial/apresentação
Alquilamina	Dextroclorfeniramina	0,15mg/kg/dia 4 vezes/dia	Polaramine – xarope com 2mg/5ml comprimido com 2mg drágeas com 6mg
Etanolamina	Clemastina	0,1mg/kg/dia 2-3 vezes/dia	Agasten – xarope com 0,25mg/5ml comprimido com 1mg
Piperazina	Hidroxizina	1-2mg/kg/dia 3-4 vezes/dia	Hixizine – xarope com 2mg/ml comprimido com 25mg Prurizin – xarope com 2mg/ml comprimido com 10 e 25mg
Piperidina	Ciproheptadina	0,25mg/kg/dia 3-4 vezes/dia	Periatin – xarope com 2mg/5ml comprimido com 4mg

Não sedantes

Droga	Dose	Nome comercial/apresentação
Loratadina Crianças > 2 anos	< 30kg – 5mg/dose > 30kg – 10mg/dose 1 vez/dia	Claritin – xarope com 5mg/5ml comprimido com 10mg
Cetirizina Crianças > 2 anos	< 30kg – 5mg 2 vezes/dia > 30kg – 10mg 1 vez/dia	Zyrtec – comprimido com 10 e 25mg solução oral com 1mg/ml Zetir – gotas com 10mg/ml xarope com 1mg/ml comprimido com 10mg
Fexofenadina Crianças > 12 anos	120-180mg/dia 1 vez/dia	Allegra – cápsulas com 60mg comprimido com 120 e 180mg
Desloratadina Crianças > 2 anos	2-5 anos: 2, 5ml/dia 6-11 anos: 5ml/dia	Desalex – xarope com 0,5mg/ml comprimido com 5mg

Antifúngicos

Tópicos

Droga	Nome comercial	Apresentação
Clotrimazol	Canesten	Creme, *spray*, pó
Miconazol	Daktarin	Gel oral, creme e loção
Oxiconazol	Oceral	Creme e solução
Tioconazol	Tralen	Pó, loção, creme e esmalte (28%)
Cetoconazol	Cetonax	Creme e xampu
	Nizoral	Creme
Econazol	Micostyl	Creme e loção
Isoconazol	Icaden	Creme, solução, *spray*
Bifonazol	Mycospor	Creme, *spray*
Amorolfina	Loceryl	Esmalte
Ciclopiroxolamina	Loprox	Creme, solução, esmalte (NL)
Terbinafina	Lamisil	Creme, *spray*
Nistatina	Micostatin	Solução oral e creme
	Nistatina	Creme
Sulfato de selênio a 2,5%	Selsun ouro	Xampu
Hipossulfito de sódio de 25 a 30% em água destilada		

Sistêmicos		
Droga	**Dose**	**Nome comercial/apresentação**
Griseofulvina	Tinhas do couro cabeludo – 15-20mg/kg Tinhas do corpo – 5-10mg/kg	Fulcin – comprimidos com 500mg Sporostatin – comprimidos com 500mg
Terbinafina	< 20kg – 62,5mg/dia (uso após 2 anos) Entre 20 e 40kg – 125mg/dia > 40kg – 250mg/dia	Lamisil – comprimidos com 125 e 250mg
Itraconazol	Tinhas e candidose 1 comprimido/dia por 15 dias Pitiríase versicolor disseminada: 2 comprimidos/dia por 5 dias Só para maiores de 12 anos	Sporanox e Itranax® – comprimidos com 100mg
Fluconazol	Candidoses disseminadas > 12 anos: 6mg/kg/dia 1 vez/semana por 3 semanas	Zoltec, fluconazol – comprimidos com 150mg

Antibióticos		
Tópicos		
Droga	**Nome comercial**	**Apresentação**
Gentamicina	Garamicina	Creme
Mupirocina	Bactoban, Bacrocin	Creme
Neomicina	Neomicin Cicatrene (bacitracina, cisteína) Trofodermin (clostebol) Nebacetin (bacitracina)	Pomada Creme Creme Pomada
Ácido fusídico	Verutex	Creme
Sistêmicos		
Droga	**Dose**	**Nome comercial/apresentação**
Cefalexina	25-50mg/kg/dia 4 vezes/dia	Keflex – gotas com 100mg/ml Suspensão oral com 250mg/5ml Drágeas com 500mg e 1g Cefalexina – suspensão oral com 250mg/5ml Drágeas com 250 e 500mg
Cefadroxil	25-50mg/kg/dia 2 vezes/dia	Cefamox – suspensão oral com 250mg/5ml Cápsulas com 500mg Drocef – suspensão oral com 250mg/5ml Comprimidos com 500mg
Estearato de eritromicina	30-50mg/kg/dia 4 vezes/dia	Pantomicina – suspensão 250mg/5ml Drágeas 250 e 500mg
Penicilina benzatina	< 22kg – 600.000UI > 22kg – 1200.000UI	Benzetacil – frascos 600.000UI e 1 200.000UI

Antiparasitários		
Tópicos		
Droga	**Nome comercial**	**Apresentação**
Benzoato de benzila	Benzoato de benzila	Líquido e sabonete
	Acarsan	Emulsão
Monossulfiram	Tetmosol	Solução e sabonete
	Valfiran	Solução
Deltametrina	Deltacid	Xampu, loção e sabonete
	Deltamitren	Xampu e loção
Permetrina	Nedax	Sabonete e xampu
	Nedax plus	Loção
	Kwell	Loção
Tiabendazol	Thiabena	Pomada
	Derms	Sabonete e loção
	Foldan	Sabonete, loção e pomada
	Folderm	Sabonete e pomada
Sistêmicos		
Droga	**Dose**	**Nome comercial/apresentação**
Albendazol	> 2 anos – 400mg/dose única	Zentel – suspensão com 400mg/10ml Comprimido com 400mg Zolben – suspensão com 400mg/10ml Comprimido com 400mg
Ivermectina	200mg/kg, dose única, só > 15kg	Rivectina e Ivermec – comprimido com 6mg
Tiabendazol	2mg/kg/dia, em 2 vezes, por 3 dias	Thiaben – suspensão com 250mg/5ml Comprimidos com 500mg

Corticoides		
Tópicos		
Grupo II – potentes		
Droga	**Nome comercial**	**Apresentação**
Dipropionato de betametasona a 0,05%	Diprosone, Diprogenta (com garamicina)	Creme e pomada
Valerato de betametasona a 0,05 e 0,1%	Betaderm	Creme, pomada e solução
	Betnovate	Creme, pomada e solução
Fuorato de mometasona	Elocon e Topison	Creme e pomada
Fluorandrenolida	Drenison	Creme e pomada
Acetonido tópico de triancinolona	Omcilon A, Theracort	Creme e pomada
Desonida	Desonol, Steronide	Creme
Grupo III – moderadamente potentes		
Droga	**Nome comercial**	**Apresentação**
Butirato de clobetasona a 0,05%	Eumovate	Creme e pomada
Pivalato de fluometasona a 0,03%	Locorten com neomicina	Creme e pomada
	Locorten viofórmio	Creme e pomada
	Losalen (contém ácido salicílico)	Pomada
Grupo IV – menos potentes		
Droga	**Nome comercial**	**Apresentação**
Acetato de hidrocortisona	Berlison	Creme e pomada
	Stiefcortil, Therasona	Creme e pomada
	Nutracort	Creme
Acetato de metilprednisolona	Advantan	Creme

Xampus para dermatite seborreica	
Droga	**Nome comercial**
Derivados do alcatrão	Polytar
	Ionil
	Tarflex
Cetoconazol	Cetonax, Cetoconazol
	Nizoral, Arcolan
Enxofre e ácido salicílico	Sastid
	Salisoap
Piritionato de zinco	ZN, ZP 11
Ciclopirox olamina	Stiprox

Imunomoduladores		
Droga	**Nome comercial**	**Apresentação**
Tacrolimo	Protopic a 0,03% e 0,1%	Pomada
Pimecrolimo	Elidel	Creme

Cremes hidratantes
Proderm Nutraderm Creme universal Merck Aveno Emulsão

AFECÇÕES CIRÚRGICAS – NOÇÕES BÁSICAS PARA O PEDIATRA

Uenis Tannuri

As doenças cirúrgicas que ocorrem no consultório do pediatra são, em geral, diagnosticáveis pela história e pelo exame clínico. A partir desses elementos, é possível se obter o diagnóstico final na grande maioria dos casos, sendo que exames de imagem como radiografias simples ou ultrassonografias poderão ser solicitados para a confirmação ou diferenciação diagnóstica. Serão abordadas aqui, de modo sumário, apenas as situações mais comuns. A importância do conhecimento dessas doenças se baseia no fato de que o pediatra é sempre o primeiro profissional a ser consultado e caberá a ele a tarefa de solicitar ou não o auxílio do cirurgião.

Para efeito didático, as afecções serão apresentadas divididas por regiões: cervical, abdominal, umbilical e afecções inguinoescrotais,

CISTOS E FÍSTULAS CONGÊNITAS DO PESCOÇO

Os resquícios congênitos da porção ventral da faringe do embrião podem dar origem aos cistos e às fístulas cervicais na criança. Lembrar que no embrião existem cinco arcos branquiais e, entre esses, quatro fendas, responsáveis pela formação de várias estruturas da face e do pescoço. Também, outra embriogênese importante é a da glândula tireoide, a qual se origina de um espessamento e evaginação do epitélio do assoalho da faringe primitiva (conduto tireoglosso). Esse ponto corresponde ao forame cego na base da língua.

Cistos e fístulas do conduto tireoglosso

Localizam-se, caracteristicamente, na linha mediana do pescoço, geralmente entre o osso hioide e a borda superior da cartilagem tireoide. Originam-se do conduto tireoglosso, o qual normalmente se oblitera em torno da oitava semana de vida intrauterina. Esse conduto estende-se desde a base da língua, ao nível do forame cego, até o istmo da glândula tireoide, passando pelo osso hioide com o qual estabelece íntima relação.

O cisto localiza-se na linha mediana e acompanha os movimentos da deglutição. Com frequência, é sede de processos infecciosos com ruptura, saída de secreção mucoide purulenta e formação de fístula. No diagnóstico diferencial do cisto tireoglosso, lembrar a tireoide ectó-

pica que decorre de uma parada no processo de desenvolvimento do conduto tireoglosso, com formação de tecido tireoidiano em local ectópico. Nesse caso, existe um nódulo de consistência fibroelástica, na linha mediana, acima da região da glândula tireoide.

O diagnóstico é feito pela ultrassonografia cervical ou pela cintilografia para a localização de tecido tireoidiano. Se esta detectar glândula tireoide em posição normal, exclui-se o diagnóstico de tireoide ectópica.

A fístula é representada por um orifício na linha média, pelo qual drena secreção mucoide purulenta.

O tratamento consiste na remoção cirúrgica, incluindo todo o conduto tireoglosso até a base da língua. Detalhe muito importante do ato cirúrgico refere-se à ressecção da porção mediana do osso hioide, devido à íntima relação deste com o conduto tireoglosso.

Cistos e fístulas laterais do pescoço

Originam-se, habitualmente, da segunda fenda branquial e localizam-se na borda anterior do músculo esternocleidomastóideo. Os cistos apresentam-se como tumores de consistência elástica bem delimitada, móveis. As fístulas exteriorizam-se como pequenos orifícios pelos quais drena a secreção mucoide ou purulenta. O tratamento consiste em remoção cirúrgica do cisto e de todo o trajeto fistuloso até a base da hipofaringe.

Sinus pré-auricular

É lesão bastante frequente, cuja ocorrência não se relaciona com as fendas branquiais e sim com anomalias de desenvolvimento dos tubérculos auditivos. Caracteriza-se por pequeno orifício, anterior ao trágus do pavilhão auditivo. Existe profundamente um trajeto revestido por epitélio escamoso que pode conter pelos ou outros anexos cutâneos. O trajeto é longo, está em íntima correlação com a artéria temporal superficial e estende-se até a cartilagem do conduto auditivo externo. Pode ser assintomático, mas habitualmente é sede de infecção e drenagem de material purulento fétido. O tratamento baseia-se na ressecção de todo o trajeto fistuloso.

Apêndices pré-auriculares

Constituem pequenas pregas cutâneas situadas anteriormente ao pavilhão auditivo. Possuem pequena haste cartilaginosa que se une à própria cartilagem do pavilhão auditivo. O tratamento tem finalidade unicamente estética e consiste na remoção cirúrgica, tendo-se o cuidado de ressecar o esqueleto cartilaginoso.

TUMORES CERVICAIS

Linfangioma cístico (higroma) do pescoço

Tumor benigno de origem linfática, congênito, de características histológicas benignas, porém com alta capacidade de infiltrar estruturas vizinhas. O tumor é multicístico, o que lhe confere uma consistência amolecida. O termo higroma deriva do grego (*higros* = água). A maioria dos tumores incide no primeiro ano de vida, com localização cervicofacial. Em raros casos assume proporções gigantescas e pode constituir causa de distocia de parto. O tumor pode sofrer aumento brusco em seu tamanho, devido a processo infeccioso ou hemorragia.

O tratamento é cirúrgico. Devem-se remover os cistos, pois, caso contrário, a tendência à recidiva é muito grande. Nos casos de grandes tumores cervicais pode haver necessidade de gastrostomia ou traqueostomia.

Adenomegalia cervical

Na imensa maioria dos casos decorre de processos infecciosos de vias aéreas superiores, bacterianos ou virais, ou mesmo de outras viroses sistêmicas. Raramente, faz parte de neoplasia sistêmica maligna, leucemia ou linfomas.

O diagnóstico é feito por meio do quadro clínico ou mesmo de reações sorológicas específicas. Nas adenites provocadas por bactérias, pode haver evolução para a formação de pus, o qual deverá ser drenado no momento oportuno. Se após três ou quatro semanas de evolução clínica a causa da adenomegalia cervical não for identificada, deve-se indicar a biópsia cirúrgica. É importante que o cirurgião efetue a remoção de todo o gânglio para a análise histológica adequada.

Outros tumores cervicais a serem lembrados são: bócios, neoplasias tireoidianas (adenoma, adenocarcinoma papilar, carcinoma folicular), neoplasias das glândulas salivares (hemangioma, linfangioma, adenocarcinoma) e neoplasias derivadas da cadeia nervosa ganglionar (neuroblastoma, ganglioneuroma).

Torcicolo congênito

Resulta de fibromatose do músculo esternocleidomastóideo. Clinicamente, manifesta-se por massa tumoral no músculo, em torno da terceira e quarta semanas de vida. A cabeça curva-se para o lado da lesão com rotação da face para o lado oposto.

No passado, imaginava-se que a afecção seria decorrente de traumatismo de parto, estiramento, hematoma e fibrose cicatricial do músculo. Sabe-se que, de fato, a fibrose inicia-se na vida intrauterina e não se relaciona a traumatismo de parto. Em mais de 90% dos casos ocorre resolução espontânea com movimentação passiva da cabeça. Na eventualidade de não haver resolução espontânea até o fim do primeiro ano de vida, recomenda-se tratamento cirúrgico, que é baseado na secção total do músculo esternocleidomastóideo acometido.

Hemangiomas

São lesões muito comuns na criança. Habitualmente, localizam-se na pele, embora possam também acometer órgãos como fígado, cérebro, pulmões. Nas primeiras semanas, são pequenos, pouco perceptíveis, crescendo rapidamente nos primeiros meses de vida e em torno de 2 a 3 anos começam a sofrer processo de involução até o sexto ano de vida, quando praticamente desaparecem. Durante o processo de involução, podem ocorrer formação de ulcerações e sangramentos, que devem ser tratados com cuidados locais. Os hemangiomas periorificiais (ânus, períneo) podem sangrar com grande intensidade, tornando-se necessária a remoção cirúrgica.

Os hemangiomas devem ser tratados de forma conservadora, com base no fato de que a regressão espontânea realmente ocorre. Nos grandes hemangiomas, pode-se administrar prednisolona como medida terapêutica auxiliar na dose de 2 a 4mg/dia por até seis meses. Terapêuticas agressivas cirúrgicas, arteriografias, tentativas de embolização são habitualmente arriscadas e ineficazes.

Finalmente, lembrar que nos grandes hemangiomas pode haver consumo local de plaquetas, plaquetopenia e distúrbios hemorrágicos (síndrome de Kasabach-Merritt).

ABDOME AGUDO

As queixas abdominais são extremamente frequentes na criança. Define-se como abdome agudo toda situação de início súbito de dor abdominal, vômitos e parada de eliminação de gases e fezes, sendo que não é obrigatória a presença concomitante desses três sintomas. Existem várias causas, inclusive os traumatismos, e, embora a maioria dos casos seja de resolução cirúrgica, alguns deles são de tratamento clínico. Portanto, a primeira mensagem importante ao pediatra diz respeito ao diagnóstico diferencial. Com os dados de história, exame físico e radiografia simples de abdome é possível chegar-se a um diagnóstico final sindrômico na grande maioria dos casos. Exames laboratoriais sofisticados ou outros exames radiográficos, muitas vezes, são dispensáveis, pois não trazem subsídios e retardam o diagnóstico final, com prejuízo para a criança, principalmente nos casos em que a indicação cirúrgica é imperiosa. Assim, para o diagnóstico final e a devida conduta entram em jogo, fundamentalmente, a experiência e o bom senso do pediatra e do cirurgião.

A história clínica da criança é, habitualmente, obtida a partir do relato dos pais, sendo que em crianças maiores qualquer queixa deve ser sempre valorizada. O exame clínico deve ser feito com prudência, cautela, procurando sempre, nas crianças maiores, obter sua confiança necessária. Nunca abordar a criança iniciando pelo exame físico: um brinquedo, um simples objeto ou mesmo uma conversa muitas vezes são suficientes para facilitar o exame clínico do abdome. Finalmente, em alguns casos, deve-se solicitar auxílio para a imobilização da criança a fim de que o exame clínico possa ser realizado.

A palpação do abdome, fase mais importante do exame, é, sem dúvida, uma arte, na qual a paciência, a prática e a delicadeza do pediatra são elementos fundamentais para conduzi-lo a um diagnóstico final.

Nas crianças menores, o relaxamento abdominal pode ser obtido com o auxílio de chupeta ou mamadeira, enquanto nas crianças maiores a palpação pode ser facilitada com uma conversa qualquer durante o exame. A palpação deve ser iniciada por um local distante da região suspeita de haver doença, com a finalidade de não amedrontar a criança já de início. É importante frisar que o choro em lactentes não deve ser interpretado como manifestação de dor ou desconforto abdominal durante a palpação, pois a simples mudança do ambiente normal da criança e a presença do médico constituem estímulos suficientes para o choro.

A ausculta do abdome deve ser realizada antes da palpação, pois, após esta, a criança, frequentemente, torna-se agitada. Os sinais auscultatórios nas afecções abdominais agudas na criança são semelhantes aos do adulto: nas peritonites há poucos ruídos hidroaéreos, enquanto nas obstruções intestinais há aumento da intensidade dos ruídos e timbre caracteristicamente metálico.

Na criança com abdome agudo, a precocidade do diagnóstico estará na dependência da exuberância do quadro clínico e da experiência do pediatra. Os sinais clínicos mais importantes, que se constituem em verdadeiros sinais de alarme e que, uma vez presentes, devem ser considerados indicativos de quadro abdominal são referidos a seguir.

Vômitos repetidos – o vômito é o sintoma mais comum na prática pediátrica, especialmente nos primeiros meses de vida. No entanto, se o vômito for repetitivo, corado de bile, do tipo fecaloide ou mesmo "em jato", deve ser considerado sintoma de quadro abdominal agudo. O vômito é o primeiro e principal sintoma da obstrução intestinal e pode-se afirmar que não há obstrução intestinal sem vômitos.

Distensão abdominal – pode decorrer de distensão de alças abdominais e ocorre, habitualmente, em obstruções das porções baixas do tubo digestório. Pode ocorrer também em casos de íleo infeccioso. Eventualmente, em peritonites devidas à perfuração de víscera oca, pode ocorrer distensão abdominal em decorrência de acúmulo de líquido na cavidade peritoneal e do íleo paralítico consequente.

Massa abdominal palpável – a presença de massa palpável em crianças com abdome agudo constitui sinal clínico de grande importância e muitas vezes pode selar um diagnóstico definitivo. Por exemplo, em lactentes com quadro agudo de vômitos, a presença de tumor abdominal palpável em forma de "salsicha" pode sugerir, em conjunto com outros sinais clínicos, invaginação intestinal.

Sangramento intestinal – a eliminação de sangue pelo ânus ocorre toda vez que há sofrimento da mucosa das porções mais baixas do tubo digestório. A invaginação e a enterite necrotizante são as doenças que mais frequentemente causam enterorragia. No entanto, pequenos sangramentos isolados (fezes com "laivos de sangue") não acompanhados de outros sintomas são frequentes em lactentes de menos idade e habitualmente não são indicativos de doença grave, podendo ser devidos a fissuras anais.

Peristaltismo visível – em prematuros ou crianças muito desnutridas, sem afecção digestiva, pode haver peristaltismo intestinal visível, em decorrência de a parede abdominal ser muito delgada. No entanto, em qualquer outra situação, o peristaltismo visível quase sempre constitui o selo da presença de obstrução de alguma porção do tubo digestório.

A radiografia simples do abdome, na grande maioria dos casos, fornece dados que permitem o diagnóstico sindrômico do abdome agudo. O pneumoperitônio, que acompanha as síndromes perfurativas, é visualizado habitualmente sobre a cúpula hepática. No entanto, a presença de gás entre as alças intestinais produz contrastação nítida da parede da alça intestinal, constituindo sinal característico. O diagnóstico radiológico da obstrução intestinal é feito por meio de duas características básicas: distribuição irregular das alças intestinais pelos quadrantes abdominais e pela diferença de calibre entre elas. Os sinais radiológicos dos processos peritoníticos baseiam-se no edema de alças intestinais e presença de líquido na cavidade peritoneal.

Classificação geral

Para o cirurgião pediatra, a melhor forma de raciocínio diagnóstico do abdome agudo na criança baseia-se na classificação quanto ao grupo etário, visto que a maioria das doenças incide especificamente em determinados grupos etários.

Assim, no quadro II-171 apresenta-se a subdivisão do abdome agudo.

Quadro II-171 – Subdivisão do abdome agudo.

1. Recém-nascido
a) Obstrutivo:
• atresias intestinais
• aganglionose (doença de Hirschsprung)
• volvo de intestino médio
• íleo meconial
• peritonite meconial
• obstrução por rolha de mecônio
• anomalias anorretais
b) Inflamatório:
• enterocolite necrotizante
• outros
c) Perfurativo
d) Hemorrágico (traumatismos obstétricos):
• rupturas hepática e esplênica
• hemorragia de suprarrenal

2. Lactente
a) Obstrutivo:
• estenose hipertrófica do piloro
• hérnia inguinal encarcerada
• invaginação intestinal
• ascaridíase
• bridas congênitas
b) Inflamatório:
• diverticulite de Meckel
• enterocolite necrotizante
• íleo paralítico
c) Perfurativo
d) Hemorrágico

3. Pré-escolar
a) Obstrutivo:
• ascaridíase
• outros
b) Inflamatório:
• apendicite aguda
• pancreatite aguda
• peritonite primária
• gastroenterocolite aguda
• colecistite aguda
c) Perfurativo:
• úlcera péptica gastroduodenal

ESTENOSE HIPERTRÓFICA DO PILORO

É uma afecção cirúrgica caracterizada por obstrução quase completa do canal pilórico, em decorrência de hipertrofia da camada muscular.

O sucesso do tratamento cirúrgico da estenose hipertrófica do piloro (EHP) foi, no início do século passado, um marco importante na cirurgia pediátrica.

No início da década de 1920, aproximadamente 20% das crianças faleciam em consequência da cirurgia. Atualmente, este índice reduziu-se praticamente a zero, em virtude do melhor conhecimento da doença, diagnóstico mais precoce e, particularmente, em decorrência da melhor qualidade do tratamento cirúrgico global.

Patologia

A doença caracteriza-se, basicamente, pelo espessamento anormal e intenso da musculatura circular do piloro causando compressão extrínseca e obstrução da luz. Forma-se um verdadeiro tumor no piloro, duro, de coloração branca, quase sempre palpável pela parede abdominal. Ao exame histológico, notam-se hipertrofia e hiperplasia de fibras musculares, além de edema da submucosa. Um fato característico e muito importante para o cirurgião é que a hipertrofia muscular termina abruptamente no duodeno. Este degrau é responsável pela perfuração duodenal durante a piloromiotomia. Em decorrência da obstrução pilórica, o estômago dilata-se e suas paredes tornam-se espessadas e edemaciadas, particularmente na camada muscular.

Etiologia

Ainda é obscura. Entretanto, alguns dados são conhecidos. A alta incidência familiar e a raridade da doença em negros sugerem que algum fator hereditário pode estar envolvido. Recentemente, verificou-se que o nível de pentagastrina plasmática se encontra elevado em casos de EHP. Apesar da verificação experimental de que a administração prolongada de pentagastrina em cães produz hipertrofia da musculatura pilórica, até o presente não se sabe se a elevação plasmática desse hormônio constitui causa ou consequência da obstrução pilórica. Alguns estudos histológicos tentaram correlacionar a imaturidade ou degeneração das células ganglionares como causa do espasmo da musculatura pilórica, porém não há nenhuma conclusão definitiva a respeito. Recentemente, por meio de estudos de microscopia eletrônica não foi encontrada nenhuma alteração nas fibras musculares ou nas células ganglionares que pudessem explicar a etiologia da doença.

Diagnóstico

Crianças portadoras de EHP apresentam, com certa frequência, história familiar. Não é rara a incidência de EHP em recém-nascidos cuja mãe foi também portadora. Não é raro, ainda, a doença incidir em irmãos. Os meninos são mais frequentemente afetados do que as meninas, em proporção de 4:1. Outro fato interessante é que a EHP ocorre principalmente em primogênitos. O sintoma clínico fundamental é o vômito de material não corado de bile. Geralmente, inicia-se na segunda ou terceira semana de vida com piora progressiva em 7 a 10 dias. Raramente existe história prévia de regurgitações desde os primeiros dias de vida. Mais raramente, o quadro inicia-se na quinta ou sexta semana de vida. Inicialmente, os vômitos confundem-se com simples regurgitações, mas, com o passar dos dias, tornam-se bastante intensos, "em jato", e passam a ocorrer após todas as mamadas. É constituído de leite não digerido ou parcialmente coagulado. Às vezes, em virtude do rompimento de capilares da mucosa, os vômitos podem adquirir coloração escura. Apesar dos vômitos intensos e repetidos, a criança apresenta, caracteristicamente, um apetite voraz, fato muito importante para o diagnóstico diferencial. Frequentemente, a criança torna-se obstipada.

Pode ou não haver comprometimento do estado geral e nutritivo. A intensidade dessa alteração dependerá evidentemente da duração da doença. Mais raramente, além da desnutrição, a criança pode apresentar-se também desidratada em graus variáveis. Desde que o diagnóstico tenha sido feito precocemente, a desidratação e as alterações do equilíbrio acidobásico (alcalose hipoclorêmica), embora frequentemente descritas em livros de texto, quase nunca têm efetivamente constituído problema real. A obstrução pilórica é crônica e não é habitual o aparecimento de desidratação com hipoperfusão tecidual e queda do fluxo renal.

O exame do abdome deverá atentar para dois detalhes importantes, os quais, quando presentes, selam o diagnóstico de EHP e dispensam exames radiológicos: 1. a presença de ondas peristálticas visíveis no epigástrio; e 2. a palpação do tumor pilórico. As ondas peristálticas são devidas ao peristaltismo gástrico. Originam-se no quadrante superior esquerdo e progridem em direção à direita. O peristaltismo epigástrico (ondas de Kussmaul) não é patognomônico de EHP, podendo ocorrer em qualquer obstrução da via piloroduodenal. Junto com o quadro clínico e tumor pilórico, as ondas peristálticas definem o diagnóstico. Em muitos casos, nota-se apenas distensão epigástrica após as mamadas. A palpação do abdome requer paciência, técnica e alguma experiência. Muitas vezes, a oliva pilórica não é palpável por falha na técnica da palpação.

Com a finalidade de promover relaxamento da musculatura abdominal, a palpação deve ser realizada enquanto se oferece à criança chá ou água com açúcar. Com a mão esquerda nas costas da criança, o tumor pilórico é palpável com a mão direita contra a coluna vertebral, logo acima da cicatriz umbilical. O tumor pilórico é duro, móvel e tem tamanho aproximado de uma azeitona, daí o nome "oliva" pilórica. O cirurgião experiente pode perceber a oliva pilórica e distingui-la de outras estruturas como a borda do fígado, o rim direito ou o próprio músculo reto anterior do abdome.

Diagnóstico diferencial

O vômito é sintoma muito frequente em crianças e ocorre em várias outras afecções clínicas ou cirúrgicas, as quais podem ser confundidas com EHP. Merece menção, pela relativa frequência, o refluxo gastroesofágico, associado ou não à hérnia hiatal. Outras afecções cirúrgicas mais raras, como obstruções do duodeno, duplicação gástrica, pâncreas anular, vício de rotação, também devem ser diferenciadas da EHP. Em todos esses casos, a radiografia contrastada permite esclarecer o diagnóstico correto.

Algumas afecções clínicas podem ser confundidas com EHP. Crianças portadoras de erros alimentares ou mesmo alergia à proteína do leite apresentam vômitos persistentes. Nesses casos, mudanças alimentares acompanham-se de regressão do quadro. O diagnóstico diferencial deve ser feito ainda com outras doenças de recém-nascidos e lactentes, tais como gastroenterocolite, infecção urinária, insuficiência suprarrenal, erros inatos do metabolismo (particularmente do metabolismo dos aminoácidos) ou mesmo afecções do sistema nervoso central. Detalhe clínico importante, como vimos, refere-se ao fato de que as crianças portadoras de EHP apresentam apetite voraz após surtos de vômitos, fato não habitual em outras doenças.

Em alguns casos, há icterícia com hiperbilirrubinemia indireta, a qual sempre desaparece cinco a sete dias após a correção cirúrgica. A causa é desconhecida, mas parece estar relacionada a um menor teor de glicuroniltransferase no fígado.

Exames subsidiários

A radiografia simples do abdome frequentemente revela distensão gástrica e escassez de ar nas alças intestinais. O exame contrastado fornece imagens típicas, firmando o diagnóstico definitivo: o estômago apresenta-se dilatado, com ondas peristálticas; a região antropilórica assume forma sugestivamente comparada a um "bico de seio"; o canal pilórico é alongado, em virtude da compressão da musculatura hipertrofiada, constituindo o "sinal do fio".

A ultrassonografia revela espessamento da parede gástrica e a presença da oliva pilórica.

Tratamento

Após preparo pré-operatório, baseado na correção da desidratação, a criança é levada à cirurgia. Esta consiste na clássica piloromiotomia à Fredet-Ramstedt, cujos resultados são excepcionalmente bons.

INVAGINAÇÃO INTESTINAL

Constitui a causa mais comum de obstrução intestinal no lactente. Como o próprio termo indica, é constituída pela invaginação de um segmento intestinal para a luz do segmento a jusante. A forma mais comum da invaginação tem início na válvula ileocecal ou próximo a esta, sendo por isso denominada ileocólica ou ileocecocólica. Raramente a invaginação é do tipo ileoileal ou colocólica.

A maioria das crianças é acometida no primeiro ano de vida, sendo que a maior incidência ocorre em lactentes, geralmente bem nutridos, entre os 6 e os 9 meses de vida.

Na maior parte dos casos não há fatores predisponentes detectáveis. Em 2 a 8% dos casos é encontrada a causa da invaginação: divertículo de Meckel, linfoma de íleo terminal, pólipo intestinal. O folículo linfoide hipertrofiado, embora seja, muitas vezes, considerado causa de invaginação, parece ser, na realidade, consequência do processo obstrutivo e da inflamação local.

O quadro clínico da invaginação intestinal é constituído por crises de choro intenso, de início abrupto, muitas vezes sem causa aparente, entremeadas por períodos de acalmia. As crises correspondem aos movimentos de espasmo intestinal que produzem intensas cólicas. Na fase inicial, podem ocorrer vômitos esporádicos de origem reflexa. Vômitos repetidos ocorrem em fase posterior, quando se instala a obstrução intestinal completa. Ao exame físico, nas primeiras horas não há distensão abdominal e em dois terços dos casos nota-se massa palpável no hipocôndrio direito ou no epigástrio que corresponde ao segmento intestinal invaginado. Depois de algumas horas, surgem distensão abdominal, vômitos intensos e desidratação. O toque retal revela, em grande parte das vezes, a presença de sangue gelatinoso em decorrência do sofrimento da mucosa da invaginação quando, então, o diagnóstico é firmado, dispensando-se qualquer outra comprovação, mesmo radiográfica. Nos outros casos, quando o diagnóstico ainda não foi estabelecido, a radiografia simples de abdome mostra quadro genérico de obstrução intestinal. O enema baritado revela a parada súbita de progressão do contraste, em algum nível do intestino grosso, com evidência das pregas da mucosa do intestino delgado invaginado, aspecto classicamente descrito como "casca de cebola". Evidentemente, na invaginação ileoileal, o enema opaco nada revela.

A ultrassonografia pode revelar imagem característica da alça intestinal invaginada.

Tratamento

Embora as literaturas europeia e americana optem, como tratamento inicial, pela tentativa de redução da invaginação pela pressão hidrostática aplicada na luz do colo, preferimos sempre o tratamento cirúrgico. É imperativo que se realizem medidas gerais de preparo pré-operatório, ou seja, sondagem nasogástrica e reposição hidroeletrolítica conveniente. No ato cirúrgico, procede-se à redução, deslocando-se a cabeça da invaginação retrogradamente, seguida de minucioso exame das alças para verificar eventuais perfurações ou áreas de necrose. Por vezes, já existe sofrimento intenso ou mesmo necrose intestinal, ocasião em que a redução é impossível. Nestes casos, deve-se realizar a ressecção do intestino comprometido seguida de anastomose primária.

Diverticulite e outras complicações do divertículo de Meckel são abordadas no item "Persistência do ducto onfaloentérico" neste mesmo capítulo.

ÍLEO INFECCIOSO

Constitui causa muito frequente de confusão diagnóstica com outras afecções abdominais de urgência, particularmente a obstrução intestinal e a enterite necrotizante. É, por isso, oportuna sua menção neste capítulo.

O íleo infeccioso é uma atonia do intestino delgado e do colo por processo infeccioso grave a distância (broncopneumonia, sepse). Acomete geralmente lactentes de menor idade ou recém-nascidos. As alças intestinais apresentam-se uniformemente distendidas em toda sua extensão, o peritônio está normal e não há acúmulo de líquido na cavidade peritoneal.

Clinicamente, notam-se toxemia e outros sinais devidos à doença de base. Apenas excepcionalmente ocorrem vômitos de material claro, fato de importância para o diagnóstico diferencial com obstrução intestinal. À palpação, existe discreta rigidez de parede abdominal e, à percussão, timpanismo generalizado.

A radiografia simples é subsídio muito importante para o diagnóstico definitivo e para afastar afecção cirúrgica. Nota-se, em todo o campo abdominal, distensão difusa, homogênea e uniforme das alças intestinais, as quais se apresentam, também, com paredes finas e calibres semelhantes, características que permitem diferenciar o íleo infeccioso paralítico de processos obstrutivos.

A regressão do quadro é conseguida com o tratamento da infecção de base e repouso do tubo digestório, até a recuperação do trânsito intestinal.

OBSTRUÇÃO INTESTINAL POR ÁSCARIS

A ascaridíase pode acarretar complicações cirúrgicas, exigindo intervenções de urgência. Dessas complicações, a que se reveste de maior importância, pela frequência, é a obstrução intestinal, seguindo-se a obstrução biliar e a pancreática.

A obstrução intestinal por áscaris incide com maior frequência a partir do segundo ano de vida, quando a criança inicia sua deambulação e passa a ter maior contato com o solo contaminado.

No intestino, os vermes têm tendência a formar novelos compactos, ocasionando oclusão ou suboclusão intestinal. A migração dos vermes para porções mais altas do tubo digestório pode permitir sua penetração nas vias biliares, ocasionando quadro de obstrução biliar e/ou pancreática de gravidade variável.

O quadro clínico de oclusão ou suboclusão intestinal por áscaris é semelhante a qualquer obstrução mecânica do tubo digestório. Os vômitos são precoces, inicialmente alimentares, para depois se tornarem fecaloides. A presença do "bolo" de áscaris, denotada à palpação abdominal sob forma de um ou mais tumores, constitui importante sinal para o diagnóstico definitivo. A desidratação ocorre precocemente em consequência dos vômitos. Toxemia, ou mesmo choque, costuma aparecer em fases mais adiantadas, quando já se instalam quadros graves decorrentes de complicação da doença: necrose intestinal, volvo ou perfuração.

A radiografia simples do abdome permite evidenciar a presença dos vermes, visto que seu revestimento é radiopaco. Notam-se, além do "bolo" de áscaris, sinais radiológicos da obstrução do intestino delgado. Se ocorrer perfuração intestinal, instala-se o pneumoperitônio.

O tratamento deve ser feito inicialmente com medidas conservadoras, sendo a cirurgia reservada para os casos em que medidas clínicas falharem ou quando existir alguma evidência de complicação. O tratamento clínico consta de: hidratação parenteral, sondagem nasogástrica, administração de óleo mineral para facilitar a dissolução do bolo de vermes, medicação específica (cloridrato de piperazina na dose diária de 60 a 80mg/kg de peso, em três tomadas, para promover a paralisação dos vermes). Com estas medidas verifica-se, em 24 a 48 horas, melhora clínica na grande maioria dos casos, com eliminação dos vermes e recuperação do trânsito intestinal.

A persistência, ou piora, dos sintomas é observada quando ocorre uma das complicações. O exame clínico periódico e, se necessário, o radiológico orientarão a necessidade da conduta cirúrgica. No ato cirúrgico, o bolo é desfeito e deslocado até o intestino grosso, de maior diâmetro, facilitando a eliminação natural dos vermes. Na presença de necrose, perfuração intestinal ou volvo, deve-se proceder à ressecção da alça comprometida e, se as condições locais e gerais permitirem, seguida de anastomose primária.

Detalhe técnico importante é a retirada de todos os vermes da luz intestinal, antes de se proceder à anastomose, pois sua presença condiciona fator predisponente para a deiscência da sutura intestinal, ocorrência de grave prognóstico.

Em muitos casos, deve-se proceder apenas à ressecção das alças intestinais e à exteriorização do intestino por meio de estomias. A criança é mantida em nutrição parenteral prolongada durante três a quatro semanas, tempo esse suficiente para que ocorra melhora das condições gerais. Ao fim desse período, a criança é novamente levada à cirurgia, quando então se realiza a anastomose intestinal definitiva.

APENDICITE AGUDA

É a afecção cirúrgica abdominal aguda mais comum na criança. A importância da sua inclusão neste capítulo decorre do fato de que o diagnóstico da doença nas fases iniciais é eminentemente clínico e a evolução do paciente será tanto mais tranquila quanto mais precoces forem o diagnóstico e a conduta cirúrgica. Por outro lado, diagnósticos feitos tardiamente, nos casos em que se aguarda quadro clínico muito expressivo ou mesmo alterações laboratoriais muito características, certamente levarão a indicações cirúrgicas em pacientes com peritonite difusa, grave e evolução pós-operatória muito tormentosa. Em decorrência desse fato, a apendicite aguda é ainda causa de óbito, mesmo em países do Primeiro Mundo.

O quadro clínico clássico é de dor de início insidioso, no epigástrio ou na região periumbilical, com vômitos ou apenas náuseas. A seguir, a dor localiza-se na fossa ilíaca ou no flanco direito, ocorre localização do processo infeccioso e o quadro torna-se típico. Em alguns casos, a dor é difusa, inespecífica, em cólica e nunca se torna localizada. Habitualmente, surge febre, entre 37,5 e 38°C. No entanto, alguns casos apresentam evolução afebril nas fases iniciais. Temperaturas mais altas (38,5 a 39°C) são pouco frequentes no início, ocorrendo apenas nas fases tardias, com peritonite difusa ou grandes abscessos.

O exame clínico na imensa maioria dos casos sela o diagnóstico. A criança tende a movimentar-se pouco, e a marcha, em geral, é lenta e cautelosa. Quando a criança está muito agitada e a dor é em cólica, geralmente, não se trata de apendicite aguda. À palpação do abdome, nota-se que existem sinais de dor na fossa ilíaca ou flanco direito. Nos casos de peritonite difusa, ocorre rigidez de parede abdominal e dor intensa. À percussão e à descompressão brusca, a criança exibe dor. No entanto, em alguns casos, esses sinais característicos no exame clínico não estão presentes. Nos casos de dúvida diagnóstica, deve-se aguardar a evolução e repetir o exame clínico 12 a 18 horas após. Mesmo quando se tratar de apendicite aguda, a espera não vai acarretar nenhum malefício, pois a doença estaria em fase muito precoce.

Alguns comentários são importantes para o pediatra:

– A medida da temperatura retal e a consequente diferença axilar-retal não têm nenhuma importância prática. A ausência desse diferencial não afasta o diagnóstico de apendicite aguda na criança.
– É comum haver diarreia, puxo ou tenesmo na evolução da apendicite, em virtude do processo irritativo do peritônio pélvico. Muitas vezes, a presença desses sintomas é interpretada de modo errôneo, levando o pediatra ao diagnóstico de gastroenterocolite.
– Da mesma forma, é comum surgirem sintomas urinários baixos, principalmente disúria, inclusive com alterações no exame do sedimento urinário, que induzem ao diagnóstico errôneo de infecção urinária.
– Nas crianças com idade inferior a 4 e 5 anos, em virtude da falta de informação, é comum o diagnóstico da apendicite aguda ser feito em fases mais adiantadas, quando há peritonite difusa ou abscesso, que se torna palpável. O apêndice de localização retrocecal, quando sofre processo inflamatório, também produz quadros poucos característicos, com pouca manifestação peritoneal e mais manifestações lombares.

66

OFTALMOPEDIATRIA – NOÇÕES BÁSICAS PARA O PEDIATRA

Carlos Alberto Rodrigues-Alves

Este capítulo não apresentará raridades nem exceções. Como regra, os assuntos desenvolvidos são os comuns. Certas doenças, por serem potencialmente graves, serão apresentadas, embora pouco frequentes.

A abordagem dos vários tópicos será prática, porque levará em conta a problemática da Saúde Pública no Brasil, a dificuldade de acesso a laboratórios e a aquisição de medicamentos e, como tal, nem sempre seguiremos extrema ortodoxia semiológica ou terapêutica.

Ao mesmo tempo, o linguajar será simplificado, próximo daquele utilizado pelos frequentadores dos nossos consultórios.

O capítulo está dividido em três partes:

I. Noções sobre o significado de acuidade visual e do desenvolvimento da função visual. Conceito de ambliopia.
II. Doenças oftalmológicas comuns na infância.
III. Puericultura oftalmológica. Respondendo algumas perguntas comuns.

NOÇÕES SOBRE O SIGNIFICADO DE ACUIDADE VISUAL E DO DESENVOLVIMENTO DA FUNÇÃO VISUAL E CONCEITO DE AMBLIOPIA

Ao ler este texto, o leitor está exercendo várias funções simultâneas com os olhos, com o sistema nervoso central e periférico, com os músculos extrínsecos oculares etc. Você dirige os dois olhos para as letras e consegue mantê-los nessa posição. É o reflexo de fixação ou simplesmente fixação, aprendido nas primeiras semanas de vida.

Quando falamos de fixação, estamos propriamente dizendo que dirigimos para o objeto de atenção aquela pequena parte da retina, riquíssima em cones, e que permite alta acuidade visual. Essa região chama-se mácula e é responsável pela visão do centro do campo visual – esta com que você lê este texto. O restante da retina tem baixa acuidade visual e responde por toda a grande extensão do campo visual periférico. Ou seja, aquele que lhe permite perceber a mesa, as paredes, o chão etc., enquanto você lê.

Ao descrevermos esse reflexo de fixação, o qual permite manter os olhos dirigidos (fixados, parados) sobre o objeto de interesse, estamos subentendendo integrida-

de estrutural e funcional de, pelo menos, uma das máculas. De fato, na tão comum coriorretinite macular toxoplasmática bilateral, o recém-nascido não aprende a fixar com nenhum dos olhos. Surge então constante movimento de vaivém dos olhos, conhecido como nistagmo, e que, em lesões maculares congênitas bilaterais, permanecerá por toda a vida. Se a lesão macular congênita for apenas unilateral, o outro olho garante a fixação e não surge nistagmo. Deve-se lembrar que existem muitos tipos de nistagmo não relacionados às doenças oculares (por exemplo, nistagmo labiríntico, induzido por drogas, doenças cerebelares etc.).

Vamos, porém, prosseguir na análise da leitura deste texto. Você, além de fixar o que lê, também "junta" os olhos, porque o livro está distante 30 a 40 centímetros da sua face. Este "juntar de olhos" é a função de convergência. Também é reflexo aprendido. Mas, para que seu aprendizado seja correto, é necessário que o reflexo de fixação esteja sendo bem estabelecido. A criança esboça fixação entre 1 e 2 meses de vida e aos 3 meses demonstra sinais de convergência (colocando, por exemplo, a 15-20cm à frente do paciente, uma lanterna acesa em ambiente de obscuridade, o examinador constata a criança "tentando juntar" e, portanto, convergindo ambos os olhos para a luz). Aos 6 meses de idade, a função de convergência é fácil de ser verificada pela mesma manobra, ou conduzindo-se um brinquedo cada vez mais próximo dos olhos da criança.

Em condições fisiológicas, a convergência é condição necessária, mas não suficiente para existir visão binocular.

Ora, para que tudo isso se processe, é indispensável a integridade estrutural e funcional dos olhos, das vias ópticas e do sistema nervoso central, além de amadurecimento adequado das funções de motilidade ocular. Note bem que este conjunto se define, funciona e é aprendido nas primeiras semanas de vida.

Desde que seja excelente a qualidade da imagem fornecida pelo olho direito e pelo olho esquerdo às suas respectivas retinas e daí ao sistema nervoso central, os reflexos de fixação, convergência e binocularidade, que é também função aprendida, conseguirão desenvolver-se bem.

Admitamos, entretanto, que a criança nasça com defeito unilateral congênito (ou adquirido precocemente) refracional de córnea ou cristalino. Nesse caso, fica prejudicada a qualidade da imagem formada sobre a retina do olho lesado. O paciente formará fixação apenas com o olho bom. O olho lesado, ainda que tenha retina e nervo óptico íntegros, não "aprenderá a ver". A acuidade visual deste olho não vai elevar-se enquanto a criança cresce. A essa condição de "não aprender a ver" dá-se o nome de ambliopia funcional. Devo referir que os termos entre aspas, apesar de apresentarem terminologia simplista, dão ideia muito real aos pais do que venha a ser ambliopia. Ao lado disso, é tão grande nossa ignorância a respeito da intimidade fisiopatogênica dessa condição que pouco podemos acrescentar ao que foi exposto. Refira-se, entretanto, à descrição de alterações morfológicas em vias ópticas de animais e humanos amblíopes.

Entre as causas congênitas frequentes de ambliopia lembraremos: defeitos refracionais muito assimétricos (alta miopia unilateral, por exemplo), catarata, opacificação de córnea etc.

Muitas vezes, o motivo da ambliopia não é de origem congênita. De fato, como comentamos anteriormente, a criança desenvolve a função visual mono e binocular ao longo do tempo. Se ocorrerem acidentes de percurso, em um ou em ambos os olhos, existirão possibilidades de retrocesso no que já foi aprendido.

A faixa de idade em que um defeito ocular pode provocar o surgimento de ambliopia é, como regra geral, de 0 a 5 anos. Foi descrita a ocorrência em crianças com até 8 anos de idade.

Tanto mais grave é a ambliopia quanto mais precocemente se estabelece. Tanto mais responsiva ao tratamento quanto mais cedo ele é feito e mais tarde a ambliopia se instalou.

Causas adquiridas e comuns de ambliopia são: opacificações cicatriciais de córnea, decorrentes de ferimentos, úlceras (por traumatismos, infecções bacterianas, sarampo, herpes etc.), catarata traumática, estrabismo adquirido entre 1 e 4 anos de idade etc.

Curiosamente, o estrabismo congênito não leva à ambliopia, mas o paciente também não desenvolve visão binocular, a não ser que a cirurgia do estrabismo seja precoce. Por vezes, a ambliopia vem a instalar-se após o ato cirúrgico. O tratamento adequado corrige a ambliopia.

Ambliopia é fenômeno essencialmente monocular; sua incidência na população geral oscila entre 2 e 5%.

DOENÇAS OFTALMOLÓGICAS COMUNS NA INFÂNCIA

PRIMEIROS DIAS

A instilação do Credé (solução de nitrato de prata a 1%) nos sacos conjuntivais provoca o aparecimento de fraca purgação ocular branco-acinzentada bilateral no segundo dia de vida. A tendência é para a rápida e espontânea resolução em dois ou três dias. Recomenda-se apenas limpeza do pus com soro fisiológico, duas ou três vezes ao dia.

Conjuntivite neonatal

Infecção conjuntival adquirida pelo feto no trânsito pelo canal de parto e, muito raramente, ainda quando em fase intrauterina.

Surge edema palpebral, vasodilatação e edema conjuntivais e purgação amarela ou amarelo-esverdeada. Os primeiros sinais podem aparecer no segundo ou terceiro dia de vida e tendem para rápida piora. Os agentes etiológicos mais comuns são: estafilococo, hemófilos, estreptococo, pseudomonas, gonococos e outros. Há formas de instalação mais tardia (recém-nascido com uma a duas semanas de vida), cuja etiologia é habitualmente clamídia. Estes casos demonstram, por vezes, comprometimento clínico sistêmico, acompanhando ou sucedendo o quadro conjuntival.

O profissional, ao afastar as pálpebras da criança suspeita de ser portadora de conjuntivite neonatal, deve tomar alguns cuidados. Faça-o com luvas ou toque as pálpebras com cotonetes. Não se aproxime muito do paciente. Já houve ocasiões em que o olho do médico foi atingido por pus que "espirrou" no momento em que se abriu a fenda palpebral do paciente.

Conduta – uma vez estabelecido o diagnóstico de conjuntivite neonatal, é conveniente colher material de raspado conjuntival para estudo cito e bacteriológico. A simples coloração pelo método de Gram é muito útil. A detecção de diplococos gram-negativos intracelulares em neutrófilos é característica de gonococo.

A coloração pelo Giemsa demonstra inclusões citoplasmáticas indicativas de clamídia. O estudo citológico pela coloração com anticorpo monoclonal fluorescente é de alta eficiência no diagnóstico de clamídia (Taylor et al., 1989). Os estudos laboratoriais poderão exigir novas etapas, tais como cultura, antibiograma e outros. Não sendo possível tais exames, basear nos dados anamnésticos: aparecimento hiperprecoce, 2 a 4 dias de vida – gonococo; aparecimento entre o quarto e o décimo dias de vida – clamídia, mas também bactérias não específicas.

Medicação – diante de um quadro de conjuntivite neonatal, até que cheguem os resultados laboratoriais, sugere-se: pomada oftálmica de eritromicina e ceftriaxona 30 a 50mg/kg/dia por via intramuscular (IM) ou intravenosa (IV).

Naqueles casos em que o diagnóstico etiológico for conseguido com a ajuda do laboratório, a terapêutica será mais dirigida, como nas condições a seguir:

• Conjuntivite neonatal por gonococo – mantenha o esquema acima ou utilize dose única de 1g de ceftriaxona por via IM.

bral e que oculta a visualização da carúncula e parte da esclera (Fig. II-39). Característica deste fácies pseudoestrábico é a tendência espontânea à resolução com o passar dos anos. Por volta do sexto ano de vida está "curado o estrabismo". Com o desenvolvimento do nariz, o epicanto atenua-se e desaparece.

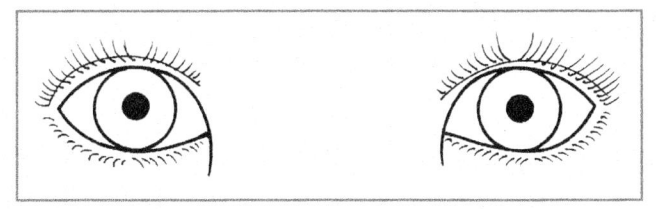

Figura II-39 – Falso ou pseudoestrabismo – presença de epicanto.

Retinoblastoma

Tumor maligno, originado em células embrionárias retinianas, é a segunda ou terceira neoplasia maligna mais incidente na infância. Ocorre em um a cada 20.000 nascimentos vivos. Um terço dos casos é bilateral e estas formas, as que comprometem ambos os olhos, são hereditárias, autossômicas dominantes, com 90% de penetrância. Deve ser mencionado que a bilateralidade deste tumor não decorre de metástase, mas sim do fato de o tumor ser multicêntrico. Quando unilateral, pode haver múltiplos focos tumorais no mesmo olho. Dez por cento das formas unilaterais são hereditárias. Em menos de 10% dos casos há história familiar. Quarenta por cento de todos os portadores de retinoblastoma são mutantes (François et al., 1979; Musarella e Gallie, 1986). Deleção da região q14 do cromossomo 13 foi reconhecida em alguns doentes com retinoblastoma e, nestes, associando-se debilidade mental e outras anomalias congênitas, tais como palato em fenda, defeito cardiovascular, catarata congênita (Wilson, 1977; Cowell et al., 1986; Augsburger, 1997; Donaldson e Egbert, 1977).

A faixa etária em que surgem os primeiros sintomas e sinais é bastante precoce, situando-se entre 0 e 3 anos; esporadicamente, acima dos 4 ou 5 anos de vida. Há escassas descrições de casos surgidos após os 10 anos de idade.

A queixa mais comum apresentada pela mãe é a de ter notado que a "menina" de um dos olhos "ficou branca". Outras apresentações podem, muito mais raramente, ocultar o retinoblastoma: estrabismo, olho inflamado, olho grande portador de glaucoma, exoftalmia etc.

Exame de fundo de olho, biomicroscopia, ultrassonografia, tomografia computadorizada e ressonância magnética proporcionam grau elevado de certeza no diagnóstico sindrômico do tumor. Não se costuma fazer biópsia intraocular dessa tumoração para conseguir o diagnóstico de certeza. O motivo disso é a grande probabilidade, já bem documentada, de se disseminar a neoplasia para fora do olho pela punção-biópsia.

A falta de diagnóstico de certeza faz com que ocorram casos, cada vez mais raros, de diagnósticos falso-positivos e falso-negativos.

A avaliação semiológica do suspeito de retinoblastoma deve abranger ambos os olhos, com minuciosa fundoscopia e ecografia ocular e orbitária. Os exames de imagem das órbitas e crânio demonstram propagação eventual do tumor para fora do globo e que se processa através do nervo óptico; daí para os tecidos intraorbitários, intracranianos, medula. Por meio de disseminação hematogênica, são comprometidos medula óssea, linfáticos, fígado.

O diagnóstico diferencial do retinoblastoma pertence ao grupo clássico dos diagnósticos diferenciais de leucocoria (pupila branca). Englobam uma infinidade de doenças, entre elas: catarata congênita, anomalias congênitas de vítreo, coroide, retina e nervo óptico, toxoplasmose, toxocaríase, inflamações etc.

Nos portadores de retinoblastoma, reconhecem-se sarcomas iatrogênicos secundários à irradiação orbitária e maior incidência de neoplasias, não relacionadas à radioterapia, do que aquela encontrada na população geral (Zimmerman, 1985).

Em virtude de ser comum a bilateralidade, mesmo os casos unilaterais devem ter ambos os olhos reexaminados periodicamente. De fato, o tumor unilateral pode tornar-se bilateral com o passar dos meses. Pela elevada incidência de hereditariedade no retinoblastoma, recomenda-se exame oftalmológico atento em outras crianças consanguíneas do paciente, já nascidas e por nascer. Aconselhamento genético merece ser discutido com os pais.

Segundo tumor – os portadores de retinoblastoma podem desenvolver, ao longo da vida, uma segunda neoplasia, a mais comum é o sarcoma osteogênico.

Conduta – foge ao escopo deste texto minuciar o tratamento. Em linhas gerais, os grandes tumores intraoculares, sem sinais de propagação extraocular, sofrem enucleação. Os pequenos tumores são tratados pela fotocoagulação, crioterapia, braquiterapia, radioterapia externa (Antoneli, 1999). Formas disseminadas para fora do olho têm péssimo prognóstico, mesmo sabendo-se que este neoplasma é sensível a químio e radioterapias.

Pacientes tratados e que após três anos permaneçam sem manifestações metastáticas têm boas chances de que elas não venham a ocorrer.

ENTRE O PRIMEIRO E O QUARTO ANOS DE VIDA

É a faixa, por excelência, do aparecimento do estrabismo convergente adquirido, também chamado esotropia adquirida. Difere da esotropia congênita porque nos primeiros meses de vida a criança não é estrábica.

Estrabismo convergente adquirido

A esotropia adquirida na faixa etária aqui considerada pode instalar-se de forma aguda, ou seja, o olho entorta para dentro e assim permanece. Essa forma de estrabismo é chamada de estrabismo manifesto ou constante. Ao lado desta, há estrabismos não constantes, ora aparecem, ora desaparecem. São os estrabismos intermitentes. É comum o estrabismo ser, de início, intermitente e evoluir para desvio constante.

Nas esotropias adquiridas manifestas, o desvio costuma ocorrer em um dos olhos, enquanto o outro é utilizado para fixar (enxergar). É usual chamar-se o olho que não está desviando de "olho fixador" e o outro de "olho que desvia". O fato de a criança desviar insistentemente um olho permite o desenvolvimento da visão do outro olho (do olho fixador). Enquanto isso, o olho que desvia, por não ser estimulado visualmente, tende a reduzir sua acuidade visual, ou não a desenvolver. Instala-se ambliopia no olho torto. Diz-se para a mãe, ou acompanhante da criança, que o olho torto "não aprendeu a ver". Acrescentar-se-ia também que os reflexos adquiridos durante os primeiros meses de vida, nos quais o estrabismo não existia ainda, tendem a ser desaprendidos. Involui o aprendizado das funções de visão mono e binocular. Se o estrabismo e a ambliopia não forem diagnosticados e tratados, esses vícios sensoriais se enraízam, tornando-se cada vez mais resistentes, tendendo à irreversibilidade a partir dos últimos anos da infância.

Apesar de referir-se de forma particular à esotropia, justamente por ser o estrabismo mais comum na criança, há também os estrabismos divergentes, os verticais e as formas complexas.

Etiologia – é bastante simples compreender o aparecimento agudo de estrabismo convergente em um caso de paralisia de VI nervo e consequente impossibilidade de abduzir o olho envolvido. O tipo exemplificado de estrabismo é chamado de paralítico ou incomitante. Comum no adulto, aparece de forma esporádica na infância. Quer-se dizer com isso que os estrabismos infantis quase sempre não decorrem de paralisias nervosas ou miopatias. Como tal, não recebem o nome de paralíticos ou incomitantes, mas sim de concomitantes.

Qual é a causa então do estrabismo concomitante, tão corriqueiro nas crianças?

A resposta completa a esta pergunta é impossível nos dias atuais. Pouco se sabe a respeito da intimidade etiológica dessa síndrome. Há vários indícios de que muitos componentes interfiram na gênese da doença. Alguns dos fatores já conhecidos são comentados a seguir. Antes disso, porém, é necessária pequena digressão sobre o tema.

Como foi exposto na parte I, a visão monocular e a binocular são funções aprendidas, dependentes da integridade estrutural e funcional dos olhos, vias ópticas, sistema nervoso central, vias nervosas, músculos oculomotores etc. Ao lado disso, é necessária a conjugação harmoniosa dos movimentos oculares para que o objeto visualizado tenha sua imagem, igualmente bem definida, projetada na mácula de cada olho. Assim, por exemplo, se o objeto se desloca para a direita, ambos os olhos devem deslocar-se para a direita. Se o objeto está à frente do observador, mas muito distante dele, ambos os olhos permanecem dirigidos para o infinito e em paralelismo. Imagine agora que este tal objeto distante comece a se deslocar, aproximando-se até 40cm dos olhos. Ocorrem duas funções oftalmológicas conjuntas à medida que o objeto se aproxima da face do indivíduo: a convergência e a acomodação. A convergência "junta" ambos os olhos, e a acomodação, por meio da contração dos músculos ciliares, aumenta o valor dióptrico dos cristalinos, mantendo a imagem focalizada nas máculas. No indivíduo normal, há proporção adequada entre o grau de acomodação e o grau de convergência. Uma vez entendida essa verdadeira sincinesia fisiológica, será mais fácil compreender alguns dos aspectos clínicos da esotropia concomitante.

Um destes aspectos é o seguinte fato: grande parte das crianças com esotropia concomitante tem também graus médios ou altos de hipermetropia bilateral. A colocação de óculos, corrigindo a hipermetropia, reduz de forma parcial ou completa o ângulo do desvio. Se a criança põe os óculos, o desvio diminui, se a criança os tira, o estrabismo aumenta imediatamente.

Por que isso ocorre?

Ocorre porque, para fazer a acomodação necessária para vencer o grau da hipermetropia e enxergar bem, o paciente faz convergência excessiva. Então, se os óculos corrigem a hipermetropia, atenua-se o esforço acomodativo e, portanto, o excesso de convergência.

Esta explicação fisiopatogênica esclarece parte dos casos, mas nem todos. De fato, em muitos estrábicos convergentes, a correção da hipermetropia com óculos resolve, de forma parcial, o desvio ocular, sobrando algum desvio, do qual se desconhece a origem.

Se, como já se comentou, a esotropia concomitante é comumente associada à hipermetropia, a exotropia acompanha muitos casos de miopia.

A correlação entre presença de ametropias (hipermetropia, miopia etc.) e estrabismo existe e é bastante comum. Está longe, porém, de ser absoluta. Há muitos estrábicos sem ametropias. Há muitos míopes e hipermétropes sem estrabismo.

Além de as ametropias bilaterais serem fatores contributivos na gênese de tropias concomitantes, há outras razões que provocam o aparecimento de estrabismos: uveítes, catarata, cicatriz corneana, retinoblastoma etc., unilaterais. Nestes casos, justamente porque a visão fica muito prejudicada em um dos olhos, este olho entorta para dentro (esotropia), ou para fora (exotropia). Se as doenças citadas forem bilaterais, o olho torto será o de pior visão. Se forem bilaterais e congênitas, além do estrabismo haverá nistagmo de fixação.

A partir dos comentários genéricos feitos anteriormente, o pediatra tem condições de vislumbrar a complexidade semiológica que envolve os portadores de distúrbios oculomotores e entenderá melhor a próxima etapa.

Conduta – se houver suspeita de estrabismo, a dúvida deve ser esclarecida, não importa a idade da criança. Deve-se lembrar a possibilidade de a tropia ser sinal de retinoblastoma, inflamações intraoculares, altas ametropias, doenças sistêmicas etc., além de o estrabismo, por si só, favorecer o desenvolvimento de ambliopia.

Uma vez que a criança compareça ao consultório médico, a anamnese ajuda a esclarecer ou a apontar para certos fatores causais: traumatismos oculares, de crânio ou face, infecções corneanas bacterianas ou virais, aparecimento de pupila branca (leucocoria) etc.

Antecedentes de gestação problemática, prematuridade, baixo peso ao nascer, sofrimento fetal em parto complicado, complicações perinatais proporcionam graves danos neurológicos e também oculares. Em paralisias cerebrais, síndrome de Down, certas doenças metabólicas graves e de manifestação precoce, a incidência de estrabismo é muito mais elevada do que na população geral.

Antecedentes familiares de olho torto têm sua importância.

Após a anamnese, o pediatra poderá fazer parte do exame oftalmológico, que visa, entre outros fatores, definir se há ou não fixação de um e do outro olho e, em conjunto, se existe, de fato, estrabismo.

O *cover-test* é a manobra-padrão utilizada na rotina do ambulatório de oftalmologia que esclarece se há ou não estrabismo. Este recurso semiológico é extremamente útil e simples. Exige, porém, muita prática para estar-se seguro das informações que se vão recolhendo e, também, da sua interpretação.

Para ser realizado o *cover-test*, é indispensável a colaboração do paciente. Neste caso, o exame é de pouca utilidade antes dos 3 meses de idade. E é difícil de ser feito na criança renitente (faixa dos 2 anos), nos débeis mentais e nos portadores de nistagmo. Nossos outros jovens pacientes participam do exame sem dificuldade.

Explicaremos, a seguir, os passos mais importantes do *cover-test*, o qual diagnosticará a existência ou não de estrabismo.

Várias outras informações sobre particularidades clínicas do estrabismo são conseguidas com esse exame. Não comentaremos minúcias; interessam pouco ao pediatra.

O princípio básico do teste é a oclusão alternada, primeiro de um olho e imediatamente depois a do outro. Para ocluir o olho, pode-se usar um cartão de 8 a 10cm de largura por 20cm de comprimento, ou, na falta disso, servem até mesmo os dedos indicador e médio do examinador, estendidos e encostados um no outro (como se fôssemos fazer toque vaginal).

O paciente e o examinador ficarão sentados, defrontando-se. O examinador deve colocar-se em frente do braço direito do paciente. A rigor, o teste precisa ser feito com o paciente olhando para longe e, depois, para perto, usando e, em seguida, não usando óculos (naturalmente se a criança os tiver).

Testando para longe – peça ao paciente para que permaneça olhando um ponto longe (4 a 6 metros de distância) na horizontal. Como ponto de fixação, pode-se usar um foco de luz, o botão de um interruptor, ou detalhe de um brinquedo. Não servem grandes objetos (telefone, quadro etc.).

O indivíduo normal, olhando para o objeto de fixação, terá ambos os olhos fixados nele. O estrábico fixará o objeto com um olho e entortará o outro. Com isso em mente, observe bem a criança, enquanto ela fixa ao longe. Se o ângulo do estrabismo for grande, já se nota qual olho é estrábico. Tomemos como exemplo uma esotropia do olho direito (OD). Nesse caso, o paciente fixa o objeto com o olho esquerdo (OE) e entorta para dentro o OD (Fig. II-40A). Faça agora o *cover-test* e tampe o OD, que é o torto (Fig. II-40B). Nada acontece com o OE, ele já estava fixando e continua a fixar o objeto a distância. Passe imediatamente a oclusão para o OE e observe o OD. O OD fará um movimento do canto interno da fenda palpebral em direção à frente (Fig. II-40C). Passe agora o oclusor para o OD; o examinador verá que o OE fará, então, o movimento do canto interno da fenda palpebral em direção à frente (Fig. II-40B). Repita a manobra quantas vezes desejar. Digamos que o examinador esteja convencido da presença deste movimento de dentro para fora e que sua oclusão está agora sobre o OE (Fig. II-40C). Retire a oclusão da face do paciente e continue olhando atentamente para os olhos deste. No instante em que se remover a oclusão, o estrábico, exemplificado, fixará o objeto com o OE e entortará o OD, voltando àquela situação anterior à feitura do *cover-test* alternado (Fig. II-40D ou Fig. II-40A). Conclusão – esotropia de OD para longe.

Testando para perto – coloque o objeto fixador a 30 a 40cm distante e à frente dos olhos do paciente. O objeto a ser fixado pode ser uma pequena lanterna, uma pequena figura, o número de uma régua, uma letra etc. Observe o que acontece com os olhos durante esta fixação e depois repita as manobras do *cover-test* alternado, expostas anteriormente.

OLHO DIREITO   OLHO ESQUERDO

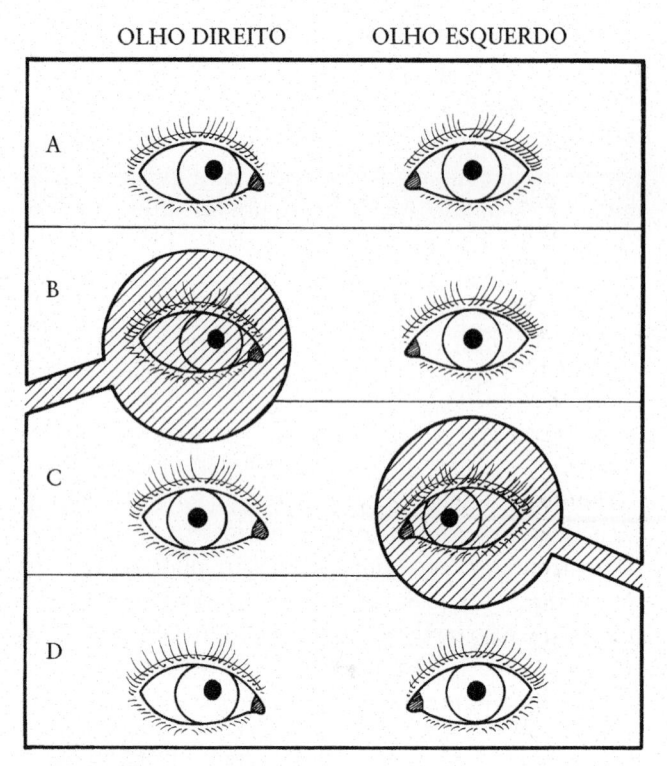

Figura II-40 – *Cover-test*.

Interpretando o *cover-test* – no indivíduo sem estrabismo, nenhum olho se movimenta em nenhum momento da alternância do *cover*. No estrábico manifesto e constante, ocorre o movimento e, ao retirar a oclusão, o olho estrábico retoma seu estado anormal, enquanto o olho bom passa a fixar.

Existe uma situação, entretanto, bastante comum, aliás, na população normal, em que, antes de fazer o *cover*, nenhum olho está desviado; durante o *cover-test* alternado surge movimento de um e depois do outro olho, mas, ao se retirar totalmente a oclusão, ambos os olhos voltam a ficar alinhados. O diagnóstico nesse caso é também de estrabismo, mas chamado de estrabismo latente ou foria. Existe assim esoforia, exoforia, foria vertical etc.

Na população geral, há muito mais foria do que tropia, e muito mais exoforia do que outras forias. Quase todos os míopes têm exoforia e, não raramente, o hipermétrope é esofórico.

Por que se faz o *cover-test* em pelo menos duas posições: para longe e perto, com e sem óculos?

Isso deve ser realizado porque o paciente pode ter estrabismo (latente ou manifesto) apenas, por exemplo, para longe sem óculos e não demonstrar desvio nas outras situações do exame.

Os passos descritos aqui com referência ao *cover-test* são quase sempre suficientes para o pediatra confirmar se há ou não estrabismo, ou mesmo outros distúrbios oculomotores. Desde que existam, o paciente será enca-minhado ao oftalmologista. Não é boa a norma de deixar a criança "até que fique maiorzinha" para se efetuar a consulta oftalmológica.

Pontos básicos na abordagem oftalmológica da criança estrábica

Exame oftalmológico rotineiro com medida da acuidade visual, avaliação das rotações binoculares e dos desvios, esquiascopia (para medir "o grau" dos olhos) sob rigorosa dilatação de pupilas, fundo de olho. Colocação de óculos, se necessário. Se houver ambliopia, o olho que vê bem será ocluído, durante poucas ou mais horas ao dia, para "treinar o olho preguiçoso".

Reavaliações periódicas visam saber: o efeito do tratamento da ambliopia, da redução do ângulo de desvio, o problema estético. Essa fase requer meses de acompanhamento e novos exames oftalmológicos. A contribuição da ortóptica depende do caso e da postura do oftalmologista diante dessa subespecialidade.

A cirurgia quase sempre é requerida nos grandes e médios desvios não corrigidos pelas condutas clínicas. Há campos de controvérsias diante de certas indicações cirúrgicas.

Abordaremos agora diversas condições oftalmológicas comuns no ambulatório do oftalmologista, nenhuma delas específica da infância. Algumas, porém, demonstrando características particulares entre as crianças.

Blefarites

Há muitos tipos. A forma mais comum é aquela descrita pela mãe como "caspa" ou "casquinhas" nos cílios. É bilateral, crônica, discretamente pruriginosa. Os cílios são curtos, caem muito, desnudando setores das pálpebras. A causa é desconhecida. Recomenda-se massagem duas vezes ao dia das bordas palpebrais com xampu de cabelos para crianças, ou xampu para cílios preparado em farmácia de manipulação. Os horários da higiene matinal e do banho são úteis para essa limpeza, sobretudo porque as massagens devem ser mantidas por longos períodos, dois meses, e as séries repetidas, se as "caspas" voltarem. Esta conduta é eficaz, mas exige perseverança. Aplicações tópicas de pomadas antibióticas são cada vez menos indicadas; a gordura da pomada embaça a visão, e o paciente abandona seu uso.

Terçóis ou hordéolos

São processos supurativos, isolados ou múltiplos, dispostos nas margens palpebrais, relacionados a folículos de cílios e glândulas anexas a esses folículos. A instalação é aguda. O aspecto lembra o de uma pérola amarela, crescendo na borda da pálpebra. Por ser muito superficial, este pequeno abscesso tende a romper, drenar o conteúdo e resolver-se espontaneamente. É útil a aplicação local de pomada oftálmica antibiótica três ou quatro vezes ao dia, durante quatro a seis dias.

Calázios

São formações semelhantes a cistos, preenchidas por material gorduroso, provindo de glândulas presentes nas pálpebras. Dispõem-se na espessura palpebral, em geral, distando alguns milímetros da borda dos cílios. Desenvolvem-se de forma lenta até serem notados como "bolinha", indolor ao toque. Por vezes, superajunta-se inflamação aguda ou subaguda ao redor do calázio. Nessa oportunidade, o edema tem sinais flogísticos clássicos, difunde-se pela pálpebra, surge dor e a fenda palpebral estreita-se. É frequente surgirem outros calázios no futuro desse paciente. Não há profilaxia, de fato, comprovada.

Conduta – no adulto e nas crianças maiores, a utilização de compressas quentes reduz o quadro inflamatório, contribuindo para a drenagem espontânea do calázio ou absorção do edema. O emprego de pomadas e colírios anti-inflamatórios sistêmicos tem interesse duvidoso.

Antibioticoterapia sistêmica é indicada se os sinais inflamatórios forem intensos, fazendo supor infecção do material retido no cisto.

Crianças pequenas recusam compressas quentes. O que fazer nesses casos?

Desde que não haja inflamação importante ou deformidade palpebral suficiente para estreitar a fenda palpebral, pode-se assumir postura expectante. O calázio, por vezes, reduz seu volume com o passar das semanas. Casos mais graves exigirão drenagem cirúrgica do "abscesso", sob anestesia geral.

Conjuntivites bacterianas

São quase simultaneamente bilaterais, agudas, ricas em pus amarelo ou amarelo-esverdeado, que exigem limpeza várias vezes ao dia. O paciente refere acordar com os "olhos pregados", sensação de "areia nos olhos" e, algumas vezes, menciona contato recente com portadores de quadro semelhante. Olhos congestos e pálpebras edemaciadas são a regra. Essas conjuntivites superajuntam-se, com frequência, a quadros gripais ou outras viroses.

Na maioria das vezes causadas por bactérias inespecíficas, as conjuntivites catarrais agudas não justificam pesquisas laboratoriais ortodoxas. Essas ficarão para casos excepcionais.

Conduta – limpeza do pus com água fervida, várias vezes ao dia. Aplicação nos sacos conjuntivais de colírio antibiótico a cada 2 horas durante a vigília (para não embaçar a visão na escola) e pomada antibiótica à noite, durante uma semana. É indispensável o emprego de antibiótico em pomada durante o sono, já que, se não usada, favorece proliferação bacteriana durante o longo período noturno. Em crianças com 3 anos ou menos, pode-se aplicar apenas pomada antibiótica a cada 4 a 5 horas. Qual antibiótico? Tobramicina, polimixina, neo-micina, gentamicina, cloranfenicol, tetraciclina, quinolonas etc. são encontrados prontos no comércio. Nem todo colírio de determinado antibiótico tem seu correspondente comercial em forma de pomada oftálmica. Não há inconveniente em se utilizar um antibiótico no colírio e outro na pomada.

Conjuntivites virais

Boa parte delas é causada por adenovírus ou enterovírus; assumem, por vezes, caráter epidêmico. O quadro clínico é típico, assumindo formas banais ou bastante intensas. Começa em um olho com edema palpebral, hiperemia conjuntival, lacrimejamento, fotofobia variável, pouca ou nenhuma purgação; adenopatia pré-articular é achado comum. Depois de alguns ou vários dias, o outro olho demonstra quadro clínico semelhante, em geral, menos intenso. Formas mais agressivas comprometem superficialmente a córnea por meio de finas desepitelizações, reconhecidas apenas à lâmpada de fenda. Nesses casos, a fotofobia é óbvia.

O exame desarmado demonstra, além dos aspectos já citados, superfície conjuntival "em sagu", às vezes, com petéquias. Casos esporádicos exibem manchas hemorrágicas na conjuntiva bulbar e podem deixar o paciente e familiares assustados, diante da violência das manifestações clínicas.

O período evolutivo dura de uma a até seis semanas, para a cura completa. Pequenas cicatrizes conjuntivo-corneanas permanecem em muitos casos. São reconhecíveis à biomicroscopia e não determinam sequelas funcionais.

É comum, nessas adenoviroses, o comprometimento concomitante de vias respiratórias altas, definindo "quadros gripais" ou, de forma esporádica, a associação com manifestações diarreicas.

Tratamento – a rigor, deve-se recomendar apenas limpeza das pálpebras com água fervida. Não há agentes farmacológicos contra esses vírus. A cura é espontânea. Na prática clínica, prescrevem-se colírios antibióticos quatro a cinco vezes ao dia, durante alguns dias.

Tracoma

Embora lembrada como quase extinta no Brasil, esta infecção volta a se difundir em extensas áreas do nosso território (Nóbrega et al., 1993).

É causada por clamídia e segue curso natural. Percorre a fase incipiente, a fase de estado e a cicatrização. A infecção pode evoluir para a cura mesmo sem tratamento. As formas de apresentação clínica têm diversas graduações, desde aquelas quase assintomáticas, até outras bastante expressivas. Os problemas funcionais, geralmente, decorrem das cicatrizes corneanas e sequelas conjuntivais que acrescentam, ao longo dos anos, novos e contínuos danos às córneas. Ainda é causa importante de cegueira em vários países do mundo.

Os muitos casos novos descritos em crianças e adultos brasileiros demonstram baixa frequência das formas graves de inflamação e sequelas. Por isso, a doença é pouco diagnosticada e faz supor o tracoma como pertencente a passado remoto da História da Medicina Brasileira.

O contágio é direto de um indivíduo para outro, ou pode dar-se através de transferência da clamídia por moscas ou por objetos contaminados. Reinfecções ocorrem.

As manifestações clínicas podem assemelhar-se àquelas descritas genericamente para as conjuntivites virais. Na fase de estado, aparece quadro folicular conjuntival generalizado, tendente à resolução na fase cicatricial. A recomendação mais sensata para oferecer ao pediatra diante de caso suspeito seria a de encaminhar o paciente para serviço especializado. O diagnóstico etiológico é fácil, mas exige técnicas precisas de coleta de material. A terapêutica com tetraciclina, eritromicina ou sulfa é eficaz. A pomada e o colírio de eritromicina (a 0,5% ou a 1,0%) devem ser encomendados em farmácia de manipulação. Não existem prontos no mercado brasileiro de medicamentos.

Em todas as conjuntivites infecciosas descritas propõem-se cuidados para prevenir disseminação. Evitem-se: contato físico, partilhar toalhas, frequência a piscinas e até mesmo a convivência com outras crianças. Em consultório, o profissional deverá precaver-se para não se contaminar ou transferir a infecção a outros pacientes por meio de suas próprias mãos ou de instrumental não esterilizado.

Há muitos outros tipos de conjuntivites infecciosas, provocadas por diversos tipos de agentes. Por serem pouco frequentes, não serão expostas aqui.

Conjuntivites alérgicas

As formas banais são comuns. A criança demonstra antecedentes alérgicos, sendo rinite e asma os mais comuns. Há prurido, lacrimejamento, alguma fotofobia, leve edema palpebral bilateral. O quadro é recidivante, às vezes com características sazonais.

Formas graves, pouco frequentes, costumam aparecer cedo na vida da criança. Além dos antecedentes e dos sintomas descritos anteriormente, superajuntam-se: formação de "gelatina" (edema conjuntival) e escasso catarro branco.

As conjuntivites alérgicas graves, também chamadas de conjuntivites primaveris, acompanham-se de formação de grandes folículos linfoides, abundantes nas conjuntivas e no limbo corneano e vascularização da periferia das córneas. A incidência de ceratocone é muito mais elevada entre esses pacientes do que na população geral.

Sintomas intensos significam maior prejuízo para a vida rotineira do paciente. Dificultam atividades escolares, esportivas, sociais. Melhora espontânea virá na puberdade.

Conduta – o pediatra conhece bem a problemática do alérgico. Algum resultado se consegue com modificações no ambiente doméstico e no quarto de dormir do paciente. Recomenda-se a retirada de todo o material supérfluo e que acumula pó; limpeza do ambiente rigorosa e frequente; aeração da casa; evitar contato com animais, inseticidas e *sprays*. As atividades esportivas devem ser estudadas caso a caso. Higiene pessoal rigorosa, cabelos curtos, unhas cortadas e mãos lavadas várias vezes ao dia contribuem para reduzir o contato de alérgenos com a área ocular.

Enquanto se consegue algum resultado com as medidas propostas, os colírios devem ser evitados. Sendo necessário, prescrevem-se aplicações, três a seis vezes ao dia, de colírio de cromoglicato de sódio a 2 ou a 4%. A resposta não é expressiva, mesmo quando são associados anti-histamínicos sistêmicos. Obtém-se melhora acentuada dos sintomas com instilação de colírios hormonais: fluorometolona, dexametasona, betametasona etc. A iatrogenia oftalmológica desse grupo de drogas é farta: glaucoma e catarata cortisônicos são os mais comuns. Não há risco no uso destas drogas durante alguns dias, o que não é o caso se estas forem as utilizadas durante semanas.

Conjuntivites foliculares e seus diagnósticos diferenciais

Na descrição do aspecto conjuntival das conjuntivites virais e alérgicas e tracoma menciona-se a presença de folículos conjuntivais nas três condições. Na realidade, a conjuntiva sadia tem, como a mucosa intestinal, grande número de folículos linfoides. Na criança hígida, esses folículos são visíveis ao exame físico desarmado. O fato de a conjuntiva palpebral ter superfície não absolutamente lisa decorre dessa peculiaridade histológica.

Quando acontece agressão por vírus, clamídia ou alérgenos, esses folículos hipertrofiam-se e as conjuntivas ganham aspecto "em sagu". Assim sendo, a presença de conjuntivite folicular não é típica nem patognomônica de nenhum dos três grupos de conjuntivites.

O diagnóstico diferencial deverá ser apoiado nos aspectos clínicos e laboratoriais citados.

Hemorragias subconjuntivais

O aspecto clínico é o de mancha vermelha, em tom vivo ou escuro, se o sangramento for mais abundante. A placa hemorrágica recobre pequena ou grande área de esclera. Instalam-se assintomática e agudamente. Não interferem com a acuidade visual e são reabsorvidas em 7 a 15 dias. As causas mais comuns das hemorragias subconjuntivais em crianças são traumatismos locais e tosse (coqueluche, por exemplo).

Conduta – é prudente tampar um olho e depois o outro para comparar a visão, que deve ser igual. Pela inspeção da área verifica-se se existem outras lesões, em particular nos casos traumáticos. Acalmar a mãe alarmada e aguardar a resolução espontânea do processo.

Aspectos oftalmológicos da infância diabética

Poderíamos preencher este tópico com uma palavra – nenhum. E não estaríamos muito distante da realidade diária do consultório. O *diabetes mellitus* é gentil com a área oftálmica da criança. De fato, a extensa e importante faixa de complicações retinianas, cristalinas, musculares etc., comuns no adulto, são muito raras na criança.

Ao chegar a puberdade, as coisas mudam. A incidência de retinopatia passa a ser cada vez maior, relacionando-se diretamente com a idade do diabetes. Embora o desenvolvimento dessa complicação seja crônico, há casos esparsos, demonstrando curso subagudo. Catarata e oftalmoplegias diabéticas ainda continuam infrequentes nos adolescentes.

Recomenda-se exame de fundo de olho a cada dois anos durante a infância do diabético. A partir da adolescência, o exame deverá ser anual. Este critério poderá ser alterado, dependendo do caso.

Uveítes e retinites

Apenas para esclarecer alguns termos, que podem gerar confusão, vamos relembrá-los de forma sucinta.

Ao conjunto constituído pela íris, corpo ciliar e coroide, dá-se o nome de úvea. Úvea anterior é sinônimo de íris + corpo ciliar. Coroide e úvea posterior têm o mesmo significado. Por isso, ao falarmos em uveíte anterior estamos nos referindo à iridociclite. De forma análoga, são idênticas coroidite e uveíte posterior.

A tão comumente chamada coriorretinite ou coroidorretinite toxoplasmáticas é, dentro da exatidão anatomopatológica, uma retinocoroidite. Afinal, a infecção é, primariamente, da retina. A coroide é envolvida por estar aposta a ela. Apesar da inexatidão terminológica, o uso incorreto permanece na rotina diária.

As síndromes inflamatórias uveorretinianas interessantes ao pediatra compõem extenso e bastante complexo capítulo da oftalmologia, englobando doenças congênitas, adquiridas e, algumas, com provável participação hereditária. Vamos apresentar, portanto, apenas poucas condições, as mais comuns na rotina oftalmopediátrica.

Retinocoroidite toxoplasmática

No Brasil é uma das quatro principais causas de cegueira legal na infância. A infecção é adquirida em fase intrauterina, quando, admite-se, a toxoplasmose materna é primária. Ao nascer, a criança, como regra, apresenta lesão de fundo de olho em fase cicatricial, comprometendo a mácula de cada um dos olhos. Existem formas unilaterais, extramaculares e outras com comprometimentos oculares múltiplos (microftalmo, catarata etc.), além da grave e habitual participação sistêmica da doença.

Em decorrência da bilateralidade da lesão macular, não se estabelece o reflexo da fixação, nem o desenvolvimento normal da acuidade visual. Essas crianças permanecem, definitivamente, com visão subnormal, estrabismo convergente e nistagmo pendular.

Apesar do quadro ocular já estar cicatrizado quando do nascimento da criança, há escolas que recomendam o tratamento com pirimetamina, sulfadiazina e ácido folínico durante três semanas, seguido por outra série de espiramicina, por mais quatro a seis semanas (Taylor, 1990).

Retinite por rubéola

Nas crianças portadoras de síndrome da rubéola congênita, a retinite está presente em 40% e a catarata em 20% dos casos. Não se conhece com exatidão qual é a incidência de retinite por rubéola no Brasil. Sabe-se, porém, que é pouco diagnosticada entre nós.

Não existindo catarata, mas apenas retinite, o paciente tem bom prognóstico visual. O quadro inflamatório retiniano está cicatrizado quando ocorre o parto, não deixa sequelas funcionais e, afora raríssimas descrições, não é recidivante.

Lues congênita

Algumas das manifestações oculares da lues congênita podem desenvolver-se no recém-nascido (coriorretinite), ou bem mais tarde, entre 5 e 15 anos, na forma de ceratites intersticiais, uveítes anteriores ou posteriores. O tratamento é sistêmico, clássico, conduzido pelo pediatra; e ocular, proposto pelo oftalmologista.

Considerando formas de inflamação intraocular não congênitas, destacam-se:

Doença de Still

A uveíte anterior bilateral é verificada em torno de 10 a 15% dos casos dos pacientes com doença reumatoide juvenil. Complicações decorrentes dessas uveítes superajuntam-se muitas vezes a catarata, ceratopatia calcária em faixa etc.

No adulto, as iridociclites provocam olho vermelho e dor ocular. Na criança, essa apresentação clínica também aparece, mas nem sempre. Há casos em que a uveíte anterior é desacompanhada de dor e hiperemia ocular. São "formas frias", nem por isso menos lesivas para a visão.

A alta incidência da uveíte, a bilateralidade, as graves complicações visuais e a presença de formas frias da inflamação recomendam exames oftalmológicos periódicos nos portadores de doença de Still-Chauffard. Alguns Serviços propõem visitas trimestrais.

Outras formas inflamatórias intraoculares podem decorrer de toxocaríase e traumatismos ou estar associadas a quadros gripais, ou totalmente desacompanhadas de outras manifestações clínicas cuja causa é desconhecida, como a uveíte periférica.

Aspecto a ser enfatizado é a necessidade de se ter em mente o diagnóstico diferencial com retinoblastoma. Essa neoplasia tem apresentações clínicas que simulam ou se acompanham de inflamações oculares.

Traumatismos

Provavelmente, este é o item mais difícil de ser apresentado, diante da imensa complexidade do assunto. Em linhas gerais, tentaremos caracterizar, pela anamnese, as condições da ocorrência do traumatismo. Os mais comuns são os traumatismos mecânicos e bem mais raros os químicos. O prognóstico piora em muitos casos se for grande o intervalo entre o acidente e o atendimento.

O médico, mesmo não especialista, fará exame sumário. A instilação de colírio anestésico facilita a tarefa. Afastando-se as pálpebras com cuidado, sem apertar o olho, analisa-se a anatomia, a visão, procurando corpos estranhos. Sua remoção talvez deva ser feita apenas pelo oftalmologista. Há prós e contras a essa conduta. Houve muitos casos de arrancamento completo da íris, porque aquele pequeno ponto preto parecido com corpo estranho era, de fato, íris herniada e removida inadvertidamente.

Casos com grande redução da acuidade visual fazem supor a presença de catarata traumática, hemorragias intraoculares ou lesão de nervo óptico. E não é obrigatório que a pancada tenha ocorrido diretamente no olho para que sequelas oftalmológicas graves apareçam. Traumatismos mecânicos faciais e frontais são causas comuns de lesão de retina e nervo óptico.

O uso do cinto de segurança nos automóveis diminui bastante a incidência de lesões neuro-oftalmológicas.

Os traumatismos químicos exigem lavagem abundante. Instilam-se várias gotas de colírio anestésico e lava-se com soro fisiológico ou mesmo água em grande quantidade. As queimaduras com soda cáustica, cal e ácidos fortes têm efeito devastador, por isso, insistimos na lavagem abundante. Uma vez realizado este rápido atendimento, solicita-se o parecer do oftalmologista. Se a visita a este só puder ser efetuada muitas horas após o acidente, colocar pomada oftálmica antibiótica no saco conjuntival.

PUERICULTURA OFTALMOLÓGICA – RESPONDENDO ALGUMAS PERGUNTAS COMUNS

Diferindo de certos animais, em que o olfato ou a audição respondem como os sentidos mais importantes, o homem aproxima-se das aves. Nele, a visão é o sentido mais destacado. A maior parte das informações do que ocorre atinge o sistema nervoso central por meio dos olhos.

Infelizmente, órgãos tão expressivos para a economia humana como os olhos sofrem lesões anatômicas e funcionais com elevada frequência. Tais anormalidades são comuns, como doenças hereditárias, outras desenvolvidas na gestação, adquiridas durante ou pós-parto, na infância, adolescência ou vida adulta. Muitas dessas condições são passíveis de profilaxia ou tratamento que, se precoces, evitam danos irreversíveis.

Vejamos alguns estudos populacionais realizados em "estados ricos" do Brasil.

A incidência de ambliopia em pré-escolares oscilou entre 1,2 e 2,8% (Costa et al., 1979; Moreira, 1980; Kara-José et al., 1980). Entre essas pesquisas houve casuísticas de até 12.814 crianças. Considerando, agora, crianças escolares, a incidência de ambliopia foi maior: entre 3,72 e 4,07% (Macchiaverini Filho et al., 1979; Kara-José et al., 1980, Romani, 1981).

Examinando 564 escolares, entre a primeira e a quarta séries do primeiro grau de população de cidade do interior paulista, Macchiaverini Filho et al. (1979) concluíram ser necessário o uso de óculos em 9,75% deles. Os números são bastante concludentes!

Analisando as causas de deficiência visual em 8.000 crianças de 0 a 15 anos atendidas em hospitais públicos e clínicas particulares da cidade de São Paulo, demonstrou-se ser a ambliopia refracional, a catarata congênita e a coriorretinopatia as três mais importantes. Na faixa de 0 a 1 ano, o glaucoma congênito ocupa o segundo lugar e, no grupo entre 11 e 15 anos, as causas traumáticas aparecem em quarto lugar (Kara-José et al., 1984).

Vimos nas duas partes anteriores que as oftalmopatias surgidas na vida intrauterina e nos primeiros anos da infância são potencialmente mais graves para o indivíduo porque interferem de maneira drástica no aprendizado da função visual.

Sabendo disso, o pediatra e os outros profissionais envolvidos no trato com a criança percebem a grande responsabilidade que lhes cabe na detecção de problemas visuais e posterior indicação para o tratamento.

Qual seria o ideal da puericultura oftalmológica?

Conhecer antecedentes de gestação, parto, incidência e tipos de doenças oftalmológicas na família. Realizar exame oftalmológico durante o primeiro mês de vida, outro aos 3 a 4 anos, outro aos 6 a 7 anos e mais um aos 13 anos.

Desde que estamos longe de poder contar com tais recursos, o que pode ser feito na prática?

O neonatologista, inteirado das condições de gestação e parto, deve fazer inspeção oftalmológica, mesmo desarmada e, desde que possível, inquirir os responsáveis sobre doenças oftalmológicas na família, além de observar o tamanho e a transparência de córneas, pupilas, que devem ser negras e circulares, e a presença de conjuntivites. Crianças com risco de estarem com ou correrem risco de desenvolver doenças oftalmológicas devem ser encaminhadas ao oftalmologista. A solução de Credé deve ser utilizada, apesar de ser parcialmente ineficaz. Seu uso é barato, prático, consagrado e obrigatório por lei.

Na puericultura geral, o pediatra observará o comportamento visual do cliente. Entre os 3 e os 6 meses, a criança fixa com ambos os olhos, acompanha objetos no seu deslocamento, com interesse especial pela face humana. Converge. Aos 6 meses tentará apreender. Nenhum estrabismo, movimento ocular anômalo persistente, turvação corneana, pupila branca são aceitáveis como normal.

É boa norma repetir esta simples inspeção durante o decorrer da puericultura geral.

No quarto ano de vida, a acuidade visual deve ser medida, usando o método de Snellen. Pesquisa brasileira, desenvolvida entre crianças iletradas, demonstrou elevada sensibilidade e especificidade dessa medição para descobrir quais crianças realmente necessitavam de exame oftalmológico completo na faixa de 4 a 7 anos (Peduti-Cunha, 1988). Outro trabalho brasileiro havia constatado, contudo, que em torno de 20% das crianças entre os 4 e os 5 anos não compreenderam ou não cooperaram com este teste (Brik, 1971).

É aceitável considerar como normal acuidade visual igual ou maior que 0,6, em cada olho, e que a diferença da acuidade visual entre OD e OE não seja maior que duas linhas na tabela de Snellen.

Repetir a medida da acuidade visual com o mesmo teste aos 6 anos. Esperamos agora que a acuidade visual seja de pelo menos 0,8, mantendo-se os demais critérios.

Crianças que não demonstram este escore merecerão visita oftalmológica.

É certo que haverá imperfeições com encaminhamentos desnecessários, ou necessários e não efetuados. No entanto, respondendo ao critério da pergunta, "o que pode ser feito na prática?", diremos que: isto pode ser feito na prática.

Que outras circunstâncias recomendariam consulta oftalmológica?

Cefaleias frontais, com ou sem náuseas, relacionadas à atividade escolar diária. Queda no rendimento escolar. Desinteresse pelo estudo. Criança muito tímida, retraída e medrosa pode ser portadora de alta miopia (afinal, "ela só enxerga um palmo diante do nariz!").

Doutor, meu filho de 18 meses está com o olho torto e o oculista receitou óculos de 5 graus. O senhor, que é pediatra da nossa família, o que pensa disto?

Devo mencionar que não é rara esta situação: a necessidade precoce de usar óculos de grau elevado. O motivo tanto pode ser o estrabismo da criança exemplificada quanto miopias, anisometropias etc.

Doutor, minha filha está com 8 anos e quer usar lentes de contato. O senhor concorda?

Como regra geral, não concordamos com uso de lentes de contato em crianças quando o motivo é apenas estético.

As lentes de contato deverão ser usadas, ou pelo menos tentadas, em qualquer idade se o motivo for funcional. Como exemplo, a colocação de lentes de contato em operados de catarata congênita pode ser tão precoce quanto alguns meses de idade. Com isto talvez se consiga reduzir a intensidade da ambliopia. O responsável cuidará do uso e da limpeza das lentes.

Lentes de contato para finalidade estética ou esportiva são prescritas depois dos 12 anos de idade (critério meu, alguns colegas discordam) se o adolescente tiver senso de responsabilidade suficiente para agilizar corretamente o emprego e sua higiene. O paciente cuidará do uso e da limpeza das lentes.

Doutor, eu já estou com 15 anos e quero operar minha miopia. O que o senhor acha?

Não opere. Existem diversas contraindicações à cirurgia da miopia nessa idade. Vejamos algumas. Em geral, as miopias estão progredindo durante a adolescência; as reduções do grau da miopia são maiores em faixas etárias mais altas; convém tentar lentes de contato antes de se decidir por condutas irreversíveis etc. De qualquer modo, a concordância ou discordância quanto às cirurgias para "corrigir o grau dos olhos" é critério do oftalmologista.

BIBLIOGRAFIA

1. Antoneli CBG. Retinoblastoma: Análise da Evolução Clínica de Pacientes Portadores de Retinoblastoma Submetidos a Tratamento Multidisciplinar. Tese de Doutorado. Faculdade de Medicina USP; 1999. • 2. Augsburger JJ. Intraocular cancers. J Ophthalmic N Technol 1997;16:282. • 3. Brik M. Profilaxia da ambliopia: contribuição para o estudo do problema. Arq Bras Oftal 1971;34:155. • 4. Costa MN et al. Estudo da incidência de ambliopia, estrabismo e anisometropia em pré-escolares. Arq Bras Oftal 1979;42:249. • 5. Cowell JK et al. Deletions of the esterase D locus from a survey of 200 retinoblastoma patients. Human Genet 1986;72:164. • 6. Donaldson SS, Egbert PR et al. Principles and practice of pediatric oncology. 3rd ed. Philadelphia: Lippincott-Raven; 1977.p.699. • 7. François J, De Bie S, Multon-Van Leuven MT. Genesis and genetics of retinoblastoma. J Pediatr Ophthal Strab 1979;16:85. • 8. Flynn JT. Retinopathy of prematurity. Prediatr Clin North Am 1987;34:1487. • 9. Flynn JT et al. Retinopathy of prematurity. Diagnosis, severity and natural history. Ophthalmology 1987;94:620. • 10. Friedman L, Biedner B, David R, Sachs V. Screening refractive errors, strabismus and other ocular anomalies from ages 6 months to 3 years. J Pediatr Ophthal Strab 1980;10:42. • 11. Graziano RM. Retinopatia da Prematuridade. Tese. Faculdade de Medicina da Universidade de São Paulo, 1994. • 12. Hiles DA, Davies GT, Costenbader FD. Long-term observations on unoperated intermittent exotropia. Arch Ophthal 1968:80:436. • 13. Kara-José N, Temporini ER. Avaliação dos critérios de triagem visual de escolares

de primeira série do primeiro grau. Rev Saúde Públ 1980;14:205. • 14. Kara-José N et al. Atendimento de amblíopes e prevalência na população pré-escolar. Campinas, São Paulo, Brasil. Bol Ofic Sanit Panamer 1984;96:31. • 15. Kara-Jose N et al. Causas de deficiência visual em crianças. Bol Ofic Sanit Panamer 1984;97:405. • 16. Macchiaverini Filho N et al. Levantamento oftalmológico em escolares da primeira à quarta séries do primeiro grau na cidade de Paulínia, São Paulo. Arq Bras Oftal 1979;42:289. • 17. Moreira JBC. Censo pré-escolar e prevenção da cegueira. Arq Bras Oftal 1980;43:53. • 18. Musarella MA, Gallie BL. Retinoblastoma. In: Renie WA (ed.). Goldberg's genetic and metabolic eye disease. 2nd ed. Boston: Little, Brown; 1986.p.423. • 19. Nóbrega MJ et al. Prevalência de tracoma em crianças pré-escolares e escolares da periferia da cidade de Joinville. Estado de Santa Catarina, Brasil. Arq Bras Oftal 1993;56:13. • 20. Ober RR, Palmer EA. Retinopathy of prematurity. In: Wright KW. Pediatric ophthalmology and strabismus. St. Louis: Mosby; 1995.p.511. • 21. Peduti-Cunha LA.

Acuidade Visual e Visão Estereoscópica em Crianças. Seu Papel na Indicação de Exame Oftalmológico. Tese Doutorado. Faculdade de Medicina da USP; 1988. • 22. Reisner SH et al. Retinopathy of prematury: incidence and treatment. Arch Dis Child 1985;60:698. • 23. Romani FA. Estudo oftalmológico em escolares da cidade de Jaraguá do Sul (SC). Arq Bras Oftal 1981;44:143. • 24. Simons K, Reinecke RD. Ambliopia screening and stereopsis. In: Trans New Orleans Acad Ophthal St. Louis: Mosby; 1978.p.15. • 25. Taylor HR et al. The epidemiology of infection in tracoma. Invest Ophthal Vis Sci 1989;30:1823. • 26. Taylor D. Pediatric ophthalmology. Boston: Blackwell; 1990.p.95. • 27. Von Noorden GK, Crawford MLJ. The lateral geniculate nucleus in human strabismic ambliopia. Invest Ophthal Vis Sci 1992;33:2729. • 28. Wilson EG et al. Chromosomal anomalies in patients with retinoblastoma. Clin Genet 1977;12:1. • 29. Zimmerman LE. Retinoblastoma and retinocytoma. In: Spencer WH (ed.). Ophthalmic pathology. 3rd ed. Philadelphia: Saunders; 1985.p.1292.

67

ORTOPEDIA PEDIÁTRICA – NOÇÕES BÁSICAS PARA O PEDIATRA

Itiro Suzuki
Roberto Guarniero
Rui Maciel de Godoy Junior

Na avaliação ortopédica da criança em desenvolvimento, é importante considerar algumas particularidades, tais como sua idade, sexo e incidência familiar com relação a certos aspectos físicos, pois algumas características posturais e constitucionais podem ter tendências hereditárias ou ser normais e fisiológicas em determinado período do crescimento, bem como certas afecções podem incidir com maior frequência conforme o sexo. Além da idade, o início da marcha e a transição para a adolescência e puberdade são considerados marcos importantes para abordar os diferentes problemas e doenças ortopédicas (Quadro II-172).

De modo geral, pode-se ter que no período neonatal a maioria das crianças é encaminhada ao ortopedista em decorrência de deformidades congênitas ou devido às lesões causadas por traumatismos obstétricos. Após o início da marcha, as alterações posturais, principalmente dos membros inferiores, constituem o principal motivo das consultas ortopédicas. E, na puberdade, grande parte das consultas é devida às afecções da coluna vertebral, principalmente no seu aspecto morfológico, as quais podem ser sintomáticas ou não.

As manifestações dolorosas, principalmente nos membros inferiores, são bastante frequentes em crianças escolares e adolescentes e é muito importante uma avaliação cuidadosa de cada caso, para que possam ser diferenciados os quadros funcionais, muitas vezes decorrentes de sobrecarga da atividade física, ou mesmo por alterações posturais sem gravidade, dos estados patológicos, que podem ocorrer durante o desenvolvimento.

Entre os tumores ósseos, uma característica bem definida é que as lesões benignas, geralmente, não são dolorosas, com exceção do osteoma osteoide. Deve ser enfatizado, no entanto, que nos tumores benignos pode ocorrer dor por compressão de estruturas vizinhas pela expansão da lesão ou quando ocorrem fraturas patológicas. Ao contrário, nos tumores ósseos primários malignos, mais frequentes em crianças, como o sarcoma osteogênico e o tumor de Ewing e nos de linha hematológica com comprometimento ósseo, a dor geralmente está presente desde as fases iniciais.

Quadro II-172 – Doenças ortopédicas mais comuns por períodos de vida na infância e adolescência.

Recém-nascido até o início da marcha
- Displasia do desenvolvimento do quadril (anteriormente luxação congênita do quadril)
- Pé torto congênito
- Torcicolo congênito
- Escoliose congênita e infantil
- Paralisia do plexo braquial ou paralisia obstétrica
- Pioartrite do quadril
- Pé talo vertical
- Amputações congênitas
- Dedos do pé "em garra"

Início da marcha à adolescência
- Mialgia juvenil ou "dor do crescimento"
- Pé plano flexível
- Sinovite transitória do quadril
- Doença de Legg-Calvé-Perthes
- Osteomielite
- Pioartrite
- Artrite reumatoide juvenil
- Tíbias varas fisiológicas
- Escoliose idiopática juvenil
- Osteocondrites
- Menisco discoide

Adolescência e puberdade
- Escoliose idiopática do adolescente
- Doença de Scheuermann
- Dor lombar e hérnia discal
- Espondilolistese
- Descolamento epifisário proximal do fêmur
- Coalizão tarsal
- Luxação recidivante da patela
- Síndrome dolorosa
- Síndrome patelofemoral
- Doença de Osgood-Schlatter
- Tendinite infrapatelar ou "joelho do saltador"
- Apofisite calcânea ou doença de Sever
- Tendinite peroneal
- Osteocondrite dissecante – joelho
- Periostite
- Epicondilite

Deve ainda ser lembrado que a ocorrência dos defeitos ósseos corticais (fibroma não osteogênico), que não são de natureza tumoral, geralmente constitui achado radiológico (imagem circunscrita e bem delimitada de rarefação óssea) e não tem significado clínico.

As lesões traumáticas têm características próprias no esqueleto em desenvolvimento e com particularidades no que se refere ao tratamento, o que as diferenciam das que ocorrem nos adultos.

EXAME FÍSICO ORTOPÉDICO

No exame físico avalia-se, pela inspeção, palpação, percussão e ausculta, as alterações de estrutura, morfologia, função e desenvolvimento dos diferentes segmentos. É importante considerar que alterações no exame das extremidades exteriorizam problemas de vários sistemas: nervoso, osteoarticular, cardiovascular, muscular e cutâneo.

Com a história e o exame físico analisa-se o desempenho nas atividades de vida diária: andar, ficar em pé, sentar, deitar, preensão, apoiar e movimentar as extremidades; alimentar-se, escovar os dentes, realizar a higiene pessoal, e outros. A integridade anatômica do sistema é avaliada principalmente pela inspeção e palpação. As partes corporais simétricas deverão ser comparadas. Evidentemente, os detalhes do exame estarão na dependência dos sintomas e do estado geral do paciente. Deverão ser observados: desvios e/ou limitação na capacidade e amplitude de movimento das articulações: instabilidade articular ou anquilose; edema ou aumento localizado de volume; crepitação aos movimentos; força muscular; condições teciduais locais.

O exame físico deve ser adaptado às diferentes etapas do desenvolvimento; assim, o exame do recém-nascido e da criança nos primeiros meses de vida é limitado pela imaturidade neurológica e do sistema musculoesquelético. Nessa fase, além de procedimentos específicos, como o exame do quadril (discutido a seguir), é importante buscar alterações como desvios da curvatura normal da coluna, alterações cutâneas sugestivas de espinha bífida oculta (como fosseta sacral, tufos de pelos, nevo pigmentado), além de possíveis traumatismos e malformações. No início da vida, traumatismos durante o parto, lesão de plexo braquial e processos infecciosos (como osteomielite, artrite séptica) podem ocorrer com manifestações mais sutis, como posição preferencial, limitação de movimentos, choro quando ocorre movimentação do corpo ou de um segmento, e outros. É importante também que nos primeiros meses sejam buscadas e valorizadas anormalidades do desenvolvimento, que podem ser malformações verdadeiras (como redução/assimetria de segmentos, partes extranumerárias) que indicam a necessidade de ampliar a investigação

diagnóstica ou problemas posturais intraútero, que evolutivamente irão se resolvendo. Daí a importância da realização do exame ortopédico durante todo o processo de crescimento da criança até o final da adolescência.

Com o início da marcha, é possível avaliar melhor simetria dos movimentos, desvios do posicionamento e do alinhamento, alteração de volume muscular (atrofia, hipotrofia, hemi-hipertrofia) e da marcha. É importante pedir que a criança ande livremente em espaço amplo, com pouca quantidade de vestuário, para complementar a observação. Com a criança/adolescente em pé pode-se observar o alinhamento das cinturas escapular e pélvica, pregas anormais, desvios das curvas fisiológicas da coluna; além disso, pode-se testar a movimentação das articulações em todos os eixos possíveis em cada área. À palpação podem ser identificados aumentos de volume ósseo ou articular, entre outros, e recomenda-se a medida dos membros, em comprimento e largura, considerando que diferenças superiores a 1cm podem ser sugestivas de alterações locais ou em áreas contíguas.

Neste capítulo serão discutidos alguns aspectos clínicos mais específicos e terapêuticos das principais afecções nos diferentes segmentos (pés, membros e coluna), além de alguns problemas de interesse para o pediatra, como infecções, traumatismos e atividade esportiva.

AFECÇÕES DOS PÉS

Pés planos valgos

Uma das causas mais frequentes de consultas ortopédicas de crianças, por volta dos 2 a 3 anos de idade, é a preocupação dos pais quanto à possibilidade de seus filhos apresentarem pés chatos.

Desde o início da marcha até por volta dos 2 anos e meio a 3 anos, é uma característica fisiológica da criança, que está procurando se equilibrar e aprendendo a andar, apresentar posturalmente os pés planos valgos e afastados para aumentar sua base de sustentação. Esse aspecto, que pode ser verificado ao se observar a criança caminhando, é acrescido do fato de que nessa idade existe um acúmulo de tecido gorduroso nas plantas dos pés.

A maioria das crianças que após essa idade mantêm essa característica apresenta o denominado pé plano valgo postural, cujo aspecto principal é a tendência ao desaparecimento dos arcos longitudinais mediais e à posição valga dos calcâneos, com os pés apoiados.

Existe muita controvérsia sobre a necessidade ou não do tratamento ortopédico desse tipo de pés. Sabe-se que certo número de casos de pés planos valgos (de 5 a 10%) não apresenta correção após a primeira infância e pode desenvolver dores ou distúrbios funcionais importantes no futuro. Partindo-se do princípio de que o uso de órteses (palmilhas e calçados apropriados) promove melhor estruturação dos pés, redirecionando os ossos do tarso nos casos mais acentuados ou que apresentam distúrbios funcionais importantes (quedas frequentes ou dores nos pés ou nas pernas relacionadas com atividades físicas) e nos antecedentes familiares de problemas semelhantes, é justificada sua utilização, alternando com períodos em que a criança deve caminhar descalça. De qualquer forma, os pais devem ser alertados de que em alguns casos o resultado poderá não ser satisfatório, ocorrendo até mesmo situações em que se torna necessário o tratamento cirúrgico no futuro.

Deformidades congênitas

A grande maioria das deformidades congênitas dos pés tem características morfológicas próprias e de visualização relativamente fácil. Assim, tem-se o pé convexo (talo vertical ou "em mata-borrão"), pé metatarso varo adulto e pé calcâneo valgo. Na maioria dessas deformidades, torna-se necessário o tratamento ortopédico, seja conservador, com manipulação, aparelhos gessados e órteses, seja cirúrgico.

As crianças com estas deformidades devem ser encaminhadas ao ortopedista nas primeiras semanas após o nascimento, para que o tratamento seja iniciado precocemente.

De qualquer forma, uma medida adequada que pode ser adotada pelo pediatra antes do atendimento ortopédico é a de orientar os pais para manipularem os pés dessas crianças sempre no sentido contrário às deformidades.

Algumas afecções dos pés, apesar de sua natureza congênita, tendem a apresentar manifestações tardias, como nas coalizões tarsais e na presença do osso navicular acessório. Nas coalizões, ocorrem fusões entre dois ou mais ossos do tarso e as manifestações dessas condições costumam aparecer entre os 8 e os 12 anos de idade, observando-se dor e limitação dos movimentos do retropé, que se apresenta geralmente em valgo rígido, sendo o tratamento sempre cirúrgico para desfazer as pontes ósseas e restabelecer a dinâmica funcional dos pés.

Na presença do navicular acessório, observa-se uma saliência na região medial do pé, na altura do osso navicular, geralmente dolorosa e com tendência ao valgo do retropé, devido a uma modificação no trajeto do tendão tibial posterior que se torna insuficiente na sua ação inversora. O núcleo de ossificação desse osso acessório torna-se calcificado entre os 10 e os 11 anos, tornando difícil o diagnóstico radiológico antes dessa idade. O tratamento quase sempre é cirúrgico e deve ser realizado na adolescência.

ALTERAÇÕES ANGULARES E TORCIONAIS DOS MEMBROS INFERIORES

Alterações angulares

O eixo longitudinal dos membros inferiores pode sofrer variações angulares no decorrer do desenvolvimento, de tal forma que uma mesma criança pode apresentar *genu varum* desde que nasce até por volta da idade do início da marcha, e *genu valgum* em outra fase de seu crescimento. Essas variações angulares representam uma evolução fisiológica da morfologia dos membros inferiores e, na grande maioria das vezes, tendem ao alinhamento espontâneo.

Genu varum – na criança em torno de 1 ano de idade, é comum o aspecto arqueado (varo) dos membros inferiores, muitas vezes associado a certo grau de torção medial das tíbias. Mesmo nas formas mais acentuadas, há tendência à correção espontânea, sem necessidade de nenhum tratamento. Nas formas persistentes, ou com eventual piora da deformidade, deve avaliar-se a possibilidade de tendência hereditária familiar e racial e investigar doenças metabólicas como raquitismo (ver capítulo Raquitismo), algumas formas de displasias epifisárias, osteogênese *imperfecta* e doença de Blount, que é uma deformidade adquirida da epífise e da metáfise mediais proximais da tíbia, causando grande deformidade em varo. Nesses casos, pode tornar-se necessário o tratamento ortopédico.

Genu valgum – aparece geralmente após os 2 anos de idade, com evolução até os 3 anos e com tendência a regredir até a idade de 6 anos. Cerca de 75% das crianças em torno de 3 anos de idade apresentam valgismo fisiológico dos joelhos. A avaliação é feita pela medida da distância entre os maléolos mediais, com a criança em pé e com os joelhos encostados. Afastamento de até 5cm nessa idade tende à correção espontânea. É frequentemente relatada pelos pais uma certa facilidade de quedas nessas crianças, observando-se muitas vezes associação com pés planos valgos, principalmente em crianças obesas e que apresentam certo grau de frouxidão ligamentar.

Considerando-se que em cerca de 95% dos casos ocorre correção espontânea, na grande maioria das vezes não há necessidade de tratamento. Nos casos em que existe alteração funcional da marcha, com apoio em valgo das pernas e dos pés, com tendência à deformação dos calçados, uma elevação na borda medial dos saltos ou do solado pode ser indicada.

Joelhos valgos com tendência à progressão após os 3 anos de idade e deformidades unilaterais devem ser mais bem avaliados para se detectarem eventuais causas não fisiológicas.

Existe um tipo de *genu valgum* que tende a se acentuar na adolescência, mais frequentemente em jovens do sexo feminino e com tendência à obesidade. Esse tipo geralmente não se corrige espontaneamente e, nas formas mais graves, indica-se a correção cirúrgica das deformidades.

Alterações torcionais dos membros

Algumas crianças apresentam alterações da marcha, observando-se que elas caminham com os pés voltados para dentro. Além do aspecto estético que preocupa os familiares, é relatado, também, que a criança cai com facilidade porque, segundo estes, tropeça nos próprios pés. Ao se observar esse tipo de marcha, o exame da criança deve ser minucioso, porque a causa pode estar tanto nos quadris quanto nas pernas ou nos pés.

No quadril, deve-se avaliar o grau de anteversão do colo do fêmur, que é a angulação que este forma com o plano frontal. Na criança, geralmente esta angulação é maior e vai diminuindo no decorrer do seu desenvolvimento até a idade adulta. Quando existe um aumento do ângulo de anteversão, há tendência de se colocar o membro em rotação medial para melhor centralização das cabeças do fêmur na cavidade acetabular, fazendo a criança caminhar com os membros nessa posição. Esse posicionamento dos quadris está associado também nessas crianças com certos hábitos posturais, como sentar ajoelhada sobre os pés ou com as pernas voltadas para fora e ainda deitar de bruços com os pés virados para dentro. Ao se examinar essas crianças, observa-se predomínio da rotação medial sobre a lateral nos quadris e sua intensidade pode ser avaliada com a criança em decúbito ventral e os joelhos fletidos em 90°; dessa posição, faz-se a rotação medial dos quadris e quanto mais as pernas se aproximam do plano horizontal da mesa maior o grau de anteversão.

Outra condição associada a esse tipo de marcha é a torção medial das tíbias. Com a criança sentada na borda da mesa, colocam-se os membros com os joelhos fletidos e as patelas voltadas para a frente, observando-se a torção tibial. A adução dos pés, em decorrência de metatarsos varos, também está associada a esse tipo de marcha e essas diferentes condições podem estar presentes de forma isolada ou conjunta.

Essas crianças devem ser orientadas para corrigir a postura de sentar e deitar; a utilização de órteses tem a finalidade de proporcionar uma correção funcional desse tipo de problema. A recomendação de atividades físicas adequadas também é útil, devendo-se lembrar que, principalmente adotando-se orientação adequada no aspecto postural, há tendência à correção espontânea desse tipo de marcha após cerca de 5 a 6 anos de idade.

AFECÇÕES DO QUADRIL

Displasia do desenvolvimento do quadril (anteriormente luxação congênita do quadril)

Condição patológica do quadril ao nascimento em que ocorre perda total da relação articular entre a cabeça do fêmur e o acetábulo ou apesar de a relação anatômica acima descrita estar mantida, evolutivamente, com o desenvolvimento ela poderá ser modificada, total ou parcialmente.

Tem sido adotada a terminologia displasia do desenvolvimento do quadril (DDQ) em substituição à luxação congênita do quadril (LCQ), pois esta nova denominação descreve com maior precisão o espectro de alterações possíveis na doença. O termo "congênita" implica que a condição esteja presente já ao nascimento, o que nem sempre ocorre na displasia/luxação do quadril na criança. O termo "do desenvolvimento" torna-se mais adequado, pois engloba um conceito em relação ao crescimento e à diferenciação de um órgão, incluindo todos os períodos: embrionário, fetal e fases precoces da infância. Então, a terminologia atual engloba a subluxação do quadril, a luxação e, também, a displasia. A *American Academy of Orthopedic Surgeons* (AAOS), a *Pediatric Orthopedic Society of North America* e a *American Academy of Pediatrics* (AAP) endossam essa alteração de nomenclatura pela melhor definição do amplo espectro de anormalidades da doença.

A incidência absoluta está situada na faixa de 1.000 a 2.000 recém-nascidos. É mais frequente nas meninas, na proporção de 3 a 5:1. Predomina na raça branca e em cerca de 80% dos casos é unilateral, com 20% de comprometimento bilateral.

O diagnóstico precoce é relativamente simples e proporciona um tratamento geralmente eficaz. Resultados obtidos com o diagnóstico precoce e classificados como bons e excelentes são referidos tanto na área ortopédica quanto na área pediátrica.

O exame do quadril do recém-nascido deve ser rotineiro, sendo realizado ainda no berçário e também no seguimento ambulatorial da criança. No recém-nascido e nos lactentes, o diagnóstico da LCQ é eminentemente clínico e por meio das manobras de Ortolani e Barlow. Estes testes tomarão muito pouco tempo dentro da rotina do exame físico do recém-nascido.

O sinal de Ortolani é obtido pela redução do quadril, ou seja, quando um recém-nascido com articulação coxofemoral luxada é examinado, a cabeça do fêmur é reduzida no acetábulo com a manobra, sendo assim demonstrada a luxação. O sinal é dito então Ortolani positivo.

O teste de Barlow é exatamente o oposto, ou seja, é uma manobra provocativa da luxação. Se o quadril é reduzido pela manobra de Ortolani, a cabeça do fêmur ficará perfeitamente alojada na cavidade acetabular; entretanto, com a flexão do quadril e levando-se a coxa para a posição de adução, a cabeça do fêmur luxa, podendo ser deslocada posteriormente em relação ao acetábulo, caracterizando então um quadril instável.

Ambos os testes não devem ser executados com esforço e sim com delicadeza e com a criança calma, porque a agitação dificulta a realização e a interpretação do exame.

Em poucas semanas, se o quadril permanecer luxado, a limitação da abdução da articulação será evidente e um sinal clínico importante. Com o crescimento da criança e o quadril luxado, os sinais clínicos tornam-se mais óbvios. Com o passar do tempo, torna-se mais difícil e impossível a redução da luxação pela manobra de Ortolani, passando, então, este sinal a ser negativo. Após 1 a 2 meses de idade, a redução do quadril de uma criança acordada é muito difícil, portanto, nesta faixa etária, raramente se encontram crianças com sinal de Ortolani positivo, perdendo este teste seu valor diagnóstico. O examinador deve considerar, também, o fato de a criança apresentar "estalidos" quando da realização do exame físico que podem não ser do quadril instável ou luxado (Fig. II-41).

Outro sinal mais tardio é o de Galeazzi ou de Allis: com a criança deitada e com os joelhos fletidos, eles não estarão na mesma altura, denotando já a diferença de comprimento entre os membros inferiores. Evidentemente, este sinal é mais claro nos casos unilaterais. Pode ocorrer também assimetria das pregas glúteas cutâneas, mas isto não é uma constante.

O neonatologista deverá encaminhar a criança para o ortopedista com achados clínicos de instabilidade ou luxação do quadril ou nos casos de dúvida quanto a estes achados, assim como os pacientes de "alto risco", independentemente do resultado do exame físico efetuado.

Define-se como situações de risco ("quadril de risco") aqueles casos nos quais existem:

– antecedente familiar de LCQ, especialmente no sexo feminino;
– apresentação pélvica do feto e/ou primeira gestação;
– outras deformidades ao nascimento como o torcicolo;
– limitação da abdução (inferior a 60);
– abdução difícil (hipertonia dos adutores);
– abdução assimétrica.

O exame radiográfico de rotina da bacia do recém-nascido para o diagnóstico precoce não é sempre indicado. A radiografia pode não revelar um quadril luxado nesta fase da vida, mesmo se a posição do membro inferior for, deliberadamente, de luxação quando da realização do exame, devido aos pontos referenciais para a interpretação dos achados da radiografia não serem perfeitamente evidenciáveis, pois a estrutura pélvica é essencialmente cartilaginosa. Assim, uma radiografia negativa nesta idade não exclui a possibilidade de a criança ter luxação do quadril.

A radiografia da bacia começa a ser útil para a confirmação da LCQ após a sexta semana de vida. Ressalta-se que o núcleo de ossificação da cabeça do fêmur é radiograficamente visível a partir do quarto ou sexto mês de vida.

A utilização da ultrassonografia (US) do quadril é uma forma de triagem da DDQ no recém-nascido que permite o diagnóstico precoce evidenciando claramente as estruturas cartilaginosas que são precariamente delineadas pela radiografia simples. É um exame fácil de realizar, não invasivo e dinâmico, no qual poderá ser evidenciada a melhor posição de redução da coxofemoral, servindo, também, para o controle do tratamento. Auxilia, também, na determinação do prognóstico da DDQ, ou seja, no paciente com exame francamente

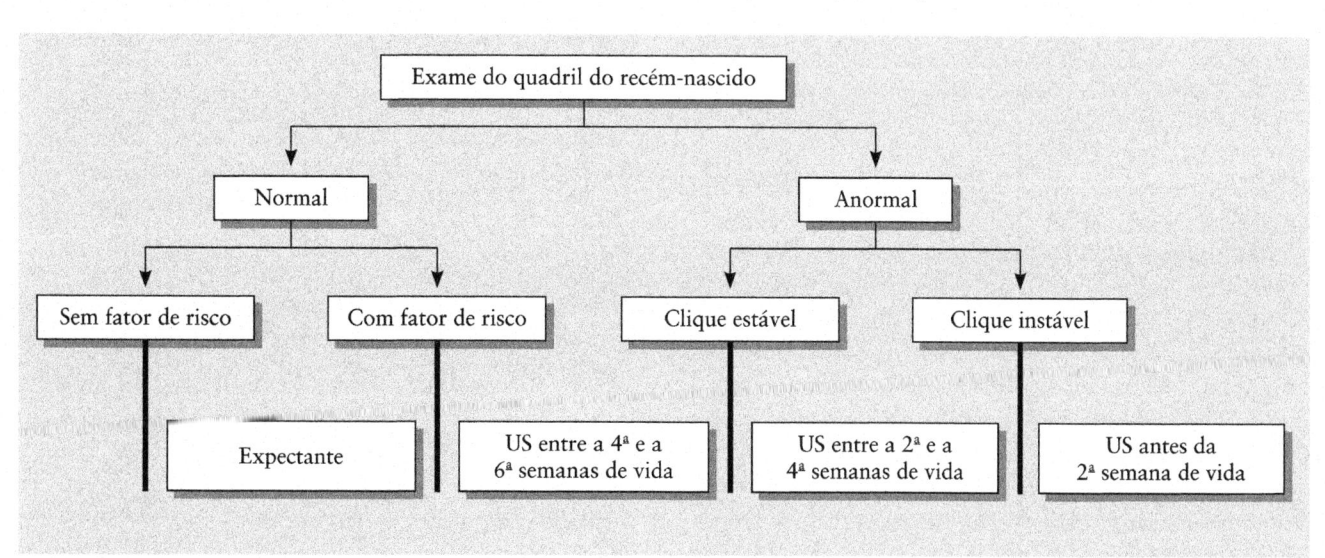

Figura II-41 – Algoritmo para avaliação da displasia do desenvolvimento do quadril por meio da ultrassonografia

positivo pode-se ter dificuldade para a redução do quadril. Detecta luxação e subluxação e evidencia a redução do quadril e a estabilidade da articulação. O exame pode ser realizado com o paciente usando o suspensório de Pavlik ou mesmo quando imobilizado em aparelho gessado, desde que seja feita uma "janela" neste aparelho.

A US do quadril pode ser dinâmica, como preconizada por Harcke, na qual o radiologista informará a posição de redução do quadril luxado, se possível. Outra forma de avaliação é o método indicado por Graf ou US estática e envolve a determinação de dois ângulos "α" e "β" (Quadro II-173). Esta metodologia classifica-se em: tipo I, o quadril normal; tipo II, o quadril imaturo e/ou displástico denominado de "instável"; e tipos III e IV, o quadril com alterações mais graves e/ou com a luxação coxofemoral presente ao nascimento.

Quadro II-173 – Metodologia de Graf.

Tipos	Ângulo alfa (α)	Ângulo beta (β)
I (normal)	> 60	< 55
II (instável)	43-60	55-77
III e IV (alterações graves)	< 43	> 77

Conduta terapêutica – nos primeiros meses de vida, a criança deverá ser examinada repetidas vezes para a confirmação diagnóstica da LCQ. Uma vez estabelecido o diagnóstico de instabilidade ou luxação congênita do quadril, o tratamento será iniciado visando à redução da cabeça do fêmur na cavidade acetabular e sua manutenção até a certeza da estabilidade articular.

Inúmeros aparelhos ortopédicos estão disponíveis nos dias de hoje para o tratamento. A órtese mais comumente usada atualmente é o suspensório de Pavlik, considerado, até o momento, o método terapêutico padrão na criança até aproximadamente o sexto mês de vida. O aparelho proporciona a flexão e abdução simultâneas da articulação coxofemoral, graças às tiras que se unem com relativa facilidade. As falhas de redução com o uso da órtese de Pavlik geralmente são devidas a mau acompanhamento da criança pelo médico no ambulatório. A opção pelo uso do suspensório deve ser feita pelo Ortopedista e é necessário que a criança seja vista com frequência para avaliar sua aplicação correta, geralmente a cada semana.

Em linhas gerais, a criança permanecerá de seis a oito semanas usando o aparelho ou duas vezes a idade em que iniciou o uso do suspensório de Pavlik. Em caso de falha com o uso do suspensório, a opção é a redução incruenta e a imobilização em aparelho gessado (precedida por um período de tração).

Em relação à orientação quanto ao posicionamento em abdução dos quadris da criança com a utilização da fralda dupla, até a consulta inicial com o ortopedista, não existem evidências da eficácia dessa medida.

Uma alternativa ao Pavlik seria o aparelho de Frejka, que tem menor custo, mas ainda é pouco utilizado, mas de qualquer forma seu uso deve ser acompanhado por um ortopedista.

Doença de Legg-Calvé-Perthes

O paciente com a doença de Perthes, que é a necrose avascular da cabeça do fêmur, apresenta claudicação no membro inferior comprometido, do tipo dolorosa, que piora muito com as atividades físicas. A claudicação é o reflexo clínico da irritação da articulação, ou da sinovite, e não corresponde diretamente ao grau de comprometimento porventura existente à radiografia. Completando o quadro clínico, o membro inferior pode apresentar um encurtamento e a musculatura da coxa exibe determinado grau de atrofia ou hipotrofia; os movimentos da articulação coxofemoral estão diminuídos, principalmente a abdução e a rotação interna.

Toda criança com queixa de dor no quadril ou evidenciando sinais de irritação dessa articulação deve ser submetida a uma radiografia da bacia.

A radiografia convencional do quadril é capaz de estabelecer o diagnóstico em cerca de 95% dos casos, mostrando claramente as alterações epifisárias nas diversas fases da doença.

Embora muito se tenha aprendido sobre a história natural da doença de Perthes, quer nos casos tratados, quer nos não tratados, muito pouco foi adicionado aos conhecimentos a respeito da etiologia da doença, desde que foi descrita, ao redor de 1907, pelos autores que lhe emprestam seus nomes. A maior evidência é de que a doença se deva a um distúrbio geral do crescimento, pois determinado tipo de criança é mais suscetível a ela, especialmente os meninos, da raça branca, que tem bastante atividade física, com estatura menor do que os meninos de sua idade, e situado na faixa etária entre os 4 e os 10 anos de idade. Cerca de 90% dos casos apresentam também idade óssea mais baixa que a correspondente idade cronológica.

O processo patológico envolvido é o de "morte e remodelação" da cabeça do fêmur, sendo que a cabeça, sempre remodelada, não desaparece. No resultado final encontra-se a cabeça do fêmur relativamente esférica, exibindo diferentes graus de deformidade. Assim, o objetivo primordial do tratamento é a prevenção de deformidade da cabeça do fêmur, impedindo o desenvolvimento de um processo de artrose precoce na articulação do quadril.

Descolamento epifisário proximal do fêmur (epifisiólise)

No período do crescimento rápido da adolescência, pode ocorrer enfraquecimento da zona fisária da metáfise proximal do fêmur e, pela ação da carga corporal, ocorrer o desvio da epífise em relação ao colo do fêmur. Em geral, a epífise desvia posterior e inferiormente (medialmente) e, raramente, posterior e lateralmente.

Na literatura é descrita como sendo de duas a cinco vezes mais frequente no sexo masculino. A idade de aparecimento corresponde à adolescência, ou seja, nos meninos dos 13 aos 15 anos de idade e nas meninas dos 11 aos 13 anos. Acometimento bilateral é verificado em cerca de 25% dos casos. Quanto à etiologia, são descritas causas ambientais, metabólicas e hormonais.

O desvio geralmente é lento e progressivo, e no quadro clínico observa-se um paciente, geralmente adolescente, que apresenta claudicação e se queixa de dor de intensidade variável. O membro acometido apresenta-se encurtado e geralmente em atitude de rotação lateral. No exame da mobilidade do quadril, o achado mais frequente é o de limitação da rotação medial do membro.

A epifisiólise deve ser tratada imediatamente, com urgência, pois qualquer traumatismo adicional pode agravar o escorregamento. Tão logo o diagnóstico seja feito, o apoio do membro afetado deve ser evitado. O paciente deve ser internado e colocado sob tração cutânea para o alívio da dor e eventual correção do escorregamento. O tratamento definitivo é operatório e o método a ser usado dependerá do grau de escorregamento e se é um caso agudo ou crônico.

AFECÇÕES DA COLUNA

A maioria das crianças, ao adotar a posição ortostática até a idade escolar, apresenta uma postura caracterizada por acentuação da lordose lombar de natureza fisiológica, que tende a evoluir para graus normais, a não ser que apresente obesidade ou apenas abdome volumoso.

Escoliose

A escoliose é pouco frequente na infância, tendo maior incidência em adolescentes do sexo feminino. Na maioria das vezes, é de natureza idiopática e tende a progredir até o final do crescimento. Uma escoliose é considerada estruturada quando, além do desvio lateral, existe rotação das vértebras integrantes da curva.

As escolioses não são causa importante de dor. As pacientes são levadas à consulta após alguma constatação de assimetria torácica ou desvio aparente do dorso, observados por familiares ou na escola.

O exame deve ser feito com a paciente na posição ereta, vista por trás, pela frente e de lado. Por trás, observam-se o nível dos ombros e da bacia, a simetria das escápulas e a curvatura propriamente dita, acompanhando-se o alinhamento dos processos espinhosos das vértebras; nesta posição, ao se fazer a flexão do tronco, observa-se simetria do tórax; se houver assimetria torácica, significa que existe rotação das vértebras, evidenciando escoliose estruturada (teste de Adams). Pela frente, observa-se simetria do tronco, principalmente

pela inspeção dos triângulos formados de cada lado pelo braço, o gradeado costal e o flanco. Lateralmente, avaliam-se os graus de cifose dorsal e de lordose lombar que podem estar alterados em associação com a escoliose.

A avaliação radiológica da escoliose deve ser feita com a paciente em posição ortostática, para se ter uma real medida das curvaturas. O grau de curvatura, medido por qualquer método, vai determinar o tipo de tratamento a ser instituído.

O método de Cobb, que é dos mais utilizados, consiste na medida do ângulo formado pela intersecção das perpendiculares traçadas das superfícies dos corpos vertebrais extremos da curva escoliótica.

Nos graus menores de curvatura (até 20), adotam-se medidas de orientação fisioterápica e conduta expectante, até uma posterior avaliação. Nos graus moderados (entre 20 e 40), indica-se o uso de coletes ortopédicos com a finalidade de estabilizar e impedir a progressão da deformidade. Nas formas mais graves, estão indicados os procedimentos cirúrgicos.

Cifose do adolescente

É uma deformidade torácica caracterizada por acentuação da cifose dorsal que ocorre em adolescentes, conhecida como doença de Scheuermann.

A curvatura é geralmente fixa, não se reduzindo ativa ou passivamente, podendo ocorrer dor espontânea ou exacerbada por esforço físico. À palpação, localizam-se pontos dolorosos nos espaços interespinhosos.

Radiologicamente, existe um quadro típico caracterizado pelo acunhamento dos corpos vertebrais que apresentam irregularidades em suas superfícies superior e inferior, com redução dos espaços invertebrais. O grau de acunhamento e o número de vértebras acometidas determinam o grau de deformidade cifótica.

Na maioria das vezes, o tratamento é conservador, consistindo em medidas fisioterápicas e na utilização de coletes ortopédicos com finalidade corretiva.

Espondilólise e espondilolistese

A espondilólise é uma deformidade caracterizada por defeito da ossificação do pedículo vertebral, que ocorre com maior frequência nas vértebras lombares mais caudais. A partir da condição de um defeito de fusão do seu pedículo, pode ocorrer o deslizamento da vértebra sobre a subjacente, caracterizando a espondilolistese, que é mais frequente na transição lombossacral.

A sintomatologia dolorosa pode ser causada pela instabilidade ou pelo deslizamento, que é progressivo e costuma manifestar-se no final da adolescência ou no adulto jovem. A dor é exacerbada pela atividade física e melhora com o repouso. Nos casos de grandes deslizamentos, pode-se notar aumento da lordose lombar, além da limitação da flexão do tronco e, em alguns casos, dos sinais de compressão de raízes nervosas.

Na avaliação radiológica, além das usuais, devem ser feitas incidências oblíquas que vão evidenciar a falha da função óssea nos pedículos. Na incidência de perfil, pode-se avaliar o grau de escorregamento existente. Outros métodos de diagnóstico por imagem, como a tomografia computadorizada e a ressonância magnética, também podem evidenciar estas deformidades.

O tratamento deve ser sempre iniciado com medidas conservadoras, ressaltando que nem sempre a sintomatologia corresponde ao grau de escorregamento encontrado. Essas medidas incluem a restrição de atividades que demandam grandes esforços físicos e um trabalho de reforço da musculatura da região, para aumentar a estabilidade do segmento lombossacral. Acompanhando-se a evolução durante alguns meses, se for verificado aumento do deslizamento e piora da sintomatologia, indica-se o tratamento cirúrgico, que consiste na estabilização do segmento afetado por meio de uma artrodese intervertebral.

Torcicolo congênito

O termo torcicolo provém do latim com significado de "pescoço torto ou torcido" e sua forma congênita mais comum é uma deformidade decorrente da retração fibrótica do músculo esternocleidomastóideo, que pode ser observada logo que a criança nasce ou ser evidenciada pouco tempo depois, geralmente nos primeiros meses. Encontra-se uma massa fibrótica endurecida em graus variáveis, na maioria das vezes palpável, no trajeto do músculo esternocleidomastóideo, com limitação da mobilidade correspondente. A cabeça da criança fica inclinada para o lado da retração muscular e sofre uma torção com o queixo apontando para o lado oposto. A etiologia é desconhecida, porém o mais provável é que ocorra um processo isquêmico em algum período intrauterino, levando à fibrose muscular de forma variável.

Nas formas mais leves, o diagnóstico pode ser difícil no início, mas, nas formas mais acentuadas, as características anteriormente descritas são mais evidentes. O exame radiográfico é de pouca valia no recém-nascido, mas pode ser importante para diferenciar de outros tipos de deformidade com comprometimento ósseo.

O tratamento é eminentemente conservador, com resultados satisfatórios na grande maioria das vezes. Consiste em manipulações sob orientação fisioterápica no sentido contrário à deformidade, procurando promover alongamento do músculo retraído. Os pais também são orientados para realizar mudanças no posicionamento da cabeça da criança para dormir e para estimular movimentos que possam favorecer a correção. O tratamento cirúrgico está indicado em uma minoria de casos de deformidades não corrigidas, com tendência atual de retardar a correção cirúrgica até a idade pré-escolar.

Outra deformidade congênita da coluna cervical é a síndrome de Klippel-Feil, que se caracteriza pela sinostose (fusão óssea) de vértebras cervicais ocasionando um aspecto de pescoço curto com aparência da cabeça implantada diretamente nos ombros e com rigidez decorrente da fusão óssea. A assimetria das deformidades ósseas pode acarretar um aspecto de inclinação lateral da cabeça, confundindo com o torcicolo muscular. Nestes casos, o exame radiográfico possibilita a diferenciação. Esse tipo de deformidade é decorrente de uma falha da segmentação da coluna vertebral que pode estar associada a outras anomalias e deformidades congênitas.

OSTEOCONDRITES

Sob a denominação geral de osteocondrites são agrupadas afecções que se caracterizam por distúrbios da ossificação em núcleos epifisários de certos ossos do esqueleto em desenvolvimento. Na maioria das vezes, o distúrbio é de natureza vascular, de etiologia não definida, podendo levar a um estado de necrose óssea na epífise afetada. As várias osteocondrites são conhecidas pelos nomes dos autores que as descreveram e a mais grave é a que ocorre na cabeça do fêmur, conhecida como síndrome de Legg-Calvé-Perthes (ver item Afecções do quadril).

Com localização variada em diversos segmentos do esqueleto, outras osteocondrites são encontradas e, de forma geral, apresentam evolução mais benigna do que a necrose da cabeça do fêmur. Em grande parte delas, o tratamento consiste na restrição de esforços físicos no segmento afetado e, nos casos de localização em osso do pé, muitas vezes indica-se o uso de palmilhas apropriadas para a diminuição da compressão exercida pelo apoio sobre o osso afetado. Na prática, os quadros mais frequentes são descritos a seguir.

Doença de Osgood-Schlatter – osteocondrite da tuberosidade anterior na tíbia, incide com maior frequência entre 10 e 13 anos de idade, com predominância do sexo masculino. Caracteriza-se por aumento de volume na tuberosidade anterior da tíbia, com dor local à palpação e que se exacerba com esforços físicos.

Doença de Sever – osteocondrite do calcâneo, localizada no centro da ossificação apofisária, caracterizada por dor plantar posterior que dificulta o apoio do retropé. Incide com maior frequência em meninos entre os 8 e os 11 anos de idade.

Doença de Köhler I – localizada no osso navicular do pé que pode ser acometido por um processo de osteocondrite com maior frequência em meninos de 3 a 5 anos de idade. Caracteriza-se por dores e aumento de volume locais, dificultando, muitas vezes, o apoio do membro.

Doença de Köhler-Freiberg – osteocondrite da cabeça de osso metatarsal, mais frequente no segundo metatarso em adolescentes do sexo feminino. Observa-se dor localizada com dificuldade à marcha, sendo uma osteocondrite que pode evoluir desfavoravelmente com deformação da cabeça de osso metatarsal e artrose secundária, devendo ser adotadas medidas para a proteção da região da ação do peso e da atividade física.

TRAUMATISMOS NO RECÉM-NASCIDO

Lesões obstétricas

A maioria das fraturas ocorre no momento do parto. Pode ocorrer descolamento epifisário no úmero ou no fêmur ou fraturas diafisárias dos ossos longos, sendo a da clavícula a mais comum. Como é de esperar, as lesões ocorrem com frequência apenas naqueles procedimentos obstétricos complicados e nos partos com apresentação pélvica, não sendo comuns nos trabalhos de parto normais. A lesão obstétrica é mais comum no primeiro filho.

A fratura da clavícula representa 92,4% de todas as fraturas ocorridas nos recém-nascidos, com incidência aproximada de 1,7% nos nascidos vivos. Os sinais clínicos não são exuberantes. A criança chora mais, comparativamente a um recém-nascido normal. Entretanto, a movimentação quer passiva quer ativa da extremidade pode ser normal. Redução anatômica ou medidas especiais de tratamento geralmente não são necessárias. O prognóstico é muito bom, com a consolidação da fratura em 7 a 10 dias. Quando a criança está desconfortável, aconselha-se a imobilização do membro superior com enfaixamento simples.

Lesões do plexo braquial

A lesão do plexo braquial ocorre por tração no momento do parto, acarretando diferentes graus de paralisia no membro superior. O mecanismo exato é a tração exercida na extremidade superior estirando as raízes nervosas em seu ponto de emergência na coluna cervical. Geralmente, ocorre em parto difícil, com recém-nascido macrossômico.

A lesão é dividida em três tipos:

1. **Paralisia de Erb** – comprometimento das raízes C5-C6 com desnervação dos músculos deltoide, supraespinhal, bíceps e braquiorradial.
2. **Paralisia de Klumpke** – comprometimento das raízes C8-T1 com desnervação dos músculos intrínsecos da mão, flexores do punho e flexores dos dedos.
3. **Paralisia total ou mista** – com comprometimento de todo o membro superior. Em relação ao quadro clínico, a criança mantém o membro superior em uma atitude de rotação interna e de adução ao nível do ombro, com extensão do cotovelo, pronação do antebraço e flexão do punho.

O reflexo de Moro está diminuído no lado afetado. No tipo Klumpke, há perda do reflexo de preensão, a mão está supinada, o punho em extensão e os dedos em garra. No tipo misto, o membro é praticamente flácido. Dor localizada ou aumento de sensibilidade são comuns. Não há movimentação ativa.

No diagnóstico diferencial, lembrar das fraturas da clavícula ou do úmero, infecção no terço superior do úmero e artrite séptica do ombro, artrogripose múltipla congênita e paralisia cerebral. Radiografias da coluna cervical e do ombro e do úmero são obrigatórias.

O objetivo do tratamento inicial é evitar as deformidades por retração e contratura das articulações comprometidas e a manutenção de um grau normal de movimentação. No início, podem ser realizados exercícios e manipulação da extremidade atingida. Pode ocorrer regressão do comprometimento neurológico nos primeiros 6 meses de vida, até os 18 meses. Menos de 20% dos pacientes apresentam regressão dos sintomas neurológicos. Operações restauradoras são utilizadas na criança maior, de preferência antes da idade escolar.

INFECÇÕES

Osteomielite

Osteomielite é a infecção do tecido ósseo. Pode ser frequentemente observada em recém-nascidos e nas crianças mais novas, embora possa estar presente em qualquer faixa etária da infância. É mais comum nos meninos, em uma proporção de aproximadamente 3:1.

O mecanismo da infecção, mais comumente, é por via hematogênica, mas ocorrem também casos por propagação direta das partes moles regionais ou por inoculação externa do agente infeccioso. Exemplo clássico é o comprometimento da metáfise dos ossos longos, nos quais, por sua peculiar anatomia, o agente infeccioso atinge a metáfise pela artéria nutriente. Esta termina em um sistema sinusoidal grande na região metafisária, na qual ocorre diminuição da velocidade de fluxo sanguíneo. Essa redução proporciona um ambiente ideal para a proliferação bacteriana, levando à formação de abscesso, o qual vai aumentando de tamanho e cria áreas de aumento de pressão que, por sua vez, permitem que o processo infeccioso se espalhe na metáfise e para fora dela, pelos canais de Volkmann, atingindo o espaço subperiostal, no qual o periósteo pode tornar-se elevado. Quando a infecção não é controlada, pode ocorrer ruptura do periósteo, levando a infecção para as partes moles. O abscesso pode espalhar-se pela diáfise, proximal e distalmente ao osso. Nas crianças menores de 18 meses de idade, nas quais não existe a barreira epifisária, a infecção pode atingir a futura placa de crescimento e ocasionar lesão. Nos ossos em que a metáfise é intra-articular, a infecção pode produzir artrite séptica.

O agente etiológico mais frequentemente isolado em cultura é o *Staphylococcus aureus*. Antes do advento da penicilina, o agente mais comum era o estreptococo. Geralmente, um foco a distância pode ser encontrado: dentes, lesões cutâneas e vias aéreas superiores. Nos recém-nascidos, é maior a incidência de infecção por gram-negativos, *Pseudomonas* sp., *Salmonella* sp. e *Haemophilus influenzae*.

A localização mais frequente da infecção é no fêmur distal e na tíbia proximal. A metáfise proximal do fêmur e a distal do rádio e do úmero também são acometidas com frequência.

Os sintomas gerais são os de uma infecção aguda e de sepse. Febre, calafrios, vômitos e desidratação podem ser observados. No recém-nascido, o único sinal pode ser a irritabilidade, com perda de apetite e peso.

A dor no local da infecção costuma ser importante, podendo ocorrer paralisia antálgica da região afetada. A dor geralmente é bem localizada. A criança reluta em movimentar o membro atingido pela infecção e apresenta claudicação à marcha. No lactente, também pode ser observada a pseudoparalisia no membro comprometido.

À palpação da região metafisária, há nítido aumento da dor. Eritema e edema localizados também são comuns.

Alterações visíveis na radiografia ocorrem somente após 7 a 10 dias do início do processo infeccioso, durante os quais apenas áreas de aumento de volume de partes moles e áreas de osteopenia são visíveis na radiografia. As primeiras alterações visíveis no tecido ósseo são as zonas de rarefação e osteólise, que representam a reabsorção das trabéculas ósseas secundária ao abscesso localizado no interior do osso. Ao mesmo tempo, ocorre neoformação óssea periosteal, que é o reflexo da localização da infecção na região subperiosteal.

Com o avanço da infecção, poderá ser observada na radiografia a presença de sequestro ósseo, representado por uma área de esclerose óssea com grande aumento de densidade, já caracterizando a fase crônica da doença.

O maior avanço no diagnóstico da osteomielite aguda, até o momento, é representado pela cintilografia óssea, que pode ser utilizada mais precocemente em relação à radiografia, pois após 24 a 48 horas do início do processo infeccioso poderá localizar o abscesso ósseo.

Outros exames úteis para o diagnóstico de osteomielite aguda são o hemograma completo, a velocidade de hemossedimentação e a possível identificação do agente etiológico. Ao hemograma, verifica-se elevação da série branca, com neutrofilia e desvio à esquerda. A velocidade de hemossedimentação está aumentada e é indicativa de atividade da doença. Hemoculturas podem ser colhidas nos picos febris.

É de extrema importância o trabalho conjunto do pediatra e do ortopedista, não só para o diagnóstico, como também para o tratamento ideal de uma criança com osteomielite. Com um diagnóstico precoce, em certos casos, apenas a administração correta de antibiótico será suficiente como medida terapêutica. Porém, quando já ocorreram alterações visíveis na radiografia, o tratamento operatório será necessário com drenagem do local da infecção.

Atualmente, admite-se que deva ser mantido um período de antibioticoterapia parenteral de no mínimo três semanas, seguido por três semanas de medicação por via oral.

O membro afetado deve ser mantido em repouso, com imobilização gessada ou por meio de órteses, sempre em posição funcional. Quando a infecção acomete o úmero ou o fêmur, pode-se utilizar a tração cutânea para a imobilização.

Artrite séptica

As infecções osteoarticulares continuam um desafio terapêutico nos dias de hoje, apesar dos avanços obtidos pela moderna farmacologia. Em relação às artrites piogênicas, há interesse particular na determinação e no estudo dos agentes etiológicos, das dificuldades para o diagnóstico precoce, da ocorrência de sequelas graves e, muitas vezes, irreversíveis, bem como da terapia antimicrobiana.

Um prognóstico favorável na pioartrite e na osteomielite na infância está na dependência do diagnóstico precoce, da definição etiológica precisa e do início da terapêutica adequada.

Define-se a artrite piogênica, ou artrite séptica, ou, ainda, pioartrite, como um processo infeccioso articular causado por micro-organismos produtores de pus.

A doença pode ocorrer em qualquer faixa etária, mas é encontrada principalmente nos recém-nascidos e nas crianças entre os 2 e os 3 anos de idade.

A artrite piogênica é cerca de duas a três vezes mais frequente no sexo masculino. Mais frequentemente, são acometidas as articulações de carga. A articulação mais comumente acometida é a do quadril, em seguida a do joelho e a do cotovelo, embora qualquer articulação possa ser atingida. Raramente mais de uma articulação pode estar comprometida.

A bactéria atinge a articulação por uma de três vias:

1. Hematogênica, na qual os micro-organismos são implantados na membrana sinovial pela corrente sanguínea a partir de um foco infeccioso a distância, como, por exemplo, ferimento infectado, furúnculo ou infecção das vias aéreas superiores como a otite.

2. Contaminação direta ou por proximidade a um foco infeccioso adjacente, como, por exemplo, a osteomielite. Lembrar que nas crianças pequenas a metáfise proximal do fêmur é intracapsular e, portanto, um foco osteomielítico que comprometa essa região óssea será a fonte para a pioartrite do quadril; da mesma forma, a metáfise proximal do úmero e intracapsular.

68 CONSULTA DO ADOLESCENTE
CAPÍTULO

Maria Ignez Saito
Marta Miranda Leal

Os pediatras estão envolvendo-se cada vez mais no atendimento de adolescentes, sendo parte dessa clientela constituída pelas crianças anteriormente acompanhadas. Paralelamente, as instituições de saúde estão assumindo a necessidade de criar recursos e dispositivos para a assistência da população adolescente. A Medicina do Adolescente consolida-se progressivamente para se tornar uma atividade abrangente e peculiar. A soma de conhecimentos acumulados em relação à saúde do adolescente proporciona importantes elementos para a existência de uma prática assistencial específica.

A atenção à saúde do adolescente pode ser realizada em diferentes contextos: consultório particular, unidade básica de saúde, atendimento hospitalar com acompanhamento ambulatorial e até internações, serviço de saúde escolar etc. Qualquer que seja a situação, ela deverá ter como característica fundamental priorizar o adolescente como ser biopsicossocial, inserido e em permanente interação com seu meio ambiente. Outro aspecto relevante para o atendimento do adolescente é o conhecimento do seu processo dinâmico de crescimento e desenvolvimento. As importantes transformações somáticas, psíquicas e sociais, que ocorrem geralmente entre os 10 e os 20 anos de idade, determinam avaliações e condutas específicas envolvendo atuações preventivas e curativas. É preciso assinalar que são justamente as transformações biopsicossociais intensas que tornam o adolescente vulnerável a agravos que poderão comprometer seu futuro desempenho como adulto.

A Unidade de Adolescentes do Instituto da Criança sempre considerou a adolescência, período crítico da vida do ser humano, sujeito individual e social, tendo muito presente o binômio de risco e a vulnerabilidade que caracteriza essa faixa etária.

Diante dessas premissas, baseou, então, sua proposta em:

- reconhecer o adolescente como sujeito, sendo a ele devidos proteção e respeito dentro de princípios de privacidade e confidencialidade condicionados à responsabilidade;
- oferecer atenção integral ao cliente adolescente considerado um todo indivisível, biopsicossocial, não fragmentado em patologias ou órgãos;

- considerar como enfoque principal a promoção de saúde e a prevenção de agravos em qualquer nível de atuação primário, secundário, terciário;
- ter conhecimento das singularidades dessa faixa etária, o que norteará todo tipo de abordagem.

A boa assistência ao adolescente não se inicia, evidentemente, na adolescência: ela tem suas raízes em promoção, proteção e recuperação da saúde da criança. Essa criança, chegando à adolescência, possui uma bagagem de experiências de saúde que implicará necessidades assistenciais qualitativa e quantitativamente diferentes. Neste novo contexto de vida, que é o período adolescente, devem ser definidos alguns aspectos especiais de atendimento e, particularmente, da consulta.

É importante ressaltar que a maior parte dos problemas de saúde dos adolescentes pode ser resolvida ou atenuada mediante recursos de atenção primária, que deveriam estar preparados para essa finalidade, possuindo mecanismos adequados para encaminhamento para níveis de atendimento mais complexos.

As condições de consulta serão influenciadas pelos recursos humanos e materiais disponíveis, principalmente em se tratando da assistência em instituições. A participação de profissionais de saúde não médicos (enfermeiro, assistente social, nutricionista, psicólogo etc.) dependerá dos objetivos e da organização dos diferentes Serviços. A discriminação desses objetivos e as atividades de trabalho em equipe escapam do propósito deste capítulo, que pretende discriminar peculiaridades da consulta médica do adolescente.

ANAMNESE

A anamnese da primeira consulta de adolescentes deverá envolver entrevistas com eles e com o familiar ou responsável, de modo a obter dados sobre: situação de saúde atual e pregressa, condições habituais de vida e antecedentes pessoais e familiares.

História do problema atual

As informações sobre os problemas de saúde serão obtidas com o adolescente e com o familiar ou responsável em separado, procurando avaliar sintomas, queixas,

925

evolução, exames e atendimentos especializados previamente realizados. Não é infrequente que a problemática de saúde seja vista de modo diferente pelo adolescente e pela família. A motivação para a consulta médica, principalmente nos adolescentes mais jovens, resulta, muitas vezes, da preocupação familiar. O adolescente deve ser sempre ouvido de modo a se perceber suas opiniões, além de, evidentemente, obter maior número de dados para um diagnóstico e conduta mais apropriados.

Na maioria das vezes, a procura da consulta médica contém uma expectativa curativa relacionada a um ou mais problemas de saúde. No entanto, o adolescente e/ou seus familiares podem necessitar de propostas preventivas ou de orientação. É também certo que em algumas circunstâncias a procura para orientação pode estar camuflando um problema já instalado, principalmente na área de comportamento, e o médico deverá ter sensibilidade para perceber os motivos ocultos da demanda.

Interrogatório de sistemas e aparelhos

O interrogatório sobre os diferentes sistemas e aparelhos deve, sempre que possível, ser obtido do próprio adolescente, envolvendo todos os aspectos relevantes. Alguns desses aspectos merecem especial destaque e são mencionados a seguir. Deve-se procurar conhecer a evolução e as opiniões sobre peso e altura na tentativa de identificar preocupações estéticas, que levem a restrições ou excessos alimentares e à instalação de distúrbios nutricionais. É importante questionar o adolescente sobre problemas visuais e a utilização de lentes corretivas e suas repercussões em termos de escola, trabalho ou recreação; a preocupação estética determina frequentemente o abandono ou o uso insuficiente de lentes. Todo adolescente deve ser questionado sobre problemas dentários e controles odontológicos, tendo em vista a frequente ocorrência de cáries, defeitos de oclusão e problemas periodontais. Infelizmente, muitos fatores determinam a inadequação da assistência odontológica das camadas sociais mais pobres, comprometendo a dentição permanente.

Todos os adolescentes devem ser questionados sobre problemas geniturinários, abrangendo, para as meninas, história menstrual completa que inclui idade da menarca, característica do ciclo (intervalo, duração e intensidade) e distúrbios pré-menstruais e dismenorreia. Pela frequência com que se encontra, as adolescentes devem ser ainda perguntadas sobre a presença e as características de corrimento vaginal. Já os adolescentes deverão ser inquiridos sobre secreções genitais, polução noturna, ejaculação e distúrbios. A época de ocorrência da primeira ejaculação, com seus desdobramentos psicoemocionais, deve merecer atenção especial. É possível que, ao se inquirir sobre problemas geniturinários, o adolescente expresse suas preocupações com aspectos da sexualidade, tais como masturbação e atividade sexual. O médico deverá perguntar ao adolescente com uma linguagem clara, objetiva e sem nenhum conteúdo de julgamento. Não é raro que o médico não interrogue sobre masturbação, ejaculação, atividade sexual, uso de anticoncepcionais, doenças sexualmente transmissíveis, por temor de constranger o adolescente. Também é frequente que o faça de maneira inadequada, não respeitando aspectos evolutivos, momento ou clima de consulta. Como em qualquer outro aspecto da consulta, deve-se considerar o respeito ao momento do adolescente em contraposição à necessidade de diagnóstico e de uma conduta preventiva. Muitas vezes, o constrangimento situa-se mais no médico do que no adolescente, e somente o médico pode criar as oportunidades para o adolescente se expressar.

Antecedentes pessoais

Os adolescentes geralmente não informam ou informam pouco em relação à saúde pregressa, fazendo-se necessário obter esses dados com o familiar ou responsável.

É preciso conhecer as condições de nascimento para avaliar possíveis repercussões importantes (baixo peso ao nascer, hipóxia e outros).

O familiar deverá ser questionado sobre as características de crescimento e desenvolvimento pregresso, incluindo evolução de aspectos somáticos e neuropsicossociais (baixa estatura, obesidade, problema de comportamento e outras).

Particular atenção deve ser dada à obtenção de dados sobre a imunização dos adolescentes. Infelizmente, há muitas histórias vacinais incompletas, inclusive com perda de atestados e comprovantes. Algumas das doenças próprias da infância como sarampo, caxumba e rubéola podem-se deslocar para a adolescência, determinando repercussões indesejáveis em relação à saúde do indivíduo. É importante determinar as necessidades de vacinação em relação aos agentes imunizantes disponíveis: vacina contra difteria, tétano, sarampo, caxumba, rubéola, varicela, poliomielite, hepatites A e B, tuberculose e meningite.

O familiar ou responsável deverá ainda informar sobre a ocorrência de doenças anteriores e acidentes ou traumatismos, suas repercussões, seus tratamentos.

Outro aspecto importante dos antecedentes de vida do adolescente refere-se à história alimentar pregressa que poderá evidenciar situações anteriores de risco em que possa ter ocorrido algum distúrbio nutricional.

Antecedentes familiares

O familiar ou responsável deverá informar sobre problemas que possam influenciar a saúde do adolescente. Devem ser aqui destacados as doenças cardiovasculares (principalmente hipertensão arterial), os problemas de saúde mental, os processos infectocontagiosos (parasitoses, tuberculose). A presença de familiares com doenças crônicas e limitantes pode determinar prioridades econômicas e cuidados que dificultem o atendimento das necessidades básicas do adolescente.

Condições habituais de vida

Este tópico é de fundamental importância para o cliente pediátrico e também para o adolescente, proporcionando informações importantes sobre sua saúde, e deve ser obtido com o próprio adolescente. Incluem-se, obrigatoriamente, aqui dados sobre a alimentação atual, considerando-se a grande demanda de nutrientes consequente à marcante velocidade de crescimento e à intensa atividade física dos adolescentes. É preciso determinar aspectos quantitativos e qualitativos da dieta e hábitos alimentares (omissão de refeições, substituição por lanches, preferências, restrições, excessos).

O conhecimento da rotina diária de um adolescente permite avaliar as condições de atividade física, sono e repouso, podendo identificar situações desfavoráveis como hábitos sedentários, fadiga, escasso tempo de estudo e outros aspectos.

A atividade escolar é uma área fundamental para o processo de crescimento e desenvolvimento do adolescente, sendo necessário conhecer seu desempenho em termos de rendimento acadêmico, bem como de relacionamento com colegas e adultos. Deve-se procurar identificar, principalmente em relação aos adolescentes de mais idade, suas aspirações e seus planos para o futuro, aspectos esses importantes para sua identidade e independência.

Em número apreciável de adolescentes, particularmente das camadas menos favorecidas, será importante questionar sobre as condições de trabalho. Quando inadequada, a situação de trabalho poderá proporcionar condições insalubres, extenuantes, riscos de acidentes, prejuízo de desempenho escolar. De outro lado, podem ser encontradas condições de trabalho que permitem melhoria das condições de vida do adolescente (econômicas, alimentares, estimulação, relacionamento).

É importante ouvir o adolescente sobre suas características de temperamento e relacionamento, incluindo-se pais, irmãos, outros familiares, amigos, namorados. Essas informações constituem dados importantes para avaliar o desenvolvimento psicossocial do adolescente. É oportuno ainda perguntar ao adolescente sobre uso de fumo, álcool e de outras drogas. Ainda que isto não ocorra na primeira consulta, é relevante que se avaliem o conhecimento e a opinião do adolescente sobre o exercício da sexualidade – namoro, "ficar", atividade sexual, anticoncepção, doenças sexualmente transmissíveis – aspectos fundamentais no campo de prevenção de agravos.

Aspecto relevante na anamnese do adolescente é a identificação das condições ambientais, envolvendo variáveis físicas (habitação, hábitos e comportamentos de higiene, número de pessoas, recursos comunitários), sociais (estrutura, organização, renda familiar, prioridades, lazer), de modo a se fazer diagnósticos e perceber possibilidades de retaguarda para as condutas a serem estabelecidas.

EXAME FÍSICO

Trata-se de um momento crítico da consulta do adolescente. Muitos pediatras referem dificuldades para examinar adolescentes achando, *a priori*, que eles não gostam de ser examinados ou mesmo da sala de consulta. Na maioria das vezes, o constrangimento que ocorre na realização do exame físico de um adolescente tem mais a ver com a atitude do médico do que com a do paciente.

Algumas sugestões ou recomendações podem ser feitas. Em primeiro lugar, é importante garantir condições privativas de entrevista e exame, evitando interrupções e exposição do adolescente. Deve-se lembrar que alguns jovens tiveram poucos contatos com médicos anteriormente e mostram-se temerosos quanto aos procedimentos de exame, sendo necessário explicar a eles todas as etapas e as manipulações contidas no exame. A exposição gradual do corpo do adolescente, usando lençóis, facilita o exame clínico, mas não deve comprometer os procedimentos para exame da coluna, da postura, da pele. É frequente que o adolescente, no decorrer do exame, formule questões que o preocupam ou forneça informações adicionais importantes para o diagnóstico.

O exame médico deve ser completo e manter sempre uma atitude de respeito ao adolescente. Alguns itens desse exame devem ser enfatizados, tais como:

– medidas antropométricas e sinais vitais (peso, estatura, pressão arterial, frequência cardíaca);
– pele e higiene corporal;
– dentes (higiene, alterações, oclusão);
– postura e coluna;
– mamas (grau de desenvolvimento, ginecomastia, alterações);
– pilosidade facial, axilar e pubiana (grau de desenvolvimento);
– genitais (grau de desenvolvimento e alterações); e
– características neuropsicossociais (atenção, humor, contatuação, vocabulário, alterações emocionais).

A avaliação do grau de desenvolvimento das mamas femininas, genitais masculinos e pilosidade pubiana em ambos os sexos deve utilizar os critérios sistematizados por Tanner e adotados universalmente para caracterizar a maturação sexual na adolescência. A avaliação do desenvolvimento da genitália masculina pode ser completada com a medida do volume testicular por meio da palpação comparativa com os modelos do orquidômetro de Prader. A grande variabilidade individual e populacional do desenvolvimento pubertário, principalmente nas faixas etárias mais jovens, faz com que a determinação da maturação sexual constitua elemento fundamental na avaliação do desenvolvimento somático e de eventuais implicações psicossociais.

O exame dos genitais do paciente adolescente, revelando alterações como fimose, criptorquidia, vulvovaginites, malformações, não pode ser excluído do exame clínico. A questão muitas vezes colocada está na realização ou não do exame ginecológico ou pélvico da adolescente, principalmente daquela já sexualmente ativa. Tendo habilidades e recursos materiais, o médico pode realizar esse exame, lembrando-se sempre de explicar à cliente os motivos, os procedimentos e os achados. Na impossibilidade de realização do exame ginecológico e havendo indicação, o médico deverá encaminhar sua paciente para recurso apropriado. Em algumas circunstâncias, mesmo sem a realização do exame ginecológico, a adolescente poderá tranquilizar-se com a presença de um elemento do sexo feminino (mãe, irmã, amiga, enfermeira) na sala.

Peso e estatura obtidos devem ser sistematicamente analisados diante dos gráficos de referência disponíveis.

A medida da pressão arterial, rotineiramente na adolescência, é desejável, haja vista que a hipertensão essencial pode começar a manifestar-se nessa fase, tendo implicações de saúde para um seguimento a longo prazo.

DIAGNÓSTICOS E CONDUTAS

Todos os adolescentes devem ter estabelecidos os diagnósticos referentes a:

- crescimento e maturação sexual;
- estado nutricional;
- desenvolvimento neuropsicossocial;
- alimentação;
- vacinação; e
- problemas de saúde atuais.

Dessa maneira, é possível obter uma visão abrangente das condições de saúde e seus determinantes e, portanto, o estabelecimento de condutas (prescrições, orientações, encaminhamentos e solicitações de exames complementares).

Todos os diagnósticos deverão, sempre que possível, ser explicados ao adolescente e posteriormente ao responsável na presença do paciente com sua prévia aquiescência. Em condições de risco para o adolescente ou para terceiros, o familiar será notificado mesmo sem a anuência do adolescente, devendo esse aspecto ficar esclarecido de antemão. O adolescente deverá ser sempre informado e envolvido sobre os diagnósticos e as condutas, de modo a se criarem condições de responsabilidade em relação à própria saúde. O envolvimento familiar será proporcional ao grau de maturidade e emancipação do adolescente e da gravidade dos problemas de saúde. As circunstâncias em que essa participação ocorrerá dependerão das condições de atendimento ou dos recursos de saúde disponíveis.

É importante que as condutas médicas tenham um conteúdo educativo, envolvendo áreas como nutrição, higiene física, sexualidade, desenvolvimento psicossocial, higiene anti-infecciosa, detecção precoce de agravos e utilização de recursos ou serviços de saúde.

IMPLICAÇÕES ÉTICAS

O profissional de saúde e, principalmente, o médico que atende adolescentes podem deparar-se com situações ou circunstâncias nas quais a relação com o paciente venha suscitar questionamentos.

Os princípios éticos ligados ao exercício da Medicina do Adolescente respondem a muitas destas questões, estando relacionados a privacidade, confidencialidade, respeito à autonomia, maturidade e capacidade de julgamento do cliente adolescente. Assim, estes princípios devem ser considerados para a realização de diagnósticos mais acurados e intervenções mais adequadas, pois os próprios médicos reconhecem que a informação mais completa só pode ser obtida com o adolescente sozinho em entrevista privada. A privacidade será mantida também durante o exame físico, que faz parte da consulta médica e não será mantida diante do desejo do adolescente de não ser atendido sozinho e nos casos nos quais haja referência explícita ou suspeita de abuso sexual, quando deverá ser admitido, na consulta, outro profissional da equipe de saúde. Objetiva-se, com isso, salvaguardar o médico que atende o adolescente vitimizado de futuras acusações por parte dos familiares.

Quando a confidencialidade é garantida ao cliente adolescente, o médico estará respeitando o Art. 103 do Código de Ética Médica: "É vedado ao médico revelar segredo de clientes adolescentes, mesmo aos seus pais ou responsáveis, desde que o menor se mostre capaz de entender e resolver seus problemas...". Deverão ser consideradas situações de não manutenção do sigilo, déficit intelectual relevante, falta de crítica (distúrbios psiquiátricos, drogadição etc.) e situações de violência física, psicológica ou sexual, que além de serem determinantes da ruptura de sigilo também obrigam à denúncia às Varas de Infância e Juventude e Conselhos Tutelares.

O cliente adolescente sempre será informado com antecedência da necessidade de quebra do sigilo que será executada com sua anuência ou não. A avaliação da capacidade do adolescente e do risco deverá ser de responsabilidade médica e, portanto, constantemente reavaliada.

Importante é ter em mente que a privacidade e a confidencialidade favorecem a abordagem preventiva ligada, por exemplo, ao exercício da sexualidade, uso de drogas, doenças sexualmente transmissíveis e denúncia de maus-tratos, abuso sexual, negligência e todas as formas de violência a que são submetidos os adolescentes, denúncia esta que jamais poderia se efetivar na presença do agressor ou de pessoas coniventes com a agressão.

Dentro da proposta de atendimento da Unidade de Adolescentes, são observadas as seguintes premissas:

- É extremamente desejável que pais ou responsáveis estejam presentes na matrícula dos adolescentes, pois deverão ser informados e participar da proposta de atendimento. Porém, sua ausência não deverá impedir a matrícula, devendo pais e responsáveis comparecer em outro momento para termo de responsabilidade.
- Adolescentes deverão realizar consultas, receber orientações e prescrições médicas, devendo ter autonomia para executá-las, mesmo sem autorização dos pais ou responsáveis, se considerados capazes. Ressalva deve ser feita evidentemente aos medicamentos só adquiridos com receituário especial.
- Adolescentes terão sempre direito à privacidade e à confidencialidade, desde que considerados capazes; todos os esforços, porém, deverão ser realizados para fortalecer o diálogo e a participação das famílias.
- Adolescentes deverão ser informados que não existe risco zero para todos os procedimentos médicos (coleta de exames, inalações, ingestão de medicamentos etc.), o que não invalida poder ponderar sobre sua realização, mesmo sem a presença dos pais.
- Não será permitida a execução de procedimentos de maior complexidade (biópsias, intervenções cirúrgicas etc.) na ausência dos pais ou responsáveis.
- Adolescentes poderão ser internados na ausência dos pais, desde que esses tenham sido informados que a internação ocorreria; deverão comparecer posteriormente para assinatura de autorização de internação. Ressalte-se que os adolescentes deverão ter condições de internação que respeitem seu desenvolvimento físico e psicoemocional. Para a alta hospitalar, é necessária a presença de pais ou responsáveis.
- Maiores esforços deverão ser realizados para aumentar a educação e a formação de profissionais no que diz respeito a essas práticas.

Aspecto relevante deste atendimento está relacionado aos códigos e às leis vingentes que por vezes têm propostas diretamente opostas a uma prática adequada da Medicina de Adolescentes. Cabe lembrar que os códigos são feitos em determinado momento social e servem a determinados fins. A evolução social torna-os ultrapassados, originando sua mudança. Dentro de uma visão atual, a dicotomia existente entre ética e lei vem sendo superada diante do Estatuto da Criança e do Adolescen-

te (1990), Revisão da Organização das Nações Unidas (ONU) (1999) da Conferência do Cairo de 1994 e Declaração dos Direitos Sexuais (2002).

Deve-se considerar que aspectos polêmicos persistem em relação à anticoncepção na adolescência, que faz parte de uma proposta mais ampla de educação sexual. Assim, em 2002, a Unidade de Adolescentes do Instituto da Criança do Hospital das Clínicas da FMUSP organizou um fórum que passou a ser denominado Fórum 2002 – Adolescência, Contracepção e Ética, cujas conclusões serviram de base para as diretrizes da Sociedade Brasileira de Pediatria (SBP) e Federação Brasileira das Sociedades de Ginecologia e Obstetrícia (FEBRASGO), publicadas no Jornal de Pediatria, em 2004.

As conclusões deste Fórum foram publicadas na íntegra, em 2003, na Revista Pediatria (São Paulo). Algumas delas são aqui lembradas:

- O adolescente tem direito à educação sexual, ao acesso à informação sobre contracepção, à confidencialidade e sigilo sobre sua atividade sexual e sobre a prescrição de métodos anticoncepcionais, respeitadas as ressalvas acima (Art. 103, Código de Ética Médica). O profissional que assim se conduz não fere nenhum preceito ético, não devendo temer nenhuma penalidade legal.
- Mesmo que não haja solicitação, o médico deverá realizar a orientação sexual pertinente, ressaltando-se a importância da informação sobre todos os métodos, com ênfase no uso de preservativos, sem colocar, *a priori*, juízo de valor.
- A prescrição de anticoncepcionais está relacionada à solicitação dos adolescentes, respeitando-se os critérios de elegibilidade independentemente da idade. Frente ao risco da gravidez na adolescência, foi consenso da maioria dos participantes que não se pudesse levar em consideração a idade ginecológica para prescrição do anticoncepcional.
- Em relação ao temor da prescrição de anticoncepcionais para menores de 14 anos (violência presumida de estupro) todos os representantes da área jurídica presentes foram unânimes em afirmar que a presunção de estupro deixa de existir, frente à informação que o profissional possui de sua não ocorrência, devendo ser consideradas todas as medidas cabíveis para melhor proteção da saúde do adolescente (ECA), o que retira qualquer possibilidade de penalidade legal.
- A prescrição de anticoncepcional ao adolescente menor de 14 anos deve ser criteriosa, não constituindo ato ilícito por parte do médico, desde que não haja situação de abuso ou vitimização da menor e que a adolescente detenha capacidade de autodeterminação com responsabilidade e consciência a respeito dos aspectos que envolvem a sua saúde e a sua vida (Art. 103 do Código de Ética Médica), levando-se em consideração

a doutrina de proteção integral (ECA), sempre com orientação responsável do profissional médico a respeito dos riscos inerentes aos medicamentos.

• A anticoncepção de emergência não foi considerada um método abortivo.

• É necessário que o conhecimento sobre anticoncepção, inclusive de emergência, faça parte da educação sexual para ambos os sexos. Durante todo o Fórum, ressaltou-se a importância de se chamar à responsabilidade o adolescente do sexo masculino.

• Não existem trabalhos mostrando que a contracepção de emergência leve o adolescente a abandonar o uso de preservativo ou do anticoncepcional regular, nem pesquisas demonstrando o uso abusivo ou não de contraceptivos de emergência e de suas repercussões eventuais – aumento de promiscuidade ou de DST/Aids.

Avanço claro foi verificado nas posições dos representantes da Justiça presentes neste Fórum que, em relação aos princípios éticos, assim se pronunciaram com pequenas variações "o respeito da autonomia da criança e do adolescente, o que implica para este último privacidade e confidencialidade, fazendo com que esses indivíduos passem de objeto a sujeito de direito".

Como as questões relacionadas à anticoncepção de emergência continuassem a merecer reflexões e discussão, em 2005 foi realizado novo fórum denominado "Fórum 2005 – Adolescência e Contracepção de Emergência", também organizado pela Unidade de Adolescentes do Instituto da Criança do Hospital das Clínicas da FMUSP, nos mesmos moldes do fórum anterior. A principal consequência desse evento foi ter servido de subsídio para a Resolução do Conselho Federal de Medi-cina publicada em Diário Oficial em janeiro de 2007 (seção 1, edição nº 12, 17/1/2007) que estabeleceu como definitiva a condição não abortiva do contraceptivo de emergência, validando seu uso em qualquer etapa da vida reprodutiva.

Médicos e clientes devem ter em comum a cidadania apoiada no respeito mútuo; dentro desta relação ética, os principais valores a serem preservados serão valores de saúde e qualidade de vida. Para a Unidade de Adolescentes do Instituto da Criança, pioneirismo não é apenas destaque no passado, mas principalmente compromisso com o futuro, ajudando os adolescentes na construção e exercício desta cidadania.

BIBLIOGRAFIA

1. Conselho Federal de Medicina. Resolução publicada em Diário Oficial em janeiro de 2007 – Seção 1, Edição nº 12, 17/1/2007. • 2. Estatuto da Criança e do Adolescente. Lei nº 8.069/90. • 3. Saito MI; Leal MM. O exercício da sexualidade na adolescência: a contracepção em questão. Pediatr (S Paulo) 2003;25(1/2):36. • 4. Saito MI, Leal MM, Silva LEV. A confidencialidade no atendimento à saúde de adolescentes: princípios éticos. Pediatr (S Paulo) 1999;21:112. • 5. Saito MI, Leal MM. Adolescência e contracepção de emergência: Fórum 2005. Rev Paul Pediatr 2007;25:180. • 6. Sociedade Brasileira de Pediatria & Federação Brasileira das Sociedades de Ginecologia e Obstetrícia. Adolescência, Anticoncepção e Ética – Diretrizes. J Pediat 2004;80(1). • 7. Society for Adolescent Medicine. Confidential health care for adolescents: position paper of the Society for Adolescent Medicine. J Adolescent Health 1997;21:408. • 8. Society for Adolescent Medicine. Guidelines for adolescent health research. J Adolescent Health 1995;17:264. • 9. Strasburger VC. Confidential health care for adolescents. J Adolescent Health 1998;22:36. • 10. World Health Organization (WHO)/World Association for Sexology (WAS). Declaration of sexual rights. World Association for Sexology: Official Bulletin, may 2002.

69

CRESCIMENTO E DESENVOLVIMENTO FÍSICO E SUA VARIABILIDADE

Anita S. Colli

Luiz Eduardo Vargas da Silva

A puberdade constitui o componente biológico da adolescência, englobando um conjunto de transformações anatômicas marcantes. Destacam-se a aceleração e a desaceleração do crescimento esquelético, as alterações na composição corporal, o desenvolvimento dos sistemas circulatório e respiratório, o desenvolvimento das gônadas, órgãos de reprodução e dos caracteres sexuais secundários. Trata-se de um processo de amplas modificações somáticas estreitamente inter-relacionadas, cujo resultado final é a morfologia e a funcionalidade do adulto.

O processo da puberdade é desencadeado e regulado por mecanismos neuroendócrinos ainda não totalmente conhecidos, constituindo-se em uma situação maturacional que transcorre em vários anos e é influenciada por fatores genéticos e ambientais. Eventos e situações vividas intraútero ou nos primeiros meses de vida parecem influenciar o desenvolvimento pubertário.

A avaliação do crescimento e do desenvolvimento físico constitui aspecto fundamental da assistência à saúde do adolescente, devendo-se, para tanto, conhecer suas características normais. Por outro lado, sabe-se que uma faixa de variações somáticas ocorre na adolescência, fazendo com que os indivíduos difiram muito entre si, principalmente nos grupos etários mais jovens nos quais se podem observar adolescentes normais em fases muito distintas do desenvolvimento pubertário. Além das variações individuais observadas para o mesmo grupo populacional, devem ser lembradas as diferenças existentes entre as várias populações.

Essa variabilidade normal, individual e populacional é determinada por fatores genéticos e ambientais e deverá ser considerada no atendimento e na avaliação dos adolescentes. As principais variações normais de puberdade relacionam-se a diferenças na época de início, na duração, na intensidade ou nas inter-relações dos eventos de maturação.

Muitos adolescentes e pais, por desconhecerem como ocorre o desenvolvimento físico normal, são surpreendidos pelas transformações corporais, às vezes, intensas em curto intervalo de tempo e preocupam-se com elas, chegando a procurar serviço de saúde.

Desse modo, quando o adolescente procura o médico por causa de problemas relacionados ao desenvolvimento físico, torna-se relevante distinguir variações normais e estados patológicos que podem comprometer o processo de maturação como um todo.

Ao mesmo tempo, como parte do processo adolescente, o indivíduo passa a conviver com os grupos de jovens da mesma idade. Nessa busca de novos referenciais de vida, percebe-se que o adolescente sente necessidade de se identificar com outros adolescentes, e essa identificação se traduz em atitudes e comportamentos vigentes nos grupos. Nessa busca de identidade, o adolescente, não raramente, vê seu corpo como anormal, diferente do dos outros, o que é fonte de preocupações e ansiedade.

Em algumas circunstâncias, a preocupação acentuada determinará o afastamento do adolescente do convívio grupal. Em outras ocasiões, as diferenças físicas propiciarão o aparecimento de questionamentos e fantasias sobre a normalidade dos eventos, resultando em grande sofrimento.

É preciso lembrar que opiniões e fantasias sobre o corpo não são geralmente expressas de modo direto pelo adolescente ao médico, devendo este estar atento às comunicações indiretas. Verificada a problemática, ela não deverá ser encarada de forma simplista, dizendo-se ao adolescente que ele "não tem nada", "isso é normal", "com o tempo passa", pois tal atitude não é suficiente para aliviar o jovem de suas preocupações.

Na maioria das vezes, é necessário esclarecer o adolescente e sua família sobre o evento, sobre sua evolução, sobre a necessidade ou não da investigação e/ou intervenção, se preciso mais de uma vez, estabelecendo um acompanhamento da situação-problema. Frequentemente, o adolescente exprimirá suas dúvidas ou ideias nas consultas subsequentes em que ele perceberá a abertura e o apoio que o médico lhe proporciona.

Alguns aspectos somáticos relevantes do crescimento e do desenvolvimento físico (puberdade) bem como sua variabilidade são a seguir mencionados, levando-se em conta uma visão clínica geral não especializada e o fato de poderem surgir como queixas na consulta médica.

ESTATURA

Um dos aspectos que mais chama a atenção durante a puberdade é o estirão de crescimento esquelético. Esse consiste na aceleração do crescimento alcançando um pico de velocidade e, a partir daí, na desaceleração, até atingir a estatura final. O estirão é responsável por cerca de 20% da estatura final. É um momento de grande anabolismo, tornando os adolescentes vulneráveis aos agravos nutricionais.

A idade de ocorrência do surto pubertário de crescimento é variável. Alguns estudos mostram seu início entre 9,5 e 14,5 anos nas meninas e entre 10,5 e 16 anos nos meninos, com a velocidade máxima de crescimento localizando-se em média entre 11 e 12 anos para as meninas e entre 13 e 14 anos para os meninos.

No pico de velocidade, as meninas atingem valores de 8 a 9cm/ano. Nos meninos, esse valor chega a 10cm/ano. Essas velocidades máximas só são inferiores àquelas dos dois primeiros anos de vida, sendo a velocidade pré-estirão pubertário cerca de 4 a 6cm/ano.

O estirão de crescimento mantém correlação com a maturação sexual. O estadiamento pubertário, por meio dos critérios de Tanner (descritos a seguir), permite estimar o momento de crescimento esquelético (Figs. III-1 e III-2). Adolescentes cujo processo de maturação se inicia mais tarde do que a média de idade da população estarão defasados também em altura, visto que o estirão de crescimento ocorre após certo tempo do início da puberdade com velocidade máxima de crescimento em fase mais adiantada da sequência de eventos puberais.

A menarca é um indicador prognóstico do crescimento restante à medida que ocorre após o pico de velocidade de estatura e, portanto, na fase de desaceleração de crescimento. O crescimento é limitado em média de 4 a 6cm nos dois a três anos pós-menarca.

É fundamental, para o adolescente preocupado com seu desenvolvimento físico, o esclarecimento sobre as relações entre os eventos puberais e as perspectivas futuras de crescimento.

O conhecimento das características de maturação sexual servirá para a orientação da maioria dos casos. Questões referentes à baixa estatura serão comentadas em outro capítulo deste livro.

PESO E DISTRIBUIÇÃO DE GORDURA

Do mesmo modo que a altura, o peso também sofre um grande acréscimo durante a puberdade. É nessa época que se ganha cerca de 50% do peso ideal do adulto.

Enquanto a maioria dos adolescentes acha seu peso adequado, outros o consideram excessivo ou insuficiente. O excesso de peso é geralmente preocupação maior no sexo feminino, levando, às vezes, pela preocupação estética, a restrições alimentares que são prejudiciais à saúde.

Não é incomum que a opinião de ser gordo ou ser magro não seja confirmada ao exame físico, devendo o adolescente ser esclarecido sobre as variações normais de peso e sua proporcionalidade com a altura.

Outros adolescentes se queixam não do excesso ou da insuficiência de peso, mas da distribuição de gordura, ou seja, do acúmulo preferencial de tecido adiposo em certas regiões do corpo (abdome, coxas e mamas). Sabe-se que a velocidade de incorporação de tecido gorduroso aumenta após o pico do estirão de crescimento, principalmente no sexo feminino.

Obesidade e desnutrição constituem condições patológicas de abordagem específica.

PROPORÇÕES CORPORAIS

A mudança nas proporções corporais é um fenômeno evidente na adolescência. A relação entre diâmetros biacromial e bicristailíaco aumenta no sexo masculino e diminui no sexo feminino e, portanto, os rapazes pas-

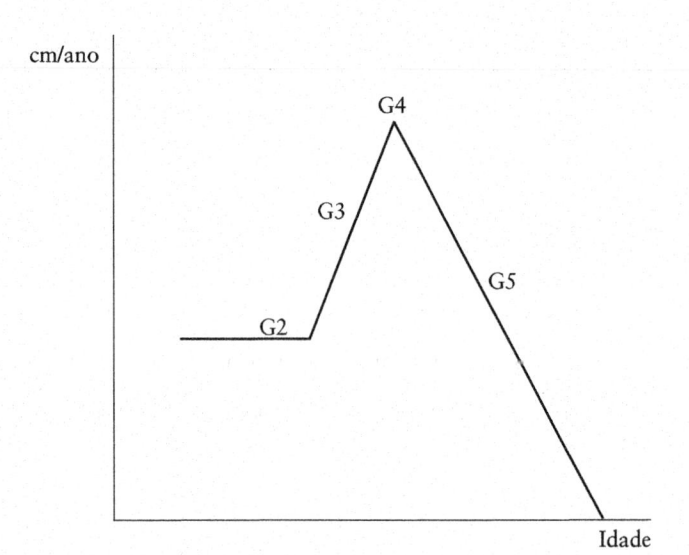

Figura III-1 – Crescimento e maturação sexual – sexo masculino.

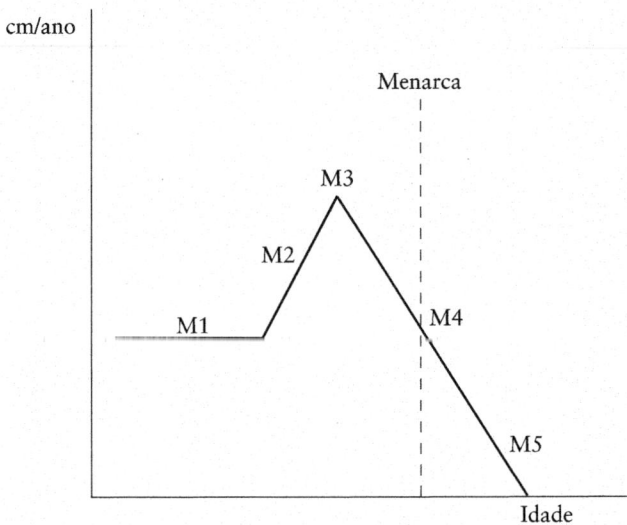

Figura III-2 – Crescimento e maturação sexual – sexo feminino.

sam a ter ombros mais largos, já as moças quadris mais largos ao se considerar sua proporção relativa com a altura. Eventualmente, essas modificações poderiam ser motivo de preocupação para a adolescente, principalmente se houver ideia de uma configuração mais própria do sexo oposto.

Adolescentes, principalmente do sexo feminino, ficam, às vezes, perturbadas com o rápido crescimento das extremidades e dos pés em particular e consideram que terão pés anormalmente grandes. Tanto os adolescentes quanto seus familiares geralmente desconhecem que existe um gradiente de crescimento nos diferentes segmentos com aceleração e parada de crescimento, ocorrendo mais cedo nas partes distais do que nas proximais.

DESENVOLVIMENTO DA FORÇA MUSCULAR E RESISTÊNCIA FÍSICA

Os adolescentes, principalmente do sexo masculino, preocupam-se com o desenvolvimento de sua musculatura e o aumento da força e resistência física. Sabe-se que a velocidade máxima de desenvolvimento muscular ocorre junto ou logo após o pico de crescimento esquelético. Assim, um adolescente que ainda não teve seu estirão não poderá ter o mesmo grau de desenvolvimento e a mesma força muscular que outro de mesma idade, mas em fase adiantada da puberdade. Como o aumento da força ocorre após o pico de ganho de massa muscular, muitos adolescentes, embora fisicamente bem desenvolvidos, não têm o desempenho do adulto.

O aumento da capacidade física também é conferido pelo desenvolvimento do sistema cardiorrespiratório e pelo aumento da concentração de hemoglobina e do número de hemácias observado de modo mais marcante no sexo masculino.

A solicitação para atividades físicas incompatíveis com o grau de resistência física resultará certamente em fadiga e, eventualmente, em sensação de fracasso.

DESENVOLVIMENTO MAMÁRIO

No sexo feminino, o desenvolvimento da mama processa-se seguindo uma sequência de estágios que vão desde o aparecimento do broto mamário até a configuração da mama do adulto. O estadiamento da mama pode ser feito, por meio da inspeção, de acordo com os critérios evolutivos descritos por Tanner, a saber:

M1 – estágio de mamas pré-adolescente. Há somente elevação da papila.
M2 – estágio de broto mamário, com pequena elevação de mama e da papila e aumento do diâmetro da aréola. O tecido mamário aumentado tem localização subareolar.
M3 – crescimento da mama e aréola parecendo uma pequena mama adulta. Não há separação dos contornos das mamas e da aréola. Aqui, o tecido mamário extrapola os limites da aréola.
M4 – crescimento e projeção da aréola e da papila formando uma elevação acima do corpo da mama.
M5 – estágio adulto com projeção apenas da papila, pois a aréola retorna para o contorno geral da mama.

Em geral, a primeira manifestação da puberdade nas meninas é o surgimento do broto mamário (M2). É bom lembrar que nas adolescentes gordinhas a presença do broto mamário poderá necessitar da confirmação pela palpação, não sendo suficiente a simples inspeção. No estudo de Santo André (1978), o estágio M2 ocorreu em média aos 9,7 anos (± 1,5 ano). É comum seu aparecimento unilateral, seguido após alguns meses do broto contralateral. Essa assimetria é normal e transitória. Diferenças acentuadas entre as mamas devem ser avaliadas cuidadosamente para excluir doenças significativas.

Outro aspecto preocupante para algumas adolescentes é o tamanho excessivo das mamas, que pode determinar alterações de postura e de estética, sendo, algumas vezes, indicação de tratamento cirúrgico.

GENITAIS FEMININOS

Pelo temor à manipulação, muitas adolescentes desconhecem sua anatomia genital, podendo questionar sobre sua normalidade ou não. Variações de tamanho e características das estruturas genitais deverão ser esclarecidas durante a consulta.

A menarca é evento tardio no desenvolvimento pubertário. Ocorre cerca de dois anos e meio do início da puberdade, nos estágios de mama 3 ou 4 de Tanner, em fase de desaceleração do crescimento esquelético. A idade média da menarca no estudo de Santo André (1978) foi de 12,2 anos (± 1,2 ano).

Os primeiros ciclos menstruais são, em geral, anovulatórios, levando à irregularidade menstrual, tão comum dessa fase. Até os dois primeiros anos pós-menarca, com a maior ocorrência da ovulação, tende a haver regularização dos ciclos menstruais.

Algumas adolescentes apresentam, nos meses que antecedem a menarca, secreção vaginal (leucorreia fisiológica) clara, mucoide, sem sinais inflamatórios, que pode ser motivo de consulta médica. A leucorreia fisiológica deve ser diferenciada da patológica, que implica conduta terapêutica apropriada.

GENITAIS MASCULINOS

A primeira manifestação de puberdade no sexo masculino é, em geral, o aumento de volume testicular, seguindo-

-se alterações da bolsa testicular, aparecimento de pelos pubianos, aumento do pênis em comprimento e depois em largura.

O estadiamento genital no sexo masculino leva em conta o desenvolvimento do testículo, da bolsa testicular e do pênis. É avaliado pela inspeção, segundo os critérios de Tanner:

G1 – pênis, testículos e escroto de aparência e tamanho infantis.

G2 – início de aumento dos testículos e escroto, cuja pele se torna mais fina e avermelhada; não há aumento do pênis.

G3 – continua o crescimento do escroto e o pênis aumenta principalmente em comprimento.

G4 – continua o crescimento de testículos e escroto, este último com pele mais enrugada e escurecida. Há aumento do pênis em comprimento e diâmetro, tornando-se a glande evidente.

G5 – genitais adultos em tamanho e forma.

Pelo estudo de Santo André (1978), a idade média de início do aumento testicular, portanto, da puberdade, foi de 10,9 anos (± 1,2 ano). O volume testicular indicativo de puberdade é maior ou igual a 4ml, embora alguns meninos com volume testicular de 3ml encontrem-se em puberdade, volumes de 12ml em diante são considerados de adulto. Um modo tranquilo de avaliar o volume testicular é pela palpação comparativa com os modelos de Prader.

As dúvidas e as preocupações quanto aos genitais masculinos são: crescimento insuficiente do pênis, assimetria testicular e tamanho dos testículos.

Uma ampla variação de volumes testiculares é observada em função da idade e mesmo dos diferentes estágios de maturação sexual.

Sabe-se que aproximadamente 25% dos adolescentes podem apresentar diferenças, geralmente pequenas, entre os volumes testiculares direito e esquerdo.

O mesmo pode-se dizer em relação à queixa de pênis pequeno, que é frequente no estágio inicial de desenvolvimento genital, quando os testículos podem estar razoavelmente aumentados e o crescimento peniano ainda não se iniciou. Em adolescentes obesos, essa queixa se torna mais frequente à medida que a gordura suprapúbica encobre os genitais.

Alguns adolescentes podem, ocasionalmente, questionar o aspecto da glande recoberta pelo prepúcio em comparação com a de outros colegas que foram postectomizados.

Ocasionalmente, o adolescente trará ao médico o problema da não ejaculação. O fenômeno da ejaculação ainda é pouco estudado, mas, em geral, surge em fase adiantada da sequência de desenvolvimento genital, aspecto que o adolescente desconhece, necessitando, nesse caso, de esclarecimento.

PILOSIDADE

Existe ampla variação constitucional quanto às características, à quantidade e à distribuição de pilosidade. Entretanto, a pilificação pubiana é utilizada no estadiamento pubertário, em ambos os sexos, segundo os critérios de Tanner, por meio da observação do tipo de pelo e da sua área de distribuição.

O desenvolvimento da pilosidade pubiana segue a sequência de estágios assim indicados:

P1 – ausência de pelos pubianos.

P2 – crescimento esparso de pelos finos, curtos, discretamente pigmentados, lisos ou discretamente encaracolados ao longo dos grandes lábios ou base do pênis.

P3 – pelos tornam-se mais escuros, mais espessos e mais encaracolados, estendendo-se à região pubiana.

P4 – pelos do tipo adulto, porém ainda em área de distribuição menor, não atingindo a superfície interna das coxas.

P5 – Pelos adultos em tipo e distribuição, atingindo a superfície interna das coxas e, eventualmente, desenvolvendo-se acima da região púbica, constituindo o estágio P6 (mais comum no sexo masculino).

O estadiamento da pilificação deve ser realizado junto ao de desenvolvimento de mamas ou genitais para uma melhor avaliação da puberdade.

Alguns meninos se queixam da demora de aparecimento de pelos faciais, desconhecendo as influências familiares e a fase de desenvolvimento físico em que se encontram. Geralmente, sabe-se que os pelos faciais surgem após o aparecimento dos pelos axilares e em fase adiantada do desenvolvimento dos pelos pubianos.

No sexo feminino, o problema é o excesso e a localização de pelos (face, braços, pernas etc.). Podem ocorrer hipertricose e hirsutismo. A hipertricose é o crescimento excessivo de pelos não sexuais como lanugem (*vellus*), sendo na maioria dos casos de origem familiar ou racial ou, em menor número, causada por alterações metabólicas (distúrbios da tireoide, anorexia nervosa) ou algumas medicações.

Já o hirsutismo é definido como o crescimento excessivo de pelos terminais (sexuais) com padrão masculino de distribuição com ou sem outros sinais de virilização. O hirsutismo requer pesquisa de possível disfunção endócrina, principalmente se associado à acne e à irregularidade menstrual.

GINECOMASTIA PUBERAL

A ginecomastia puberal constitui variação de crescimento físico relativamente frequente. Trata-se do aumento, em geral, transitório do tecido mamário no sexo masculino. Aparece no processo normal da puberdade, podendo ir desde o aumento discreto de localização subareolar, até aumentos maiores (macroginecomastia), que podem persistir no adulto. A causa da ginecomastia puberal é incerta, podendo decorrer da alteração na relação entre estrógenos e andrógenos.

A ginecomastia puberal, em geral, é bilateral, ocorrendo durante a fase mais rápida de crescimento estatural, regredindo espontaneamente em 12 a 18 meses. Pode ser dolorosa à manipulação. Os adolescentes devem ser esclarecidos e acompanhados, conduta essa suficiente para a maioria dos casos. Não há indicação de medidas como calor local ou uso de medicamentos como anti-inflamatórios, as quais acabam invariavelmente trazendo malefícios. Havendo repercussões psicológicas importantes, a cirurgia pode ser indicada principalmente para aquelas situações em que a ginecomastia não involui adequadamente.

A ginecomastia puberal deverá ser diferenciada de outras causas de aumento do tecido mamário como: recuperação nutricional, tumores adrenais ou gonadais, ingestão de drogas, hepatopatia, síndrome de Klinefelter e outras. A investigação deve acontecer nas ginecomastias que ocorrem antes da puberdade ou naquelas que surgem em indivíduos no final da puberdade.

A ginecomastia deve ser diferenciada da lipomastia, aumento de tecido adiposo, geralmente observada com o excesso de peso. Essa diferenciação nem sempre é fácil, podendo ser necessário exame ultrassonográfico.

ESQUELETO

Mais de 50% da massa óssea do adulto é acumulada durante a puberdade; falhas na obtenção do máximo de mineralização óssea nesse período podem determinar osteopenia/osteoporose e suas complicações na vida adulta. Ao lado de fatores genéticos, os aspectos hormonais, nutricionais e a atividade física devem ser considerados na aquisição da massa óssea. O pico de massa óssea é atingido após o pico de velocidade de crescimento da puberdade, o que pode representar um período de fragilidade aumentada ao traumatismo.

Vários problemas esqueléticos ligados ao crescimento e ao desenvolvimento físico podem surgir na adolescência. Os mais comuns são defeitos de postura, que podem ser transitórios ou permanentes, e frequentemente, por serem assintomáticos, não são percebidos pelo adolescente. Na sua etiologia, são aventados problemas emocionais, integração do esquema corporal, atividade física e desenvolvimento muscular defasado em relação ao desenvolvimento esquelético. Devem receber atenção pela possibilidade de se tornarem permanentes.

Algumas doenças ortopédicas se apresentam na adolescência e devem ser valorizadas, a saber: doença de Osgood-Schlatter, doença de Scheuermann, escoliose, epifisiólise da cabeça do fêmur, espondilólise, espondilolistese etc.

DENTES

O crescimento maxilar e a erupção da dentição permanente podem originar defeitos de implantação dentária, começando, também na adolescência, a surgir problemas gengivais importantes.

Além do problema da cárie dentária, o médico deve estar atento às características da dentição, encaminhando o adolescente para os recursos odontológicos disponíveis, para evitar danos estéticos e funcionais.

BIBLIOGRAFIA

1. Abassi V. Growth and normal puberty. Pediatrics 1998;102(Suppl):507. • 2. Bonjour JP, Theintz G, Buchs B, Slosman D, Rizzoli R. Critical years and stages of puberty for spinal and femoral bone mass accumulation during adolescence. J Clin Endocrinol Metab 1991;73:555. • 3. Colli AS. Crescimento e desenvolvimento pubertário em crianças e adolescentes brasileiros. VI. Maturação sexual. São Paulo: Editora Brasileira de Ciências; 1988. • 4. Colli AS. Maturação sexual: referenciais. In Setian N, coord. Endocrinologia pediátrica: aspectos físicos e metabólicos do recém-nascido ao adolescente. São Paulo: Sarvier; 1989. • 5. Colli AS, Berquó E, Marques RM. Crescimento e desenvolvimento pubertário em crianças e adolescentes brasileiros. IV. Volume testicular. São Paulo: Editora Brasileira de Ciências; 1984. • 6. Colli AS, Coelho HS, Conceição JAN. Alguns aspectos relativos ao crescimento de adolescentes. Rev Hosp Clin Fac Med S Paulo 1977;32:280. • 7. Frantz AG, Wilson JD. Endocrine disorders of the breast. In Wilson JD et al. Williams textbook of endocrinology. 9th ed. Philadelphia: Saunders; 1998. • 8. Grumbach MM, Styne DM. Puberty: ontogeny, neuroendocrinology, physiology, and disorders. In Wilson JD et al. Williams textbook of endocrinology. 9th ed. Philadelphia: Saunders; 1998. • 9. Mahoney CP. Adolescent gynecomastia: differential diagnosis and management Pediatr Clin North Am 1990;37:1229. • 10. Marshall WA, Tanner JM. Puberty. In Davis JA, Dobbing J. Scientific foundations of paediatrics. Philadelphia: Saunders; 1974. • 11. Organización Mundial de la Salud. Problemas de la salud de la adolescencia. Ser Inf Téc. nº 609, 1965. • 12. Ott SM. Attainment of peack bone mass. J Clin Endocrinol Metab 1990;71:1082A, editorial. • 13. Rosenfield RL. Puberty and its disorders in girls. Endocrinol Metab Clin North Am 1991;20:15. • 14. Saito MI. Padrões do desenvolvimento pubertário e suas variações. In Setian N, coord. Endocrinologia pediátrica: aspectos físicos e metabólicos do recém-nascido ao adolescente. São Paulo: Sarvier; 1989. • 15. Sctian N, Colli AS, Marcondes E, coords. Adolescência. São Paulo: Sarvier; 1979. • 16. Styne DM. Puberty and its disorders in boys. Endocrinol Metab Clin North Am 1991;20:43. • 17. Wheeler MD. Physical changes of puberty. Endocrinol Metab Clin North Am 1991;20:1.

BAIXA ESTATURA E RETARDO PUBERAL

Luiz Eduardo Vargas da Silva

A adolescência é uma fase da vida de profundas transformações físicas, psíquicas e emocionais, na qual a preocupação com o corpo é grande e deve ser considerada na abordagem do jovem. As variações normais acentuadas de crescimento e desenvolvimento físico que ocorrem nesse período, muitas transitórias e dispensando, na maioria das vezes, tratamento específico, podem constituir importante fonte de ansiedade para o adolescente e seus familiares. Essas devem ser diferenciadas de condições patológicas nas quais a abordagem medicamentosa se torna necessária. Dentre as principais queixas relacionadas ao crescimento e desenvolvimento físico trazidas à consulta estão a baixa estatura e o retardo puberal.

BAIXA ESTATURA

O adolescente mais baixo do que a maioria dos jovens de sua idade frequentemente procura atendimento médico solicitando alguma medicação (em geral, um hormônio) que o ajude a crescer e atingir a estatura final desejada. Algumas vezes, a ansiedade é tanta, que é preciso muito bom senso para não se prescrever medicações com potenciais danos à saúde do adolescente ou, na melhor das hipóteses, frustrá-lo quanto a tão esperada estatura final. É necessário que o médico conheça o processo de crescimento e tenha flexibilidade ao lidar com a variabilidade de estatura encontrada na população normal, já que muitos pais e adolescentes, preocupados com a questão, não levam em conta o potencial genético envolvido. O crescimento é um processo dinâmico e complexo, de modo que a estatura para a idade depende do potencial genético, das condições da gestação e do parto, da presença ou ausência de doenças orgânicas, das condições nutricionais pregressas e atuais, do crescimento na infância, do estadiamento pubertário e da velocidade de crescimento.

Os estudos populacionais de crescimento permitem o estabelecimento de critérios que passam a orientar cada caso em particular. As curvas de crescimento provenientes de tais estudos, estratificadas em percentis, tornam prática a utilização de tais referenciais. Assim, podemos definir como portadores de baixa estatura aqueles adolescentes cuja estatura para a idade fique abaixo dos percentis 2,5 ou 3 para os referenciais nacional ou americano, respectivamente. Na maioria das vezes, mostrar a um adolescente mais baixo que a média e se-

guindo seu potencial genético que sua estatura está acima dos percentis inferiores e dentro dos limites esperados para a população é suficiente para tranquilizá-lo. Já adolescentes com o diagnóstico de baixa estatura podem seguir o padrão familiar de crescimento, não sendo, portanto, doentes; enquanto outros, podem ter estatura acima dos referidos percentis e estarem muito distantes do potencial genético conferido por seus pais.

As causas não patológicas de baixa estatura representam número significativo de casos. Podem ser chamadas de variantes normais do crescimento e incluem a baixa estatura familiar e o retardo constitucional do crescimento. Nas duas situações, segue-se um padrão familiar de crescimento e desenvolvimento físico que ocorre em indivíduos saudáveis.

Em relação à baixa estatura patológica, as principais causas nos países em desenvolvimento são a desnutrição e as doenças crônicas. Percentual menor de indivíduos apresenta outras doenças que comprometem seu crescimento (Quadro III-1).

Quadro III-1 – Baixa estatura: etiologia.

Baixa estatura familiar*
Retardo constitucional do crescimento*
Desnutrição crônica*
Doenças crônicas*
Restrição do crescimento intrauterino
Síndromes congênitas
Doenças endócrinas
Doenças esqueléticas
Privação psicossocial

* Causas mais frequentes.

Alguns indivíduos com baixa estatura aparentemente não relacionada à deficiência de hormônio de crescimento e sem diagnóstico pelos métodos atuais de investigação passam a constituir um grupo bastante heterogêneo, chamado de baixa estatura idiopática. A literatura inclui dentro desse grupo as variantes normais de crescimento.

A avaliação etiológica inicia-se com a história pré e perinatal. Muitos problemas na gestação podem determinar comprometimento da estatura em outros momentos da vida. Podem ser citados o pequeno para a idade gestacional (PIG) e a restrição do crescimento intrauterino (RCIU), que têm como possíveis causas a insuficiência placentária, as infecções congênitas ou o consumo de cigarros ou álcool durante a gestação. Os partos traumáticos podem determinar lesões no eixo hipotálamo-hipófise e determinar deficiências de hormônios responsáveis pelo crescimento pós-natal.

Os antecedentes pessoais dão indicações de doenças que, na dependência de sua gravidade e do tempo de atuação, podem acarretar prejuízo no crescimento com repercussão atual. É importante procurar obter dados do acompanhamento anterior de crescimento (medições de estatura, curva de crescimento). Esse tipo de informação é útil, pois permite estabelecer o padrão de crescimento seguido até então.

Em relação aos familiares, é preciso conhecer dados de crescimento e maturação dos pais e irmãos. Idealmente as estaturas desses devem ser obtidas no consultório para se evitar erros de informação. O relato da idade da menarca materna é geralmente preciso e de fácil obtenção, já os dados de maturação do pai são mais indiretos, como a época em que começou a se barbear. Deve-se ter o cuidado de se excluir doenças hereditárias que cursem com baixa estatura e que se perpetuem entre gerações dentro de uma família.

Muitas condições como a doença celíaca, a doença inflamatória intestinal e as doenças renais podem apresentar-se de forma não característica. Assim, o interrogatório sobre os diversos aparelhos deve ser feito com todo o cuidado possível, investigando-se dados como dor abdominal, distúrbios gastrintestinais e urinários, alteração do campo visual, cefaleia, entre outros.

Em relação às condições habituais de vida, é de fundamental importância determinar como a preocupação quanto à estatura está interferindo no desenvolvimento psicossocial do adolescente. A baixa estatura pode acarretar baixa autoestima e sentimento de inferioridade, levando o jovem ao isolamento social ou à agressividade, entre outras formas de lidar com a situação. O grau de comprometimento psicossocial é variável, não sendo diretamente proporcional ao grau do déficit de estatura. Com frequência, a preocupação em relação ao crescimento está mais com os pais do que no próprio adolescente. Deve ficar claro a todo médico que, quando é o padrão familiar que está em jogo, em geral, pouco se pode fazer além de assegurar a ausência de agravos e procurar aumentar a autoestima do adolescente.

O exame físico geral deve incluir a medição da estatura, a avaliação do peso e a determinação dos segmentos corporais (perímetro cefálico, envergadura, segmentos superior e inferior). Não é demais ressaltar a importância da medição precisa da estatura. Dessa depende o diagnóstico e o cálculo da velocidade de crescimento, fundamental para o acompanhamento. As determinações de peso e estatura devem ser feitas com o adolescente usando o mínimo de roupas e aparelhos calibrados, de modo a minimizar os erros de medida. Em relação à estatura, é necessário que o profissional de saúde esteja treinado nesse procedimento. O adolescente deve estar descalço, sem meias, com os calcanhares juntos, de modo que os pés formem um ângulo de 45 graus. O adolescente fica em pé com os membros superiores pendentes ao longo do corpo, os calcanhares, as nádegas, o dorso e, se possível, a cabeça encostada no plano vertical do antropômetro. A cabeça é posicionada de modo que o adolescente olhe para a frente em direção ao infinito, com a borda inferior da órbita e o meato auditivo dentro de um plano paralelo ao solo (plano de Frankfurt). Corrige-se a postura do indivíduo de modo a minimizar desvios de coluna ou mesmo a ação da gravidade.

A desnutrição deve ser detectada mesmo nos seus graus mais leves. Nesses casos, a avaliação das condições socioeconômicas, bem como as determinações quantitativa e qualitativa da ingestão alimentar tornam-se fundamentais.

Estigmas sindrômicos devem ser procurados ativamente, pois nem sempre são evidentes, como, por exemplo, nas formas mosaico da síndrome de Turner. Defeitos do sistema nervoso central e da linha média como lábio leporino e/ou fenda palatina devem levantar suspeita de disfunção do eixo neuroendócrino em adolescente com baixa estatura.

O exame físico especial deve ser completo, destacando-se o exame da tireoide e o exame neurológico, incluindo o fundo de olho.

O exame da genitália permite o estadiamento pubertário pelos critérios de Tanner, os quais mantêm correlação com a velocidade de crescimento.

Como já citado, um parâmetro clínico fundamental no acompanhamento é o cálculo da velocidade de crescimento, instrumento sensível diante dos agravos que possam atrasar o desenvolvimento físico. O intervalo de tempo ideal para sua determinação deve ser de quatro a oito meses. Extrapola-se o valor obtido nesse intervalo para 12 meses por meio de uma regra de três simples e, assim, obtém-se a velocidade de crescimento em centímetros por ano (cm/ano). Também, é possível determinar-se o crescimento nos últimos 12 meses para a avaliação de quanto efetivamente o adolescente cresceu no último ano. Pode-se, então, conhecer a progressão do crescimento e sua correlação com o estadiamento pubertário. Velocidade de crescimento normal é tranquilizadora, pois trata-se de um sensível indicador de saúde.

A solicitação de exames laboratoriais depende do grau de déficit estatural, da presença de sintomas e sinais sugestivos de doença e da velocidade de crescimento. Quanto mais afastado da curva de crescimento, maior é a probabilidade de baixa estatura patológica. A anamnese e o exame físico podem sugerir e direcionar a investigação laboratorial para determinada doença. Velocidade de crescimento subnormal implica investigação, mesmo na ausência de qualquer sinal claro de doença, visto que algumas doenças podem ter como única manifestação evidente o prejuízo no crescimento. Geralmente, inicia-se a investigação laboratorial com exames como hemograma completo, velocidade de hemossedimentação (VHS), bioquímica do sangue, urina tipo I, função tireoidiana, que dão uma visão global do estado de saúde do adolescente. As dosagens das proteínas dependentes do hormônio de crescimento: IGF-1 e IGFBP-3, afastadas doença hepática ou desnutrição, podem ser bons testes de *screening* para problemas relacionados ao hormônio de crescimento. Devem ser interpretados de acordo com a maturação sexual/idade óssea. A investigação da doença celíaca pouco ou mesmo assintomática pode ser considerada em alguns casos e realizada pela dosagem de anticorpo antiendomísio classe IgA (sempre acompanhada da dosagem de imunoglobulinas). Meninas com baixa estatura inexplicada devem ser submetidas a avaliação de cariótipo mesmo na ausência de outros estigmas da síndrome de Turner. A avaliação mais avançada dos distúrbios hormonais deve ficar a cargo do endocrinologista, vista a complexidade envolvida.

Vale comentar a avaliação da idade óssea cujo valor está mais ligado ao prognóstico do que ao diagnóstico etiológico. O atraso na idade óssea geralmente está associado a melhor prognóstico de estatura final.

BAIXA ESTATURA FAMILIAR

Embora seja diagnóstico de exclusão, essa situação pode ser sugerida pela história e exame físico (Quadro III-2).

Quadro III-2 – Baixa estatura familiar: características.

> Geralmente, pequenos ao nascimento
> Crescimento paralelo e abaixo dos percentis 2,5 ou 3
> Altura final abaixo dos percentis 2,5 ou 3
> História familiar positiva
> Puberdade em época apropriada
> Velocidade de crescimento normal
> Idade óssea compatível com a idade cronológica
> Sem evidência clínica ou laboratorial de doença

O indivíduo nasce com peso e estatura abaixo da média populacional, mas dentro do padrão de seus familiares. Cresce durante toda a infância e adolescência abaixo e em paralelo aos percentis inferiores das curvas de crescimento, terminando com o diagnóstico de baixa estatura. Em geral, existe história familiar positiva. O aparecimento e a evolução dos caracteres sexuais secundários se dão em época apropriada e não há atraso da idade óssea em relação à cronológica. A velocidade de crescimento é normal.

RETARDO CONSTITUCIONAL DO CRESCIMENTO

É outro diagnóstico de exclusão (Quadro III-3). Nessa condição, o prognóstico da estatura final é melhor. Ao nascimento, o peso e a estatura são normais, mas nos primeiros meses de vida tem início a queda da velocidade de crescimento, de modo que por volta do terceiro ano de vida a estatura se encontra ao nível ou abaixo dos percentis inferiores. Após essa queda inicial, a velocidade de crescimento volta a normalizar e o indivíduo passa a crescer abaixo e em paralelo ao limite inferior das curvas de crescimento. A puberdade é tardia mas, uma vez iniciada, segue seu curso normal. Com a chegada do estirão de crescimento, há mudança de percentil, atingindo valores de estatura final dentro da normalidade. Esse padrão de crescimento e desenvolvimento está presente geralmente em outros membros da família. Há atraso de dois a quatro anos na idade óssea, sendo esta mais próxima da maturação biológica do que a idade cronológica. A velocidade de crescimento é normal, compatível com o estadiamento de maturação sexual e não com a idade cronológica.

Quadro III-3 – Retardo constitucional do crescimento: características.

> Peso e estatura normais ao nascimento
> Crescimento ao nível ou abaixo dos percentis 2,5 ou 3, possibilidade de mudança de percentil com o estirão pubertário
> História familiar positiva
> Atraso na maturação sexual
> Velocidade de crescimento compatível com o estágio pubertário
> Idade óssea atrasada de 2 a 4 anos
> Sem evidência clínica ou laboratorial de doença

Tratamento

A terapêutica nos casos de baixa estatura depende de sua etiologia. O que se nota, com bastante frequência, é que a problemática gerada pela questão faz com que o médico se sinta pressionado a tomar uma conduta medicamentosa independentemente da causa do problema.

Em relação às variantes normais do crescimento, é preciso orientar o adolescente e seus responsáveis quanto ao padrão familiar da condição e garantir o acompanhamento e o suporte psicoemocional necessários. Muitas medicações utilizadas de modo inadvertido podem ser prejudiciais à saúde do adolescente e, até mesmo, acelerar o fechamento das cartilagens de crescimento com perda possível de estatura final.

Nos casos de baixa estatura patológica, o tratamento é direcionado à doença de base. Em algumas situações especiais, como na deficiência clássica de hormônio de crescimento, na insuficiência renal crônica pré-transplante e na síndrome de Turner, o tratamento com hormônio de crescimento está indicado, devendo ser realizado por endocrinologista experimentado.

A terapia com hormônio de crescimento teve início no fim dos anos 1950 e início dos anos 1960. Inicialmente, a fonte do hormônio de crescimento era a hipófise de cadáveres humanos, o que limitava a quantidade do hormônio e aumentava muito os custos do tratamento. Era usado exclusivamente para os casos clássicos de deficiência de hormônio de crescimento. Em 1985, alguns pacientes tratados com hormônio de crescimento humano passaram a apresentar a doença de Creutzfeldt-Jakob (encefalopatia rara e fatal) e neste mesmo ano surgiu o hormônio de crescimento biossintético (DNA recombinante). A ideia foi que as quantidades de hormônio fossem agora inesgotáveis e os custos do tratamento cada vez menores, ampliando o número de pacientes que se beneficiariam. Desde então, têm-se observado um número maior de indicações, incluindo, além das já citadas, a síndrome de Prader-Willi, o pequeno para a idade gestacional/restrição do crescimento intrauterino e recentemente a baixa estatura idiopática.

A terapia com hormônio de crescimento continua de alto custo, implicando injeções praticamente diárias e com efeitos colaterais a longo prazo desconhecidos. Os resultados são de difícil avaliação, sendo a resposta individual muito variável, não havendo um preditor confiável da resposta ao tratamento. A velocidade de crescimento em geral aumenta no início, mas não há garantias quanto ao aumento da estatura final. Estudo de meta-análise mostrou que crianças com baixa estatura idiopática que receberam hormônio de crescimento recombinante em média 5,3 anos tiveram uma média de ganho de estatura final de 4 a 6cm. Não se conhece o benefício real de tal ganho de estatura para essas crianças. Cabe a pergunta: quem efetivamente se beneficiaria do uso de hormônio de crescimento? Aspectos éticos e de risco-benefício devem ser seriamente considerados.

RETARDO PUBERAL

O atraso no aparecimento dos caracteres sexuais secundários é fonte de grande preocupação para pais e adolescentes. Estes últimos, com certa frequência, têm tanta dificuldade de lidar com a situação que nem chegam a expressar claramente seu problema, passando a apresentar dificuldades de relacionamento em casa ou na escola ou mesmo queixas vagas de saúde. Algumas vezes, o exame físico cuidadoso é suficiente para "resolver" a questão, pois as manifestações iniciais de puberdade podem não ter sido reconhecidas pelo adolescente (aumento de volume testicular, presença de broto mamário ou desenvolvimento de pelos pubianos).

Tanto no sexo feminino como no masculino, a puberdade pode iniciar-se em ampla faixa etária dentro da população sadia. Não há consenso sobre os limites de idade para se considerar o diagnóstico de retardo puberal. Entretanto, mesmo que na literatura não haja critério único, o estabelecimento de um referencial permite orientar o plano de conduta diante de determinado paciente, poupando estresse e procedimentos desnecessários.

Na unidade de Adolescentes do Instituto da Criança do Hospital das Clínicas da FMUSP, os critérios adotados são baseados no estudo de Santo André-classe IV-1978 e estabelecem como limites superiores de início de puberdade as idades de 13 e 14 anos para os sexos feminino e masculino, respectivamente.

O retardo puberal não é só determinado pela demora na época de início da puberdade, como também pela sua não progressão. Tempo maior que cinco anos entre o aparecimento do broto mamário e a menarca para as meninas e entre o início do aumento do volume testicular e o estágio de maturação do adulto para os meninos também caracteriza retardo puberal.

Cabe aqui o conceito de maturador tardio. São adolescentes que iniciam puberdade após a média de idade da população, mas que não ultrapassam os limites etários estabelecidos acima. Portanto, são adolescentes dentro do tempo normal que caracterizam o início da puberdade, embora tal atraso possa ter repercussões no desenvolvimento físico e psicossocial do jovem. A avaliação desses casos se dá basicamente pela história, exame físico e acompanhamento, sendo a investigação laboratorial, em geral, menos extensa do que no retardo puberal. A grande maioria segue padrão familiar de atraso do desenvolvimento puberal, sendo menos frequente a presença de doença orgânica.

A maturação sexual sofre influências de fatores genéticos e ambientais. É importante considerar que os vários tipos de distúrbios que atenuam o crescimento também resultam no atraso da puberdade. Na maioria das vezes, o retardo puberal resulta de uma condição na qual não há lesão do eixo neuroendócrino, sendo de caráter transitório. Entre as principais causas encontram-se a desnutrição e as doenças crônicas. Ligado ao fator familiar, temos o retardo constitucional da puberdade.

Em menor proporção de casos, por causas genéticas, infecciosas, tumorais, traumáticas, entre outras, ocorre distúrbio definitivo do eixo neuroendócrino que requer intervenção médica e terapia hormonal de reposição. Nesses casos, o problema pode estar tanto ao nível da hipófise ou hipotálamo (hipogonadismo hipogonadotrófico) como, mais frequentemente, ao nível da própria gônada (hipogonadismo hipergonadotrófico) (Quadro III-4).

A avaliação do retardo puberal não difere muito da anamnese e exame físico já discutidos no tópico referente à baixa estatura. O olfato deve ser testado, pois a ausência ou a diminuição desse sentido nem sempre é percebido pelo indivíduo. A anosmia ou hiposmia estão

Quadro III-4 – Retardo puberal: etiologia.

Retardo constitucional da puberdade*
Desnutrição crônica*
Doenças crônicas*
Hipogonadismo hipergonadotrófico
  Agenesia e disgenesia gonadal (síndrome de Klinefelter,
    síndrome de Turner)
  Irradiação e quimioterapia
  Outras
Hipogonadismo hipogonadotrófico
  Pan-hipopituitarismo (tumores, traumatismos, irradiação
    etc.)
  Deficiência isolada de gonadotrofinas (síndrome de
    Kallmann)
  Outras

* Causas mais frequentes.

presentes na síndrome de Kallmann, uma das causas genéticas mais frequentes de deficiência isolada de gonadotrofinas. O exame da genitália deve ser cuidadoso, permitindo a detecção de alguma alteração como micropênis, atrofia testicular, criptorquidia ou hipospadia, que possam sugerir distúrbio hormonal, bem como estadiar a puberdade baseando-se nos critérios de Tanner.

Pode ser suficiente para a avaliação laboratorial inicial aquela comentada no tópico referente à baixa estatura, associada a radiografia de crânio, dosagens de FSH/LH, testosterona e/ou estradiol.

RETARDO CONSTITUCIONAL DA PUBERDADE

O adolescente com retardo constitucional da puberdade apresenta todo seu desenvolvimento físico mais atrasado e já na infância se trata de uma criança menor do que seus pares. Na adolescência, esse aspecto torna-se mais evidente devido ao atraso na época de ocorrência do estirão pubertário.

A idade óssea é atrasada em relação à cronológica cerca de dois a quatro anos, sendo compatível com o estadiamento pubertário. Há frequentemente história familiar positiva, isto é, menarca tardia materna e/ou atraso no desenvolvimento físico do pai.

O seguimento mostra que esses adolescentes se desenvolvem normalmente, sem necessidade de terapia hormonal, embora tardiamente em relação à maioria dos jovens da mesma idade.

O retardo constitucional da puberdade nem sempre é uma situação de fácil manejo. Trata-se de um extremo no tempo de início do desenvolvimento pubertário. Sem história e exame físico clássicos, torna-se muitas vezes difícil diferenciá-lo do hipogonadismo hipogonadotrófico. A observação clínica durante anos é muitas vezes necessária e somente com a eventual progressão normal da puberdade é que o diagnóstico pode ser firmado com segurança.

Tratamento

O tratamento do retardo puberal depende de sua etiologia, havendo necessidade de terapia hormonal de reposição nos casos de distúrbio neuroendócrino definitivo.

No retardo constitucional da puberdade, o esclarecimento e o acompanhamento periódico com a avaliação da velocidade de crescimento e da evolução da maturação sexual são de fundamental importância. O acompanhamento oferece a oportunidade de mostrar ao adolescente e seus familiares a normalidade da condição. O que, na grande maioria das vezes, é o suficiente.

A estimulação do desenvolvimento pubertário, por meio de esteroides sexuais ou anabolizantes, por curto período de tempo, é indicada por alguns autores quando o adolescente apresenta importantes problemas psicossociais decorrentes do atraso na puberdade. O uso não criterioso de tais medicações pode ter consequências indesejáveis à saúde do jovem, bem como o risco de perda na estatura final pelo adiantamento da idade óssea. Não se deve esquecer que o retardo constitucional da puberdade é um extremo de tempo do desenvolvimento pubertário, não se tratando de doença.

Estudos recentes têm levantado questionamentos em relação aos portadores de retardo puberal. Um deles diz respeito à importância dos esteroides sexuais na aquisição da massa óssea e que parece haver necessidade de um *timing* ideal para que ela aconteça. Desse modo, os adolescentes com qualquer forma de retardo puberal estariam predispostos à osteopenia/osteoporose e suas consequências na vida adulta. Outro aspecto diz respeito ao retardo puberal constitucional em relação à altura final atingida por esses indivíduos que, em alguns estudos, fica no limite inferior da altura-alvo dos pais. Essas questões necessitam de mais pesquisas e, até o momento, não justificam mudanças na abordagem desses adolescentes.

No retardo constitucional da puberdade, a decisão de intervenção deve ser feita caso a caso, não baseada apenas nos critérios auxológicos e após a exclusão de outras possíveis doenças. Podem-se considerar criteriosamente cursos curtos de esteroides sexuais que se mostram efetivos, práticos, seguros, bem tolerados e de baixo custo quando orientados por médicos experientes nesse tipo de situação. Permanecem questões a serem respondidas quanto ao momento de uso, dose adequada, papel do hormônio de crescimento e como se conduzir diante da adolescente do sexo feminino.

BIBLIOGRAFIA

1. Adan L, Souberbielle JC, Brauner R. Management of the short stature due to pubertal delay in boys. J Clin Endocrinol Metab 1994;78:478. • 2. Albanese A, Stanhope R. Investigation of delayed puberty. Clin Endocrinol 1995;43:105. • 3. Allen DB, Fost N. hGH for short stature: ethical issues raised by expanded access. J Pediatr

2004;144:648. • 4. Boyd RDH. Medicalisation of the normal variant – treatment of the short, sexually immature adolescent boy. [letter]. Arch Dis Child 1995;73:184. • 5. Brook CGD, Kelnar CJH, Betts P. Which children should receive growth hormone treatment. Arch Dis Child 2000;83:176. • 6. Colli AS. Crescimento e desenvolvimento pubertário em crianças e adolescentes brasileiros. VI. Maturação sexual. São Paulo: Brasileira de Ciências; 1988. • 7. Crowne EC, Shalet SM, Wallace WHB, Eminson DM, Price DA. Final height in boys with untreated constitutional delay in growth and puberty. Arch Dis Child 1990;65:1109. • 8. Crowne EC, Shalet SM, Wallace WHB, Eminson DM, Price DA. Final height in girls with untreated constitutional delay in growth and puberty. Eur J Pediatr 1991;150:708. • 9. Donaldson MDC, Paterson W. Assessment and management of delayed puberty. Curr Paediatr 2000;10:275. • 10. Finkelstein JS, Neer RM, Biller BMK, Crawford JD, Klibanski A. A longitudinal evaluation of bone mineral density in adult men with histories of delayed puberty. J Clin Endocrinol Metab 1996;81:1152. • 11. Finkelstein JS, Neer RM, Biller BMK, Crawford JD, Klibanski A. Osteopenia in adult men with histories of delayed puberty. N Engl J Med 1992;326:600. • 12. Frank GR. Constitutional delay of growth and puberty. Endocrinologist 2003;13:341. • 13. Freemark M. Growth hormone treatment of "idiopathic short stature": no so fast. J Clin Endocrinol Metab 2004;89:3138. • 14. Gasser T, Sheehy A, Molinari L, Largo RH. Growth of early and late maturers. Ann Hum Biol 2001;28:328. • 15. Grumbach MM, Styne DM. Puberty: ontogeny, neuroendocrinology, physiology, and disorders. In Wilson JD, et al. Williams textbook of endocrinology. 9th ed. Philadelphia: Saunders; 1998.

• 16. Guyda HJ. Four decades of growth hormone therapy for short children: what have we achieved? J Clin Endocrinol Metab 1999;84:4307. • 17. Kletter GB, Kelch RP. Disorders of puberty in boys. Endocrinol Metab Clin North Am 1993;22:455. • 18. La Franchi S, Hanna CE, Mandel SH. Constitutional delay of growth: expected versus final adult height. Pediatrics 1991;87:82. • 19. Loche S, Cambiaso P, Setzu S, Carta D, Marini R, Borrelli P, Cappa M. Final height after growth hormone therapy in non--growth-hormone deficient children with short stature. J Pediatr 1994;125:196. • 20. Marcondes E, Berquó E, Hegg R, Colli AS, Zacchi MAS. Crescimento e desenvolvimento pubertário em crianças e adolescentes brasileiros. I. Metodologia. São Paulo: Brasileira de Ciências; 1982. • 21. Marques RM, Marcondes E, Berquó E, Prandi R, Yunes J. Crescimento e desenvolvimento pubertário em crianças e adolescentes brasileiros. II. Altura e peso. São Paulo: Brasileira de Ciências; 1982. • 22. National Center for Health Statistics. CDC growth charts: United States. Advance data. n. 314, p. 1-28, 2000. (revised). • 23. Root AW. Editorial: Does growth hormone have a role in the management of children with nongrowth hormone deficient short stature and intrauterine growth retardation? J Clin Endocrinol Metab 1998;83:1067. • 24. Rosenfield RL. Puberty and its disorders in girls. Endocrinol Metab Clin North Am 1991;20:15. • 25. Styne DM. News aspects in the diagnosis and treatment of pubertal disorders. Pediatr Clin North Am 1997;44:505. • 26. Styne DM. Puberty and its disorders in boys. Endocrinol Metab Clin North Am 1991;20:43. • 27. Wheeler PG, Bresnahan K, Shephard BA, Lau J, Balk EM. Short stature and functional impairment. Arch Pediatr Adolesc Med 2004;158:236.

71

DESENVOLVIMENTO PSICOSSOCIAL DO ADOLESCENTE – SÍNDROME DA ADOLESCÊNCIA NORMAL

Marta Miranda Leal
Maria Ignez Saito

A adolescência é uma fase evolutiva do ser humano caracterizada por intensas transformações biopsicossociais. As modificações físicas participam ativamente do processo adolescente e são universais, mas aquelas ligadas ao desenvolvimento psicossocial são vividas de maneira diferente em cada família ou sociedade, sendo singulares a cada indivíduo.

Didaticamente, a adolescência pode ser dividida em inicial, média e tardia. A demarcação destas fases não é nítida, tendo pouco valor a idade cronológica para a delimitação desses momentos.

A *adolescência inicial* coincide com as mudanças biológicas, havendo reformulação do esquema e da imagem corporal, mediada por intenso narcisismo. Inicia-se a busca de identidade, com tentativas de independência, rebeldia, dificuldade em aceitar conselhos adultos e menor interesse pelas atividades paternas. Ocorre o desenvolvimento cognitivo com a passagem do pensamento lógico e concreto para o abstrato, hipotético-dedutivo. As relações interpessoais estão sustentadas por grupos do mesmo sexo. Na evolução da sexualidade, o comportamento é exploratório, destacando-se a atividade masturbatória. Existe muita ambivalência entre a busca de identidade e a aceitação de responsabilidades.

Na *adolescência média*, grande parte das transformações físicas já aconteceram e o adolescente encontra-se mais preocupado com sua aparência, estando bastante influenciado pelos ditames da moda; continua o processo de separação dos pais, iniciado na fase anterior; a vinculação fundamental é com o grupo, e os comportamentos de risco originam-se da necessidade de experimentar o novo e desafiar o perigo. O desenvolvimento intelectual permite uma visão crítica da sociedade, com procura de novos valores. Quanto à sexualidade, observa-se necessidade de experimentação sexual; as relações tornam-se mais significativas com dúvidas e temores diante de valores sociais e morais. Começam a ocorrer preocupações mais consistentes com a vida profissional, com tomadas de decisão e escolhas.

Na *adolescência tardia*, a consolidação da identidade deve ser alcançada com a separação final do núcleo familiar e o assumir de responsabilidades e papéis adultos.

Ocorre o estabelecimento da identidade sexual com relações mais maduras e possivelmente mais estáveis. É o momento da escolha profissional.

As vivências das várias fases correm em paralelo aos chamados "lutos", que traduzem basicamente as perdas do corpo e identidade infantis e também a dos pais da infância; estas vivências são necessárias para a evolução do ser humano enquanto adolescente e posteriormente quando adulto.

As características do desenvolvimento psicológico-emocional foram agrupadas por Aberastury e Knobel na chamada síndrome da adolescência normal:

- Busca de si mesmo e da identidade.
- Separação progressiva dos pais.
- Tendência grupal.
- Desenvolvimento do pensamento abstrato; necessidade de intelectualizar e fantasiar.
- Evolução da sexualidade.
- Crises religiosas.
- Vivência temporal singular.
- Atitude social reivindicatória.
- Constantes flutuações de humor.
- Manifestações contraditórias da conduta.

É relevante assinalar que esta divisão só existe para fins didáticos, sendo plausível incorporar na síndrome normal os chamados comportamentos de risco.

BUSCA DE SI MESMO E DA IDENTIDADE

Uma vez desencadeada a puberdade, as transformações físicas acontecem sucessivamente, independente da vontade do indivíduo e sem que este tenha controle sobre isso; a atenção do adolescente está muito voltada para si e ele frequentemente se pergunta: *Que corpo adulto vou ter?* (clássica imagem do adolescente que se estuda diante do espelho). Vivencia-se a perda do corpo infantil, mas, como o crescimento traz uma série de ganhos, espera-se que o sofrimento dessa perda seja suplantado pela alegria resultante das novas aquisições.

Assim como observa muito a si mesmo, o adolescente pode achar que todos estão fazendo o mesmo, sentindo-

-se nu diante de um público que não cessa de observá-lo. Essa sensação pode intensificar-se durante uma consulta médica, principalmente quando o profissional questiona sobre aspectos íntimos do adolescente, o qual, para proteger-se, pode lançar mão de mecanismos de defesa, tais como assumir atitudes chatas, antipáticas, agressivas; dar respostas lacônicas; olhar frequentemente o relógio; ler gibis etc.

As transformações físicas próprias da puberdade determinam ainda a reformulação do esquema corporal, o qual é a resultante intrapsíquica da realidade do sujeito, ou seja, é a representação mental que o sujeito faz de si mesmo. A preocupação com sua imagem é uma constante; esta é percebida de maneira singular pelo adolescente que pode, por exemplo, achar-se forte e alto quando é gordo, ou gordo quando na realidade não o é. Essas mudanças físicas podem ser vivenciadas com angústia, principalmente quando o corpo real se afasta da imagem do corpo idealizado; esse processo é ainda mais difícil quando o adolescente apresenta doenças crônicas que alteram seu fenótipo.

Modificam-se as relações com o corpo e o consequente aumento do pudor deve ser respeitado.

Esses eventos de ordem física possuem óbvios efeitos sobre o comportamento; a maneira como o adolescente vê a si e aos outros, assim como a maneira como os outros agora percebem o adolescente modificam-se, determinando mudanças nas atitudes e na qualidade das relações sociais.

Esse processo envolve a necessidade de autoafirmação, com contestação dos padrões vigentes, principalmente dos familiares, tornando-se constante a busca de novos modelos. Nessa busca, os adolescentes experimentam papéis e avaliam a reação que eles provocam no meio; caracterizam-se, dessa forma, por constantes flutuações da identidade com o aparecimento de identidades transitórias, ocasionais, circunstanciais, influenciadas geralmente pelos novos modelos de identificação – ídolos, artistas, esportistas, políticos, professores, líderes grupais.

Essas identidades são adotadas sucessiva ou concomitantemente conforme as circunstâncias. Assim, podem coexistir com predominâncias diferentes a cada momento:

- Identidade adolescente: que se sustenta na mudança da relação com seus pais ou responsáveis.
- Identidade sexual: começando a poder externar-se na satisfação genital, agora biologicamente possível.
- Identidades transitórias: adotadas durante certo período de tempo.
- Identidades ocasionais: assumidas diante de situações novas – primeiro encontro, "ficar" pela primeira vez etc.

- Identidades circunstanciais: adotadas de acordo com o local onde se encontram, por vezes surpreendendo os adultos que com eles convivem – adolescentes que são totalmente diferentes no lar e na escola.

A adolescência caracteriza-se, portanto, por uma constante busca e constantes questionamentos:

- Quem sou eu?
- Alguém manda em mim?
- Sou afetivamente importante para alguém?
- Minhas atitudes repercutem no meio em que vivo?
- Já ocupo meu lugar na sociedade?

O adolescente, assim, frequentemente se expõe a situações de riscos inerentes à vivência de situações inéditas, à necessidade de experimentação e ao processo de formação de sua identidade adulta, riscos esses agravados pelo fato de ele se sentir indestrutível, imune, imortal. Não há como evitar riscos, mas como minimizá-los e como ajudar o jovem a vivenciar tal processo com responsabilidade, principalmente a partir do desenvolvimento da autoestima. Esses objetivos são alcançados por meio do exercício do diálogo; respeito à discussão de pontos de vista, mesmo que antagônicos; resgate dos valores do indivíduo; e manutenção da autoridade sem autoritarismo.

SEPARAÇÃO PROGRESSIVA DOS PAIS

A separação progressiva dos pais inicia-se ao nascimento, mas é na adolescência que ela se efetiva. Enquanto para a criança, a família é o átomo social mais importante, para o adolescente, seus interesses, comportamentos e atividades o afastam dela.

Modifica-se intensamente a relação com os pais; até então heróis e perfeitos, passam a ser avaliados de forma crítica e questionados em seus valores e atitudes (o desenvolvimento intelectual permite essa visão crítica do mundo).

Nesse processo de luto pela perda dos pais infantis, o grupo exerce um papel de apoio importante. Prefere-se estar com os amigos do que com a família; e os pais, geralmente excluídos do mundo social do adolescente, muitas vezes sofrem por não poder mais participar intensamente da vida dos seus filhos, sentindo-se preteridos. Diante do crescimento físico do filho e de sua independência e defesa apaixonada da própria opinião, os pais sentem-se desacatados, envelhecidos, pouco úteis. Mas a saída do átomo familiar, a entrada na turma e a posterior individualização são aspectos sadios e necessários do desenvolvimento humano.

Todo esse processo de separação é caracterizado por sentimento de ambivalência dos pais e dos filhos (ambivalência dual), ambas as partes desejam, mas temem, o crescimento e a entrada no mundo adulto. A ambivalência dos familiares deve ser evitada. Frases como "você já está bem crescido e pode assumir tal encargo" seguida de "você é ainda muito criança para tal atitude" acabam por confundir, tornando ainda mais imprecisos os limites da atuação.

Dentro de casa, o adolescente busca um espaço geográfico que seja só seu (quarto, armário, diário, o que for possível), espaço este que ele percebe como um prolongamento de si (seu quarto frequentemente tão bagunçado, às vezes, é um reflexo de sua confusão interna), por isso qualquer tentativa de organização por outro (pela mãe, por exemplo) pode ser percebida como uma verdadeira invasão de privacidade.

O adolescente procura pela liberdade e, para o exercício desta, deve ser-lhe oferecido espaço próprio. A orientação de pais, educadores e profissionais de saúde deve ser efetiva, incluindo responsabilidades cada vez maiores para que a liberdade não se torne sinônimo de risco; o estabelecimento de limites é necessário, pois liberdade é diferente de permissividade. Dentro dessa evolução, deve ficar claro para o adolescente:

– responsabilidade com seu corpo;
– responsabilidade com sua saúde;
– responsabilidade para com o outro.

A proposta de orientação deve envolver respeito ao jovem e, principalmente, o abandono dos esteriótipos que identificam os adolescentes como seres problemáticos, irresponsáveis, "aborrecentes".

VINCULAÇÃO AO GRUPO

No seu processo de busca da identidade adulta, o adolescente transfere a dependência dos pais para a turma.

Essa tendência grupal assume grande importância na adolescência; todos no grupo estão no mesmo momento existencial, vivenciando a mesma crise, os mesmos questionamentos; isso torna cada componente menos frágil, menos solitário, fortalecendo-se a autoestima – "se pessoas legais (como meus amigos) gostam de mim, não sou tão ruim assim".

As atitudes impostas pelo grupo passam a ser soberanas, pois dele advém o suporte emocional.

Mas também nesse processo de valorização da turma observam-se ambivalências, como exemplificam as situações abaixo:

– os adolescentes sentem-se crescidos e independentes o suficiente para escolher sua escola, por exemplo, mas totalmente dependentes do melhor amigo e/ou da turma para irem obter informações sobre a matrícula;
– os adolescentes, dentro de sua casa, sentem-se originais, únicos, mas na turma o que se observa é uma uniformidade grupal – superidentificação em massa (o processo de superidentificação propicia segurança e autoestima).

A vinculação ou identificação grupal pode ser usada de maneira positiva e não encarada sempre como perigosa, agressiva, fortalecedora das condutas antissociais. Ela pode vir a favorecer o espírito de equipe, o aparecimento de lideranças construtivas, que seriam muito saudáveis se persistissem também na vida adulta.

E, lembrando-se de que geralmente é mais fácil falar sobre o grupo do que sobre si mesmo, o processo de superidentificação com a turma pode ser, ainda, um instrumento na anamnese com o paciente adolescente, quando este fala sobre sua turma (conceitos, atitudes, costumes etc.), está falando também sobre si.

DESENVOLVIMENTO DO PENSAMENTO ABSTRATO, NECESSIDADE DE INTELECTUALIZAR E FANTASIAR

A criança repete a experiência que extrai do cotidiano; suas brincadeiras (brincar de casinha, de papai e mamãe, de escola etc.), atitudes e comportamentos são resgatados das vivências dos adultos.

Uma característica do adolescente é o desenvolvimento do pensamento abstrato. O adolescente pode criar novas experiências sem jamais tê-las vivido, explicando-se daí, em parte, o fascínio pelo novo.

O desenvolvimento intelectual o faz pensar o mundo de forma imaginária – "Como seria se…" – e lhe dá instrumentos para avaliar, de forma crítica, a sociedade que o cerca.

O incremento da capacidade de intelectualização leva às preocupações com princípios éticos, filosóficos, sociais e à proposta de gerenciar as reformas que tornariam o mundo melhor.

A capacidade de fantasiar o afasta, por vezes, de uma realidade tediosa, difícil, e ele se vê como agente importante na realização de mudanças, mantendo sonhos e ideais por meio de fantasias onipotentes.

Desenvolve-se a capacidade de introjeção; os contornos do seu eu ficam cada vez mais nítidos, gerando necessidades mais precisas na posse do seu "território" (quarto, gaveta, diário), em um reforço de reconhecimento da identidade. A privacidade é valorizada e a garantia de confidencialidade e segredo médico passa a ser um aspecto fundamental na relação com o paciente adolescente.

EVOLUÇÃO DA SEXUALIDADE

Este é, sem dúvida, um dos aspectos mais relevantes da síndrome da adolescência normal, merecendo discussão mais detalhada por sua importância na educação sexual (ver capítulo Sexualidade e educação sexual).

O exercício da atividade sexual tem características especiais nesta fase do desenvolvimento, em que há mais um contato genital do tipo exploratório do que uma proposta de genitalidade reprodutora. O enamorar-se apaixonadamente é frequente; os vínculos são intensos e, embora frágeis e inconstantes, sempre considerados definitivos.

Outro aspecto relevante é que no início da adolescência ainda não é nítido o contorno que separa a homo e a heterossexualidade, sendo frequente a curiosidade pelo corpo do outro, o contato e até mesmo as manipulações entre indivíduos do mesmo sexo, sem que isso determine a escolha definitiva da identidade sexual. É importante não rotular, não reforçar a rejeição ou a perpetuação de estigmas. Deve-se ter em mente que a proposta homossexual pode ocorrer transitoriamente na adolescência. Uma história de vida que revele figura paterna ausente ou ineficaz que não propicie identificação com a identidade masculina ou figura paterna muito agressiva, assustadora ou abjeta pode, eventualmente, favorecer a alternativa homossexual.

Deve ser ainda considerado, em relação à orientação sexual, o papel do pediatra junto às crianças e às famílias. É relevante deixar claro não ser a criança um ser assexuado; manipulações do corpo, masturbação, atitudes exibicionistas, curiosidades devem encontrar respaldo familiar, concorrendo o pediatra para melhor instrumentar o diálogo e os conhecimentos na família.

CRISES RELIGIOSAS

Caracterizam-se pelo radicalismo adolescente, podendo o jovem ir desde o misticismo delirante até o materialismo de características niilistas.

As situações de extrema fé e ateísmo podem ser realidades momentâneas para o mesmo indivíduo, defendidas com igual veemência.

O confronto religioso é frequentemente ligado aos questionamentos dos padrões morais vigentes. Muitos dos valores, então apregoados, voltam a ser reformulados no fim da adolescência e permanecem na idade adulta.

VIVÊNCIA TEMPORAL SINGULAR

O critério de tempo é singular na adolescência, parecendo próximo o momento distante e distante o que está próximo. Pais que estimulam o adolescente a estudar para as provas do dia seguinte podem ficar atônitos diante da resposta – "tenho muito tempo". Por outro lado, a mãe pode ficar desconcertada diante da urgência da filha em comprar em junho um vestido que deverá ser usado só em dezembro. Alguns autores acham que essas manifestações podem estar contidas na chamada "parte psicótica" da personalidade adolescente, sem que isso implique doença real.

A essas noções junta-se o chamado imediatismo – uma incapacidade em conviver com as frustrações da espera –, que interfere em vários setores da vida de relação; na

alimentação, por exemplo, demonstram preferência por alimentos prontos ou semiprontos que nem sempre são os mais adequados.

Essa destemporalização acaba por interferir com as propostas terapêuticas; um adolescente pode desistir do tratamento da obesidade, por exemplo, porque este não apresenta resultados visíveis após dois dias de seguimento correto da dieta orientada. Interfere ainda nas propostas de prevenção, pois o tempo do adolescente é o "agora" (a noção de futuro só se completa no final da adolescência); tomar atitudes hoje para prevenir problemas amanhã pode parecer desnecessário e sem importância. A orientação preventiva, portanto, torna-se mais eficaz quando envolve questões do presente.

ATITUDE SOCIAL REIVINDICATÓRIA

Constitui-se por um conjunto de atitudes combativas das quais os jovens usam sua trajetória para ser reconhecidos pelos grupos de referência – família, escola, amigos, sociedade; de certa forma, tais atitudes são sustentadas por outras características da síndrome como autoafirmação, tendência grupal, radicalismo, desafio.

O mundo adulto, sentindo-se "ameaçado", rotula o adolescente como problemático e agressivo e tenta submetê-lo impondo modos de vida, disciplina, comportamentos, frequentemente sem sucesso.

É importante que se leve em conta que este movimento do jovem não é apenas agressão ou oposição à ordem, mas faz parte de sua caminhada em direção a ser. Então, adultos diretamente envolvidos deverão ser mais tolerantes. O fortalecimento do diálogo e a escuta atenta da opinião do adolescente ajudam na diminuição do confronto.

CONSTANTES FLUTUAÇÕES DE HUMOR

Estas incluem o paradoxal contraste entre microcrises depressivas, com vivências de angústia, sentimentos de solidão e refúgio em si mesmo, e sensações de sucesso e euforia, quando o adolescente pode ser tudo, sentindo-se indestrutível, imortal, onipotente.

É comum que uma jovem adolescente em um momento se apresente desesperada, banhada em lágrimas por ter ido mal em uma prova ou por ter brigado com o namorado. Ela expõe suas perdas como irrecuperáveis e contesta violentamente qualquer tentativa de argumentação contrária. Momentos após pode ser vista muito feliz falando ao telefone com uma amiga, já tendo em vista outros interesses amorosos ou totalmente esquecida do insucesso escolar.

A intensidade e a frequência dos momentos de introjeção e projeção podem obrigar o adolescente a realizar mudanças muito rápidas de seu estado de ânimo e são, na realidade, mecanismos usados por ele para elaborar suas dificuldades.

CONTRADIÇÕES SUCESSIVAS EM TODAS AS MANIFESTAÇÕES DE CONDUTA

A necessidade de experimentar papéis na busca de sua identidade adulta faz com que o adolescente assuma atitudes, por vezes, contraditórias.

A síndrome da adolescência normal permite aceitar a "anormalidade", a contradição.

Adolescentes com condutas rígidas, permanentes e absolutas preocupam, pois talvez não estejam tendo espaço e liberdade para experimentar, criar e amadurecer.

O conhecimento das características da síndrome da adolescência normal e o entendimento do porquê do envolvimento do adolescente em comportamentos de risco facilitam a compreensão do jovem, evitam a rotulação do adolescente como problemático e auxiliam na sua abordagem.

BIBLIOGRAFIA

1. Aberastury A, Knobel M. Adolescência normal. 5ª ed. Porto Alegre: Artes Médicas; 1986. • 2. Chipkevitch E. Adolescência e puberdade: a dimensão psicossocial. In Chipkevitch E. Puberdade & adolescência – aspectos biológicos, clínicos e psicossociais. São Paulo: Roca; 1995.p.111. • 3. Neinstein LS, Juliani MA, Shapiro J. Psychosocial development in normal adolescents. In Neinstein LS. Adolescent health care: a practical guide. Baltimore: Williams & Wilkins; 1996.p.40. • 4. Tiba I. Puberdade e adolescência. Desenvolvimento biopsicosocial. São Paulo: Ágora; 1987.

SEXUALIDADE, EDUCAÇÃO SEXUAL E CONTRACEPÇÃO NA ADOLESCÊNCIA

Maria Ignez Saito
Marta Miranda Leal

O exercício da sexualidade na adolescência poderá constituir risco de grau variável para o comprometimento do projeto de vida e até da própria vida, bastando para isso lembrar consequências como gravidez precoce, aborto, Aids e outras doenças sexualmente transmissíveis (DST).

Assim, é reconhecido por todos que no momento atual a educação sexual se faz impostergável por sua influência na formação integral da criança e do adolescente. A omissão, diante dessa evidência, trará repercussões que podem comprometer não só o presente, como também o futuro das gerações.

Paradoxalmente, no Brasil, são poucos os estudos e, portanto, a preocupação em relação à sexualidade. Na família, o diálogo é ainda pobre ou inexistente; na escola, o debate é tímido e ocorre voltado mais para os aspectos biológicos, reforçando a ideia da sexualidade ligada à reprodução, e tanto educadores como profissionais de saúde permanecem com posturas impregnadas de preconceitos e tabus. Esses são transmitidos aos jovens de maneira por vezes mais marcante do que a pseudoabertura colocada na fala, mas que não encontra respaldo na postura.

Faz-se então imperiosa a necessidade de se desenvolver um trabalho educativo, que deverá recrutar familiares, educadores, profissionais da área de saúde, dos meios de comunicação e de outros segmentos da sociedade empenhados na tarefa de discutir e informar sobre o tema sexualidade.

Então, algumas reflexões, envolvendo definições e/ou conceitos, tornam-se imprescindíveis para aqueles que vão assumir a proposta educativa, destacando-se aqui a atuação do pediatra.

É adequado que a sexualidade não seja fragmentada em sexualidade da criança, do adolescente, do adulto ou do idoso, mas que seja vista como processo, acompanhando os indivíduos desde a vida intrauterina.

De maneira geral, a orientação sexual deve ser ministrada da mesma forma que qualquer outro processo educativo, envolvendo sempre noções de liberdade de escolha, responsabilidade, direitos, deveres e a história de vida de cada um, jamais devendo ser a sexualidade usada apenas como sinônimo de atividade sexual.

Existem teorias para definir sexualidade, entre as quais a do Comitê sobre Sexualidade da Associação Médica Americana. "A sexualidade humana evidencia-se por aquilo que fazemos, mas principalmente e também por aquilo que somos". A sexualidade não é apenas uma proposta individual, ela é influenciada por múltiplos e complexos fatores que determinam fortemente as crenças e o comportamento. Assim, a sexualidade humana é um dos aspectos mais relevantes do desenvolvimento da personalidade, envolvendo não só a relação homem-mulher, mas todas as demais relações com os outros e com o meio ambiente, devendo a orientação sexual integrar as relações humanas mais amplas, ensinando que o sexo faz parte da vida, estando vinculado ao desenvolvimento das relações interpessoais.

Os papéis de gênero masculino e feminino são os mais importantes, neles se apoiando toda a estrutura social.

Para fins didáticos, o exercício da sexualidade apoia-se em três vertentes mais relevantes: a histórica, a cultural e a de cunho social.

Dentro da proposta histórica, a visão da sexualidade no tempo ajuda a entendê-la, não como proposta individual, mas sim vinculada a relações de poder de ordem política, econômica, cultural, social, religiosa, moral e ética, subordinando conceito e comportamento sexual do indivíduo a valores e instituições que se desenvolvem de forma dinâmica a cada época e que podem ser, sob múltiplos aspectos, transpostos para os dias de hoje.

Assim, a vivência da diversificação de valores relacionados à sexualidade é patente na Idade Média, ligada, por exemplo, ao comportamento nos diferentes níveis socioeconômicos; enquanto para a nobreza a virgindade deveria ser preservada até o casamento, para as camponesas não havia esta imposição, devendo procriarem cedo, independentemente do matrimônio, visto a urgência de braços para as lavouras bem como para as guerras.

De maneira geral, até hoje a inserção social influencia os critérios, levando a julgamentos diferentes diante do mesmo fato. Exemplo claro dessa prática pode ser apreciado diante da ocorrência da gravidez em adolescentes de níveis socioeconômicos diversos: o movimento é de espanto e revolta quando da ocorrência do evento nas classes mais favorecidas e de conformação e até de fatalidade nas menos favorecidas com tantos modelos idênticos na mesma família ou agrupamento social.

A cultura engloba aspectos cognitivos, crenças, tabus, mitos, rituais, símbolos e valores que vão produzir determinadas influências, convertendo determinado aspecto em algo aceitável ou não.

As diferenças culturais são marcantes entre as sociedades oriental e ocidental e determinam diferentes vivências da sexualidade. Para adolescentes rurais e urbanos, procedentes de diferentes regiões dentro de um mesmo país, também podem existir propostas diversificadas.

Quando se encara a vertente social, deve-se ter presente que a socialização é o processo por meio do qual o ser humano interioriza normas, valores, atitudes, incorporando-os à sua própria personalidade.

Assim, a família aparece como importante agente na construção do comportamento, pois é onde eclode inicialmente a cultura do azul e do rosa, determinando atitudes e papéis sociais que diferenciam meninos e meninas, homens e mulheres. Estes aspectos reforçam os comportamentos singulares dentro de uma sociedade machista e frequentemente são cobradas dos indivíduos posturas diferentes das que lhes incultaram. Assim, do homem são cobrados a sensibilidade e a ternura, a emoção das lágrimas e o cuidado com o filho pequeno; da mulher, a independência, a luta por um lugar no mercado de trabalho, a força, o comando, tudo se refletindo e, por vezes, determinando o comportamento sexual. É possível que a solução não esteja no feminismo, mas sim em uma proposta em que direitos e deveres são iguais para ambos os sexos.

Por tudo que foi comentado, percebe-se a importância da família na estruturação dos comportamentos. Famílias desestruturadas, pais ausentes, falta de limites, de amor, de diálogo não favorecem o desenvolvimento da autoestima, autocuidado ou cuidado com terceiros, elevando os riscos dentro do exercício da sexualidade, muito particularmente na adolescência.

Mas, se a meta é informar, ou melhor, ainda formar, a escola destaca-se entre os grupos de referência por ser essa sua função precípua. Nesse espaço pedagógico, a orientação sexual torna legal a discussão sobre sexualidade.

Alguns autores constataram que o fato de as jovens terem aulas sobre sexualidade não influenciou sua decisão de iniciar a atividade sexual, havendo, porém, entre elas menor número de gestações. A literatura mostra ainda que adolescentes que receberam aulas de orientação sexual usaram preservativos em maior escala na primeira relação e ainda que os jovens sempre apontam a escola como fonte de informação sobre sexualidade, valorizando não só estes conhecimentos, como também o local onde os receberam.

Diante destas constatações, fica fácil concluir que os horizontes da escola devem ampliar-se cada vez mais, abrangendo conhecimentos sempre mais relevantes sobre adolescência e sexualidade, o que possibilitará o desenvolvimento de técnicas de abordagem ainda mais adequadas. Antes de mais nada, torna-se necessário buscar instrumentos que permitam melhor preparar aquele que vai orientar e, dentro desse enfoque, não só os professores de Ciências ou Biologia serão responsáveis pela transmissão do conteúdo, mas também a escola como um todo. Este conteúdo não mais contemplará a reprodução em detrimento da sexualidade.

Atentando para uma proposição mais completa, a escola pode incluir as famílias dentro das questões educativas, respeitando seus valores, mas ampliando as discussões sobre sexualidade, alertando-as que a proposta do sexo (e não da sexualidade) penetra livremente nos lares pelos meios de comunicação, invadindo as famílias, seus contornos ou limites. As mensagens recebidas não são invalidadas nem apoiadas, predominando entre as mais descabidas a gravidez na adolescência sempre com final feliz, o que deve ser repelido pelos pais e/ou responsáveis.

Se a escola pode ser responsabilizada pela educação sexual, que tem como meta básica a prevenção de agravos à saúde, que se poderá dizer do pediatra, que tem livre acesso às famílias, às crianças e posteriormente aos adolescentes, mas que frequentemente se omite em informar ou discutir a sexualidade presente desde a infância.

Assim, o pediatra deve ter claro que a educação sexual é em si um meio e não um fim, fazendo-se clara a necessidade de reflexão sobre singularidades de cada faixa etária e sobre fatores de risco. Para isso, talvez o primeiro passo seja reconhecer a criança como ser sexuado, e o adolescente desvinculado dos estereótipos que o ligam à liberação dos costumes, ao erotismo excessivo e à promiscuidade.

Nas consultas pediátricas, o desenvolvimento da sexualidade deve merecer a mesma atenção do crescimento físico, da nutrição, do desenvolvimento motor... Há que se discutir a normalidade da masturbação, do exibicionismo, dos papéis infantis masculino e feminino.

Algumas considerações devem ser tecidas em relação ao reconhecimento dos riscos que se estruturam nas características e singularidades da adolescência e que constituem o que se convencionou chamar de Síndrome da Adolescência Normal.

Assim, é importante levar em conta a busca da identidade com questionamentos dos padrões familiares e, portanto, da autoridade dos pais, unida à ideia de indestrutibilidade que faz com que os jovens se arrisquem em desafios inconsequentes. O marcante vínculo com o grupo proporciona a noção de força que vem dos pares; para serem aceitos, os adolescentes assumem atitudes para as quais, muitas vezes, não estão preparados. Na vivência temporal singular, misturam-se ansiedade, desejo de viver tudo rápido e intensamente, não havendo lugar para a espera ou julgamentos. A evolução da sexualidade traz o exercício da genitalidade, colocando os adolescentes frente a frente como impulsos sexuais que deverão ser vivenciados. Os pediatras deverão estar preparados para o desafio de orientar um ser ávido por experimentar o novo, destemido por se julgar invulnerável e imaturo ou amador para lidar com o impulso sexual, marcado pela genitalidade, em um corpo a todo momento renovado por mudanças marcantes.

Em poucas palavras, a proposta da educação sexual deve conter liberdade, responsabilidade e compromisso, funcionando a informação como instrumento para que adolescentes de ambos os sexos possam ponderar decisões e fazer escolhas mais adequadas.

Na definição de intervenções adequadas na área de prevenção, devem ser reconhecidos os fatores de risco que envolvem a atividade sexual precoce, mudança de valores sociais, pobreza, baixa escolaridade, baixa autoestima, problemas psicoemocionais e principalmente ausência de um projeto de vida.

Diante de tudo que foi exposto, a proposta da educação sexual desenvolvida pelo pediatra deverá contemplar algumas premissas para que se efetive sua eficácia, entre as quais se destacam:

- Não imaginar o outro como conteúdo vazio a ser preenchido com os valores do orientador. Lembrar que educadores e educandos têm valores, histórias de vida e propostas diferentes que incluem, inclusive, o exercício da sexualidade.
- Abandonar critérios morais de julgamento substituindo-os por outros de proteção ao indivíduo, sua saúde e projeto de vida.
- Não basear a orientação sexual no uso de preservativo ou método anticoncepcional, mas no resgate do indivíduo enquanto sujeito de suas ações, o que favorece o desenvolvimento da cidadania e o compromisso consigo mesmo e com o outro. Esta proposição não invalida ter sempre presente a anticoncepção como parte relevante da proposta preventiva. Ela envolve conhecimentos sobre sexualidade, reprodução e prazer. Métodos anticoncepcionais deverão ser desmistificados, havendo reconhecimento do baixo risco das pílulas, da ineficácia do coito interrompido e da eficiência dos preservativos também usados para proteger a vida.
- O autoritarismo deve ser esquecido, dando lugar à autoridade como sinônimo de competência que admite o diálogo.

É relevante que o pediatra tenha claro que ele poderá realizar a proposta de contracepção na maioria das vezes, levando, frequentemente, a vantagem de já acompanhar o cliente desde a infância.

Atente-se aqui, mais uma vez, para os princípios éticos que regem a Medicina do Adolescente – a orientação anticoncepcional deverá permanecer em sigilo se o adolescente se mostrar capaz e assim o desejar; o diálogo entre pais e filhos sempre será estimulado.

Os anticoncepcionais mais usados são os hormonais (pílulas), desde que os preservativos já nem podem ser considerados proposta anticoncepcional alternativa, sendo de uso obrigatório para o exercício da atividade sexual. Outros métodos como camisinha feminina, diafragma, geleias espermicidas podem e devem ser discutidos com os adolescentes para ampliar o leque de escolhas por meio de informação rigorosa. Anticoncepcionais injetáveis, minipílulas, dispositivo intrauterino (DIU) têm suas indicações específicas. Atualmente, todos os adolescentes precisam receber informações sobre a anticoncepção de emergência (posterior à relação sexual). Em toda e qualquer oportunidade se discutirá a ineficácia da "tabelinha" e do coito interrompido. Jamais deverão ser esquecidas as DSTs, em especial a Aids, cabendo, porém, ao médico sempre resgatar a sexualidade como proposta ligada à vida e não à morte.

Segue-se discussão mais detalhada sobre anticoncepção na adolescência.

ORIENTAÇÃO ANTICONCEPCIONAL NA ADOLESCÊNCIA

O melhor anticoncepcional seria aquele com ação reversível, 100% eficaz, totalmente isento de contraindicações e efeitos colaterais, de fácil utilização, que pudesse ser tomado a qualquer hora e sem necessidade de supervisão médica, que fosse independente da atividade sexual e da motivação para seu uso, de baixo custo e fácil acesso e que também protegesse contra as DSTs.

Na ausência desse anticoncepcional ideal, vários aspectos devem ser considerados na escolha do método contraceptivo que mais se adeque à paciente adolescente:

1. Maturidade biológica – em geral, é menos problemático prescrever contraceptivos para adolescentes com idade ginecológica (número de anos após menarca) superior a dois anos, quando frequentemente já se completaram o crescimento físico e a maturação do eixo hipotálamo-hipófise-gônada.
2. Maturidade psicológica – a adesão a um método depende da capacidade da adolescente de aceitar e/ou assumir a própria sexualidade.
3. Grau de escolaridade e capacidade de compreensão.
4. Existência de parceiro estável e participante ou não da escolha anticoncepcional; faixa etária do parceiro.

5. Frequência das relações sexuais (a atividade sexual na adolescência geralmente é esporádica e não programada).
6. Grau de motivação para a prática contraceptiva (da adolescente e do parceiro).
7. Significado de uma eventual gravidez.
8. Utilização inadequada da experiência sexual anterior pela adolescente que inicia sua atividade sexual muito precocemente, próximo à menarca, quando os ciclos menstruais são, na sua maioria, anovulatórios e fica para a jovem a falsa impressão de que ela realmente não engravida (sente-se tranquila por acreditar-se estéril ou tenta engravidar para ter certeza de que não o é).
9. Experiências anteriores com métodos anticoncepcionais.
10. Existência de gestação e/ou aborto prévios.
11. Conhecimento e opinião da adolescente (e do parceiro) sobre os métodos anticoncepcionais (conceitos, preconceitos, preceitos religiosos, tabus etc.).
12. Opinião dos pais ou responsáveis a respeito do uso de anticoncepcionais por adolescentes.
13. Conhecimento dos pais ou responsáveis acerca das práticas sexuais em questão (geralmente eles desconhecem a atividade sexual dos seus filhos).
14. Barreiras para a utilização de métodos anticoncepcionais na família.
15. Opinião do grupo a respeito dos métodos anticoncepcionais.
16. Orientação contraceptiva prévia ou posterior ao início da atividade sexual.

17. Avaliação clínica da adolescente – contraindicações absolutas e relativas.
18. Custo e facilidade de aquisição do anticoncepcional escolhido.
19. Presença de doença crônica – a escolha do método é mais complexa em que pese a relação riscos e benefícios.
20. Taxa de eficácia de cada método (Tabela III-1) – quanto mais a utilização do método depende do indivíduo, mais sua taxa de eficácia prática se afasta da teórica.

Tantas são as questões a serem discutidas e avaliadas na seleção de um método contraceptivo que não é surpresa que a orientação anticoncepcional na adolescência seja tarefa difícil e laboriosa, principalmente considerando-se as características psicossociais próprias desse grupo etário, já discutidas anteriormente, que muito influenciam na prática sexual e contraceptiva. Não se deve esquecer, no entanto, que qualquer método anticoncepcional é mais eficaz do que a ausência de um método.

O quadro III-5 apresenta, de maneira resumida, as vantagens e as desvantagens dos métodos anticoncepcionais utilizados na faixa etária adolescente.

ANTICONCEPÇÃO HORMONAL COMBINADA

Anticoncepcional combinado oral

O anticoncepcional oral combinado (ACO), ou pílula, como comumente é chamado, é o método mais conhecido e talvez por isso seja a demanda inicial da maioria

Tabela III-1 – Métodos anticoncepcionais: taxas de eficácia.

Método	Eficácia teórica* (%)	Eficácia prática** (%)
Anticoncepcional oral combinado e minipílula	0,3	8
Adesivo transdérmico	0,3	8
Anel vaginal	0,3	8
Anticoncepcional combinado injetável (mensal)	0,05	3
Anticoncepcional injetável apenas com progestágeno (trimestral)	0,3	3
Implante subdérmico (progestágeno)	0,05	0,05
Dispositivo intrauterino (DIU) de cobre	0,6	0,8
Dispositivo intrauterino (DIU) com levonorgestrel	0,1	0,1
Diafragma com espermicida	6	16
Preservativo masculino	2	15
Preservativo feminino	5	21
Espermicida	18	29
Coito interrompido	4	27
Abstinência periódica (calendário)	9	25
Ausência de método	85	85

* Taxa de eficácia teórica, o mais baixo número de gravidezes encontrado entre 100 mulheres que por um ano utilizaram correta e consistentemente um método.

** Taxa de eficácia prática, o número de gravidezes tipicamente observado entre 100 mulheres durante um ano usuárias de um método.

Quadro III-5 – Métodos anticoncepcionais: vantagens e desvantagens.

Método	Vantagens	Desvantagens
Pílula combinada	• Alta eficácia se usada corretamente • Utilização independente da atividade sexual • Diminuição de alterações menstruais, dismenorreia e cistos foliculares • Proteção contra anemia (diminuição do fluxo menstrual), tumores benignos de mama e ovário, câncer ovariano, de endométrio e colorretal • Efeitos positivos sobre a densidade óssea • Possibilidade de aumentar o prazer sexual por diminuir o temor de gravidez • Permite períodos de amenorreia (se tomada de pílulas ativas ininterruptamente) • Retorno imediato da fertilidade após interrupção do uso • Pode ser usada desde a adolescência até a menopausa sem necessidade de pausas para "descanso"	• Não protege contra DST • Necessidade de avaliação médica prévia • Necessidade de controle médico posterior • Existência de contraindicações absolutas e relativas • Frequentes efeitos colaterais menores • Risco de complicações aumentam com a idade (> 35 anos) e na presença de tabagismo (> 15 cigarros/dia) • Necessidade de motivação para uso • Ingestão diária • Custo elevado das apresentações com baixíssima dosagem de etinilestradiol
Minipílula	• Não afeta a lactação • Não causa efeitos colaterais dependentes de estrógeno	• Não protege contra DST • Necessidade de avaliação médica • Existência de contraindicações • Irregularidades frequentes do ciclo menstrual (sangramento irregular e amenorreia) • Ingestão diária, no mesmo horário
Pílula sem estrógeno	• Não afeta a lactação • Não causa efeitos colaterais dependentes de estrógeno • Eficácia teórica comparável à pílula combinada	• Não protege contra DST • Necessidade de avaliação médica • Existência de contraindicações • Irregularidades frequentes do ciclo menstrual (sangramento irregular e amenorreia) • Ingestão diária, no mesmo horário
Anticoncepção injetável mensal (estrógeno + progestágeno)	• Alta eficácia • Aplicação mensal • Privacidade • Diminuição da incidência de efeitos gastrintestinais como náuseas e vômitos	• Não protege contra DST • Necessidade de avaliação médica • Existência de contraindicações • Risco de complicações aumentam com a idade (> 35 anos) e na presença de tabagismo (> 15 cigarros/dia) • Efeitos colaterais menores frequentes
Anticoncepção injetável trimestral (progestágeno de depósito)	• Alta eficácia • Aplicação trimestral • Baixo custo • Privacidade • Não causa os efeitos colaterais dependentes de estrógeno	• Não protege contra DST • Necessidade de avaliação médica • Existência de contraindicações • Ocorrência de efeitos indesejáveis como sangramento irregular, amenorreia e ganho de peso • Efeitos negativos sobre a densidade óssea • Demora do retorno da fertilidade
Implantes	• Alta eficácia • Anticoncepcional de longa duração (3 anos), podendo ser retirado a qualquer momento que se deseja • Privacidade • Não causa os efeitos colaterais dependentes de estrógeno	• Não protege contra DST • Necessidade de avaliação médica • Existência de contraindicações • Necessidade de profissional treinado para sua inserção e retirada • Alto custo
Dispositivo intrauterino (DIU)	• Necessidade de motivação para seu uso apenas inicial • Não interfere na relação sexual • Troca somente a cada 1 a 5 anos • Após inserção, reavaliações médicas anuais	• Não protege contra DST • Associação com o aumento na incidência de infecções do trato genital feminino nas 3 semanas pós-inserção, gravidezes ectópicas e anormalidades do ciclo menstrual

Continua

Quadro III-5 – Métodos anticoncepcionais: vantagens e desvantagens. (*Continuação*).

Método	Vantagens	Desvantagens
Diafragma com espermicida	• Boa eficácia se uso apropriado • Inócuo • Pode ser inserido antes do ato sexual • Durabilidade: 2 a 3 anos se observadas as recomendações de conservação do produto	• Não protege contra DST • Necessidade de avaliação médica para prescrição e orientação quanto à colocação • Aversão cultural ao toque de genitais inibe sua colocação • Possibilidade de deslocamento durante o ato sexual • Necessidade do uso de espermicida • Possibilidade de reações alérgicas ao látex ou ao espermicida
Preservativo masculino	• Proteção contra DST • Fácil obtenção e uso • Eficaz se utilizado corretamente • Sem necessidade de prescrição médica • Responsabilidade da contracepção partilhada pelo casal • Sem efeitos colaterais e contraindicações (exceto reação alérgica ao látex)	• Deterioração com o tempo e exposição ao sol, calor e/ou umidade • Possibilidade de furar ou romper • Interrupção do ato sexual • Tabus relacionados à diminuição do prazer sexual • Textura, cheiro e sabor considerados desagradáveis por alguns • Possibilidade de reações alérgicas ao látex ou aos lubrificantes • A adolescente depende do parceiro para sua utilização
Preservativo feminino	• Proteção contra DST • Eficaz se utilizado corretamente • Seguro • Independente da vontade do parceiro • Possibilidade de inserção prévia à relação sexual (até 8 horas antes), não interrompendo o ato sexual	• Custo (mais caro que o preservativo masculino) • Tabus culturais relacionados à manipulação dos genitais inibem sua utilização
Anticoncepção de emergência	• Eficaz quando utilizada logo após o ato sexual desprotegido, até no máximo 120 horas • Sem contraindicações para ser utilizada nas situações de emergência	• Não protege contra DST • Baixa eficácia e com efeitos colaterais quando utilizada como método anticoncepcional rotineiro e frequente
Coito interrompido	• Nenhum custo, nenhum dispositivo contraceptivo é utilizado • Sem necessidade de prescrição médica • Responsabilidade da contracepção partilhada com o parceiro	• Baixa eficácia mesmo quando praticado corretamente • Não protege contra DST • Risco de desenvolvimento de disfunção sexual
Abstinência periódica	• Não requer drogas • Promoção do diálogo do casal • Seu uso aumenta os conhecimentos sobre a fisiologia da reprodução	• Não protege contra DST • Baixa eficácia • Ineficaz quando os ciclos são irregulares • Requer registro e conhecimento dos ciclos menstruais • Requer planejamento da atividade sexual • Abstinência de $1/3$ a $1/2$ do ciclo • Desejo e oportunidade não estão relacionados com o ciclo menstrual

das adolescentes. Satisfaz muitos dos critérios do anticoncepcional ideal (altamente eficaz, reversível, independente da atividade sexual, com opções de baixo custo), mas não previne contra as DSTs, nem é totalmente isento de efeitos colaterais. Quanto à prevenção de DST, esse problema é resolvido pelo uso concomitante de preservativo (masculino ou feminino). Quanto aos efei-

tos colaterais, o grande número de estudos e os anos de utilização fornecem, ao profissional que trabalha com adolescentes, certeza sobre a segurança do uso de ACO nessa faixa etária, desde que utilizados adequadamente e guardadas suas contraindicações.

As contraindicações ao uso da pílula anticoncepcional estão listadas a seguir:

- Fenômenos tromboembólicos, acidente vascular cerebral e oclusão coronariana, atuais ou pregressos.
- Certeza ou suspeita de câncer de mama ou de outras neoplasias hormônio-dependentes.
- Hepatopatia aguda ou crônica.
- Tumores de fígado malignos ou benignos.
- Icterícia colestática relacionada à gravidez ou secundária ao uso de ACO.
- Hipertensão arterial.
- Cardiopatia isquêmica ou doença cardíaca valvular complicada (hipertensão pulmonar, fibrilação atrial, história de endocardite bacteriana).
- Enxaqueca com sintomas neurológicos focais.
- Diabetes com evidência de nefropatia, retinopatia, neuropatia, doença vascular ou com mais de 20 anos de evolução.
- Lúpus eritematoso sistêmico juvenil.
- Idade maior ou igual a 35 anos e fumante (15 ou mais cigarros/dia).
- Menos de 21 dias pós-parto (a coagulação sanguínea e a fibrinólise normalizam-se em torno de três semanas pós-parto).
- Cirurgia de grande porte com imobilização prolongada.
- Sangramento vaginal anormal de etiologia não diagnosticada.
- Gravidez.

Em algumas situações deve-se considerar a relação risco/benefício:

- Idade ginecológica inferior a dois anos.
- Fatores de risco para tromboembolismo.
- Existência de doenças crônicas.
- Uso de medicamentos que interagem com a pílula:
  - drogas que diminuem a eficácia do ACO por meio da indução do sistema de enzimas do citocromo hepático P-450: rifampicina, anticonvulsivantes (hidantoína, fenobarbital, carbamazepina, primidona), griseofulvina, drogas anti-HIV inibidoras das proteases e produtos fitoterápicos à base de *hypericum perforatum* (erva-de-são-joão). O primeiro sinal de tal interação pode ser sangramentos irregulares ou *spottings*. Deve-se orientar o uso concomitante de método de barreira ou utilizar um método não hormonal;
  - drogas cujos efeitos podem ser alterados pelos ACOs: antidepressivos tricíclicos, betabloqueadores, meperidina e teofilina (aumento do efeito); benzodiazepínicos (aumento ou diminuição do efeito tranquilizante); corticosteroides (aumento da toxicidade); acetaminofeno (diminuição do efeito antiálgico); e anticoagulante oral (diminuição do efeito anticoagulante).

Os anticoncepcionais orais combinados utilizados na adolescência são os ditos de baixa dosagem, ou seja, com a concentração do componente estrogênico variando entre 15 e 35µg. Os progestágenos utilizados são vários e deles dependem muitas das características dos ACOs; pertencem a três categorias: derivado da 19-nor-testosterona, derivado do pregnano e derivado da 17-α-espironolactona.

Entre os progestágenos derivados da 19-nor-testosterona encontram-se:

- Levonorgestrel e noretisterona – com maior atividade androgênica e, portanto, com mais efeitos como retenção de líquidos, alteração do perfil lipídico e da tolerância à glicose.
- Gestodene e desogestrel – menor androgenicidade do que os anteriores, não alteram ou até melhoram o perfil lipídico com o aumento da fração HDL do colesterol, e não alteram a tolerância à glicose.

O acetato de ciproterona é o derivado do pregnano para uso oral e caracteriza-se por seu efeito antiandrogênico, daí essa combinação ser uma escolha para a anticoncepção de adolescentes com acne grave (embora a maioria dos contraceptivos combinados tenha um efeito benéfico sobre a acne) e síndrome de ovários policísticos.

A drospirenona, o mais recente progestágeno lançado no comércio, é um análogo da espironolactona, tem efeito antimineralocorticoide[1] e antiandrogênico, beneficiando tanto as mulheres com retenção de líquido de origem hormonal, como as que apresentam acne.

Podem ainda ser do tipo monofásico, bifásico e trifásico, conforme o tipo de combinação dos esteroides sexuais em cada pílula:

1. monofásico: mesma dosagem de esteroides em todas as pílulas;
2. bifásico: dois tipos de combinação, metade das pílulas contendo apenas estrógeno (primeira fase do ciclo) e a outra com estrógeno e progesterona (segunda fase);
3. trifásico: três tipos de combinação hormonal, na tentativa de mimetizar o ciclo biológico da mulher.

Na adolescência, de modo geral, opta-se pelas apresentações monofásicas, por não se perceber vantagens nos demais tipos de combinação; os ACOs bifásicos e trifásicos possuem a desvantagem de mais um fator de confusão e possibilidade de diminuição da eficácia caso as pílulas sejam ingeridas na sequência errada.

---

[1] O efeito antimineralocorticoide da drospirenona é comparável a 25mg de espironolactona, diurético perdedor de potássio; estando contraindicado em mulheres em condições que predisponham à hipercalemia. Além disso, deve-se ter cuidado com sua associação com drogas que possam aumentar a calemia, como, por exemplo, outros diuréticos perdedores de potássio, antagonistas da aldosterona, antagonistas dos receptores de angiotensina II, anti-inflamatórios não hormonais etc.

Algumas apresentações comerciais de anticoncepcional combinado, do tipo monofásico, existentes no mercado estão apresentadas no quadro III-6.

Deve-se realizar uma anamnese cuidadosa e exame físico completo para avaliar a presença de contraindicações à prescrição da pílula.

O *screening* laboratorial para a adolescente candidata ao uso de ACO pode incluir: hemograma, glicemia, colesterol total e frações, triglicérides e função hepática.

O ideal é que essas adolescentes tenham também uma avaliação ginecológica, mas nem o exame pélvico nem os exames laboratoriais são pré-requisitos para o início do uso do ACO. Uma adolescente com risco para engravidar, que opte pelo ACO e que não tenha, de acordo com a anamnese e o exame físico, contraindicações para seu uso, já pode iniciar a tomada do anticoncepcional enquanto aguarda o resultado de exames laboratoriais e a avaliação ginecológica.

É necessário que se faça uma orientação detalhada, a qual deve ser reforçada nos retornos que se seguem, até que se certifique de que a adolescente está utilizando o ACO adequadamente. Não se deve esquecer que o uso de um anticoncepcional é muito mais do que simplesmente a ingestão de uma pílula, envolve questões morais, éticas, religiosas, tabus, preconceitos, segredos...

Devem ser discutidos com a adolescente (e parceiro, se possível) os riscos e os benefícios dos ACOs, os efeitos colaterais e a possibilidade de *spottings* nos primeiros ciclos (importantes causas de abandono), assim como aspectos práticos da utilização do método, como quem vai comprar, onde vai guardar (principalmente em caso de não conhecimento dos pais), a que horas tomar, o que fazer se esquecer, o que fazer em caso de vômitos ou diarreia etc.

A baixa dosagem hormonal das pílulas atuais, que garante a segurança do seu uso, também exige que sejam tomadas regularmente a cada 24 horas. Não raramente, as adolescentes esquecem de tomar a pílula, observando-se, na prática, melhor adesão quando elas têm o apoio do seu parceiro ou dos seus pais. Deve-se orientar ainda sobre a possibilidade de interações medicamentosas e que elas, caso necessitem passar por outro médico, devem informá-lo sobre o uso do ACO.

Quadro III-6 – Alguns anticoncepcionais orais utilizados na adolescência.

Estrógeno/dose	Progesterona/dose	Nome comercial®
Etinilestradiol 35µg	Acetato de ciproterona 2mg	Diane 35 Selene Diclin
Etinilestradiol 30µg	Levonorgestrel 0,15mg	Nordette Microvlar Ciclo 21
	Desogestrel 0,15mg	Primera 30 Microdiol
	Gestodene 0,075mg	Gynera Minulet Gestinol Tâmisa 30
	Drospirenona 3mg	Yasmin
Etinilestradiol 20µg	Levonorgestrel 0,10mg	Level
	Desogestrel 0,15mg	Mercilon Femina Primera 20
	Gestodene 0,075mg	Allestra Femiane Harmonet Diminut Ginesse Tâmisa 20
	Drospirenona 3mg	Yaz
Etinilestradiol 15µg	Gestodene 0,060mg	Mirelle Minesse Adoless Siblima

Embora o tromboembolismo seja uma complicação muito rara dos ACOs de baixa dosagem, orienta-se quanto às situações clínicas que sugiram tal problema, quando, então, a adolescente deverá parar de tomar a pílula e procurar imediatamente um atendimento médico: dor abdominal grave, dor torácica grave com tosse e dificuldade respiratória, cefaleia muito intensa, dor intensa nos membros inferiores, perda ou borramento de visão, por exemplo. Adolescentes a serem submetidas a cirurgias nos membros inferiores e/ou que exijam imobilização pós-operatória não deverão fazer uso de ACO pelo risco aumentado de trombose venosa profunda ou embolia pulmonar.

Nunca é demais reforçar o conceito de dupla proteção (contra gravidez e DST) e discutir a necessidade do uso concomitante de preservativo (masculino ou feminino).

Anticoncepcional combinado injetável (mensal)

Com o lançamento no mercado de formulações com menores quantidades de estrógenos, os injetáveis combinados de uso mensal por via intramuscular estão ganhando mais popularidade. Possuem as mesmas contraindicações da pílula combinada de uso oral e são opções interessantes para as jovens que apresentam dificuldade para aderir ao uso diário da pílula.

Formulações existentes:

- Enantato de noretisterona 50mg + valerato de estradiol 5mg (Mesigyna®).
- Acetato de medroxiprogesterona 25mg + cipionato de estradiol 5mg (Ciclofemina®).

Temos ainda, no mercado brasileiro, uma outra apresentação, com o dobro da dose de estrógeno dos lançamentos mais recentes: cetofenido de algestona 150mg + enantato de estradiol 10mg (Perlutan®; Ciclovular®), mas essa formulação não foi aprovada pelo FDA (*Food and Drug Administration*) e, sempre que possível, deve-se optar pelas formulações com menor quantidade de estrógeno.

Anticoncepcional combinado transdérmico (adesivo)

Aprovado pelo FDA em novembro de 2001 e comercializado no Brasil com o nome de Ortho-Evra®, o anticoncepcional combinado transdérmico é um adesivo de cor bege, medindo 20cm² que libera, via transdérmica, diariamente, 20μg de etinilestradiol e 150μg de norelgestromina.

Cada embalagem vem com três adesivos, para serem utilizados por três semanas consecutivas. No primeiro ciclo de uso, a cliente deve colocar o primeiro adesivo entre o primeiro e o quinto dia do ciclo menstrual; cada adesivo deve permanecer no local por sete dias, quando deve ser trocado por um novo; após a retirada do terceiro adesivo, a jovem deve permanecer sem o anticoncepcional por uma semana, após a qual reiniciará novo ciclo (três semanas sim, uma semana não, à semelhança da pílula combinada). Os sítios possíveis de aplicação são: baixo-ventre, nádegas, parte superior do braço e parte superior do tronco (excluindo-se as regiões de mamas).

Sua eficácia tem-se apresentado semelhante à do ACO, exceto em mulheres obesas com peso superior a 90kg, em que a absorção transdérmica parece diminuída.

Os efeitos colaterais, as indicações e as contraindicações são os mesmos do ACO. No entanto, a prescrição do anticoncepcional combinado transdérmico deve levar em consideração que, embora o pico estrogênico atingido seja 25% menor do que o alcançado com os ACOs, este adesivo expõe suas usuárias a um nível constante bem mais elevado de estrógeno do que o proporcionado pela maioria das pílulas anticoncepcionais (cerca de 60% a mais do que o nível alcançado com apresentações orais de 35μg).

É mais caro do que a maioria dos ACOs e apresenta um outro inconveniente, não é muito discreto principalmente durante o verão brasileiro, quando a moda, ao promover maior exposição do corpo, torna público o adesivo.

Anticoncepcional combinado vaginal (anel vaginal)

Aprovado pelo FDA em outubro de 2001, comercializado no Brasil com o nome de NuvaRing® e com eficácia comparável aos ACOs e semelhantes contraindicações, o anel vaginal é mais uma opção quando se busca a melhora da adesão ao contraceptivo. Flexível, macio, de material plástico transparente e com um diâmetro de 54mm, libera diariamente 15μg de etinilestradiol e 120μg de etonogestrel, metabólito biologicamente ativo do desogestrel.

De fácil inserção (o lugar exato na vagina não influencia sua eficácia) e retirada; deve ficar no local por três semanas; e após uma semana de pausa (quando ocorrerá a menstruação), um novo anel deve ser inserido (três semanas sim, uma semana não, à semelhança da "pílula" e do adesivo).

Entre os problemas relacionados ao anel encontram-se: expulsão espontânea (geralmente associada à parede vaginal mais flácida), sensação de corpo estranho, percepção do anel durante a relação sexual, desconforto vaginal e vaginites, todos eles muito pouco frequentes. Os outros efeitos, resultantes da oferta hormonal (acne, cefaleia, náuseas, mastalgia etc.), assemelham-se, em incidência e gravidade, aos contraceptivos combinados orais.

Sua privacidade (ninguém percebe que a adolescente o está usando) e a necessidade de manipulação apenas duas vezes ao mês (para colocar e retirar três semanas após) são vantagens no uso pelas adolescentes. Seu preço e os tabus relacionados à manipulação dos genitais presentes na cultura local, no entanto, provavelmente exercem interferência na sua utilização.

ANTICONCEPÇÃO HORMONAL APENAS COM PROGESTÁGENO

Anticoncepção oral apenas com progestágeno

A minipílula ou pílula progestínica é um anticoncepcional oral contendo apenas progestágeno em baixa dosagem (metade a um décimo da quantidade de progestágeno contido nos ACOs); exige maior precisão no horário da ingestão do contraceptivo e causa, com frequência, sangramento irregular, o que limita sua aceitação por parte das adolescentes.

É menos eficaz do que a pílula combinada, mas é uma opção para as adolescentes que estão amamentando, pois, além de não interferir na lactação e não apresentar efeitos sobre o recém-nascido, tem sua eficácia aumentada pela amamentação.

Ao contrário do ACO, a minipílula é tomada ininterruptamente, sem pausa entre as cartelas, independentemente de estas serem de 28 ou 35 comprimidos. As formulações existentes no mercado são:

- noretisterona 0,35mg: Micronor®; Norestin® – 35 pílulas ativas;
- levonorgestrel 0,030mg: Nortrel® – 35 pílulas ativas;
- linestrenol 0,5mg: Exluton® – 28 pílulas ativas.

Também se encontra disponível o anticoncepcional oral com média dosagem de progestágeno, contendo 75mg de desogestrel em cada comprimido (Cerazette®). Com uma quantidade maior de progestágeno, apresenta, teoricamente, eficácia superior à minipílula e, assim como esta última, deve ser tomada ininterruptamente, sem pausa entre as cartelas, pode ser utilizada durante a amamentação e mantém a desvantagem dos sangramentos irregulares frequentes.

Anticoncepcional injetável trimestral

O uso a cada três meses de 150mg de depoacetato de medroxiprogesterona (DMPA) por via intramuscular é uma opção eficaz e interessante para mulheres que apresentem contraindicações ao uso de estrógeno. Está contraindicado nos casos de suspeita de gravidez e nas pacientes portadoras de tumores dependentes de hormônios sexuais ou com doença hepática ativa.

Deve-se ter cautela na utilização do DMPA por adolescentes mais jovens devido ao efeito do uso prolongado desse progestágeno sobre a densidade óssea, diminuindo-a; esta perda de densidade é maior quanto mais prolongado for o uso do anticoncepcional. Como a adolescência é um momento crucial para o desenvolvimento ósseo, essa opção está indicada como método contraceptivo de longa duração, por mais de dois anos, somente no caso de nenhum outro ser factível.

Os efeitos colaterais mais frequentes são irregularidade menstrual, amenorreia e ganho de peso.

Encontra-se no mercado a seguinte formulação:
- medroxiprogesterona 150mg: Depo-provera®.

Implantes subdérmicos

São cápsulas de material plástico, contendo progestágeno, implantadas sob a pele do braço não dominante, por meio de pequeno procedimento cirúrgico. Tais cápsulas liberam o hormônio continuamente para a corrente sanguínea, proporcionando efeito contraceptivo. Eficazes por três a cinco anos (dependendo do implante utilizado), podem ser retiradas, também cirurgicamente, quando desejado e devem ser usadas unicamente para anticoncepção prolongada. Têm alta eficácia, podendo ser uma opção para adolescentes que apresentam contraindicações ao uso do estrógeno, mas seu alto custo é um fator limitante.

A apresentação comercializada no Brasil é o Implanon®, dispositivo de três anos de duração.

DISPOSITIVOS CONTRACEPTIVOS INTRAUTERINOS

O dispositivo intrauterino de cobre (DIU de cobre) e o sistema intrauterino de levonorgestrel (Mirena®), este último conhecido como endoceptivo, são contraceptivos eficazes, mas não protegem contra DST.

As contraindicações relativas (nuliparidade e presença de múltiplos parceiros) e o aumento do risco de infecções do trato genital inferior (durante a inserção do dispositivo e nas três semanas que se seguem a esta) fazem com que esses contraceptivos sejam métodos pouco utilizados pela população adolescente.

DIAFRAGMA

Pequeno dispositivo de látex que se acopla ao colo do útero, impondo-se como barreira física à entrada de espermatozoides. Sua associação com espermicida aumenta em muito sua eficácia anticoncepcional. A necessidade de manuseio dos genitais torna esse método muito impopular entre adolescentes brasileiras. Exige avaliação ginecológica para medição do colo uterino e aprendizagem de sua colocação. Tem ainda a desvantagem de não proteger contra DST/Aids, exigindo o uso concomitante do preservativo pelo parceiro.

PRESERVATIVO MASCULINO

A eficácia do preservativo masculino como método contraceptivo está diretamente relacionada à orientação fornecida ao casal, uma vez que a falha do método está, na maioria das vezes, relacionada à colocação inadequada. Como usar, em que momento do ato sexual colocar, importância da data de validade são questões que devem ser discutidas com detalhes, mesmo quando o adolescente diz já saber "tudo sobre camisinha".

Outro aspecto importante é discutir com o adolescente que, embora o preservativo modifique a sensibilidade, não a diminui, nem interfere no prazer sexual; pode, ainda, prolongar o tempo até a ejaculação, o que muitas vezes pode ser visto como uma vantagem para o casal. Os tabus referentes à interferência no desempenho sexual são importantes causas de não adesão ao método.

O medo, frequentemente presente, de que o preservativo rompa e disso resulte uma gravidez pode ser contornado pela orientação, prescrição e até fornecimento prévio do contraceptivo de emergência para a utilização pela parceira nos casos de "acidente".

PRESERVATIVO FEMININO

Disponível no Brasil desde 1998, constitui-se em um dispositivo de poliuretano com cerca de 16cm de comprimento e 8cm de largura e que traz dois anéis flexíveis em suas extremidades (o anel interno fixa-se sobre o colo do útero, nos moldes do diafragma, e o externo nos pequenos lábios); já vem lubrificado com espermicida e, assim como o preservativo masculino, não é reutilizável.

Eficaz contra DST, cumpre os critérios de dupla proteção; faltam, no entanto, trabalhos que estudem sua aceitação por parte das adolescentes brasileiras. A necessidade de manuseio genital para sua colocação parece ser um fator limitante a sua popularidade nessa faixa etária, como acontece com o diafragma.

COITO INTERROMPIDO

Método bastante popular entre adolescentes, é falho mesmo entre adultos que supostamente têm capacidade de perceber o momento exato em que vão ejacular pela possibilidade de existir espermatozoides viáveis no líquido pré-ejaculatório. Sua ineficácia aumenta entre adolescentes ainda sem controle e conhecimento adequados da dinâmica sexual.

Dada a frequência com que é utilizado nessa faixa etária, é importante que se faça, durante a orientação anticoncepcional, discussão detalhada sobre suas desvantagens.

ABSTINÊNCIA SEXUAL PERIÓDICA

A abstinência sexual periódica ("tabelinha") é um outro método bastante falho quando utilizado isoladamente pela população adolescente. Baseia-se na fisiologia reprodutiva que infere que o período fértil consiste de aproximadamente seis dias – o dia da ovulação mais os cinco dias que a precedem. Assim, teoricamente, praticar abstinência durante seis dias em cada ciclo garantiria a anticoncepção. O problema é que não há métodos confiáveis para predizer, com precisão, quando ocorre a ovulação.

Os ciclos menstruais das adolescentes são, com frequência, irregulares; é comum que elas não registrem suas datas de ocorrência; a vivência temporal adolescente ("aqui e agora") assim como várias outras características das vivências sexuais dos jovens dificultam e até mesmo inviabilizam a utilização da "tabelinha" como método anticoncepcional.

O conhecimento sobre a fisiologia da reprodução pode ser usado para aumentar, por exemplo, a eficácia do preservativo, abstendo-se das relações sexuais nos dias possivelmente férteis, utilizando-se a "camisinha" nos demais.

ANTICONCEPÇÃO DE EMERGÊNCIA

A contracepção de emergência é definida como a utilização de uma droga ou dispositivo para evitar a gravidez após uma atividade sexual desprotegida. As opções de anticoncepção de emergência aprovadas pelo Ministério da Saúde envolvem a administração por via oral de estrógeno e progestágeno combinados (método de Yuzpe: 200µg de etinilestradiol + 1mg de levonorgestrel, dividido em duas doses, 12 em 12 horas) ou somente de progestágeno (1,5mg de levonorgestrel, dose única). O quadro III-7 apresenta como, na prática, a anticoncepção de emergência deve ser recomendada. Para a utilização do método de Yuzpe, podem-se usar apresentações que possuem 50µg de etinilestradiol e 250µg de levonorgestrel ou pílulas anticoncepcionais já existentes no mercado contendo a associação de 30µg de etinilestradiol e 150µg de levonorgestrel.

A ação anticoncepcional desses métodos só é garantida se a droga for administrada até 120 horas após a relação sexual desprotegida, mas quanto mais precoce for a ingestão da medicação maior a eficácia (Tabela III-2). As pílulas contendo apenas progestágeno apresentam menos efeitos colaterais, como náuseas e vômitos, e são mais eficazes do que o método de Yuzpe (Tabela III-2); possuem uma formulação específica para esse fim e são passíveis de ser administradas em dose única (o que facilita a adesão e o uso correto). Esses aspectos as tornam, sempre que possível, a primeira opção diante de uma emergência.

Seu mecanismo de ação depende da época do ciclo menstrual em que a droga foi ingerida, assim, pode inibir a ovulação (principal mecanismo de ação), interferir no transporte de espermatozoides ou na fertilização do óvulo. Não é, portanto, abortivo, pois não atua após a nidação nem interfere em uma gestação já estabelecida.

É importante orientar a adolescente que, se ela apresentar vômitos em 2 horas da ingestão do contraceptivo de emergência, deve repetir a dose. Como as náuseas são frequentes, principalmente quando da utilização do

Quadro III-7 – Anticoncepção de emergência.

Tipo de contracepção de emergência	Apresentação	Administração via oral	Nome comercial®
Pílula anticoncepcional combinada (método de Yuzpe)	Comprimido com 50µg de etinilestradiol + 0,25mg de levonorgestrel	2 comprimidos a cada 12 horas (2 doses; total: 4 comprimidos)	Neovlar Evanor
	Comprimido com 30µg de etinilestradiol + 0,15mg de levonorgestrel	4 comprimidos a cada 12 horas (2 doses, total: 8 comprimidos)	Nordette Microvlar
Pílula contendo apenas progestágeno	Comprimido com 0,75mg de levonorgestrel	2 comprimidos (dose única)	Pozato Poslov Pilem Diad Minipil 2 Post Previdez 2 Prevyol
	Comprimido com 1,5mg de levonorgestrel	1 comprimido (dose única)	Postinor Uno Pozato-Uni

Tabela III-2 – Eficácia dos contraceptivos de emergência (CE).

Intervalo entre coito e tomada do CE	Tipo de CE	Taxa de gravidez (n de gravidezes/100 mulheres ano)	Eficácia (%)
< 24 horas	Yuzpe	2,0	75
	Levonorgestrel	0,4	95
25-48 horas	Yuzpe	4,1	49
	Levonorgestrel	1,2	85
49-72 horas	Yuzpe	4,7	42
	Levonorgestrel	2,7	66

método combinado, pode-se optar pelo uso de antiemético 1 hora antes da tomada das doses. Efeitos colaterais menos frequentes são: aumento de sensibilidade mamária, sangramento irregular, retenção hídrica e cefaleia.

Na orientação para anticoncepção de emergência, vários aspectos devem ser abordados:

– a anticoncepção de emergência não protege contra DST nem contra outra gravidez no ciclo;
– o próximo ciclo pode ser antecipado ou retardado;
– o próximo fluxo menstrual pode ser mais intenso ou com volume inferior ao habitual;
– a adolescente deve pensar na possibilidade de gravidez caso a menstruação não ocorra em três semanas.

A orientação sobre anticoncepção de emergência deve constituir parte da orientação anticoncepcional como um todo, tendo-se o cuidado para que o acesso a essa informação não venha encorajar a prática de sexo inseguro e desencorajar o uso de um anticoncepcional mais eficaz de forma regular.

CONTRACEPÇÃO NA ADOLESCENTE PORTADORA DE DOENÇA CRÔNICA

Os grandes avanços da medicina ocorridos nas últimas décadas proporcionaram um aumento na sobrevida de crianças portadoras de diversas doenças crônicas, as quais chegam à adolescência trazendo questões próprias dessa faixa etária. Assim, os profissionais que lidam com esses doentes devem estar atentos a esses aspectos e prontos para abordar tais questões, inclusive as referentes ao exercício da sexualidade (incluindo gravidez e contracepção).

O conhecimento crescente sobre a anticoncepção nas doenças crônicas, os avanços na tecnologia contraceptiva e a rapidez com que novos anticoncepcionais são lançados no mercado exigem que o profissional, diante de uma demanda, reporte-se à literatura, pesquise e, se necessário e possível, discuta com outros especialistas na busca de compreender as possíveis interações entre uma gravidez ou um determinado método contraceptivo e a doença em questão.

Na dependência da doença de base, a escolha do método contraceptivo pode ser difícil, e enquanto não se decide pelo contraceptivo mais indicado é fundamental a orientação para o uso do preservativo associado ao contraceptivo de emergência para o caso de falha. O preservativo, aliás, deve estar associado a qualquer método contraceptivo escolhido, a fim de se contemplar o critério de dupla proteção.

Cada situação deve ser analisada individualmente, e a decisão deve ser tomada em conjunto pelos médicos especialistas que já acompanham a adolescente, pelo ginecologista e pela própria cliente, esclarecendo-se todas as possibilidades e os prós e os contras de cada contraceptivo.

Encontra-se disponível na Internet o consenso da OMS "Critérios de Elegibilidade Médica para Uso dos Métodos Anticoncepcionais", cujo objetivo é prover o profissional com informações que lhe permitam pesar os riscos de uma gravidez contra os riscos do método contraceptivo. Nesse manual, os métodos são classificados em categorias, e para cada situação médica determina-se em que categoria se classificam os vários contraceptivos:

• Categoria 1 – o método pode ser usado sem restrições.
• Categoria 2 – o método pode ser usado. As vantagens superam os riscos possíveis ou comprovados, mas, se a paciente escolhe esse método, um acompanhamento mais rigoroso pode ser necessário.
• Categoria 3 – o método não deve ser usado. Os riscos possíveis e comprovados superam seus benefícios.
• Categoria 4 – o método não pode ser usado, apresenta um risco inaceitável.

Ainda, pacientes portadoras de doenças crônicas frequentemente utilizam várias medicações diferentes e as interações entre o método contraceptivo e os medicamentos utilizados devem ser consideradas.

Almeja-se, acima de tudo, que a adolescente portadora de doença crônica tenha a chance de exercer sua sexualidade em toda sua plenitude e da maneira mais segura possível.

CONCLUSÃO

As taxas de gravidez e DST na adolescência denunciam a frequência com que a atividade sexual desprotegida ocorre nessa faixa etária e sinalizam para a necessidade urgente de uma política de prevenção séria e compromissada.

Mas a orientação anticoncepcional é um trabalho educativo que se expande muito além do fornecimento de informações e conhecimentos sobre saúde reprodutiva, é um processo que envolve o resgate do indivíduo, a promoção da autoestima e a conscientização dos riscos

vivenciados; somente dessa maneira se consegue uma mudança efetiva de atitude diante da vida sexual (sexo responsável), objetivo maior da educação sexual.

É importante:

– Criar um espaço na consulta no qual a adolescente possa, por meio de um processo reflexivo, perceber-se como um indivíduo, responsável pelo seu corpo e pela sua vontade, capaz de identificar, e só assim minimizar as situações de risco às quais se expõe.
– Fornecer informações que propiciem o autoconhecimento do seu corpo e conhecimentos sobre a anatomia e a fisiologia do aparelho reprodutor feminino e masculino.
– Fornecer informações sobre os métodos existentes discutindo vantagens e desvantagens, procurando capacitar a adolescente, de preferência em conjunto com seu parceiro, a escolher o método que mais se adeque a seu contexto de vida.
– Discutir questões polêmicas como interrupção da gravidez.
– Encaminhar para acompanhamento em conjunto com ginecologista todas as adolescentes que já iniciaram sua atividade sexual.

BIBLIOGRAFIA

1. Aberastury A, Knobel M. La adolescencia normal. Buenos Aires: Paidós; 1970. • 2. Baso SC. Sexualidad humana: aspectos para desarrollar docencia en educación sexual. Organización Panamericana de la Salud/Organización Mundial de la Salud; 1990. • 3. Bissell P, Anderson C. Enhanced access to emergency contraception. Lancet 2005;365:1668. • 4. Blum RW. Sexual health contraceptive needs of adolescents with chronic conditions. Arch Pediatr Adolesc Med 1997;151:290. • 5. Borgelt-Hansen L. Oral contraceptives: an update on health benefits and risks. J Am Pharm Assoc 2001;41:475. • 6. Croxatto HB et al. Mechanism of action of hormonal preparations used for emergency contraception: a review of the literature. Contraception 2001;63:111. • 7. Estatuto da Criança e do Adolescente (ECA). Lei Federal nº 8.069/90. Brasília, 13 de julho de 1990. • 8. Faculty of Family Planning and Reproductive Health Care Clinical Effectiveness Unit. FFPRHC Guidance (October 2004). Contraceptive choices for young people. J Fam Plann Reprod Health Care 2004;30:237. Available from <www.ffprhc.org.uk > • 9. Faculty of Family Planning and Reproductive Health Care Clinical Effectiveness Unit. FFPRHC Guidance (April 2005). Drug interactions with hormonal contraception. Available from: <www.ffprhc.org.uk/admin/uploads/DrugInteractionsFinal.pdf> • 10. Faculty of Family Planning and Reproductive Health Care Clinical Effectiveness Unit. Faculty Statement from the CEU on New Publication: WHO Selected Practice Recommendations Update (April 2005). Available from: <www.ffprhc.org.uk/admin/uploads/MissedPillRules%20.pdf> • 11. Gallo MF, Grimes DA, Schulz KF. Skin patch and vaginal ring versus combined oral contraceptives for contraception [Review]. The Cochrane Database of Systematic Reviews, 2004. Vol 3. • 12. Gold MA et al. Provision of emergency contraception to adolescents: position paper of the Society for Adolescent Medicine. J Adolesc Health 2004;35:66. • 13. Hatcher RA et al. Pontos essenciais da tecnologia de anticoncepção. Baltimore: Escola de Saúde Pública Johns Hopkins, Programa de Informação de População; 2001. • 14. International Consortium

for Emergency Contraception. Emergency contraceptive pills: medical and service delivery guidelines. 2nd ed. The International Consortium for Emergency Contraception, Washington; 2003. • 15. Kartoz C. New options for teen pregnancy prevention. Am J Maternal/Child Nursing 2004;29:30. • 16. Kaunitz AM. Injectable long-acting contraceptives. Clin Obstet Gynecol 2001;44:73. • 17. Ministério da Saúde do Brasil. Anticoncepção de emergência. Perguntas e respostas para profissionais de saúde. Série Direitos Sexuais e Direitos Reprodutivos. Caderno nº 3. Brasília, 2005. Available from: <www.redece.org/manualce2005.pdf> • 18. Neinstein LS. Contraception in women with special medical needs. Compr Ther 1998;24:229. • 19. Oelkers W. Drospirenone, a progestogen with antimineralocorticoid properties: a short review. Mol Cell Endocrinol 2004;217:255. • 20. Organização Mundial da Saúde. Departamento de Saúde Reprodutiva e Pesquisa. Critérios médicos de elegibilidade para uso de métodos anticoncepcionais. 3ª ed. 2004. Available from: <www.reprolatina.net/website_portugues/html/ ref_bibliog/criterios2004_pdf/criterios_medicos2004_integral.pdf> • 21. Pettinato A, Emans SJ. New contraceptive methods: update 2003. Curr Opin Pediatr 2003;15:362. • 22. Raudrant D, Rabe T. Progestogens with antiandrogenic properties. Drugs 2003;63:463. • 23. Rodrigues I, Grou F, Joly J. Effectiveness of emergency contraceptive pills between 72 and 120 hours after unprotected sexual intercourse. Am J Obstet Gynecol 2001;184:531. • 24. Saito MI, Leal MM. O exercício da sexualidade na adolescência: a contracepção em questão. Pediatr (S Paulo) 2003;25:36. • 25. Saito MI. Sex education in school: preventing unwanted pregnancy in adolescents. Int J Gynecol Obstet 1998;63(Suppl):157. • 26. Saito MI. Sexualidade, adolescência e orientação sexual: reflexões e desafios. Rev Med (S Paulo) 1996;75:26. • 27. Scott A, Glasier AF. Are routine breast and pelvic examinations necessary for women starting combined oral contraception? Hum Reprod Update 2004;10:449. • 28. Sociedade Brasileira de Pediatria (SBP) & Federação Brasileira das Sociedades de Ginecologia e Obstetrícia (Febrasgo). Adolescência, anticoncepção e ética – Diretrizes. J Pediatr 2004;80(1). • 29. Task Force for Postovulatory Methods of Fertility Regulation. Randomised controlled trial of levonorgestrel versus Yuzpe regimen of combined oral contraception for emergency contraception. Lancet 1998;352:428. • 30. Trussel J. Contraceptive failure in the United States. Contraception 2004;70:89. • 31. US Food and Drug Administration. Black box warning added concerning long-term use of depo-provera contraceptive injection. FDA Talk Paper. November 17, 2004. Available from: <www.fda. gov/bbs/topics/ANSWERS/2004/ANS01325.html > • 32. Ventura M. Direitos reprodutivos no Brasil. São Paulo: Câmara Brasileira do Livro; 2004. • 33. World Health Organization. Department of Reproductive Health Research. Selected practice recomendations for contraceptive use. 2nd ed. WHO: Geneva; 2004. • 34. Zite NB, Shulman LP. New options in contraception for teenagers. Curr Opin Obstet Gynecol 2003;15:585.

73 OBESIDADE NA ADOLESCÊNCIA

Maria Ignez Saito
Maurício de Souza Lima

A obesidade é considerada uma síndrome multifatorial, na qual a genética, o metabolismo e o ambiente interagem, o que talvez possa contribuir para as elevadas taxas de insucesso no seu tratamento. O termo obesidade vem do latim *ob edere*, que quer dizer comer em excesso.

Vários fatores interferem no processo da nutrição e vem sendo progressivamente comprovado o papel da alimentação inadequada na gênese de problemas ou agravos à saúde. Então, além de preocupações estéticas, a obesidade relaciona-se a hipertensão arterial, alterações cardíacas, *diabetes mellitus* e a outras entidades mórbidas.

Em nosso meio, onde ainda é relevante a preocupação com a desnutrição, a obesidade, por suas implicações e abordagem complexa, tem lugar de destaque, disseminando-se por todas as camadas sociais, até mais frequentemente naquelas menos favorecidas.

É importante salientar que, na grande maioria dos casos, a obesidade está relacionada ao alimento excessivo, não chegando a 5% dos casos, que têm como diagnóstico as endocrinopatias ou os distúrbios no sistema nervoso central.

Este capítulo focaliza a obesidade de causa primária, sendo citadas para diagnóstico diferencial algumas doenças de causas neuroendócrina e/ou metabólica. Assim, a polifagia pode ser inicialmente decorrente de perturbações do hipotálamo, órgão relacionado aos mecanismos de fome e saciedade. Exemplo disso se encontra na obesidade endógena, ligada às síndromes de Prader-Willi e de Laurence-Moon-Biedl. Os adolescentes com obesidade de causa hormonal são, geralmente, facilmente distinguíveis, pois, na maioria das vezes, o crescimento está afetado, sendo mais baixos do que o normal; os adolescentes portadores de obesidade exógena têm idade óssea normal ou até avançada, enquanto nas endocrinopatias e no hipotireoidismo ela está atrasada.

Alterações metabólicas podem ser encontradas nos casos de obesidade. O hiperinsulinismo é frequentemente detectado na criança ou no adolescente obeso. A insulina secretada em resposta ao aumento da glicose estimula a síntese de gordura e inibe sua mobilização. O nível plasmático de cortisol pode estar elevado. A relação entre tecido adiposo e insulina é idade-dependente, sendo maior a resposta na criança. O hiperinsulinismo geralmente desaparece com a perda de peso, levando a supor que seja consequência e não causa da obesidade.

INCIDÊNCIA E PREVALÊNCIA

A obesidade exógena é das patologias nutricionais a que mais tem demonstrado aumento de incidência e prevalência, não apenas nos países desenvolvidos, mas também naqueles ditos em desenvolvimento, mesmo quando a desnutrição ainda se apresentea como preocupação relevante.

Essa patologia nutricional tornou-se tão comum nas sociedades industrializadas que alcançou proporções epidêmicas em países como os Estados Unidos, onde afeta entre 20 e 27% das crianças e adolescentes e 33% dos adultos, sendo causa de grande morbidade e mortalidade (300.000 mortes/ano). Entre as mulheres afro-americanas, a prevalência da obesidade pode alcançar 40%.

No Brasil, estudo de Mondini (1996) demonstrou que a obesidade era mais frequente do que a desnutrição, tanto em adultos quanto em crianças, nas regiões mais ricas e desenvolvidas. É fato conhecido que, nos níveis socioeconômicos mais baixos, já existia prevalência de obesidade.

Análises dos inquéritos sobre nutrição no Brasil (1974-1989) evidenciaram um crescimento de 75% e 60%, respectivamente, na proporção de homens e mulheres obesos.

ETIOPATOGENIA E FATORES DESENCADEANTES

Conhecer o desenvolvimento do tecido adiposo nas várias idades é importante na etiologia da obesidade, pois o ritmo de armazenamento não é o mesmo para as várias idades e etapas do crescimento, devendo ainda ser consideradas as diferenças sexuais.

De maneira geral, acredita-se que a obesidade seja decorrente do aumento da gordura celular e do número de células gordurosas e que, em três períodos da vida, o aumento se verifica de maneira fisiológica, constituindo épocas críticas para o estabelecimento da doença. São elas:

– último trimestre de vida intrauterina;
– primeiro ano de vida; e
– início de adolescência.

Em relação ao dimorfismo sexual, as meninas possuem mais tecido gorduroso do que os meninos, aspecto este que se acentua na adolescência (gordura final no sexo feminino é o dobro daquela do sexo masculino).

Segundo alguns autores, não há relação entre o número de adipócitos e a idade em que a obesidade se iniciou para indivíduos com o mesmo grau de obesidade. Outros vêem papel importante no pré-adipócito – células armazenadoras de gordura nem sempre são detectáveis ao exame.

Os múltiplos fatores desencadeantes da obesidade podem ser divididos em genéticos, individuais e ambientais.

Fatores genéticos

Dados da literatura mostram predisposição genética para condicionar o aumento de tecido adiposo.

A influência da hereditariedade foi objeto de estudos realizados com gêmeos, idênticos ou não, quando se observou que, para os monozigotos, existia um padrão de gordura (corpulência) mais semelhante do que aquele encontrado em heterozigotos, e que a obesidade só surge em condições adequadas quando há predisposição genética.

Pesquisas avançadas revelam a secreção de neuropeptídeos, como a leptina, implicados na regulação da saciedade e em alterações metabólicas relacionadas ao gasto calórico, à termogênese e ao metabolismo basal. Trabalhos recentes sugerem que os fatores genéticos podem modular os efeitos da atividade física sobre o peso corporal. Assim, o estilo de vida sedentário promoveria obesidade em pessoas com predisposição genética. A vida sedentária e a dieta inadequada constituem a "herança ambiental que sustenta a presença de obesidade".

O caráter familiar da obesidade foi observado em muitas famílias. Diante de uma criança ou adolescente obesos, encontram-se geralmente pais ou outros familiares também obesos, parecendo este caráter apresentar natureza poligênica.

Trabalhos revelam que a incidência de obesidade em uma família pode ser prevista por meio de modelos matemáticos, usando-se regressões múltiplas para análise estatística, o que, de certa forma, serve para alertar o pediatra, para desenvolver uma ação profilática para a prevenção da obesidade. É sabido que a possibilidade de um indivíduo tornar-se obeso com pais normais é de 9%; se um dos cônjuges é obeso, ela aumenta para 40% e, se ambos o são, para 80%.

Os mecanismos através dos quais se expressam as influências genéticas ainda não são bem conhecidos e parecem estar associados a mecanismos neuroendócrinos e intestinais que controlam a ingestão do alimento. Dados consistentes mostram a leptina como fator relevante na regulação do peso corporal, pois estaria envolvida com a saciedade, agindo no hipotálamo, mediante a inibição de atividade do neuropeptídeo y.

Fatores individuais

São tanto de ordem física, como aceleração e desaceleração do crescimento e diferenças relacionadas ao sexo, quanto de ordem psicoemocional, mais ligados à Síndrome da Adolescência Normal.

Nos aspectos de ordem física, pode ser lembrado o aumento do apetite ligado à maior demanda proteico-calórica, principalmente durante a fase de estirão, e que é mais acentuado no sexo masculino.

A busca da identidade com questionamento dos padrões familiares, inclusive do alimentar, a importância crucial que assume a opinião do grupo, o imediatismo e a noção de que a saúde é um bem inerente e a própria onipotência fazem com que o adolescente consuma alimentos, geralmente de alto teor calórico, fáceis de serem preparados e que constituem verdadeiros clichês ligados a este momento da vida. A crença de que a qualquer momento poderá mudar magicamente sua imagem associada à ideia de que não é necessário comer bem ou emagrecer hoje para ter boa saúde amanhã reforçam comportamentos que mantêm a obesidade.

A consciência das falhas estéticas de sua figura afasta os jovens das práticas esportivas e mesmo dos programas em grupo, perpetuando-se, assim, o alimento como única fonte de prazer.

Alguns outros fatores que atuam na etiopatogenia da obesidade devem ser lembrados, ainda que não totalmente esclarecidos. O principal deles diz respeito aos aspectos ligados à termogênese, ou seja, os indivíduos obesos seriam maus dissipadores de calor, o que seria um fator coadjuvante importante na avaliação de cada caso. Seria possível que, diante da mesma ingestão, uma pessoa poderia se tornar obesa e outra não? Estudos mais atuais questionam esta teoria, vinculando cada vez mais a obesidade ao excesso ingerido.

Ainda em países do Terceiro Mundo deve ser considerado um tipo especial de obeso que na realidade seria o "desnutrido gordo", geralmente portador de baixa estatura e que ingere quase exclusivamente hidratos de carbono, mesmo que em excesso; este quadro difere daquele resultante da ingestão aumentada de todos os nutrientes. Avaliações mais atuais desta hipótese começam a evidenciar, cada vez mais, a importância das gorduras na etiologia da obesidade, não só nestes casos, como também nos de causa exógena.

Fatores ambientais

As variáveis ambientais atuam de forma decisiva no processo de crescimento e desenvolvimento, envolvendo especificamente as relações do indivíduo com a nutrição, independentemente da predisposição genética que pode então ser alterada.

Dentre elas podemos citar a renda; o conhecimento da família sobre alimentação, envolvendo crenças e tabus geradores do hábito alimentar; a dinâmica familiar, que atua na micropolítica da criança e do adolescente, a propaganda; a escola; o trabalho e o grupo de amigos, entre outras. Cabe lembrar que a obesidade é mais frequente em regiões urbanas (de maior densidade populacional) e nas regiões geográficas mais frias.

A renda é o principal determinante de condição socioeconômica, exercendo seu poder limitante desde a aquisição até o preparo dos alimentos, podendo instituir comportamentos que envolvem a grande ingestão (ou quase exclusiva) de hidratos de carbono que, por si só, é fator relevante na etiologia da obesidade.

É importante lembrar que os valores vigentes nos diferentes níveis socioeconômicos também influenciam em maior ou menor grau a presença de obesidade, que é muito mais encontrada entre as mulheres das classes menos favorecidas do que naquelas de nível socioeconômico mais elevado, em que os padrões estéticos, como a magreza, são valorizados e cultuados com grande preocupação.

Em relação à dinâmica familiar, deve-se ter clara a ideia de que a obesidade é doença ambiental de caráter familiar, e o indivíduo obeso é apenas um sintoma do conflito existente. A grande oferta de alimento e a falta de limites podem mascarar a ausência de amor ou mesmo a rejeição; a ansiedade e as acariações constantes na hora das refeições podem criar condutas reativas envolvendo o alimento, visto como fonte de agressão ou prazer ou como compensação pelos agravos vividos.

Horários de escola, situações de trabalho ou ambos favorecem, por vezes, a dieta inadequada com o consumo de alimentos prontos e semiprontos de alto teor calórico; devem ainda ser lembrados os períodos sedentários que frequentemente estão associados a essas situações.

Lembrando a influência da mídia na adolescência, passa a ter grande importância a tentadora imagem, utilizada pela propaganda, de adolescentes consumindo vários tipos de alimento, tendo como somatório de tudo isso o sucesso, o amor e a liberdade. Esse estímulo constante mantém em alta o consumo de sanduíches, refrigerantes, salgadinhos, *pizzas* e outros petiscos que praticamente se tornaram característicos dessa fase da vida.

A constelação de influências ambientais vão estar alinhadas àquelas ligadas às singularidades deste momento da vida e que constituem o conjunto dos fatores individuais.

DIAGNÓSTICO

Vários são os critérios, além da impressão clínica, utilizados no diagnóstico da obesidade, sendo importante salientar que, independentemente do uso desses ou daquele critério, a anamnese alimentar é absolutamente fundamental.

Dentre os critérios de avaliação, podem-se destacar o Índice de Obesidade de Newen-Goldstein e o Índice de Massa Corpórea a seguir representados.

Índice de obesidade (Newen-Goldstein) – IO (N-G)

$$IO\ (N\text{-}G) = \frac{\dfrac{\text{peso atual}}{\text{altura atual}}}{\dfrac{\text{peso ideal}}{\text{altura ideal para a idade}}} \times 100$$

Os pesos e as alturas ideais são os encontrados no percentual 50 nos gráficos de peso e estatura. São considerados normais os valores entre 91 e 110, sobrepeso de 111 a 120, sendo feito o diagnóstico de obesidade para valores acima de 120.

Índice de massa corpórea (IMC)

$$IMC = \frac{\text{peso}}{(\text{altura})^2}$$

São considerados normais para o sexo feminino os valores entre 19 e 24, e para o masculino, entre 20 e 25. De maneira geral, o diagnóstico de sobrepeso é feito para valores entre 25 e 30, sendo obesos os indivíduos entre 30 e 35; a partir de valores iguais ou superiores a 35, ocorre obesidade mórbida. Para maior rigor diagnóstico, nas diferentes idades, é usada a distribuição em percentis, quando o diagnóstico de obesidade se estabelece a partir do percentil 95, e o de sobrepeso, entre os percentis 85 e 95. A curva de referência (CDC 2000) encontra-se no capítulo de Avaliação nutricional.

Hoje é aceito pela maioria dos autores que são considerados obesos aqueles indivíduos que têm peso 20% acima daquele esperado para idade/altura.

AGRAVOS RELACIONADOS À OBESIDADE

Cada vez se tornam mais evidentes as relações entre a obesidade e os agravos à saúde, entre os quais citamos: elevação da pressão arterial, distúrbios respiratórios, aterosclerose, problemas cardíacos, doenças como diabetes, varizes, artrites e osteoartrites, úlceras de extremidades, dermatites intertriginosas, maior risco cirúrgico etc. Estes aspectos tornam-se relevantes pontos de discussão quando se vai abordar o adolescente obeso.

Existe uma estreita relação entre a pressão arterial e a relação peso/estatura. Há oito vezes mais hipertensão sistólica em adolescentes obesos do que nos normais, e três a quatro vezes mais hipertensão diastólica, sendo benéfica a perda de peso em ambos os casos.

A hipertensão primária em crianças, antes considerada uma condição rara, tem-se tornado cada vez mais comum em associação com a obesidade e outros fatores de risco, como predisposição familiar e étnica para doença hipertensiva. Crianças obesas têm três vezes mais risco de desenvolver hipertensão quando comparadas com crianças não obesas. Quanto maior o percentil de IMC (índice de massa corpórea) em crianças, maior a prevalência de hipertensão. As taxas variam de 6% se IMC ≤ percentil 5 para 34% se IMC ≥ percentil 95. A obesidade em crianças tem sido associada a alterações precoces nas artérias coronárias e carótidas e comprometimento do miocárdio.

Outros trabalhos mostram a existência de correlação direta entre o grau de obesidade e as reservas de colesterol, havendo diminuição dos níveis quando da restrição alimentar, com perda de peso.

Convém lembrar que a incidência maior de problemas respiratórios e articulares dificulta a locomoção, favorecendo a inatividade e, portanto, a obesidade.

Muitas das complicações da obesidade são mecânicas, consequentes da sobrecarga provocada pelo excesso de tecido adiposo. É o caso do excesso de peso sobre as articulações, causando osteoartroses, dores lombares, deformidade da coluna vertebral e *genu valgum* ou do excesso de depósito de gordura nos tecidos moles do pescoço e do palato, levando a distúrbios obstrutivos, como a apneia do sono. Além disso, o grande obeso tem aumento na demanda e no esforço respiratório, em consequência do aumento da massa do tórax aliado a menor eficiência muscular, queda da reserva funcional respiratória, e ocorrência de microatelectasias periféricas que levam à hipóxia crônica e à síndrome de Pickwicky, uma forma grave de insuficiência respiratória.

A capacidade da adrenalina de estimular a lipólise está diminuída na obesidade, podendo também estar diminuída a ação lipolítica do hormônio de crescimento.

Cada vez mais ganha espaço a discussão sobre a repercussão da obesidade, principalmente a de caráter centrípeto sobre a saúde reprodutiva, sendo de particular interesse a abordagem desse aspecto nas adolescentes obesas.

Em linhas gerais, pode-se dizer que a obesidade tem consequências significativas para a reprodução que depende da quantidade e distribuição de gordura. Evidências epidemiológicas mostram claramente que o excesso de peso contribuirá para: irregularidade menstrual, infertilidade, gravidez de risco, aborto, fetos com desenvolvimento prejudicado, *diabetes mellitus*.

A obesidade modifica a sensibilidade à insulina e a dinâmica das gonadotrofinas, associando-se a distúrbios da ovulação; o hiperinsulinismo e o hiperandrogenismo, por ela desencadeados, afetam negativamente a função menstrual e a fertilidade.

Essa patologia na adolescência pode ser um fator relevante para o desenvolvimento de hiperandrogenismo nos casos de ovários policísticos.

A perda de peso tem efeitos marcantes em regularizar o ciclo menstrual, promover a ovulação espontânea e a fertilidade. Quando há cerca de 10% do peso inicial,

observam-se restabelecimento dos níveis hormonais, regularização das menstruações, ovulação e possibilidade de gravidez.

Em relação à gravidez, os trabalhos relatam para as portadoras de obesidade: maiores índices de eclâmpsia e pré-eclâmpsia; maiores índices de distocia funcional; maior dificuldade na progressão da apresentação fetal pelo canal de parto (em vista do incremento de gordura presente no espaço isquiorretal); maior porcentagem de desproporção cefalopélvica; maior dificuldade para expulsão da placenta; e, provavelmente, maior incidência de infecção no puerpério. Vários estudos mostram que a morte fetal está aumentada para mulheres com índice de massa corpórea elevado. A gravidez na adolescência tem sido associada à obesidade subsequente. Publicações realizadas revelaram que a idade, a paridade, o intervalo entre as gestações e o índice de massa corpórea prévio estavam significativamente relacionados à obesidade.

A anestesia e as cirurgias em pacientes obesas podem ser problemáticas.

Dentre os agravos vinculados à obesidade, a síndrome metabólica, cuja principal característica é a resistência à ação da insulina, é uma complicação cada vez mais comum em crianças e adolescentes com obesidade grave. Seus principais sinais e sintomas são: obesidade central ou visceral, distúrbios do metabolismo da glicose (intolerância à glicose ou diabetes tipo 2), hipertrigliceridemia e baixas concentrações sanguíneas das frações de HDL-colesterol, hipertensão arterial sistêmica. Outros achados clínicolaboratoriais encontrados são esteatose hepática, ovário policístico, *acanthosis nigricans*, microalbuminúria, estados pró-trombóticos, estados pró-inflamatórios e de disfunção endotelial. É importante salientar que quanto mais precoce o aparecimento de diabetes tipo 2, que até recentemente era considerada uma doença do adulto de meia-idade, maior será o risco de aparecimento de suas complicações.

Não existe concordância internacional a respeito da definição de síndrome metabólica. A Organização Mundial da Saúde (OMS) considera esse diagnóstico se existe duas ou mais das seguintes manifestações: tolerância à glicose alterada; hipertensão arterial; hipertrigliceridemia e baixos níveis de HDL; resistência à insulina; obesidade central.

Os aspectos psicológicos dos portadores de obesidade são objeto de estudos atuais. Há evidências de que essas pessoas possam experimentar dificuldades significativas relacionadas ao peso, que não se manifestam só como depressao, e sim comprometem sua qualidade de vida.

É claro que nem todos os obesos têm sentimentos negativos sobre seu corpo, mas estes podem ser comuns se esses indivíduos foram muito depreciados na infância e na adolescência; a censura dos pais, dos pares, da sociedade em geral pode ser internalizada, comprometendo a autoestima. Muitos autores referem que a sexualidade dos indivíduos obesos é reprimida, prejudicando as relações com o sexo oposto.

O conceito de imagem corporal é muito importante para o entendimento da ralação do adolescente obeso com seu corpo. Esse adolescente pode desenvolver uma percepção distorcida da figura corporal, sentindo-se grotesco, feio e desajeitado. A pouca aceitação do grupo reforça o sentimento de desvalorização. Muitos adolescentes com essa patologia são estigmatizados pelo grupo e até por familiares, acentuando-se assim a baixa autoestima, frequentemente presente. Isolados, vinculam-se ao sedentarismo, tendo por vezes como única companhia e fonte de prazer o alimento. Cabe lembrar a influência da mídia: poucas celebridades obesas são usadas como modelos de beleza, sendo, quase que invariavelmente, retratadas.

Ainda dentro dos agravos psíquicos que podem acompanhar a obesidade é lembrada a bulimia, muitas vezes relacionada a programas que exigem emagrecimento a curto prazo.

ABORDAGEM DO ADOLESCENTE OBESO

ASPECTOS GERAIS

Pelas considerações feitas em relação à etiologia e à patogenia da obesidade, percebe-se nitidamente que o melhor tratamento é, sem dúvida, o profilático, cabendo ao pediatra importante papel na vigilância dos fatores predisponentes na infância e adolescência.

A abordagem do adolescente obeso necessita de enfoques diversificados relacionados a dieta, apoio psicológico, atividade física e, por vezes, condutas medicamentosas e obriga a que se leve em consideração algumas circunstâncias biológicas, emocionais e sociais que estão sumarizadas na figura III-3.

Em nossa experiência, a obesidade parece preocupar, em épocas diferentes, adolescentes do sexo masculino e feminino. Essa preocupação parece surgir no menino no início da puberdade, talvez pela conservação do aspecto rechonchudo, infantil ou pelo fato de que a gordura chega a camuflar o desenvolvimento genital.

A demanda para o emagrecimento nas meninas ocorre mais frequentemente após a menarca, já em fase de desaceleração do crescimento, quando a gordura começa a ser provavelmente mais notada, o que pode, de certa forma, prejudicar o momento de intervenção.

A abordagem da obesidade na adolescência e em outras fases da vida é complexa e frequentemente vinculada ao insucesso. Geralmente, a obesidade na adolescência é um problema da infância que persiste na idade adulta. Outras regressões revelam relações importantes entre a obesidade do adulto e aquela do adolescente, principalmente quando agravada no início da adolescência.

Desde o início da vida, os pais, principalmente as mães, devem ser esclarecidos que gordura excessiva não é sinônimo de saúde, estando mais relacionada à doença imediata ou tardia.

A promoção do aleitamento materno, o esclarecimento das mães sobre as necessidades dietéticas reais e indi-

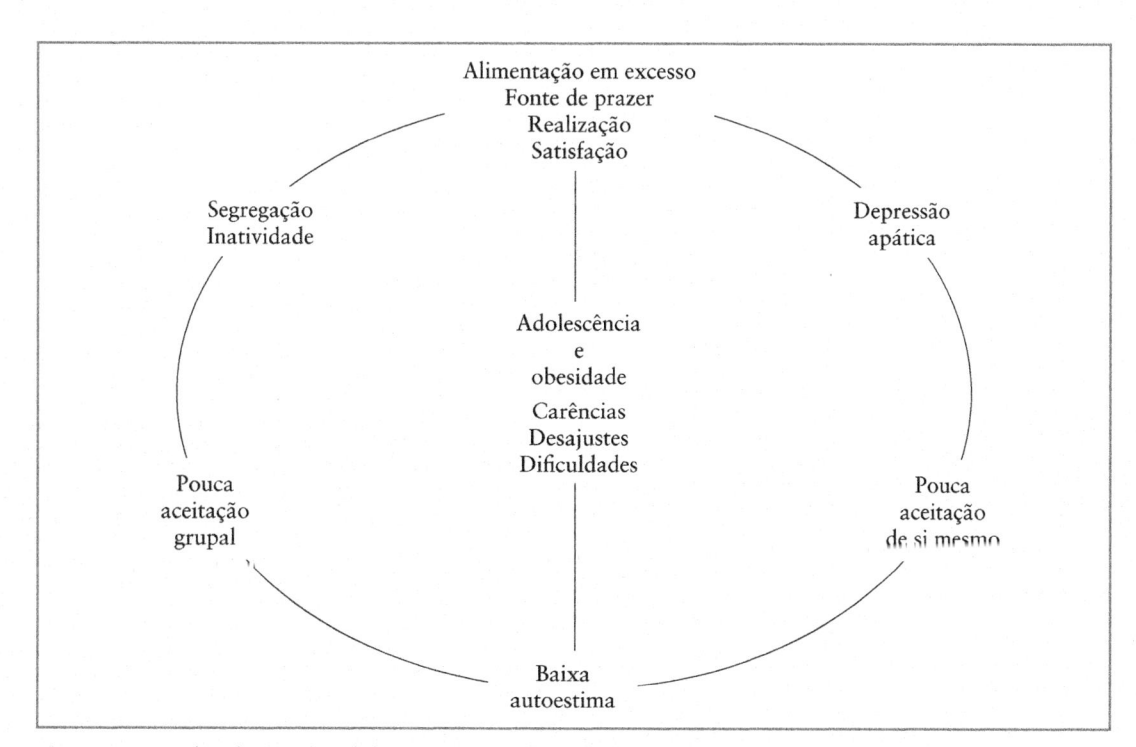

Figura III-3 – Abordagem do adolescente obeso: fatores a serem considerados.

viduais de seus filhos e, ainda, o respeito às aquisições gradativas do desenvolvimento, como a mastigação e outras, associados à disciplina de horários, abolição do uso excessivo de hidratos de carbono, principalmente na forma de guloseimas e refrigerantes, deverão ser feitos paralelamente à promoção de atividade física, visando ao balanço adequado entre ingestão e gasto energéticos.

Talvez, a idade escolar ofereça uma boa oportunidade para se enfrentar o problema da obesidade, pois aí uma pequena redução do armazenamento de gordura transformará uma criança obesa de 6 ou 7 anos em um adolescente eutrófico de 12 anos.

Deve-se ter em mente que a maior vantagem da nutrição adequada na infância é moldar um hábito alimentar também adequado. A obesidade na adolescência já pode vir da infância, podendo haver ou não cristalização do hábito inapropriado nessa fase.

A atenção ao adolescente obeso se iniciará sempre com anamnese detalhada, que envolverá, inclusive, a observação de demanda real ou não para emagrecer, seguindo-se os exames laboratoriais, as orientações dietéticas e de atividade física e finalmente a possibilidade de tratamento clínico ou cirúrgico.

ANAMNESE

Diante da anamnese que envolve, inclusive, a história nutricional do paciente e o diagnóstico criterioso da obesidade, pode-se organizar melhor a abordagem do adolescente obeso, visando minorar o número de insucessos.

Na história

– Se a obesidade aparece com queixa principal, secundária ou não aparece.
– Se há demanda para emagrecer.
– Se há outros problemas de saúde que possam canalizar o interesse do paciente e mesmo do médico, ficando a obesidade em plano "secundário".
– Dados importantes: dia a dia do paciente interessando atividade física, hábito alimentar, disponibilidade de alimentos, possibilidade de refeições fora de casa (inquérito alimentar utilizando geralmente sete dias), traços de personalidade, aceitação de sua imagem, autoestima, amizades, escola, trabalho, dinâmica familiar.
– Observar seu comportamento diante da saúde.

Os dados poderão ser obtidos de modo gradual e não necessariamente no primeiro dia.

Nos antecedentes pessoais

– Época de instalação da obesidade (se possível evolução pondoestatural desde peso ao nascimento).
– História alimentar: quantificando alimentos, revelando preferências e desagrados.
– Se já utilizou recursos para emagrecer (dietas, ginásticas, medicamentos, internações).

– Desenvolvimento evolutivo: aquisições, desempenho escolar etc.

Nos antecedentes familiares

– Obesidade em outros membros da família, principalmente mãe, pai, irmãos.
– Antecedentes de diabetes, hipertensão, problemas cardíacos.
– Hábito alimentar da família.

Exame físico

Dados importantes:
– Peso.
– Estatura.
– Dobra tricipital (se possível).
– Pressão arterial.
– Fácies do paciente.
– Distribuição de gordura.
– Maturação sexual.

Exames laboratoriais

– Idade óssea.
– Colesterol.
– Triglicérides.
– Glicemia de jejum.
– Curva glicêmica.
– Proteínas totais e fracionadas (importante em nosso meio pela associação de obesidade e carências nutricionais).
– Hemoglobina + hematócrito.

DIETA

Dentre os métodos de abordagem utilizados para combater a obesidade, a dieta surge como a alternativa mais óbvia e ao mesmo tempo, talvez, a mais difícil.

Antes mesmo da dieta, deve-se ter uma avaliação psicossocial do paciente. Por vezes, a problemática psicológica necessita de abordagem específica, como realização de terapia, precedendo até mesmo a dieta, sendo necessário o apoio da família.

A perda de peso nunca será a meta a ser atingida, devendo o adolescente ser atendido globalmente em suas necessidades. A mudança do hábito alimentar tem implicações amplas, sendo por vezes necessária a manipulação de muitos valores, como aspectos da afetividade e da personalidade do adolescente.

Algumas características próprias do adolescente devem ser lembradas como a fase de estirão que corresponde à de maior demanda proteico-calórica da vida, com exceção da gestação e da lactação no sexo feminino.

Frequentemente, as dietas vão basear-se em alimentos pouco aceitos pelos adolescentes como verduras ou mesmo frutas. Devem-se discutir com eles as mudanças e, se possível, preservar os alimentos de que gostam mais, estudando eventuais substituições.

O jovem deve aprender sobre grupos de alimentos construtores, energéticos e/ou protetores (assimilando as substituições), contribuindo com sugestões e alternativas que sejam viáveis dentro do seu ambiente de vida. É relevante que não seja esquecido que as dietas não têm caráter temporário e que servem de base para a adequação definitiva dos comportamentos em relação ao alimento, única garantia do sucesso contra a obesidade.

A retaguarda da família é indispensável para o apoio e o seguimento das orientações dietéticas.

Toda perda de peso deve ser valorizada, havendo uma análise crítica construtiva do insucesso, quando a perda não ocorre. É desaconselhada a pesagem frequente, que pode ser mais um fator de angústia. Deve ser explicado que o sucesso inicial pode não ser mantido na mesma intensidade no decorrer do processo.

Os regimes, praticados ou não com orientação médica, não devem conter mudanças bruscas do hábito alimentar, o que, certamente, pode favorecer insucesso da orientação e/ou recidivas. Restrições calóricas podem levar à perda do valor biológico das proteínas; jejum ou semijejum serão desaconselhados por conduzirem a acidose láctica, hipoglicemia e hiperuricemia.

As restrições dietéticas devem ser feitas criteriosamente, tendo em vista preservar o crescimento, devendo haver o cuidado de não se retirar totalmente um alimento muito apreciado como pão, macarrão, *pizzas* ou doces.

Na fase de desaceleração, poderão ser usadas dietas com restrição proteico-calórica, já sem a mesma preocupação da fase anterior. As restrições devem ser executadas gradativamente, iniciando-se com 2.800 a 2.000 calorias. Dietas entre 800 e 1.000 calorias só deverão ser usadas com a hospitalização do paciente.

Nas últimas décadas, têm sido valorizadas as diferenças metabólicas existentes entre os indivíduos, como importantes para o aparecimento e a manutenção da obesidade. Os obesos seriam então os melhores armazenadores de energias com maior dificuldade de dissipar calor. Essas inferências vêm servindo como justificativa para o ganho exagerado ou para a não perda de peso proposta pela dieta. Hoje, porém, cada vez mais se responsabiliza o não cumprimento da dieta devido a essas falhas, devendo existir interrogatório cuidadoso que determine as quantidades exatas que estão sendo ingeridas e os menores escapes que venham ocorrendo, mesmo que considerados insignificantes.

A dieta desejável para portadores de síndrome metabólica deve priorizar o consumo de alimentos com baixo teor de gordura saturada e ácidos graxos trans isômeros, estimulando a ingestão de alimentos de baixo índice glicêmico e com quantidades adequadas de fibras alimentares. Deve-se, ainda, limitar o consumo de sódio. Além disso, é necessário o estímulo à prática regular de atividades físicas para a melhora das alterações metabólicas e o aumento do gasto energético.

As recidivas são frequentes e não devem desanimar médico ou paciente, mas serem encaradas como inevitáveis.

Deve-se ter presente que a renda, determinante socioeconômico, pode funcionar como grande obstáculo na prescrição de dietas e outras mudanças de hábito, pela impossibilidade, às vezes existente, de aquisição de outros alimentos como frutas, carnes e verduras. A renda influencia o padrão estético, fazendo com que a obesidade seja "mais bem tolerada" pelas meninas das camadas menos favorecidas que se espelham frequentemente neste tipo de modelo (mãe, tias, primas).

ATIVIDADE FÍSICA

A atividade física é parte importante da abordagem, com a prática de esportes, entre os quais destacamos corrida de curta distância, natação, futebol, *skate*. A perda calórica se associa à oportunidade da atuação em grupo. Esclarecer que no início dessas práticas pode haver aumento de apetite.

As caminhadas, antes mesmo das outras práticas, devem ser sempre incentivadas, pois podem ser realizadas por qualquer adolescente, em grupo ou não, independentemente do nível socioeconômico, ou do vestuário.

Os benefícios da atividade física para os indivíduos obesos são vários, como diminuição no peso corporal (a médio e longo prazo), diminuição dos níveis de pressão arterial sistólica e diastólica, da concentração sanguínea de triglicérides, do colesterol total e de baixa densidade (fração LDL do colesterol) e aumento do colesterol de alta densidade (HDL-colesterol) e da sensibilidade à insulina. O exercício aeróbico regular em intensidade moderada e duração acima de 20 minutos tende a acelerar o metabolismo dos lipídios, promovendo maior utilização de ácidos graxos livres como substrato. Os efeitos crônicos do exercício aeróbico levam ao aumento na concentração de enzimas oxidativas nos músculos trabalhados, resultando em otimização dos processos aeróbicos e maior tolerância ao esforço. O papel da atividade física em aumentar a ação da insulina, reduzindo sua resistência, pode ocorrer pelo aumento no fluxo sanguíneo muscular. Este processo também pode potenciar o metabolismo oxidativo da glicose e o aumento na sua captação. Diferentes estágios de maturação, sexo e etnia, além da própria intensidade do esforço físico podem influenciar esses resultados.

É muito importante que, antes de iniciar um programa de atividade física, toda criança e adolescente se submetam a uma avaliação funcional por meio de ergometria ou testes de campo.

ABORDAGEM MEDICAMENTOSA

Quando do uso de medicamentos, as opções são bastante restritas. Na literatura, alguns medicamentos têm sido indicados, tais como sibutramina a partir dos 16 anos, fluoxetina e sertralina a partir dos 6 anos. O medicamento orlistate é liberado nos Estados Unidos a partir de 12 anos. Todavia, é importante que o profissional conheça os efeitos colaterais de cada droga. O uso de medicação deve ser pensado, no entanto, nos casos de transtornos alimentares como bulimia nervosa e transtorno da compulsão alimentar periódica, além de outros distúrbios psiquiátricos para os quais a equipe deve estar atenta. Aconselha-se a participação de um psiquiatra nesses casos, orientando a medicação mais apropriada, além do acompanhamento psicoterápico.

Os medicamentos anoréxicos que contêm anfetamínicos jamais deverão ser utilizados por induzirem dependência. Na realidade, qualquer tipo de medicação deve ser evitada, tendo em vista que desloca para um fator externo a solução que deve estar dentro do próprio adolescente, salvo exceções avaliadas caso a caso.

Quanto ao tratamento cirúrgico, a possibilidade de complicações, como diminuição da absorção de vários nutrientes e consequente comprometimento do crescimento contraindicam a cirurgia em crianças e adolescentes. Portanto, essa alternativa deve ser bem discutida com a equipe de cirurgiões com experiência, reservada para casos de adolescentes com obesidade extrema e risco de morte devido às complicações decorrentes da obesidade grave.

É avaliado o risco cirúrgico em relação a problemas coronarianos, infarto, tromboses, problemas respiratórios, doença do trato urinário, úlcera de extremidades e outros; na mulher há também de considerar a maior incidência de câncer da mama e tumores de ovário.

Cabe lembrar que indivíduos submetidos à cirurgia bariátrica devem receber apoio psicológico, com realização de terapia por períodos variáveis, posto que sem essa sustentação são comuns as reincidivas ou a presença de outros comportamentos adesivos, como o uso de drogas.

Uma palavra deve ser dada em relação ao cigarro, pergunta comum do adolescente, principalmente o que tem peso excessivo. Na realidade, trabalhos comprovam que fumantes têm peso inferior aos não fumantes em virtude das alterações metabólicas causadas pelo fumo. Deve-se deixar claro para os adolescentes que este é mais um agravante da nicotina e que a combinação tabagismo e obesidade pode encurtar a vida.

CONCLUSÕES

De tudo que foi exposto, resta a certeza de que não há esquema rígido ou fórmula-modelo para o tratamento da obesidade.

Por sua complexidade, o paciente obeso poderá necessitar dos cuidados de uma equipe envolvendo médicos, clínico e psiquiatra, assistente social, nutricionista, fisioterapeuta.

Os membros destas equipes deverão trabalhar de maneira harmônica para não fragmentar o adolescente já fragilizado pelos seus problemas. O atendimento poderá ser tanto individual quanto em grupo, que tem demonstrado ser uma alternativa importante na abordagem da doença.

Paciente e profissionais devem ser perseverantes, unindo esforços na tentativa de vencer o desafio, que é derrotar a obesidade.

BIBLIOGRAFIA

1. Bandini L, Schoeller DA, Dietz WH. Energy expenditure in obese and nonobese adolescents. Pediatr Res 1990;27:198. • 2. Capella JF, Capella RF. Bariatric surgery in adolescence. Is this the best age to operate? Obesity Surg 2003;13:826. • 3. Cnattinguius S. Pregnancy weight and the risk of adverse pregnancy outcomes. N Engl J Med 1998;338:191. • 4. Dietz WH. Prevention of childhood obesity. Pediatr Clin North Am 1986;33:823. • 5. Dreyfus M. Abord psychologie de l'obesite de l'enfant et de o' adolescent dans une consutation pluridiciplinaire. Ann Pediatr 1993;40:305. • 6. Fernadez FP, Sumano EA. Obesidad en la niñez y adolescencia: factores de riesgo. Bol Med Hosp Inf Mexi 1986;43:53. • 7. Fisher M et al. Eating disorders in adolescents: a background paper. J Adolesc Health 1995;16:420. • 8. Hammar SL et al. An interdisciplinary study of adolescent obesity. J Pediatr 1972;80:373. • 9. Herman AA. Adolescent age at first pregnancy and subsequent obesity. Paediatr Perinat Epidemiol 1997;11(Suppl 1):130. • 10. Kuczmarski RS et al. Increscing prevalence of overweight among US adults: The National Health and Nutrition Examination Surveys, 1960 to 1991. Jama 1994;272:205. • 11. Lichtman SW et al. Discrepancy between self reported and actual caloric intake and exercise in obese subjects. N Engl J Med 1992;327:1893. • 12. Mondini L, Desnutrição e obesidade no Brasil: relevância epidemiológica e padrões de distribuição intra familiar em diferentes extratos econômicos e regionais. Tese de Doutoramento. Universidade de São Paulo. São Paulo, 1996. • 13. Monteiro CA, Benício MHA, Mondini L. Changing prevalence and causlity of obesity in South America. Int J Obes 1998;22:50 (Abstract. 0190). • 14. Norman RJ, Clark AM. Obesity and reproductive disorders: a review. Reprod Fertil Dev 1998;10:55. • 15. Piva E, Scaglione S. Obesitá essenciale infantile. In Riva E. Obesitá essenziale: genétia, metabolismo, ambiente. Milano, Itália. Secretaria Scientifica e Organizzativa: Instituto Danone; 1996.p.43. • 16. Saito MI. Obesidade na adolescência. In Saito MI, Silva LEV, eds. Adolescência prevenção e risco. São Paulo: Atheneu; 2001.p.257. • 17. Saito MI. Obesidade na adolescência. Visão multiprofissional do adolescente obeso. Pediatr (S Paulo) 1985;7:210. • 18. Santos CRB, Portella ES, Ávila SS, Soares EA. Fatores dietéticos na prevenção e tratamento de comorbidades associadas à síndrome metabólica. Rev Nutr (Campinas) 2006;19:389. • 19. Schonfeld WN, Warden CH. Pediatric obesity: na overview of etiology and treatment. Pediatr Clin North Am 1997;44:339. • 20. Scott M. Grundy MD. Does the metabolic syndrome exist? Diabetes Care 2006;29:1689. • 21. Silva RCQ, Miranda WL, Chacra AR, Dib SA. Metabolic syndrome and insulin resistance in normal glucose tolerant Brazilian adolescents with family history of type 2 diabetes. Diabetes Care 2005;28:716. • 22. Stunkard AJ, Mendelson N. Obesity and the bode image. Characteristics of disturbances in the bode image of some obese persons. Am J Psychol 1967;123:1296. • 23. Stunkard AJ, Wadden, TA. Psychological aspects of severe obesity. Am J Clin Nutr 1992;55:524. • 24. Weiss R, Caprio S. The metabolic consequences of childhood obesity. Best Pract Res Clin Endocrinol Metab 2005;19:405.

74 HIPERTENSÃO ARTERIAL NA ADOLESCÊNCIA

CAPÍTULO

Marta Miranda Leal
Lígia Bruni Queiroz

A hipertensão arterial (HA) é uma doença caracterizada pela presença de níveis tensionais elevados, associada a alterações vasculares, metabólicas e hormonais, cuja origem é multifatorial. Representa um dos maiores problemas de saúde pública da atualidade, atingindo taxas de prevalência de até 44% entre a população urbana adulta brasileira. Caracteriza-se como um importante fator de risco para o desenvolvimento de doenças cardiovasculares; sua prevenção e controle levam a menores taxas de morbimortalidade por acidente vascular encefálico e doença arterial coronariana.

A prevalência de HA em crianças e adolescentes situa-se em torno de 2 a 3%, de acordo com os estudos internacionais. A Força-Tarefa Americana sobre Controle de Pressão Arterial em Crianças (*Task Force on Blood Pressure Control in Children*), cuja última revisão data de 2004, considerando a relação existente entre medidas elevadas da pressão arterial (PA) na adolescência com a HA na idade adulta, ressalta a importância da avaliação da PA no atendimento de rotina de crianças e adolescentes como única forma de diagnóstico precoce e de identificação do adolescente de risco para desenvolver tal doença. Em nosso meio, as V Diretrizes Brasileiras de Hipertensão Arterial (2006) tornaram obrigatória a aferição anual da PA a partir de 3 anos de idade (consultório e/ou escola).

PRESSÃO ARTERIAL E DESENVOLVIMENTO PUBERAL

A pressão arterial sofre aumento gradual nos primeiros anos de vida, aumento esse que se torna mais rápido durante a puberdade, estabilizando-se ao final desta. Os fatores responsáveis pelo alcance e manutenção dos níveis adultos não estão totalmente identificados. São necessários mais conhecimentos em relação ao sistema neuro-humoral e suas repercussões cardiovasculares; porém, pode-se considerar que os ajustes fisiológicos desses sistemas e o dinamismo da evolução da PA se dão paralelamente às transformações puberais. Nessa época da vida, ocorre estabilização da frequência cardíaca, expansão do volume plasmático, aumento do débito cardíaco e da resistência vascular periférica e ganho pondoestatural característico do estirão, com aquisição de 50% do peso adulto e 20% da estatura final, eventos esses responsáveis pela elevação da PA.

DEFINIÇÃO

O quadro III-8 apresenta os critérios diagnósticos atuais para a população adulta, descritos no *7th Report of the Joint National Committee on Prevention, Detection, Evaluation, and Treatment of High Blood Pressure* (JNC 7 Report, 2003).

Quadro III-8 – Critérios diagnósticos de HA na população adulta.

Normotensão: PAs < 120mmHg e PAd < 80mmHg

Pré-hipertensão: 120mmHg ≤ PAs < 140mmHg e/ou
80 ≤ PAd < 90mmHg

Hipertensão arterial: PAs ≥ 140mmHg e/ou
PAd ≥ 90mmHg
(PA medida em pelo menos 3 consultas)
• HA estágio 1: 140 ≤ PAs < 160mmHg ou
90 ≤ PAd < 100mmHg
• HA estágio 2: PAs ≥ 160mmHg ou
PAd ≥ 100mmHg

PAs = PA sistólica; PAd = PA diastólica.

Para crianças e adolescentes, entretanto, não existe uma linha divisória clara entre normotensão, pré-hipertensão (pré-HA) e HA para cada idade. O que se propõe é a elaboração de curvas de normalidade, utilizando como parâmetros sexo, idade, altura e estratificação das pressões arteriais em percentis.

Ainda não há curvas propostas para a população brasileira, sendo as curvas de referência aqui utilizadas conferidas pelo 4º relatório da Força-Tarefa Americana sobre Controle de Pressão Arterial em Crianças (2004), a partir das quais se obtêm os critérios diagnósticos de HA nas crianças e adolescentes apresentados no quadro III-9. Também, para essa faixa etária, considera-se a categoria diagnóstica pré-HA e classifica-se a HA em dois estágios de acordo com sua gravidade.

Quadro III-9 – Critérios diagnósticos de HA em adolescentes.

Normotensão
- PAs e PAd em percentis inferiores ao percentil 90 para idade, sexo e altura

Pré-hipertensão
- PAs e/ou PAd iguais ou superiores ao percentil 90 e inferiores ao percentil 95 para idade, sexo e altura
- Valores de PA iguais ou maiores que 120 × 80mmHg, mas que não ultrapassam o percentil 95 para idade, sexo e altura, devem ser considerados pré-hipertensos (à semelhança do critério de pré-HA na população adulta)

Hipertensão arterial
- PAs e/ou PAd em percentis iguais ou superiores ao percentil 95 para idade, sexo e altura (valores obtidos em pelo menos 3 ocasiões)
- HA estágio 1: PAs e/ou PAd variando do percentil 95 até 5mmHg acima do percentil 99
- HA estágio 2: PAs e/ou PAd com valores superiores a 5mmHg acima do percentil 99

PAs = PA sistólica; PAd = PA diastólica.

As tabelas III-3 e III-4 apresentam os percentis 50, 90, 95 e 99 de PA sistólica e diastólica, de acordo com a idade, sexo e percentil de altura. Nas figuras III-4 e III-5 estão os gráficos pondoestaturais utilizados para cálculo do percentil de altura (curvas de crescimento revisadas pelo CDC em 2000).

A classificação da HA em estágios é importante para o estabelecimento de uma proposta terapêutica. O encontro de HA estágio 1, em adolescente assintomático, permite que se realize investigação diagnóstica antes do estabelecimento da terapêutica. Pacientes sintomáticos e/ou com HA estágio 2 requerem maior rapidez na avaliação, tratamento farmacológico e encaminhamento para especialista.

ETIOLOGIA

A hipertensão arterial classifica-se, de acordo com sua etiologia, em:

- **HA primária ou essencial** – sem etiologia definida, com evidências de envolvimento tanto de fatores genéticos quanto ambientais.
- **HA secundária** – presença de doença de base responsável pelo aumento pressórico.

Na infância há predomínio de HA secundária, ao passo que na adolescência prevalece a HA primária, à semelhança do adulto.

Hipertensão arterial primária: fatores de risco e comorbidades

A HA primária na adolescência é caracterizada por hipertensão estágio 1, geralmente associada à história familiar positiva para hipertensão e doença cardiovascular (presença de 2 ou mais familiares hipertensos aumenta em 2 a 4 vezes o risco de desenvolver HA) e a outros fatores de risco como obesidade e dislipidemia.

A obesidade é um fator de risco bem estabelecido para o desenvolvimento de HA primária, sabendo-se que a prevalência desta se amplia progressivamente com o aumento do índice de massa corpórea (IMC), de forma que 30% das crianças e adolescentes obesos são hipertensos e, frequentemente, apresentam algum grau de resistência insulínica. Obesidade e HA, assim como hipertrigliceridemia, HDL-colesterol baixo, depósito central de gordura e resistência à insulina, são componentes da síndrome metabólica, condição de risco para o desenvolvimento de doença cardiovascular e diabetes tipo 2.

Em adultos, o distúrbio respiratório do sono, incluindo a apneia do sono, é uma comorbidade relacionada à HA, doença coronariana, insuficiência cardíaca e acidente vascular cerebral. Estudos entre crianças e adolescentes também sugerem, à semelhança da população adulta, associação entre distúrbio respiratório do sono e aumento dos níveis pressóricos, particularmente em indivíduos obesos.

Além da obesidade, dislipidemia, diabetes, apneia do sono e história familiar de hipertensão e/ou doença cardiovascular, deve-se enfatizar que o estilo de vida sedentário, estresse, etilismo e tabagismo são fatores de risco para HA, assim como a raça negra e o excesso de sal e/ou gorduras insaturadas na dieta.

Hipertensão arterial secundária

A HA secundária é mais frequente nas duas primeiras décadas de vida. Os portadores de HA secundária geralmente são crianças muito jovens ou crianças e adolescentes com HA estágio 2 ou, ainda, indivíduos com sinais clínicos que sugiram doenças associadas a HA (ver capítulo Hipertensão arterial na infância).

Na etiologia da HA secundária na adolescência, assim como na infância, prevalecem as doenças do parênquima renal.

Entre as adolescentes do sexo feminino, deve-se estar atento para a possibilidade de HA secundária ao uso do anticoncepcional hormonal combinado (AHC), dada a frequência de sua utilização por aquelas que são sexualmente ativas ou portadoras de síndrome de ovários policísticos. Muitas mulheres, ao iniciarem o AHC, apresentam pequena elevação da PA sistólica e/ou PA diastólica. Esses valores podem manter-se dentro dos limites da normalidade ou aumentar o suficiente para caracterizar HA e, nesse caso, indica-se a suspensão da droga, observando-se a normalização da PA em poucos meses. Tal alteração parece resultar da ação do estrógeno sobre o sistema renina-angiotensina-aldosterona, não havendo como prever quais mulheres seriam mais suscetíveis a esse efeito. No entanto, o risco de desenvolver

Tabela III-3 – Percentis de PA para adolescentes do sexo masculino, de acordo com a faixa etária e o percentil de altura.

Idade	Percentil de PA	PA sistólica (mmHg)							PA diastólica (mmHg)						
		Percentil de altura							Percentil de altura						
		p5	p10	p25	p50	p75	p90	p95	p5	p10	p25	p50	p75	p90	p95
10	p50	97	98	100	102	103	105	106	58	59	60	61	61	62	63
	p90	111	112	114	115	117	119	119	73	73	74	75	76	77	78
	p95	115	116	117	119	121	122	123	77	78	79	80	81	81	82
	p99	122	123	125	127	128	130	130	85	86	86	88	88	89	90
11	p50	99	100	102	104	105	107	107	59	59	60	61	62	63	63
	p90	113	114	115	117	119	120	121	74	74	75	76	77	78	78
	p95	117	118	119	121	123	124	125	78	78	79	80	81	82	82
	p99	124	125	127	129	130	132	132	86	86	87	88	89	90	90
12	p50	101	102	104	106	108	109	110	59	60	61	62	63	63	64
	p90	115	116	118	120	121	123	123	74	75	75	76	77	78	79
	p95	119	120	122	123	125	127	127	78	79	80	81	82	82	83
	p99	126	127	129	131	133	134	135	86	87	88	89	90	90	91
13	p50	104	105	106	108	110	111	112	60	60	61	62	63	64	64
	p90	117	118	120	122	124	125	126	75	75	76	77	78	79	79
	p95	121	122	124	126	128	129	130	79	79	80	81	82	83	83
	p99	128	130	131	133	135	136	137	87	87	88	89	90	91	91
14	p50	106	107	109	111	113	114	115	60	61	62	63	64	65	65
	p90	120	121	123	125	126	128	128	75	76	77	78	79	79	80
	p95	124	125	127	128	130	132	132	80	80	81	82	83	84	84
	p99	131	132	134	136	138	139	140	87	88	89	90	91	92	92
15	p50	109	110	112	113	115	117	117	61	62	63	64	65	66	66
	p90	122	124	125	127	129	130	131	76	77	78	79	80	80	81
	p95	126	127	129	131	133	134	135	81	81	82	83	84	85	85
	p99	134	135	136	138	140	142	142	88	89	90	91	92	93	93
16	p50	111	112	114	116	118	119	120	63	63	64	65	66	67	67
	p90	125	126	128	130	131	133	134	78	78	79	80	81	82	82
	p95	129	130	132	134	135	137	137	82	83	83	84	85	86	87
	p99	136	137	139	141	143	144	145	90	90	91	92	93	94	94
17	p50	114	115	116	118	120	121	122	65	66	66	67	68	69	70
	p90	127	128	130	132	134	135	136	80	80	81	82	83	84	84
	p95	131	132	134	136	138	139	140	84	85	86	87	87	88	89
	p99	139	140	141	143	145	146	147	92	93	93	94	95	96	97

Fonte: National High Blood Pressure Education Program Working Group on High Blood Pressure in Children and Adolescents, 2004.

Tabela III-4 – Percentis de PA para adolescentes do sexo feminino, de acordo com a faixa etária e o percentil de altura.

Idade	Percentil de PA	PA sistólica (mmHg)							PA diastólica (mmHg)						
		Percentil de altura							Percentil de altura						
		p5	p10	p25	p50	p75	p90	p95	p5	p10	p25	p50	p75	p90	p95
10	p50	98	99	100	102	103	104	105	59	59	59	60	61	62	62
	p90	112	112	114	115	116	118	118	73	73	73	74	75	76	76
	p95	116	116	117	119	120	121	122	77	77	77	78	79	80	80
	p99	123	123	125	126	127	129	129	84	84	85	86	86	87	88
11	p50	100	101	102	103	105	106	107	60	60	60	61	62	63	63
	p90	114	114	116	117	118	119	120	74	74	74	75	76	77	77
	p95	118	118	119	121	122	123	124	78	78	78	79	80	81	81
	p99	125	125	126	128	129	130	131	85	85	86	87	87	88	89
12	p50	102	103	104	105	107	108	109	61	61	61	62	63	64	64
	p90	116	116	117	119	120	121	122	75	75	75	76	77	78	78
	p95	119	120	121	123	124	125	126	79	79	79	80	81	82	82
	p99	127	127	128	130	131	132	133	86	86	87	88	88	89	90
13	p50	104	105	106	107	109	110	110	62	62	62	63	64	65	65
	p90	117	118	109	121	122	123	124	76	76	76	77	78	79	79
	p95	121	122	123	124	126	127	128	80	80	80	81	82	83	83
	p99	128	129	130	132	133	134	135	87	87	88	89	89	90	91
14	p50	106	106	107	109	110	111	112	63	63	63	64	65	66	66
	p90	119	120	121	122	124	125	125	77	77	77	78	79	80	80
	p95	123	123	125	126	127	129	129	81	81	81	82	83	84	84
	p99	130	131	132	133	135	136	136	88	88	89	90	90	91	92
15	p50	107	108	109	110	111	113	113	64	64	64	65	66	67	67
	p90	120	121	122	123	125	126	127	78	78	78	79	80	81	81
	p95	124	125	126	127	129	130	131	82	82	82	83	84	85	85
	p99	131	132	133	134	136	137	138	89	89	90	91	91	92	93
16	p50	108	108	110	111	112	114	114	64	64	65	66	66	67	68
	p90	121	122	123	124	126	127	128	78	78	79	80	81	81	82
	p95	125	126	127	128	130	131	132	82	82	83	84	85	85	86
	p99	132	133	134	135	137	138	139	90	90	90	91	92	93	93
17	p50	108	109	110	111	113	114	115	64	65	65	66	67	67	68
	p90	122	122	123	125	126	127	128	78	79	79	80	81	81	82
	p95	125	126	127	129	130	131	132	82	83	83	84	85	85	86
	p99	133	133	134	136	137	138	139	90	90	91	91	92	93	93

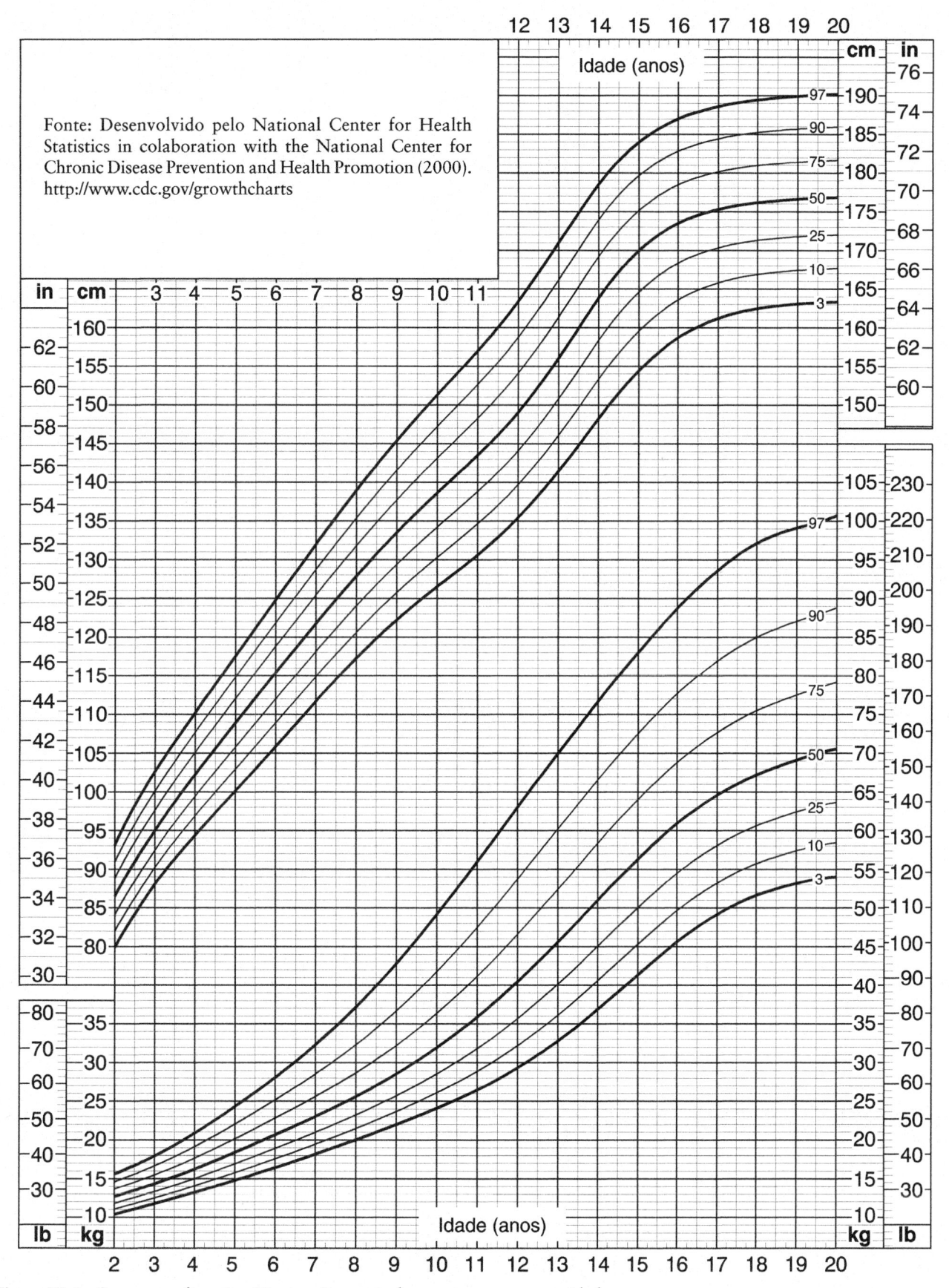

Figura III-4 – Sexo masculino: 2 a 20 anos. Percentis de peso e estatura para idade.

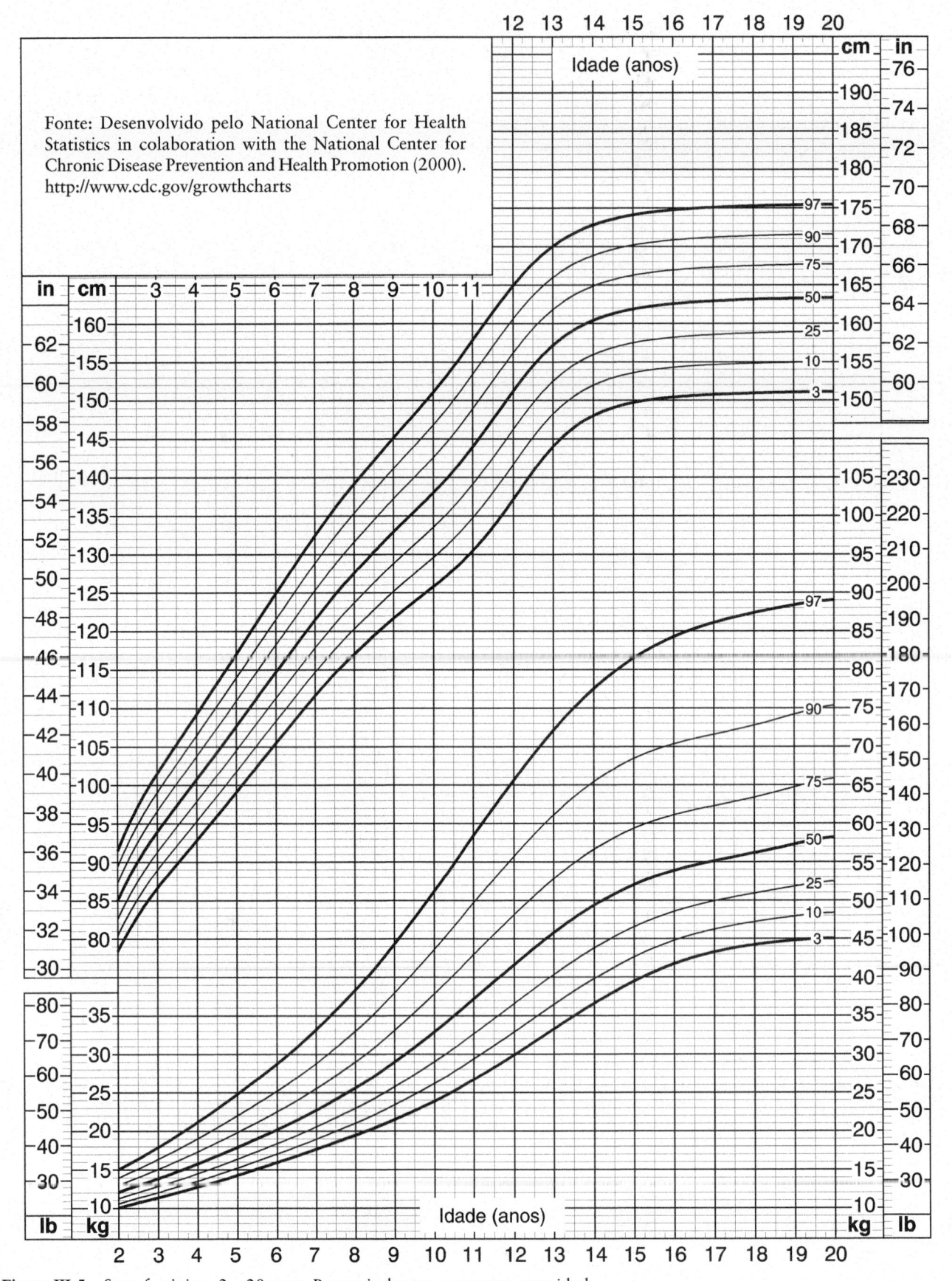

Figura III-5 – Sexo feminino: 2 a 20 anos. Percentis de peso e estatura para idade.

HA está associado a idade, tempo de uso do contraceptivo e massa corporal, observando-se ainda elevado risco de recorrência naquelas que já apresentaram HA com o anticoncepcional. De acordo com os critérios de elegibilidade da Organização Mundial da Saúde (revistos em 2006), HA, mesmo adequadamente controlada, é contraindicação para o uso de contraceptivos hormonais combinados (categoria 3 – os riscos possíveis e comprovados superam os benefícios do método).

Outras drogas podem elevar a PA, como é o caso dos anti-inflamatórios não esteroides, anti-histamínicos descongestionantes, antidepressivos tricíclicos, corticosteroides, esteroides anabolizantes, vasoconstritores nasais, ciclosporina, anfetaminas, eritropoetina, cocaína, cafeína, dentre tantas; algumas delas, por sua relação com características próprias à adolescência, são discutidas a seguir.

Álcool – o consumo excessivo de álcool eleva a PA, aumenta a prevalência de HA e consiste em fator de risco para doença vascular encefálica, além de ser uma das causas de resistência à terapêutica hipertensiva. Dados do último levantamento do Centro Brasileiro sobre Drogas Psicotrópicas (CEBRID), em 2004, revelaram que o álcool é a droga mais utilizada entre estudantes do ensino fundamental e médio.

Tabaco – durante o ato de fumar ocorre elevação da frequência cardíaca e da PA, porém o uso prolongado da nicotina não se associa à maior prevalência de hipertensão. O tabagismo, no entanto, induz resistência ao efeito das drogas anti-hipertensivas e constitui um importante fator de risco cardiovascular, notadamente em indivíduos hipertensos e, quando associado ao uso de contraceptivos orais combinados, aumenta o risco de eventos tromboembólicos.

Anabolizantes – os esteroides anabolizantes são derivados sintéticos da testosterona, modificados para aumentar preferencialmente os efeitos anabólicos e não os androgênicos. São utilizados principalmente por adolescentes do sexo masculino para gerar hipertrofia muscular. Seus efeitos colaterais cardiovasculares causam hipertensão arterial por retenção de sódio e água, alteração do metabolismo lipídico (aumento do LDL-colesterol e diminuição do HDL-colesterol), aumento da resistência à insulina e trombofilia, alterações estas reversíveis após a interrupção do consumo da droga.

Drogas estimulantes do sistema nervoso central (SNC) – dentre as drogas estimulantes do SNC que provocam aumento da PA destacam-se as anfetaminas, a cocaína e o *crack*. As anfetaminas são utilizadas na clínica como moderadoras do apetite e desencadeiam vários efeitos colaterais como taquicardia, aumento da pressão arterial e risco de dependência química. No Brasil, há elevado consumo dessas substâncias, principalmente por adolescentes do sexo feminino que as utilizam para emagrecer. Os efeitos cardiovasculares da cocaína e do *crack* são semelhantes aos causados pelas anfetaminas. Todas essas drogas, quando utilizadas em altas doses, podem gerar crises adrenérgicas caracterizadas por hipertensão, taquicardia, hipertermia, agitação, convulsões generalizadas e morte.

DIAGNÓSTICO

Medida da pressão arterial

O diagnóstico de HA é realizado por meio da obtenção de medidas de PA com valores maiores ou iguais aos percentis 95 para idade, sexo e altura, em pelo menos três consultas diferentes, com exceção da identificação de HA estágio 2 em uma única consulta. Portanto, a aferição correta da PA é de fundamental importância para o diagnóstico de HA, envolvendo o preparo adequado do paciente, com adoção de técnica padronizada de medida da PA e utilização de equipamento calibrado.

O quadro III-10 apresenta as etapas do procedimento de medida da PA estabelecidas pelas Sociedade Brasileira de Cardiologia, Sociedade Brasileira de Hipertensão e Sociedade Brasileira de Nefrologia (IV Diretrizes Brasileiras de HA, 2002). Com o paciente na posição sentada, deve-se realizar, pelo menos, duas aferições em cada ocasião, considerando-se a média dos valores obtidos (se as pressões diastólicas apresentarem diferenças acima de 5mmHg, fazer novas medidas). Convencionou-se medir a PA no braço direito, pois as curvas de referência foram construídas a partir de medidas neste braço e também pela possibilidade de coartação da aorta, quando se ausculta uma PA diminuída à esquerda.

Monitorização ambulatorial da pressão arterial (MAPA)

A MAPA é uma maneira automática de medida da PA, em que o indivíduo permanece com um aparelho acoplado ao braço direito, durante 24 horas, obtendo-se medidas intermitentes de PA, inclusive durante o sono. Ainda não há evidências de sua utilização rotineira na avaliação de todo paciente hipertenso; porém, estudos demonstram sua melhor eficácia em correlacionar risco cardiovascular e desenvolvimento de lesões de órgãos-alvo em comparação à medida isolada de PA no consultório.

As principais indicações para o uso desse método, segundo as recomendações das Diretrizes para Uso da Monitorização Ambulatorial da Pressão Arterial 2005, são:

• Suspeita de hipertensão do avental branco.
• Avaliação da eficácia terapêutica anti-hipertensiva.

Quadro III-10 – Etapas do procedimento da medida da PA.

1. Explicar o procedimento ao paciente, orientar que não fale e deixar que descanse por 5 a 10 minutos em ambiente calmo, com temperatura agradável. Promover relaxamento para atenuar o efeito do avental branco

2. Certificar-se de que o paciente não está com a bexiga cheia, não praticou exercícios físicos há 60-90 minutos, não ingeriu bebidas alcoólicas, café, alimentos ou fumou até 30 minutos e não está com as pernas cruzadas

3. Utilizar manguito de tamanho adequado ao braço do paciente, cerca de 2 a 3cm acima da fossa antecubital, centralizando a bolsa de borracha sobre a artéria braquial. A largura da bolsa de borracha deve corresponder a 40% da circunferência do braço e seu comprimento envolver pelo menos 80%

4. Manter o braço do paciente na altura do coração, livre de roupas, com a palma da mão voltada para cima e cotovelo ligeiramente fletido

5. Posicionar os olhos no mesmo nível da coluna de mercúrio ou do mostrador do manômetro aneroide

6. Palpar o pulso radial e inflar o manguito até seu desaparecimento, para a estimativa do nível da pressão sistólica; desinflar rapidamente e aguardar 1 minuto antes de inflar novamente

7. Posicionar a campânula do estetoscópio suavemente sobre a artéria braquial na fossa antecubital, evitando compressão excessiva

8. Inflar rapidamente, de 10 em 10mmHg, até ultrapassar de 20 a 30mmHg o nível estimado da pressão sistólica. Proceder à deflação, com velocidade constante inicial de 2 a 4mmHg por segundo. Após a identificação do som que determina a pressão sistólica, aumentar a velocidade para 5 a 6mmHg para evitar congestão venosa e desconforto para o paciente

9. Determinar a PA sistólica no momento do aparecimento do primeiro som (fase I de Korotkoff), seguido de batidas regulares que se intensificam com o aumento da velocidade de deflação. Determinar a PA diastólica no desaparecimento do som (fase V de Korotkoff). Auscultar cerca de 20 a 30mmHg abaixo do último som para confirmar seu desaparecimento e depois proceder à deflação rápida e completa. Quando os batimentos persistirem até o nível zero, determinar a PA diastólica no abafamento dos sons (fase IV de Korotkoff), anotar os valores da sistólica/diastólica/zero

10. Registrar os valores das pressões sistólica e diastólica, completando com a posição do paciente, o tamanho do manguito e o braço em que foi medida. Não arredondar os valores de PA para dígitos terminados em zero ou cinco

11. Esperar 1 a 2 minutos antes de realizar novas medidas

12. O paciente deve ser informado sobre os valores obtidos da PA e a possível necessidade de acompanhamento

Fonte: Sociedade Brasileira de Hipertensão, Sociedade Brasileira de Cardiologia, Sociedade Brasileira de Nefrologia. V Diretrizes Brasileiras de Hipertensão Arterial, 2006.

- Quando a pressão arterial casual permanecer elevada apesar da otimização do tratamento anti-hipertensivo, para o diagnóstico de hipertensão arterial resistente ou efeito do avental branco.
- Quando a pressão arterial casual estiver controlada e houver indícios da persistência ou progressão de lesão de órgãos-alvo.
- Avaliação de normotensos com lesão de órgãos-alvo.
- Avaliação de sintomas, principalmente hipotensão.

Entende-se como portador de **hipertensão do avental branco** o indivíduo com HA medida em consultório, porém com PA normal quando aferida em domicílio ou através da MAPA. Embora esses indivíduos pareçam apresentar uma evolução relativamente benigna quando comparados aos pacientes com HA mantida, são de maior risco para desenvolver HA do que a população normal, merecendo, portanto, acompanhamento clínico cuidadoso.

No adolescente, a MAPA é indicada, ainda, na avaliação e acompanhamento de hipertensão primária e secundária ou de doenças com risco associado de hipertensão arterial, como *diabetes mellitus*, pielonefrite crônica, insuficiência renal crônica e doença policística autossômica dominante.

Monitorização residencial da PA (MRPA)

É o registro da pressão arterial, pela manhã e à noite (pelo menos três vezes pela manhã, entre 6 e 10 horas, e três vezes à noite, entre 18 e 22 horas), durante cinco dias, realizado pelo paciente ou outra pessoa treinada, durante a vigília, no domicílio ou no trabalho.

Recomenda-se a utilização de aparelhos digitais, compactos, devidamente calibrados e validados pela *British Hypertension Society* e pela *Association for the Advancement of Medical Instrumentation* (pelo menos, por um destes protocolos, desde que não tenha sido reprovado pelo outro). A maior parte dos aparelhos validados é para medidas no braço; os aparelhos de pulso têm uso limitado e os de medida no dedo são contraindicados.

Esse método apresenta algumas vantagens, como auxílio no diagnóstico da HA do avental branco (por afastar a influência do observador e do ambiente de consultório); boa aceitabilidade pelo paciente; possibilidade de realizar maior número de medidas fora do ambiente do consultório; avaliação da eficácia terapêutica; e estimulação da adesão ao tratamento.

AVALIAÇÃO CLÍNICA

Anamnese

A história clínica deve ser cuidadosa, questionando-se detalhadamente sobre:

- Sintomas sugestivos de uma doença de base.
- Antecedente de doença ou traumatismo envolvendo o aparelho urinário.
- História familiar positiva (parentes próximos com HA, cardiopatias, dislipidemias, nefropatias ou diabetes); história de morte relativamente precoce em um dos genitores ou irmãos, devido a complicação hipertensiva como acidente vascular cerebral, infarto agudo do miocárdio ou insuficiência renal.
- Uso de medicamentos que possam elevar a PA.
- Estilo de vida: nível de estresse, qualidade da alimentação, lazer, atividade física e padrão do sono.
- Hábito de fumar.
- Ingestão de bebida alcoólica.
- Consumo excessivo de estimulantes, cafeína por exemplo, ou uso de drogas ilícitas.

Exame físico

O exame físico deve ser completo, incluindo peso, altura e estágio de maturação sexual (classificação de Tanner), assim como a observação de sinais sugestivos de causas secundárias de HA. É preciso estar atento ao diagnóstico precoce de lesões em órgãos-alvo, ao exemplo da alteração vascular da retina, detectada por meio da realização do fundo de olho.

AVALIAÇÃO LABORATORIAL E PESQUISA DE DANOS A ÓRGÃOS-ALVO

Inicialmente, os exames laboratoriais devem ser não invasivos e realizados em ambulatório:

- Sangue: hemograma completo, ureia, creatinina, sódio, potássio, cálcio, colesterol total e frações, triglicérides, glicemia de jejum e ácido úrico.
- Urina: urina 1, urocultura, depuração renal de creatinina, microalbuminúria.
- Fundo de olho.
- Eletrocardiograma.

- Exames de imagem: ultrassonografia de rins e vias urinárias com Doppler das artérias renais, ecocardiograma e radiografia de tórax.

Caso os resultados dos exames acima venham alterados, ou o paciente se mantenha com níveis pressóricos elevados, encaminha-se o adolescente para um especialista, o qual poderá indicar a realização de procedimentos mais sofisticados como:

- Urografia excretora, uretrocistografia miccional.
- Cintilografia renal com ácido dimercaptossuccínico (DMSA) e cintilografia renal com ácido dietilenotriaminopentacético (DTPA).
- Dosagem urinária de catecolaminas, ácido vanilmandélico, metanefrinas.
- Sangue periférico: cortisol, catecolaminas séricas, renina e aldosterona.
- Avaliação radioisotópica com metaiodobenzilguanidina para a pesquisa topográfica de feocromocitoma.
- Polissonografia (na presença de sintomas sugestivos de distúrbio respiratório do sono).
- Arteriografia renal com coleta de renina em veias renais.
- Determinação do nível sérico de catecolaminas em veia cava inferior.
- Biópsia renal.

O envolvimento de órgãos-alvo (coração, rim e vasos da retina) pode estar presente em crianças e adolescentes hipertensos, nos quais são necessárias avaliações periódicas por meio de:

- Fundo de olho.
- Ecodopplercardiograma e eletrocardiograma – para avaliar a presença de hipertrofia de ventrículo esquerdo, evidência clínica mais proeminente de lesão de órgão-alvo em crianças e adolescentes hipertensos.
- Ultrassonografia de rins e vias urinárias com Doppler de artérias renais.
- Microalbuminúria.

CONDUTA

Adolescente normotenso
(PA sistólica e PA diastólica < p90)

Sendo o adolescente eutrófico, sugere-se acompanhamento clínico anual de rotina com medidas de PA. Devem-se fornecer orientações sobre alimentação saudável, sono e atividade física, mesmo que não exista sobrepeso ou obesidade. Na existência dessas últimas situações, o retorno deve ser mais frequente.

Adolescente pré-hipertenso
(p90 ≤ PA < p95 ou 120 × 80mmHg < PA < p95)

Trata-se de situação de risco para o desenvolvimento de HA mantida. Tanto o adolescente quanto sua família devem ser orientados sobre a implicação prognóstica desses níveis tensionais. Exige acompanhamento no mínimo semestral, com medidas de PA nas consultas e investigação de fatores de risco cardiovascular. Incentiva-se a perda de peso quando necessário e mudanças no estilo de vida. Na ausência de comorbidades, o tratamento é não farmacológico.

Adolescente hipertenso estágio 1 [p95 ≤ PA < (p99 + 5mmHg)]

Confirmar níveis de PA em uma a duas semanas, ou antes, se o paciente estiver sintomático. Persistindo hipertenso em mais duas ocasiões, iniciar avaliação diagnóstica ou encaminhar a um especialista.

A abordagem inicial é não farmacológica, com incentivo a perda de peso, introdução de exercícios físicos aeróbicos regulares e alimentação saudável.

O tratamento farmacológico em pacientes com HA estágio 1 está indicado nas seguintes situações:

- HA sintomática.
- HA secundária.
- Lesão de órgão-alvo.
- HA persistente após medidas não farmacológicas.
- *Diabetes mellitus* (tipos 1 e 2).

As reavaliações clínicas devem ser frequentes até que se obtenha o controle da PA, quando o adolescente poderá ser visto trimestralmente. O controle de lesões em órgãos-alvo deve ser anual.

Adolescente hipertenso estágio 2 [PA ≥ (p99 + 5mmHg)]

Iniciar avaliação diagnóstica ou encaminhar ao especialista em uma semana ou imediatamente, se o adolescente estiver sintomático. Orientar medidas não farmacológicas como incentivo a perda de peso, introdução de exercícios físicos e alimentação saudável. A abordagem farmacológica é iniciada de imediato e as reavaliações clínicas são frequentes até o controle da PA, quando poderá ser visto trimestralmente. O controle de órgãos-alvo é anual.

TRATAMENTO

O tratamento da HA visa à redução dos níveis tensionais, até que se atinjam valores inferiores ao percentil 90 para sexo, idade e altura, principalmente nos adolescentes portadores de comorbidades.

Tratamento não farmacológico

Estudos randomizados em adultos demonstram que intervenções não farmacológicas, como alteração do estilo de vida, geram benefícios na redução da PA. Assim, mesmo na ausência de evidências significativas para a faixa etária infantopuberal, recomenda-se tal abordagem no tratamento da HA de crianças e adolescentes.

É a conduta indicada para os pacientes pré-hipertensos, abordagem inicial nos pacientes hipertensos em estágio 1 e terapia auxiliar nos hipertensos estágio 2.

Inclui redução do peso quando houver necessidade, orientação dietética, exercícios físicos regulares, parada ou diminuição do consumo de álcool, prevenção ou abolição do tabagismo, controle das dislipidemias, não utilização de drogas que elevem a PA e intervenções que melhorem a qualidade do sono.

Redução do peso corporal – os adolescentes obesos ou com sobrepeso devem ser incluídos em programas para a redução do peso, para alcançarem um índice de massa corpórea [IMC = peso(kg)/altura^2(m)] abaixo do percentil 85 para sexo e idade. As figuras III-6 e III-7 apresentam as curvas de percentis do IMC. As recomendações para a perda de peso compreendem dieta saudável e programa de exercícios físicos aeróbicos. Além da redução dos níveis de PA, a adequação do peso está associada à diminuição da sensibilidade ao sal e à redução dos fatores de risco cardiovasculares, tais como dislipidemias e resistência insulínica. Há estudos apontando que, após a redução de 10 percentis no IMC, observa-se diminuição de 8 a 12mmHg nos níveis de PA.

Orientação dietética – tem como objetivo a redução do peso corporal, o menor consumo de sódio e de bebidas alcoólicas e restrição do consumo de gorduras saturadas.

A redução do consumo de sódio tem menor impacto nos níveis pressóricos, com diminuição da PA em 1 a 3mmHg. Recomenda-se a ingestão diária máxima de 6g de sal de cozinha, correspondente a 4 colheres das de café rasas de sal (4g) e 2g de sal presente nos alimentos naturais, reduzindo-se o sal adicionado aos alimentos e evitando-se o saleiro à mesa, assim como os alimentos industrializados (uma dieta habitual contém 10 a 12g/dia de sal).

A ingestão frequente de frutas, verduras, peixes, fibras e carnes magras, em detrimento de alimentos ricos em colesterol, gorduras saturadas e ácidos graxos trans[1], deve ser recomendada sempre, para todos os indivíduos, como parte de uma dieta saudável, sendo fundamental nos adolescentes hipertensos. O aumento do colesterol e de sua fração LDL, além de atuar como fator de risco

---

[1] "Os ácidos graxos trans aumentam o LDL-colesterol e triglicérides e reduzem a fração do HDL-colesterol. A maior contribuição desses ácidos graxos na dieta origina-se do consumo de óleos e gorduras hidrogenadas, margarinas duras e *shortenings* (gorduras industriais presentes em sorvetes, chocolates, produtos de padaria, salgadinhos tipo *chips*, molhos para saladas, maionese, cremes para sobremesas e óleos para fritura industrial) e, em menor quantidade, produtos lácteos e carnes bovinas e caprinas" (I Diretriz Brasileira de Diagnóstico e Tratamento da Síndrome Metabólica, 2005).

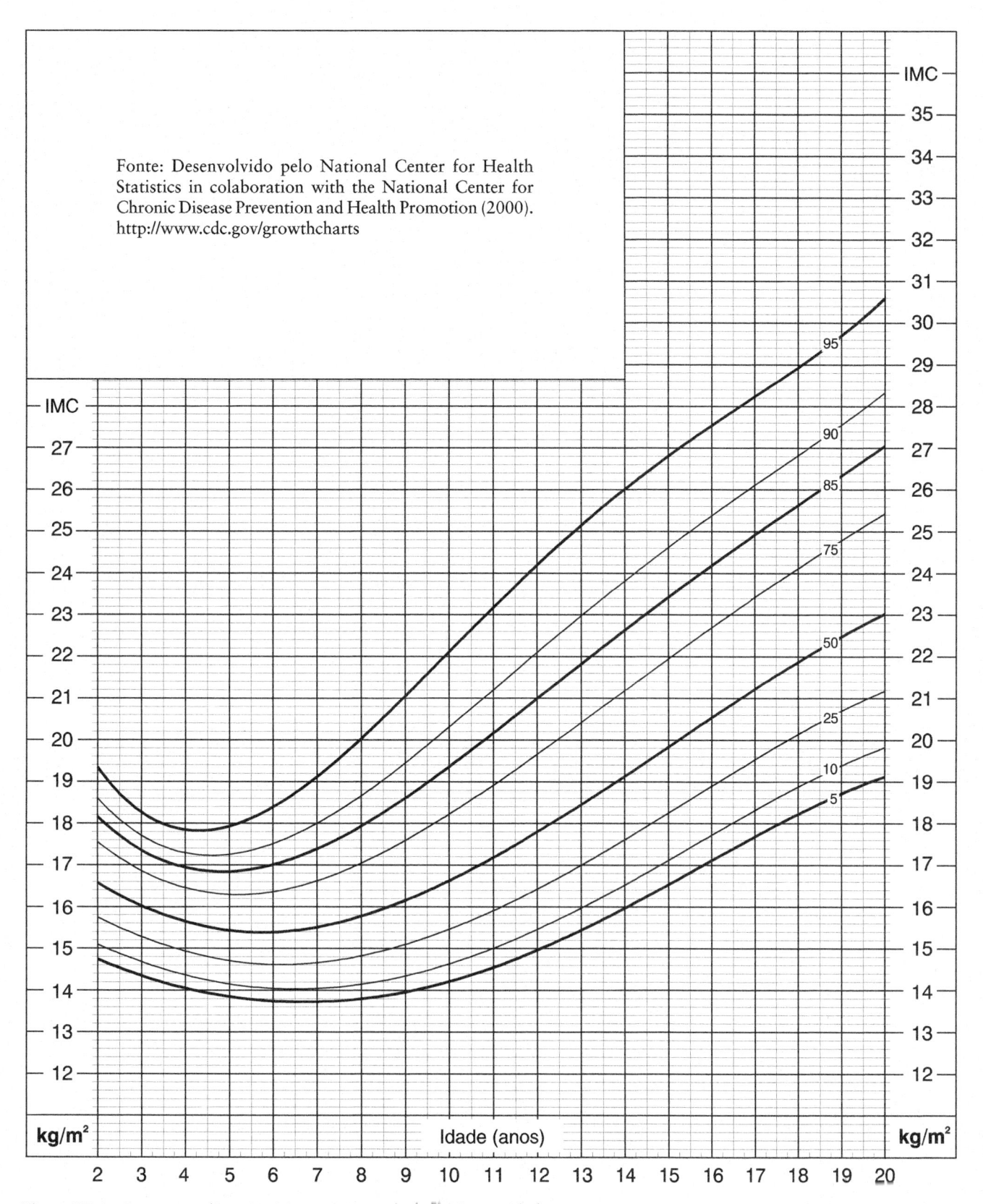

Fonte: Desenvolvido pelo National Center for Health Statistics in colaboration with the National Center for Chronic Disease Prevention and Health Promotion (2000). http://www.cdc.gov/growthcharts

Figura III-6 – Sexo masculino. 2 a 20 anos. Percentis de IMC para idade.

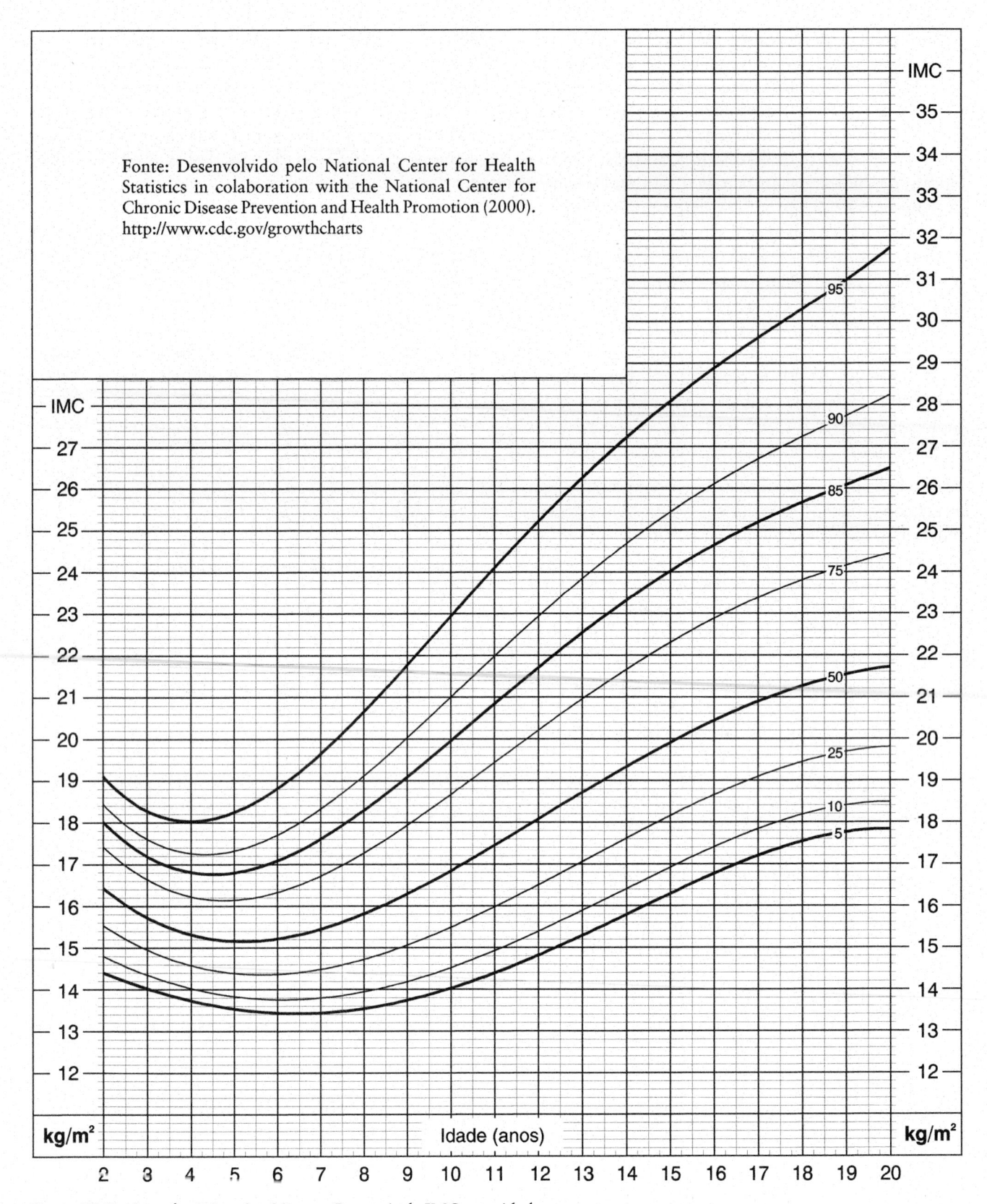

Figura III-7 – Sexo feminino: 2 a 20 anos. Percentis de IMC para idade.

cardiovascular, potencializa outros fatores tais como obesidade e tabagismo. Deve-se lembrar ainda que algumas drogas anti-hipertensivas, como os diuréticos, podem elevar os níveis séricos de colesterol e triglicérides.

O consumo de álcool deve ser sempre prevenido ou desestimulado entre adolescentes, dado o risco de abuso e por ser a adolescência um período de estabelecimento de hábitos. Quando o adolescente questionar sobre a quantidade de álcool que se pode ingerir em ocasiões festivas, podem-se utilizar as recomendações feitas para a população adulta hipertensa, ou seja, nos indivíduos do sexo masculino, o consumo não deve ultrapassar 30g de álcool/dia – 60ml (1 dose) de bebidas destiladas (uísque, vodca, aguardente etc.) e 240ml (2 taças) de vinho ou 600ml (1 garrafa) de cerveja. Esse limite deve ser reduzido à metade (15g) para homens de baixo peso, mulheres e indivíduos com sobrepeso e/ou com triglicérides elevados.

Exercício físico – a mudança do estilo de vida deve incluir a redução do tempo de lazer passivo (televisão, computador, jogos eletrônicos etc.) e aumento da atividade física. Há evidências de que a prática de exercícios físicos aeróbicos regulares propicia redução da PA em adolescentes hipertensos. Recomendam-se caminhadas, ciclismo, corrida ou natação, realizados diariamente, ou de três a cinco vezes por semana, com duração de 30 a 60 minutos. Exercícios isométricos, como musculação, não devem ser praticados. Adolescentes em uso de medicação anti-hipertensiva que interfira na frequência cardíaca requerem avaliação médica previamente ao início dos exercícios físicos. Restrição a esportes ou outras atividades é limitada apenas aos indivíduos com HA estágio 2 e que ainda não obtiveram resposta adequada à terapêutica.

Como se vê, as medidas não farmacológicas dependem de mudanças nos hábitos de vida, tarefa difícil, particularmente na adolescência, sendo fundamental o envolvimento da família para que tal abordagem tenha sucesso.

Tratamento farmacológico

O tratamento farmacológico da HA não é isento de efeitos colaterais e sua indicação deve ser precisa, principalmente pela possibilidade de o indivíduo ter que usá-lo por muitos anos. Suas indicações incluem: HA estágio 2, HA arterial sintomática, HA secundária, HA na presença de lesão de órgão-alvo, HA em portadores de *diabetes mellitus* tipos 1 e 2 e HA persistente após a realização de medidas não farmacológicas. Outras indicações vão depender de situações clínicas específicas, como a presença de fatores de risco cardiovascular (dislipidemia, tabagismo, hiperinsulinismo etc.).

Os grandes estudos que elegem as drogas anti-hipertensivas de primeira escolha em adultos avaliam a eficácia medicamentosa de acordo com seu impacto na redução da mortalidade por eventos cardiovasculares. Os estudos em crianças e adolescentes avaliam o efeito das drogas anti-hipertensivas na diminuição dos níveis de PA; portanto, não se conhece sua eficácia na redução de mortalidade. Como todas as classes de anti-hipertensivos diminuíram os níveis pressóricos nessa faixa etária, conclui-se que não existe uma droga ideal que possa ser definida como primeira opção terapêutica, a escolha depende de cada caso (fisiopatologia predominante e gravidade da HA, presença de outros agravos e tolerabilidade do paciente à droga escolhida) e da experiência do profissional responsável. Dá-se preferência à droga que possa ser administrada em uma única tomada diária e com o mínimo de efeitos colaterais, para melhor adesão ao tratamento. Discussão detalhada sobre as drogas anti-hipertensivas é encontrada no capítulo Hipertensão arterial na infância.

Controle e monitorização da PA, lesão de órgão-alvo, avaliação eletrolítica nos indivíduos que utilizam diuréticos ou inibidores da enzima conversora de angiotensina, incentivo à abordagem não farmacológica, pesquisa de outros fatores de risco cardiovasculares são todas medidas importantes que devem ser acrescentadas durante a terapia medicamentosa.

Na HA primária, quando do controle dos níveis pressóricos por mais de dois anos, uma redução gradual da terapia deve ser tentada, sobretudo se as medidas não medicamentosas estão sendo seguidas corretamente. Evita-se transmitir ao adolescente a impressão de cura, pois o retorno da pressão aos valores normais não o protege do desenvolvimento de hipertensão futura. É igualmente importante não transmitir a ideia de fracasso a pacientes que deixaram de responder à dose inicial com agentes anti-hipertensivos, pois essa situação não implica necessariamente pior prognóstico.

Como parte do tratamento da HA, é fundamental que o adolescente se responsabilize por sua terapêutica e que seja bem informado sobre a doença, suas implicações prognósticas e o objetivo das condutas que vem seguindo. Busca-se uma proposta educativa esclarecedora dos fatores de risco, situando-se inteiramente o adolescente em seu contexto sociocultural para se obter a melhor adesão possível ao tratamento clínico. Ressalta-se que o adolescente deve ser visto de maneira integral, e não apenas sob o prisma da doença de que no momento é portador.

BIBLIOGRAFIA

1. Chobanian AV et al. The Seventh Report of the Joint National Committee on Prevention, Detection, Evaluation, and Treatment of High Blood Pressure. JAMA 2003;289:2560. • 2. Cifkova R et al. Practice guidelines for primary care physicians: 2003 ESH/ESC Hypertension Guidelines. J Hypertens 2003;21:1780. • 3. Gregoire JR. Update on the management of hypertension: initial evaluation

and lifestyle interventions for patients with hypertension. Cardiovasc Rev Rep 2004;25:124. • 4. He J et al. Long-term effects of weight loss and dietary sodium reduction on incidence of hypertension. Hypertension 2000;35:544. • 5. Kilcoyne MM. História natural da hipertensão na adolescência. Clin Pediatr North Am 1978;25:47. • 6. Kock VH, Furusawa EA. Hipertensão arterial. In Marcondes E et al. Pediatria básica: pediatria clínica especializada, tomo III. 9ª ed. São Paulo: Sarvier; 2005.p.372. • 7. Mead M. British Hypertension Society Guidelines 2004 – BHS IV. Ten keys comments for primary care. Br J Cardiol 2004;11:246. • 8. National High Blood Pressure Education Program Working Group on High Blood Pressure in Children and Adolescents. The Fourth Report on the Diagnosis, Evaluation, and Treatment of High Blood Pressure in Children and Adolescents. Pediatrics 2004;114:555. • 9. National High Blood Pressure Education Program Working Group on Hypertension Control in Children and Adolescents. Update on the 1987 task force report on high blood pressure in children and adolescents: a working group report from the nation high blood pressure education program. Pediatrics 1996;88:649. • 10. Rocchini AP et al. Blood pressure in obese adolescents: effect of weight loss. Pediatrics 1998;82:16. • 11. Simons-Morton DG, Obarzanek E. Diet and blood pressure in children and adolescents. Pediatr Nephrol 1997;11:244. • 12. Sociedade Brasileira de Cardiologia, Sociedade Brasileira de Hipertensão e Sociedade Brasileira de Nefrologia. IV Diretriz para Uso da Monitorização Ambulatorial da Pressão Arterial – II Diretriz para Uso da Monitorização Residencial da Pressão Arterial. Arq Bras Cardiol 2005;85(Supl II). • 13. Sociedade Brasileira de Hipertensão, Sociedade Brasileira de Cardiologia, Sociedade Brasileira de Endocrinologia e Metabologia, Sociedade Brasileira de Diabetes, Associação Brasileira para Estudos da Obesidade. I Diretriz Brasileira de Diagnóstico e Tratamento da Síndrome Metabólica. Arq Bras Cardiol 2005;84(Supl I). • 14. Sociedade Brasileira de Hipertensão, Sociedade Brasileira de Cardiologia, Sociedade Brasileira de Nefrologia. IV Diretrizes Brasileiras de Hipertensão Arterial. Arq Bras Cardiol 2004;82(Supl IV). • 15. Sociedade Brasileira de Cardiologia, Sociedade Brasileira de Hipertensão e Sociedade Brasileira de Nefrologia. V Diretrizes Brasileiras de Hipertensão Arterial; 2006. • 16. Sorof J, Daniels S. Obesity hypertension in children: a problem of epidemic proportions. Hypertension 2002;40:441. • 17. Task Force on Blood Pressure Control in Children. Report of the second task force on blood pressure control en children. Pediatrics 1987;79:1. • 18. The Fourth Report on the Diagnosis, Evaluation and Treatment of High Blood Pressure in Children and Adolescents. National High Blood Pressure Education Program Working Group on High Blood Pressure in Children and Adolescents. Pediatrics 2004;114:555. • 19. V Levantamento Nacional sobre o Consumo de Drogas Psicotrópicas entre Estudantes do Ensino Fundamental e Médio da Rede Pública de Ensino nas 27 Capitais Brasileiras. Centro Brasileiro de Informações sobre Drogas Psicotrópicas – CEBRID/UNIFESP; 2004. • 20. Weir RM et al. The relationship between sexual maturity rating, age, and increase blood pressure in adolescents. J adol Health Care 1988;9:465. • 21. Whelton SP, Chin A, Xin X, He J. Effects of aerobic exercise on blood pressure: a meta-analysis of randomized controlled trials. Ann Intern Med 2002;136:493. • 22. Williams B et al. Guidelines for management of hypertension: report of the fourth working party of the British Hypertension Society, 2004 – BHS IV. J Hum Hypertens 2004;18:139. • 23. World Health Organization, International Society of Hypertension Writing Group. World Health Organization (WHO)/International Society of Hypertension (ISH) statement on management of hypertension. J Hypertens 2003;21:1983. • 24. Xin X et al. Effects of alcohol reduction on blood pressure: a meta-analysis of randomized controlled trials. Hypertension 2001;38:1112.

75 ACNE JUVENIL

CAPÍTULO

Benito Lourenço

A acne vulgar ou acne juvenil é a afecção dermatológica mais comum na adolescência. Estima-se que, em variados graus, cerca de 85% dos jovens apresentam acne e, se considerados os comedões, praticamente todos os adolescentes experimentam essa condição. Pela sua frequência, é entendida, ainda, por alguns profissionais ou familiares, como um problema trivial da adolescência, postura esta que não mais se admite, pelas consequências negativas sobre autoestima, autoimagem e para o convívio social do adolescente. O impacto individual da acne é difícil de julgar; uma acne leve, portanto, pode ser um problema significante para alguns pacientes, comprometendo sua qualidade de vida.

Embora existam atualmente abordagens terapêuticas modernas para as cicatrizes de acne, sua especificidade e custo ainda impedem o acesso de grande parte das pessoas; não se justifica, portanto, postergar o tratamento, submetendo o jovem ao risco de cicatrizes indeléveis. O arsenal terapêutico hoje disponível é eficaz e a repercussão positiva do tratamento sobre o psiquismo do adolescente é inegável.

É fundamental a compreensão da acne como doença crônica em alguns indivíduos, com início na adolescência, mas não se restringindo a ela. Seu curso prolongado, com padrão de recorrência, determinando impacto psicossocial significativo, corrobora esse entendimento.

ETIOPATOGENIA

Acne, além de ser uma condição de base genética definida (tendência hereditária), é uma doença crônica de caráter inflamatório que acomete a unidade pilossebácea (folículo piloso). Quatro fatores principais estão envolvidos em sua gênese:

- padrão de queratinização anormal;
- aumento da produção de sebo;
- multiplicação bacteriana no folículo;
- processo inflamatório.

O evento mais precoce é a hiperqueratinização do folículo, associado à proliferação e à diminuição da descamação dos queratócitos na região periorificial do folículo. Disso resulta um *plug* formado por queratócitos e queratina, o microcomedão, que obstrui o canal folicular. As glândulas sebáceas desenvolvem-se e são estimuladas pelos hormônios androgênicos, nitidamente após a adrenarca, e a produção de sebo aumenta. A

diidrotestosterona (resultante da conversão local da testosterona) é o andrógeno que causa esse aumento de produção de sebo. Estabelece-se, dessa forma, um meio propício para a multiplicação de uma bactéria, o *Propionibacterium acnes*, um anaeróbio que compõe a microbiota da pele. Em um ambiente anaeróbio rico em gorduras (sebo), a bactéria metaboliza triglicérides, hidrolisando-os, produzindo ácidos graxos e glicerol que determinam o efeito irritativo no folículo. A produção de mediadores inflamatórios associada aos efeitos irritativos dos elementos resultantes da lipólise pelo *P. acnes* atraem células inflamatórias, que, em uma fase posterior, por ação lisossomal, determinam ruptura do folículo. O extravasamento desses elementos de inflamação determina, por conseguinte, a piora do quadro flogístico local. As lesões clínicas da acne dependerão, portanto, da intensidade e da duração desses fenômenos etiopatogênicos.

APRESENTAÇÃO CLÍNICA

A acne tipicamente acomete as regiões do corpo com maior densidade de unidades pilossebáceas: face, pescoço e região superior do tronco (tórax e dorso). A lesão inicial da acne é o microcomedão (subclínico) que pode evoluir para o comedão ("cravo"), lesão ainda sem componente inflamatório, formada pela compactação de queratina, sebo e bactérias preenchendo o folículo piloso. Os comedões podem ser abertos ou fechados:

Comedão aberto (preto) – lesão em que se observa uma dilatação no orifício do folículo, de coloração escura, considerada "mais estável", com menor risco inflamatório, pois o material impactado pode, pelo aumento de pressão, extravasar para a superfície, não havendo, dessa forma, ruptura folicular, a não ser que haja manipulação. Sua superfície preta é causada pelo depósito local de melanina (oxidação da tirosina), não se relacionando, portanto, à falta de higiene (mito comum entre os adolescentes).

Comedão fechado (branco) – é uma lesão pequena (micropápula de 1 a 3mm) com poro invisível, que consiste em um ducto pilossebáceo totalmente obstruído. Embora possa resolver-se espontaneamente, é mais frequente a evolução desta lesão para um estágio inflamatório (pápula ou pústula).

As lesões progressivas com maior impactação, ruptura folicular e, fundamentalmente, inflamação constituem as pápulas e pústulas (as clássicas "espinhas"), com duração mais prolongada e risco de evolução para cicatriz, maior. As lesões maiores que 5mm constituem os nódulos e cistos, geralmente mais profundos, e com risco de evolução para abscessos. A *acne conglobata* é uma variedade disseminada da forma nodulocística.

CLASSIFICAÇÃO DA ACNE

Grau I – acne comedoniana (não inflamatória): predomínio de comedões abertos/ou fechados, raras lesões inflamatórias, raras cicatrizes.

Grau II – acne inflamatória com comedões, porém, com predomínio de pápulas ou pústulas, principalmente em face; raras ou poucas cicatrizes.

Grau III – acne inflamatória com numerosas pápulas e pústulas e associadas a nódulos e cistos; cicatrizes moderadas.

Grau IV – acne inflamatória grave, disseminada para o tronco, com lesões inflamatórias (nódulos e cistos com potencial evolução para abscessos), cicatrizes graves.

Entretanto, estas categorias não são rígidas; por exemplo, paciente com predomínio de comedões e pápulas, mas com intensa disseminação e cicatrizes graves, pode ser considerado portador de acne grave.

ABORDAGEM DO PACIENTE COM ACNE

Na abordagem clínica do adolescente com acne, particular atenção é dirigida para:

– época de vida em que se iniciou;
– fatores desencadeantes ou agravantes (uso de cosméticos, por exemplo);
– rotina de manipulação das lesões (fricções e espremeduras);
– tratamentos prévios;
– crenças, tabus e mitos em relação à acne;
– grau de repercussão psicossocial;
– tipo de acne: não inflamatória (comedões) ou inflamatória (pápulas e pústulas);
– locais atingidos (extensão do quadro);
– na menina adolescente pesquisar outros sinais de hiperandrogenismo (hirsutismo, alopecia), também avaliando ciclo menstrual e obesidade (acne como manifestação da síndrome dos ovários policísticos);
– realizar diagnóstico diferencial com outras afecções, como hidradenites supurativas (axilas, virilha e nádegas) ou foliculites;
– avaliar o uso de medicações comedogênicas (corticosteroides, por exemplo).

TERAPÊUTICA DA ACNE

A terapêutica da acne é efetiva, porém, prolongada, informação que deve ser explicitada ao adolescente que pode ter nesse momento uma expectativa de melhora imediata após o início do tratamento. Orienta-se o tratamento o mais precocemente possível, com realização, sempre que possível, de terapêutica de manutenção.

Algumas orientações gerais, fornecidas de forma clara e objetiva ao jovem, desmistificam vários tabus existentes sobre essa afecção e asseguram maior aderência ao tratamento instituído (Quadro III-11).

Quadro III-11 – Orientações gerais para adolescentes sobre o tratamento da acne.

Remover a expectativa do "tratamento mágico"; reforçar "paciência"

Evitar fricções e manipulações "caseiras" de cravos e espinhas, reforçando o risco de cicatrizes

Não aplicar substâncias caseiras (pasta de dente, pó de café, água de arroz), nem realizar "máscaras" domésticas

Não usar medicamentos de amigos. Adolescentes valorizam a opinião da turma e podem utilizar medicações sem indicação específica (antibióticos, por exemplo)

Evitar o sol. Explicar o "efeito paradoxal" (no início, impressão de melhora, com efeito secativo para espinhas e depois por estímulo das glândulas sebáceas e queratinização, piora do quadro. Se for impossível evitar o sol, usar um protetor solar, não oleoso

Desmistificar a associação acne com sujeira. Não lavar a pele em excesso. Não usar bucha ou escova que estimula ainda mais a produção de sebo

Não usar cremes e cosméticos gordurosos, pois aumentam a oleosidade da pele, contribuindo para piorar o quadro. A forma "gel" é sempre melhor

Desmistificar associação com dieta

Desmistificar associação com masturbação, fantasias ou atividade sexual

Explicar a possível "piora" do quadro de acne, nas primeiras semanas, particularmente observada nos tratamentos com medicações esfoliantes tópicas

MEDIDAS GERAIS

Orienta-se o adolescente para evitar espremeduras, ato bastante comum observado entre os portadores de acne. Uma lista de proibições alimentares apenas frustra o paciente, ainda mais quando estudos recentes não demonstram associação de alimentos específicos (chocolate, refrigerantes de cola, amendoim etc.) com acne. Alguns pacientes, entretanto, são portadores de "sensibilidade individual", referindo piora nítida com ingestão de certos alimentos, devendo ser evitados quando houver relação causal clara.

A lavagem compulsiva do rosto pode irritar a pele sem ser benéfico para o controle ou diminuição de acne.

A higienização da face deve restringir-se para, no máximo, duas vezes ao dia, com sabonete de ação esfoliante. Sabonetes contendo substâncias bacteriostáticas não são necessários, pois não inibem a proliferação do *P. acnes* nos folículos. Sabonetes e loções esfoliantes contendo ácido salicílico, enxofre ou peróxido de benzoíla parecem ter utilidade, diminuindo a oleosidade da pele, servindo como coadjuvantes no tratamento.

A exposição solar exerce um efeito ambivalente sobre a acne. Nos quadros de acne inflamatória (papulopustulosa), embora haja descrição de melhora após a exposição ao sol (efeito secativo), por estímulo da multiplicação celular e sebogênese, costuma-se observar piora posterior do quadro. O sol deve ser evitado e a utilização de um filtro de proteção solar, especificamente se o adolescente estiver sendo tratado com medicação fotossensível, é obrigatória. Preferem-se os compostos *oil-free*, de base não oleosa e, portanto, não comedogênicos.

MEDIDAS ESPECÍFICAS

As medicações indicadas para o tratamento de acne são disponíveis na forma tópica ou sistêmica, e suas indicações estão basicamente relacionadas ao grau de acometimento e tipo de lesão predominante. O tempo mínimo de oito semanas deve ser respeitado para a avaliação da eficácia da medicação utilizada. Muitas são as formulações disponíveis comercialmente; recomenda-se que o clínico esteja habituado com alguns desses medicamentos, quanto aos efeitos desejados (ação sobre os fatores etiopatogênicos) e suas particularidades de prescrição.

Acne grau I

A acne comedoniana (não inflamatória) tem como base terapêutica as medicações com efeitos queratolítico e anticomedogênico. Os **retinoides tópicos** (compostos naturais e sintéticos derivados da vitamina A) representam as drogas de primeira escolha para esse fim. A utilização desses agentes objetiva a normalização da queratinização do folículo, impedindo a evolução para a lesão inflamatória e a formação de novos comedões.

A tretinoína (ácido retinoico) é o representante mais conhecido desse grupo, porém, sua utilização exige orientação específica, pelo risco de seus efeitos irritativos. A tolerância individual ao produto deve ser testada, pois seu uso, particularmente no início do tratamento, geralmente implica certo desconforto. A "dermatite retinoide" consiste em um quadro caracterizado por eritema, descamação, ardência e prurido. Isso pode ser minimizado com menor concentração do princípio ativo (0,01 a 0,025%), que pode aumentar até 0,05% quando se observa maior tolerância pelo paciente. Está disponível comercialmente nas formas de creme e gel; sua escolha dependerá do tipo de pele do adolescente e de sua vulnerabilidade para os efeitos irritativos. Pode também ser

formulada em solução, com maior facilidade de aplicação, particularmente para acne em tronco. A forma gel tem um efeito secativo maior e pode ser utilizada em peles mais oleosas. Cremes são indicados para peles mais sensíveis. Alguns pacientes, em três a quatro semanas de tratamento, apresentam erupção pustular por deslocamento dos comedões, não havendo indicação para suspender a medicação, sendo fundamental orientação cuidadosa para que haja boa aderência.

O ácido retinoico é uma medicação claramente fotossensível. Seu uso deve ser restrito apenas para o período noturno (aplicação uma vez ao dia, à noite, após lavagem do rosto). Deve-se evitar exposição prolongada ao sol e utilizar filtros solares não comedogênicos com FPS maior ou igual a 15.

A isotretinoína tópica tem indicação e eficácia semelhantes à tretinoína, com vantagem de menor potencial de provocar reações adversas e de ser menos fotossensível.

O **adapaleno**, além de todas as propriedades dos retinoides, apresenta alguma ação anti-inflamatória. Alguns estudos mostram que essa droga apresenta eficácia superior aos outros retinoides, com efeitos mais rápidos e mais intensos. Possui também melhor tolerabilidade, apresentando incidência bem menor de reações adversas. Sua desvantagem consiste no custo mais elevado. Está disponível na forma de gel a 0,1%.

Em uma outra classe de medicações comedolíticas, encontra-se o **ácido azelaico**, que também tem efeito antibacteriano com menor indução à resistência. Tem possível ação no clareamento das lesões. Está disponível na forma de creme a 20% e pode ser usado duas vezes ao dia.

Acne grau II

Grande parte dos adolescentes com acne inflamatória leve responde positivamente ao **peróxido de benzoíla**. Trata-se de uma droga que, além de leve efeito comedolítico, tem ação bacteriostática contra o *P. acnes*, atuando como um antibiótico tópico com baixo potencial de formação de resistência.

Pode ser útil em todos os tipos de acne, sendo disponível comercialmente nas formas de sabonete, loção, creme e gel; estas últimas em concentrações de 2,5, 5 e 10%.

O início do tratamento deve ser gradual, para a verificação de tolerabilidade, iniciando-se, por exemplo, em dias alternados, à noite e, em duas a três semanas, aumentar gradualmente o número de aplicações (duas vezes ao dia) e a concentração da preparação. A principal desvantagem é a dermatite de contato, em 1 a 2% dos pacientes (eritema, prurido, ressecamento e descamação), reação que diminui na suspensão do produto. O adolescente deve ser orientado sobre a possibilidade de manchas em roupas e cabelo.

Outra opção para o tratamento da acne inflamatória são os **antibióticos tópicos**. Estes reduzem a população de *P. acnes,* diminuindo a produção de ácidos graxos livres e seus efeitos irritativos e inflamatórios. Os antibióticos mais utilizados são a eritromicina e a clindamicina, em várias apresentações comerciais disponíveis. Embora não descritos efeitos adversos significativos, resistência bacteriana pode ser observada, motivo de grande preocupação atual no tratamento da acne. Nos casos mais graves de inflamação (acne grau III), não substituem a terapêutica sistêmica. Os antibióticos tópicos podem ser aplicados duas vezes ao dia e estar associados a drogas comedolíticas como ao peróxido de benzoíla (associação determinante de menor resistência).

Acne grau III

Os quadros inflamatórios mais graves merecem terapêutica sistêmica e os **antibióticos orais** são as medicações prescritas. Determinam uma melhora mais rápida quando comparada com sua utilização tópica. Seus efeitos benéficos no tratamento da acne se refletem da diminuição da população bacteriana e da consequente produção de ácidos graxos livres pelo *P. acnes,* com melhora do quadro inflamatório local. São prescritos para uso diário, por um período não menor do que três a seis meses. Os antibióticos mais utilizados são: tetraciclina, minociclina, eritromicina e azitromicina.

Tetraciclina – droga de baixo custo e alta eficácia; iniciar tratamento com 1g/dia (500mg 2 vezes/dia), por duas semanas ou até resultado positivo. Posteriormente, a cada duas semanas, reduzir até atingir a menor dose que mantenha as lesões sob controle por três a seis meses. Deve ser ministrada nos intervalos das refeições, pois alimentos interferem na absorção da droga.

Minociclina – droga efetiva e bem tolerada, na dose de 100mg, uma vez ao dia, com penetração maior no folículo e resistência bacteriana menor. Seu problema é o custo maior. Tem indicação precisa na resistência à tetraciclina.

Eritromicina – prescrita na dose de 500 a 1.000mg/dia (em duas tomadas), tem menor atividade anti-inflamatória do que a tetraciclina. Há descrição de maior resistência do *P. acnes.*

Mais atualmente, propõe-se, como outra opção terapêutica, a utilização de azitromicina, em esquema de pulso. A posologia utilizada no tratamento é a chamada *pulsoterapia 373*, em que o paciente toma um comprimido (500mg) por dia, durante três dias e descansa sete dias (3 ciclos).

Acne grau III refratária e grau IV

Sugere-se, nesses casos, o tratamento sistêmico com isotretinoína por via oral. Trata-se de terapêutica mais específica, geralmente reservada para o dermatologista ou o médico de adolescentes com experiência em seu manejo, por ser uma medicação que exige um controle clínico mais rigoroso do paciente e algumas particularidades na sua prescrição. Aprovado em 1982, pelo FDA, o ácido 13-cis-retinoico constitui uma excelente opção terapêutica para acne, embora sua toxicidade seja bem conhecida e estudada. A droga atua reduzindo a secreção de sebo, com consequente decréscimo da população bacteriana no folículo. Há melhora nítida após a introdução da droga, porém, seus efeitos adversos (comuns em praticamente todos os pacientes) devem ser conhecidos e controlados. Esses incluem: ressecamento da pele, lábios, mucosa nasal (epistaxe) e conjuntivas.

A dose habitual utilizada para o tratamento inicial é de 0,5 a 1mg/kg/dia, em duas tomadas diárias, com dose total do tratamento de 120 a 150mg/kg (parâmetro principal a ser avaliado), com duração de quatro a oito meses (o tratamento usual é por 20 semanas).

Controle laboratorial do paciente deve ser realizado, seriadamente, com hemograma, enzimas de função hepática e lipidograma. Seu efeito mais temido é a teratogenicidade; seus riscos devem ser esclarecidos para a menina adolescente e, nas sexualmente ativas, anticoncepção adequada e segura deve ser prescrita durante todo o tratamento, até três meses após a suspensão da droga. Há necessidade de preenchimento de termo de consentimento esclarecido pelos claros riscos caso uma gravidez ocorra. Outro grande problema desta medicação é seu alto custo.

Hormonioterapia – de grande utilidade para o tratamento da acne, o tratamento hormonal fica reservado aos pacientes com distúrbios endócrinos, particularmente, a síndrome dos ovários policísticos ou quando há demanda para anticoncepção. São utilizados na forma de anticoncepcionais orais combinados. As preparações ideais são aquelas com a menor dose de etinilestradiol que apresente efeito terapêutico (variam de 15 a 35μg) associado com um progestágeno de pouca ação androgênica, como o desogestrel, ou com ação antiandrogênica, como o acetato de ciproterona.

BIBLIOGRAFIA

1. DeGroot HE, Friedlander SF. Update on acne. Curr Opin Pediatr 1998;10:381. • 2. Gollnick H et al. Management of acne: a report from a global alliance to improve outcomes in acne. J Am Acad Dermatol 2003;19:S1. • 3. Haider A, Shaw JC. Treatment of acne vulgaris. JAMA 2004;292:726. • 4. Harper JC. An update on the pathogenesis and management of acne vulgaris. J Am Acad Dermatol 2004;51:S36. • 5. Krautheim A, Gollnick H. Acne: topical treatment. Clin Dermatol 2004;22:398. • 6. Krowchuk DP. Managing acne in adolescents. Pediatr Clin North Am 2000;47:841. • 7. Olutunmbi BA, Paley K, English JC. Adolescent female acne: etiology and management. J Pediatr Adolesc Gynecol

2008;21:171. • 8. Pakula AS, Neinstein LS. Acne. In Neinstein LS. Adolescent health care: a practical guide. 4th ed. Baltimore: Williams & Wilkins; 2002. • 9. Strasburger VC. Acne: What every pediatrician shoud know about treatment. Pediatr Clin North Am 1997;44:1505. • 10. Strauss JS et al. Guidelines of care for acne vulgaris management. J Am Acad Dermatol 2007;56:651. • 11. Thiboutot D et al. New insights into management of acne: an update from the global Alliance do Improve Outcomes in Acne Group. J Am Acad Dermatol 2009;60:S1. • 12. Winston MIL, Shalita AR. Acne vulgaris: pathogenesis and management. Pediatr Clin North Am 1991;38:889. • 13. Wirth FA. Approach to acne vulgaris. Available in www.uptodate.com. Acessado em junho/2009. • 14. Zaenglein AL, Thiboutot DM. Expert Committee Recommendations for Acne Management. Pediatrics 2006;118:1188.

APÊNDICE

Algumas drogas utilizadas para tratamento da acne	
Sabonetes e soluções esfoliantes Benzac AC® wash 5% (gel limpador) SAStid® sabonete (enxofre a 10% + ácido salicílico a 3%) Acne-Aid® wash Acnesoap® Theracne® sabonete gel abrasivo (triclosana a 1%) Ionax scrub® sabonete cremoso (grânulos de polietileno) Acne wash oil free Neutrogena® (com ácido salicílico a 2%) **Peróxido de benzoíla** Benzac AC® a 2,5%, 5% e 10% gel Panoxyl acnegel® a 5% e 10% Solugel® a 4% Solugel plus® a 8% Acnase® a 5% gel (creme: PB a 5% com enxofre a 2%) Benzac eritromicina® (eritromicina a 3% + peróxido de benzoíla a 5%) **Ácido retinoico** Retacnyl® a 0,025% creme Vitanol A® a 0,01%, 0,025% e 0,05% creme Vitanol A® a 0,01%, 0,025% e 0,05% gel Vitacid® a 0,025% gel Vitacid® a 0,05% creme **Isotretinoína tópica** Isotrex® a 0,05% creme e gel Isotrexin® gel (isotretinoína a 0,05% + eritromicina a 2%) Isotrexol® (isotretinoína a 0,05% + FPS) **Adapaleno** Differin® a 0,1% creme Differin® a 0,1%® gel Adacne® a 0,1%® gel Adacne clin® a 0,1% (combinado com clindamicina) Adapaleno® gel (genérico EMS)	**Ácido azelaico** Azelan® creme **Antibióticos tópicos** Clindamicina a 1% Clinagel® gel Clindacne® gel Dalacin T® solução tópica (tampa esponja) Clindoxyl® (PB + clindamicina) Eritromicina a 2 a 4% Eryacnen® a 4% gel Stiemycin® a 2% solução Stiemycin® gel Ilosone tópico® Isotrexin® gel (isotretinoína a 0,05% + eritromicina a 2%) **Antibióticos orais** Tetraciclina (comprimido 500mg) Terramicina® Tetrex® Limeciclina Tetralysal® (150 e 300mg) Eritromicina Eritrex® (comprimido 500mg) Eritromicina® (comprimido 250mg) Ilosone® (comprimido 500mg) Minociclina (comprimido 100mg) Minomax® Minoderm® Azitromicina Selimax pulso® (9 comprimidos) Azitromicina® (genérico EMS) Azi® **Isotretinoína** Roacutan® (cápsulas de 10 a 20mg) Isotretinoína® (genérico – cápsulas de 10 e 20mg)

ALTERAÇÕES MENSTRUAIS DA ADOLESCENTE

BENITO LOURENÇO

TALITA POLI BIASON

A menarca e o estabelecimento dos primeiros ciclos menstruais constituem eventos importantes no processo de desenvolvimento puberal. Além de suas implicações biológicas, a menstruação associa-se a repercussões psicológicas e sociais, constituindo marco significativo de maturidade para a adolescente.

O início da puberdade no sexo feminino ocorre ao redor dos 9 ou 10 anos e é caracterizado pelo aparecimento do broto mamário (estágio 2 de Tanner). A menarca ocorre em fase mais tardia do desenvolvimento puberal (geralmente entre os estágios 3 e 4 de Tanner), portanto, após o pico de velocidade de crescimento estatural. A idade média de ocorrência da menarca, em nosso meio, é ao redor dos 12 anos, comumente cerca de dois anos após a telarca (início do desenvolvimento mamário).

Para a caracterização de um quadro de irregularidade menstrual, consideram-se os parâmetros que definem os ciclos menstruais habituais: têm intervalos entre 25 e 35 dias, duração de 3 a 8 dias e volume estimado de perda de 30 a 80ml por ciclo.

O primeiro passo diante de uma adolescente com queixa de irregularidade menstrual é verificar se isso realmente está acontecendo. Muitas vezes, adolescentes de ciclos "mais curtos" procuram o consultório queixando-se de "menstruar duas vezes no mesmo mês", enquanto adolescentes de ciclos "mais longos" reclamam ficar um mês sem menstruar. O recordatório menstrual é a melhor forma de a paciente conhecer seu ciclo menstrual, facilitando também o diagnóstico do médico. O fornecimento de um calendário (Fig. III-8), no qual a adolescente marca os dias em que apresentou qualquer sangramento vaginal, tem sido uma opção para este acompanhamento.

As irregularidades menstruais, relacionadas às variações de intervalo, duração e quantidade do fluxo, podem assumir as características de:

a) amenorreia (ausência de menstruação);
b) hipomenorreia (fluxo menstrual reduzido);
c) hipermenorreia ou menorragia (fluxo menstrual intenso);
d) polimenorreia (ciclos menstruais com intervalos reduzidos, menores do que 21 dias);
e) oligomenorreia (ciclos menstruais espaçados, maiores que 42 dias).

SANGRAMENTO UTERINO DISFUNCIONAL

Sangramento uterino disfuncional (SUD) refere-se a sangramento uterino anormal, cuja origem se deve, exclusivamente, a um estímulo hormonal inadequado sobre o endométrio. Portanto, é uma situação que não pode ser confundida com o sangramento uterino anormal, termo mais abrangente e multietiológico, decorrente de afecções orgânicas genitais ou extragenitais. Pressupõe-se

	1	2	3	4	5	6	7	8	9	10	11	12	13	14	15	16	17	18	19	20	21	22	23	24	25	26	27	28	29	30	31
Jan																															
Fev																															
Mar																															
Abr																															
Mai																															
Jun																															
Jul																															
Ago																															
Set																															
Out																															
Nov																															
Dez																															

Figura III-8 – Calendário para a anotação dos ciclos menstruais.

que, para o diagnóstico de SUD, todas as outras causas de sangramento anormal já tenham sido excluídas (Quadro III-12).

Quadro III-12 – Diagnóstico diferencial do sangramento vaginal anormal da adolescente.

Sangramento uterino disfuncional (diagnóstico de exclusão)
Sangramentos relacionados à gravidez e suas complicações
Discrasias sanguíneas
Infecções genitais
Alterações metabólicas sistêmicas
Endocrinopatias extraovarianas (particularmente relacionadas ao hormônio tireoidiano e prolactina)
Tumorações uterinas ou pélvicas benignas ou malignas (situações raras)
Corpo estranho vaginal
Medicações que interferem com ação hormonal ou com a coagulação

Fisiopatologia

O sangramento uterino disfuncional é representado por duas situações distintas: o que ocorre na mulher que está ovulando e o que ocorre nas meninas que não estão ovulando, situação esta que é a mais frequente na paciente adolescente. Ciclos anovulatórios decorrem da imaturidade do eixo córtex-hipotálamo-hipófise-ovário (CHHO), ainda incapaz de levar um folículo ao estágio maduro e desencadear o pico ovulatório de hormônio luteinizante (LH). Dessa forma, não ocorrerá a formação do corpo lúteo e, por conseguinte, produção de progesterona, cuja queda, ao final do ciclo, determinaria a descamação fisiológica do endométrio. Assim, ocorre uma estimulação crônica e isolada do endométrio pelos estrógenos que aumentam a vascularização e proliferação glandular. Havendo um ciclo ovulatório, ocorrerá a produção de progesterona e, sua queda, após involução do corpo lúteo, determinará o sangramento menstrual que pode apresentar-se com maior volume do que o habitual.

Apresentação clínica e diagnóstico

O sangramento uterino anormal é aquele que apresenta alteração nos parâmetros de duração, frequência ou quantidade da menstruação. Com relação a esse último, não existe uma maneira prática e objetiva capaz de medir a quantidade de sangue eliminado, porém, se o sangue menstrual forma coágulos, provavelmente a perda é maior do que a habitual. A dosagem de hemoglobina confirmará o excesso, se estiver baixa.

Diante de um quadro de sangramento genital anormal de uma adolescente, o clínico deve responder basicamente a duas questões: 1. o sangramento é de causa orgânica ou funcional? 2. se for de causa funcional, é ovulatório ou anovulatório? A propedêutica do sangramento

anormal na puberdade é, de certa forma, mais simples do que aquela que se procede em outros momentos do menacme. Algumas causas orgânicas que merecem investigação mais minuciosa, particularmente as tumorais, têm sua frequência desprezível nessa faixa etária. Nesse sentido, entende-se que a maioria dos quadros de sangramento anormal na puberdade serão disfuncionais e anovulatórios e devem responder positivamente à terapêutica hormonal, quando indicada. Se não houver resposta, não se tratará de um quadro disfuncional, e a retomada da investigação clínica será imperiosa.

O sangramento disfuncional anovulatório pode ser leve ou intenso, constante ou intermitente, caracterizado comumente por ciclos de intervalos prolongados, irregulares e menorrágicos, geralmente não associado a sintomas pré-menstruais, retenção hídrica ou dismenorreia, embora algumas vezes a paciente relate cólicas devido à passagem de coágulos pelo canal cervical.

A anamnese deve incluir idade da menarca, quantidade do sangramento menstrual, sintomas de hipovolemia, atividade sexual, doenças sistêmicas e uso de métodos contraceptivos ou de outros fármacos.

O teste de gravidez é preconizado por vários autores como etapa obrigatória na investigação do sangramento, mesmo quando a atividade sexual é "negada" pela adolescente; a gravidez e suas complicações devem ser obrigatoriamente excluídas no diagnóstico diferencial do sangramento anormal.

A menarca é, para muitas adolescentes, a primeira oportunidade que elas terão de testar seus mecanismos de coagulação; portanto, afecções como doença de von Willebrand, púrpura trombocitopênica idiopática e distúrbios plaquetários, por exemplo, podem ser diagnosticados somente nesse período. Os sangramentos regulares de grande intensidade com repercussão sistêmica, necessidades transfusionais e refratariedade terapêutica, incomuns na adolescente com SUD, devem ser investigados para uma doença da coagulação subjacente.

Terapêutica do SUD na adolescência

Antes de prescrever qualquer medicação, a fisiopatologia do processo deve ser lembrada. O SUD na adolescência é uma situação autolimitada, pois, à medida que o eixo CHHO amadurece, instalam-se os ciclos ovulatórios que corrigem espontaneamente o sangramento irregular. A maioria das perdas sanguíneas não é grave e as adolescentes podem ser seguidas sem uma intervenção ativa até que se estabeleçam os ciclos ovulatórios. Fundamentalmente, a decisão entre a conduta expectante e o início da hormonioterapia dependerá da intensidade e duração do quadro.

Objetiva-se, na abordagem terapêutica do sangramento disfuncional:

– estabelecimento ou manutenção da estabilidade hemodinâmica;

– correção da anemia aguda ou crônica;
– retorno do padrão cíclico habitual das menstruações;
– prevenção de recorrência dos sangramentos anormais;
– prevenção das sequelas da anovulação a longo prazo.

A proposta primária da terapêutica hormonal é a estabilização da proliferação endometrial. Em sua escolha, a intensidade do quadro e a necessidade ou não do efeito contraceptivo da medicação devem ser consideradas.

Nos quadros leves, geralmente sem alterações dos níveis de hemoglobina, a adolescente poderá ser acompanhada clinicamente, mantendo controle de seu calendário menstrual e iniciada a suplementação com ferro (60mg diários). O uso de anti-inflamatórios não hormonais, inibidores de prostaglandinas, pode diminuir a intensidade do sangramento. Podem ser utilizados nos dias que antecedem o fluxo e nos primeiros dias. Ácido mefenâmico é a droga mais estudada para esses casos e pode ser administrada na dose de 500mg, de 8 em 8 horas.

Os quadros moderados, geralmente com hemoglobina entre 10 e 12g/dl, sem instabilidade hemodinâmica, são conduzidos de forma ambulatorial. Porém, seu tratamento já envolve a hormonioterapia para a estabilização endometrial. Sendo a explicação fisiopatológica do processo relacionada à produção estrogênica adequada, e a não produção de progesterona, essa poderia ser a medicação racional para esses quadros, particularmente se a adolescente não estiver sangrando ativamente. Preconiza-se medroxiprogesterona por via oral (10mg por dia durante 10 dias) ou acetato de noretisterona. O sangramento costuma ocorrer dois ou três dias após a última dose de progestágeno. A ação progestacional interromperá o efeito proliferativo do estrógeno sobre o endométrio, transformando-o em endométrio secretor. Deve-se lembrar que o progestágeno não promove cicatrização (epitelização) do endométrio e, por conseguinte, parada do sangramento. Isso deve ser comunicado à paciente que esteja sangrando e inicie esta terapêutica, pois durante o uso da medicação irá continuar com o sangramento. Após suspensão ocorrerá descamação fisiológica da camada funcional do endométrio (curetagem farmacológica). Nova série será reiniciada no 15º dia do ciclo. A duração dessa terapêutica deve prolongar-se por três a quatro meses, quando será suspensa, e a paciente será observada em seus próximos ciclos, verificando-se se o padrão habitual menstrual foi estabelecido.

Se a adolescente estiver sangrando abundante e ativamente, e o quadro hemorrágico determinar anemia grave, a interrupção imediata do sangramento é imperiosa. Se elevarmos os níveis de estrógenos farmacologicamente, obteremos uma rápida reepitelização do endométrio e consequente cessação do sangramento. Para tanto, recorre-se ao uso de associação estrógeno-progestágeno ou contraceptivos orais com esses hormônios combinados, desde que a dosagem proporcione a hemos-

tasia endometrial. Pílulas anticoncepcionais monofásicas, desde que contenham no mínimo de 30μg de etinilestradiol, podem ser utilizadas. Sugere-se sua utilização a cada 8 horas, até a cessação do sangramento, que usualmente ocorre em 48 horas, quando então poderá ser oferecida a cada 12 horas (cinco dias) e então mantida em dose diária única, até completar 21 dias de hormonioterapia. A paciente deve ser seguida de perto, pois as doses mais elevadas de estrógenos podem provocar náuseas, interferindo na adesão ao tratamento (o uso de antieméticos é recomendado). O progestágeno isolado pode ser administrado por mais três a quatro séries, a menos que a adolescente tenha atividade sexual e prefira usar pílula como método contraceptivo.

Nos casos de SUD graves, com comprometimento importante do nível de hemoglobina (< 8g/dl) e instabilidade hemodinâmica, a terapêutica requer hospitalização, fluidoterapia, farmacoterapia hormonal e, mais raramente, hemotransfusão. A anemia sintomática é indicação de hospitalização. Tratamento parenteral (estrógenos conjugados) é reservado para pacientes instáveis quando a via oral não é uma opção.

O prognóstico, de forma geral, do SUD é bom, pois resolve-se com a maturação do eixo CHHO. A duração do tempo que leva essa maturidade (ciclos ovulatórios regulares) parece estar relacionada à idade da menarca. Meninas que tiveram seu primeiro ciclo antes dos 12 anos de idade, entre 12 e 13 anos e após 13 anos têm metade de seus ciclos ovulatórios em um ano, três anos e quatro anos e meio, respectivamente.

AMENORREIA SECUNDÁRIA E OLIGOMENORREIA

Define-se como amenorreia secundária a ausência de menstruação por três ciclos e oligomenorreia como mais de dois ciclos consecutivos com duração maior que 42 dias em adolescentes que tiveram menarca há mais de dois anos.

Existe uma dificuldade real na valorização da amenorreia secundária e oligomenorreia nas adolescentes antes de dois anos pós-menarca. Os ciclos podem ser anovulatórios neste período, e a irregularidade menstrual, apenas a expressão da imaturidade do eixo CHHO. Ao analisar a curva de percentis da duração do ciclo no primeiro ano pós-menarca, observa-se que o percentil 95 corresponde a um ciclo de duração de 90 dias. A oligomenorreia é, portanto, muito comum nessa fase. Até hoje se tem utilizado como definição de amenorreia nas adolescentes até dois anos pós-menarca a ausência de menstruação nos últimos seis meses, embora alguns autores defendam sua redução para três meses. Enquanto não há consenso, acredita-se que o importante é estar atento à história e aos sinais e sintomas da paciente, com antecipação da investigação em qualquer momento se a observação clínica assim sugerir.

A principal causa de amenorreia secundária em mulheres em idade fértil é a gravidez, e este assunto deve sempre ser abordado durante a consulta e a pesquisa laboratorial feita a critério do médico. As alterações alimentares (anorexia e bulimia nervosa) e a tríade da mulher atleta são causas de oligo/amenorreia por mecanismos hipotalâmicos. Doenças crônicas sistêmicas (incluindo Aids), depressão, estresse, tumores hipotalâmicos e radioterapia em sistema nervoso central podem desencadear distúrbios menstruais pelo mesmo mecanismo. Medicamentos que elevam o nível de prolactina, como domperidona, haloperidol, metildopa, metoclopramida e reserpina, podem interferir na produção de LH/FSH pela hipófise, com consequente oligo/amenorreia. Tumores hipofisários (como prolactinonas) e distúrbios da tireoide interferem também no eixo hormonal, causando distúrbios menstruais. Outras drogas com diferentes mecanismos de ação como ácido valproico, álcool, anabolizantes, heroína, maconha e opióides podem ser responsáveis por quadros de oligo/amenorreia.

As causas gonadais mais comuns são: hiperandrogenismo ovariano funcional (denominação atual da síndrome dos ovários policísticos), falência ovariana precoce (rara na adolescência), doença inflamatória pélvica grave, sequela de quimioterapia e radioterapia pélvica.

Alterações uterinas como malformações, endometriose e aderência intrauterina podem causar oligo/amenorreia. Importante sempre descartar as causas adrenais como hiperplasia adrenal congênita não clássica, síndrome de Cushing e tumores adrenais.

De acordo com a alteração hormonal envolvida, pode-se entender a oligo/amenorreia como consequência de hipogonadismo hipogonadotrófico (baixo nível de hormônios ovarianos secundário a baixo nível de gonadotrofinas) ou de hipogonadismo hipergonadotrófico (baixo nível de hormônios ovarianos por alteração na própria gônada com aumento do nível de gonadotrofinas por ausência de *feedback* negativo) (Quadro III-13). As situações em que as gonadotrofinas se encontram dentro da normalidade, como nas alterações uterinas, são classificadas como eugonádicas.

A anamnese direcionada aos sinais e sintomas das principais causas de oligo/amenorreia é fundamental para o diagnóstico. A investigação laboratorial e imagenológica baseia-se na história e observação clínica.

Alguns autores sugerem o teste de progesterona no início da abordagem diagnóstica. Ele consiste na administração de um progestágeno, geralmente o acetato de medroxiprogesterona, na dose de 10mg/dia durante 10 dias, para observar o sangramento menstrual após dois ou três dias do término da medicação. Se houver sangramento, é possível concluir que:

- não há obstrução ou malformações impedindo a passagem do fluxo menstrual;
- a cavidade uterina encontra-se sem alterações que limitem a menstruação;
- havia estrógeno (mesmo que em pequena quantidade) previamente estimulando o endométrio;
- a ausência da produção do progestágeno e seu aumento fisiológico durante o ciclo seguido por queda abrupta do nível sérico são os responsáveis pela falta da menstruação.

Portanto, o teste da progesterona revela a presença de ciclos anovulatórios, excluindo causas do trato genital inferior, alterações da cavidade uterina, falência ovariana e disgenesias gonadais. A investigação após um teste de progesterona positivo deve considerar todas as causas de anovulação.

De modo geral, após exclusão de gestação e DST, é importante a pesquisa de tireoidopatias, tumores secretores de prolactina, alterações adrenais, além da dosagem de gonadotrofinas e de andrógenos (Quadro III-14).

Quadro III-14 – Investigação laboratorial hormonal da oligo/amenorreia*.

LH + FSH
Prolactina
T_4 livre + TSH
DHEAS
17-OH progesterona
Andostenediona
Testosterona livre

* Colher, quando possível, entre o 2º e 8º dias do ciclo menstrual.

HIPERANDROGENISMO OVARIANO FUNCIONAL

O hiperandrogenismo ovariano funcional (HOF), denominação atual e mais adequada para a síndrome dos ovários policísticos (SOP), é a alteração endocrinológica mais comum no sexo feminino, com prevalência entre 5 e 10% nas mulheres em idade fértil. Descrito pela primeira vez em 1935 por Stein e Leventhal, o HOF possui ainda fisiopatologia não totalmente conhecida.

Quadro III-13 – Classificação do hipogonadismo.

Hipogonadismo hipogonadotrófico (↓ LH/FSH)	Hipogonadismo hipergonadotrófico (↑ LH/FSH)
Anorexia nervosa/bulimia	Falência ovariana precoce
Excesso de exercício físico	Síndrome de Turner
Doenças crônicas	Disgenesias gonadais
Síndrome de Kallmann	Sequela de agravos gonadais
Tumores do sistema nervoso central	
Radioterapia do sistema nervoso central	

Etiologia e fisiopatologia

É considerado uma alteração metabólica marcada por resistência insulínica e disfunção ovulatória com consequente aumento de andrógenos circulantes. Parece ter causa genética, ao mesmo tempo que tem sido associado à restrição do crescimento intrauterino (RCIU) e à pubarca precoce.

Estudos têm demonstrado que alterações na frequência do pulso de GnRH podem determinar, de certa forma, a proporção de LH e FSH produzidos pela hipófise. Nas mulheres com HOF, a frequência do pulso de GnRH encontra-se anormalmente aumentada, gerando um predomínio da quantidade de LH produzido em relação ao FSH. Este predomínio de LH desencadeia maior produção de andrógenos pela células da teca ovariana e também diminuição da conversão (pelas células da granulosa) dos precursores androgênicos em estradiol. Assim, há aumento da produção ovariana de andrógenos. Já a insulina age sinergicamente ao LH favorecendo a produção de andrógenos pelas células da teca e inibindo a produção de globulinas hepáticas carreadoras dos hormônios sexuais (SHBG), com consequente aumento da testosterona livre circulante.

Repercussões

A importância do diagnóstico e tratamento da HOF deve-se as suas consequências. A anovulação crônica provoca diminuição da fertilidade e com a ausência da ação inibitória da progesterona sob o endométrio há aumento do risco de câncer de endométrio. Trinta a quarenta por cento das mulheres com SOP apresentam intolerância à glicose e, portanto, maior risco de desenvolver *diabetes mellitus* tipo 2. O risco de doenças cardiovasculares também é maior devido a mecanismos diversos como alteração do perfil lipídico (aumento do nível de LDL-colesterol e diminuição HDL-colesterol), disfunção endotelial, diminuição da complacência vascular e diminuição do nível do inibidor da ativação do plasminogênio tipo 1 (relacionado com a formação da placa ateromatosa).

Diagnóstico

Considerada a heterogeneidade dos sinais e sintomas e a consequente dificuldade no diagnóstico da HOF, em 2003, foi estabelecido o Consenso Internacional de Rotterdam. Ficou determinado que, após a exclusão de outras doenças que causem aumento de andrógenos, é necessária a presença de dois dos três critérios seguintes para seu diagnóstico:

1. Oligo-ovulação ou anovulação (manifestada por oligomenorreia ou amenorreia).
2. Sinais clínicos (hirsutismo, acne e alopecia de padrão masculino) de hiperandrogenismo e/ou bioquímicos (hiperandrogenemia).
3. Presença de ovários com padrão policístico à ultrassonografia.

Este Consenso pode ser aplicado, para o diagnóstico de HOF, nas adolescentes com mais de dois anos pós-menarca mas não tem o mesmo valor antes disso. Os ciclos anovulatórios são predominantes nos primeiros anos pós-menarca e a presença de ovários com múltiplos cistos à ultrassonografia pode ser apenas a consequência dessa situação "fisiológica". Se os critérios apresentados fossem aplicados indiscriminadamente nessa fase, haveria muitos resultados falso-positivos. Ainda não existe na literatura protocolo que contemple esse período particular e o conjunto de sinais e sintomas e a análise individual da paciente deve guiar o diagnóstico.

A obesidade é um achado comum (até a 50% dos casos), mas não é considerada um critério diagnóstico. A *acanthosis nigricans* pode estar presente sugerindo hiperinsulinemia.

Embora a relação LH/FSH maior de 3:1 possa sugerir HOF, a dosagem desses hormônios mostrou baixa sensibilidade quando utilizada com finalidade diagnóstica, reservando sua importância para a exclusão de outras doenças (como na falência ovariana precoce, na qual encontram-se aumentados). A pesquisa laboratorial de resistência insulínica deve sempre ser realizada (relação glicemia/insulinemia de jejum menor que 4).

Tratamento

Os anticoncepcionais orais (ACO) têm sido as drogas de escolha nas pacientes adolescentes. O componente estrogênico suprime a produção de LH e, consequentemente, de andrógenos ovarianos, além de elevar a produção de SHBG, diminuindo, portanto, a testosterona livre. A escolha do anticoncepcional é fundamental. A combinação do etinilestradiol com a ciproterona tem mostrado bons resultados, devido ao efeito antiandrogênico desse progestágeno. Os antiandrógenos podem ser usados quando não há melhora dos sinais de hiperandrogenismo com o uso dos ACOs. Nestes casos, a espironolactona em altas doses tem sido empregada. A flutamida é um potente antiandrógeno não esteróide com boa ação sobre o hirsutismo, mas deve ser usada com cautela pelo risco de danos hepáticos. Quando a HOF é acompanhada de resistência insulínica, deve-se considerar o uso de metformina.

DISMENORREIA

A algomenorreia ou dismenorreia é definida como dor pélvica recorrente, com características de cólica, que ocorre durante o fluxo menstrual, podendo acompanhar-se ou não de outras manifestações sistêmicas como náuseas, vômitos, diarreia, cefaleia e mal-estar. Constitui queixa frequente entre as adolescentes, tendo sua repercussão negativa, nos casos graves, pelo absenteísmo escolar, no trabalho ou nas atividades recreativas ou ainda pelas preocupações dela decorrentes.

A dismenorreia pode ser classificada em primária ou secundária, de acordo com a existência de uma causa de base. A dismenorreia primária ou essencial é aquela em que inexiste doença orgânica subjacente e é a mais comum na adolescência. Nesses casos, o início dos quadros dolorosos geralmente ocorre depois do segundo ano pós-menarca, ocasião na qual os ciclos ovulatórios ficam mais comuns. A maioria das adolescentes apresenta menarca indolor, iniciando com algum desconforto após algum tempo de idade ginecológica.

As teorias que se seguem tentam explicar a gênese da dismenorreia:

– aumento da produção de prostaglandinas no endométrio após queda dos níveis de progesterona no final do ciclo menstrual;
– espasmo muscular e contração uterina exagerada e incoordenada;
– espasmo vascular das arteríolas miometriais e secundária hipóxia e isquemia, determinando piora da dor;
– fatores psicogênicos, relacionados com atitudes negativas diante da menstruação, que podem aumentar a intensidade dos sintomas.

O diagnóstico da dismenorreia é essencialmente clínico a partir da história das dores espásticas intermitentes, via de regra suprapúbicas, em geral iniciadas poucas horas antes ou logo com o início do sangramento, piorando à medida que o fluxo menstrual se avoluma durante os dois primeiros dias do ciclo. Pode ser de intensidade variável, acompanhada ou não de sintomas sistêmicos. O exame físico é comumente normal. Sendo a adolescente virgem e sua dor típica, o tratamento pode ser instituído, observando-se a resposta terapêutica. Caso não ocorra, exame pélvico e investigação mais minuciosa devem ser realizados com vistas ao diagnóstico de doença pélvica associada (dismenorreia secundária).

O manejo das crises possui uma conotação paliativa na qual se recomenda repouso, calor local e analgesia. O tratamento medicamentoso da dismenorreia primária pode ser realizado com alguns grupos de medicamentos, citados abaixo, lembrando-se de abordar a adolescente considerando o desejo ou não de anticoncepção. É interessante observar a repercussão clínica do tratamento por três a quatro ciclos antes de considerar sua ineficácia.

Anti-inflamatórios não hormonais – drogas que diminuem a produção de prostaglandinas e, consequentemente, a intensidade e frequência das contrações uterinas. Sua utilização é limitada pelos efeitos colaterais, sensibilidade à droga ou contraindicações que são basicamente relacionadas aos efeitos gastrintestinais. Entre essas drogas, destacam-se: naproxeno, ibuprofeno, ácido me-

fenâmico e piroxicam. As medicações podem ter características de respostas individuais, para cada adolescente. Podem ser iniciados um ou dois dias antes da menstruação ou tão logo a adolescente perceba seu início.

Anticoncepcionais hormonais orais – para aqueles casos em que não há melhora com o uso das drogas anteriormente citadas, têm grande eficácia. Inibem a ovulação, diminuem o endométrio e o fluxo, com subsequente redução de prostaglandinas. Preferem-se os contraceptivos orais de baixa dosagem.

É fundamental considerar a possibilidade de causas secundárias nos casos em que não há resposta terapêutica adequada, devendo-se encaminhar sempre que possível ao ginecologista para a investigação mais detalhada. Nos casos de dismenorreia secundária, o médico deve estar particularmente atento aos diagnósticos de endometriose, afecções obstrutivas do trato reprodutivo, doença inflamatória pélvica ou complicações da gestação (nas meninas com atividade sexual) ou outras afecções pélvicas menos comuns.

SÍNDROME PRÉ-MENSTRUAL

A síndrome ou tensão pré-menstrual é um conjunto de manifestações recorrentes somáticas e psíquicas que aparecem na segunda metade do ciclo menstrual, intensificando-se no período pré-menstrual imediato, e que desaparecem durante a menstruação. Cerca de 75% das mulheres relatam ter experimentado algum sintoma da síndrome pré-menstrual, porém apenas 3 a 8% apresentam sintomas que interferem na rotina de vida, com queda da produtividade, perda de dias escolares, distanciamento do convívio social. Estes casos de maior gravidade, principalmente relacionados aos sintomas emocionais, são classificados por estudos americanos como desordem disfórica pré-menstrual.

As manifestações somáticas abrangem principalmente distensão abdominal, aumento de peso, dor, aumento das mamas e cefaleia. Podem incluir, ainda, edema de membros inferiores, dor abdominal ou pélvica, alterações do hábito intestinal ou da micção, alterações dermatológicas, vertigem, palpitações e náuseas.

As manifestações psicológicas abrangem agressividade, tensão, depressão, ansiedade, dificuldade de concentração, irritabilidade, alterações de sono, choro fácil, anorexia.

A etiologia da síndrome é desconhecida, parecendo estar relacionada com: a) fatores endócrinos (excesso de estrógeno ou deficiência de progesterona ou alteração na relação entre esses dois hormônios); b) fatores bioquímicos (deficiência de vitaminas, prostaglandinas, níveis de prolactina, hormônio antidiurético, retenção de líquidos); e c) fatores psicológicos (atitudes negativas em relação à menarca e aos ciclos menstruais, dificuldades sexuais).

A existência de várias hipóteses etiológicas explica a variedade de tratamentos que são propostos. Algumas pacientes têm-se sentido melhor com dieta balanceada (evitando alimentos salgados, álcool, cafeína, chocolate etc.) e realizando um programa de exercícios regulares.

Entre os esquemas terapêuticos sugeridos estão:

Inibidores da síntese de prostaglandinas – segundo alguns autores, poderiam ter ação importante na diminuição de muitos sintomas.

Anticoncepcionais – podem ser usados com resultados variáveis.

Diuréticos – parece que o uso de diuréticos pode aliviar os sintomas associados com retenção de água. Entre eles se destacam a furosemida e a espironolactona. Devem ser usados em doses convencionais na fase lútea do ciclo; considerando-se a possibilidade de aldosteronismo secundário, prescrever-se-á, preferencialmente, a espironolactona.

Vitamina B$_6$ (piridoxina) – tem sido usada por vários autores, particularmente nos casos de sintomatologia emocional, com resultados variáveis. As doses indicadas variam de 50 a 100mg diários durante uma ou duas semanas antes da menstruação.

Carbonato de cálcio – alguns estudos o apresentam como opção para o controle das manifestações somáticas.

Inibidores da recaptação da serotonina – são empregados principalmente nos casos em que tensão e ansiedade são sintomas proeminentes e graves a ponto de interferir na rotina de vida; são usados na segunda metade do ciclo e sua eficácia tem sido ainda estudada. Devem ser utilizadas com cuidado, principalmente na adolescência.

BIBLIOGRAFIA

1. Buggs C, Rosenfild RL. Polycystic ovary syndrome in adolescence. Endocrinol Metab Clin North Am 2005;34:677. • 2. Ehrmann DA. Polycystic ovary syndrome. N Engl J Med 2005;352:1223. • 3. Grad-Weeliky TA. Premenstrual dysphoric disorder. N Engl J Med 2003;348:433. • 4. Greenfild TP, Blyth MJ. Menstrual disorders in adolescents. In Greydanus DE. Essential adolescent medicine. New York: McGraw-Hill; 2005.p.591. • 5. Greydanus DE, Patel DR. Substance abuse in adolescents: a complex conundrum for the clinician. Pediatr Clin North Am 2003;50:1179. • 6. Hillard PJA. Oral contraceptives and the management of hyperandrogenism, polycystic ovary syndrome in adolescents. Endocrinol Metab Clin North Am 2005;34:707. • 7. Hillard PJA, Deitch HR. Menstrual disorders in college age female. Pediatr Clin North Am 2005;52:179. • 8. Joffe A, Blythe MJ. Handbook of adolescent medicine. Adolesc Med 2003;14:296. • 9. Pfeifer SM, Dayal M. Treatment of the adolescent patient with polycystic ovary syndrome. Obstet Gynecol Clin North Am 2003;30:337. • 10. Timmreck LS, Reindollar RH. Contemporary issues in primary amenorrhea. Obstet Gynecol Clin North Am 2003;30:287. • 11. Warren MP, Vu C. Central causes of hypogonadism, functional and organic. Endocrinol Metab Clin North Am 2003;32:593.

APÊNDICE

Algumas drogas utilizadas no tratamento de alterações menstruais na adolescência	
Naproxeno Naprosyn® comprimido 500mg Naproxeno® sódico genérico Flanax® comprimido 550mg	**Vitamina B$_6$** Vitamina B$_6$® comprimido 40mg
	Carbonato de cálcio Calsan® Os-Cal 500®
Ácido mefenâmico Ponstan® comprimido 500mg Ácido mefenâmico® genérico	**Etinilestradiol 35µg + acetato de ciproterona 2mg** Diane 35® Selene®
Piroxicam Inflamene® comprimido 20 ou 30mg Feldene® comprimido 20mg (cápsulas, solúvel e sublingual) Piroxicam® (genérico EMS) comprimido 20mg	**Acetato de medroxiprogesterona** Provera® comprimido 5 e 10mg Cycrin® comprimido 5 ou 10mg Farlutal® comprimido 10mg
Ibuprofeno Ibuprofeno® (genérico EMS) comprimido 200mg Advil®	**Acetato de noretisterona** Primolut-Nor® comprimido 10mg
Espironolactona Aldactone® comprimido 25 e 100mg	

77 VULVOVAGINITES

Marta Miranda Leal
Talita Poli Biason

Problema bastante frequente entre adolescentes, a vulvovaginite, processo inflamatório da vulva e/ou da vagina, caracteriza-se por corrimento de quantidade e aspecto variáveis, geralmente acompanhado de desconforto em região perineal e vulvar descrito como dor, queimação, prurido ou disúria, esta resultante do contato da urina com a mucosa vulvar inflamada. Cabe lembrar, no entanto, que muitas vulvovaginites podem apresentar-se assintomáticas.

As vulvovaginites podem ser resultado de uma infecção ou estar relacionadas a fatores físicos, químicos, hormonais e anatômicos que predispõem e/ou desencadeiam o processo. São fatores predisponentes ou desencadeantes frequentes entre adolescentes: vestes e higiene inadequadas, primeiros ciclos anovulatórios (pH vaginal menos ácido e muco cervical menos espesso), atividade sexual, anticoncepção hormonal, uso de lubrificantes e de absorventes internos ou externos, depilação exagerada, obesidade, entre outros.

Na prática clínica, devem-se diferenciar as vulvovaginites das situações em que o corrimento vaginal apresentado pela jovem é resultante de processos fisiológicos.

CONTEÚDO VAGINAL FISIOLÓGICO

No estágio pré-puberal, a vagina encontra-se em sua fase hipoestrogênica. O pH é elevado ($\geq 4,7$) e um exame de cultura demonstra grande variedade de organismos como *Staphylococcus epidermidis* e *Corynebacterium* sp. (componentes da flora normal da pele), *Escherichia coli* e *Enterococcus* sp. (representantes da flora fecal) e *Lactobacillus* sp. (próprio da flora vaginal). Com a puberdade, o introito vaginal encontra-se parcialmente protegido pelo desenvolvimento dos pequenos lábios e dos pelos pubianos, o pH da vagina decresce a níveis menores de 4,5 e os lactobacilos tornam-se a flora dominante. A cavidade vaginal encontra-se normalmente úmida; o conteúdo vaginal fisiológico é resultante do muco cervical, da descamação do epitélio vaginal, da transudação da mucosa vaginal e da secreção das glândulas vestibulares e endocervicais; este conteúdo altera-se fisiologicamente em decorrência de influências hormonais, como apresentado a seguir:

- Seis a 12 meses antes da menarca, a vulva pode apresentar-se túrgida, mas sem sinais inflamatórios e com secreção esbranquiçada, por vezes abundante, sem odor ou prurido. A queixa da adolescente costuma ser apenas o desconforto provocado pela secreção. O corrimento depositado nas vestes, com frequência, é descrito como amarelado, sendo tal coloração resultante da riqueza proteica das substâncias secretadas.

- Após a menarca, observam-se mudanças na secreção vaginal dependentes da fase do ciclo menstrual, com eliminação de muco algo viscoso e transparente, inodoro e não irritativo, em pequena quantidade, por ocasião do período ovulatório e na segunda metade do ciclo menstrual.

A adolescente deve receber explicações sobre a natureza fisiológica dessas secreções. Deve ainda ser orientada para lavar a região perineal duas vezes ao dia, de preferência com sabonete neutro (hoje estão disponíveis, comercialmente, sabonetes líquidos e espumas para a higiene íntima), e não permanecer com as vestes úmidas, a fim de evitar irritação vulvar ou infecção secundária.

ETIOLOGIA

De acordo com sua etiologia, as vulvovaginites podem ser classificadas como:

Inespecífica – nenhum agente etiológico específico é encontrado; geralmente é resultante de contaminação secundária à precariedade da higiene corporal.

Específica – quando causada por um agente etiológico específico, como *Candida albicans*, *Trichomonas vaginalis*, *Gardnerella vaginalis*, *Neisseria gonorrhoeae* ou *Chlamydia trachomatis*, embora alguns desses agentes possam ser de transmissão não sexual quando presentes em adolescentes muito jovens, deve sempre ser aventada a hipótese de a menina ter sido vítima de abuso sexual.

VULVOVAGINITES INESPECÍFICAS

A vulvovaginite em adolescentes sem atividade sexual é, na maioria das vezes, do tipo inespecífico e secundária à precária higiene perineal ou à presença de fatores irritantes ou alergênicos; usualmente, os organismos envolvidos fazem parte da flora vaginal normal e incluem lactobacilos, difterioides, estreptococos alfa, *Staphylococcus epidermidis* e/ou organismos entéricos gram-negativos. Nesses casos, portanto, o estabelecimento de higiene corporal adequada torna-se a base do tratamento, devendo-se fazer orientações quanto a:

Limpeza da genitália:

- Sempre da região perineal para a anal, logo após cada micção ou evacuação – não é raro que adolescentes realizem tal limpeza seguindo a orientação ânus-vulva e, consequentemente, levando material fecal para o introito vaginal.
- Com papel higiênico branco e inodoro (o papel colorido e/ou perfumado é mais irritante à mucosa vaginal).
- Contraindicando-se o uso de talcos, perfumes ou desodorantes.

Lavagem dos genitais externos – duas vezes ao dia, durante 10 dias, com água morna e sabonete ou espuma neutros ou utilizando-se soluções antissépticas à base de cloridrato de benzidamina. O permanganato de potássio não é um antisséptico de escolha nessas situações, uma vez que seu uso em concentração maior do que a indicada pode provocar dermatite local. É fundamental que se enxugue bem a região vulvar após a lavagem, pois a umidade favorece infecções.

Tipo de roupas íntimas – devem ser de algodão (tecidos sintéticos, como o náilon, podem causar irritação vulvar), preferencialmente brancas, trocadas com frequência se estiverem sujas ou úmidas e lavadas com sabões neutros (sabão em pó, amaciantes ou alvejantes estão contraindicados pela possibilidade de irritação e/ou alergia).

Tipo de vestimentas – devem ser mais largas para permitir ventilação, uma vez que o calor e a umidade criam condições favoráveis ao desenvolvimento de germes patogênicos.

Outras causas comuns responsáveis pela instalação das vulvovaginites inespecíficas são a presença de corpo estranho na vagina, o *Enterobius vermicularis*, e, menos frequentemente, as infecções extragenitais.

A presença de corpo estranho na vagina provoca corrimento intenso, purulento, de odor fétido e muitas vezes sanguinolento. Enquanto em crianças podem ser encontrados pequenos objetos como botões ou brinquedos, na adolescente é mais comum encontrar-se restos de papel higiênico ou tampões vaginais esquecidos pela jovem. Além das medidas de higiene recomendadas anteriormente, o tratamento consiste da remoção do corpo estranho que, de acordo com suas formas e dimensões, deve ser realizada por ginecologista.

Prurido anal e genital que piora à noite, corrimento amarelo e recorrente, infecção vulvar moderada e história familiar de verminose sugerem o diagnóstico de oxiuríase. A fêmea do *Enterobius vermicularis* que, em geral, coloca seus ovos na mucosa anal pode migrar ou ser levada pelos dedos contaminados até a vagina e lá depositar seus ovos. Nesse deslocamento, o verme leva consigo bactérias coliformes que, uma vez introduzidas na vagina, provocam a infecção. Por outro lado, o próprio parasita, em contato com a mucosa vaginal, age

como fator irritativo. O encontro de ovos de *Enterobius vermicularis* na secreção vaginal ou no *swab* anal confirma o diagnóstico. Para o tratamento, são utilizadas as mesmas orientações citadas anteriormente, somadas à terapêutica específica para o oxiúros, referida no capítulo Parasitoses intestinais.

A vulvovaginite pode ser secundária às infecções das vias aéreas superiores ou de pele. Na história, existe referência a essas infecções pouco antes da instalação dos sintomas vaginais. Considera-se que a contaminação ocorre pela transferência de material infectado do nariz, da garganta ou da lesão cutânea para a vagina, por meio dos dedos contaminados. Os antibióticos utilizados para debelar a infecção extragenital, ao lado das medidas de higiene perineal, são suficientes para eliminar os sintomas vaginais.

Ainda, na abordagem da adolescente com vulvovaginite não se deve esquecer que a manipulação dos genitais com as mãos sujas, tanto pela própria adolescente (masturbação) como por seu parceiro (durante carícias íntimas), pode funcionar como um desencadeante ou mantenedor do processo inespecífico. O profissional deve estar ciente de que tais práticas geralmente fazem parte do desenvolvimento normal da sexualidade da jovem e deve proporcionar uma relação de confiança com sua paciente, em que essas questões possam ser levantadas e discutidas, para que as orientações de higiene pertinentes sejam fornecidas.

Grande parte das vulvovaginites é resolvida após o seguimento das orientações dadas até aqui. Se não houver melhora, ou se a clínica sugerir, deve-se pensar na possibilidade de etiologia específica para o processo.

VULVOVAGINITES ESPECÍFICAS

Candidíase vulvovaginal

É um tipo frequente de vulvovaginite, causada pela *Candida albicans* em 80 a 90% dos casos e por outras espécies não *albicans* (*C. tropicalis, C. glabrata, C. krusei, C. parapsilosis*) em 10 a 20%. Como é um fungo que faz parte da flora endógena de até 50% das mulheres, a relação sexual não é tida como a principal forma de transmissão, acometendo adolescentes sexualmente ativas ou não. Alguns fatores favorecem o desenvolvimento do fungo:

- uso de antibióticos de amplo espectro, corticoides ou imunossupressores;
- uso de contraceptivos hormonais (rara nos de dosagem $\leq 20\mu g$ de etinilestradiol) ou outros esteroides;
- gravidez;
- obesidade;
- *diabetes mellitus*;
- imunodeficiências;
- eczema vulvar ou intertrigo que mantenha o períneo umedecido e com escoriações;

- hábitos de higiene e vestes inadequadas que dificultem a ventilação e aumentem o calor e a umidade local; e
- presença de substâncias alergênicas e/ou irritativas (talcos, perfumes, desodorantes etc.).

O quadro clínico inclui prurido genital; corrimento branco, inodoro e com grumos (aspecto de leite coalhado); mucosa vulvar edemaciada, hiperemiada e brilhante, com pH abaixo de 4,5; ardor ou dor à micção; placas brancas ou branco-acinzentadas aderidas à mucosa vaginal; e dispareunia. Os sinais e os sintomas podem tornar-se mais intensos no período pré-menstrual.

O diagnóstico é feito com base no quadro clínico e quando do encontro de fungos em lâmina a fresco adicionada de KOH a 10% ou em esfregaço corado pelo método de Gram. Quando possível, pode-se realizar também o teste do pH vaginal colocando-se uma fita de pH em contato com a parede vaginal, durante 1 minuto; valores menores que 4 sugerem candidíase.

A cultura positiva para *Candida* em jovem assintomática não é indicativa de doença (nem de tratamento), uma vez que cerca da metade das mulheres costuma apresentar *Candida* sp. ou outros fungos como parte de sua flora normal; a cultura, portanto, tem indicações precisas: nos casos em que a sintomatologia é sugestiva mas os exames anteriores são negativos ou nos casos recorrentes, para a identificação da espécie.

O quadro III-15 apresenta as terapêuticas recomendadas.

O quadro clínico pode direcionar a seleção do antifúngico, assim como a duração do tratamento:

- Casos não complicados (sintomatologia leve a moderada, não recorrente, em adolescentes sem fatores predisponentes) – tratamento tópico com qualquer dos derivados imidazólicos em esquema de curta duração, incluindo aqueles com dose única. Nos casos com sintomatologia mais exuberante, os regimes com três a sete dias de tratamento são preferíveis. A nistatina mostra-se menos eficaz do que os derivados imidazólicos. A administração oral de fluconazol em dose única mostrou eficácia comparável ao tratamento tópico.
- Casos complicados (sintomatologia grave ou candidíase recorrente em adolescentes com fatores predisponentes) – tratamento tópico de longa duração ou uso de imidazólicos orais em doses sequenciais.

As adolescentes sexualmente ativas devem saber que os cremes e os supositórios vaginais imidazólicos são oleosos e podem interagir com o látex do diafragma e dos preservativos masculinos, enfraquecendo-os.

Como a vulvovaginite por *Candida albicans* geralmente não é adquirida pelo ato sexual, o tratamento do parceiro assintomático não é recomendado, exceto nos casos de recorrência.

Quadro III-15 – Tratamento da candidíase vulvovaginal.

Tratamento tópico

Miconazol, creme a 2%, por via vaginal, 1 aplicação à noite ao deitar-se, por 7 dias; ou

Miconazol, óvulos de 200mg, 1 óvulo por via vaginal, à noite ao deitar-se, por 3 dias; ou

Miconazol, óvulos de 100mg, 1 óvulo por via vaginal, à noite ao deitar-se, por 7 dias; ou

Tioconazol creme a 6,5%, ou óvulos de 300mg, aplicação única, por via vaginal ao deitar-se; ou

Isoconazol (nitrato) creme a 1%, 1 aplicação por via vaginal, à noite ao deitar-se, por 7 dias; ou

Terconazol creme vaginal a 0,8%, 1 aplicação por via vaginal, à noite ao deitar-se, por 5 dias; ou

Clotrimazol creme vaginal a 1%, 1 aplicação por via vaginal, à noite ao deitar-se, durante 7 a 14 dias; ou

Clotrimazol, óvulos de 500mg, aplicação única, por via vaginal; ou

Clotrimazol, óvulos de 100mg, 1 aplicação por via vaginal, 2 vezes por dia, por 3 dias; ou

Clotrimazol, óvulos de 100mg, 1 aplicação por via vaginal, à noite ao deitar-se, por 7 dias; ou

Fenticonazol, creme, 1 aplicação por via vaginal, à noite ao deitar-se, por 7 dias; ou

Fenticonazol, óvulos de 600mg, aplicação única, por via vaginal ao deitar-se; ou

Nistatina 100.000UI, 1 aplicação por via vaginal, à noite ao deitar-se, por 14 dias

Tratamento sistêmico

Fluconazol 150mg, VO, dose única (aprovado pelo FDA); ou

Itraconazol 200mg, VO, de 12/12h, só duas doses; ou

Cetoconazol 400mg, VO, por dia, por 5 dias

Define-se candidíase vaginal recorrente pela ocorrência de quatro ou mais episódios de vulvovaginite por *Candida* no período de um ano. A abordagem dessas pacientes envolve:

- reforçar a importância das orientações gerais de higiene, assim como evitar roupas apertadas e roupas íntimas de material sintético, bem como o uso de *sprays* vaginais;
- eliminar ou reduzir os fatores de risco;
- eliminar outras fontes de reinfecção;
- lavar roupas íntimas com água quente;
- se sexualmente ativa, descontinuar práticas sexuais do tipo oral-genital;
- se utilizando diafragma, trocá-lo por um novo;
- tratamento tópico mais prolongado com imidazólico por 7 a 14 dias ou tratamento por via oral com 150mg de fluconazol, a cada 3 dias, em um total de 3 doses (1º, 4º e 7º dias);
- examinar o parceiro sexual e tratá-lo caso seja sintomático (dermatite peniana ou balanite caracterizada por eritema em glande juntamente com prurido ou irritação).

Vulvovaginite por *Trichomonas vaginalis*

A vulvovaginite causada pelo protozoário *Trichomonas vaginalis* tem como principal forma de transmissão a via sexual, mas pode, muito raramente, estar presente em adolescente não sexualmente ativa, devido a sua capacidade de sobreviver, por cerca de várias horas, em superfícies úmidas.

Grande parte das adolescentes com vulvovaginite por *Trichomonas vaginalis* apresenta-se sintomática, com corrimento abundante, amarelado ou esverdeado, fétido e bolhoso, mais intenso logo após a menstruação, acompanhado de prurido em 60 a 75% dos casos. A vulva apresenta-se hiperemiada, e o pH vaginal mantém-se entre 5,0 e 7,0.

O diagnóstico é confirmado pelo encontro do parasita no exame microscópico a fresco da secreção vaginal. O simples achado do parasita, mesmo nas mulheres assintomáticas, sela o diagnóstico e impõe tratamento.

Vale lembrar que o *Trichomonas vaginalis* pode estar associado a outras DSTs e parece aumentar o risco de aquisição do HIV. Assim, diante de uma adolescente com vulvovaginite causada por este protozoário, recomenda-se a investigação para HIV e outras DSTs.

Para seu tratamento preconiza-se:

- metronidazol 2g, VO, dose única; ou
- metronidazol 500mg, VO, de 12/12 horas, por 7 dias; ou

Como opções terapêuticas de segunda linha, sugerem-se:

- tinidazol 2g, VO, dose única; ou
- secnidazol 2g, VO, dose única.

O tratamento tópico não deve ser utilizado como terapêutica exclusiva devido à baixa eficácia. Contudo, têm sido útil para o auxílio do alívio dos sintomas locais e pode ser feito com:

- metronidazol gel a 0,75%, 1 aplicador vaginal (5g), 1 vez ao dia, por 7 dias.

O controle de cura (três exames negativos, feitos a intervalos de um mês) é desnecessário quando a adolescente se torna assintomática após o tratamento.

A reinfecção é um problema comum, sendo mais frequente nos casos em que o tratamento do parceiro sexual ou do foco familiar não foi realizado. É, portanto, fundamental o tratamento do parceiro sexual – mesmo medicamento na mesma dose –, lembrando-se que o homem geralmente se apresenta assintomático (uma minoria desenvolve uretrite). O casal deve evitar relações sexuais até que ambos tenham terminado o tratamento e estejam assintomáticos.

A paciente deve ser orientada a evitar a ingestão de bebidas alcoólicas durante o tratamento e até 48 horas após, pelo efeito antabuse (quadro resultante da interação de derivados imidazólicos com o álcool e que se caracteriza por mal-estar, náuseas, tonturas e gosto metálico).

Vaginose bacteriana

Anteriormente denominada vaginite inespecífica, a vaginose bacteriana caracteriza-se pelo crescimento excessivo de bactérias anaeróbias (*Prevotella* sp. e *Mobiluncus* sp.), *Gardnerella vaginalis* e *Mycoplasma hominis*. É causa importante de corrimento vaginal em adolescentes sexualmente ativas; aquelas que nunca tiveram relação sexual raramente são afetadas.

A sintomatologia da vulvovaginite causada por vaginose bacteriana varia, dependendo do seu grau de associação com os anaeróbios vaginais. Geralmente, a paciente apresenta corrimento de odor fétido que frequentemente piora após relação sexual, sem irritação da vulva ou da vagina.

Os critérios clínicos para o diagnóstico da vaginose bacteriana envolvem o achado de três dos seguintes sinais ou sintomas:

- presença de leucorreia homogênea, esbranquiçada, sem características inflamatórias, revestindo a parede da vagina;
- presença de *clue cells* (células descamadas do epitélio vaginal recobertas pelas bactérias) ao exame microscópico;
- pH do fluido vaginal superior a 4,5;
- secreção vaginal com odor de peixe antes e depois da adição de KOH a 10%.

Para o tratamento preconiza-se:

- metronidazol, 500mg, VO, de 12/12 horas por 7 dias (o esquema com metronidazol 2g, VO, em dose única, não tem sido mais recomendado pelo *Center for Disease Control and Prevention* – CDC – por mostrar-se opção menos eficaz).

Outras opções terapêuticas envolvem:

- metronidazol gel a 0,75%, 1 aplicador vaginal (5g), 1 vez ao deitar (eficácia semelhante ao uso anteriormente preconizado de 2 vezes ao dia), por 5 noites; ou
- clindamicina creme vaginal a 2%, um aplicador (5g) por via intravaginal ao deitar, por 7 noites; ou
- clindamicina 300mg, VO, de 12/12 horas, por 7 dias.

Rotineiramente, o tratamento do parceiro sexual não é necessário.

As pacientes devem ser informadas que não devem fazer uso de bebidas alcoólicas durante e por até 48 horas após o término do tratamento com metronidazol (efeito antabuse).

Deve-se orientar abstinência sexual durante o tratamento, até o estabelecimento da cura, levando-se em conta ainda que os cremes vaginais interferem na integridade do preservativo e do diafragma, facilitando seu rompimento.

Vulvovaginite por *Chlamydia trachomatis*

A *Chlamydia trachomatis* está sendo reconhecida nas últimas duas décadas como importante agente etiológico de infecções de trato geniturinário no adulto e no adolescente.

No homem, causa grande parte das uretrites não gonocócicas e epididimites. Na mulher, a presença da *Chlamydia trachomatis* no colo uterino ou na uretra pode causar pouco ou nenhum sintoma, facilitando sua disseminação pela população. Pode também provocar uretrite ou cervicite importante com secreção mucopurulenta intensa e disúria e evoluir com sequelas graves como doença inflamatória pélvica, gravidez ectópica e infertilidade.

Para a confirmação do diagnóstico da infecção geniturinária por *Chlamydia*, a sorologia e a citologia são de pouca utilidade clínica. A cultura, de realização difícil e de alto custo, é a forma mais tradicional na identificação da *Chlamydia*. Hoje em dia, métodos modernos como o PCR (*polymerase and ligase chain reactions*) e LCR (líquido cefalorraquidiano) estão disponíveis em alguns centros.

Recomenda-se no tratamento da vulvovaginite por *Chlamydia trachomatis*:

• azitromicina 1g, VO, dose única; ou
• doxiciclina 100mg, VO, 2 vezes ao dia, por 7 dias.

Quando necessário, pode-se usar esquema alternativo com:

• estearato de eritromicina (500mg, VO, 4 vezes ao dia, por 7 dias), cujos efeitos gastrintestinais podem diminuir a adesão ao tratamento; ou
• tetraciclina (500mg, VO, 4 vezes ao dia, 7 dias); ou
• ofloxacino (400mg, VO, 2 vezes ao dia, por 7 dias), opção para maiores de 18 anos; de custo mais elevado, não oferece vantagens em relação à azitromicina ou doxiciclina.

O exame e o tratamento devem ser estendidos a todo aquele que tenha sido parceiro sexual no período de 60 dias que antecederam o aparecimento dos sintomas ou o diagnóstico.

Vulvovaginite por *Neisseria gonorrhoeae*

Nos casos mais característicos de vulvovaginite gonocócica, existe história de possível contágio três a cinco dias antes da instalação dos sintomas; a paciente refere disúria importante e corrimento purulento; a mucosa vulvar e vestibular apresenta hiperemia e edema acentuados e é frequente o comprometimento da uretra e das glândulas vestibulares. Durante o período menstrual, criam-se condições favoráveis à disseminação do germe que pode

provocar complicações como salpingite, infertilidade, gravidez ectópica, peritonite, artrite ou endocardite. A vulvovaginite gonocócica não tratada evolui para a cronicidade, com períodos de reagudização. Na fase crônica, parte dos sintomas desaparece, persistindo o corrimento sobre uma vulva hiperemiada e macerada. O encontro de diplococos gram-negativos intracelulares no bacterioscópico da secreção vaginal sugere o diagnóstico, que é confirmado pela cultura da secreção em meio específico, de Thayer-Martin. A ausência de diplococos gram-negativos no bacterioscópico não afasta o diagnóstico e é comum na fase crônica da doença.

Como as pacientes infectadas por *Neisseria gonorrhoeae* frequentemente são também infectadas por *Chlamydia trachomatis*, é prudente que, de rotina, empregue-se um regime de tratamento que seja efetivo contra ambas as infecções. O tratamento recomendado para a vulvovaginite gonocócica é apresentado no quadro III-16, os esquemas com doses únicas são os preferidos pela melhor adesão.

Quadro III-16 – Tratamento da vulvovaginite gonocócica.

Tratamento para infecção por *Neisseria gonorrhoeae*
Ceftriaxona 125mg, IM, dose única
ou
Cefixima 400mg, VO, dose única
ou
Espectinomicina 2g, IM, dose única
+
Tratamento para infecção por *Chlamydia trachomatis*
Azitromicina 1g, VO, dose única
ou
Doxiciclina 100mg, VO, 2 vezes ao dia, por 7 dias
ou
Estearato de eritromicina 500mg, VO, 4 vezes ao dia, por 7 dias

As quinolonas (ciprofloxacino e ofloxacino), desde 2007, não são mais recomendadas pelo CDC para o tratamento da vulvovaginite gonocócica, devido ao aumento da resistência da *Neisseria gonorrhoeae* a estes medicamentos.

Pacientes que tiveram infecção gonocócica não complicada e foram tratados com qualquer dos regimes recomendados não necessitam retornar para realizar controle de cura. Pacientes que mantenham sintomas após o tratamento devem ser submetidos a exame de cultura para *Neisseria gonorrhoeae* com antibiograma.

Infecções identificadas após o tratamento com um dos regimes terapêuticos indicados usualmente resultam de reinfecção em vez de falência no tratamento. Portanto, é muito importante esclarecer a adolescente sobre questões relacionadas às formas de prevenção e contágio de doenças sexualmente transmissíveis, bem como suas possíveis consequências.

O tratamento local limita-se à limpeza suave dos genitais com água morna. As medidas de higiene, como lavar as mãos após o contato com os genitais, devem ser reforçadas. A paciente deve ser alertada quanto ao risco de adquirir conjuntivite gonocócica ou transmiti-la para pessoas de seu contato.

O exame e o tratamento devem ser estendidos a todo parceiro sexual, mesmo que o último contato tenha ocorrido 60 dias antes do aparecimento dos sintomas ou confirmação diagnóstica.

AUSÊNCIA DE RESPOSTA AO TRATAMENTO

Os casos de vulvovaginites específicas ou inespecíficas que não melhoram com os tratamentos preconizados devem ser revistos, tendo em vista o que se segue:

1. A causa mais frequente de falha no tratamento é a não manutenção da higiene perineal adequada. Genitais mal lavados ao exame físico e presença de bactérias coliformes na cultura da secreção vaginal reforçam essa hipótese. A paciente apresentará melhora somente quando seguir rigorosamente as orientações de higiene e conseguir manter o períneo limpo.
2. É necessário considerar a associação de germes causando a vulvovaginite. É comum a coexistência de gonococos e *Chlamydia* ou *Trichomonas*, por exemplo.
3. Reinfecções de vulvovaginites específicas são frequentes quando o parceiro sexual ou o foco familiar não foi tratado. Recomenda-se o uso de preservativos em todas as relações sexuais.

Uma vez afastadas essas possibilidades e persistindo a vulvovaginite, aventam-se outras hipóteses, como a existência de um ectrópio, um corpo estranho na vagina que não foi percebido, ou outros problemas que deverão ser avaliados pelo especialista por meio de um exame ginecológico mais apurado.

Finalmente, é importante lembrar que, diante de uma adolescente sexualmente ativa com vulvovaginite que demanda tratamento, o pediatra deve estar atento à possibilidade de gravidez, pelo risco de teratogenicidade de algumas das drogas indicadas.

OUTRAS AFECÇÕES DE VULVA E VAGINA

Infecção genital por papilomavírus humano (HPV)

O papilomavírus humano (HPV) é um DNA-vírus capaz de infectar as células epiteliais do trato genital, provocando desde lesões evidentes, como o *Condyloma acuminata*, até situações completamente assintomáticas como a displasia cervical subclínica. É considerado uma DST, com alta taxa de transmissão e com período de incubação que pode variar de dois a 12 meses, com uma média de três meses, podendo permanecer assintomático durante anos, dependendo da imunidade do hospedeiro.

Estudos americanos sugerem que 50% dos indivíduos sexualmente ativos irão adquirir HPV em algum momento de suas vidas. A prevalência da infecção genital por HPV é maior em adolescentes e mulheres jovens sexualmente ativas do que nas outras faixas etárias. Especula-se que o epitélio cervical imaturo das adolescentes seja mais vulnerável ao HPV.

Dentre os mais de 100 tipos de HPV já descritos, pelo menos 30 são capazes de infectar o trato anogenital. Estão divididos em dois grupos, de acordo com sua capacidade oncogênica e, consequente, associação com o câncer cervical:

1. **Baixo risco** – pouco oncogênicos, presentes na maioria das infecções clinicamente aparentes (verrugas), são os que estão envolvidos nas infecções benignas do trato genital, como o condiloma acuminado ou plano e neoplasias intraepiteliais de baixo grau. Os sorotipos 6 e 11 são os que geralmente se associam ao condiloma acuminado.
2. **Alto risco** – possuem alta correlação com as neoplasias intraepiteliais de alto grau e carcinomas do colo uterino, da vulva, do ânus e do pênis (raro) e cursam, geralmente, com processos assintomáticos. Os tipos 16, 18, 31, 33 e 45 são os mais frequentemente associados ao câncer cervical.

Após a infecção por HPV, a maioria das mulheres irá evoluir, em sete a 12 meses, para resolução das lesões. Porém, algumas destas apresentarão infecção persistente com risco de desenvolvimento de displasia e câncer cervical. Os fatores de risco de progressão para malignidade são tipo do HPV, precocidade do início da atividade sexual, paridade, persistência da infecção e tabagismo.

O encontro, à inspeção, de uma lesão de consistência amolecida, úmida, rosada ou cor de pele, única ou múltipla, pequena ou extensa, algumas vezes com aspecto de couve-flor, sugere o diagnóstico de condiloma acuminado. Este, geralmente, localiza-se na glande, sulco balanoprepucial ou região perianal do homem e na vulva, períneo, região perianal, vagina ou colo uterino; menos frequentemente pode estar presente em áreas extragenitais como conjuntivas, mucosa nasal, oral e laríngea. A confirmação diagnóstica é feita pela histologia, embora o tratamento, na prática, seja geralmente realizado sem biópsia prévia. A histologia é imperativa quando o diagnóstico é incerto, as lesões não respondem ao tratamento, o paciente é imunodeprimido ou quando as lesões forem pigmentadas, endurecidas, fixas e ulceradas, levando à suspeita de neoplasia. O tratamento depende do local, tamanho, número e tipo de lesão; as opções disponíveis são: ácido tricloroacético (ATA), crioterapia, eletrocoagulação, podofilina, podofilotoxina, imiquimod, interferon, vaporização a laser e exérese cirúrgica.

Como a displasia cervical é, na maioria das vezes, assintomática, seu diagnóstico depende das visitas da adolescente ao consultório médico. Não há método único para o diagnóstico do HPV cervical, utiliza-se em conjunto a citologia oncótica (Papanicolaou) ou mais recentemente a citologia em base líquida (técnica de maior sensibilidade), o teste de HPV-DNA, a colposcopia e a histologia.

No final de 2006, foi aprovada no Brasil a primeira vacina contra o HPV recombinante tetravalente (Gardasil®), que protege contra os sorotipos responsáveis pelo maior número de casos de câncer de colo de útero (16 e 18) e de verrugas genitais (6 e 11). Indicada para a população feminina de 9 a 26 anos, beneficia totalmente as que ainda não iniciaram vida sexual e parcialmente as sexualmente ativas que já tenham se contaminado com algum dos sorotipos do HPV contidos na vacina. São necessárias três doses da vacina, com intervalo de dois meses entre a primeira e a segunda dose e de quatro meses entre a segunda e a terceira. Recentemente também foi aprovada pelo *Food and Drugs Administration* (FDA), para o sexo masculino, para a mesma faixa etária. A vacina para o sexo masculino aguarda aprovação, mas já está sendo realizada em países como Canadá, México e Austrália, apresentando 86% de proteção para o aparecimento de infecção e 90% para verrugas sexuais. Já também aprovada a vacina bivalente, contra os tipos 16 e 18, Cevarix®, igualmente eficaz para o que se propõe.

A conscientização da adolescente sobre os riscos do HPV, sobre a necessidade da proteção contra as DSTs de forma geral, com idas periódicas ao consultório para a realização do exame ginecológico e de *screening* para o HPV é a melhor maneira de prevenir ou minimizar as consequências da infecção por esse vírus.

Infecção genital pelo herpes simples (HSV)

O herpes simples 1 (HSV-1) e o herpes simples 2 (HSV-2) são os vírus que mais comumente, causam infecção genital no ser humano. Antigamente acreditava-se que somente o herpes simples 2 era responsável pelo herpes genital, mas hoje se sabe que 15 a 30% dessas infecções são causadas pelo herpes simples 1. É considerada DST, sendo o número de parceiros sexuais durante a vida seu maior fator de risco. A transmissão ocorre pelo contato com secreção ou mucosa contaminada, principalmente quando há lesão ativa. O período de incubação pode variar de uma a quatro semanas.

A primoinfecção é definida como a presença de herpes genital na ausência de anticorpos contra HSV-1 e HSV-2. Além da lesão genital dolorida (sensação de "queimação") caracterizada por pápulas e vesículas, sobre base eritematosa, que evoluem para ulceração, a primoinfecção pode, em alguns casos, cursar também com sintomas sistêmicos como febre, cefaleia e mal-estar. Após a multiplicação do vírus dentro das células epiteliais, ele ascende ao longo dos nervos sensórios até a raiz nervosa na qual pode permanecer latente. O HSV-2 tem maior poder de recorrência em relação ao HSV-1, que parece ter dificuldade para manter-se latente nos gânglios da região sacral. Diante de uma queda de imunidade, pode-se ter reativação viral com recorrência da lesão. A média da duração da lesão, tanto na primoinfecção quanto na recorrência, é de cerca de três semanas.

O diagnóstico pode ser confirmado pela cultura viral com resultado em três dias ou pela reação em cadeia da polimerase (PCR) nos casos de suspeita de complicações da infecção herpética (como encefalite) em que se necessita de resultado rápido.

Atualmente, sabe-se que o HSV-2 atua como um facilitador da transmissão do HIV. Assim, muitos autores têm sugerido a realização da pesquisa do HIV em pacientes com infecção genital herpética.

O tratamento em indivíduos imunocompetentes tem como objetivo o alívio dos sintomas e deve ser instituído o mais precocemente possível, até 48 horas após o início dos sintomas. Recomenda-se:

- aciclovir 400mg, VO, 8/8 horas, durante 7 a 10 dias; ou
- aciclovir 200mg, 4/4 horas, 5 vezes/dia, durante 7 a 10 dias; ou
- valaciclovir 1g, VO, 12/12 horas, durante 7 a 10 dias.

Nas recorrências de herpes genital, o tratamento deve ser iniciado, de preferência, ao aparecimento dos primeiros pródromos (aumento de sensibilidade, ardor, dor, prurido) com:

- aciclovir 400mg, VO, 8/8 horas, durante 5 dias (ou 200mg, 4/4 horas, 5 vezes/dia, 5 dias); ou
- valaciclovir 500mg, VO, 12/12 horas, durante 5 dias; ou 1g dose única diária, durante 5 dias.

BIBLIOGRAFIA

1. Centers for Disease Control and Prevention. Sexually Transmitted Diseases Treatment Guidelines 2002. MMWR 2002;51:RR-6. • 2. Centers for Disease Control and Prevention. Sexually Transmitted Diseases Treatment Guidelines, 2006. MMWR 2006;55: RR-11. Available from: www.cdc.gov/std/treatment/2006/rr5511. pdf • 3. Coordenação Nacional de DST e Aids da Secretaria de Vigilância em Saúde do Ministério da Saúde – Brasil. Manual de controle das doenças sexualmente transmissíveis. 2ª ed. Brasília; 2006. Available from: www.aids.gov.br • 4. Kahn JA, Hillard PA. Human papillomavirus and cervical cytology in adolescents. Adol Med Clin 2004;15:2. • 5. Krejci EJ, Sanchez ML. Genital human papillomavirus infection. Sexually Trans Dis 2005;7:79. • 6. Pivetta M. Proteção ampliada. Pesquisa FAPESP. 2009;157:56. • 7. Rex

JH, Walsh TJ, Sobel JD et al. Practice guidelines for treatment of candidiasis. Clin Infect Dis 2000;30:662. • 8. Sobel JD. Vaginitis. N Engl J Med 1997;337:1896. • 9. World Health Organization. Guidelines for the management of sexually transmitted infections. 2003. Available from www.who.int/reproductive-health/publications/rhr_01_10_mngt_stis/guidelines_mngt_stis.pdf • 10. Zeger W, Holt K. Gynecologic infections. Emerg Med Clin North Am 2003;21:631.

APÊNDICE

Medicamentos usados no tratamento das vulvovaginites	
Aciclovir Zovirax®: pó para solução injetável 250mg, comprimido de 200 e 400mg, creme dermatológico de 50mg/g	**Isoconazol** Ginotrax®, Ginomonipax®, Gyno-Icaden®, Gyno-Mycel®: creme vaginal a 1%
Azitromicina Azitrax®, Azitromin®: cápsula de 250mg e comprimido de 500mg Azitrax GU®: comprimido de 1.000mg Novatrex®: comprimido de 500mg Zitromax®: cápsula de 250mg e comprimido de 250 e 500mg	**Itraconazol** Itraconazol®, Itranax®, Itrazol®, Sporanox®, Traconal®, Tranazol®: cápsula com 100mg
Cefixima Plenax®: cápsula com 400mg	**Metronidazol** Flagyl®, Metronide®: comprimido de 250 e 400mg Flagyl Ginecológico®, Ginovagin®: creme vaginal
Ceftriaxona Rocefin IM®, Triaxin IM®: frasco-ampola de 250mg, 500mg e 1g	**Miconazol** Gyno-Daktarin®, Ginotarin®: creme vaginal a 2%
Cetoconazol Candoral®, Cetonax®, Micoral®, Nizoral®: comprimido com 200mg	**Nistatina** Micostatin® drágea: 1 drágea = 500.000U suspensão oral: 1ml = 100.000U creme vaginal: 4g = 100.000U
Ciprofloxacino Procin®, Cipro®: comprimido com 250 e 500mg	**Ofloxacino** Floxstat®: comprimido com 200 e 400mg Ofloxan®: comprimido com 200mg
Clindamicina Dalacin V®: creme vaginal a 2%	**Secnidazol** Deprozol®, Secnidal®: comprimido com 500 e 1.000mg
Clotrimazol Gino-Canesten®: creme vaginal e comprimido vaginal de 500mg Gino-Clotrimix®: creme vaginal a 1%	**Terconazol** Gyno-Fungistat®, Gyno-Fungix®: creme vaginal a 0,8%
Doxiciclina Doxiciclina®, Vibramicina®: comprimido de 100mg	**Tianfenicol** Glitisol®: cápsula de 500mg Glitisol G®: envelope de 2.500mg (granulado)
Eritromicina (estearato) Pantomicina®: drágeas com 250 e 500mg	**Tinidazol** Fasigyn®, Ginosutin®, Pletil®: drágeas de 500mg
Fenticonazol Fentizol®: óvulo 600mg ou creme vaginal	**Tioconazol** Gino Tralen®: pomada a 6,5% e óvulo vaginal de 300mg
Fluconazol Candizol®, Fluconal 150®, Fluconazol®, Fluconeo®, Flunazol®, Unizol®, Zoltec 150®: cápsula com 150mg;	**Valaciclovir** Valtrex®: comprimido de 500mg

VARICOCELE E OUTRAS DOENÇAS TESTICULARES

Cesar da Camara Oliveira Ferreira
Marcos Dall'Oglio

VARICOCELE

A varicocele corresponde à presença de veias dilatadas do plexo pampiniforme, no interior do cordão espermático.

Apesar do conceito disseminado de causa e efeito entre varicocele e infertilidade, julgando-a como uma causa reversível de infertilidade em pacientes subférteis, os mecanismos pelos quais a varicocele pode afetar a fertilidade ainda não foram satisfatoriamente explicados, assim como não foram bem entendidos os mecanismos que levam à recuperação da fertilidade após seu tratamento cirúrgico.

A incidência de varicocele em pacientes subférteis é de 11,7% e em homens examinados por análise seminal fora dos padrões de normalidade alcança 25,4%. Dessa forma, a varicocele é a anormalidade mais frequentemente encontrada em pacientes que buscam soluções para infertilidade, e sua correção cirúrgica tem sido aceita como o tratamento de escolha para esta condição nos últimos 50 anos. Por outro lado, estimativas da incidência da varicocele na população geral encontram números semelhantes aos da população subfértil, 15% de incidência em estudo de Saypol (1981); e grandes estudos de revisão demonstraram taxa de gravidez por volta de 36% após a correção cirúrgica da varicocele, números semelhantes aos 33% de gravidez espontânea encontrados por Taylor e Collins em revisão de 20 estudos envolvendo 2.026 pacientes com subfertilidade de causa não definida.

Em 2006, a revisão Cochrane concluiu que os estudos envolvendo o tratamento da varicocele em pacientes subférteis são heterogêneos e pobres metodologicamente, não aparando a recomendação de *guidelines* de tratamento dessa doença. Por outro lado, a análise cuidadosa de três estudos bem conduzidos e levando-se em consideração a revisão Cochrane, encontrou-se 36,4% de taxa de gravidez contra 20% no grupo controle (p = 0,009).Tal constatação põe em cheque a maioria dos estudos direcionados à varicocele, sobretudo em relação ao paciente adolescente, demandando reflexão e bom senso para a indicação do tratamento, sempre favorecendo o paciente aflito e fragilizado a nossa frente.

Epidemiologia e fisiopatologia

Entre 10 e 20% da população adulta possui varicocele. Com relação aos adolescentes, sua prevalência é de 15%, semelhante à dos adultos jovens. A varicocele raramente ocorre antes dos 10 anos de idade, fato justificado pelo fluxo sanguíneo e oferta hormonal (testosterona) menores nessa fase quando comparada à adolescência.

As diferenças na drenagem venosa de cada unidade testicular determinam diferenças de acometimento pela varicocele – cerca de 90% dos casos ocorrem à esquerda e 10% são bilaterais: a veia testicular esquerda drena para a veia renal em ângulo reto favorecendo o refluxo sanguíneo (Fig. III-9). Em oposição, a veia testicular direita drena para a cava em ângulo desfavorável ao refluxo e em nível inferior. Além disso, todo o sistema de drenagem é desprovido de válvulas que poderiam conter o refluxo de sangue para os testículos. Por todas estas particularidades, a varicocele isolada à direita é rara e deve alertar para a ocorrência de fenômenos tromboembólicos.

O fato de 90% das varicoceles serem encontradas apenas à esquerda não garante, porém, que não ocorra lesão testicular também à direita. O acúmulo de produtos tóxicos, elevação da temperatura testicular e diminuição do fluxo arterial podem ocorrer bilateralmente em pacientes com varicocele unilateral.

Os mecanismos pelos quais a varicocele pode ocasionar dano aos testículos não estão totalmente esclarecidos,

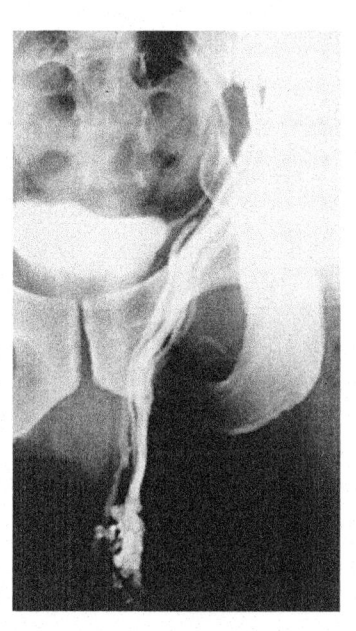

Figura III-9 – Refluxo venoso em varicocele.

mas acredita-se, contudo, que a elevação da temperatura testicular, mesmo em pequeno grau, pode distorcer a espermatogênese e talvez se configure em seu principal fator fisiopatológico. Outra teoria aventada corresponde ao refluxo danoso de metabólitos renais e adrenais para os testículos, que também pode ocasionar a diminuição do fluxo arterial. As lesões instaladas por esses mecanismos podem diminuir progressivamente a espermatogênese, gerando espessamento tubular, fibrose intersticial, disfunção das células de Leydig e diminuição dos níveis intratesticulares de testosterona.

Como diagnosticar e avaliar o paciente com varicocele

Quanto à apresentação clínica, a varicocele deve ser distinguida de outras doenças de início súbito, que apresentam flogismo ou dor intensa. Um conceito fortemente arraigado que envolve a varicocele é a presença da dor. Os pacientes com varicocele em sua grande maioria não apresentam dor, mas apenas uma vaga e mal caracterizada sensação de peso na região escrotal – que geralmente surge ou se agrava após o diagnóstico do refluxo. A presença de dor nos pacientes com varicocele é relatada na literatura como por volta de 5% e sua correção apresenta resultados terapêuticos duvidosos, de maneira que pacientes que solicitam tratamento cirúrgico exclusivamente pela dor podem decepcionar-se com a conduta empregada.

Exame físico e classificação clínica

O exame físico do paciente com varicocele deve ser realizado em ambiente aquecido, com o examinador sentado e o paciente em pé. Após cuidadosa inspeção da bolsa testicular, o examinador deverá palpar o cordão espermático na região entre o testículo e o pube. Neste momento, solicita-se que o paciente realize a manobra de Valsalva para que eventual aumento de calibre do cordão possa ser palpado.

A classificação das varicoceles pode ser realizada apenas por meio do exame físico: quando é possível visualizar-se as varicosidades na bolsa testicular, ela é classificada como de grau 3. Quando a varicocele não é visível, mas é facilmente palpável, é classificada como de grau 2. Quando só podemos fazer o diagnóstico de varicocele pela palpação com a manobra de Valsalva, a classificamos como de grau 1. Atualmente, as varicoceles não palpáveis sob qualquer manobra e que estão presentes à ultrassonografia são classificadas como de grau 0.

Conduta

O melhor estudo para a conduta com relação às varicoceles é o espermograma, que, por sua vez, possui uma série de limitações em relação à interpretação de seus resultados. O espermograma, por apresentar muita variação com da idade do paciente, forma de coleta e experiência do técnico examinador, muitas vezes traz resultados contraditórios e frequentemente demanda a realização de mais de uma coleta. Com relação aos adolescentes, essa dificuldade pode ser multiplicada em muitas vezes, pois a padronização de análise é mais precária e a coleta pode ser impossível, gerando grande ansiedade ao menino e aos pais. Para os adolescentes, recomenda-se aguardar ao menos o estágio de maturação final de genitália externa (Tanner G5).

As alterações ao espermograma mais frequentemente encontradas em pacientes com varicocele são:

a) diminuição da motilidade dos espermatozoides;
b) diminuição de sua concentração;
c) alta porcentagem de formas anormais.

Quando essas alterações estão presentes, ou existe diminuição do volume ou consistência testiculares, a correção da varicocele pode ser indicada.

Os esforços pelo seguimento do dano testicular ocasionado pelas varicoceles por meio da medida da circunferência e consistência testiculares têm-se mostrado precários. As medidas variam com o examinador e para serem confiáveis demandam experiência e frequência de medidas. Ademais, quando alterações de tamanho ou consistência já se instalaram, o seguimento clínico provavelmente permitiu que alterações estruturais às vezes irreversíveis se instalassem. Caso esse modo de seguimento seja necessário, a diferença de tamanho entre os testículos superior a 20% configura lesão pela varicocele.

A avaliação dos testículos por meio da ultrassonografia vem crescendo nos últimos anos, pois os especialistas em infertilidade têm indicado cada vez mais a correção da varicocele subclínica em pacientes com alteração comprovada da espermatogênese.

Tratamento cirúrgico

O método tradicional de tratamento da varicocele consiste na ligadura cirúrgica da veia espermática interna. Inúmeras técnicas são descritas e incluem: 1. ligadura alta da veia – inicialmente descrita por Ivanissevitch e modificada por Palomo; 2. ligaduras transinguinais; e 3. ligaduras subinguinais realizadas distalmente ao anel inguinal externo sem a abertura da aponeurose (Figs. III-10 e III-11). Mais recentemente, também foram propostas as embolizações, possibilitadas pelo cateterismo seletivo da veia, e a abordagem videolaparoscópica.

A escolha do acesso deve obedecer a experiência do médico assistente e provocar a menor morbidade possível. O uso de lupa traz conforto ao cirurgião, que identifica mais facilmente estruturas do cordão espermático e pode levar a menor dano à artéria testicular. No caso do acesso subinguinal, a magnificação com microscópio é coerente pela existência de maior número de artérias passíveis de lesão, além de permitir taxas de recorrência inferiores a 1% (Fig. III-12). Estudo conduzido por Cayan et al. concluiu que a ligadura venosa pelo acesso

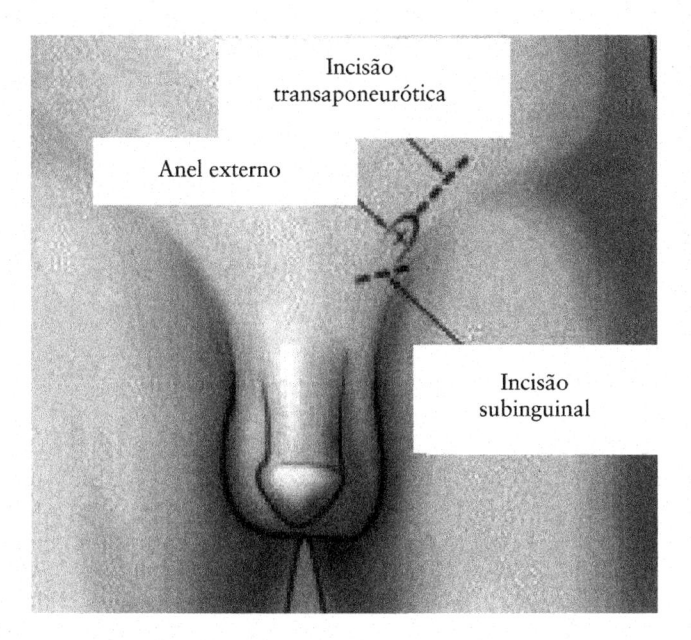

Figura III-10 – Ligadura transaponeurótica – incisão subinguinal.

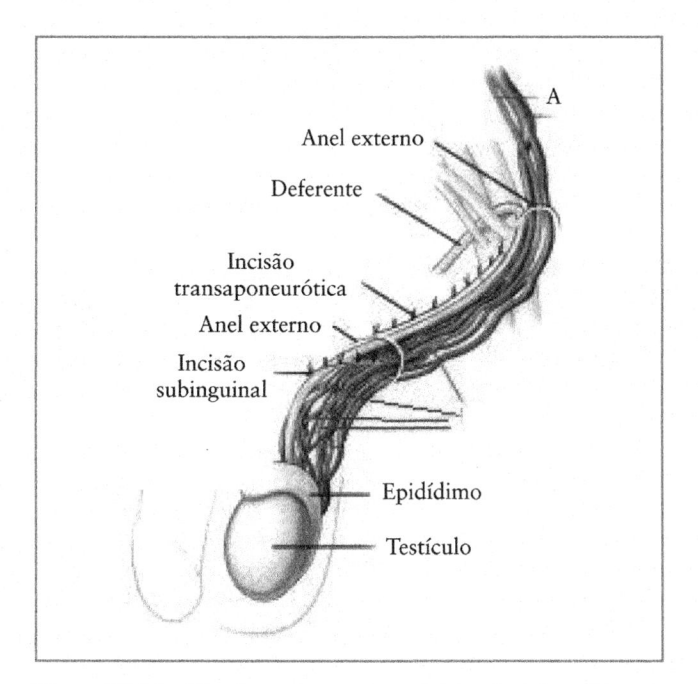

Figura III-11 – Ligadura transaponeurótica – incisão subinguinal.

subinguinal determina menor recorrência, menor surgimento de hidrocele e melhor recuperação da motilidade dos espermatozoides quando comparada ao acesso transinguinal sem magnificação.

Tanto por meio da técnica transaponeurótica quanto pela subinguinal, todas as veias no interior do cordão espermático devem ser ligadas, com exceção das veias vasais (ducto deferente) menores que 2mm de diâmetro.

A varicocelectomia por videolaparoscopia só se justifica caso outro procedimento laparoscópico seja neces-

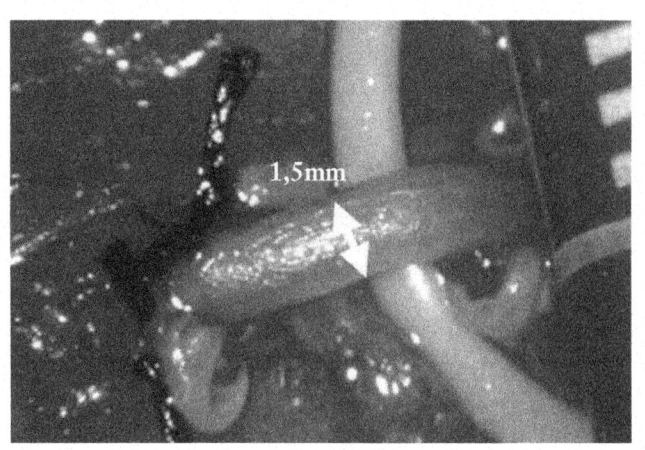

Figura III-12 – Acesso subinguinal – magnificação com microscópio.

sário no mesmo ato. Estudo conduzido por Podkamenev et al. concluiu que a ligadura por laparoscopia é superior ao tratamento tradicional por cursar com menor recorrência, menos hidrocele e menor tempo de internação hospitalar. Os resultados desse estudo, porém, demonstram números muito baixos de complicações em ambos os braços de tratamento, denotando pouco significado quando aplicados à prática clínica.

Orientações ao paciente

É sempre importante alertar o paciente e seus familiares que a dilatação varicosa pode levar semanas para desaparecer, pois o sangue nela contido não é drenado durante a cirurgia, permanecendo represado nas varicosidades.

A hidrocele é a complicação mais frequente e ocorre em cerca de 3% dos pacientes submetidos à varicocelectomia inguinal unilateral. A quantidade de proteína encontrada nessas coleções é cerca de cinco a seis vezes maior do que a encontrada nos edemas fluidos das obstruções venosas, sugerindo que a obstrução linfática é o provável causador das hidroceles pós-varicocelectomia. Fato que corrobora essa hipótese é a ausência de descrição de hidrocele nos pacientes que corrigiram a varicocele por embolização. Essa complicação surge até um mês após a correção e, na maioria das vezes, não necessita de tratamento.

A qualidade do espermograma pode piorar, sobretudo se o esperma for colhido antes de completados seis meses de tratamento.

A atrofia testicular é rara, mesmo após ligadura de uma das artérias.

OUTRAS DOENÇAS TESTICULARES

Tumores benignos

As lesões paraescrotais comumente encontradas na população masculina, em sua maior parte, acometem o tecido paratesticular e são de natureza cística.

Diferentemente das lesões intratesticulares, das quais 95% delas podem ser malignas, tais alterações são quase sempre benignas. Ou seja, lesões que não estejam no interior do testículo podem ser consideradas benignas até que se prove o contrário, valendo o inverso para lesões no interior do testículo (Quadro III-17).

Quadro III-17 – Relação entre a lesão e seu provável diagnóstico.

Massa associada ao testículo	Provável lesão maligna
Massa não associada ao testículo	Provável lesão benigna
Massa separada do testículo que aumenta com a manobra de Valsalva e que é redutível	Hérnia
Massa localizada próximo ao epidídimo que não aumenta com a manobra de Valsalva	Hidrocele ou espermatocele
Um "saco de vermes" junto ao cordão espermático	Varicocele

A mais comum tumoração paratesticular é o tumor adenomatoide, correspondendo a até 30% dos casos. Esse tipo de tumor benigno ocorre mais comumente na terceira e quarta décadas, sendo raramente encontrado na adolescência. Nessa faixa etária, as outras lesões benignas compreendem espermatoceles, hidroceles e hérnias, diagnosticadas com sucesso pelo exame físico e ultrassonografia.

Orquites

Outra importante moléstia de interesse na prática clínica corresponde às orquiepididimites. O quadro clínico característico corresponde ao de dor de intensidade crescente na região escrotal associada a flogismo do epidídimo e testículo ipsilateral. Pode ocorrer febre e grande aumento do volume do epidídimo. O acometimento testicular, sobretudo na adolescência, decorre quase sempre da disseminação hematogênica do agente infeccioso e deriva, na maioria das vezes, de infecção viral das vias aéreas superiores, parótidas e meninges. Na adolescência, as orquites bacterianas por bacilos gram-negativos são raramente encontradas, mas quando presentes denotam infecção do trato urinário prévia, o que posteriormente demanda investigação com exames de imagem (ultrassonografia, uretrocistografia miccional, ou urografia).

Ao exame físico, o testículo e o epidídimo encontram-se dolorosos à palpação, ocorre alívio da dor quando o testículo é sustentado e o exame ultrassonográfico demonstra aumento do fluxo sanguíneo. O diagnóstico diferencial entre os dois principais agentes etiológicos (vírus *versus* bactérias) pode ser extremamente difícil, e infecções virais passíveis de tratamento com anti-inflama-

tórios e cuidados locais acabam sendo tratadas com antibióticos por longos períodos – conduta que não pode ser criticada.

Torção testicular

Quanto aos quadros de torção testicular, 30% deles ocorrem no período que compreende o nascimento e a adolescência, demandando rápida reação do médico assistente quando diante dessa suspeita. A história clínica caracteriza-se pela dor escrotal iniciada sem relação com nenhum outro evento, que se intensifica rapidamente e geralmente se acompanha de náuseas e vômitos. É frequente que ocorra de madrugada, durante o sono mais profundo da criança ou adolescente. Ao exame físico, também podem aparecer os mesmos sinais flogísticos que ocorrem na orquiepididimite. Porém, no caso da torção, o testículo acometido encontra-se mais elevado em decorrência de rotação (torção) em sentido medial e à manobra de elevação ou sustentação testicular não ocorre alívio da dor. Em adição, a ultrassonografia revela diminuição ou ausência de fluxo arterial, tendo alta especificidade e sensibilidade. O tratamento consiste em abordagem cirúrgica o mais breve possível.

Orquialgia crônica

As orquialgias crônicas fazem parte do diagnóstico das síndromes dolorosas pélvicas e não acometem crianças e adolescentes. Caso ocorra queixa de dor perineal ou testicular cotidiana por mais de três meses, deve-se empenhar todo esforço para realizar um diagnóstico etiológico distinto desse tipo de enfermidade.

BIBLIOGRAFIA

1. Amelar RD. Early and late complications of inguinal varicocelectomy. J Urol 2003;170:366. • 2. Cayan C, Kadioglu TC, Tefekli A, Kadioglu A, Tellaloglu S. Comparison of results and complications of high ligation surgery and micrrosurgical high inguinal varicocelectomy in treatment of varicocele. Urology 2000;55:750. • 3. Evers JL, Collins JA. Surgery or embolization for varicocele in subfertile men (Cochrane Review), In: The Cohrane Library. Oxford: Update Software, Issue 1; 2006. • 4. Ficarra V, Cerruto MA, Liguori G, Mazzoni G, Minucci S, Tracia A et al. Treatment of varicocele in subfertile men: the Cochrane review – a contrary opinion. Eur Urol 2006;49:258. • 5. Gorelick JI, Goldstein M. Loss of fertility in men with varicocele. Fertil Steril 1993;59:613. • 6. Hopps CV, Lemer ML, Schlegel PN, Goldstein M. Intraoperative varicocele anatomy: a microscopic study of the inguinal approach. J Urol 2003; 170:2366. • 7. Peterson AC, Lance RS, Ruiz HE. Outcome of varicocele ligation done for pain. J Urol 1998;159:1565. • 8. Podkamenev VV, Stalmakhovich VN, Urkov PS, Solovjev AA, Iljin VP. Laparoscopic surgery for pediatric varicoceles: randomized controlled trial. J Pediatr Surg 2002;37:727. • 9. Saypol DC. Varicocele. J Androl 1981;2:61. • 10. Taylor PJ, Collins JA. Unexplained infertility. Oxford: Oxford University Press; 1992. • 11. World Health Organization. The influence of varicocele on parameters of fertility in a large group of men presenting to infertility clinics. Fertil Steril 1992;57:1289.

79 AFECÇÕES E ALGIAS MUSCULOESQUELÉTICAS DO ADOLESCENTE

CAPÍTULO

Sérgio Rodrigues Tírico
Marta Miranda Leal

A ideia de que o adolescente é sadio e de que seus problemas são, *a priori*, alterações de origem psicossomática fundamenta-se na tendência em não valorizar determinadas queixas. Isso torna-se mais claro quando essas queixas se referem a dores e algias nos membros e na coluna vertebral. É grande a incidência dessas alterações na prática ambulatorial, sendo frequentes os casos em que se possa relacionar o fator etiológico.

Durante a adolescência, o aumento de altura do indivíduo, resultante principalmente da aceleração do crescimento dos membros inferiores e do tronco, equivale aproximadamente a 20% da altura final do adulto e ocorre, na sua maior parte, nos períodos de crescimento rápido, quando o aumento da estatura pode atingir 8 a 10cm/ano. Esse acréscimo rápido de altura, acompanhado por aumento de massa e força muscular, predispõe o adolescente a alterações musculoesqueléticas e propicia exacerbações de condições preexistentes muitas vezes assintomáticas.

O quadro III-18 apresenta as afecções musculoesqueléticas mais frequentes no adolescente, encontradas na prática diária. O diagnóstico diferencial de dores nos membros e nas costas é muito extenso e não é intenção dos autores a discussão detalhada de cada eventualidade, sendo que alguns problemas já foram abordados em outros capítulos deste livro. Objetiva-se chamar a atenção do médico para a valorização da queixa e para a necessidade de realização de um diagnóstico precoce com o propósito de adotar medidas necessárias, para evitar deformidades permanentes ou sequelas.

ABORDAGEM CLÍNICA

O diagnóstico das afecções ortopédicas no adolescente é feito mediante cuidadosa história clínica e exame físico detalhado. Os exames complementares, como análise por imagem, bioquímica, anatomopatologia e outros, têm a finalidade de esclarecer, auxiliar e complementar os dados obtidos na anamnese e no exame físico.

Anamnese

As características da dor devem ser investigadas com rigor, pois são fatores relevantes para o diagnóstico das alterações: localização, irradiação, tipo e intensidade da

Quadro III-18 – Principais problemas ortopédicos do adolescente.

Coluna vertebral
- Escoliose
- Espondilólise e espondilolistese
- Cifoses do adolescente
- Cifose postural
- Moléstia de Scheuermann

Quadril
- Epifisiólise proximal do fêmur ou coxa vara do adolescente

Joelho
- Causa periarticular
- Moléstia de Osgood-Schlatter
- Causa patelofemoral
- Luxação recidivante de patela
- Condromalacia de patela
- Causa intra-articular
- Osteocondrite dissecante do joelho

Pé
- Coalizão tarsal
- Navicular acessório
- Apofisite posterior do calcâneo ou doença de Sever

dor; início (espontânea ou relacionada a traumatismo ou atividade física vigorosa), ritmo (frequência, duração, variabilidade), tempo de evolução, fatores de agravo e de melhora, sintomas associados (claudicação, debilidade muscular, paresias ou parestesias, sintomas sistêmicos etc.), resposta a tratamentos anteriores, repercussões do sintoma na rotina de vida do adolescente e no seu convívio pessoal.

É fundamental fazer um interrogatório completo sobre os diversos aparelhos e sistemas para diferenciar uma doença sistêmica de um processo local, tendo ainda importância os seguintes dados:

- história de imunização recente (vacina contra rubéola, por exemplo);
- exposição recente à hepatite ou outras doenças que podem evoluir com dores nos membros;
- uso de medicações capazes de causar doenças do soro ou síndromes lupoides;

- história familiar que demonstre tendência a certas doenças reumáticas, imunológicas e ortopédicas ou, ainda, incidência aumentada de familiares com queixas de dores vagas em cabeça, abdome, coluna e membros;
- história pregressa de traumatismos ou acidentes;
- rotina de vida, incluindo prática de esportes, tipo de trabalho e atitude postural adequada durante as atividades habituais.

Princípios do exame físico

O exame físico deve ser realizado em um ambiente que permita a deambulação plena do adolescente para a frente e para trás, o qual deve encontrar-se suficientemente despido e descalço.

O exame geral não difere do exame de rotina, com avaliação dos diversos aparelhos e sistemas. É importante analisar o fácies, a constituição corporal, a marcha e as atitudes ao sentar ou deitar.

Posteriormente, realiza-se o exame dirigido com base no motivo da queixa principal, lembrando-se que, em relação aos membros, ele deve ser feito comparando o segmento avaliado com o contralateral para confrontação. Deve-se:

- na inspeção geral, verificar ossos (alinhamento, deformidades e atitudes viciosas); partes não ósseas (atrofias, hipotrofias, aumento ou diminuição de volume) e cor e textura da pele (eritema, cianose, pigmentação, cicatrizes, fístulas);
- na palpação, avaliar ossos (forma, contorno, proeminências anormais e pontos de referência modificados); partes não ósseas (músculos, tendões, fáscias, articulações e vasos) e sensório (distribuição cutânea dos nervos e alteração térmica, tátil, dolorosa e sinestesia) e verificar a temperatura da pele;
- realizar a mensuração do comprimento dos membros inferiores (medida a partir da cicatriz umbilical ou das espinhas ilíacas até o maléolo medial no paciente deitado) e a mensuração da circunferência dos membros;
- avaliar a mobilidade ativa e passiva das articulações, assim como a presença de dor e crepitação;
- verificar a força dos músculos responsáveis pela mobilidade ativa das articulações;
- avaliar as articulações quanto a mobilidade, superfícies articulares, ligamentos, cápsulas e meniscos, uma vez que a estabilidade delas depende da integridade dessas estruturas;
- avaliar a circulação periférica (cor de pele, pulsos arteriais e presença de varizes).

A sistemática de exame físico é realizada visando à anatomia topográfica, que se faz na seguinte sequência: tronco e pescoço, coluna cervical, coluna dorsolombossacral, membros superiores e inferiores.

Exames complementares

O exame radiográfico do sistema musculoesquelético pode ser interpretado como um "prolongamento" do exame clínico, uma forma de "inspeção interna" e, como tal, de grande valor, não só para complementar ou elucidar o diagnóstico dos transtornos, como também para seguir a evolução desses processos. Para uma avaliação inicial, geralmente são suficientes duas incidências: anteroposterior (frente) e perfil, que deve atender a cada segmento. No entanto, a coluna, o ombro, o quadril, o joelho, o tornozelo, o calcâneo, o pé e os outros segmentos podem exigir incidências ditas como axiais, oblíquas, tangenciais e, ainda, com ângulos variados, na dependência do propósito da investigação. As radiografias, com exceção dos casos com traumatismos, devem ser feitas em posição ortostática, ou seja, com carga, para que não se despreze o efeito do peso do indivíduo sobre o problema. Chama a atenção para o fato de que diante de queixa de dor, quando não indubitavelmente sugestiva de processo local, deve-se incluir uma investigação radiográfica das articulações satélites. As radiografias de controle devem ser feitas a intervalos apropriados para evitar o excesso de radiação.

Outros procedimentos, tais como mapeamento ósseo, tomografia axial computadorizada, ressonância magnética, exames com contraste e mielografia, têm indicações justificadas.

Estudos séricos, como hemograma, velocidade de hemossedimentação, eletrólitos, enzimas, provas de atividade reumática, por exemplo, ajudam no diagnóstico, principalmente quando há suspeita de processo sistêmico.

ESCOLIOSE

A escoliose é caracterizada por desvio lateral da coluna em relação ao plano frontal, acompanhada de rotação dos corpos vertebrais. É a mais frequente deformidade da coluna no adolescente. Na idade em que se completa o crescimento ósseo, admite-se que 3% da população tenha escoliose com valor angular maior que 10°. Há maior incidência no sexo feminino, de 4:1.

A escoliose mais frequente (80% dos casos) é a do tipo idiopático com causa desconhecida. Há, no entanto, estudos que demonstram fatores genéticos envolvidos na transmissão da escoliose; estima-se uma incidência de 40% de curvas escolióticas em familiares de crianças e adolescentes portadores dessa deformidade. Outros tipos de escoliose são: congênita, neuromuscular, traumática, infecciosa, tumoral, metabólica, reumática, toracogênica, pós-irradiação, psicossomática, por neurofibromatose, por alterações mesenquimais, por displasia óssea, por contratura de tecido mole extraespinhal, pela moléstia de Scheuermann e escoliose funcional.

A escoliose idiopática pode ser classificada conforme a faixa etária acometida em:

• infantil (0 a 3 anos de idade);
• juvenil (3 a 10 anos de idade);
• do adolescente (acima de 10 anos de idade).

O desvio lateral da escoliose, denominado curva ou curvatura, geralmente compreende algumas vértebras e, de acordo com a localização e com o ápice da curva, apresenta-se com os seguintes tipos: curva cervical (ápice entre C1 e C6), curva cervicotorácica (ápice entre C7 e T1), curva torácica (ápice entre T8 e T9), curva toracolombar (ápice entre T11 e T12), curva lombar (ápice entre L1 e L2) e curva lombossacral (ápice em L5).

A curva pode receber a denominação de simples, quando se apresenta única, ou de dupla, quando tem uma curva principal e outra compensatória ou ainda duas curvas principais e uma compensatória.

Inicialmente não há queixas, sendo a assimetria do tórax e a deformidade do tronco detectadas na observação clínica. Dor nas costas é um sintoma posteriormente presente. O exame físico inicia-se pela avaliação da marcha do indivíduo seguido da inspeção em posição ortostática, observando-se desnível dos ombros, asas ilíacas, joelhos e tornozelos e, ainda, assimetria do tronco com proeminência ocasional da parede torácica anterior e posterior. A linha occipital a partir de C7 até a fenda glútea não é coincidente em seu prumo. Na flexão anterior do tronco, há elevação do hemilado convexo da curva, principalmente quando existe rotação dos corpos vertebrais (teste de 1 minuto). Na escoliose funcional, a curva modifica-se com o movimento lateral do tronco, enquanto na escoliose estruturada a curva se torna mais rígida e menos flexível.

Na mensuração dos membros inferiores, a diferença entre eles de até 1cm é considerada normal.

A avaliação do estágio puberal de Tanner evidencia o potencial de progressão da curva, pois, quanto maior for o potencial de crescimento, maior será a probabilidade de evolução da escoliose.

A maturidade óssea pode ser avaliada pela ossificação das apófises vertebrais e das apófises ilíacas (sinal de Risser). A caracterização do sinal de Risser é feita pela ossificação da apófise do osso ilíaco, que ocorre no sentido da parte anterior em direção posterior e, em um plano frontal à radiografia, da parte externa para a parte interna. Esse sinal foi dividido em 5 graus, sendo denominado de Risser grau I quando a ossificação da apófise cobre uma área de 25% da crista ilíaca, em grau II quando cobre 50%, em grau III quando cobre 75%, em grau IV quando cobre 100% e em grau V quando a ossificação da crista está completa.

O diagnóstico é feito pelo exame clínico e radiográfico. São necessárias radiografias de toda a coluna, em posição ortostática, nas incidências anteroposterior e perfil e radiografia da bacia, para avaliar o sinal de Ris-

ser e o nível das asas ilíacas. As incidências oblíquas da coluna lombossacral são optativas na dependência dos sintomas. A medida radiográfica do grau da escoliose pode ser feita pelos métodos de Fergusson ou pelo de Cobb; este último é o mais aceito e consiste em obter o valor angular da curvatura dado pela intersecção das linhas perpendiculares às linhas que tangenciam as vértebras rodadas localizadas nas extremidades superiores e inferior da curva.

O melhor tratamento para a escoliose é o preventivo, mediante o exame sistemático do adolescente. Adolescentes em estágios puberais iniciais com curvas de até 10° necessitam de acompanhamento a cada quatro a seis meses, dependendo da velocidade de crescimento; curvas maiores que 10° necessitam de acompanhamento a cada três meses. Curvas compreendidas entre 20° e 40° necessitam de tratamento conservador com fisioterapia, órtese (coletes), ou ambos, e avaliação a cada três meses. Os coletes clássicos utilizados para escoliose são os de Milwaukee (OCTLS) ou o toracolombossacral (OTLS). O uso do colete altera a progressão da curva na escoliose, podendo-se esperar controle da curvatura em aproximadamente 90% dos casos, sem resposta uniforme. As cirurgias são reservadas para curvas maiores que 45°.

A evolução da escoliose depende da precocidade do tratamento, do potencial do crescimento ósseo, do valor angular da deformidade e da localização da curva.

O prognóstico revela que a dupla curva tem progressão mais frequente, enquanto as curvas lombares têm menor risco de progressão e, ainda, quanto maior a idade do indivíduo, menor é o risco de agravamento. Considerando a evolução natural de pacientes adultos portadores de escoliose idiopática, que não foram tratados, verifica-se que curvaturas menores que 30° tendem a não progredir, enquanto 80% dos pacientes imaturos com curva entre 20° e 29° têm progressão significativa da curva.

O sinal de Risser e o valor da curva também evidenciam o prognóstico (Tabela III-5), e quanto menor for o sinal de Risser e maior o valor da curva, maior será a probabilidade de progressão (68% dos pacientes com curvas entre 20° e 29° e Risser 0 progridem em 10 ou mais graus).

O sexo masculino tem menor probabilidade de progressão do que o feminino.

Os pacientes do sexo masculino devem ser avaliados até completar o sinal de Risser 5, e as do sexo feminino são consideradas maduras com Risser 4 (Tabela III-5).

Tabela III-5 – Probabilidade de progressão da curva em relação ao sinal de Risser.

Curva Risser	5°-19° (%)	20°-29° (%)
0-1	22	68
2-4	1,6	23

A curva pode progredir após esqueleto maduro, dependendo do grau e do tipo da curva, da localização e da rotação do corpo vertebral.

ESPONDILÓLISE E ESPONDILOLISTESE

Espondilólise é uma alteração da coluna vertebral, mais comumente lombar, caracterizada por uma anomalia da *pars interarticularis* sem deslizamento anterior do corpo vertebral. A presença de escorregamento anterior de uma vértebra sobre a outra causada por essa anomalia caracteriza a espondilolistese. Essas alterações predominam entre L5 e S1, podendo ocorrer em outros níveis, assim como na coluna cervical; sua incidência na população adulta é de 5%.

A espondilólise ou espondilolistese classifica-se em: congênita, ístmica, degenerativa, traumática, patológica e pós-cirúrgica. A mais comum no adolescente é a do tipo ístmico, no qual há alongamento ou separação da *pars interarticularis* decorrente de fratura por fadiga consolidada (explicada por um aumento de atividade desportiva nesse período de vida, com provável força agindo na flexoextensão da coluna). É mais frequente na raça branca, rara antes dos 5 anos e após 20 anos de idade, tendo como faixa etária de eleição dos 10 aos 15 anos. Acomete mais frequentemente o sexo masculino, embora seja no sexo feminino que se encontrem os escorregamentos mais pronunciados. Há tendência familiar e existe probabilidade de 30% de acometer outro membro da família. Estudos genéticos sugerem a transmissão do tipo autossômico dominante com penetrância incompleta. Malformações congênitas como espinha bífida oculta e subdesenvolvimento do arco de L5 podem predispor à lise ou à listese. A causa da espondilólise e espondilolistese é provavelmente multifatorial, envolvendo predisposição genética, defeitos do desenvolvimento e traumatismos.

A espondilolistese classifica-se ainda, segundo a intensidade do deslizamento anterior do corpo vertebral, em 5 graus: 25%, grau I; de 25 a 50%, grau II; de 50 a 75%, grau III; acima de 75%, grau IV; deslizamento total do corpo vertebral (ptose), grau V.

A espondilólise e a espondilolistese frequentemente evoluem de forma assintomática ou produzem desconforto ocasional na coluna lombar e aumento da lordose lombar. O diagnóstico é eventual pela radiografia. Na espondilolistese, os sintomas iniciam-se na segunda década de vida, durante a fase do estirão de crescimento, ocasião que o escorregamento vertebral pode acontecer.

A atitude de hiperlordose, fraqueza da musculatura abdominal e retração dos isquiotibiais são dados observados; o adolescente pode queixar-se de dor lombar ou radicular. A extensão da coluna produz ou aumenta a dor. Existe sensibilidade na cintura, dificuldade de abaixar-se e, nos casos mais graves, o paciente apresenta-se com dorso curvo. O aumento da lordose lombar, apófises espinhosas proeminentes, diminuição do movi-

mento anteroposterior do tronco e marcha alterada são sinais encontrados. Decúbito lateral com os quadris e joelhos fletidos é, geralmente, fator de alívio da dor.

Na presença de escorregamento de graus I e II, o exame físico revela-se normal ou com lordose moderada, existe retração dos isquiotibiais e raramente há rotação da pelve e ciatalgia. Na espondilolistese graus III e IV, notam-se lordose acentuada, inclinação da pelve e, ocasionalmente, um sulco transverso no abdome na linha umbilical, além de comprometimento da raiz nervosa.

O diagnóstico é feito pela clínica e pela radiografia. A radiografia é realizada nas incidências anteroposterior e de perfil da coluna, em posição ortostática, e é nas incidências oblíquas direita e esquerda da coluna lombossacral que se demonstra a decapitação do pescoço do cachorro de "La Chapelle" (imagem oblíqua da vértebra semelhante a de um cachorro). A tomografia axial computadorizada ajuda a elucidar as lesões ósseas, e a ressonância magnética, as causas dos sinais neurológicos. A cintilografia óssea é útil para determinar o tempo de evolução, pois lesões com mais de um ano são pouco capitantes.

No adolescente assintomático portador de espondilolistese graus I e II, o tratamento é conservador, por meio de anti-inflamatório não hormonal, analgésicos, repouso e fisioterapia. O controle radiográfico é feito a cada seis meses até completar o crescimento ósseo, sem restrições das atividades. Na espondilolistese graus III, IV ou V, com ciatalgia, quando a terapia conservadora se mostra ineficaz, o tratamento cirúrgico deve ser planejado. Pacientes que ainda estão em fase de aceleração de crescimento devem ter avaliação radiográfica a cada quatro a seis meses e a seguir anualmente, até que esse cesse.

O prognóstico depende do grau de escorregamento vertebral, da idade e do sexo do indivíduo e da presença de alterações anatômicas na articulação lombossacral; em geral, os resultados são satisfatórios, mesmo nos casos operatórios.

CIFOSE DO ADOLESCENTE

Denomina-se cifose uma curvatura da coluna vertebral, em relação ao plano sagital, que apresenta convexidade posterior e configuração angular de raio longo. No adolescente, reveste-se de importância a cifose postural e a cifose juvenil ou moléstia de Scheuermann.

A cifose pode ter outras etiologias, tais como defeitos congênitos, paralisias, mielomeningocele, pós-traumáticas, infecciosas, pós-cirúrgica, pós-irradiação, metabólicas, doenças do colágeno, tumorais e neurofibromatose.

CIFOSE POSTURAL

Comumente observada pelo pediatra, a cifose postural é uma atitude do dorso decorrente da má postura do indivíduo, com curvatura flexível, sem alteração estruturada da coluna, que se corrige ativa ou passivamente e de ocorrência no final da segunda infância.

A má postura está relacionada a fatores físicos, como crescimento rápido do esqueleto não acompanhado pelo desenvolvimento muscular, atitudes viciosas e fatores emocionais, inclusive aqueles decorrentes de modificações do esquema corporal.

Em geral, o indivíduo apresenta-se assintomático, com abdome protruso e aumento da lordose lombar e sem alteração radiográfica presente.

Essa cifose habitualmente regride com o crescimento, principalmente quando realizado tratamento com ginásticas posturais corretivas, práticas esportivas adequadas e o fundamental aconselhamento da família e do adolescente. Esses casos devem ser acompanhados até o final da adolescência, para que a cifose postural não corrigida não se torne estrutural ou definitiva.

MOLÉSTIA DE SCHEUERMANN

É a cifose do adolescente caracterizada por uma curvatura de raio longo, com deformidade em cunha anterior do corpo vertebral. Sua incidência compreende de 0,4 a 8% da população em geral. A predominância dos sexos é discutida, mas admite-se igual prevalência. A etiologia é desconhecida, havendo indícios de transmissão por gene autossômico dominante, com alto grau de penetrância e expressividade variável.

O início dos sinais e dos sintomas é próximo à puberdade. A dor é localizada no ápice da curva e na área da deformidade; pode ser torácica ou toracolombar; agravada ao levantar-se, sentar-se e com atividades físicas, sintoma este que desaparece com o fim do crescimento ósseo. Pode ocorrer lombalgia relacionada à hiperlordose lombar compensatória ou ocasionalmente associada à espondilolistese. Há diminuição da lordose cervical com protrusão da cabeça sobre o tronco. Ao exame físico, nota-se dorso curvo, hipotrofia dos músculos peitorais, antepulsão dos ombros, retração dos isquiotibiais e ileopsoas. Em um terço dos casos existe associação com escoliose. Quando se faz a extensão ativa e passiva do tronco com o paciente em decúbito ventral, permanece uma cifose residual estruturada. Lesão neurológica e paraparesia são raras.

O exame radiográfico deve incluir toda a coluna nas incidências anteroposterior e perfil para determinar o grau da curva e a presença de escoliose. É na radiografia de perfil que se determina o grau da cifose, medido pelo método de Cobb, considerando-se a moléstia de Scheuermann um valor angular superior a 45°, com acunhamento anterior maior que 5°, de pelo menos três corpos vertebrais adjacentes no ápice da cifose, além de irregularidade epifisária e nódulos de Schmorl. Pode-se fazer uma radiografia em decúbito dorsal para testar a flexibilidade da curva em hiperextensão. Radiografias oblíquas lombossacrais são úteis para avaliar a espondilo-

listese. Os anéis epifisários indicam o grau de maturidade da coluna.

Observam-se dois tipos de curvatura na cifose, a mais comum entre T1 e T12 com ápice entre T6 e T8, denominada torácica, e outra entre T4 e L2-L3, com ápice próximo à região toracolombar, denominada toracolombar.

Curvas de até 75° são tratadas com fisioterapia; curvas com ângulos maiores que 75° são tratadas com colete de Milwaukee até o fechamento da placa epifisária. A cirurgia é exceção, sendo indicada nas curvas maiores que 100°, com sintomatologia.

EPIFISIÓLISE PROXIMAL DO FÊMUR OU COXA VARA DO ADOLESCENTE

A epifisiólise proximal do fêmur ou epifisiolistese proximal femoral ou, ainda, escorregamento epifisário não traumático caracteriza-se por enfraquecimento do anel pericondral da fise proximal do fêmur ou deiscência da fise, de etiologia desconhecida, que permite o escorregamento gradual ou súbito da epífise sobre a metáfise, para trás e para baixo. Admite-se incidência de 2/100.000 adolescentes, com maior frequência no sexo masculino, na proporção de 3:2, e na raça negra, sendo o lado esquerdo o mais acometido e tendo o traumatismo como fator desencadeante. Em 30% dos casos, o acometimento é bilateral.

A etiologia é pouco definida, porém, as investigações sugerem distúrbios endócrinos ou metabólicos. A teoria mais aceita admite que alterações dos hormônios sexuais debilitem a placa epifisária, tornando-a vulnerável ao peso do corpo quando submetida a uma força de cisalhamento. Habitualmente, o deslizamento ocorre para o lado medial e para trás. A mecânica de escorregamento é variável, podendo ocorrer durante a marcha (quando a força do peso do corpo é transmitida à cabeça do fêmur na direção de cima para baixo e de frente para trás), na posição de repouso (quando o escorregamento pode ocorrer em face do maior peso na parte lateral do membro, fazendo o fêmur girar externamente) ou, ainda, por traumatismo abrupto e intenso, deslocando uma epífise previamente patológica. O escorregamento progressivo do colo do fêmur vai assumindo uma deformidade em varo e de retroversão. A maioria dos deslocamentos ocorre na fase de aceleração do estirão de crescimento, antes do aparecimento da apófise da crista ilíaca (Risser 0). No sexo feminino, ocorre quase sempre antes da menarca, após o que a adolescente é, geralmente, resistente ao escorregamento.

A classificação é feita pela radiografia, analisando-se o tipo e o grau de deslizamento do raio central da epífise em relação ao centro da metáfise: grau 0 é o pré--escorregamento; grau I tem um terço de escorregamento; grau II, dois terços de escorregamento; e o grau III, maior que dois terços de escorregamento.

A clínica depende do grau, do tempo e da velocidade de escorregamento. Inicialmente, há dor pouco intensa na face medial da coxa ou do joelho, com ou sem claudicação. Posteriormente, a dor manifesta-se na face medial da coxa até a região inguinal, sendo o joelho, ocasionalmente, a localização álgica. Existe alteração da marcha com inclinação do dorso para o lado comprometido; o membro posiciona-se em rotação externa. Todo adolescente com claudicação e queixa de dor no quadril ou joelho deve levantar suspeita de epifisiólise proximal do fêmur. Ao exame físico observa-se claudicação em grau variável; existe limitação da rotação interna e da abdução do quadril, tanto em extensão como em flexão de 90°, pois o membro, ao ser flexionado passivamente, roda externamente. O encurtamento do membro é proporcional ao escorregamento. A gravidade da epifisiólise está relacionada com o tempo de duração dos sintomas.

O diagnóstico é confirmado mediante o quadro clínico e radiográfico. Deve-se obter radiografia dos dois quadris, nas incidências anteroposterior e de perfil, sendo esta última a mais esclarecedora (deve-se evitar a radiografia na denominada posição de rã em 45°, pela possibilidade de agravar o escorregamento na fase aguda). Na incidência anteroposterior da radiografia de um quadril normal, as linhas que tangenciam o colo femoral (linhas de Klein) cortam as faces medial e lateral da epífise, na mesma proporção; no escorregamento, essas relações estão alteradas. A cintilografia óssea mostra captação na fase de pré-escorregamento, quando comparada com um quadril sadio. A tomografia axial computadorizada fornece detalhes do escorregamento, quanto à relação entre a epífise e a metáfise.

O tratamento depende da fase e do grau de escorregamento. Na suspeita clínica de pré-escorregamento ou fase aguda, o paciente deve ser mantido em repouso no leito, sendo instalada uma tração cutânea. Posteriormente, procede-se o tratamento ortopédico de escolha, embora o tratamento cirúrgico tenha maior aceitação. Todos os pacientes devem ter avaliação radiológica periódica do lado não acometido, até o fechamento da placa epifisária ou até 18 meses após o escorregamento, pela possibilidade de, em 30% dos casos, ocorrer posterior envolvimento dessa articulação.

MOLÉSTIA DE OSGOOD-SCHLATTER

É uma epifisite do tubérculo tibial anterior relacionada com a força de tração do quadríceps, própria do adolescente, ocorrendo predominantemente durante o estirão puberal, na fase de aceleração do crescimento. Sua incidência é maior no sexo masculino, em uma proporção de 3:1.

A moléstia de Osgood-Schlatter é ocasionada pela força exercida sobre a tuberosidade proximal da tíbia, resultante da atividade mecânica da contração do qua-

dríceps. O tubérculo tibial desenvolve-se pela extensão da epífise cartilaginosa superior. Inicialmente, a união entre o tubérculo e o osso é feita por uma cartilagem em crescimento e, gradativamente, substituída por osso, formando uma ligação frágil, suscetível ao mecanismo de ação do quadríceps. Há tendência em afirmar que a ação quadricipital, embora não intensa, é suficiente para obliterar o suprimento sanguíneo do tubérculo tibial, produzindo isquemia localizada, o que determina necrose avascular ou apofisite isquêmica. Outros autores admitem que a tensão no tendão patelar produza deslocamento de fragmentos da cartilagem da tuberosidade, com consequente processo de reparação inflamatória, determinando tendinite patelar. Há ainda aqueles que enfatizam que a patela alta e a retração dos isquiotibiais têm valor relevante. Independente da teoria etiopatogênica, o esforço sobre o tendão patelar no seu ponto de inserção é a causa primária da doença, sendo a ossificação intratendínea irregular considerada secundária. O tubérculo tibial não interfere nas estruturas intrínsecas do joelho, por ser extra-articular.

O quadro clínico é insidioso e característico, com dor abaixo da patela na tuberosidade, geralmente bilateral, agravada por esforços físicos, principalmente aqueles que envolvem a atividade do quadríceps. Com repouso, a dor diminui ou torna-se ausente; geralmente, história de esforço físico antecede o início dos sintomas. Ao exame físico, observa-se, em geral, elevação da tuberosidade tibial anterior acompanhada de dor. Patela alta e retração dos isquiotibiais são observações frequentes.

O diagnóstico é clínico. O exame radiográfico, compreendendo duas incidências – anteroposterior e de perfil em 30° – evidencia a lesão e auxilia na exclusão de outras alterações concomitantes. A ressonância magnética avalia as alterações da tuberosidade e do tendão patelar, não sendo recomendada como rotina.

O tratamento clínico é eficaz na maioria dos casos, consistindo principalmente em repouso do segmento, até que cessem os sintomas, podendo-se associar ou não medicamentos anti-inflamatórios não hormonais e analgésicos. A imobilização gessada do joelho poderá ser utilizada na persistência da sintomatologia. As infiltrações de anestésicos e corticoides devem ser evitadas.

Habitualmente, o prognóstico é bom, sem sequelas, exceto pelo aumento do tubérculo tibial que poderá tornar-se permanente. A moléstia é autolimitada, cessando quando se completa o crescimento. A complicação mais comum é a falência da união do tubérculo tibial, com consequentes sintomas no adulto; a menos comum é a fusão prematura da extremidade anterior da epífise tibial produzindo *genu recurvatum*.

LUXAÇÃO RECIDIVANTE DE PATELA

A luxação recidivante ou habitual da patela é uma alteração que ocorre na instabilidade patelar com o joelho em flexão, por alterações das estruturas da articulação femoropatelar ou dos tecidos não ósseos, permitindo que a patela se desloque lateralmente. A subluxação processa-se pelo mesmo mecanismo, sem se tornar aparente ao paciente. Considera-se recidivante a ocorrência de mais de três episódios de luxação. Há prevalência no sexo feminino e em idade acima de 12 anos. Pode ser bilateral.

Os fatores que determinam a luxação recidivante patelar são: alterações congênitas na inserção do músculo vastolateral, joelho valgo, deformidades torcionais da tíbia em rotação externa, desequilíbrios musculares, frouxidão ligamentar, sequela de traumatismo, fatores congênitos, a exemplificar a hipoplasia patelar e do côndilo lateral, e, ainda, modificações anatômicas do sulco intercondilar.

Dor retropatelar com o joelho em flexão, falseio por perda súbita dos músculos extensores do joelho, bloqueio articular na extensão do joelho e crepitação são as queixas mais habituais. Ao exame físico, podem-se encontrar: rotação interna do fêmur, rotação externa da tíbia, *genu valgum*, retração dos músculos isquiotibiais, inserção lateral do tendão patelar, hipotrofia do quadríceps, sinal da apreensão quando se lateraliza a patela com o joelho em 30°, sinal da compressão da patela contra os côndilos, dor à pressão das bordas patelares, a qual identifica uma sinovite reacional ou plica sinovial.

O exame radiográfico inclui ambos os joelhos nas incidências anteroposterior, perfil em 30° e axial da patela com o joelho em flexão de 45° e 90° (ou só na incidência de 45°). Por meio das três últimas incidências, avaliam-se o comprometimento da articulação femoropatelar, as deformidades patelares e dos côndilos, o grau de luxação e, em casos mais tardios, as artroses. A tomografia axial computadorizada esclarece alterações no tecido ósseo. A ressonância magnética fornece dados da relação femoropatelar e dos tecidos não ósseos.

O tratamento depende dos fatores etiológicos, do grau de luxação, do tempo decorrido do primeiro episódio, do número de luxações apresentadas e do grau de artrose femoropatelar ou da articulação do joelho. Tem por objetivo adotar medidas descompressivas e estabilizadoras. Na fase aguda, o tratamento conservador consiste no uso de imobilizadores, analgésicos, repouso e posteriormente fisioterapia para fortalecer o vasto medial, flexores mediais do joelho e alongar o quadríceps. O tratamento incruento envolve a redução da luxação, além da adoção das medidas conservadoras. O tratamento cirúrgico tem, como princípio básico, o alinhamento do aparelho extensor, alongando as estruturas laterais e reforçando as mediais.

CONDROMALACIA DE PATELA

É uma lesão da cartilagem articular da patela, responsável por uma síndrome dolorosa retropatelar, que nem sempre se caracteriza por "amolecimento" da cartilagem, admitindo-se ser uma condropatia. Essa lesão cartilaginosa produz processo degenerativo, caracterizado por fibrilação, fissura, fragmentação ou erosão da superfície articular, decorrente de hiperpressão patelar.

Admite-se que a condromalacia do adolescente do tipo essencial ou idiopático tenha como causa primária a alteração da cartilagem por desintegração da substância fundamental. A condromalacia pode, ainda, ser do tipo secundário ou mecânico, com alteração da cartilagem em decorrência de traumatismo repetitivo ou direto, anormalidade da patela, estresse ocupacional, alteração mecânica do aparelho extensor, sobrecarga ou pressão da patela contra os côndilos, alinhamento defeituoso do membro e desvios axiais do membro ou da patela. A incidência de condromalacia do adolescente é maior no sexo feminino e, considerando a idiopática, a proporção é de 3:2.

A condromalacia classifica-se em quatro graus: I – tumefação, fibrilação e perda da resistência da cartilagem ("amolecimento"); II – fragmentação, fissuração em área de até um terço de diâmetro; III – fragmentação e fissuração com área maior que um terço de diâmetro; IV – erosão da cartilagem abaixo do osso subcondral.

A dor é sugestiva, frequentemente retropatelar ou nas facetas lateral ou medial, agravada por esforço em flexão ou quando o joelho permanece fletido por longo período (agachar-se ou subir e descer escadas, por exemplo). A sensação de deslocamento lateral momentâneo da patela ("joelho saindo fora do lugar"), crepitação notada e, às vezes, audível são outras queixas apresentadas ao médico. Ao exame físico, observam-se frequentemente dor à compressão no centro e nas bordas da patela, especialmente a medial, e crepitação com ou sem dor. Habitualmente, não há derrame ou tumefação sinovial palpável na condromalacia.

O diagnóstico é predominantemente clínico, mas radiografias anteroposterior, de perfil em 30° e axial de patela em 45° ou 90° são necessárias para evidenciar alterações em todo o joelho e posicionamento da patela. A imagem à radiografia só é evidente quando há comprometimento do osso subcondral. A cintilografia óssea mostra a localização da anomalia, sendo importante para os casos duvidosos. A ressonância magnética fornece, com detalhe, o grau e a localização das lesões, assim como o espessamento da sinovial e estruturas não ósseas adjacentes.

Na fase inicial de condromalacia, com fibrilação e fragmentação da cartilagem, esta responde, geralmente, ao tratamento conservador – repouso, anti-inflamatórios não hormonais, analgésicos e fisioterapia. Na suspeita clínica de condromalacia, após a fase aguda, é aconselhável a investigação e a reabilitação da causa básica da doença, uma vez que a persistência de quadro crônico pode levar o paciente à situação de incapacidade para suas atividades. O tratamento cirúrgico é preconizado para os casos em que há fragmentação e erosão da cartilagem, com sintomas persistentes.

OSTEOCONDRITE DISSECANTE DO JOELHO

Osteocondrite dissecante do joelho é uma separação parcial ou completa de um segmento normal da cartilagem hialina da sua união óssea. O plano de descolamento pode ser superficial ao osso subcondral, criando uma lesão cartilaginosa ou mais profundo na placa subcondral, produzindo um fragmento osteocondral.

A osteocondrite dissecante do joelho ocorre tanto em jovens como em adultos. A juvenil acomete indivíduos com presença de placa epifisária, em uma incidência de 30/100.000, com predominância no sexo masculino de 3:1 e bilateralidade de 30%. É entre 13 e 21 anos de idade que a lesão aparece com maior frequência. Em 85% dos casos, localiza-se no côndilo femoral medial, e em 15%, no femoral lateral.

A causa é controvertida, admitindo-se que o mecanismo da lesão seja multifatorial, com valorização do traumatismo. As teorias mais aceitas sugerem como fatores causais: isquemia, predisposição genética, ossificação anormal ou traumatismo.

A história é imprecisa, com queixa de dor difusa no joelho, às vezes relacionada ao esforço. A dor e a tumefação são precipitadas ou agravadas pela atividade e, ocasionalmente, existe bloqueio do joelho por corpo livre. O exame físico geralmente não é específico e no início pode ser normal. Marcha antálgica e rotação externa da tíbia, perda da circunferência da coxa, diminuição da mobilidade e derrame articular são sinais constatados com maior frequência.

As radiografias de rotina são a anteroposterior e de perfil do joelho e, ainda, axial da patela. Outra radiografia de importância é a do túnel intercondilar, que é útil para demonstrar lesão oculta nas radiografias convencionais. A ressonância magnética mostra a natureza e a estabilidade da osteocondrite, além de classificá-la no pré-operatório. A cintilografia óssea tem valor diagnóstico e na análise da evolução da lesão. A tomografia computadorizada é útil no diagnóstico de alteração patelar. A artroscopia define a estabilidade da anomalia e a integridade articular, além de poder ser usada como meio de tratamento.

A abordagem terapêutica depende da idade do paciente, da intensidade dos sintomas, do tamanho, da estabilidade e da localização da lesão. O tratamento conservador é reservado aos pacientes que têm presença da placa epifisária e fragmentos estáveis. Na fase aguda, retira-se a carga do membro ou faz-se imobilização por seis semanas. Posteriormente, indica-se a fisioterapia, visando ao fortalecimento e ao alongamento muscular. O tratamento cirúrgico está indicado no paciente com fragmentos instáveis, corpos livres e maturidade óssea.

COALIZÃO TARSAL

É uma fusão congênita entre dois ou mais ossos do tarso, também denominada barra tarsal. Essa fusão pode ser de origem óssea, fibrosa, cartilaginosa ou mista e, ainda, completa ou incompleta, manifestando-se no início da adolescência.

A causa primária é desconhecida, mas na maioria dos casos admite-se falta de diferenciação na divisão embrionária do tecido mesenquimal. Inicialmente, a coalizão acompanha o desenvolvimento do esqueleto, ou seja, é fibrosa ou cartilaginosa, para posteriormente sofrer a diferenciação.

As coalizões são classificadas quanto à natureza das barras como: ósseas (sinostoses), mistas (fibro-óssea – sindesmose e osteocartilaginosa –, sincondrose); e quanto à localização como: calcaneonavicular, talocalcânea, talonavicular, calcaneocubóidea, cuboidenavicular e fusão em bloco ou mista.

A coalizão tarsal está presente em 1% da população geral, com pequena predominância na região talocalcânea, seguindo-se a calcaneonavicular. A barra talocalcânea usualmente é unilateral, mas alguns autores descrevem 50% de casos bilaterais. O aparecimento de mais de uma barra concomitante no mesmo pé é pouco frequente. As coalizões têm predominância no sexo feminino. Quanto à natureza das barras, as mistas são as mais frequentes.

Dor na parte posterior do pé ao caminhar, após pequenos traumatismos ou mesmo em repouso, é o sintoma mais referido, sendo coincidente com a época de fusão da barra. Os sinais mais comuns são deformidade e rigidez da subtalar em grau variado. Calcâneo valgo é deformidade frequente, mas, excepcionalmente, pode existir deformidade em varo. A rigidez da subtalar impede a supinação do pé, por limitação da articulação talocalcânea (anteriormente chamada de pé peroneiro espástico).

Para verificar a rigidez da subtalar em qualquer tipo de coalizão, observa-se que, no indivíduo mantido na ponta dos pés, o calcâneo não faz a varização normal ou tem limitação desse movimento, ou ainda na manobra ativa de supinação do pé a subtalar mantém-se rígida ou limitada em seu curso. No adolescente portador de pé plano valgo ou valgo rígido doloroso, deve-se pensar em coalizão tarsal.

O diagnóstico é feito pela clínica e pelos exames subsidiários. Quando existe rigidez do médio-pé e deformidade, o diagnóstico torna-se evidente; como a maioria das barras é, no entanto, de origem mista, a deformidade, a dor e a rigidez da subtalar nem sempre estão presentes, havendo, portanto, necessidade de exploração complementar.

O estudo radiográfico, em posição ortostática, dos pés (frente e perfil) e oblíquas dos médio-pés em geral é esclarecedor quanto à barra calcaneonavicular. Na barra talocalcânea, a exploração radiográfica torna-se mais laboriosa; além das radiografias anteroposterior e de perfil com carga dos pés, necessita-se das radiografias oblíquas dos médio-pés e axial dos calcâneos em 45°, para a visualização das facetas média e posterior da subtalar. Nesse tipo de coalizão, o exame de eleição para melhor visualização é a tomografia axial computadorizada. Na coalizão calcaneonavicular, a radiografia é, em geral, esclarecedora; no entanto, a ressonância magnética é o exame de eleição para visualizar a barra mista tanto fibro-óssea como osteocartilaginosa. A cintilografia óssea tem a finalidade de detectar casos de fratura da coalizão.

O tratamento depende da idade e do tipo da anomalia. Na coalizão calcaneonavicular, com sinais e sintomas evidentes, o tratamento de eleição é o cirúrgico, que consiste, durante a adolescência, na retirada da barra e interposição de tecidos "moles". Na coalizão talocalcânea, há quem indique tratamento conservador; no entanto, o maior benefício é a ressecção cirúrgica da barra. Nos adolescentes, a cirurgia resume-se na ressecção da coalizão e reabilitação. Nos casos com artrose dolorosa da articulação, sem placa epifisária presente, a fusão óssea deve ser indicada (artrodese).

NAVICULAR ACESSÓRIO

O termo navicular acessório é usado para indicar a presença de uma proeminência ou de um osso adicional, localizado medial ou posteriormente no tubérculo do navicular tarsal. Essa alteração existe como osso separado em 20% da população, e em mais de 30% o acometimento é bilateral.

A classificação radiográfica em tipos I, II, III baseia-se no tamanho, na forma e na localização do navicular acessório. O tipo I é de pequeno tamanho e unido firmemente ao osso principal, raramente produzindo algum sintoma. O tipo II, subdividido em A e B, com base da posição do acessório e na sua ligação com o osso principal, é formado por uma sincondrose fibrocartilaginosa. O tipo III é o meganavicular, ou seja, o osso está totalmente incorporado ao osso principal. Os tipos II e III são os que causam sinais e sintomas. O tipo I corresponde a 30% dos acessórios, e os tipos II e III, a 70%.

O navicular acessório é uma estrutura formada por osso esponjoso, unido ao osso principal por cartilagem hialina ou por fibrocartilagem densa ou ainda pela presença de ambos. A placa de ligação varia em espessura, e na vida adulta a falta de incorporação ao osso principal pode apresentar-se como uma sindesmose. O tendão tibial posterior está inserido na face medial do navicular de forma anômala, sofrendo um deslocamento do seu trajeto habitual e, assim, submetido a uma força de compressão, torção e tração excessiva. Em consequência

dessa alteração, o apoio dinâmico do arco longitudinal medial fica debilitado, havendo, às vezes, desequilíbrio tendíneo que promove um pé plano valgo.

Geralmente assintomático na infância, é na pré-adolescência que os sintomas são mais exuberantes; a dor relacionada aos esforços e o aumento de volume do navicular despertam a atenção do paciente. Ao exame físico, pode-se notar proeminência ao nível do navicular, quase sempre dolorosa à palpação, podendo haver calosidade pelo atrito do calçado, podendo-se encontrar, ainda, pés planos valgos ou pronados.

O diagnóstico é feito pela clínica e pela radiografia. A radiografia simples faz-se nas incidências anteroposterior e de perfil para visualizar o osso acessório, que pode variar de forma e tamanho. Em geral, tem contorno liso e arredondado, o que o diferencia de uma fratura. Na puberdade, o navicular acessório pode incorporar-se ao osso principal, formando um bloco proeminente, único, denominado meganavicular. Em muitas situações, essa eventualidade produz os mesmos sintomas e sinais do navicular acessório. A cintilografia assim como a tomografia axial computadorizada são necessárias para confirmar uma fratura por arrancamento do acessório ou fratura do tubérculo do navicular. Com a ressonância magnética podem-se avaliar a forma e o tamanho do navicular e sua inserção no osso principal, além do estado do tendão tibial posterior, que tem importância no prognóstico.

O tratamento conservador baseia-se no uso de palmilhas para reduzir a força de tração do tendão tibial posterior, analgésicos para alívio da dor e, eventualmente, fisioterapia. Em casos resistentes ao tratamento clínico, planeja-se o tratamento cirúrgico. Nos pés sintomáticos, com ou sem deformidades, o tratamento de escolha para os tipos II-A, II-B e III é cirúrgico. O navicular acessório de indicação cirúrgica, que não foi tratado, pode provocar dor na vida adulta, sofrer fratura por arrancamento, tenossinovites recidivantes e, ainda, culminar com ruptura do tendão tibial posterior.

APOFISITE POSTERIOR DO CALCÂNEO OU DOENÇA DE SEVER

Consiste em alteração da tuberosidade posterior do calcâneo localizada no seu centro de ossificação secundário. É frequente na faixa etária entre os 9 e os 15 anos de idade, com predominância no sexo masculino.

As causas mais prováveis são as trações mecânicas sobre a tuberosidade posterior do calcâneo produzindo alterações vasculares, quer por ação traumática, quer por distúrbio endócrino ou, ainda, por patogênese atípica.

Geralmente, o início dos sintomas é insidioso e progressivo, caracterizado por dor na face posterior do calcâneo, que pode associar-se a edema local, uni ou bilateral, e claudicação. Os sintomas são agravados pelo uso de calçados sem salto ou com contraforte muito rígido e por posturas com atitudes inadequadas de andar na ponta dos pés. Ao exame físico, observa-se dor à palpação da parte posterior do calcâneo.

O diagnóstico é feito pelo quadro clínico e radiográfico. As radiografias nas incidências de perfil e axial do calcâneo podem mostrar irregularidades e fragmentação de sua apófise posterior.

O objetivo do tratamento na fase aguda consiste em aliviar a tensão sobre a epífise do calcâneo, conseguido por meio do repouso do segmento afetado, anti-inflamatórios não hormonais, analgésicos e calor. Posteriormente, podem-se elevar os saltos dos sapatos em 1 a 2cm, até que cessem os sintomas ou que haja fusão da epífise. Nos casos resistentes a esse tratamento, há necessidade de aparelho gessado de descarga, até que cessem os sintomas, geralmente em duas a três semanas.

A doença é autolimitada e cessa em poucos meses ou com a fusão do núcleo do calcâneo.

BIBLIOGRAFIA

1. Clarke DM. Multiple tarsal coalitions in the same foot. J Pediatr Orthop 1997;17:777. • 2. DeWald RL. Spondylolisthesis. In Bridwell KH, DeWald RL. The textbook of spinal surgery. Philadelphia: Lippincott; 1997.p.1201. • 3. Ferreira JCA. Avaliação ortopédica. In Hebert SK. Ortopedia e traumatologia: princípios e prática. Porto Alegre: Artes Médicas; 1995.p.19. • 4. Graf BK, Lange RH. Osteochondritis dissecans. In Rider B. Sports medicine – the school age athlete. Philadelphia: Saunders; 1991.p.240. • 5. Hebert SK. Quadril da criança e do adolescente. In Hebert SK. Ortopedia e traumatologia: princípios e prática. Porto Alegre: Artes Médicas; 1995.p.124. • 6. LaGrone MO, King H. Idiopathic adolescent scoliosis: indications and expectations. In Bridwell KH, DeWald RL. The textbook of spinal surgery. Philadelphia: Lippincott; 1997.p.425. • 7. Loder RT. The demografhics of slipped capital femoral epiphysis. An internacional multicenter study. Clin Orthop 1996;322:8. • 8. Mandelbaum BR, Gross ML. Spondylolysis and spondylolisthesis. In Rider B. Sports medicine – the school age athlete. Philadelphia: Saunders; 1997.p.144. • 9. Morrissy RT, Goldsmith GS, Hall ED, Kehl D, Cowier N. Measurement of the Cobb angle on radiographs of patients who have scoliosis. J Bone Joint Surg [Am] 1990;72:320. • 10. Neinstein LS. Back pain. In Neinstein LS. Adolescent health care: a practical guide. Baltimore: Williams & Wilkins; 1996.p.297. • 11. Neinstein LS, Towsend DJ. Common orthopaedic problems. In Neinstein LS. Adolescent health care: a practical guide. Baltimore: Williams & Wilkins; 1996. p.285. • 12. Obedian RS, Grelsamer RP. Osteochondritis dissecans of the distal femur and patella. Clin Sports Med 1997;16:157. • 13. Ortiz J. Coluna torácica e lombar: deformidades e síndromes dolorosas. In Hebert SK. Ortopedia e traumatologia: princípios e prática. Porto Alegre: Artes Médicas; 1995.p.52. • 14. Robin GC. The etiology of Scheuermann's disease. In Bridwell KH, DeWald RL. The textbook of spinal surgery. Philadelphia: Lippincott; 1997. p.1169. • 15. Sella EJ, Lawson JP. Biomechanics of the accessory navicular synchondrosis. Foot Ankle 1987;8:156. • 16. Sullivan JA, Miller WA. The relationship of the acessory navicular to the development of the flat foot. Clin Orthop 1979;144:233. • 17. Towsend DJ, Neinstein LS. Scoliosis and kyphosis. In Neinstein LS. Adolescent health care: a practical guide. Baltimore: Williams & Wilkins; 1996.p.277. • 18. Xavier R. Joelho da criança e do adolescente. In Hebert SK. Ortopedia e traumatologia: princípios e prática. Porto Alegre: Artes Médicas; 1995.p.176. • 19. Xavier R. Pé da criança e do adolescente. In Hebert SK. Ortopedia e traumatologia: princípios e prática. Porto Alegre: Artes Médicas; 1995. p.225. • 20. Wiltse LL, Rothman SLG. Lumbar and lumbosacral spondylolisthesis – classification, diagnosis, and natural history. In Wiesel SW. The lumbar spine. 2nd ed. Philadelphia: Saunders; 1996.p.621.

ÍNDICE REMISSIVO